브론스트롬의

임상운동학 개정 6판

Brunnstrom's Clinical Kinesiology SIXTH EDITION

브론스트롬의

임상운동학

50주년 1962 GOLD 2012 기념판

개정 6판

옮긴이 이 현 옥 외

Brunnstrom's Clinical Kinesiology

SIXTH EDITION

Revised by

Peggy A. Houglum, PhD, PT, ATC
Associate Professor
Athletic Training
Rangos School of Health Sciences
Duquesne University
Pittsburgh, Pennsylvania

Dolores B. Bertoti, MS, PT
Associate Professor and Chair, Allied Health and Human Services
Alvernia University
Reading, Pennsylvania

영 문 출 판 사

■ 옮긴이(가나다 순)

고태성 대원대학교 물리치료과 교수
김명준 경동대학교 물리치료학과 교수
김용수 신성대학교 물리치료과 교수
박두진 가야대학교 물리치료학과 교수
박민철 부산가톨릭대학교 물리치료학과 교수
서태수 대구보건대학교 물리치료과 교수
양대중 세한대학교 물리치료학과 교수
이건철 경남정보대학교 물리치료과 교수
이현옥 부산가톨릭대학교 물리치료학과 교수
정병옥 김천대학교 물리치료학과 교수
정형국 안산대학교 물리치료과 교수
채윤원 광주보건대학교 물리치료과 교수
채정병 마산대학교 물리치료과 교수
최재청 대전보건대학교 물리치료과 교수
황수진 백석대학교 물리치료학과 교수

Brunnstrom's Clinical Kinesiology, 6th edition.

by Peggy A. Houglum, PhD, PT, ATC & Dolores B. Bertoti, MS, PT

주의 :
기초연구 및 임상연구가 진보되어 최신의 과학적 데이터의 입수가 가능해짐에 따라 권장 치료법 및 권장 약물치료법은 항상 변화하고 있다. 저자와 출판사는 이 책을 출판하는 시점에서 최신의 정확한 정보를 게재할 수 있도록 최선을 다 하였다. 그러나 저자, 편집자, 출판사는 이 책의 오류나 누락 또는 이 책을 적용한 결과에 대해서 일체 책임을 지지 않는 것으로 한다. 이 책에 기재한 운동치료는 어느 것도 각 상황의 개별적 사정을 고려하고 각각의 케어의 전문적인 기준에 맞춰서 적용해야 한다. 약물을 투여하기 전에는 반드시 그 용량과 금기에 관한 최신 정보와 그 변화에 관해서 첨부문서로 확인할 것을 권장한다. 신약 또는 별로 사용되고 있지 않은 약제를 사용할 때에는 특별히 주의가 필요하다.

브론스트롬의 임상운동학 개정 6판

2014년 6월 20일 초판인쇄
2014년 6월 27일 초판발행

지은이 : Peggy A. Houglum & Dolores B. Bertoti
옮긴이 : 이 현 옥 외
발행인 : 박 병 조
발행처 : 도서출판 영문출판사
등 록 : 1987년 12월 21일 제2-419호
주 소 : 서울시 강남구 삼성동 69-1
전 화 : (02) 514-5590, 776-5590
팩 스 : (02) 756-8943
E-mail : yeongmunsa@empal.com
홈페이지 : www.ymsbook.net
정 가 : 60,000원
ISBN 978-89-7224-350-2 93510

※ 파본은 교환해 드립니다.

Joel & Rita, Pam & Bob, Joan & Steve, Deanna & Dan에게!
나는 당신들이 나의 친구이자 친척이라는 것을 신의 은총이라고 생각하고,
매우 자랑스럽게 여긴다.
— Peg

나는 유방암 생존자로서 25년간 생을 유지했고, 나의 생애 중 가장 즐겁게 이 책을 작업했다.
나의 사랑스런 가족, Willy, Christopher 및 Beth에게 감사드리고,
또 우리 형제자매를 가르치고 키워주신 엄마에게 감사드린다:
Jack, Carol, Mary, John, Vince, Karina, Andrew, Dien, Pat, Mary
Michael, Mary Pat, Tim, Andrea, and Maureen.
— Dolores

서문

Preface

Dolores와 내가 *Brunnstrom's Clinical Kinesiology*을 재작업을 위해 FA Davis에 초대를 받았을 때, 우리는 이 프로젝트를 맡는 것을 명예롭게 생각했다. 우리는 이번 프로그램의 절반을 멀리 떨어져서 작업을 했고, 우리들 각각은 우리들의 전문 교육 프로그램에서 이 책을 "더욱 발전"시켰다.

비록 픽션의 세계가 *Oliver Twist to Catcher in the Rye*인 고전 소설의 내용을 몇몇 담고 있지만, 이 책은 특히 보건분야에 있어, 고전 범주에 해당하고 시간 테스트를 이겨낸 매우 귀중한 것이다. 그러나 사실, *Brunnstrom's Clinical Kinesiology*은 그런 책 중 하나이다. 이 책은 보건 분야 출판계에서 그 해 황금상을 받았다는 사실이 이를 증명해 준다. 이 책은 임상운동학 교재가 많지 않았던 시절, Signe Brunnstrom에 의해 저술된 것이다. 그녀의 책은 Columbia 대학에서 학생들을 가르치기 위해 작성된 것으로 시작했고, Office of Vocational Rehabilitation의 동의로 책으로 발전되었다. 그녀는 재화분야의 전문가들을 돕기 위해서 임상적 측면에서 운동학적 정보를 제공하길 원했다.

재활 전문가의 요구를 충족시키려는 그녀의 바램은 본 교재의 개정을 통해 오늘날 까지 지속되고 있다. 우리는 Brunnstrom의 교재를 확장하기 위해 새로운 근거에 대한 정보, 새로운 기술을 바탕으로한 응용, 그리고 새로운 지식에 바탕을 둔 단원을 포함하고 있고, 21세기 재활을 위한 임상운동학적의 적용을 제공하고 있다.

Dolores와 나는 처음 만나서, 이번 거대한 프로젝트의 기획안을 개발하기 위해 집중적으로 생산적인 주말을 보냈다. 우리는 지난 4년 동안 이번 프로젝트를 실현하기 위해 노력했다.

이번 개정판의 목적은 전통적인 Brunnstrom의 개념을 유지하는 동시에, 21세기의 정보를 제공하는 것이다. 우리는 학생이나 임상가들이 인체 움직임을 이해하고, 오늘날 운동학에 적용할 수 있도록 Brunnstrom의 개념을 유지하기 원했다. 만약 오늘날 많은 운동학 교재를 비평하자면, 임상적 측면 보다는 생체역학적 계산과 공학적 개념을 다루는 교재가 많다는 것이다. 비록 생체역학적 계산과 정보를 좋아하는 있다하더라도, 이들 정보는 보건전문가가 될 학생들에게 불필요하다고 생각하는 사람들이 많다.

그러므로, 우리는 본 교재의 전반에 걸쳐 임상적 측면에서 운동학적 접근을 한 Brunnstrom의 업적을 존중해 왔다. 우리는 이 책의 목적이 생체역학적 계산 보다는 임상적 측면을 다루고 있기 때문에 꼭 필요한 계산만을 다루었다. 이런 이유 때문에, 다른 교재보다 책의 내용이 많지 않다는 것을 여러분이 알 수 있을 것이다. 이 책이 제시하는 운동학은 재활치료, 예방 기법 및 교정 운동을 수행하는 보건 전문가에 국한되어 있다.

지금은 Signe Brunnstrom가 첫 판을 출간한 후, 그리고 학생들이 보건 정보를 배우기 시작한 후, 50년이 지났다. 오늘날에도 이 책이 보건 전공 학생들의 교육에 지속적으로 기여하고 있다는 사실은 50년 전의 Signe Brunnstrom이 가졌던 학식과 통찰력이 얼마나 위대한 지를 말해 주고 있다. 그녀는 단순한 인체가 복잡한 움직임을 가졌다고 판단했고, 다른 전문가들도 자신의 평가를 공유하길 바랬다. 우리는 Signe Brunnstrom의 첫 판처럼, 이번 개정판도 여러분께 인체 움직임에 대한 정보를 풍부하게 제공하길 바란다. 우리의 목표가 달성되었는지는 여러분에게 달려 있다.

Peggy A. Houglum
Dolores B. Bertoti

Signe Brunnstrom 일대기

Biographical Sketch of Signe Brunnstrom, 1898-1988

Anna Signe Sofia Brunnstrom은 1898년 1월 1일 스웨덴 스톡홀름의 칼버그 캐스틀(스웨덴 군사학교)에서 대위 Edvin Brunnstrom과 그의 아내 Hedwig 사이에서 둘째 딸로 태어나 1988년 2월 21일 Connecticut, Darien의 요양소에서 생을 마쳤다. 90여년의 생애 동안 그녀는 다재다능한 재능으로 즉, 임상의로서, 학자로서 뿐만 아니라, 번역가, 연구가, 교육자, 저자, 강사, 스승, 여행가, 그리고 박애주의자로서 공헌하였다. 그러나 무엇보다 그녀의 명성은 물리치료사로 세계에 알려져 있다.

16세에 Uppsala College에 들어가 과학, 역사, 지리학, 체육을 공부하였다. 그리고 1917년 스톡홀름에 있는 왕립체육대학 입학시험을 통과하였다. 그 대학은 1813년 펜싱 사범 Per Henrik Ling에 의해 창립되었고, Ling은 "Swedish Exercise"라 불리는 의학체육제도를 개발하였고, 그것은 유럽을 거쳐 미국에까지 알려지게 되었다. 그러나 그 당시 그의 운동은 치료사가 일일이 손으로 저항을 주거나 보조를 하는 방법이어서 그다지 사용되지 않았다. Ling의 기술은 미래에 Brunnstrom이 사용한 많은 치료적 방법의 초석이 되었다. 대학에서 Brunnstrom은 미용체조분야에서 우수한 면모를 나타냈고, 1919년 5월 30일 "Gymnastikdirektor"라는 제목의 논문으로 학위를 받고 졸업을 했다.

1920년 물리치료사 공부를 위해 스위스 Berne로 갔다. 1년 후 Lucerne에 "Sjugymnastik Institute"를 세웠다. 그곳에서 그녀는 척추측만증과 회백질척수염 장애 아이들을 치료하는 치료사로서의 명성을 얻게 되었다. 뿐만 아니라 치료적 운동을 필요로 하는 여성근로자들을 위한 야간 프로그램도 개설하였다.

1927년 스위스를 떠나 뉴욕으로 갔고, 그곳의 Hospital for the Ruptured and Crippled의 운동치료실에서 근무하게 되었다(후에 Hospital for Special Surgery로 개명함). 물리치료실에서는 14명의 스칸디나비아인이 일을 했고 그들에게 있어서 Brunnstrom은 조언을 구할 수 있는 너그럽고도 인자한 친구가 되었다. 경제 불황기 동안 재정상의 어려움으로 메트로폴리탄 생명보험회사 체육관의 신체훈련 강사가 되었다. 그곳에서 그녀는 여성 근로자를 위한 체육교육에 그녀의 생각을 적용했고, 전문적인 치료적 운동수업을 시작했다. 그곳에서 일하는 20년 동안 의사로부터 의뢰를 받고 온 개인 환자에게 "Swedish massage" 요법을 선보였으며, 뉴욕대학에서 운동학 수업도 가르쳤다.

1931년 Barnard College에 입학했고, 화학에서 9학점을, 영어에서 3학점을 이수했다. 미국 대학에서 학업을 할 수 있다는 자신감이 들자 이번에는 뉴욕대학에 등록을 하여 part-time 학생으로 생활하면서 체육학석사 학위와 교육학의 문학석사 학위를 취득하였다.

그녀 나이 36세가 되던 1934년 11월 26일, Anna Signe Sofia Brunnstrom은 미국시민이 되었고, 공식상 그녀의 이름은 Signe Brunnstrom으로 바뀌었다.

뉴욕에 온지 6년 후, 그녀는 영문으로된 논문 "Faulty Weight Bearing with Special Reference to Position of the Thigh and Foot"(Physiother. Rev. 15[3], 1935)을 출판했

다. 이 논문은 22개 임상논문 ; 몇몇 책의 단원 ; 내용이 풍부한 3권의 연구 보고서 ; 수많은 초록과 서평(유럽인 저서의 많은 번역물들 포함) ; 몇몇 필름 ; 보조기 훈련, 운동학, 편마비의 운동치료에 대한 3권의 주요 교과서의 선구자적 역할을 하였다. 뿐만 아니라 유럽과 미국 과학자들의 저서를 읽고 번역하여 운동학 분야로 옮겨 놓았다. 이들 과학자들은 Blix, Borelli, Bethe, Franke, Braune, Fisher, Elfman, Duchenne, Fick, Inman, Marey, Magus, 그리고 Weber 형제 등이다.

Brunnstrom이 남긴 업적 중 가장 생산적인 것은 인체에 대한 물리치료 이론이다. 그녀는 연구와 저서를 통해서 실질적으로 물리치료와 작업치료분야에 커다란 유산을 남겼다.

1938년 그녀는 뉴욕대학의 운동치료분야의 강사가 되었고, 1942년까지 근무하였고 1948년 후반에 Veterans Administration과 뉴욕대학의 후원을 받는 흡입소켓분야의 연구를 위해 재활의학협회의 교수단으로 합류했다.

1941년 봄, 미국은 아직 2차대전에 참전하지 않은 시기에 Brunnstrom은 적십자를 통해 군병원의 민간인 물리치료사로 지원했다. 그녀는 텍사스 셰퍼드에 주둔한 육군항공대에서 물리치료과에 배정되었다. 2년 후 텍사스를 떠나며 미육군 의료군단에 입대를 희망하였으나, 당시 그녀의 45세라는 나이 때문에 입대를 거절당했다. 그러자 이번에는 미 해군으로 입대를 했고, 캘리포니아의 Mare섬의 해군병원의 물리치료사로 선임 되었다. 그리고 그녀가 절단환자의 재활에 많은 공헌을 하게 된 곳이 바로 젊은 해군 군의관 Dr. Henry Kessler와 함께 일했던 그 해군병원에서 였다. 전후 Dr. Kessler는 뉴저지의 웨스트 오렌지에 잘 알려진 케슬러 재활원을 설립하였다. 그리고 Brunnstrom은 1946년 중위로 해군에서 제대했다.

전쟁이 끝나고 Brunnstrom은 뉴욕과 캘리포니아대학에서 진행되는 의지학 연구에 참가하게 되었다. 게다가, 케슬러 재활원의 전문교육 책임자도 맡게 되었다. New York, White Plains의 Burke 재단, West Haverstraw에 있는 뉴욕주 재활병원, Veterans Administration 등에서 임상적 상담을 해 주었고, 캘리포니아에 있는 스탠포드대학에 출강을 나가기도 했다. 1951년 그리스에서 Fullbright Lectureship 상을 수여 받았고, 그곳에서 물리치료 학교의 발전과 절단환자의 운동 프로그램을 담당할 조무사들을 훈련시켰다. 이러한 시간들을 통해 계속적인 교육과 세미나, 워크샵을 주관하는데 열의를 다하였다.

1950년부터 1971년까지 그녀의 가장 전문적인 활동은 뉴욕에 있는 콜롬비아대학의 의과대학에서 물리치료와 작업치료를 공부하는 학생들에게 운동학을 가르치는 일이었다. 그리고 미국 직업재활청에서 주는 연구비로 그녀는 실습교재를 준비할 수 있었다. 그 교재는 *Clinical Kinesiology*로 발전되었고 1962년에 출판되었다. 이것이 물리치료와 작업치료 공부를 하는 학생들을 위해 저술된 미국 최초의 운동학 교과서이다. 이전의 대부분의 운동학 교과서는 체육과 선수동작에 방향이 맞춰져 있었다.

Brunnstrom은 1974년 스웨덴 물리치료사협회 명예회원으로 선정되었고, 1973년 뉴욕주립대학의 감사장, 1965년 미국 물리치료협회에서 주는 Marian Williams 연구상, 미국 해군에서 수여하는 훈장을 포함해서 많은 영광과 상을 받았다. 1987년 APTA 이사회는 상의 명칭을 Brunnstrom의 임상교육의 우수한 면모를 기려 현재 잘 알려진 Signe Brunnstrom Award for Excellent in Clinical Teaching으로 바꾸었다.

— *Jay Schleichkorn, PhD, PT*

공헌자

Contributors

Christopher R. Carcia, PhD, PT, SCS, OCS
Associate Professor
Department of Physical Therapy
Rangos School of Health Sciences
Duquesne University
Pittsburgh, Pennsylvania

Ingrid Provident, EdD, OTR/L
Assistant Professor
Occupational Therapy
College for Continuing and Professional Studies
Chatham University
Pittsburgh, Pennsylvania

감수자

Reviewers

Leigh Ann Adams, MSEd, ATC
Head Athletic Trainer
Department of Athletics
Emory & Henry College
Emory, Virginia

Jennifer Austin, PhD, ATC
Assistant Professor; Director, Athletic Training Education Program
Department of Exercise and Sport Sciences
Colby-Sawyer College
New London, New Hampshire

Samantha Boudreau, MS, ATC
Assistant Athletic Trainer/Instructor
Department of Kinesiology/Athletic Training
Charleston Southern University
North Charleston, South Carolina

Jason Christopher Craddock, EdD, ATC, CSCS
Program Coordinator, Athletic Training Education
Department of Physical Therapy and Human Performance
Florida Gulf Coast University
Fort Myers, Florida

Amy L. Everitt, EdD, ATC
Professor
Department of Sport and Movement Science
Salem State College
Salem, Massachusetts

Eric J. Fuchs, PhD, ATC, EMT-B
Director, Athletic Training Education Program/Assistant Professor
Department of Exercise and Sports Science
Eastern Kentucky University
Richmond, Kentucky

Xristos K. Gaglias, MA, ATC
Curriculum Director
Athletic Training Education
Stony Brook University
Ridge, New York

Traci Gearhart, PhD, ATC, LAT
Director, Athletic Training Education/Associate Professor
Department of Sport Sciences
Wingate University
Wingate, North Carolina

Bonnie M. Goodwin, MESS, ATC
Chair; ATEP Program Director; Assistant Professor; Assistant Athletic Trainer
Department of Health & Sport Sciences
Capital University
Columbus, Ohio

Brian Michael Hatzel, PhD, ATC
Associate Professor and Chairperson
Movement Science Department
Grand Valley State University
Grand Haven, Michigan

Joseph G. Hayes, Jr., PT, DPT, OCS
Assistant Professor of Physical Therapy
Department of Physical Therapy
Touro College
Commack, New York

Paul Higgs, ATC, LAT, CSCS
Head Athletic Trainer
Department of Athletics
Georgia College
Milledgeville, Georgia

Troy L. Hooper, MPT, ATC, LAT
Assistant Professor
Master of Athletic Training Program
Texas Tech University Health Sciences Center
Lubbock, Texas

Elizabeth Jewell, MA, ATC, LAT
Clinical Coordinator, Athletic Training Education Program
Department of Physical Education and Recreation
North Carolina Central University
Durham, North Carolina

Sherri L. Jones, MS, ATC, LAT
Associate Professor/Athletic Training Education Program Curriculum Director
Department of Education
King College
Bristol, Tennessee

Louis V. Lepak, PT, DPT, MPH, CWS
Assistant Professor
Rehabilitation Sciences
University of Oklahoma
Jenks, Oklahoma

Gary Eugene McIlvain, EdD, ATC/LAT
Associate Professor/ATEP Director
School of Kinesiology
Marshall University
Ashland, Kentucky

John Mercer, PhD
Associate Professor
Department of Kinesiology and Nutrition Sciences
University of Nevada, Las Vegas
Las Vegas, Nevada

Roger D. Newman-Norlund, PhD
Assistant Professor (TT)
Department of Exercise Science
University of South Carolina
Columbia, South Carolina

Doreen M. Stiskal, PT, PhD
Chair
Department of Physical Therapy
Seton Hall University
South Orange, New Jersey

Marilyn Strawbridge, EdD, CSCS
Professor
College of Education
Butler University
Indianapolis, Indiana

Benito J. Velasquez, DA, ATC, LAT
Associate Professor
School of Human Performance & Recreation
The University of Southern Mississippi
Hattiesburg, Mississippi

Luis Velez, MA, ATC, CSCS
Assistant Athletic Trainer/Instructor
School of Health, Exercise, and Sport Science
Lenoir-Rhyne University
Hickory, North Carolina

Stacy Walker, PhD, ATC
Assistant Professor
School of Physical Education, Sport, and Exercise Science
Ball State University
Muncie, Indiana

Marc Willey, PhD, OTR/L, CHT
Assistant Professor
Department of Occupational Therapy
University of Central Arkansas
Conway, Arkansas

Curtis Williams, MBA, ATC
Professor/Head Athletic Trainer
Department of Education
Oklahoma Wesleyan University
Bartlesville, Oklahoma

감사의 글

Acknowledgments

Peggy Houglum:

내가 이번 프로젝트를 수행할 때, 많은 사람들이 도와주셨다. 먼저, 나는 공동 저자로 참여해 주신 Dolores Bertoti에게 감사드린다. 그녀와 나는 처음부터 이 책의 가능성을 알아 봤고, 또 같은 시각으로 이번 프로젝트를 수행하고 발전시켜 왔다. 나는 Bertoti와 즐겁게 이번 작업을 진행해 왔다. 그리고 나는 Duquesne 대학교 Rangos 보건대학의 구성원에게 특별히 감사드리고 싶다. 그 구성원들은 동료이면서 친구이고, 또 지역사회의 전문가들이었다. 만약 그들의 직 · 간접적 도움이 없었다면, 이 책은 출간될 수 없었을 것이다. 나는 특별히 대학 시설을 사용할 수 있도록 지지해 주신 Rangos 보건대학 학장인 Greg Frazer 박사와 사무장인 Pearson에게 감사드린다. 그리고 본교 물리치료 학과장인 Paula Turocy 교수와 동료 교수인 Jason Scibek에게 감사드린다. 그들은 학생을 가르쳐야 하는 나의 짐을 덜어 주었고, 그 결과로 나는 책을 마무리하기 위해 안식년을 쉴 수 있었다. 행정조교인 Susan Venditti는 항상 나를 도와주었고, 심지어 내가 학교에 없었을 때도 나를 도와주었다. 그녀는 최고의 조교였다. 물리치료사인 Chrisotopher Carcia 박사는 본 교재의 공동 집필자로서 척추 단락을 단독으로, 또 엉덩관절과 골반의 단락을 공동으로 집필했다. 작업치료사 Ingrid Provident 박사는 손과 손목의 단락과 일상활동의 팔 운동학 부분을 집필했다. 개발편집자인 Jennifer Pine은 우리들의 끝없는 요구에 인내를 갖고 우리들을 도와주었다. Duquesne 대학교 대학생인 Pete Houdak과 Bonnew Virag는 많은 시간 동안 본 교재의 모델로 참여했다. Graphic World Inc의 직원들도 함께 이 책을 위해 작업을 했다. 이번 개정판을 위해, 2명의 직원이 참여했다: 시니어 예술 감독인 Rose Boul과 생산 편집자인 Grace Onderlinde. 그들은 이번 개정판을 위해 많은 노력을 해주셨다. F.A. Davis 사의 개발 편집자이면서 전자출판 코디네이터인 Liz Schaeffer는 본 교재의 섬세한 디지털 자료의 생산을 위해 관리감독해 주셨다. 우리는 이들 자료가 놀랍고 독특한 자료임을 믿어 의심하지 않고, 이들 자료는 학생들이 운동학의 개념을 잡는데 많은 도움을 줄 것이다. 우리는 여러 분야에 자격을 갖춘 전문가들의 참여가 꼭 필요하다고 생각해 왔고, 많은 전문가들이 본 교재를 위해 참여해 주셨음에 감사드린다.

Dolores Bertoti:

많은 친구들과 동료들의 지지가 없다면, 이 책의 출간을 불가능했을 것이다. 나는 Alvernia University의 동료 교수와 학생들의 지지에 감사드린다. 그들은 내가 이 책을 위해 연구 작업할 때 강의 부담을 덜어 주었다. 학술원 원장인 Karen Thacker 박사는 본 교재의 출간 진행에 많은 관심을 가져 주었고, 많은 영감을 공유했다. 나는 특별히 동료 교수들에게 감사드린다: Tom Porrazzo 박사와 Kim Stoudt 박사, Mr. Jay Mensinger. 그들은 나에게 피드백을 제공해 주었다. 나는 임상운동학을 배우는 학생들에게 감사한다. 그들은 본 교재를 읽고 교재의 내용에 대해 반응을 보여 주었다. 나는 글을 쓰기 힘들 때, 학생들의 열정적인 얼굴을 떠올리곤 했다. 그들의 얼굴은 나에게 동기부여를 주곤 했다. Courtney Renshaw와 Mike Lloyd라는 학생들이 사진 촬영을 위해 Duquesne 대학교로 이동했다. Chris Burkert는 추가적인 사진 작업을 위해 그 지역에서 나를 도와주었다. 우리의 개발 편집자인 Jennifer Pine은 우리들이 즐겁게 일할 수 있도록 도와주었고, 데드라인이 다가왔을 때 계속적인 격려와 친절을 베풀어 주었다. 무엇보다, 나는 Peggy Houglum에게 감사드리고, 그녀와 함께 작업하였다는 사실이 영광스럽다. 그녀는 임상운동학 분야의 대가이다.

역자 서문

운동학(Kinesiology)은 인체의 운동을 연구하는 학문으로 물리치료 분야나 체육학 분야에서 인체역학, 생체역학, 운동생체역학, 임상운동학, 인체운동학이란 이름으로 소개되오고 있다.

운동학의 목적은 환자에게는 기능회복을, 정상인이나 선수에게는 건강관리나 손상예방, 기록경신, 경기력 향상을 위한 것이다. 보건의료 분야에서 운동학을 교육하는 목적은 기능회복에 있으며, 이 목적을 위하여 학생들은 운동을 분석하여 환자의 운동기능평가나 기능회복에 활용할 수 있어야 한다.

그 사이 국내에도 물리치료 분야 또는 체육학 분야에서 운동학에 대한 원서와 한글판 교재가 몇 권 소개되었다. 그러나 대부분의 교재들이 물리치료사가 필요로하는 환자의 기능회복에 필요한 운동학이라기보다는 운동의 기초내용을 소개하는 정도이기에 해부학, 생리학적인 부분에 지우쳐 있어 운동학적 내용을 임상에 활용하기에는 어려움이 많았다. 브론스트롬의 "Clinical Kinesiology"란 책은 물리치료사가 환자를 치료하는 과정에서 운동학적 내용을 어떻게 활용할 것인지를 어떤 다른 교재보다도 많이 소개하여 물리치료사나 환자의 운동회복에 관여하는 모든 사람들의 요구를 충족시켜 주는 책이라 믿어 의심치 않습니다.

이 Brunnstrom의 운동학 교재를 처음 번역하여 국내에 소개한 것이 벌써 15년 전의 일이었습니다. 그 사이 물리치료 분야에서 운동학의 발전에 일익을 담당했다고 자부합니다. 그러나 세월이 지나면서 많은 것들이 발전되었음에도 새로운 내용을 접하지 못해 아쉽던 차에 이제 6판을 내놓게 되었습니다. 6판에서는 추세에 맞게 새로운 내용을 일부 보충하였습니다. 원래는 저자가 물리치료사로서 다년간의 경험을 바탕으로 이 책을 저술하였습니다. 이 책은 1, 2장에서는 역학을, 3장에서는 근신경 생리를 다루고 이를 4장에서 통합하였으며 5장부터는 각 관절별로 운동분석을 하였다. 각 장마다 운동학적 내용이 임상적으로 어떻게 적용되는지 실제적인 예를 많이 제시하였습니다. 여기에 추가하여 개정 6판에서는 기능적 활동에 운동학의 적용, 상지의 일상생활동작에 운동학의 적용, 스포츠 레져 활동에서 운동학의 적용 등 3장을 추가하여 운동학 내용을 임상적으로 쉽게 활용할 수 있는 방안을 제시하였습니다.

이 교재를 통해서 운동학의 지식이 한 단계 향상되고 더 나아가 이론적 근거를 기초로 새로운 평가방법이나 운동방법을 개발하는데 초석이 되기를 기원합니다.

끝으로, 이 책이 나오기까지 수고를 아끼지 않은 영문출판사 박병조 사장님을 비롯한 직원분들에게 감사의 뜻을 전합니다.

2014년 5월

역자대표 이 현옥

목차 요약

Brief Contents

목 차

Contents

단원 2: 팔 175

서론

Introduction

이 책은 강력한 임상적 관점을 바탕으로 기술되었다. 본 교재에 들어 있는 최소한의 생체역학적 내용은 생체역학적 적용에 대한 임상적 중요성을 이해시킬 목적으로 포함되었다. 이 책은 임상적, 기능적, 실습적 사용을 위해 정보를 직접적으로 적용하고 있다. 각 장의 전반에 걸쳐 실습요점이라는 단락이 포함되어 있다. 토픽과 관련된 몇 가지 단락이 포함되어 있고, 이것은 거론된 토픽의 통찰력과 정보, 적용을 제공해 준다. 저자들의 이런 경험은 임상적 현실을 재미있게 풀어서 의미 있는 정보로 만든다. 각 장의 시작 부분에는 임상 시나리오를 제공하고 있다. 임상 시나리오는 각 장의 끝부분에서 다시 언급되고 있다. 임상 시나리오 해결 단락은 독자들이 통찰력과 정보를 얻은 후, 시나리오의 의미를 깨닫도록 도와주고 있다. 정보의 임상적 타당성은 각 장의 전반에 걸쳐 반복되고 있으며, 이것은 학생들이 개념을 이해하는 것이 왜 중요한지를 알려 준다. 각 장의 끝부분에는 2개의 연습 활동을 다루고 있다: 논의문제와 실습활동. 논의문제는 각 장의 주요 내용을 기억하게 만들고, 또 깊은 사고를 유도시키고 있다. 실습활동은 작은 그룹이나 개별적으로 수행되며, 각 장에서 배운 내용을 실제로 참여시키는 목적을 가지고 있다.

본 교재가 생체역학을 공부하게 될 사람들을 위해 운동학을 소개하는 교재이기 때문에, 수학적 공식과 개념만 소개하고 있고, 수치에 대한 내용을 다루지 않는다. 전문 교재는 수치를 요구하지만, 많은 학생들이 인체 적용되는 힘의 적용을 아직 심도깊게 다루지 않기 때문에, 우리는 친숙한 공식만을 선호하고 있다.

본 교재의 정보는 4 단원으로 나누어진다. 각 단원들은 운동학 내의 단일 요소 아래에 해당하는 특별한 정보를 가지고 있다. 본 교재는 독자들이 한 단원의 정보를 제대로 얻어, 다음 단원의 내용을 보다 잘 이해할 수 있도록 하기 위해 여러 단원으로 나누었다. 첫 단원은 나머지 단원들을 이해하는데 필요한 기본 내용을 다루고 있다. 첫 단원은 운동학적 관점에서 신체 기능을 어떻게 이해해야 하는지에 대한 기본 정보를 다룬다. 1장은 운동면과 운동 방향뿐만 아니라, 관절과 근육의 기본 구조와 기능에 대한 정보를 제공한다. 2장은 힘과 토크, 지레대 등의 물리적 개념과 인체 움직임에 대한 그들의 효과를 다루고 있다. 비록 본 교재가 물리적 개념을 다루고 있지만, 수학적 개념 보다는 기능적 적용을 강조하고 있다. 인체 움직임에 대한 전반적인 내용을 다루기 위해, 3장은 근육에 대한 정보와 근육이 어떻게 작용을 하고, 움직일 때 어떻게 에너지를 이용하는지를 다루고 있다. 그리고 운동조절과 여러 시스템 사이의 상호적인 인체 움직임을 다루고 있다. 4장은 단원 1의 마지막 장이고, 근수축의 종류와 운동 동안에 근육의 기능이 어떻게 변화하는지를 설명하고 있다. 반면 3장은 신경학적 측면에서 근육의 기능을 다루고 있다. 4장은 근육의 역학적 특징을 다루고 있고, 근육의 길이와 관절 각도의 변화가 근육의 수행 능력에 어떤 영향을 주는지를 설명하고 있다. 그리고 근력을 결정하는 주요 물리적 요소들을 다루고 있다.

단원 2와 단원 3은 단원 1의 정보를 이용하여 운동학적 측면에서 인체가 어떻게 움직이는지를 다루고 있다. 이들 두 단원은 팔과 척추, 다리에 대한 내용을 다루고 있다. 단원들의 각 장들은 특정 신체분절로 나누어 설명하고 있다. 각 장들은 비슷한 패턴으로, 먼저 뼈와 관절을 설명한 후, 그 다음 근육에 대한 내용을 설명하고 있다. 먼저, 기본적인 정보를 제공하고, 그 다음 각 분절의 기능이 어떻게 이루어지는지를 다루고, 또 각 분절의 독특한 기능을 상세히 설명하고 있다. 5장은 어깨관절 복합체를 설명하고 있고, 6장은 팔꿉관절과 아래팔을 설명하고 있다. 7장은 작업치료사에 의해 집필되었으며, 손목과 손에 대한 내용을 다루고 있다. 8장은 척추뼈에 대한 내용을 다루고 있고, 척추

전문 물리치료사에 의해 집필되었다. 9장–11장은 엉덩관절, 무릎관절 및 발과 발목에 대한 내용을 각각 다루고 있다.

나머지 단원인 단원 4는 앞의 3 단원의 정보를 일상 활동과 스포츠 및 여가 활동과 관련시켜 다루고 있다. 단원 4는 운동학의 전체적 그림을 만들기 위해, 단원 1에 소개된 개념의 적용을 독자들에게 제공하고 있고, 또 단원 2와 단원 3에서 제시된 특정 신체분절에 대한 정보와 이들 개념을 결합시키고 있다. 대부분의 임상가들은 환자에게 적절한 관리 계획을 제공할 수 있도록, 운동학에 대한 지식을 이용할 수 있어야 한다. 독자들이 정보를 파악할 수 있도록 운동학으로 작은 분절들로 분리시켜 설명한 후, 마지막 단원인 4장은 이런 내용을 함께 혼합하여 운동학에 접목시켰고, 또 건강관리에 이들이 어떻게 이용되는지를 설명하고 있다. 12장은 자세, 서기 및 보행에 대한 정보를 제공하고 있다. 토픽은 정상 보행에서 일어나는 관절 운동, 근육 활동 및 힘 등을 다루고 있다. 그리고 흔하게 발생하는 병적 보행도 다루었다. 그러나 보행과 달리기에 대한 분석은 다루지 않았다. 13장은 일상생활활동의 운동학적 분석을 다루고 있다. 마루바닥에서 움직이는 활동, 앉은 자세에서 일어서기, 물건 들기 등과 같은 일상생활활동을 대상으로 운동의 순서, 관절 요건, 근육활동 등이 분석되었다. 직장과 가정에서 이루어지는 업무들을 예로 들어 분석했다. 작업치료사에 의해 집필된 14장은 팔의 과제와 그들 움직임에 초점을 맞추고 있다. 14장에서의 팔 과제는 어깨관절, 팔꿉관절, 아래팔, 손목 등의 과제로 나누어졌고, 독자들이 이들 관절에서 일어나는 활동들을 심도 깊게 분석할 수 있도록 만들었다. 스포츠 활동의 분석은 15장의 주제이다. 스포츠는 경기 스포츠와 여가 스포츠로 나누어졌고, 광범위한 연령대와 모든 경기 수준의 사람들이 참여할 수 있는 스포츠 활동을 다루었다.

앞에서 언급했듯이, 이 책은 강력한 임상적 접근으로 운동학을 다루고 있다. 이 책은 생체역학 교재가 아니라, 임상운동학 교재이고, 임상가들의 관심, 요구 및 기능에 적합할 수 있는 정보를 제공하고 있다. 이 책은 현재에도 미래에도 임상가들에게 인간의 움직임과 적절한 운동학적 적용을 이해할 수 있는 능력과 성공적인 치료 결과를 산출할 수 있는 능력을 제공할 목적으로 출간되었다.

INTRODUCTION TO

단원 1: 기본 개념

Basic Concepts

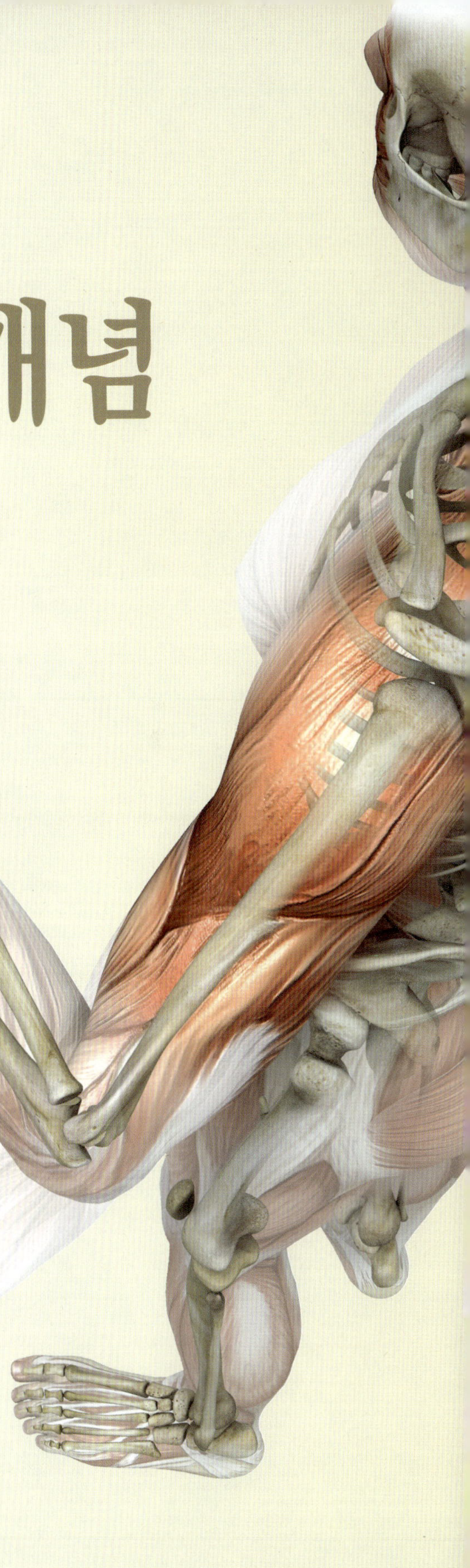

본 교재의 첫 번째 단원에서는 운동학의 기본 원리에 대해 소개할 것이다. 1장에서는 운동형상학에 대해 소개할 것이며, 운동형상학의 내용으로는 인체의 운동면과 운동축, 관절의 종류와 분류, 운동사슬의 개념, 관절의 풀림/잠김위치, 관절의 자유도와 왜 운동형상학과 관련된 이들 내용들이 임상운동학을 이해하는데 중요한지를 설명할 것이다.

2장에서는 운동역학에 대해 소개할 것이다. 운동역학에서는 힘을 다룰 것이다. 이 장에서는 인체에 적용되는 힘의 유형을 뉴턴의 운동법칙과 벡터를 함께 설명할 것이다. 벡터에서는 힘의 구성과 합성에 대해 논의할 것이다. 이외에도, 여러 유형의 지레와 토오크가 인체에서 어떻게 활용되는지를 설명할 것이다. 또한 기능적인 응용에서 힘의 적용에 대한 이해 뿐만 아니라, 인체가 어떻게 이런 힘을 조절하는지 그리고 임상가들은 이런 힘들을 어떻게 추정할 수 있는지에 대해 논의할 것이다.

3장에서는 신경근계의 생리학에 대해 살펴보고 신경계와 근육계 사이에 존재하는 유일한 상호작용이 주변에서 가해지는 자극에 인체가 어떻게 반응하는지를 알아볼 것이다. 근육섬유의 구조 및 형태, 운동단위, 신경섬유와 관절 수용기에 대한 논의는 이러한 시스템 사이에 존재하는 동적인 상호관련성을 충분히 이해할 수 있도록 도와줄 것이다.

4장에서는 근력에 대해 다룰 것이다. 특히 근육의 수축 형태, 근육이 중력과 외력에 대하여 어떻게 작용하는지, 그리고 근육의 구조와 생리학적 특성이 어떻게 근력의 크기를 조절하는지에 대해 설명할 것이다. 근력을 어떻게 측정하는지에 대해 간략하게 논의하거나 언급할 것이다.

CHAPTER 1

제 1 장

운동학의 기본 개념: 운동형상학

Basic Concepts in Kinesiology: Kinematics

"새로운 것에 도전하는 것을 절대 두려워 하지 마라.
기억해라, 아마추어들은 노아의 방주를 건조하고, 전문가들은 타이타닉을 건조하였다."

— 작자 미상

개요 (Chapter Outline)

학습목표 (Learning Outcomes)

본 장은 운동학을 공부하는데 필요한 기본적인 정보를 제공하고 있다.
이 장이 끝날 무렵, 아래의 내용을 모두 할 수 있다:

- ❒ 공간에서 인체의 움직임과 분절의 움직임을 설명할 때, 기본적인 운동학 용어를 사용한다.
- ❒ 운동형상학, 뼈운동형상학과 관절운동형상학을 정의한다. 그리고 임상운동학을 공부하면서 이것들의 관련성과 이러한 용어가 어떻게 사용되는지 예를 제시한다.
- ❒ 인체의 기본면을 확인하고 3가지 기본면(시상면, 이마면, 수평면)에서 움직임과 이런 움직임을 위한 운동축에 대해 설명한다.
- ❒ 병진과 회전운동 같은 운동의 형태에 대한 차이와 인체에서 이와 관련된 운동에 대해 설명한다.
- ❒ 관절운동을 자유도, 관절의 구조적 형태와 크기, 그리고 운동방향으로 정의하고 설명한다.
- ❒ 관절에서 발견되는 공통된 물질들을 정의하고 설명한다. 그리고 관절주머니, 윤활액, 인대, 윤활주머니 같은 관절 구조물의 기능적 중요성에 대해 간략하게 기술한다.
- ❒ 일축성, 이축성, 삼축성 관절에 대해 설명하고, 그 예를 제시한다. 그리고 자유도에 대해 설명한다.
- ❒ 열린운동사슬과 닫힌운동사슬에 대해 설명하고, 그 예를 제시한다.
- ❒ 관절면 사이에서 일어나는 관절면의 운동(구르기, 스핀, 활주)을 설명하고 그 예를 제시한다.
- ❒ 관절의 형태에 따른 차이를 설명하고 그 예를 제시한다. 그리고 볼록-오목의 원리에 대해 설명한다.

- ❒ 잠김관절위치와 풀림관절위치에 대해 정의하고 예를 들어 보시오. 관절면에서 일어나는 압박을 신연과 비교하여 설명하고, 이런 요소가 관절의 기능과 어떠한 연관성이 있는지 기술하시오.
- ❒ 운동학적 관점으로 관절운동과 인간 움직임을 설명하는데 있어 기능적인 연관성과 임상적인 연관성에 대해 설명하시오.

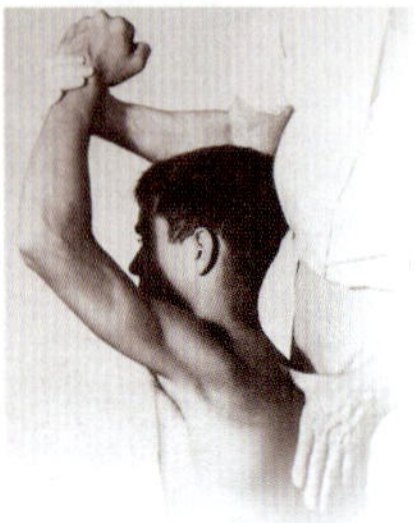

임상 시나리오(CLINICAL SCENARIO)

건강전문가로 활동 중인 임상가인 Jamie가 자기 아들의 유소년 미식축구 리그를 참관하고 있을 때 한 선수가 손가락을 다치게 되었다. Jamie는 사이드라인에서 근심어린 표정으로 이 장면을 지켜보았다. 이 리그의 자원 코치이자 보험회사 직원인 Jamie의 이웃 남자는 침착하게 손가락이 단지 삐었다고 알렸다. 코치는 선수에게 약을 발라주기 시작했고 손가락을 바로 해줄테니 움직이지 말고 가만히 있도록 지시했다. Jamie는 딜레마에 빠졌다. 무엇이 최선의 행동이고 어떻게 이 일을 대처해야 할지 고민에 휩싸였다.

역사적 관점: 과거의 견해

Historical Perspective: A Glance at the Past

운동학(kinesiology)에 입문하신 여러분을 환영합니다! 여러분은 인체에 대한 견문을 넓힐 수 있는 모험을 함께 할 것이고, 인간의 움직임이 왜 아름다운지를 이해하게 될 것이다. 운동학은 해부학적 구조와 관련된 부분을 배우는 일차원적인 학문이 아니라, 오히려 글자 그대로 *움직임*에 대해 배우는 학문이다. 이런 학문적 여행은 학습과정에서 여러분이 *활동적으로* 임할 것을 요구할 것이다. 여러분의 학습과정의 일부분은 자신의 움직임과 주위 동료들의 움직임을 통해 진행될 것이다. 운동학은 매우 길고 인상적인 역사를 가지고 있으므로 운동학을 처음으로 접하는 학생으로서 역사적 배경을 살펴볼 필요가 있다.

운동학의 기원은 아리스토텔레스와 히포크라테스가 살던 고대 그리스 시대로 거슬러 올라간다. 여러분이 그 시대에 대해 회상한다면, 고대 그리스는 올림픽 게임과 운동 및 스포츠에 대한 열정이 떠오를 것이다. 그 뒤로 유명한 해부학자이자 의사인 클라우디우스 갈렌(Claudius Galen; 131–201 AD)은 알렉산드리아에서 발표한 두 개의 인체 골격 연구에 의해 운동학을 발전시켰고, 돼지와 유인원에 대한 수백 편의 연구를 발표하였다. 이렇게 세밀하게 조사한 연구를 토대로, 그는 복잡하고 기술적인 인체 분석을 완성하였다. 손 근육에 대한 그의 섬세한 설명들은 오늘날의 정확한 정보들과 매우 근접해 있다. 2세기 동안 갈렌은 지금까지 사용하고 있는 용어들을 소개하였고, 본 교재의 1장에서는 이러한 용어들에 대해 다룰 것이다.

여러분이 본 교재의 1장을 살펴볼 때 매우 친근하게 다가올 가동관절, 부동관절, 작용근, 대항근 같은 단어들이 그가 소개한 용어들에 포함이 된다. 초기 르네상스 시대에 인체를 아름답고 예술적으로 표현하여 오늘날까지 널리 알려진 가장 위대한 예술가들 중 한 명인 레오나르도 다 빈치(Leonardo da Vinci; 1452–1519)가 등장하였다. 그는 인체의 모습과 근육에 대한 이해를 얻을 수 있도록 수백 편의 인체에 대한 작품들을 발표하였다. 우리들은 그의 작품에서 표현된 이해력과 지식을 볼 수 있다(그림 1.1A).

갈리레오(Galileo; 1564–1642)는 곧 다빈치의 뒤를 이었고, 그 다음 지오반니 보렐리(Giovanni Borelli; 1608–1679)가 뒤를 이었다. 이러한 과학자들은 인간의 움직임과 관련된 부분을 수리적으로 표현하는 방법을 인식시켜 주었으며 근육작용에 대한 역학, 중력중심과 관련된 평형, 근육의 힘과 적용각도 사이의 관계, 그리고 인체 지레팔에 대한 회전모멘트의 관계에 대해 기술하였다.[1]

그래서 먼저 우리는 이러한 초기 연구자들의 업적을 이해할 뿐만 아니라, 그 진가를 인정해야 한다. 인간의 움직임에 지대한 관심을 가진 초기의 연구자들의 업적을 바탕으로, 우리는 인체가 어떻게 움직이는지에 대한 지식을 지

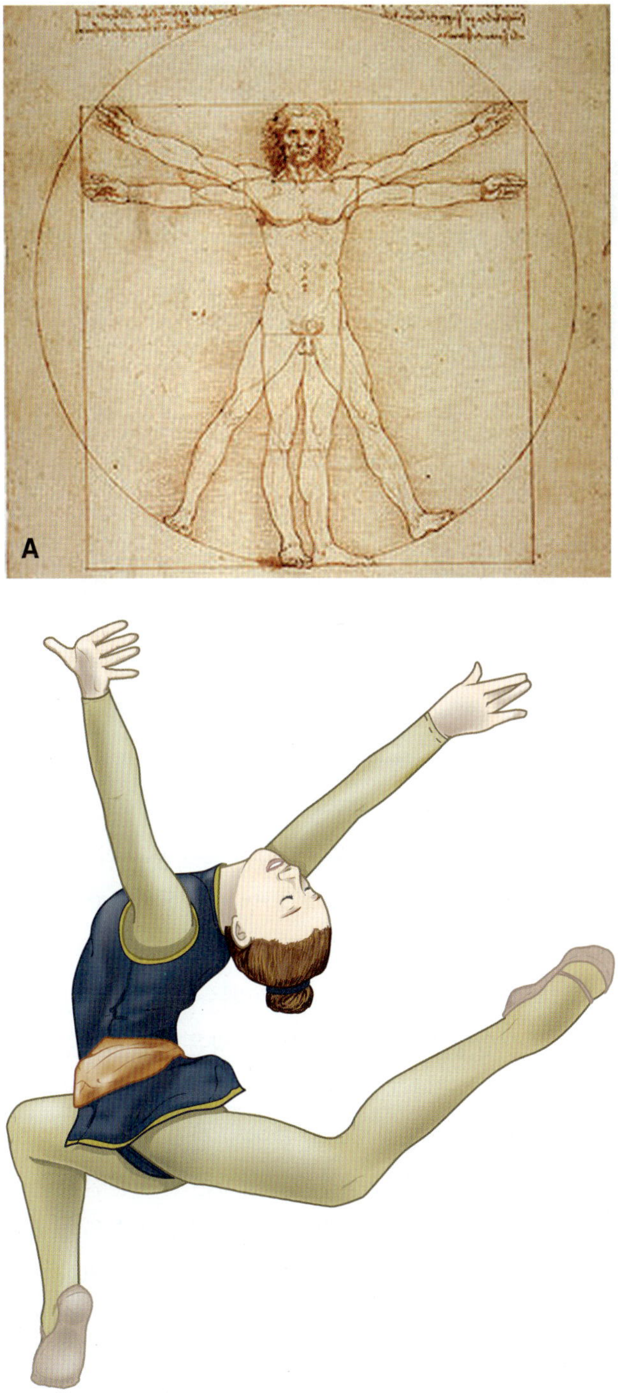

그림 1.1 예로부터 오늘날까지 인체 동작의 아름다움은 예술가, 과학자, 건강전문가, 운동선수들의 마음을 사로잡았다.

속적으로 발전시키고 개선시켜 왔다. 여러분이 이 교재의 내용을 완전히 숙지하게 될 때, 여러분은 인간의 움직임을 이해하고 그 중요성을 인정하는 특별한 사람들의 대열에 합류하게 될 것이다.

서론

Introduction

여러분은 운동학이 인간의 움직임에 대해 연구하는 학문이며 몇 세기에 걸쳐 연구되어져 온 것을 이미 알고 있을 것이다. 오늘날 운동학은 인간의 움직임을 정교하게 분석하는 방법을 제공하기 위하여 현대의 기술과 결합하여 몇 세기에 걸친 자료들을 활용하고 있다. 단순한 운동뿐만 아니라, 복잡한 운동을 분석하는 과학적으로 진화된 연구는 수많은 질문에 대답을 구하는 것으로부터 발전했다: 사람은 어떻게 걷는가? 던지기, 팔뻗기, 등산하기, 골프 스윙하기, 옷입기, 운전하기, 양치질할 때 어떤 관절과 근육들이 사용되는가? 능률적이고 효과적인 움직임을 수행하기 위해 관절에 얼마나 많은 운동이 요구되는가? 손을 흔드는 단순한 운동에서 근육은 어떠한 순서로 작용하는가?

이 같은 인간의 움직임에 대한 탐구는 해부학, 생리학, 인류학, 물리학, 역학, 그리고 생체역학에서 얻는 이론과 원리를 결합하여 순수한 예술에서부터 예술과 과학의 접목으로 발전하였다. **생체역학**(biomechanics)은 살아있는 인체에 역학의 원리를 적용하는 것이다. 운동학은 실제적으로 예술과 과학의 결합이다; 운동학은 움직임에 대한 과학적인 원리에 대한 이해와 함께 인간 움직임의 아름다움에 대한 감상이 포함되어 있다. 임상운동학은 건강관리전문가들이 현장에서 운동학을 적용하는 것이다.

건강관리에서 운동학 연구의 목적은 움직임과 인체에 작용하는 힘을 이해하고 손상 예방, 기능 회복, 적절한 수행능력을 개선하기 위하여 이런 힘을 어떻게 다룰 것인지에 대해 배우기 위함이다. 이런 내용은 건강관리전문가들에게 임상적용을 강조하고 더불어 운동학의 기본 목적을 보여주는 것이다.

비록 인간이 자세와 운동을 보고 느낄 수 있지만, 운동에 영향을 미치는 힘(중력, 근장력, 외적 저항, 마찰력)은 결코 볼 수 없다. 인체에 작용하는 이러한 힘은 인간 움직임을 수정할 수 있기에 중요하다. 인체는 매우 다양한 자세를 취할 수 있다(그림 1.2 A,B,C). 인간의 움직임에 대해 논의하기 위해서, 우리들은 하나의 공통된 언어를 사용하는 것이 필수적이다. 여러분이 컴퓨터 공학을 공부한다면, "hard drive", "bytes", "disc space", "flash drive"

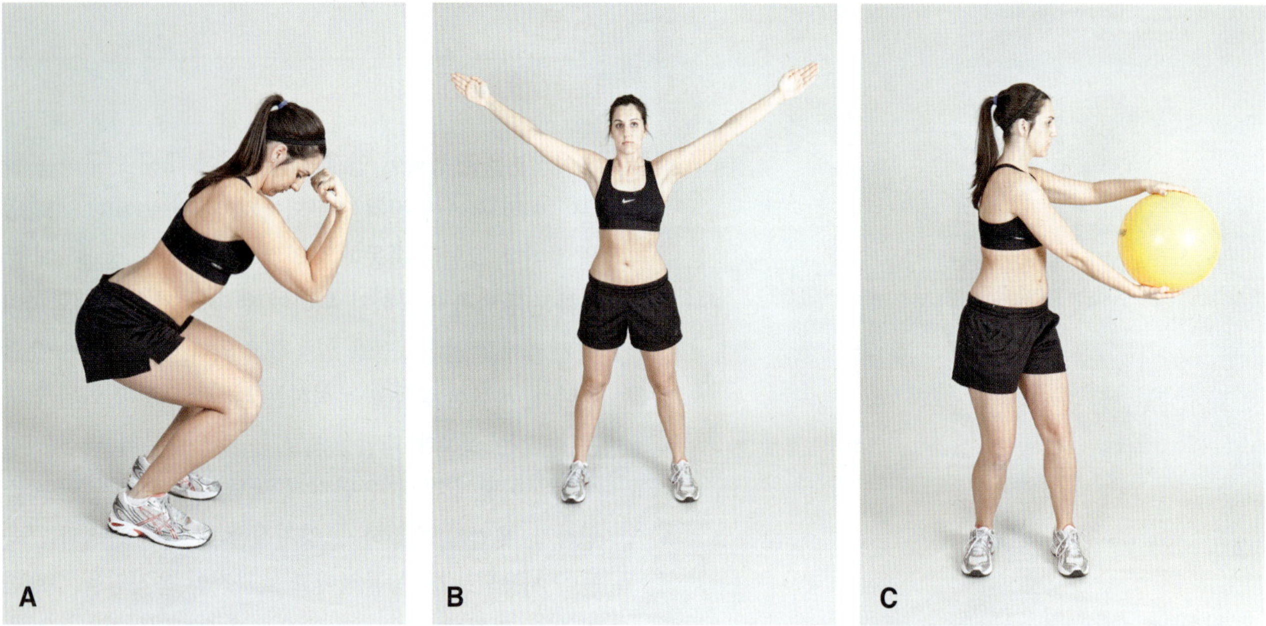

그림 1.2. 인체가 기능적 활동을 할 때 취하는 다양한 관절과 분절의 자세. A) 관절의 굽힘과 폄; B) 벌림과 모음; C) 돌림. 3차원에서의 이러한 체위분석은 훨씬 복잡하다.

같은 용어를 포함하는 언어를 배워야 할 것이다. 운동학(kinesiology)을 입문할 때도 마찬가지이다: 하나의 공통된 언어는 다른 사람들과 대화를 하거나 주제를 이해하는데 필수적이다. 본 교재의 용어 중 일부는 여러분한테 친근할 수도 있고 그렇지 않을 수도 있다. 여러분에게 이러한 용어에 대한 이해를 돕기 위해서, 본 교재에서는 처음으로 사용되었거나 정의되었던 모든 용어가 정리된 주요 용어집이 교재 끝에 수록되어 있다. 이런 정보를 통해 여러분이 주요 용어집을 참고하는데 도움이 되었으면 한다.

운동학 용어
Kinesiology Terminology

움직임은 운동학의 본질이다. 움직임 안에는 인간의 움직임을 더욱 상세하게 설명하는 두 가지 용어가 있다.
먼저 이런 용어를 살펴보자.

인체 움직임: 운동역학과 운동형상학
/ Human Movement: Kinetics and Kinematics

우리가 사용하는 용어의 대부분은 인체의 움직임과 관련된 두 가지의 하위 연구들 중 하나로부터 유래되었다: 운동역학과 운동형상학. **운동역학**은 움직임을 일으키거나 억제하는 힘에 초점을 맞춘다. 반면에 **운동형상학**은 운동을 일으키는 힘과는 상관없이 운동이나 움직임의 유형을 다룬다. 운동형상학을 논할 때, 우리는 운동의 종류, 방향, 양과 같은 설명을 포함한다. 운동의 양은 몸통이나 분절이 움직인 직선거리나 각도와 같은 단위로 표현된다. 인간의 움직임에 대한 운동형상학적 분야는 관절과 관절 사이의 관계 및 외부 환경과의 관계를 포함하는 인체 분절의 움직임이나 자세를 다룬다. 이런 운동형상학적 기술은 신체의 한 점의 움직임, 팔다리 여러 분절의 위치, 단일 관절의 움직임 또는 위치 및 인접한 관절면의 움식임을 강조한다. 운동형상학은 공간에 있어 몸의 방향과 분절을 설명하기 위해 수학과 물리학에서 사용된 3차원적 시스템을 사용한다.

운동형상학은 운동을 보는 관점에 따라 두 가지로 세분화된다—뼈운동형상학과 관절운동형상학. **뼈운동형상학**은 하나의 관절을 구성하는 분절들 또는 뼈의 움직임에 관련하고, **관절운동형상학**은 관절과 관절면 사이에 발생하는 미세한 움직임에 중점을 둔다. 이 장은 운동형상학의 요소, 뼈운동형상학과 관절운동형상학의 기술적 언어를 사용하여 어떻게 인체 움직임을 평가하고, 기술하고 연구할 것인가에 대해 논의하고 설명한다. 우리가 뼈운동형상학과 관절운동형상학에 대해 논의하기 전에 인간의 움직임을 이해하기 위한 기본 용어를 확인해야 한다. 운동역학과 인체 움직임과 관련된 힘은 다음 장에서 다룰 것이다.

운동면과 운동축 / Planes of Motion and Axes of Motion

인체와 인체 분절은 운동축 주변의 운동면 안에서 움직인다. 인체는 3가지 운동면에서 움직인다. 이러한 운동면을 운동의 **기본면**(cardinal planes)이라 한다(그림 1.3). 물리학 용어로 이 면에 대한 3개 축을 x, y 그리고 z라고 한다. 이러한 축은 그림 1.3에 설명되어 있다. x축 또는 안-가쪽 축은 옆에서 옆으로 주행하고 이마면에 위치한다. y축 또는 수직축은 위에서 아래로 주행하고 수평면에 위치한다. z축 또는 앞-뒤 축은 앞에서부터 뒤로 주행하고 시상면에 위치한다.[2] 일어나는 모든 움직임은 하나의 운동면과 주변의 운동축에 의해 설명될 수 있다.

이 운동축은 **해부학적 자세**(anatomical position)를 기준으로 기능적 용어로 설명된다. 해부학적 자세는 정적 또는 움직임이 없는 인체의 기본자세이다. 해부학적 자세는 보편적으로 바로 선 자세로 머리와 발과 손바닥은 앞으로 향하고 손가락은 편 자세로 정의된다. 이런 해부학적 자세를 기준으로 운동과 운동면을 정의한다. 앞서 언급했던 것처럼, 3가지의 운동면은 이마면, 시상면, 그리고 수평면이다. 그리고 이러한 운동면에 부합하는 운동축은 앞-뒤, 안-가쪽 및 위-아래 운동축이다.

이마면 / Frontal Plane

이마면(frontal plane)은 **관상면**(coronal plane)(XY면)으로 알려져 있고, 이마봉합을 따라 이마뼈와 평행하게 놓여 있어 명명되었다. 이 면은 인체를 앞뒤로 나눈다. 이마면에서 일어나는 운동은 앞-뒤 축을 중심으로 회전한다. 이마면 안에서 일어나는 운동은 다음과 같다(그림 1.3):

- 벌림과 모음(엉덩관절, 어깨관절, 손가락)
- 자쪽 편위와 노쪽 편위(손목에서 벌림과 모음)
- 옆굽힘(목, 몸통)

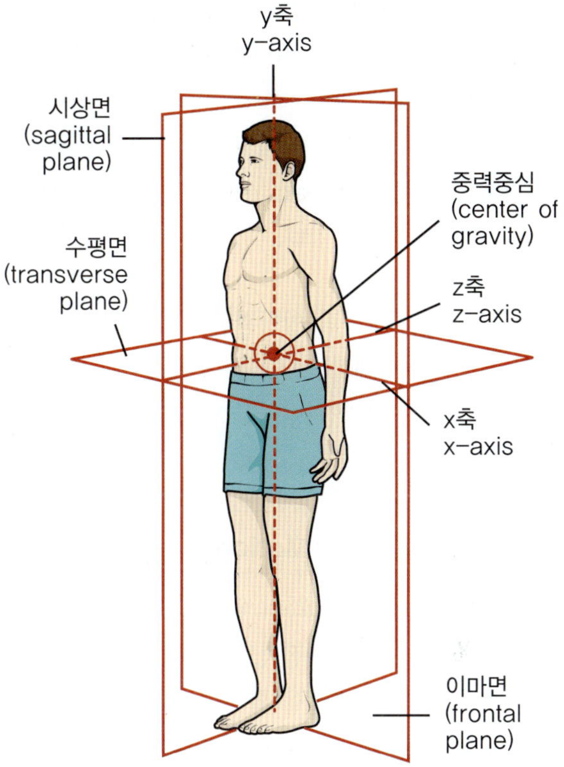

그림 1.3. 해부학적 자세로 서 있을 때의 인체의 3개의 기본면과 축.

요약하면, 이러한 운동은 인체를 앞-뒤로 형성된 축을 중심으로 이마면 안에서 일어난다.

시상면 / Sagittal Plane

시상면(YZ면)은 인체를 좌우로 분류하는 머리뼈의 시상봉합에 평행하게 놓여 있기 때문에 그렇게 명명되었다. 사진으로 보면, 시상면은 측면에서 보는 것이다. 시상면에서 일어나는 관절운동의 가장 좋은 예는 목, 몸통, 팔꿉관절 등의 굽힘(flexion)과 폄(extension), 발목의 발등굽힘(dorsiflexion)과 발바닥굽힘(plantarflexion)이다.

이 운동은 시상면에 수직이며, 인체의 안쪽에서부터 가쪽을 가로지르는 x축을 중심으로 회전하는 운동이다. 이 운동축은 안-가쪽 축이다.

수평면 / Horizontal Plane

수평면(horizontal) 또는 **횡단면**(transverse)은 수평과 지면(XZ면)에 평행하기 때문에 명명되었다. 이 면은 인체를 위-아래로 분류한다. 돌림 운동들은 y축 또는 세로축을 중심으로 시상면에서 일어난다. 이 운동축은 머리-꼬리(cephalocaudal) 방향으로 수평면에 수직이며, 물리학적으로 y축으로 불린다. 그리고 운동학에서는 위-아래축, 수직축 또는 세로축(x-axis)이라 한다. 수평면 안에서 일어나는 운동은 다음과 같다:

- 안쪽돌림과 가쪽돌림(엉덩관절과 어깨관절)
- 엎침과 뒤침(아래팔)
- 가쪽번짐과 안쪽번짐(발)

분절 운동과 인체 운동 / Segment and Body Motion

앞부분에서 운동을 기술하기 위하여 사용한 일부 용어는 여러분에게 낯설게 느껴질지도 모른다. 이 절에서는 이러한 운동이 일어나는 분절을 확인하고, 그것들을 정의할 것이다. 모든 움직임은 운동축과 운동면에 연관하여 정의할 것이다.

관절 움직임의 이름 / Naming Movements at Joints

관절은 두 뼈 또는 분절 사이에 형성되는 접합부이며, 단순한 규정에 따라 관절의 이름이 지어진다. 우리는 관절을 형성하는 두 개 뼈의 이름을 사용하여 관절의 이름을 짓고, 전형적으로 먼저 몸쪽뼈 이름부터 시작한다. 예를 들어, 손목관절은 먼쪽 노뼈와 몸쪽 손목뼈 사이에 형성된다; 따라서, 손목관절은 노손목관절(radiocarpal joint)로 명명된다. 운동 방향을 설명하는 용어는 아래 설명된 것과 같이 관질에서 발생되는 운동의 유형을 기술하기 위하여 사용한다(그림 1.4).

굽힘(flexion)은 하나의 뼈 분절이 다른 뼈 분절을 향하여 움직이고, 안-가쪽 축을 중심으로 시상면에서 일어나는 관절의 각도가 감소하는 굽혀지는 운동이다. 결과적으로 같은 면을 따라 반대 방향으로 일어나는 굽힘의 반대 움직임은 폄이다. **폄**(extension)은 관절 각도가 증가하면서 하나의 분절이 다른 분절로부터 멀어지는 움직임이다. 폄이 해부학적 자세를 넘어간다면, 이것을 **젖힘**(hyperextension)이라 한다. 예를 들어, 팔꿉관절(우리는 "위팔자관절-humeroulnar joint"이라고 부르는 이 관절을 정확한 운동학 용어로서 사용할 것이다)에서 아래팔의 앞면이 위팔의 앞면과 근접할 때, 관절은 굽힘이 된다. 위팔자관절의 굽힘은 여러분의 입으로 컵을 가져가는 것처럼 팔을 향한 아래팔의 굽힘 또는 턱걸이를 하는 것처럼 아래팔을 향한 팔 굽힘이 동반될 수 있다는 것을 기억하자. 움직임을 발생하는 관절 분절은 분절이 움직이거나 고정되는 것처럼 그것들의 역할이 바뀔 수 있기 때문에 운동의 정확한 설명을 위해서 항상 기준점을 알고 있는 것이 중요하다.

굽힘은 일부의 특정 관절 또는 분절에서 다르게 이름이 불린다. 예를 들어, 발목(talotibia; 목말정강관절)의 굽힘은 발등이 정강뼈의 앞면을 향해 움직이는 것이다. 그러나 이 운동은 굽힘보다는 **발등굽힘**(dorsiflexion)으로 부른다. 이 같은 관절에서 발등이 정강뼈에서 멀어지는 폄 움직임은 **발바닥굽힘**(plantarflexion)으로 부른다.

벌림(abduction)은 자세 또는 분절의 운동이 중심선으로부터 멀어지는 것이고, **모음**(adduction)은 자세 또는 분절의 운동이 중심선으로 가까이 가는 것이다. 벌림과 모음은 앞-뒤 축을 중심으로 이마면에서 일어난다. 보통 우리가 중심선을 통칭할 때, 인체의 중심선을 의미한다. 그러나 손가락과 발가락에서는 중심선의 기준이 다르다; 손에서는 가운데손가락이 중심선이고 발에서는 두 번째 발가락이 중심선이다. 손가락과 발가락에서 중심선을 향해 가는 움직임을 모음이라 하고, 중심선에서 멀어지는 움직임을 벌림이라 한다. 굽힘과 폄처럼, 손목관절의 벌림과 모음 운동을 일컫는 독특한 용어가 있다. 모음은 새끼손가락이 자뼈쪽으로 움직이는 측면운동으로 **자쪽편위**(ulnar deviation) 또는 **자쪽굽힘**(ulnar flexion)이라 한다. 그리고 벌림은 엄지손가락이 노뼈 쪽으로 향하는 운동으로 **노쪽편위**(radial deviation) 또는 **노쪽굽힘**(radial flexion)이라 한다. 운동과 관련된 용어 변화의 또 다른 예는 축성골격(axial skeleton)을 활용하는 것이다. 이마면에서 목과 몸통이 옆으로 구부려지는 움직임을 벌림 또는 모음이라고 하지 않고 **옆굽힘**(lateral flexion)이라고 한다; 이런 용어는 오른쪽 또는 왼쪽 옆굽힘이라고 운동방향을 언급함으로써 더욱 분명해질 수 있다.

돌림(rotation)은 수평면에서 세로 또는 수직축을 중심으로 하나의 뼈 분절이 움직이는 것이다. 돌림은 중심선

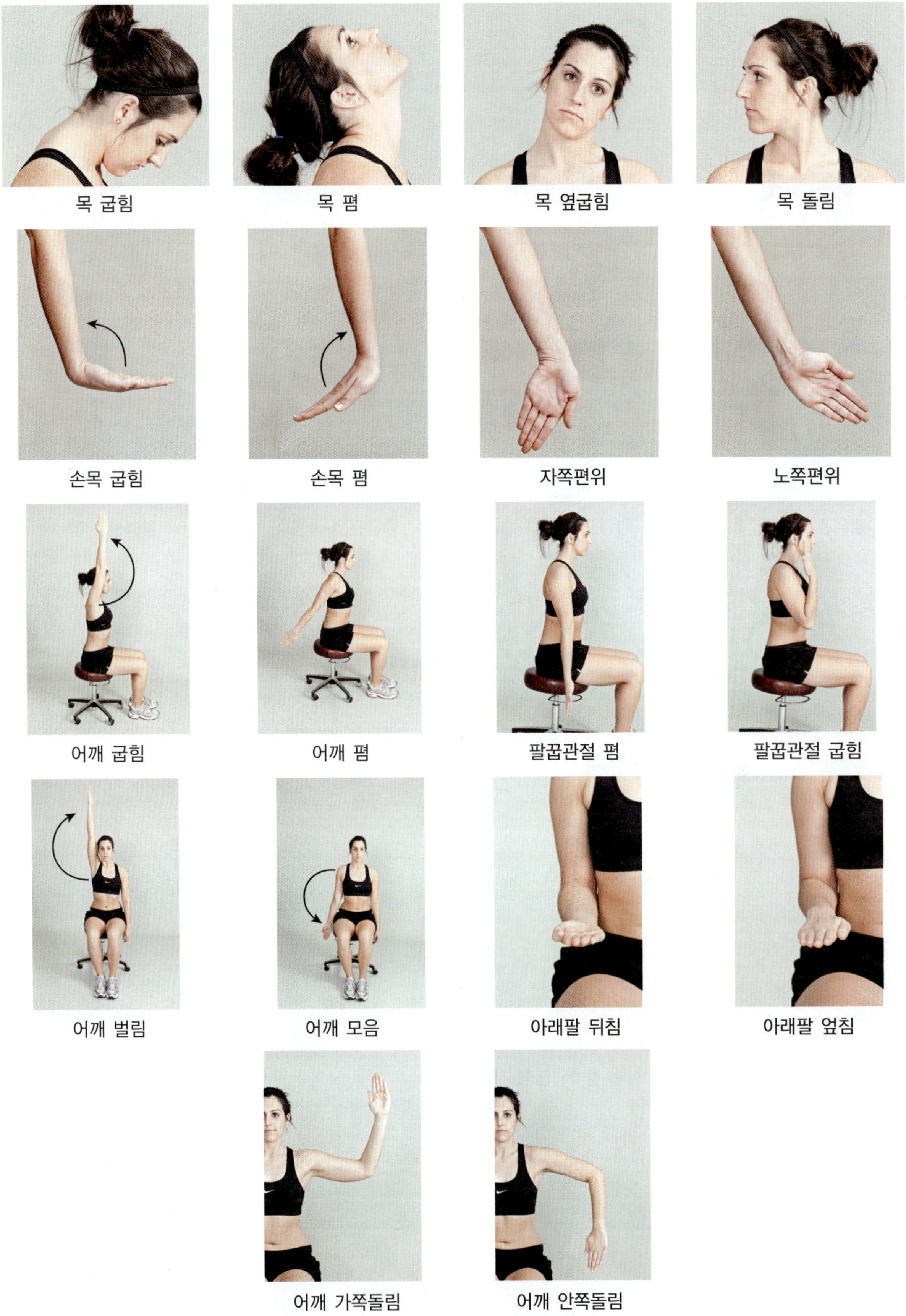

그림 1.4. 관절운동 유형.

계속

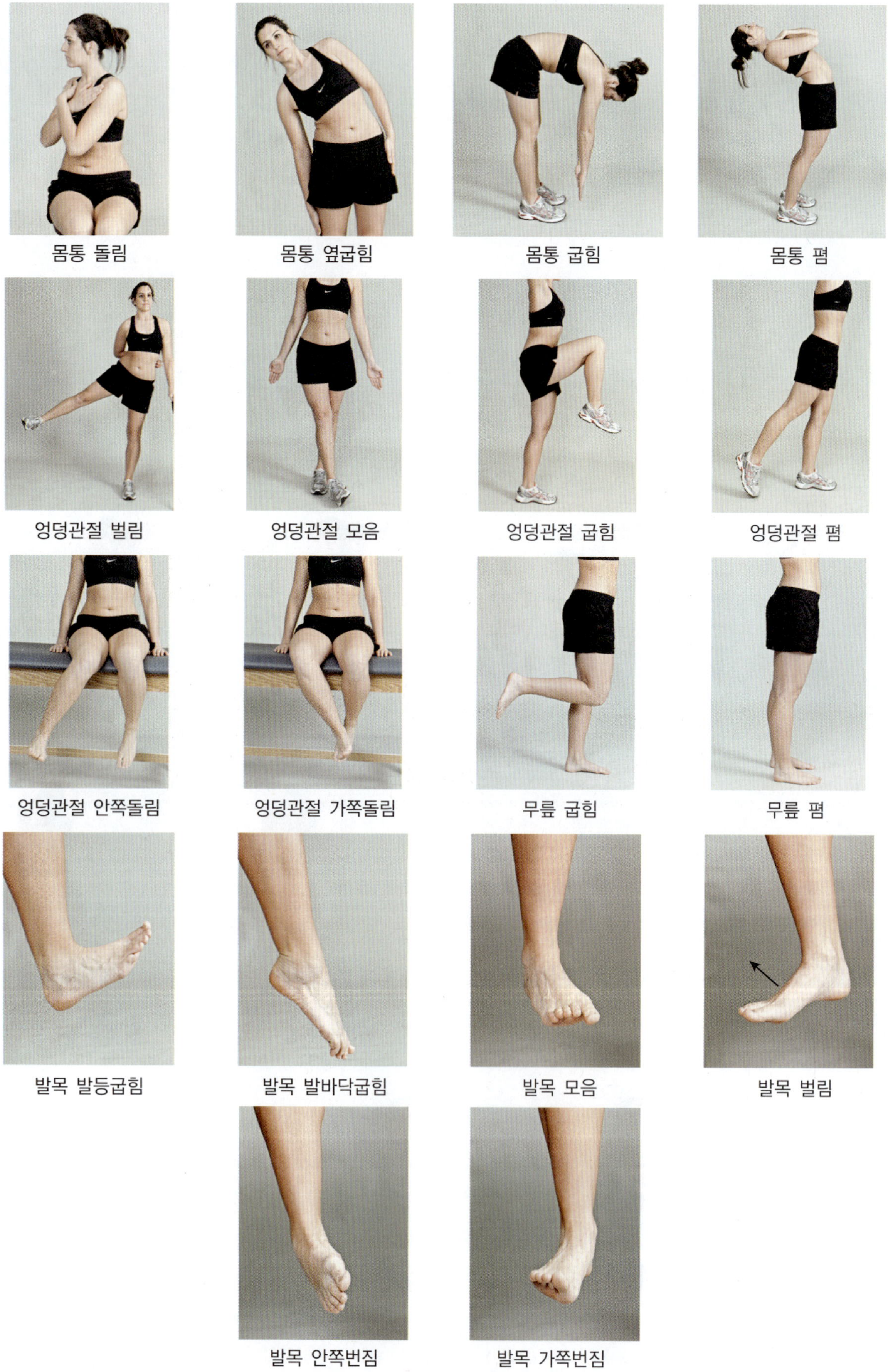

그림 1.4–*계속.* 관절운동 유형.

또는 안쪽으로 돌아가는 **안쪽돌림**(medial [또는 internal] rotation)과 중심선으로부터 멀어지거나 바깥으로 돌아가는 **가쪽돌림**(lateral [또는 external] rotation)처럼 방향을 언급함으로써 더욱 분명하게 된다. 우리는 이 교재에서 안쪽돌림과 가쪽돌림으로 표현할 것이다. 왜냐하면 이러한 움직임을 더욱 정확하게 설명할 수 있기 때문이다. 이러한 유형의 돌림의 예는 엉덩이와 어깨에서도 볼 수 있다. **엎침**(pronation)은 아래팔의 손바닥이 아래로 향하게 하는 돌림을 설명하는 하나의 용어이다. **뒤침**(supination)은 아래팔의 손바닥이 위로 가게하는 돌림을 설명하는 반대 개념의 용어이다. 엎침과 뒤침은 발에서 일어나는 움직임을 설명하는 용어로도 사용되고, 발의 운동과 관련된 이러한 용어는 11장에 더 상세히 설명되어 있다. **안쪽번짐**(inversion)과 **가쪽번짐**(eversion)은 발에서 일어나는 움직임의 특별한 유형을 설명하는 추가적인 용어이다. 이러한 특별한 운동 역시 11장에서 더 상세히 다룰 것이다.

뒤당김(retraction)과 **내밈**(protraction)은 우리가 5장에서 어깨뼈(scapula)의 움직임과 9장에서 골반의 움직임을 공부할 때 볼 수 있는 것과 같이 지면에 평행한 하나의 선을 따라 일어나는 움직임이다.

특별한 경우 / Special Cases

우리들은 "보통의" 용어가 특별한 관절에서 독특하게 사용되는 일부의 변화를 이미 설명하였다. 또한 운동면의 위치가 변화하기 때문에 용어가 변하는 경우가 있다. 그런 하나의 경우가 엄지손가락이다. 엄지손가락의 정상적인 위치가 손바닥의 옆면으로부터 90° 회전되어 있어 특별한 경우에 해당한다. 그러므로 굽힘과 폄 운동은 시상면보다 오히려 이마면에서 일어나고, 벌림과 모음은 이마면보다는 오히려 시상면에서 일어난다(그림 7.8). 이런 특별한 경우가 두 개 더 존재한다. 하나는 팔꿉관절 굽힘과 함께 일어나는 아래팔의 엎침과 뒤침이고, 다른 하나는 엉덩관절의 굽힘과 함께 일어나는 엉덩이의 안쪽돌림과 가쪽돌림이다. 아래팔이 돌아갈 때, 그 운동은 세로축에서 더 이상 일어나지 않고 앞-뒤 축에서 일어나고, 굽힘된 엉덩관절 또한 앞-뒤 축에서 돌아간다. 인체 움직임과 자세에 대해 충분히 이해하기 위해서는 운동면과 운동축이 자세변화와 함께 어떻게 변화되는지를 이해하는 것이 필수적이다. 이러한 개념들을 본 교재를 통해 접할 수 있을 것이다.

뼈운동형상학: 위치와 유형에 따른 관절운동

Osteokinematics: Joint Motion in Terms of Position and Type

이 장에서는 운동형상학 용어 중 뼈운동형상학적 관점으로 운동을 설명할 것이다. 뼈운동형상학적 운동은 기능적인 활동을 하는 동안 뼈가 움직이는 것과 같이 우리가 쉽게 보고 느낄 수 있는 것이다. 뼈운동형상학적 운동은 지금 논의한 용어를 사용하여 설명될 것이다.

정의 / Definition

뼈운동형상학은 관절의 가동범위를 통한 뼈지레의 움직임과 관련이 있다. 이런 움직임은 근육에 의해 일어난다. 뼈운동형상학은 두 개의 인체 분절들이 서로 움직이는 것처럼 두 개의 근접한 뼈의 몸통 사이에서 일어나는 운동을 설명하는 것이다. 뼈운동형상학적 운동의 예는 팔꿉관절에서 위팔로 가는 아래팔의 굽힘 또는 무릎 폄을 하는 동안 넙다리뼈에 대한 정강뼈의 각도가 증가하는 것이다. 뼈운동형상학적 운동이란 인체에 존재하는 하나의 면(이마면, 시상면, 수평면)과 그 면에 상응하는 운동축을 중심으로 일어나는 운동을 기술하는 것이다.

운동 유형의 서술 / Description of Types of Motion

인체와 인체 분절은 두 가지 방법들 중 한 가지의 방법으로 움직인다. 움직임은 병진운동이거나 회전운동이다. 이러한 운동은 이 절에서 정의하고 설명할 것이다.

병진운동 / Translatory Motion

병진운동(translatory motion) 또는 **선운동**(linear motion)은 운동축을 따라서 또는 평행하게 일어나는 운동이다. 선운동은 움직이는 물체의 모든 지점이 동시에 동일한 속도와 동일한 방향으로 동일한 거리를 이동하는 것을 의미한다. 병진운동의 예는 엘리베이터 통로 안에서 위/아래의 직선방향으로 이동하는 엘리베이터이다. 이런 운동은 직선으로 일어남으로 이것을 **직선운동**(rectilinear)이라고 한다.

곡선운동(curvilinear)은 친구에게 공을 토스할 때처럼 물체가 곡선의 경로로 움직이는 선운동의 또 다른 운동이다. 그러므로 물체에 존재하는 어떤 지점이라도 전체 물체의 경로를 설명하는데 사용될 수 있다.

인체에서 완전한 병진 또는 직선 관절운동은 거의 없다. 병진 또는 직선운동의 가장 대표적인 예는 바로 옆에 있는 손목뼈에 대한 활주이다. 이러한 개념은 7장에 설명되어 있다.

회전운동 / Rotary Motion

회전운동(rotary motion) 또는 **각운동**(angular motion)에서 운동은 하나의 운동축을 중심으로 원의 호를 그리며 일어난다. 회전운동은 하나의 운동축 또는 하나의 축점(pivot point)을 중심으로 일어난다. 그래서 물체 내의 모든 지점은 원의 호를 따라서 움직인다. 물체의 각 지점들은 다른 속도로 움직이고, 각 지점의 속도는 운동축에서부터 그 지점까지의 거리와 밀접한 관련이 있다. 이런 하나의 예는 빙판 위에서 스케이트를 타면서 흔하게 하는 "crack the whip" 놀이이다. 중심이 되는 사람이 운동축 또는 운동의 중심에 선다. "줄"의 끝에 있는 마지막 사람은 중심에 가까이 있는 사람보다 더 빠르게 움직여야 한다. "줄"의 마지막을 구성하는 사람은 이동해야 하는 거리가 가장 멀고, 한 줄로 구성된 모든 구성원은 동시에 일회전을 완성한다. 여러분이 야구공을 배트로 칠 때도 같은 원리이다; 배트 끝은 운동축의 끝 지점인 어깨보다 훨씬 더 빠르게 움직인다. 그래서 야구공을 팔로 던지는 것보다 배트로 야구공을 더 멀리 보낼 수 있는 것이다.

관절운동을 단순하게 말하면, 운동축을 중심으로 일어나는 회전운동이다. 관절을 이루는 뼈 분절 위에 모든 점은 원의 호를 따르면, 그 원의 호 중심이 관절축이다. 회전운동은 고정되거나 상대적으로 고정된 운동축에서 일어나고, 이런 각운동 또는 회전운동을 위한 축점은 관절면 근처 또는 안에 위치하며, 이것을 **회전축**(axis of rotation)이라 한다. 예를 들어, 팔꿉관절 굽힘과 폄에서 고정된 위팔뼈와 함께 아래팔은 팔꿉관절의 운동축을 중심으로 회전한다. 아래팔 분절의 각 점들은 운동축으로부터 각 점의 거리에 맞게 다른 속도로 움직인다; 운동축으로부터 거리가 멀수록 그 지점은 더 큰 속도를 가진다(그림 1.5).

병진운동과 회전운동의 영향 / Impact of Translatory and Rotary Motion

기능적인 운동은 선운동과 회전운동들의 결합이다. 걷기에서 몸통과 몸은 전체로 병진운동을 하기 위하여 몸을 전방으로 이동시킨다. 그러나 이러한 전방으로 향하는 몸의 움직임은 엉덩이, 무릎, 발목의 회전운동에 의해 일어난다. 야구공을 던지는 동안 하나의 병진운동 경로를 제공하기 위하여, 팔은 어깨와 팔꿉관절, 노자관절, 그리고 손목관절에서의 회전운동을 필요로 한다. 기능적인 움직임을 더 분명히 알아보기 위하여, 우리는 몸 전체나 팔다리의 총체적인 움직임 패턴에 기여하는 각각의 특별한 관절의 역할을 분석하는 것이 중요하다. 우리는 다음 절에서 관절운동이 관절면의 유형 및 일치도, 관절 움직임에 관련된 운동면의 수, 작용하는 힘에 따라 결정된다는 것에 대해 살펴볼 것이다.

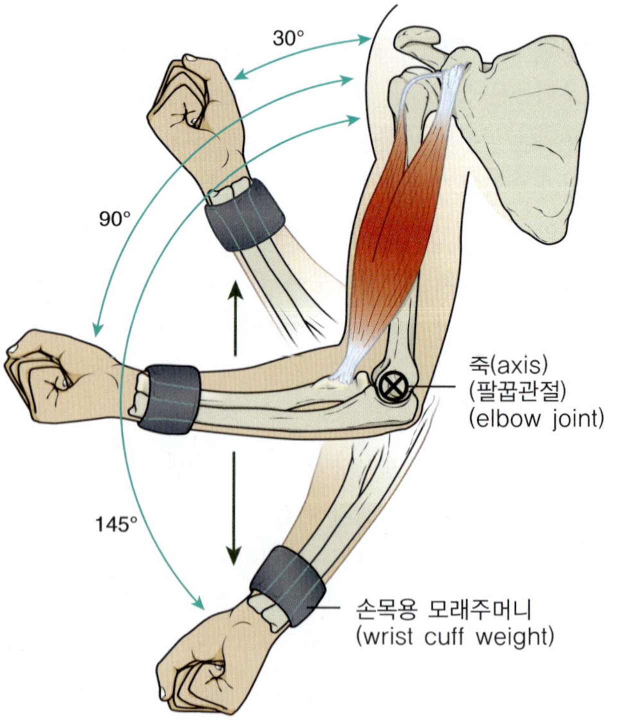

그림 1.5. 각운동으로 묘사한 관절의 운동. 분절의 각 점이 움직인 거리에 차이가 있다.

자유도 / Degrees of Freedom

인체 관절의 각운동을 분절의 효과적인 병진운동으로 전환시키는 인체의 능력이 운동의 자유도이다.[3,4] **자유도**(degrees of freedom)는 하나의 관절이 움직일 때 몇 개의 운동면에서 관절운동이 가능한 것인지를 말한다. 인체와 그 분절은 3개의 운동면에서 운동이 가능하고, 자유도가 3도일 때 최대가 된다. 다음 절에서, 관절의 구조와 기능을 요약한 그림 1.6과 표 1-1을 언급할 것이다.

하나의 운동축을 중심으로 하나의 운동면에서 움직이는 관절은 1도의 자유도를 가진다. 이러한 관절은 **일축성**(uniaxial) 관절이다(하나의 단일 축을 중심으로 움직이는). 그리고 이 관절은 구조적인 해부학적 특징으로 인해 **경첩**(hinge) 또는 **중쇠**(pivot)라는 두 가지 유형을 가진다. 일축성 경첩관절의 예는 손가락뼈사이관절(interphalangeal joint)과 팔꿉관절이 있으며, 이것은 안-가쪽 축을 중심으로 시상면에서 굽힘과 폄의 운동을 수행한다. 노자관절은 세로축 또는 수직축을 중심으로 수평면 안에서 엎침과 뒤침이 가능한 또 다른 일축성 관절이다. 즉, 일축성 관절은 하나의 단일 축을 중심으로 하나의 단일 면에서 일어나는 운동만 수행할 수 있다.

하나의 관절이 2개의 운동축을 중심으로 움직인다면, 그 분절은 2개의 운동면에서 움직이고 그 관절은 2도의 자유도를 가진다. 이러한 관절은 **이축성**(biaxial) 관절이고, 3가지의 구조적 유형으로 분류된다: **융기**(condyloid), **타원**(ellipsoidal) 그리고 **안장**(saddle) 유형이다. "융기"의 어원인 "돌기(condyle)"는 주먹결절(knuckle)을 의미한다. 그래서 융기관절의 모양은 손(여러분의 주먹)에 위치하는 손허리손가락관절(metacarpophalangeal joints)과 발에 위치하는 발허리발가락관절(metatarsophalangeal joints)에서 보이는 것처럼 마주보는 오목면과 짝을 이루는 구형의 볼록면이다. 타원 구조는 손목에 위치한 노손목관절에서 보이는 것처럼 어느 정도 평평한 볼록면이 아주 깊은 오목면과 관절을 이루는 곳에서 보이는 방추 같은 모양이다. 융기관절과 타원관절 모두 안-가쪽 축을 중심으로 시상면 안에서 굽힘-폄이 가능하고 앞-뒤쪽 축을 중심으로 이마면 안에서 벌림-모음이 가능하다. 안장관절(saddle joint)은 말안장 같이 한 관절면에 오목과 볼록면을 동시에 가지는 이축성관절이다. 엄지손가락의 손목손허리관절(carpometacarpal joint)은 하나의 안장관절이다. 그러나 이 관절은 실제적으로 변형된 이축성관절이며, 이 부분은 7장에서 자세히 다룰 것이다.

엉덩관절과 오목위팔관절(glenohumeral joints) 같은 **절구관절**(ball and socket joints)은 **삼축성**(triaxial)이며, 3도의 자유도를 가진다. 움직임은 3개의 운동축에서 일어나며 이들 축 모두 관절의 회전중심을 통과한다. 엉덩이와 어깨관절의 운동축은 유사하다: 해부학적 자세에서 굽힘과 폄을 위한 운동축은 안-가쪽 방향이고 벌림과 모음을 위한 운동축은 앞-뒤쪽 방향이다. 그리고 돌림을 위한 운동축은 위-아래쪽 방향이다. 3도의 자유도는 하나의 관절이 가질 수 있는 가장 높은 자유도이다. 그림 1.6은 다양한 관절의 구조적 유형에 대해 설명하고 있다.

달리 언급되어 있지 않다면, 관절운동은 몸쪽 분절이 고정되고 먼쪽 분절이 움직이면서 일어난다. 예를 들어, 팔꿉관절을 굽히거나 펼 때 먼쪽 분절(아래팔)이 움직이기 때문에 몸쪽 분절(위팔뼈)은 고정되거나 안정된다.

인체 분절들이 부드럽고 기능적인 움직임을 할 수 있는 것은 2개 또는 그 이상 관절의 자유도 가중현상(summation) 때문이다. 하나의 잘 조절되고 성공적인 움직임의 예는 **휘돌림**(circumduction)이다. 휘돌림은 분절이 원의 경로를 따라 움직이는 운동이다. 휘돌림은 삼축성 관절에서 일어나고 실제적으로 운동면에서 일어나는 운동의 결합이다.

정상적인 기능은 운동면과 운동축을 중심으로 일어나는 운동의 결합이다. 인체 분절의 높은 자유도는 다양한 움직임 패턴을 가능하게 한다. 누운 자세에서 선 자세로 일어나는 간단한 움직임이 팔, 다리, 머리-몸통을 구성하는 21가지 서로 다른 요소의 결합에 의해서 이루어지고 있음을 정상 성인에게서 볼 수 있다.[5]

임상적 각도측정 / Clinical Goniometry

각도측정(Gr. *gonia*, 각도, *metron*, 측정)은 능동적 또는 수동적으로 관절의 운동 정도를 알아보기 위해서 사용되는 가치 있는 임상적 측정이다. 두 개의 뼈 분절의 상대적인 위치를 측정하기 때문에, 각도측정은 관절에서 일어날 수

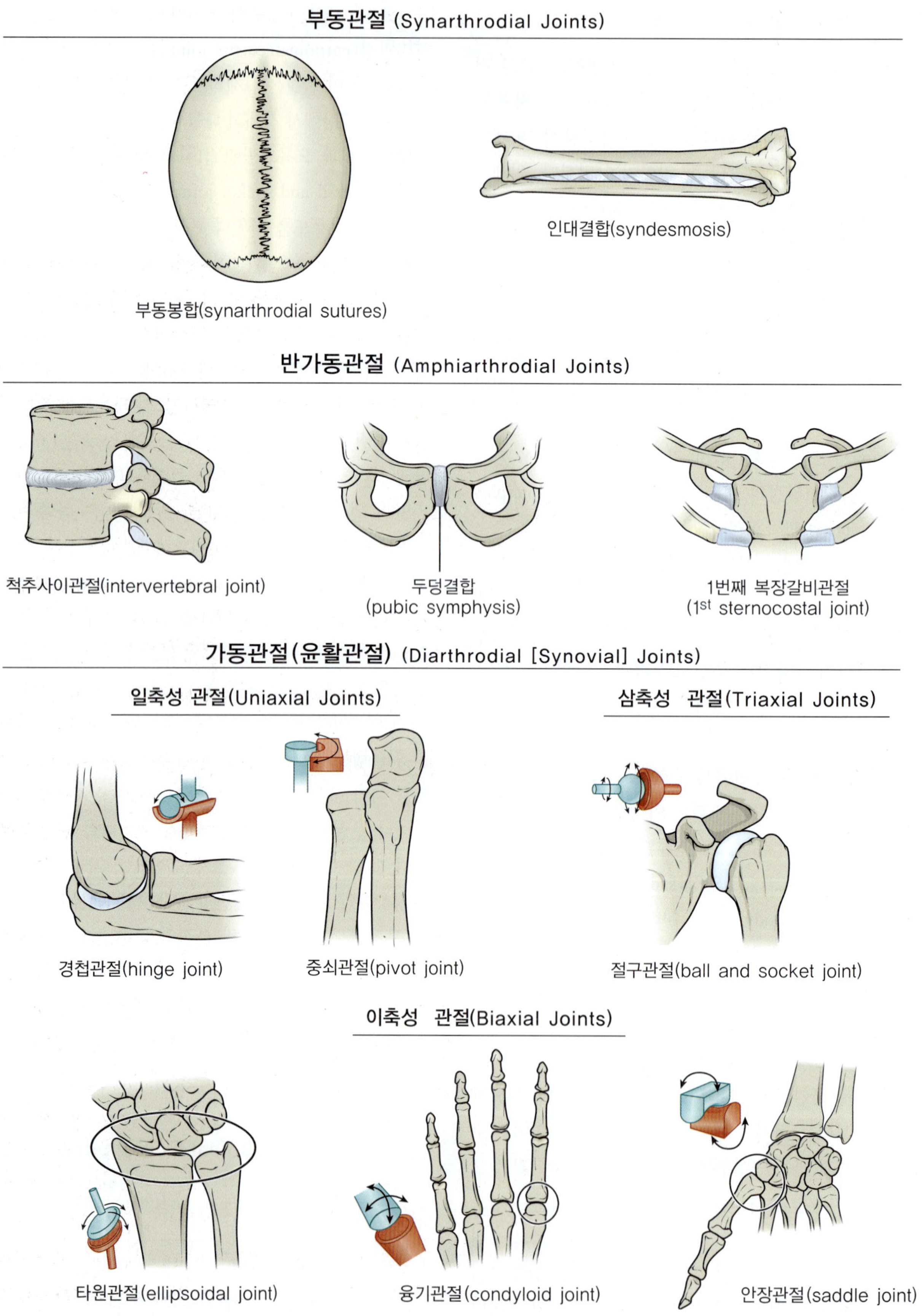

그림 1.6. 다양한 관절 유형; 부동관절, 반가동관절, 가동관절(윤활관절); 경첩관절, 융기관절, 타원관절, 안장관절, 중쇠관절, 절구관절.

표 1-1 구조와 기능에 의한 관절 분류

유형	구조/모양	주된 기능	운동	예
Ⅰ. 부동관절				
인대결합	섬유성	안정성, 충격흡수와 힘의 전달	매우 조금	정강종아리관절
Ⅱ. 반가동관절	연골성	제한된 가동성이 있는 안정성	제한	두덩결합 척추사이관절 1번째 복장갈비관절
Ⅲ. 가동관절	활액/인대	가동성	자유도에 따라 자유로움	
a. 비축성	불규칙한 면	유용한 운동	활주	손목뼈 사이 발목뼈 사이
b. 일축성 1° 자유도	경첩(hinge) (경첩관절: 그리스어: 경첩)	시상면에서 운동	굽힘, 폄	팔꿉관절, 손가락마디뼈사이관절, 발가락마디뼈사이관절, 무릎, 발목관절
	중쇠(pivot) (도르래관절: 그리스어: 바퀴모양)	가로면에서의 운동	엎침, 뒤침, 안쪽번짐, 가쪽번짐	
c. 이축성 2° 자유도	융기관절; 전반적으로 구형의 볼록한 면이 얕은 오목한 면과 짝을 이룬다.	시상면과 이마면에서의 운동	굽힘, 폄, 벌림, 모음	손허리손가락관절과 발허리발가락관절
	타원관절: 약간 평편한 볼록한 면과 좀 깊게 오목한 면이 짝을 이룬다.	시상면과 이마면에서의 운동	굽힘, 폄, 노쪽 편위/자쪽 편위	손목관절
	안장관절: 각각의 관절면이 오목 볼록한 면을 가지고 있고, 서로 수직이다; 안장 위의 기수처럼	가로면에서의 약간의 운동과 함께 시상면과 이마면에서의 운동	굽힘, 폄, 벌림, 모음, 엄지의 맞섬	엄지의 손허리손가락관절
d. 삼축성 3° 자유도	절구관절: 구형의 "볼"이 오목한 컵과 짝을 이룬다.	모든 3개 면에서의 운동; 시상면, 이마면, 가로면	굽힘, 폄, 벌림, 모음, 돌림(안쪽, 가쪽)	어깨관절, 엉덩관절

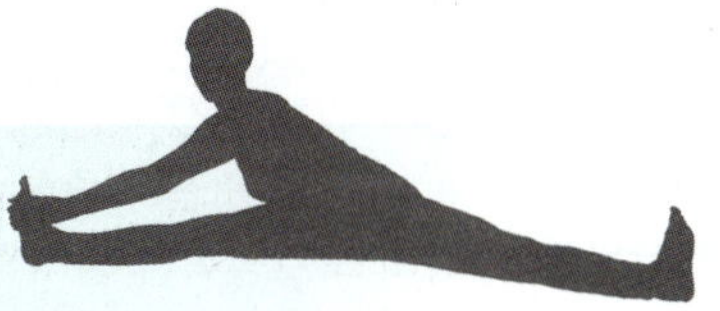

실습 포인트

PRACTICE POINT

관절가동범위가 제한될 때, 인체 분절의 기능은 이에 상응하는 제한이 나타난다. 기능제한의 결과, 신체적 손상과 기능손상에 대한 위험을 증가시키고 기능을 감소시킨다. 때때로 전문 타이피스트, 바이올린 연주자 또는 투수의 손가락관절에서 나타나는 것처럼 1도의 자유도 손상조차도 심각한 운동 장애를 동반할 수 있다.

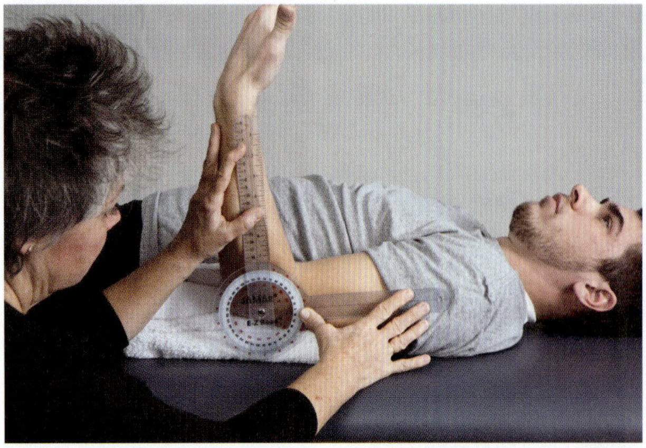

그림 1.7. 시상면에서 팔꿉관절의 각을 측정하기 위한 각도계의 사용. 각도계의 고정자는 피검자 팔의 장축에 평행하게 배치한다. 가동자는 아래팔 장축에 평행하게 배치하고 각도계의 축은 팔꿉관절의 축 위에 놓는다.

있는 뼈운동형상학적 운동을 기록하고 측정하기 위한 하나의 방법이다. 비록 정교한 관절운동분석기구가 임상연구소에서 이용이 가능하지만, 도수 **각도계**는 가장 자주 사용되는 도구이다. 각도계는 하나의 지렛점 또는 축을 기준으로 경첩되는 두 개의 팔로 구성되어 있다. 각도계의 팔은 측정하고자 하는 하나의 관절 위에 각도계의 축을 놓고 관절의 두 분절과 평행하게 위치시킨다(그림 1.7). 각도계는 오목위팔관절의 굽힘, 엉덩관절의 벌림 그리고 아래팔의 뒤침 같은 움직임이 일어나는 운동면에서 관절가동범위를 측정한다. 각도측정에 대한 기술을 향상시키기 위한 Norkin과 White가 기술한 몇몇의 이해하기 쉬운 연구도 있다.[2]

각도측정은 병적 상태를 치료하는 동안 건강관리전문가가 움직임의 변화 및 개선 상태를 기록하고 평가하는데 사용되는 유용한 방법이다. 많은 교재에서 정상적인 성인의 관절가동범위 값을 제공하고 있지만 나이, 성별, 체격, 운동 유형(수동적, 능동적)과 같은 모든 변수들을 포함하면서 비교한 표준화된 정상관절가동범위 표가 존재하지 않는다. 표 1–2는 정상 성인의 대략적인 관절가동범위에 대한 지침서로 사용될 수 있는 각도를 제공하고 있다. 인체 유형이나 체격이 개인마다 다양하기 때문에, 하나의 참고 자료로서 이러한 표준화된 값을 사용하는 것이 유용하다. 그러나 신뢰할 만한 비교를 하기 위해서 개개인의 비손상측 또는 반대측 팔다리 분절을 측정하여 비교분석하는 것이 가장 중요하다. 표 1–2에서 진하게 표시한 값은 관절의 정상가동범위를 평가하는데 기억하기 편리한 대략적인 수치이다. 괄호 안의 수치는 여러 문헌에서 보고된 정상가동범위의 *평균값*이다.[6–12]

개인의 정상적 가동범위는 뼈의 구조, 근육발달, 체지방, 인대의 상태, 성별, 나이에 따라 다양하게 나타난다. 야위거나 인대가 느슨한 사람은 비만이거나 근육이 잘 발달된 사람에 비해 가동범위가 크다. 예로, Dubs와 Gschwend[13]는 2,000명 이상을 대상으로 집게손가락의 젖힘을 측정한 결과 가동범위가 10°에서 100°까지 아주 다양함을 알았다. 그들은 관절의 느슨함이 남성보다 여성에서 더 크고

실습 포인트

PRACTICE POINT

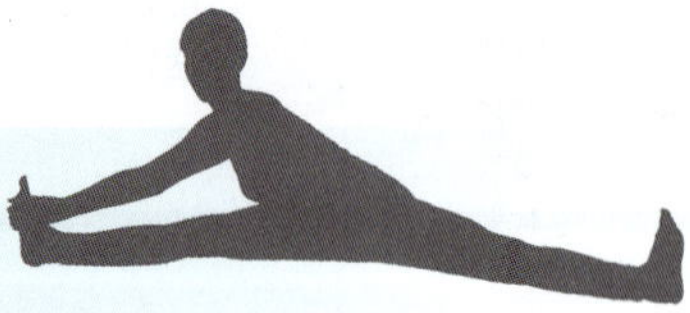

부종(edema), 통증 또는 연부조직의 단축으로 야기되는 관절가동범위의 병리학적 제한은 정상적인 기능을 제한한다. 하나의 팔다리를 구성하는 여러 관절과 분절의 복합작용에 의한 기능적 움직임은 하나의 특정 관절이 손상을 받아도 정상적인 기능을 유지할 수 있도록 하는 장점이 있다. 예를 들어, 아래팔을 완전히 엎침을 할 수 없는 사람도 손목, 팔꿈치, 어깨 그리고 심지어 몸통의 가동범위를 증가시키는 보상 작용에 의해 여전히 정상적인 손 기능을 유지할 수 있다. 뻣뻣한 무릎을 가진 사람은 발목관절, 엉덩관절, 등 또는 반대쪽 다리의 보상적인 움직임을 통해 걸을 수 있다. 그러나 이런 보상 작용은 에너지 소비를 증가시키거나 다른 구조물에 스트레스를 증가시킬 수 있다. 보상 작용을 몇 년 이상 장기간 사용하는 것은 반복적인 미세외상을 초래하며 보상적인 움직임을 제공하는 분절의 기능부전을 야기할 수 있다.

표 1-2 관절가동범위의 요약

어깨(SHOULDER)	굽힘 **0° 에서 180°** (150° 에서 180°) 폄 **0°** 젖힘 **0° 에서 45°** (40° 에서 60°) 벌림 **0° 에서 180°** (150° 에서 180°) 안쪽돌림 **0° 에서 90°** (70° 에서 90°) 가쪽돌림 **0° 에서 90°** (80° 에서 90°)
팔굽관절(ELBOW)	굽힘 **0° 에서 145°** (120° 에서 160°) 폄 **0°**
아래팔(FOREARM)	뒤침 **0° 에서 90°** (80° 에서 90°) 엎침 **0° 에서 80°** (70° 에서 80°)
손목(WRIST)	아래팔과 3번 손허리뼈가 같은 선상에 있고 굽힘과 폄 사이 중간 0°를 중립자세라 한다 굽힘 **0° 에서 90°** (75° 에서 90°) 폄 **0° 에서 70°** (65° 에서 70°) 노쪽편위/벌림 **0° 에서 20°** (15° 에서 25°) 자쪽편위/모음 **0° 에서 30°** (25° 에서 40°)
손가락(FINGERS)	MCP 굽힘 **0° 에서 90°** (85° 에서 100°) MCP 젖힘 **0° 에서 20°** (0° 에서 45°) MCP 벌림 **0° 에서 20°** MCP 모음 **0°** PIP 굽힘 **0° 에서 120°** (90° 에서 120°) DIP 굽힘 **0° 에서 90°** (80° 에서 90°) IP 폄 **0°**
엄지손가락(THUMB)	MCP 굽힘 **0° 에서 45°** (40° 에서 90°) MCP 벌림 그리고 모음 (무시) IP 굽힘 **0° 에서 90°** (80° 에서 90°)
엉덩관절(HIP)	굽힘 **0° 에서 120°** (110° 에서 125°) 젖힘 **0° 에서 10°** (0° 에서 30°) 벌림 **0° 에서 45°** (40° 에서 55°) 모음 **0°** (30° to 40° 중간선을 지나) 가쪽돌림 **0° 에서 45°** (40° 에서 50°) 안쪽돌림 **0° 에서 35°** (30° 에서 45°)
무릎(KNEE)	굽힘 **0° 에서 120°** (120° 에서 160°) 폄 **0°**
발목/발(ANKLE/FOOT)	무릎은 굽히고 발과 다리가 90°를 이룰 때 중립자세라고 한다. 발바닥굽힘 **0° 에서 45°** (40° 에서 50°) 발등굽힘 **0° 에서 15°** (10° 에서 20°) 안쪽번짐과 가쪽번짐 (11장 참조).
발가락(TOES)	MTP 굽힘 **0° 에서 40°** (30° 에서 45°) MTP 젖힘 **0° 에서 80°** (50° 에서 90°) MTP 벌림 (약간) IP 굽힘 **0° 에서 60°** (50° 에서 80°) IP 폄 **0°**

진하게 표시된 수치는 대략적인 정상 운동량을 기억하기에 편리한 수치이다. 괄호 안의 수치는 몇몇 문헌에서 보고된 평균 가동범위이다.

KEY:

DIP = 먼쪽마디뼈사이관절(distal interphalangeal joint)
IP = 마디뼈사이관절(interphalangeal joint)
MCP = 손허리손가락관절(metacarpophalangeal joint)
MTP = 발허리발가락관절(metatarsophalangeal joint)
PIP = 몸쪽마디뼈사이관절(proximal interphalangeal joint)

출처: American Academy of Orthopaedic Surgeons, 1965; Departments of the Army and Air Force, 1968; Kendall, Kendall, and Wadsworth, 1971; Daniels and Worthingham, 1986; Gerhardt and Russe, 1975; and Kapandji, 1982 and 1987.

나이가 들어감에 따라 감소함을 발견하였다. 유아나 어린 시절 동안 일부 관절의 가동범위는 성인의 평균값과는 현저한 차이가 존재한다.

끝느낌 / End Feel

정상적인 관절을 수동으로 가동범위의 마지막까지 움직일 때 마지막 부위에서 검사자는 저항을 느끼게 된다. Cyriax[14]에 의해 처음으로 설명된 이 저항을 **끝느낌**(end feel)이라 하고, 이것은 그 관절안의 구조에 의해 정상적으로 나타난다. 저항은 단단함, 팽팽함 또는 부드러움으로 기술한다. **딱딱함**(hard) 또는 **뼈에 부딪치는 끝느낌**(bony end feel)은 팔꿉관절을 펼 때처럼 자뼈의 **팔꿈치머리돌기**(olecranon process)가 위팔뼈의 팔꿈치오목(olecranon fossa)으로 이동할 때, 하나의 뼈에 대한 다른 뼈의 접촉에 의해 운동이 멈추어질 때 느껴진다. **팽팽한**(firm) 또는 **관절낭이 팽팽해지는 끝느낌**(capsular end feel)은 관절낭, 인대, 근육조직에 의해 운동제한이 오는 스프링이 늘어나는 느낌이다. 손목관절의 굽힘이 여기에 해당된다. **부드러운 끝느낌**(soft end feel)은 팔꿉관절이 완전히 굽혀질 때, 위팔과 아래팔에서처럼 인접한 근육조직 상호간의 접촉으로 일어난다. 이러한 모든 끝느낌은 정상적이며 관절의 구조에 의해서 일어나는 것이다.

병적인 끝느낌(pathologic end feel)은 그 관절의 특징이 아닌 다른 끝느낌을 가지거나 기대했던 가동범위의 끝이 아닌 다른 지점에서 끝느낌이 나타나는 것이다. **텅빈 끝느낌**(empty end feel)은 저항이 느껴지지 않고 운동 중에 통증을 호소하는 병적인 유형이다. 텅빈 끝느낌은 관절주위 연부조직의 안정성이 부족하고 지지구조물이 비정상적일 때 나타나며, 이것은 심각한 관절손상을 의미하는 것이다. 정상적인 끝느낌이 느껴져서는 안 되는 부위에서 느껴진다면 이런 끝느낌은 병적인 것이다. 예를 들어, 무릎을 굽힘할 때 느낄 수 있는 뼈에 부딪치는 끝느낌은 관절 안에 존재하는 하나의 뼈 조각 파편에 의해 일어나는 것이기 때문에 정상적인 끝느낌이 아니며, 팔꿉관절의 폄에서 느껴지는 부드러운 끝느낌도 심각한 부종으로 인해 느껴지는 것임으로 비정상적인 끝느낌이다.

운동사슬 / Kinematic Chains

운동학에서, 연속되어 있는 분절을 연결하는 몇몇 관절의 결합은 하나의 **운동사슬**(kinematic chain)을 구성한다. 인체에서 일어나는 움직임은 원하는 운동을 수행하기 위해서 서로 협력 작용하는 다관절의 운동사슬에 의해 일어난다. 예를 들어, 도서관 선반 위에 놓여 있는 교재를 잡기 위한 손뻗기는 어깨뼈, 가슴, 어깨, 팔꿉관절 및 손목에서부터 엄지손가락과 나머지 4개의 손가락들까지 원하는 운동을 하기 위해 모두 함께 작용하는 관절의 운동사슬 개념의 하나의 예이다. 좀 더 자세히 이 예를 살펴보면, 선반 위에 있던 하나의 교재를 잡기 위해서 목과 몸통, 골반, 팔다리가 연결되어 있음을 확인할 수 있다. 이 예에서 팔은 운동이 자유롭고(열림), 과제를 수행하기 위해 필요한 가동성(mobility)을 제공한다. 다리는 움직이지 않지만 역시 이 과제수행에 중요하다.

실습 포인트
PRACTICE POINT

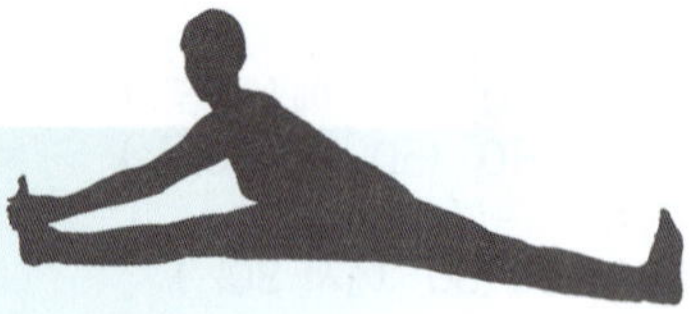

가슴(thorax)에서부터 손가락까지 면운동에서 적어도 19° 이상의 자유도를 확인할 수가 있다.[15] 그런 운동의 자유도는 팔의 다재다능한 기능과 숙련된 활동 수행에 역학적인 기초가 된다. 다리와 몸통에서, 골반과 발가락 사이에 존재하는 자유도는 25° 이상이다. 이런 관절과 자유도의 가중은 불규칙하거나 또는 경사진 면 위에서 발을 유지하는 것부터 발의 작은 기저면 안에 인체의 중력 중심을 유지하는 것 같은 일상생활의 기능적인 활동을 가능하게 한다. 완전한 운동형상학적 사슬에서 정확한 자유도의 수를 확인하는 것은 실제로 임상적인 목적들을 위해 필요하지 않다. 그러나 이런 깨달음은 일상생활 운동 중 아주 단순한 움직임이라 할지라도, 아주 섬세하고 복잡하기 때문에 인간 움직임의 진가를 알 수 있을 것이다. 인체는 믿을 수 없을 정도로 놀라운 명작이다.

인간의 움직임은 열린운동사슬과 닫힌운동사슬의 결합들로 되어 있음을 인지하는 것이 중요하다. 이러한 운동사슬은 하나의 움직임을 분석하거나 기술하기 위해서 사용된다. 운동사슬은 열린운동사슬 또는 닫힌운동사슬이다.

열린운동사슬과 닫힌운동사슬 / Open and Closed Kinematic Chains

열린운동사슬(open kinematic chain: OKC)은 공간에서 먼쪽 분절의 운동이 자유롭고, **닫힌운동사슬**(closed kinematic chain: CKC)은 먼쪽 분절은 고정되고 몸쪽 분절에서 운동이 일어난다.[15] 열린운동사슬은 입으로 손을 가져가거나 물체에 손을 뻗을 때 또는 공을 찰 때 일어난다(그림 1.8A). 열린운동에서 다른 분절의 움직임과 상관없이 하나의 분절이 독립적으로 움직일 수도 있고 그렇지 않을 수도 있다. 열린운동사슬은 매우 다양하다. 왜냐하면 운동에 참여하는 관절 모두 전체 움직임에 자유롭게 기여할 수 있기 때문이다. 열린운동사슬은 많은 숙련된 팔다리의 운동을 요구한다. 열린운동사슬은 가변성(variability)이 매우 높기 때문에, 안정성이 가동성을 위해서 희생되고 숙련되지 못한 움직임에 대한 위험과 손상 위험도 하나의 열린운동사슬의 요소가 될 수 있다. 열린운동사슬은 역시 닫힌운동사슬보다 더 빠른 움직임을 발생한다.

닫힌운동사슬도 열린운동사슬과 마찬가지로 일상생활의 기능에 중요하다. 닫힌운동사슬은 먼쪽 분절이 고정되고 몸쪽 분절이 움직일 때 일어난다. 닫힌운동사슬은 턱걸이, 팔굽혀펴기, 앉은 자세에서 일어서기 또는 반쪼그려 앉기와 같은 활동을 하는 동안 일어난다(그림 1.8B). 닫힌운동사슬에서 하나의 분절 운동은 모든 분절의 운동을 요구한다. 발목이 움직이기 시작할 때, 무릎과 엉덩관절도 역시 움직여야 한다; 발목관절은 다리에서 다른 두 관절(무릎, 엉덩관절)과 따로 독립적으로 움직일 수 없다. 한 사람이 의자에서 일어나는데 도움을 주기 위해서 의자의 팔걸이를 사용할 때, 손은 고정되고 아래팔과 어깨는 움직인다. 위팔이 아래팔로부터 멀어지면서 움직이고(팔꿉관절 폄) 위팔은 몸통을 향해 움직인다(어깨 모음). 닫힌운동사슬의 활동은 열린운동사슬 활동에서 발생되는 운동 속도만큼의 속도를 내지는 못하지만, 기능적인 활동을 위해 더 큰 힘과 근력을 제공한다.

열린운동사슬과 닫힌운동사슬 모두 그림 1.2과 1.8처럼 기능적인 인체 운동을 하는 동안 각기 다른 분절에서 일어난다. 대부분 인체 활동은 개방성과 닫힌운동사슬의 하나의 결합이다. 걷기는 좋은 예이다; 팔다리에 우리의 체중이 부하될 때 닫힌운동사슬이 되며, 팔다리가 전방으로 이동할 때 열린운동사슬이 된다.

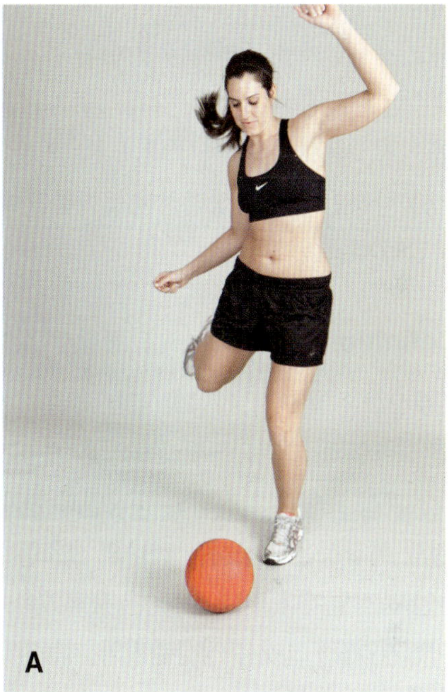
A

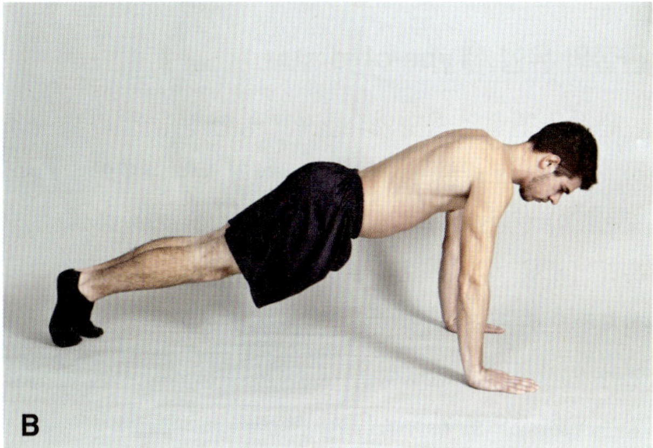
B

그림 1.8. A) 선수가 볼을 차기 위해 와인드업할 때 팔의 먼쪽 분절은 움직임이 자유롭다(열린운동사슬). 오른쪽 다리의 먼쪽 또한 열린운동사슬 상태이다. 그러나 왼쪽 다리는 지면에 고정되어 있다(닫힌사슬운동). B) 팔굽혀펴기를 할 때 팔다리의 먼쪽 분절들이 고정된다(닫힌사슬운동).

관절운동형상학: 관절면 운동

Arthrokinematics: Joint Surface Motion

인체 관절은 기하학적인 유형 또는 경첩(hinge), 중쇠(pivot), 면(plane), 구형(sphere), 원뿔(cone)과 같은 기계적인 관절의 정교한 움직임과 비교가 되지만, 각 관절의 능력은 앞서 말한 간단한 기하학적인 비교보다 훨씬 복잡하다. 인체의 관절은 여전히 각 관절에 만족할만한 모양을 대체할 디자인이 없다는 사실은 우리 인체의 관절이 얼마나 복잡하고 섬세한가를 증명하는 것이다. 인체 관절의 경이적인 우수함은 낮은 마찰계수, 감각의 존재, 고유수용기의 되먹임 기전, 사용함에 있어서 나타나는 역동적인 반응과 같은 생물학적인 관절의 생리적인 능력뿐만 아니라, 기계적인 복잡성 때문이다.

정의 / Definition

뼈운동형상학은 뼈의 움직임과 주로 수의적인 조절과 관계가 있는 반면에, 관절운동형상학은 두 개 이상 연계되어 있는 각 관절 표면의 실질적인 움직임과 관계가 있다. 인체 관절의 복잡성을 제공하는 하나의 요소는 관절운동형상학적인 움직임이다. 비록 이러한 움직임이 수의적인 조절이 아닐지라도, 그것은 정상관절의 기능과 가동성을 위해 필수적인 것이다.

관절의 유형 / Type of joints

관절은 관절의 유형이라든지 가능한 운동에 의해 구조적 기능적으로 분류할 수 있다. 여러분은 구조와 기능이 직접적인 연관이 있다는 것을 알 수 있을 것이다. 구조는 움직임에서 기능적 요구를 가능하게 하고 기능적 요구는 실제적으로 구조에 영향을 준다. 기능적으로 어떤 관절유형은 일차적으로 안정성을 제공하는 반면에, 다른 관절유형은 일차적으로 가동성을 제공한다.

관절구조 / Joint Structure

관절학(arthrology) (Gr. *arthron*, 관절)은 관절의 분류, 구조, 기능에 관한 연구이다. 각 관절의 구조와 기능은 밀접한 연관이 있으며, 이 장에서는 관절이 어떠한 기능을 하는지 이해하기 위해 관절의 해부학 또는 구조에 대해 다룰 것이다. 가장 흔하고 간단한 관절의 분류는 3가지 주요한 유형으로 분류된다: **부동관절**(synarthrosis), **반가동관절**(amphiathrosis), **가동관절**(diarthrosis) (표 1-1).

부동관절 / Synarthrodial Joints

안정성을 제공하는데 주목적이 있는 관절은 거의 섬유성 구조물로 구성된 관절이다. 이러한 관절이 부동관절(명사복수형: synarthroses) 또는 부동적 관절(형용사형: synarthrodial joints)이다. 이러한 이름은 이런 유형의 관절기능을 매우 잘 설명한 “함께” 또는 “연결된”[16]이라는 뜻을 가진 그리스어로부터 유래된 접두사 *syn*을 알고 있다면 기억하기가 쉬울 것이다. 여러분이 예전에 동의어 같이 주로 사용한 단어에서 이런 접두사의 사용을 생각해 보라. 이런 관절은 섬유성 결합조직으로 둘러싸여 있고 관절면이 서로 일치하고 두 개의 뼈 분절 사이의 접합부가 매우 단단하게 고정되어 있다. 부동관절의 예는 두개골의 봉합(sutures)이다; 이런 봉합은 아주 안정성이 높고 마치 퍼즐 조각들이 완벽하게 맞춰져 있는 것처럼 아주 단단히 고정되어 있다. 부동관절은 구조와 기능 사이 관계에 따라 다른 하위 유형으로 더 세분화되어 분류된다.

인대결합관절(syndesmosis joint)은 노뼈와 자뼈 사이 관절과 정강뼈와 종아리뼈 사이 관절 같은 부동관절(synarthrodial joint)이다. 인대결합 관절은 가동성이 없거나 거의 없으며 두 뼈를 한 쌍으로 연결해주는 강한 뼈사이막(interosseous membrane)으로 연결되어 있다.

또 다른 예는 치아 구멍과 치아의 단단한 결합이다; 이것은 **부동못박이관절**(synarthrodial gomphosis joint)이다. 부동관절의 전체적인 기능은 안정성을 최대로 제공하고 매우 일치도가 높은 관절면을 통해 힘을 분산하는 기능을 한다.

반가동관절 / Amphiarthrodial Joints

안정성과 가동성 모두를 제공하는 관절을 반가동관절(명사형: amphiarthrosis) 또는 반가동적 관절(형용사형: amphiarthrodial Joints)이라 한다. 접두사 *amphi*는 “양쪽 모두” 또는 “둘 다”[16]라는 뜻을 가진 그리스어로부터 유래되었으며, 이는 반가동관절의 기능을 매우 잘 설명한다.

원형 경기장(amphitheatre) (부분적으로 바깥쪽 부분만 덮개로 덮여 있는) 또는 양서동물(amphibian) –(육지에 살다가 때로는 물에도 사는) 같이 여러분이 흔하게 사용하는 단어에서 그 접두사의 다른 사용을 볼 수 있다. 반가동관절은 섬유연골과 유리연골 결합으로 된 연골 구조로 되어있고 전형적으로 짝을 이루는 뼈 사이에 하나의 원판을 가진다. 이 원판은 짝을 이루는 두 뼈 사이의 접합부를 단단히 고정하고 충격을 흡수하는 역할을 한다. 척추사이관절(intervertebral joints), 두덩결합(pubic symphysis), 복장갈비관절(sternocostal joint)이 반가동관절의 예이다. 이런 관절 모두 큰 안정성을 제공하면서 매우 특별하거나 제한된 가동성을 제공한다. 예를 들어, 두덩결합은 평소에 안정성이 있으나 임신기간 동안 달라진다. 분만이 일어나기 직전에, 관절은 아기의 탄생을 위해 필요한 가동성을 제공하기 위해서 두덩결합 사이에 있는 원판은 부드러워 지면서 그것을 지탱하는 인대도 조화로운 변화에 의해 점차적으로 느슨해진다.

가동관절 / *Diarthrodial Joints*

일차적으로 가동성을 제공하는데 목적이 있는 관절을 가동관절(명사형: diarthrosis) 또는 가동적 관절(형용사형: diarthrodial joints)이라 한다. "둘 다" 또는 "둘"[16]을 의미하는 접두사 *di*는 기능적으로 관절의 가동성을 제공하는 가동관절을 의미한다; 이런 관절은 기능적인 운동을 위해 가동성을 제공하는 동안 필요한 안정성을 유지하기 위한 몇몇 해부학적 특징을 가진다. 가동관절의 중요한 구조적 요소는 모든 관절이 관절주머니를 가지고 있다는 것이다. 이런 주머니는 한 관절 분절의 먼쪽 끝단과 다른 관절 분절의 몸쪽 끝단을 싸고 있다. 이 관절주머니는 관절 공간 안에 윤활액이라고 불리는 적은 양의 액체를 유지하고 있다. 이런 이유로 가동관절은 **윤활관절**(synovial joints)이라 한다.

관절주머니 / *Joint Capsule*

비록 관절주머니는 크기나 두께가 다양하지만, 이 주머니는 몇몇의 공통된 특징을 가지고 있다. 이중 구조로 되어 있고 많은 주름을 가지는 약간의 헐렁한 풍선 모양으로 생긴 관절주머니를 생각해 보자. 관절주머니의 바깥판은 속판에 비해 더 두껍고 **섬유층**(stratum fibrosum)이라 불리는 불규칙한 섬유성 조직으로 빽빽하게 구성되어 있다. 이런 관절주머니의 바깥판은 강함이 필요한 부위이기 때문에 이런 조직이 적합하다. 섬유성 바깥판은 또한 관절의 안정성을 제공하여 관절을 보호한다. 관절주머니의 주름 안에는 다관절 신경수용체(multiple joint neural receptors)가 있다. 이런 구심성 수용체는 고유수용성 감각수용체(proprioceptors)이고, 이것은 관절각도와 관절위치, 관절위치의 변화에 대한 정보를 감지한다. 관절에 분포되어 있는 고유수용성감각수용기는 3장에서 자세히 다룰 것이다. 내부의 윤활층은 얇으며 많은 혈관이 존재하여 **윤활층**(stratum synovium)이라 한다. 이곳에서는 관절 공간 안에 투명하고 끈적끈적한 **윤활액**(synovial fluid)을 생산하고 분비한다. 윤활액은 지속적으로 가동성 있는 관절면에 영향분을 공급하고 부드럽고 매끈하게 만들어 준다.

가동관절과 윤활관절은 서로 바꿔 쓸 수 있는 용어이다. 이런 관절은 인체의 관절 중 가장 흔한 유형의 관절이고 관절의 운동축의 개수에 따라 더 세분화되어 분류된다. 가동관절의 운동축의 개수는 뼈관절면의 구조 및 구조와 기능 사이의 관계에 따라 결정된다. 일축성, 이축성, 삼축성 관절의 분류 체계와 이런 관절의 유형은 앞에서 언급하였다. 표 1-1은 관절의 구조나 기능에 따라 분류하였다.

윤활관절 표면은 평평하고, 원통모양, 원뿔모양, 둥근모양으로 되어 있다. 모든 관절면은 달걀 모양의 **타원형**(ovoid)이거나 **안장형**(sellar) (L, saddle)으로 되어 있다.[17,18] 대부분의 윤활관절은 타원형이다. 타원형 윤활관절은 곡률반경이 다양하다.[19] 두 뼈가 형성하는 하나의 관절에 타원형 관절면은 볼록-오목(convex-concave) 관계를 형성한다. 오목-볼록 관절 관계는 손목뼈관절과 발목뼈관절 같이 "거의 평평한" 것에서부터 오목위팔관절과 엉덩관절 같이 "거의 구형에 가까운" 것까지 있다. 공학에서, 볼록한 만곡을 "남성"이라고 부르고 오목한 만곡을 "여성"이라 부른다. 회전의 중심은 관절면에서 약간 떨어진 거리인 볼록한 만곡에 있다. 대부분의 경우, 오목위팔관절에서 볼 수 있는 것처럼 한 관절에서 타원형의 볼록한 면이 짝을 이루는 오목한 면보다 더 크다(그림 1.9). 이런 구조적 배열은 관절의 크기를 줄여주고 관절면이 가지는 효율성으로 인해 더 큰 관절가동범위를 허락한다. 일부의 관절은

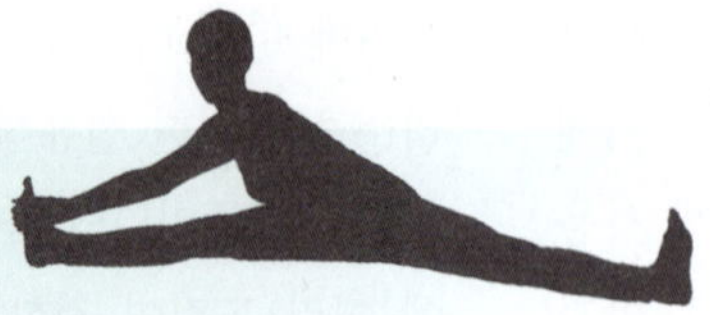

실습 포인트
PRACTICE POINT

관절주머니에 대한 해부학은 흥미로운 대조를 보여주며, 얼마나 구조와 기능이 밀접하게 연결되어 있는지를 보여준다. 풍부한 혈관을 가지고 있는 관절주머니의 내층은 관절면의 영양분의 공급원으로서 중요하다. 그러나 이 층은 신경의 분포가 미약하다. 반면에 바깥에 위치한 윤활층은 신경 분포가 잘 되어 있는 관절수용기가 많이 분포되어 있다. 이것은 관절의 위치나 운동을 감지하는데 중요하다. 급성 염좌(sprain) 또는 울혈심장기능상실(congestive heart failure)을 가진 사람들의 발목에 보이는 만성적인 종창 같은 관절 종창에 의해 동반되는 병리학적 소견을 생각해 보자. 종창은 관절의 위치와 움직임을 감지하는 관절수용기의 민감도를 감소시켜 구심성 관절수용기들의 정보를 왜곡하고 수용기를 팽창시켜 관절주머니를 부풀어 오르게 한다. 재활을 하는 동안 균형 및 고유수용성자극 훈련에 따른 기능적인 결과를 생각해 보자. 만성적인 종창을 가진 노인의 경우, 낙상에 대한 위험과 균형을 개선시키는 재훈련의 필요성에 대해 생각해 보자. 발목의 염좌가 있고 관절의 고유수용기가 손상된 농구 선수의 경우, 안전하게 점프하고 달리는 운동 선수의 능력을 감소시키거나 또는 재손상의 위험을 증가시키는 것은 무엇인가?

말의 안장과 닮아 있기 때문에 안장관절이라고 한다. 앞에 언급했던 것처럼, 서로 마주보는 각각의 관절면은 볼록한 만곡과 오목한 만곡을 모두 가지고 있으며(그림 1.10), 서로의 관절면에 잘 부합되도록 설계되어 있다. 엄지손가락의 손목손허리관절, 복장빗장관절, 발목관절이 안장관절의 대표적인 예이다.

윤활관절에서 발견되는 다른 물질
/ Other Materials Found in Synovial Joints

윤활관절과 관련하여 흔하게 발견되는 물질은 연골과 인대, 관절원판, 관절주머니, 윤활액, 윤활주머니이다. 관절주머니와 윤활액은 앞서 언급되었지만 다음의 설명은 일부의 독특한 특징에 중점을 두었다.

연골의 3가지 유형은 섬유연골, 유리연골 또는 관절연골, 탄성연골이다. 기본적인 해부학 내용을 살펴보면 위에 관한 모든 것이 잘 설명되어 있다. 여기에서는 본 교재의 집필 의도에 맞게 몇 가지만 기억하도록 하자. 섬유성 연골은 매우 질기며 충격 흡수력이 매우 높다. 반면에 유리질 연골은 매우 부드럽고 실제로 미끈미끈하다. 유리질 연골은 관절연골이라 알려져 있다. 관절을 형성하는 뼈의 끝단이 이것으로 덮여있기 때문이다. 관절은 섬유성 연골원판을 포함하기도 한다; 무릎에 있는 반달판이 그 예이다. 이런 섬유성 연골원판은 관절면 사이가 잘 맞도록 하고 관절에 전달되는 외력의 일부를 흡수하는 역할을 한다. 때때로 엉덩관절과 어깨관절 같은 관절의 한쪽 관절면은 섬유성 테두리(fibrous labrum)로 둘러싸여 있다. 이것은 오목한 관절면의 바깥 테두리를 중심으로 링(고리) 또는 입술처럼 둘러싸고 있으며 관절의 맞춤을 더욱 깊게 하여 관절의 안정성을 증가시킨다.

여러분이 해부학에서 배웠던 것처럼, 인대는 뼈와 뼈를 연결한다. 이것의 역할은 안정성을 제공하고 특별한 운동면에서 관절 운동을 제한하고 손상을 초래할 수 있는 극한 움직임을 예방하는데 있다. 이런 인대는 그것들이 연결하고 있는 뼈와 부착되는 위치에 따라 명명된다. 인대는 그것들의 위치와 반대 방향으로 운동이 일어날 때 팽팽해지면서 끝범위의 운동을 제한하기 때문에, 여러분이 인대의 이름과 위치를 알고 있다면 그 인대의 기능을 쉽게 예견할 수 있을 것이다. 예를 들어, 바닥쪽노손목인대(palmar radiocarpal ligament)는 손목관절의 손바닥면에 위치하고 있다. 그러므로 이 인대는 과도한 손목 폄을 방지할 것이다. 그 밖의 예는 무릎의 안쪽곁인대(medial collateral ligament)이다. 이 인대는 무릎의 안쪽 지점에 위치하여 넙다리뼈와 함께 정강뼈가 가쪽으로 이동하는 것을 방지하는 역할을 한다. 일부의 인대는 관절주머니를 단단히 고정하기 위해 실제로 관절주머니 안에서 같이 뒤엉켜 있어 관절주머니의 추가적인 지지와 안정성을 제공한다. 이런 인대를 관절주머니속인대(intracapsular ligaments)라고 한다. 관절주머니와 엉켜 있지 않은 인대는 관절주머니밖인대(extra-

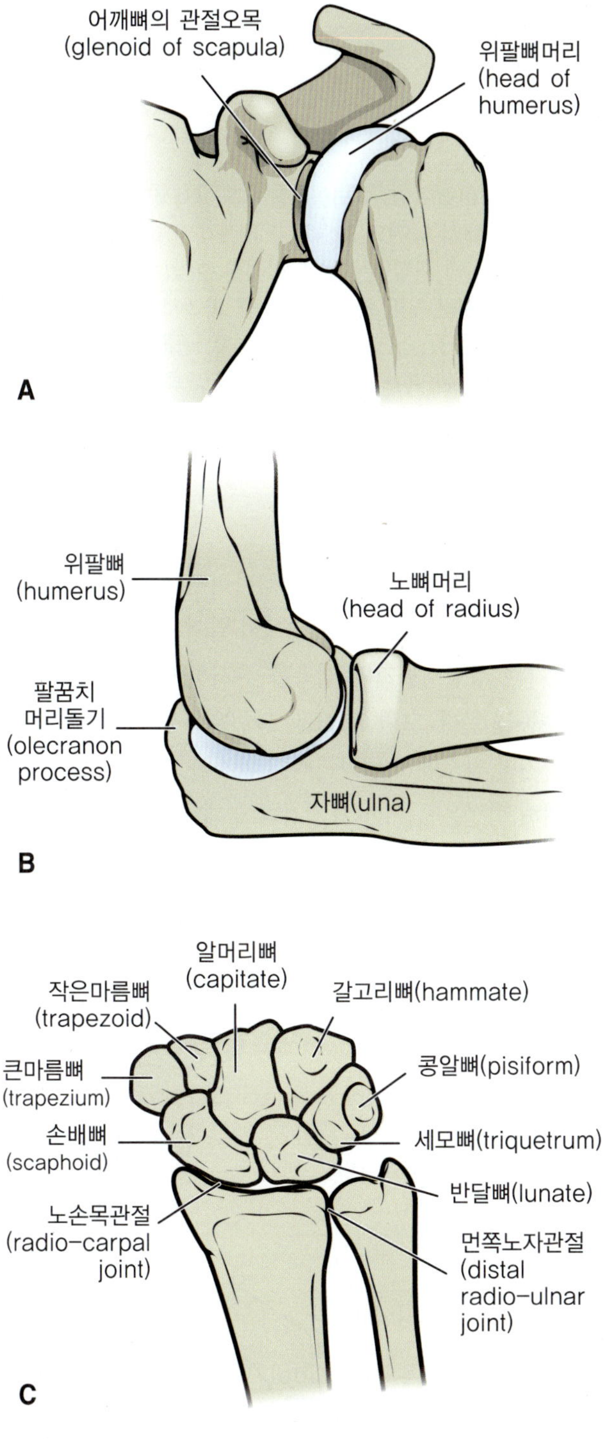

그림 1.9. 방사선 사진을 인용한 관절면의 오목-볼록 관계. 예: A) 어깨의 위팔어깨관절(앞-뒤면); B) 팔꿉관절의 위팔자관절(가쪽면); C) 손목관절의 노손목관절과 손목뼈중간관절(앞-뒤면).

capsular ligaments)라 한다.

윤활주머니(bursa)는 구조물 사이의 마찰을 줄이고 관절면 사이의 충격흡수 및 보호작용의 역할을 하는 액체로

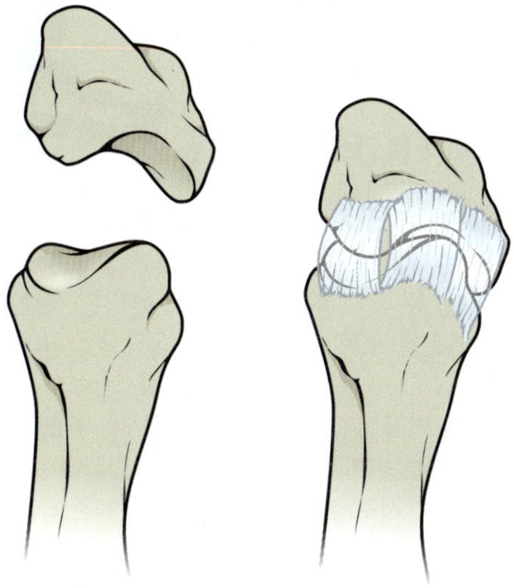

그림 1.10. 각각의 뼈가 오목면과 볼록면을 동시에 가지고 있는 안장관절(엄지의 손목손허리관절).

가득 찬 주머니이다. 우리들은 우리 몸에 많은 윤활주머니를 가지고 있다; 일부의 관절은 몇 개의 윤활주머니를 가지고 있지만, 거의 가지고 있지 않은 관절도 있다. 팔꿉관절에 위치한 팔꿈치 윤활주머니(olecranon bursa)는 팔꿈치 머리돌기와 마주보는 관절면 사이의 마찰을 줄여주고 팔꿉관절이 펴지거나 완전히 펴질 때마다 충격을 흡수한다. 윤활주머니는 보통 독립적인 구조물이지만, 관절주머니의 윤활막에 의해 함께 연결되어 있을 수 있다. 무릎 전방에 위치한 무릎위윤활주머니(suprapatellar bursa)가 이런 경우이다.[20] 때때로 우리의 몸은 필요에 따라 추가적으로 윤활주머니를 만든다. 이렇게 후천적으로 만들어진 윤활주머니는 기능의 요구에 따라 우리의 몸이 어떻게 적응하는지를 보여주는 대표적인 예이다. 힘줄은 근육에서 뼈까지 부착되고 때때로 힘줄집(tendon sheath)이라고 불리는 하나의 윤활주머니집으로 둘러싸여 있다.

기본적인 관절운동형상학적 관절운동 / Basic Arthrokinematic Joint Motions

윤활관절이 어떻게 움직이는지는 각 관절면의 구조적인 모양과 그것이 서로 어떻게 움직이는가에 달려 있다. 다시 한 번, 우리들은 구조와 기능이 밀접하게 연관되어 있다는 것을 알 수 있을 것이다. 구조는 관절의 기능을 가능하게 하며 기능은 관절의 구조적 특징 때문에 성취될 수

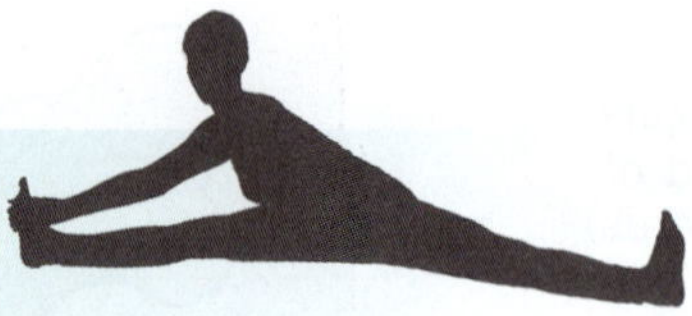

실습 포인트
PRACTICE POINT

관절탈구(dislocation)와 **관절아탈구**(subluxation)의 차이를 구별하는 것이 중요하다. 글자 그대로 탈구는 하나의 관절을 형성하는 두 개의 뼈 분절이 서로 분리된 상태를 의미한다. 이런 손상은 보통 관절주머니에 심각한 손상이 발생되었다는 것을 의미한다. 탈구는 보통 급성 외상 후 이차적으로 발생한다. 어깨 또는 엉덩관절의 탈구에서는 관절테두리도 찢어질지 모른다. 반면에 아탈구는 관절을 형성하는 두 개의 뼈가 부분적으로 서로 분리된 상태를 의미한다. 뇌성마비 아동의 엉덩관절 아탈구 또는 뇌혈관장애의 이차적으로 나타나는 편마비 환자에서 어깨의 아탈구가 대표적인 예이다. 그리고 이것은 전체적인 관절 분절을 분리시킬 수 있을 만큼의 충분한 힘은 아니지만, 일부의 안정 요소를 파괴시킬 만큼의 외력이 관절에 제공될 때 발생한다. 급성 아탈구는 스포츠에서 가장 흔하게 발생한다. 이런 경우, 부분적으로 탈구된 분절은 보통 자발적으로 재배치된다.

있다. 관절에서 일어나는 뼈운동형상학적 운동이 실제로 회전운동이라는 것을 확인할 수 있지만, 관절면이 움직이거나 다른 관절면을 중심으로 회전할 때 관절면 역시 동시에 관절운동형상학적 운동도 일어난다는 것을 숙지하는 것이 중요하다. 하나의 관절이 관절운동형상학적 운동을 수행할 때, 두 관절면 사이에서는 3가지 유형, (1) 구르기 또는 흔들림, (2) 활주 (3) 스핀이 일어난다.[19] 대부분의 관절운동은 이러한 운동의 결합으로 일어난다. 앞서 언급했던 것처럼, 하나의 관절이 움직일 때 관절을 이루는 두 개의 관절면 중 하나는 고정되어 있고, 다른 면은 상대적으로 고정된 면을 따라 움직인다.[21]

구르기(rolling) 또는 **흔들림**(rocking)은 공이 바닥 위에서 구르는 것 같이 한 면 위의 연속되는 각각의 점이 다른 면 위의 새로운 점과 1:1로 대응하는 회전 또는 각운동이다(그림 1.11). **활주**(sliding) (또는 **gliding**)은 피겨 스케이팅선수가 빙판 위를 가로질러 미끄러져가는 것처럼, 한 관절면의 움직임이 접해 있는 관절의 운동면과 평행하게 움직이는 병진운동 또는 직선운동이다. 활주에서 하나의 기준점(스케이트날)은 근접한 면(빙판)을 지나 새로운 지점과 접촉한다. 끝 부분이 회전하는 것처럼, **스핀**은 한 관절면 위에 한 지점이 다른 관절면 위의 고정된 지점과 지속적으로 접촉하는 회전 또는 각운동이다. 대부분의 정상 관절 움직임은 구르기, 활주, 스핀의 결합으로 이루어져 있다. 무릎관절이 대표적인 예이다. 정강뼈고원(tibial plateau)에 대해 넙다리뼈융기의 구르기 운동만 일어난다면, 넙다리뼈는 굴려 정강뼈를 벗어나 무릎은 탈구될 것이다(그림 1.11A). 대신에 넙다리뼈가 고정된 정강뼈에 대해 폄을 할 때, 앉은 자세에서 일어서는 것처럼, 정강뼈돌기는 정강뼈돌기와 접촉을 유지하면서 구르기와 활주 운동을 한다(그림 1.11B). 닫힌운동사슬에서 무릎 폄의 마지막 각도에서 넙다리뼈는 완전한 무릎 폄을 성취하기 위해 회전운동을 한다(정강뼈에 대해 안쪽으로 회전한

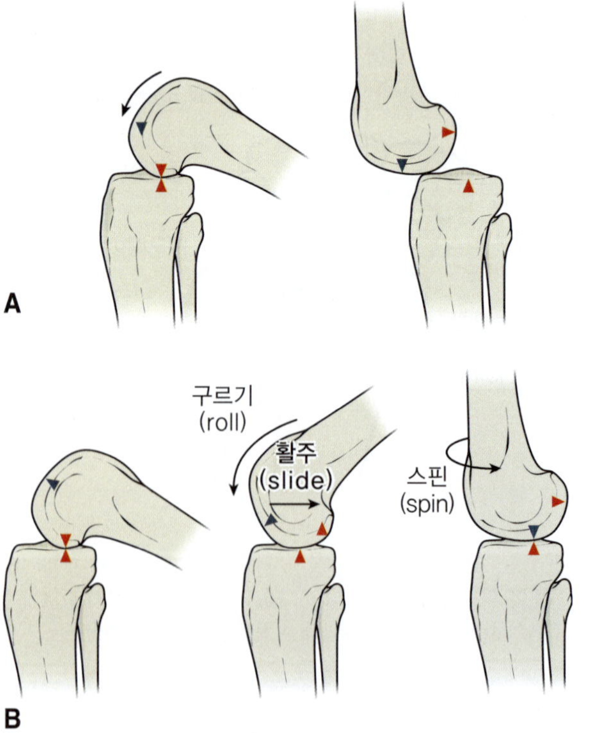

그림 1.11. 관절면의 운동. A) 넙다리뼈 또는 정강뼈의 순수한 구르기 또는 경첩운동은 탈구를 일으킨다. B) 무릎관절의 정상적인 운동은 폄의 마지막 20° 에서 구르기, 활주, 스핀운동이 복합되어 나타난다(무릎관절의 마지막 회전).

다). 구르기, 활주, 스핀운동의 결합은 더 큰 관절가동범위를 가능하게 한다. 한 관절이 이러한 관절운동형상학적 운동 중 오직 하나만 가능하다면, 그 관절의 가동범위는 제한되거나 또는 같은 관절가동범위를 성취하기 위해서 더 큰 관절면이 필요할 것이다.

수의적이고 능동적으로 관절운동을 조절할 수 있는 관절면에서는 관절운동형상학적 운동(구르기, 활주, 스핀운동)이 존재하고 있음이 틀림없다.[21] 즉, 굽힘과 벌림 같은 큰 뼈운동형상학적 운동은 몇 밀리미터 정도의 병진운동 또는 적은 관절가동범위에서 일어나는 미세한 관절운동형상학적 운동이 함께 동반되고 있다. 이런 미세한 관절운동형상학적 운동을 **종속운동**(accessory movements), 구성운동[22] 또는 **조인트 플레이**(joint play)[23]라 한다. 이러한 종속운동 없이 정상적인 생리학적 운동이 불가능하다.

구르기, 활주, 스핀운동과 함께, 조인트 플레이 또는 관절운동형상학적 운동인 다른 종속운동도 존재한다. 이러한 종속운동에는 관절압박(compression)과 신연(distraction) 같은 병진운동이 있다. 이런 종속운동이 일어나는 동안 관절면은 서로 압축되어서 함께 움직이거나 견인되어 서로 멀어진다. 때때로 압박 또는 신연은 관절면을 가로질러 작용하는 근육이 발생하는 힘에 의해 일어난다. 이는 손목관절 근처에 부착하고 있는 위팔노근의 당김 작용을 언급할 때, 6장에서 볼 수 있다. 다른 경우에서, 압박 또는 신연은 외력에 의해서도 일어난다. 임상가가 관절가동술의 일환으로 관절을 신연하거나 척추에 도수 또는 기계적인 외적 견인을 할 때도 일어난다. 압박은 관절의 고유수용기를 촉진하고 관절의 안정성을 개선시킨다. 신연은 한 관절에서 윤활액의 순환을 도와주며 관절의 가동성도 증가시킨다.

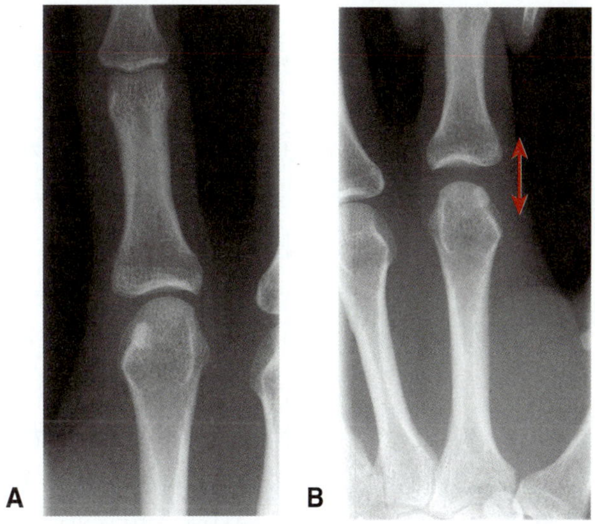

그림 1.12. 집게손가락의 손허리손가락관절의 방사선 사진: A) 안정 시, B) 세로축 신연의 한계에서. B에서 뼈의 관절면 관계는 안정상태에서의 그것과 비교된다. 화살표는 검사자가 당기는 방향이다.

대부분의 관절에서 일어나는 이러한 약간의 수동적인 운동은 운동방향에 따라 기술한다. 가장 일반적으로 사용하는 3가지 방향은 앞-뒤쪽, 안-가쪽, 위-아래쪽이다. 움직이는 크기에 따라서 인대의 상태를 파악할 수 있다.[17] 하나의 예가 손허리손가락관절에서의 관절면 신연 또는 분리이다(그림 1.12). 신연에 덧붙여, 정상적인 윤활관절면은 가쪽 활주과 앞-뒤쪽 활주, 그리고 돌림운동이 일어날 수 있다. 이런 운동은 피험자에 의해서 자발적으로 수행될 수는 없지만, 임상가에 의해 수동적 운동적용과 근육이완을 통해 수행될 수는 있다. 이런 미세한 운동은 관절운동의 문제를 평가하고 치료하는 동안 임상가에 의해 일반적으로 사용된다.

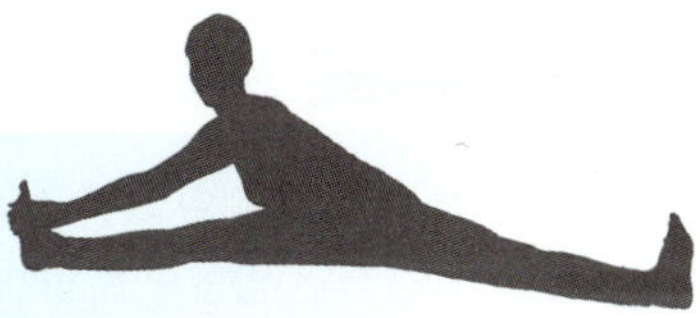

실습 포인트
PRACTICE POINT

Mennell[23]은 관절 기능부전처럼 통증을 동반하는 정상적인 조인트 플레이의 소실을 정의하였다. 그는 조인트 플레이의 소실이 다음과 같은 악순환을 초래한다고 하였다. "(1) 관절의 움직임이 자유롭지 않을 때 그것을 움직이는 근육이 작용할 수 없고, (2) 근육이 해당 관절을 움직이지 못하면 근육은 정상으로 회복될 수 없으며, (3) 정상적인 근육 기능은 정상관절운동에 달려 있으며, (4) 손상된 근육 기능은 지속되게 되며, 관절에 퇴화를 가중시키게 된다."[23]

관절운동형상학적 운동과 관련된 관절 유형 / Joint Shapes as They Pertain to Arthrokinematic Motion

관절면의 유형은 평평한 것부터 곡선으로 된 것까지 다양하지만, 대부분의 관절면은 곡선으로 되어 있다. 한 관절면의 유형이 볼록하면 그것과 짝을 이루는 관절면은 상대적으로 오목하다.[17] 엉덩관절 같은 일부의 관절에서는 오목–볼록 관계가 매우 명확하다. 손가락뼈사이관절 같은 관절은 볼록–오목 관계가 아주 미묘하다. 그러나 명확한 구조부터 미묘한 구조까지 다양하게 존재하지만, 뼈끝 운동에 대한 관절면의 관절운동형상학적 운동은 **볼록–오목의 원리**(convex–concave principle)에 준한다. 비록 모든 관절에서 적용되는 법칙이 아니라는 것이 생체역학적으로 증명되었지만,[24–27] 이 원리는 볼록한 관절면을 가진 뼈가 오목한 관절면을 가진 뼈에 대해 움직이며 볼록한 관절면을 가진 뼈는 그 분절 뼈의 구르기 운동 방향과는 반대 방향으로 움직인다는 것을 의미하고 있다(그림 1.11과 1.13). 오목한 관절면을 가진 뼈가 볼록한 관절면에 대해 움직인다면, 오목한 관절을 가진 뼈는 그 분절 뼈가 구르는 방향과 같은 방향으로 움직인다. 예를 들어, 그림 1.13에서 집게손가락의 몸쪽뼈사이관절을 사용하였다. 굽힘이 몸쪽 손가락뼈의 운동에 의해 일어날 때, 이 볼록한 관절면 위의 한 점은 뼈의 운동 방향과 반대 방향으로 움직인다(그림 1.13B). 즉, 중간손가락뼈의 오목한 관절면이 고정된 몸쪽 손가락뼈에 대해 운동이 일어날 때 관절면은 뼈의 운동 방향과 같은 방향으로 움직인다(그림 1.13C).

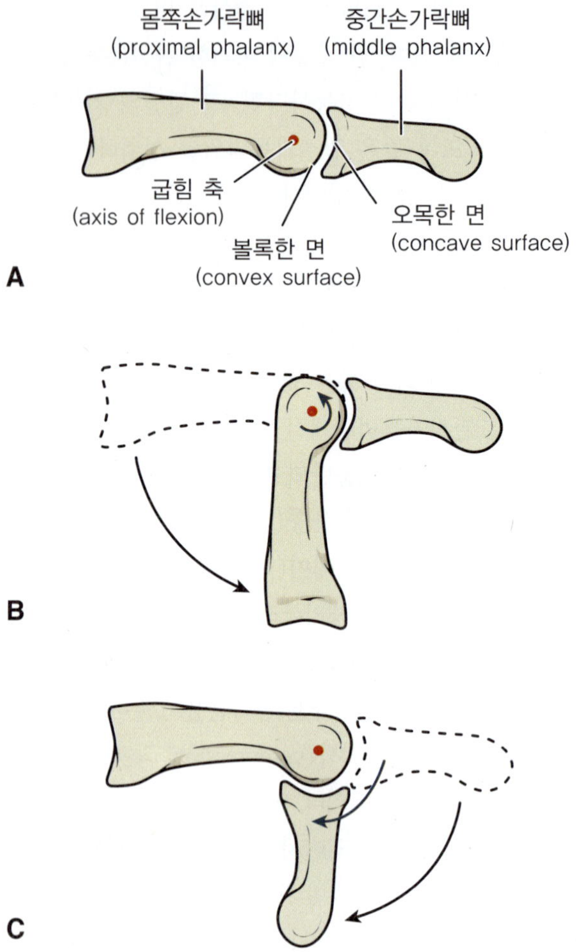

그림 1.13. 집게손가락의 몸쪽마디뼈사이관절의 가쪽면. A) 폄 (B와 C) 굽힘. B)에서 볼록한 면을 가진 뼈가 굽힐 때 관절면은 뼈몸통의 움직임과 반대 방향으로 미끄러진다. C)에서 오목한 면을 가진 뼈가 굽힘 방향으로 움직일 때 관절면은 뼈몸통의 움직임과 같은 방향으로 움직인다(검은 화살표는 뼈의 구름을 나타내고; 녹색 화살표는 관절면의 활주을 표시한다).

실습 포인트
PRACTICE POINT

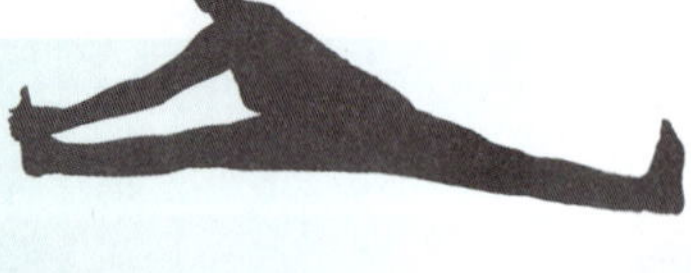

인체에 각도기, 보조기, 운동기구 같은 기계적 장비를 관절에 적용할 때 사선의 운동축과 관절의 회전중심의 위치변화는 문제를 일으키게 되기 때문에 적절한 조절이 필요하다. 기계장치는 보통 움직이는 부분에 수직으로 고정된 운동축을 가지고 있다. 기계적인 부분과 인체의 해부학적 부분이 짝을 이룰 때, 완벽한 배열은 가동범위의 오직 한 지점에서만 가능하다. 가동범위의 다른 지점에서는 기계적인 장치는 고정되기 때문에, 인체의 특정 부분에 압박을 줄 수도 있다. 그리고 비정상적인 방향으로 인체관절에 외력을 가할 수도 있다. 그러므로 기계 관절의 위치는 큰 관절가동범위를 필요로 할 때 중요하다. 비록 많은 발전된 장치가 만들어지고 있지만, 인체 관절의 복합성과 아주 근접한 기계관절을 만들기 위해서는 지속적인 연구가 필요하다.

기능에 따른 관절축(운동축) / Joint Axes in Function

관절면의 부조화와 구르기, 활주, 스핀 때문에 인체의 관절축은 매우 복잡하다. 관절축은 역학적 관절에서처럼 고정된 것이 아니며 관절의 위치가 바뀜에 따라 변하게 되고 일반적으로 축은 곡선을 그리게 된다(그림 1.14). 이 중심축의 위치 변화를 *순간 회전축(instantaneous axis of rotation)*이라 한다. 이런 축의 가장 큰 이동은 무릎관절, 팔꿉관절, 손목관절에서 일어난다. 또한 관절의 *순간축*은 뼈의 긴축에 정확하게 수직이 아니라 비스듬하다. 이것은 새끼손가락을 손바닥쪽으로 구부릴 때 현저하게 나타난다. 손가락 끝이 제 5 손허리뼈의 바닥을 향하기 보다는 엄지의 바닥을 향한다. 그 밖의 예는 팔꿉관절이 완전 굽힘되어 있는 상태에서 아래팔 뒤침 상태로 펴게 되면 아래팔이 가쪽으로 0°~20° 편위된다. 이런 위팔에서부터 아래팔의 가쪽편위를 운반각(carrying angle)이라 하고, 이것은 6장에서 다룰 것이다(그림 6-2 참고).

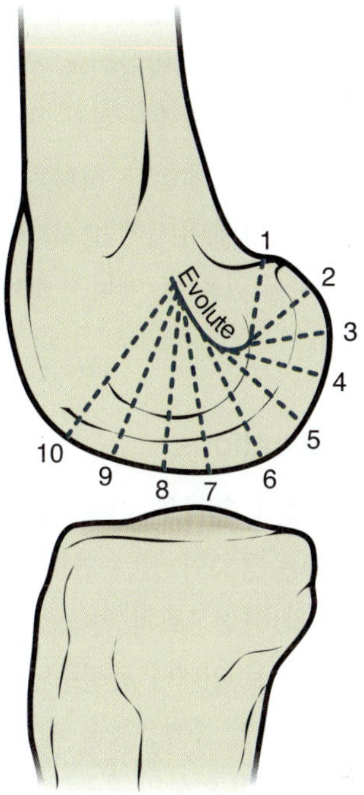

그림 1.14. 넙다리뼈융기의 곡률반경 변화. 굽힘-폄 운동축의 이동. 1번은 굽힘 시 곡률반경을, 10번은 폄 시 곡률반경을 나타낸 것이다.

관절의 잠김위치와 풀림위치 / Close-Packed and Open-Packed Joint Positions

서로 마주보는 관절과 관절면은 관절의 어느 한 위치에서만 완벽하게 일치한다. 이 일치하는 부분을 (정확히 일치함) 관절의 **잠김위치**(close-packed position)라 부른다.[19] 이 위치에서는 (1) 관절면 접촉이 최대가 되고, (2) 인대의 부착부가 서로 가장 멀어져서 장력하에 놓이며, (3) 관절주머니가 팽팽해지고, (4) 역학적으로 관절은 압박을 받게 되고 신연(분리)이 어렵게 된다. 다른 모든 위치에서, 관절 표면은 완벽하게 맞지 않거나 불일치한다. 이 위치를 **풀림위치** 또는 **느슨한 위치**(loose-packed position)라 부른다. 풀림위치에서는 인대나 관절주머니는 느슨해지며 관절면은 수동적으로 수 밀리미터 신연이 가능하다. 풀림위치에서는 종속운동이 증가하면서 스핀, 활주, 구르기의 필요한 운동이 가능하며 관절에 마찰을 줄여주게 된다. 관절면의 일치가 가장 떨어지고, 관절주머니와 인대가 가장 늘어나거나 느슨한 상태의 관절위치를 **안정위치**(resting position)라 한다. 안정위치는 각 관절의 유형에 따라 다르게 나타나지만, 보통 관절가동범위의 중간지점 가까이에 위치한다. 안정위치는 특히 초기 치료에서 관절의 가동성을 얻기 위해 관절에 관절가동술(joint mobilization)을 적용할 때 자주 선호되는 관절의 위치이다(그림 1.15).

잠김위치는 대체로 관절운동의 마지막 부분에 해당한다. 팔꿉관절, 손목관절, 엉덩관절, 무릎관절의 잠김위치는 완전한 폄의 위치이고, 발목관절은 발등굽힘, 손허리손가락관절은 굽힘의 위치이다. 이 위치에서는 관절주머니와 인대가 팽팽하게 긴장되어 있어서 관절은 적은 근력을 가지고도 안정성을 유지할 수 있다. 손허리손가락관절이 90° 굽힘상태에 있을 때 가쪽운동(벌림)은 일어나지 않는다. 이것은 물건을 쥘 때 손가락이 벌어지지 않도록 하기 위해 힘을 쓰는 대신에 손가락을 굽히는데 사용되도록 하는 이

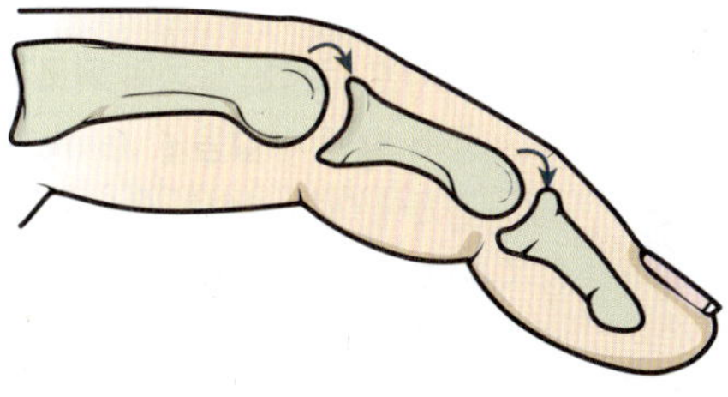

그림 1.15 안정위치에서 정상적인 마디뼈사이관절.

점이 있다. 엉덩관절과 무릎관절은 폄 상태가 잠김위치이다. 이러한 관절의 잠김위치는 엉덩이와 무릎근육의 수축이 없거나 아주 미약한 상태에서도 직립 자세(서 있는 자세)를 유지하는 것이 가능하게 한다. 하나의 자세를 유지하는데 근육의 힘을 사용하여 유지하는 것보다 인대의 장력이 증가하는 잠김위치에 있을 때, 에너지 소비는 감소된다.

임상 적용 / Clinical Applications

관절운동형상학의 원리를 적용하는 것은 **저가동성**(hypomobile) 또는 통증이 있는 연부 조직의 치료에 관절가동술의 사용과 관절구조의 완전성을 평가하는데 기준이 된다. 정상적으로 인대나 관절주머니 구조는 관절의 풀림위치에서 수동적인 종속운동을 제한한다. 인대가 파열이 된다면, 인대는 더 이상의 운동 조절을 할 수 없어서 관절은 **과가동성**(hypermobile)이 된다. 관절의 연부조직 구조물이 급성염증 단계에 있다면, 관절의 종속운동은 통증을 일으키고 저가동성 상태가 된다. 손목 굽힘과 폄 같은 일부의 각 운동은 여러 관절의 정교한 조화에 의해 일어난다. 손목은 손목뼈중간관절과 손목관절 사이에 적어도 12개 이상의 관절을 가진다(그림 1.9C). 손목관절의 굽힘 제한이나 통증이 있는 사람의 경우, 병변의 위치를 알기 위하여 각 관절의 종속운동의 평가를 비롯한 주의 깊고 섬세한 평가를 통해 알 수 있다.

관절의 운동이 제한되거나 이를 증가하기 위한 운동을 시행할 때 관절면의 관계는 임상가에 의해 평가되어져야 한다. 예를 들어, 피부, 관절주머니, 힘줄 또는 인대에 영향을 미치는 상흔조직의 형성이 손가락뼈사이관절의 굽힘을 방해하고 손가락 굽힘을 제한한다면 임상가는 그 문제를 정확하게 치료할 수 있어야 한다. 손가락뼈의 오목한 바닥이 굽혀지지 않을 때, 마디뼈의 먼쪽으로 적용된 신장력은 가해지는 신장력은 뒤쪽의 조직을 압박하는 반면, 앞쪽의 조직을 찢어지게 한다. 그리고 관절에 손상을 가중시키게 된다. 이러한 경우, 관절 가까이에서 부드러운 신연력과 관절면에 평행한 힘의 적용은 더 좋은 치료 결과를 제공한다(그림 1.12B).

요약
Summary

이 장은 운동학의 입문을 위한 기초를 제공하는 장이다. 이 장의 주요 관심사는 *운동형상학적* 용어로 인간의 움직임을 분석하고 설명하는 것이다: 우리들이 기능적인 활동할 때 움직임은 분절이나 몸 전체의 운동의 양, 운동의 방향, 운동의 유형 등을 조사함으로써 연구된다. 운동형상학은 뼈운동형상학과 관절운동형상학으로 더욱 세분화된다. 뼈운동형상학은 하나의 뼈에 접촉하고 있는 다른 뼈의 움직임을 기술한다. 관절운동형상학은 실제적으로 각각의 관절면에서 활주 운동을 기술한다. 관절은 축을 중심으로 회전할 때 얼마나 많은 운동면에서 운동이 가능한가에 따라서 다양한 자유도 또는 운동의 양을 제공한다. 움직임을 설명하는 공통-감각 접근법을 간소화하기 위하여 동시적으로 관절의 구조와 운동의 양을 나타내는 관절분류체계를 살펴보았다. 기능적인 움직임과 관련된 운동형상학적 개념과 원리에 대한 예시는 이 장에서 살펴보았다.

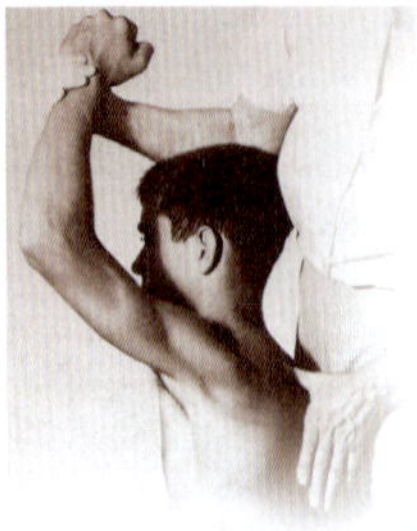

임상 시나리오 해결(CLINICAL SCENARIO SOLUTION)

자원 코치는 도움이 되고자 노력을 하고 있지만, 이 어린 소년의 상처를 치료할 의학적 지식이나 적절한 중재 방안이 없음을 Jamie는 알고 있었다. Jamie는 코치가 기분이 상하지 않도록 재치 있게 예상되는 결과에 대해 분명하게 말해 주었다. 코치는 Jamie를 알고 있었기 때문에 Jamie의 충고를 받아들였다. 옆집 남자가 자원 코치로서 자신의 선수들에게 헌신하는 것을 Jamie는 인정하면서 관절구조의 복합성을 아주 간단하게 설명해 주었다. 코치는 즉시 소년에게 응급처치로 얼음주머니를 올려주고, 그의 부모에게 병원을 방문하여 전문의에게 진찰 받기를 권유하였다.

논의 문제 (Discussion Questions)

1. 인체의 관절구조에 의해 안정성과 가동성은 얼마만큼 성취되는가?
2. 관절구조와 기능은 얼마만큼 상호 관련성을 가지는가? 예를 들어 논하시오.
3. 인간의 움직임을 설명할 때, 보편적인 용어 체계를 고집하는 것이 왜 임상적으로 중요한가?
4. 관절운동을 설명할 때 규정된 해부학적 자세를 사용하는 이유는 무엇인가?
5. 열린운동사슬과 닫힌운동사슬의 장 · 단점은 무엇인가? 양쪽의 기능적인 관련성은 무엇인가?

실습활동 (Lab Activities)

뼈운동형상학(Osteokinematics)

1. 파트너와 함께, 그림 1.3과 그림 1.4를 참조하여 모든 운동면에서 일어나는 운동을 수행하고 관찰하시오. 파트너가 이마면에서 목과 몸통, 어깨, 팔꿉관절, 손목, 손가락, 엉덩이, 무릎, 발목, 발가락 운동을 수행하는 동안 앞쪽에서 관찰한다. 시상면에서의 운동은 옆면에서, 수평면에서의 운동은 위에서 관찰하면서 위의 운동을 반복한다.
2. 인체에 존재하는 모든 관절에서 일어나는 운동을 설명하시오. 적절한 뼈운동형상학적 용어를 사용하여 어떤 운동면과 운동축을 포함하는지, 운동의 이름은 무엇인지, 해부학적 관절의 이름과 유형 그리고 몇 도의 자유도를 가지는지를 그림 1.4와 표 1-1을 참조하여 예를 들어 보시오.
3. 파트너와 또는 그룹으로, 능동운동으로 여러 관절에 움직임을 요하는 준비운동이나 춤을 추는 동작을 해보자. 그림 1-4와 표 1-1, 1-2를 참고하여 운동과 그 운동의 각도를 알아보자.
4. 코스 교재나 교과서에 자세하게 나와 있지만, 각도기와 표 1-1을 참조하여 관절에서 서로 다른 면에서 일어나는 운동과 크기를 알아보자.
5. 관절의 정상적인 관절가동범위와 관절의 정상적인 끝느낌에 대해 서술하시오.
6. 열린운동사슬과 닫힌운동사슬을 수행하시오. 이 장에서 얻은 새로운 지식을 기초로 하여, 여러분이 예전에 알고 있던 해부학적 지식 또는 관절운동, 근육활동, 근육의 수축 유형에 대한 지식들과 통합 하시오.
7. 파트너 또는 소그룹으로, 어깨, 팔꿉관절, 손목, 엉덩이, 무릎, 발목관절을 위한 개방성과 폐쇄성사슬의 기능적 활동 또는 운동을 해보자. 그리고 각 운동을 비교하고 대조해 보자.

관절운동형상학(Arthrokinematics)

1. 분리된 뼈나 전체적인 골격 표본을 사용하여 다른 관절의 유형을 나열해보자: 부동관절(인대결합 포함), 반가동관절, 가동관절(일축성, 이축성, 삼축성 관절 모두 포함). 표 1-1을 참고하자. 안정성이 높은 관절, 가동성이 좋은 관절 그리고 안정성과 가동성을 모두를 가지고 있는 관절의 유형을 비교하고 대조하시오.
2. 기본적인 관절운동을 공부하고 그것을 관찰하기 위해서 분리된 뼈나 전체적인 골격 표본을 사용하여 정상 관절운동을 수행하자. 여러분이 관절을 움직일 때, 관절면을 가까이에서 살펴보자. 여러분이 다음과 같은 운동을 수행할 때 기록하자: a) 구르기 b) 활주 c) 스핀. 볼록한 면을 가진 뼈가 움직일 때나 오목한 면을 가진 뼈가 움직일 때, 관절면과 뼈끝의 방향을 기록하면서 볼록-오목의 원리를 관찰하자.
3. 잠김위치에서의 관절의 안정성과 풀림위치에서 관절의 가동성에 대해 서술하시오. 관절이 움직일 때 관절면을 기록하고 관절이 압박되거나 신연될 때 그 내용을 기록하자. 관절가동범위에서 관절이 움직일 때, 외적 도수 압박과 신연을 적용하여 보자. 그리고 임상적인 의의에 대해 논의하자.
4. 파트너는 치료대나 책상 앞에 앉는다. 아래팔과 손바닥은 치료대 위에 올려놓고 손가락은 모서리에 늘어뜨린다. 검사자는 피검자의 앞이나 옆에 앉아서 한 손의 엄지와 집게손가락으로 제 2 손허리뼈(집게손가락)를 고정하고 다른 손으로는 몸쪽 손가락뼈를 고정한다. 피검자는 아래의 운동을 하는 동안에 아래팔과 손을 이완한다.

a. 볼록-오목 원리—손허리뼈를 그대로 고정하고 손가락뼈를 수동으로 굽힘에서 폄으로 몇 번 움직여 본다. 관절면과 뼈의 운동방향을 관찰한다. 그 다음 손가락뼈를 고정하고 손허리뼈를 움직이면서 운동방향을 관찰한다(그림 1-12).

b. 잠김위치와 풀림위치—손허리뼈를 그대로 고정하고 손가락뼈를 움직인다. 관절이 폄 상태에 있을 때 벌림과 모음이 존재하나, 90° 굽힘에서 관절은 안정된다(잠김위치).

c. 종속운동—손허리뼈를 고정하여 움직이지 않도록 하고 관절을 풀림위치로 유지한다. 피검자는 아래의 수동운동을 시행하는 동안 이완 상태를 유지한다.

 i. 신연(distraction): 부드럽게 손가락뼈를 먼쪽으로 1-2mm 당긴다. 피검자는 다른 손의 집게손가락으로 관절 간격을 촉진할 수 있을 것이다(그림 1-12).

 ii. 돌림(rotation): 각 방향으로 부드럽게 손가락뼈를 비틀어 본다.

 iii. 앞-뒤쪽 활주: 검사자의 엄지는 손가락뼈 바닥의 등쪽에 집게손가락은 손바닥쪽에 놓는다. 손가락뼈를 각운동(굽힘, 폄)이 일어남이 없이 위, 아래로 수동으로 움직인다. 이러한 운동은 능동적으로 일어나지 않고 잠금위치에서나 피검자가 이완하지 않으면 수동으로도 수행할 수 없다.

참고문헌 (References)

1. Hirt S. What is Kinesiology? A Historical Review. *The Physical Therapy Review* 35(8):1–11, 1955.
2. Norkin CC, White DJ. *Measurement of Joint Motion: A Guide to Goniometry*, 3 ed. Philadelphia: FA Davis, 2003.
3. Reuleaux F. *Theoretische Kinematik*. Braunschweigh: F. Vieweg & Son, 1875.
4. Fischer O. *Kinematik Organischer Gelenke*. Braunschweig: R Vierweg; 1907.
5. Van Sant A. Rising from a supine position to erect stance. *Physical Therapy* 68:185, 1988.
6. Kapandji IA. *The Physiology of the Joints, Vol 1, Upper Limb*. 5 ed. Edinburgh: Churchill Livingstone, 1982.
7. *American Academy of Orthopaedic Surgeons: Joint Motion Method of Measuring and Recording*. Chicago: American Academy of Orthopaedic Surgeons,1965.
8. *Departments of the Army and the Air Force: Joint Motion Measurement TM 8-640/AFP 160-14*. Washington, DC: Department of the Army,1968.
9. Kendall HO, Kendall FP, Wadsworth GE. *Muscles: Testing and Function*, 2 ed. Baltimore: Williams & Wilkins, 1971.
10. Daniels L, Worthingham C. *Muscle Testing: Techniques of Manual Examination*, 5 ed. Philadelphia: WB Saunders, 1986.
11. Gerhardt JJ, Russe OA. *International SFTR Method of Measuring and Recording Joint Motion*. Bern, Switzerland: Hans Huber, Year Book Medical Publishers, 1975.
12. Kapandji IA. *The Physiology of the Joints, Vol 2, Lower Limb*, 5 ed. Edinburgh, Scotland: Churchill Livingstone, 1987.
13. Dubs L, Gschwend N. General joint laxity: Quantification and clinical relevance. *Archives of Orthopaedic and Trauma Surgery* 107:65, 1988.
14. Cyriax J, Cyriax P. *Illustrated Manual of Orthopaedic Medicine*, 1 ed. London: Butterworth-Heinemann, 1983.
15. Steindler A. *Kinesiology of the Human Body Under Normal and Pathological Conditions*. Springfield, IL: Charles C Thomas, 1955.
16. *Tabers Cyclopedic Medical Dictionary,* 20 ed. Philadelphia: FA Davis Company, 2005.
17. Neumann DA. *Kinesiology of the Musculoskeletal System: Foundations for Physical Rehabilitation*. St. Louis: Mosby Inc, 2002.
18. Levangie PK, Norton CC. *Joint Structure & Function: A Comprehensive Analysis*, 4th ed. Philadelphia: FA Davis, 2005.
19. MacConaill MA, Basmajian JV. *Muscles and Movements: A Basis for Human Kinesiology*. Baltimore: Williams & Wilkins, 1969.
20. Muscolino JE. *Kinesiology: The Skeletal System and Muscle Function*. St. Louis: Mosby Inc, 2006.
21. Levangie P, Norkin CC. *Joint Structure and Function A Comprehensive Analysis*, 4 ed. Philadelphia: F A Davis, 2005.
22. Maitland GD. *Peripheral Manipulation*, 2 ed. Boston: Butterworths, 1977.
23. Mennell JM. *Joint Pain: Diagnosis and Treatment Using Manipulative Techniques*. Boston: Little, Brown & Co, 1964.
24. Novotny JE, Beynnon BD, Nichols CE. Modeling the stability of the human glenohumeral joint during external rotation. *Journal of Biomechanics* 33:345–354, 2000.
25. Novotny JE, Nichols CE, Beynnon BD. Normal kinematics of the unconstrained glenohumeral joint under coupled moment loads. *Journal of Shoulder and Elbow Surgery* 7(6):629–639, 1998.
26. Soslowsky LJ, Flatow EL, Bigliani L. Quantification of in situ contact areas at the glenohumeral joint: a biomechanical study. *Journal of Orthopaedic Research* 10:524–534, 1992.
27. Oatis CA. *Kinesiology: The Mechanics & Pathomechanics of Human Movement*, 2 ed. Philadelphia: Lippincott Williams & Wilkins, 2008.
28. Fick R. *Anatomie und Mechanik der Gelenke: Teil III, Spezielle Gelenk und Muskel Mechanik*. Jena: Fisher, 1911.

CHAPTER

제 2 장

역학적 원리: 운동역학

Mechanical Principles: Kinetics

"그것을 놓을 받침점(지렛목)이 제공된다면 나는 지구를 움직일 것이다."

—아리키메데스, 287 BC-212 BC
그리스 수학자, 물리학자, 기술자, 발명가, 그리고 천문학자

개요 (Chapter Outline)

학습목표 (Learning Outcomes)

본 장은 인간의 움직임과 관련한 힘을 적용하는 역학적 원리와 물리학적 원리를 확인한다. 이 장이 끝날 때까지는 다음과 같은 것이 가능해야 한다:

- ❒ 신체에 작용하는 4가지 힘을 확인한다;
- ❒ 3가지 유형의 지레를 설명하고 인체에서 각각의 예를 들 수 있다;
- ❒ 뉴턴의 운동법칙을 열거할 수 있으며 인체에 어떻게 적용하는 가를 구분할 수 있다;
- ❒ 힘벡터 도해의 요소를 확인하고, 접선력(tangential force)과 관절에서의 중요성을 설명할 수 있다;
- ❒ 자유물체도와 이에 대한 운동학적 기능을 설명할 수 있다;
- ❒ 신체에 적용되는 외부 힘보다 근육과 관절의 반작용 힘이 왜 더 큰지 설명할 수 있다;
- ❒ 직각삼각형법의 비율공식을 규명할 수 있다;
- ❒ 힘과 토오크의 차이를 설명할 수 있다;
- ❒ 뉴턴의 운동법칙 적용에 대한 임상적 예를 제공할 수 있다;
- ❒ 무게의 증가 없이 저항을 증가시키기 위해 넙다리네갈래근의 운동을 어떻게 변화시켜야 하는지에 대한 임상적 예를 제공할 수 있다.

개요 (Chapter Outline)

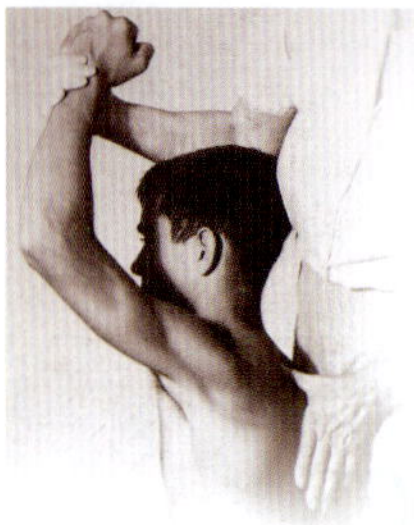

임상 시나리오(CLINICAL SCENARIO)

William은 2학년 동안 그의 물리학 교수에게 보다 많은 집중을 하였으면 좋았겠다고 생각했다. 그는 현재 운동학 수업을 듣고 있으며 정말 재미있어 한다. 그러나 그는 현재 교수가 재검토해 주고 있는 대부분의 물리학적 개념을 기억하지 못한다. 그는 Violet 교수가 어떻게 뼈가 지레가 되며 근육이 지레의 움직임에 토오크를 제공하는지에 대해 설명을 시작할 때 난감했다. 그는 토오크와 힘의 차이 조차도 기억하지 못했다. Violet 교수가 수업을 이어가면서 William은 우리가 근육에 대항하여 힘을 적용점을 변화시킴으로써 근육의 작업량을 바꿀 수 있다는 교수의 말에 흥미를 가졌다. William은 궁금했다. "어떻게 그것이 가능하지?", "그것이 물리학과 어떤 관련이 있는지?"

서론
Introduction

우리는 근육과 근육을 지배하는 신경이 어떻게 운동을 만들어 내는지를 이해하기 위해서는 외부로부터의 힘이 신체 분절에 적용될 때 근육과 신경이 어떻게 반응하는지에 관하여 연구해야 한다. **운동역학**(kinetics)은 신체 전체 또는 신체 분절 운동을 일으키거나 정지시키는 힘(force) 또는 변화시키는 힘을 다루는 학문이다. 1장에서 배웠던 것처럼 **운동형상학**(kinematics)은 운동을 일으키는 힘의 활동을 배제하고 신체와 신체 분절의 운동을 다루는 학문이다. 이 장은 1장에서 이미 배웠던 다양한 힘의 적용을 통하여 어떻게 움직임(movement)이 발생하는지에 대한 개념을 보다 심도 있게 다룬다. 신체 내적 힘과 외적 힘 모두는 신체의 움직임에 영향을 미친다. 근육은 우리의 신체를 움직일 수 있는 힘을 생산한다. 많은 요소들이 환경과 상호작용하는 신체에 가동성, 능력, 다양성을 제공하기 위한 근육의 기능, 우리의 신체가 겪는 요구의 충족, 그리고 의미 있는 활동의 수행에 영향을 미친다. 다행히 운동 법칙들은 요구되는 신체운동을 예상하는데 도움을 준다. 이 장을 통하여 우리는 이러한 법칙을 공부하게 될 것이고, 어떻게 이러한 법칙들이 움직임과 결과에 영향을 미치는지를 알게 될 것이다. 이러한 법칙들이 신체 운동과 환경적 요인들 모두에 어떻게 영향을 미치는지를 이해하는 것은 다음에 이어질 장에서 공부하게 될 신체 분절의 움직임을 이해하는 데 도움이 될 것이다. 물리학에 대한 공포를 가진 독자를 위한 주의사항: 이 장은 몇 가지 기본적인 물리학적 적용에 대한 내용을 다루고 있으나, 쉽게 이해할 수 있도록 충분히 설명되어질 것이며 임상가로서 우리의 관심분야와 운동 법칙이 신체와 관련하여 어떻게 임상적으로 적용되는지에 대한 보다 나은 이해가 필요할 때만 적용될 것이다.

운동의 결정요인
Determinants of Motions

힘의 적용을 이해하기 전에 우리는 신체 운동을 묘사할 수 있어야 한다. 운동은 단순히 신체 또는 신체의 한 분절이 한 장소로부터 다른 장소로 이동하는 것이다. 신체 운동 또는 분절 운동을 결정하고 설명하는 다섯 가지 변수 :

1) 운동의 유형;

2) 운동의 위치;
3) 운동의 크기;
4) 운동의 방향; 그리고
5) 운동이 발생할 때 운동 속도(rate of motion) 또는 변화율(rate of change)

우리는 이러한 각각의 변수들에 대해 간단하게 살펴보게 된다. 이러한 원리들을 이해하는 것은 신체에 대한 힘의 활동에 대한 보다 큰 이해를 제공할 것이다.

운동의 유형 / Types of Motion

1장에서 언급했던 것처럼 신체는 단단한 분절들로 이루어져 있고, 이러한 분절들은 관절에 의해 서로 연결되어 있기 때문에 신체에서는 두 가지 유형의 운동이 발생한다: 병진운동(translatory motion)과 돌림운동(rotary motion). **병진운동**은 선형 변위(linear displacement)로서 발생한다. 바꾸어 말하면, 직선 상에서의 움직임이다. 예를 들어, 병진운동은 책상 위의 연필을 집어 올리기 위해 책상을 가로질러 팔을 뻗을 때 발생한다. 위팔과 아래팔, 손목과 손은 직선 운동으로 책상을 가로지르게 된다. 신체에서 병진운동이 발생할 때마다 일반적으로 약간의 돌림운동이 동반된다. 예를 들어, 연필을 집어 올리기 위해 책상을 가로질러 팔을 뻗게 될 때, 아래팔, 손목과 손은 직선 방향으로 움직이지만 어깨관절은 돌게 된다. **돌림운동**(rotary motion)은 축(axis)을 중심으로 발생하는 단단한 분절의 움직임이다. 돌림운동은 또한 각변위(angular displacement)로도 알려져 있다. 순수 돌림운동은 고정된 축을 중심으로 하여 돌림을 하는 단단한 분절이 동시에 동일한 각도로 운동하는 것이다. 그러나 신체에서는 운동을 수행하는 동안 축(관절)에서 약간의 이동이 발생하기 때문에 일반적으로 순수 돌림운동이 발생하지 않는다. 이미 이해하고 있는 것처럼 신체 움직임은 병진운동과 돌림운동의 결합에 의해 발생한다. 걷기가 가장 좋은 예이다: 신체 전체는 한 지점에서 다른 지점으로 직선방향으로 운동하지만, 이러한 신체의 직선운동은 엉덩관절, 무릎관절, 발목관절의 돌림운동에 의해 성취된다.

운동의 위치 / Location of Motion

신체는 입체이기 때문에, 신체 움직임에 대한 삼차원적인 좌표계를 반드시 설정해야 한다. 움직임에 대한 이러한 삼차원적인 면 또는 축은 1장에서 설명되었다. 관상축(coronal axis), 이마축(frontal axis), 안가쪽축(medio-lateral axis)(왼쪽-오른쪽)이라 불리는 x-축은 수평축(horizontal axis)이다. 반면에 y-축은 수직축(vertical axis) 또는 종축(longitudinal axis)이며 z-축은 시상축(sagittal axis) 또는 앞-뒤축(anterior-posterior axis)이다. 신체 운동은 운동면 내에서 이러한 축을 중심으로 발생한다. 축을 중심으로 도는 운동면은 운동축과 직각을 이루고 있다.

신체 분절의 움직임은 3가지 운동면 내에서 발생한다. 각 분절은 얼마나 많은 면들이 운동을 가능하게 하는 가에 따라 다양하다. 각각의 분절은 다양한 수의 운동면을 가지고 있으며 이것은 운동을 가능하게 한다. 한 분절 운동에서의 면의 개수는 일차적으로 관절의 모양에 의해 결정된

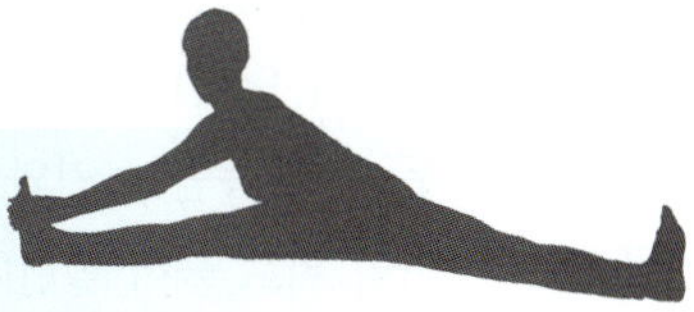

실습 포인트
PRACTICE POINT

축을 중심으로 발생하는 운동면의 개념을 파악하는 것은 어려울 수 있다. 따라서 다음과 같은 활동을 운동면을 이해하는데 도움이 될 것이다: 종이 한 장을 잡고 종이의 중앙에 구멍을 내고 구멍에 연필을 끼워라; 지금 현재 축(연필)과 운동면(종이)을 가지고 있다. 연필을 세 가지 운동축 중 하나로 위치시키고 각 면에서 발생하는 운동을 보기 위해 연필을 중심으로 종이를 돌려라. 연필에서 발생하는 축과 종이가 회전하는 운동면을 확인하라. 운동면은 항상 운동축에 수직이다. 각각의 운동 축에 연필을 위치시키고 축을 중심으로 종이가 회전하는 동안 각각의 운동면을 확인하라.

다. 따라서 각 관절에서의 운동면은 이후의 장에서 각 분절별로 살펴보게 될 것이다.

운동의 크기 / Magnitude of Motion

거리(distance)는 힘이 신체를 얼마나 멀리 이동시켰는가 하는 것이다. 이것은 또한 신체 또는 분절이 옮겨진 크기로 알려져 있다. 운동의 크기는 선형 거리 또는 돌림 거리로 측정한다. 선형거리는 미터나 피트로 측정한다. 돌림거리는 각도(원에 대한 각)로 측정하고 관절 운동을 나타낼 때는 **가동범위**(range of motion)로 표현한다. 완전한 원 운동은 360° 이다.

운동의 방향 / Direction of Motion

신체 운동은 관절 축을 중심으로 발생하기 때문에 돌림운동을 먼저 다루어 보자. 운동 축을 적용한다면 보다 쉽게 움직임의 방향을 이해할 수 있을 것이다. 운동은 양성적 요소와 음성적 요소를 모두 가지고 있다. 일반적으로 볼 수 있는 그래프에서와 같이 x-축을 따라 오른쪽으로 이동하는 것은 양성적 요소이며 왼쪽으로 이동하는 것은 음성적 요소이다. y-축을 따라 위로 이동하는 것은 양성적 요소이며 아래로 움직이는 것은 음성적 요소이다. 마지막으로, z-축을 따라 앞 또는 전방으로 이동하는 것은 양성적 요소이며 뒤 또는 후방으로 움직이는 것은 음성적 요소이다. 해부학적 자세에서 x-축(안쪽-가쪽축)에서의 움직임은 시상면에서 일어나고 굽힘과 폄을 발생시킨다; z-축(앞-뒤 축)에 대한 움직임은 이마면에서 발생하고 벌림과 모음을 일으킨다; 그리고 y-축(위-아래축 또는 수직축)에 대한 돌림운동은 수평면에서 발생한다.

이제부터 돌림운동에서 병진운동으로 넘어가보자. 우리는 이미 병진운동 역시 신체 전체 또는 신체의 분절에서 일어난다는 사실을 알고 있다. 돌림운동과 마찬가지로 병진운동은 세 가지 운동축을 따라 발생할 수 있다. 그러나 선형 운동은 운동이 발생하는 운동 축과 운동이 양의 방향인지 음의 방향인지를 가지고 표현한다. 예를 들어, 안쪽 가쪽축(x-축)을 따라 오른쪽으로 이동하는 운동이 발생하면 변위 운동은 양성이며, 앞뒤축(z-축)을 따라 발생하는 전방 운동 그리고 수직축(y-축)을 따라 위로 발생하는 운동은 양성이다. 음성 운동은 이러한 축들에 대해 반대방향으로 발생한다.

운동의 속도와 변화율 / Rate of Motion and Change of Motion

운동이 발생할 때, 운동 속도는 중요한 고려사항이다. **속도**(velocity)는 신체 또는 분절이 움직이는 비율이다. 변위운동에서 속도는 초당 미터 또는 피트(각각 m/s, ft/s)로 측정하지만, 돌림운동에서는 초당 각도(°/s)로 측정한다. **가속도**(acceleration)는 속도 변화에 대한 비율이다. 가속도는 양수(positive number) 또는 음수(negative number)가 될 수 있다. 양수일 경우, 분절은 점점 빠르게 움직이게 되고 음수일 경우, 점점 느리게 움직이게 된다. 선형 운동일 경우, 초당 m/s 또는 초당 ft/s(각각, m/s^2 또는 ft/s^2)로 측정한다. 돌림운동일 경우에는 초당 °/s (°/s^2)로 측정한다. 힘에 대한 정의는 이미 논의하였다. 그러나 축을 중심으로 일어나는 운동 발생에 대해 논의하고자 할 때, 힘을 **토오크**라 부른다. 따라서 토오크는 오로지 축을 중심으로 발생하는 운동호(arc of motion)에 적용된 힘을 의미한다.

힘

Forces

운동학(kinetics)은 신체에 작용하는 힘의 활동에 관한 연구분야이다. 힘에 의해 운동이 발생한다. 힘에 대해서 논의할 때 힘과 힘의 영향을 설명하기 위해 사용되는 몇 가지 일반적인 용어가 있다. **변위**(displacement)는 힘이 적용되었을 때 발생하는 신체 또는 분절의 운동이다. **힘**은 밀거나 당기는 것으로, 이를 통해 변위가 발생한다. 힘은 두 가지 측면(크기와 방향)을 가진다. 즉, 우리가 물체를 머리 위로 들어 올린다면 적용된 힘은 5 파운드라고 말할 수 있는 일정한 크기 또는 일정한 양을 가지게 되며, 위쪽(upward)이라고 정의할 수 있는 일정한 방향을 가지게 되는 것이다. 밀기 또는 당기기를 시각화할 수 있는 가장 쉬운 방법은 줄다리기를 상상하는 것이다(그림 2.1). 양쪽 팀 모두 같은 힘으로 줄을 당긴다면 줄에서는 어떠한

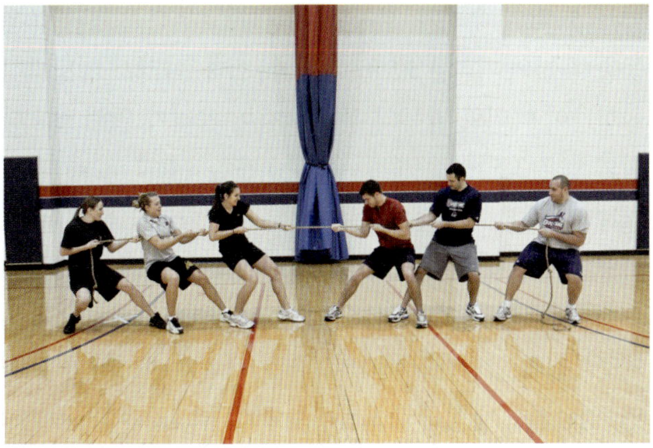

그림 2.1 줄다리기에서 평형상태에 있는 힘.

움직임도 발생하지 않을 것이다. 두 힘이 동일하기 때문에 시스템(system)은 균형을 이루게 된다; 이것이 **평형** 상태이다. 한 팀이 강하게 잡아당기거나 한 팀이 미끄러져 힘의 불균형이 발생한다면, 움직임은 더 강한 힘의 방향으로 발생될 것이다.

힘의 유형 / Types of Forces

신체는 움직일 때마다 힘에 직면하게 된다. 기능적 관점에서 볼 때, 신체 움직임에 영향을 미치는 4가지 요소는 다음과 같다:

- **중력**(gravity). 모든 구조물들이 직면하는 가장 일반적인 힘은 중력이다. 중력에 의한 힘은 일반적으로 물체, 신체 또는 신체 분절의 "무게(weight)"를 의미한다. 어떠한 장치나 물체—손에 든 덤벨 또는 다리에 적용된 부목—신체 분절에 부착되어 있다면, 그 물체는 분절의 무게(또는 중력의 당김)를 증가시킬 것이다. 중력은 신체 운동의 중요한 요소이기 때문에 아래에서 보다 상세하게 논의될 것이다.
- **근육**(muscle). 근육은 능동 수축 또는 수동 신장에 의해 부착된 뼈대 분절에 대해 힘을 생산한다. 근육의 힘은 신체 분절 또는 신체 전체에서 움직임을 일으킨다.
- **외적 저항**(externally applied resistance). 외적 저항을 제공할 수 있는 장치들은 매우 흔하며 그 장치가 무엇이든지 간에 근육은 유발된 움직임에 대항하기 위해 반드시 활동해야만 한다. 외적 저항에 대한 예로는 운동용 도르래, 도수 저항, 창문 또는 문의 여닫이 등이 포함된다.
- **마찰**(friction). 마찰은 서로 접촉되어 있는 두 물체 사이에서 발생하는 움직임에 대한 저항이다. 마찰은 이점과 단점으로 작용될 수 있는데, 적절한 마찰은 안정성을 제공하지만, 부족할 경우에는 불안정성을 초래하고 너무 과도하면 운동을 방해한다.

힘은 질량에 작용한다. "질량"과 "무게"는 종종 혼용되어 사용되지만, 동일한 것이 아니다. **질량**(mass)은 물체 내에 담겨져 있는 물질(matter)의 양(amount)인 반면에, **무게**(weight)는 물체에 작용하는 중력의 힘이다. 무게는 실제로 32 ft/sec/sec 또는 32ft/s^2 (9.8 m/sec/sec 또는 9.8 m/s^2)의 가속력을 가진 중력의 당김이다. 적도의 해수면에서 자신의 무게를 측정한다면 비록 질량의 변화가 없을지라도, 에베레스트 산의 정상에서 무게를 재었을 때 보다 훨씬 무게가 클 것이다. 이는 지구 중심으로부터 더 멀어질수록 중력의 당김이 감소하기 때문에 무게가 줄어든 것이다. 질량과 무게에 대한 단위 표기가 부적절하게 서로 혼용되어 혼란을 초래한다. 질량은 킬로그램(kg)으로 측정되지만, 이러한 용어는 종종 무게를 확인하는데 사용된다. 미국 단위체계에서 사람들이 질량에 대한 올바른 용어를 사용하는데 익숙지 않으며, 흔히 "파운드(pound)"를 질량의 측정 단위와 같은 것으로 동일시한다. 실제로 파운드는 힘(중력의 힘)의 측정단위이다. 거의 사용되지 않는 단위이지만 질량에 대한 적절한 미국식 용어는 **슬러그**(slug)이다. 1 슬러그는 14.59 kg과 같다. 질량으로서 사용될 경우에 1파운드는 0.031 슬러그와 같다. **뉴턴**(Newton)은 미터법(metric system)에서의 힘에 대한 용어이다: 9.8 뉴턴은 1kgf (kilogram-force)와 같다. 미터법과 미국식 단위체계 사이에서의 정의와 단위환산에 대해 표 2-1과 표 2-2를 참고한다.

모멘트(moment)는 운동 발생 지점 또는 축으로부터 떨어진 거리에 작용하는 힘의 결과이다. 수학적인 용어로서 모멘트(M)는 거리(d)와 힘(F)의 곱에 의해 산출된다: M = d × F. 변위력(transitional force)에서 d는 **지레팔**

(lever arm) (또는 힘 벡터로부터 운동중심까지의 수직 거리)의 길이이지만, 돌림력(rotary force)에서 지레팔은 **모멘트팔**(moment arm)(또는 힘 벡터로부터 운동 관절의 운동축까지의 수직 거리)이다. 모멘트 공식을 살펴본다면, 힘을 적용함에 있어 운동축으로부터 힘의 적용 거리가 왜 중요한 것인가를 알 수 있게 된다. 예를 들어, 운동 축으로부터 12 in.(30cm) 지점의 거리에 10파운드(4.45kg)의 질량을 적용했을 때, 우리는 10 lb×12 in.(4.45kg×30cm) 또는 120 in.-lb (133.5 kg-cm)의 힘팔(force-arm)을 가지게 된다는 것을 알 수 있다. 그러나 만일 지레팔을 6 in.(15cm)까지 짧게 하면, 힘팔은 60 in.-lb 또는 66.75 kg-cm으로 감소하게 될 것이다. 우리가 이러한 공식을 돌림력에 적용한다면, 모멘트팔의 길이가 힘에 미치는 영향을 보다 명확하게 할 수 있다. 예를 들어, 그림 2.2에서와 같이 5-lb (2.27-kg)의 무게를 25 lb (11.36 kg)으로 측정된 하지의 발목에 위치시켰을 때를 상상해보라.

표 2-1 환산 요소

질량(Mass)	
1 slug (sg)	= 14.59 kilograms (kg)
1 gram (gm)	= 0.001 kilogram (kg)
힘(Force)	
1 pound (lb)	= 4.448 Newtons (N)
1 Newton (N)	= 0.225 pound (lb)
1 dyne	= 0.00001 Newton (N)
1 pound (lb)	= 0.45 kilogram (kg)*
1 kilogram (kg)*	= 2.2 pound (lb)
거리(Distance)	
1 foot (ft)	= 0.3048 meter (m)
1 inch (in)	= 2.54 centimeters (cm)
1 centimeter (cm)	= 0.01 meter (m)
토오크(Torque) (bending moment)	
1 foot-pound (ft-lb)	= 1.356 Newton-meters (N-m)
1 dyne-centimeter (dyne-cm)	= 0.0000001 Newton-meter(N-m)

* 킬로그램은 질량의 단위이다. 그러나 뉴턴이란 올바른 단위가 있지만 힘의 단위로 흔히 사용된다.

발목(5-lb의 무게가 부착된 지점)으로부터 엉덩관절(운동축)까지의 거리는 3.5 ft (3.15cm)이다. 따라서 엉덩관절 굽힘근이 다리와 발목의 무게를 들어 올리기 위해 필요한 힘의 양은 3.5 ft × (5 lb + 25 lb) 또는 1.067 m × (2.27 kg + 11.34 kg)이 된다. 무게가 부착된 다리를 들기 위해, 엉덩관절 굽힘근은 반드시 105 ft-lb 또는 14.52 m-kg의 모멘트를 생산해야만 한다. 그러나 무릎관절이 굽혀져 무게로부터의 엉덩관절까지의 거리가 3 ft (0.91 m)가 된다면, 엉덩관절 굽힘근의 모멘트는 90 ft-lb, 또는 12.39 m-kg이 된다.

힘(force)은 힘의 크기와 방향의 변화율 또는 가속도의 결합으로 표현된다. 우리가 힘에 대한 공식을 살펴본다면,

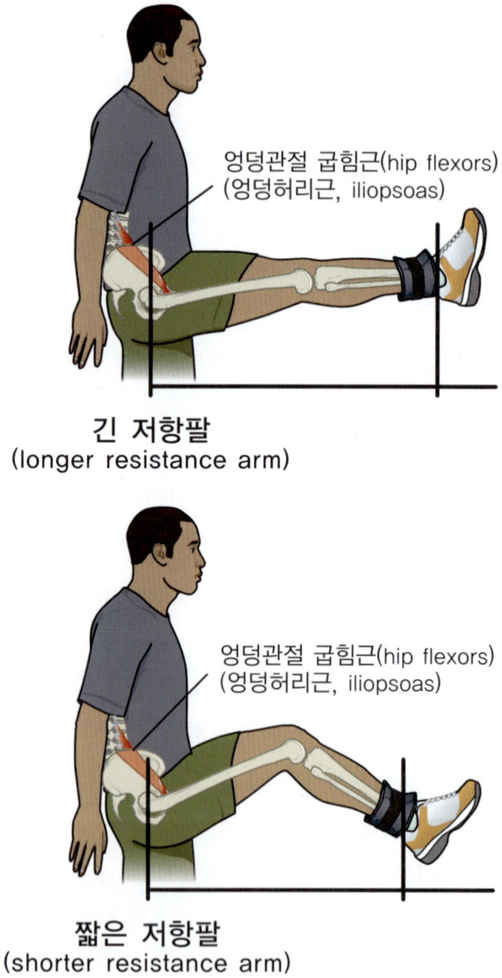

그림 2.2 지레팔의 길이 변화는 힘의 요구량을 변화시킨다. 무릎을 구부리면 다리를 들어 올리는 근육에 대항하여 다리를 아래로 잡아당기는 힘의 지레팔 길이가 감소하게 되어 근육은 다리와 커프의 무게를 들어 올리기 위해 과도한 일을 하지 않아도 된다.

보다 분명하게 이해할 수 있다. 힘에 대한 수학적 공식은 $F = m \times a$이다. F는 생산된 힘의 양이고, m은 물체의 질량이며, a는 물체의 가속도이다. 힘은 영국식 단위(때로는 미국식 단위로 불림) 또는 미터식 단위로 표현된다. 미터식 체계가 대부분의 과학자들과 전문적인 발행물에서 사용되고 있기 때문에, 미터식 단위 또한 국제 단위 체계(SI)로 사용된다. 미국식 단위체계는 온스(ounces), 파운드(pounds), 피트(feet)와 인치(inches)를 사용하는 반면에 SI 체계에서는 그램(grams), 킬로그램(kilograms), 미터(meters), 그리고 센티미터(centimeters)를 사용한다. 이 교재에서는 힘에 대한 이해를 보다 쉽게 하기 위해 두 가지 체계를 모두 제공하고 있다. 힘에 대한 공식을 근거로 우리는 힘이 두 가지 구성요소(질량과 가속도)로 표현됨을 알고 있다. SI 체계에서 질량은 뉴턴(N)으로 표현되고, 미국 단위 체계에서 파운드(lb 또는 #)로 표현된다; 1 파운드 =4.448 뉴턴. 힘은 질량과 가속도의 결합이기 때문에, 힘은 SI 단위 또는 미국식 단위 각각에서 초의 제곱 당 뉴턴-미터 ($N\text{-}m/s^2$) 또는 초의 제곱 당 풋(foot)-파운드($ft\text{-}lb/s^2$)로 표시한다.

뉴턴의 운동 법칙 / Newton's Laws of Motion

Isaac Newton 경(1643-1727)은 모든 운동을 결정하는 법칙을 확인하고 결합시켰다. 뉴턴은 힘이 물체에 적용될 때, 질량 운동이 예측되어질 수 있음을 확인하였다. 오늘날 우리가 사용하고 있는 운동을 결정할 수 있는 이러한 세 가지 기본적인 법칙이 관성(inertia), 가속도(acceleration), 작용-반작용(action-reaction) 법칙이다.

뉴턴의 1 법칙 : 관성 / Newton's First Law of Motion: Inertia

뉴턴의 제 1 운동법칙은 **외적 힘이 물체에 주어지기 전까지 안정상태에 있는 물체는 안정한 상태로 유지될 것이고 일정한 운동을 수행하는 물체 역시 외적 힘이 주어지기 전까지 그 운동 상태로 유지된다는 것이다.**[1] 운동 또는 평형상태의 변화에 저항하는 물체의 특성을 **관성**(inertia)이라 한다. 따라서 이러한 법칙을 관성의 법칙이라 하며 때로는 평형의 법칙이라 불리기도 한다. 이러한 관점이 이상하게 여겨질 지라도, 이 두 가지 관점은 본질적으로 동일한 것이다: 한 관점은 이 법칙에 의해 발생하는 것에 대한 운동법칙의 관점에서 본 것이고, 다른 하나의 칭호는 극복되어지는 것에 대한 관점을 가지는 것이다. 평형의 관점에서 알아보기 전에 관성의 관점에서 이 법칙에 대한 부분을 먼저 살펴보도록 하자. 우리는 물리학적으로 **관성**(inertia)이 물체가 정지 상태에 있거나 일정한 운동 상태에 있든지 간에 현 상태를 변화시키는 것에 대한 물체의 저항임을 알고 있다. 예를 들어, 파일 캐비넷을 책상 한쪽에서 다른 쪽으로 옮기기를 원한다면, 캐비넷을 옮기고 있을 때 보다 캐비넷을 옮기기 시작할 때 더욱 큰 힘이 필요하게 된다. 이것이 관성이다. 관성은 신체의 위치(이 예의 경우, 캐비넷의 위치)를 변화시키기 위해 반드시 극복되어야 하는 것이다.

뉴턴의 제 1 운동법칙을 평형 법칙으로 언급하는 사람들은 관성의 법칙이 깨어지는 것에 대한 관점을 가진다. 신체가 안정상태에 있을 때, 물체는 정적 평형상태에 있게 된다: 힘이 동일한 상태에 있기 때문에 어떠한 움직임도 발생하지 않는다. 예를 들어, 자동차 도로에 1500-lb 무게

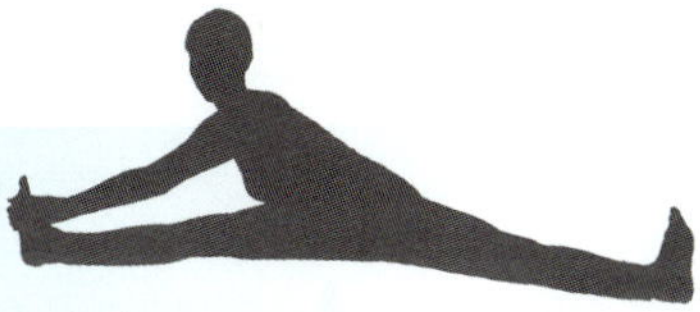

실습 포인트
PRACTICE POINT

임상에서 환자가 커프 무게와 같은 외적 저항을 극복할 만큼 근력이 충분하지 않을 때, 외적 저항을 감소시킬 수 있는 쉬운 방법은 커프 무게의 모멘트팔을 짧게 하는 것이다. 또 다른 명백한 방법은 무게를 감소시키는 것이고 팔다리의 먼쪽 지점에 무게의 위치를 유지시키는 것이다; 그러나 5 lb의 가벼운 커프라면 이것은 팔다리 위에서 쉽게 위치 변화를 통해 조절되어 질 수 있다.

의 자동차가 주차되어 있는 것은 정적 평형 상태에 있는 것이다. 왜냐하면 중력이 1500-lb로 잡아당기고 있고 자동차 도로는 1500-lb로 밀어올리고 있기 때문이다. 물체가 일정한 운동을 수행하고 있는 것은 동적 평형상태에 있는 것이다. 왜냐하면 이것은 일정한 비율로 움직이기 때문이다; 자동차의 순항 제어장치를 시간당 50마일(mph)의 속도로 설정한다면, 자동차는 도로 위를 일정한 속도 또는 일정한 비율로 움직이게 된다. 정적 평형 또는 동적평형이든지 간에 가속도는 발생하지 않는다. 따라서 자동차의 가속도는 0이다. 그러나 정적평형 또는 동적평형 상태의 자동차에 힘이 적용된다면, 평형은 더 이상 존재하지 않게 되며 가속도 역시 더 이상 0이 되지 않는다. 예를 들어, 50mph 속도로 움직이는 자동차가 70mph로 달리는 또다른 자동차에 의해 뒤에서 갑자기 부딪히게 된다면 일정한 운동에 외부의 힘이 영향을 미치기 때문에 자동차는 50mph 보다 더욱 빠르게 움직이게 되며 가속도가 발생하게 된다. 또다른 예로: 흔들리지 않는 아이스 링크 위에 놓여진 하키 퍽(puck)은 정적 평형상태에 있다. 왜냐하면 얼음 위에서 아래로 밀고 있는 퍽의 힘 또는 무게가 퍽을 밀어 올리는 얼음의 힘과 동일하기 때문에 균형을 이루고 있는 것이다. 퍽이 외부의 힘에 의해 부딪히게(가속)되면, 이 외부의 힘은 퍽이 한쪽 방향으로 움직이는 속도를 증가시킨다. 퍽이 움직일 때, 퍽은 다시 평형 상태(이 시기는 동적 평형 상태)에 놓이게 되며 또 다른 힘이 퍽에 영향을 미치기 전까지 일정한 방향과 일정한 속도로 움직이게 된다. 이런 외부의 힘은 얼음과 퍽 사이에서 퍽의 속도를 감소시키는 마찰력 또는 퍽의 속도와 방향에 변화를 주는 스틱 또는 벽과의 충돌이다.

단순화된 용어적 측면에서 뉴턴의 제 1 운동 법칙을 표현한다면 다음과 같다: 힘은 운동의 시작, 방향의 변화 또는 운동 속도의 변화를 위해 그리고 운동을 정지시키기 위해 요구된다. 수학적 용어에서 이 법칙은 다음과 같다:

$$\Sigma F = 0$$

이 공식에서 F는 힘과 Σ(시그마)는 모든 힘의 전체 합이다. 이런 모든 힘이 0이기 때문에 물체는 평형상태에 있는 것이다. 몇 가지 힘이 물체에 적용될 수 있지만, 얼음 위의 퍽에 대한 예에서 보듯이 단지 두 개의 힘이 작용한다—얼음 위에서 아래 방향으로 작용하는 퍽의 무게 또는 힘, 그리고 그 힘과 동일하게 얼음으로부터 위 방향으로 작용하는 얼음의 힘. 만일 전체의 힘이 동일하지 않다면($\Sigma F \neq 0$), 물체는 속도가 증가하거나 감소하게 된다.

사람이 휠체어, 들것, 자동차로 운반되어질 때, 그리고 이런 이동 수단들이 갑자기 멈추게 된다면 불미스런 일을 초래할 수 있다. 사람이 이동 수단에 고정되어 있지 않다면(예: 좌석 벨트에 의해), 신체는 또 다른 힘에 의해 정지될 때까지 계속 앞으로 쏠리게 될 것이다("신체가 일정한 운동 속에 있다면 외부 힘이 신체에 적용되기 전까지 일정한 운동 속에 놓이게 될 것이다"). 자동차뿐만 아니라, 휠체어와 들것이 갑작스럽게 멈추어짐으로 인해 발생하는 손상을 방지하기 위해 좌석벨트 또는 제어띠가 추천되고 흔히 사용된다. 자동차 추돌사고에 의해 발생하는 채찍질 목 손상(whiplash neck injury)은 머리가 지지되지 않고 있는 상태로 자동차의 좌석과 사람의 몸이 한 덩어리로 앞으로 쏠리기 때문에 발생한다. 목 구조물의 극심한 신장은 연이어 "채찍처럼 머리와 목이 처음에는 구부러지고 이후에는 펴지게 됨에 따라 머리와 목의 앞쪽과 뒤쪽 모두에 손상을 초래한다.

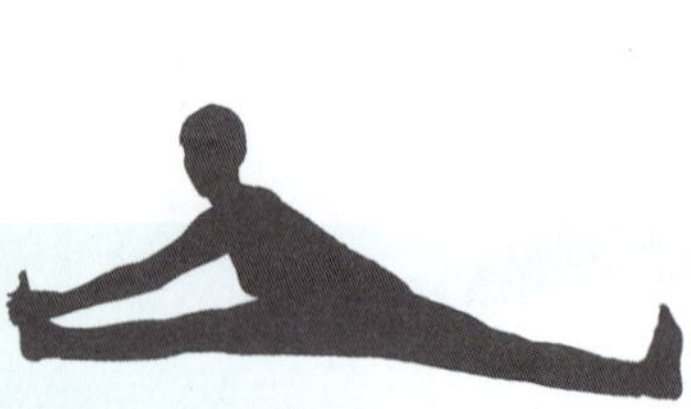

실습 포인트

PRACTICE POINT

제 1 운동법칙의 임상적 적용은 엉덩관절 굽힘근 근력이 3/5 등급의 환자가 SLR을 수행하기 위해 다리를 위쪽 방향으로 들어올리는 것을 실패할 때 발생한다. 환자는 아마도 치료사가 운동을 시작한다면 동작은 완벽하게 수행 가능할 것이다: 이 경우에 치료사는 관성을 극복한 것이고, 환자는 이후에 도움 없이 다리 들기가 가능하게 된다.

뉴턴의 2 법칙 : 가속도 / Newton's Second Law of Motion: Acceleration

다른 종류의 물체에 동일한 힘 또는 힘이 작용될 때 물체들의 운동에는 차이가 있다. 뉴턴의 두 번째 운동법칙은 다음과 같다: **물체**(body)**의 가속도**(a)**는 물체에 작용하는 알짜 힘**(net force) (F) **에 비례하고 물체의 질량**(m) **에 반비례한다**. 방정식을 표현하면 다음과 같다:

$$a \propto \frac{F}{m}$$

보다 단순하게 말하자면, 큰 질량의 물체를 운동(또는 운동을 정지시킴) 시키기 위해서는 작은 질량을 운동시키는 것보다 더 큰 힘이 요구된다는 것이다. 뉴턴의 1 운동법칙에 대한 예를 확장시켜 보자. 이 두 번째 법칙에 따르면 더 큰 질량(더 큰 신체)을 운동시키거나 정지기키기 위해서는 보다 큰 힘이 요구된다. 이번에는, 당신이 2단 캐비넷과 4단 캐비넷을 옮기는 것이다. 2단 캐비넷을 방을 가로질러 옮기는 것이 4단 캐비넷을 옮기는 것보다 훨씬 쉬울 것이다. 뉴턴의 제 2 운동법칙에 따르면, 캐비넷의 가속도를 일으키기 위해서는 2단 캐비넷보다 4단 캐비넷을 옮기는 것이 보다 큰 힘이 필요하게 된다.

이 법칙은 임상적 상황과 관련이 크다. 예를 들어, 장딴지근(gastrocnemius)의 근력이 5/5 단계인 두 명의 환자가 있다고 가정해보자. 그러나 첫 번째 환자는 250-lb의 축구선수이며, 두 번째 환자는 100-lb의 댄서이다. 두 사람의 근력이 모두 정상일지라도 당신은 발꿈치들기 운동(heel-raise exercise)에서 그들 각각이 250-lb를 들어올릴 수 있을 것이라고 기대하지 않을 것이다.

뉴턴의 3 법칙 : 작용과 반작용 / Newton's Third Law of Motion: Action-Reaction

뉴턴의 세 번째 운동법칙은 **작용하는 모든 힘에는 이와 반대되는 반작용 힘이 있다는 것이다**. 이것은 어떤 물체가 다른 물체에 힘을 적용시킬 때마다 두 번째 물체는 첫 물체와 동일한 크기의 힘을 가지고 정확하게 반대 방향으로 힘을 발생시키는 것을 의미한다: 한 물체는 작용을 일으키고 다른 한 물체는 반작용 힘을 제공한다. 이 법칙을 논의할 수 있는 가장 쉬운 방법은 예를 들어, 설명하는 것이다: 손에 공책을 쥐고 있다면, 여기에는 두 개의 동일한 힘이 작용하고 있다—당신의 팔 근육은 공책이 당신이 원하는 위치에서 유지될 수 있도록 작용하고 중력은 바닥으로 이것을 잡아 당긴다. 공책이 바닥으로 떨어지지 않고 당신이 공책의 위치를 바꾸지 않으므로 인해 공책에 작용하는 힘은 동일하다. 또 다른 예로는 2명의 미식축구 라인맨(lineman)이 서로 밀어내고 있고 어떠한 움직임도 발생하지 않는다면, 그들은 작용하는 모든 힘에는 반대하는 반작용이 있다는 이 법칙에 의해 서로 지탱되고 있는 것이다. A선수는 B선수 쪽으로 작용하는 힘을 발생시키고 있고, B선수는 A선수 쪽으로 동일한 크기의 반작용 힘을 제공하는 것이다. 한 선수가 다른 선수를 압도하기 전까지 그들은 뉴턴의 세 번째 운동법칙에 의해 서로 지탱하게 된다. 또 하나의 예는 큰 질량을 가진 것과 작은 질량을 가진 것이 어떻게 상호작용을 하는지를 보여준다. 농구선수가 리바운드를 위해 위로 점프할 때, 그는 지면을 밀어내고 지면은 그를 되밀어낸다. 지구의 질량이 농구선수의 질량보다 훨씬 크기 때문에 지구가 되밀어낼 때 농구선수는 공중으로 뛰어올라 위로 움직이게 된다; 농구선수의 질량은

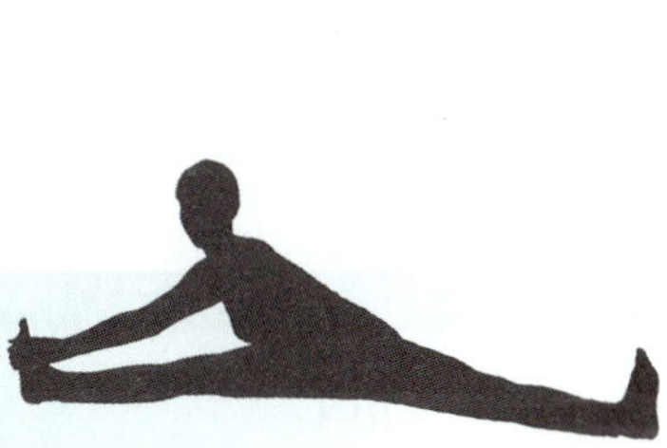

실습 포인트
PRACTICE POINT

관성 법칙의 임상적 적용은 개인에 있어 분절의 질량을 변화시킬 때 발생한다. 다리에 석고붕대를 적용한 것과 같이 다리 질량이 증가되었을 때 더욱 큰 근육 힘이 보행 중에 다리 흔들기를 시작하고 멈추기 위해 요구된다. 근 약증(적절한 근육 힘을 발생시킬 수 없을 때)을 가진 환자에서 중요하게 고려해야 할 한 가지는 다리를 움직이거나 조절하기 위해 필수적으로 요구되는 근육 힘을 감소시킬 수 있도록 가능한 한 가볍게 기구(부목과 부착된 도구)의 질량을 유지시키는 것이다.

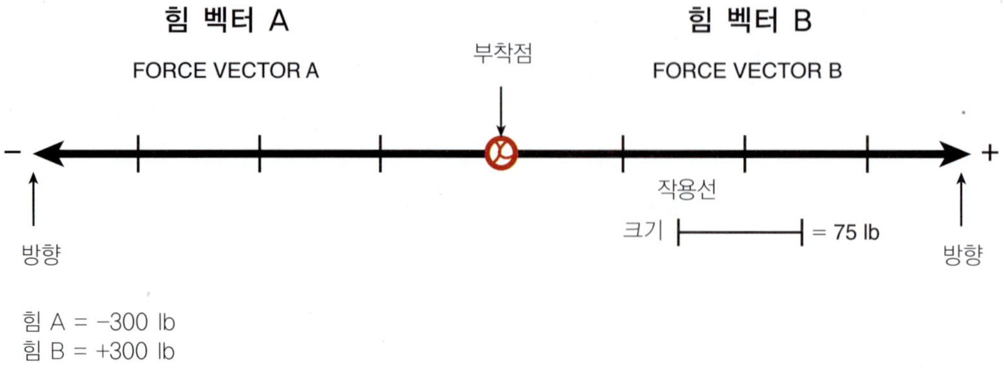

그림 2.3 힘은 크기와 방향을 가진다. 이 그림은 줄당기기의 그래프이며 각 개인이 제공하고 있는 힘의 양 또는 크기의 결과에 의해 발생한 힘을 나타내고 있다. 전체의 크기가 같고 방향이 반대 방향이므로 운동은 발생하지 않는다.

지구에 비하여 너무나 작기 때문에 농구선수의 질량은 지구의 움직임에 영향을 주지 못한다.

힘 벡터와 이에 대한 고려사항 / Force Vectors and Their Considerations

신체에 의한 힘 또는 신체에 적용된 힘은 크기와 방향(2차원)을 모두 가지고 있기 때문에 이 힘은 벡터 힘이다. 자동차 2대, 5마일, 7개의 척추와 같이 단지 크기 또는 1차원만 가지는 것은 스칼라 양(scalar quantities)이다. 이전에 언급했듯이 벡터 힘은 모멘트로 표현된다. 벡터 힘은 그래프와 수학적으로 표현될 수 있다(그림 2.3). 그래프상으로 화살표의 시작은 물체에서의 힘의 부착점을 표현하는 것이거나, 힘이 적용된 지점을 나타낸 것이다. 화살표 머리는 힘의 방향을 나타낸 것이다. 화살표 몸통은 힘의 작용선이고, 이것의 길이는 힘의 크기를 표현하는 척도이다. 공간에 놓인 힘을 직각 좌표계 위에 올려놓으면 위쪽 또는 오른쪽은 양(+)으로 아래쪽 또는 왼쪽은 음(−)으로 방향을 나타낸다. 힘의 크기는 파운드, 뉴턴(N), 또는 다인(dyne)으로 표시된다(표 2-2).

힘 벡터의 도해 / Force Vector Diagrams

힘 벡터는 하나 이상의 힘이 물체 또는 분절에 적용되어질 때 결합될 수 있다. 이러한 벡터들의 결합은 새로운 벡터를 만들어 내고 이러한 것을 **합성 벡터**(resultant vector)라 한다. 두 개 또는 그 이상의 힘을 더하거나 뺌으로써 하나의 합성힘(resultant force)이 만들어진다. 이런 합성힘은 가장 단순화된 힘이며 모든 힘이 함께 작용할 때 만들어진다. 두 개 또는 그 이상의 힘이 동일 선상에 작용하거나 평행선을 따라 작용한다면, 합성힘은 힘을 합치면 구할 수 있다. 이러한 여러 힘의 크기와 방향을 보다 시각화하고 단순화하기 위해 **힘 합성**(composition of forces)을 사용한다. 그림 2.4A를 보면 *A*와 *B* 두 개의 벡터를 볼 수 있다. 우리가 두 벡터를 결합시키고자 한다면, 하나의 벡터를 처음 벡터의 머리에 부착시켜 놓으면 그림 2.4B에

표 2-2 무게와 측정 단위를 표현하기 위해 일반적으로 사용되는 시스템

시스템	질량	힘	거리	토오크	시간
B.E./U.S.	slug	pound	foot	lb–ft	sec
S.I.	kg	Newton	meter	N–m	sec
cgs	gram	dyne	cm	dyne–cm	sec

BE = 영국 공학단위 시스템(foot, pound, sec); SI = 국제 단위 시스템; cgs = cm, gram, second

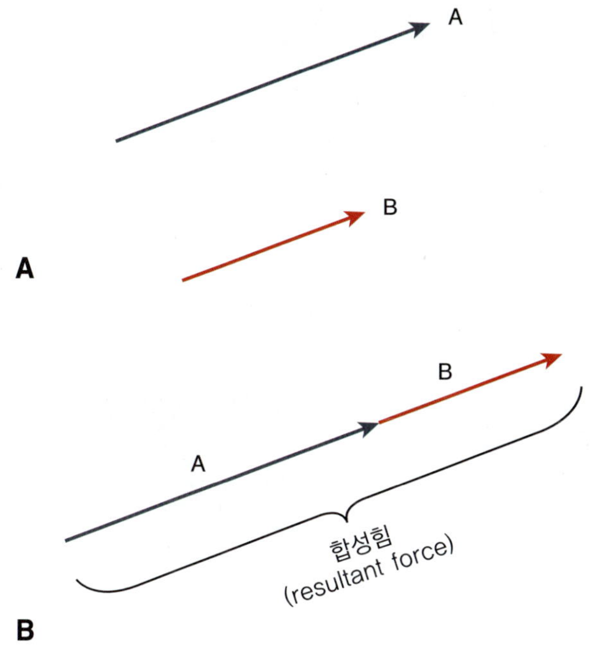

그림 2.4 두 개의 벡터 힘은 방향이 같을 때 함께 합산(합계)이 된다. 줄당기기에서처럼 같은 방향으로 힘이 발생할 때 힘의 크기는 함께 합산(합계)이 된다.

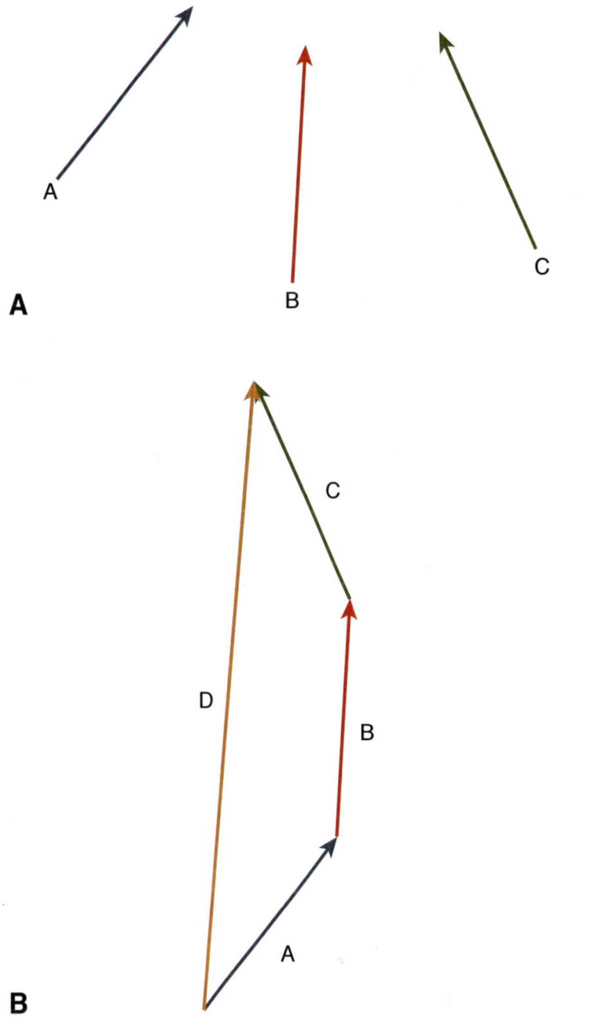

그림 2.5 각각 다른 방향을 가진 다양한 벡터 힘 역시 함께 합산될 수 있다. 모든 벡터들이 모두 합산될 때까지 한 벡터의 꼬리(또는 시작점)를 또 다른 벡터의 머리(또는 벡터의 크기와 방향의 끝지점)에 부착시킨다.

있는 합성 벡터를 만들 수 있다. 이 예에서 우리는 동일한 방향으로 작용하는 벡터들은 힘과 크기를 결합하여 합성 벡터를 만들 수 있는데 이 합성 벡터의 방향은 동일하게 유지되지만, 힘의 크기는 더욱 커지게 됨을 알 수 있다. 그림 2.5A에서, 우리는 세 개의 벡터가 각각 다른 방향을 가지고 있음을 보게 된다. 그러나 우리는 이 벡터들을 결합시킬 수 있다. 그러나 이런 경우에는 그림 2.5B에서 보는 것처럼 처음 벡터의 꼬리와 마지막 벡터의 머리 사이에 형성된 직선이 합성 벡터이다.

힘의 합성 / Composition of Forces

흔히 몇 개의 힘이 한 물체 위에 동시에 작용한다. 일상적인 상황에서 우리가 이전의 문단에서 살펴본 개념을 적용한다면, 힘의 합성은 보다 의미 있는 것이 될 것이다. 그림 2.6에서 다리에 작용하는 힘을 볼 수 있다. 이 그림에서 힘은 다리의 무게, 부츠(boot)의 무게, 부츠에 적용된 무게를 모두 포함한다. 이들 세 개의 힘은 모두 같은 방향에 있기 때문에 이들 힘의 합을 그림 2.6B와 2.6C처럼 그리거나 개별 힘의 합인 총힘(total force)(RF = ∑F)을 알고 있기 때문에 힘을 함께 더하여 그릴 수 있다(그림 2.6D). 두 가지 방법에서, 합성 벡터는 같다. 이러한 당기는 힘에 의해 무릎관절이 움직이지 않는다면 합성힘이 동일하고 관절의 인대, 그리고 근막과 관절주머니의 힘이 반대 방향이기 때문에 관절을 제자리에서 유지할 수 있다는 사실을 알 수 있다. 이러한 연부조직 구조가 이러한 신연력(distracting force)에 대해 동일한 힘을 제공할 수 없다면 관절은 탈구될 것이다. 신체 분절이 안정적이고 어떠한 운동도 발생하지 않을 때 힘은 균형상태에 있거나 평형상태에 있다. 이러한 경우에, 힘의 합은 0이다(양의 힘과 음의 힘이 같다).

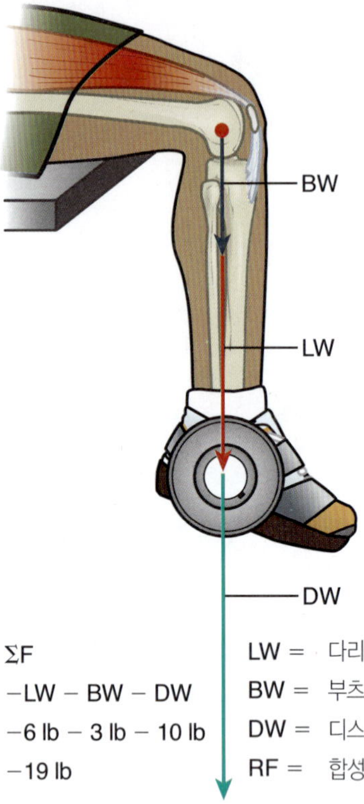

RF = ΣF

RF = −LW − BW − DW

RF = −6 lb − 3 lb − 10 lb

RF = −19 lb

LW = 다리와 발의 무게 = 6 lb

BW = 부츠의 무게 = 3 lb

DW = 디스크 무게 = 10 lb

RF = 합성힘

그림 2.6 발목에 무게를 달고 앉아 있는 자세에서 무릎관절에 작용하는 힘. 합성힘의 수학적 합성이 제공됨(−[마이너스] 기호는 아래방향으로 작용하는 힘을 의미한다).

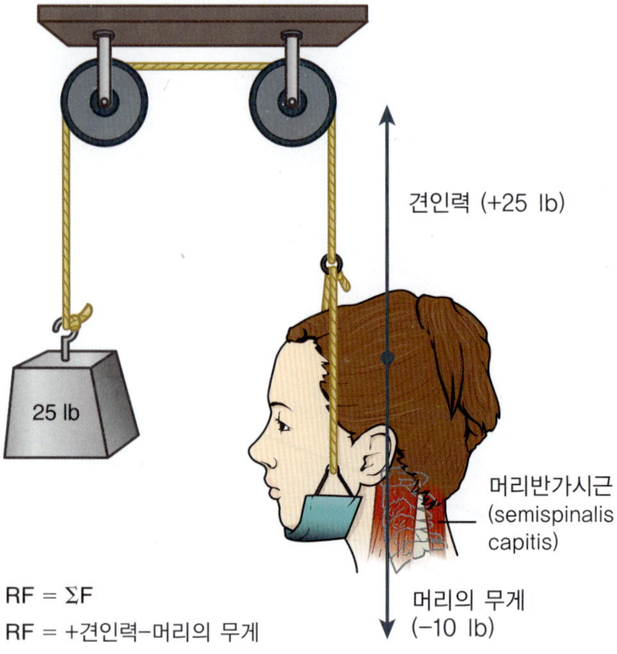

RF = ΣF

RF = +견인력−머리의 무게

RF = 25 lb − 10 lb

RF = 15 lb

그림 2.7 방향이 서로 반대일 때 합성 벡터 힘. 머리의 무게는 아래 방향으로의 힘을 생산하는 반면에, 견인은 위방향으로 유발된다. 견인 장치에서 반대 균형 힘인 아래 방향으로 작용하는 머리의 무게 10 lb를 제거하면 실제 목뼈에 작용하는 견인력은 15 lb가 된다.

지레

Levers

근육은 인체 지레의 운동을 유발하는 힘을 생산한다. 축 또는 받침점을 중심으로 돌림을 하는 강봉(rigid bar)으로 구성된 간단한 장치를 **지레**(lever)라고 한다. 생체역학으로, 지레의 원리는 물체의 돌림운동을 일으키는 복잡한 힘을 시각화하는데 도움을 준다. 지레를 이용하여 신체 분절을 단순화하는 것은 치료적 적용에 대한 기초를 이해하는데 도움이 된다.

역학적 지레의 3가지 요소는 축(A)과 2개의 힘—저항

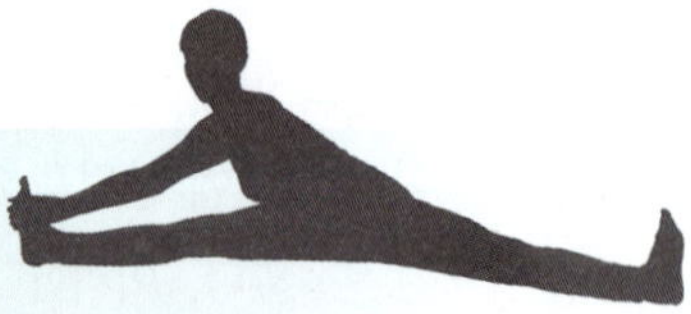

실습 포인트

PRACTICE POINT

우리는 힘이 반대방향으로 작용할 때 선형 힘 시스템에서 합성 힘을 구할 수 있다. 그림 2.7에서는 목뼈 견인치료를 받고 있는 환자의 임상적 예를 볼 수 있다. 이 예에서 견인력은 25 lb (111 N)이지만, 머리와 목의 무게 (10 lb)는 실제로 적용된 견인력의 양을 감소시킨다. 이 경우에, 목뼈에 대한 유효한 상방향 견인력은 실제로 15 lb (67 N)이다. 머리의 무게가 거의 10 파운드에 해당하기 때문에 견인 무게는 더욱 줄어들게 되고 효과적인 목뼈 견인을 유발할 수 있는 충분한 반대균형 무게를 제공할 수 없을 것이다.

힘(R)과 운동(또는 유지)힘(F)—이다. 축으로부터 저항의 작용선까지의 수직 거리를 **저항팔**(resistance arm)이라 한다. 운동 힘으로부터 축까지의 수직 거리를 **힘팔**(force arm)이라 한다. 인체의 지레 체계에서 신체 분절은 지레이며 관절은 축이 된다. 신체 분절에 작용하는 힘에 있어서 외적 힘은 저항으로 작용하고, 근육 또는 내적 힘은 운동힘으로 작용한다. 축과 저항팔, 그리고 힘팔의 상대적 위치는 각기 다른 지레의 종류를 결정한다. 그림 2.8은 아래에 설명될 지레의 분류뿐만 아니라, 일반적인 지레의 예와 인체 내에서의 지레의 예에 대해 보여주고 있다.

제 1 형 지레 / First-Class Lever

시소 또는 접시저울(balance scale)처럼 1형 지레(그림 2.8A,B)는 힘의 팔과 저항팔의 상대적 길이에 따라서 힘이나 거리를 얻는다. 1형 지레에서 양쪽 힘이 동일하다면, 보다 긴 팔(힘점으로부터 축까지의 거리)쪽 힘이 이득을 가진다(유리하다). 이 지레의 분류는 일반적으로 시소에서 볼 수 있는데 크기가 서로 다른 사람의 경우, 큰 사람이 지레팔을 짧게 만들기 위해 축 가까이에 근접하여 위치함으로써 균형을 잡을 수 있게 된다(그림 2.8B). 신체에서 1형 지레의 예는 고리뒤통수관절(atlanto-occipital joint)(축)에서 볼 수 있는데, 머리(저항)의 무게는 목 폄근의 힘에 의해 균형을 이루게 된다(그림 2.8C). 힘의 이득을 가지는 쪽은 더 큰 힘을 생산하는 쪽이며 더 긴 지레팔을 가진 쪽이다. 지레팔의 길이가 같고 힘이 동일하거나 힘과 지레팔의 길이가 동일하게 만들어지면, 그 개체는 평형상태에 있게 된다.

제 2 형 지레 / Second-Class Lever

2형 지레에서 저항 적용 지점은 힘과 축 사이에 위치하게 되므로 항상 저항팔이 힘팔보다 짧게 된다(그림 2.8D). 따라서 2형 지레는 힘의 이득을 제공하기 때문에 보다 작은 힘으로 큰 무게를 지탱하거나 움직일 수 있게 한다.

외바퀴 손수레는 이 지레 유형의 예이다(그림 2.8E). 외바퀴 손수레는 앞쪽이 깊고 뒤쪽이 얕은 모양으로 디자인되어 있기 때문에 최대 부하가 손잡이로부터 최대한 멀리 놓여지게 되고, 운동축(바퀴)에 최대로 근접하게 된다. 따라서 부하가 매우 클 경우에도 사람이 물건을 옮길 때 역학적 이득을 가지게 된다. 인체에서 2형 지레의 예는 사람이 발바닥 앞쪽의 볼록한 부분으로 서 있을 때이다(그림 2.8F). 불행하게도, 인체 내에서 2형 지레의 예는 많지 않다; 인체는 저항력을 넘어서는 역학적 이득을 가지는 것이 드물다.

제 3 형 지레 / Third-Class Lever

3형 지레는 힘 작용점이 저항점과 축 사이에 위치한다(그림 2.8G). 3형 지레는 인체 내에서 흔히 볼 수 있다. 이 지레에서 저항팔은 항상 힘팔보다 길기 때문에 역학적 이득이 저항팔에 있다. 이러한 배열은 먼쪽부의 속도를 증가시키고 작은 무게를 멀리 운동시키기 위해 디자인 된 것이다. 그러므로 인체에서는 적은 양의 근육단축(위팔근 brachialis과 같이)으로 관절(이 예에서는 팔꿉관절)에서 큰 운동호를 유발하게 된다. 이 유형의 지레는 대부분 팔 다리의 **열린-사슬운동**(open-chain motion)에서 일어난다. 열린-사슬운동은 팔다리 끝부분의 운동이 자유로울 때 비체중 부하 활동 중에 발생하고, 한 관절에서의 움직임이 다른 관절에 영향을 미치지 않는 운동이다. 열린-사슬운동의 예는 다음과 같다:

- 측면에서 팔을 들어 올리기 위해 GH 관절에 작용하는 어깨세모근;
- 공을 잡기 위해 마디뼈사이관절(IP joint)을 오므리는 깊은손가락 굽힘근;
- 손 흔들기에서 손목을 펴는 노쪽손목폄근;
- 바닥에서 발을 들어 올리기 위해 발목관절에 작용하는 앞정강근;
- 컵을 입에 가져가기 위해 팔꿉관절을 굽히는 위팔두갈래근과 위팔근

이런 모든 근육들은 상대적으로 작은 근육 운동으로 큰 가동범위를 만든다(그림 2.8G).

세 가지 유형의 모든 지레는 가동범위에 장점이 있으면 힘에 손실이 있고, 이와 반대로 힘의 이득이 있으면 가동범위에 손실이 있다. 본질적으로 지레는 운동에 있어 힘이나 거리 중 하나에서 이득이 있다. 1형, 2형, 3형 지레와 같

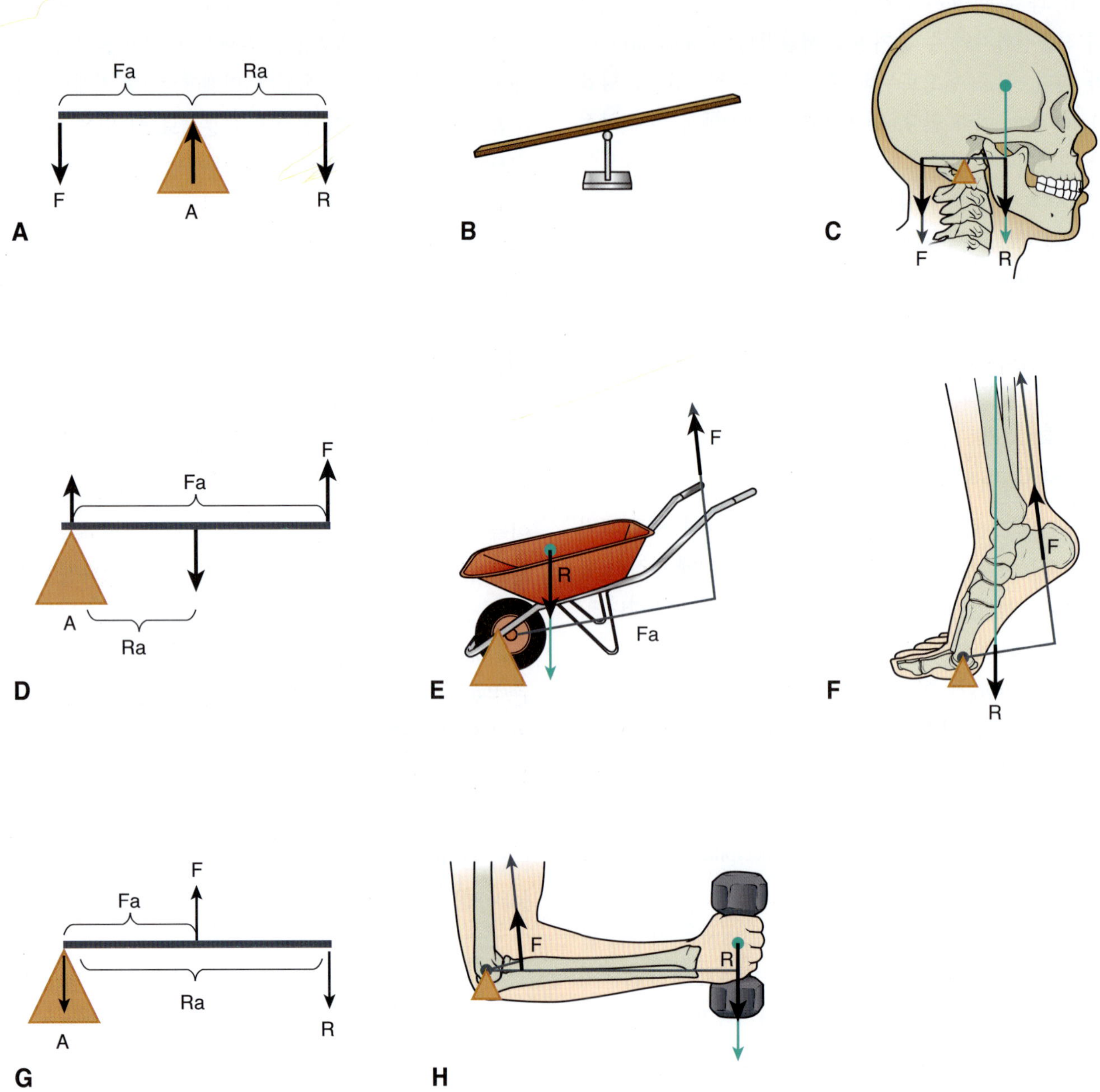

그림 2.8 지레의 분류를 기하학적으로, 일반적인 활동으로 또는 사용 도구로, 그리고 인체에서의 지레로 표현하였다: A–C = 1형 지레; D–F = 2형 지레; G–H = 3형 지레, F = 힘; Fa = 힘팔; R = 저항; Ra = 저항팔.

은 지레 유형의 분류는 단지 축, 무게, 힘의 상대적 위치에 의해 결정된다: 만일 축이 중앙에 있으면, 1형, 저항이 중앙에 있으면 2형, 힘이 중앙에 있으면 3형 지레이다.

역학적 이득 / Mechanical Advantage

지레의 역학적 이득(MA)은 힘팔의 길이와 저항팔의 길이 사이에서 형성되는 비율과 관련 있다. 따라서 공식은 다음과 같다:

$$\text{역학적 이득} = \frac{\text{힘팔 길이}}{\text{저항팔 길이}}$$

힘팔과 저항팔의 길이가 같은 지레에서의 비율은 1이다. 저항팔 보다 힘팔이 길면 비율은 1 보다 크고, 힘팔 보다 저항팔이 길면 지레의 비율은 1 보다 작다. 비율의 몫이 높을수록 역학적 이득이 크다. 힘팔의 길이를 증가시키거나 저항팔의 길이를 감소시키는 것은 보다 큰 역학적 이득을 만들어 낸다. 역학적 이득은 오로지 팔 길이에 의해 이루어진다는 사실을 명심해야 한다; 팔길이가 긴 경우에는 작용하는 힘의 크기에 관계없이 일을 보다 쉽게 할 수 있다. 예를 들어, 힘 A의 팔길이가 저항팔 B 보다 짧다면 힘 A는 저항 B에 의해 생성되는 힘의 양에 관계없이 저항 B에 대항하여 항상 더 많은 일을 해야만 한다. 반면에, 힘 A의 팔길이가 더 길다면 결코 저항 B의 힘만큼 일을 하지 않을 것이다. 보다 명확하게 하기 위해 이런 예들에 숫자를 대입해 보자. 힘팔 A의 팔길이가 1 ft이고 저항 B의 팔길이가 2 ft 일 때, 힘 A가 10 lb이거나 30 lb 인 것은 중요하지 않다; 저항 B는 힘 A와 동일한 힘이 되기 위해 많은 힘이 필요하지 않다. 힘 A는 10 lb × 1 ft로 10 ft–lb의 힘을 만들어내지만 저항 B는 힘 A와 동일한 힘을 만들기 위해 단지 5 lb (5 lb × s ft = 10 ft–lb)만 있으면 된다. 힘 A가 30 lb라면, 30 ft–lb (30 lb × 1 ft)의 힘을 생산한다; 그러나 저항 B는 힘 A와 같은 힘을 내기 위해 단지 15 lb (15 lb × 2 ft)의 힘만 있으면 된다.

1형 지레에서 힘의 크기가 같다고 가정한다면, 역학적 이득은 지레팔이 긴 쪽에 있게 된다. 2형 지레에서 힘팔이 항상 저항팔보다 길기 때문에 힘팔에 항상 역학적 이득이 있다. 그러나 3형 지레에서는 이것이 반대이다; 저항팔이 힘팔보다 언제나 더 길기 때문에 역학적 이득은 항상 저항팔에 있다. 신체 분절에 대한 임상적 적용에서 볼 때, 작용하는 근육의 힘팔이 근육에 의해 움직여지는 신체 분절의 저항팔보다 짧을 경우에, 근육은 반드시 분절을 들어 올리기 위해 더 많은 힘을 써야 한다. 이와 반대로, 근육의 힘팔이 분절의 저항 팔보다 더 길다면 근육은 신체 분절을 들어 올리기 위해 과도한 일을 하지 않아도 된다. 이전에 언급했던 것처럼, 인체에서 대부분의 근육은 3형 지레로 작용한다; 이것은 일반적으로 근육이 신체 분절을 들어 올리기 위해서는 팔다리의 무게보다 더 많은 힘이 필요함을 의미한다.

정적 평형
/ Static Equilibrium

뉴턴의 방정식 F = ma에서, F는 물체 또는 분절 위에 작용하는 **모든 힘**의 합계 또는 합성을 나타낸다. 물체 또는 분절에서 운동이 일어나지 않을 때 정적 평형상태에 있는 것이며 가속도가 0이다($\Sigma F = 0$). 힘은 2차원임을 기억해야 한다. 그러므로 힘의 크기와 방향을 고려해야 한다. 호(arc) 운동을 하는 관절에서 시계방향의 힘을 양, 반시계방향의 힘을 음이라고 한다면, 우리는 힘의 방향을 알 수 있다. 그림 2.8에 있는 3 가지 지레 시스템의 힘에 대한 정적 평형 공식은 다음과 같다(음과 양의 표시는 방향을 나타냄):

정적 평형:	$\Sigma F = 0$
1형 지레 :	$\Sigma F = -F + R = 0$
2형 지레 :	$\Sigma F = -F + R = 0$
3형 지레 :	$\Sigma F = -F + R = 0$

(약어는 그림 2.8 참고)

따라서, 두 가지 종류의 힘을 알고 있다면 미지수인 세 번째 힘을 계산해 낼 수가 있다.

실습 포인트

PRACTICE POINT

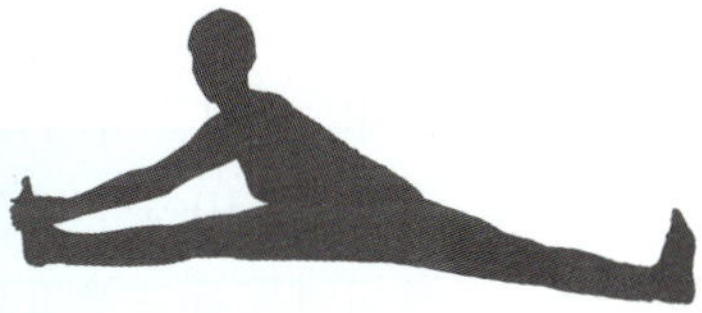

힘팔과 저항팔은 임상 재활에서 중요한 역할을 한다. 환자가 옆으로 누워있고 엉덩관절 벌림근에 맨손 저항을 제공할 때, 환자의 무릎 보다는 발목에 저항을 적용한다면 당신의 힘팔은 더욱 길어지게 될 것이다. 당신의 손을 발목에 위치시키는 것은 환자의 무릎에 손을 위치시켰을 때 요구되는 노력만큼이 아니어도 적절한 저항 힘을 제공할 수 있게 한다.

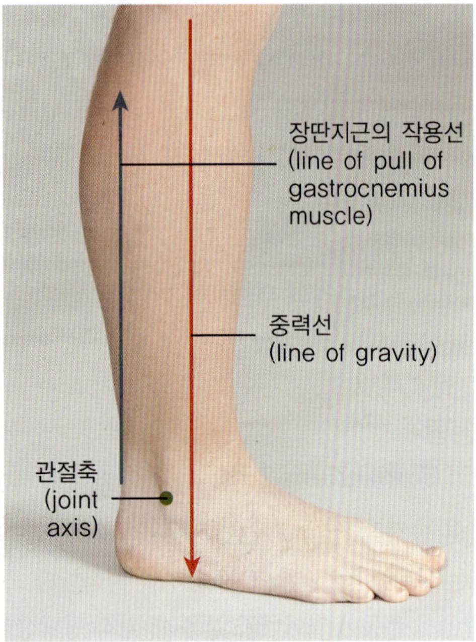

그림 2.9 근육이 수축할 때, 적용된 관절에 힘이 부가된다. 서 있을 때 뒤 종아리 근육들은 신체를 바로 선자세로 유지시키기 위하여 수축하고 발목관절에 압박력을 증가시킨다.

일반적으로 임상적으로 사용되는 힘은 분절이 가동범위 전반에 걸쳐 운동하는 것처럼 동적이며 지속적으로 변하기 때문에, 힘을 계산하는 것이 쉽지 않다; 따라서 정적 평형은 일반적으로 특정 관절 위치에서 인체에 적용된 힘을 측정하는데 사용된다. 우리는 이 장을 통하여 임상적으로 발생하는 힘을 이해하고 평가하는데 도움을 제공하고자 몇 가지 공식을 제시하고 있다. 이러한 힘은 환자 치료에 영향을 미치기 때문에 중요하다. 예를 들어, 한 다리로 선 자세에서 발목관절의 관절면 사이에서 발생하는 힘은 전체 체중보다 크다. 이것은 인체의 중력선이 발목관절을 통과하는 것이 아니라, 가쪽복사뼈 약간 앞쪽으로 떨어지기 때문이다. 따라서 사람은 정강뼈를 당기는 장딴지근과 가자미근의 근수축에 의해 앞으로 넘어지는 것이 방지된다. 그림 2.9에서 보듯이, 중력에 의해 아래로 당기는 힘과 근수축과의 결합은 발목관절에 압박력을 제공한다. 압박력을 구하기 위해 특별한 계산을 하지 않더라도 근육이 수축할 때 관절에 압박력을 일으키고, 이로 인해 관절 위에 주어지는 전체 힘의 양은 순수 체중 보다 크다는 사실을 충분히 이해할 수 있다.

토오크

Torque

이미 언급된 것처럼, 토오크는 축을 중심으로 적용된 힘이다; 따라서 토오크는 관절운동을 일으킨다. 힘이나 모멘트에 대한 공식과 마찬가지로, 토오크(τ)(힘이 축을 중심으로 적용될 때) 또는 모멘트는 힘과 힘의 작용선으로부터 운동축(물체가 현재 정지되어 있다면, 물체의 잠재된 운동축)까지의 수직거리(d)를 곱한 것이다:

$$\tau = F \cdot d$$

신체 분절은 관절을 중심으로 운동하고 관절은 운동의 축으로 작용하기 때문에 신체 위에 작용하는 근육과 힘은 토오크를 일으키는데 이때의 힘과 근육의 지레팔이 모멘트팔이 된다. 따라서, 공식에 있는 "d"는 신체 분절 위에 작용하는 힘점으로부터 그 분절의 관절까지의 모멘트팔의 길이를 나타낸 것이다. 신체에 토오크 공식을 적용하기 전에 일상생활에서 토오크의 공식이 어떻게 적용되는지에 관한 일반적인 예를 살펴보자. 크고 무거운 문을 열 때의 예를 통해 토오크 공식의 적용과 거리가 왜 중요한 것인지를 알 수 있다. 무거운 문을 열 때, 문의 경첩(축)의 중심에서 문을 미는 것은 축으로부터 최대한 멀리 떨어진 지점에서 문을 미는 것보다 훨씬 큰 힘이 필요하게 된다. 경첩으로부터 멀리 떨어진 지점에서 힘을 적용할 때 모멘트팔의 길이가 길어지기 때문에 훨씬 힘이 적게 드는 것이다. 힘팔의 길이와 토오크의 중요성을 보여주는 또 다른 예는 시소이다; 50-lb(222 N) 아이의 지레팔의 길이가 100-lb(445 N) 아이의 지레팔 길이의 두 배가 되면 50-lb 아이와 100-lb 아이는 균형을 유지할 수 있다($\tau = F \cdot d$). 만일 가벼운 아이 쪽의 시소가 충분히 길다면, 50-lb 아이의 손가락끝으로 시소의 끝을 누르는 것만으로도 100-lb 아이와 균형을 유지할 수 있을 것이다.

그림 2.10에서 피검자는 3가지 어깨 굽힘 자세에서 손에 아령을 들고 유지하고 있다. 어깨관절에서 아령에 의해 발생되는 토오크는 힘의 작용선(무게)로부터 관절축까지의 수직거리에 따라 변한다. 수직거리는 저항팔이다. 따라서 아령에 의해 발생되는 토오크는 손이 몸에서 멀어질 수

실습 포인트
PRACTICE POINT

우리가 한발 지지 기간 동안 발생하는 증가된 관절힘에 대한 지식을 가지고 있다면, 발목 관절염 환자가 퍼팅 후에 골프공을 홀에서 꺼내기 위해 Golfer's lift(골퍼 리프트)를 사용할 때 통증이 발생한 경우 환자에게 왜 통증이 발생하는 지와 리프트를 변경하는 방법을 보다 쉽게 설명할 수 있을 것이다.

임상가들은 토오크 원리를 근력을 검사할 때(맨손 근력 검사)와 맨손 저항 운동을 적용할 때 흔히 사용한다. 예를 들어, 팔꿉관절 굽힘근의 근력을 검사할 때, 임상가는 아래팔의 중간지점보다는 손목에 저항을 적용한다. 임상가들이 저항을 적용하는 곳마다 환자의 팔꿉관절 굽힘근에서 생산되는 토오크는 동일하다. 그러나 환자의 힘과 일치시키기 위해 임상가에게 요구되는 저항은 아래팔의 중간지점에서 적용할 때 보다 손목에서 적용할 때 거의 1/2로 줄어든다. 왜냐하면 저항 팔이 더욱 길기 때문이다.

록 증가한다(그림 2.10A). 아령에 의한 토오크는 어깨관절 90° 굽힘에서 최대에 도달한다(그림 2.10B). 아령에 의한 토오크는 어깨관절이 지속적으로 끝범위까지 굽히게 되면 다시 감소한다(그림 2.10C). 이러한 규칙에 의해, 당기는 힘의 선이 90° 또는 모멘트팔에 수직일 때 최대 저항이 만들어지게 된다.

평행 힘 시스템 / Parallel Force Systems

평행 힘 시스템은 분절에 작용하는 모든 힘이 서로 평행일 때 발생한다. 힘은 방향이 같거나 반대일 수 있다. 이 힘은 서로 합쳐진다. 그러나 힘의 적용 방향에 따라 앞에 양의 표시 또는 음의 표시를 할 수 있음을 명심해야 한다. 예를 들어, 힘 A가 물체의 오른쪽, 위쪽 또는 시계방향으로 움직인다면 양의 힘이지만, 힘이 물체의 왼쪽, 아래쪽, 반시계방향으로 움직인다면 음의 힘이다(그림 2.11). 우리는 토오크($\Sigma\tau = 0$)와 힘($\Sigma F = 0$)에 대한 정적 평형공식을 알고 있기 때문에 알려져 있는 않은 미지수의 힘을 구할 수 있다. 예를 들어, 그림 2.12에서 아래팔에 주어진 힘을 이용하여 근육 힘을 계산하는데 사용할 수 있다. 각각의 힘($\tau = F \times d$)에 의해 발생하는 토오크를 평형공식($\Sigma F = 0$)에 대입하면, 공식은 $(\tau M) + (\tau x) + (\tau W) = 0$이 된다. τM은 근육 토오크, τx는 아래팔의 무게에 의한 토오크, τW는 손에 있는 아령에 의한 토오크이다. 그리고 양과 음 방향에 대한 방향을 표시한다.

토오크 공식에서 이러한 표시는 좌표계에서 힘의 돌림 효과를 의미하는 것이지 힘의 방향을 의미하는 것은 아니다. 토오크가 좌표계에서 시계방향으로 발생하면 양으로 표시하고, 반시계 방향으로 발생하면 음으로 표시한다.

따라서 계산식은 다음과 같이 된다:

$$-(\tau M) + (\tau x) + (\tau W) = 0$$

이제 각각의 머리글자에 숫자값을 대입시킬 수 있다:

$$-(2\ \text{in} \times M) + (6\ \text{in} \times 3\ \text{lb}) + (12\ \text{in} \times 10\ \text{lb}) = 0$$

각각의 괄호 안의 값을 구하면 :

$$-(2\ \text{in} \times M) + (18\ \text{in.-lb}) + (120\ \text{in.-lb}) = 0$$

(M)을 해결하는 공식은 다음과 같다:

$-(2\,\text{in} \times M)$을 방정식의 오른쪽으로 옮겨 양수로

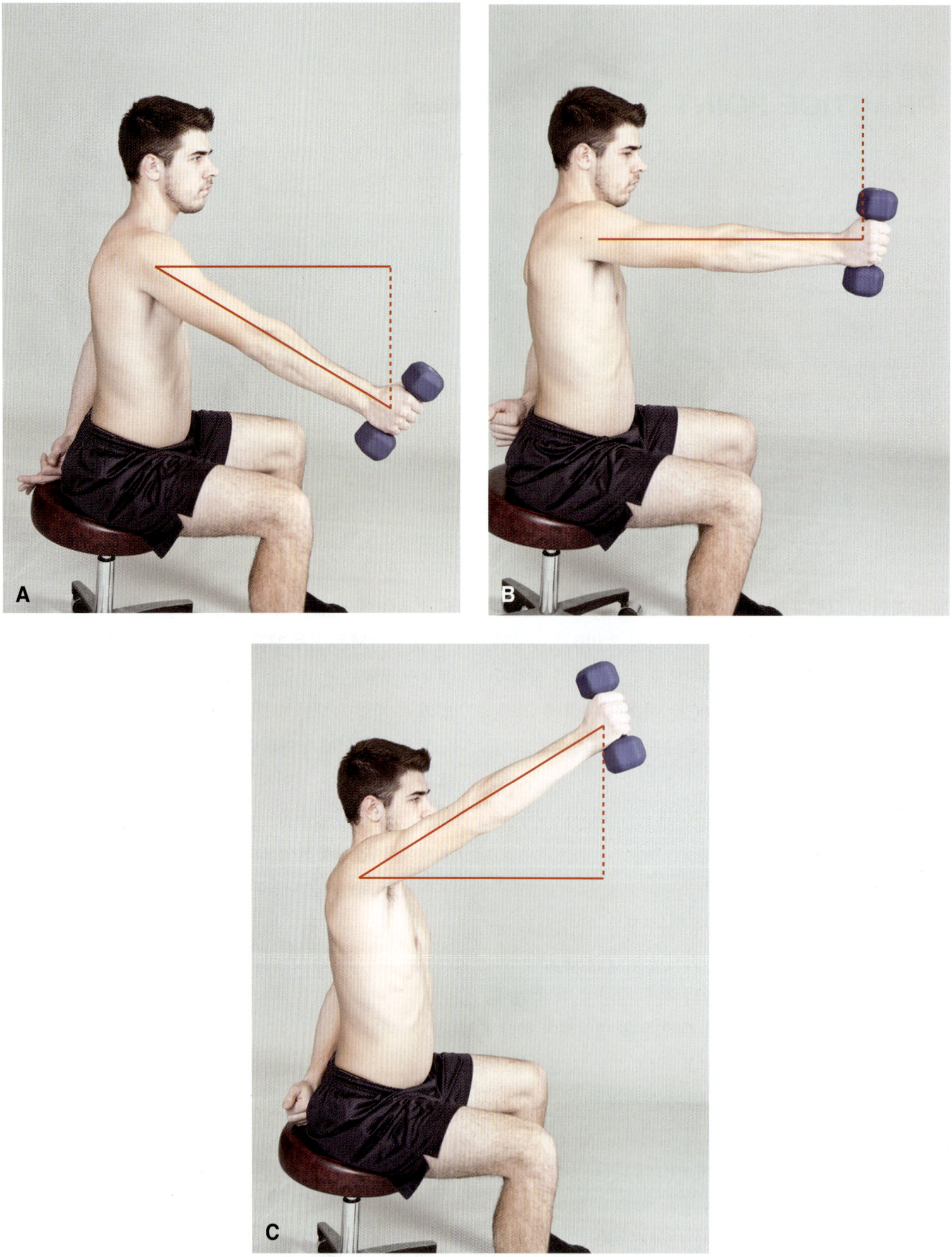

그림 2.10 손에 10-lb의 무게를 들고 어깨관절 굽힘 60°, 90°, 120°에 있을 때, 어깨관절에서 발생하는 다양한 저항 토오크.

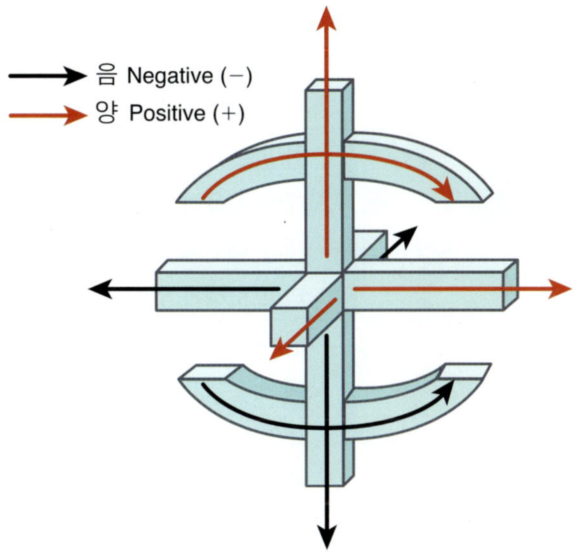

그림 2.11 평행 힘의 양의 방향과 음의 방향. 물체의 오른쪽, 위쪽 또는 시계방향으로 움직이는 힘은 양인 반면에 물체의 왼쪽, 아래쪽, 또는 반시계 방향으로 움직이는 힘은 음이다.

만든다.

이후에 왼쪽에 남아 있는 2개의 괄호를 합하고, 그 합을 2 인치로 나누면 된다:

답은 69 lb 이다.

따라서 아래팔이 90° 위치에서 10-lb의 물체를 들고 있으면 팔꿉관절의 근육은 이 위치와 무게를 유지하기 위해 69 파운드의 힘을 생산해야만 한다.

비록 이것이 이론적인 예이지만, 이런 모델은 자세를 유지하거나 운동을 일으키기 위해 근육에 의해 반드시 극복되어야 하는 신체에 적용된 힘을 평가하고 판단하는 데 도움을 준다. 우리가 그림을 통해 살펴본 것처럼, 대부분의 인체 지레는 3형 지레이다. 이것은 몸의 먼쪽에 위치하고 있는 작은 저항을 움직이거나 유지하기 위해서 근육은 큰 힘을 생산해야 하고, 관절은 큰 힘을 견딜 수 있어야 함을 의미한다. 그림 2.10의 어깨관절 굽힘 그림에서 어깨관절의 가동범위가 변함에 따라 저항 토오크가 변하는 것을 알 수 있다. 이런 변화는 어깨 운동에 따라 모멘트팔의 길이가 변하기 때문에 발생한다. 팔다리가 수평에 있을 때 저항 토오크는 20 ft-lb로 최대이다. 어깨관절이 어깨 가동범위의 어떤 한 지점에서 정지한다면, 평형상태에 있는 것이다; 운동이 정지한 각각의 지점에서 어깨 굽힘근의 토오크는 반드시 저항 토오크의 값과 같다($\Sigma\tau = 0$). 그러

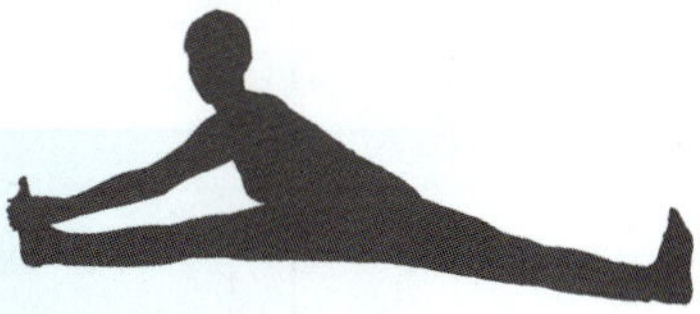

실습 포인트
PRACTICE POINT

임상적으로 토오크를 감소시키는 것은 좌상이나 손상없이 들기를 수행하는데 있어 중요하다. 예를 들어, 두 명 또는 세 명의 사람이 환자를 침대에서 들것 또는 휠체어로 들어 옮기기를 수행할 때, 환자를 들기 전에 들어 올리는 사람의 몸 가까이에 환자를 끌어 당기도록 교육해야 한다. 그 다음 교육은 환자를 들어 올리는 사람의 가슴 쪽으로 빠르게 들고 굴리는 것이다. 처음의 끌어 당김과 이후의 굴리기는 환자의 중력중심을 들어 올리는 사람의 중력중심에 근접시키는 것이다. 이로 인해 토오크와 과도한 좌상으로부터 발생가능한 손상이 감소된다.

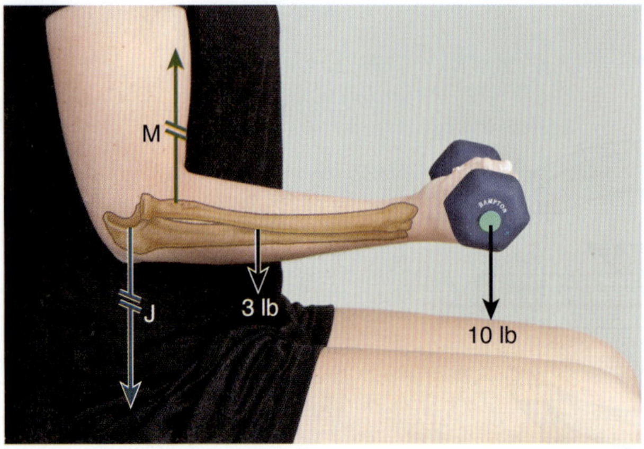

10 lb = 물체의 무게
3 lb = 아래팔과 손의 무게
M = 근육 힘(팔꿉관절 굽힘근의 수축)
J = 관절 힘(자뼈에 대한 위팔뼈의 반작용 힘)

그림 2.12 손에 10-lb의 무게를 들고 있을 때 아래팔에 작용하는 힘.

나 근육의 모멘트팔은 단지 몇 인치에 불과하다. 따라서 근육은 운동 중에 어느 한 지점에서 무게를 유지할 수 있는 큰 힘을 만들어내야 한다. 예를 들어, 90° 또는 수평위치에서 최대 저항 토오크를 가진다면 근육 토오크는 저항 토오크의 10배 이상 되어야 한다.

한편, 1형 지레는 에너지 효율성을 갖고 있어서 작은 근육 힘으로 큰 저항을 지탱할 수 있다. 예를 들어, 그림 2.13은 한발로 서 있는 그림이다. 지레 시스템이 다를 지라도 지레에 작용하는 힘을 결정하는데 사용되는 공식은 같다. 문제를 해결해 보고 싶은 사람들은 그림 속에 공식과 값, 그리고 도해가 있으니 도전해보자. 그러나 단순히 결과를 확인하고자 하는 사람들을 위해 근육에 요구되는 힘과 관절에 적용된 힘을 아래에서 간단하게 설명하고자 한다. 체중 150 lb(저항 힘)을 가진 사람의 경우, 75 lb의 반대힘이 종아리세갈래근(하퇴삼두근)에 의해 유발되어야 한다. 이런 경우에 근육은 팔꿉관절에서 만큼 힘든 일을 하지 않는다. 왜냐하면 모멘트팔의 길이가 저항팔의 길이의 2배이기 때문이다. 그러나 목말뼈(talus)에 대한 정강뼈(tibia)의 압박력은 225 lb가 되며, 이것은 체중을 초과한다.

운동축으로부터 저항팔이나 근육의 모멘트팔까지의 거리가 변한다고 하면, 힘의 크기 또한 변한다. 지레팔의 길이 증가는 신체에 적용되는 힘을 증가시키며, 관절에 대한 압박력을 증가시킨다. 예를 들어, 사람이 앞으로 가볍게

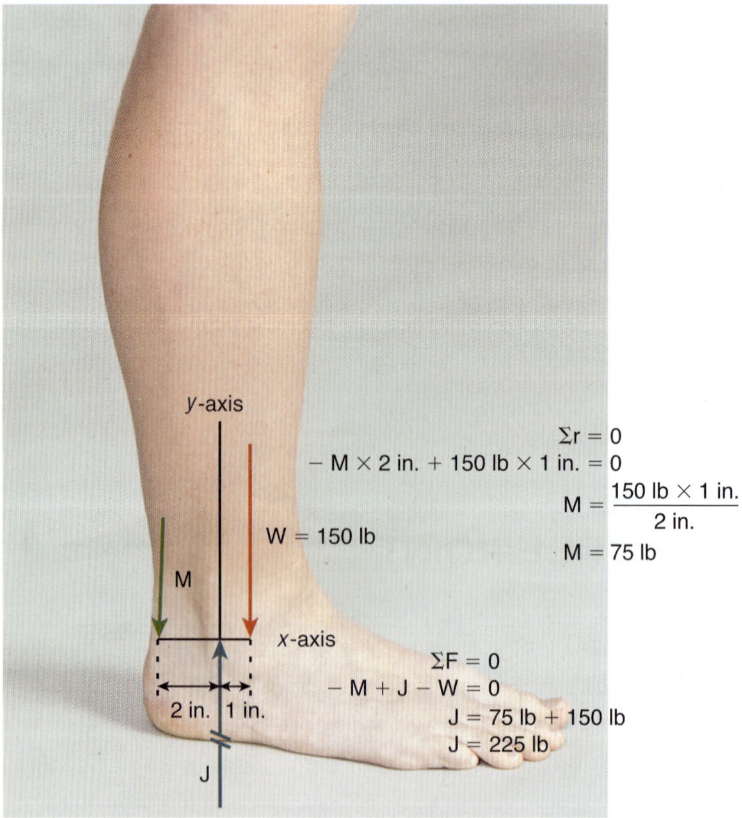

그림 2.13 한쪽 다리 서기 동안 정강뼈에 작용하는 힘. 근육힘(M)과 관절압박력(J)의 크기에 대한 대략적인 추정을 위한 방적식과 도해.

실습 포인트
PRACTICE POINT

모멘트팔의 개념에 대한 임상적 적용은 부목을 디자인하고 제작하는데 있어 중요하다. 그림 2.14는 손가락을 펴는데 동적 보조를 제공하기 위해 (고무줄에 의해) 디자인된 아래팔 부목에 적용된 힘을 보여주고 있다. 아래팔의 지레팔을 감소시키는 것(그림 2.14B)은 손목과 아래팔에 대한 압박을 증가시킨다. 적절한 부목의 길이는 관절 압박 힘을 감소시키는데 중요하다.

기울여 중력선이 발목 운동축 2인치 앞으로 떨어지게 된다면, 근육 힘은 200 lb까지 증가하게 되고 관절압박력은 300 lb까지 증가하게 된다. 체중이 더 나가는 사람의 경우에는 힘이 얼마나 더 확대되는 지를 상상해 본다.

힘의 분해 / Resolution of Forces

인체에 작용하는 내외적 힘은 분절에 평행하기보다는 각을 형성하며 작용한다. 그림 2.15는 힘(W는 무게힘, M은 근육힘, J는 관절반응력)이 모멘트팔에 대해 서로 수평도 수직도 아닌 경우를 보여준다. 힘의 분해는 이러한 유형의 힘 적용을 이해하는데 도움이 된다. **힘의 분해**는 2개의 성분으로 힘을 나누는 것이다. 힘의 분해는 (1) 신체에 작용하는 돌림력(angular force) 효과를 시각화하고, (2) 힘에 의해 유발되는 토오크를 결정하고, (3) 알려져 있지 않은 근육과 관절에 대한 힘의 크기를 계산하기 위해 사용한다. 이 과정은 어떤 수를 둘 또는 그 이상의 다른 수로 표현할 수 있는 수학적 원리에 기초를 두고 있다(예: 7은 6 + 1 또는 5 + 2로 표현할 수 있다). 그러므로 힘 벡터의 분해는 둘 또는 그 이상의 성분 벡터로 나누는 것이다. 그러므로 **성분벡터**(component vector)는 크기와 방향이 결합된 하나의 합성벡터를 만들어 내는 힘이다.

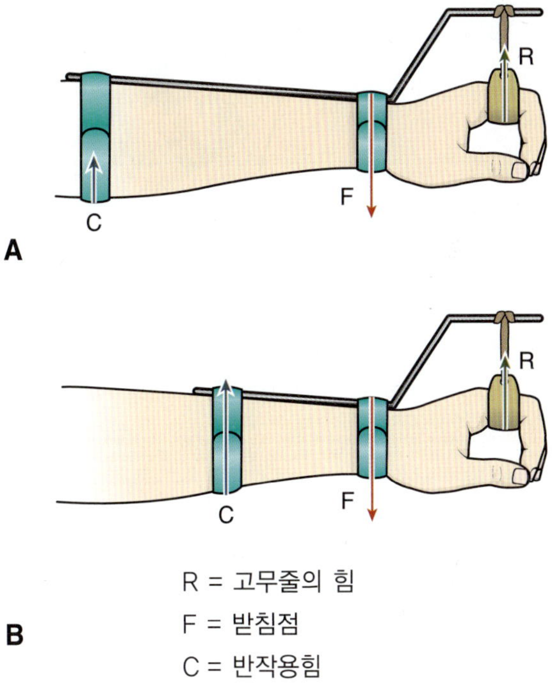

그림 2.14 A) 손과 아래팔에 작용하는 힘과 손가락 폄 보조를 위한 아래팔 부목. B) 부목 아래팔 부분의 지레팔 길이를 감소시키는 것은 반작용힘 C(결과적으로는 F)를 증가시킨다.

각도에 따른 힘의 작용 / Forces Acting at Angles

동일한 면에서 각도를 형성하는 벡터 힘의 합성힘은 단순히 더하고 빼는 것으로는 알 수 없다; 그래프나 삼각법을 이용해야 찾을 수 있다. 동일한 지점에서 두 개의 힘이 잡아당긴다면 합성힘은 평행사변형을 그려 그래프상에서 찾을 수 있다. 합성힘은 두 힘의 합이 아니라 평행사변형의 대각선이다. 이것은 **공점력체계**(concurrent force system)이다. 즉, 두 힘이 결과적으로 합성힘을 만들어 내고, 이 합성힘은 동일한 시작점을 갖는 두 개의 기본힘(original force)이 결합한 것이다. 기본힘에 평행하게 선을 그어 평행사변형을 만들어라. 힘 벡터를 측정할 때 벡터의 시작점으로부터 평행사변형의 중앙을 통과하여 가로지르는 선이 합성벡터 힘의 크기이며 방향이다. 예를 들어, 그림 2.16을 본다. 여기에서는 동일 지점으로부터 서로 다른 방

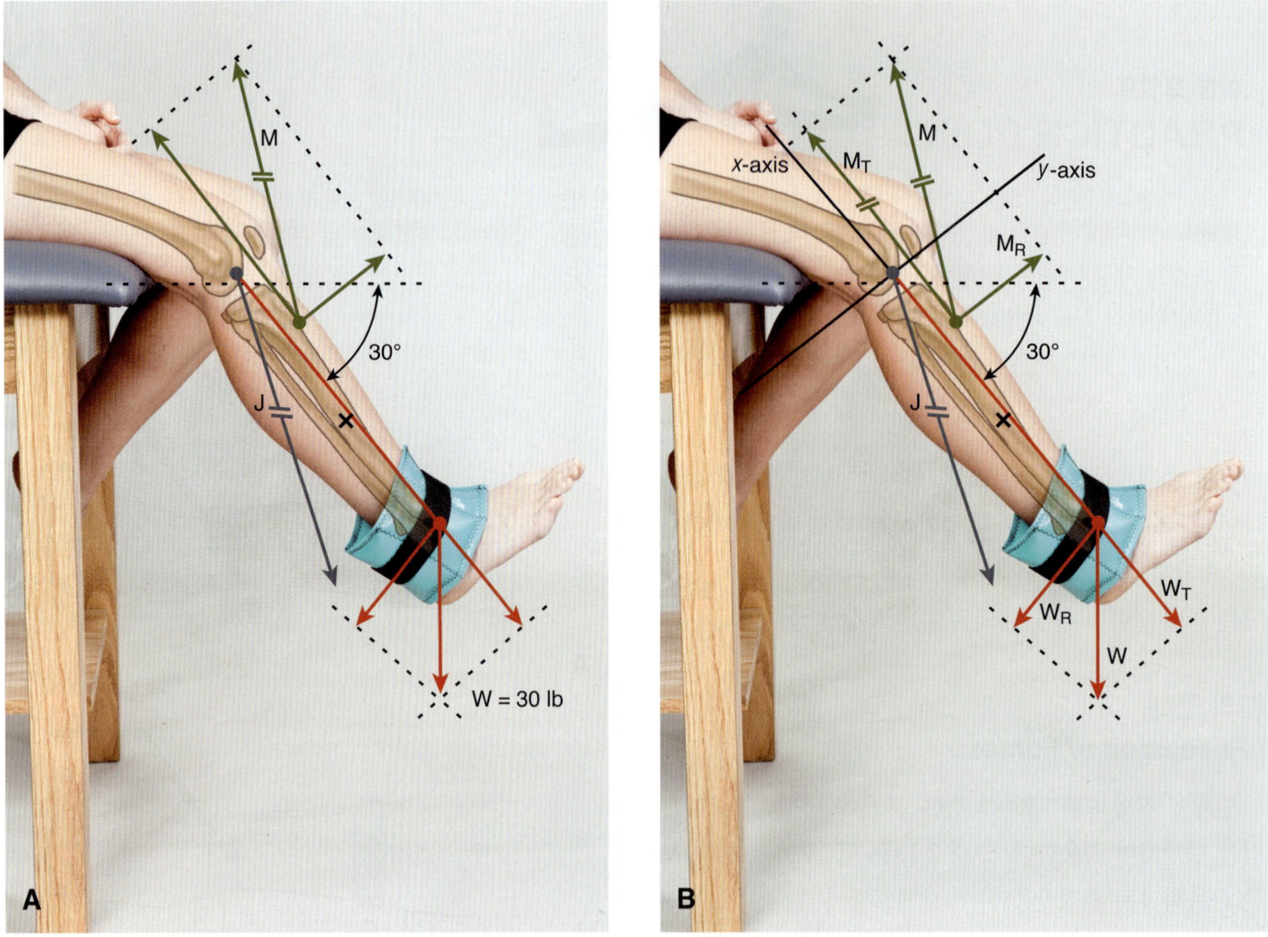

그림 2.15 발에 무게를 달고 무릎관절 30° 굽힘에서 앉아 운동할 때 다리에 작용하는 힘. A) 무릎에 작용하는 무게와 근육 힘의 분해. B) 근육(M)과 무게(W)는 각각 접선력으로 구성된다. 이 경우에 근육의 접선력은 관절을 압박시키고 무게의 접선력은 관절을 신연시킨다. 분절에 수직인 성분 힘은 언제나 분절의 돌림을 만들어낸다.

향으로 작용하는 2개의 힘이 존재한다. 이 두 개의 힘을 이용하여 평행사변형을 그릴 때 작용지점으로부터 평행사변형의 중앙을 지나는 선이 합성힘이다(그림 2.17). 새총이나 활과 화살을 사용해야 한다면 이 개념을 적용해야 한다.

두 힘 사이의 각도가 증가하면 합성힘은 감소하고, 힘이 서로 동일 선상에 있고 반대방향에 있을 때, 두 힘 사이의 각이 180°가 될 때 최소가 된다. 이것은 본질적으로 평행계에서 한 힘은 양이고, 한 힘은 음이기 때문이다. 반대로, 두 힘 사이의 각도가 작아질수록 합성힘은 증가한다. 각도가 0°가 될 때 힘은 서로 직선(또는 평행)이고 방향이 동일할 때 합성힘은 두 힘의 합이다.

성분벡터는 합성벡터를 생산하고, 신체분절의 중심은 관절이기 때문에 2개의 벡터는 분절을 돌림시키거나 관절로부터 멀어지거나 가까워지는 운동을 유발시킨다. 이 점을 보다 명확하게 하기 위해서 예제를 상상해보고 그림을 그려보자. 도해는 그림 2.22에서 볼 수 있다. 무릎은 45° 구부러져 있다. 게다가, 근육은 그 위치에서 관절을 유지하기 위해 수축하고 있으며 무릎관절에는 2개의 다른 힘이 작용하고 있다: 다리의 무게와 커프의 무게. 하나의 성분 벡터는 분절을 돌림시킬 것이다. 또 다른 하나의 벡터는 근육의 접선력(tangential force)에 의해 분절을 관절 쪽으로 당기기 위해 작용하거나 다리와 커프의 무게에 의한 접선력에 의해 관절로부터 멀어지는 힘으로 작용할 것이다. 돌림을 만드는 벡터는 **법선력(수직)** 벡터(normal force vector)이고, 압박력이나 신연 벡터는 **접선력** 벡터(tangential vector)

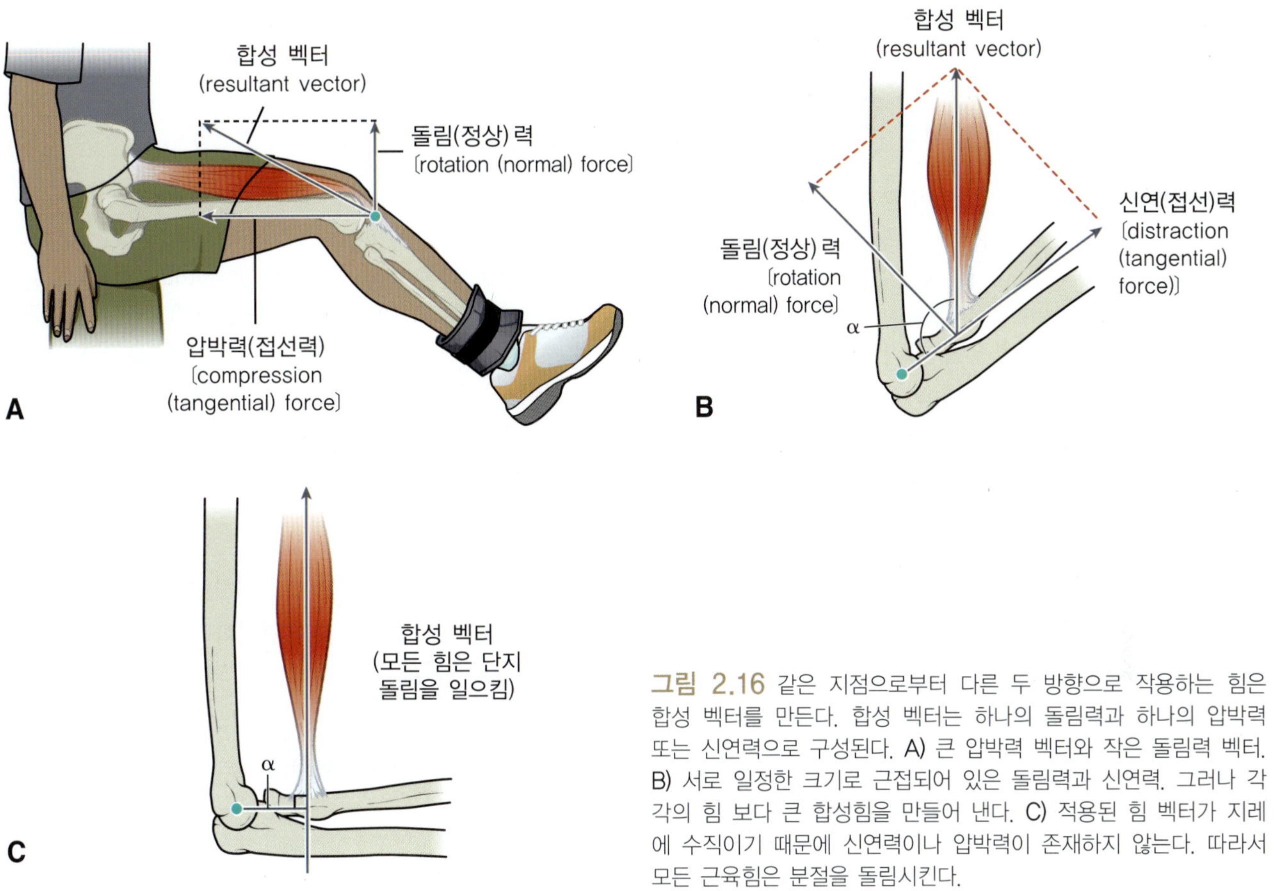

그림 2.16 같은 지점으로부터 다른 두 방향으로 작용하는 힘은 합성 벡터를 만든다. 합성 벡터는 하나의 돌림력과 하나의 압박력 또는 신연력으로 구성된다. A) 큰 압박력 벡터와 작은 돌림력 벡터. B) 서로 일정한 크기로 근접되어 있은 돌림력과 신연력. 그러나 각각의 힘 보다 큰 합성힘을 만들어 낸다. C) 적용된 힘 벡터가 지레에 수직이기 때문에 신연력이나 압박력이 존재하지 않는다. 따라서 모든 근육힘은 분절을 돌림시킨다.

이다. 힘 벡터가 신체분절에 수직이면 합성벡터에 의해 만들어지는 모든 힘은 단지 돌림을 일으키고 어떠한 접선력도 만들어내지 않을 것이다(그림 2.16C). 본질적으로, 합성 힘 벡터가 신체분절에 대해 90°에 있을 때, 두 가지 성분 벡터는 모두 평행하며 같은 방향에 있다. 그림 2.20은 관절에서 형성되는 분절의 위치와 각도에 따라 힘벡터가 변화하는 것을 보여준다. 가동범위 중에 최대의 중력 저항을 발생시키는 위치를 결정하고자 할 때 이런 요인을 고려해야 한다. 중력 저항을 변경하고자 신체의 위치를 변화시키는 것에 대한 주제는 이후에 다루어 질 것이다.

그림 2.15의 예에서, 다리의 좌표계는 x-축이 정강뼈의 축과 일치한다. 넙다리네갈래근의 힘(M)과 저항(무게) 힘(W)은 이 힘의 직사각형 성분으로 분석한다. 이미 논의되어졌던 것처럼, **수직 성분**(perpendicular component)(M 또는 W의)은 **돌림 성분**(rotary component) 또는 **정상 힘**(normal force)이다. 축을 중심으로 발생하는 분절의 돌림운동은 근력 또는 저항 힘에 의해 발생한다.

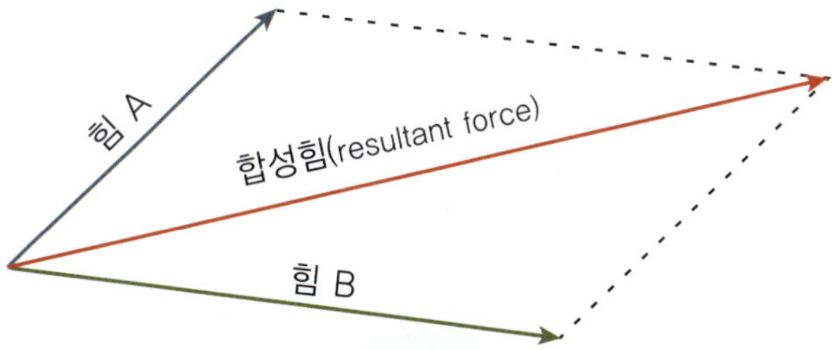

그림 2.17 평행사변형은 2개의 벡터 힘으로 구성되며 한 지점에서 작용하는 2개의 벡터가 어떻게 하나의 합성 벡터 힘을 만들어 내는지를 그래프상으로 보여주고 있다.

예에서 볼 때, 정강뼈에 예각(acute angle)으로 작용하는 넙다리네갈래근은 무릎관절을 펴기에 충분한 돌림 성분(M_R)을 만들어내기 위해 상대적으로 큰 힘을 내야 한다. 이와 반대로, 분절의 장축을 따라 예각으로 작용하는 무게(W)는 무릎을 펴는 것을 방해한다—30 lb의 완전한 힘이 아니라, 단지 W힘의 일부 돌림 성분(W_R)으로. 다만 무게가 분절에 대해 90°(수직)에 있을 때, 전체 무게(W

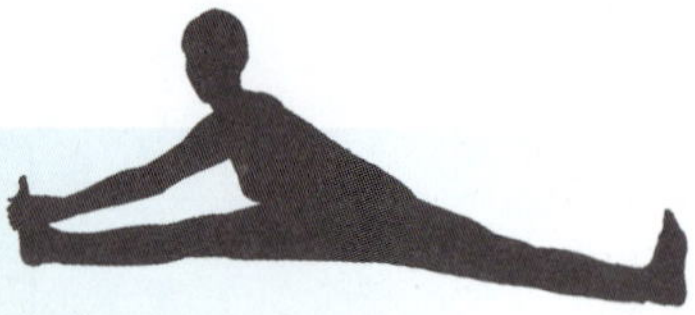

실습 포인트
PRACTICE POINT

인체에는 많은 공점력 시스템이 존재한다. 좋은 임상적 예는 어깨 세모근이다. 그림 2.18에서 보이는 것처럼 근육의 앞쪽 부분과 뒤쪽 부분은 각기 다른 방향으로 어깨세모근 거친면 위에 닿는다. 그러나 이 부분들이 동일한 힘으로 당길 때, 이 근육의 합성 힘은 팔을 벌림으로 들어올리는 원인이 된다. 어깨세모근 세 부분의 균형은 시상면에서 적절한 어깨관절 올림을 발생시킨다. 또 다른 임상적 예제는 그림 2.19에서 보여주고 있는 것과 같이 가자미근과 등세모근에서 근육 각도의 결합은 더 큰 합성 힘을 만들어 낼 수 있다. 이들 근육의 부분들이 비록 서로 다른 방향으로 놓여 있다하더라도, 이들이 함께 작용할 때 두 개의 머리 사이에 놓여진 새로운 각도에서 더욱 큰 힘을 일으키는 것이 가능해진다. 이런 디자인은 근육들이 오직 한 섬유 방향으로만 이루어져 있는 것보다 더욱 큰 힘을 발생시킬 수 있게 한다.

힘)가 돌림력으로 작용한다. 돌림 성분은 항상 장축에 수직으로 작용하기 때문에 토오크($\tau = F \cdot d$) 계산을 위한 거리측정은 간단하다. 예를 들어, 무게 힘의 토오크는 지레의 실제 무게팔 길이를 돌림 성분(W_R)에 곱함으로써 구할 수 있다. 성분벡터의 방향에 따라 관절의 압박이나 신연을 일으킬 수 있는 힘의 직사각형 성분벡터를 기억해야 한다. 그림 2.15의 예에서, 넙다리네갈래근에 의해 형성된 긴장의 대부분은 넙다리뼈 쪽을 향하기 때문에 넙다리뼈에 대하여 정강뼈의 압박을 유발하는 원인이 된다. 한 성분이 관절을 압박할 때(M_T), 때로는 이것을 근육힘(M)의 *안정화성분(stabilizing component)*이라 부른다. 한편, 무게의 접선성분(W_T)은 관절면을 신연시키는 원인이 된다; 이러한 유형의 힘을 또한 *신연성분(distracting component)*이라 부른다. 신연 성분과 안정화 성분의 크기는 전체 힘의 0%에서 100%까지 다양하다. 안전성 성분과 신연 성분의 크기는 역관계에 있다: 하나가 0%에 가까워지면 다른 하나는 100%에 가까워진다.

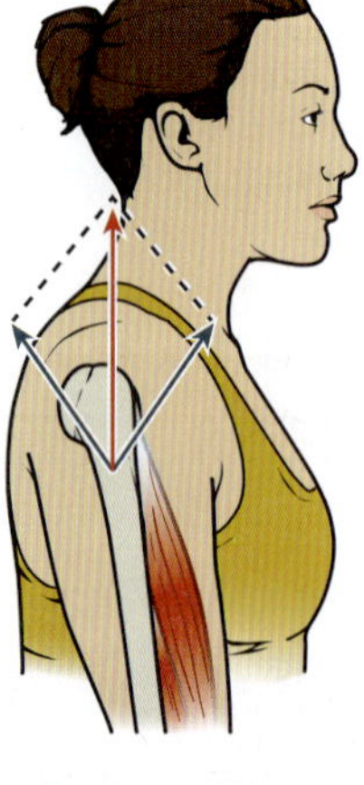

그림 2.18 평행사변형과 유사하게 어깨세모근의 앞쪽과 뒤쪽 섬유는 위팔뼈의 벌림을 유발하기 위해 함께 작용한다.

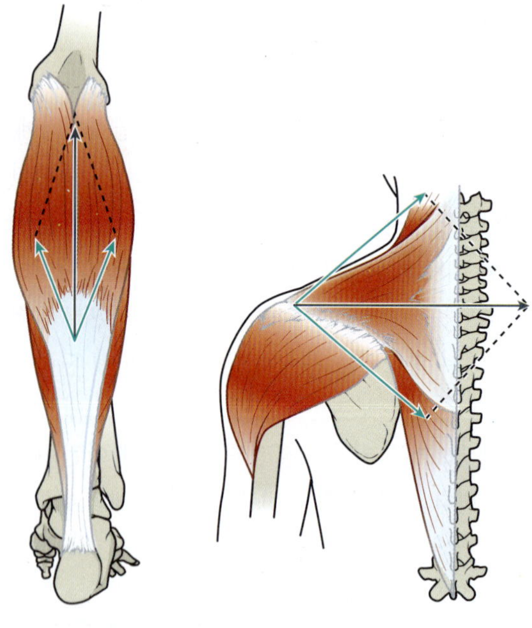

A 장딴지근의 안쪽갈래와 가쪽갈래 (medial and lateral gastrocnemius heads) **B** 위와 아래 등세모근 (upper and lower trapezius)

그림 2.19 인체에는 닿는 방향이 다양한 근육들이 있다. 따라서 새로운 방향으로 큰 힘의 제공이 가능하다. (A) 장딴지근의 안쪽갈래와 가쪽갈래, (B) 위와 아래 등세모근이 이에 대한 예이며, 인체에서의 이득을 위해 새로운 방향에서 큰 힘을 만든다.

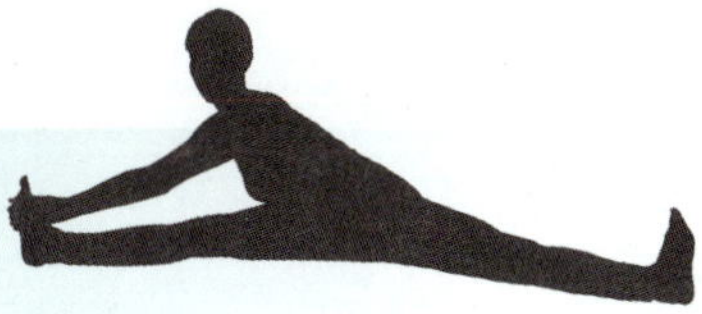

실습 포인트
PRACTICE POINT

그림 2.20은 각도가 작아지거나 커짐에 따라 합성힘이 어떻게 증가하고 감소하는지에 대한 좋은 예이다. 환자가 침대의 머리 쪽으로 움직인다면 로프 사이의 각도는 작아지게 될 것이며 견인력은 증가한다. 환자가 침대의 다리 쪽으로 이동한다면 로프 사이의 각도가 커지게 되고 견인력은 감소하게 된다.

이 개념의 또 다른 임상적 예는 무릎넙다리관절에서 발생한다. 서 있을 때 넙다리네갈래근과 무릎뼈 인대의 힘벡터는 반대방향에 있다. 따라서 합성벡터를 만들지 못한다. 그림 2.21 A와 B에서 보여주고 있는 것처럼 스쿼트의 깊이와 무릎관절의 굽힘 각도가 증가함에 따라 합성힘은 더욱 커지게 되고, 넙다리뼈에 대한 무릎뼈의 압박력은 더욱 더 커지게 된다. 무릎넙다리 통증증후군을 가지고 있는 배구선수일 경우 90° 스쿼트 자세가 요구되지만, 통증이 해결되었을 경우에나 가능하다. 통증 없는 범위에서의 운동까지만 그녀의 스쿼트 운동을 제한하는 것이 필수적일 수 있다.

직각삼각형 법칙 / Laws of the Right Triangle

그래프를 이용하여 힘을 계산하는 것이 언제나 편리하거나 현실적인 것만은 아니다. 벡터 힘은 또한 삼각법을 이용해 계산할 수 있다. 직각삼각형 삼각법은 신체 벡터를 결정하는데 필요한 모든 정보 제공이 가능하다. 고등학교에서 배운 기본 삼각법 요소를 기억하라(그림 2.23과 2.24):

- **피타고라스 정리** : 빗변은 기타의 두 변의 제곱 합의 제곱근과 같다. 수학적으로 직각의 반대편에 있는 빗변은 C이며, 직각삼각형의 다른 두 변은 A, B로 쓴다.

$$C = \sqrt{A^2 + B^2}$$

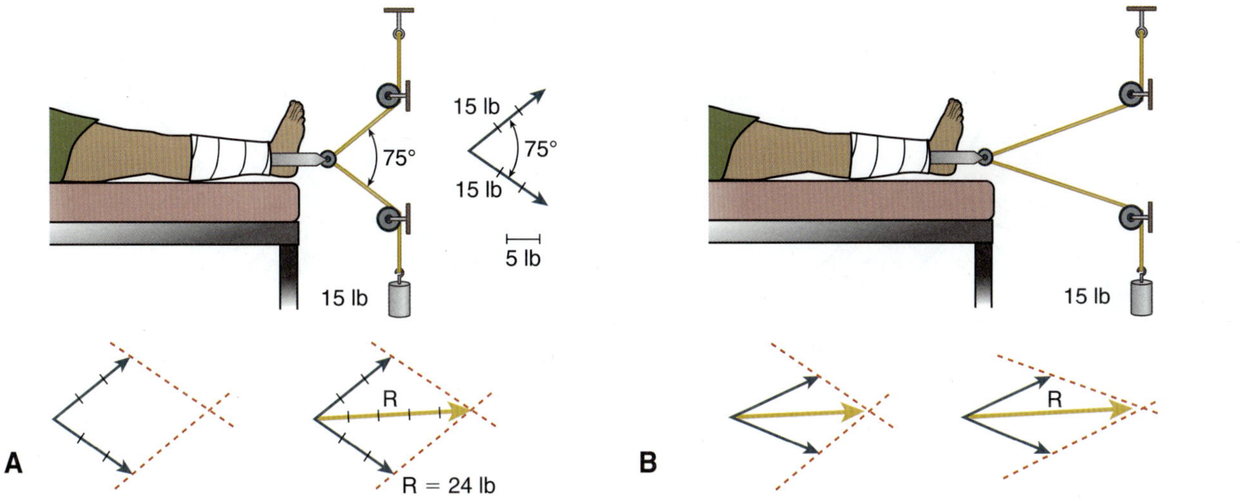

그림 2.20 합성힘은 성분힘의 각도 변화에 따라 변한다. 견인 장치에 의해 생성된 평행사변형이 변함에 따라 다리에 적용된 합성 견인력은 변한다. A) 합성 힘 벡터는 두 개의 도르래 선 사이의 각이 커질수록 작아진다. B) 도르래선 사이의 각이 서로 예각이 될수록, 다리에 작용하는 합성 벡터 힘 또는 신연력은 증가한다.

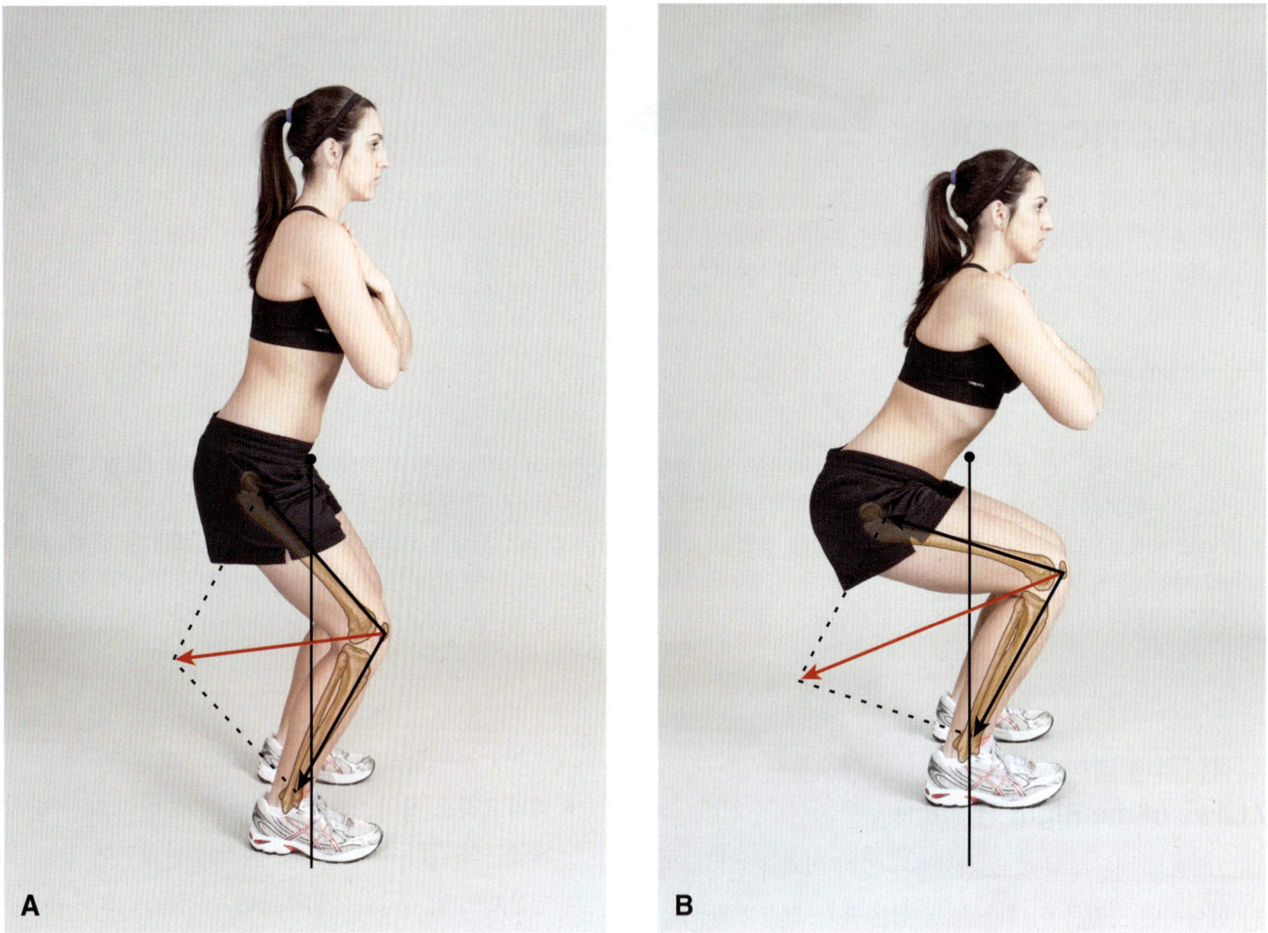

그림 2.21 평행사변형을 이용한 합성힘 벡터는 무릎넙다리관절에 적용될 수 있다. 스쿼트 각도의 변화에 따라—A) 반 스쿼트; B) 완전 스쿼트—넙다리뼈에 대항한 무릎뼈의 압박력은 증가한다. 왜냐하면 넙다리네갈래근과 무릎뼈 인대에 의해 합성 벡터가 형성되기 때문이다.

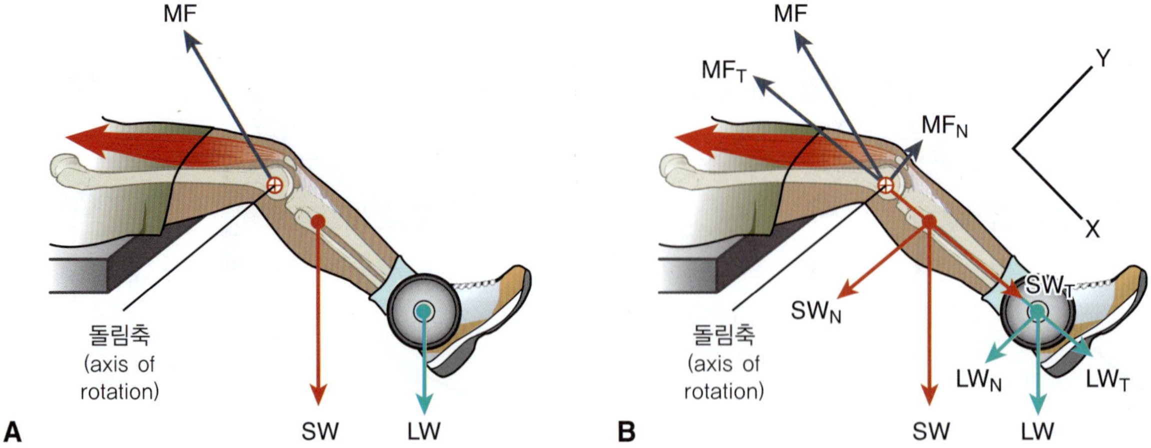

그림 2.22 힘은 성분 벡터에 의해 형성된다. 이들 성분 벡터는 관절을 돌림시키고 관절 신연이나 압박을 일으킨다. 자유물체도 내의 다리 위에 근육 M, 근육의 접선력 M_T, 돌림력 M_N, 부츠무게 W, 부츠의 접선력 WT, 돌림력 WN, 다리무게 L, 다리무게 접선력 L_T, 돌림력 L_N을 표시하였다.

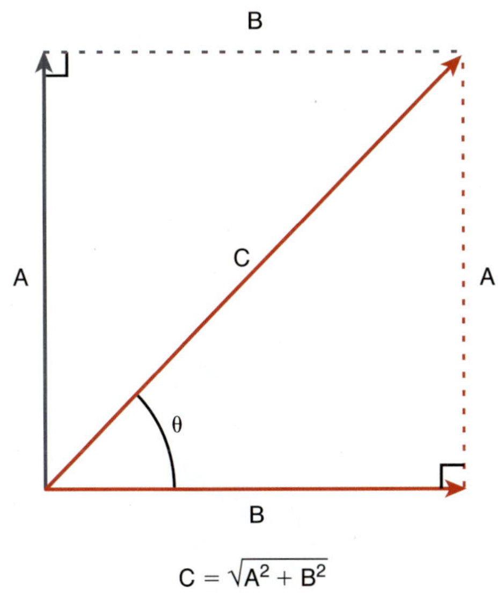

그림 2.23 직각삼각형의 피타고라스 정리: 직각의 반대편에 있는 선의 길이는 직각의 두 인접부의 제곱 합에 대한 제곱근이다.

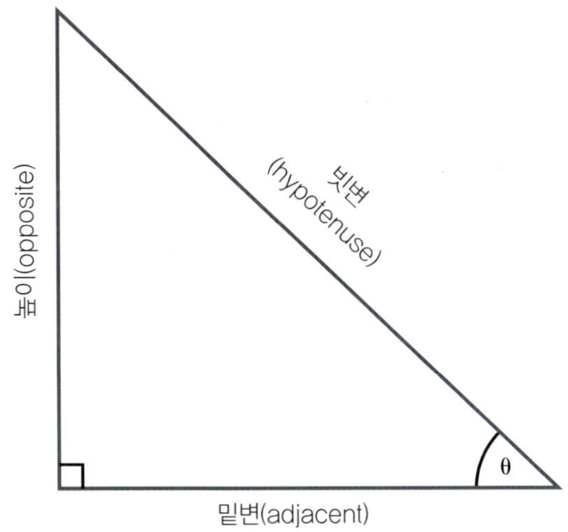

그림 2.24 SOH-CAH-TOA. 이 3가지 공식은 토오크의 크기를 계산하고 근활동과 관절구조에 영향을 주는 미지수의 힘을 계산하기 위해 사용된다. S= 싸인, C= 코사인, T= 탄젠트, O= 높이, A= 밑변, H= 빗변. 각각의 두 번째 글자는 분자이며 세 번째 글자는 분모이다.

- SOH – CAH – TOA : 사인(sin), 코사인(cos), 탄젠트(tan) 법칙의 연상을 위해 그림 2.24를 참고. 이런 분할은 분모에 대한 분자의 비율이며 직각면 사이에서의 이런 관계는 실제 비율이다. 이런 약어는 직각삼각형과 세 변들에 관한 각도(θ)와 관련이 있다:
- SOH : sin θ는 삼각형의 **높이** 나누기 **빗변**이다.
- CAH : cos θ는 **밑변** 나누기 **빗변**이다.
- TOA : tan θ는 **높이** 나누기 **밑변**이다.

수학적 관점에서 공식은 다음과 같다:

$$\text{Sin}\ \theta = \frac{높이}{빗변} \qquad \text{Cos}\ \theta = \frac{밑변}{빗변}$$

$$\text{Tan}\ \theta = \frac{높이}{밑변}$$

이런 직각삼각형의 법칙은 토오크의 힘과 미지수인 근육과 관절의 힘을 계산하고, 나아가 이런 힘이 치료와 재활에 미치는 영향을 확인하기 위하여 사용할 수 있다. 직사각형은 2개의 직각삼각형으로 나눠질 수 있다. 우리가 성분벡터와 합성벡터를 사용하여 직사각형을 만들었다면 합성힘은 빗변이다(그림 2.23). 직각삼각형에서 빗변과 다른 변과의 비율은 동일각에서는 항상 같다. 표 2-3은 몇 가지 각도에 대한 비율 목록이다. 예를 들어, sin 30° 값은 0.500이다; 이것은 높이의 길이가 빗변의 1/2(또는 크기)임을 의미한다. 따라서 한 변의 값과 한 각의 값을 알거나 두 변의 값을 알 수 있다면 나머지 한 변과 한 각을 구할 수 있다.

이 공식을 이용하여 근육이나 다른 힘에 의해 신체에 적용된 토오크의 각도나 토오크의 양을 계산할 수 있다. 이것은 손상을 치료할 때마다 다루는 것이기 때문에 이러한 개념을 확립하는 것은 중요하다. 삼각법이 몇몇 사람들에게는 부담이 될지라도, 간단한 개념정도는 잡고 있어야 하고, 임상적으로 응용 가능해야 한다.

표 2-3 유용한 삼각함수와 일반적인 각도 비율 (나머지 각도는 정수 삼각함수의 표를 참고)

각도	sin	cos	tan
0°	0.000	1.000	0.000
10°	0.174	0.985	0.176
20°	0.342	0.940	0.364
30°	0.500	0.866	0.577
45°	0.707	0.707	1.000
60°	0.866	0.500	1.732
70°	0.940	0.342	2.747
80°	0.985	0.174	5.671
90°	1.000	0.000	∞

신체에 대한 힘의 적용

Force Applications to the Body

임상적으로 몇 가지 방법들이 관절 위의 무게를 경감시키기 위해 사용된다. 관절 위의 무게를 감소시킬 수 있다면, 우리는 손상된 분절이나 관절에 적용되는 힘을 감소시킬 수 있을 것이다. 신체의 일부분이 지구(지면)에 대해 수평으로 움직일 수 있게 되거나 지지될 때, 중력의 효과가 감소되며 이로 인해 근육은 3/5 보다 약한 힘으로 분절을 움직이는 것이 가능하다. 이 평면에서의 움직임은 "무중력의", "중력이 제거", 또는 "중력이 최소화된" 운동이라 불린다. 신체의 무게 또는 분절의 무게는 슬링이나 스프링에 의해 매달거나 지지함으로써 경감시킬 수 있으며 이것은 약한 근육을 운동시키거나 통증 관절의 부하경감을 가능하게 한다.[2] 또 다른 부하 경감 환경은 치료적 풀(pool)이다. 이것은 아르키메데스의 부력의 원리를 이용한다: **액체 속에 넣은 물체는 물체가 밀어낸 액체의 중량과 같은 힘에 의해서 떠오른다.** 수중 운동은 중력을 감소시키기 때문에 다수의 재활 상황에서 성공적으로 사용된다. 수중 운동은 지면에서의 운동보다 약해진 근육의 중력 저항을 감소시키기 위해 사용된다; 지면에서는 기능 수행이 불가능한 통증성 관절들이 흔히 물 속에서는 성공적으로 움직여진다; 또는 비체중-부하 분절은 통증 없는 활동, 걷기, 달리기 그리고 그 외의 수중운동이 가능하도록 무게 경감이 가능하다.

무게와 중력중심(질량중심) / Weight and Center of Gravity (Center of Mass)

중력은 모든 물체 위에 작용하는 힘이다. 따라서 중력이 물체 위에 미치는 영향과 분절운동에 미치는 영향을 확인해야 할 뿐만 아니라, 반드시 이해하여야 한다.

중력중심 또는 질량중심 / Center of Gravity or Center of Mass

중력이 신체 분절에 어떻게 영향을 미치는가를 결정하기 위해서는 중력 힘이 작용하는 곳으로부터 중심을 정확하게 위치시켜야 한다. 물체 또는 신체의 **중력중심**(COG)은 이론적으로 물체의 중심이 균형을 이루는 지점이다. 이 중심 둘레로 중력이 작용한다. 이 지점은 또한 **질량중심**(COM)이라고 부른다(그림 2.25). 물체의 COG 아래에 손가락끝을 위치시킨다면 물체는 손가락끝에서 균형을 잡고 유지될 것이다. COM은 중력 벡터 힘의 시작점이다. 이것은 비대칭 물체보다는 대칭을 이루는 물체에서 보다 쉽게 찾을 수 있다. 대칭적 물체의 중력중심은 물체의 기하학적 중심 안에 있지만, 비대칭적인 물체에서는 질량 바깥에 있을 수도 있다. 예를 들어, 한 다리를 들고 서 있는 경우와 팔을 머리 위로 들고 허리를 굽히는 동안 다리를 뒤로 뻗게 될 경우, COG는 신체의 외부에 놓이게 될 것이며 아마도 넙다리뼈 앞쪽과 상반신 아래 어딘가에 위치하게 될 것이다. 그림 2.26은 신체 위치와 기구 장치의 추가에 따른 COM의 변화를 보여주고 있다. 이 교재의 전반에 걸쳐 COM과 COG는 서로 혼용되어 사용된다.

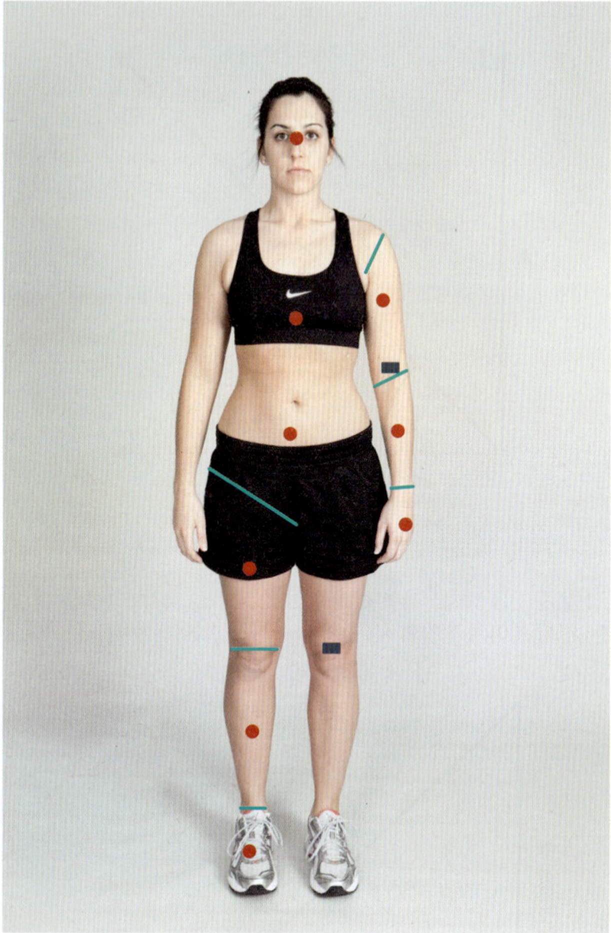

그림 2.25 신체와 신체분절의 중력중심 위치. 붉은 원은 각 분절의 COM을 나타내며, 직사각형은 각 팔다리의 COM, 배꼽 아래의 원은 신체의 COM을 나타낸다.

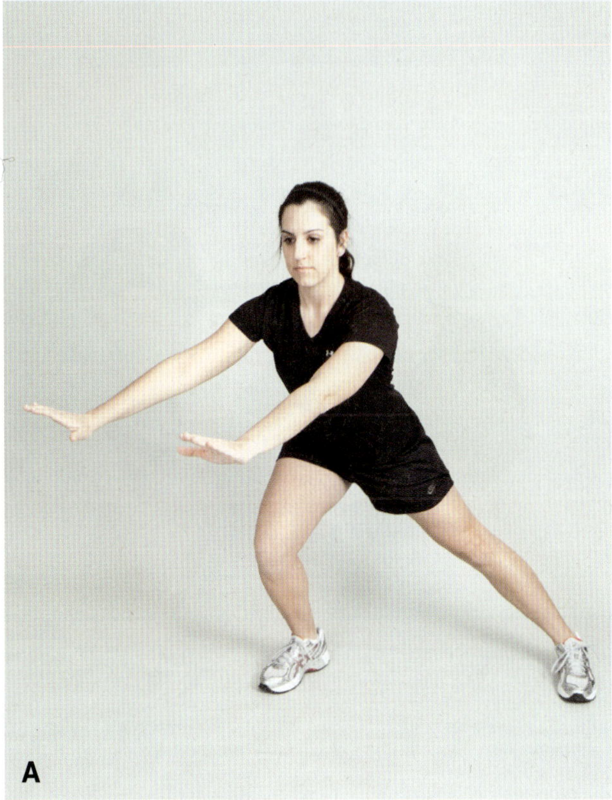

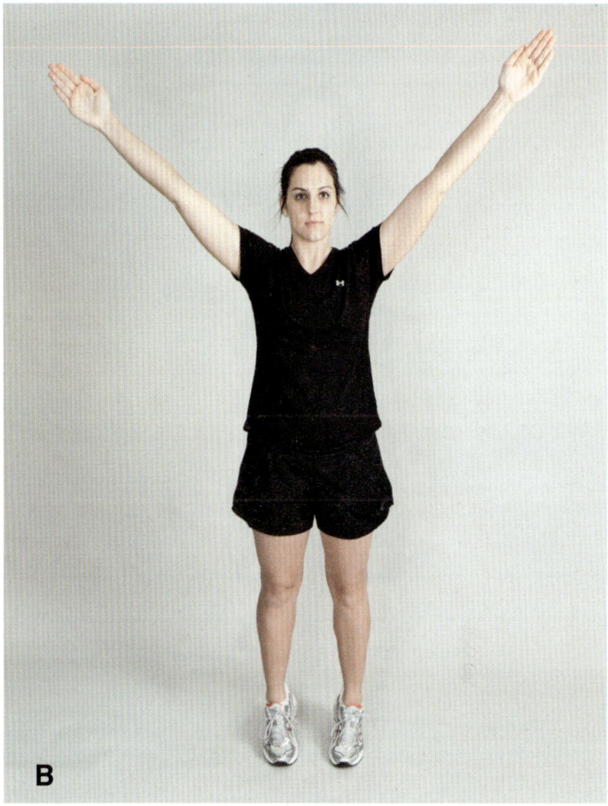

그림 2.26 자세 변화에 따라 신체의 중력중심이 변한다. 때로는 신체의 중력중심이 신체 내에 놓이고, 때로는 신체 밖에 놓인다.

전체적으로 신체의 중력중심은 분절 각각의 중력중심의 합이다. 분절의 중력중심 위치와 분절의 적절한 무게에 대한 지식은 운동부하를 조절하고 견인을 적용하며 신체 분절의 균형을 유지하는데 있어 임상적으로 매우 유용하다. 그림 2.25는 해부학적 자세에서의 신체 분절뿐만 아니라, 신체의 COG를 보여주고 있다. 신체 분절의 파라미터는 사체를 통해 확인되었다.[3,4] 보다 상세한 것은 원 저서 또는 Drillis 등[5]의 연구를 참조하라.

펴져 있는 팔의 중력중심은 팔꿉관절 약간 위에 있고, 펴진 하지의 중력중심은 무릎관절 약간 위에 있다. 위팔과 아래팔, 그리고 허벅지와 다리는 몸쪽이 더 크기 때문에 각각의 중력중심이 몸쪽 끝부분에 가깝게 놓여 있다. 이 지점은 분절의 몸쪽 끝에서 측정했을 때 거의 4/9(45%)가 되는 지점이다.

머리와 팔과 몸통(HAT)의 중력중심은 11번째 등뼈 척추 앞 가장자리(연, border)에 위치하고 복장뼈의 칼돌기

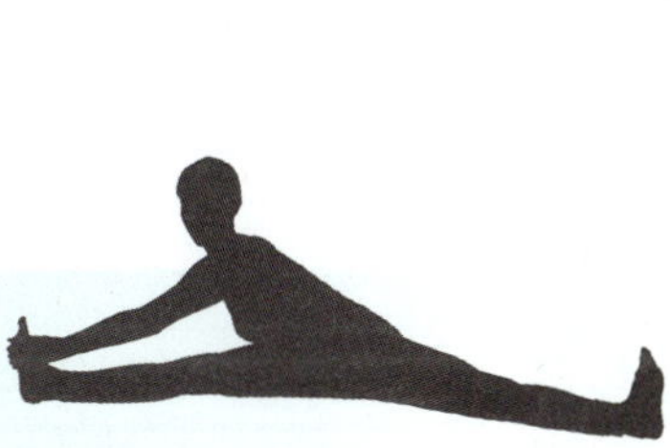

실습 포인트
PRACTICE POINT

하지마비(paraplegics)와 사지마비(tetraplegics)와 같이 엉덩관절 근육의 마비증을 가진 환자에서 HAT의 중력중심을 조절하는 것은 앉은 자세에서 안정성을 위해 필수적이다. 팔의 운동 중에 HAT의 안정성은 추가적인 외적 지지가 요구된다. 휠체어에서는 의자의 윗부분을 잡는 것으로 안정성을 획득할 수 있을 것이다(그림 2.28).

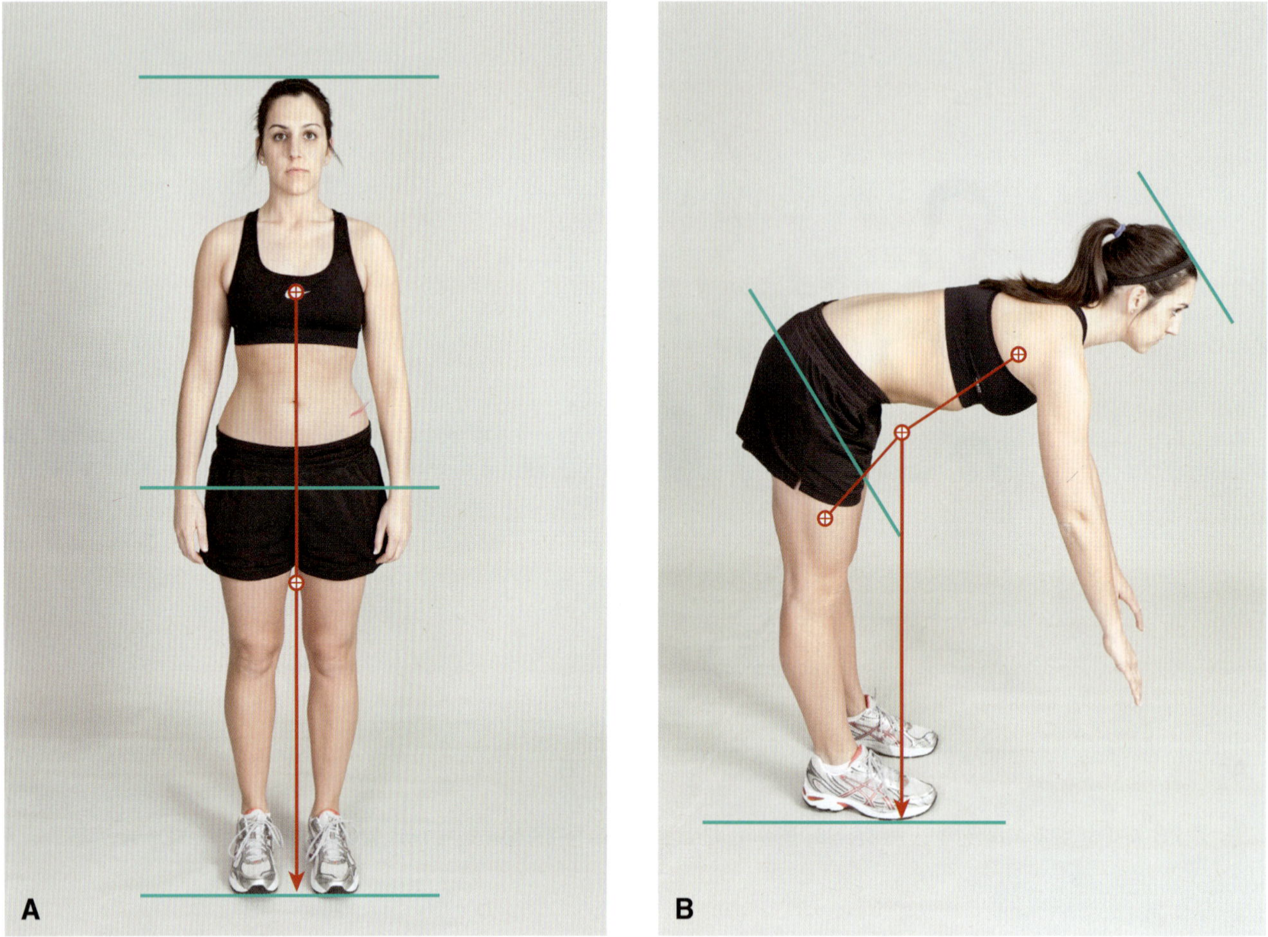

그림 2.27 머리와 팔과 몸통(HAT)의 중력중심이 엉덩관절의 앞쪽으로 이동함에 따라 HAT의 저항팔은 증가한다. 따라서 등과 엉덩관절의 폄근은 HAT의 무게를 지탱하기 위해 힘을 더 증가시켜야만 한다.

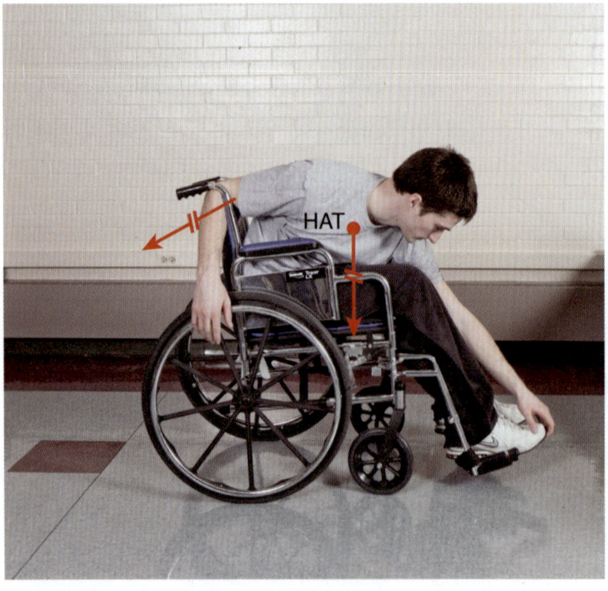

그림 2.28 척수 손상과 같이 엉덩관절과 몸통 근육 마비를 가진 사람에게 있어 머리-팔-몸통(HAT)의 중력중심에 대한 안정화 방법과 조절 방법. 여기에서 환자는 손잡이 걸이 주위에 팔을 걸고 있다. 따라서 팔꿉관절 굽힘근을 몸통을 낮추고 또 들어 올리기 위해 사용할 수 있다.

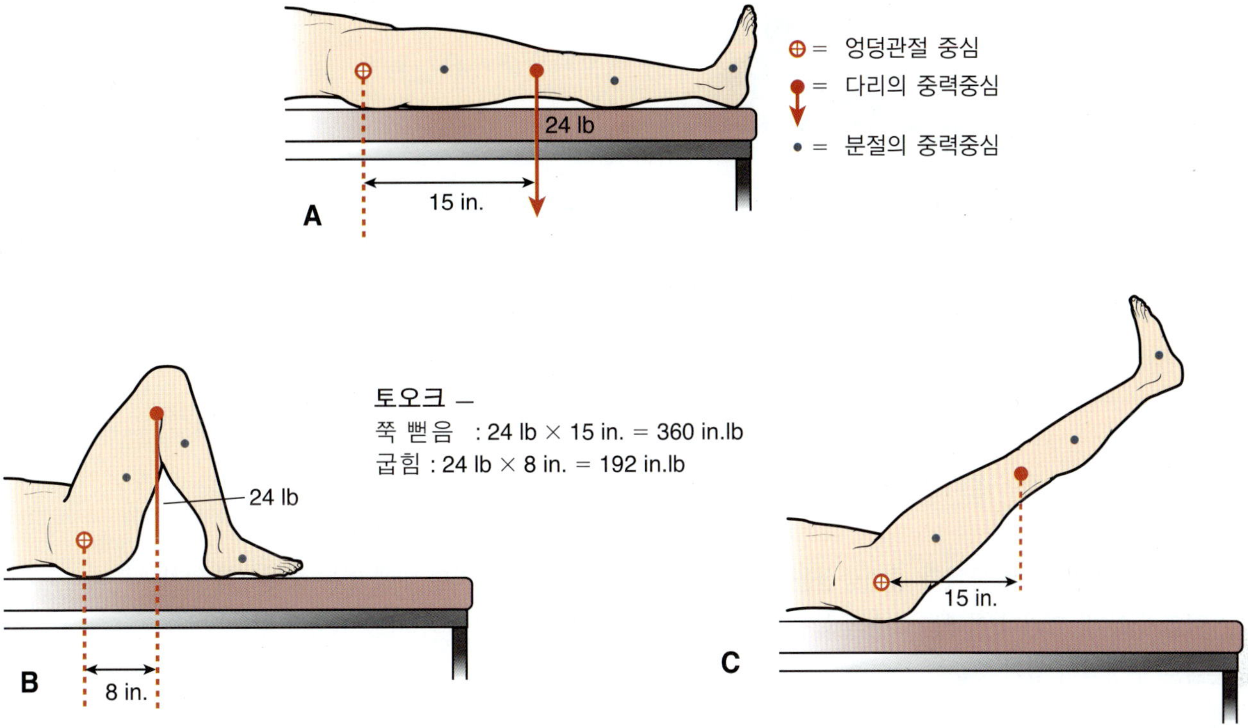

그림 2.29 개별 분절의 위치 변화에 따른 다리의 토오크(Torque) 변화. A) 다리가 완전히 펴져 있을 때 저항팔은 15인치이다; B) 엉덩관절과 무릎관절이 굽힘되었을 때 다리의 COG는 몸쪽으로 이동되고 저항팔은 8인치가 된다. C) 만일 다리를 테이블로부터 들어 올린다면, 엉덩관절과 무릎관절의 위치와 운동축으로부터 다리의 COG가 얼마나 멀리 있는가에 따라 배근육은 몸통을 안정시키기 위해 큰 힘을 생산해야만 한다.

바로 아래에 위치한다. HAT 무게는 체중의 거의 60%에 해당한다.[6] 그림 2.27A와 B에서 HAT의 중력중심을 앞쪽으로 기울일 때 엉덩관절로부터 HAT의 중력중심까지의 거리가 증가됨을 주목하라. 이 자세는 등과 엉덩이의 폄근이 몸통의 무게를 지지하기 위하여 더 많은 힘이 요구된다.

해부학적 자세에서 성인의 중력중심은 2번째 엉치 척추뼈 약간 앞에 위치하거나,[4] 자신의 키의 약 55%되는 지점에 있다.[7] 중력중심은 일반적으로 위앞엉덩뼈가시(ASIS) 높이 근처에 표시된다. 신체비율과 체중분포에 따라 이 점의 위치는 달라진다. 일반적으로 여자보다 남자에서 약간 높게 나타나는데 이것은 여자가 엉덩이 부분이 더 넓은 반면에, 남자는 어깨 부분이 더 넓은 경향을 띠기 때문이다.

각 분절의 위치 변화는 팔다리의 중력중심과 인체 전체의 중력중심의 위치를 변화시킨다. 팔다리가 굽혀지면 중력중심은 몸쪽으로 이동되고 각 분절의 중심 사이에 있는 선 위의 어느 한 점에 놓이게 된다(그림 2.29). 분절의 중력중심 이동이 동반되는 움직임은 팔다리의 저항 토오크(무게에서 운동축까지의 수직거리)를 변화시키기 위해 치료적 운동으로 자주 사용된다. 예를 들어, 중력에 대항한 어깨관절 굽힘은 팔꿉관절이 펴져 있을 때보다 구부러져 있을 때 훨씬 쉽게 일어난다. 윗몸일으키기는 팔이 몸통 옆에 있을 때 가장 쉬우며, 팔을 가슴 위치에서 깍지를 끼거나 손을 머리 뒤로 가져갈 때 점점 어려워진다. 하지의 토오크 변화는 복근 운동의 난이도를 조절할 수 있다. 바로 누운 자세에서 배근육은 다리를 들어 올릴 때 골반을 고정하기 위하여 수축한다. 배근육이 직면하는 저항은 다리를 들기 전에 다리를 굽힘으로써 감소되고 한 다리만 들어 올리면 더욱 감소된다. 토오크의 크기 감소는 그림 2.29에서 설명하고 있다. 비록 다리 한쪽 무게가 두 자세에서 모두 같다 할지라도, 중력중심은 엉덩관절 축으로부터 15 in(37cm)에서 8 in(20cm)까지 이동된다; 따라서 360 in.-lb(40.6N)에서 192 in.-lb(21.7N)으로 감소하게 된다. 이런 토오크 감소는 복부 근육의 골반 고정력을 감소시킬

실습 포인트
PRACTICE POINT

미식 축구 라인맨의 큰 체격과 앞뒤쪽으로 넓게 보폭을 취한, 웅크린 자세는 안정성을 촉진시켜 상대방 선수에 의해 쓰러뜨려지는 것에 저항한다. 이와 반대로 러닝백의 움직임과 자세를 예로 들 수 있는 것처럼 불안정성은 높은 중력중심과 좁은 지지기저면, 그리고 가벼운 체중에 의해 증가된다.

뿐만 아니라, 다리를 들어 올리는 엉덩관절 굽힘근의 힘도 감소시킨다.

벽돌이나 공같은 고형 물체의 중력중심을 시각화하는 것은 어렵지 않다. 그러나 인체는 다수의 불규칙적인 유형의 분절로 구성되어 있기 때문에 중력중심을 결정하는 것은 매우 어려운 일이다. 나아가 더 어려운 문제는 분절의 위치가 변화함으로써 인체의 중력중심도 변한다는 것이다. 근약증이 있는 환자는 중력선이 기저면의 바깥으로 이동하면 순식간에 넘어질 수 있다. 중력이 인체의(그리고 인체분절의) 어느 부위에 어떻게 작용하는가에 대한 지식은 임상적으로 운동 촉진, 운동부하 조절, 균형에 매우 중요하다.

안정된, 불안정한, 중립적 평형
/ Stable, Unstable, and Neutral Equilibrium

신체 중력중심의 위치가 변할 때, 신체가 원래 위치로 되돌아가려는 경향이 있다면 그 신체는 **안정된 평형상태**(stable equilibrium)에 있는 것이다. 흔들의자에 앉아 있을 때의 흔들림이 안정된 평형의 예이다. 중력중심이 되돌아오지 않고 새로운 위치를 찾는다면 그 신체는 넘어진다. 이러한 신체는 **불안정한 평형상태**(unstable equilibrium)에 있는 것이며 좁은 지지기저면을 가진 의자에 앉은 사람이 몸을 앞으로 숙일 때 발생할 수 있다. 굴러가는 공이나 휠체어를 타고 가는 사람은 **중립적 평형**(neutral equilibrium)의 예이다. 중립적 평형은 중력중심은 이동되지만 그 중심의 높이가 일정하게 유지되는 것이다; 그러므로 이전의 위치로 되돌아오지도 넘어지지도 않는다.

신체의 안정성 정도는 네 가지 요소에 의해 결정된다:

1) 지지기저면 위 중력중심의 높이
2) 지지기저면의 크기
3) 지지기저면 내에 있는 중력선의 위치
4) 체중

이들 요소의 하나 또는 그 이상의 변화는 안정성을 향상시키거나 감소시킨다. 안정성은 중력중심이 낮고, 지지기저면이 넓고, 중력선이 기저면의 중심에 위치하고, 신체의 무게가 무거울 때 증가한다. 이와 반대로 안정성은 중력중심이 높아지고, 지지기저면이 좁아지고, 신체의 무게가 감소될 때 줄어든다.

해부학적 자세에서의 어떠한 편위(deviation)도 중력중심을 이동시킨다. 가슴에 팔짱을 끼거나 팔을 머리 위로 들어 올린다면 중력중심은 높아진다. 머리, 몸통, 엉덩관절을 구부리면 중력중심은 발 쪽으로 이동한다. 인간은 상대적으로 중력중심이 높기 때문에 똑바로 선 자세에서 불안정한 평형상태에 있게 된다. 이것은 적은 힘으로 신체를 이동시킬 수 있다. 이것은 장점이자 단점이 될 수 있다. 장점은 보행을 시작하는데 큰 힘이 필요하지 않다는 것이다. 한편으로, 신체에 나머지 요소들이 존재하지 않는다면 넘어질 위험에 놓이게 된다. 다행히도 넘어짐은 완전하고 자동적인 신경근육 시스템에 의해 신체중심이 지지기저면 내에 유지되므로써 방지된다. 따라서 보행은 실제로 중력중심의 동요와 회복의 연속 과정이다. 몸의 균형유지나 조절능력이 불확실할 때 사람은 지지기저면을 증가시키기 위해 발 사이 거리를 넓게 하거나 중력중심을 낮추기 위해 무릎을 구부리고 걷게 된다; 그러나 중력중심의 이러한 변화는 더 많은 에너지가 요구되고 균형을 유지하기가 더욱 어

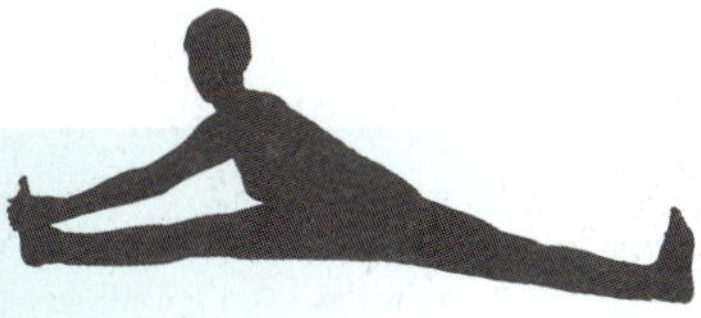

실습 포인트
PRACTICE POINT

당신은 파트너와 함께 지지기저면의 크기에 대한 중요성을 시연할 수 있다. 파트너가 발을 모으고 서 있다면 얼마만큼의 힘이 파트너의 균형을 무너뜨리기 위해 적용되야만 하는지를 알아보라. 이제는 발을 넓게 벌리고 서 있는 파트너에게 균형을 무너뜨리기 위해 밀기를 반복해서 시도해보라. 발을 벌려 놓았을 때 BOS는 더욱 넓어지고 BOS가 작을 때 처럼 쉽게 BOS 밖으로 COM이 이동되지 않는다. 환자가 균형에 문제가 있고 보행 보조구를 사용할 수 없다면 이 개념을 환자에게 어떻게 사용할 수 있을까?

려울 수 있다. 예를 들어, 스키 초보자들은 스키를 탈 때 몸을 앞으로 숙이기보다는 뒤로 주저앉아서 탄다. 낯설고 어두운 곳을 걷는 사람은 불안정한 환자들이 걷는 것과 같이 발 사이를 넓게 하고 엉덩관절과 무릎관절을 구부리는 경향이 있다. 임상가는 환자를 심리적, 육체적으로 지지해 주어 그들이 운동 과제를 안전하고 효과적으로 수행할 수 있도록 해야 한다.

중력중심은 운동에 의해 변화될 뿐만 아니라, 신체 분절의 가감에 의해서도 변화될 수 있다. COG가 변한다면, 중력선 또한 변한다. 예를 들어, 오른쪽 다리에 부목을 했다면 오른쪽 다리에 부가된 무게는 COG를 오른쪽으로 이동시킬 것이고, 이로 인해 LOG(중력선) 또한 오른쪽으로 이동될 것이다. 한쪽 무릎 위로 다리를 절단한 사람은 COG가 상승될 것이고 가쪽으로 이동될 것이다. 그러므로 이 사람이 서 있다면 COG와 LOG 위치를 변화시키기 전까지는 낙상의 위험이 매우 클 것이다. 장기간의 휴가를 위해 무거운 옷가방을 옮긴다면, 옷가방을 들고 있는 쪽 신체의 무게가 증가될 것이고, COG는 그 쪽으로 이동될 것이다. 옷가방을 들고 있는 쪽으로 넘어지는 것을 방지하기 위해 사람은 몸통을 반대편으로 이동시켜 체중과 무거운 옷가방을 기저면 내에 위치시킬 것이다.

지지기저면 / *Base of Support*

중력은 힘 벡터이기 때문에, 적용된 지점으로부터 운동축(중심)뿐만 아니라, 치수(크기)와 방향을 가지고 있어야 한다. 치수(dimension) 또는 크기는 신체나 분절의 무게이다. 중력은 언제나 COM으로부터 지구 중심을 향하여 수직 방향으로 잡아 당긴다. 이 힘의 선을 **중력선**(line of gravity: LOG)이라고 한다. 물체는 LOG가 지지기저면의 중심을 통과할 때 안정해진다. **지지기저면**(base of support: BOS)은 신체의 접촉면 내에 있는 면적이며 지지를 위해 의지하고 있는 어떤 물체의 면적이다. 예를 들어, 어깨너비 만큼 발을 벌리고 서 있다면, 지지기저면은 그림 2.30에서 보는 것처럼 양발 사이에 있는 바닥의 면적이다. 이전의 문단에서 부목을 한 환자가 이동을 위해 목발을 사용한다면 환자는 보다 안정적이게 된다.

왜냐하면 환자의 BOS에 발 사이의 면적이 포함되고 목발의 접촉점, 발과 목발 사이의 바닥 면까지도 BOS에 포함되어 더욱 넓어지기 때문이다. 보다 큰 지지기저면은 보다 안정적이며(BOS 밖으로 COG을 이동시킬 때 많은 운동이 필요함), 이와는 반대로, 작은 BOS는 신체의 안정성을 떨어뜨린다. 이것은 두 다리로 서는 것보다 한 다리로 서는 것이 힘든 하나의 이유이다. COM이 BOS 밖으로 떨어진다면 신체는 불안정해지며, BOS가 신체 아래로 움직이거나 신체의 위치를 유지하기 위해 중력을 극복할 수 있는 힘이 존재하지 않는 한 물체는 넘어지게 된다. 한 다리로 서는 것은 매우 어려운 일이다. 그것은 BOS가 작을 뿐만 아니라, 적은 운동만으로도 COM이 BOS 밖으로 쉽게 이동되기 때문이다.

넓은 기저면은 안정성을 증가시킨다. 넓은 기저면에서는 쉽게 균형을 잃어버리거나 외부의 힘에 의해 쉽게 무너지지 않는다. 외력이 외측 방향으로부터 전달될 때, BOS 위에 LOG와 COG를 유지하는 것은 매우 어렵다. 그러나 우리가 힘을 예측한다면, 다가오는 힘을 받아들일 수 있는

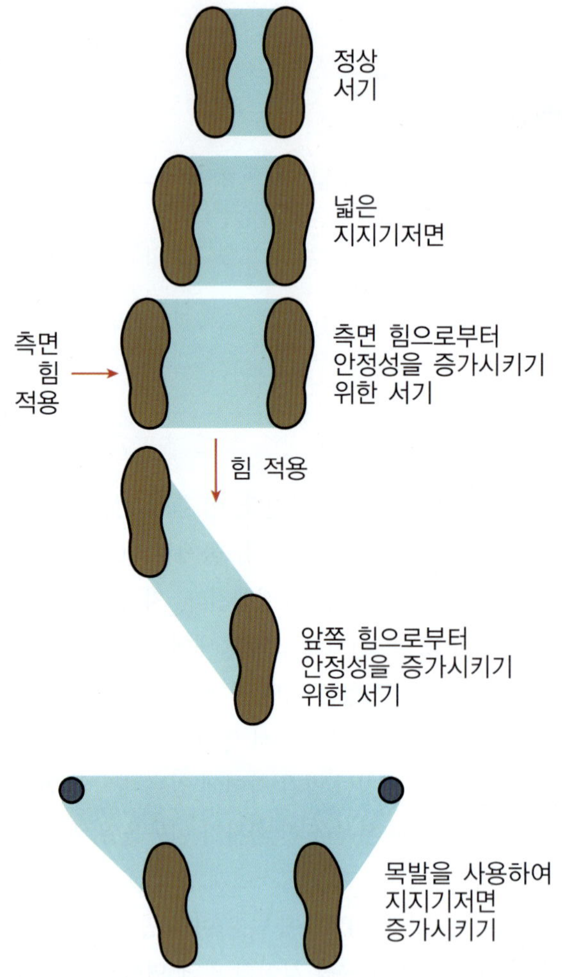

그림 2.30 다양한 지지기저면. 기저면은 두 발 사이 그리고 기대거나 붙잡고 있는 물체 사이의 면적이 포함된다. 발을 가깝게 붙이면 두 발 사이의 면적은 넓게 벌리고 있을 때 보다 줄어들게 된다. 목발을 사용하는 경우, 신체와 목발 사이의 면적이 확장되기 때문에 지지기저면의 넓이가 확연하게 증가된다.

보다 안정된 지지기저면을 만들 수 있다. 예를 들어, 앞-뒤 방향에서 오는 힘을 예측한다면, 힘이 오는 방향에 대해 한쪽 발은 앞쪽으로 다른 한쪽 발은 뒤쪽에 위치시켜 지지기저면 내에 COM을 유지할 수 있는 보다 좋은 자세를 취할 것이다. 이와 마찬가지로, 힘이 측면으로부터 온다면 BOS 내에 COM과 LOG를 유지하기 위해 좌우로 BOS를 넓힐 것이다. 우리는 이런 개념을 일반적인 일들에 적용할 수 있다: 복잡한 버스나 기차에 서 있다면, 한 발은 버스의 앞쪽에 다른 한발은 뒤쪽에 놓을 것이다. 왜냐하면 그 방향은 버스가 서고 출발하는 힘의 방향이기 때문이다.

넓은 지지기저면은 때로는 이득이 되지만 그렇지 않을 때도 있다. 예를 들어, 무거운 역기를 머리 위로 들어 올리는 역도선수는 무게를 머리 위에 정지시키고 BOS 내에 역기를 유지하기 위해 필요한 안정성을 제공하고자 지지기저면을 넓게 해야 한다. 이와 마찬가지로, 레슬링 선수 역시 상대 선수에게 내동댕이 쳐지지 않기 위해 지지기저면을 넓게 할 것이다(그림 2.31A). 이와 반대로, 매우 빠르게 지지기저면 밖으로 이동해야 하는 배구선수는 넓은 기저면이 필요하지 않다(그림 2.31B); 움직임이 어느 방향에서든 빠르게 일어나야만 하기 때문에 배구선수는 항상 준비되어 있어야 한다. 이런 선수에게 넓은 지지기저면은 안정한 지지기저면 내에 있는 시간이 길어지며, 공에 대한 반응을 지연시킨다.

지레와 근육 활동 / Levers and Muscle Activity

인체의 지레는 대부분 3형이기 때문에, 원하는 운동을 일으키기 위해서 근육은 저항력보다 훨씬 과도한 일을 해야만 한다. 본질적으로 근육의 지레팔, 또는 모멘트팔의 길이가 근육에 대항하는 힘의 모멘트팔 또는 저항팔의 길이보다 짧기 때문에 근육은 저항력보다 훨씬 큰 힘을 발생시켜야 한다. 위팔두갈래근을 예로 들어보자. 이 근육은 팔꿉관절에 아주 가깝게 아래팔에 부착되어 있다; 그러나 아래팔의 질량중심과 손은 팔꿉관절로부터 위팔두갈래근의 닿는 곳보다 훨씬 멀리 아래팔의 먼쪽에 위치한다. 따라서 위팔두갈래근은 아래팔과 손의 무게를 들어 올리기 위해 근육이 아래팔의 먼쪽에 부착되어 있을 때 내야 하는 힘보다 훨씬 과도한 힘을 내야 한다. 웅크린 자세에서 10-lb의 무게를 들어 올리기 위해 위팔두갈래근(예를 들어, 다른 팔꿉관절 굽힘근은 모두 배제시킴)은 반드시 총 81.55 lb의 힘을 생산해야만 한다(그림 2.32).

임상가로서 이런 개념을 이점으로 활용할 수 있다. 이전의 예와 같이, 환자에게 맨손 저항을 제공한다면, 분절의 먼쪽 끝부분에 저항을 적용하는 것이 장점이 될 것이다. 왜냐하면, 우리는 운동 중에 환자가 수행해야 할 만큼의 저항을 환자만큼 큰 힘을 들이지 않고도 적용할 수 있기 때문이다. 또한 이 개념은 운동 자체의 큰 변화 없이 운동을 변경하기 위해 사용할 수 있다. 예를 들어, 환자가 엉덩

실습 포인트
PRACTICE POINT

COG와 BOS의 개념을 적용하기 위해 한 번 더 파트너를 이용하라. 파트너를 어깨너비 만큼 발을 벌리고 바로 서게 하라. 당신이 파트너의 측면에서 밀기를 적용할 때 파트너의 BOS를 무너뜨리기 위해서는 얼마나 많은 힘이 요구되는지를 주목하라. 이제는 발을 동일한 위치로 하여 바닥에 발꿈치를 유지시키고 파트너에게 COM을 낮추기 위해 스쿼트 자세를 취하게 하라. 반복적으로 파트너를 밀고 얼마나 많은 힘이 균형을 무너뜨리는데 필요한지를 주목하라. 우리는 이런 개념을 일반적으로 일상적인 활동과 스포츠 활동에서 흔히 사용하고 있음을 알고 있다. 예를 들어, 미식축구 라인맨은 COM을 낮추기 위해서 엉덩관절과 무릎관절을 굽히고 웅크린 자세로 서 있고, BOS를 증가시키기 위해 전방과 후방으로 발을 넓게 벌리고 서 있다. 그리고 전-후 방향의 힘에 대해 방향을 맞추기 때문에 상대편이 그를 넘어뜨리기가 어렵다. 당신이 치료하고 있는 환자가 미식축구의 라인맨이라면 환자에게 이 개념을 어떻게 사용할 것인지를 확인하라. 환자가 현금 출납원이라면; 그녀의 작업에서 그녀의 안정성을 제공하기 위해 무엇을 교육할 것인가?

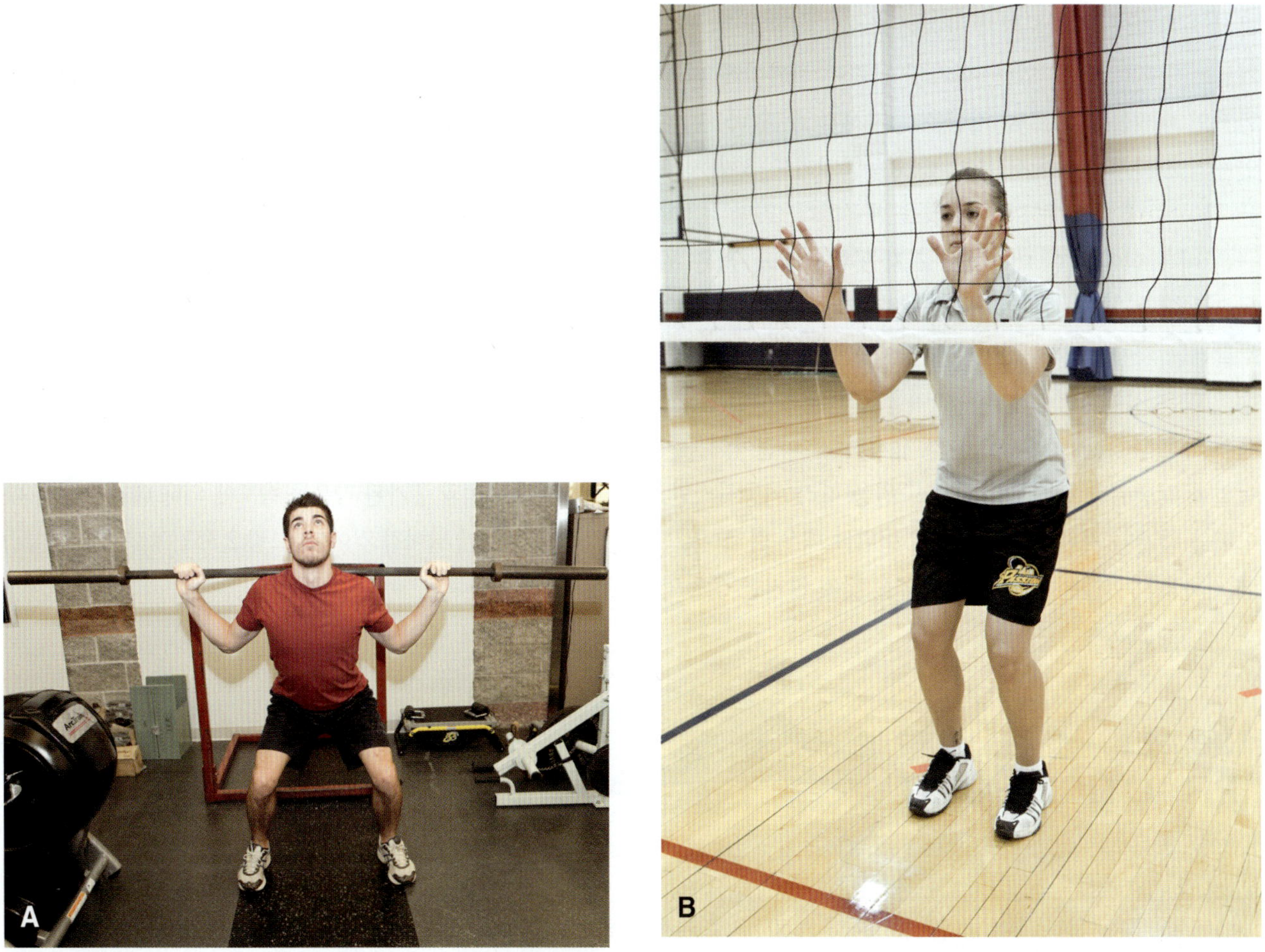

그림 2.31 넓은 지지기저면은 때로는 장점도 되고 단점이 될 수도 있다. A) 넓은 지지면은 안정성을 제공하고 특히 무거운 무게를 지탱할 때는 필수적이다. B) 만일 빠른 운동이 요구된다면, 좁은 지지기저면은 지지기저면 밖으로 빠르게 이동할 수 있게 하며, 이것은 급속하게 방향이나 운동을 전환해야 하는 몇몇 스포츠 활동에서는 장점이 된다.

$$MF \times \text{모멘트팔} = \text{외적 힘} \times \text{외적 운동 팔}$$

$$MF = \frac{EF \times EMA}{MMA}$$

$$\frac{(10\ lb \times 14\ in.) + (3.3\ lb \times 7\ in.)}{2\ in.}$$

$$\frac{140\ lb + 23.1\ in.}{2\ lb} = 81.55\ lb$$

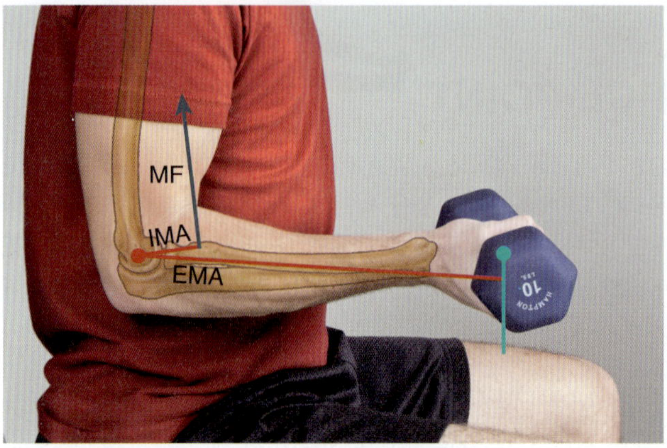

그림 2.32 대부분의 지레는 3형 지레이기 때문에 외적 힘이나 운동을 일으키기 위해서는 보다 큰 힘을 생산해야 한다. 위팔두갈래근은 저항보다 훨씬 큰 힘을 생산해야만 하는 근육에 대한 좋은 예이다.

관절 굽힘근의 근력 부족으로 다리를 똑바로올리기(SLR)의 수행이 불가능할 때, 환자에게 무릎을 구부리라고 교육하여 저항팔의 길이를 짧게 만들어 줌으로써 운동 수행이 가능해지도록 할 수 있다. 환자의 근력이 증가함에 따라 환자의 다리를 폄으로써 저항을 증가시킬 수 있다. 비록 인체의 지레가 근육에서 큰 힘을 요구할지라도, 3형 지레는 활동 중에 매우 큰 운동의 양을 제공한다. 위팔두갈래근은 비록 힘에 대한 이득을 가지지 못할지라도, 적은 운동으로 팔꿉관절의 큰 운동을 가능하게 한다. 이것은 위팔두갈래근 자체는 많이 짧아지지 않아도 큰 운동호를 만들 수 있다는 것이다. 이 개념은 아이들의 단체 놀이인 "채찍을 휘두르다(crack the whip)"와 유사하다. 어린아이들은 동일한 각변위와 각속도를 가지고 원을 따라 이동하지만, 아이들 각자가 가지는 선형속도와 변위는 매우 다르다. 축에 가까운 아이들은 큰 선형 움직임을 갖지 않지만 운동의 중심으로부터 멀리 떨어진 아이들은 중심에 있는 아이들의 각변위와 맞추기 위해 매우 빠르게 움직여야만 한다(그림 2.34).

따라서 인체에 형성된 지레는 힘보다는 운동의 속도를 위해 디자인 된 것으로 보인다. 골프클럽, 야구배트, 테니스라켓, 노(paddle)와 같은 도구를 팔의 먼쪽에서 잡을 때, 운동 속도는 부가적인 힘으로 전환되고 이것은 원하던 바를 성공적으로 이룰 수 있게 한다. 팔에서 힘이 가동범위를 크게 하고 운동 속도를 증가시키는 것의 또 다른 예는 공 던지기이다. 다리에서는 축구공 차기, 미식축구, 또는 달리기가 이와 같은 개념이다. 분절의 길이 증가와 각속도 증가를 위해 테니스라켓과 같은 도구가 사용된다면 증가된 지레팔의 길이와 증가된 각운동 속도에 의해 테니스 공은 더 멀리 더 빠르게 날아갈 것이다(그림 2.35).

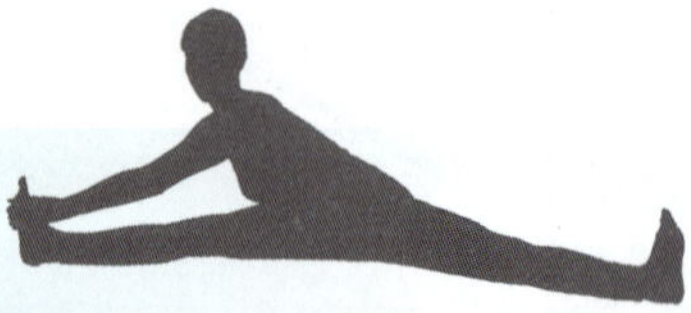

실습 포인트

PRACTICE POINT

지레팔 길이의 영향을 이해하는 것은 들기 기술과 같은 보다 적절한 신체 역학을 수행하는데 있어 중요하다. 보다 나은 들기에는 들기를 수행하기 전에 들어 올릴 물체를 몸 가까이로 가져오는 것이다. 이런 준비과정은 들어 올리는 물체의 지레팔을 감소시키기 때문에 저항팔 또한 감소하게 된다. 이 방법은 신체 분절에 스트레스를 감소시키는 방법으로 적용되고 보다 안전한 역학을 가능하게 한다. 그림 2.33A에서 보는 것처럼 구부린 자세는 머리–팔–몸통과 들어 올릴 물체의 무게에 대한 긴 지레를 만든다. 이와 반대로 그림 2.33B에서는 보다 적절한 스쿼트 기술을 이용하여 머리, 팔, 몸통과 들어 올릴 물체에 대한 저항팔의 길이를 짧게 함으로써 등에 적용된 힘을 대부분을 감소시키고 있다.

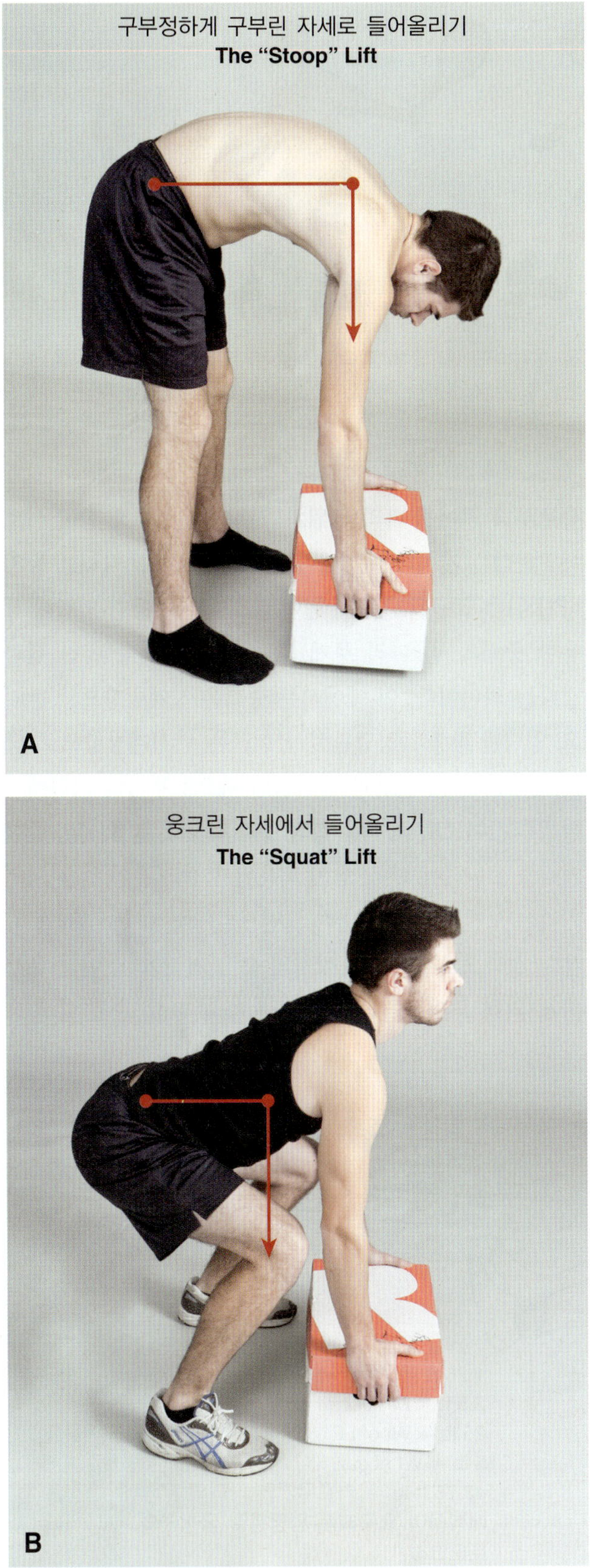

그림 2.33 신체 가까이에 있는 물체를 움직이는데 있어서 적합한 신체 역학의 이용. (A)에서 물체는 긴 지레팔을 가지게 되어 물체가 B에 있을 때보다 큰 힘에 놓이게 된다. (B)에서 물체가 신체 가까이 있을 때 지레팔이 짧아지게 된다.

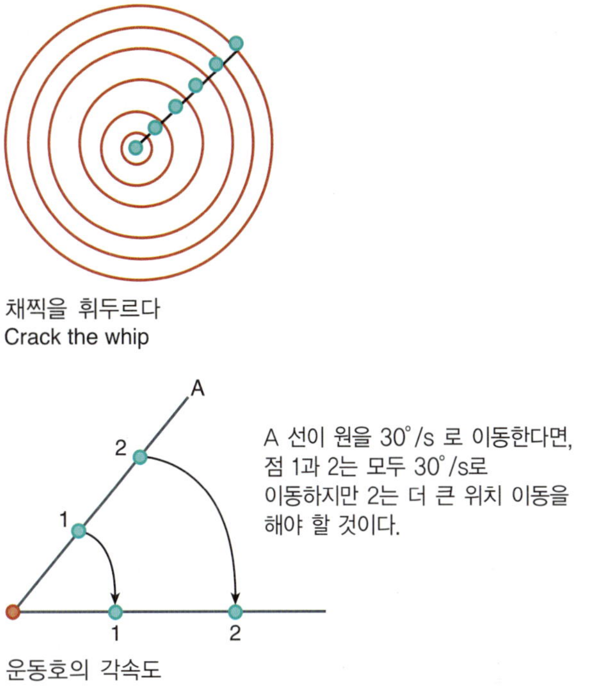

그림 2.34 선상의 축 주위를 움직이는 각속도는 같지만, 선상의 속도는 움직임의 중심점으로부터 멀어질수록 빨라지게 된다. 원행 경로 상에서 지속적인 동작 수행을 위해서는 운동축으로부터 가장 멀리 있는 점은 중심으로부터 가까이에 있는 점보다 호를 그리는 데 있어 빠른 속도로 이동해야만 한다.

자유물체도 / Free Body Diagrams

이제부터 지레와 힘을 평가하는 다음 단계인 우리의 일상 동작에 영향을 끼치는 역학적 구조에 대해 살펴보자. 이 장에서는 기하학, 수학, 미적분을 포함한 다양한 과학적 적용을 다룬다. 이 장에서는 적용법들의 기초와 충분한 설명으로 쉽게 이해할 수 있도록 할 것이므로 당황하지 않아도 된다. 이러한 계산들은 일상생활과 재활 기간 동안에 신체의 힘의 양과 저항력을 이해하는 데 있어서 필요하다. 이 장을 이해한다면 개념들이 생각한 만큼 어렵지 않다는 것을 알게 될 것이다. 또한 인간 활동과 수행에 더 많은 이해를 할 것이다.

인간 활동과 수행에 있어서 근육 사용을 쉽게 이해하기 위해서 **공간 도해**(space diagram)나 **자유물체도**(free body diagram)라 불리는 공학 도해를 사용할 수 있다. 자유물체도란 신체나 분절에 작용하는 힘의 벡터를 간소화하여 그려내는 것이다. 이런 도해들은 일찍이 이 장에서 간략하게 다루어졌다. 신체에 적용되는 힘과 토오크를 연

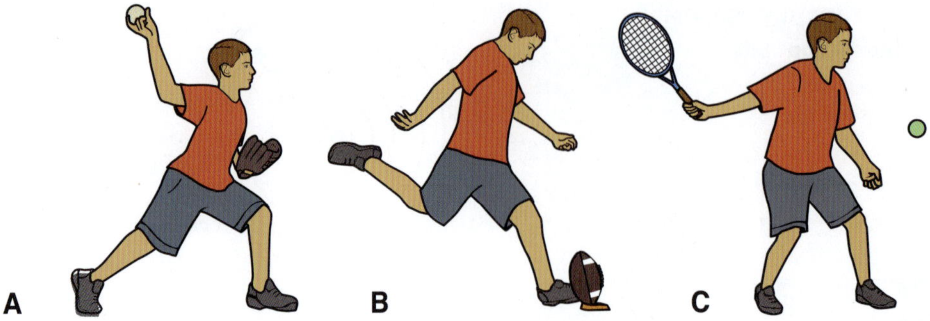

그림 2.35 도구의 사용 유무에 따른 팔다리의 증가된 각속도와 증가된 운동속도. A) 공의 각속도를 증가시키기 위해 팔과 몸통 힘의 가중을 이용한 공 던지기. B) 럭비공의 각속도를 증가시키기 위해 다리와 몸통 힘의 결합을 이용한 공 차기. C) 팔꿉관절을 펴고 손에 든 라켓은 공을 칠 때에 공의 각속도를 더욱 증가시킨다.

구할 때 힘과 토오크 모두 두 가지 방향을 가지고 있다는 것을 기억해야 하고, 신체의 분절에 적용되는 힘과 토오크의 크기와 적용되는 방향을 고려해야 한다. 자유물체도를 그릴 때, 우선 신체의 분절을 확인한다. 먼저 간략한 예를 들어보자. 그림 2.36은 하지를 보여주고 있다. 우리는 분절에 작용한 힘을 확인한다. 이 예에서는 내적 힘과 외적 힘이 존재한다. 내적 힘은 분절에 작용하는 근육힘이다. 이 예에서는 엉덩관절 굽힘근이다. 외적 힘은 근육에 대항하여 작용하는 힘이다. 그림 2.36에서 외부의 힘은 다리의 무게(중력)와 발목 주위 커프의 무게이다. 지절의 움직임이 없으므로 힘은 정적이다. 이것은 외적 힘과 내적 힘이 평형을 이루는 것을 의미한다. 움직임이 없다는 것은 테이블로부터 떨어진 다리의 위치를 유지하기 위해 힘이 서로 동일하다는 것이다. 즉, 테이블로부터 떨어진 다리를 유지하기 위해 요구된 근육의 힘이 다리를 끌어당기기 위해 작용한 중력의 힘(다리 무게)과 커프의 무게를 합친 힘과 같다는 의미이다. 이 예에서는 중력은 시계방향으로 당기고 엉덩관절에서 엉덩관절 굽힘근은 반시계방향으로 당긴다. 토오크는 질량과 움직임의 축으로부터의 거리에서 발생한 값이므로, 공식은 힘의 양과 축으로부터의 질량중심 거리를 포함해야 한다. 힘이 적용된 지점과 운동 축 사이의 거리는 모멘트팔이다. **내적 모멘트팔**(internal moment arm)은 관절축으로부터 근육까지의 수직 거리이다. 이와 유사하게 **외적 모멘트팔**(external moment arm)은 관절 축으

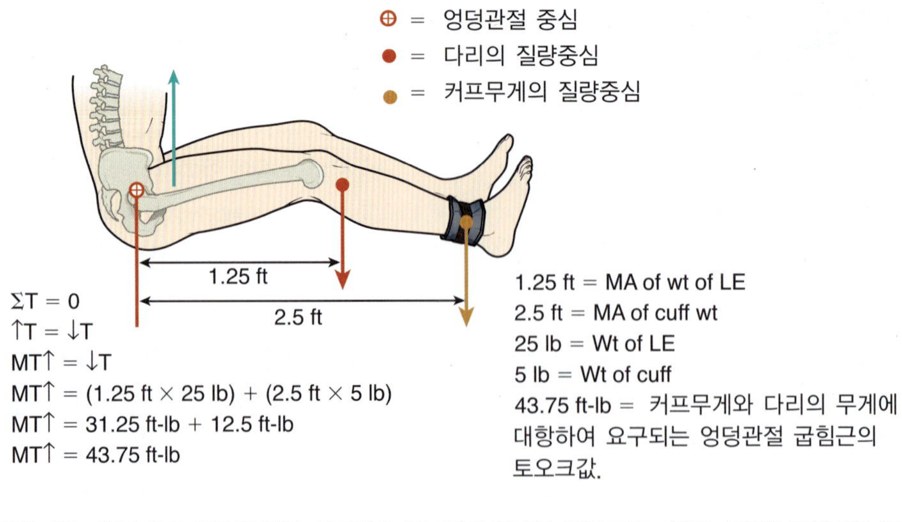

그림 2.36 서로 반대 작용을 하는 벡터 힘의 임상적 적용. 팔다리의 끝부분에 무게를 위치시키는 것은 상당한 저항력의 벡터 힘을 증가시킨다. 만일 환자가 적용된 무게를 들어 올리지 못한다면 운동축 가까이로 무게를 적용하는 것은 저항팔을 짧게 하여 환자가 성공적으로 들어 올릴 수 있게 한다. LE= 다리; MA = 모멘트팔; MT = 근육 토오크; T = 토오크; Wt = 무게.

로부터 외적 힘의 거리 또는 분절의 중력중심까지의 수직 거리이다. 외적 힘은 분절의 무게와 더불어 근육에 대항하여 작용하는 다른 힘도 포함한다. 그림 2.36은 움직임이 발생하지 않았으므로 모든 토오크의 합은 0이다. 위방향으로 작용하는 근육의 토오크는 반드시 다리의 무게와 커프의 무게에 작용한 중력에 의해 유발된 아래방향으로 당기는 토오크와 일치한다. 따라서 150-lb인 사람 다리의 무게는 대략 25 lb (표 2-4 참고)임을 알고 있고, COM에 대한 거리가 제공되었으므로 우리는 발목에 5-lb의 커프를 부착하고 테이블로부터 들어 올려진 다리를 유지하기 위해 엉덩관절 굽힘근에 요구되는 토오크의 양을 결정할 수 있다.

표 2-4 신체분절의 평균 무게와 각각의 중심의 해부학적 위치 : 체중 150 lb의 남자

분절의 무게와 전체 체중에 차지하는 비율	중력중심의 대략적인 해부학적 위치
머리: 10.3 lb (6.9%)	*머리.* 나비굴(sphenoid sinus), 터어키안장의 가장자리에서 앞아래쪽으로 4 mm 위치(옆면에서 관자우묵을 지나 코뿌리-바깥뒤통수 융기(nasion-inion line) 정점을 연결한 선 위 또는 근처)
머리와 목: 11.8 lb (7.9%)	*머리와 목.* 뒤통수뼈 바닥의 아래면 또는 안장등(dorsum sellae)의 능선으로부터 23±5 mm 이내(옆면, 아래턱머리 위에 있는 상이주(귀구슬)패임[supratragal notch]의 앞쪽 10 mm)
머리, 목, 몸통: 88.5 lb (59.0%)	*머리, 목과 몸통.* 11번째 등뼈 앞
팔	**(팔굽관절 바로 위)**
위팔 : 4.1 lb (2.7%)	*위팔.* 위팔세갈래근의 안쪽갈래에서. 노쪽 고랑에 인접; 어깨세모근 닿는 곳 먼쪽 끝부분으로 몸쪽 5 mm 지점
아래팔 : 2.4 lb (1.6%)	*아래팔.* 원엎침근의 닿는 곳의 가장 먼쪽에서으로 몸쪽 11 mm 부근 ; 뼈사이막의 앞 9 mm 지점
손 : 0.9 lb (0.6%) *팔* : 7.3 lb (4.9 %) *아래팔과 손* : 3.3 lb (2.2 %)	*손(안정 상태에서).* 3번째 손허리뼈 축 위, 일반적으로 손바닥에서 2 mm 깊이에 위치함. 몸쪽 손바닥 가로주름과 노쪽 세로 주름에 의해 형성되는 각 내, 몸쪽 가로 주름 2 mm 몸쪽 지점
다리	**(무릎관절 바로 위)**
허벅지 : 14.5 lb (9.7%)	*허벅지.* 짧은모음근(또는 큰모음근 또는 안쪽넓은근) 내의 거친선에서 안쪽으로 13 mm 지점, 모음관 심부, 넙다리 삼각 첨부 아래 29 mm 지점, 짧은 모음근의 가장 먼쪽 섬유에서 몸쪽 18 mm
종아리 : 6.8 lb (4.5%)	*다리.* 오금근 아래 35 mm, 뒤정강근의 후부; 아킬레스힘줄의 몸쪽 말단 16 mm 위 ; 뼈사이막에서 뒤 8 mm 지점
발(foot) : 2.1 lb (1.4%) *다리* : 23.4 lb (15.6%) *종아리와 발* : 9.0 lb (6.0%)	*발.* 발바닥 인대 내 또는 깊은 발바닥근육과 인접한 얕은 부위 ; 2, 3번째 쐐기뼈의 몸쪽 1/2 아래. 발목관절 중심과 발의 둥근부위(ball) 사이 선 위 2번째 발허리뼈면 내
몸 전체	**(2번째 엉치척추뼈 앞)**

Source: Williams M, and Lissner HR. *Biomechanics of Human Motion*. Philadelphia: WB Saunders, 1962, p 15 (with permission).

이제 그림 2.37에서 요구되는 근육 힘을 결정할 수 있는지를 알아보자. 이 그림에서 손에 덤벨을 쥔 아래팔에 작용하는 힘을 구해보자. 만약 알고 있다면, 각 벡터에 단위와 함께 이름을 붙여라. 그림에서 문제들을 해결해 놓았을 지라도, 답을 보기 전에 스스로 해결하기 위해 노력해야 한다.

근육힘과 관절힘의 계산 / Calculation of Muscle and Joint Forces

힘은 한 방향으로 작용하고 토오크는 두 방향으로 작용한다. 이미 언급한 것처럼 힘은 파운드와 킬로그램으로 나타낸다. 그 반면 토오크는 피트-파운드(foot-pound)와 미터-킬로그램으로 나타낸다. 힘과 토오크는 근육과 관절 모두에 영향을 미치게 된다. 따라서 이 장에서는 이 두 가지를 모두 살펴보고자 한다.

근육 / *Muscles*

언급한 바와 같이 토오크는 신체 분절에 적용된 내적 토오크와 외적 토오크를 포함한다. 내적 토오크 값은 분절에 작용한 근육에 의해 생산된 모든 토오크의 합이다. 외적 토오크 값은 분절에 작용하는 외부 저항을 모두 합친 값이다. 토오크는 모멘트팔과 질량에 의해 만들어지기 때문에, 내적 토오크와 외적 토오크 값을 결정하기 이전에 몇 가지 정보들을 알아야 한다. x축과 y축에 따른 힘의 방향을 확인해야 한다. 자유물체도에서 x축은 분절의 길이에 따라 놓여진 선이며, y축은 신체 분절과 직각을 이룬 선이다. 분절이 정적인 위치에 있을 때, 모든 힘과 토오크 값들은 동등하고 서로 반대균형을 이룬다. 계산적 용어로 말하자면, $\Sigma F_x = 0$ 이고 $\Sigma F_y = 0$ 이므로 $\Sigma T = 0$이다. 이 공식에서 ΣF_x는 x축에 작용하는 힘의 합이며, ΣF_y는 y축에 작용하는 힘의 합이고, ΣT는 분절에 작용한 모든 토오크의 합이다.

정적 분절에서 모든 힘은 움직임이 발생하지 않기 때문에 힘의 합이 0이다. 분절에 움직임이 나타난다면 한쪽의 힘이 다른 한쪽의 힘보다 커야 한다. 분절이 정적으로 위치해 있으므로, 모든 힘과 모든 토오크 값은 균형을 유지한다; 양의 방향 힘과 음의 방향 힘이 같고 내적 토오크와 외적 토오크의 값이 동일하다.

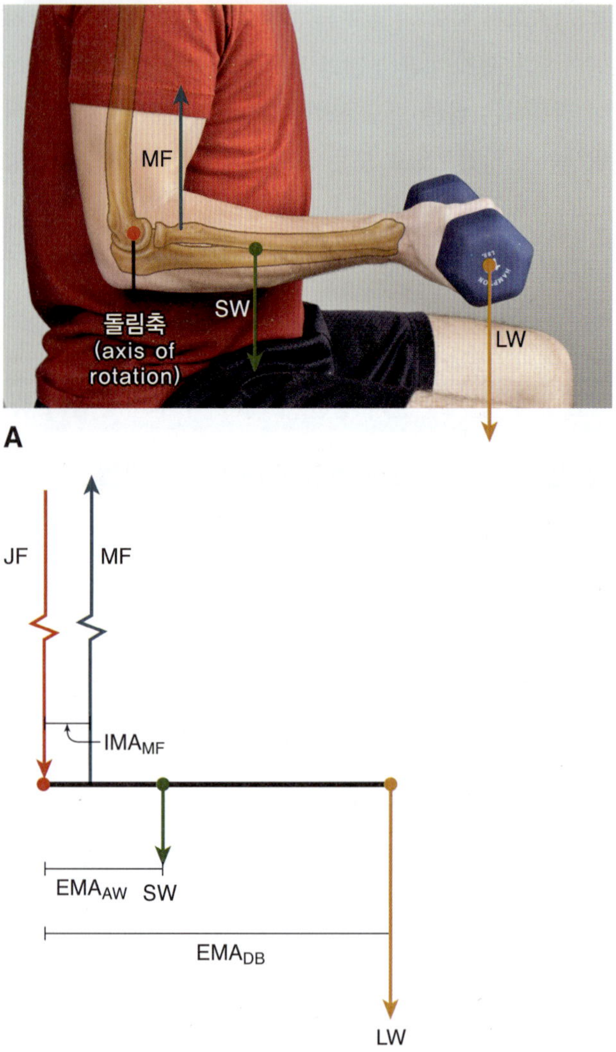

MF = 근력 = 미지수
AW = 팔 무게 힘 = 7.4 lb
DB = 덤벨 무게 힘 = 5 lb
IMA_{MF} = 근육의 내적 모멘트팔(0.33 ft)
EMA_{AW} = 팔 무게의 외적 모멘트팔(0.83 ft)
EMA_{DB} = 덤벨 무게의 외적 모멘트팔(1.67 ft)

해답:

$\Sigma F = 0$

내적토오크 = 외적토오크

$MF \times IMA_{MF} = (AW \times EMA_{AW}) + (DB \times EMA_{DB})$

$MF(0.33\ ft) = (7.4\ lb \times 0.83\ ft) + (5\ lb \times 1.67\ ft)$

$MF(0.33\ ft) = 6.14\ ft\text{-}lb + 8.35\ ft\text{-}lb$

$$MF = \frac{14.49\ ft\text{-}lb}{0.33\ ft}$$

$MF = 43.90\ lb$

B

그림 2.37 자유물체도를 이용한 힘의 계산. A) 손에 무게를 들고 팔꿉관절을 구부려 유지할 때 팔의 위치를 유지하기 위한 근육 힘과 동일한 저항힘이 팔과 무게를 아래로 잡아당기기 위해 만들어진다. B) 이 힘을 계산하기 위해서 이 그림에서 사용된 특정 값들을 가지고 자유물체도를 그려보는 것은 도움이 될 것이다.

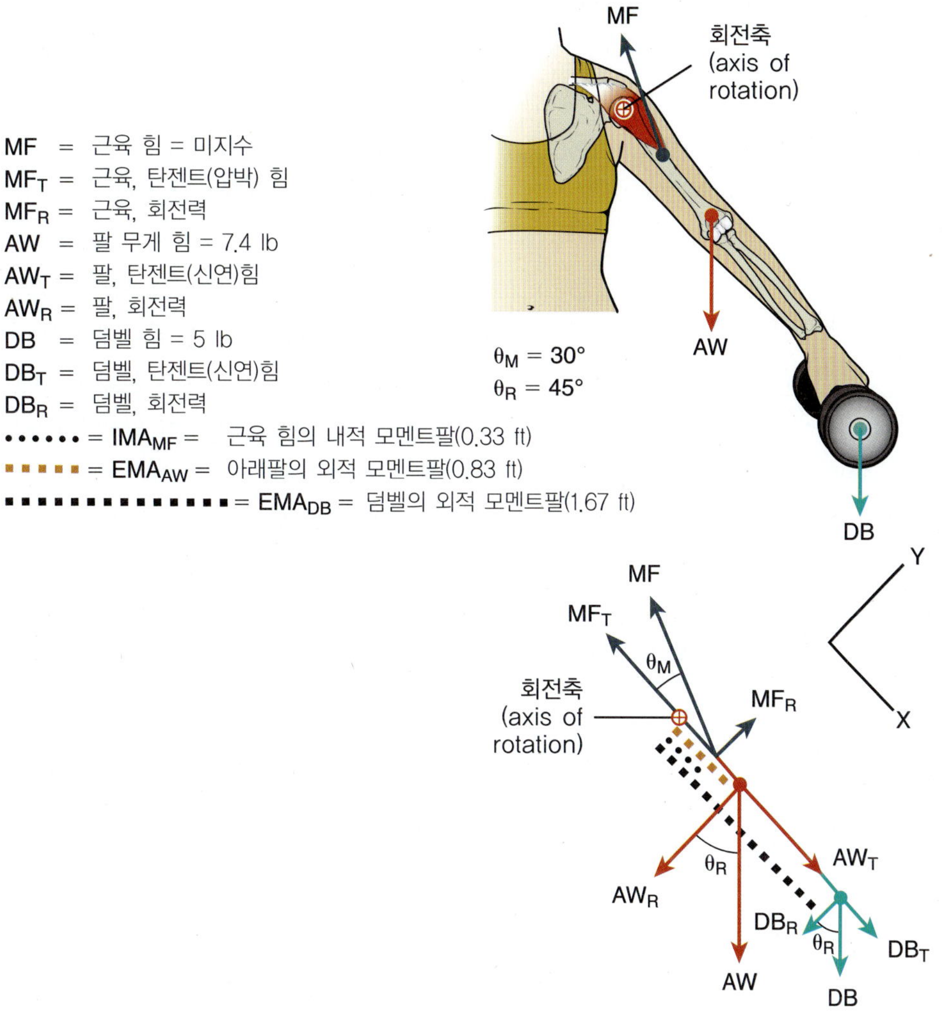

그림 2.38 자유물체도를 이용한 힘의 계산. 인체에서 흔히 발생하는 것과 같이 힘의 작용 각도가 평행이나 수직이 아닐 때 추가적인 계산이 요구된다.

외적 모멘트팔과 내적 모멘트팔은 관절 가동범위를 통해 관절이 움직임에 따라 길이가 변할 수 있다. 팔 분절의 긴 축은 x-축 , 모멘트팔에 수직 거리는 y-축이다. 근육이나 저항팔의 견인각을 알고 있다면, 그것의 합성 벡터(근육 또는 저항 토오크)를 직각 삼각형의 sine, cosine, tangent 법칙과 이미 알고 있는 벡터를 사용하여 결정할 수 있다. 그림 2.38을 통해서 어떻게 이러한 공식들이 사용되는지 알아보자. 우선 그림 2.38B와 같이 자유물체도를 그리고 x축과 y축을 정의하면, 신체 분절에 작용한 각각의 힘을 알 수 있다. 이 예에서 어깨세모근은 내적(근육) 힘이며 이 토오크는 팔과 덤벨의 무게를 합친 값과 동일하다. 150-lb의 사람에게서 팔과 손의 무게는 7.4 lb (3.4 kg)이다. 이 예에서 덤벨의 무게는 5 lb (2.25 kg)이다. 또한 팔의 COM은 팔꿉관절의 몸쪽에 있고, 어깨 관절 축으로부터 0.83 ft (0.25 m)에 위치한다는 것을 알고 있다. 덤벨의 COM은 손바닥에 있고, 어깨관절로부터 1.67ft (0.508 m) 떨어진 위치에 있다. 어깨세모근은 위팔뼈의 어깨세모근 거친면에 정지하고, 이 지점은 어깨관절의 축으로부터 0.33 ft (0.102 m) 떨어진 위치이다. 이 그림에 의하면, 팔과 덤벨에 대해 아래 방향으로 작용하는 중력의 힘과 팔의 긴축이 이루는 각도는 45° 이다. 우리는 정적 토오크에 대한 공식으로 이 수치들을 대입할 수 있다:

$\Sigma T = 0$; 그러므로, 내적 토오크 = 외적 토오크
따라서,

$$MF_R \times IMA_{MF} = (AW_R \times EMA_{AW}) + (DB_R \times EMA_{DB})$$

수치를 대입하면

$$MF_R = \frac{[(\cos 45^\circ \times 7.4\ lb) \times (0.83\ ft)] + [(\cos 45^\circ \times 5\ lb) \times (1.67\ ft)]}{0.33\ ft}$$

$(\cos 45^\circ = .707)$

$\cos 45^\circ$ 값을 넣으면 :

$$MF_R = \frac{(5.23\ lb \times 0.83\ ft) + (3.54\ lb \times 1.67\ lb)}{0.33ft}$$

MF_R = 근육의 돌림 토오크
IMA_{MF} = 근육 힘의 내적 모멘트팔
AW_R = 아래팔 무게의 돌림 토오크
EMA_{AW} = 아래팔 무게의 외적 모멘트팔
DB_R = 덤벨의 돌림 토오크
EMA_{DB} = 덤벨의 외적 모멘트팔

현재 이 위치에서 분절을 유지하기 위한 근육의 돌림 토오크는:

$$MF_R = 31.06\ lb$$

이제 어깨세모근의 돌림 토오크를 알고 있으니, 어깨세모근의 나머지 힘을 계산할 수 있다.

어깨세모근의 합성힘 벡터 힘은 :

$$MF = \frac{MF_R}{\sin 30^\circ} \rightarrow MF = \frac{31.06\ lb}{.500} \rightarrow MF = 62.12\ lb$$

어깨세모근의 접선력 벡터 힘(이 경우, 관절로 향하는 압박 힘)은

$$MF_T = \frac{MF}{\cos 30^\circ} \rightarrow MF_T = \frac{62.12\ lb}{.866} \rightarrow MF_T = 71.73\ lb$$

수치를 IU로 변환한다면(1 lb= 4.448 N), 팔이 5-lb의 무게를 들고 45° 벌림하였을 때, 어깨세모근에서 발생되는 토오크는 MF_T(압박력, compressive)이 319.06 N이고, MF(합성힘, resultant)은 276.31 N이며, MF_R(돌림력, rotational)은 138.15 N이다.

우리가 계산한 것을 기초로 하였을 때, 외적 힘보다 근육에 요구되는 힘이 더욱 크다는 것을 다시 한번 알 수 있다. 이미 언급하였듯이 이것은 대부분의 신체 분절 근육들이 외적 힘이 작용하는 지점 보다 관절에 근접하여 위치하면서 외적 저항에 대항하여 움직이기 때문이다. 이러한 배치는 근육의 모멘트팔을 외적 힘팔 보다 짧게 만든다; 따라서 이 외적 힘 팔보다 짧음을 의미한다; 근육은 이러한 차이에 의해 반드시 외적 힘보다 더 큰 힘을 발생시켜야만 한다.

그림 2.39에서 알 수 있듯이 관절 위치가 변할 때 내적 힘과 외적 힘이 당기는 각도 역시 변한다. 당김각의 변화뿐만 아니라, 가동범위를 통하여 분절이 움직여 질 때 생산되는 벡터 힘 또한 변한다. 그림 2.39에서 위팔두갈래근의 돌림 벡터 요소는 팔꿉관절이 각각 다른 위치에 놓여짐에 따라 변하는 것을 알 수 있다. 이와 유사하게 관절의 압박 벡터힘 또한 변한다. 이미 언급하였듯이, 합성힘은 두 가지 힘의 결합으로 만들어지며, 한 힘은 돌림을 제공하고 나머지 힘은 신연 또는 압박을 제공한다. 분절에 수직에 근접한 수직 합성힘은 보다 많은 힘이 돌림 방향에 작용한다. 합성힘이 분절에 90°일 때 모든 힘은 단지 분절을 돌림시킬 뿐 관절의 신연이나 압박에 사용되지 않는다. 힘의 결과가 정적 상태를 제공한다면 벡터와 합성힘 변화에 대한 개념은 내적 힘과 외적 힘 모두에 적용할 수 있다.

관절 / *Joints*

관절 표면에 직접적으로 적용된 힘을 정확하게 측정 할 수 없을 지라도, 최소한 이러한 정보들을 추정하는 것은 임상가들이 손상된 관절이나 상해를 입은 관절에 스트레스를 감소시키는데 있어 매우 중요하다. 관절은 근수축, 중력, 외적 저항 그리고 마찰에 의한 힘과 직면하기 때문이다. 이러한 관절에 작용하는 힘의 원인과 결과를 이해하는 것은 치료적 운동과 재활에 대한 논리적 근거의 중요한 기초를 제공한다. 관절에 적용되는 일차적인 힘은 손에 여

행 가방을 들었을 때(그림 2.40A), 견인을 적용할 때 또는 팔다리에 무게를 얹고 유지하는 운동(그림 2.40B)을 적용할 때에서처럼 관절 신연을 유발한다. 신연(distraction)의 경우, 인대와 관절주머니에는 장력(tension)이 발생한다. 하지만 대부분의 활동에서 관절표면에 압박을 제공한다. 압박은 걷기, 앉기, 서기 중 체중-부하 관절에서 쉽게 확인할 수 있다(그림 2.40C). 건강한 사람에게 있어 이와 같은 활동에서 발생하는 관절압박력 크기뿐만 아니라, 근육의 능동적인 수축과 기능적인 활동에서 발생하는 관절 압박력의 크기를 항상 평가할 수 있는 것은 아니다. 관절 힘(J)은 결합된 관절 표면에서 발생하는 관절반응력(joint reaction force)이다. 관절염과 같은 병적인 관절 상태에서 기능이 소실되는데 그것은 지나친 압박 힘이 극심한 통증을 일으키기 때문이다.

아직 구체화할 수 없을지라도 우리는 이미 이러한 관절 반응력을 어떻게 구하는지를 알고 있다. 이러한 정보들은 평형공식($\Sigma F = 0$, $\Sigma t = 0$), 힘의 합성과 분해, 직각삼각형의 삼각법 비율을 사용함으로써 구할 수 있다. 이러한 과정의 예제는 그림 2.41에 제시되어 있다. 이 예는 대상자가 앉은 자세에서 발에 30-lb의 무게를 올려놓고 무릎을 편 상태로 있을 때 알려져 있지 않은 넙다리네갈래근과 무릎관절의 압박력의 크기를 구하는 방법을 보여주고 있다. 그림 2.41에서는 좌표계의 원점을 값이 제시되어 있지 않는 관절력과 일치시켰고, 각각의 세 가지 힘(W=저항힘, M=근육힘, J=관절반응력)을 직각 성분으로 분해하였다. 도식은 측정된 무게, 각도, 그리고 거리가 적용되었으며 표시되었다. 근육 힘의 적절한 크기(M = 380 lb)와 관절힘(J = 350 lb)뿐만 아니라, 관절힘의 방향($\alpha = 17°$)은 평

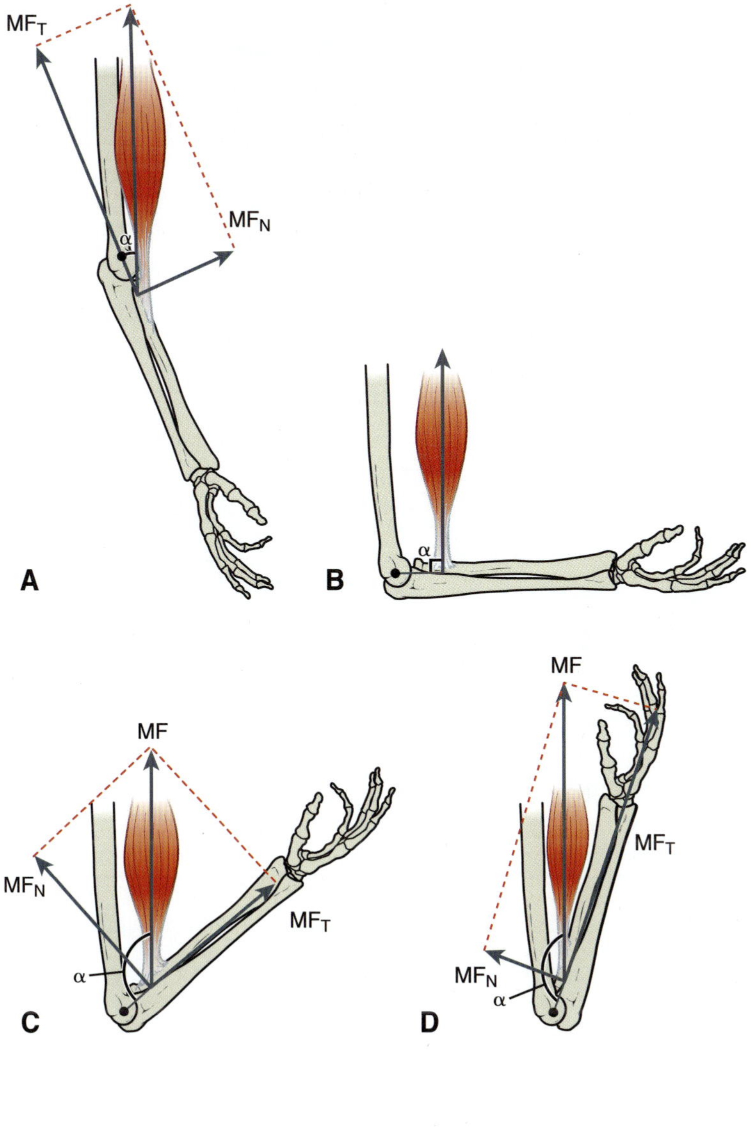

그림 2.39 근육 벡터와 모멘트팔은 관절의 위치 변화에 따라 변한다. 이 그림은 관절이 가동범위를 통해 움직일 때 모멘트팔의 길이가 변하는 것을 보여주고 있다. 이것은 가동범위에 따라 요구되는 근육 힘이 변하는 결과를 나타낸다.

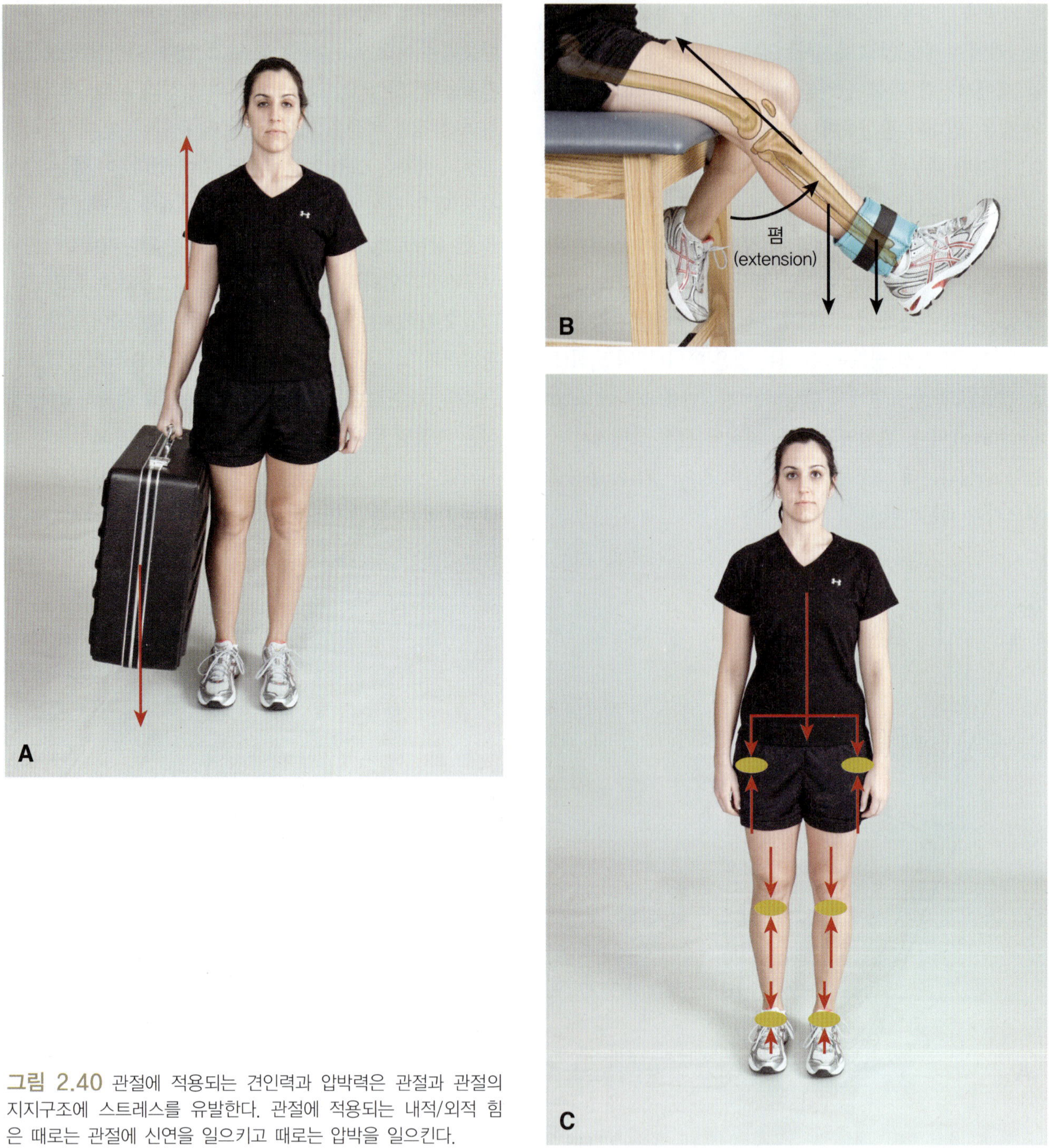

그림 2.40 관절에 적용되는 견인력과 압박력은 관절과 관절의 지지구조에 스트레스를 유발한다. 관절에 적용되는 내적/외적 힘은 때로는 관절에 신연을 일으키고 때로는 압박을 일으킨다.

형공식과 삼각법을 사용하여 이미 제시되었다. 다음의 방정식은 같은 유형의 문제를 한 단계씩 해결하는 방법을 제시하고 있다. 또한 무게에 의한 돌림력, 저항에 의한 토오크, 근육 힘과 같은 문제에 대한 해결법과 설명을 제공하고 있고, 세부적인 관계를 그림으로 나타내고 있다.

30-lb 무게에 의한 돌림력(W_r)을 우선 알아야 한다.

따라서 힘의 분해 공식을 사용한다:

$$W_r = W \times \cos 30^\circ$$
$$W_r = 30 \text{ lb} \times 0.866$$
$$W_r = 26 \text{ lb}$$

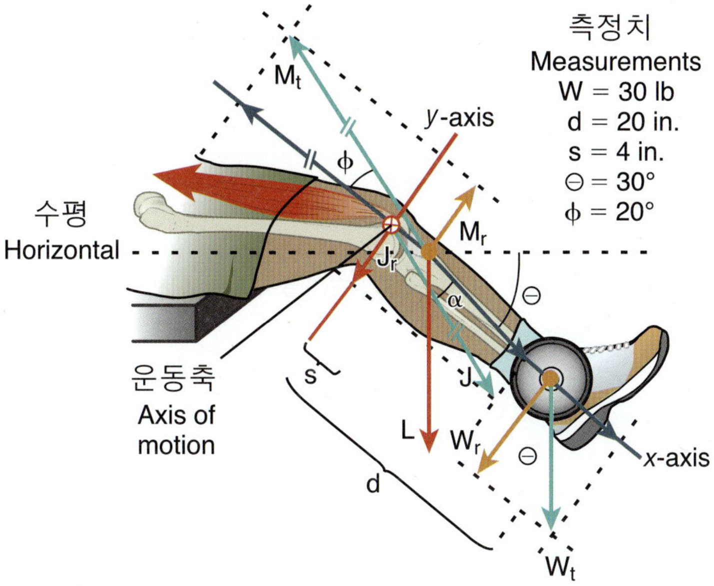

$$\Sigma\tau = 0$$
$$+[(W \times \cos \ominus) \times (d)] - [(M \times \sin \Theta) \times (s)]\ (s) = 0$$
$$+30\text{ lb }(0.866)\ 20\text{ in.} \times M\ (0.342) \times 4\text{ in.} = 0$$
$$-M = \frac{-520\text{ in.-lb}}{1.37\text{ in.}}$$
$$\boxed{M = 380\text{ lb}}$$

$$\Sigma F = 0$$
$$-J + M - W = 0$$
$$-J = -380\text{ lb} + 30\text{ lb}$$
$$\boxed{J = 350\text{ lb}}$$

$$\Sigma Fr = 0$$
$$-J_r + M_r - W_r = 0$$
$$-J_r + M \sin \phi - W \cos \ominus = 0$$
$$-J_r = -380\text{ lb }(0.342) + 30\text{ lb }(0.866)$$
$$-J_r = -130\text{ lb} + 26\text{ lb}$$
$$J_r = 104\text{ lb}$$

$$\sin \alpha = \frac{J_r}{J}$$
$$\sin \alpha = \frac{104\text{ lb}}{350\text{ lb}}$$
$$\sin \alpha = 0.297$$
$$\boxed{\alpha = 17°}$$

그림 2.41 관절반응력을 계산하기 위해 자유물체도를 사용하였다. 외적 힘과 내적 힘을 결정하였다면 관절반응력을 계산할 수 있다. 임상에서 정확하게 측정하지 못하더라도, 임상가가 관절압박력을 완화시키는 자세를 이해하는 것은 관절 힘을 감소시키기 위한 활동을 환자에게 조언해 주는데 있어 도움을 제공한다.

무게에 의한 토오크 (τ_w)를 구하기 위해 토오크 공식을 사용한다:

$$\tau_w = W_r \times d$$
$$\tau_w = 26\ \text{lb} \times 20\ \text{in}$$
$$\tau_w = 520\ \text{in.-lb}$$

근육에 의해 반드시 생산되는 토오크(τ_m)를 구하기 위해서 평형 공식을 사용한다:

$$\Sigma\tau = 0\tau_w - \tau_m = 0$$
$$\tau_m = \tau_w$$
$$\tau_m = 520\ \text{in.-lb}$$

근육 힘(M)을 구하기 위해서는 먼저 돌림 성분 M_r을 구해야 한다. 근육의 돌림 성분(M_r)의 크기를 찾기 위한 토오크 공식을 사용한다:

$$\tau_m = M_r \times s$$
or
$$\tau_m \div s = M_r$$
$$M_r = 520\ \text{in.-1b} \div 4\ \text{in.}$$
$$M_r = 130\ \text{lb}$$

M_r의 값을 알고 있기 때문에, 우리는 직각삼각형 공식을 이용하여 근육 힘(M)을 구할 수 있다. sin 20° 는 0.342라는 것을 표를 통해 알 수 있다.

$$\sin 20^\circ = M_r \div M$$
$$M = M_r \div \sin 20^\circ$$
$$M = 130\ \text{1b} \div 0.342$$
$$M = 380\ \text{lb}$$

관절반응력(J)의 적절한 크기를 찾기 위해서 평형 공식을 사용할 수 있으며 우리가 알고 있는 수치를 대입시킨다:

$$\Sigma F = 0$$
$$-J_r - M + W = 0$$
$$-J = -380\ \text{lb} + 30\ \text{lb}$$
$$J = 350\ \text{lb}$$

J가 작용하는 각도를 구하기 위해서는 반드시 J의 한 성분을 구해야 한다. 평형상태에서 만일 힘의 합이 0이면, 직사각형 성분의 합 또한 0이 되어야 한다:

$$\Sigma F_y = 0$$
$$-J_r - M_r + W_r = 0$$

J의 크기를 구하기 위해 평형공식을 이용할 수 있다:

$$-J_r = -M_r + W_r$$
$$-J_r = -130\ \text{lb} + 26\ \text{lb}$$
$$\Sigma F_x = 0 \text{ or } \Sigma F_y = 0$$
$$J_r = 104\ \text{lb}$$

관절힘의 각도를 구하기 위해 sine에 대한 삼각함수를 이용한다:

$$\sin\alpha = J_r \div J$$

이후에 각도를 구하기 위해 사인, 코사인 표를 참고한다.

$$\sin\alpha = 104\ \text{lb} \div 350\ \text{lb}$$
$$\sin\alpha = 0.297$$
$$\alpha = 17^\circ$$

이 문제를 무릎을 완전히 편 상태에서 계산해 보면, 무게의 돌림 성분(W_r)은 커지게 될 것이므로 따라서 근육에 의한 토오크(τ_m), 근육 힘(M), 관절 힘(J)뿐만 아니라, 무게에 의한 토오크(τ_w)도 커지게 될 것이다. 이와는 반대로, 무릎의 각도가 60°로 증가된다면, W_r, τ_w, τ_m, M, J의 값 모두가 줄어들게 될 것이다.

이 계산은 보다 쉽게 이해하기 위해 만들어졌음을 주목하라. 이 문제에서는 다리와 발 무게는 빠져 있다. 이 풀이과정에 보다 익숙해져 있다면, 무게 커프와 다리를 들기 위해 다리에 요구되는 전체 힘과 결과적으로 엉덩관절에 적용된 힘에 대한 보다 정확한 해답을 구하기 위해 계산식에 이 요소를 추가할 수 있다. 다리와 발의 중력중심에 작용한 무게(W)는 9 lb이고 수직방향에서 좌표계의 원점으로부터 8인치 거리에 있다. 이 힘이 추가되었을 때 수정된 평형 방정식은 여전히 전체 토오크 값이 0이 되고, 근육 힘은 더욱 커지게 되며 관절에 작용하는 힘 또한 더욱 커지게 된다. 이것을 이루고 요구되는 근력의 양은 커지고 관절에 작용하는 힘 또한 커진다. 아래의 계산식은 어떻게 이것이 발생하는지를 보여주고 있다.

A. 우선 M에 대한 풀이 : $\Sigma\tau = 0$

$$[(30\text{ lb} \times 0.866) \times 20\text{ in}] + [(9\text{ lb} \times 0.866) \times 8\text{ in}] - [(M \times 0.342) \times 4\text{ in}] = 0$$

$$M = 425\text{ lb}$$

B. 이후에 J 찾기 : $\Sigma F = 0$

$$-J - 425\text{ lb} + 30\text{ lb} - 9\text{ lb} = 0$$

$$J = 386\text{ lb}$$

벡터 공식 $\Sigma F = 0$는 관절력(J)를 구하기 위해 공식을 단순화시켜서 사용하였다. 그러나 이 공식은 이 문제에 있어서 2%의 오차가 있다. 이 책은 임상 운동학 교재이기 때문에 정확한 답을 구하는 것보다 관절에 상대적으로 가벼운 저항으로 높은 부하를 제공하고, 이에 대항한 근육의 힘을 구체화하는 것이 더욱 중요하다.

그러나, 정확한 계산을 원하는 사람에게 미결상태로 놔둘 순 없다. 정확한 관절 압박력을 찾기 위해서는 J의 두 가지 구성 성분 모두를 찾아야 하며, 이후에 피타고라스의 정리 $J = \sqrt{Jx^2 + Jy^2}$ · 를 이용하여 해결한다. 이 계산을 완수하면 J는 다리의 무게를 무시하였을 때는 357 lb이고, 다리 무게를 포함할 때 J는 396 lb가 된다. 다른 동작이나 자세, 또는 동역학에서 힘을 계산하기 위해서 독자들은 LeVeau[8]과 Soderberg의 저서[9]를 참고하라.

저항의 신체 적용 / Applying Resistances to the Body

이제 우리는 힘이 우리의 신체와 신체분절에 어떻게 작용하는지에 대해 알고 있으며, 왜 이러한 정보들을 이해하는 것이 중요한 것인지를 알고 있다. 임상적으로 인체에 가해지는 외적 저항이란 석고붕대, 보조기(보장구), 책가방, 음식그릇, 도르래, 아령, 목발, 문, 운동기구, 또는 치료사의 손에 의한 저항 등에 의해 발생되는 힘이다. 비록 이런 힘이 적은 힘일 수 있지만, 일반적으로 이런 힘이 팔다리의 먼쪽에 적용됨에 따라 상대적으로 큰 토오크를 생산하고 근육은 등척성 활동을 하는 동안에 동등한 힘을 생산해야 하며 움직임을 발생시키기 위해서는 이러한 큰 토오크를 극복해야만 한다. 이러한 힘에 대한 지식을 가진 임상가는 환자의 재활프로그램에 적절하게 접목시킬 수 있을 것이다. 예를 들어, 치료 목적이 특정 근육에 저항운동을 제공하는 것이라면, 근육이 발생시킬 수 있는 토오크에 최대로 근접한 저항 토오크를 선택해야 한다. 그러나 목적이 매우 약한 근육의 기능적 활동을 보조하는 것이라면 저항 토오크는 가능한 한 적어야 한다.

모든 물체는 중력에 영향을 받고 있으므로, 우리는 환자의 자세에 대한 중력의 영향과 손상된 분절에 대한 외적 힘의 적용에 따른 영향을 깨닫고 있어야 한다. 중력은 모든 물체에 수직 방향으로 잡아당기기 때문에 덤벨이나 책의 무게는 신체 분절의 무게와 동일하게 작용한다. 팔다리 무게의 최대 저항 토오크는 팔다리가 수평일 때 발생한다. 이 자세에서 중력 작용선으로부터 운동축까지의 수직 거리가 최대가 된다(그림 2.39 참고). 가동범위의 모든 다른 지점에서는 저항 토오크가 감소한다.

실습 포인트 PRACTICE POINT

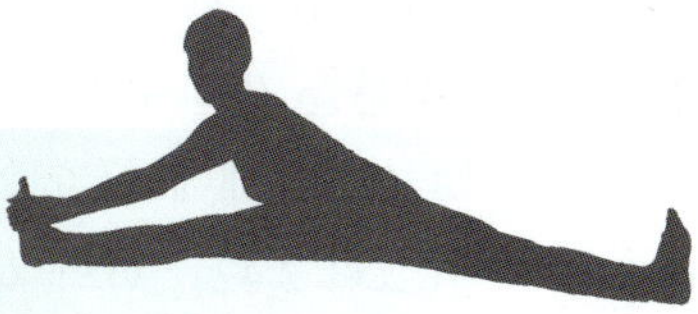

관절의 가동범위에서 중력의 최대 저항 토오크의 변화를 이해하는 것은 환자의 재활에 있어서 현실적으로 매우 중요하다. 예를 들어, 환자가 덤벨을 쥔 상태로 어깨관절을 굽힐 때, 환자의 운동 자세를 지정하기 전에 우리가 원하는 최대 저항이 발생하는 가동범위를 결정해야 한다. 운동의 시작 지점에서 중력의 최대 효과를 원한다면 환자는 바로 누운 자세를 취해야 한다. 그러나 최대 저항을 운동의 마지막 범위에서 원한다면 엎드려 누운 자세를 취해야 한다. 최대 저항을 운동 중간 범위에서 원한다면 환자는 앉은 자세나 선 자세를 선택해야 한다.

실습 포인트
PRACTICE POINT

관절 구조에 찢어짐이나 압박을 가하지 않는 부드러운 관절 신연은 인대손상에 따른 통증을 완화시키는데 실제적으로 도움이 된다. 스트레스를 주지 않는 범위 내에서 Ⅰ, Ⅱ등급의 관절가동술은 관절의 연부조직 구조의 신장을 유발하지 않을 뿐만 아니라, 통증 완화를 위한 피부 수용기들을 자극하는 부드러운 신연을 제공한다.[11]

팔다리에 적용되는 무게는 흔히 관절 구조에 견인을 유발하는데 이것은 유용하게 작용할 수도 있으며 그렇지 않을 수도 있다. 힘의 합성을 다시 상기해보면, 힘이 중력에 대해 평행하게 작용하거나 아래방향으로 작용할 때 모든 힘은 관절에 대해 신연력이 됨을 알 수 있다. 따라서 그림 2.39에서 보는 바와 같이 서 있는 자세에서 팔꿉관절을 펴고 있으면, 팔의 무게는 전적으로 신연력으로 작용하지 돌림 성분으로 작용하지 않는다. 어깨관절의 재활 초기에 어깨관절의 가동범위를 향상시키기 위해 사용되는 코드만 진자운동은 이러한 효과에 기초를 두고 있다. 코드만 운동을 수행하기 위해 환자는 허리를 구부리고, 엉덩관절을 굽히고 반대쪽 팔로 테이블을 지지한다.[10] 이 자세에서 어깨관절은 굽힘 위치에 놓이게 된다. 체중을 이용하여 팔을 수동적으로 좌우로 진자처럼 흔들게 됨으로써 손은 통증이 없는 범위 내에서 점점 더 큰 원을 그리게 된다. 팔의 무게에 의한 신연력은 관절 오목에 대한 위팔뼈 머리의 아래방향 운동을 증진시킴으로 어깨관절 굽힘과 벌림을 발생시킬 수 있다; 이런 수동 운동을 동반한 관절 신연은 또한 관절 내의 활액 순환을 향상시킬 수 있다. 환자의 손목에 부착된 커프 무게는 또한 부가적인 견인력을 제공하게 된다.

어떤 병적 상태에서 무게에 의한 견인 성분은 통증의 원인이 될 수 있으며 나아가 관절 구조에 스트레스나 손상을 줄 수 있기 때문에 바람직하지 않을 수 있다. 예를 들어, 무릎관절의 앞십자인대 염좌일 경우 특히, 재활 프로그램의 초기에는 넙다리네갈래근의 근력 강화를 목적으로 발에 무게를 부착시키는 것은 금기사항이다. 이러한 경우 관절이나 인대에 스트레스를 주지 않을 수 있는 수정된 근력 강화방법을 반드시 사용해야 한다.

다른 한편으로는, 관절 압박은 장점이 되기도 하지만 또한 금기사항이 될 수도 있다. 관절 손상이나 관절 내 부종으로 인해 고유수용성 감각이 저하된 환자일 경우, 고유수용성 감각이 회복되지 않았다면 재손상의 유발요인이 될 수도 있다. 운동 중에 체중부하 활동은 관절 고유수용성 감각을 회복시키기 위해 사용된다. 이러한 활동은 이들 감각 수용기들을 촉진시키는 것으로 보고되고 있다.[12] 어깨관절에서 어깨를 압박할 수 있는 활동에는 팔굽혀펴기와 같은 체중부하 활동과 옆으로 누운 자세에서 어깨관절 45° 벌림 운동과 같은 비체중부하 활동이 있다.

개념의 임상 적용
Clinical Application of Concepts

손에 의한 저항, 운동용 도르래, 목발보행, 휠체어 이동, 문 열기 등과 같은 대다수의 외적 힘은 신체 무게가 수직 방향으로 작용하는 것처럼 작용하지 않는다. 그 대신에, 이러한 힘은 적용된 각도에 따라 다양한 효과를 나타낸다. 다른 힘과 마찬가지로 이러한 힘 또한 신연성분 또는 안정성분을 가질 수 있으며 돌림 성분과 더불어 나타낼 수 있다. 도르래에서 가동범위에 따라 적용 각도가 달라진다(그림 2.42). 힘의 각도(또는 방향)의 변화는 힘의 돌림 성분의 크기를 변화시킨다. 본질적으로 저항 토오크는 가동범위에 따라 달라진다. 토오크는 힘의 적용 방향이 직각이거나 팔다리 또는 분절에 90° 일 때 최대로 발생하는 점을 기억하는 것은 매우 중요하다.

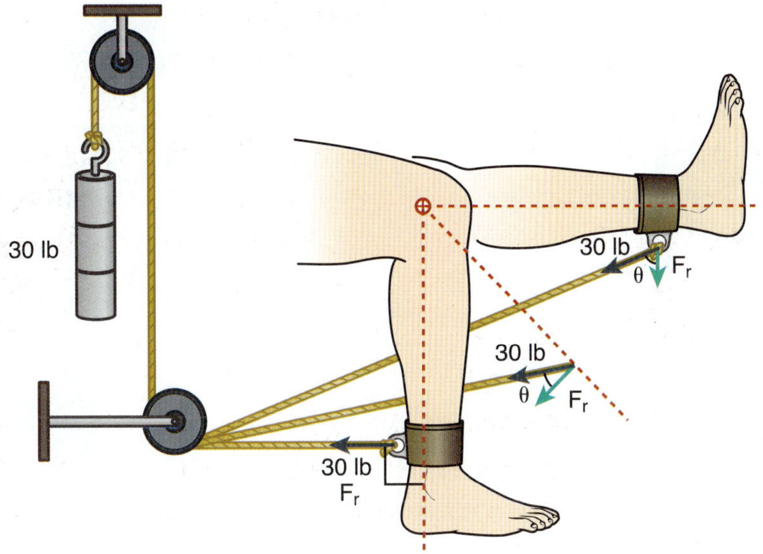

그림 2.42 도르래는 관절 가동범위 내에서 다양한 저항 힘을 제공한다. 힘 전체가 돌림 성분으로 적용될 때 최대 저항은 도르래의 작용선이 신체 분절에 90°를 형성할 때 최대가 된다.

도르래 / Pulleys

도르래는 근력 운동과 신체 분절의 견인에서 힘의 방향을 변화시키기 위해 사용된다; 이러한 도르래는 단일 고정 도르래이다. 도르래는 또한 힘의 크기를 증가시키거나 감소시키기 위해 사용될 수 있다; 이러한 도르래는 가동 도르래(moveable pulley system)이며 때로는 복합 도르래(block-and-tackle system)라 표현한다.

단일 고정 도르래 / Single Fixed Pulley

힘의 작용선은 도르래에 따라 다르다(그림 2.43). 아래 방향으로 작용하는 힘(F)은 무게를 위쪽으로 들어 올리기 위해 사용된다. 도르래가 고정되어 있을 때 도르래는 힘에 대한 어떠한 역학적 이득을 제공하지 못하고 단지 방향만 변화시킬 뿐이다. 이 원리는 목뼈 견인의 예(그림 2.7 참고)에서 볼 수 있다. 단일 고정 도르래는 그림 2.43B에서 보는 것처럼 근력 강화 운동을 위해 흔히 사용된다.

가동 도르래 / Movable Pulley

가동 도르래에 무게가 가해지면 (그림 2.44A) 무게의 반은 고정된 고리에 연결된 줄에 지지되고, 나머지 반은 도르래 반대편 줄에 지지된다. 그러므로 힘의 역학적 이득(F)은 2이다. 그러나 무게를 들어 올리기 위해서 줄은 2배의 거리를 움직여야 한다. 힘에 이득을 보는 것은 거리에 손해를 본다. 그림 2.44B에 있는 다리 견인 시스템은 가동 도르래가 어떻게 무게를 감소시키고 적당한 힘을 제공하기 위해 사용되는 지를 보여주는 예이다. 발에 있는 도르래는 "가동 도르래"로 작용하고 침대 기둥의 도르래는 고정되어 있다. 따라서 발에 있는 도르래는 두 줄에 의해 힘을 받고 이 도르래에 의한 다리 견인력은 15 lb보다 크다. 그림 2.43B에 있는 운동 시스템에서는 도르래가 고정되어 있으므로 단지 힘의 방향만 변화시킬 뿐 크기는 변하지 않는다.

해부학적 도르래 / Anatomic Pulleys

인체에는 몇 가지 단일 도르래가 있다. 이 도르래는 힘줄의 경로를 변화시키거나 관절로부터 힘팔의 거리를 증가시킴으로써 근육의 역학적 이득을 향상시킨다. 발목의 안쪽복사뼈는 뒤정강근힘줄과 긴발가락굽힘근 힘줄의 당김 각도를 변화시킨다. 가쪽발꿈치뼈의 종아리뼈결절과 가쪽복사뼈는 긴종아리근과 짧은종아리근의 힘줄에도 같은 역할을 수행한다(그림 2.45). 긴손가락굽힘근과 연관되는 다른 유형의 도르래를 손가락뼈의 바닥 쪽에서 볼 수 있다. 깊은 손가락 굽힘근과 얕은손가락굽힘근이 수축할

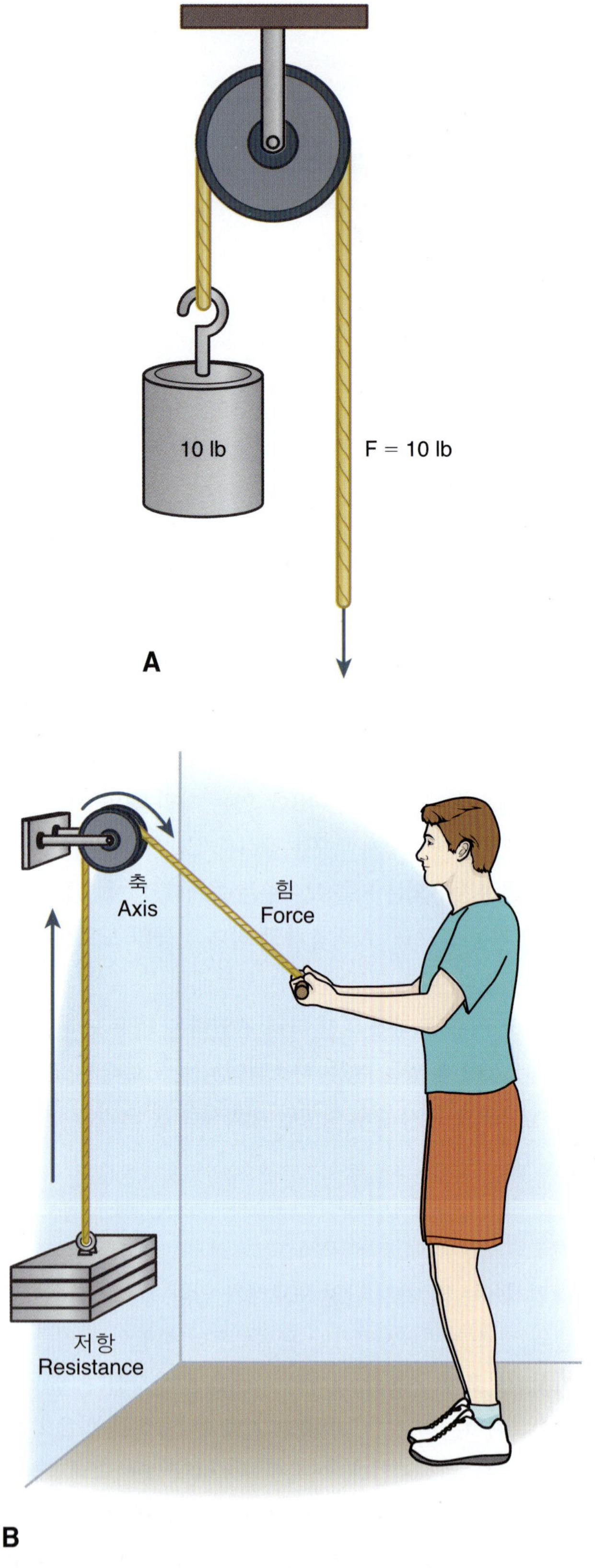

그림 2.43 고정 도르래는 힘의 작용 방향을 전환시키지만 어떠한 역학적 이득도 가지지 못한다. 이것은 특정 가동범위에서 힘을 늘이거나 줄이고자 할 때 임상적으로 유용하게 사용된다.

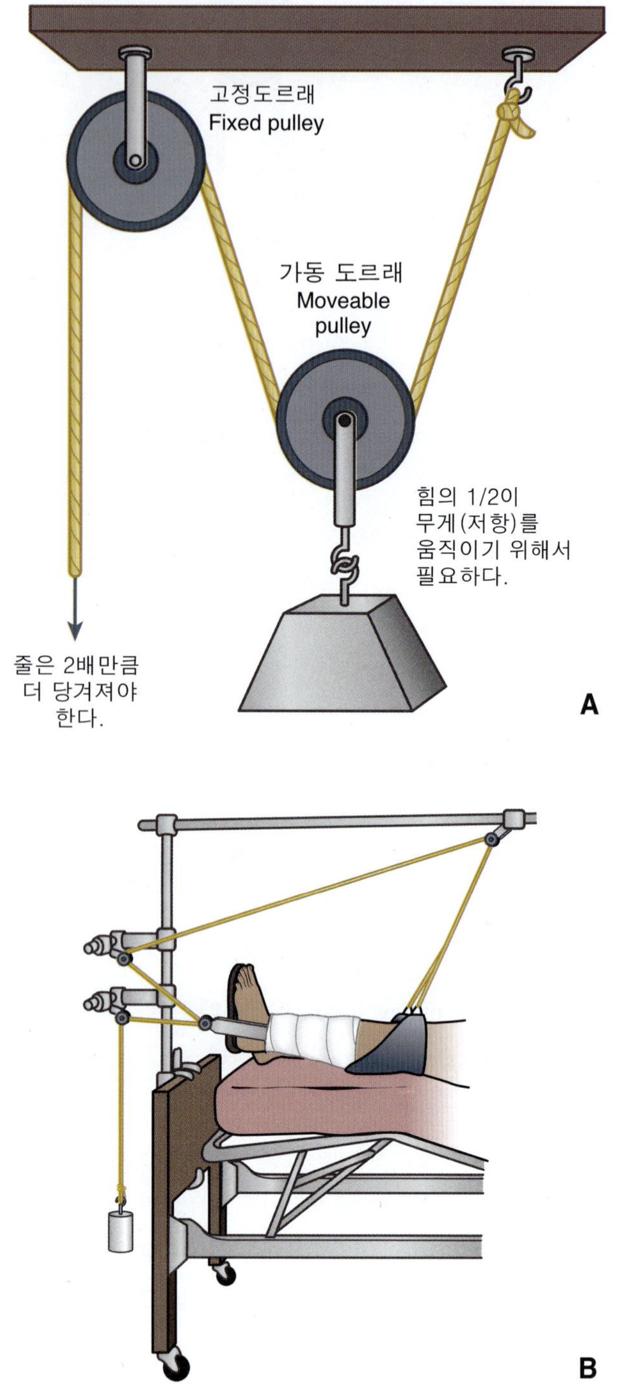

그림 2.44 가동 도르래는 힘을 증감시키는 역학적 이득을 제공한다. A) 가동 도르래는 무거운 물건을 쉽게 들어 올린다. B) 가동 도르래는 과도한 부하를 제공하지 않아도 관절 신연을 증가시키는 데 효율적으로 사용된다.

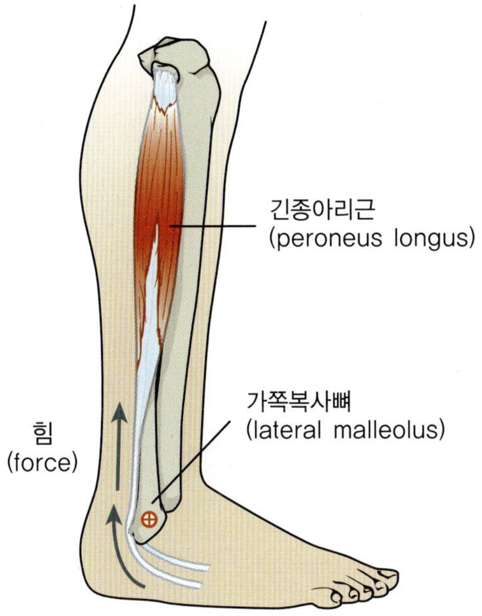

그림 2.45 인체는 근육의 작용 방향을 변화시킬 수 있는 몇 가지 도르래를 가지고 있다. 가쪽복사뼈와 종아리뼈결절이 발목에서 종아리힘줄의 작용 방향을 변화시키것이 그 예이다.

때 그들의 힘줄은 관절축으로부터 들어 올려진다. 힘줄은 7개 도르래 역할을 하는 고리에 고정되고 또한 운동과 함께 굴절된다. 인체의 도르래 역할을 하는 구조물에 의해 근육의 당김 각도는 변화될 수 있지만, 근육의 힘벡터는 직선을 유지한다. 근육의 작용선은 일반적으로 근육의 뼈 부착점이고 힘의 크기에 따라 공간으로 연장된다. 벡터는 직선이며 근육의 해부학적 방향과 전적으로 일치하지 않는다.

무릎뼈는 근육 토오크를 향상시키는 해부학적 도르래의 한 예이다(그림 2.46). 무릎뼈는 넙다리네갈래근의 힘줄을 무릎관절로부터 멀어지게 한다. 이로 인해 넙다리네갈래근의 모멘트팔의 길이가 증가함으로써 넙다리네갈래근의 토오크가 확연하게 증가한다.[13] 넙다리네갈래근과 무릎뼈 힘줄은 넙다리네갈래근의 토오크 생산을 향상시킬 뿐만 아니라, 무릎을 구부릴 때 힘줄의 당김 방향 또한 변화시킨다. 근육의 힘을 증가시키는 또 다른 인체 도르래에는 발꿈치뼈, 넙다리뼈목과 손가락뼈융기가 있다. 발꿈치뼈는 장딴지근과 가자미근의 지레팔 길이가 2 인치에 이르게 한다(그림 2.47). 넙다리뼈의 목은 엉덩관절 벌림근이 엉덩관절로부터 수 인치 거리에 놓이게 한다. 손가락뼈의 융기는 손가락굽힘근의 힘팔 거리를 증가시킨다. 질병, 손

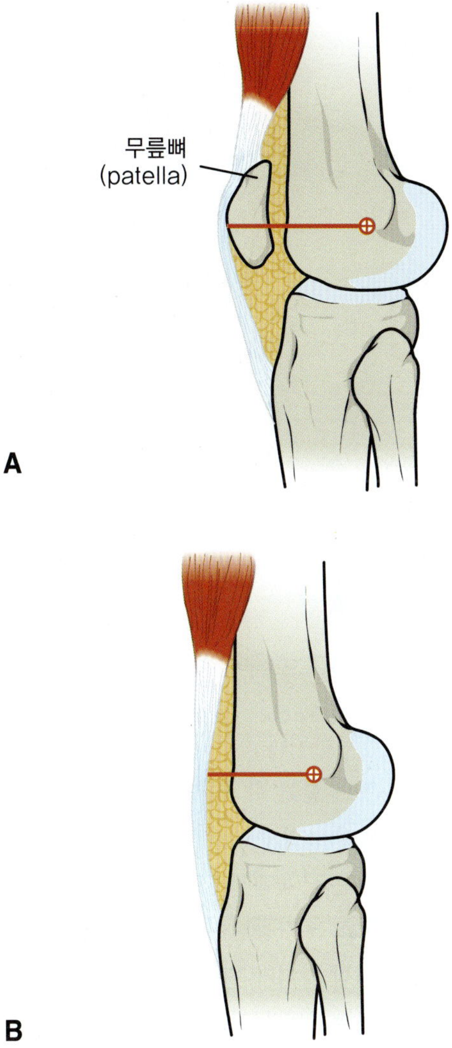

그림 2.46 근육의 각도를 변화시키고 토오크 값을 향상시키는 해부학적 도르래. A) 무릎뼈는 넙다리네갈래근의 토오크를 향상시키고 근육작용 각도를 변화시키기 위해 운동축으로부터 넙다리네갈래근을 멀리 위치시킨다. B) 무릎뼈가 없을 경우, 넙다리네갈래근은 운동 축에 가까이 위치하기 때문에 충분한 토오크를 일으키지 못한다.

상 또는 수술로 인해 발생할 수 있는 이러한 돌기들의 조그마한 변화도 근육이 발생하는 토오크에 큰 영향을 줄 수 있다.

지레작용 요소 / Leverage Factor

역학적으로 근육의 작용선과 관절 중심 사이의 수직거리(모멘트팔 길이)가 길면 그 근육에 발생하는 돌림 성분 값은 더욱 커진다. 이 원리를 때때로 근육의 **지레작용 요소**(leverage factor)라 한다. 따라서 뼈의 돌기는 근육의

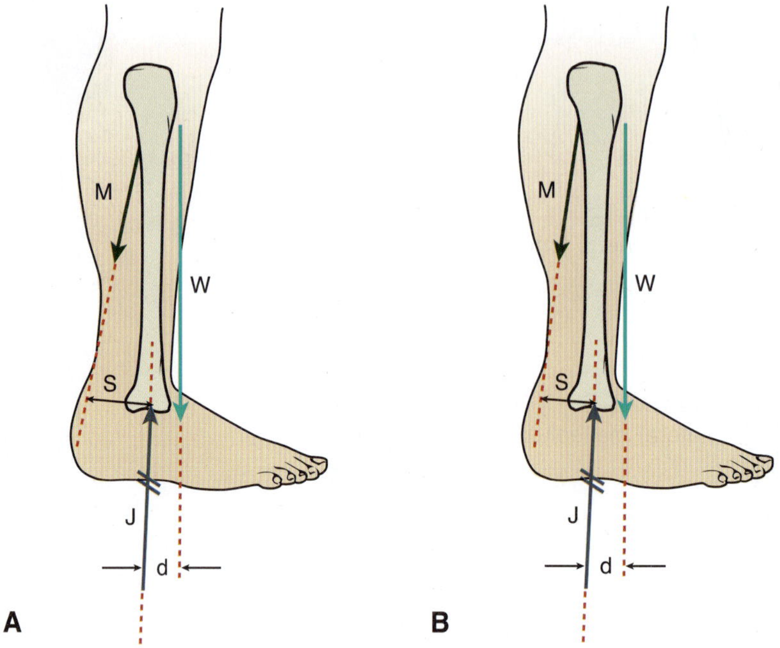

그림 2.47 발꿈치뼈는 운동축으로부터 힘줄의 위치를 멀게 함으로써 토오크를 증가시키고 아킬레스의 작용 각도를 변화시킨다.

힘팔 길이와 힘줄이 뼈에 붙는 각도를 증가시키는 데 중요한 역할을 한다. 지레 요소 또는 원리는 운동이 진행됨에 따라 힘팔 길이가 변하는 근육에서 중요한 고려 사항이다. 왜냐하면 그것의 토오크가 가동범위에 따라 달라지기 때문이다. 근육에서 지레팔 길이가 변화는 좋은 예는 팔꿉관절 굽힘근으로 작용하는 위팔두갈래근이다(그림 2-39). 팔꿉관절이 펴져 있을 때, 위팔두갈래근의 작용선은 관절 중심 가까이에 놓인다. 팔꿉관절을 90°로 구부리면 근육의 작용선은 관절축으로부터 멀어지게 되고, 90°에서 운동축으로부터 최대 거리에 이르게 된다. 90°를 지나 더욱 구부려 120°에 근접하게 됨에 따라 위팔두갈래근의 작용선은 다시 관절에 가까워지기 시작한다. 따라서, **같은 근수축력으로도 팔꿉관절 굽힘 90°에서 최대 토오크를 발생하게 된다.** 근육은 팔꿉관절 폄 상태에 있을 때 팔꿉관절 굽힘근으로서의 영향력이 제일 적다. 비록 지레 요소가 모든 근육에 영향을 미친다고 하지만, 그 영향은 근육, 관절, 운동에 따라 다양하다. 위팔두갈래근, 위팔노근, 뒤넙다리근은 가동범위를 통해서 관절축까지의 수직거리의 변화가 크고 위팔세갈래근, 어깨세모근, 장딴지근, 가자미근 같은 근육은 이 변화가 적다.

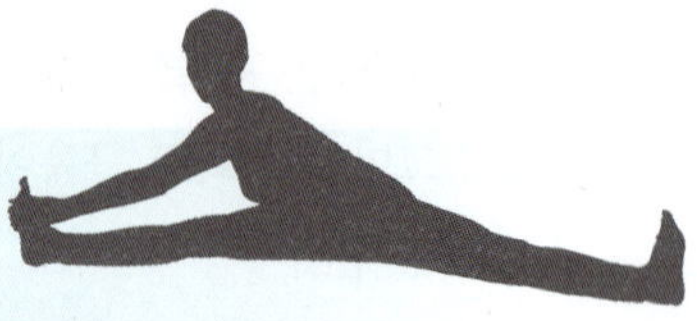

실습 포인트

PRACTICE POINT

지레 요소에 영향을 받는 근육들은 가동범위 내에서의 가장 약한 지점에서 저항할 수 있을 만큼의 힘만으로도 들기가 가능하다. 예를 들어, 위팔두갈래근이 팔꿉관절 90° 굽힘에서 최대 10 lb의 힘에 저항할 수 있다면 가동범위 내에서 모멘트팔이 변화될 때 그 만큼의 힘에 저항할 수 없게 된다. 가동범위에 걸쳐 저항 토오크가 변하지 않고 환자가 지속적인 저항에 대항하여 완전 가동범위로 팔꿉관절을 움직인다면 위팔두갈래근의 저항은 10 lb 보다 적어질 것이다. 치료사가 환자의 위팔두갈래근에 맨손 저항을 적용한다면 완전 굽힘 자세와 폄 자세보다 90°에 가까워질 때 최대 저항을 제공해야 할 것이다.

스트레칭 대 관절가동술 / Stretching vs. Joint Mobilization

골절, 외과적 수술 또는 관절 질환 후 가동범위를 증가시키기 위한 수동적 신장은 많은 치료사나 정형외과 의사들이 금기로 여겨 왔다. 생체역학적으로 이러한 주의점은 타당한 이유가 있다. 힘이 뼈의 먼쪽 끝에 가해질 때 그 힘은 긴 지레팔로 작용되는 것과 같으며 손상된 관절 구조에 역학적 이점을 가진다. 이런 역학적 이점을 통해 힘은 관절면에서 10~20배 증폭된다. 예를 들어, 무릎관절이나 팔꿉관절의 수동 신장 시 치료사가 10 lb(4.5 kg)의 힘을 관절 중심에서 10 inch(25 cm) 거리에 가했다면, 이것은 50 lb의 힘을 2 inch 거리에서 또는 100 lb의 힘을 1 inch 거리에 가한 것과 같다.

이와는 반대로, 관절운동형상학적 원리에 따른 관절 가동술의 적용은 정상관절 운동을 회복하고 통증을 완화시키기 위해 병적인 상황에서 흔히 사용된다. 관절 가동술의 생역학적 기본원리는 다음과 같다:

- 사용하는 힘의 방향은 그 관절의 정상 관절운동학의 방향에 따른다.
- 힘의 크기는 관절의 상태에 알맞게 부드럽게 조절한다—"강력한 운동을 해서는 안 되며 비정상적인 운동이 일어나도록 해서도 안 된다."[14]
- 관절면에서의 운동은 거의 인지할 수 없을 정도에서 수 밀리미터로 매우 적다.

아주 짧은 힘팔을 사용함으로써 이를 정확하게 잘 조절할 수 있다. 대부분의 경우, 힘은 관절의 아주 가까이에 적용된다.

압력 / Pressure

생체역학적 문제를 도식화하기 위해 힘은 힘이 작용하는 부위의 중간 점에 작용하는 것으로 묘사한다. 그러나 인체 조직은 이 점에 작용하는 힘에 의한 압력을 견딜 수 없다. 대부분의 경우에 피부, 근육, 관절면, 그리고 뼈 위에, 힘이 적용되는 경우에 압력을 줄이기 위해 넓은 부위에 힘을 가한다.

압력은 단위 면적에 가해지는 힘의 함수이고($P = F/A$) lb/in^2 (PSI) 또는 Kg/cm^2로 표시한다. 그리하여 10 lb의 힘이 1 in^2의 면적에 가해지면 압력은 10 PSI이고, 2 in^2 에 가해지면 5 PSI로 감소된다. 동맥이나 정맥 내의 혈액처럼 액체의 압력은 mmHg로 표시된다. 1 PSI는 50 mmHg와 동일하고 그것은 소동맥(60–30 mmHg)나 모세혈관(30–10 mmHg)의 폐쇄를 일으키는 대략적인 압력의 크기이다. 서 있는 상태에 발과 같이 분절이 연결되어 있는 경우, 이러한 압력은 정수압에 의해 증가한다. 이 압력은 느낄 수 있고 손톱을 누를 때 모세혈관이 창백해짐(폐쇄)으로 알 수 있다.

피부, 근육, 막, 인대, 연골, 뼈는 적절한 압력이 가해짐으로써 정상적으로 성장하고 기능적으로 비대해진다. 예를 들어, 발바닥의 피부는 체중지지나 걷기를 통해서 더욱 두꺼워지고 단단해진다. 유아의 발바닥은 발에 대한 체중부하나 압력이 아직 없기 때문에 부드럽고 못이 없다. 한편 과도한 압력은 물집, 티눈, 가골, "석좌상(stone bruises)", 괴양, 상처, 스트레스성 골절을 포함한 조직 손상을 일으킨다. 1 PSI와 같이 낮은 압력 조차도 몇 시간 지속적으로 적용되면 조직의 괴사를 일으킬 수 있다. 이러한 유형의 손상은 양말 주름이나 조이는 신발 같은 것들로부터도 발

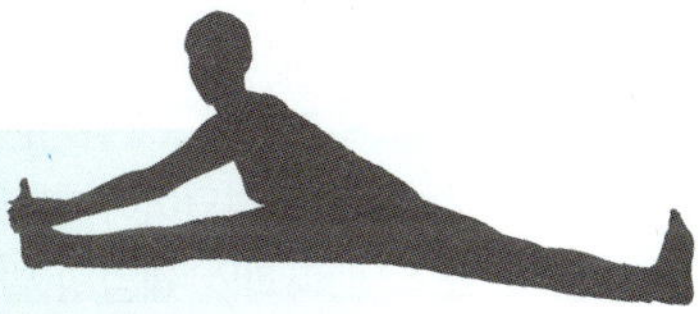

실습 포인트
PRACTICE POINT

압박력의 차이는 맨손 저항 활동과도 관계가 있다. 환자에게 주먹을 펴는 것보다 손을 쥐는 것이 좀 더 안정감을 제공한다. 특히, 마사지 기술을 적용할 때 손가락 부분을 사용하는 것보다 손의 표면 전체를 이용하는 것이 보다 환자에게 편안함을 제공한다.

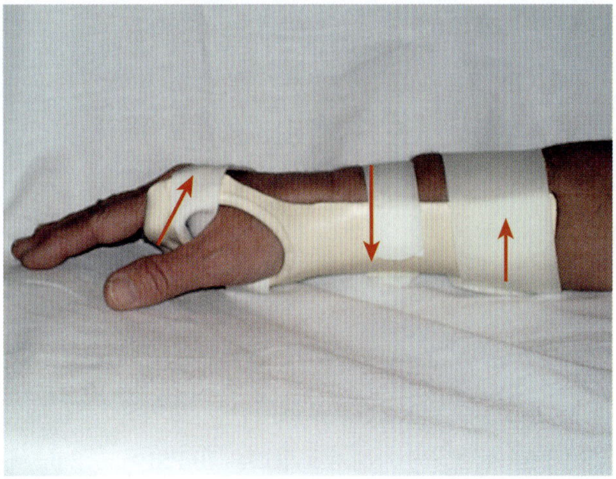

그림 2.48 압력의 적용 면적이 클 때 표면의 압력은 감소한다.

생할 수 있다. 신경계 손상을 입은 환자는 불편감이나 통증의 판별이 불가능하기 때문에 이러한 손상이 더욱 쉽게 발생한다. 척수손상, 말초신경 손상, 당뇨병이나 한센씨병 환자가 이런 환자의 범주에 포함된다.

아래의 3가지 요소 중 하나를 변화시킴으로 압력을 변화시킬 수 있다:

- 힘의 크기를 감소시킨다;
- 힘의 적용 면적을 증가시킨다; 또는
- 힘의 적용 시간을 감소시킨다.

일반적으로 적절한 기능을 유지하면서 위의 요소 중 하나 또는 그 이상을 변화시킨다. 저항 팔의 길이를 변화시킨다면 힘의 크기를 감소시킬 수 있다. 예를 들어, 아래팔의 중간 지점에서 팔꿉관절 바로 아래까지 아래팔 부목의 길이를 늘이면 부목의 힘팔이 커지므로 적용 지점에 적은 힘이 필요하게 된다(그림 2.48). 넓은 부위에 힘이 분포되도록 하는 예는 잠을 잘 때 물침대나 나선형의 폼 매트리스 덮개를 이용하는 것이다. 힘의 작용 시간을 감소시키는 방법으로는 전체 보조기의 착용 시간을 반으로 줄이는 것이다; 결과는 덜 효과적이다.

요약

SUMMARY

이 장에서 힘과 신체 움직임에 대한 힘의 영향에 대해서 알아보았다. 신체의 운동과 기능과 관련하여 병진과 돌림력의 차이, 뉴턴의 세 가지 운동법칙, 지레의 세 가지 유형에 대해 알아보았다. 모멘트팔과 토오크는 가동범위에 걸쳐 관절의 움직임에 따라 변화한다. 중력은 모든 운동에 있어 첫 번째로 고려해야 한다. 신체나 신체 분절이 표면 위를 움직일 때 마찰 또한 움직임에 영향을 미친다. 이 장은 신체에 작용하는 힘을 결정하고 신체에 적용된 힘을 결정하기 위해 자유물체도와 수학적 공식을 사용하였다. 임상 운동학은 이들 힘을 정확하게 평가하는 데 집중해야 하고, 이런 힘을 정확하게 구하는 것보다 임상적 상황에서 이 힘이 어떤 영향을 미치는 가에 대해 보다 큰 중점을 두어야 한다.

실습 포인트
PRACTICE POINT

환자에게 교정기나 부목이 적용될 때, 피부에 붉은 지점(redness)이 있는 지를 확인하는 것은 중요하다. 붉은 지점은 그 부분에 과도한 압박이 가해졌음을 의미한다; 붉은 지점이 오래 지속되는 것은 많은 압박이 연부조직에 가해진다는 것을 의미한다. 교정기는 붉은 지점이 발생하는 것을 방지하기 위해 수정되어야 한다. 교정되지 않으면 붉은 지점은 연부조직의 파괴와 궤양의 발달로 이어질 수 있다.

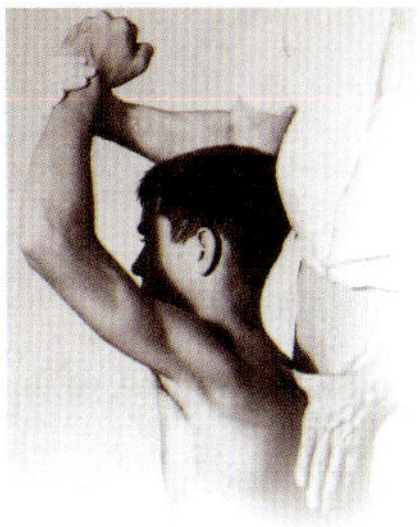

임상 시나리오 해결(CLINICAL SCENARIO SOLUTION)

Violet 교수가 인체의 근육이 만들어 내는 힘의 작용과 근육이 반드시 극복해야 할 힘 사이의 관계를 설명하였을 때 William은 기계로서의 인체뿐만 아니라, 자세를 변화시키는 방법이 힘의 방향을 변화시킬 수 있음을 알게 되었다. William은 뼈 위에서 시작하는 근육 부착부와 근육이 신체 분절의 움직임을 일으키기 전에 반드시 극복해야 할 것의 관계에 대해 이해하게 되었다. 그는 이제 운동의 물리적 법칙과 서로 다른 지레로서의 신체 분절의 사용을 이해하는 것이 실제로 운동을 적용하기 위해 환자의 자세를 어떻게 취해야 하고, 환자에게 보다 쉬운 운동 또는 보다 어려운 운동을 제공하는 것과 같은 임상 의사결정을 수행하는데 있어 중요하다는 사실을 이제는 인지하게 되었다.

논의 문제 (Discussion Questions)

1. 6개의 돌림운동과 병진운동이 일상생활에서 수행된다. 신체에서 수행되는 이들 움직임의 가장 큰 차이점은 무엇인가?
2. 운동이 발생하는 축과 면의 용어를 살펴보았지만 특정 분절의 위치가 달라진다면, 운동축과 면은 바뀔 수 있다. 예를 들어, 해부학적 자세에서 엉덩관절 돌림은 수직축을 중심으로 수평면에서 발생한다. 대상자가 앉은 자세라면 운동 축과 면은 어떻게 될까? 분절의 위치가 바뀐다면 어떤 운동과 관절이 운동의 축과 면을 변화시킬 수 있을까? 다른 관절과 움직임에 있어 축들과 면들에서 무슨 변화가 일어날까?
3. 다리 손상이 있는 환자에게 근력 증가를 위해 단지 5 lb 커프 하나만을 사용하여 점진적인 저항을 제공하는 방법에는 무엇이 있을까?
4. 신체에서 1형이나 2형 지레보다 3형 지레가 더욱 많다. 이 장의 초기에 예를 제공하였지만, 신체에 얼마나 많은 또 다른 1형 지레와 2형 지레가 있는지를 확인할 수 있는가?
5. 힘은 방향과 크기를 가지는 2차원이기 때문에 신체에 적용되거나 신체에 의해 발생되는 힘도 역시 2차원이다. 축에 부착된 지레팔에 대해 수직으로 힘이 적용될 때 모든 힘은 팔을 돌림시킨다. 지레팔에 힘이 수직으로 적용되지 않았을 때 힘은 어떻게 변화하는가? 힘이 지레팔에 수직으로 적용되지 않았을 때 힘은 어떻게 변하는가? 달리 표현했을 때, 축과 지레팔에 힘이 미치는 영향은 무엇인가?
6. 손에 커프 무게를 가했다면 팔의 질량중심은 어떻게 되는가? 팔을 들어 올리는 근육에 미치는 영향은 무엇인가? 이러한 원리를 적용할 수 있는 신체의 다른 예를 생각할 수 있는가?

실습활동 (Lab Activities)

1. 공간에서 물건이나 신체를 움직이기 위해서 관절에 나타나는 각운동(angular motion)은 반드시 선형운동(linear motion)을 일으킨다. 선형운동을 일으키기 위해 발생하는 각운동을 관찰하고 설명하라.

   A. 테이블 표면을 가로질러 책 밀기.
      a. 오목위팔관절 :
      b. 위팔자관절 :

   B. 공 차기
      a. 엉덩관절 :
      b. 무릎관절 :

C. 평영법으로 수영하기
  a. 오목위팔관절 :
  b. 무릎관절 :

2. 엎드려 누운 자세에서 파트너에게 0°, 45°, 90°, 120° 무릎관절 굽힘 상태에서 뒤넙다리근(hamstring)을 등척성 수축시키고 최대 저항을 제공해 본다. 각도에 따른 힘을 비교해 본다. 왜 이런 차이가 발생하는 지를 설명해 본다.

3. 지레와 힘: 40 in × 6 in 크기의 판자를 이용하여 3점 지레를 만들어 본다. 판자의 중심과 중심에서 각 면으로 6 in 간격으로 표시를 한다. 중심에서 18 in 되는 양쪽 지점을 체중계 위에서 나무 삼각대로 받쳐주고 체중계의 눈금을 0으로 조정한다.

10 lb의 둥글거나 네모난 무게를 판자의 중심부에 올려 놓는다. 왼쪽 힘을 A, 중앙을 B, 오른쪽을 C라 부른다. 지레의 신체 자유 도해(크기와 무게를 지우고 힘벡터를 표시하라)를 그리고 나서 문자나 이미 알려진 힘(대략적인 수치로 기록)으로 힘벡터를 표시하라.

지레의 중심에 10 lb 이상을 추가하라. A, B, C 사이에서 힘의 관계는 어떻게 되는가? 이것을 양의 표시와 음의 표시를 이용해 방정식으로 기록하고 이후에 그것을 확인하기 위해 힘의 값을 파운드로 대체하라. 무게 B를 오른쪽으로 6인치 이동시켜라. 여전히 힘의 관계가 유지되고 있는가? 무게 B를 원래 위치로 옮기고 C를 6인치 이동시켜라. 같은 관계가 유지되는가? 한 힘의 크기 변화 또는 힘팔의 길이 변화는 나머지 두 힘의 크기에 변화를 일으키지만, 힘의 합은 그대로 유지된다는 사실에 주목하라(평형 공식 : $\Sigma F = 0$)

4. 다음의 성분 벡터 그림을 이용하여 평행사변형을 그려라. 합성 벡터를 기입하라. 각각의 도형의 합성 벡터를 설명할 수 있는가?

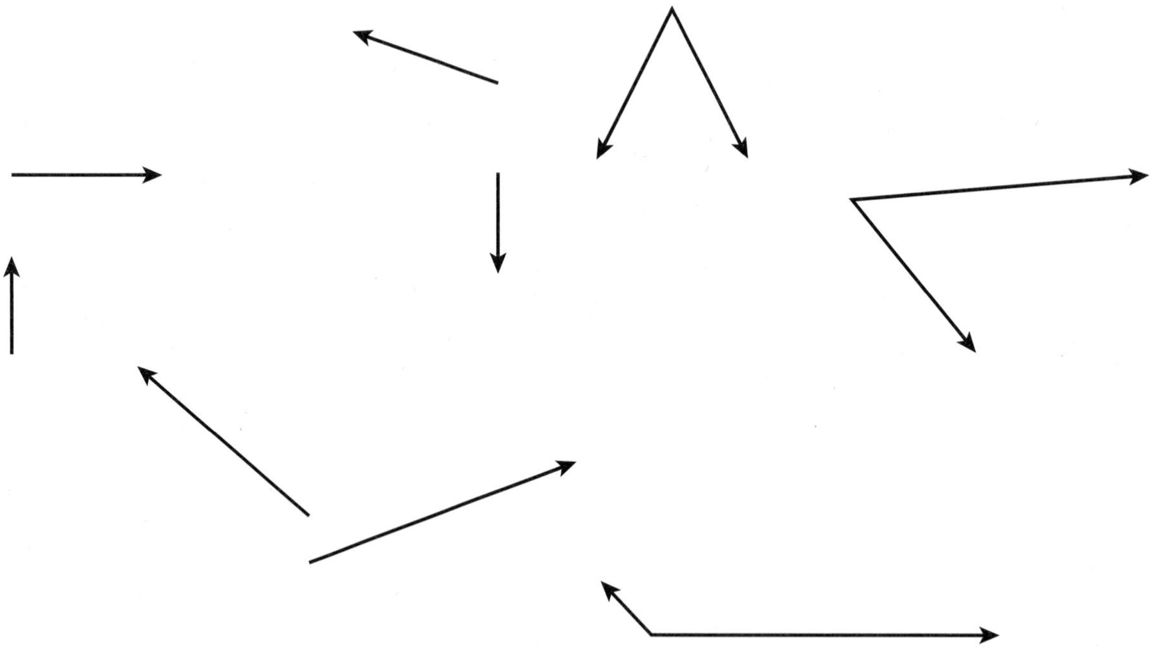

5. 아래 그림에서 들고 있는 덤벨을 유지하기 위해 요구되는 근육의 힘을 계산하라.

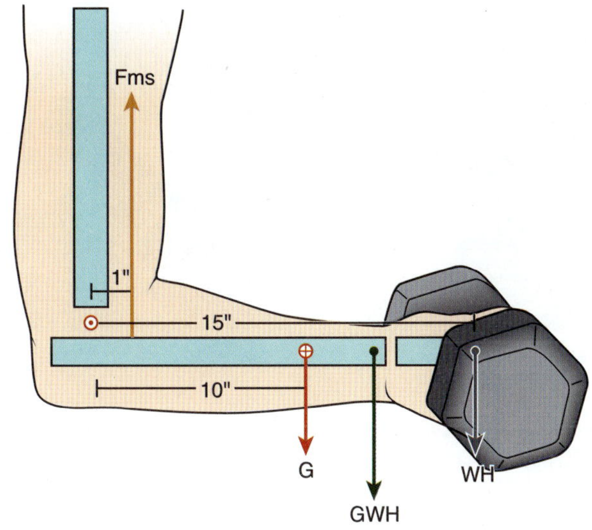

덤벨 = 15 lb
G(아래팔) = 8 lb
WH (손목과 손) = 1.5 lb

6. 다음과 같은 속임수를 쓰지 않고는 불가능한 이유는 무엇인가?

A. 등과 발꿈치를 벽에 대고 서서 손을 바닥에 닿기 위해 엉덩관절을 앞으로 구부린다. 발을 움직이거나 넘어지지 않고 선 자세로 돌아온다.

B. 열린 문의 모서리를 향하여 다리를 약간 벌려 문을 다리 사이에 두고 코와 배를 모서리에 대고 선다. 그 상태에서 발꿈치를 들고 서기를 시도한다. 이런 동작을 수행할 때 중력중심을 지지기저면 내에 두기 위하여 어떤 신체 운동이 일어나는가?

7. 앉은 자세에서 일어설 때 인체 중력중심의 이동에 대해 설명하라.

8. 다음 동작들을 팔꿉관절을 펴고 앉은 자세에서 수행하라:

5 lb의 무게를 손에 쥐고 어깨를 90° 굽힌다.
5 lb의 커프를 팔꿉관절 위에 얹고 어깨를 90° 굽힌다.
어떤 동작이 더 편한가? 그 이유는?

9. 세 가지 팔굽혀펴기 자세를 어려운 순으로 배열하라. 다음 자세보다 어려운 이유를 설명하라.

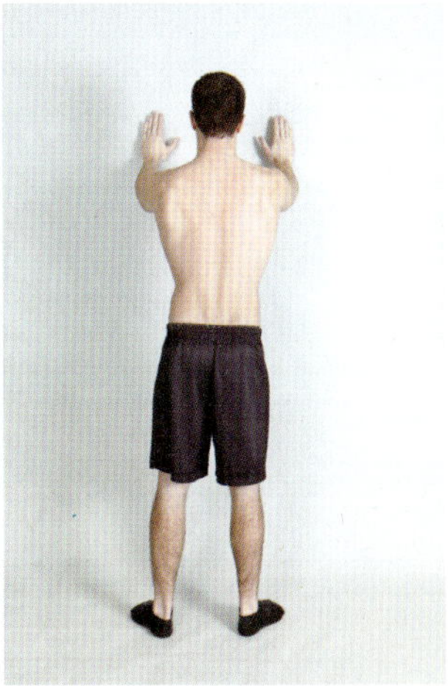
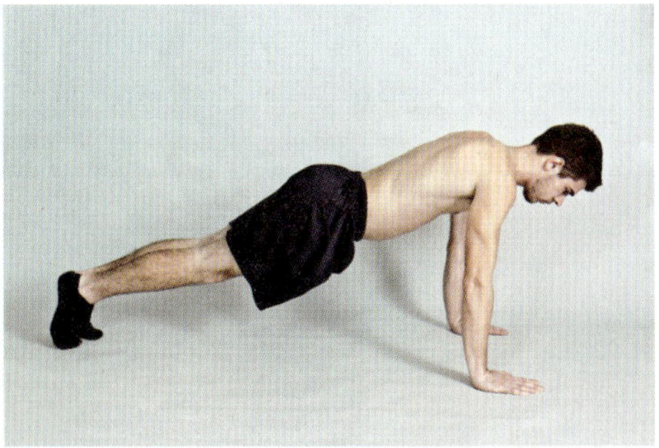
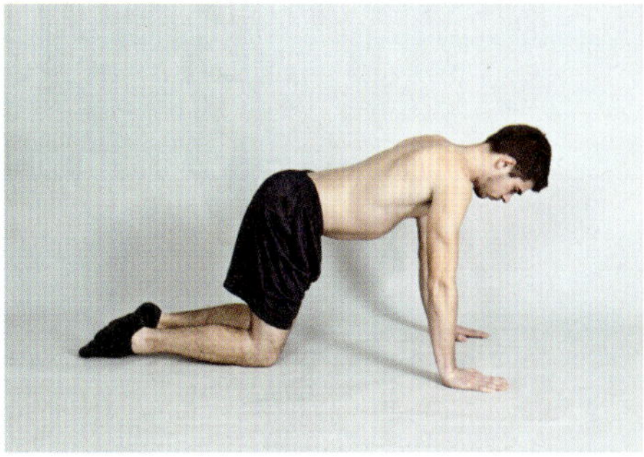

10. 펀치 백을 어떠한 각도나 어떠한 세기로 때려도 넘어지지 않는 이유를 설명하라.

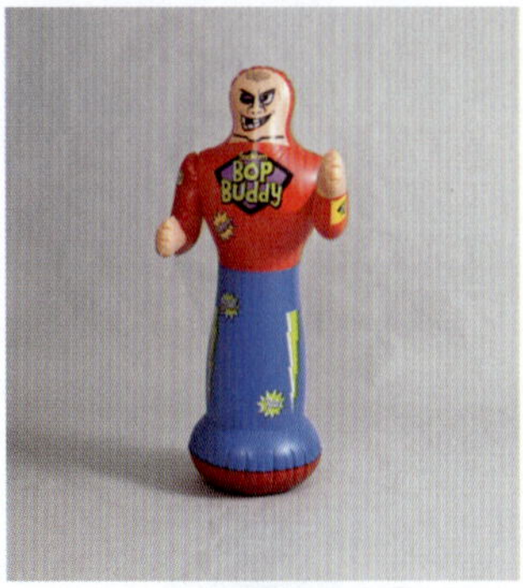

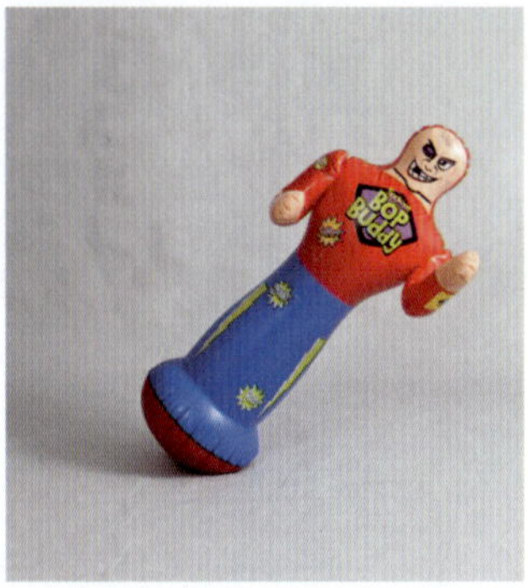

11. 아래의 두 가지 다른 위치에서 무릎뼈에 작용하는 압박력의 차이를 설명하기 위해 벡터 힘을 나타내어라. 이것은 임상적으로 어떻게 적용될까?

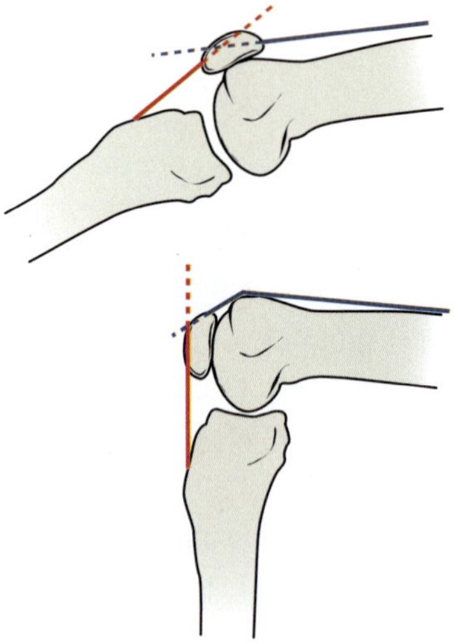

12. 큰가슴근의 복장뼈 부분과 빗장뼈 부분의 결합된 작용의 벡터 힘을 그려라. 어떤 어깨관절 운동이 발생하는가?

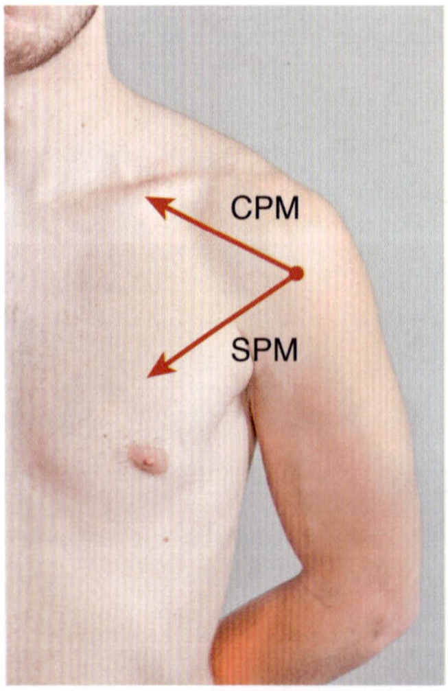

13. 아래에 있는 각각의 그림에서 COG의 위치를 평가하고 추정하여 그림으로 나타내어라.

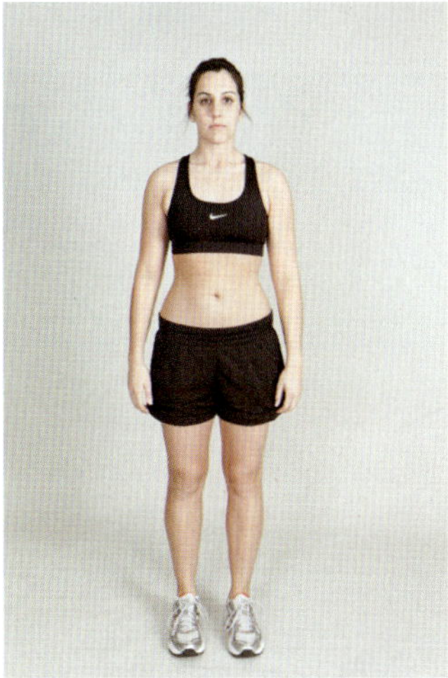
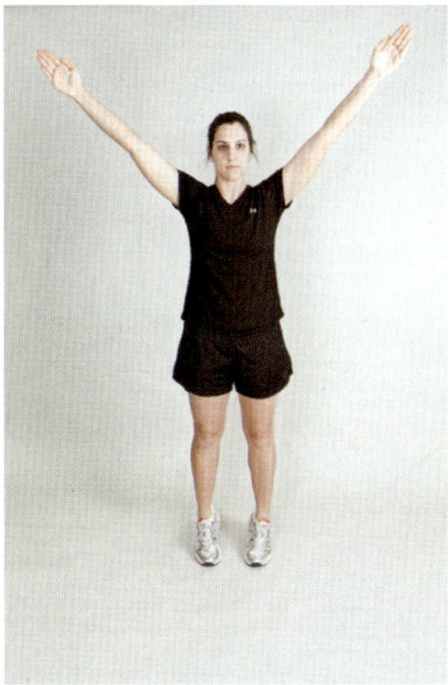
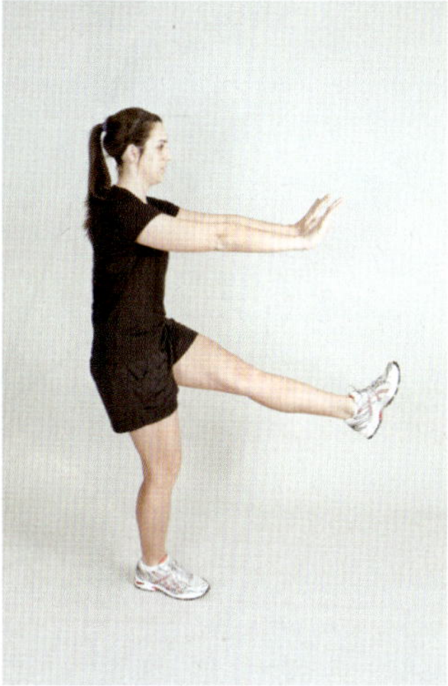
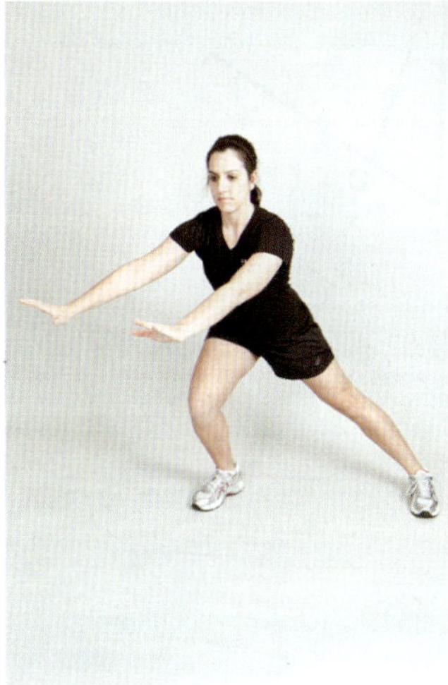
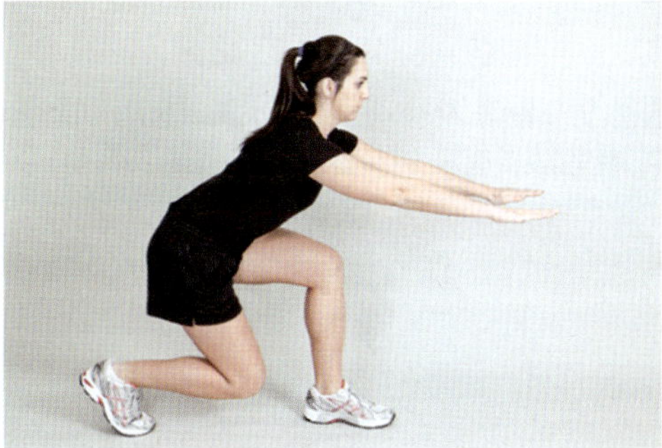
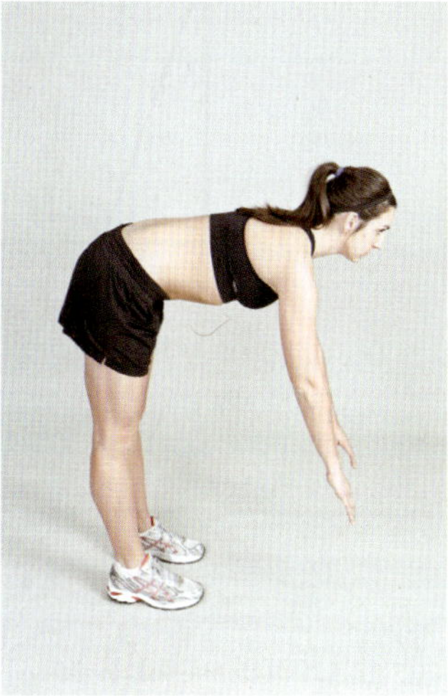

14. 어깨세모근의 두 그림을 기초로 하여 어떤 자세에서 근육이 팔을 들어 올리기 위해 더 큰 힘을 내는가? 그 이유는 무엇인가?

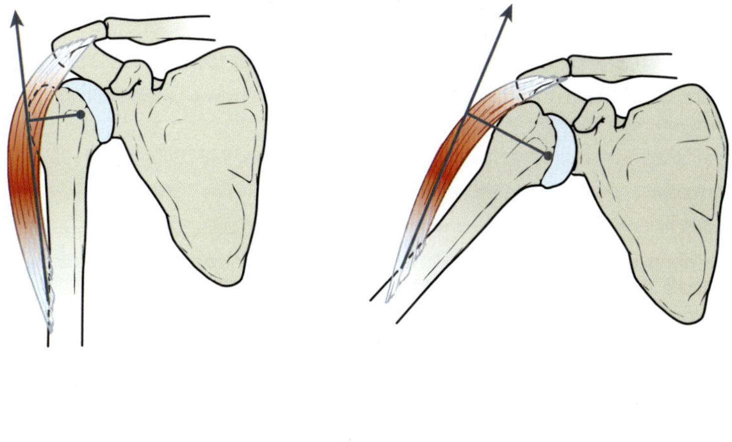

15. 토오크 힘은 돌림, 비돌림 성분이 있다. 각각의 그림에서 돌림 성분과 비돌림 성분을 확인하여라.

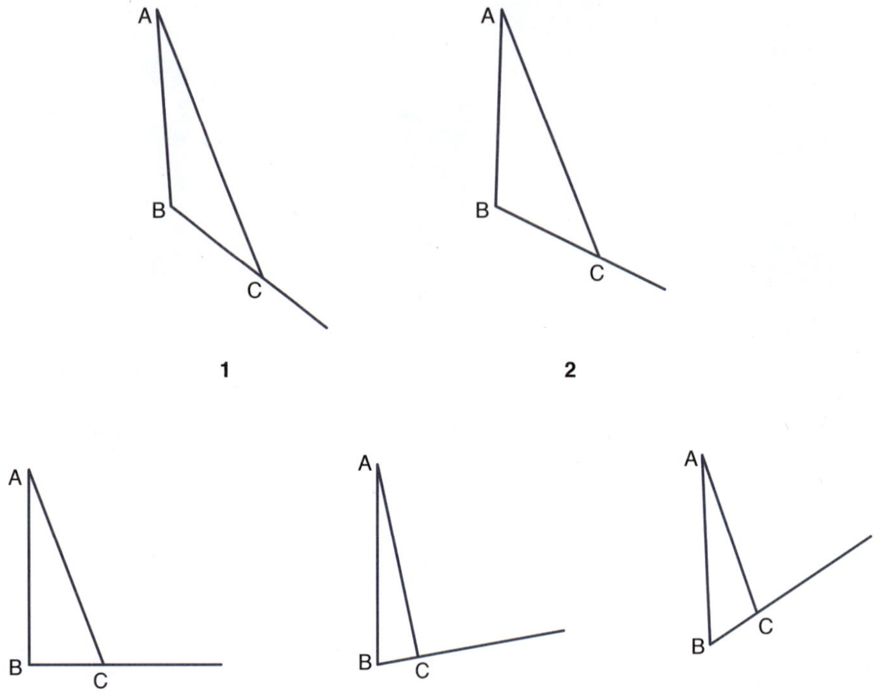

어떤 그림이 모든 토오크가 돌림을 만드는데 사용되는가? 어떤 그림의 비돌림 성분이 관절을 분리시키기 위해 작용하는가? 어떤 그림의 비돌림 성분이 관절은 안정화시키기 위해 작용하는가?

참고문헌 (References)

1. Resnick D, Halliday R. *Physics for Students of Science and Engineering*. New York: John Wiley & Sons, 1963.
2. Kelsey DD, Tyson E. A new method of training for the lower extremity using unloading. *Journal of Orthopaedic and Sports Physical Therapy* 19(4):218–223, 1994.
3. Dempster WT. Space requirements of the seated operator. US Department of Commerce, Office of Technical Services: 55–159, 1955.
4. Braune W, Fischer O. *On the Centre of Gravity of the Human Body*. Berlin: Springer-Verlag, 1984.
5. Drillis R, Contini R, Bluestein M. Body segment parameters: A survey of measurement techniques. *Artificial Limbs* 25:44–66, 1964.
6. Elftman H. Knee action and locomotion. *Bulletin of the Hospital for Joint Diseases* 16(2):103–110, 1955.
7. Hellebrandt FA, Tepper RH, Braun GL. Location of the cardinal anatomical orientation planes passing through the center of weight in young adult women. *American Journal of Physiology* 121:465, 1938.
8. LeVeau BF, ed. *William & Lissner's Biomechanics of Human Motion,* 3 ed. Philadelphia: W.B. Saunders, 1992.
9. Soderberg G. *Kinesiology: Application to Pathological Motion*. Baltimore: Williams & Wilkins, 1986.
10. Zohn DA, Mennell J. *Musculoskeletal Pain: Diagnosis and Physical Treatment*. Boston: Little, Brown & Co, 1976.
11. MacDonald CW, Whitman JM, Cleland JA, Smith M, Hoeksma HL. Clinical outcomes following manual physical therapy and exercise for hip osteoarthritis: A case series. *Journal of Orthopaedic and Sports Physical Therapy* 36(8):588–599, 2006.
12. Konradsen L. Factors contributing to chronic ankle instability: Kinesthesia and joint position sense. *Journal of Athletic Training* 37(4):381–385, 2002.
13. Grelsamer RP, Klein JR. The biomechanics of the patellofemoral joint. *Journal of Orthopaedic and Sports Physical Therapy* 28:286–298, 1998.
14. Mennell JM. *Joint Pain: Diagnosis and Treatment Using Manipulative Techniques*. Boston: Little, Brown & Co, 1964.

CHAPTER 3
제 3 장

운동시스템: 신경, 근육의 생리학과 인체운동의 조절

The Movement System: Nerve and Muscle Physiology and the Control of Human Movement

"성공의 비결은 단련이다. 10대들은 이러한 말에 귀를 기울여 들으려고 하지 않는다. 단지 딱소리를 내고 손가락을 튕기는 것처럼 간단히 성공할 수 있다고 생각한다. 그러나 자기를 단련함으로써 지식, 협응, 균형, 근육기억(동작의 습득), 자신감을 얻어 3회 연속해서 과녁의 한복판을 명중시킬 수 있게 한다.

—카를로스 산타나, 음악가 (Carlos Santana, musician), 1947

개요 (Chapter Outline)

학습목표 (Learning Outcomes)

본 장은 신경과 근육의 상호작용과 어떻게 함께 작용하는지에 대한 총괄을 살펴본다. 이 장이 끝난 후에 다음과 같은 부분이 가능할 것이다:

- ❒ 신경과 근육 조직의 독특한 능력인 과민성(피자극성, irritability), 흥분성 전달을 설명할 수 있다.
- ❒ 신경 체계의 생리학적, 해부학적, 기능적 구분을 개략적으로 설명하고, 그 기능을 설명할 수 있다.
- ❒ 뼈대근육의 기본 구조와 수축에 대한 설명을 할 수 있다.
- ❒ 다른 종류의 근섬유들과 그 기능적 운동에 대한 기여에 대해서 설명한다.
- ❒ 골지힘줄기관, 관절수용기, 근방추 등의 고유감각기의 기능과 인간의 운동 조절에 대한 기여를 설명할 수 있다.
- ❒ 운동조절에 대한 의미를 정의하고 설명을 할 수 있다.
- ❒ 척수영역, 뇌줄기, 소뇌, 바닥핵, 운동피질의 운동조절에 대한 기능적 기여를 설명하고 이러한 영역의 손상결과를 요약할 수 있다.
- ❒ 근약증, 비정상적 근긴장, 협응 문제, 불수의운동 등 일반적 운동시스템 손상을 설명할 수 있다.

개요 (Chapter Outline)

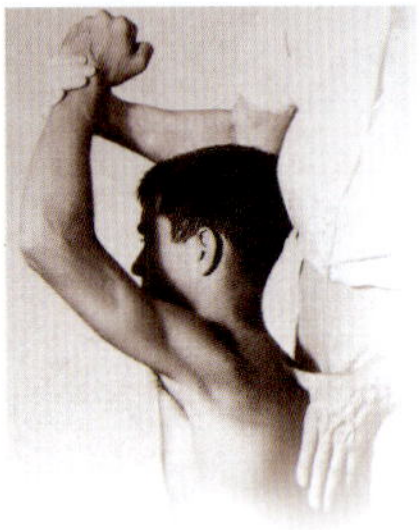

임상 시나리오(CLINICAL SCENARIO)

Joseph은 5살 난 뇌성마비 (강직성 양측마비) 환자이다. 이 아이는 다리에 경직을 나타내고 몸통이 약하지만 보행기를 이용해서 학교와 집 주위를 걸어 다닐 수 있다. 밖에서 놀고 있을 때, 이 아이는 깨진 유리병에 팔꿈치를 짚고 넘어졌고, 안쪽위관절융기의 자신경이 부분적으로 파열되었다. 그의 임상의사인 Jay는 Joseph의 어머니에게 Joseph의 왼손의 약증과 현재 그의 다리의 약증과 경직의 다른 점을 설명해야 한다.

서론

Introduction

이 책은 임상운동학 교과서이기 때문에, 여러분은 생리학과 운동이론에 관련된 주요한 내용들이 글로 설명이 될까 의문을 가질지도 모른다. 임상학자로서, 우리의 몸이 어떻게 작동하고, 무엇이 몸을 움직이고, 환자들을 위한 운동과 재활에 있어 어떠한 영향을 주는지 이해하는 것은 매우 중요하다. 임상운동학은 인간의 운동에 대한 연구이므로 움직임을 만드는 요소에 대한 이해가 필요하다. 인간의 운동은 해부학과 생리학 작용의 밀접한 관계를 통해 나타난다. 이 단원에서는 이 두 가지 체계의 관계에 대해 알아보고자 한다. 또한 추후의 단원들과 함께 인간 운동에 대한 명확한 이해를 할 수 있을 것이다.

이 단원의 목표는 인간 운동학적 기능의 발달과 평가를 위해 신경 생리학의 기본적인 이해를 제공하는 것이다. 우리는 먼저 흥분성 신경과 근육조직에 대한 기초 생리학을 확인한다. 또한, 신경세포, 뼈대근육, 감각수용기 등의 신경근육계의 구성요소에 대해 설명하고 그 다음에 어떻게 전체 시스템이 기능적이고 목적이 있는 운동을 만들어내기 위해 동력학적으로 조직화되는지 검토한다. 그 후, 운동에 대한 기능적 기여에 중점을 둔 중추운동 조절영역에 대해 알아볼 것이다. 운동장애와 그 기능적 결과에 대한 논의가 뒤따르고 운동조절 기능장애에 기인하는 더 일반적인 장애에 대한 간략한 요약을 포함하는 임상적 고려사항에 대한 논의로 끝낸다. 또한, 중추신경계와 말초신경계 장애를 비교하고 대비한다. 이 단원의 일부분은 이전에 신경근육계의 해부학과 생리학을 공부했던 학생들에게는 짧은 복습의 역할을 할 것이다. 그렇지 않은 학생들은 인체 해부학과 생리학에 관한 교재와 신경과학 교재가 명확한 설명과 이해에 도움을 줄 것이다.

목적이 있는 운동이란 인간 행동의 기본 특징이다. 협응된 인간의 운동은 뼈대에 작용하는 근육활동은 조직화된 근육활동의 결과이며, 이러한 조직화된 근육활동은 신경계에 의해서 계획되고, 역학적 반응을 초래하는 다양한 감각기전에 의해 개선된다. 인간의 운동은 복수체계의 많은 부분의 활성화와 통합을 찰나의 순간에 필요로 한다. 운동은 하나의 근육이 하나의 관절에 걸쳐 작용한 결과가 아니라 뇌와 신체의 통합 체계가 반응, 실행, 해석, 지속적 피드백을 통한 적용을 통해 이루어진다. “시스템(system)”이라는 용어를 사용하는 것을 신체의 움직임을 논하는데 적절하다. “시스템”은 기능적 단위를 형성하는 부분의 집합 또는 조합이다.

인간의 운동을 신경계, 근골격계 및 감각계와 같은 몇 가지의 기여 요소로 이루어진 하나의 계통(system)으로서 보는 것은 구조와 기능을 동시에 학습하는 것을 가능케 한다.

우리가 흔히 분리된 시스템이라고 생각하는 것이 사실은 요망되고 목적성이 있는 결과를 제공하는 더 큰 시스템의 구성요소인 것이다. 즉, 이러한 하나 이상의 기능을 하는 구조나 시스템들은 더 큰 시스템의 요소가 되는 것이다.[1]

그러므로 인간 **운동시스템**(movement system)은 움직임에 기여하는 구조들의 기능적 상호작용을 포함한다.[2] 이 구조에는 신경계의 몸감각이 포함되고 뼈와 근육의 시스템을 촉진하는 요소들을 중계한다.[3,4] 신체 운동시스템은 성장과 성숙, 그리고 노화, 질병, 환경적 요구 등에 따라 인생의 전반적으로 변화를 겪는다.

운동은 신경학적 입력에 대한 생체역학적 반응을 통해 일어난다. 이러한 생체역학적 반응은 뼈와 힘줄과 인대로 이루어진 신체의 지레와 도르래의 시스템을 움직이는 뼈대근육의 수축을 포함한다. 개인의 특성은 개개인의 근육의 수축 패턴에 의해 표현된다. 이러한 개인적인 특이한 징후는 얼굴표정, 제스쳐, 타이핑이나 악기연주와 같은 소근육 운동, 걷기와 달리기와 같은 대근육 운동 활동 등을 포함한다. 정상적인 기능을 하는 신경근육뼈대계를 가진 사람은 콘텍트 렌즈를 눈에 끼거나 무거운 책들을 교실로 운반하는 등, 끝없이 다양한 운동과제를 수행하는 데에 필요한 운동에 적절한 양의 근력을 만들어내는 데에 탁월한 능력을 갖고 있다.

어떤 근육 활동이든 간에 뼈대근육과 신경계의 복잡한 의사소통을 통해 이루어진다. 정교한 신경계는 길이, 팽팽함(긴장), 속도, 하중 등의 넓은 범위에 걸쳐 정밀한 근육 수축 조절을 제공한다. 신경계는 매우 복잡하고 감각과 운동기능을 포함한 무수히 많은 책임이 있다. 감각신경계는 신체 각 부분의 상태 및 **구심성**(들)(L. *ad*, ~쪽으로+운반하는 것) 신경 수용기를 통해 신체를 둘러싼 환경에 대한 정확한 정보를 제공한다. 이러한 구심성 신경을 통해 들어온 수용정보는 이것이 받아들여지고, 해석되고, 뇌에 축적되어 있는 전후 사정을 통해 반응되는 신경계의 다양한 부분으로 전달된다. 일단 신경계가 구심성 정보를 처리하면, **원심성**(날)(L. *ex*, 밖으로+운반하는 것) 운동의 신경자극이 선택된 근육에 요구되는 운동을 위해 반응한다. 그러므로, 최종적 생산(요구되는 운동)은 주로 운동과 감각 시스템의 공동의 상호작용과 협응을 통해 이루어진다.

신체의 적절한 반응의 생산능력은 무수한 요인들에 의존한다. 이러한 요인들로는 단계적인 능동적 긴장의 양을 발달시키는 근육의 능력, 심혈관의 능력, 호흡기, 수축작용을 촉진하는 재료를 만들어 내는 소화기관, 그리고 특정 신체 부분의 정확한 움직임을 위한 수축의 양과 비율을 정하고 다른 부분을 안정화하고 억제하는 신경계 등이 있다. 구심성 자극으로부터 원심성 운동까지의 전체적인 과정은 밀리초(1/1000초) 내에 일어난다.

흥분성 조직의 생리학: 신경과 근육

Physiology of Excitable Tissue: Nerve and Muscle

생리학을 통해 배웠듯이, 모든 살아있는 세포들은 연속적으로 이어진 이중 층의 인지질 세포막으로 둘러싸여 있다. 다양한 특색의 단백질들이 이러한 세포막들에 끼워져 있다. 이 절에서는 신경근육 기능과 관련된 주제의 기억을 새롭게 하도록 세포생리학에 대한 간단한 복습을 하는데 이것들은 임상운동학을 더욱 이해하도록 한다.

특이하게도, 신경과 근육조직의 세포막은 흥분성을 띄고 있다. 즉, 세포막은 쉽게 흥분하고 전기화학적 변화에 민감하다. 게다가 이 흥분성은 조직사이에서 그리고 하나의 영역 또는 시스템에서 다른 영역 또는 시스템으로 의사소통이 가능하다. 이러한 특질 때문에, 신경세포와 근육세포는 흥분성을 갖고 있고 운동을 위한 이러한 전기화학적 정보의 전송 또한 가능하다. 신경과 근육의 특이한 상호작용을 알아보기 전에, 우리는 조직의 작용을 이해할 필요가 있다.

전위차는 모든 살아있는 세포의 세포막에 존재한다. 유체는 세포의 내·외부를 세척한다. 이러한 세포 내의, 그리고 세포 밖의 유체는 이온이라 불리는 음, 양의 미립자를 포함한다. 이온은 대부분 음극의 내부와 양극의 외부로 구성된다. 이러한 내·외적인 불균형을 **전위차**(potential difference)라고 한다. 세포막 간의 전위차를 유지하는 두 가지 요소로는:

- 세포막은 선택적 투과성을 갖고 있다. 이것은 어떤 특정 이온에는 비교적 불투과성을 갖고 기타의 이온은 세포막을 투과할 수 있다는 것을 의미한다. 그러나 이온 세포막의 투과성은 신경말단에서 분비되는 화학적 특정 물질로 인해 일시적으로 증가할 수 있다. 이는 추후에 논의하겠다.

- 세포는 필요한 정지전위를 유지하기 위해 세포막을 능동적으로 이동할 수 있다.

세포막 내 전위는 세포막 외액과의 전위를 상대적으로 비교하여 측정된다(그림 3.1). 아무런 활동이 없는 정지 전위 상태에서는 **안정막전위**(resting potential)는 음성이다. 신경세포, 근육세포, 감각수용기세포는 세포막 내외 사이에 −60~−90 mV(평균=−85mV)의 범위에서 음의 정지 전위를 유지한다.

뼈대근육에 있는 신경세포와 뼈대근육 자체는 자극에 반응하는 특징을 갖고 있다. 이러한 자극의 반응을 **피자극성**(irritability)이라 한다. 신경과 근육 조직이 일단 자극에 반응하면, 세포의 세포막은 정지 전위에서 더 양성으로 변화시킨다. 이러한 과정을 **탈분극**(depolarization)이라 한다. 신경과 근육 세포막에 탈분극이 일어나면, 세포는 *흥분성*으로 바뀌고 탈분극을 세포막으로 전파시키기 위해 전기 화학의 자극을 전송한다. 이러한 탈분극 전송이 계속될 때, 이 자극은 소위 **활동전위**(action potential)라 부른다. 활동 전위는 언어나 메시지로서 운동시스템을 통해 전파된다. 단계별로 이 과정을 살펴보자.

천장에 있는 전구를 킨다고 생각해 보자. 스위치를 "켜짐(on)"에 올리면 전기 신호가 전선을 따라 전구로 이동한다. 신체의 자극에 대한 반응 또한 비슷한 방식이다. 신경세포나 근육세포에 전해진 전기적, 기계적, 화학적 혹은 열적인 충분한 자극은 특정 이온에 대한 세포질의 침투성을 높여준다. 자극이 세포질을 따라 흐르면서, 이 증가된 침투성은 음극, 양극으로 나뉜 이온의 교환을 가져온다(그림 3.1). 이러한 흐름은 인접한 세포에 자극을 더해 탈분극을 자극하고 전기적 신호를 증폭시킨다. 주변 세포들이 자극을 받음에 따라 활동전위는 축삭돌기의 진폭의 변화 없이 축삭돌기로 퍼져나간다. 즉, 자극에 의해 생긴 흥분성은 신경과 근육의 세포를 따라 흐르는 전기 화학적 신호를 만들고 이는 각 세포들의 전위적 성질을 바꾼다. 신경 섬유로 전해진 활동전위는 *신경임펄스*라 하며, 근육 섬유로 전해진 활동전위는 *근육 충동*이라 부른다. 탈분극화 이후, **재분극**(repolarization)이 정지 전위로 진행된다.

신경세포는 소량의 화학적 **신경전달물질**(neurotransmitters)을 분배함으로써 "통제신호"(control signals)를 다른 신경세포나 근육에 전달한다. 신경 자극이 **시냅스**(Gr. *synapsis*, 연결)에 전달될 때마다, 신경과 운동세포, 근육 섬유의 교차점에 신경전달물질이 시냅스에서 방출된다. 세포 사이의 화학적 시냅스는 흥분성 혹은 억제성을 띈다. 흥분성 시냅스는 시냅스후막의 활동전위 생산을 위해 탈분극을 한다. 반면 억제성 시냅스는 **과분극**(hyperpolarization)을 유발한다. 이러한 억제성은 높은 전압을 요구하므로 활동전위를 생산하는데 더 어렵다.[5]

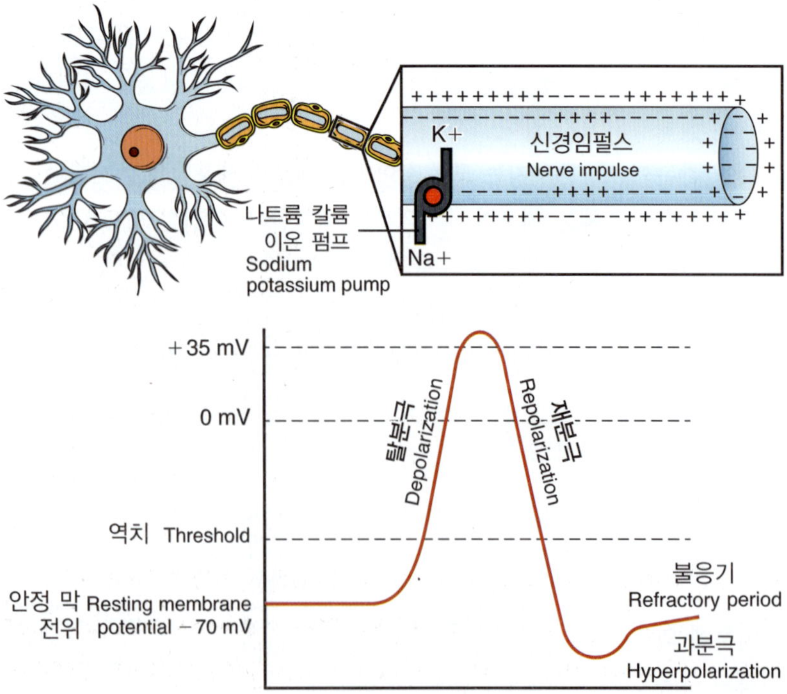

그림 3.1 활동전위의 발생.

신경계 해부학의 개요

Nervous System Anatomy Overview

우리는 신경과 근육이 서로 어떻게 대화하는지를 알아보았고, 기능적 운동시스템에서 신경계와 근육계가 어떻게 공동으로 작용하는지 조사하기에 앞서 신경과 근육계의 해부학적 요소를 알아보고자 한다.

신경계 분류 / Nervous System Classifications

신경계의 가장 기초적인 요소는 신경세포이다. 신경세포는 신경계에서 그 위치와 기능에 따라 다양한 모양과 크기를 갖는다. 전형적인 신경세포는 핵을 가진 세포몸통, 여러 개의 짧은 방사형 돌기를 가진 가지돌기, 그리고 긴 가지를 가진 축삭돌기로 구성되어 있다. 축삭은 가지를 가지고 있거나 곁가지를 가지고 있으며, 말이집으로 둘러싸여 있는 신경섬유를 형성한다.

신경계는 신경세포를 이해하는 것 이상으로 매우 복잡하다. 이러한 복잡한 시스템을 쉽게 이해하기 위해 학문상 신경계를 작은 단위로 나누었다. 신경계의 다양한 기능수행과 구조 때문에, 나뉘는 방법 또한 다양하다. 신경계를 논의하는 데에 사용되는 가장 보편적인 방법은 생리학적, 해부학적, 기능적 구분이다. *생리학적으로 볼 때*, 신경계는 몸통신경계와 내장신경계로 나누어진다. 몸통신경계는 근육과 피부를 지배하는 모든 수용기와 신경을 포함한다. 내장신경계는 자율신경계이고, 다시 교감신경계와 부교감신경계로 세분화된다. 생리학에 관한 심화된 논의는 생리학 교과서에서 학습하기 바란다: 그러나 이 교재에서는 운동과 관련된 해부학적 관점과 기능적 분류에 주안점을 두고자 한다.

해부학적인 관점에서는, 신경계는 중추신경계(CNS)와 말초신경계(PNS)로 나뉜다. 중추신경계는 뇌와 척수로 구성되고, 이들 영역 내에서 서로 소통하는 모든 신경들을 포함한다. 이러한 신경 구조는 척추와 머리뼈 안에 에워싸여 있다. 반면, 말초신경계는 뇌신경을 포함하고, 척추로 가는 구심성 감각신경과 척추에서 근육으로 가는 원심성 운동세포를 포함한다. 흉부 척수의 횡단면과 주요 운동경로 및 감각경로의 장소를 그림 3.2에 그 "경로"를 만드는 축삭이 시작하는 장소와 목적지를 나타낸다. "**경로**(tract)"라는 용어는 공통의 장소에서 시작하여 기능을 하고 끝나는 축삭군을 말한다. 경로의 이름은 종종 일반적 기능과 경로로 이루어진 축삭돌기의 목적을 나타내기도 한다. 예를 들어, 척수소뇌로(spinocerebellar tract)는 척추로부터 소뇌까지 감각자극을 전달한다. 마찬가지로 겉질척수로는 대뇌겉질에서부터 내려와 척수 내에 끝난다. 뇌로부터 개별의 근육 섬유로 전송되는 신경적 이동경로의 해부학적 일반적인 특징 또한 그림 3.2에 나타나 있다. **상위운동신경세포**(upper motor neuron)의 축삭돌기는 대뇌겉질에 있고 척추로 내려온다. 상위운동신경세포는 겉질척수로로서 축삭다발을 형성한다. 겉질척수로는 각각 척추의 측면과 안쪽에 있다(그림 3.2). 겉질척수로의 축삭돌기는 **하위운동신경세포**(lower motor neuron)와 함께, 주로 사이신경세포를 통해서 시냅스 수축을 이룬다. 하위운동신경세포는 척추의 가운데 쪽 회색질 뒤뿔 부분에 있다. 각각의 하위운동신경세포는 근육 내의 근육 섬유에 신경이 통하게 한다. 이러한 신경과 근육의 연결과정이 그림 3.2에 나와 있다.

기능적으로 볼 때, 신경계는 해부학에 기초한 시스템과 비슷하게 나누어지지만 추가적 분류가 있다. 예를 들어, 말초신경계는 구심성 신경과 원심성 신경을 포함하고 있다. 기능적인 관점에서는, 구심성 신경은 중추신경계로 가는 모든 감각 정보의 전송이 관련되어 있는 모든 신경들을 포함한다. 원심성 신경은 수용기로부터 나와 척추의 등쪽 부분으로 들어가는, 흔히 일차 원심성으로 불리는 말초 축삭을 포함한다. 한편 척추에서는 원심성 신경이 시냅스에 신호를 보내고 중추신경계 내에서 척추와 겉질 사이의 다양한 신경을 이차, 삼차 원심성 신경을 통해 전송을 계속한다.

원심성 신경계는 움직임과 운동행동을 조정하는 신경을 포함한다. 중추신경계 내의 주요한 원심성 신경은 상위운동신경세포로 뇌와 척추 내에 있는 축삭돌기와 연결되어 있다. **사이신경세포**(interneuron)는 뒤뿔에 있고 척추의 중간부분에 있다. 사이신경세포는 원심성으로 알파와 감마 하위운동신경세포로 전송한다. 알파와 감마 하위운동신경세포는 방추바깥 근섬유와 방추속 근섬유에 신경을 통하게 한다. 각각의 근섬유는 이 장의 후반부에 더 자세히 다루도록 하겠다. 사이신경세포는 상위 · 하위운동신경세포의 *다리역할*을 하는 신경세포이다.

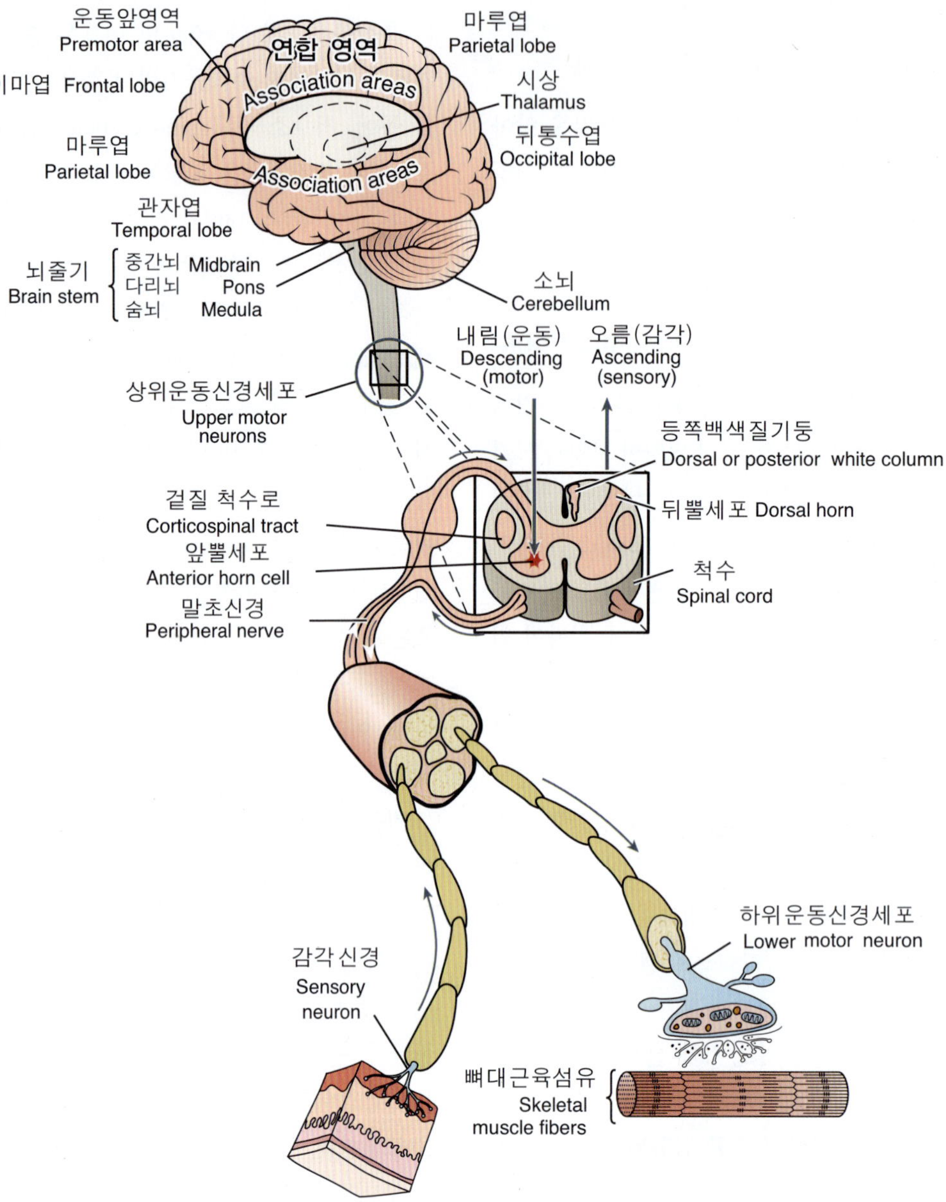

그림 3.2 주요 구조들은 뼈대근육섬유를 활성화시키는 임펄스의 전달에 관여한다; 대뇌겉질에서 척수와 근육으로 가는 내림신경로의 중추와 말초 요소; 가슴레벨의 척수 횡단면에서 오름 · 내림신경로와 중심의 회색질과 말초의 백색질을 볼 수 있다. 말초신경섬유는 감각과 운동요소가 확대되어 있다. 구조와 경로는 왼쪽과 오른쪽 둘 다 존재한다; 간략화를 위해 한쪽만 표시함.

신경섬유 / Nerve Fibers

신경세포는 신경계의 기능적 구조이다. 원심성 신경과 구심성 신경은 자신들의 역할을 효과적으로 수행하기 위하여 신호를 신속하게 전달해야 한다. 운동신경과 감각신경은 적절한 전송 속도를 위해 말이집(myelin sheath)으로 감싸져 있다. 말이집은 흰색의 지질체로 신경 축삭을 감싸고 있다. 말이집을 따라서는 축삭의 길이에 따른 일정한 자국이 있다. 이것이 프랑스의 조직학자 루이스 랑비에르(Louis Ranvier, 1835–1922)가 명명한 랑비에르의 결절(신경섬유마디)이다. 말이집은 전체의 축삭과 접촉을 하여 흐르게 하는 것보다는 흥분성이 결절에서 다음 결절로 이동하게끔 만들어 신경전달의 속도를 증가시킨다. 감각신경세포와 운동 신경세포의 특징은 그림 3.3에 잘 나와 있다.

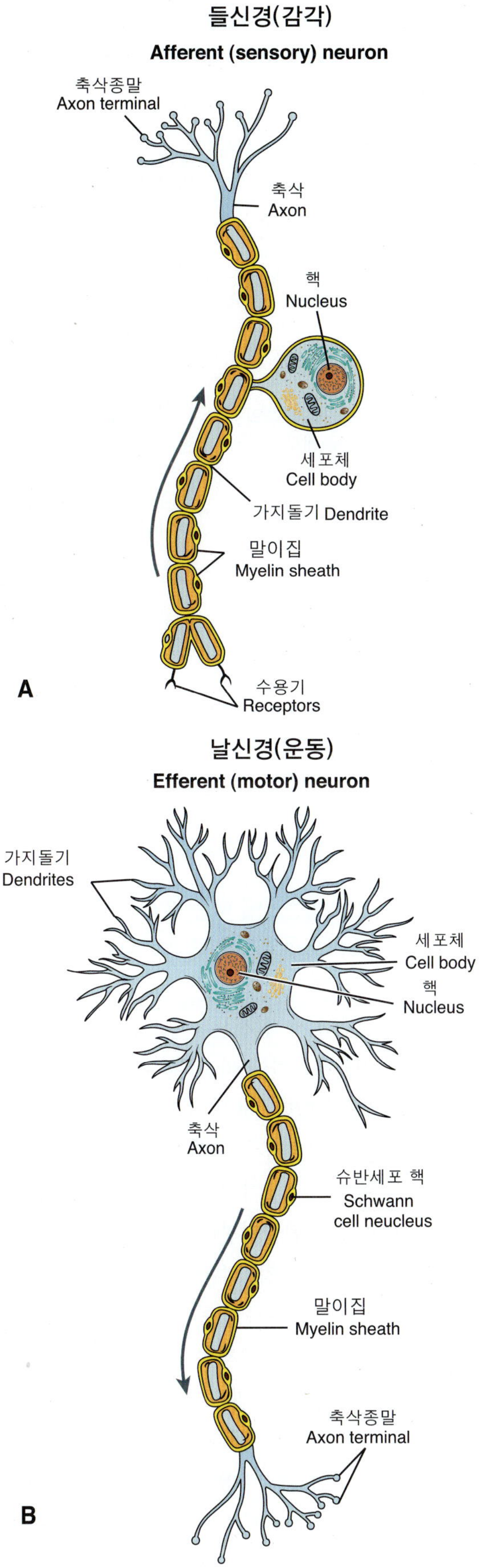

그림 3.3 감각신경과 운동신경의 도식화.

말초신경계의 신경섬유 / Nerve Fibers in the Peripheral Nervous System

척추로부터 떨어져 나온 말초신경은 감각과 운동신경으로 이루어진 다양한 신경 섬유로 구성되어 있다(그림 3.2). 기능적으로 볼 때, 말초신경은 다음 섬유들을 포함한다:

- 수용기 신경은 구심성 신경이라 불린다. 이 세포체는 특별한 **신경절**(ganglia)에 위치한다. 감각신경은 피부, 근육 그리고 특별한 감각기관의 다양한 수용기에서부터 일어난 임펄스들을 해석할 수 있는 중추신경계로 보낸다.
- 운동 신경섬유는 기능적으로 원심성 신경이라 불린다. 이러한 운동 섬유는 수의근 활동조절을 위해 척추로부터 뼈대근육섬유로 임펄스를 전달한다. 이 세포체는 척수와 뇌줄기의 회백질에 위치해 있다. 하위운동신경세포라는 용어는 세포체와 축삭이 척수의 앞뿔에서 시작하여 뼈대근육에 직접 분포하는 운동신경(원심성)을 설명하는 데에 사용된다. 또한 이것은 신경계와 근육계의 *최종공통로(final common path)*라 불린다.
- 자율신경세포는 근육 내 소동맥과 소정맥을 둘러싼 평활근(smooth muscle)을 포함하는 샘(gland) 활동의 불수의조절에 관여한다. 자율신경계에 대한 포괄적인 설명은 이 책의 범위 밖이지만, 생리학과 신경과학 교재에서는 볼 수 있을 것이다.

말초신경계에서 축삭돌기의 지름에 따른 운동신경섬유와 감각신경섬유의 분류 / Classification of Motor and Sensory Nerve Fibers on the Basis of Axonal Diameter in ther Peripheral Nervous System

조직학자, 해부학자들이 신경계의 특징을 연구하기 시작하였을 때, 신체의 다양한 운동과 감각조직에 공급되는 신경세포는 축삭의 지름에 따라 분류되었다. 이러한 분류체계는 오늘날에도 사용되고 있다(표 3-1). 가장 큰 축삭은 A형으로, 가장 작은 축삭은 C형으로 분류되고 중간크기의 섬유는 B형이라 불린다. A와 B형 모두 말이집의 형태이지만, C의 경우는 아니다. A형은 그 지름에 따라 A-alpha(α), A-beta(β), A-gamma(γ), A-delta(δ)로 세분화된다.

크기에 따라 분류하는 것이 중요한 이유는 신경전도의 속도와 연관성이 있다. 신경임펄스가 축삭의 길이를 따라

표 3-1 신경섬유 유형

섬유 유형	섬유 지름 (μm)	전도속도(m/sec)	말초 기관	기능
A-알파 (α, 운동)	12-20	70-120	뼈대근육	운동, 뼈대근육 원심성
A-알파(Ⅰa) (감각)	12-20	70-120	근방추 구심성	고유수용성감각
A-알파(Ⅰb) (감각)	12-20	70-120	골지힘줄기관 구심성	고유수용성감각
A-베타Ⅱ(감각)	5-12	30-70	근방추와 촉각/압각 수용기	촉각, 압각, 진동감각
A-감마 (γ, 운동)	3-6	15-30	근방추와 근육방추의 방추속 근육세포	운동, 근육방추 원심성
A-델타 (δ, 감각)	2-5	12-30	피부	통증과 온도감각 구심성
B섬유	1-3	3-15	자율신경성, 교감신경성	자율신경 원심성
C섬유 IV	.5-1	.5-2	피부, 자율신경성 절후신경	통증과 온도감각 구심성

Source: Bertoti, DB. Functional Neurorehabilitation Across the Life Span.Philadelphia: F. A. Davis Company, 2004. Reprinted with permission from F. A. Davis Company.[1]

이동하는 속도는 축삭의 지름과 말이집에 둘러싸여 있는지 아닌지와 관계가 있다. 더 큰 축삭일수록 더 빠른 속도로 임펄스를 전달한다. 이것은 직관적인 이치에 맞고 간단한 비교는 이 개념을 이해하는 데에 도움이 된다. 가장 큰 지름의 신경을 정원용 호스에 비유하고 가장 작은 지름의 신경을 빨대에 비유하면, 1 갤런의 물을 호스를 통해서 이동하는 것이 빨대보다 훨씬 빠르다. 이미 논의했듯이, 축삭에 말이집이 있으면 임펄스를 훨씬 더 빨리 전달할 수 있게 한다. A형의 알파(α)는 가장 큰 말이집 형태(지름 20μm)의 축삭으로 최대 120 m/s의 속도로 임펄스를 전달한다. 가장 긴 감각과 운동 축삭은 허리뼈 부분에서 다리근육까지 이르고, 성인 평균 약 1미터의 길이이다. 그러므로 A형의 알파(α)의 축삭은 자극의 전달을 위해 최소 0.008초가 걸린다. 표 3-1에서 보듯이, 제일 작은 C형의 경우(지름 5μm), 피부에 고통의 자극이 있을 때 신경임펄스를 전달한다. 고통의 임펄스는 대략 0.5 m/s의 속도로 전달된다.

말초신경계 내의 섬유 이는곳에 따른 감각섬유의 분류 / Classification of Sensory Fibers of the Basis of Fiber Origin within the Peripheral Nervous System

말초신경계 내의 구심성 신경섬유 또한 감각수용기가 어떠한 임펄스를 전달하는가에 따라 분류할 수 있다. 이 방법에는 4가지 그룹이 있다. 첫 번째 그룹 I은 Ia와 Ib로 나뉘어진다. Ia그룹의 섬유질은 **근방추**(muscle spindle)로, 근육 내의 주요 감각수용기에서 임펄스를 전달한다. Ib그룹의 섬유질은 **골지힘줄기관**(Golgi tendon organs: GTO)으로, 힘줄에 위치한 감각수용기에서 임펄스를 전달한다. 골지힘줄기관은 근육과 힘줄이 만나는 접점에 위치해 있다. 그룹 Ia와 Ib의 섬유질의 지름은 대략 12~20 mm이다. 근방추와 골지힘줄기관은 A-α 유형이다. 그룹 II의 섬유질은 A-β에 속하는 지름(4~12μm)을 갖고 있고 근방추에 있는 부차적인 감각수용기에서 임펄스를 전달한다.[6] 근방추와 골지힘줄기관에 대한 구조와 기능은 수용기 부분에서 자세히 알아보자.

말초신경계 내의 섬유 닿는곳에 따른 운동섬유의 분류 / Classification of Motor Fibers on the Basis of Fiber Destination within the Peripheral Nervous System

원심성(efferent) 신경 섬유는 그것들이 지배하는 근섬유에 기초하여 두 그룹으로 나뉜다. 알파(α) 운동 신경은 **방추바깥**(extrafusal)의 뼈대근육에 신경을 전달한다. **감마(γ)그룹의 운동 신경**은 수축요소를 **방추속근육세포**(intrafusal muscle fibers)로 운반한다. 이름에서 알 수 있듯이, 방추속근육세포는 근방추에 있고 방추바깥섬유는 일반 뼈대근육 섬유에 위치해 있다.

중추신경계 내의 신경섬유 / Nerve Fibers in the Central Nervous System

말초신경계의 분류와 함께, 중추신경계 또한 구성에 따라 다른 분류 방법이 있다. 중추신경계 내에서 신경은 크기나 모양과 같은 물리적 특징에 의해서 분류된다. 예를 들어, 크기에 따른 분류로 큰 겉질 신경으로 불리거나, 세포질의 모양에 따라 추체형 신경으로 불리기도 한다.

다른 분류법으로는 기능에 따라 분류한다. 예를 들어, *연합*신경세포는 뇌의 연합겉질 내에 있는 신경세포이다. 이러한 신경들은 뇌 내의 다른 신경들과 소통하며 척추 내의 다리역할을 하는 개재신경과 같이 자의로 신경 구역의 연합을 형성한다. 그래서 **연합신경**(association neuron)이라 불린다.

앞서 언급했듯이, 모든 감각과 운동 축삭은 중추신경계 내의 경로를 따라 이동한다. 이런 경로는 축삭의 묶음으로 이루어져 있고, 이는 곳, 위치, 닿는 곳에 따라 이름 지어진다. 많은 신경 섬유들이 말이집으로 덮어져 있고, 경로는 조직학적 영역에서 흰색을 나타내기 때문에 **백색질**(white matter)은 대부분 섬유경로를 포함하고 있는 중추신경계의 구역을 나타낸다. 중추신경계의 다양한 구역 내에서, 신경(세포질)과 관련된 해부학적이고 기능학적인 집합은 다른 것과 구별되며 이러한 집합은 **세포핵**(nuclei) 또는 **신경절**(ganglia)이라고 부른다. 중추신경계 내에서 미엘린으로 덮여지지 않아 세포질이 회색을 나타내는 부분이 있는데 이러한 부분을 **회색질**(gray matter)이라 한다. 중심 척수 부분은 백색질로 둘러싸인 회색질로 이루어져 있다(그림 3.2). 일부 경로(tract)는 상행성이나 감각 임펄스를 전달하는 반면, 다른 경로들은 하강성이나 운동 임펄스를 전달한다. 대뇌에서는 세포체와 경로의 위치가 반대이다. 겉질 신경세포의 세포체는 얇은 층에 위치하고 있어 겉질이 회색을 띈다. 회색질 아래의 조직이 흰색인데 이는 겉질 신경세포와 중추신경계의 다른 영역을 연결해주는 백색질이 존재하기 때문이다.

상위운동신경세포(upper motor neurons)는 중추신경계 내에 있고, 뇌로부터 발생된 임펄스를 척수에 있는 운동신경으로 전달한다. **하위운동신경세포**(lower motor neurons) 근골격근을 활성화하기 위해 척수로부터 전달한다. 또한 **사이신경세포**(interneuron)라 부르는 몇몇 신경세포는 척수 내에 존재하며, 하나의 신경세포에서 다른 신경세포의 가지돌기(dendrite) 혹은 세포몸통(body of cell)으로 임펄스(impulse)를 전달한다.

대부분의 신경세포는 간헐적으로 신경임펄스를 방출한다; 즉, 신경세포가 "안정상태(rest)"에 있을 때 조차, 흥분(발사)의 수준을 나타내어 보이고 있다. 다른 신경세포에 의해 영향을 받아 방출의 빈도는 수정된다. 촉진성, 억제성 자극 모두 뇌의 운동중추에서 시작하여 척수를 통해 사이신경세포로 계속적으로 전달된다. 운동신경세포는 수천의 다른 신경세포로부터 시냅스 연결을 받는다. 운동신경세포가 촉진되는지 억제되는지는 운동신경세포에 도달된 억제성, 촉진성 자극들의 전체의 효과에 의해 나타난다.

들신경(afferent nerve) 또한 척수로 들어오는 과정에서 다양한 연결을 가진다. 척수의 뒤뿔(posterior horn)을 통해 들어온 뒤에 감각 축삭이 사이신경세포와 시냅스를 이루기 위해서 가지를 뻗는다. 그러나 주된 가지는 중추신경계에 속한 다른 신경세포와 시냅스를 이루기 위해 척수를 통해 올라간다. 이처럼 연속된 축삭을 가진 말초신경을 **일차신경세포**(first order neuron)라 한다. 이와 같은 첫번째 명령신경인 말초감각신경세포로부터 시냅스 정보를 받은 신경을 감각신경이라고 하며, 뇌줄기(brainstem)와 중추신경계에 있는 다른 하위중추에 임펄스를 전달하는 신경세포를 **이차신경세포**(second order neuron)라고 한다. 이런 이차명령신경세포는 종종 다른 삼차명령신경세포에게 임펄스를 전달하며, 이런 **삼차신경세포**(third order neuron)는 중추신경계의 고위중추에 위치해 있다.

근육계

Muscular System

신경계와 감각계는 끊임없이 우리의 움직임을 협응시키고 개선시킨다는 것을 인식하고, 다음으로는 근육들의 구조와 기능에 관련되어 알아보도록 하겠다. 신경들과 마찬가지로, 근육들 또한 흥분성을 가지고 있으며, 동적으로 반응한다. 활동전위가 신경의 하나의 반응으로서 일어나는 것과 마찬가지로 근육수축도 근육의 반응으로서 일어난다(그림 3.4).

뼈대근육의 구조 / Structure of Skeletal Muscle

신경세포가 신경계의 기본적인 요소인 것과 마찬가지로, 근섬유도 근육계의 핵심이다. 신경들이 매우 다양하듯이 근섬유들 또한 그것들의 구조물을 복합적으로 이루고 있다.

근육과 근섬유 구조 / Muscle and Muscle Fiber Structure

신체의 각 분절은 뼈대계 근육들을 포함하고 있다(그림 3.5A). 근육은 **근육바깥막**(epimysium)이라는 두꺼운 결합조직으로 둘러싸여 있다. 근육바깥막은 인접한 근육들로부터 각각의 근육을 분리하는 역할을 수행한다. 근육 내부를 살펴보면 **근육다발막**(perimysium)이라는 또 다른 결합조직을 찾아 볼 수 있다. 이런 근육다발막은 전체 근육을 각각의 부분으로 나누는 역할을 한다. 근육은 세부적으로 **근다발**(fasciculi)로 이루어져 있다(그림 3.5B). 이런 근다발은 수많은 근섬유로 구성되어져 있다. 이런 **근섬유**(muscle fiber)는 근육의 기본적 구조물이며, **근세포**(muscle cell)이다(그림 3.5C). 각각의 근섬유는 다양한 근원섬유들로 이루어져 있다(그림 3.5D). **근원섬유**(myofibril)는 근섬유 내에서 근잔섬유들의 묶음이다. 근원섬유는 **근잔섬유**(myofilament)라고도 불린다. 근섬유의 길이는 매우 다양하며(수 밀리미터에서 긴 것까지), 각각의 직경 또한 10~100㎛로 다양하다. 각각의 근육세포는 여러 개의 핵을 가진다. 또한 근원섬유는 **근육속막**(sarcolemma)이라는 막에 둘러싸여 있다(그림 3.5C). 수백 개의 근섬유와 미토콘드리아 그리고 근육세포질그물(sarcoplasmic reticulum)과 같은 필수 구조물들이 근형질(sarcoplsm)에 포함되어 있다. 미토콘드리아는 대사과정이 일어나는 "작은 공장"으로서 역할을 수행한다.

근원섬유(myofibril)(그림 3.5D)은 단위들로 구성되어져 있다. 그리고 각각의 단위는 **근육원섬유마디**(sarcomere)로 불려진다. 근육원섬유마디는 2개의 Z선 사이에 위치한다. 이 2개의 Z선 사이에는 많은 근잔섬유들이 위치하고 있다. **근잔섬유들**(myofilaments)은 가는 근잔섬유인 **액틴**(actin)과 굵은 근잔섬유인 **마이오신**(myosin)으로 구성된다(그림 3.5E). 이러한 두 액틴에 의해 뼈대계 근육은 음영을 띄는 "줄무늬"가 나타나는데, 이러한 특징으로 뼈대계 근육을 줄무늬 근육(striated muscle)이라고 부른다(그림 3.5D).

뼈대계 근육에서 어두운 밴드를 A 밴드라고 하며, 이는 액틴과 마이오신 근잔섬유를 모두 포함하고 있다(그림 3.5F–I). 이 근잔섬유들의 정렬을 삼차원으로 보았을 때, 6개의 액틴 근잔섬유가 각각의 마이오신을 둘러싸고 있으며, 3개의 마이오신 근잔섬유는 각각의 액틴 근잔섬유를 싸고 있는 것을 관찰할 수 있다(그림 3.5). A대는 등방성 중앙 영역(isotropic middle zone)이다. A대 안에는 오직 마이오신 근잔섬유만 존재하는 영역인 H대가 존재한다(그림 3.5D,G). 뼈대계근육에서 밝은 영역은 오직 액틴 근잔섬유만으로 구성된 I대(I band)가 존재하며, 이는 Z선에 의해 이등분된다(그림 3.5D,F). I대의 각각의 액틴 근잔섬유의 끝은 Z선 가까이 위치한다.

I대의 가는 액틴근잔섬유는 토로포닌(troponin)과 트로포마이오신(tropomyosin)이라는 두 종류의 단백질을 포함한다(그림 3.5F). 액틴은 두 가닥으로 서로 꼬아져 있다(그림 3.5F). 트로포마이오신은 막대 형태의 분자이며, 폴리펩타이드 사슬(polypeptide chain)이 두 가닥으로 분리된 상태로 구성되어져 있다. 트로포마이오신 길이는 약 40nm이다. 트로포마이오신은 6개의 액틴분자들과 짝을 지어 액틴 근잔섬유를 따라 배열되어 있다(그림 3.5F). 트로포닌은 토로포마이오신의 특정 영역에 결합되어져 있는 규칙적인 단백질이다. 트로포닌과 같은 규칙적인 단백질은 액틴근잔섬유와 그 주변 마이오신 근잔섬유 사이에서 서로 간의 상호작용에 영향을 준다. 트로포닌의 중요한 기능은

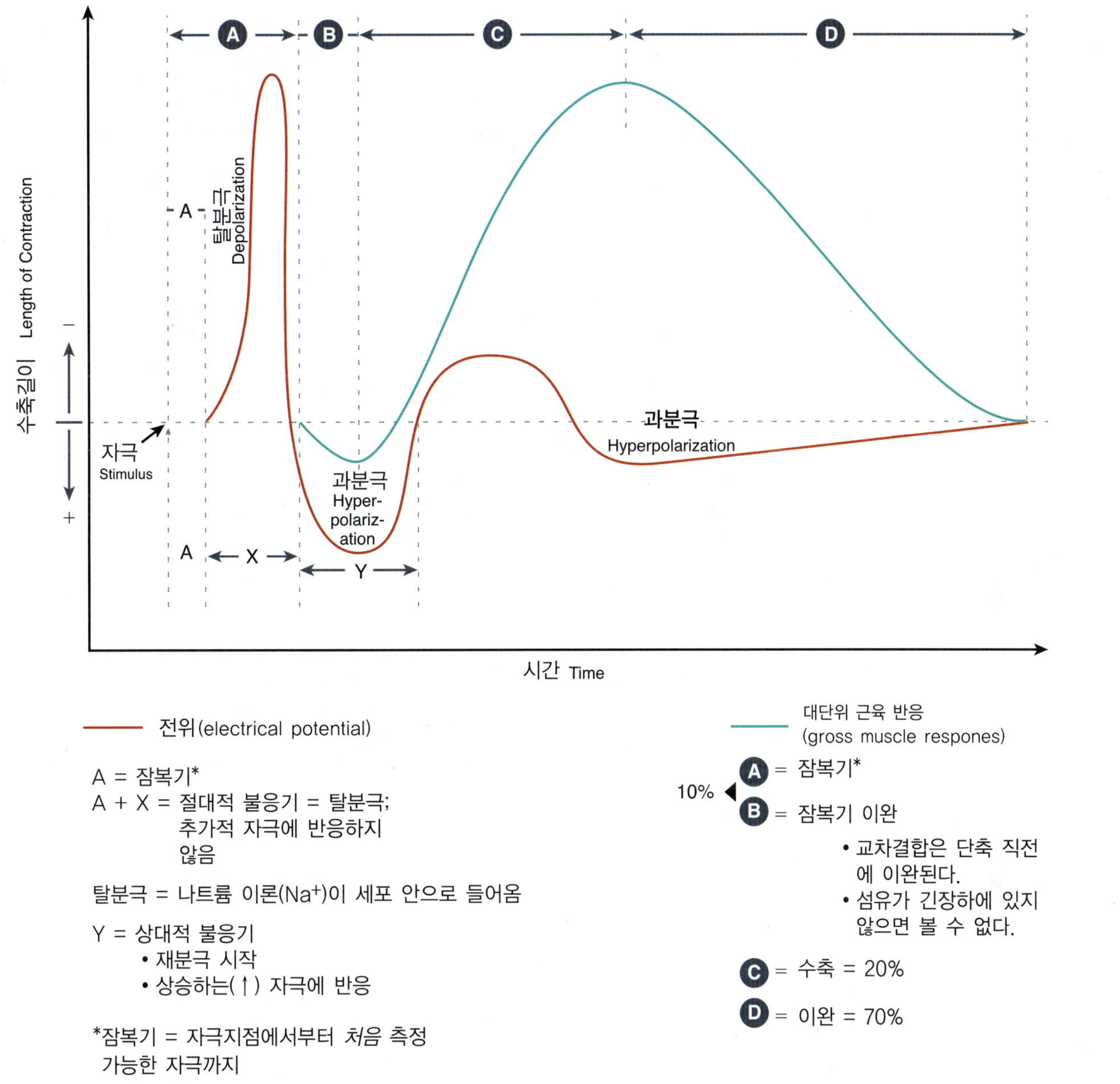

그림 3.4 단순한 근육 연축에서 전기적, 화학적, 역학적 반응의 시간 관계.

칼슘이온(Ca^{++})과의 강력한 결합력이다. 이는 수축과정을 활성화시키는 중요한 역할을 한다. 액틴, 트로포마이오신, 트로포닌의 배열은 근육원섬유마디 내에서 액틴근잔섬유를 형성한다. 즉, 액틴의 기능적 목표는 근육이 수축하는 동안 마이오신이 결합할 장소를 제공한다는 것이다.

마이오신 근잔섬유는 액틴 근잔섬유보다 더 두꺼우며(그림 3.5G), 마이오신 분자로 구성되어져 있다(그림 3.5H). 마이오신은 폴리펩타이드 사슬로 이루어져 있으며, 이는 무거운 사슬의 한쪽 부분과 가벼운 사슬의 두 부분이 서로 감싸며 하나의 큰 사슬을 이루는 형태를 나타내고 있다(그림 3.5G–I). 마이오신 분자는 약 1.6㎛ 길이의 막대를 형성하고 있으며, 직경은 1.5~2.0 nm로서, 이는 머리카락 직경의 1/10,000에 해당하는 직경이다. 무거운 사슬(heavy chain)의 각각의 끝은 마이오신의 머리 두 개를 형성하는 구형의 구조물(globular structure)을 이룬다. 이런 마이오신의 "머리"는 하키용 스틱 끝과 유사하게 생겼다(그림 3.5). 이런 구형의 머리는 마이오신 근잔섬유에 경첩을 이루는 "팔"이라고 부르는 부분의 끝에 위치한다. 이런

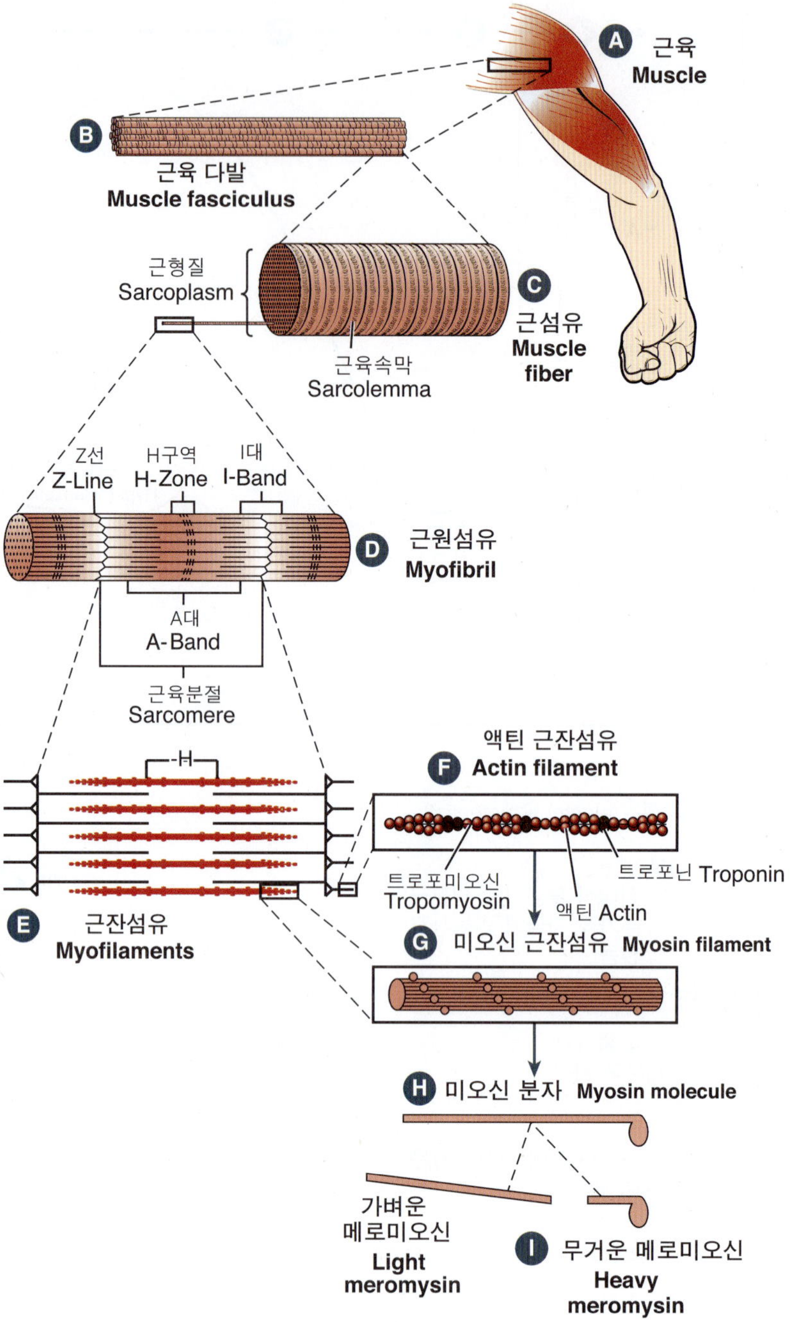

그림 3.5 안정 상태에서 뼈대근육의 구성의 도식화. A) 대단위에서부터 E) 분자레벨까지. **F, G, H**는 근잔섬유 레벨의 횡단면을 나타냄. **I**는 근잔섬유의 구성을 나타냄. (출처: Bloom, W, and Fawcett, DW: *A textbook of Histology,* ed 10. WB Saunders, Philadelphia, 1975, p 306.)

"경첩"은 근육이 활성화되었을 때 팔을 가쪽으로 뻗을 수 있게 한다. 이러한 머리들을 **교차결합**(crossbridge)이라고 부르는데, 이는 근 작용 시, 굵은 근잔섬유를 가느다란 근잔섬유에 연결시켜 주는 다리역할을 하기 때문이다(그림 3.8). 교차결합은 마이오신 근잔섬유의 중앙부분에서는 나타나지 않으며, 반대방향으로 이등분된 두 개의 마이오신 위에 전제한다. 이런 교차결합은 "크라운(crown)"이라 불리는 그룹 내에 나란히 배열되어 있다. 각각의 연속된 크라운은 이전 크라운으로부터 마이오신 상에 회전된 형태로 위치해 있다. 이러한 배열은 각각의 액틴이 근접한 마이오신을 향할 수 있도록 교차결합을 제공한다. 1.6㎛ 길이의 마이오신 근잔섬유 상에 300~400개의 교차결합이 위치해 있다.[7] 마이오신은 ATP를 ADP와 PO_4로 분해시키며, 에너지를 발생시키는 효소를 억제하는 역할을 한다. 이런 작용의 중요성은 근수축의 에너지를 다루는 장에서 논의하도록 하겠다.

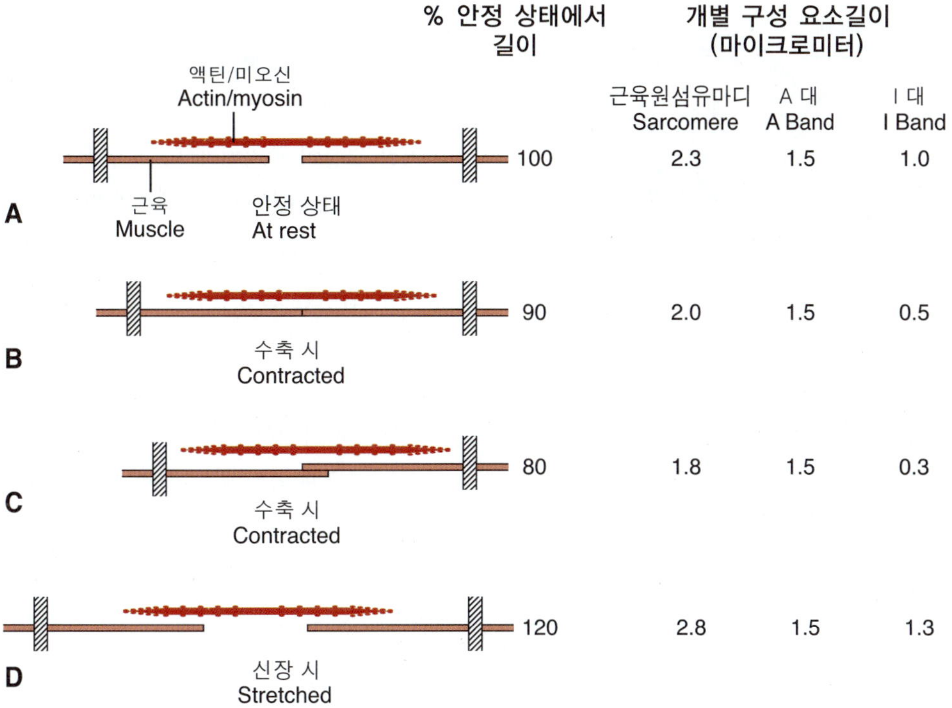

그림 3.6 근육길이 변화를 위한 기본 구조 : A) 안정 상태에서 근육원섬유마디의 길이변화의 모습; B, C) 수축의 다양한 정도에 따른 근잔섬유(가는 섬유)의 정렬; 그리고 D) 신장되었을 때. 근육원섬유마디 길이에서 상대적인 변화들은 왼쪽에 제시되었고, 근육원섬유마디의 근사치인 길이들(마이크로미터로), A 대, I 대들은 오른쪽에 열거되었다. A대의 불변성을 알아두어야 한다. (출처: Schottelius, BA, and Schottelius, DD: *Textbook of Physiology,* ed 17. St. Louis: CV Mosby, 1973, p 87.)

근 수축과 이완 / Muscle Contraction and Relaxation

광학현미경과 전자현미경법을 사용하여 근육조직이 이완할 때와 수축할 때의 상태를 관찰하였다. 근육이 완전히 이완될 때 각각의 근육원섬유마디의 길이는 2.5㎛이다(그림 3.6A). 근육이 완전히 수축하였을 때는 1.5㎛이다(그림 3.6C). 이와는 대조적으로 근육이 신장될 때 근육원섬유마디 단위 길이는 3.0㎛로 증가한다(그림 3.6D).

앞에서 언급한 것처럼 근육원섬유마디는 Z선에 의해서 양끝에서 고정되어 있다(그림 3.5D와 3.7). 수축하는 동안 A대의 넓이는 변하지 않는다. 그러나 액틴 근잔섬유만이 존재하는 I대는 좁아지며, 마이오신 근잔섬유만이 존재하는 A대 내에 위치한 H대는 흔적 없이 사라진다. 이러한 현상은 근육이 수축하는 동안 액틴 근잔섬유의 자유 끝이 A대에 존재하는 H대의 정중으로 미끄러지기 때문에 일어나는 현상이다. 액틴 근잔섬유들이 서로를 향해 이동할 때, I대를 짧아지게 하면서 Z선이 서로 더 가까이 당겨지게 된다(그림 3.6 A,B,C). 비록 각각의 근육원섬유마디가 짧아지는 양은 매우 작지만(0.5~1.0㎛), 연결된 수천 개의 근육원섬유마디가 짧아지는 것은 전체 근육의 길이에 주목할 만한 변화를 초래한다. 예를 들어, 위팔두갈래근의 근섬유처럼 길이가 10cm인 근섬유는 40,000개의 근육원섬유마디가 존재하고 있다.* 이런 40,000개의 근육원섬유마디가 각각 1㎛씩 짧아진다면, 전체 근섬유는 40,000㎛(4 cm) 정도 움직일 수 있다. 따라서 근육의 짧아질 수 있는 근육의 길이는 전체 근육 길이의 40% 정도이다.

근육이 수축하기 위해 액틴과 마이오신 근잔섬유가 서로 미끄러져 지나간다는 개념은 근수축의 근잔섬유 **활주설**(sliding filament model)로서 알려져 있다.[8,9] 근긴장과 근육단축을 초래하는 액틴근잔섬유의 마이오신 근잔섬유를 향한 활주라는 특수한 방법은 매우 복잡하다. 간단하게 요약한다면, 근육이 수축하는 동안 마이오신 머리가 액틴에 붙어 교차결합을 형성한 후 액틴 근잔섬유를 당김으로써 액틴근잔섬유가 마이오신 근잔섬유 사이로 활주하여 근

* 1 cm = 10^4 ㎛ = 10,000 ㎛; thus, the 10 cm muscle fiber = 100,000 ㎛ in length. 100,000 ㎛ divided by 2.5 ㎛ per sarcomere = 40,000 sarcomere units.

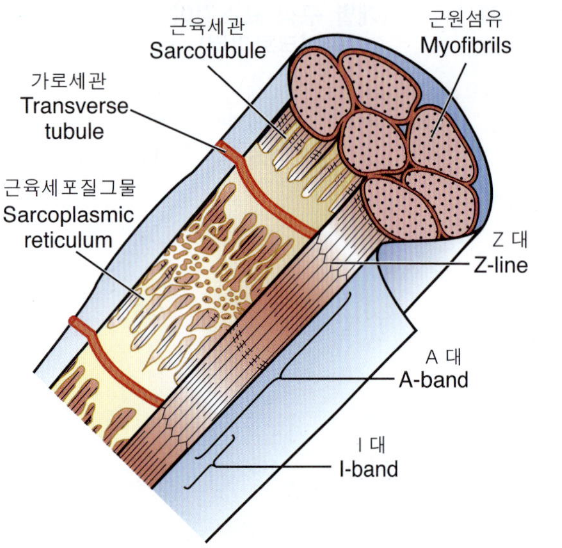

그림 3.7 뼈대근 섬유의 세포질그물. 전자현미경에 기초한 근육섬유의 부분의 세밀구조를 그린 것. 각 Z-선의 등급에서의 세포막에 함입시키고, 섬유의 아랫부분을 가로질러 가로세관으로 보낸다. 평행하는 Z-선 사이에서 근육원섬유는 근육세포질그물로 주행하고, 주머니 같은 팽대(마지막 시스터네)는 가로세관과 인접한다.

육원섬유마디가 짧아지게 된다. 이로써 근육의 수축이 일어난다는 이론이다(그림 3.5E, 그림 3.8). 지금부터 어떻게 근육이 수축하는지에 대한 추가적인 이해를 도모하기 위해 근잔섬유 활주설에 대하여 좀 더 세부적으로 알아보도록 하자.

근신경접합부: 신경으로부터 뼈대계 근섬유로의 임펄스 전달 / Myoneural Junction: Transmission of Impulses from Nerves to Skeletal Muscle Fibers

신경계는 활동전위의 형태로 조절 신호를 보냄으로써 근섬유의 활성을 조절한다. 그러나 신경 임펄스(nerve impulse)가 근육 임펄스로 전환되는 과정은 매우 복잡한 과정이다. 신경 섬유가지 끝에 운동종판(motor end plate)을 형성하고 있으며, 이는 근막을 관통하지 않은 채, 근육섬유 표면에 견고하게 부착하여 있다(그림 3.2). 이러한 연결을 **근신경접합부**(Gr. *mye*, 근육+ *neuron*, 신경)라고 하고 스냅스의 한 유형이며, 일반적으로는 **신경근접합부**라고 불린다. 운동종판은 신경전달물질인 아세틸콜린을 합성하는 미토콘드리아를 포함하고 있다. 이 미토콘드리아에서 합성된 아세틸콜린의 분자들은 시냅스전 운동신경 끝에 작은 소포형태로 저장이 되어 있다. 이때 신경 임펄스가 근신경접합부에 도달하게 되면 소포로부터 아세틸콜린이 방출된다. 소포로부터 방출된 아세틸콜린은 운동종판과 근 섬유막 사이를 빠르게 확산이 일어난다. 이후 아세틸콜린은 근막에 위치한 아세틸콜린 수용체와 결합하게 된다. 이러한 결합이 증가하게 되면, 근육세포막의 삼투압이 증가하게 되어 이온들이 들어오게 된다. 이러한 이온들의 이동으로 근섬유의 분극현상이 일어나게 되며 활동전위가 발생한다. 발생한 활동전위는 신경섬유의 임펄스 전도현상과 비슷한 전기화학 기전으로 근섬유를 따라 이동되어진다(그림 3.4).

시냅스후 막에서 삼투압의 증가현상이 발생된 후, 아세틸콜린은 빠르게 콜린에스터라아제라는 효소에 의해 비활성화된다. 콜린에스터라아제는 스냅스 공간 내에 존재하며, 아세틸콜린과 접촉하는 순간에 분해시켜 버린다. 아세틸콜린이 근섬유막에 결합한 상태로 남아 있을 수 있는 상태는 약 2 msec로 매우 짧다. 비록 매우 짧은 시간이지만, 근섬유를 흥분시키기에는 충분하며, 콜린에스터라아제에 의한 아세틸콜린의 빠른 비활성화는 근섬유의 재분극 이후 다시 재흥분되는 것을 막는 기능을 한다.

하위근섬유로의 근육 임펄스 전달: 세포질그물 / Conduction of Muscle Impulses to the Interior of the Muscle Fiber: Endoplasmic Reticulum

액틴과 마이오신 근잔섬유 부근의 전위 변화는 근육원섬유마디의 단축을 초래하는 과정을 유발한다. 하위근섬유는 근섬유의 흥분과 전도에 중요한 역할을 하는 관(tube)과 관련된 2개의 시스템이 존재한다(그림 3.7). 첫 번째 시스템은 **가로세관시스템**(T-system)이다. 이는 근원섬유를 수직으로 주행하는 관들로 구성되어 있으며, 근섬유의 모든 부분으로 활동전위를 빠르게 전달한다. 다른 하나의 시스템은 근초(sarcolemma)의 깊은 곳에 존재하는 **근육세포질그물**(sarcoplasmic reticulum: SR)이다. 근육세포질그물은 근원섬유의 얕은 부분과 평행으로 주행한다. 세포질그물은 칼슘이온을 저장하고 있다가 근육이 수축하는 과정에서 칼슘이온을 방출시킨다. 이 두 가지 시스템이 바로 **세포질그물**(endoplasmic reticulum)을 구성한다(그림 3.7).

흥분-수축 결합 / Excitation-Conrtantion Coupling

액틴 근잔섬유를 A대 가운데로 이동하는 움직임이 일어나기 위해서는 근잔섬유에 에너지가 공급되어야 한다.

이때 필요한 에너지는 ATP로부터 발생한다. 이는 마이오신이 ATP가 ADP와 인산염(P_i)으로 분해시키는 **촉매제**(catalyst)로 작용함으로써 에너지가 발생한다. 이때 칼슘이 마이오신을 자극하여 에너지대사가 일어나도록 한다. 따라서 이러한 과정을 마이오신 **아데노신삼인산효소 활성**(myosin ATPase activity)이라 한다. 지금부터는 이런 과정이 어떻게 일어나는지에 대하여 세부적으로 살펴보도록 하겠다.

근수축의 근잔섬유 활주설
/ Sliding Filament Model of Muscle Contraction

과정의 일련의 연속들은 활주하는 필라멘트가 어떻게 근긴장이 발생하여 단축하는지를 설명한다(그림 3.8). 교차결합의 돌출부는 마이오신 근잔섬유에 존재한다. 안정 상태에서는 마이오신과 액틴 근잔섬유 사이의 **교차결합**(crossbridge)이 마이오신 근잔섬유와 수직으로 위치해 있으며, 조절기전에 의해 액틴 근잔섬유와의 접촉이 방지되고 있다(그림 3.8A). 또한 안정 상태에서는 칼슘은 근육세포질그물에 저장되어 있으며, ATP 분자는 교차결합 각각의 끝에 연결되어 있다(그림 3.8A). 액틴근잔섬유 위의 잠재적 반응장소는 트로포닌에 의해 덮여 있어 마이오신과 교차결합을 형성할 수 없다.

T세관을 따라 탈분극의 임펄스가 내려가면, 다량의 칼슘이 근육세포질그물부터 방출되어지며, 얼마간의 칼슘이온은 트로포닌과 상호작용하여, 토로포닌 분자의 형태를 변화시킨다(그림 3.8B). 이러한 칼슘의 트로포닌과의 상호작용에 의해서 야기된 형태변화는 액틴 근잔섬유의 활성부위를 노출시키게 되고 정전기적으로 마이오신 교차결합을 끌어당긴다. 그래서 칼슘이 존재하여, 액틴과 마이오신 근잔섬유가 서로 끌어당기고 마이오신 근잔섬유의 구상머리와 액틴 근잔섬유의 활성부위는 액토마이오신 교차결합을 형성하게 된다. 다음으로는 이렇게 형성된 액토마이오신 교차결합이 ATP효소를 활성화시켜 ATP를 ADP와 인산염으로 분해함으로써 에너지를 생산하게 된다. 이렇게 생산된 화학적 에너지는 움직임을 만들어내기 위해 근육세포에 의해 기계적 에너지로 전환된다. 기계적으로, 이런 ATP의 가수분해는 액틴 근잔섬유를 짧은 거리로 당김으로써 교차결합의 일시적인 "굽힘"을 유발한다(그림 3.8C). 이러한 움직임이 일단 일어나면, ADP와 인산염은 ATP로 재합성되어져 마이오신에 다시 재결합이 이뤄진다. 이런 ATP의 존재로 액틴의 약화와 결합을 위한 마이오신의 친밀감이 깨어진다(그림 3.8D). 이러한 결합(coupling), 굽힘, 분리, 뒤당김, 재충전, 그리고 재결합의 순환은 칼슘과 ATP가 존재하는 한 초마다 수백 번씩 반복되어 일어난다. 칼슘이 근형질에서 제거되거나 ATP 공급이 줄어들게 되면, 액틴마이오신 교차결합 형성의 순환이 줄어들거나 일어나지 않게 된다.

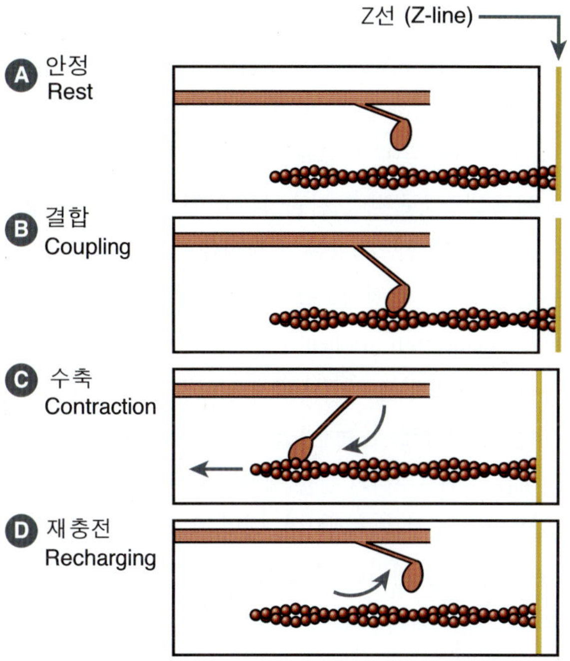

그림 3.8 근육분절을 짧아지도록 하기 위해 미오신 근잔섬유를 따라 액틴 근잔섬유를 당기는 액틴과 미오신 근잔섬유 활성부위 사이의 가정화된 일련의 반응. 회복 과정 또한 설명되어 있다. 큰 비율의 활동부위의 주기의 많은 반복은 강한 수축을 만들어낼 필요가 있다. A) 안정. 교차결합은 미오신 근잔섬유로부터 돌출하지만, 액틴 근잔섬유와 결합하지 않는다. 아데노신3인산(ATP)는 교차결합의 머리 근처에 부착된다; 트로포닌은 액틴 근잔섬유의 활성부위를 덮고 있다; 칼슘이온은 근육세포질 그물에 저장된다. B) 결합. 근육 활동전위는 근육원섬유마디와 T-튜브를 탈분극시킨다; 칼슘이온은 방출되고, 트로포닌과 반응한다; 트로포닌-칼슘복합체 모양 변화는 액틴의 활성부위를 드러낸다; 교차결합은 인접한 활성화부위와 결합하고 그것 때문에 미오신과 액틴 근잔섬유가 연결된다. C) 수축. 교차결합의 연결과 활성화 부위의 미오신활동에 아데노신3인산 효소의 활동을 유발한다; ATP가 ADP와 인산, 그리고 에너지로 나뉜다; 그 반응은 교차결합의 일시적 굽힘을 일으킨다; 액틴 근잔섬유는 미오신 근잔섬유를 따라 거리를 좁히도록 당긴다; Z선은 모두 가깝게 이동한다. D) 재충전. 교차결합은 활성화부위와 떨어져 되돌아간다; ATP는 교차결합에 재배치된다. 재결합, 굽힘, 떨어짐, 되돌아감, 재충전의 과정은 초당 수백 번 반복된다.

근이완 / Muscle Relaxation

근섬유(5–10 msec)의 탈분극이 끝남에 따라 세포내 칼슘 농도는 급격하게 떨어지며 이완이 발생하게 된다. 이러한 세포내 칼슘 농도의 급격한 하강은 근잔섬유 부위에서 근육세포질그물로 빠른 칼슘이온의 능동적 "펌프작용"에 기인하는데 이 펌프작용은 근잔섬유의 영역에서부터 근육원섬유마디의 저장장소를 되돌린다. 이런 칼슘의 농도구배(concentration gradient)에 대한 능동적 이동은 근잔섬유를 채우고 있는 세포내액에 남아있는 칼슘농도가 아주 낮은 안정상태 수준에 도달할 때까지 계속된다. 액틴 근잔섬유 부위로부터의 칼슘 제거는 트로포닌이 원래 형태로 되돌아가는 것을 초래하여, 액틴 근잔섬유 부위의 활성부위를 덮는다. 이리하여 액틴과 마이오신 근잔섬유는 안정 이완상태로 돌아오게 된다. 사실상 세포내 칼슘의 불충분한 농도가 액틴과 마이오신의 상호작용을 중단시킨다.

근섬유의 유형 / Muscle Fiber Types

효과적으로 다양한 기능을 수행하기 위해 뼈대계근육섬유들은 다양한 형태로 존재한다. 초기에는 전체 근육을 수축하는 속도에 따라 빠른수축근육과 느린수축근육으로 분류하였다.[10,11] 오늘날에는 근섬유 형태에 대한 분류가 발달하여 type Ⅰ과 type Ⅱ로 분류하고 있으며, 더 세부적으로 type Ⅱ를 type Ⅱa와 type Ⅱb로 추가적으로 분류하고 있다.[10,11] 몇몇 학자들은 근육섬유를 더욱더 세부적으로 분류하여 기술하고 있지만,[11–14] 이 책에서는 주요 두 가지 형태만을 기술하도록 하겠다. 섬유의 각각의 형태에 따라 서로 다른 성질을 가지고 있다. 대부분의 뼈대계근육들은 하나의 형태가 다른 형태보다 두드러지게 많은 비율을 차지하고 있는 양상으로 모든 형태가 혼합되어 있다. 더 중요한 것은 근수축의 기능적 단위인 **운동단위**이다. 운동단위는 알파운동신경과 이 운동신경이 지배하는 근육신경을 포함하는데 이것은 아래의 수축속도에 기초하여 분류할 수 있다.[10,15,16]

Type Ⅰ에 해당하는 근육섬유는 어두운 색(닭다리살에서 보여지는 것처럼*)으로 보여진다. 이는 마이오글로빈의 높은 농도와 많은 양의 미토콘드리아가 존재하기 때문이다. 마이오글로빈은 산소를 저장하고 있는 근육의 헤모글로빈이다. Type Ⅰ은 **느린수축근육**(slow-twitch, tonic) 혹은 **저산화근**(slow oxidative: SO)이라 불리우며, 이 근육섬유들은 생화학적으로 유산소 에너지 대사에 의존한다.[11,12,18]

Type Ⅱ는 백색(닭가슴살에서 보여지는 것처럼*)을 띄는 근육섬유이다. 이는 적은 양의 미토콘드리아와 마이오글로빈 때문이다. Type Ⅱ는 다시 type Ⅱa와 type Ⅱb로 나눠지며, 수축 속도가 빠른 속근섬유이다. 하지만 에너지 대사는 무산소 대사과정인 해당과정과 유산소 대사과정을 통해 에너지를 이용한다. 또한 type Ⅱ 근육섬유는 **빠른수축근육**(fast-twitch, phasic), **고해당작용근**(fast glycolytic: FG) 혹은 **고산화해당작용근**(fast oxidative glycolytic: FOG)으로 불리우며, type Ⅰ에 비하여 직경이 크다. Type Ⅱa는 고산화해당작용근이며, type Ⅱb는 고해당작용근이다. Type Ⅱa은 type Ⅰ과 type Ⅱb의 성질을 각각 가지고 있어 중간형태처럼 보인다. Type Ⅱb 근섬유는 type Ⅰ에 비하여 더 큰 힘을 생산할 수 있으며, 단시간에 완전한 단일 수축을 할 수 있다. 그러나 type Ⅰ에 비하여 type Ⅱb근섬유는 근피로가 더 빨리 온다. 또한 type Ⅰ 근 섬유는 작은 직경의 운동신경에 의해 신경지배를 받으

실습 포인트
PRACTICE POINT

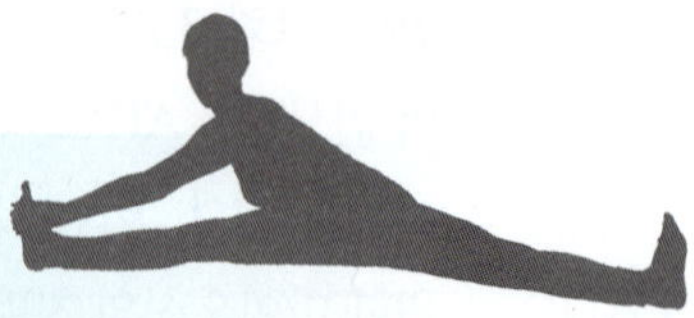

생체 근육은 근육활동을 위해 ATP가 지속적으로 이용가능하다. 사후 강직(rigor mortis)은 칼슘부족상태에서 두 개의 근육 근잔섬유의 액틴미오신 교차결합 주기의 중단과 함께 ATP의 부족으로 인해 초래되는 상태이다. ATP가 없는 상태이기 때문에, 액틴과 미오신 근잔섬유는 근육조직이 분해되기 시작할 때까지 붙어 있다. 사후 강직은 죽음 이후 3시간 정도에 발생하고, 72시간까지 남아 있다.

* 날아다니는 일이 많은 새들에서는 다른 상황들이 관찰된다.

며, 근수축 시 빠르게 동원된다. 반면에, type Ⅱb 근섬유는 큰 직경의 운동신경에 의해 신경지배를 받으며, 근수축 시에 type Ⅰ과 type Ⅱa가 동원되어진 후에 동원된다.[17] 각 근육섬유 형태의 특징은 표 3-2에 요약되어 있다.

모든 인체의 근육은 이러한 근섬유의 다양한 형태들이 서로 다른 비율로 분포하여 있다. 장시간 서 있는 것과 같은 신체자세를 안정화시키는 데에 중요한 가자미근와 척주세움근과 같은 자세유지 근육들은 주로 type Ⅰ 근섬유들로 구성되어져 있다. 반면 위팔두갈래근(biceps brachii)과 같이 크거나 빠른 급격한 활동에 관여하는 근육들은 type Ⅱb 근섬유들로 주로 구성되어져 있다. 몇몇 학자들은 어느 한 근육에서의 느린수축근육섬유와 빠른수축근육섬유의 분포 비율이 사람에 따라 다르다고 주장한다.[20-23] 개개인의 다양함에도 불구하고, 다리에 있는 가자미근과 같은 자세조절 근육에서는 느린수축근육섬유가 높은 비율을 차지하고 있다(85%). 하지만 눈동자의 빠른 움직임을 담당하는 눈둘레근육(orbicularis oculi)와 같은 근육에서는 매우 낮은 비율을 차지한다(10%).[18] 일반적으로 근육 내에 type Ⅰ이 많을수록 더 많은 자세적 안정성을 제공하며, type Ⅱb 근섬유를 많이 분포한 근육일수록 단기간 동안의 빠른 움직임을 제공하는데 용이하다.

근섬유의 발달과 적응은 운동시스템이 요구에 반응하여 어떻게 변화할 수 있는지의 좋은 예이다. 근섬유는 근육 내의 섬유유형의 변화하는 비율에 의해서 변화하는 요구에 적응할 수 있다.[10,19] 예를 들어, type Ⅱ 섬유는 태어날 때 우세하다. 이는 신생아를 대표하는 특징적인 빠르게 요동치는 움직임에 의해서 입증되었다. 유아의 자세조절이 발달함에 따라 type Ⅰ 근섬유의 증가가 일어난다. 어린이가 약 2세가 되고 자세조절, 균형, 그리고 항중력 조절을 가질 무렵에는 type Ⅰ과 type Ⅱ의 비율은 성인과 유사하게 된다.[1,20] 또한 뼈대계 근육에서 형태학상 성질차이를 나타내어 보이는 뇌성마비와 같은 발달장애 어린이에서도 근섬유의 발달과 적응이 시사된다.[21] 나이가 들어감에 따라 섬유형태가 다시 변하며, 이것은 type Ⅰ과 type Ⅱ 근섬유 모두에서 전체적인 수의 감소를 초래하며, type Ⅱ 근섬유에서 선택적인 위축이 일어난다. 그리고 섬유형태의 전환을 야기한다.[10,22-27] 이런 나이와 연관된 변화들은 성인이 되었을 때, **운동저하증**(hypokinesis)과 잦은 낙상과 더불어 자세조절, 그리고 협응력과 같은 운동수행 감소와 관련이 되어 있다. 근섬유 형태가 운동과 전기적 자극에 의해 빠른수축근육섬유에서 느린수축근육섬유로 전환할 수 있으며,[21,28] 반대로 사용하지 않는 근육들은 느린수축근육섬유

표 3-2 물리적, 신진대사 특성을 바탕으로 한 뼈대 근섬유의 특징

근섬유 유형 특성	Ⅰ 형 느린-연축 SO (느린 산화형)	ⅡA 형 중간 FOG (빠른 무산소형)	ⅡB 형 빠른-연축 FG (빠른 해당형)
근섬유 직경	작다	중간	크다
색	붉음 (어두운)	붉음	흰색(창백)
미오글로빈 함유량	높다	높다	낮다
미토콘드리아	많다	많다	적다
산화성 효소	높다	중간	낮다
해당성 효소	낮다	중간	높다
글리코겐 함유량	낮다	중간	높다
미오신 ATPase 활성도	낮다	높다	높다
ATP 주요 원천	산화적 인산화	산화적 인산화	해당작용
수축 속도	느리다	중간	빠르다
피로 속도	느리다	중간	빠르다

SO = 느린 산화형, FG = 빠른 해당형, FOG = 빠른 산화-해당형.

출처: Burke, RE and Edgerton, VR. Motor unit properties and selective involvement in movement. *Exer Sport Sci Rev* 3:31, 1975.[107] Adapted with permission.

에서 빠른수축근육섬유로 전환된다.[21,28]

이러한 섬유형태의 변동은 신경학적 치료와 운동과학 중재 프로그램을 위한 생리학적 근거를 제공함으로써 재활에 영향을 미친다. 비록 사람마다 섬유형태의 특수성이 유전적으로 결정된다고 생각될지라도, 훈련과 재활을 통해 기능적 요구에 대한 반응을 향상시키면서, 근섬유들의 수축성과 대사 특성을 변화시킬 수 있다. 예를 들어, 지구력 훈련과 같이 높은 대사가 근육에 요구될 때, 모든 근섬유 형태의 산화력을 증가시키고, 빠른 해당계 근섬유에서 빠른 산화해당계 근섬유의 비율로 전환을 초래한다. 즉, 지구력 훈련을 실시하면, 순수한 type Ⅱb 근섬유들의 비율이 감소하고 type Ⅱa 근섬유이 증가한다는 것이다.[12,34,35] 또한 연구가들은 지구력 훈련 시에 type Ⅰ 근섬유들은 더욱 빠르게 활성화되는 반면, type Ⅱ근섬유들은 더욱 느리게 활성화된다. 탈조건화 상태에서는 type Ⅰ 근섬유들이 더욱 더 풍부해지고 느려지는 변화가 일어난다.[29-31]

운동단위 / The Motor Unit

원심성 운동 반응들을 활성화시키는 운동신경세포는 뇌줄기(brainstem)나 척수(spinal cord)에 존재한다. 뇌줄기에 존재하는 운동신경세포는 얼굴과 머리의 근육들을 지배하며, 척수에 존재하는 운동신경세포는 목, 몸통, 그리고 팔다리의 근육에 임펄스를 특히, 척수에 존재하는 운동신경세포는 앞뿔(ventral horn)의 회색질에 위치한다(그림 3.2). 운동신경세포의 형태는 다양하게 존재하다. 전부는 아니지만, 뼈대근육을 지배하는 대부분의 신경세포는 크기에 의해 분류되는 **알파 운동 신경세포**로서 알려져 있다. 운동명령은 신경세포몸통에서 발생하여 말초신경섬유를 타고 이행한 후, 신경근 접합부를 거친다. 하나의 운동신경섬유에 의해 지배되는 근섬유의 수는 몇몇 눈의 근육에서와 같이 적게는 5개에서부터 장딴지근과 같은 큰 근육에서와 같이 많게는 1,000개 이상으로 다양하다. 더 많은 조절이 요구되는 근육일수록, 지배하는 신경섬유의 비율이 더 적다. 반면에 섬세한 조절 없이 큰 힘을 발휘하기 위한 근육은 신경섬유에 대한 근육의 비율이 크다. 운동단위 수와 운동단위당의 평균 근섬유들의 수는 표 3-3에 요약되어 있다.

"운동단위"라는 용어가 의미하는 것처럼, 모든 근섬유들은 하나의 단위로서 작용하고 거의 동시에 수축하거나 이완한다. 하나의 운동단위의 근섬유들은 서로 근접해서 위치해 있는 것은 아니다. 이들은 근육의 길이를 따라 분포되어져 있다. 게다가, 운동단위의 신경이 근섬유를 수축시키도록 활성화된다면, 근섬유들이 최대로 수축할 것이다. 이러한 원리를 **실무율**(all-or-none law)이라 한다.

근수축력의 단계적 변화
/ Gradation of Strength of Muscle Contraction

전체적으로 근수축력의 증가는 세 가지 방법으로 일어나고, 다른 원리들에 기초하고 있다:

- 크기의 원리: 가장 작은 운동단위들이 먼저 활성화된다.
- 동원의 원리: 운동단위의 수를 동시에 증가시키는 것은 전체 근긴장을 증가시킨다.
- 흥분성 입력/비율 부호화의 원리: 개별 운동단위의 자극빈도가 증가하는 것은 활성화된 각각의 근섬유들이 최대 긴장을 야기하는 시간의 비율을 증가시킨다.

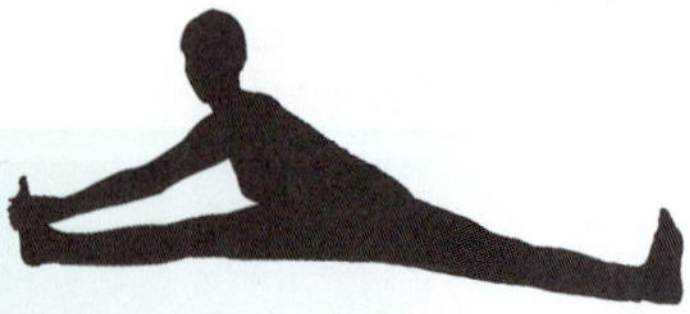

실습 포인트
PRACTICE POINT

섬유 유형 구성의 변화는 적어도 노인에서 관찰되는 부분적인 기능장애와 능력장애의 원인이 된다. 노인들은 활동적이고 손상의 경험이 있기 때문에, 임상가들은 이 나이대의 그룹에서는 근육 섬유 구성들이 최대근력 또는 균형능력과 같은 영역에서의 재활 기대의 변화가 필요 있다는 것을 알아야 한다. 근력운동은 노인들에게 유익하고 이런 사람들은 젊은이들처럼 같은 유형의 이득이 있지만, 젊은 환자들 보다 최대수준은 낮을 것이다. 이에 더해서, 운동 중재 특히 지구력 훈련은 근육섬유 유형이 조절, 균형, 수행의 향상을 이끌어내는데 영향을 미칠 수 있다.

동원과 관련한 크기의 원리는 가장 작은 운동신경세포가 가장 먼저 동원되고, 가장 큰 운동신경세포는 나중에 동원된다는 사실을 설명해주고 있다. 작은 운동신경세포는 대부분 활동에 관여하는데, 이는 작은 운동신경세포가 피로가 느리게 나타나는 느린 수축근육인 type I 근섬유들을 지배하는 경향이 있기 때문이다. 근육기능이 더 큰 힘을 필요로 할 때에는, 가장 큰 빠른수축근육과 더 빨리 피로가 오는 운동단위들이 활성화된다. 동원의 순서 면에서는, 작은 운동단위들이 먼저 동원된다. 이런 작은 운동단위들은 하나의 신경이 지배하는 근섬유들의 수가 적기 때문에, 특정 수준의 힘을 생산하기 위해 더욱 많이 동원되어야 한다. 예를 들어, 작은 운동단위가 0.05kg의 힘을 생산할 수 있다면, 5kg의 힘을 만들어내는 데에 100개의 작은 운동단위가 소요될 것이다. 반면에, 큰 운동단위들은 단위별 지배하는 근섬유들이 많기 때문에 더 큰 힘을 발생시킬 수 있다. 예를 들어, 하나의 큰 운동단위가 0.20kg의 힘을 생산할 수 있다면, 100개의 큰 운동단위들은 20kg의 힘을 만들어낸다. 예를 들어, 큰 운동단위가 0.2kg의 힘을 만들어낼 수 있다면 100개의 큰 운동단위는 20kg의 힘을 만들어낼 것이다. 물론 수치들은 과장되었지만, 개념을 설명을 하는 데에 도움이 된다. 요약하면, 근육은 그것의 작은 운동단위들을 먼저 성공적으로 활성화시킨다. 일단 이런 단위들이 모두 동원된다면, 큰 운동단위들이 활성화하게 되는데 이때, 큰 운동단위들 중에서도 가장 작은 운동단위들부터 활성화되는 크기의 순서를 따라 동원된다. 바꿔 말하면, 운동단위들은 정상적으로 먼저 작은 힘을 발휘하는 운동단위들이 먼저 동원되고, 이후에는 힘의 요구량이 증가함에 따라 더 큰 힘을 발생하는 운동단위들이 활성화된다.[39]

단일 운동신경세포의 활성화(발화)는 자극된 근섬유들의 연축을 초래한다. 발화율이 증가하면, 이런 연축들이 힘의 출력을 증가시키고 유지하기 위해 합쳐진다. 근력의 증가는 활성 운동단위의 수와 이 운동단위들의 발화율을 모두의 증가를 통해 이루어진다.

관절, 힘줄과 근육의 수용기

Joint, Tendon, and Muscle Receptors

관절 구조물과 힘줄, 뼈대계근육들에는 특수한 수용기들이 존재한다. 이런 구심성 수용기는 관절 자체와 관절의 움직임에 대한 정보를 수집하기 때문에 이것들을 **고유수용기**(proprioceptor) (L. *proprio*, 자기 스스로 + *captive*, 수용하다)라고 부른다. 이런 수용기들은 위치하고 있는 구조물의 긴장과 위치 변화를 탐지한다. 수용기 내에서 신경임펄스가 만들어지며, 이 신경임펄스는 다른 신경계로 전달된다. 그 결과, 근육의 길이 변화, 근길이의 변화 비율, 근수축력에서의 변화와 함께 관절각(관절의 위치), 관절 움직임의 속도, 관절 압박 혹은 신연의 양에서 의 순간순간의 변화들은 척수와 뇌에 위치한 중추에 전달된다. 중추신경계에서, 이 정보들은 다른 감각 기관에서부터 오는 정보들과 통합한다. 추가적인 감각 기관들은 위치, 균형, 움직임에 대한 정보의 입력을 제공하는 눈동자의 각막과 속귀의 안뜰기관을 포함한다. 그래서 통합된 감각 신호들은 뇌에 위치한 운동조절중추에 의해서 사용되고, 운동조절중추는 근육이 요구된 움직임을 수행하는데 요구되는 적절한 근긴장을 발휘하도록 운동단위 활성화의 빈도, 위치, 형태, 수를 자동적으로 조정한다.

실습 포인트

PRACTICE POINT

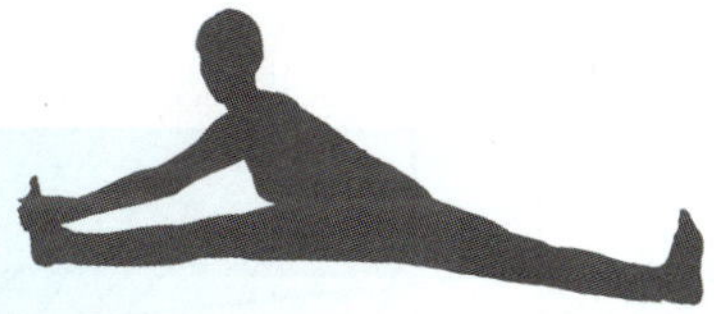

가장 큰 운동단위들은 일반적으로 일상활동에 동원되지 않는다. 이러한 운동단위들은 수의적으로 동원되지 않는다는 것을 가리킨다. 단서들은 이러한 운동단위는 엄청난 스트레스가 있을 때 동원된다고 제시하였다. 이럴 때, 자율신경계는 운동선수가 아닌 사람이 화재 시 누군가를 구하기 위해 8-피트의 담장을 뛰어넘는 것 같은 비범한 기능을 발휘한다.

관절수용기 / Joint Receptors

관절주머니와 인대에는 다양한 형태의 감각수용기들이 존재한다. 다양한 감각수용기들의 주된 해부학적 특징은 그림 3.9에 기술되어져 있다. 이런 수용기들의 대부분은 "안정" 상태에서도 초마다 활동전위를 발생하는데, 이는 신체가 항상 공간상에서 위치감각을 유지할 수 있도록 한다. 수용기는 변형되었을 때 자극을 받는다. 관절에 작용하는 힘들의 크기와 위치 그리고 수용기 위치에 따라서, 관절이 움직일 때, 일부 수용기는 자극을 받아 신경임펄스를 높은 빈도로 발화시킨다. 수용기들은 일반적으로 자극에 적응한다. 이는 움직임이 멈춘 후에는 임펄스의 빈도가 감소하며, 그런 다음 신경임펄스는 안정된다. 추가적인 관절의 움직임은 어떤 수용기로부터의 임펄스 방출을 멈추게 하고, 또 다른 수용기가 활성화되도록 한다. 이런 정보의 계속적인 흐름은 신경계가 관절 움직임과 관절 움직임의 비율을 계속적으로 살필 수 있도록 한다.

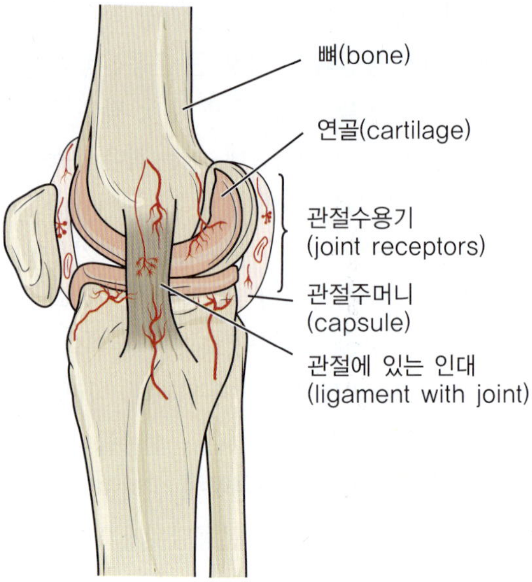

그림 3.9 일반적으로 관절에서 구별되는 수용체들의 유형에 대한 도식화. 무릎관절의 도표는 관절들의 관절주머니의 다양한 수용기 유형들의 분포와 인대들을 보여주고 있다. 반달판들은 섬유성 주머니의 부착을 제외하고는 신경섬유가 없다.

골지힘줄기관 / Golgi Tendon Organs

골지힘줄기관(Golgi tendon organs: GTOs)은 근육 부착점 근처의 근육힘줄 내에 존재한다(그림 3.10). 평균 10~15 근섬유들이 일반적으로 각각의 GTO에 직렬로 연결되어 있다. GTO는 힘줄의 섬유와 근섬유들과 직렬로 연결되어 있기 때문에 근육이나 힘줄 콜라겐 섬유들에서 힘이나 긴장을 감지하는데 적합하지만, 근길이는 변화하지 않는다.[40] GTO는 근섬유 또는 이에 부착되어 있는 콜라겐 힘줄에 내에서 만들어진 긴장에 의해 자극된다. 생리학적 데이터에서는 근섬유에 의해서 생성되는 힘에 선택적으로 민감하기 때문에 GTO는 힘에 관련된 신경발화를 통해서 반응한다는 것을 나타내어 보여주고 있다. GTO에 의해서 방전되는 신경임펄스는 척수와 소뇌로 구심성축

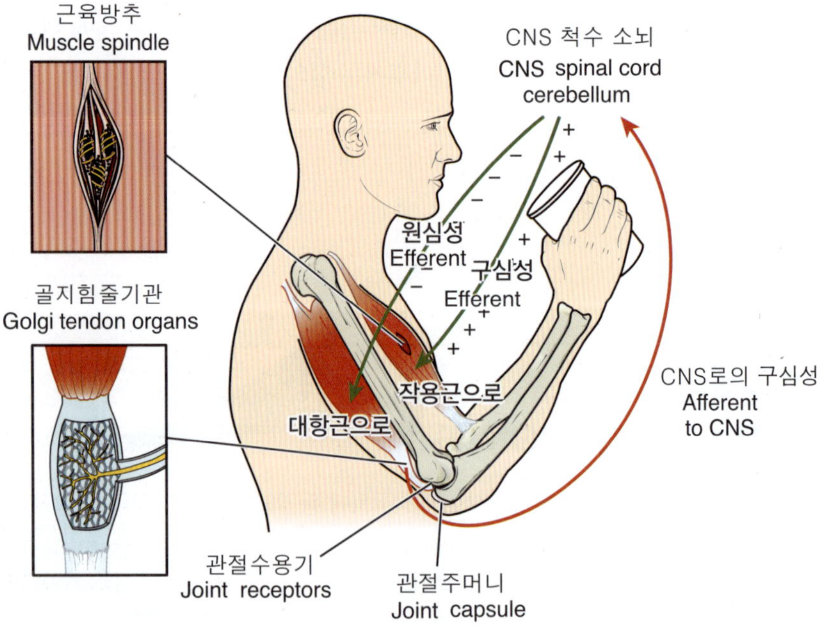

그림 3.10 구심성 투사영상을 첨부한 방추바깥근육섬유, 운동단위, 근육방추와 골지힘줄기관 사이의 해부학적 관계를 설명하는 도식. 방추바깥근육섬유의 수축에 의해서 만들어지는 힘이나 긴장은 구조적 섬유네트워크(콜라겐과 엘라스틴)가 골지힘줄기관 주위에서 붕괴되고 근육방추의 활성화를 야기한다. 근육방추는 대항근을 억제하는 동안 작용근을 활성화시키고 한편, 골지힘줄기관은 반대로 작용근을 억제하고 대항근을 활동하게 한다.

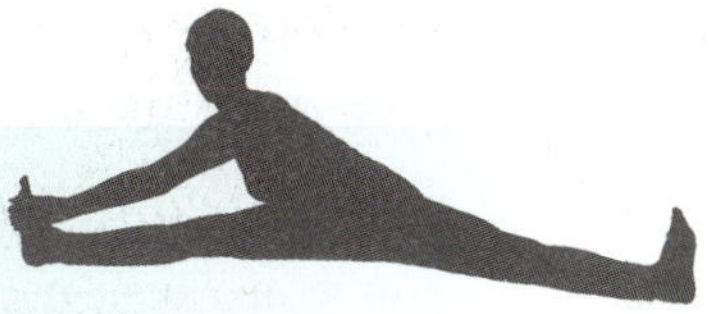

실습 포인트
PRACTICE POINT

자가 억제는 치료적 스트레칭 기법에 효과적으로 적용될 수 있는데, 특히 환자가 통증으로 인해서 운동을 극히 염려하는 상황에서 적용할 수 있다. 범위의 끝까지 근육을 스트레칭하고 환자에게 임상가의 저항에 대항하여 등척성 수축을 하도록 한다. 그러면 근육은 일시적으로 GTO 때문에 이완하여 증가된 범위로스트레칭이 촉진된다. 이러한 기법은 '유지-이완' 이라 불리고, 팔다리는 임상가들에 의해 근육의 움직임 범위(예: 뒤넙다리근)의 끝에서 유지하고 환자는 등척성 또는 '유지' 수축을 하도록 지시한다. 등척성 수축의 유지에 이어서 이완이 일어나면, 팔다리는 새로이 획득한 범위로 더 움직이기 쉬워진다.[1,41]

삭(Ib)에 의해서 신속하게 전도된다. 다음으로 몇몇 원심성 메시지가 보여진다. 원심성 메시지는 작용근으로 전달되어 작용근을 억제하고, 대항근으로 전달되어 대항근을 촉진한다. 작용근을 억제하는 것은 근육의 힘 발생을 제한하는데, 이는 수축에 의한 조직의 스트레스에 견딜 수 있을 정도의 힘의 생성을 제한하는 것이다. 이처럼 작용근을 억제하고 대항근을 촉진시키는 GTO는 **자가억제**(autogenic inhibition) 기능을 수행한다.

근방추 / Muscle Spindles

뼈대계근육들은 **방추바깥근 섬유들**(extrafusal fibers) (L. *extra*, 밖의+*fusus*, 방추)로 구성되어져 있다. 이 방추바깥 섬유들은 "규칙적인" 또는 뼈대계 근육섬유들이다. 근육 내의 방추바깥섬유와 평행으로 있는 **근방추**라 불리는 독특한 고유수용기가 있는데 이는 그 형상에 따라 이름이 붙여진 것이다. 그러나 이런 작고 복잡한 기관들은 감각과 운동 모두에서 복잡한 기능들을 수행한다.

방추속 근섬유(intrafusal muscle fibers: IFMF)라고 불리는 매우 특수한 근육 섬유들은 근방추 내에 존재한다. 각각의 근방추들은 3~10개의 방추속 근섬유들을 포함하고 있다. 근방추의 방추속 섬유들은 결합조직 집(sheath) 내에 감싸져 있다(그림 3.11). 방추속 섬유 핵의 형태학상의 배열은 두 종류가 있다. 이는 핵주머니섬유와 핵사슬 섬유이다. 이런 방추속 섬유의 이름들은 그것들의 특수한 해부학적 형태에 근거하여 명명되어졌다.[42,43] 핵주머니 방추속 빠른수축근육섬유는 섬유의 가운데에 핵들이 모여 있어 주머니처럼 보인다. 반면에 핵사슬 섬유들은 그것의 핵들이 섬유의 길이를 따라 사슬처럼 배열되어 있다. 핵주머니

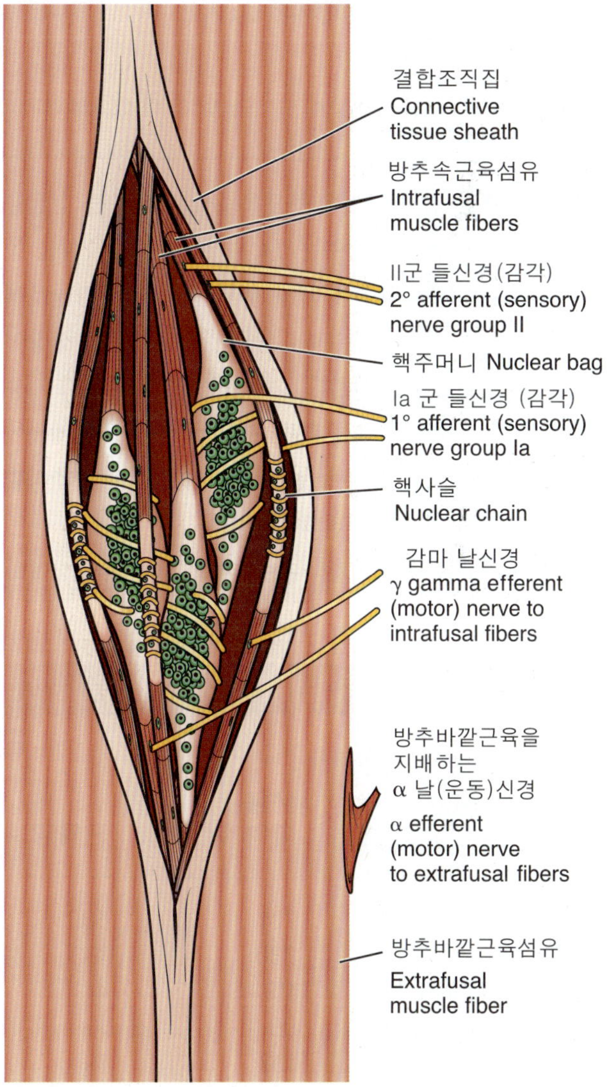

그림 3.11 근육방추. 이 도식은 근육방추의 주요 구성요소 사이의 관계를 보여준다. 대부분의 근육방추가 3~10개의 방추속섬유를 가지고 있지만, 여기서는 간소화를 위해 3세트만 표시했다. 핵주머니섬유와 핵사슬 근섬유가 표시되었고, 들신경과 날신경도 그림에 나타냈다. 방추바깥근육섬유가 근육방추와 나란히 있으며 방추바깥섬유에 알파운동신경 또한 보여지고 있다.

와 핵사슬 모두 일차감각신경 종말인 Ia의 가지에 의해 둘러싸여 있다. 이차신경종말은 구심성 Ⅱ 신경섬유들 그룹에 의해 형성되어지며, 핵사슬섬유에 주로 위치해 있다.[44]

두 종류의 감마(γ) 축삭들은 핵 섬유들에 운동 신경지배를 제공한다. 정적 감마운동신경 축삭은 핵사슬 섬유를 제공하고, 동적 감마운동신경 축삭은 핵주머니 섬유들을 제공한다. 이런 감마 신경축삭들은 방추바깥 근육섬유들을 지배하는 알파운동 축삭에 비하여 작으므로, 방추바깥 근육섬유들이 자극에 반응하는 것보다 느리게 반응한다. 그러나 이런 독특한 해부학적인 측면은 근방추가 감각과 운동 기능 모두를 가지고 있음을 나타낸다.

근방추의 감각기능 / Focus on the Sensory Function of the Muscle Spindle

구심성 혹은 감각계의 한 부분으로서, 근방추는 신장수용기로서 기능한다. 근방추는 Ⅰa 와 Ⅱ 구심성 축삭을 통해 감각 임펄스를 척수나 뇌에 위치한 다른 신경들에게 "전달"한다. 그러므로 방추바깥 근육 길이와 근육 신장이 발생하는 비율들을 전달한다. 이런 근방추의 수용기 기능은 방추바깥 근육 섬유들에 평행하게 배열하여 있기 때문에 발생한다. 그러므로, 방추속 섬유의 길이 변화는 방추바깥 섬유의 길이의 변화와 관련되어 있다.

다양한 근육들 내에 위치한 근방추들의 수는 매우 다양하다. 근방추는 뼈대계근육 내에 존재하며, 팔과 다리에 많이 존재하고 있다(표 3-3). 근방추는 특히 눈과 손과 발의 작은 근육들에 풍부하다. 이런 근육들 모두 매우 높은 근방추 밀도를 가지고 있는데, 이는 이러한 근육들이 작은 변화 조차에도 꾸준히 대응할 수 있도록 하기 위함이다.

근육이 늘어나거나 짧아질 때, 방추속 섬유들의 신장과 이완의 정도는 그것들을 지배하는 Ⅰa 와 Ⅱ 감각 섬유들 내의 활동을 변화시킨다. Ⅰa 구심성 섬유는 신장의 양과 신장의 속도 모두를 감지할 수 있고, **위상성**(Gr. *Phasis*, 외관, 구별된 단계 또는 위상)의 질과 **긴장성**(Gr. *tonikos*, 지속적 긴장) 활동의 특성을 나타내어 보여준다. 반면에 이차수용기(Ⅱ)는 주로 신장의 양에 반응하는 순수 긴장성이다. 그러므로, 일차와 이차 수용기는 서로 다르게 행동한다. 근육이 수축되거나 이완되어 그 방추바깥 근섬유들의 길이 변화가 나타나는데, 근방추는 이 길이 변화를 감지하며, 각각의 근방추에 감싸여진 Ⅰa 구심성 섬유는 탈분극된다. 이 Ⅰa 구심성 신경은 또한 임계속도 역치를 갖고 있어서 이 변화가 일정비율 또는 속도를 초과하는 경우에만 길이변화를 감지한다. 이 감각신경은 충분한 속도의 근육 신장을 감지하고 탈분극할 때 뒤뿔(dorsal horn)로 임펄스를 보낸다. 이때 뒤뿔에서는 다른 신경세포와 단일연접 반사를 통해서 근방추와 같은 근육 내 존재하는 방추바깥 근육섬유들로 신호를 다시 전달하는 원심성 신경인 알파

표 3-3 인체의 운동단위, 운동 섬유, 운동단위당 근육방추의 수

		근육섬유의 수		근육방추의 수	
근육	운동 축삭 수	근육당 $\times 10^3$	운동단위당 평균	근육당	운동 단위당
위팔두갈래근	774	580	750	320	0.4
위팔노근	330	130	390	65	0.2
첫 번째 등쪽뼈사이근	119	41	340	34	0.3
첫 번째 벌레근	98	10	110	53	0.6
엄지맞섬근	133	79	595	44	0.3
깨물근	1020	1000	980	160	0.2
관자근	1150	1500	1300	217	0.2
안쪽 장딴지근	580	1000	1720	80	0.1
앞정강근	445	270	610	284	0.6

출처: Adapted from Buchthal, F, Schmalbruch, H. Motor unit of mammalian muscle. *Physiol Rev* 60:95, 1980.[108]

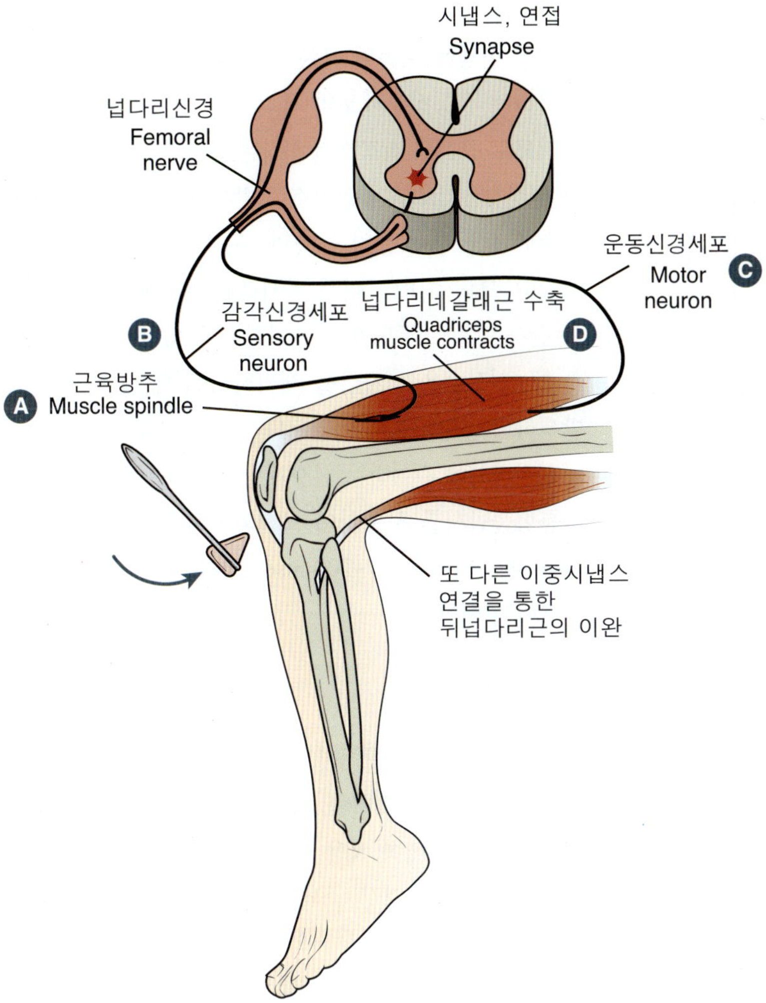

그림 3.12 힘줄을 두드림으로써 유발되는 신장반사. 단순 신장반사 활의 네 개의 근본적 구조는 아래와 같다: A) 근육 수용체는 변형 정도에 비례해서 신경충동을 만들어낸다. B) 들신경세포는 수용기에서부터 척수로부터 감각 임펄스의 폭발을 전달한다; C) 날신경은 척수에서 방추밖근육섬유로 운동 임펄스를 전달한다; 그리고 D) 효과기, 근육은 운동임펄스에 반응한다.

실습 포인트
PRACTICE POINT

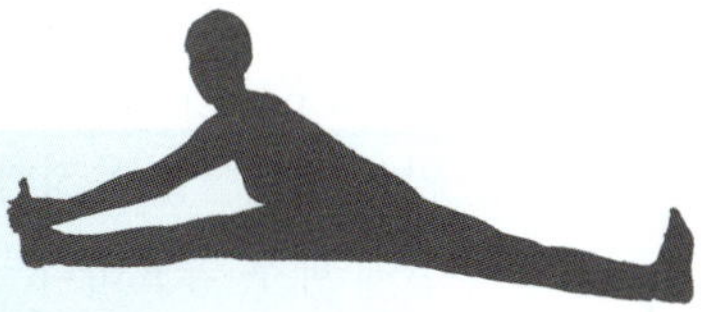

능동과 수동 스트레칭 기법들은 위에 설명한 신경해부학적 연결을 활용한다. 그 연결들은 능동 스트레칭을 지지하는 이론적 해석에 대한 기초를 제공한다. 그것에 환자는 반대근육을 차단하기 위해 근육(작용근)을 활동적으로 수축하길 요구받는다. 그래서 차단한 근육의 스트레칭은 매우 효과적이다. 예를 들어, 환자가 넙다리네갈래근을 능동적으로 수축을 한다면, 뒤넙다리근의 유도된 이완이 발생하고, 더 효과적인 뒤넙다리근 스트레칭을 가능케 한다. 게다가 그 신경적 상호작용 결과로 긴장된 근육의 향상된 스트레칭 이득은 반대근육의 이완이 수반된 작용근 수축이 기능적인 분지에 중요성을 제공한다는 것이다. 이것은 **상호억제**(reciprocal inhibition)로 알려져 있고, 움직임에서 보여지는 유동성의 일부를 허용한다. 예를 들어, 넙다리네갈래근이 활동하거나 강한 발차기 시, 뒤넙다리근은 중간범위 동안 이완 신호를 받고, 끝범위에서 느린 움직임이 다시 나타나고 부상을 예방한다(그림 3-13과 3-14).

운동신경(세포)에 직접 연결이 이루어진다. 이런 과정은 신장이 끝날 때 중지된다. 감각 구심성 신경으로부터 들어오는 다른 신경로는 근육에 반사가 일어날 수 있도록 신호를 보내기 위해, 대항근에 신호를 전달하는 다양한 원심성 알파운동신경으로 보내기 위해 사이신경과 연접하는 통로이다.

이러한 단일연접의 요소의 예로서 깊은 힘줄반사나 **신장반사**(stretch reflex, 또는 myotatic)가 알려져 있다. 단순

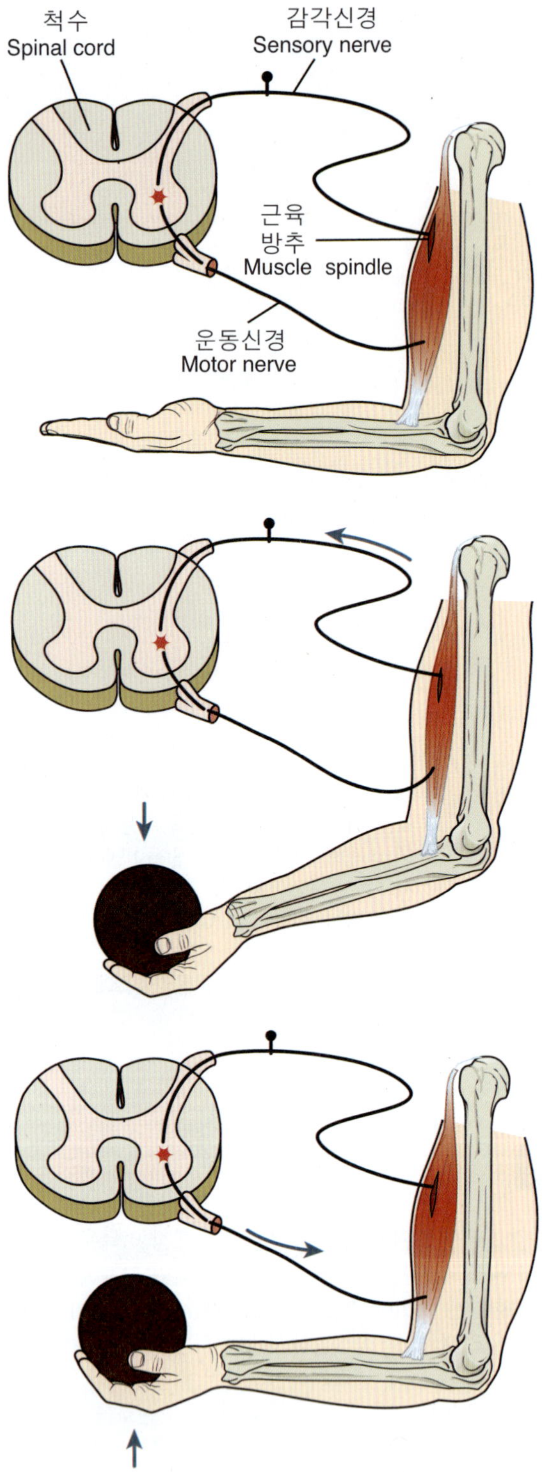

그림 3.13 근육길이에 의한 신장반사 조절의 개략도. 근육은 사람의 팔꿉관절이 끊임없이 굽혀져 있을 때처럼, 자발적 특성의 한결같은 수축에 관여할 때, 신장반사의 영향을 받는다. 근육의 부하가 예상치 못하게 갑자기 증가하면, 근육을 신장시켜 근육방추의 감각종말에서 운동세포와 연접하고 있는 척수로 신경임펄스를 보내 흥분한다. 결과적으로, 운동 임펄스는 수축한 근육으로 되돌아온다. 보여진 하나의 신경로 보다 더 복잡한 신경로는 또한 신장반사에 관여할지도 모른다. 당연히 실제로는 몇몇 근육은 많은 운동신경섬유와 방추에 관여한다. 추가적으로, 단일 운동신경 조차도 연접양상들은 다양하다.

한 반사는 척수 수준에서 중재된다. 일차 수용기로부터의 구심성 신경들은 동일 근육 내의 방추바깥 근육 섬유들을 조절하는 운동신경세포와 즉각적인 연접 연결을 이룬다. 그러므로 근육의 갑작스런 신장은 근방추에 위치해 있는 일차 신장수용기로부터 임펄스를 발사시킨다. 그리고 이것은 척수로 전도되며, 동일 근육의 운동단위들의 활동을 흥분시킨다(그림 3.12). 이런 반사 연결은 의사들이 근 힘줄을 반사 망치로 두드렸을 때 경험할 수 있다. 근육이 짧아졌을 때, 신장수용기 자극을 제거하기 위해, 근육에 신장이 발생하며 근방추들이 이완된다.

신장반사에 관여하는 신경과 근육 구조는 그림 3.12에서 무릎힘줄반사를 사용하여 묘사되어져 있다. 힘줄을 두드렸을 때, 근육은 100~200 msec 정도 늘어나게 되어 반사 연결이 발생한다.

근방추의 운동기능
/ Focus on the Motor Function of the Muscle Spindle

초기에 언급한 것처럼, 감마(γ) 원심성 신경들의 세포 몸통은 척수의 배쪽 혹은 앞쪽 뿔에 위치해 있다. 이런 감마 신경들은 대뇌겉질, 소뇌, 그리고 뇌줄기를 포함하는 신경계의 전체 영역으로부터의 연접연결과 영향을 받는다. 근방추의 수축성 부분의 단축하는 정도는 근방추의 신장수용기를 조절한다. 방추바깥 섬유의 단축이 일어났을 때, 근방추의 길이는 근방추의 길이나 신장의 추가적인 변화에 민감성을 유지하고 있다. 이러한 관계는 근방추의 성질에 매우 중요하다. 필수적으로, 알파운동신경들은 방추바깥 섬유들의 수축을 자극하며, 감마운동신경은 방추속 섬유들의 수축을 야기하면서 탈분극된다. 방추속 섬유들의 수축은 근육의 길이변화를 위해 민감한 범위를 조절한다.

또한 감마운동신경세포는 **방추운동신경세포**(fusimotor neuron) (L. *fusus*, 방추+ *movere*, 움직이는 것)이라고도 불리는데, 신경세포가 운동신경임펄스를 방추속 섬유에게 공급하기 때문이다. 따라서 근방추의 비수축성 부분인 중간 부분은 두 가지의 다른 기전에 의해 신장될 수 있다. 첫 번째는 전체 뼈대계 근육이 신장되었을 때, 근방추 또한 신장된다는 것이다. 두 번째는 근방추의 각각의 끝에 위치한 수축성 부분들이 감마운동신경세포에 도달하는 전달된 임펄스에 의해 활성화되었을 때, 수축부분은 단축

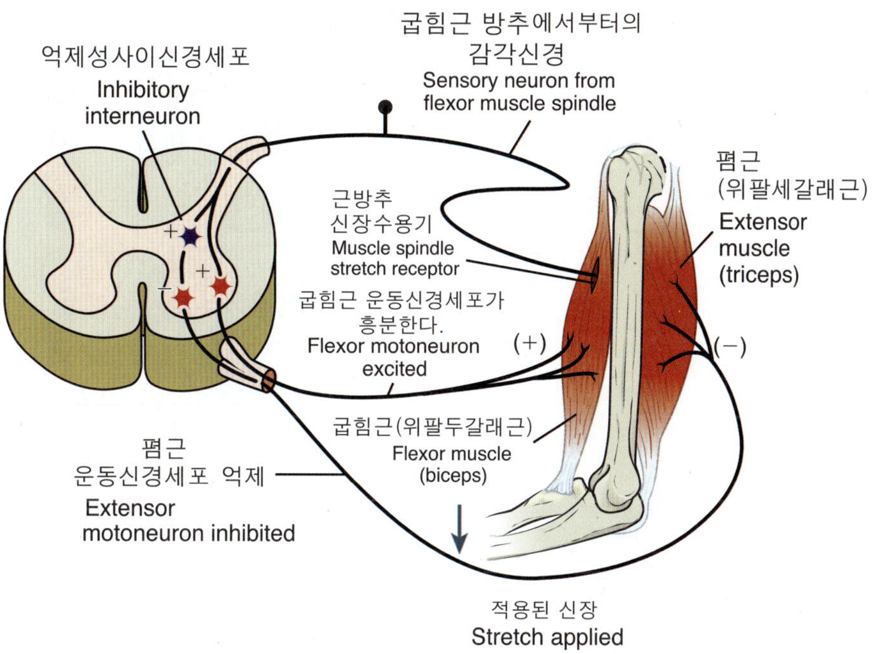

그림 3.14 맞섬근(opposing muscle)에 대한 운동신경세포의 상호억제의 도식화. 신장된 근육으로부터의 임펄스는 같은 근육의 운동단위들을 흥분시키고, (플러스[+] 사인은 촉진적 연접영향을 표시한다.) 맞섬근의 운동단위들을 사이신경원세포를 통해 억제한다.(마이너스[−] 사인은 억제성 연접영향을 표시한다.)

한다. 이것에 의해서 근방추의 중앙의 주머니 부분이 신장된다. 어느 상황에서도 근방추의 핵주머니 섬유의 신장은 근방추 내에 존재하는 일차 그리고 이차적 신장수용기들의 어느 한 종류 혹은 모두를 활성화 시킨다(그림 3.11).

근방추의 방추속 섬유의 일정한 연속된 조절 입력에 의해서 일정한 준비상태를 마련함으로써 비록 근육이 활성화되지 않아도 필요에 따라 근육이 활동할 준비가 되어있다. 이러한 지속적인 준비상태를 **근긴장**(muscle tone)이라고 한다. 이 근긴장은 타고난 근육의 뻣뻣함과 안정 상태에서 긴장에 의하여 특징지어진다. 긴장은 근육을 조절하는 운동신경세포의 전체적인 흥분의 수준, 근육 자체에 내재되어진 **뻣뻣함**(stiffness), 그리고 다양한 반사들의 감수성의 수준으로 결정된다. 근긴장이라 불리는 현상에 관여하는 수많은 퍼즐들 중 하나가 바로 근방추이다.

정상적 근육들은 촉진할 때 전형적 혹은 "정상적" 근육 긴장이라 생각되는 단단함을 나타내어 보인다. 잘 이완된 대상자의 근육일지라도 안정 상태에서 단단함이 관찰된다. 그러나 이런 단단함은 근육에 공급되고 있는 운동신경의 손상이나 근육에 위축이 발생하며 손상된다. 이완된 근육들은 최소한 촉진할 수 있는 양의 근긴장이 나타난다.

하지만 연구가들은 이런 근긴장과 관련된 어떠한 근육의 활동전위를 발견할 수 없었다고 한다.[45–47] 따라서 건강한 신경근육골격계를 가진 사람의 이완된 근육들의 긴장은 조직의 탄력성, 점도, 가소성, 타고한 조직의 단단함과 같은 근육의 기본적인 신체적인 특성의 결과인 것처럼 보인다.

자세 긴장(postural tone)은 자세를 유지하기 위해 신체 분절들을 적절한 관계 속에서 유지하도록 하는 특수한 근육들의 근긴장의 발현을 설명하는데 사용되는 용어이다. 자세적 긴장은 활동하는 운동단위들로부터의 전기적 활동을 동반한다. 신체의 직립자세를 유지하기 위해 가장 자주 사용되는 근육들을 **항중력근**(antigravity muscle)이다. 몸통근육, 팔의 굽힘근, 그리고 다리의 폄근들은 항중력근이라 생각된다. 운동중추는 항중력근에 신경을 공급하는 척수 분절의 하위운동신경세포를 흥분성에 영향을 주는 신경 임펄스를 공급한다. 이러한 운동중추에는 대뇌피질, 바닥핵, 중간뇌, 뇌줄기의 그물체의 흥분성 및 억제성 중추들과 소뇌이다(그림 3.15). 자세 긴장은 감각수용기들로부터는 구심성 신경임펄스와 감마운동신경으로부터의 원심성 신경 기전에 의해 하위자동적(반사적)으로 일어나는 현상이다.

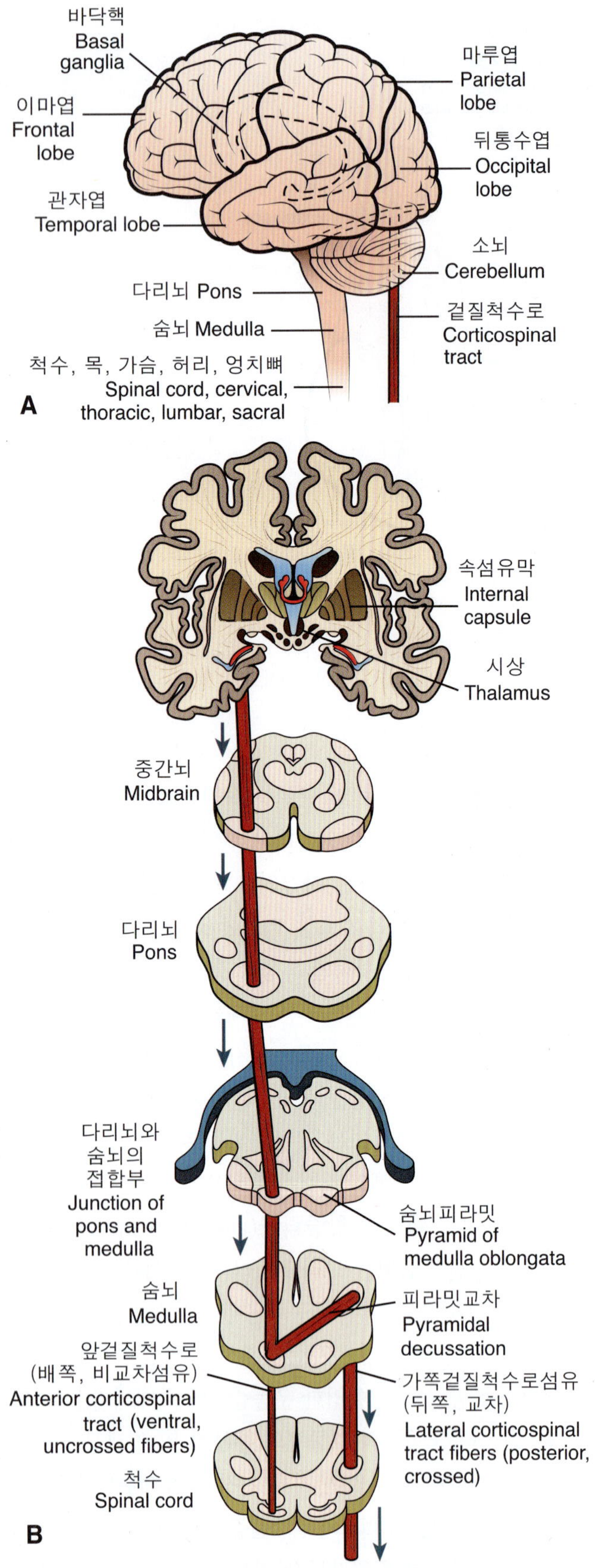

그림 3.15 A) 중추신경계통 영역은 일차적으로 움직임의 조절에 관여한다; B) 속섬유막과 시상과 중간뇌 아래쪽 구조물과 척수의 횡단면을 보여준다.

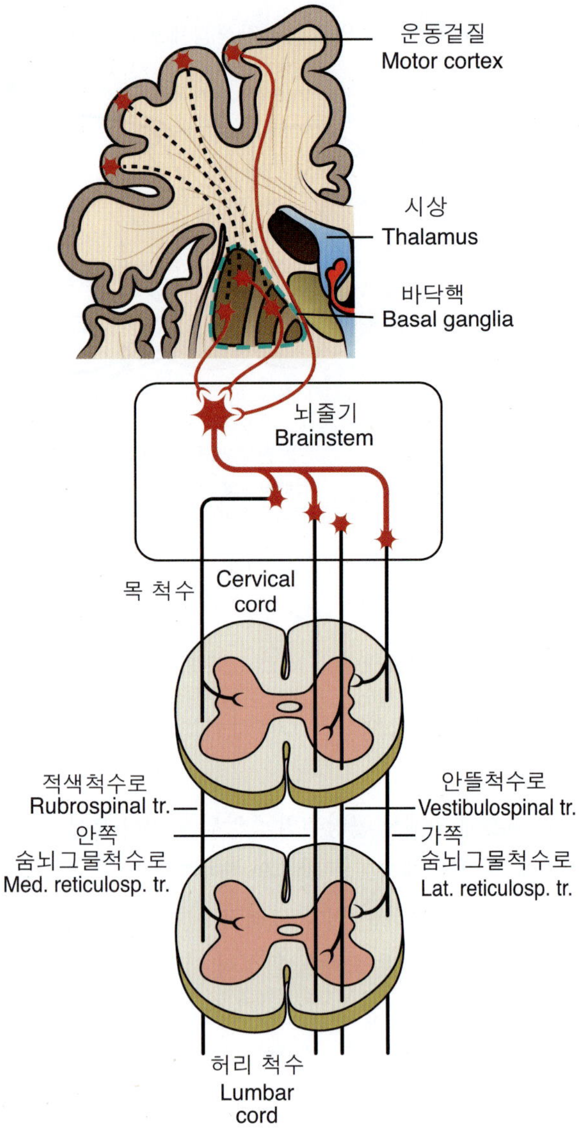

그림 3.16 숨뇌의 피라밋로 내에서 교차하지 않는 중요한 신경로의 과정 계략도. 척수에서 위쪽 척수로 운동 조절에 기여한다. 뇌줄기의 굵은 축삭돌기를 가진 신경세포는 그 레벨에서 반대측에 대부분의 피라밋외로 운동 섬유들의 교차를 상징하고 수렴현상을 의미하진 않는다. 운동겉질에서부터 뇌줄기 내의 핵까지 도달하는 신경들은 겉질척수로의 부분적으로 나란히 있거나으로 가는 경로는 부분적으로 겉질척수로의 곁가지이고, 부분적으로 분리된 원심성 신경이다. 뇌줄기구조들 사이의 연결 세부사항은 극도로 복잡하다. 이 그림은 간략화되어 있다. 구조와 신경로는 왼쪽과 오른쪽 둘 다 존재하는 것을 알아두어야 한다.

기능적인 용어로서 병적 상태가 없는 사람에서 자세 근긴장은 중력에 대항하여 머리와 신체 및 팔다리를 유지할 만큼 충분히 높지만 "운동을 허용할 만큼 충분히 낮다"라고 기술되어 있다.[48] 근긴장의 적절한 양은 자세를 유지하기 위해 자세에 어떠한 변화에 대항할 준비가 되어 있게 한다. 정상적인 신경근육골격계를 가진 사람들에서는 뇌줄기로부터 운동신경로가 발생하여 하행하며, 일부는 적색척수로와 안뜰척수로들로부터 발생된다. 이렇게 발생되어진 신경로를 따라 척수에 위치한 신경들에 신경임펄스를 보내는데 이때 사이신경을 통한 간접적인 방법과 사이신경을 거치지 않는 직접적인 방법으로 신경임펄스를 보낸다(그림 3.16). 비록 국소 연접후 탈분극이 세포의 흥분발사와 완전한 탈분극을 일으키기에 불충분하지만 흥분된 약간의 떨림이 있는 상태로 신경들을 유지할 수 있으며, 더 높은 밀도의 연접전 입력에 반응할 준비를 할 수 있다. 신경계의 다양한 수준에 영향을 미치는 질병과 손상으로 인해 근긴장은 영향을 받아 불충분한 근긴장(low tone, **hypotonia**) 혹은 과도한 근긴장(high tone, **hypertonia**)의 증상을 초래하는데, 여기에 관한 자세한 내용은 이 장의 마지막에서 다루도록 하겠다.

근방추 기능의 요약 / Summary of Muscle Spindle Functions

본질적으로 근방추는 근방추의 길이를 근방추를 둘러싸고 있는 뼈대계 근육섬유들의 길이와 비교하는 "온도조절기"로서 기능을 수행한다(그림 3.11, 그림 3.13). 둘러싸고 있는 방추바깥 근섬유들의 길이가 근방추의 길이보다 작으며, 근방추가 촉진되지 않기 때문에 근방추로부터 발사되는 신경임펄스는 빈도가 감소한다. 그러나, 감마원심성 활동 때문에 근방추의 중앙 부분이 신장되어질 때, 감각수용기들은 알파 운동신경원을 흥분시키고 방추바깥 근섬유들을 활성화를 위해 더 많은 신경임펄스를 발사시킨다. 이러한 기전은 자세 근긴장을 조절하고 유지하는데 매우 중요하다.

근운동감각과 고유수용성감각 / Kinesthesia and Proprioception

대부분의 상황에서 사람은 의식적으로 자기 신체의 어떤 부분이 다른 부분에 대해서 어떤 위치에 있고, 또한 특정부분의 움직이고 있는지 정지상태에 있는지를 인식할 수 있다. 이런 의식(awareness)을 **근운동감각**(kinesthesia)(Gr. *kinen*, 움직이는 것+ *aisthesis*, 지각)과 **위치감각**(position sense)이라 한다. 이 두 가지 용어는 정적(static)이든 동적(dynamic)이든 이런 인식의 모든 측면들을 다루는 용어로 사용된다. 그러나 엄격하게 말하면, *근운동감각(kinesthesia)*은 동적 관절 움직임의 인식으로 간주하며, *위치감각(position sense)*은 정적 움직임의 인식으로 간주한다. 근운동감각 신호는 근육, 힘줄, 관절 내에 존재하는 다양한 감각수용기로부터 발생하여 신체의 움직임과 힘줄 내의 긴장에 반응한다. 수용기들에서 발생된 신경임펄스는 Ⅱ 들 신경섬유를 타고 상행하여 척수, 소뇌, 감각핵으로 전달된다. 따라서, 즉각적으로 자세와 움직임을 조절하기 위해 중추신경계의 다른 감각과 운동 중추들에게 다른 신체 분절들의 위치에 대한 정보가 "전달"된다.

고유수용기(proprioception)(L. *proprio*, 스스로+ *ceptive*, 받아들임)는 근운동감각보다 더 포괄적인 용어이며, 이는 힘줄 내의 상대적인 긴장뿐만 아니라, 속도, 진폭, 방향을 포함하여 관절 위치와 관절 움직임을 식별하기 위하여 근방추, 힘줄, 관절에 위치한 수용기들로부터 발생된 감각정보를 일컫는다. 고유감각성 신경임펄스는 대개 Ⅰ군 신경섬유를 통해 전달되며 자세 유지근의 적응과 자세적 평형 유지를 자동적으로 조절하기 위해 다양한 감각운동 중추들에서 통합된다.

몸통감각(somatosensory)(Gr. *soma*, 몸 + L. *sensorius*, 감각이 존재하는 것) 입력의 몇몇 형태들 또한 자세 균형을 유지하는데 중요한 역할을 한다. 예를 들어, 양쪽 발바닥에서 들어오는 압력 감각들은 양발 사이의 부하 분산과 무게가 발에서 앞쪽으로 혹은 뒤쪽으로 더 위치하는지에 대한 정보를 제공한다.

자세 균형은 정적 자세와 동적 움직임 모두에서 중요하다. 만약 이것이 없다면, 신체는 제대로 기능을 발휘할 수 없다. 이것의 중요함은 정적과 동적 활동들을 하는 동안 균형을 성취하기 위해 사용되는 시스템의 수들에 의해 강조된다. 고유수용기와 몸통감각 수용기와 더불어, 신체는 평행을 유지하기 위해 두 가지의 추가적인 정보 기전이 사용되는데 이는 바로 안뜰계(전정계, vestibular system)와 시각(visual system)이다. 속귀에 위치한 안뜰 수용기들은 머리의 방향과 움직임들에 대한 인식을 제공한다. 속귀에 염증에 있는 사람의 경우에는 균형적인 측면에서 중요한 안뜰계를 평가해야 한다. 신체와 그 분절들이 어느 위치에 있는지에 대한 시각 또한 주위환경 속에서 평형 유지에 보조한다. 사실상, 고유수용기가 손상을 입었을 때, 시각 정보는 때때로 평형 유지에 주요한 수단으로 작용한다. 평형의 중요성은 일상생활활동뿐만 아니라, 다양한 스포츠 활동의 수행이나 평형의 손상을 평가할 때와 균형 문제를 해결하는데 있어서 매우 중요한 역할을 한다. 심지어 정적 평형 또한 시각의 영향을 받는다. 눈을 뜬 채로 한 다리로 서는 것을 시도한 다음 눈을 감으면, 평형유지에 시각이 얼마나 사용하는지 빠르게 깨달을 수 있다.

움직임 조절 혹은 "운동" 조절

Movement or "Motor" Control

움직임 조절을 고려할 때, 우리는 움직임과 자세가 매우 복합하고 많은 요소들에 의해 영향을 받는다는 것을 알 수 있다. 예를 들어, 몇몇 계통들은 자세와 움직임의 적절한 조절을 위해 온전해야 한다. 흥분 혹은 억제될 수 있는 근육과 함께 근방추, 골지힘줄기관, 신경근 연접, 근육을 지배하는 말초신경들, 척수의 오름신경로과 내림신경로, 대뇌운동중추와 이런 신경계들의 상호연결을 포함하여 신경근육계가 온전해야 한다. 뼈와 인대와 관절, 관절주머니, 그리고 관절수용기들을 포함하는 뼈대 계통은 손상되지 않아야 한다. 게다가 호흡기, 심혈관계, 소화기계들은 근 수축과 신경근육뼈대계를 유지하기 위한 충분한 에너지원을 공급하여야 한다. 추가적으로, 내재적 · 외재적 환경의 정확한 감각 정보 또한 공급되어야 한다.

숙련된 운동 활동을 수행하기 위해서는 적절한 방법과 적절한 순서로 몇몇 근육들을 활성화하거나 억제하기 위해 운동 명령의 높은 통합이 요구된다. 우리는 움직임을 단순히 움직임 과제를 수행하는 다양한 신경계의 행동으로서 볼 수 *없다*. 오히려 고도로 복잡한 조직화나 통제가 필요하다. **운동 조절**(motor control)은 자세와 움직임의 동적 조절을 위해 요구된다. 근육의 **협력작용**(synergy) (Gr. *synergia*, 함께)은 근육이 전형적으로 단일 그룹으로 함께 수행할 수 있을 때 기능적 움직임이 일어나는 동안 볼 수 있는 것처럼 기능적으로 협력된 근육의 활동을 일컫는다.[49]

운동 조절은 자세의 변화나 유지를 필요로 이러한 상호작용은 협력된 움직임을 조정하기 위해 많은 시스템을 이용한다. 이러한 시스템은 한쪽이 다른 쪽보다 중요한 것 같은 **계층**(hierarchy) (Gr. *hierarchia*, 법칙 또는 높은 성직자의 힘) 으로 배열되어 있지 않다. 오히려, 헤테르라키(heterarchy)로서 기능하고 있고, 거기서 활동하는 시스템은 각각 평행하게 기능한다.[1]

헤테르라키에서는 운동조절의 다른 수준이 존재하고 신경계의 부분이 서로 상승작용을 한다. 운동조절의 헤테르라키에서, 대뇌중추들은 서로 간 뿐만 아니라, 중추신경계의 척수 부분과, 뇌줄기, 말초신경계, 그리고 오름신경로와 내림신경로와도 상호작용한다.[50,51] 이런 헤테르라키에서, 신체 내적인 것과 외적인 것 모두 환경에 관련된 정보들은 중추신경계로 보내어진다. 특히 움직임과 자세를 계획, 시작, 실행, 협응, 조절하는 대뇌피질, 바닥핵, 그리고 소뇌로 보낸다. 이러한 중추들은 단순하든 복잡하든, 움직임이 연속적으로 일어나든 불연속으로 일어나든 특수한 움직임들에 대한 시기를 협조한다. 그러므로 어떠한 영역도 모든 움직임과 자세의 "조절"에 중요한 역할을 하지 않는다고 할 수 없다.[52] 뇌줄기와 척수는 움직임의 형태를 발생시킨다.[5,49,53] 운동조절에 포함된 다른 시스템들은 피드백과 피드포워드 정보를 제공하는 내림신경로와 오름신경로를 포함한다.

다양한 신경 영역 간의 상호작용은 자세와 움직임에 대한 효과적이고 효율적인 조절을 제공한다. 이러한 수평적인 모델은 CNS 내 다양한 영역들의 상호작용의 중요성과 개개인의 움직임을 예상하는 능력과 환경 변화에 적응하는 능력에 미치는 영향 모두를 고려한다. 수평적인 모델은 신경계 내에서 상호작용은 한 방향 이상의 정보 흐름이 나타난다. 이런 상호작용은 상부상조하는 관계이며, 정보는 피드백과 피드포워드 시스템의 결과로써 변경될 수 있다.

그러므로 움직임은 수많은 시스템들의 상호간의 공헌들로 인한 산물이다. 게다가, 어떠한 시스템이든 움직임을 나타내기 위해 독립적으로 활동하지 않는다. 즉, 움직임은 많은 하위시스템들 간의 상호작용에 의하여 나타나며, 이렇게 나타난 움직임은 각 하위시스템의 개개 부위들의 합보다 더 크게 나타난다.[54] 비움직임이나 손상된 움직임은 신경계 혹은 뼈대계에서의 문제 혹은 환경 내에서 직면하는 어려움에 의해 나타난다. 재활에서, 치료사들이 관찰해야 하는 환자의 움직임은 움직임에 기여하는 모든 시스템들에 의해 제공되는 가능성들과 **제한**(limitation, constraint)들의 총체적인 산물이다. 간단한 예를 들어, 장딴지근이 짧아진다면, 환자는 과도한 무릎 폄으로 서 있게 된다.

그러므로, 정상적인 움직임은 감각과 운동 통로에 의한 근활성 패턴과 기능적인 수평계층에서 상호작용적인 시스템들의 복합적인 작용들 모두가 협조되어서 나타난다. 이러한 요소들 모두가 움직임의 실행에 있어 매우 중요한 역할을 한다. 우리의 움직임은 우리가 처한 환경 내에서 특별한 직무를 수행함에 있어서 최상의 움직임이 되기 위해서는 적절하게 선택되고, 실행되며, 수정된다. 다양한 하위시스템들의 상호작용은 환경과 주어진 직무를 위한 적절한 운동 행동을 생산한다.[55] 이처럼 개개인 범위 내에서 이러한 하위시스템들 간의 상호작용, 직무 요건, 환경의 특수한 측면 모두가 움직임의 결과에 영향을 미친다.

운동 행동들은 특수한 근육들이나 개개의 근육군들 보단 기능적 협력작용으로 나타난다. 인간의 운동시스템은 가장 효과적인 움직임을 만들기 위해 매우 유연하고, 동적이며, 환경이나 직무 내의 변화들로부터 적응하는 능력을 갖추고 있다.[1,56]

동적 시스템 접근법을 통한 운동조절 이해 / Dynamic Systems Approach to Understanding Motor Control

이들 기여하는 시스템은 본질적으로 동적이기 때문에 이러한 시스템은 시간이 지남에 따라 변화한다는 것을 인식하는 것이 중요하다. **동적 활동계**(dynamic action system)는 시간이 지나면서 변화를 나타내는 어떤 시스템이다.[57] 이러한 동적 활동계 모델은 CNS에서의 미리 정해진 패턴의 전개로서 뿐만 아니라, 과제특이적 측면에서 많은 하위시스템과의 동적 협력으로부터 나오는 것으로서 움직임을 생각한다.[54] 많은 시스템들은 움직임을 만들어내기 위해 자기조직화한다.[58] 운동행동은 중추신경계 또는 생화학적, 심리적, 사회-감정적인 요소들을 포함하는 특정 과제 상황 내에서 모든 하위시스템들의 동적인 협조에 의해 나타난다.

움직임은 매우 다양한 움직임의 조합으로 나타나며, 움직임을 나타내는 관절의 모든 자유도의 합에 의해 나타난다. 1장에서 살펴본 것처럼, 특수한 관절들의 자유도는 잠재적으로 가능한 움직임들을 나타낸다. 예를 들어, 어깨는 3개의 면에서 일어나며, 3개의 자유도를 가지고 있다. 팔꿉관절과 아래팔은 각각 하나의 면에서 움직임이 일어나며, 2개의 자유도를 가지고 있다. 이처럼 팔은 손가락들을 포함하여 7개의 자유도를 가지고 있다.

하나가 모든 자유도를 추가하고 근육의 모든 다른 방향이 관절을 가로질러 끌어당기는 것이 가능하다면, 가능한 움직임 결합의 총 수가 극도로 많을 것이다.[59] 모든 관절은 움직임을 수행하기 위해 자유도가 필요하며, 기능적인 움직임은 이런 각 관절에서 일어날 수 있는 자유도의 합에 의해 나타난다. 앞에서 언급했던 것처럼, 이런 기능적인 움직임의 협력작용들은 개개인이나 과제와 환경 사이에서의 상호작용에 의해 나타난다.

척수 영역의 운동조절 / Motor Control at the Spinal Region

척수 내에서의 신경 연결들은 움직임의 자동적인 조절에 기여한다. 특히, 척수는 반사활동, 근육 협력작용 활성들과 중추 운동 발생을 위한 장소이다. 반사활동 조절은 신장반사, 상반억제, 자동억제를 포함하며, 이 모든 것은 이미 이전 장에서 기술하였다. 국소 척수 순환들 내에서의 전도(transmission)는 아주 약간의 지연과 빠른 반응을 한다. 척수 내 사이신경 또한 기능적인 그룹들과 운동신경들을 연결한다.

반사 / *Reflexes*

척수반사들은 피부, 근육, 관절수용기들로부터 발생된 정보에 대한 반응으로서 발생된 움직임을 제공한다. 이러한 움직임들은 사실상 정형적이고 예측 가능하지만, 중추신경계에 의해 수정될 수 있다. 예를 들어, 각성 혹은 긴장은 신장반사에 대한 개개인의 반응을 변화시킨다.

패턴발생장치 / Pattern Generators

척수 수준에서의 신경 연결을 통해 목적 있는 움직임을 만들어내는 복잡한 근육활성화패턴은 패턴발생장치(pattern generator)라 불린다. 이러한 사이신경들의 유연한 연결망은 대뇌 명령에 의해 수정될 수 있는 발디딤(stepping)

과 걷기를 만들어낸다. 척수에 위치한 사이신경들의 연결망은 엉덩관절, 무릎, 발목들의 굽힘근과 폄근의 교대적 활성을 촉진시키기 위해 하위운동신경들을 활성화 시킨다.[60-63] 이런 기전은 효율적인 움직임 수행을 가능하게 한다. 이런 운동양상은 과제와 환경의 변화에 민감하여, 이러한 변화들에 즉각적으로 반응한다. 예를 들어, 유아기에 성장과 동시에 증가하는 체중과 같은 변화는 개개인의 발디딤 패턴을 변화시킨다.[49,64]

뇌줄기에서의 운동조절 / Motor Control within the Brainstem

뇌줄기는 중뇌, 다리뇌, 숨뇌로 구성된다(그림 3.17). 뇌줄기는 수많은 오름신경로와 내림신경로뿐만 아니라, 수많은 핵들도 포함하고 있다. 뇌줄기 구성요소들은 매우 복잡한 척수 이전 통합 시스템으로서 기능한다. 이 뇌줄기 원심성 신경로는 자동 자세 조절을 수행한다. 대부분의 척수위(supraspinal) 자세 조절과 몸쪽 움직임들은 뇌줄기 중추들로부터 조절된다.[49] 이러한 신경세포들은 중추신경계에 위치하기 때문에, 상위운동신경세포이다. 뇌줄기에 위치한 그물형성체 내에 위치한 신경세포들로부터 시작하는 축삭 다발들은 *그물척수로(reticulospinal tract)*를 형성하면서 척수에 종지한다. 이와 유사하게, 안뜰핵에서 시작하는 축삭 다발들은 *안뜰척수로(vestibulospinal tract)*를 형성하면서 척수 내에 종지한다(그림 3.16). 그물척수로는 팔의 폄근과 다리와 몸통의 굽힘근에 흥분성 입력을 전달한다. 이와 대조적으로, 안뜰척수로는 다리와 몸통의 폄근과 팔의 굽힘근으로 가는 흥분성 입력을 운반한다.[5] 움직임은 전체로서 팔다리와 몸통의 신체 충분한 자세 지지는 필요로 한다. 운동은 광범위하게 상호작용하는 수많은 조절 시스템들의 최종 산물이다. 자세적 근육들은 그물척수로에서 발생된 원심성 입력(efferent input)에 반응하여 이런 조절을 수행한다.

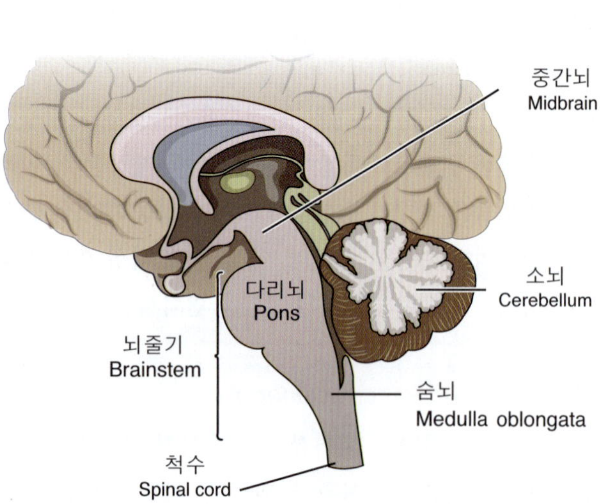

그림 3.17 시상면에서 본 뇌줄기의 주요 세분화된 위치.

대뇌 운동 중추 / Cerebral Motor Centers

신경계의 운동 기능들을 고려한다면, 환경적인 상태에 대한 구심성 혹은 감각적 정보의 끊임 없는 연속(흐름)이 신체의 모든 부분으로부터 들어올 경우에만, 운동 조절들이 적절하게 기능할 수 있다는 것을 명심하여야 한다. 자세와 움직임의 조절에 관여하는 감각기관의 역할을 강조하기 위해 *감각운동계(sensorimotor system)*라는 용어가 협응된 움직임을 만들어내기 위해 필요한 조합된 원심성과 구심성 과정을 나타내는 데에 사용된다.

대뇌의 운동 영역에서 하행하는 신경 섬유들은 *겉질척수로(corticospinal tract)*를 집단적으로 형성한다(그림 3.2와 3.15). 명칭이 의미하듯이, 대뇌겉질의 운동 영역에 위치한 세포몸통들에서 기시한 대부분의 축삭들은 척수로 하행하며, 척수의 앞뿔에 위치한 회색질의 운동신경세포들과 연접 접속을 형성한다. 또한 겉질척수로는 **피라미드로**(pyramidal tract)로 알려져 있으며, 이는 운동겉질에 위치한 많은 신경세포몸통들이 삼각형을 형성하며, 작은 피라미드 모양으로 보여진다. 겉질척수로 축삭들의 대부분은 뇌줄기에서 반대방향으로 교차되며, 척수의 가쪽겉질척수로를 통해 하행한다(그림 3.2, 3.15, 3.18). 오른쪽과 왼쪽 운동겉질에서 기시하여 교차한 신경섬유들이 뇌줄기에서 피라미드를 형성한다. 척수분절 수준에서, 겉질척수로의 축삭들이 사이신경세포들에 종지한다. 이 사이신경세포들은 알파운동신경세포들에 종시한다. 겉질척수로의 형성은 개개의 근육그룹들의 정교한 조절을 제공한다. 다른 운동겉질의 같은 쪽에서 시작한 겉질 신경세포들은 더 짧은 축삭을 가지며, 바닥핵 혹은 뇌줄기에 위치한 이차 운동신경세포들과 연접한다(그림 3.18).

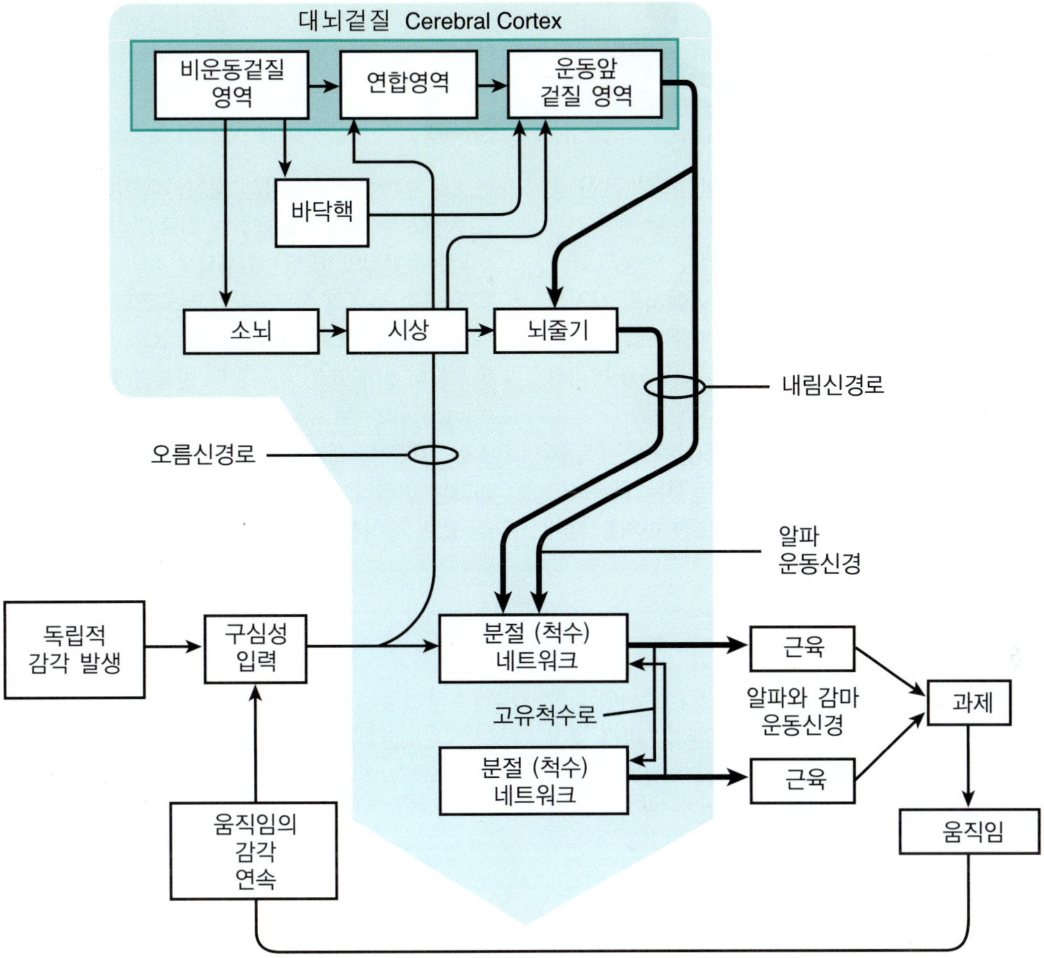

그림 3.18 대뇌겉질에서부터 척수까지의 안 · 가쪽 겉질척수로의 경로 도식화. 간략화하기 위해, 양측의 바닥핵, 소뇌와 뇌줄기의 운동 중추는 생략되었다. 한쪽만 도식화되어 있지만, 구조와 신경로는 왼쪽과 오른쪽 둘 다 존재하는 것을 알아두어야 한다. 더 자세한 내용은 본문을 참고하시오.

운동겉질 / Motor Cortex

이마엽은 판단, 주의, 기분, 추상적인 사고, 그리고 공격성과 같은 복잡한 운동 활동들과 인지 기능들의 수의적 조절을 담당한다. 때론 운동겉질이라고 일컫는 이마엽은 일차운동겉질(primary motor cortex), 운동앞겉질(premotor cortext), 보완운동영역(supplementary motor area)으로 세분화된다. 이 세 가지 영역들 모두 각각의 고유 신체도식을 가지고 있으며, 다양한 겉질 영역들이 자극되어지면, 다양한 근육들과 신체분절들이 움직임을 수행한다. 그러나 이 세 가지 하위 영역들은 움직임에 대한 대뇌조절에 협력하여 기여하는 반면에, 그것들 자신의 고유한 기능 또한 수행하는데, 이는 운동조절의 헤테라르키의 장점을 강조한다.

일차운동겉질은 **반대편** 팔과 얼굴의 움직임들에 대한 수의적 움직임을 조절하는 기능을 수행한다. 운동앞겉질은 몸통의 근육들을 지배하며, 의자에서 일어서기 위한 예비적인 측면에서 "자세 조절(postural set)"을 하는 것 같은 예비 자세 조절에 요구되는 근육들을 지배한다.[1] 보완운동영역은 움직임 개시를 조절하며, 머리와 눈동자의 지남력, 그리고 같은 쪽 움직임을 조절한다.[65,66] 또한 보완운동영역은 움직임의 연속성을 조절하고 움직임의 사전 계획을 하는 역할도 수행한다.[49]

실습 포인트
PRACTICE POINT

일차운동겉질 영역의 병변(뇌졸중 후에 관찰되는 것)은 종종 반대측 약화나 마비를 일으키는데, 전형적으로 근육긴장이 없는 초기**이완**(flaccidity)으로서 관찰된다. 임상적으로, 이 유형의 손상은 자세반응의 감소와 급성기에서의 감소된 신장반사를 야기한다. 종종, 이후에는 이 근육긴장은 느린 회복이 되고 최종적으로 지나친 신경 반응을 일으켜, 신장반사를 야기한다. 회복은 일반적으로 점진적이지만, 완전하진 않다.

보조운동겉질의 병변은 심한 **운동불능증**(움직임 부족)을 포함한 복잡한 운동 기능부전과 양손을 사용하는 협응력이 필요한 과제의 어려움이 초래된다. 환자는 또한 과제를 환자 스스로 수행하긴 어렵지만, 움직임 시작에 추가적인 감각단서를 사용하는 것들을 교육하는 치료적 접근이 유익하다.

앞운동겉질의 병변은 환자의 움직임이 느리고 몸쪽 약화와 몸쪽 관절 주위의 협응상실로 서투르고, 비특이성 운동 동요 또는 **실행증**이 나타난다. 타자를 치거나 두드리는 율동적인 움직임이 방해되고, 이상언어 **반복증**(말더듬기 또는 말되풀이) 발생한다. 보조운동겉질 병변 환자와 달리 이 환자는 스스로 시작하는 과제를 할 수 있으나 감각에 의해서 유발되는 과제는 어렵다. 비록 순서가 있는 일의 특정 구성은 수행할 수 있으나, 이전에 획득한 연속되는 과제가 악화된다.[1,67]

소뇌 병변은 독특한 운동 증상들이 나타난다. 소뇌의 종합적 증상은 종종 균형과 협응력 결여가 포함된다. 이런 결여는 **실조증**(넓은 면적의 움직임), 활동떨림(목적지향적 움직임 수행 시 떨림), **운동거리측정장애**(도달하기 또는 걷기에서 거리측정 또는 요구되는 적절한 힘의 양조절 불가)가 발생한다.[68] 소뇌손상은 시기선택, 정확도, 협응력과 강도의 규제와 같은 움직임의 운동학적 한도에 많은 오류를 발생시킨다.[1]

중간 조절 중추 / Intermediate Control Centers

소뇌(cerebellum)와 바닥핵(basal ganglia)는 대뇌겉질에 의해서 시작된 운동패턴을 프로그래밍을 할 때 서로 다르지만 관련된 기능을 제공하고, 둘 다 중요한 운동 조절 중추로서 작용하며, 움직임 조절에 필수적인 조절 기능들을 수행한다.

소뇌 / Cerebellum

소뇌는 중추신경계의 모든 수준과 서로 연결되어 있으며 운동 활동들의 전반적인 "조정자(coordinator)"로서 기능한다. 소뇌는 주로 빠른 움직임의 계획, 빠른 움직임의 수정, 그리고 자세와 움직임과 관련된 기능을 수행 한다. 소뇌는 균형과 협응성을 조정한다. 이는 특수한 움직임 과제에 의해 요구되는 움직임의 정확성, 강도(세기), 그리고 운동 타이밍 등을 조정하고 적응하는 기능을 담당한다. 또한 발디딤 동작이나 팔 뻗기 등과 같은 복잡한 과제를 수행하기 위해 근육 그룹들이 서로 함께 일을 수행할 때, 근육의 활성 순서를 조절한다.[66] 소뇌 신경통로들은 대뇌 겉질과 관계된 **반대측**(contralateral) 조절 특징을 하는 것과 반대로 **동측**(ipsilateral) 신체의 균형, 협응력, 그리고 움직임의 정확성을 조절한다. 소뇌는 "우수한 비교측정기(great comparator)"라 불린다. 실질적 출력을 위해 움직임을 끊임없이 감독하고 비교하기 때문에, 필요한 대로 수정한다.[1] 소뇌는 움직임이 일어날 때, 움직임에 대한 수용기로부터 감각되먹임을 받아들이는 능력을 가진다. 그 특성은 **재입력**(reafference)이라 불린다.

바닥핵 / Basal Ganglia

대뇌(cerebrum)의 바닥에는 꼬리핵(caudate), 조가비핵(putamen), 창백핵(globus pallidus), 흑색질(substantia nigra), 그리고 시상밑핵(subthalamic nuclei)을 포함하는 몇 개의 핵이 있다. 비록 그것들의 기능 모두가 잘 알려져 있지 않지만, 바닥핵은 자세와 근긴장의 조절에 중요한 역할을 수행한다. 바닥핵은 척수로부터의 입력은 없지만 대뇌겉질로부터 직접적으로 입력을 받는다. 바닥핵은 운동 겉질의 운동계획 영역에 영향을 미치며, 자동적이고 수의적인 움직임 모두의 조절에 중요한 역할을 한다. 바닥핵은 의식적 움직임을 변화시키기 위해 억제를 하거나 촉진을 할 수 있다. 바닥핵의 핵들은 느린 움직임의 개시와 실행에 관해서 특히 중요하다(그림 3.18).

기능적 움직임을 위한 운동 조절의 통합 / Integration of Motor Control to Produce Functional Movement

이 장의 전체에서 이제까지는 움직임을 발생시키는 근육뼈대계와 신경계의 통합에 대한 생리학적 그리고 해부학적 정보들을 기술하였다. 바라건데 여러분들은 움직임이 많은 시스템들과 하위시스템들이 서로 복잡하게 상호작용을 한 결과라는 것을 인식할 것이다. 예를 들어, 근육에서 들어오는 감각 임펄스는 근육을 지배하는 운동신경세포에서만 영향을 미치는 것은 아니다. 또한 구심성 입력은 일차 감각 신경들의 반대편 곁가지들을 통해 전달되며 사이신경세포회로를 통해 근육과 밀접하게 관계된 운동신경세포에 도달한다. 몇몇 곁가지들은 보다 "멀리" 위치한 근육들에게도 전달된다. 그러므로, 하나의 근육의 신장과 수축은 운동신경세포에 가장 강하게 영향을 미치며, 또한 반대 활동을 수행하는 근육들의 운동신경세포에는 보다 적게 영향을 미친다. 반대 활동을 수행하는 근육들에 미치는 영향은 이 근육들의 활동을 억제하는 것이다(그림 3.14). 움직임에 관여하는 다른 근육들의 운동신경세포도 비록 적지만 또한 영향을 받는다. 움직임에 관여하는 근육들의 영향은 활동을 촉진하는 것이다. 따라서 모든 일차경로 혹은 루프는 근육들의 그룹에 제공되는 넓은 피드백 네트워크의 일부이다.

즉각적인 반응이 일어나는 동안, 동일한 감각 신호들이 정보의 보다 정교한 분석을 위해 곁가지, 투사 신경로, 이차 신경로를 통해 고위 중추로 전달된다. 오름신경로를 통해 신체의 상태와 환경의 상태들에 대한 통합이 가능하다. 시각, 청각, 안뜰계 수용기들뿐만 아니라, 힘줄, 관절, 그리고 피부에 존재하는 수많은 수용기들로부터 동시에 신체와 환경과 관련된 감각정보를 제공받는다. 이후에는 운동 신호들이 자세조절과 다른 활동들을 수행하기 위해 수많은 분절로 보내어진다.

운동조절을 위해 필수적인 측면에서 근육뼈대계와 신경계의 정교한 기능뿐만 아니라, 인지력 또한 중요한 역할을 한다는 것을 알아야 한다. 인지적인 요소들은 감각 정보들을 이해하고, 정보를 통하며, 그리고 즉시 적절한 움직임들과 자세들을 결정하는데 필수적인 요소들이다. 게다가, 움직임에 대한 기억과 움직임에 대한 정보를 회상하는 능력은 자세와 움직임의 조절에 통합적인 요소이다. 움직임의 실행과 효율성은 집중하는 능력과 같은 요소들에 영향을 받는다. 이처럼, 인지력은 운동조절에 영향을 미친다.[70-74]

운동패턴이 학습되면 될수록 대뇌겉질 수준으로부터의 입력은 적어지고 정확성을 만들어내기 위해 의식적인 사고는 필요없는 겉질밑의 운동패턴이 된다. 우리들은 걸을 때 이런 결과들을 볼 수 있다. 걸음마를 배우는 아이들처럼, 발을 통해 부여되는 신체 무게의 균형을 유지하기 위해 대뇌겉질을 사용한다. 우리는 보행을 할 때, 의식적인 집중 없이 보행을 할 수 있다. 이는 겉질밑 신경지배에 의존하여 일어나며 주변 환경에 움직임을 안전하게 바로 잡을 수 있도록 한다. **운동학습**(motor learning)이란 운동기술이 얼마나 요구되는지, 그리고 얼마나 능숙하게 전환되는지, 그리고 어떻게 지속적이고, 정교하고, 자동적인 움직임을 유지하는 가이다. 운동학습에 대한 다른 논의들

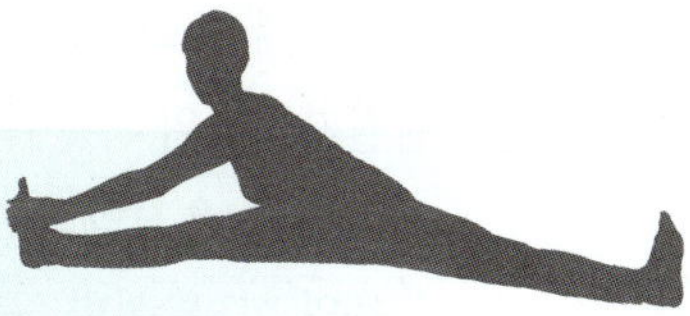

실습 포인트
PRACTICE POINT

바닥핵 병변으로 인한 임상적 증상으로 가장 일반적인 것은 파킨슨병이다. 이 질환을 앓는 환자는 안정 상태에서 떨림(tremor), 운동 불능증(akinesia), 운동완만증(bradykinesia), 근육 강직, 웅크린 자세가 나타난다. 평균발병 연령은 58세이고, 바닥핵에서 도파민을 생산하는 신경세포가 점차적으로 감소하는 것에 기인한다.[69]

실습 포인트
PRACTICE POINT

운동기술을 예로 들면 이들 모든 요소는 더 쉽게 이해할 수 있다. 목표물을 향해서 공을 차는 것은 복잡한 운동기술이다. 많은 인식이 구성요소가 먼저 이해된다. 공의 무게, 목표물의 거리, 풍속과 풍향 모두가 공을 차기 이전에 의식적으로 고려하는 요소들이다. 이 기술 습득 초기에는, 개개인이 반대측 다리가 엉덩관절 폄에서 굽힘으로 움직이는 동안 한 쪽 다리가 안전하게 서 있을 수 있게 협응력과 균형 입력에 의존한다. 게다가 엉덩관절이 벌림에서 모음으로 안쪽돌림에서 가쪽돌림 움직임이 수행에 포함되는 것 같다. 신경계가 조절해야 되는 다른 관절들은 발목과 무릎 관절이다. 몸통근육의 동시수축은 차는 동안 자세조절을 위해 필요하다. 근육길이, 근육긴장 그리고 길이의 변화에 대한 감각 입력, 힘줄, 그리고 공이 다가와 개별적으로 근육이나 힘줄길이 변화들은 감각입력이 계속 공급되고, 받고, 신경근육시스템에 의해 반응한다. 일단 공을 차면, 그 신경시스템은 수행에 대한 감각되먹임을 얻는다: 공을 충분히 멀리 찼나? 어느 목표 부근에 공이 도달했나? 발의 어느 부위에 공이 와서 닿았는가? 공이 닿을 때 다리와 발이 있는 몸이 관계된 곳은 어디인가? 그 신경시스템은 모든 정보를 모은다: 그 하위시스템들은 자기조직화하고 이 입력의 기초로 다음 시도를 대체한다.

에 대해 지금부터 살펴보도록 하겠다.[75,76]

건강관리 전문가들은 환자의 운동조절과 운동 수행력의 향상을 물론 경기나 레저스포츠 활동과 웰니스 프로그램에 종사하는 건강한 사람을 위해 일하고 있다. 중재 프로그램들은 근육을 신장시키고 강화시키기 위해 디자인되어 있다. 이는 지구력을 증가시키고, 균형과 근긴장을 개선시키고, 자세와 움직임을 조절하는 능력을 향상시키기 위함이다. 이 전문가들은 기술을 향상시키는 실행의 중요성을 알고 있으며, 이는 신경근육뼈대계통 이상으로 실행의 증가를 위해 향상시켜야 한다는 것이다. 긍정적인 자신과의 대화뿐만 아니라, 정신적 훈련과 이미지와 같은 인지적인 전략들이 환자들의 성공을 위해 중요하다는 것을 아는 것은 매우 중요하다.[75-77] 운동 수행력을 증가시키기 위해 사용되는 인지의 원리는 재활을 위한 환자의 태도가 회복을 촉진시키기 위하여 임상적으로 적용될 것이다.

기능적 적용과 임상적 고려
Functional Application and Clinical Considerations

신경근육계의 장애는 기능적인 움직임에 대한 주된 제약이 되는 다양한 문제를 포함한다. 운동조절의 장애는 많은 질병, 손상, 혹은 발달장애로부터 야기되고, 그리고 운동시스템의 어느 부분에서의 병인에 의해 발생할 수 있다. 운동, 감각, 인지적인 요소들을 포함하는 신경근육계에 영향을 미치는 병리학적인 상태들은 관련된 증상, 징후, 그리고 기능장애를 초래한다.[78] 다른 요소들에는 뼈대계, 인지계, 시각계, 안뜰계를 포함하는 운동 조절 기능장애를 포함한다. 이 장에서 움직임 조절과 움직임의 조절과 관련된 신경근육적인 측면을 다루기 때문에, 우리는 이런 구조물에 영향을 미치고 움직임에 변화에 기여하는 손상들에 초점을 맞출 것이다.

기능장애(impairment)는 전형적인 질병 혹은 병리적인 과정들의 결과이며, 움직임의 제한을 초래하는 조직, 기관 혹은 시스템 수준에서의 기능 손실 혹은 비정상으로 정의된다. 일차적인 운동 기능장애의 예로는 약증(weakness), 비정상적인 근긴장, 그리고 운동 협응의 문제점들이다.[68] 일차적 기능장애에 더하여, 이차적 기능장애들은 움직임의 문제점을 초래한다. 이러한 이차적 기능장애들은 병리학에서 직접적으로 초래되지 않는다. 이는 일차적 기능장애에 의해 나타난다. 이차적 기능장애들의 예로는 관절가동범위 혹은 수축을 포함한다.[78]

적절한 움직임의 반응을 만들어내고 협응하는 능력은 근육의 힘, 활성화, 근 활성화의 연속성, 근 활성화 패턴의 협응과 타이밍을 필요로 한다. 기능적인 움직임을 제한하는 일차적 운동계 기능장애는 약증, 근긴장의 비정상, 협응 문제이다.[68]

근약증 / Muscle Weakness

근약증은 정상적 수준의 근력을 만들어내지 못하는 능력으로 정의하며, 신경계나 근육계에 손상을 가진 환자들에게서 발생하는 운동 기능의 주된 장애이다.[68] CNS, PNS, 근육계 내에서 발생한 병변은 약증을 초래할 수 있다. 근약증을 초래하는 손상이 운동계의 어디에 위치하는가를 식별하는 것을 중요하다. 정의에 의하면, CNS에서 내림 운동 조절계들에 대한 손상은 척수 상위 어느 부위든 상위운동신경들에 영향을 미치는 질병과 관련되어 있다.[68] 이런 손상은 상위운동신경(UMN) 손상의 증상을 나타낸다. 상위운동신경 질환들은 질환 발생 부위와 발생 시기(급성 또는 만성)에 따라 과긴장성, 저긴장성과 관련되어 있다. 상위운동신경계 질환을 가지고 있는 환자에서 병변과 약증의 정도에 따라 근 활동의 완전한 손실(마비)에서부터 근육활동의 경증 또는 부분적인 소실(불완전마비)까지 그 중증도가 변화할 수 있다.[68] 마비는 운동단위들을 흥분시키는 작용을 방해하는 내림 운동신경로의 손상으로 초래된다. 마비는 아래운동신경들의 내림 조절의 손상을 초래하기 때문에 일어난다.[79] 이는 움직임의 손실을 초래하는 운동신경들의 동원을 하지 못하는 결과를 초래한다.

상위운동신경세포 손상은 이차적인 비정상 근 긴장과 운동조절의 변화를 동반한다.[68,80] 비정상적 근 긴장은 완전한 이완성(긴장의 상실)부터 경직(과다긴장성)에까지 범위가 다양하다.[68] 근 긴장의 변화들은 특정 병변에 따라 다양하게 발생한다. 상위운동신경세포 질환에 의하여 약증은 운동단위 동원의 손실, 동원양상의 변화, 흥분비율의 변화에 의해 발생한다. 추가적으로, 운동단위 비율의 변화와 근육자체의 형태학적 그리고 기계적 비율의 변화에 의해 나타난다. 이러한 이차적인 변화들은 신경지배의 소실, 비가동성, 그리고 무사용에 의한 적응으로 발생한다. 상위운동신경세포 손상에서는 운동단위 수의 감소, 그리고 운동단위의 흥분비율의 감소가 나타난다고 보고된다.[14,81] 뇌졸중으로 인해 편마비가 발생한 환자의 경우, 2개월 이내에 손상 측의 운동단위들의 절반이 감소한다. 뇌졸중을 가진 사람들은 마비측 운동단위들의 위축이 발생한다. 잔존하는 운동단위들은 수축을 하는데 많은 시간이 요구되며, 피로도 빨리 온다. 변화된 동원과 감소된 운동단위 흥분는 명백한 약증을 초래한다.[82] 약증의 정도는 다양한 근육 그룹에 따라 다르다. 피라미드로는 수의적인 목적 지향적인 움직임을 담당하는 일차 신경로이다. 이 신경로에 손상이 있으면 주된 움직임 근육들에 더 큰 손상을 초래한다.[83] 일차적인 신경근육 손상인, 마비가 지속되면 이차적인 근육뼈대계 손상을 유발한다. 상위운동신경세포에 손상으로 인해 초래되는 근육조직의 변화들에는 탈신경지배 근육섬유들의 발생과 근육 비율의 변화로 인해 근육은 약화가 초래된다.[82] 상위운동신경 손상에 이차적인 운동신경의 변화들은 환자의 근력 약화를 초래한다.

근약증은 가장 대표적인 근육의 직접적인 손상이다. 타박상에서부터 파열에 이르기까지의 광범위한 손상들은 초기에는 손상 그 자체로 인해 약증을 초래하지만, 이차적으로 회복기 동안 손상 부위의 비사용으로 약증이 초래된다. 근육이 정상적인 기능수준에서 사용되지 않으면, 약증이 초래된다.

병인학(etiology) 혹은 병리학(pathology)의 중요성과 관계없이 근육이 사용되지 않으면, 근육의 약증과 위축이 초래된다. 근육이 오랜 기간 동안 기능을 수행하지 못하게

실습 포인트

PRACTICE POINT

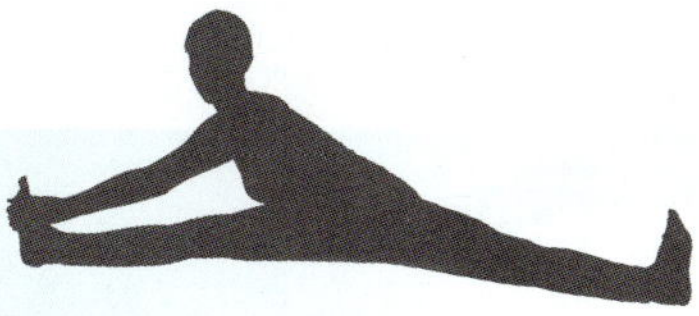

임상가들은 이전에 강도 훈련을 처방하는 것은 UMN 병리를 가진 환자에 적합하지 않다고 믿었다. 연구는 근력향상이 기능적 수행에 있어 기여하지 않는 것을 입증했지만, 경련에 관련된 모든 증가에는 아무런 영향이 없다고 한다.[79-89] 근력훈련은 수의적 운동조절 향상뿐만 아니라, UMN 손상에 따른 근육조직에 나타나는 탈신경 변화와 일부의 기계적 변화를 지연시키거나 예방할 수 있다는 것을 보여준다.[87,90] CNS 병변을 가진 환자에 있는 약화의 기능의 중요성에 대한 중점 변화는 CNS질병을 가진 성인과 아이들 모두 근력강화 프로그램에서 관심을 증가시켰다.

되면, 액틴과 마이오신 근잔섬유의 양이 실제로 감소한다. 이런 변화는 근섬유들의 직경 감소를 초래하며, 전반적인 근육의 단면적의 감소를 초래한다.[91] 근육 소모(muscular wasting)는 적어도 부분적으로 증가된 단백질 분해와 결부되어 단백질 합성의 감소로 인해 초래된다. 이런 변화는 수축성 특징의 변화와 근육의 긴장을 발생하고 유지하는 능력의 상실을 초래한다.[31,92] 사용 감소에 반응하여 뼈대계 근육은 적응성 재구성을 하게 된다. 이런 과정은 느린 마이오신 섬유형태에서 빠른 마이오신 섬유형태로의 전환, 해당작용으로의 이행, 지방 산화력의 감소와 위축되어진 근육내의 기질에 에너지가 축척이 포함한다. 최대 근력의 소실과 기능적 근력의 손실은 이러한 변화들로 인해 초래된다.[31] **불사용 위축**(disuse atrophy)이란 침상 위 안정 혹은 사지가 슬링, 보조기 혹은 깁스(cast)에 의해 제한되었을 때 발생하는 위축을 의미한다.[94-96] 이런 불사용 위축은 침상 위 안정을 시작한지 4시간 이내에 발생한다.[97]

비정상적인 근긴장 / Abnormal Muscle Tone

초기에 간단하게 언급했듯이, 전형적인 근긴장은 근육에 부과된 과제 요구를 수행하기 위한 근육의 준비상태에 의해 특징지어진다. 근육, 내재근의 뻣뻣함, 신경학적 병리학의 부재, 그리고 반사적 민감성의 수준을 조절하는 운동신경세포들의 흥분성의 수준이 이러한 근육의 준비상태를 결정한다. 중추신경계의 병리학적 특징은 비정상적인 근긴장의 존재이다. 비정상적으로 높거나 비정상적으로 낮은 근긴장은 신경계 병리학의 임상 증상으로 널리 알려져 있다. 이완과 저긴장은 근육의 긴장도가 낮은 상태를 의미하며, 경직과 강직은 근육의 긴장도가 높은 상태를 의미한다. 전형적으로 상위운동신경세포 병변은 종종 과긴장증(hypertonia)을 초래하며, 하위운동신경세포 질환은 저긴장증(hypotonia)을 초래한다. 비정상적인 근긴장과 관련된 용어는 표 3-4에서 살펴볼 수 있다.

협응 문제 / Coordination Problems

협응된 움직임은 원활하고, 효율적이고 정확한 움직임이 일어나도록 적절한 시간에 정확한 양의 힘으로 활성화되는 다양한 관절들과 근육들에 의해 일어난다.[68] 그러므로 협응된 움직임의 본질은 단지 분리된 근육의 수축의 흥분시키는 능력이 아닌 목적성 움직임을 위한 다양한 근육들의 협력작용이다. 비협응력은 운동겉질(motor cortex), 바닥핵(basal ganglia), 그리고 소뇌(cerebellum)를 포함하는 신경 구조물들의 다양한 부분에서의 병리로부터 초래된다. 비협응 움직임은 비정상적인 공동현상, 부적절한 동시수축 패턴, 타이밍의 징후를 통해서 보여준다.

앞에서 언급한 것처럼, **협력작용**(synergy)은 한 단위로 묶여 있는 것처럼, 종종 함께 작용하는 근육들의 그룹이다. Nicolai Bernstein[100]은 공동현상을 운동 행동을 적절히 만들어내는 기능적인 근육 그룹을 적절히 설명하기 위해 겉질척수중추에 병변이 있으면, 움직임을 조절하는 근육을 동원하는 수의 제한을 초래할 수 있다. 이런 결과로, 비정상적인 공동현상으로 움직임의 대단위 양상의 출현을 초래한다. 비정상적인 공동현상은 다른 관절들의 동시적인 움직임을 동반하지 않고서는 하나의 관절만 독립적으로 움직일 수가 없다. 비정상적인 공동현상은 환경적 혹인 과제적인 욕구들에 적응하거나 변하지 않는 움직임의

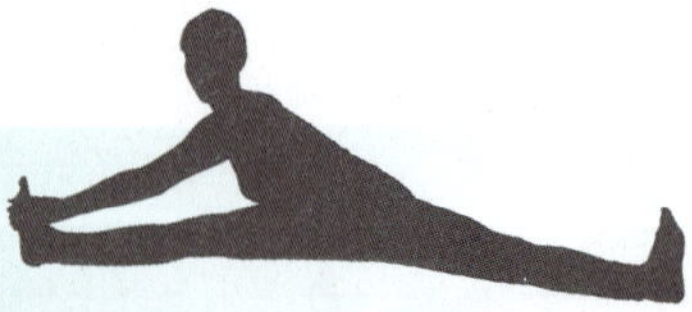

실습 포인트
PRACTICE POINT

사용하지 않음으로 인한 뼈대근육의 위축이 얼마나 빠르게 일어나는지에 대해 인식하는 것은 중요하다. 불사용 위축은 지연시킬 수 있고, 움직일 수 없는 상태이거나 별로 움직이지 않는 기간 동안 간헐적으로 등척성 근수축을 함으로써 중증이 되는 것을 지연시키고 감소시킬 수 있다.[98] 운동과 적절한 영양섭취는 근육과 힘줄에서 단백질합성을 촉진하고 재활관리를 위한 분명한 결과를 나타낸다.[99] 반면에, 위축이 이미 발생했다면, 임상가들은 근원섬유 수축구성요소의 근섬유막의 파괴와 찌그러짐과 같이 근육 손상을 이끌 수 있는 위축된 근육의 격렬한 운동에 주의를 기울인다.[97] 초기중재를 통한 예방이 가장 좋은 실행이다.

표 3-4 비정상적인 근육긴장도 전문용어

용어	용어의 기원	정의	임상 사례
이완(flaccid)	L. *flaccidus*, 약한, 연한, 느슨한	근육긴장의 완전 소실	이완은 CNS 손상 직후에, 급성단계에서 종종 나타나지만, 이차적으로 또한 하위운동신경세포 병변에 속발할 수 있다. 이완이 있는 환자에서 깊은 힘줄 반사는 소실된다.
저긴장 (hypotonia)	Gr. *hypo*, 긴장(tonus)이 낮은, tension	근육의 뻣뻣함의 감소	낮은 근육긴장, 약한 목과 몸통 조절, 빈약한 근육의 동시수축, 그리고 제한된 안정성에 의해 특징 지어진다. 저긴장증을 가진 환자들은 약증, 근육의 활동을 지속시키기 위한 능력의 감소, 근육그룹의 동시 수축 능력의 감소, 비정상적인 관절 움직임 패턴, 정상적인 자세 반응의 지연 또는 비효과적인 반응을 나타낸다.
과긴장 (hypertonia)	Gr. *hyper*, 넘치는, 긴장(tonus)이 높은, tension	과도한 근육긴장	경직을 참조할 것.
경직 (spasticity)	Gr. *spastikos*, 잡아당기다 또는 끌어당기다	과흥분성으로부터 초래된 과도한 힘줄반사와 신장반사가 속도 의존적으로 증가하는 특성을 가진 운동장애	전형적인 상위운동신경세포의 임상 증상. 내림운동시스템의 손상에 동반해서 알파운동신경세포 흥분성의 증가, 근긴장의 항진, 신장반사의 항진이 일어난다. 임상적으로, 경직이라는 용어는 아래의 것을 포함하는 비정상적 운동 행동을 설명하는 데에 사용된다: 1) 신장반사의 과활동, 2) 팔다리의 비정상적 자세, 3) 대항근의 과도한 동시수축, 4) 연합운동, 5) 간헐성 경련, 6) 정형적인 협력운동
강직 (rigidity)	L. *Rigidus*, 유연성 없는, 뻣뻣한	수동적 움직임에 대한 저항이 높아지지만 신장이나 움직임의 속도는 비의존적이다.	강직은 바닥핵의 병변과 연관되어 있고, 정상 척수반사기전에 작용하는 과도한 척수위운동의 결과라 생각된다. 강직은 몸과 팔다리의 굽힘근에서 우세한 경향이 있고, 결과적으로 심한 기능적 제한들이 초래된다. 강직은 납관모양과 톱니바퀴 모양의 두 가지 유형이 있다. **납관형 강직**(lead pipe rigidity)은 전범위에서 움직임에 대한 끊임없는 저항이 있는 것이 특징인 반면, **톱니바퀴형 강직**(cogwheel rigidity)은 저항과 이완을 바꿔가며 나타나는 것이 특징이다. 강직은 바닥핵 병변과 주로 연관이 있으며, 흔히 파킨슨병에서 나타난다.

실습 포인트
PRACTICE POINT

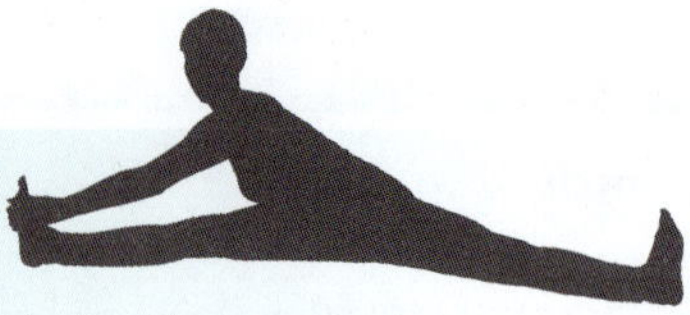

신장반사는 속도 의존적이고 증가된 근육의 뻣뻣함 때문에, 경직은 한 환자가 빨리 움직이는 능력을 제한한다. 이러한 복잡한 신경학적 기반에 관계없이, 경직은 단순히 신경학적 손상의 몇몇 증상 중 하나이고 기능을 방해하는 것으로 치료해야 한다는 것을 기억하는 것을 중요하다. 기능적 치료 접근은 일차적으로 능동적 근육조절을 향상시키고 움직임에 제한이 있을 때 경직 증상을 감소시키는데 일차적으로 집중해야 한다.

정형화된 패턴이다.[1,68]

협응 문제들은 근 활성화 양상의 비정상과 근 활성화의 순서부여의 어려움으로서 나타낼 수 있다. 근육들의 부적절한 동시수축은 순서부여 문제의 하나의 예이다. 작용근과 대항근의 모두 활성화되는 동시수축은 능숙한 움직임을 학습하는 초기단계에 정상적으로 나타난다. 유아에서는 보통 초기의 보행이나 균형 학습 때에 관찰된다. 성인도 새로운 과제를 학습할 때 동시수축을 가끔 나타낸다. 신경학적으로 정상이 성인에서 새로운 기술을 학습할 때의 초기가 아닌 한 동시수축은 일반적으로 관찰되지 않는다. 동시수축은 불필요한 에너지 소비를 필요로 하고, 비효율적인 움직임을 초래한다. 중추신경계 문제가 있는 아동이나 성인에게서 부적절한 동시수축이 나타난다. 이런 작용근과 대항근의 부적절한 동시수축은 힘 발생에 있어 기능적인 제한을 초래한다. 뇌졸중 성인과 뇌성마비 아동들에게서 보행과 기능적인 운동을 수행하는 동안에 이러한 동시수축이 확실히 나타난다.[101,102]

비협응(uncoordinated) 움직임은 근육들이 적절한 시간에 활성화되지 못하며, 적절한 순서로 활성화되지 못하거나 필요한 근력의 크기를 조정하거나 단계부여를 하지 못하기 때문에 나타난다. 이러한 비협응 움직임은 움직임의 개시 문제, 느려진 움직임 수행, 그리고 움직임의 종결 문제들을 포함하는 타이밍 오류의 측면이 있을 수 있다. 이러한 타이밍의 오류 문제들은 신경학적 손상을 가진 환자들에게서 관찰되었다. 근육의 활성, 순서, 타이밍, 크기 조정 문제에 의해 특징지어지는 협응 문제들은 효율적인 기능적 움직임을 수행함에 있어 엄청난 장애를 만들어낸다.

협응(coordination)은 적절한 근력과 관절가동범위(ROM)을 요구하기 때문에, 비협응운동은 어느 정도의 약증, 피로 혹은 불안정성에 의해 특징지어진다. 마찬가지로, 손상 혹은 불사용으로 인하여 약해진 신체 분절에는 부적절한 협응과 활성순서가 나타난다. 심지어 재활 운동을 수행하는 동안의 환자는 피로해질 수 있으므로, 협응이 나타나기 어렵다. 이전에 언급한 것처럼, 근육 동원은 단일 관절 근육들에서부터 다관절 근육들까지 정상적인 근육에 일어난다. 적절한 근육의 순서부여는 일상생활에서 또한 중요하다. 하지만 올바른 순서부여가 없으면, 손상이 발생할 위험이 있고 적어도 비효율적인 운동이다. 이러한 결과로 다른 신체 분절에 추가적인 하중이 가해진다. 예를 들어, 요통 환자들과 정상 그룹들 간의 근육 동원과 활성순서는 다르다는 연구들이 있다.[103,104] 하지만 동원에서의 변화들이 통증의 원인인지 통증의 결과인지는 명확하지 않다. 어떤 상황이든 간에, 적절한 근 활성과 동원의 순서가 비기능적으로 작용한다면, 사람은 기능적으로 운동할 수 없다.

불수의운동 / Involuntary Movements

불수의운동은 신경학적 손상의 흔한 운동 증상이며, 많은 형태로 나타난다. **무긴장증**(dystonia)은 근수축을 유지하지 못하는 증상으로 비정상적 자세, 꼬는 듯한 운동들, 그리고 비정상적인 자세를 반복하는 증상의 원인이 된다. 무긴장 움직임은 일반적으로 바닥핵의 장애로부터 초래된다.[1]

떨림(tremor)은 신체 분절의 율동적, 불수의적, 진동하는 움직임으로 정의된다.[106] CNS의 손상으로 떨림은 야기된다. **안정 상태에서 떨림**(resting tremor)은 수의적으로 활성화되지 않고 항중력을 지지하는 신체 분절에서 일어나는 떨림이다. 이러한 안정 상태에서 떨림은 파킨슨병의 증상이며 바닥핵 손상에 이어져 나타난다. **의도성 떨림**(intention tremor)는 팔다리의 목적 있는 움직임을 시도하려 할 때 나타난다. 의도성 떨림은 주로 소뇌 손상 시 나타난다.

운동시스템 기능에 영향을 미치는 일반적인 병적 상태

Common Pathological Conditions Affecting Movement System Function

운동시스템은 일생동안의 어떤 단계에서 일어나는 신경, 근육, 혹은 뼈대계에 기여하는 구성요소에 영향을 미치는 수많은 병적인 상태들에 의해 영향을 받는다. 기능장애와 기능적 제한들을 동반한 몇몇 병적 상태들을 아래의 절에서 간략하게 기술할 것이다. 이 절에서는 움직임에 손상을 일으키는 것과 관련된 기능적인 제한을 유발하는 몇몇 병적 상태들을 선택적으로 기술할 것이다.

말초신경 손상 / Peripheral Nerve Injury

말초신경(그림 3.2, 3.3)들은 질병이나 외상에 의해 손상받을 수 있다. 급성 손상에는 찢김(laceration) 혹은 신경의 일부분 혹은 완전한 단절을 야기하는 다른 요인들을 일컫는다. 다른 급성 혹은 반복적인 손상들은 말초신경에 압박이 작용하여 발생될 수 있다. 만약 모든 부분이 손상이라면, 손상된 하위운동신경의 축삭에 의해 근섬유가 더 이상 충분한 신호들을 받을 수 없을 때, 근섬유들의 이완성 마비가 초래된다.

흔한 팔의 말초신경 손상은 주로 정중신경에서 일어난다. 정중신경은 손목굴(carpal tunnel) 내에서 압박을 받게 되는 손목에서 손상이 빈번하다. 굽힘근지지띠(flexor retinaculum)(L. *retinaculum*, 줄 또는 케이블) 아래를 지나가는 긴손가락굽힘근(flexor digitorum longus)의 힘줄과 정중신경에 대한 해부학적인 측면을 생각해 보아라. 손목굴 내에 위치한 연부조직의 확장, 구조물의 종창 등과 같은 해부학적인 제한으로 손목굴이 좁혀졌을 경우, 정중신경이 압박을 받아 손목굴증후군(carpal tunnel syndrome)을 초래한다. 정중신경의 압박과 관련된 증상들로는 신경이 지배하는 영역의 감각이 감소하고 통증이 발생, 그리고 상태가 더욱 발전한다면 정중신경에 의해 지배받는 근육들의 약증을 동반한 위축이 발생할 수 있다. 조금 더 몸쪽 부위의 팔에 위치한 말초신경들은 골절에 의해 이차적으로 손상받을 수 있다. 예를 들어, 위팔뼈(humerus)의 골절은 노신경(radial nerve)의 손상을 야기하여, 약증이나 팔꿉관절 그리고 손목 폄근들의 완전한 기능 상실을 초래한다. 다리에서는 궁둥신경(sciatic nerve)이 주로 손상받는 부위이다.

말초신경 손상들은 근육의 불균형을 초래한다. 이런 상태는 이차적인 변형들을 초래한다. 예를 들어, 자신경의 병변으로 인해 "갈퀴손" 변형(claw hand deformity)이 발생한다. 이런 경우, 손가락의 긴 굽힘근들과 폄근들은 자신경의 손상에 의해 영향을 받지 않는다. 그러나 비정상적인 기능을 하는 손의 내재근의 반대로 당김이 발생한다. 그러므로 긴손가락굽힘근들과 긴손가락폄근들 사이에서의 균형 상실이 발생한다. 움직임이 자주 발생하지 않는다면, 힘줄과 그들을 둘러싸고 있는 막 사이뿐만 아니라, 근섬유다발 사이에서 유착이 형성된다. 관절을 가로지르는 조직들이 같은 자세로 오랜 기간 동안 유지된다면, 구축이 형성된다. 반면에 조직들은 짧아진 자세에 적응하며 정상 관절범위의 감소가 나타난다. 이러한 문제들은 가동범위의 완전한 범위를 유지하고 손상 부위로의 혈류와 림프 순환을 증가시키기 위해 수동적인 신체 활동을 사용하여 예방 가능하다. 또한 부목은 구축을 방지에 보조한다.

뇌성마비 / Cerebral Palsy

뇌성마비(cerebral palsy)(L. *cerebrum*, 뇌; *palsy*, 마비)는 일반적으로 발달하는 뇌의 손상으로 초래되는 운동 기능장애의 그룹을 설명하는데 사용되는 일반적인 용어이다. 가장 일반적인 발달 장애 중 하나로서, 출생 전(L. *prae*, 전 + L. *natal*, 출생), 출산 중, 출산 후 초기 동안에 발생된 뇌질환으로부터 초래된다. 이 뇌병변은 뇌의 하나 또는 그 이상의 영역에 비진행적이지만, 영구적인 손상을 야기한다. 비록 뇌성마비는 신경학적으로 정적인 상태로 정의되지만, 정형외과적으로 진행적인 성향을 나타낸다는 것을 고려해야 한다. 신경학적 질환의 영역에 따라 매우 다양한 운동 혹은 다른 손상들이 나타난다. 다른 신경적 기능들과의

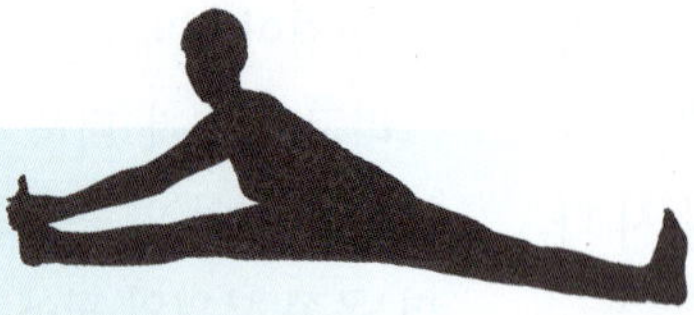

실습 포인트

PRACTICE POINT

감각의 소실은 말초신경 병변이 있는 사람의 근력의 손실보다 더 심각한 문제가 될 수 있다. 감각기능이 장애된 사람은 특정 신체분절 위치 인지의 소실, 압각의 감소, 불충분 온도감지, 통증감각의 소실을 나타낸다. 이러한 불충분한 감각이 존재한다면, 사람이 외부압력에 의한 혈류의 막힘 또는 과도하게 뜨겁거나 차가운 물체에 접촉했을 때 감지하지 못할 수도 있다. 다양한 감각손실은 손상된 몸의 부분이 외상성손상, 허혈(Gr. *ischein*, 억제하다 + *haima*, 혈액), 화상, 욕창, 연속적 감염과 같은 위험에 놓이게 한다.

관계 단절된 운동기능들 때문에, 그리고 질환의 잠재된 광범위한 성질로 인하여 뇌성마비 환자들은 감각, 의사소통, 인식, 인지장애를 호소한다.

뇌혈관 장애 / Cerebrovascular Accident: CVA

중추신경계는 혈액 공급의 감소에 매우 취약하다. 뇌혈관사고 혹은 뇌졸중(stroke)(그리스 용어로 *'stretch'*는 '때리는 것'을 의미)은 CNS에 위치한 영역에 혈액 공급이 방해되었을 때 발생된다. 뇌졸중 이후 잔존하는 문제들은 CVA의 수많은 원인들, 침범된 CNS 영역, 손상 범위, 그리고 손상을 입은 영역의 기능들처럼 수많은 요소들에 따라 다르다. 임상적 기능부전은 얼굴, 몸통, 팔다리 근육들의 약증 혹은 마비를 포함하며, 인지기능 손상, 언어능력 손상, 인식의 문제들도 포함된다. 운동 및 감각 임펄스 전도의 손상은 질환 부위의 반대측 근육들의 마비를 초래한다. 이를 임상적으로 편마비라고 일컫는다.

바닥핵 장애 / Basal Gnanglia Disorders

일반적으로 바닥핵은 자세와 근긴장 조절을 담당한다. 바닥핵은 움직임 시작과 실행을 담당하는 운동겉질의 운동계획영역에 영향을 주어 움직임을 위한 계획들을 프로그램들로 전환하는 역할을 한다. 바닥핵 질환으로 초래되는 가장 흔한 복잡한 증상들을 파킨슨병이라 한다. 파킨슨병 환자들은 동작완만, 얼굴표정의 강직, 몸 동작에 의한 의사소통의 감소 또는 부재, 망설임, 좁은 보폭을 동반한 발을 질질 끄는 듯한 보행, 손의 안정 시 떨림이 주된 증상으로 나타난다.

무정위운동(athetosis) 또한 바닥핵의 질환으로 초래되는 것 중 하나이다. 그러나 무정위운동은 몸통 움직임이 억제되어 쓰는 동작의 어려움이 나타난다. 바닥핵 질환은 또한 불수의적이고, 갑작스럽고, 목적 없는 움직임이 나타나는 무도병(chorea)을 초래한다.

소뇌 장애 / Cerebellar Disorders

소뇌는 평형과 협응운동을 조절하며 특정의 운동과제가 요구되었을 때의 정확성, 강도, 운동의 타이밍을 조정하는 역할을 한다. 보행과 같은 복잡한 과제를 수행함에 있어서 근육들의 그룹이 함께 작용할 때 근육 근육활동의 순서를 결정한다.[66] 소뇌 신경로들은 반대측 조절의 특징을 가진 대뇌겉질과는 반대로 동측 신체의 균형, 협응, 움직임의 정확성을 조절한다. 소뇌 손상은 움직임 조절의 운동학적인 요소들에 많은 장애를 야기한다.

요약

Summary

이 장에서는 인간의 움직임에 관련된 여러 시스템과 그 시스템의 주된 구조적인 요소들을 살펴보았다. 근조직의 해부학적 측면과 생리학적 측면을 복습하였으며, 인체 신경계에 관하여 기술하였다. 기능적 신체 움직임을 조절하는 동적이고 수평적인 시스템으로 운동조절을 서술하였다. 움직임의 손상과 그것들의 기능적인 결과를 기술하였으며 정의하였다. 또한 신체 움직임에 영향을 미치는 일반적인 일차적 손상들을 소개하였다. 마지막으로는 움직임에 손상을 일으키는 주된 몇 가지의 병적 상태들을 움직임과 관련된 기능적인 결과들에 초첨을 맞추어 서술하였다.

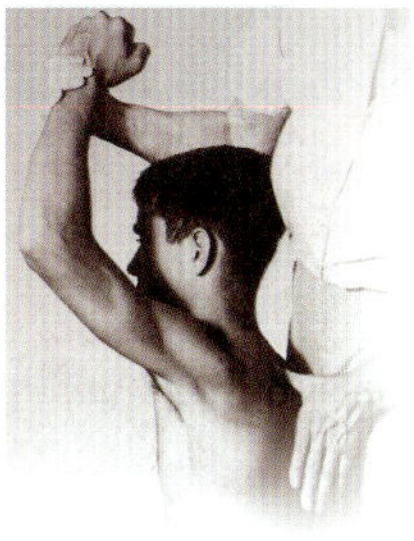

임상 시나리오 해결(CLINICAL SCENARIO SOLUTION)

Joseph는 뇌성마비를 앓고 있으며, 그의 다리에 약증이 있어 움직임 조절의 부족이 나타나며 이차적으로 발달적인 측면에서 장애를 가지고 있다. 경직은 상위운동신경세포 손상의 증상으로서, 그의 뇌성마비를 야기하는 병적 상태의 이차적인 문제이다. Joseph는 왼쪽 팔에 자신경 손상이 있으며, 이로 인해 신경이 지배하는 근육들의 운동과 감각상실을 초래하며, 완전한 잡기동작의 실시동작에 필요한 근육들의 신경지배의 상실을 초래한다. 자신경 손상은 하위운동신경세포 병변이기 때문에, 신경이 재지배될 것이며, 몇 달 후에는 기능이 돌아올 것이다. 이런 자신경 손상과 관련된 일시적인 특징은 뇌성마비로 인한 그의 다리에서 보이는 영구적인 약증과 경직과는 대조적이다.

논의 문제 (Discussion Questions)

1. 아래에서 논의하는 근섬유들에 대하여 생각해보자: 왜 비둘기나 오리의 가슴살과는 대조적으로 닭의 가슴살은 백색인가? 또한 왜 가금류(닭과 칠면조)의 다리 고기는 어두운 색을 나타내는가?
2. 아래 근육들의 주된 기능적인 측면에서 보았을 때, 각 근육들은 주로 긴장성인가, 상동성인가, 생각해 보자.
   1) 허리폄근(back extensors)
   2) 위팔두갈래근(biceps brachii)
   3) 가지미근(soleus)
   4) 손가락 굽힘근(finger flexors)
3. 신경계를 해부학적인 측면과 생리학적인 측면에 대하여 구성하여 보자.
4. 아래에 제시된 생리학적인 과정들이 신호를 전도하고 의사소통하기 위하여 신경계가 어떻게 신호를 전달하는가? 활동전위(action potential), 수용기전위(receptor potential), 역치(threshold), 흥분성 및 억제성 시냅스후전위(excitatory and inhibitory postsynaptic potential), 가중(summation)
5. 운동조절이란 무엇인가? 운동조절과 관련된 시스템들의 동적인 특징은 무엇인가?

실습활동 (Lab Activities)

1. 신장반사(Stretch Reflex)— #반사망치가 필요함#

2명이 한 조로, 발이 땅에서 떨어진 상태로 의자 가장자리에 한 명의 파트너는 앉는다. 이때 엉덩관절과 무릎관절은 편안하게 굽힌 상태이다. 이 파트너는 눈을 감은 상태로 편안하게 앉아 있어야 한다. 다른 파트너는 넙다리네갈래근(quadriceps muscle)의 신장반사를 발생하기 위해 반사망치를 사용한다. 그림 3.12에 설명되어져 있다. 단일연접 신장반사, 상반지배, 그리고 정상 근긴장(muscle tone)의 이해에 관하여 한 명의 파트너가 다른 파트너에게 설명할 수 있어야 하는 것이 가장 중요하다. 두드림과 반응 사이의 시간적 길이가 중요하다. 명확한 반응이 발생하는지 관찰하여라. 또한 다른 파트너들 사이의 다양한 반응들을 관찰하여라.

2. 고유수용성 감각(Proprioception)

1명의 파트너는 눈을 감는다. 다른 파트너가 눈을 감은 파트너의 팔을 새로운 위치로 수동적으로 옮긴다. 그리고 어떠한 움직임이 발생하였는지 질문한다. 파트너가 처음 자세로 상지를 원위치시킨다면, 눈을 감은 파트너에 팔의 위치에 대하여 설명하라고 한다. 이후에, 고유수용성감각과 정상적인 운동감각에 대하여 토의하여 보자.

참고문헌 (References)

1. Bertoti DB. *Functional Neurorehabilitation through the Life Span*. Philadelphia: F. A. Davis Company, 2004.
2. *Stedman's Medical Dictionary for the Health Professions and Nursing,* 6 ed. Baltimore: Lippincott, Williams & Wilkins, 2008.
3. Sahrmann S. The Twenty-ninth Mary McMillan Lecture: Moving Precisely? Or Taking the Path of Least Resistance? *Phys Ther* 78(11):1208–1218, 1998.
4. Sahrmann SA. *Diagnosis and treatment of movement impairment syndromes*. St. Louis: Mosby, 2002.
5. Burt AM. *Textbook of Neuroanatomy*. Philadelphia: WB Saunders, 1993.
6. Adal MN, Barker D. Intramuscular diameters of afferent nerve fibres in the rectus femoris muscle of the cat. In Barker D (ed). *Symposium on Muscle Receptors*. Hong Kong: Hong Kong University Press, 1962, p 249.
7. Berne RM, Levy MN. *Physiology*. St. Louis: Mosby, 1998.
8. Hanson J, Huxley HE. Structural basis of the cross-striations in muscle. *Nature* 172:530, 1953.
9. Huxley HE. The mechanism of muscular contraction. *Science* 164:1356, 1969.
10. Scott W, Stevens J, Binder-Macleod S. Human skeletal muscle fiber type classification. *Physical Therapy* 81(11):1810–1816, 2001.
11. Pette D, Peuker H, Staron RS. The impact of biochemical methods for single fibre analysis. *Acta Physio Scand* 166:261–277, 1999.
12. Burke RE. Motor units: Anatomy, physiology and functional organization. In Brooks VS (ed). *Handbook of Physiology, Section I, The Nervous System (Motor Systems)*. Baltimore: Williams & Wilkins, 1981.
13. Staron RS. Human skeletal muscle fiber types: Delineation, development, and distribution. *Can J Appl Physiol* 22:307–327, 1997.
14. MacIntosh B, Gardiner P, McComas AJ. *Skeletal Muscle: Form and Function*. Champaign, IL: Human Kinetics,1996.
15. Burke R. Motor unit types of cat triceps surae muscle. *J Physiol* 193:141–160, 1967.
16. Sieck GC, Prakash YS. Morphological adaptations of neuromuscular junctions depending on fiber type. *Can J Appl Physiol* 22:197–230, 1997.
17. Milner-Brown HS, Stein RB, Yemm R. The orderly recruitment of human motor units during voluntary isometric contractions. *J Physiol* 230:359–370, 1973.
18. Johnson MA, Polgar J, Weightman P. Data on the distribution of fibre types in thirty-six human muscles: An autopsy study. *J Neurol Sci* 18:111, 1973.
19. Glenmark B, Hedberg G, Kaijser L, Jansson E. Muscle strength from adolescence to adulthood—relationship to muscle fibre types. *Europ J Appl Physiology & Occup Physioiology* 68:9–19, 1994.
20. Cech DJ, Martin S. *Functional Movement Development across the Life Span*. Philadelphia: WB Saunders, 2002.
21. Ponten E, Friden J, Thronell LE, Lieber R. Spastic wrist flexors are more severely affected than wrist extensors in children with cerebral palsy. *Devel Med Child Neurol* 47:384–389, 2005.
22. Lee WS, Cheung WH, Qin L, Tang N, Leung KS. Age-associated decrease of type IIA/B human skeletal muscle fibers. *Clin Orthop Related Res* 450:231–237, 2006.
23. Roos MR, Rice CL, Vandervoort AA. Age-related changes in motor-unit function. *Muscle Nerve* 20:679–690, 1997.
24. Lexell J, Taylor CC, Sjostrom M. What is the cause of ageing atrophy? Total number, size, and proportion of different fiber types studied in whole vastus lateralis muscle from 15- to 83-year-old men. *J Neurol Sci* 84:275–294, 1988.
25. Perle SM, Mutell D, Romanelli R. Age-related changes in skeletal muscle strength and modifications through exercise: A literature review. *J Sports Chiropract Rehabil* 1193(97–103):131–132, 1997.
26. Pette D, Staren RS. Mammalian skeletal muscle fiber type transitions. *Int rev Cytol* 170:143–223, 1997.
27. Porter MM, Vandervoort AA, Lexell J. Aging of human muscle: Structure, action, and adaptability. *Scand J Med Sci Sports* 5:129–142, 1995.
28. Ito M, Araki A, Tanaka H, Tasaki T, Cho K, Yamazaki R. Muscle histopatholgy in spastic cerebral palsy. *Brain Dev* 18:299–303, 1996.
29. Larsson L, Li XP, Berg HE, Frontera WR. Effects of removal of weight-bearing function on contractility and myosin isoform composition in single human skeletal muscle cells. *Pflugers Arch* 432:320–328, 1996.
30. Widrick JJ, Trappe SW, Blaser CA, et al. Isometric force and maximal shortening velocity of single muscle fibers from elite master runners. *Am J Physiol* 271(2 pt 1):C666–C675, 1996.
31. Thompson LV. Skeletal muscle adaptations with age, inactivity, and therapeutic exercise. *J orthop sports phys ther* 32(2):44–57, 2002.
32. Frontera W. Aging muscle. *Crit rev phys rehabil med* 18(1):63–93, 2006.
33. Holzer N, Menetrey J. Muscle fiber types and sport medicine: An update in 2005. *Switzerland Journal for Sports Medicine & Sports Trauma* 53:40–44, 2005.

34. Edwards RHT. Human Muscle function and fatigue. In Porter R, Whelan J (eds). *CIBA Foundation Symposium #82 Human Muscle Fatigue: Physiological Mechanisms*. London: Wiley, 1981, p 1.

35. Bennett RL, Knowlton GC. Overwork weakness in partially denervated skeletal muscle. *Clin Orthop* 12:22–29, 1958.

36. Hickok RJ. Physical therapy as related to peripheral nerve lesions. *Phys Ther Rev* 41:113, 1961.

37. Johnson EW, Braddom R. Overwork weakness in facioscapulohumeral muscular dystrophy. *Arch Phys Med Rehabil* 52:333, 1971.

38. Henneman E. Recruitment of motoneurones: The size principle. In Desmedt JE (ed). *Progress in Clinical Neurophysiology,* Vol 9. Basel: S Karger, 1981, p 26.

39. Carr R, Shepherd J. *Neurological Rehabilitation: Optimizing Motor Performance*. Oxford: Butterworth Heinemann., 1998.

40. Macefield VG. Physiological characteristics of low-threshold mechanoreceptors in joints, muscle and skin in human subjects. *Clin and Experimental Pharmacol and Physiol* 32:135–144, 2005.

41. Chalmers G. Re-examination of the possible role of Golgi tendon organs and muscle spindle reflexes in proprioceptive neuromuscular facilitation muscle stretching. *Sports Biomechanics* 3(1):159–183, 2004.

42. Taylor A, Prochazka A. *Muscle Receptors and Movement*. New York: Oxford University Press,1981.

43. Matthews PBC. Proprioceptors and the regulation of movement. In Towe AL, Luschel ES (eds). *Handbook of Behavioral Neurobiology, Vol 5, Motor Coordination*. New York: Plenum Press, 1981, p 93.

44. Palastanga N, Field D, Soames R. *Anatomy and Human Movement*. 4 ed. Boston: Butterworth Heinemann, Elsevier Science, 2004.

45. Clemmesen S. Some studies of muscle tone. *Proc R Soc Med* 44:637–646, 1951.

46. Basmajian JV. Electromyography. *University of Toronto Medical Journal* 30:10–18, 1952.

47. Ralston HJ, Libet B. The question of tonus in skeletal muscle. *Am J Phys Med* 32:85, 1953.

48. DeMauro GJ. Personal Communication, June, 1994.

49. Lundy-Ekman L. *Neuroscience: Fundamentals for Rehabilitation*, 3 ed. St Louis: Saunders Elsevier, 2007.

50. Davis WJ. Organizational concepts in the central motor networks of invertebrates. In Herman RM, Grillner S, Stein PSG, Stuart DG, (eds). *Neural Control of Locomotion: Advances in Behavioral Biology,* Vol 18. New York: Plenum Press, 1976, p 265.

51. Horak FB. Assumptions underlying motor control for neurologic rehabilitation. In Foundation for Physical Therapy: *Contemporary Management of Motor Control Problems: Proceedings of the II STEP Conference*, 1991.

52. Montgomery PC, Connolly BH. *Motor Control and Physical Therapy: Theoretical Framework and Practical Applications*. Hixson, TN: Chattanooga Group, 1991.

53. Grillner S. Control of locomotion in bipeds, tetrapods, and fish. In Brooks VB, (ed). *Handbook of Physiology: The Nervous System*. Bethesda, MD: American Physiological Society, 1981, pp 1179–1236.

54. Thelen E, Kelso S, Fogel A. Self-organizing systems and infant motor development. *Dev Review* 7(1):39–65, 1987.

55. Horak FB. Assumptions underlying motor control for neurologic rehabilitation. Paper presented at Contemporary Management of Motor Control Problems: Proceedings of the II STEP Conference, 1991.

56. Bertoti DB. Functional Neurorehabilitation across the Life Span. Paper presented at Australian Physiotherapy Association, 2007, Cairns, Australia.

57. Heriza C. Motor development: Traditional and contemporary theories. Paper presented at II Step Conference: Contemporary Management of Motor Control Problems, 1991, Alexandria VA.

58. Heriza C. Implications of a dynamical systems approach to understanding infant kicking behaviors. *Phys Ther* 71(3):222–234, 1991.

59. Janeschild ME. Integrating the dynamical systems theory with the neurodevelopmental approach. *Developmental Disabilities, Special Interest Newsletter* 19(1):1–4, 1996.

60. Butt SJ, Lebret J, M. Organization of left-right coordination in the mammalian locomotor network. *Brain Research Reviews* 40(1–3):107–117, 2002.

61. Edgerton VR, Tillakaratne NJ, Bigbee AJ, de Leon RD, Roy RR. Plasticity of the spinal neural circuitry after injury. *Annu Rev Neurosci* 27:145–167, 2004.

62. Lanuza GM, Gosgnach S, Pierani A, Jessell TM, Goulding M. Genetic identification of spinal interneurons that coordinate left-right locomotor activity necessary for walking movements. *Neuron* 42(3):375–386, 2004.

63. Stecina K, Quevedo J, McCrea DA. Parallel reflex pathways from flexor muscle afferents evoking resetting and flexion enhancement during fictive locomotion and scratch in the cat. *J Physiol* 569(1):275–290, 2005.

64. Thelen E, Fisher DM, Ridley-Johnson R. The relationship between physical growth and a newborn reflex. *Infant Behav Dev* 7:479–493, 1984.

65. Morecraft RJ, Van Hoesen G, W. Cortical motor systems. In Fredericks CM, Saladin LK (eds). *Pathophysiology of the Motor Systems: Principles and Clinical Presentations*. Philadelphia: F A Davis Company, 1996, pp 158–180.

66. Martin S, Kessler M. *Neurological intervention for physical therapist assistants*. Philadelphia: W B Saunders, 2000.

67. Cohen H. *Neuroscience for Rehabilitation*, 2 ed. Philadelphia: Lippincott, Williams & Wilkins, 1999.
68. Shumway-Cook A, Woollacott MH. *Motor Control: Translating Research into Clinical Practice*, 3 ed. Philadelphia: Lippincott, Williams & Wilkins, 2007.
69. Jankovic J. Pathophysiology and clinical assessment of motor symptoms in Parkinson's disease. In Koller W (ed). *Handbook of Parkinson's Disease*. New York: Marcel Dekker, 1987, pp 99–126.
70. Nideffer RM. *Athletes Guide to Mental Training*. Champaign, IL: Human Kinetics Publishers, 1985.
71. Nideffer RM. Concentration and attention control training. In Williams JM (ed). *Applied Sports, Personal Growth and Peak Performance*. Mountain View, CA: Bayfield Publishing, 1993, pp 243–261.
72. Schmidt RA. *Motor Control and Learning: A Behavioral Emphasis*. Champaign, IL: Human Kinetics Publishers, 1988.
73. Green LB. Developing self talk to facilitate the use of imagery among athletes. In Sheikh AA, Korn ER (ed). *Imagery in Sports and Physical Performance*. Amityville, NY: Baywood Publishing, 1994, pp 43–57.
74. Green LB. The use of imagery in the rehabilitation of injured athletes. In Sheikh AA, Korn ER (eds). *Imagery in Sports and Physical Performance*. Amityville, NY: Baywood Publishing, 1994, pp 157–174.
75. Schmidt RA, Lee T, D. *Motor Control and Learning: A Behavioral Emphasis*. 6 ed. Champaign, IL: Human Kinetics, 1999.
76. Utley A, Astill S. *Motor Control, Learning and Development*. New York: Taylor & Francis Group, 2008.
77. Feltz D, Landers D. The effects of mental practice on motor skill learning and performance: A meta-analysis. *J Sports Psychol* 5:25, 1983.
78. American Physical Therapy Association. Guide to physical therapist practice, 2 ed. *Physical Therapy* 81(1): S305–S461, 2001.
79. Ghez C. Voluntary Movement. In Kendel E, Schwartz JH, Jessell TM (eds). *Principles of Neuroscience*. 3 ed. New York: Elsevier, 1991, pp 609–625.
80. Fredericks CM, Saladin LK. *Pathophysiology of the Motor Systems: Principles and Clinical Presentations*. Philadelphia: FA Davis Company, 1996.
81. Rosenfalck A, Andreassen S. Impaired regulation of force and firing pattern of single motor units in patients with spasticity. *Journal of Neurology, Neurosurgery, and Psychiatry* 43:907–916, 1980.
82. Craik RL. Abnormalities of motor behavior. Paper presented at Contemporary Management of Motor Control Problems: II Step Conference, 1991, Alexandria, VA.
83. Burke D. Spasticity as an adaptation to pyramidal tract injury In Waxman, SG (ed). *Advances in Neurology: Functional Recovery from Neurological Disease*, 47 ed. New York: Raven Press, 1988, pp 401–423.
84. Andrews AW, Bohannon RW. Distribution of muscle strength impairments following stroke. *Clin and Rehabil* 14: 79–87, 2000.
85. Bohannon RW, Walsh S. Nature, reliability, and predictive value of muscle performance measures in patients with hemisparesis following stroke. *Arch Phys Med Rehabil* 73:721–725, 1992.
86. Bohannon RW. Is the measurement of muscle strength appropriate in patients with brain lesions? A special communication. *Phys Ther* 69(3):225–236, 1989.
87. Light KE. Clients with spasticity: To strengthen or not to strengthen. *Neurology Report* 15(1):19–20, 1996.
88. Nwaobi OM. Voluntary movement impairment in upper motor neuron lesions: Is spasticity the main cause? *The Occup Jl Res* 3(3):132–140, 1983.
89. Bourbonnais D, Vanden Noven S. Weakness in patients with hemiparesis. *AJOT* 43:313–219, 1989.
90. McCartney N, Moroz D, Garner SH, McComas AJ. The effects of strength training with selected neuromuscular disorders. *Medicine and Science in Sports and Exercise* 20(4):362–368, 1998.
91. Symonds BL, James RS, Franklin CE. Getting the jump on skeletal muscle disuse atrophy: Preservation of contractile performance in aestivating *Cyclorana alboguttata*. *Journal of Experimental Biology* 210(5):825–835, 2007.
92. Jackman RW, Kandarian SC. The molecular basis of skeletal muscle atrophy. *American Journal of Physiology: Cell Physiology* 56(4):C834–C843, 2004.
93. Stein TP, Wade CE. Metabolic consequences of muscle disuse atrophy. *Journal of Nutrition* 135(7):1824–1828, 2005.
94. Gutmann E, Hnik P. *The Effect of Use and Disuse on Neuromuscular Functions*. New York: Elsevier, 1963.
95. Browse NL. *The Physiology and Pathology of Bed Rest*. Springfield, IL: Charles C Thomas, 1965.
96. Berg HE, Eiken O, Miklavcic L, Mekjavic IB. Hip, thigh and calf muscle atrophy and bone loss after 5-week bedrest activity. *Eur J Appl Physiol* 99:283–289, 2007.
97. Kasper CE, Talbot LA, Gaines JM. Skeletal muscle damage and recovery. *AACN Clin Issues Adv Pract Acute Crit Care* 13(2):237–247, 2002.
98. Hislop HJ. Response of immobilized muscle to isometric exercise. *J Am Phys Ther Assoc* 44:339, 1964.
99. Rennie MJ. Exercise- and nutrient-controlled mechanisms involved in maintenance of the musculoskeletal mass. *Biochemical Society Symposia* 035(5):1302–1305, 2007.

100. Bernstein N. *The coordination and regulation of movement*. London: Pergamon, 1967.

101. Bertoti D. Cerebral Palsy: Lifespan Management. In *Orthopaedic Interventions for the Pediatric Patient, Orthopaedic Section Home Study Course*. Alexandria: American Physical Therapy Association, 2000.

102. Knutsson E, Richards C. Different types of disturbed motor control in gait of hemiparetic patients. *Brain* 102:405–430, 1979.

103. van Dieën JH, Cholewicki J, Radebold A. Trunk muscle recruitment patterns in patients with low back pain enhance the stability of the lumbar spine. *Spine* 28(8):834–841, 2003.

104. Ng JKF, Richardson CA, Parnianpour M, Kippers V. EMG activity of trunk muscles and torque output during isometric axial rotation exertion: A comparison between back pain patients and matched controls. *Journal of Orthopaedic & Sports Physical Therapy* 20:112–121, 2002.

105. Laufer Y, Ries JD, Leininger PM, Alon G. Quadriceps femoris muscle torques and fatigue generated by neuromuscular electrical stimulation with three different waveforms. *Phys Ther* 81(7):1307–1316, 2001.

106. Deuschl G, Bain P, Brin M. Consensus statement of the Movement Disorder Society on tremor. *Mov Disord.* 1998;13:2-23.

107. Burke RE, Edgerton VR. Motor unit properties and selective involvement in movement. *Exer Sport Sci Rev* 3(31): 31–81, 1975.

108. Buchthal F, Schmalbruch H. Motor unit of mammalian muscle. *Physiol Rev* 60:90–142, 1980.

CHAPTER

제 4 장

근육활동과 근력

Muscle Activity and Strength

위대함이란 오직 강하다는 것이 아니라, 힘의 올바른 사용에 있다.

— Henry Ward Beecher, 1813-1887

조합교회주의자, 성직자, 사회개혁가, 노예제도폐지론자, 웅변가

개요 (Chapter Outline)

학습목표 (Learning Outcomes)

본 장은 근육구조, 근육활동, 근력에 영향을 미치거나 근력을 생산하는 요소에 대해 논의할 것이다. 이 장이 끝날 무렵, 여러분은 아래 과제를 수행할 수 있어야 한다:

- ❐ 다양한 근활성 방법들에 따른 차이점을 설명하시오.
- ❐ 근섬유 형태에 따른 차이와 그것들이 근육 기능에 미치는 영향에 대해 설명하시오.
- ❐ 근육 기능의 형태에 따른 차이를 논의하시오.
- ❐ 스트레스-스트레인 곡선(stress-strain curve)을 설명하고 이것과 조직 신장의 관련성에 대해 기술하시오.
- ❐ 능동불충분과 수동불충분의 예를 두 가지 들어 보시오.
- ❐ 근력을 결정하는 요소를 나열하고 설명하시오.
- ❐ 지레팔의 기능과 근력 생산에 근길이가 미치는 영향에 대해 기술하시오.
- ❐ 원심성수축에 대해 논의하고 이것이 근손상에 미치는 영향에 대해 기술하시오.

개요 (Chapter Outline)

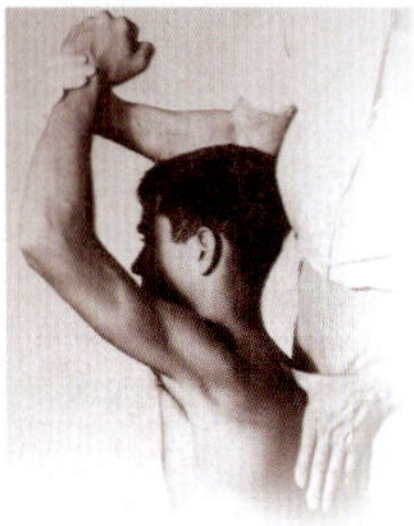

임상 시나리오(CLINICAL SCENARIO)

Rochester 주립 대학에서 장학금을 받고 있는 두 명의 육상 유망주는 이 나라에 거주한지 겨우 2주 밖에 되지 않았다. 아일랜드에서 온 그들은 캠퍼스에 도착한 이후, 새로운 코치의 지도로 이전에는 결코 경험해 보지 못한 강한 훈련을 받고 있었다. Owain과 Xavier 두 선수는 오늘 아침 의료진에게 부상 상태에 대해 보고하였다. 두 선수 모두 같은 부상으로 고통을 호소하였다. 어제 긴 언덕을 올라가는 운동을 한 이후로 뒤넙다리근과 종아리근에 큰 통증이 있었다. 아침에 침대에서 일어날 때 뒤넙다리근이 특히 불편하다고 하였다. 두 선수를 진찰하고 관찰한 의료진은 두 선수가 같은 증상으로 고통을 호소하는 것에 호기심이 들었지만, 의사는 그 문제의 원인이 무엇인지를 알고 있었다.

서론

Introduction

앞 장에서, 우리들은 근수축과 근반응을 담당하는 근육의 구조와 신경요소 같은 현미경적 요소(microscopic element)를 탐구하였다. 이 장에서는 육안적 수준(macroscopic level)에서 근육을 탐구할 것이다. 지금 여러분이 신경근육계의 생리학적 기능에 대한 지식을 가지고, 앞 장에서 배웠던 요소가 기능적으로 사용될 때 무슨 일이 일어나는지에 대한 깨달음을 얻을 수 있을 것이다. 이 장은 일상생활동작과 기능을 수행하기 위해 근육이 관절과 사지를 어떻게 움직이는지를 이해하는데 도움이 될 것이다. 앞장에서 생리학적 내용을 다루었다면, 이 장에서는 역학적인 내용을 다룰 것이다.

근역학(muscle mechanics)을 더 쉽게 이해하기 위해서, 근력을 인체의 한 지점에 적용하는 것으로 기술할 것이다. 이런 단순화는 생체역학의 원리를 설명하는데 도움이 된다. 그러나 기능적으로는 수많은 복잡한 힘이 발생한다는 것을 염두해 두어야 한다. 근육은 오직 운동에 영향을 주는 힘의 생산자가 아니다. 다른 연부조직도 그것의 부착부를 통해 근막, 인대, 연골, 관절주머니, 다른 근육의 힘줄뿐만 아니라, 뼈까지도 근육의 능동적 힘을 전달한다. 운동에 영향을 주는 능동적 구조와 수동적 구조가 이 장에서 설명될 것이다.

근육활동

Muscle Activity

3장에서는 운동단위(motor unit)를 통해 근수축이 일어나는 신경근육계의 생리학에 대한 이해를 제공하였다. 근수축은 몇몇의 운동단위가 조화롭게 활성화될 때 일어나고, 근수축의 크기는 활성화되는 운동단위의 수와 운동단위가 어떻게 활성화되는지에 따라 달라진다. 이런 요소가 근육의 활동을 결정하지만, 하나의 근육에 의해 발휘되는 힘 또는 근력이 어느 정도인지를 결정하는 다른 요소가 있다. 우리가 화두를 근력으로 돌리기 전에, 근육이 작용하는 형태에 대해 먼저 알아야 한다. 그 정보에 따라 우리들은 다른 근육과 어떻게 상호 작용을 하며 근육이 자신의 기능에 어떻게 반응하는지에 대해 이해해야 한다. 이 절은 이런 내용을 다룰 것이다.

근활동 기록 / Recording Muscle Activtiy

표면전극, 바늘전극 혹은 내재된 철선전극을 사용하여 근수축과 활동에 대한 정보를 모으는 것을 근전도(electromyography: EMG)라 부른다(라틴어 *elektra*: 빛나는, 환하게 빛나는, 전기에 속하는; 그리스어 *myos*: 근육; 라틴어 *graphicus*: 기록하다). 각 쌍의 전기전극은 기록계의 채널에 연결된다(그림 4.1). 다채널기기를 사용하면 어떤

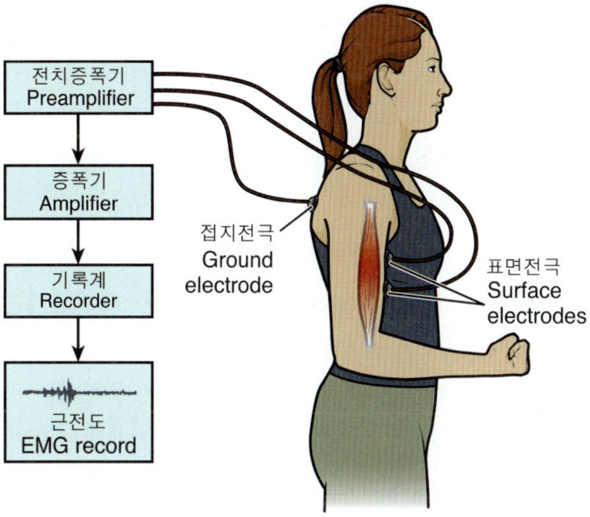

그림 4.1 근활성을 기록하기 위한 근전도의 사용. 근섬유의 활성과 관련된 전위의 변화를 조사하기 위해 전극을 근육의 위에 부착한다. 전극에 의해 "나타나는" 전기활성은 전기장치에 의해 상당히 증폭되고 이후의 분석을 위해 기록되어 저장된다.

특정의 운동을 하는 동안 또는 관절이 어떤 자세를 취하고 있는 동안 몇몇의 근육수축과 이완상태를 동시에 기록할 수 있다. 근전도(EMG)를 사용하면, 근육이 다양한 독립된 기능 또는 협응된 기능을 수행할 때 특정 근육의 활동과 이완은 물론 근육의 상대적인 활동량까지 연구할 수 있다. EMG를 사용한 초기의 심도 깊은 운동학 연구는 어깨관절의 운동을 분석한 Inman과 그의 동료들[1]에 의해서 수행되었다. 운동학적 근전도의 사용과 제한에 대하여 Clarys[2], Basmajian[3], Heckathorne 등[4]의 보고가 있다. 운동학 연구를 위한 근전도기법의 사용에 대해서는 Ebersole[5], Smidt[6], Perry[7] 등의 보고가 있으며, 운동학적 근전도의 사용법과 제한점에 대한 자세한 논의는 12장에서 다룰 것이다.

근활성화 / Muscle Activation

근육은 움직임을 동반하거나 동반하지 않는 상태에서 근장력의 여러 유형을 생산할 수 있다. 근활성을 생산하는 여러 유형의 운동이 있다. 이 절은 이런 여러 유형의 운동을 간략하게 설명할 것이다.

등척성수축 / Isometric

근육이 관절 각도의 외형적 변화 없이 힘을 발생시키는 것을 **등척성수축**(그리스어 *isos*: 동등한; *metron*: 측정)이라고 한다. 등척성수축은 때로는 정적수축(static contraction) 또는 유지수축(holding contraction)이라 한다. 기능적인 활동을 하는 동안 등척성수축은 관절을 안정시킨다. 예를 들어, 손을 앞으로 뻗을 때 어깨뼈는 가슴에 안정되어야 한다.

구심성수축 / Concentric

근육의 짧아짐(shortening)은 **구심성수축**(concentric activity)이다. 의자에서 일어설 때의 넙다리네갈래근 또는 물컵을 입으로 가져갈 때의 팔꿉관절의 굽힘근이 그 예이다. 구심성운동은 근육의 길이가 짧아지고, 근육의 몸쪽부위와 먼쪽부위가 서로 가까워질 때 일어난다. 구심성수축은 인체분절을 가속시킨다.

원심성수축 / Eccentric

수축하는 동안 근육의 길이가 늘어날 때, 이것을 **원심성수축**(eccentric activity)이라 한다. 의자에 앉을 때의 넙다리네갈래근 또는 물컵을 입에서부터 테이블 위에 내려놓을 때의 팔꿉관절의 굽힘근이 그 예이다. 원심성운동

실습 포인트
PRACTICE POINT

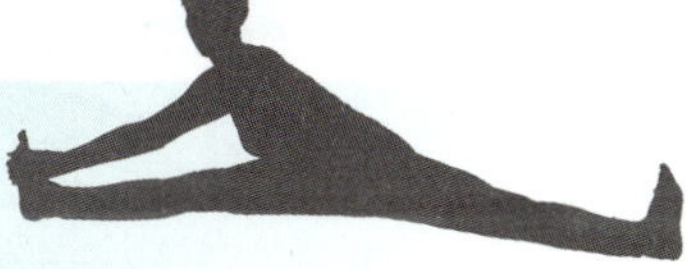

대부분의 임상가는 근활동을 분석하기 위해 근전도를 사용하지 않는다. 임상가는 근수축 또는 근이완이 될 때, 이것을 확인하기 위해 그들의 촉진(palpation) 기술을 사용하는 것을 더 선호한다. 근육 촉진은 표면 해부학과 3차원적인 해부학에 대한 해박한 지식이 기본이 되어야 하는 중요한 임상기술이다. 주변 근육의 수축을 피하면서 가볍게 근수축을 할 때, 근육을 촉진하는 것이 바람직하다.

은 근육의 길이가 늘어나고 근육의 몸쪽부위와 먼쪽부위가 서로 멀어질 때 일어난다. 원심성운동은 중력방향으로 근육이 관절의 속도를 조절할 때, 중력에 대항하여 일어난다. 원심성 수축은 인체분절을 감속시키고 점프 후 착지 시 또는 보행 시 충격을 흡수한다.

구심성운동은 때때로 **양의 일**(positive work)이라 하고, 원심성운동은 **음의 일**(negative work)이라 한다. 양의 일은 관절 운동을 시키기 위해 근육에 의해 발생하는 힘이다. 즉, 그 관절 운동은 근육에 의해 발생되는 것이다. 반면에 음의 일은 근육이 속도를 조절하는 동안 외력에 의해 관절 운동이 발생할 때 음의 일이 일어난다. 음의 일을 하는 동안 근육이 했던 운동을 외력 또는 중력이 담당한다.

등장성수축 / Isotonic

등장성수축(isotonic)이란 단어는 "동등한"을 뜻하는 그리스어 *isos*와 "장력"을 뜻하는 *tonus*로부터 유래되었다. 이 용어는 원래 인체에서 분리된 근육의 수축이나 중력에 대항하여 수직방향으로 하중을 들어올리는 수축을 언급하기 위해 근육생리학자에 의해 사용되었다. 이 용어가 내포하고 있는 뜻은 근육이 짧아지면서 발생하고 근육에 가해지는 하중이 가동범위 내의 처음부터 끝까지 일정하게 지속된다는 것이다. 진정한 등장성수축은 아주 드물지만, 근육이 인체의 지레시스템(lever system)을 통해 작용할 때 일어난다. 비록 부정확하지만, 그 용어는 손에 추(weight)를 잡고 팔꿉관절을 굽힐 때, 일부의 가동범위를 통하여 관절운동을 일으키는 수축을 언급할 때 흔히 사용된다. 운동을 하는 동안 추의 무게가 일정하지만, 근육이 발생하는 장력은 지렛대작용(leverage)이 변화함에 따라 지속적으로 변하며, 무게에 의한 토오크(torque)는 관절의 각도가 변화함에 따라 달라진다.

등척성(isometric)과 '등장성(isotonic)' 수축은 때때로 "수축(contraction)"으로 불린다. 그러나 "수축"은 "짧아짐"을 의미한다. 짧아짐은 등척성수축 또는 원심성수축에서는 일어나지 않기 때문에 정확한 용어는 아니다. 그럼에도 불구하고, "수축(contraction)"은 등척성 또는 원심성의 뜻을 포함하는 명사형 또는 형용사형 명사로도 흔히 사용된다.

등속성수축 / Isokinetic

등속성수축(그리스어 *isos*, 동등한; *kinetos*, 움직임)은 운동률(rate of movement)이 일정할 때 일어난다. 1960년대에, 수축근육에 의해 발생되는 힘에 관계없이 미리 설정해 놓은 각속도에 크랭크팔(crank-arm) 또는 도르래의 운동률을 제한하는 전기 역학적 기구(등속성 역량계: isokinetic dynamometer)가 개발되었다. 1967년에는 Hislop과 Perrine이 등속성운동의 개념과 원리를 기술하였다.[8] 등속성 장비의 크랭크 팔의 회전축은 움직이는 관절의 해부학적 축에 맞추었고, 이 장비의 지레대는 인체 골격지레대에 맞추었다(그림 4.2). 피험자가 운동을 하는 근육 또는 평가할 근육을 수축하면 이 기구는 가속이 이루어지지 않도록 하면서 인체운동의 속력을 조절한다. "등속성운동을 하는 동안 저항은 골격지레대에 걸리는 외력을 조절하여 근육이 운동의 전 범위를 통하여 최대로 출력이 되도록 유지한다."[8] 경험이 풍부한 물리치료사는 도수저항으로 가동범위 전체에 걸쳐 저항을 조절하여 유사하게 적용할 수 있다. 이렇게 손으로 저항을 조절하여 적용하는 것은 여전히 가치 있는 치료적 기술이다. 충분한 연습과 경험을 가진 치료사는 가동 범위에서 일정한 운동 속도를 유지하기 위해 저항의 양을 지속적으로 조절할 수 있기에 등속성운동의 조건과 유사하게 만들 수 있다.

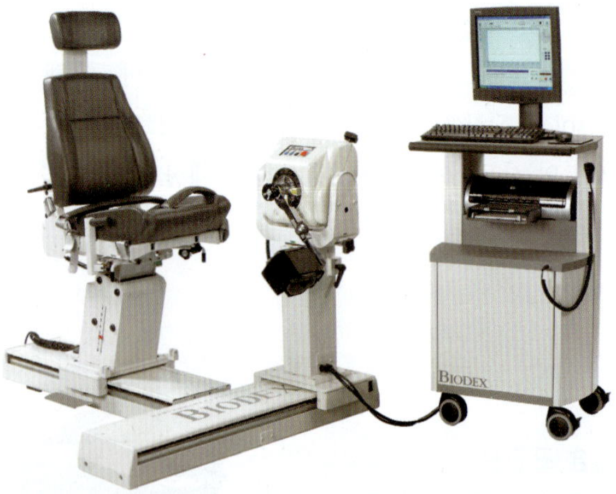

그림 4.2 등속성운동의 예와 검사 장치. 등속성역량계는 근육을 구심성, 원심성 또는 등속성으로 검사하고 운동시키기 위해 사용될 수 있다. 특정 장치에 의해 근육에서 가해진 힘 또는 회전력이 관절각도와 동작을 따라 기록된다. 컴퓨터는 최대회전력, 일(work), 일률(power)의 평균을 제공한다.

근육의 해부학적 작용 / Muscle Anatomic Activity

근섬유의 유형과 근육의 부착부는 이 절에 잘 기술되어 있다. 근섬유의 유형과 근육의 부착부는 근육이 자극에 대해 어떻게 반응하는지, 기능적인 활동을 하는 동안 근육이 어떻게 움직이는지에 대해 영향을 줄 수 있는 해부학적 구조이다.

근육부착부 / Muscle Attachments

해부학적으로, 근육은 **몸쪽부착부**(기시부: origin), **먼쪽부착부**(정지부: insertion) 그리고 특정 관절을 움직이는 **작용**(actions)으로 서술된다. 해부학적 부착부와 작용에 대한 지식이 운동학 연구의 기본이지만, 이러한 요소는 다음과 같은 제한된 상황에서만 근육의 기능을 예견할 수 있다.

(1) 몸쪽부착부가 고정되어 있다.
(2) 먼쪽부착부는 몸쪽부착부를 향하여 움직인다 (구심성수축).
(3) 먼쪽분절은 중력 또는 저항에 대항하여 움직인다.
(4) 근육이 혼자서 작용한다.

공교롭게도, 이런 상황들은 정상 기능에서 거의 나타나지 않는다.

그럼에도 불구하고, 해부학적 부착부와 근육의 작용은 운동학을 입문한 초보치료사를 위한 아주 좋은 시작점이다. 근육의 몸쪽부착부가 어디에서 시작하는지 먼쪽부착부는 어디에서 끝나는지에 대한 지식과 하나의 근육이 생산하는 움직임에 대한 이해가 모두 선행된 후에, 더 복잡한 근기능을 배우는 것이 중요하다. 여러분이 근육의 부착부와 근육의 작용에 대해 알고 있을 때, 근수축의 기능적 적용에 영향을 미치는 다른 요소를 생각하게 될 것이다. 예를 들어, 몸쪽위팔두갈래근(biceps brachii)이 고정되면서 근수축을 할 때 팔꿉관절은 굽힘이 될 것이다. 그러나 어떤 근육이 수축하면서 기시부와 정지부 양쪽 모두가 짧아질 때, 마치 위팔두갈래근의 양쪽부착부 모두가 고정되지 못한다면 위팔두갈래근이 수축할 때 어깨관절이 굽혀지면서 팔꿉관절이 굽혀진다. 우리들은 닫힌운동사슬에서 근기능을 더 잘 이해하기 위해 다른 방향으로 위의 내용을 다루도록 할 것이다. 한 근육의 먼쪽부착부가 고정된다면, 그 다음 몸쪽부착부는 근육의 먼쪽 부착부로 이동할 것이다. 한 근육이 짧아지거나(구심성수축) 또는 늘어나는 운동(원심성수축)을 할 수 있기 때문에, 위팔두갈래근의 기능은 일어나는 근수축의 유형에 따라 변화한다. 그러므로 위팔두갈래근의 몸쪽부착부가 고정되고 팔꿉관절이 굽힘이 될 때, 이 근육은 구심성수축을 한다. 그러나 중력의 작용하에서 팔꿉관절을 펼 때, 위팔두갈래근은 중력으로 인해 팔꿉관절이 아래로 떨어지는 속도를 감속하기 위해 원심성수축을 한다. 사실, 중력은 근육의 작용에 대항하는 힘이다. 그래서 중력에 대항하여 기능적인 활동을 하는 동안 원심성수축이 흔히 발생한다. 대부분의 인간활동은 한 개 이상의 근육에 의해 일어난다. 근육은 다른 근육의 작용을 도와주는 협력근 또는 관절이나 분절의 안정성을 제공하는 다른 근육과 함께 결합하여 기능적인 활동을 수행한다.

요약하면, 한 근육의 몸쪽부착부와 먼쪽부착부 그리고 그 근육의 작용을 이해하는 것이 필요하다. 그러나 이러한 요소에 대한 지식은 큰 그림 중 일부분만을 보여주는 것과 같다. 인체가 어떻게 기능적인 활동을 수행하는지에 대한 올바른 이해는 움직임이 이러한 요소의 변형과 수정으로부터 일어난다는 깨달음에서 시작된다: (1) 몸쪽부착부는 때로는 고정된 먼쪽부착부를 향하여 움직인다(닫힌운동사슬); (2) 수축은 주로 원심성이거나 등척성이다; (3) 먼쪽분절의 운동은 때로는 중력에 의하여 보조를 받는다; (4) 근육이 혼자 작용하는 일은 좀처럼 없고 대부분은 공동으로 작용한다.

중력은 기능적인 활동에 중요한 역할을 하기 때문에, 근육의 기능과 지나가는 관절에 의해 이름 붙여진 근육이 그 동작을 수행하는 근육이 아닐 수도 있다는 것을 깨달아야 한다. 예를 들어, 손목을 손바닥이 지면을 향하도록 치료대의 끝에 곧게 걸쳐놓고 손목관절을 천천히 굽힐 때 손목관절의 굽힘근은 활동하지 않으며, 이때 일어나는 굽힘 동작은 손목관절 폄근의 원심성수축에 의한 것이다. 그러므로 중력이 운동에 미치는 영향에 대한 인식은 기능적인 활동을 이해하는데 필수적이다.

근섬유의 종류 / Muscle Fiber Types

3장에서 근섬유의 종류에 따른 차이점을 기술하였다. 여러분이 그 내용을 상기해 보면, 이러한 근섬유의 종류는 대사기능, 구조, 화학적 구조, 역학적 기능에 따라 몇 개의 다른 방법으로 분류된다는 것을 기억할 것이다. 이러한 근섬유의 종류 중 두 개는 서로 반대되는 특성을 가지고 있으며 그 중 나머지 하나(3개 중 1개)는 두 개의 근섬유 종류가 혼합된 것이다. 근섬유의 종류는 적용하는 분류체계에 따라 다르게 언급되기 때문에 다른 방법에 의해 다르게 분류될 수도 있다. 표 3-2를 잠깐 살펴보면, 여러분은 다양한 분류 체계와 각 섬유종류의 특징을 빠르게 상기할 수 있을 것이다. 대부분 자주 사용되는 큰 분류체계는 3가지 섬유종류인 Ⅰ형, Ⅱa형, Ⅱb형으로 분류하는 것이다. Ⅰ형 섬유와 Ⅱb형 섬유는 서로 반대되는 성질을 가지고 있으며, Ⅱa형 섬유는 Ⅰ형 섬유와 Ⅱb형 섬유가 혼합된 것이다. 이러한 Ⅱa형 섬유들의 한 부분이 Ⅰ형 섬유와 연결되면 다른 부분은 Ⅱb형 섬유와 연결되어 있다. 즉, 이런 두 근섬유의 혼합된 섬유가 Ⅱa형 섬유이다. 그래서 일부 Ⅱa형 섬유는 Ⅰ형 섬유와 더 유사한 성질을 가지고 있다. 반면에 다른 Ⅱa형 섬유는 Ⅱb형 섬유와 더 유사한 성질을 가지고 있다.

사람의 몸속에는 이러한 근섬유가 결합되어 있다. 일부 근육은 하나 이상의 근섬유들로 구성되어 있으며 이런 배열은 모든 사람에게 다양하게 나타난다.[9-10] 비록 사람이 Ⅰ형 섬유와 Ⅱ형 섬유를 가지고 태어나지만, 개개인의 활동과 호르몬수준에 따라 나중에 변화될 수 있다.[10] 우리가 나이가 들어감에 따라서 Ⅱ형 섬유들의 양이 감소하는 변화를 가진다.[11]

하나의 근육을 구성하고 있는 근섬유의 종류는 근육의 기능에 의해 결정된다.[11] 우리가 앉거나 또는 일어날 때 중력에 대해 작용하는 근육을 항중력근(antigravity muscles) 또는 자세근(postural muscles)이라 부른다. 우리들이 장시간 동안 앉거나 선자세를 유지할 수 있기 때문에, 이러한 근육은 느린-연축(slow-twitch)섬유 또는 Ⅰ형 섬유를 더 많이 함유한다. 선자세나 앉은자세를 유지하는데 지속적인 자세조절이 필요하다. 그래서 이런 근육은 피로에 강하고 지속적인 활동을 유지할 수 있는 근섬유로 구성되어야 한다. 이런 근육에는 가자미근(soleus), 종아리근(peroneals), 넙다리네갈래근(quadriceps), 볼기근(gluteals), 배곧은근(rectus abdominis), 상지폄근, 척추세움근군(erector spinae group), 짧은목굽힘근이 해당된다. 반면에, 격정적인 활동을 하는 동안 빠른 동작을 위해 사용되는 근육은 가동성근육(mobility muscle) 또는 비자세근이다. 이런 근육은 Ⅱ형 섬유를 더 많이 함유하고 있다.[12] 이 근육은 움직임을 만들고 빠르게 움직일 수 있는 힘을 제공하지만, 지구력이 많이 떨어진다. 그러므로 장시간 동안 활동을 유지하는 것은 할 수 없다. 이런 근육에는 장딴지근(gastrocnemius), 뒤넙다리근(hamstring), 사지 굽힘근이 해당된다.

근육의 기능적 작용 / Muscle Functional Activity

앞에서 언급했던 것처럼, 기능적 활동을 하는 동안 근육이 혼자 작용하는 경우는 거의 없다. 때로는 한 근육이 주요 운동근이지만, 다른 경우에는 운동을 도와주거나 반대되는 역할을 할지도 모른다. 이러한 기능을 설명한 문헌에 다양한 용어로 정리되어 있지만, 3가지 주요 용어로 본 책에서 사용될 것이다. 그 용어에 대해 알아보자.

작용근 / Agonist

관절의 운동을 일으키거나 자세를 유지하는데 주되게 수축하는 근육을 **작용근**(agonist), (그리스어 *agon*, 경쟁)이라고 한다. 작용근은 구심성수축, 원심성수축 또는 등척성수축을 하기 위해서 능동적으로 수축한다. 작용근은 때로는 주동근(prime mover)이라고도 부른다.

대항근 / Antagonist

대항근(antagonist) (그리스어 *anti*, 저항)은 작용근과 반대의 해부학적 작용을 가진 근육(또는 근육 집단)이다. 기능적인 활동을 하는 동안, 대항근은 보통 활동하지 않고 운동에 저항하지도 않지만, 운동이 허용되도록 수동적으로 늘어나거나 짧아진다. 예를 들어, 포크를 입으로 가져갈 때 위팔두갈래근(biceps)이 이 동작의 작용근이다. 반대로 위팔세갈래근(triceps)은 이 동작이 가능하도록 이완되면서 수동적으로 늘어나는 대항근이다.

협력근 / Synergist

작용근과 동시에 수축하는 근육을 **협력근**(synergist)(그리스어 *syn*, 함께, 모두; *ergon*, 일)이라 한다. 근육은 다양한 방법으로 협력적 작용을 제공할 수 있다. 하나의 방법은 작용근과 동일하거나 거의 비슷하게 작용하는 것이다. 팔꿉관절을 굽히는 동안 위팔근(brachialis)과 함께 작용하는 위팔노근(brachioradialis)이 그 예이다.

협력근이 작용하는 다른 방법은 손가락의 긴굽힘근이 물건을 잡기 위해 수축할 때 손목폄근이 손목굽힘을 방지하는 경우처럼, 작용근의 원하지 않는 작용을 방지하는 것이다. 이러한 협력적 활동은 한 동작 이상을 수행하는 근육의 공통된 기능적 특징이다. 손목의 노쪽치우침(radial deviation) 작용을 살펴보자. 노쪽손목굽힘근(flexor carpi radialis)은 손목굽힘과 노쪽치우침을 수행한다. 유사하게도 긴노쪽손목폄근(extensor carpi radialis longus)은 손목폄과 노쪽치우침을 수행한다. 이마면에서 노쪽치우침이 일어날 때 노쪽손목굽힘근과 긴노쪽손목폄근은 두 근육의 굽힘과 폄작용이 중립을 유지하는 동안 손목을 노뼈 쪽으로 벌림을 하기 위해서 협력적으로 작용한다.

협력근작용의 다른 방법은 먼쪽관절의 움직임을 위해 몸쪽관절을 고정시키는 것이다. 이런 방법으로 협력근이 작용할 때, 협력근은 몸쪽관절을 고정시키기 위해 작용근에 의해 움직이는 관절을 등척성수축으로 고정시켜서 더 먼쪽분절에 바람직한 움직임을 가능하게 한다.

근육은 작용근 또는 대항근의 작용보다는 협력근으로서 더 자주 작용한다. 작용근이 수축할 때, 작용근의 힘은 근육의 몸쪽부착부와 먼쪽부착부를 이동시킬 수 있다. 근육의 양쪽부착부에서 일어나는 움직임을 방지하고 바람직한 운동이 일어나도록 하기 위해서 근육의 양쪽부착부 중 하나는 고정되어야 한다. 근육의 양쪽부착부는 의도된 운동에 따라 고정된다. 고정근(stabilizers)은 관절 운동의 중요한 요소로서 이 책을 통해 언급될 것이다. 사실 안정근 없이 작용하는 작용근의 활동은 비능률적이고 비효과적이다.

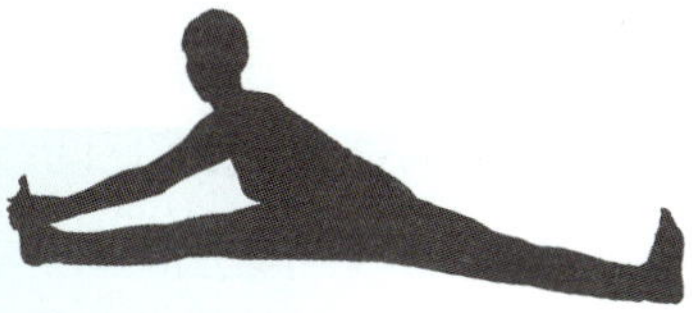

실습 포인트
PRACTICE POINT

일부 치료사는 스쿼트(squat-웅크리고 앉는 운동) 같은 운동을 하기 위해 작용근과 함께 대항근이 수축하는 것에 대해 논쟁한다. 그러나 대항근의 활동은 작용근의 부분이라는 것을 알게 되었다.[13-15] 대항근(뒤넙다리근)은 움직임에는 관여하지 않고 작용근의 바람직한 무릎굽힘을 위해 관절을 고정하면서 넙다리네갈래근에 대한 협력근으로서 더 많은 역할을 한다. 작용근과 대항근 모두 비슷한 힘으로 수축한다면, 움직임이 일어날 수 없기 때문이다. 뒤넙다리근의 근력증가를 원하는 치료사는 뚜렷한 근력증가를 보이는 스쿼트운동을 하는 것보다는 작용근으로서 뒤넙다리근을 사용할 수 있는 운동을 개발하는 것이 더 좋을 것이다.

다음 두 가지 운동은 기능적인 움직임을 하는 동안 안정근의 중요성을 쉽게 엿볼 수 있다. 그 하나의 예는 매우 강하게 손을 움켜쥐는 빠른 파악(grip)운동이다. 이때, 여러분 앞쪽 아래팔의 굽힘근뿐만 아니라, 아래팔의 뒤쪽, 위팔두갈래근, 위팔세갈래근, 그리고 심지어 어깨근육까지 근긴장도(tension)를 느낄 수 있다. 이러한 근육 모두 강한 파악을 만들기 위해 상지를 안정시키는 등척성수축을 한다. 또 다른 운동의 예는 윗몸일으키기(sit-up)이다. 다리를 완전히 펴고 누워 머리 위에 손을 올리자. 윗몸일으키기를 시도하면서 몸통과 다리가 지면으로부터 떨어지는 것을 확인하자. 근육의 한쪽부착부가 고정되지 않으며 근육의 양쪽부착부가 움직이는 것처럼, 엉덩관절의 굽힘근도 양쪽부착부 모두 수축한다. 재활훈련을 하는 동안 불충분한 안정화가 일어날 때, 치료사는 근수축의 몸쪽운동 또는 먼쪽운동이 어떻게 일어나는지에 대해 깨달아야 한다. 또한 치료사는 기능적인 활동을 하는 동안 안정화의 중요성을 이해하고 어떤 근육이 작용해야 되는지를 알아야 한다. 그리고 안정화를 제공하기 위해 어느 정도의 근력이 필요한지에 대해서도 알아야 한다.

작용근, 대항근, 협력근의 관계는 절대적이지 않다. 이들은 운동, 인체자세, 그리고 근육이 극복해야 하는 저항의 방향에 따라 다양하게 변화한다. 이렇게 변화되는 관계는 팔꿉관절의 굽힘과 폄 운동(그림 4.3A1)을 하는 동안 위팔두갈래근과 위팔세갈래근의 근전도기록에서 볼 수 있다(그림 4.3). 피험자가 앉아서 손에 아령을 들고 팔꿉관절을 굽힐 때 굽힘근은 작용근으로서 구심성수축을 한다(그림 4.3A2). 대항근인 폄근은 상대적으로 이완하며 팔꿉관절의 굽힘운동을 허용하기 위하여 늘어난다. 이어 팔꿉관절을 펴서 아령을 내려 놓을 때 굽힘근은 작용근으로 원심성수축을 한다(그림 4.3A3). 또한 폄근은 비활동적이며 대항근이 된다. 그러나 피험자가 바로 누운자세에서 어깨관절을 90° 굽혀서 팔꿉관절을 굽히고, 폄 때는 작용근과 대항근의 관계는 반전된다(그림 4.3B1). 여기에서 굽힘근은 굽힘과 폄 동작 모두에서 대항근이 되는 반면, 폄근은 팔꿉관절 굽힘 시(원심성수축)(그림 4.3B2), 팔꿉관절 폄 시(구심성수축)(그림 4.3B3) 모두 작용근이다.

피험자가 바로 누운자세를 취하고 있을 때 팔꿉관절 굽힘과 폄의 동일한 동작에서 작용근-대항근의 관계가 서로 바뀌는 변화가 나타난다(그림 4.3C1). 이때, 위팔두갈래근-위팔근은 팔꿉관절굽힘의 처음 범위에서는 작용근이지만, 90°를 지날 때는 저항력의 방향이 변화하기 때문에 위팔세갈래근이 작용근이 된다(그림 4.3C2). 이 자세에서 팔꿉관절폄의 작용근은 90°까지는 위팔세갈래근이지만, 나머지 동작을 조절하는 역할은 팔꿉관절 굽힘근(원심성수축)에 있다. 이는 아령에 대한 중력작용으로 인한 역할의 변화와 상대적인 체중심이 변화하기 때문이다. 굽힘(그림 4.3D1)과 폄(그림 4.3D2)의 가동범위에 도수저항을 주면 근육은 관절의 운동보다 가해지는 저항에 따라 작용한다는 원리가 더욱 잘 설명될 것이다.

이러한 근육 사이에서 다양하게 변화하는 관계에 대한 다른 예는 그림 4.4에서 보여준다. 그림 4.4에서 위팔두갈래근은 뒤침동작에서 작용근으로 작용하며, 위팔세갈래근은 팔꿉관절의 굽힘을 방지하는 협력근으로 작용한다. 근육은 위팔두갈래근처럼 다양한 운동기능을 가지고 있지만, 그 다양한 운동기능 중 오직 하나만이 원하는 운동이며, 원하지 않는 운동을 위해서 대항근은 협력근의 역할을 수행하기 위해 종종 동원되고, 원하지 않는 운동을 방지한다.

근육의 특징

Muscle Characteristics

근육에 적용된 힘은 스트레스를 생성한다. **스트레스**는 신체, 분절, 근육에 적용된 힘 혹은 하중이다. 스트레스는 압박(compression), 신연(distraction), 전단(shear), 비틀림(torsional), 굽힘(bending), 꼬임(twisting) 혹은 이러한 것들의 결합으로 발생할 수 있다. 근육과 결합조직은 유사한 방법으로 이러한 스트레스를 이겨낸다. 근육은 스트레스를 이겨낼 수 있는 역학적, 신체적 특징을 가지고 있다. 본 절에서는 이러한 특징을 다룰 것이다. 이러한 특징이 왜 중요하며, 우리가 운동과 재활을 하는데 이것을 어떠한 이점으로 활용할 수 있을지에 대해 설명할 것이다.

점성 / Viscosity

점성은 영구적인 변형을 일으킬 수 있는 외력에 대한 저항력이다. 보통 액체에 적용하여 사용하는 용어이다. 타르(tar) 대 오일(oil)을 생각하여 보자. 양쪽 모두 끈적거리는 점성을 가지고 있지만, 타르는 오일보다 더 끈적거리는 점성을 가지고 있다. 타르가 열을 받게 되면, 점성이 줄어들면서 더 쉽게 성형이 가능할 것이다. 인간의 조직 역시 점성을 가진다. 치료사는 스트레칭을 하기 전에 해당 조직에 열을 가해 온도를 올리는 것이 점성을 감소시킬 수 있다는 사실을 이용한다. 반면에 낮아진 조직의 온도는 조직의 점성을 증가시킨다. 추운 날 장갑 혹은 벙어리 장갑을 착용하지 않고 밖에 있다면, 여러분이 따뜻한 건물 안으로 들어갈 때 손과 손가락이 어떻게 되는지를 상기시킬 수 있기 때문에 이미 이러한 점성에 대해 알고 있을 것이다.

탄성과 신장성 / Elasticity and Extensibility

신장성과 탄성은 밀접한 관련이 있다. **신장성**은 늘어나고, 길어지거나 확장될 수 있는 능력이다. **탄성**은 늘어나는 힘에 따라 늘어나고 그 힘이 없어질 때 정상적인 길이로 되돌아 올 수 있는 능력이다. 조직이 신장하면서 방출되는 잠재에너지는 신장력의 소멸에 따라 조직을 정상적인 길이로 되돌릴 수 있는 에너지와 같다. 탄력적인 조직

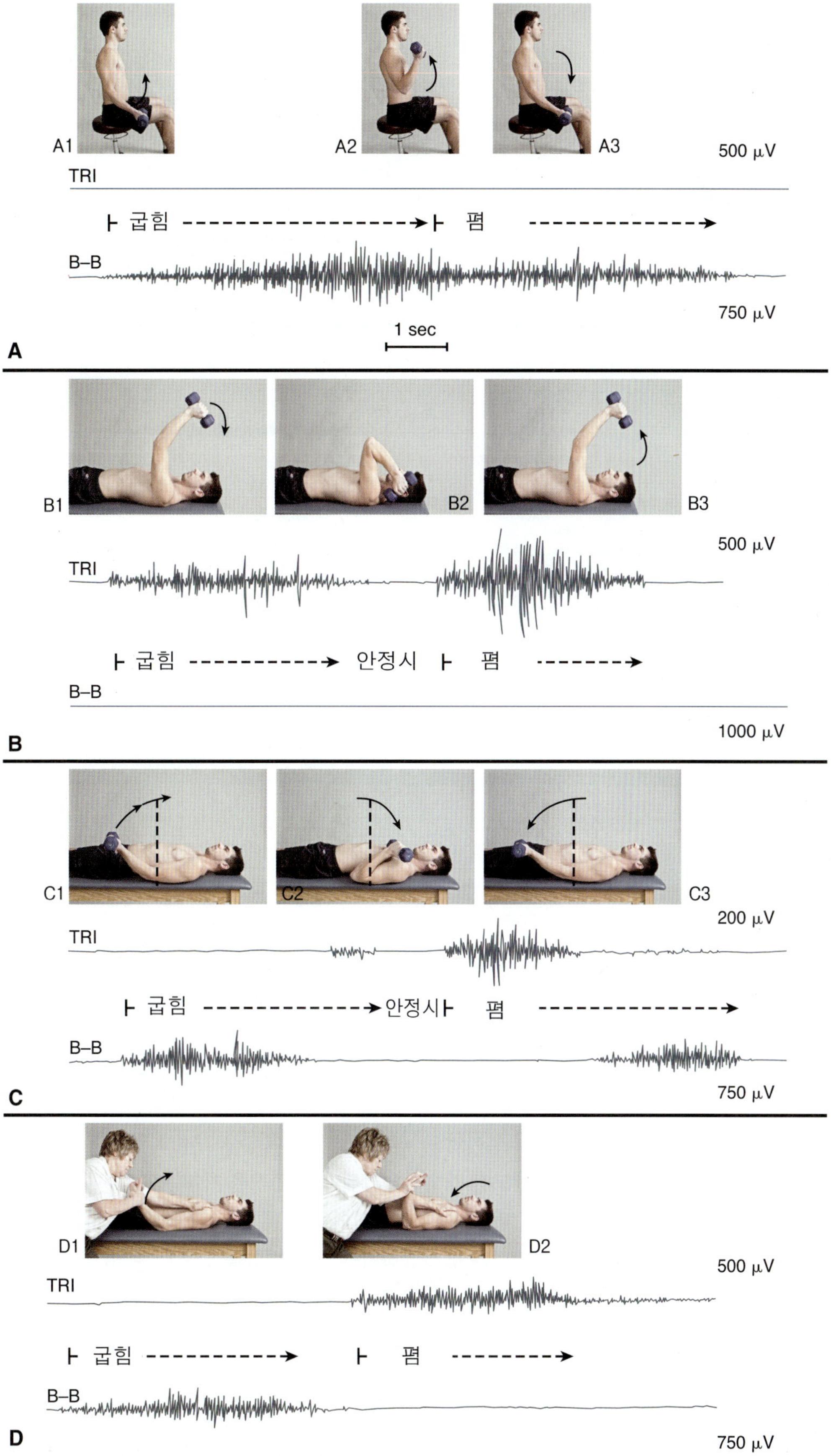

그림 4.3 팔꿉관절굽힘과 폄 동안 저항력과 신체위치에 따라 변하는 위팔두갈래근과 위팔세갈래근의 근전도 활동. A) 대상자가 앉아 있는 자세에서 손에 저항이 걸려 있다. B) 대상자가 바로 누운자세에서 손에 저항이 걸려 있다. C) 대상자가 바로 누운자세에서 도수저항에 대항하여 구심성근수축을 하고 있다. A와 B에서 근활동의 강도가 구심성수축과 비교하여 원심성수축에 비해 얼마나 줄어드는지 알 수 있다. TRI = 위팔세갈래근. B–B = 위팔두갈래근과 위팔근.

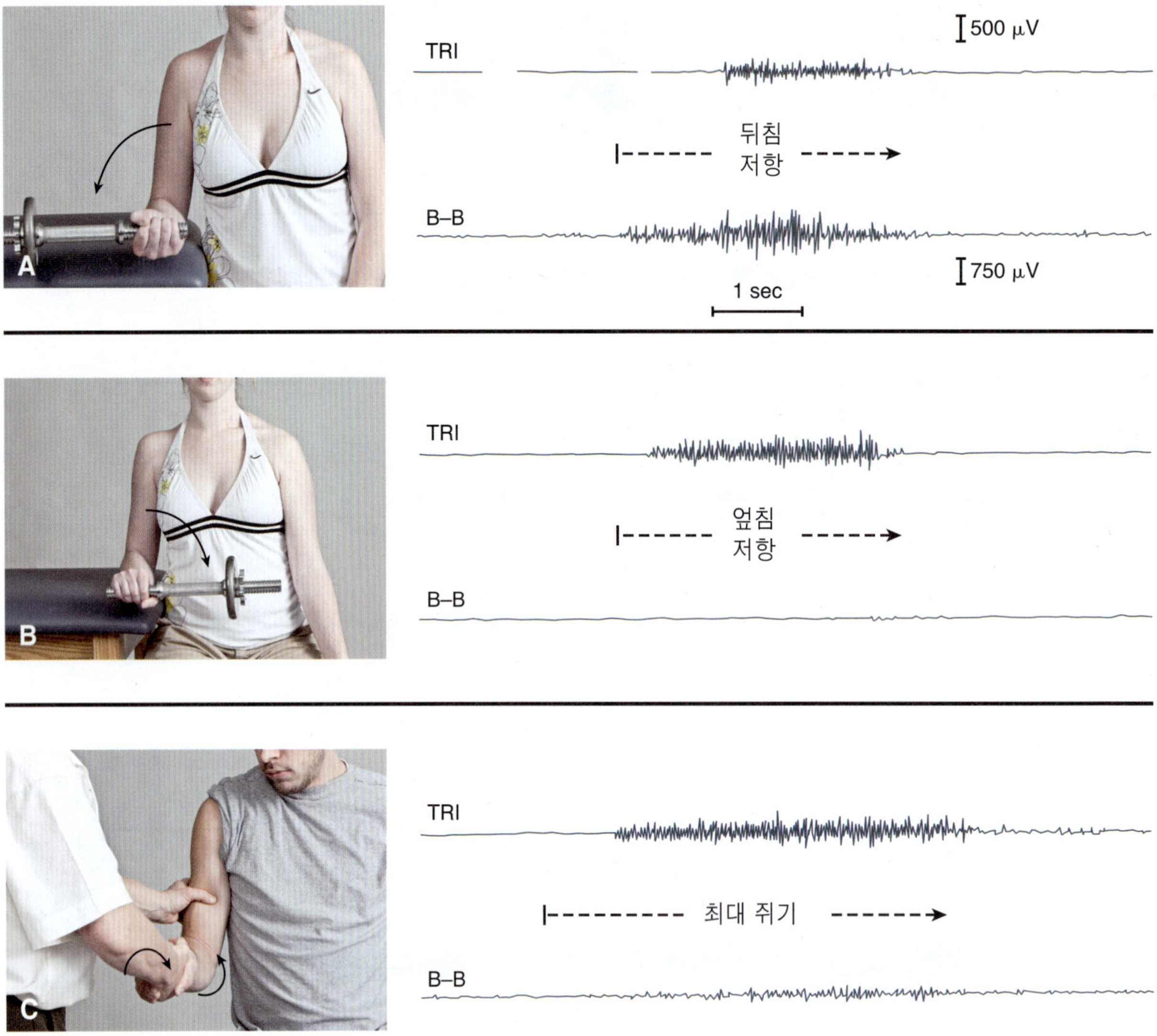

그림 4.4 위팔의 활동 동안 위팔두갈래근과 위팔세갈래근의 협력작용. 대상자가 팔꿉관절을 90° 굽히고, 위팔이 지지된 상태로 앉아 있는 자세에서의 근전도 기록. 위팔뒤침동작의 시작 지점에서 등척성수축은 위팔두갈래근이 팔꿉관절을 굽힘을 하지 않도록 위팔세갈래근의 협력작용을 필요로 한다. TRI = 위팔세갈래근. B–B = 위팔두갈래근과 위팔근.

은 더 신장성 있거나 일시적으로 신장이 더 많이 일어날 수 있다. 여러분이 두꺼운 고무밴드와 얇은 고무밴드를 가지고 동일한 힘으로 늘려보면, 두꺼운 고무밴드에 비해 얇은 고무밴드가 더 늘어남으로 더 높은 탄성을 가진다는 것을 알 수 있을 것이다. 얇은 밴드는 더 많이 늘릴 수 있다. 그리고 여러분이 당기고 있는 힘을 뺀다면, 정상적인 길이로 되돌아 갈 것이다.

마치 탄성과 신장성은 서로 직접적인 관련이 있다. 점도는 이것들과 간접적인 관련이 있다. 신장성이 있는 조직은 더 적은 점성을 가지고 있다. 근육과 결합조직은 점성과 탄성 양쪽 특성을 가지고 있으며, 이는 점탄성조직이라 언급된다. 점탄성을 가지는 조직은 유형을 변화시킬 수 있는 힘이 적용될 때, 이를 저항할 수 있는 능력을 가진다. 하지만 힘이 변화를 일으킬 수 있을 만큼 충분하다면, 조직은 원래 대로의 유형으로 되돌아 올 수 없을 것이다. 이러한 특성은 근육과 결합조직뿐만 아니라, 모든 조직에도 해당된다. 이는 모든 구조에도 해당되는 것이다. 매우 단단한 구조물은 점성이 높고 탄성은 낮고, 매우 유연한 구조물은 탄성이 높고 점성이 낮다. 여러분이 오래된 건물의 유리창을 보고 있다면, 그 유리창은 물결치는 것처럼 보일 것이다. 이 유리창은 지속적인 중력의 작용에 의해 변형되었으며, 이는 처음 유리창의 본래의 모습으로 되돌아 갈 수 없을 것이다. 이와 같이 어떤 구조물의 점탄성은 응력-변형 원리에 부합된다.

스트레스-스트레인 / Stress-Strain

우리가 스트레스(stress)를 언급할 때, 인체 또는 인체 분절에 가해지는 하중 또는 힘이라고 한다. 인체구조물들이 스트레스를 얼마나 잘 견디는지는 구조물의 변형 정도에 달려 있다. 이것이 구조물의 **스트레인**(strain)이다. 즉, 변형은 구조물이 스트레스로 인해 변화되기 전에 견딜 수 있는 변형의 양이다. 자연적이거나 인공적으로 만들어진 모든 구조물은 응력과 변형의 관계를 가진다. 이것을 **응력 변형 곡선**(stress-strain curve) 또는 **스트레스-스트레인의 원리**(stress-strain principle)라고 한다. 다양한 조직들 중 결합조직의 곡선은 인체조직의 일반적인 스트레스-스트레인 곡선을 보여주는 역할을 한다(그림 4.5). 스트레스-스트레인 곡선의 첫 번째 부분은 *말단범위(toe region)*이다. 안정상태에서 조직은 물결 모양의 외형을 가진다. 이 조직에 스트레스가 적용되면, 스트레스-스트레인 곡선의 말단범위 안에서 늘어짐이 발생하게 된다. 그 조직이 말단범위 밖으로 늘어나면 팽팽하게(tight) 되고, 스트레스는 조직을 *탄성범위(elastic range)*로 이동시킨다. 이런 탄성범위는 조직의 탄성이 스트레스를 받는 지점이다. 그 조직의 변형과 늘어나는 양은 조직에 가해진 스트레스의 양과 늘어날 수 있는 조직의 능력 사이에 직접적인 관계가 존재할 때, 직선의 관계로 이동한다. 외력 또는 하중이 두 범위 중 어느 범위에 있던지 사라지게 된다면,

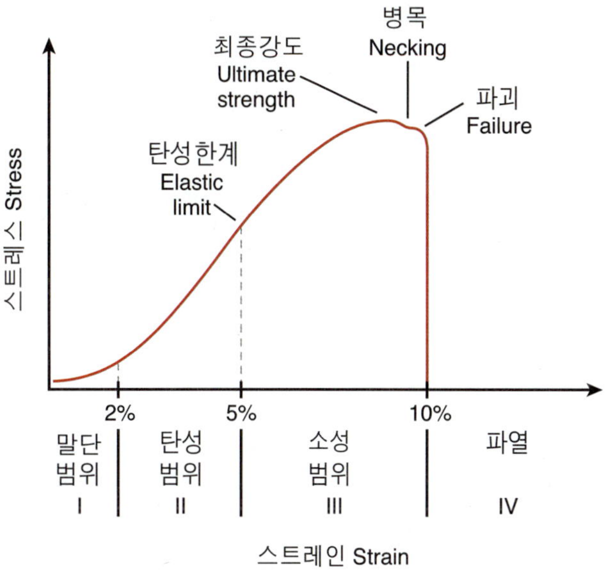

그림 4.5 스트레스-스트레인 곡선. 응력은 조직에 가해지는 힘의 양인 반면에 변형은 가해진 응력에 따라 발생하는 변형이다. 조직은 가해지는 응력을 견딜 수 있는 자체 능력이 있다. 이 능력은 스트레스-스트레인 곡선의 말단범위(toe region), 탄성범위(elastic region), 소성범위(plastic region)에서 허용된 변형정도에 따라 결정된다. 조직에 가해진 응력이 병목범위(necking range)로 발생할 때, 다음 단계는 조직이 더 큰 응력을 견디지 못하는 것이다.

조직은 정상적인 길이로 되돌아간다. 반면에, 외력이 지속적으로 증가한다면, 조직은 탄성범위에서 *소성범위(plastic range)*로 이동한다. 이 범위에서는 구조에 미세한 손상이 생긴다. 일부 조직은 가해지는 스트레스를 이기지 못해서 파열된다. 조직의 길이에 영구적인 변화가 이 지점에서 발생한다. 외력이 이 지점에서 사라진다면, 이 조직은 외력이 가해지기 전에 비해 늘어난 상태가 된다. 외력이 소성범위를 지나 계속 증가된다면, 조직은 *병목범위(necking range)*로 이동한다. 이 지점에서는 조직이 아

실습 포인트
PRACTICE POINT

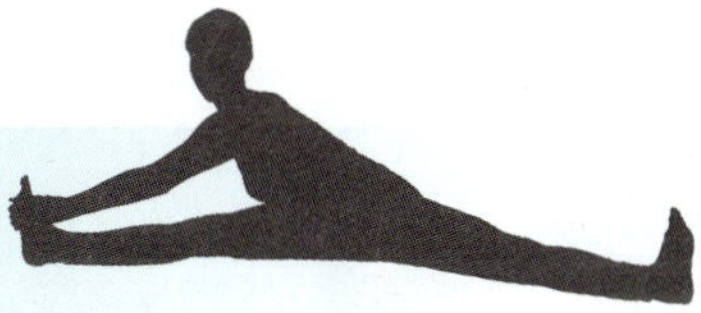

치료사가 단단한 관절주머니의 유연성을 증가하고 싶다면, 관절주머니의 탄성범위에 도달할 정도의 신장을 적용하게 되면 일시적인 관절주머니의 길이변화가 일어날 것이다. 그러나 치료사가 관절가동범위를 개선시키기를 원한다면, 관절주머니의 소성범위까지 신장을 해야 한다. 관절가동술과 신장운동을 결합하여, 유연성의 지속적인 증가를 만들 수 있는 외력을 제공해야 한다.

주 큰 손상을 입기까지 더 많은 미세한 파열이 조직에 발생한다. 이 시기에는 조직이 약화(weakness)되어 있기 때문에 이전에 비해 적은 외력 또는 하중만으로도 조직의 손상을 야기시킬 수 있다. 스트레스가 지속된다면, 조직은 파열 직전에 그 조직에서 일어나는 변화를 스스로 감지한 후 파열된다. 조직은 병목범위에서 *파괴범위(failure range)*로 이동한다. 조직의 파괴가 발생할 때 조직의 연속성을 잃게 된다.

크립 / Creep

크립(creep)은 장시간에 걸쳐 낮은 강도의 하중을 적용하여 발생하는 조직의 신장(elongation)이다. 앞서 언급했던 낡은 집의 오래된 창문 유리는 크립에 의해 변형이 생긴다. 크립으로 일어나는 변화는 조직 또는 구조물의 소성범위에서 발생하여 그 변화는 영구적으로 지속된다. 우리들은 일상생활에서 크립현상을 경험한다. 여러분이 아침에 키를 측정한 후 저녁에 다시 측정한다면, 아침에 키가 더 크다는 것을 발견할 수 있을 것이다. 장시간 우리 몸에 적용되는 중력의 효과는 하루의 마지막 무렵인 저녁에 키의 차이를 가져온다. 크립은 득이 될 수도 있고 실이 될 수도 있다. 예를 들어, 짧아진 아킬레스힘줄을 가진 사람은 잠깐 동안 신장을 적용한다고 해서 크고 단단한 아킬레스힘줄을 효과적으로 신장시키는 것이 매우 어렵다는 것을 알게 될 것이다. 그러나 아마도 10분간 지속적인 신장을 적용한다면, 아킬레스힘줄의 유연성을 증가시킬 수 있는 충분한 크립이 발생할 수도 있다. 장시간의 신장이 반복적으로 적용된다면 이것은 실제로 가능할 것이다.

근력

Muscle Strength

근력은 정확한 정의가 없는 일반적인 용어이다. 근력에 관한 많은 정의를 살펴보면 강한 상태, 근육이 힘을 발생시키는 능력, 근육이 능동적인 장력을 발생시키는 능력 등으로 정의된다. 근육이 얼마나 큰 힘을 생산할 수 있는지는 여러 요인에 의해 좌우된다. 신경학적, 대사적(metabolic), 내분비적(endocrine), 심리적 요인 외에도 많은 다른 요인이 근력에 영향을 미친다.

뼈가 관절을 만든다면, 근육은 인체에서 발생하는 운동을 통해 힘을 제공한다. 인체의 분절운동은 관절을 지나가는 근육이 분절을 움직이는 힘을 생산하기 때문에 일어난다. 힘이 얼마나 잘 생산되는지는 각 근육 또는 근육군의 요인에 따라 달라진다. 근력에 영향을 미치는 요소는 다음과 같다.

- 근육의 크기
- 근섬유의 구조
- 근육의 수동적 요소
- 근육의 생리학적 길이 또는 근육의 길이-장력 관계
- 근육의 모멘트팔 길이(moment arm length)
- 근수축의 속도
- 능동장력(active tension)
- 연령과 성별

이 절에서는 이런 요소에 대해 논의할 것이다.

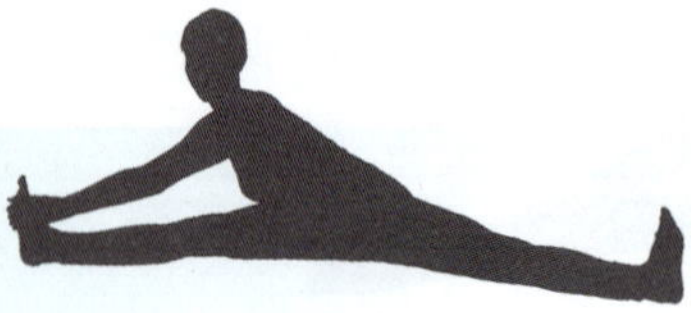

실습 포인트

PRACTICE POINT

크립(creep)은 인체에 유해할 수 있다. 조직이 견딜 수 있는 것보다 더 큰 스트레스를 줄 수 있는 크립 하중이 장시간에 걸쳐 반복된다면, 조직은 구조적으로 피로해질 수 있다. 구조적 피로는 반복적인 크립 하중에 의해 발생되는 스트레스의 축적을 유발한다. 뼈에서는 이를 **스트레스골절**이라 부르고, 힘줄에서는 이를 **힘줄염**(tendinopathy)이라고 한다.

근육크기 / Muscle Size

근육크기는 두 가지 요소인 길이와 너비로 언급된다. 근섬유가 서로 *평행하게(parallel)* 옆에서 옆으로 배열되어 있다면, 근육의 너비는 더 클 것이다. 반면에 근섬유가 끝에서 끝으로 배열된다면, 그것은 서로 *연속되어(series)* 있다. 하나의 법칙처럼, 평행 배열을 가진 근섬유는 큰 힘을 제공하고 연속된 배열을 가진 근섬유는 더 큰 운동속도를 제공한다. 동일한 길이를 가진 2개의 근육이 있다면, 더 큰 너비를 가진 근육은 더 작은 직경 또는 너비를 가진 다른 근육에 비해 더 강할 것이다. 관절을 지나는 다양한 길이의 근육이 있을 때, 잘 기억할 수 있는 엄지의 법칙이 있다. 길이가 더 긴 근육은 분절의 가동성을 제공하고 반면에 짧은 근육은 분절의 안정성을 제공한다. 예를 들어, 한 척추분절(spinal segment)에서 인접한 척추에 부착하는 짧은 뭇갈래근(multifidus)은 척추의 안정성을 제공하지만 몇 개의 척추분절을 지나 부착되는 긴 척주세움근(척주기립근, erector spinae muscles)은 척추의 가동성을 제공한다.

앞의 절에서 언급했던 것처럼, 정상인에 있어서 큰 근육이 작은 근육보다 강하다. 운동 또는 비활동성에 따라 근육크기가 증가(**비대**: hypertrophy)하거나 감소(**위축**: atrophy)될 수 있다. 치료사는 종종 이러한 변화를 측정해 줄 것을 문의를 받는다. 그러나 실제 크기와 크기변화를 측정하는 것은 어렵다. 자기공명영상(Magnetic Resonance Imaging: MRI)은 근육의 해부학적 횡단면을 나타내 줌으로써 근조직의 면적을 측정할 수 있으며 크기의 작은 변화도 발견할 수 있다.[16-17] 근육생검(biopsies)은 크기의 작은 변화를 측정할 수 있다.[18] 그러나 이러한 기법 모두 경비가 많이 들고, 생검은 피부에 상처가 남을 수 있는 침습적인 방법이다. 둘레측정법(circumferential measurements)은 피부, 지방, 체액, 혈관, 뼈를 포함하고 측정줄자에 따른 장력(tension)의 양이 주관적인 판단에 의존하기 때문에 정확성이 떨어진다. 그러나 이런 부정확성에도 불구하고, 둘레측정법은 임상적으로 가장 많이 사용된다. 비용이 저렴하고 편리하기 때문이다. 둘레측정법을 사용하는데 가장 큰 이점은 간단하고 측정과 동시에 측정 결과의 확인이 가능하기 때문이다.

근섬유 구조 / Fiber Architecture

모든 골격근은 동일한 기본적 구조를 가진다. 전체적인 근육은 근육다발(fascicles) 또는 다발(bundles)이라 부르는 부분으로 분류될 수 있다. 이러한 다발 안에는 수많은 근섬유가 존재한다. 근섬유의 수는 근력을 결정하는 여러 요소 중 하나이다. 더 많은 근섬유를 가진 근육은 잠재적으로 낼 수 있는 힘이 더 크다.

하나의 뼈대근 섬유는 근육원섬유마디(sarcolemma)라 부르는 원형막(plasma membrane)에 의해 싸여있는 단일 근육세포이다. 각 근육세포는 다양한 물질을 포함하고 있다: 일부는 세포대사를 위해서 필요하고, 나머지는 세포의 수축성요소이다. 이러한 수축성 구조물이 바로 근원섬유(myofibrils)이다. 각 세포 안에는 몇 개의 근원섬유가 존재한다. 이런 근원섬유는 단백질 근잔섬유 즉, 액틴과 마이오신을 포함한다. 근수축은 액틴과 마이오신에서 일어난다.

근력은 기본적인 세포구조뿐만 아니라, 근육의 생리학적 횡단면과 높은 상관성을 보인다.[20] 오른쪽에서 각 근육다발을 가로로 절단한 선이 근육의 생리학적 횡단면을 나타낸다. 따라서 근육의 섬유배열은 근력의 근원이 된다. 근육의 다양한 섬유배열을 알고 있다면, 우리들은 그 근육의 횡단면적을 정할 수 있고, 그 근육이 상대적으로 크거나 작은 힘을 가지고 있는지를 예견할 수 있다.

육안으로 관찰할 때, 전체적인 근섬유의 배열은 **방추형**(fusiform) 또는 **깃형**(깃털모양, *pennate*)(라틴어 *penna*, 깃털) 중 하나이다. 방추형근에서는 근육다발이 평행하면서 길다. 넙다리빗근(sartorius)이 끈 또는 방추형근의 예이다.[21] 이런 근육은 더 짧아진 직경을 가지고 있지만, 힘은 적게 생산할 수 있도록 만들어졌다. 반면에 깃형의 근육다발은 사선으로 중심 힘줄에 부착한다. 근육 안에 섬유배열의 수에 따라 깃근을 분류하기도 한다. 반깃근(unipennate muscles)은 평행한 섬유배열을 하나만 가지고 있지만, 반면에 깃근(bipennate muscles)은 하나의 중심힘줄로 주행하는 평행섬유를 두 개 가지고 있다. 인체에 존재하는 대부분의 근육은 한 개 이상의 중심힘줄에 도달하면서 두 개 이상의 깃근을 가진 뭇깃근(multipennate muscles)이다. 깃형의 근육다발은 방추형의 근육다발보다 더 짧다. 깃형 근육다발은 전체적으로 단면적이 더 크

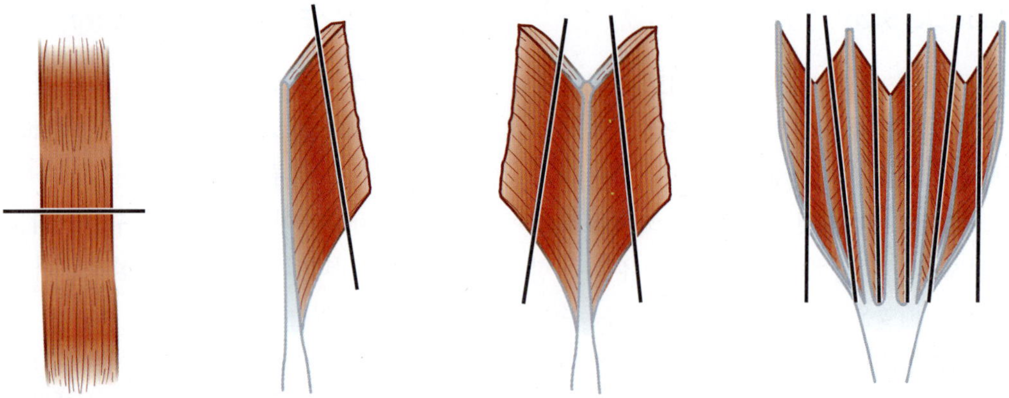

그림 4.6 방추근(fusiform muscle)과 깃근(pennate muscle)의 단면적. 뭇깃근(multipennate muscle)은 반깃근(unipennate muscle)보다 단면적(근섬유를 지나는 검은선이 단면적을 나타낸다)이 넓고, 근육에 깃이 많을수록 생성할 수 있는 힘이 커진다.

기 때문에, 속도보다는 더 큰 힘을 생산한다. 근력은 전체적인 단면적에 비례하기 때문에, 깃근의 근력은 그 근육의 단면적 크기와 관련되어 있다. 그러므로 깃근의 전체근력은 각 깃형 근육다발의 단면적에 합이다. 우리 인체에 존재하는 대부분의 근육구조모양은 뭇깃근이다.[22] 그림 4.6에서는 다양한 근육의 근육다발 배열을 보여준다.

수동 요소 / Passive Components

모든 인체구조물 중 근육은 **근막**(fascia)이라고 부르는 결합조직에 의해 둘러싸여져 있다. 비록 이런 결합조직이 다양한 세포와 바탕질(ground substance)로 구성되어 있지만, 결합조직의 지배적인 세포유형은 콜라겐이다. 콜라겐은 근막의 하얀 섬유다발을 이루는 단백질이다. 미세섬유에서 전체적인 섬유까지 근육구조는 하나의 근막에 의해 각각 싸여 있다. 각각의 근막에 의해 싸여져 있는 근막층을 구분하기 위해서 각각 다른 이름으로 구분하고 있다. 각 근육세포 또는 섬유는 **근육속막**(endomysium)이라고 불리는 하나의 근막층에 의해 둘러싸여 있다. **근육다발막**(perimysium)은 근섬유들의 그룹 또는 근육다발을 둘러싸고 있다. **근육바깥막**(epimysium)은 전체적으로 근육을 둘러싸고 있는 근막층이다. 이러한 근막층은 근육의 힘줄을 덮고 있는 근막뿐만 아니라, 서로 연결되어 있다. 이 근막층은 근육의 **수동탄성요소**(passive elastic component)를 형성한다. 근막은 그 자신의 길이를 능동적으로 변화시킬 수 없으나, 근육의 길이 변화에 따라 순응하여 변화하기 때문에 수동적이다. 근육을 둘러싸고 있는 근막의 섬유는 근섬유와 평행하기 때문에, 근막은 근육의 **병렬탄성요소**(parallel elastic component)라 알려져 있다. 근육이 늘어날 수 있는 범위를 지나 신장될 때, 근육이 지속적으로 신장됨으로 인해 근막은 수동적으로 신장된다. 이런 *병렬탄성요소*는 힘줄과 근육의 양쪽 끝에 위치한 힘줄의 근막과 대조적이다. 힘줄과 힘줄의 근막은 근육의 **직렬탄성요소**(series elastic component)를 제공한다. 이 명칭은 근육과 함께 직렬으로 배열되어 있기 때문에(힘줄–근육–힘줄), 힘줄과 힘줄의 근막에 붙여졌다. 이런 상대적 배치는 움직임을 생산하기 위해 뼈에서 힘줄을 따라 힘을 전달하여 근섬유의 수축을 유도한다.

앞서 언급했던 것처럼, 병렬탄성요소는 하나의 근육이나 직렬 탄성요소가 늘어날 때 신장된다. 직렬탄성요소와 병렬탄성요소가 팽팽하게 될 때, 그것은 근육에 강성(stiffness)을 제공한다. 근육의 근막과 힘줄 때문에 근육의 강성이 증가한다. 이것을 **수동장력**(passive tension)이라 한다(그림 4.7). 이런 수동장력은 고무밴드를 신장하는 것과 같다. 신장이 증가할 때마다 더 큰 장력이 발생한다. 수동장력이 사라질 때, 하나의 큰 반동(rebound) 반응 또는 수축이 큰 장력에 의해 일어난다. 이것이 다음 절에서 설명할 길이–장력(length–tension)의 관계이다.

근육의 길이-장력 관계와 근육의 생리적 길이 / Length-Tension Relationships and Physiological Length of Muscle

한 근육과 그 근육의 길이에 의해 생성된 장력의 크기 사이에 하나의 관계가 존재한다. 수동조직은 그 근육이 신장될 때 일부 장력을 생산한다. 일부의 연구는 조직의 파열이 일어나기 전까지 근육의 수동조직이 얼마만큼 늘어날 수 있는지를 조사하였다. 한 근육원섬유마디가 정상적인 안정길이(resting length)의 200%까지 늘어날 때 파열이 일어난다.[23] 한 근육의 **안정길이**(resting length)는 근육 안에 장력이 없는 상태이다. 안정길이를 간단하게 결정할 수는 없지만, 액틴-마이오신 교차결합이 최대로 되는 길이를 말한다. 한 근육이 안정길이를 지나 짧아지거나 또는 늘어날 때, 힘을 생산하는 근육의 능력은 감소한다. 이는 근섬유가 안정길이를 벗어날 때 교차결합의 수가 감소하기 때문이다.

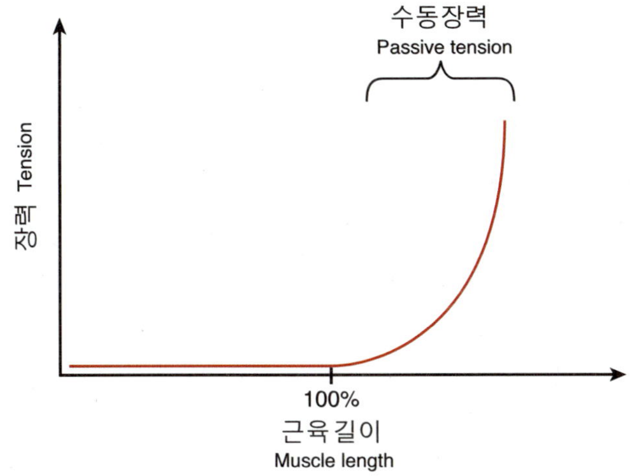

그림 4.7 근육의 전체 길이-장력 관계 곡선. 수동적탄성요소는 안정 시 정상길이를 넘는 장력을 제공하는 반면에, 능동근조직은 안정 시 길이보다 적은 양의 장력을 제공한다. 수동적장력은 신장의 결과로 발생한다.

능동장력은 근육이 짧아질 때 감소한다. 그것은 액틴과 마이오신 섬유 사이에 이용 가능한 교차결합이 더 적기 때문이다. 한 근육원섬유마디가 가장 짧아져 있을 때, 남아 있는 이용 가능한 교차결합은 없다. 게다가, 근육이 늘어져 있을 때, 장력을 충분하게 생산할 수 있을 만큼 액틴과 마이오신 사이를 교차결합이 연결하지 못하게 액틴과 마이오신 섬유가 더 멀리 이동한다. 능동장력은 근육이 짧아지는 동안 근육 장력을 조절한다. 반면에 수동장력은 길이가 늘어나는 동안 근육 장력을 증가시킨다. 근육의 능동장력은 그림 4.8에 도표로 나타나 있다. 한 근육의 능동장력과 수동장력은 근육의 길이-장력 관계를 형성한다. 이것은 그림 4.9에 나와 있다.

길이-장력의 정보를 제공하는 연구는 우리 몸에서 분리한 근육원섬유마디로 수행되었다는 것을 알아야 한다.[23-25] 실험실에서 사람의 몸에서 분리한 섬유에 적용한 등척성수축은 우리들이 전체적인 근육에서 추론했던 결과를 보여주었다. 하지만 이러한 연구의 방법으로 도출된 결과는 논쟁의 여지가 남았다. 이런 연구는 각각의 근육원섬유마디를 연구하였고, 이 부분에서 적어도 3가지 의문점이 존재한다. 1) 한 근육의 근육원섬유마디는 모두 동일한 길이가 아니기 때문에 우리들은 다양한 길이에서 다채

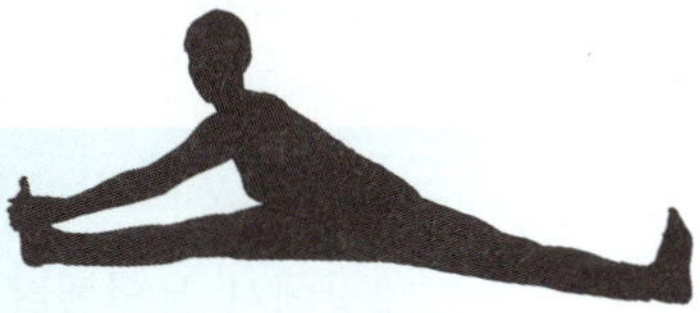

실습 포인트
PRACTICE POINT

수동장력과 반동반응의 개념을 알아보기 위해서, 고무밴드를 가지고 엄지와 검지로 밴드의 양쪽 끝을 잡아보자. 그 밴드가 늘어날 수 있는 데까지 당겨보자. 그리고 그 다음 그 지점보다 더 당겨 늘려보자. 밴드의 한쪽 끝을 놓아 보면 여전히 잡고 있는 손에 얼마만큼 밴드가 반동되는지를 알 수 있다. 지금 밴드를 늘리고 이번에는 더욱 힘차게 이전 범위 이상 더 늘려 보자. 한쪽 끝을 다시 놓아보면, 고무밴드의 반동반응의 차이를 느낄 수 있을 것이다. 마지막으로 힘차게 한 번 더 고무밴드를 늘려보자. 이번에는 빠르게 늘려서 그것이 늘어나자마자 놓아보자. 우리의 근육을 둘러싸고 있는 수동적 근막을 같은 방법으로 늘릴 수 있다. 약하게 근막을 신장한다면 근수축에 미치는 효과가 미약할 것이다. 그러나 우리가 더 힘차고 빠르게 신장하고 풀어준다면, 근수축에 큰 기여를 할 수 있을 것이다. 이 개념은 플라이오메트릭운동과 재활운동을 포함하는 운동프로그램들의 기본적 이론 중 하나의 이론을 제공한다.

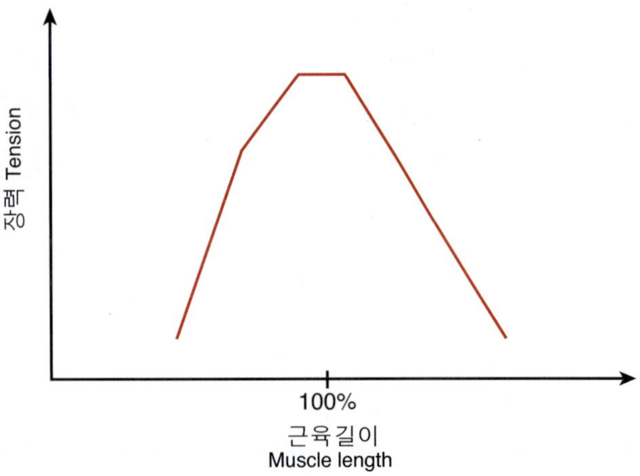

그림 4.8 능동 길이-장력 곡선. 최대 액틴-마이오신 교차결합은 근육안정 시 자세에서 발생한다. 반면에 근육이 짧아지거나 길어질 때, 보다 소수의 교차결합만이 이용 가능하다.

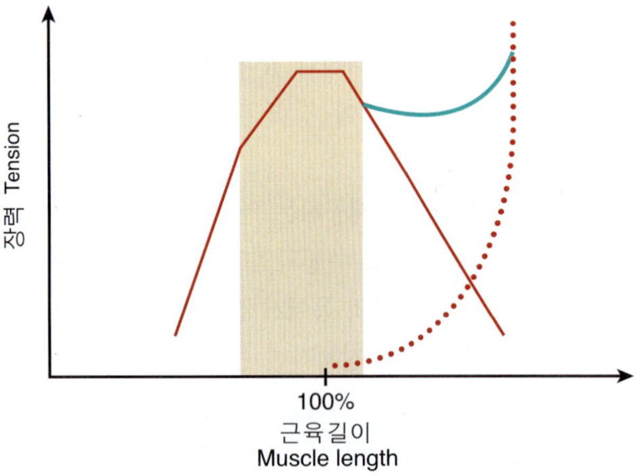

그림 4.9 근육의 전체 길이-길이 장력 관계 곡선. 수동적탄성요소는 안정 시 정상길이를 넘는 장력을 제공하는 반면에, 능동근조직은 안정 시 길이보다 적은 양의 장력을 제공한다.
— = 능동 길이-장력 요소, ······ = 수동탄성길이-장력 요소,
— = 수동요소와 능동요소의 합성결합 (resultant combination).

롭게 반응하는 근육원섬유마디와 같을 수가 있는가? 2) 하나의 근육원섬유마디는 특별한 방법에 반응하기 때문에, 근육원섬유마디로 구성된 근육도 같은 방법에 의해 반응이 될 것인가? 3) 근육원섬유마디가 반응하는 것처럼 근육원섬유마디로 구성된 근육도 동일하게 반응한다고 가정한다면, 모든 근육은 같은 방법으로 반응하는가? 이러한 길이-장력 개념은 연구실에 있는 근육원섬유마디에는 정확하게 적용되지만 일상생활에서 작용하는 근육을 살펴볼 때, 그 신뢰성은 어느 정도 되는가? 불행히도 우리들은 이것과 관련된 대답을 알고 있지 않다. 따라서 이런 의문점에 대한 정보와 추가적인 지식이 관련 연구에 의해 제공될 때까지 대부분의 사람은 근육원섬유마디 연구의 결과를 바탕으로 인체에 존재하는 전체근육에 확대 적용하고 있다.

비록 안정길이를 *생체 실험(in vivo)*에서 정확하게 조절할 수 없지만, 수동장력은 단순한 운동으로 평가되었다. 손가락굽힘근의 완전한 가동범위를 지나 더 신장시키는 것과 같이 수동적으로 다관절근육을 신장시켜 보자. 얕은손가락굽힘근(flexor digitorum superficialis)과 깊은손가락굽힘근(flexor digitorum profundus)에 장력을 발생시키기 위해 완전한 가동범위까지 손목, 손허리손가락관절, 손가락뼈사이관절을 펴 보자. 점차적으로 더 많이 신장되게 될 때 근육에서 증가하는 장력을 느낄 수 있다. 우리들이 근육의 수동불충분(passive insufficiency)을 논의할 때 이런 부분에 대해 다룰 것이다.

등척성 근육원섬유마디의 길이-장력 관계를 증명하는 실험결과가 근육원섬유마디의 범위를 넘어 한 근육에 적용될 수는 없지만, 우리들은 근육원섬유마디가 아닌 하나의 근육을 연구한 다른 실험들이 힘의 생성과 길이 변화 관계에 대한 기능적인 결과를 제공하고 있음을 잘 알고 있다. 정상관절은 근육이 극단적으로 늘어나거나 짧아지게 두지 않는다. 이런 보호수단은 전체적으로 손상을 받을 수 있는 가동범위로 움직이는 것을 예방한다. 완전한 근육의 활동에 대한 초기 연구는 일반적으로 동물을 대상으로 수행되었다. 예를 들어, 개구리의 장딴지근이 생리학적으로 길이-장력 곡선의 기능적인 범위를 결정하기 위해 사용되었다.[26] 이 범위는 안정길이의 약 75~105% 부분이며, 그림 4.9의 그림자 부분에 해당한다. 인간의 길이-장력 관계를 규명한 최근 연구도 비슷한 결과를 보여주었다.[27]

모멘트팔 / Moment Arm

2장에서 논의했던 것처럼, 근육의 모멘트팔(moment arm)은 관절을 중심으로 회전을 일으키는 지레팔(lever arm)이다. 근육의 힘팔은 관절의 운동축에서부터 근육의 힘벡터 또는 당김선(line of pull)까지의 수직선 길이이다. 여러분은 근육이 인체분절의 장축에 대해 수직으로 정렬되어 있을 때 근육의 힘이 관절을 회전시킨다는 것을 상기할 수 있다. 예를 들어, 그림 4.10A에서 위팔두갈래근의 당김선은 팔꿉관절이 90° 일 때 위팔두갈래근이 닿는 아래

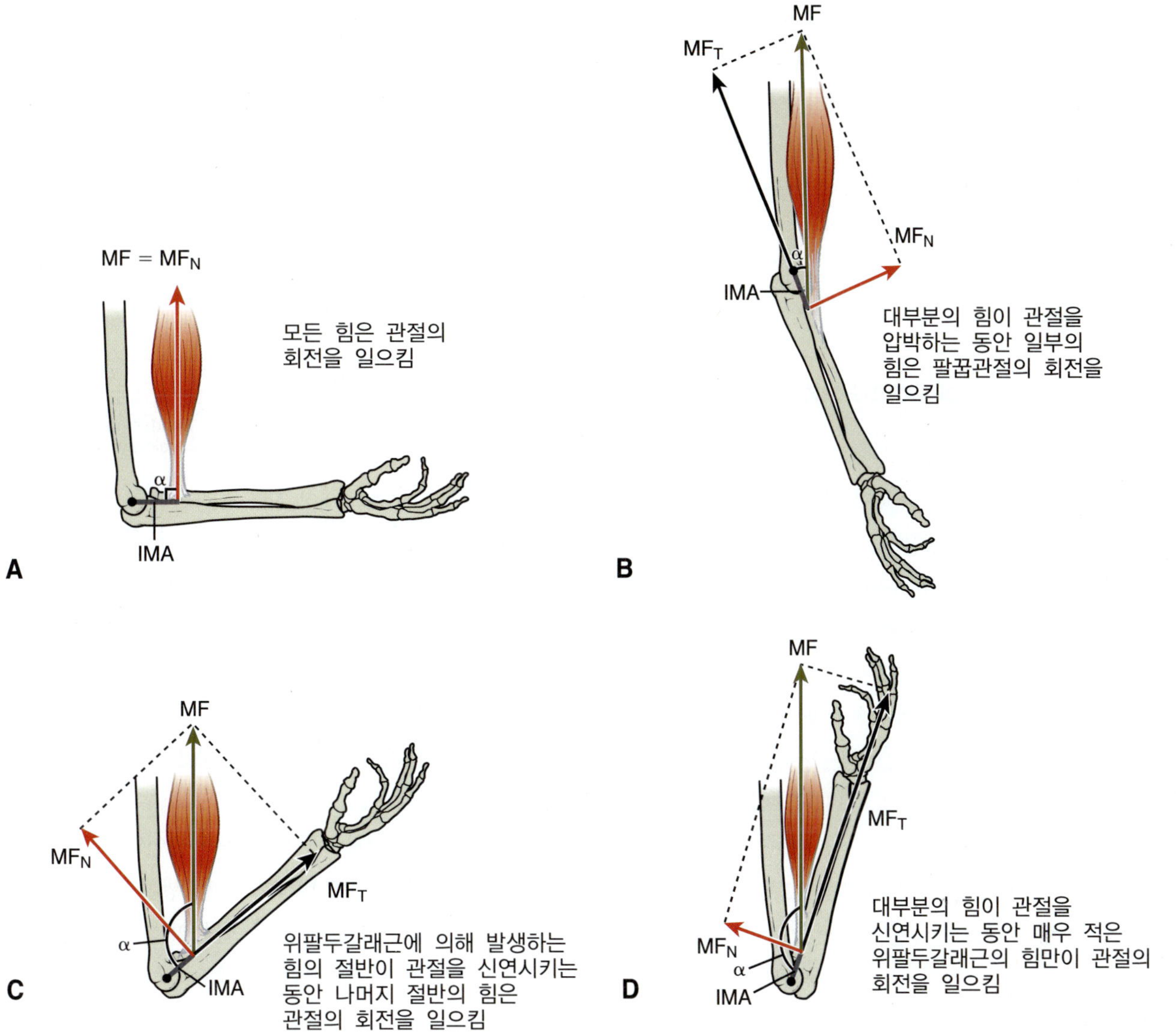

그림 4.10 A) 근육의 모멘트팔이 근육에 수직일 때, 이때 발생하는 힘의 전부는 관절회전을 일으킨다. B–D) 수직이 아닐 경우, 이 힘의 일부는 관절의 압박이나 견인으로 전달되고 나머지는 관절회전을 일으킨다.

팔의 수직이다. 이것은 위팔두갈래근이 그 위치에서 가장 큰 토오크(torque)를 발생하는 것을 의미한다. 즉, 위팔두갈래근의 모든 힘은 팔꿉관절의 굽힘에서 회전하는데 사용된다. 팔꿉관절의 위치가 변화하기 때문에 위팔두갈래근의 당김선 역시 변화해서 더 이상 아래팔에 수직이지 않다. 그러므로, 위팔두갈래근의 힘의 일부는 90° 이상의 팔꿉관절위치에서 관절을 압박하는데 사용되고 팔꿉관절이 90° 보다 작을 때는 관절을 신연(distraction)하는데 사용된다. 신연력과 압박력은 위팔두갈래근에 접선의 힘이다. 팔꿉관절이 90° 에서부터 더 많이 멀어지는 것을 그림 4.10D에서 볼 수 있다. 이때, 위팔두갈래근의 힘은 회전을 하는데 적게 사용이 되고 신연 또는 압박을 하는데 더 큰 힘을 사용할 것이다.

예를 들어, 팔꿉관절이 관절가동범위에서 움직일 때, 움직임을 생산하는 근육이 분절의 위치와 길이에 따라 힘팔의 변화를 경험한다는 것을 알았다. 이것은 근육의 힘팔이 인체분절과 이루는 각의 수직 정도에 따라 관절가동범위의 일부 지점에서 근육이 큰 토오크(회전력)를 발생하고 때로는 더 적은 토오크를 발생한다. 앞서 논의했던 것처럼, 근육의 생리학적 길이(길이–장력) 역시 근력 또는 힘을 생산하는 능력에 영향을 미친다. 비록 역학적인 영향이 더 큰 것처럼 보이지만, 생릭학적 요소와 역학적 요소 모두 *생체실험(in vivo)*에서 힘을 생산하는 근육의 능력에 영향을 미친다. 그러므로 재활운동을 위해 적절한 관절의 위치를 결정할 때, 생리학적 요소와 역학적 요소 모두 고려해야 한다. 이러한 생리학적 영향과 역학적 영향뿐만 아니라, 근육의 수축속도 역시 힘을 생성하는 근육의 능력에 영향을 미친다.

수축속도 / Speed of Contraction

속도(speed)는 운동률이다. 속도(velocity)는 특정 방향의 운동률을 의미한다. 근육이 짧아지거나 늘어나는 비율은 사실상 근육이 발생할 수 있는 힘에 영향을 미친다. 인체에 의해 발생할 수 있는 최대근력과 근수축의 속도 사이의 관계는 그림 4.11에 나와 있다. 구심성수축의 속도가 더 느려질 때, 근육이 발생하는 힘은 증가한다.[28-29] 움직임이 없을 때 이것이 최대등척성수축 또는 속도가 0인 수축(zero-velocity, contraction)이다. 단축속력이 증가함에 따라 수축력이 감소하는 것은 액틴과 마이오신 근잔섬유 사이에서 단위시간당 형성될 수 있는 수많은 연결고리의 수에 근거하여 설명될 수 있다(그림 4.12). 느린속도에서는 교차결합이 최대로 형성된다. 액틴과 마이오신 근잔섬유가 서로 빠르게 미끄러져 지나갈수록 단위시간당 근잔섬유 사이에서 형성되는 교차결합의 수가 적어지고 발생되는 힘도 적어진다. 근수축의 속도와 구심성수축으로 생산할 수 있는 근력의 총량 사이는 완만한 반비례 관계이다.

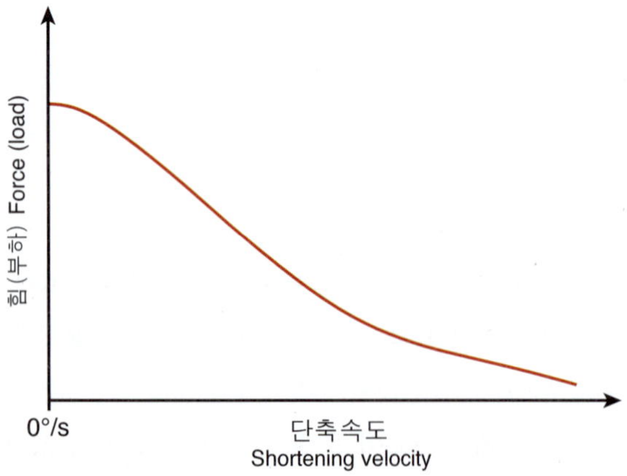

그림 4.11 구심성활동 동안의 힘-속도. 근육이 구심성으로 빠르게 수축할수록 발생되는 힘의 양은 줄어든다.

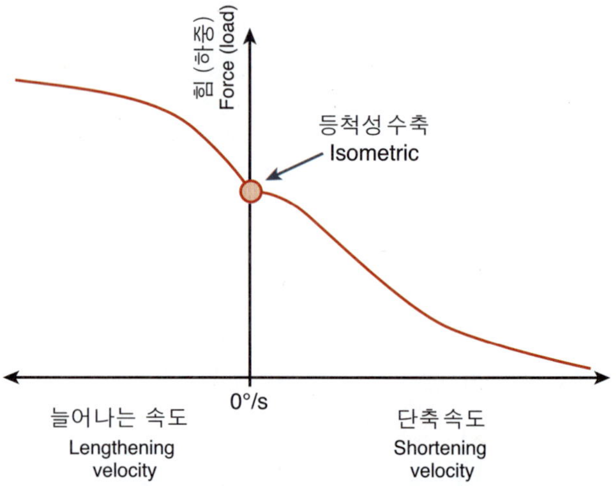

그림 4.12 근골격계의 길이-장력 곡선의 수동적 길이-장력 비율은 근육의 수동조직장력의 효과를 나타낸다. 근육이 늘어날 때(elongated) 직렬의 탄성요소가 평행하게 신장된 결과로 수동장력이 발생한다. 어느 정도까지는 근육이 원심성으로 빠르게 수축할 경우 더 큰 힘을 발생시킨다.

임상적 관점에서, 근육을 빠르게 움직이게 되면 더 작은 무게를 들어 올리거나 더 작은 무게로 운동을 수행할 수 있다.

반면에 수축을 하는 동안 근육이 늘어날 때는 근육이 짧아질 경우와는 근수축의 속도와 힘 생성 사이의 관계가 차이가 있다. 그림 4.12를 보면, 근육이 하중을 조절할 수 없는 지점에 도달하기까지는 원심성수축을 하는 동안 속도가 증가하기 때문에 근력이 실제로 증가하다.

능동장력 / Active Tension

능동장력은 근육에 의해 발생되는 힘이다. 근육의 능동장력은 근섬유 속 액틴과 마이오신 사이의 교차결합의 활동에 의해 발생한다. 정상적으로 신경운동계가 상호작용한다고 가정해 보면, 능동장력은 기능적 활동에서 필요한 근력을 발생하는데 가장 중요한 요소이다. 하나의 근육이 어느 정도의 능동장력을 발생할 수 있는지는 활성화되는 운동단위(motor unit)의 비율과 동원되는 운동단위의 수에 의해 결정된다.[30] 더 많은 근섬유가 활성화되면 더 큰 능동장력이 발생한다. 하나의 운동단위를 구성하는 근섬유의 수는 다양하다. 운동신경원의 크기와 운동신경원의 흥분성은 반비례하며, 더 큰 축삭은 더 작은 흥분성을 가진다.[31]

운동단위를 지배하는 신경세포의 크기뿐만 아니라, 근섬유의 크기도 근육의 수축순서와 상관성이 있다. Elizabeth Henneman과 그녀의 동료들[32]은 신경세포의 크기와 신경세포가 지배하고 있는 근섬유의 크기가 직접적인 상관성이 있다는 것을 발견하였다. 즉, 큰 운동단위는 큰 신경세포와 근섬유를 가진다. 그들은 작은 근섬유가 작은 신경섬유에 의해 지배를 받고 있기 때문에 큰 섬유보다 먼저 활동한다고 하였다.

하나의 근육 속에서 동원되는 근섬유의 유형은 근육이 발생하는 장력의 양에 영향을 미친다. 빠르거나 힘 있는 반응이 필요할 때는 Ⅱ형 근섬유가 촉진된다. 그러나 Ⅰ형 근섬유는 지속적으로 자세를 유지하는 동안 자세조절을 위해 활성화된다. Ⅰ형 근섬유는 미세한 조절이 필요할 때 작용한다. 그래서 외적 요소(바람 또는 보트에 서 있는 것)와 내적 요소(심박동 또는 폐의 활동)가 잠깐 동안 자세변화를 일으킬 수 있음에도 불구하고 자세가 유지되는 것이다. 운동단위가 활동을 일으킬 수 있을 만큼 충분한 자극을 받을 때, 운동단위를 구성하는 근섬유는 수축하고 즉시 이완한다. 운동단위에 연속적인 자극이 주어진다면, 운동단위를 구성하는 근섬유의 반복적인 수축이 발생할 것이다. 빠르고 반복적인 발화(firing)는 지속적인 근섬유의 수축을 야기할 수 있을 만큼 충분한 비율로 반복적인 수축을 발생시킨다. 이런 방법으로 더 많은 운동단위가 동원되고 수축하는 것은 더 힘 있는 근수축이 발생한다는 것이다.

운동단위는 체계적인 명령에 따라 동원된다.[30,33-34] 큰 운동단위가 동원되기 전에 작은 운동단위부터 먼저 동원된다. 작은 운동단위는 시간이 지속될수록 더 적은 장력이 발생하고 큰 운동단위보다 더 적은 에너지를 필요로 한다.[33-34] 작은 운동단위가 먼저 동원되고 그 다음 큰 운동단위가 동원되는 것은 에너지보존과 움직임의 효율성을 보장한다. 더 큰 힘 또는 더 높은 강도의 활동이 요구될 때, 큰 운동단위는 증가된 근육의 반응 또는 순간적인 활동을 개선하기 위해서 동원된다.

요약하면, 운동단위는 운동단위의 크기(작은 것부터 먼저 동원됨), 근육세포의 크기(작은 것이 더 큰 것보다 먼저 동원됨), 근섬유의 유형, 근섬유의 수축속도(느린 Ⅰ형 섬유가 빠른 Ⅱ형 섬유보다 먼저 동원됨)에 따라 동원된다. 강한 폭발(bursts)과 함께 빠르게 반응하는 큰 운동단위보다 작은 운동단위가 더 느리게 반응하며 더 오래 지속할 수 있다. 그러므로 Ⅰ형 운동단위는 자세조절을 위해 동원된다.

운동단위에 관심을 기울이고 있는 일부 연구자는 근육이 체계적인 방법으로 동원된다는 것을 증명하였다.[34] 이런 주제와 관련된 대부분의 연구는 자세근육과 관련된 결과에 대해 이견을 보였다. 일부 연구자는 근수축의 순서가 일관성을 보이지 않는다고 하였으나[35-36] 다른 연구는 일관된 순서를 갖는 근수축패턴을 보인다고 하였다.[37-38] 특정 활동을 하는 동안 일관된 패턴을 보이지만, 다른 활동을 하는 동안에는 그렇지 않다. 그리고 특정 근육은 일관된 패턴을 보이지만, 다른 근육은 그렇지 않다. 예를 들어, 사람이 의자에서 일어나기 위해 준비할 때, 선행적 조절로 척주세움근이 억제된다.[39] Ana Sakamoto와 동료들[40]은 피험자가 엎드린자세로 누워 있을 때, 반힘줄모양근(semitendinosus)에서 근수축을 시작해서 반대측 척주세움근→동측 척주세움근→큰볼기근(gluteus maximus)으로 이어지는 일관된 근수축의 순서를 발견하였다. 일부의 연구자는 엉덩엉치(sacroiliac)의 통증 또는 엉치허리(sacrolumbar)의 기능부전을 가진 피험자에게서 근수축의 속도변화에 따른 근수축의 순서변화를 발견하였다.[36-38,41-42] Katsuo Fujiwara와 동료들[35]은 움직임패턴과 근육활동을 연구하였다. 피험자들은 다양한 움직임패턴을 수행하지만, 자신만의 근수축패턴을 일관되게 수행한다는 것을 발견하였다. 이러한 자료를 토대로 운동단위가 체계적으로 동원된다는 것을 발견하였지만, 움직임패턴은 개개인에 의해 발달된 전략에 더 의존한다는 것을 발견하였다. 향후에 연구자는 움직임패턴과 근육동원에 관련된 이런 주제에 대해 더욱 관심을 가져야 할 것이다.

연령과 성별 / Age and Gender

일반적으로 근력은 여성보다 남성이 더 강하다고 인식된다. 그러나 모든 남녀의 근력은 출생 후부터 성인이 될 때까지 증가하고 20-30세 사이에 최고조에 달하며 나이가 들어감에 따라 점차 감소한다. 예를 들어, 3-90세 사이의 남녀 우성 손(dominant hand)의 악력이 그림 4.13에 나와 있다. 그림 4.13에 보이는 것처럼, 어린소녀 · 소년의 근력

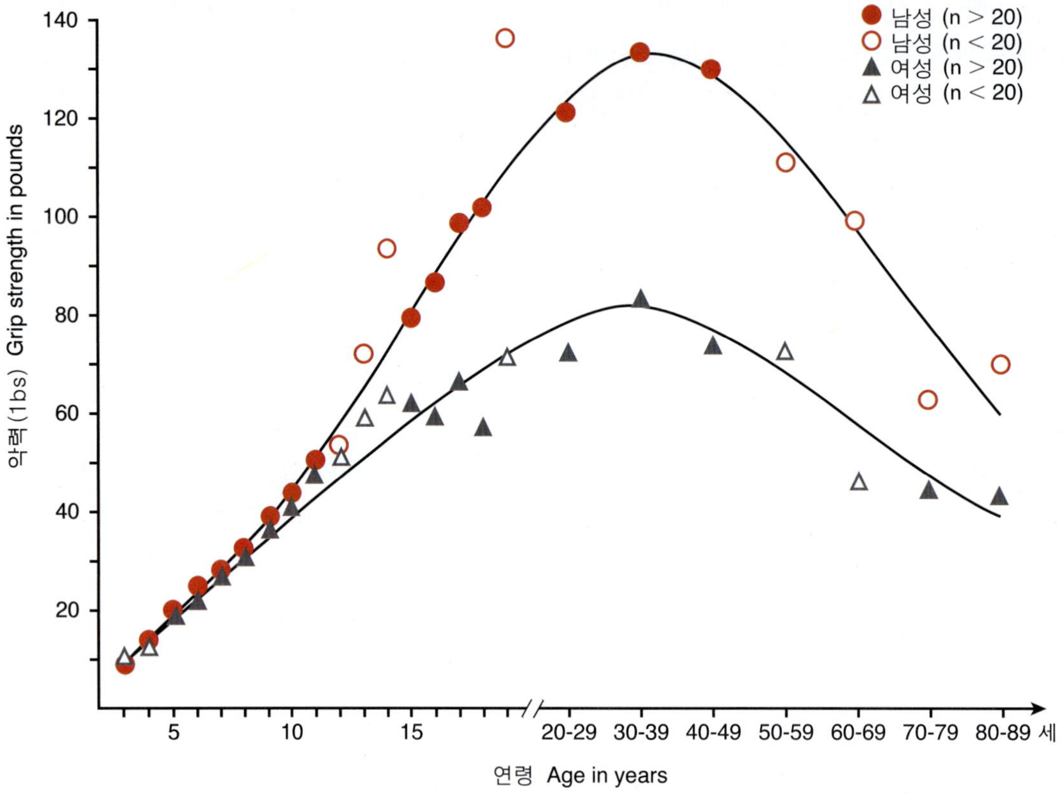

그림 4.13 3–90세의 건강한 여성 537명과 남성 531명을 대상으로 측정한 우성 손(dominant hand)의 평균악력으로 Komi와 Karlsson의 자료를 근거로 함.[44] 사춘기에 이전에는 악력의 차이가 근본적으로 없었으나, 사춘기 이후에는 성별간 큰 차이(significant differences)가 분명하게 나타났다.

은 사춘기까지는 거의 동일하다. 그 이후, 남성은 여성보다 상당히 큰 악력차이를 나타내며 중년(30–50세 사이)에는 더욱 큰 차이를 보인다. 연령이 증가함에 따라 운동단위의 수가 감소한다.[43] 남성이 강한 근력을 보이는 것은 사춘기 이후에 발달하는 근육의 체적과 주로 관련이 있다. 16세까지는 크레아티닌(creatinine)의 배설과 칼륨수치의 연구에서 밝혀진 바와 같이 "체중(body mass)"에 대한 지방을 제외한 체중(lean body mass)의 비율이 남녀가 비슷하다. 그러나 사춘기 이후, 남자의 근육량은 여자보다 50%가 더 많아지며 체중에 대한 지방을 제외한 체중 비율도 더 커진다. 한편, 단면적당 근력은 남성과 여성이 유사하게 나타난다.[44] 특정 근육에서 빠른연축섬유(fast-twitch muscle fiber)와 느린연축섬유(slow-twitch muscle fiber)의 비율 역시 남녀가 유사하게 나타난다.[44]

인구전체를 고려할 때 근력은 연령과 성별에 관련성을 보이지만, 일반적인 법칙에 대한 예외는 두 가지 요인들에 의해서 발생할 수 있다. 1) 생물학적 성장률이 다르기 때문에 발생하고, 2) 적절한 식이요법과 운동을 통해 얻을 수 있는 효과는 개개인의 유전적이고 특이한 조건에 따라 다르기 때문이다.[45]

수동적인 근육의 가동범위

Passive Excursion of Muscles

인체에 존재하는 작용근–대항근의 관계는 각각의 근육이 운동을 허용하기 위해 수동적 · 능동적으로 근육의 길이를 조절하고 변화시키는 능력이 필요하다는 것을 보여준다. 예를 들어, Morrison은 정상적인 보행을 하는 동안 넙다리네갈래근과 뒤넙다리근의 길이 변화가 3~4인치(약 8~10cm) 정도 일어난다고 하였다.[46] **기능적인가동범위**(functional excursion)란 근육이 지나가는 관절(들)이 허용하는 범위 내에서 최대로 늘어났다가 줄어들 수 있는 거리로 정의된다. Weber[47]는 몇 개의 근육의 가동범위를 연구

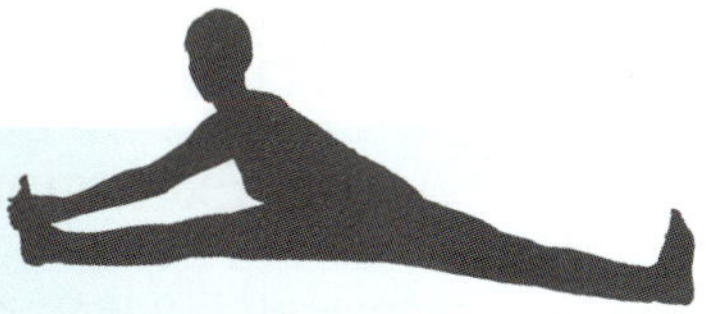

실습 포인트
PRACTICE POINT

수동불충분은 외과적 또는 신경학적 제한으로 인해 발생할 수 있다. 외과적 제한의 예로 팽팽한 뒤넙다리근을 가진 농구선수를 살펴보자. 정상인은 무릎을 굽힐 때 엉덩관절을 정상적으로 115~125° 정도 굽힐 수 있다. 무릎을 편 채 엉덩관절을 굽히게 되면, 뒤넙다리근의 정상적인 수동불충분으로 인해 엉덩관절의 굽힘이 90° 정도로 제한한다. 그러나 농구선수가 팽팽한 뒤넙다리근을 가진다면, 그 선수가 다리를 똑바로 올리기(straight leg raise)를 할 때 엉덩관절이 60° 정도 굽혀져 정상보다 더 심한 제한을 받을 것이다. 이는 뒤넙다리근의 길이가 정상길이를 가진 뒤넙다리근 보다 먼저 수동불충분에 도달하기 때문이다(그림 4.14).

A 비정상적인 수동불충분 **B** 정상적인 수동불충분

그림 4.14 뒤넙다리근의 정상수동불충분과 비정상수동불충분. 근육의 수동불충분은 늘어난(lengthening) 근육이 더 이상 신장할 수 없기 때문에 반대쪽 근육의 수축능력을 제한할 것이다.

하였다. 이러한 근육은 최대 길이의 34%~89%까지 짧아지고, 평균적으로는 최대길이의 50% 정도 짧아진다는 것을 발견하였다. 한 관절 이상 작용하는(복수의 관절에 걸치는) 근육은 가장 큰 가동범위를 보인다. Kaplan[48]과 Boyes[49]는 손과 손목관절의 각 근육에 가동범위를 측정하는 특수한 방법을 제시하였다. 예를 들어, Boyes는 가운데 손가락과 손목관절을 완전히 굽힌 위치에서 다시 완전히 편 위치까지 운동할 때 깊은손가락굽힘근(flexor digitorum profundus muscle)에 대한 가동범위가 3인치(약 8 cm)라고 하였다. 근육이 짧아질 수 있는 능력은 근육에 따라 매우 큰 차이를 보이지만, 임상적 관점에서는 근육의 기능적인 능력만큼은 중요하지 않다. 근육의 짧아짐에 대한 세밀한 측정은 임상적으로 적절하지 않기 때문에 치료사는 근육이 짧아질 수 있는 평균능력을 논의할 때 한 근육의 안정길이의 평균 70% 정도로 어림잡아 사용한다. 즉, 치료사는 수많은 근육에 대한 다양하고 세밀한 실험결과보다는 일반적으로 그 근육의 안정길이의 최대 70% 만큼 근육이 짧아질 수 있는 능력을 가진다고 생각한다.

수동불충분 / Passive Insufficiency

근육이 두 관절 또는 그 이상의 관절에서 동시에 늘어날 때, 이 근육은 **수동불충분**(passive insufficiency) 상태에 도달한다. 이런 근육의 완전한 신장은 대항근에 의해 예방된다. 이런 수동불충분은 건강한 사람의 엉덩관절굽힘으로 설명될 수 있다. 무릎폄과 함께 엉덩관절을 굽힐 때, 뒤넙다리근은 두 관절에 걸쳐서 최대길이로 늘어나게 된다. 엉덩관절의 굽힘근이 충분히 운동을 수행할 수 있는 근력을 가지고 있지만, 뒤넙다리근의 최대수동신장은 엉덩관절의 굽힘범위에서 엉덩관절을 움직이는 엉덩관절의 굽힘근의 능력을 제한한다. 무릎이 굽힐 때 발목이 15° 발등굽힘이 된다면, 무릎이 펼 때는 발등굽힘의 양은 감소한다. 무릎과 발목을 걸쳐서 늘어나는 장딴지근(gastrocnemius msucle)의 수동불충분 때문이다. 이런 예를 살펴볼 때, 수동불충분은 정상적으로 발생한다. 그러나 수동불충분은 병리학적 상황에서도 발생할 수 있다. 어떤 병리학적 상황은 근육이나 힘줄의 정상적인 가동범위를 상실하게 하는 원인이 될 수 있다. 이러한 상황은 근긴장(muscle tightness), 경직(spasticity), 외상이나 수술로 인한 단축, 그리고 힘줄과 힘줄집의 유착(adhesion) 등이 있다. 그러므로 작용근이 강하게 수축하더라도 대항근의 수동불충분으로 인해 운동이 심하게 제한받을 수 있다.

근육힘줄작용 / Tendon Action of Muscle

두 관절 또는 그 이상의 관절을 지나 발생하는 근육의 수동장력은 이러한 관절의 수동적인 움직임을 일으킬 수 있다. 이러한 효과를 근육의 **힘줄고정작용**(tenodesis)(그리스어 *tenon*, 힘줄; *desis*, 서로 묶다)이라 한다. 그 효과는 건강한 사람이 손을 이완시킨 상태에서 손목관절의 굽힘과 폄을 교대로 하면 잘 나타난다. 손목관절을 굽힐 때, 이완된 손가락은 펴진다. 이는 손목관절과 손가락에서 늘어난 손가락폄근의 수동장력때문이다. 손목관절을 펴면 손가락은 깊은손가락굽힘근과 얕은손가락굽힘근의 장력에 의해 굽혀진다(그림 4.15).

능동적인 근육의 가동범위

Active Excursion of Muscles

기능적인 운동은 주어진 과제를 성취하기 위해 동시에 작용하는 몇 개의 근육에 의해 일어난다. 이러한 근육 중 일부는 단일관절근육(single-joint muscles)이고, 반면에 나머지 근육은 다관절근육(multijoint muscles)이다. 다관절근육의 능력과 기능은 그들이 지나가는 각 관절에 의해 영향을 받는다. 하나의 관절에서 다관절근육의 수행력은 다관절근육이 지나가는 관절의 위치에 의해 강화되거나 영향을 받는다. 다관절근육과 단일관절근육의 생리학적 길이와 역학적 팔길이는 근력에 영향을 미친다. 이러한 요소는 이 절에서 논의할 것이다.

능동불충분 / Active Insufficiency

근육의 길이가 가장 짧아진 상태에서 발생할 수 있는 힘의 크기가 최소화되는 것을, **능동불충분**(active insufficiency)이라 하며, 이것은 다관절근육에서 발생한다(그림 4.16A). 한 근육의 최대근력은 안정길이에서 일어나고 근육이 짧아지면, 근력이 약해진다는 근육의 길이-장력 관계를 생각해보자. 다행히도 인체는 큰 힘을 필요로 하는 정상적인 활동에서 완전히 짧아지거나 근력이 약해지는 자세를 피하도록 만들어져 있다. 바람직한 길이-장력 관계는 근육이 지나가는 관절에서 힘을 발생시키거나 움직임을 위해 수축하는 동안 다른 관절에서는 늘어나는

실습 포인트

PRACTICE POINT

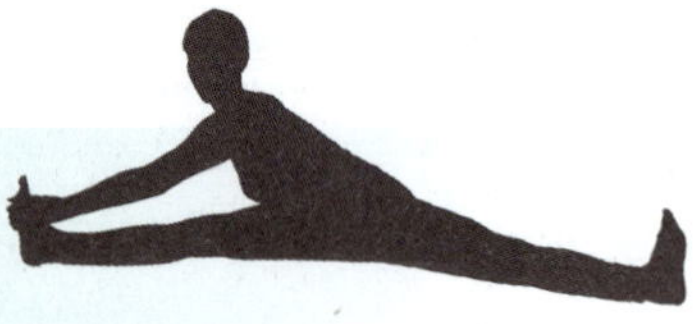

이런 힘줄고정작용(tenodesis action)은 때로는 C6 척수신경*의 운동기능을 상실한 사지마비환자에게 기능적으로 사용된다. 이러한 환자는 손목 폄근을 수축할 수 있지만, 손가락근의 마비를 가진다. 손목관절을 굽히면 손가락은 폄근의 수동불충분으로 인하여 펴지면서 손을 물건 위에 놓을 수 있게 된다. 손목관절을 펴면 손가락굽힘근의 수동장력이 물건을 잡는 힘을 증가시켜 그것을 집어 올리거나 쥐고 있을 수 있다. 손가락의 긴굽힘근을 선택적으로 짧게 할 수만 있다면, 몇 파운드의 쥐는 힘을 발생할 수 있다.

*척수신경 손상수준의 명명은 가장 낮은 정상적인 기능을 가지는 척수신경근분절에 기초한다. 환자가 일곱 번째 목척추 분절 이하의 상위운동신경세포와 하위운동신경세포의 연결부가 완전히 차단되었다면, 그 환자는 C6 수준의 운동기능을(완전손상) 가진 것으로 분류된다. 감각기능의 수준 역시 분류된다.

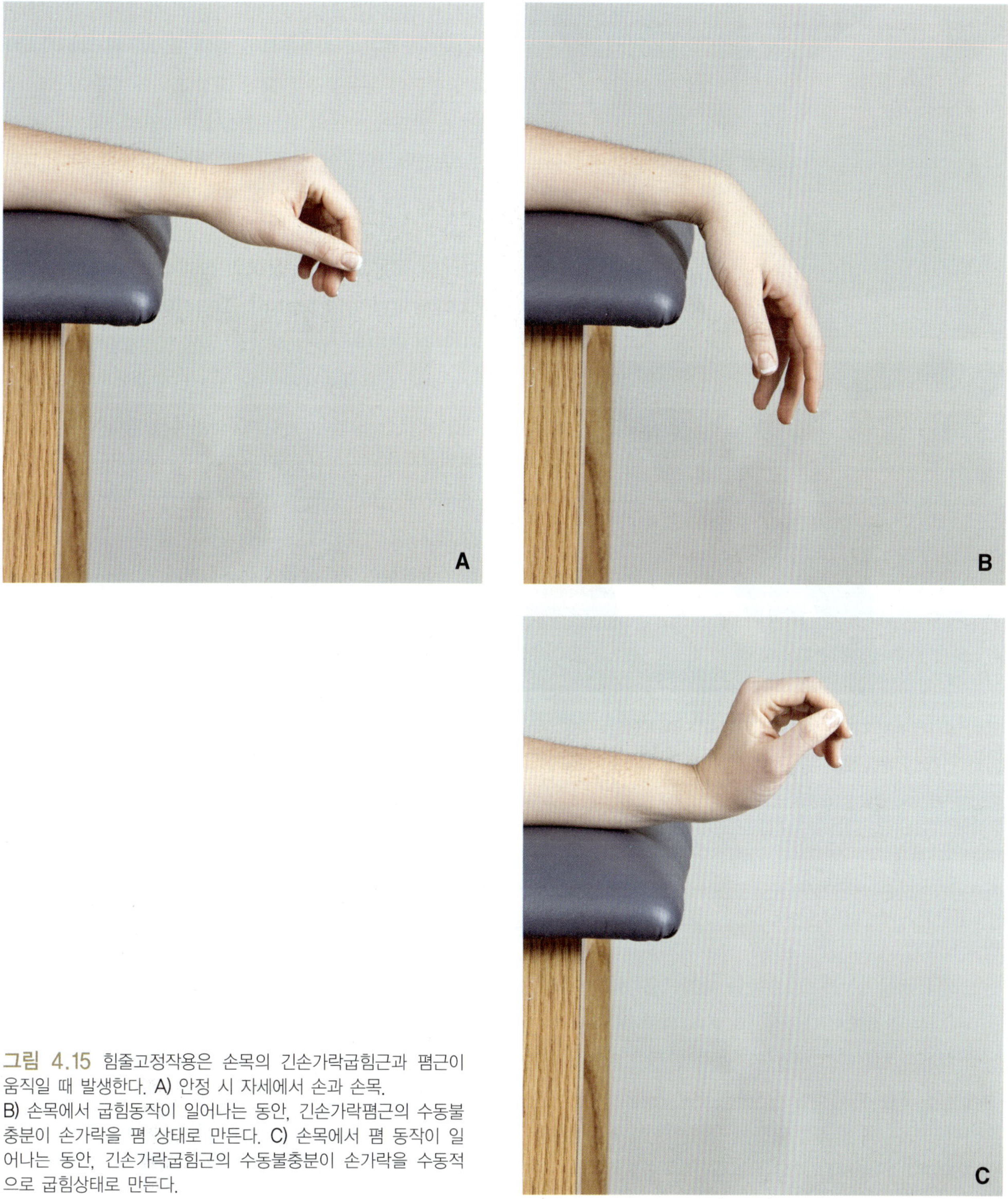

그림 4.15 힘줄고정작용은 손목의 긴손가락굽힘근과 폄근이 움직일 때 발생한다. A) 안정 시 자세에서 손과 손목. B) 손목에서 굽힘동작이 일어나는 동안, 긴손가락폄근의 수동불충분이 손가락을 폄 상태로 만든다. C) 손목에서 폄 동작이 일어나는 동안, 긴손가락굽힘근의 수동불충분이 손가락을 수동적으로 굽힘상태로 만든다.

움직임의 결합에 의해 유지된다. 예를 들어, 최대등척성 파악력(maximum isometric grip strength)은 손목이 약간 펴진 상태에서 가장 크지만(그림 4.16B), 손목이 굽힐 때 파악력은 현저하게 약해진다. 손가락굽힘근은 손목이 펴진 상태에서 늘어나게 되어 이 근육은 가장 강한 파악력을 발휘할 수 있게 된다. 반면에 손목이 굽혀질 때 손가락굽힘근은 손목뿐만 아니라, 손가락에서 짧아져 손가락굽힘근의 능동불충분으로 인하여 파악력이 약해지게 된다(그

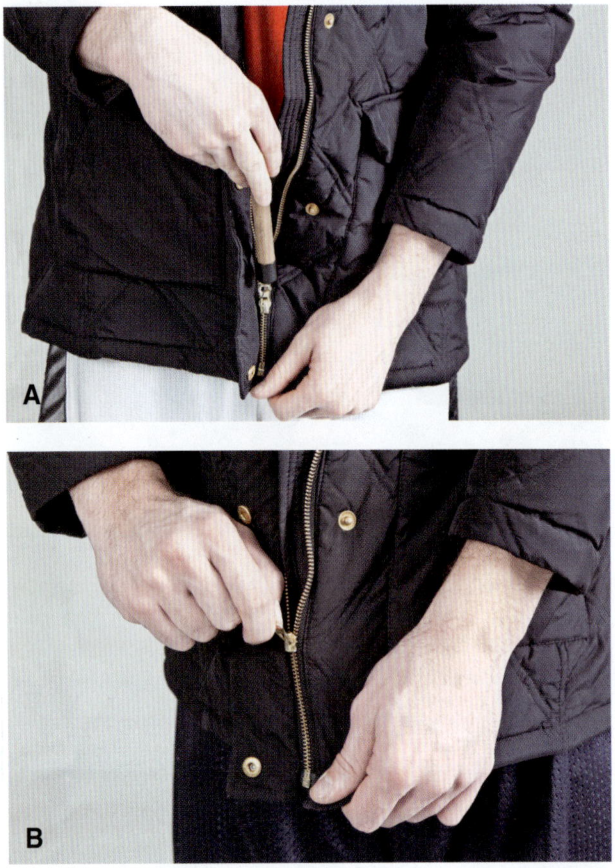

그림 4.16 능동불충분. A) 근육이 단축된 상태에서 장력을 생성하는 능력이 가장 적기 때문에, 손목이 손가락굽힘근에 의해 굽혀졌을 때 손가락굽힘근은 강한 파악(쥐기)을 할 수 없다. B) 다른 관절을 지나는 근육을 늘림으로써, 근력이 유지되고 손목에서 폄 동작이 일어난 경우에는 손가락굽힘근은 강한 파악을 하기에 충분한 길이를 갖는다.

림 4.16A).

그러나 정상기능을 하는 동안 대항근군(예: 손목폄근들)은 다른 관절에서 다관절근육 또는 다관절근육군의 기능적 활동을 허용하고 적절한 자세를 만들기 위해서 다관절작용근 또는 다관절작용근군(얕은손가락굽힘근, 깊은손가락굽힘근)과 함께 협력하여 작용한다. 우리들은 다관절 작용근이 바람직한 기능을 수행할 수 있도록 대항근에 의해 안정화되는 것을 **최적충분**(optimal sufficiency)이라 한다. 최적충분이 존재하지 않는다면— 다관절근육이 수축을 하는 동안 먼쪽관절 또는 몸쪽관절을 대항근이 안정화하지 않으면— 다관절근육은 어디에서나 비능률적으로 모든 관절을 움직일 것이다. 예를 들어, 손목이 굽혀진 상태에서의 비능률적인 파악은 손목관절의 안정화를 감소시켜 긴손가락굽힘근은 지나가는 각 관절에서 짧아진다. 이는 손목폄근이 최적충분이 되지 않았기 때문에 긴손가락굽힘근이 능동불충분 되어 적절한 파악력을 제공할 수 없다. 반면에 손목의 폄자세에서 손목안정근의 최적충분은 손가락굽힘근이 사물을 꽉 쥘 수 있도록 한다(그림 4.16).

지레의 작용과 길이-장력의 상호작용 / Leverage and Length-Tension Interactions

인체가 능동불충분으로 발생되는 약해짐을 피하는 또 다른 독특한 방법은 관절가동범위에서 역학적 지레작용을 변화시키는 것이다. 위팔두갈래근의 예에서(그림 4.17), 생리학적 길이-장력 요인은 팔꿉관절을 완전히 펴고 있을 때 가장 적절하며, 근육이 만들어낼 수 있는 최대장력은 팔꿉관절이 90° 굽힘에 접근하거나 90°를 넘어가면 감소된다. 생리적인 근장력의 감소를 보상하기 위하여 근육의 지레의 작용(모멘트팔의 길이)이 90°에서 최대로 증가한다. 이런 모멘트팔의 길이 증가는 이 가동범위에서 역학적으로 발생된 최대 토오크를 제공한다. 이것은 무거운 물건을 들고 유지하는데 매우 중요하다. 이러한 예는 역학적 변화에 의해 생리적인 근장력이 감소되지만, 근육이 만들어낼 수 있는 토오크는 실제적으로 증가한다는 것을 보여준다(그림 4.17).

무릎뼈는 근육의 생리학적 장력이 감소할 때 역학적 힘의 증가를 보여주는 또 다른 예이다. 결과적으로 무릎뼈는 길이-장력의 요인이 불리할수록 모멘트팔길이를 증가시킬 뿐만 아니라, 근육군의 토오크를 증가시킨다. Kaufer[51]는 무릎관절을 120° 굽힌 위치에서 편 위치로 움직였을 때 넙다리네갈래근의 모멘트팔길이가 40% 증가(3.9 cm에서부터 5.8 cm로 변화)한다고 하였다. 무릎뼈를 제거한 경우, 최초의 모멘트팔길이와 폄에 의한 모멘트팔길이의 증가량은 감소하였다(3.5 cm에서부터 4 cm로 변화). 무릎뼈를 제거하면 모멘트팔의 길이가 짧아지므로 확실히 근력에 영향을 미친다. Gibson와 Scott[52]는 무릎뼈가 있는 반대쪽 다리와 비교해서 무릎뼈가 없는 다리의 무릎을 펴는 근력은 30% 감소한다고 보고하였다.

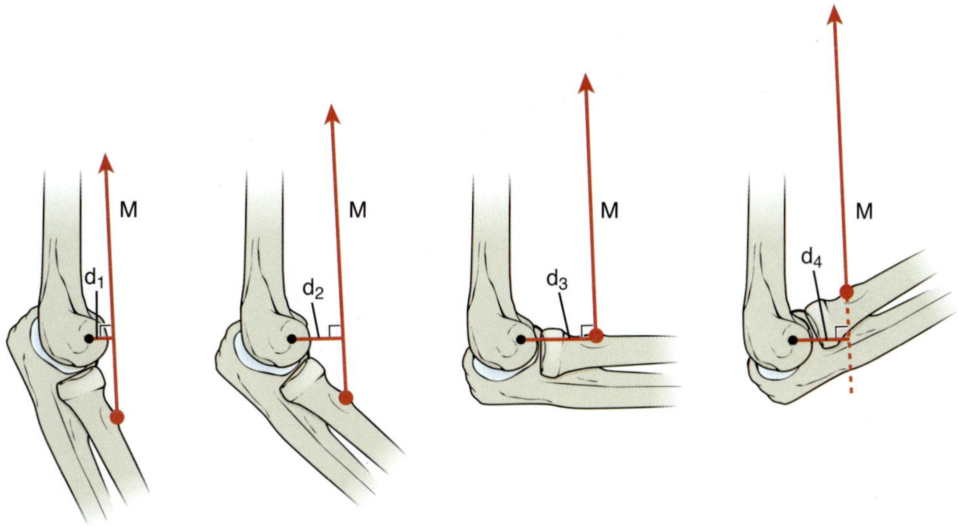

그림 4.17 팔꿉관절의 네 가지 굽힘 자세에서 위팔두갈래근의 힘팔 길이(d)의 변화. 최대 근육의 토오크는 최대 모멘트팔의 거리(근육의 닿는곳이 뼈에 수직일 때)에서 발생한다.

양과 음의 일 / Positive and Negative Work

근육이 수축할 때, 3가지 수축 유형 중 하나의 유형으로 수축한다: 움직임이 없는 수축(등척성), 근육이 짧아지는 수축(구심성), 근육이 늘어나는 수축(원심성). 우리들은 근육의 수축 유형에 대해 얘기했지만, 그 근육이 기능적인 활동을 수행하는 동안 얼마나 중요한지에 대해서 논의하지 않았다. 이러한 근수축의 유형은 모든 운동기능을 수행하는 동안 능동가동범위에 영향을 미친다.

원심성근력 / *Eccentric Muscle Forces*

근육의 장력과 동일한 하중 또는 저항을 줄 때, 근육의 등척성수축이 일어난다. 그러나 부과된 하중이 최대등척성수축에 의해 발생되는 힘보다 크면 근육은 더 이상 그 자세를 유지하지 못한다. 이때 하중 또는 저항은 원심성수축으로 인하여 내려가거나 감속된다. 움직임의 속도가 느릴 때, 근육이 저항할 수 있는 힘은 최대등척성수축에서 발생되는 힘보다 50% 더 큰 힘을 발생할 때까지 빠르게 증가한다(그림 4.12). 이런 빠른 증가는 최대구심성수축의 ±10% 사이에서 일어난다(무릎관절에서는 약 30°/초). 근육의 힘은 속도가 최대수준까지 증가하여도 여전히 그대로 남아 있다.[50] 실제 상황에서는 원심성수축에 의한 토오크는 각속도와 무관하다.[29,53] 이러한 힘을 견디는 근육의 능력은 감속기능과 충격흡수기능에 있어 중요하며, 이것은 운동속도가 높은 경우에 일어난다. 이것은 상·하지 근육의 중요한 기능이다. 예를 들어, 야구 또는 소프트볼에서 던지기동작은 팔꿉관절 손상을 예방하기 위해 팔꿉관절 굽힘근의 원심성수축에 의한 아래팔의 감속이 필요하다. 달리기를 하는 동안 뒤넙다리근의 원심성수축은 유각쪽 다리(swing leg)를 감속하며, 넙다리네갈래근은 원심성으로 수축하여 체중의 6~7배가 되는 발 접지 때의 힘(충격)은 흡수한다.[54]

에너지소모 / *Energy Expenditure*

더 큰 최대근력과 내구성을 가진 원심성 수축은 최대구심성수축(양의 일: positive work)으로 들어 올릴 수 있는 것보다 더 무거운 무게를 다룰 수 있다(음의 일: negative work). 구심성수축보다 원심성수축을 하는 동안 더 적은 운동단위가 동원된다. 이 현상은 그림 4.3A와 B의 위팔두갈래근과 위팔세갈래근의 근전도 기록에서 볼 수 있다. 이와 같이 동일한 힘을 발생할 경우에 에너지소비(산소 소모)는 원심성수축이 더 적다. 원심성수축을 하는 동안 적은 양의 에너지가 사용되는 것은 전체근력에 근육의 수동조직(근막과 힘줄)이 도움을 주기 때문이다.

Abbott, Bigland, Ritchie[56]는 양의 일(구심성수축을 이용하여 무게를 일정거리 들어 올림)을 수행하는 에너지 비용과 음의 일(원심성수축을 이용하여 무게를 동일한 거

실습 포인트
PRACTICE POINT

치료사는 감속활동을 하는 동안 인체에 적용되는 과도한 힘으로 인해 대부분의 손상이 발생하는 것을 알고 있다. 예를 들어, 야구투수는 7500°/초의 속도로 공을 던질 것이다.[55] 공을 던진 후, 어깨는 180° 이상 움직이고 자세를 정지하기 위해 감속하는데 1초보다 더 적은 시간이 걸린다. 실질적인 원심성수축은 근육과 관절에 엄청난 스트레스를 제공한다. 던지기운동이 반복적으로 수행될 때, 이런 스트레스는 더 증가하고 누적되는 스트레스손상을 초래한다.

근육이 매우 약하다면, 치료사는 구심성수축을 하는 동안 환자를 도와줄 수 있고 원심성수축을 하는 동안은 환자를 교육만 할 수 있다. 이는 원심성수축이 적은 에너지를 필요로 하고 더 적은 운동단위들이 동원되기 때문이다. 예를 들어, 환자가 중력에 대항하여 하지거상운동을 하는 동안 하지를 들어 올리기 위해 치료사에게 도움을 요구할지 모른다. 그러나 환자가 도움 없이 하지를 내릴 수 있다. 이는 시작자세로 하지를 내리는 것은 원심성수축을 하는 동안 더 적은 운동단위가 동원되기 때문이다. 이런 운동은 초기재활에서 근육의 수행력을 촉진하는데 있어 환자에게 도움이 될 것이다.

리만큼 내려놓음)을 수행하는 에너지비용 사이의 상대적 차이를 측정하기 위한 실험방법을 고안하였다. 그들의 실험결과는 동일한 하중으로 양의 일을 할 때 사용되는 에너지 비용은 음의 일에 대한 에너지 비용보다 2.5~6배 더 높았으며, 일이 수행되는 속도(rate)에 따라 달라졌다. 원심성수축에 대한 상대적 에너지비용은 운동속도(rate of motion)의 증가에 따라 감소하였다. 즉, 주어진 하중을 천천히 내리는 것보다 빠르게 내리는데 더 적은 에너지가 소요된다. 대부분의 에너지는 운동속도를 감속하기 위한 조절에 사용되고 있다.

Dick과 Cavanagh[57]는 음의 일(내리막길 달리기)은 양의 일(평지 달리기)에서보다 산소소모량이 적게 필요하고 시간이 경과함에 따라 산소소모량은 점차적으로 증가한다는 것을 입증하였다. 10분 동안 초당 3.83미터의 속도로 내리막길(경사 10%)을 달릴 때 산소소모량은 10%가 상승되었고, 평지에서는 1.5%만이 증가되었다. 또한 이 연구자는 넙다리네갈래근의 근전도활동이 내리막 달리기에서 10~40분 사이에 23% 증가한 것을 발견하였다. 산소소모와 근전도활동의 증가는 근섬유와 결합조직의 손상을 의미하지만, 이것은 최대원심성수축이나 피로로 인한 추가적인 운동단위의 동원과도 관련이 있다.

요약하면, 활동을 위해 필요한 에너지량과 산소소모는 무게들어올리기 또는 단기간의 근육활동을 하는 동안 더 적다. 반면에 근육의 원심성수축이 장기간 동안 수행된다면(10~40분 정도), 필요한 산소가 증가한다. 단기간 동안 원심성수축을 수행하며, 수동적인 결합조직은 활동에 필요한 힘의 일부를 제공하기 위해 그것들의 점탄성을 이용하여 근육이 더 효과적으로 작용할 수 있도록 한다.[58] 장기간 동안 활동을 수행할 때, 추가적인 산소가 필요한 이유는 많은 연구의 결과를 토대로 한 이론으로 설명된다.

일부의 이론은 필요한 산소가 증가되는 이유에 대해 다양한 의견을 제시하였다. (1) 장기간의 활동은 추가적인 산소섭취를 요구하기 위해 조직온도를 증가시킨다.[59] (2) 피로는 미토콘드리아(mitochondria)의 효율을 감소시킨다.[60] (3) 증가된 젖산은 더 많은 산소섭취를 요구한다.[61] 또는 (4) 현재 동원되고 있는 근섬유에 피로가 발생하기 때문에 더 많은 운동단위가 산소 섭취를 요구한다. 그리고 결합조직의 손상 후, 원심성수축은 기능회복을 위해 추가적인 혈액을 필요로 한다.[57] 우리들은 아직 근육의 수행력에 대해 풀지 못한 비밀을 해결하기 위해 노력해야 한다.

실습 포인트

PRACTICE POINT

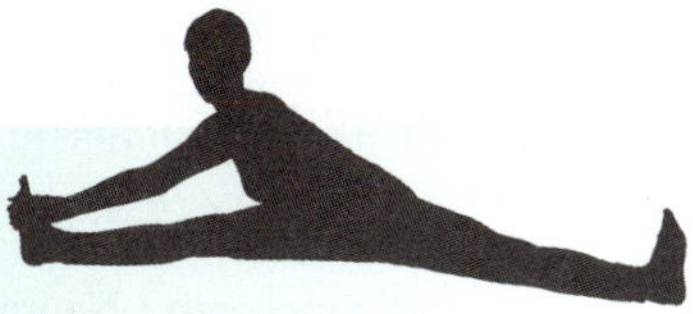

프리웨이트를 들어 올릴 때, 조절된 방법으로 천천히 운동을 수행하는 것을 사람들에게 교육하는 것이 중요하다. 치료사가 교육내용 중 이런 요소를 포함하지 않는다면, 사람들은 시작자세로 빠르게 무게를 내릴지도 모른다. 이런 빠른 움직임은 더 적은 에너지와 근육의 활동을 요구한다. 그래서 근력강화가 목적이라면, 운동에 있어서 원심성수축의 이점이 많이 사라질 것이다. 더하여, 손상의 위험 역시 증가할 것이다. 이는 무게가 가동범위의 가장 끝지점에서 조절되기 때문이다. 근육은 가동범위를 지나서 일어나는 운동의 속도를 감소시키기 위해 "브레이크를 밟다(put on the brakes)"와 같이 제어하는 역할을 해야 하기에 손상이 증가할 수 있다.

교차결합기전의 차이 / Differences in Crossbridge Mechanisms

근육의 원심성수축은 구심성, 등척성수축력을 능가하며, 에너지효율이 매우 높고, 수축속도와는 독립되어 있다. 교차결합(crossbridge)은 원심성수축의 기전에 대한 정보를 제공한다. 이전의 소비에트 연방(Soviet Union, 러시아)의 운동선수는 그들의 컨디셔닝(conditioning) 프로그램에 플라이오메트릭(plyometric)운동을 포함하여 1968년 올림픽에서 수많은 금메달을 획득하였기 때문에, 원심성수축의 생리학적 원리에 대해 많은 관심을 기울이게 되었다. 불행히도, 우리들은 순간적인 원심성수축과 함께 증가된 근력이 어떻게 생성되는지에 대한 기본적인 이론만 알고 있다. 또한 대뇌피질의 큰 부분이 원심성수축과 관련되어 있음을 알고 있다.[62] 구심성수축을 하는 동안 액틴과 마이오신 사이의 결합을 가능하게 하는 ATP 기전들보다 역학적 파열(disruption)의 일부 유형이 원심성수축에서 사용된다는 것을 보여주는 근거가 있다. 다양한 유형의 근수축을 하는 동안 교차결합에 어떤 변화가 일어나는지를 이해하는데 도움을 주는 다양한 이론은 Sugi와 Pollack[64], Lombardi와 Piazzesi[25], Edman[65], Stauber[66] 같은 연구자에 의해 진행된 4가지 연구를 기초로 한다. 신경입력이 운동단위의 수에 영향을 미치기 때문에, 이런 주제와 관련된 이론 모두 신경신호와 관련하여 연구하는 것이 하나의 약속처럼 보인다.[67] 결국 시간은 교차결합과 원심성수축 사이의 관계에서 해결하지 못한 비밀들을 풀어줄 것이다. 그때까지는 이런 주제와 관련하여 상대적으로 부족한 연구결과를 기초로 한 추론과 이론에 의해 제약을 받을 것이다. 우리들은 등척성, 구심성, 원심성수축을 하는 동안 교차결합이 활성화되는 것을 너무나 잘 알고 있다. 하지만 이러한 교차결합이 기능에 따라 어떻게 변화되는지, 그리고 다양한 유형의 근수축을 하는 동안 어떻게 연결되는지를 아직 완벽하게 밝혀지지 않았다.

근육의 탄성력 / Elastic Forces of Muscle

Marey와 Demeny[68] 시대 이후 달리기나 점프와 같은 활동을 할 때 근육은 때로는 탄성에너지를 저장하고 전달할 수 있는 능력이 있는 것으로 관찰되었다. 예를 들어, 연속적으로 최대수직점프를 두 번 실시한다면, 두 번째 시도에서 더 높이 점프된다. 또는 쪼그려뛰기(squat jump)에서 엉덩관절과 무릎관절의 폄근 그리고 발목관절의 발바닥굽힘근의 반대신장(counter stretching)이 선행되면 점프는 더 높아진다.[69–70]

이러한 현상은 근육이 음의 일(원심성수축)을 하거나 신장된 상태에서 수축을 할 때 일어난다. 이런 활동은 잠재적인 에너지를 생산하다. 그리고 수축하는 근육이 잠재적 에너지를 순간적으로 저장한다. 그러나 그 에너지는 열로 분산된다. 근육의 최대구심성수축이 에너지가 분산되기 전에 발생한다면, 저장된 에너지는 단독적인 최대구심성수축보다 힘, 속도, 수축력을 증가시키는 역학적 에너지로 전환된다.[71] 이것이 경쟁이 심한 운동선수를 위한 컨디셔닝프로그램에 플라이오메트릭운동이 포함된 원리이다. 달리기와 같은 활동에서 이런 유형의 원심성-구심성 수축이 일어나는데 속도가 증가하는 놀랄만한 효율의 증가를 볼 수 있다. 예를 들어, 깡충깡충 뛰는 캥거루에 있어서 효율은 시간당 10 km에서 0.23이던 것이 27.5 km에서는 0.62로 증가한다.[71]

구심성수축의 크기는 사전신장(prestretch)의 강도에 따라 증가한다.[72] 더하여, Aura와 Komi[72]는 원심성수축의 근전도활동 역시 사전신장의 강도에 따라 증가하지만, 구심성수축의 근전도에서는 거의 변화가 나타나지 않는다는 것을 발견하였다. 즉, 구심성수축을 하는 동안 증가된 힘은 에너지소모의 증가 없이 일어난다. 원심성-구심성 수축의 연결시간은 아주 짧다. 신장이 너무 오래 지속되거나(1초 이상) 근육이 이완된다면, 탄성에너지는 열로서 분산된다.

더 강화된 구심성수축에 대한 초기이론은 결합조직의 탄성이 증가된 근력의 원인이라 생각하였다. 현재에는 증가된 근력은 근방추(muscle spindles), 골지힘줄기관(Golgi tendon organs)을 포함하는 신경적 요소에 의해 일어나고, 근력은 액틴과 마이오신 교차결합에 의해 발생된다고 밝혀져 있다.[70-71,73] 최근의 연구는 빠른 운동을 하는 동안 일어나는 추가적인 반사기전과 근육 속 감각수용기에 의해 근력증가가 일어난다는 것을 보여준다.[74] 자극된 수용기는 작용근뿐만 아니라, 협력근, 대항근에도 존재한다. 이러한 근육은 빠른 운동을 수행하는 동안 일어나는 두 반사 기전인 **길이되먹임반사**(length feedback reflex)와 **힘되먹임반사**(force feedback reflex)를 통해 그것들의 기능이 강화된다. 길이되먹임반사는 근육이 늘어날 때 발생함과 동시에 신장반사로 인해 대항근을 억제하는 동안 작용근뿐만 아니라, 협력근도 함께 흥분한다.[75] 이런 협력근의 동시적인 흥분과 대항근의 억제는 근육의 수행력을 개선시키는 것으로 생각된다. 반면에 힘되먹임반사는 근육활동에 의해 발생되는 억제성 신경반사이며, 골지힘줄기관의 활동과 함께 일어난다. 이 반사기전의 영향에 대해서는 잘 알려져 있지 않다. 그러나 순간적인 움직임을 하는 동안 여러 관절을 걸쳐 연결된 항중력근의 역할에 의해 이 반사가 일어난다고 가정하고 있다.[74]

최대구심성수축의 증가를 *신장-단축 싸이클(stretch-shortening cycle)*이라 부른다.[73,77-79] 이 싸이클은 최대구심성수축을 증가시키는데 사용되며 걷기, 달리기, 점프, 던지기, 체조, 스키, 역도 등과 같은 스포츠활동능력을 증가시키는데 사용된다. 또한 신장-단축 싸이클은 더욱 강한 구심성수축력을 얻기 위해 고유수용성신경근촉진법(Proprioceptive Neuromuscular Facilitation: PNF)[80-81]과 플라이오메트릭[73,82-84] 같은 운동시스템들에 사용된다. 신장-단축 싸이클이 순간적인 원심성신장 후 빠른 구심성수축을 나타내는 적절한 용어지만, 이 활동은 플라이오메트릭활동으로 더 흔하게 불린다.

원심성-구심성수축이 연결되는 시간이 짧기 때문에 최대운동능력을 획득하는데 기술(skill)과 학습이 중요한 요소이다. 정확한 운동활동과 연습은 플라이오메트릭훈련의 최상의 효과를 경험하게 해줄 것이다.[85]

열린운동사슬 대 닫힌운동사슬 / Open Kinetic Chain versus Closed Kinetic Chain

열린운동사슬과 닫힌운동사슬의 개념은 1장에서 설명하였다. 그 내용을 상기시켜 보면, 열린운동사슬은 먼쪽 사지분절이 자유롭게 움직일 때 나타나고, 반면에 닫힌운동사슬에서 먼쪽분절은 체중하중이 된다. 열린운동사슬에서의 각 사지의 분절은 다른 관절 또는 분절에 영향을 받지 않고 자유롭게 움직인다. 반면에, 닫힌운동사슬에서 한 관절의 움직임이 사지의 모든 관절에 영향을 미친다. 닫힌운동사슬의 공통된 특징은 필수적으로 체중하중이 적용된다는 것이다. 대조적으로 열린운동사슬은 비체중하중자세이다. 기능적인 상 · 하지운동이 열린운동사슬과 닫힌운동사슬 모두에서 일어나지만, 상지의 운동은 열린운동사슬에서 더 자주 일어난다. 하지만 하지는 닫힌운동사슬에서 기능적으로 작용한다. 열린운동사슬에서 일어나는 활동은 주로 빠른 움직임을 촉진하고, 닫힌운동사슬에서 일어나는 활동은 힘과 파워를 개선하기 위해 사용되는 것을 명심해야 한다. 공던지기 같은 기능적인 사지의 열린운동사슬 활동에서, 사지의 몸쪽부분은 먼쪽관절을 위해 움직이기 시작한다. 닫힌운동사슬 활동에서, 관절의 압박(compression)은 관절의 압축(approximation)과 반대편 근육군의 동시 수축을 통해 안정화를 제공하면서 발생한다.

그럼에도 불구하고, "거시적으로 보자"라는 것은 우리

들에게 열린과 닫힌운동사슬의 개념을 다른 관점에서 접근할 수 있도록 해준다. 이런 관점의 예를 살펴보자. 선자세에서 엉덩관절은 닫힌운동사슬자세이다. 그러므로 엉덩관절의 각도가 넙다리뼈의 운동정도(스쿼트)에 따라 변화한다면, 무릎과 발목 역시 움직일 것이다. 반면에 엉덩관절이 몸쪽부분부터 움직인다면, 엉덩관절의 굽힘과 함께 몸통을 움직이면서 골반이 회전한다. 그 다음 엉덩관절은 열린운동사슬로 움직인다. 유사하게, 테이블 위에 엎드린 자세를 취하고 테이블 한쪽 끝에서부터 어깨의 젖힘까지 움직인다면, 열린운동사슬에서 어깨관절의 폄을 수행하는 것이다. 그러나 썰매 위에 엎드려 썰매를 움직이기 위해 팔을 사용한다면, 그 활동은 여전히 어깨관절의 폄이지만, 이것은 닫힌운동사슬 활동이다.

치료사로서 우리들은 사람들의 특별한 목표를 성취하기 위해 운동을 변화시킬 수 있는 다른 유형의 관점을 숙지해야 한다. 예를 들어, 우리들이 관절의 안정성을 증가시키고자 한다면, 닫힌운동사슬 활동을 적용한다. 그리고 체중하중이 제한이 있다면, 열린운동사슬 활동이 필요할 것이다. 중요한 사실은 원하는 목표를 확인하고 인체의 기능에 대해 이해하는 것이다. 그러면 원하는 목표를 성취할 수 있을 것이다.

최대등척성근력에 영향을 미치는 요소

Factors Affecting Maximum Isometric Muscle Force

근육군의 패턴을 확인하기 위해 초기연구는 가동범위의 여러 지점에서 최대등척성근력을 측정하였다.[86] 그림 4.18과 4.21는 간략한 유형으로 이런 결과를 보여준다. 이런 연구는 근력의 특징을 이해하는데 많은 기여를 하였다. 이 곡선을 살펴보면, 최대등척성근력은 가동범위 내에서 현저하게 변화한다(40~80%). 대부분의 근육은 짧아진 위치에서 수축할 때보다 늘어난 위치에서 수축할 때 더욱 강한 힘을 발생한다. 예를 들어, 아래팔의 엎침근은 완전히 뒤침이 된 상태에서 최대힘을 발휘하며 아래팔을 엎침을 시킨 상태에서는 가장 적은 힘을 발휘한다(그림 4.19).

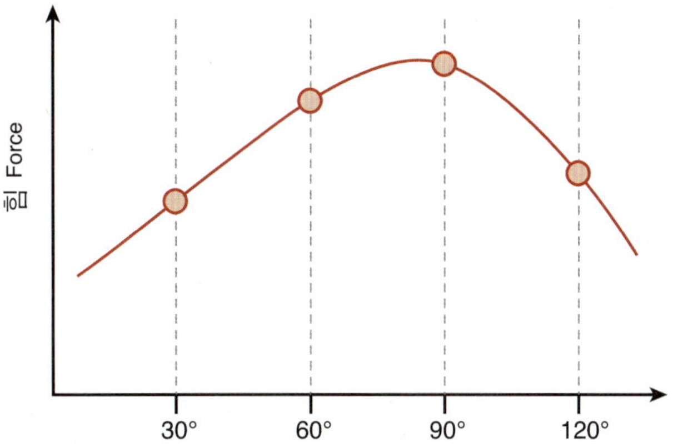

그림 4.18 팔굽관절굽힘근(위팔근, 위팔두갈래근, 위팔노근)의 최대등척성근력. 남자대학생을 대상으로 한 이 근육의 자료는 Williams와 Stutzman의 자료를 근거로 하였다.[86]

이런 패턴은 앞서 논의했던 길이-장력의 효과를 반영한다. 아래팔의 엎침근과 뒤침근 같은 일부 근육의 직선적인 근력감소(그림 4.19)는 근육의 근력을 결정하는 우세한 요인이 길이-장력 곡선이라는 것을 보여준다.

한편, 다른 근육은 근육의 길이가 최대로 늘어난 지점보다 가동범위 내에 다른 지점에서 근력의 이점을 위해 모멘트팔의 길이에 의존한다. 예를 들어, 그림 4.21은 무릎관절 굽힘근은 엉덩관절을 굽히게 하여 뒤넙다리근을 신장함으로써 근력증가효과를 나타낸다. 넙다리네갈래근(그림 4.22)에 대한 곡선은 운동의 중간범위에서 최고의 힘

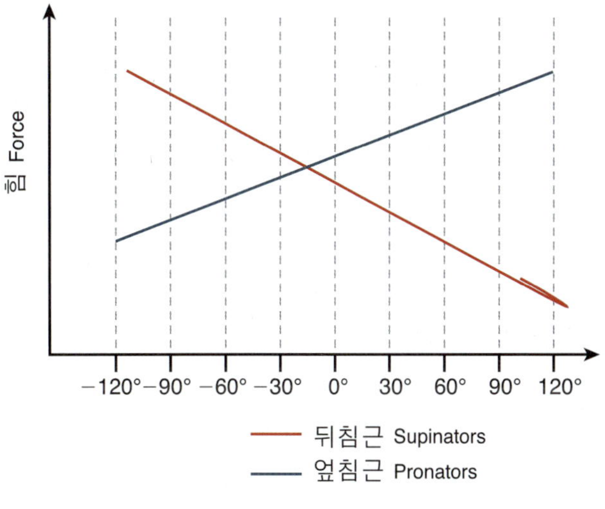

그림 4.19 엎침근군(원엎침근, 네모엎침근)과 뒤침근군(뒤침근, 위팔두갈래근)의 최대등척성근력곡선.

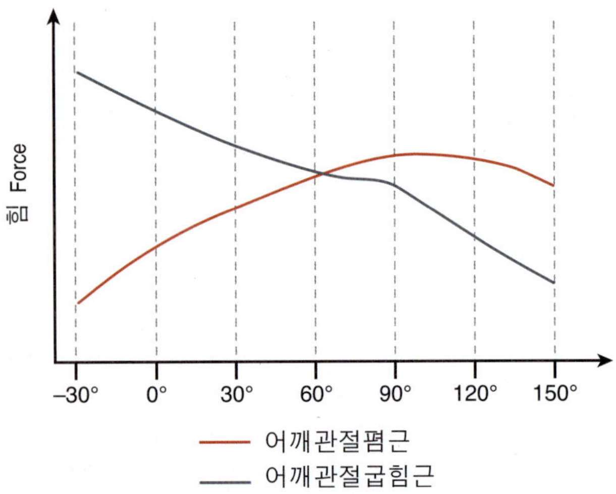

그림 4.20 최대등척성어깨관절굽힘근군(앞어깨세모근, 부리위팔근, 위팔두갈래근)과 어깨관절폄근군(뒤어깨세모근, 큰원근, 넓은등근, 위팔세갈래근)의 관계. Williams와 Stutzman의 자료를 근거로 함.[86]

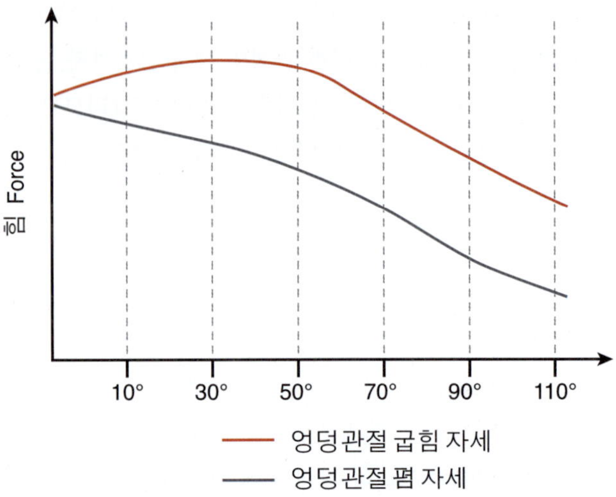

그림 4.21 무릎관절굽힘근군(반막모양근, 반힘줄모양근, 넙다리두갈래근, 장딴지근)의 최대등척성근력곡선. 엉덩관절의 위치가 무릎관절 굴곡에서 발생되는 힘의 양을 변화시킨다는 것을 명심하라.

(peak forces)을 보여준다. 이것은 중간범위에서 토오크를 증가시키기 위하여 지레요소가 길이-장력 곡선에 첨가된 근육의 예이다. 이런 경우에서, 중간범위에서 근육의 지레팔의 길이에 현저한 증가가 있다. 앞서 언급했던 것처럼, 무릎뼈와 넙다리뼈의 융기사이고랑(intercondylar groove)은 무릎관절의 굽힘중간범위에서 넙다리갈래근의 모멘트팔(지레팔의 길이)을 증가시킨다.[87]

관절각도와 근력 사이의 이런 관계를 가지는 근육은 보통 운동의 중간범위에서 큰 힘을 제공한다. 예를 들어, 팔꿉관절굽힘근의 최대근력은 팔꿉관절 90° 굽힘에서 나타나며, 이 자세는 무거운 물건을 운반하는데 중요한 자세이다. 무릎관절의 폄근은 무릎관절 60° 굽힘자세에서 최대근력을 발생하는데 이 자세는 사람들이 의자에서 일어서거나 계단을 올라갈 때 몸을 들어올리기 위해 큰 힘을 필요로 하는 위치이다.

그림 4.19와 4.20에서는 대항근군의 최대등척성근력이 기록되어 있다. 가동범위의 한 지점에서는 한 근육이 더 강하고, 또 다른 지점에서는 두 근육의 근력이 동일하다. 가동범위의 다른 끝 지점에서는 대항근이 더 강하다. 그러므로 어떤 근육군이 더 강한가 또는 근력의 비율 등에 대한 논의가 있을 때, 여러분의 의견에 타당성을 부여하기 위해서는 가동범위내의 특정 지점에 대한 연구결과 및 참고문헌을 확실히 제시하여야 할 것이다.

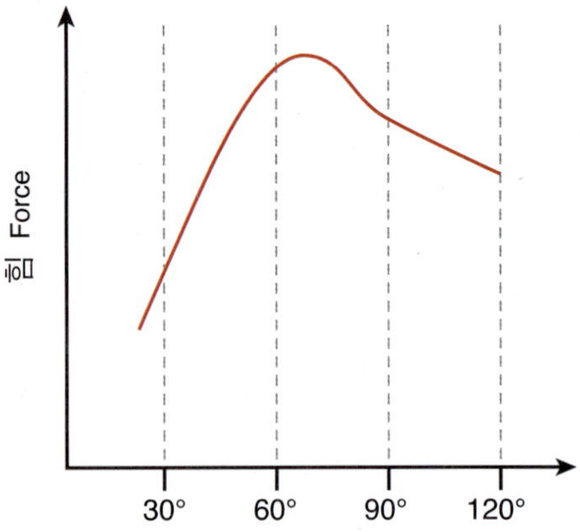

그림 4.22 무릎관절 폄근(넙다리네갈래근)의 최대등척성근력곡선. Williams와 Stutzman의 자료를 근거로 함.[86]

운동에 인한 근육 손상 / Exercise-Induced Muscle Injury

인체에서 가장 흔하게 손상되는 외과적 구조물 사이에 근육이 존재한다. 근육의 손상은 점차적으로 일어나거나 급성손상으로 나타난다. 그러나 대부분의 근육손상은 원심성수축과 감속작용을 하는 동안 발생한다. 격렬한 운동에서 흔히 나타나는 두 가지 손상들은 최대 원심성수축과 함께 발생하는 큰 힘에 의해 기인된다고 여겨진다. 이는 이런 수축이 최대등척성수축의 2배 이상의 힘을 발생하기 때문이다.

지연성근육통 / Delayed-Onset Muscle Soreness

흔한 근육 손상 중 하나는 **지연성근육통**(DOMS)이다. 이것은 운동 후 약 24시간 이후부터 발생되며 10일까지 지속되기도 한다.[88] 지연성근육통의 또 다른 기능적 증상은 통증으로 인한 가동범위의 감소와 운동강도에 따른 50% 이상의 최대구심성, 원심성수축력의 감소이다.[89-91] 손상이나 근육 파괴의 생화학적 징후는 정맥혈의 크레아틴키나제(근육효소)와 마이오글로빈(myoglobin)의 수준이 비정상적으로 높아지며 느린-연축섬유(slow-twitch muscle fiber)에 있는 무거운 단편 마이오신의 혈장 농도가 증가하는 것이다.[92-93] Z선이 지그재그로 보이거나 때로는 분리되는 구조적 손상이 발견된다(Z선은 근육원섬유마디의 끝 경계를 이루며 액틴근잔섬유가 부착된 바닥이라는 것이 3장에 나와 있으니 기억하도록 하자). 이러한 Z선의 변화는 근잔섬유의 배열을 변화시키며, 어떤 경우에는 마이오신근잔섬유가 사라진다.[90,94] 지연성근육통의 구조적 기능적 손상으로부터의 회복은 손상 시의 운동강도에 따라 5~30일 정도가 소요된다. 회복 후에 원심성 운동이나 활동을 반복한다면, 그때는 근육통이 발생하지 않으며 근육은 운동에 적응하게 된다. 더욱 강한 원심성수축을 하더라도 근육손상의 징후는 거의 없으며, 손상이 발생하더라도 회복이 훨씬 빠르다.[89,92]

뒤넙다리근좌상 / Hamstring Strain

운동으로 인한 근육손상 중 두 번째로 흔한 유형이 근육의 좌상이다. 뒤넙다리근의 좌상은 특히 단거리경주와 점프운동에서 가장 자주 발생한다. 이것은 흔히 운동선수가 바닥에 주저앉을 정도로 갑작스럽고 고통스러운 심한 손상이다. 심한 손상에서는 뒤넙다리근에 출혈을 동반한 광범위한 근육의 찢어짐(tear)이 생긴다. 이 열상은 달리기에서 흔듦기(유각기)의 후반과 디딤기(입각기)의 초기에 발생한다. 이때, 뒤넙다리근은 최대원심성수축으로 넙다리부와 다리의 전방운동을 감속시키면 곧바로 발꿈치닿기(foot strike)에서 넙다리부위를 가속(엉덩관절 폄)하고 무릎관절의 젖힘을 방지하기 위하여 구심성수축으로 전환한다.

요약

Summary

힘을 발생하고 기능적인 움직임을 수행하는 근육의 능력과 관련된 수많은 요인을 이해하는 것은 인간의 운동능력을 개선시키고, 재활을 촉진하기 위해 노력하는 모든 전문가에게 매우 중요하다. 이 장에서는 근육활동과 근력에 관련된 주요 개념을 정리하고 설명하였다. 근육의 힘(근력)은 등척성, 원심성, 구심성 활동을 통해 발생된다. 근육은 작용근, 대항근, 협력근으로 작용하여 운동을 수행한다. 한 근육의 단면적은 힘을 생산할 수 있는 근육의 능력을 결정한다. 큰 단면적을 가진 근육이 더 큰 힘을 생산할 수 있다. 뭇깃근육은 반깃근보다 더 큰 힘을 생성할 수 있는 잠재력을 가진다. 모든 조직은 스트레스-스트레인 곡선에 따라 스트레스에 반응한다. 조직의 스트레스가 조직의 말단범위 또는 탄성범위로 이동한다면, 조직은 정상길이로 되돌아 올 수 있다. 하지만 스트레스가 조직의 소성범위에서 발생한다면 영구적인 변형이 발생한다. 적용된 스트레스가 소성범위보다 더 크다면, 조직은 파괴될 것이다. 크립(creep)은 장기간 저강도 힘의 적용으로 조직의 길이를 변화시킬 수 있는 조직의 능력이다. 이런 경우, 조직의 길이 변화는 조직이 점차적으로 늘어날 때 발생한다. 근력은 근육크기, 섬유구조, 수동과 능동적 요소, 근육의 길이-장력 관계, 모멘트팔, 근육수축의 속도, 연령과 성별 같은 여러 요인에 의해 결정된다. 능동불충분과 수동불충분은 근육의 최대 신장 또는 최대길이까지 도달하는 것을 예방한다. 최적충분은 다관절 근육의 한쪽 끝 부분에서 적절한 근육의 위치를 가능하게 하고, 다른 쪽 끝부분에서 다관절근육의 기능을 최대화하기 위해 대항근의 수축을 동반하는 것이다. 음의 일은 원심성활동이다. 이런 활동은 구심성 활동인 양의 일보다 에너지 소모가 더 적으며 큰 힘을 생산한다. 지연성근육통과 뒤넙다리근의 좌상은 원심성수축에 의해 발생할 수 있는 가장 대표적인 손상이다. 이것은 운동과 재활의 주요 개념을 적용한 예시를 통해 설명되었다.

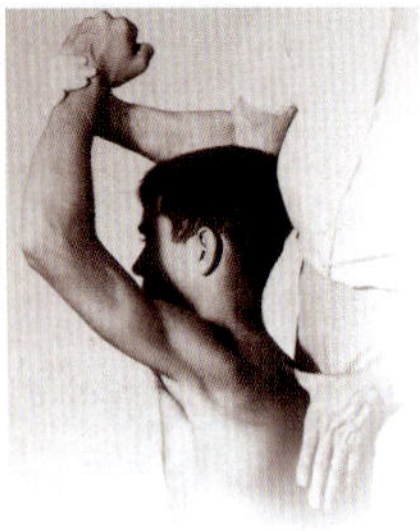

임상 시나리오 해결(CLINICAL SCENARIO SOLUTION)

의사는 Xavier와 Owain이 이전의 운동으로 인해 지연성근육통(Delayed-Onset Muscle Soreness: DOMS)을 경험하고 있다고 정확히 진단했다. 의사는 선수들에게 새로운 코치가 사용한 독특한 운동법을 이전에 그들이 경험해 보지 않았기 때문에, 몸에 이상이 생긴 것이라 말하고 통증이 사라지기까지 며칠이 걸릴 것이라고 예상했다. 그러나 그들은 일상적인 훈련에 즉시 돌아가야 한다. 그래서 의사는 두 선수의 고통과 불편함을 줄이기 위해 가볍고 유연성이 있는 운동을 제안했다. 또한 그 이후에 실시하는 운동은 이번 운동과 같은 고통과 불편함은 동반되지 않을 것이라고 설명했다.

논의 문제 (Discussion Questions)

1. 위팔두갈래근(biceps brachii), 네모엎침근(pronator quadratus), 중간볼기근(gluteus medius), 넙다리빗근(sartorius), 장딴지근(gastrocnemius) 같은 근육의 섬유배열에 대해 생각하여 보자. 이런 근육의 섬유배열이 근육의 기능과 어떠한 관련성을 있는지를 설명하여 보자.
2. 의자에서 일어서기 같은 활동에서 작용근, 대항근, 협력근이 어느 근육인지를 설명하여 보자.
3. 신장(stretch)에 저항하는 장딴지근의 능력에 영향을 미치는 근육의 특징을 확인하고 장딴지근의 길이에 지속적인 변화를 만들기 위해서는 어느 정도의 신장을 적용해야 하는가?
4. 위팔세갈래근으로부터 최대근력을 얻을 수 있는 어깨관절의 자세는 어떻게 되는가? 여러분의 의견을 기술하여 보자.
5. 하지의 열린운동사슬활동을 포함하는 기능적인 활동의 예를 3가지 제시하여 보자.
6. 상지의 닫힌운동사슬활동을 포함하는 기능적인 활동의 예를 3가지 제시하여 보자.

실습활동 (Lab Activities)

1. 동일한 길이와 폭을 가진 3가지 고무밴드를 가지고 서로 평행하게 배열하여 여러분의 두 개의 검지손가락 위에 고리를 만들어 보자. 검지손가락을 멀리 당겨보면, 여러분은 고무밴드를 늘리기 위해 얼마나 많은 힘이 필요한지 그리고 얼마나 멀리까지 밴드를 늘릴 수 있는지에 대해 알 수 있을 것이다. 지금 3개의 밴드를 서로 연결하여 고리를 만들어 보자. 지금 연결된 그 밴드를 늘려 보면, 그것을 늘리는데 얼마나 많은 힘이 필요한지 그리고 여러분이 얼마나 멀리까지 그 밴드를 늘릴 수 있는지를 알아보자. 이러한 고무밴드의 두 가지 배열은 유의한 차이가 존재한다. 지금 여러분은 평행 섬유배열과 연속적 섬유배열을 가진 많은 근육을 확인하여 보자. 팽행섬유근육군의 기능과 연속적 섬유근육군의 기능은 어떠한 차이가 존재하는가?
2. 줄자를 가지고 실습파트너의 허벅지둘레를 관절모서리(joint margin), 위쪽무릎뼈 위 5cm, 위쪽무릎뼈 위 10 cm, 위쪽무릎뼈 위 15 cm 높이에 맞추어 측정하여 보자. 왼쪽과 오른쪽 허벅지의 둘레측정값을 비교하여 보자. 왼쪽과 오른쪽 둘레측정값은 얼마나 많은 차이를 보이는가? 여러분이 각 높이에 맞추어 측정할 때 무엇을 측정한 것인가? 여러분의 파트너가 무릎에 종창(swelling)이 있다면, 어느 측정값이 가장 영향을 많이 받겠는가? 여러분의 파트너가 넙다리네갈래근에 위축이 있다면, 어느 측정값이 가장 영향을 많이 받겠는가?

3. 여러분의 파트너를 무릎을 30° 굽힘하여 누운자세를 취하도록 하자. 파트너가 역량계(dynamometer)에 대항하여 뒤넙다리근의 최대등척성수축을 수행하도록 한다. 지금 여러분의 파트너가 엉덩관절이 약 30~45° 굽힘하여 몸을 뒤로 반쯤 기울여 팔꿉관절로 지탱하는 자세를 취하도록 한다. 그 자세에서 뒤넙다리근의 최대등척성수축을 수행한다. 이러한 과정을 엉덩관절이 90°와 135° 굽힘된 자세에서 반복하여 보자. 각각의 최대등척성수축의 값과 관절의 각도를 그래프 위에 기록하여 보자. 근육의 길이변화에 따른 길이-장력으로 인하여 최대등척성수축력이 어떻게 변화되는지를 설명하여 보자.

4. 무릎관절이 135°, 90°, 60°, 0° 된 자세에서 파트너의 도수저항에 대항하여 최대등척성수축을 수행하여 보자. 어느 자세에서 가장 큰 넙다리네갈래근의 근력이 발생된다고 느껴지는가? 어느 자세에서 가장 약하게 느껴지는가? 무릎각도변화에 따른 근력의 변화를 어떻게 설명할 것인가?

5. 악력계를 사용하여 파트너의 최대악력을 기록하여 보자(3~4초 이내의 최대악력을 기록한다). 30~45초의 휴식 후 2회 반복하며 각각을 기록하여 보자. 그리고 나서 파트너가 최대수축력의 75%로 3회 수축하도록 하자(휴식 시간을 주면 결과를 알지 못하게 한다). 진정한 최대수축력은 정확하게 동일하지는 않지만 매우 유사하다. 이것은 파트너가 최대수축을 했는지 하지 않았는지를 결정하는 하나의 방법이다. 75%의 수축은 동기유발이 되지 않았거나 근육약증을 가장한 사람이 실시한 것과 유사하다. 최대수축에 변화가 심한 것은 이것이 최대수축이 아니라는 것을 보여주는 것이다.

6. 파트너의 최대악력을 기록하자. 그 다음 파트너의 손목굽힘을 유지하는 동안 그 과정을 반복하여 보자. 파트너가 역량계를 잡고 있는 동안 파트너의 손목을 굽힘으로 유지하여 여러분이 충분한 근력을 제공하거나 굽힘에서 손목을 안정화하기 위한 다른 수단을 제공할 것을 요구한다. 손목이 굽힘될 때 악력이 현저하게 감소되는 것에 대해 알아보자. 왜 이런 근력의 변화가 발생되는지에 대해 설명하여 보자.

7. 노쪽손목폄근(extensor carpi radialis)과 노쪽손목굽힘근(flexor carpi radialis)가 동시에 수축할 때, 협력적인 운동의 결과에 대해 설명하여 보자. 그런 방법으로 함께 작용하는 두 개의 다른 근육을 확인하여 보자.

8. 10-lb 아령을 가지고 팔꿉관절을 천천히 굽힘하면서 운동하고 천천히 폄하면서 운동하여 보자. 어느 운동이 더 쉬운가? 지금 같은 방법으로 아령운동을 두 방향으로 빠르게 실시하여 보자. 어느 쪽이 더 쉬운가? 그 이유에 대해 기술하여 보자.

9. 위팔두갈래근, 어깨굽힘근, 무릎폄근을 열린운동사슬에서 하나씩 실시하여 보자. 그리고 이 근육을 닫힌운동사슬에서 실시하여 보자. 열린운동사슬과 닫힌운동사슬훈련을 실시하는 동안 각 근육에서 어떤 느낌이 나는지를 기술하여 보자.

10. 엎드린자세에서 여러분의 뒤넙다리근을 스스로 수축하여 보자. 그 다음 넓은 돌(또는 책상) 끝에 앉아서 앞의 동작과 같이 뒤넙다리근을 수축하여 보자. 어느 자세가 더 많은 무릎굽힘의 운동이 가능한가? 그 이유에 대해 설명하여 보자.

참고문헌 (References)

1. Inman VT, Saunders JB, Abbott LC. Observations on function of the shoulder joint. *Journal of Bone and Joint Surgery Am* 26:1, 1944.
2. Clark DI, Downing N, Mitchell J, Coulson L, Syzpryt EP, Doherty M. Physiotherapy for anterior knee pain: A randomised controlled trial. *Annals of the Rheumatic Diseases* 59(9):700–704, 2000.
3. Basmajian JV. Cyclobenzaprine hydrochloride effect on skeletal muscle spasm in the lumbar region and neck: Two double-blind controlled clinical and laboratory studies. *Archives of Physical Medicine and Rehabilitation* 59:58–63, 1978.
4. Heckathorne CW, Childress DS. Relationships of the surface electromyogram to the force, length, velocity and contraction rate of the cineplastic human biceps. *American Journal of Physical Medicine* 60(1):1–19, 1981.
5. Ebersole KT, O'Connor KM, Wier AP. Mechanomyographic and electromyographic responses to repeated concentric muscle actions of the quadriceps femoris. *Journal of Electromyography and Kinesiology* 16(2):149–157, 2006.
6. Smidt GL. Hip motion and related factors in walking. *Physical Therapy* 51(1):9–22, 1971.
7. Perry J. *Gait Analysis. Normal and Pathological Function*. Thorofare, NJ: Slack, Inc, 1992.
8. Hislop HJ, Perrine JJ. The isokinetic concept of exercise. *Physical Therapy* 47:114, 1967.
9. Pette D, Peuker H, Staron RS. The impact of biomechanical methods for single fibre analysis. *Acta Physiologica Scandinavica* 166:261–277, 1999.
10. Staron RS. Human skeletal muscle fiber types: Delineation, development, and distribution. *Canadian Journal of Applied Physiology* 22(4):302–327, 1997.
11. Thompson LV. Skeletal muscle adaptations with age, inactivity, and therapeutic exercise. *Journal of Orthopaedic and Sports Physical Therapy* 32(2):44–57, 2002.
12. Garrett WE, Califf JC, Bassett FH. Histochemical correlates of hamstring injuries. *American Journal of Sports Medicine* 12(2):98–103, 1984.
13. Gryzlo SM, Patek RM, Pink M, Perry J. Electromyographic analysis of knee rehabilitation exercises. *J orthop sport phys ther* 20(1):36–43, 1994.
14. Qi Z. Influence of knee joint position on co-contractions of agonist and antagonist muscles during maximal voluntary isometric contractions: Electromyography and Cybex measurement. *Journal of Physical Therapy Sciences* 19:125–130, 2007.
15. Wilk K, Escamilla R, Fleisig G, Barrentine S, Andrews J, Boyd M. A comparison of tibiofemoral joint forces and electromyographic activity during open and closed kinetic chain exercises. *American Journal of Sports Medicine* 24(4):518–527, 1996.
16. Fiatarone MA, Marks EC, Ryan ND, Meredith CN, Lipsitz LA, Evans WJ. High-intensity strength training in nonagenarians. *JAMA* 263(22):3029–3034, 1990.
17. Frontera WR, Meredith CN, O'Reilly KP, Knuttgen HG, Evans WJ. Strength conditioning in older men: Skeletal muscle hypertrophy and improved function. *Journal of Applied Physiology* 64(3):1038–1044, 1988.
18. Leivseth G, Reikerås O. Changes in muscle fiber cross-sectional area and concentrations of Na, K-ATPase in deltoid muscle in patients with impingement syndrome of the shoulder. *Journal of Orthopaedic and Sports Physical Therapy* 19(3):146–149, 1994.
19. Maylia E, Fairclough JA, Nokes LDM, Jones MD. Can thigh girth be measured accurately? *Journal of Sport Rehabilitation* 8(1):43–49, 1999.
20. Folland JP, Williams AG. The adaptations to strength training: Morphological and neurological contributions to increased strength. *Sports Medicine* 37(2):145–168, 2007.
21. Gans C, DeVries F. Functional bases of fiber length and angulation in muscle. *Journal of Morphology* 192(1):63–85, 1987.
22. Lieber R, Fridén J. Clinical significance of skeletal muscle architecture. *Clin Orthop* 383:140–151, 2001.
23. Ramsey RW, Street SF. Isometric length-tension diagram of isolated skeletal muscle fibers of frog. *J Cell Comp Physiol* 15:11, 1940.
24. Bagni MA, Cecchi G, Colomo F, Poggesi C. Tension and stiffness of frog muscle fibres at full filament overlap. *Journal of Muscle Research and Cell Motility* 11(5):371–377, 1990.
25. Lombardi V, Piazzesi G. The contractile response during steady lengthening of stimulated frog muscle fibres. *Journal of Physiology* 431:141–171, 1990.
26. Beck O. Die gesamte kraftkurve des tetanisierten froschgatrocnemius und ihr physiologisch ausgenutzter anteil. *Pfluegers Arch Ges Physiol* 193:495, 1921–1922.
27. Lieber RL, Loren GJ, Fridén J. In vivo measurement of human wrist extensor muscle sarcomere length changes. *Journal of Neurophysiology* 71(3):874–881, 1994.

28. Lord SF, Clark RD, Webster OW. Visual acuity and contrast sensitivity in relation to falls in an elderly population. *Age and Aging* 20:175, 1991.

29. Westring SH, Seger JY, Karlson E, Ekblom B. Eccentric and concentric torque-velocity characteristics of the quadriceps femoris in man. *European Journal of Applied Physiology and Occupational Physiology* 58(1–2):100–104, 1988.

30. Adam A, DeLuca CJ. Recruitment order of motor units in human vastus lateralis muscle is maintained during fatiguing contractions. *Journal of Neurophysiology* 90(5):2919–2927, 2003.

31. Henneman E. Recruitment of motorneurones: The size principle. In Desmedt JE (ed). *Progress in Clinical Neurophysiology.* Vol 9. Basel: S. Karger, 1981, p 26.

32. Henneman E, Somjen G, Carpenter DO. Functional significance of cell size in spinal motoneurons. *Journal of Neurophysiology* 28:560–580, 1965.

33. Henneman E, Somjen G, Carpenter DO. Excitability and inhibitability of motoneurons of different sizes. *Journal of Neurophysiology* 28:599–620, 1965.

34. Milner-Brown HS, Stein RB, Yemm R. The orderly recruitment of human motor units during voluntary isometric contractions. *Journal of Physiology* 230:359–370, 1973.

35. Fujiwara K, Maeda K, Kunita K, Tomita H. Postural movement pattern and muscle action sequence associated with self-paced bilateral arm flexion during standing. *Perceptual and Motor Skills* 104(1):327–334, 2007.

36. Pierce MN, Lee WA. Muscle firing order during active prone hip extension. *Journal of Orthopaedic and Sports Physical Therapy* 12(1):2–9, 1990.

37. Hungerford B, Gilleard W, Hodges P. Evidence of altered lumbopelvic muscle recruitment in the presence of sacroiliac joint pain. *Spine* 28(14):1593–1600, 2003.

38. Rogers MW, Pai YC. Dynamic transitions in stance support accompanying leg flexion movements in man. *Experimental Brain Research* 81(2):398–402, 1990.

39. Cheynel N, Mourey F, Peschaud F, Durand-Fontanier S, Didler JP, Trouilloud P. Standing-up/sitting-down movement: Electromyographic analysis of four muscles of lower limb and the erector spinae muscle: study of anticipatory postural adjustments. *Morphologie* 86:23–26, 2002.

40. Sakamoto ACL, Teixeira-Salmela LF, de Paula-Goulart FR, de Morais Faria CDC, Guimaraes CQ. Muscular activation patterns during active prone hip extension exercises. *Journal of Electromyography and Kinesiology* 19(1):105–112, 2009.

41. Miller JP, Croce RV, Hutchins R. Reciprocal coactivation patterns of the medial and lateral quadriceps and hamstrings during slow, medium and high speed isokinetic movements. *Journal of Electromyography and Kinesiology* 10(4):233–239, 2000.

42. O'Sullivan PB, Beales DJ, Beetham JA, et al. Altered motor control strategies in subjects with sacroiliac joint pain during the active straight-leg-raise test. *Spine* 27(1):E1–8, 2002.

43. McNeil CJ, Doherty TJ, Stashuk DW, Rice CL. Motor unit number estimates in the tibialis anterior muscle of young, old, and very old men. *Muscle & Nerve* 31:461–467, 2005.

44. Komi PV, Karlsson J. Physical performance, skeletal muscle enzyme activities and fibre types in monozygous and dizygous twins of both sexes. *Acta Physiologica Scandinavica. Supplementum* 462:1–28, 1979.

45. Frontera W. Aging muscle. *Crit rev phys rehabil med* 18(1):63–93, 2006.

46. Morrison JB. The mechanics of the knee joint in relation to normal walking. *Journal of Biomechanics* 3(1):51–61, 1970.

47. Weber EF. *Ueber die Langeverhaltnisse der Muskeln im Allgemeinen*. Leipzig: Verh Kgl Sach Ges d Wiss, 1851.

48. Kaplan EB. *Functional and Surgical Anatomy of the Hand*. Philadelphia: JB Lippincott, 1965.

49. Boyes JH. *Bunnell's surgery of the hand*. Philadelphia: Lippincott, 1970.

50. Lieber RL, Bodine-Fowler SC. Skeletal muscle mechanics: Implications for rehabilitation. *Physical Therapy* 73(12):844–856, 1993.

51. Kaufer H. Mechanical function of the patella. *Journal of Bone and Joint Surgery Am* 53(8):1551–1560, 1971.

52. Gibson JNA, Scott M. Long-term effects of patellectomy on quadriceps and hamstring isokinetic function. *Physiotherapy* 77(10):711–714, 1991.

53. Griffin JW, Tooms RE, vander Zwaag RV, Bertorini TE, O'Toole ML. Eccentric muscle performance of elbow and knee muscle groups in untrained men and women. *Medicine & Science in Sports & Exercise* 25(8):936–944, 1993.

54. Stanton P, Purdam C. Hamstring injuries in sprinting: The role of eccentric exercise. *Journal of Orthopaedic and Sports Physical Therapy* 10(9):343–349, 1989.

55. Pappas AM, Zawacki RM, Sullivan TJ. Biomechanics of baseball pitching, a preliminary report. *American Journal of Sports Medicine* 13:216–222, 1985.

56. Abbott BC, Bigland B, Ritchie JM. The physiological cost of negative work. *J Physiol* 117:380–390, 1952.

57. Dick RW, Cavanagh PR. An explanation of the upward drift in oxygen uptake during prolonged sub-maximal downhill running. *Medicine & Science in Sports & Exercise* 19(3):310–317, 1987.

58. Dean E. Physiology and therapeutic implications of negative work: A review. *Physical Therapy* 68:233–237, 1988.

59. Ferguson RA, Ball D, Sargeant AJ. Effect of muscle temperature on rate of oxygen uptake during exercise in humans at different contraction frequencies. *Journal of Experimental Biology* 205:981–987, 2002.

60. Whipp BJ, Rossiter HB, Ward SA. Exertional oxygen uptake kinetics: A stamen of stamina? *Biochemical Society Transactions* 30(2):237–247, 2002.

61. Roston WL, Whipp BJ, Davis JA, Cunningham DA, Effros R, M., Wasserman K. Oxygen uptake kinetics and lactate concentration during exercise in humans. *American Review of Respiratory Disease* 135(5):1080–1084, 1987.

62. Fang Y, Siemionow V, Sahgal V, Xiong F, Yue GH. Distinct brain activation patterns for human maximal voluntary eccentric and concentric muscle actions. *Brain Research* 1023(2):200–212, 2004.

63. Flitney FW, Hirst DG. Crossbridge detachment and sarcomere "give" during stretch of active frog's muscle. *Journal of Physiology* 276:449–465, 1978.

64. Sugi H, Pollack GH. *Mechanism of Myofilament Sliding in Muscle Contraction. Advances in Experimental Medicine and Biology,* Vol 332. New York: Plenum Press, 1993.

65. Edman KA. Mechanism underlying double-hyperbolic force-velocity relation in vertebrate skeletal muscle. *Advances in Experimental Medicine and Biology* 332:667–676, 1993.

66. Stauber WT. Eccentric action of muscles: physiology, injury, and adaptation. *Exercise and Sport Sciences Reviews* 17:157–185, 1989.

67. Enoka RM. Eccentric contractions require unique activation strategies by the nervous system. *Journal of Applied Physiology* 81(6):2339–2346, 1996.

68. Marey EJ, Demeny G. Etude experimentale de la locomotion humaine. *Comptes Rendus Hebdomadoires des Seances de l'Academie des Sciences* 105:544, 1887.

69. Häkkinen K, Komi PV, Kauhanen H. Electromyographic and force characteristics of leg extensor muscles of elite weight lifters during isometric, concentric and various stretch-shortening cycle exercises. *International Journal of Sports Medicine* 7(3):144–151, 1986.

70. Komi PV. Physiological and biomechanical correlates of muscle function: Effects of muscle structure and stretch-shortening cycle on force and speed. *Exercise and Sport Sciences Reviews* 12:81–121, 1984.

71. Cavagna GA. Storage and utilization of elastic energy in skeletal muscle. *Exercise and Sport Sciences Reviews* 5:89–129, 1977.

72. Aura O, Komi PV. Effects of prestretch intensity on mechanical efficiency of positive work and on elastic behavior of skeletal muscle in stretch-shortening cycle exercise. *Int J Sports Med* 7:137–143, 1986.

73. Wilk KE, Voight ML, Keirns MA, Gambetta V, Andrews JR, Dillman CJ. Stretch-shortening drills for the upper extremities: Theory and clinical application. *Journal of Orthopaedic and Sports Physical Therapy* 17(5):225–239, 1993.

74. Chmielewski T, Kauffman D, Myer GD, Tillman SM. Plyometric Exercise in the Rehabilitation of Athletes: Physiological Responses and Clinical Application. *J orthop sport phys ther* 36(5):308–319, 2006.

75. Burkholder TJ, Nichols TR. The mechanical action of proprioceptive length feedback in a model of cat hindlimb. *Motor Control* 4(2):201–220, 2000.

76. Nichols TR. Receptor mechanisms underlying heterogenic reflexes among the triceps surae muscles of the cat. *Journal of Neurophysiology* 81(2):467–478, 1999.

77. Helgeson K, Gajdosik RL. The stretch-shortening cycle of the quadriceps femoris muscle group measured by isokinetic dynamometry. *Journal of Orthopaedic and Sports Physical Therapy* 17(1):17–23, 1993.

78. Koutedakis Y. Muscle elasticity-plyometrics: Some physiological and practical considerations. *J applied res coach athl* 4:35–49, 1989.

79. Witvrouw E, Mahieu N, Roosen P, McNair P. The role of stretching in tendon injuries. *Br J Sport Med* 41(4):224–226, 2007.

80. Lundin P. A review of plyometric training. *Strength Condit* 7:69–74, 1985.

81. Voss DE, Ionta MK, Myers BJ. *Proprioceptive Neuromuscular Facilitation*, 3 ed. Philadelphia: Harper & Row, 1985.

82. Allerheiligen B, Rogers R. Plyometrics program design. *Strength and Conditioning* 17:26–31, 1995.

83. Pretz R. Plyometric exercises for overhead-throwing athletes. *Strength condit* 28(1):36–42, 2006.

84. Wilt F. Plyometrics. What it is—How it works. *Athletic Journal* 55:76–79, 1975.

85. Chu D. *Jumping into plyometrics*, 2nd ed. Champaign, IL: Human Kinetics, 1998.

86. Williams M, Stutzman L. Strength variation through the range of joint motion. *Physical Therapy Review* 39(3):145–152, 1959.

87. Smidt GL. Biomechanical analysis of knee flexion and extension. *Journal of Biomechanics* 6(1):79–92, 1973.

88. Dutto DJ, Braun WA. DOMS-associated changes in ankle and knee joint dynamics during running. *Medicine & Science in Sport & Exercise* 36(4):560–566, 2004.

89. Clarkson PM, Tremblay I. Exercise-induced muscle damage, repair and adaptation in humans. *Journal of Applied Physiology* 65(1):1–6, 1988.

90. Faulkner JA, Brooks SV, Opiteck JA. Injury to skeletal muscle fibers during contractions: Conditions of occurrence and prevention. *Physical Therapy* 73(12):911–921, 1993.

91. Rodenburg JB, Bär PR, DeBoer RW. Relations between muscle soreness and biochemical and functional outcomes of eccentric exercise. *Journal of Applied Physiology* 74(6):2976–2983, 1993.

92. Golden CL, Dudley GA. Strength after bouts of eccentric or concentric actions. *Medicine & Science in Sports & Exercise* 24(8):926–933, 1992.

93. Mair J, Koller A, Artner-Dworzak E, et al. Effects of exercise on plasma myosin heavy chain fragments and MRI of skeletal muscle. *Journal of Applied Physiology* 72(2):656–663, 1992.

94. Fridén J, Lieber RL. Structural and mechanical basis of exercise-induced muscle injury. *Medicine & Science in Sports & Exercise* 24(5):521–530, 1992.

INTRODUCTION TO

단원 2: 팔

Upper Quarter

본 단원은 임상운동학적 관점에서 인체 분절 중 팔과 축성뼈대를 조사한 것이다. 각각의 장마다 해부학과 각 분절의 개별 관절, 관절운동형상학, 뼈운동형상학, 그리고 임상 기능에 관한 정보 포함 하고 있다.

5장은 어깨복합체에 관한 내용이다. 어깨복합체는 어깨가슴관절, 복장빗장관절, 봉우리빗장관절과 어깨위팔관절로 구성되어 있다. 이 관절 사이의 관련성을 토론하며, 각 관절에 존재하는 근육과 기능을 설명한다. 부가적으로, 효과적인 어깨 움직임을 위해 이 관절들이 부드러운 움직임을 만들어내기 위하여 각각 어떻게 상호작용을 하는지에 관하여 설명한다.

6장은 팔꿉관절과 아래팔 복합체에 관한 내용들이다. 이 두 관절에서 근육의 상호작용과 서로 미치는 영향에 대해 토론한다. 또한 팔꿉관절과 아래팔의 협력 기능의 중요성에 관하여 설명한다.

7장은 복잡한 구조인 손목관절과 손에 관한 내용이다. 손의 바람직한 최적의 수행력을 제공하는 다수의 관절, 그리고 근육과 손에서만 볼 수 있는 특별한 기능에 관해 토론한다. 근육 손상 혹은 신경 손상으로 발생하는 잡기의 이상에 따른 다양한 유형의 힘과 쥐기 방법을 설명한다.

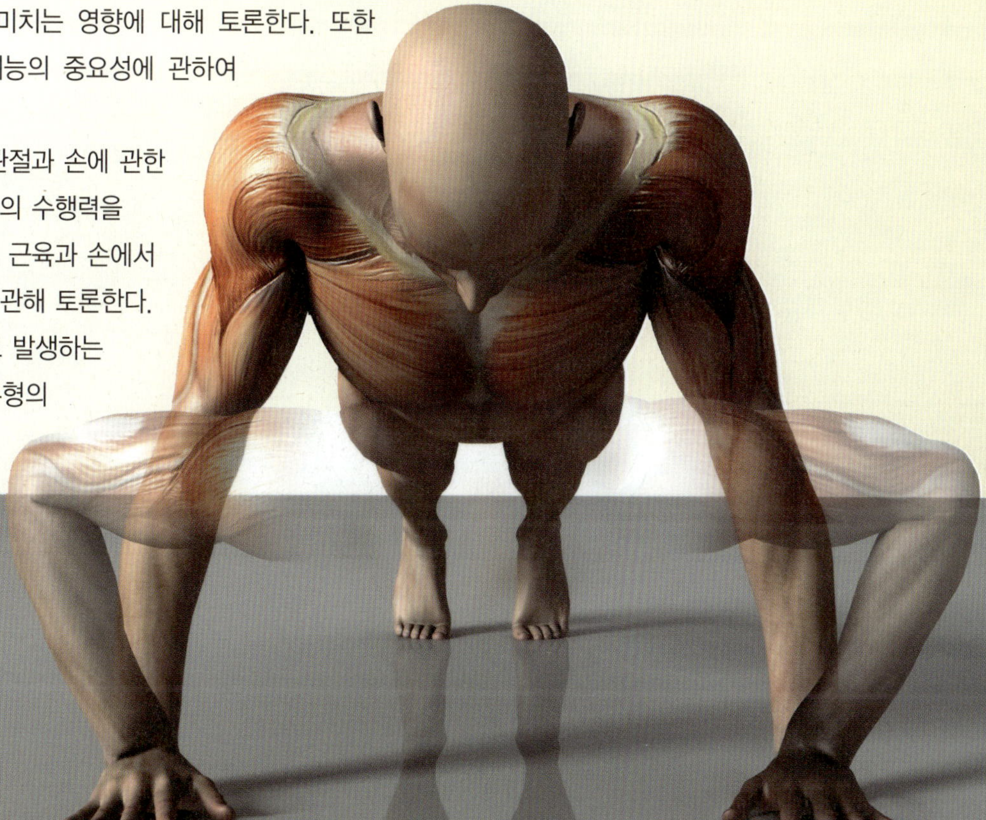

8장은 축성뼈대에 관한 내용이다. 목에서 엉치엉덩관절까지 척추에 관한 정보뿐만 아니라, 턱관절에 관한 정보도 토론한다. 축성뼈대는 팔다리에서 가능한 활동의 질을 결정하는 인체의 복잡한 분절 중 하나이기 때문에, 몸통의 안정성과 균형을 비롯하여 척추와 팔다리의 상관관계를 설명한다.

CHAPTER 5

제 5 장

어깨복합체

Shoulder Complex

모든 세대는 조상들의 어깨 위에 서 있다.
우리의 유산의 가치와 원칙을 빈틈없이 지키자. 그것은 결코 쉬운 일은 아니다.

— 제40대 미국 대통령, 로널드 레이건 (1911-2004)

개요 (Chapter Outline)

학 습 목 표 (Learning Outcomes)

본 장은 어깨복합체를 조사한다. 본 단원을 학습한 후에 독자는 다음을 할 수 있을 것이다:

- ❒ 어깨복합체의 뼈, 관절, 근육을 확인한다.
- ❒ 어깨뼈 운동을 결정하는 관절 사이의 상관성을 토론한다.
- ❒ 어깨가슴관절 및 어깨위팔관절 움직임 사이의 상관성 및 움직임 간의 신뢰성을 설명한다.
- ❒ 어깨가슴관절 및 어깨위팔관절의 안정성에 관여하는 근육을 열거한다.
- ❒ 기능적 움직임 동안에 어깨복합체에서 활동하는 근육을 결정하는데 중력 및 인체 자세의 영향에 관하여 토론한다.
- ❒ 특별한 기능적 활동에서 어깨복합체의 자세와 움직임에 관한 기능에 관여하는 근육군을 명명한다.

개요 (Chapter Outline)

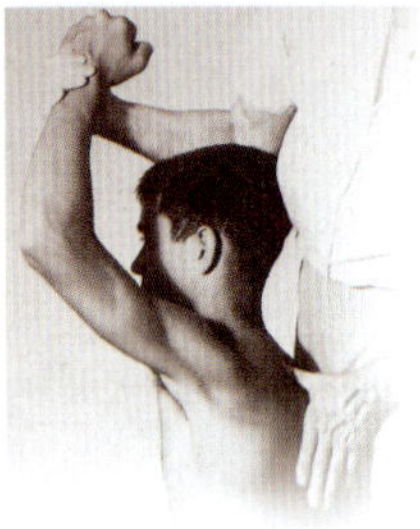

임상 시나리오(CLINICAL SCENARIO)

임상가 Ella는 그날 첫 환자인 Tyler를 검사하는 도중 그녀는 과거력을 알고 있었기 때문에, Ella는 그가 일하는 동안 손상된 것이 우성인 오른쪽 어깨관절이라는 것을 알고 있다. 그는 페인트공으로 지난달에 매우 큰 저택의 지붕을 칠하였다. 그의 오른쪽 어깨는 어깨위팔관절 위에서 통증이 있다고 하였는데, 특히 그가 팔을 머리 위로 올릴 때 더하다고 한다. 그가 머리를 빗거나 뒷주머니에서 지갑을 꺼낼 때 통증은 증가되어 그를 괴롭혔다. Ella는 그의 어깨근육을 모두 검사하였고, 특히 팔을 머리 위로 위치시키거나 움직이는 기능에 대하여 검사하였다. 또한 그녀는 적절한 근육검사를 수행하기 위해 각 근육이 무엇을 하며 검사하기 위한 최선의 자세가 무엇인지 안다. Ella는 Tyler에게 도수근력검사를 시작하기 위해 그녀가 가장 정확한 검사결과를 얻기 위하여 Tyler가 취해야 할 자세와 근육에 대하여 생각한다.

서론

Introduction

어깨는 인체를 구성하는 관절 가운데 가장 큰 가동성을 소유하기 위하여 20개의 근육과 3개의 관절 및 그들을 움직이는 3개의 연부조직으로 구성되어 있다. 어깨의 주요 목적은 손을 기능적인 자세에 위치시키는 것이다. 어깨는 손을 약 16,000개의 다른 자세로 위치시킬 수 있고,[1] 보통 우리에게 부여된 무수한 기능을 수행할 수 있도록 한다. 어깨복합체는 손의 위치를 위하여 광범위한 범위의 자세를 제공할 뿐만 아니라, 손의 움직임, 물건 들기와 밀기, 인체 올림, 노력성 들숨 및 노력성 날숨의 보조, 그리고 목발보행 혹은 물구나무서기를 할 때 체중부하 등을 위하여 팔을 안정화시킨다. 그러나 가동성은 구조 안정성을 희생으로 한 것이다. 몸통에 대한 팔의 뼈 부착은 복장빗장관절에서 뿐이다. 따라서 어깨의 지지와 안정성은 근육과 인대에 주로 의존한다. 이 복잡한 구조에서 활동하는 근육은 단독으로 활동하기 보다는 기능을 부드럽게 수행하기 위하여 다른 근육들과 함께 활동한다. 인대가 파괴되거나 근육이 정상 기능을 제공할 수 없을 때, 어깨복합체의 정상 가동성이 상실되고, 위팔의 효율성이 떨어진다.

어깨복합체에 대하여 언급할 때, 우리는 가장 몸쪽 팔 분절에서 팔의 움직임을 제공하는 모든 구조물을 포함한다. 어깨복합체의 뼈 구조는 복장뼈, 빗장뼈, 어깨뼈, 그리고 위팔뼈를 포함한다; 관절은 이 뼈들 사이의 결합으로 만들어진다; 그리고 어깨뼈와 가슴우리는 연부조직의 결합이다. 어깨관절을 토론할 때, 기준은 오목위팔관절이다: 위팔뼈와 어깨뼈는 어깨관절을 만들며, 이 관절의 주변은 연부조직으로 싸여 있다. 그러나 "어깨관절"은 단지 어깨복합체의 일부이며, 올바른 용어를 사용해야 할 것이다. 어깨복합체에 포함되는 각 요소들은 본 장에서 설명하고 토론한다.

뼈

Bones

전체 어깨복합체는 **축성뼈대**(axial skeleton)로 복장뼈(복장뼈자루)와 빗장뼈 사이의 뼈 결합과 축성뼈대에서 시작하는 근육 및 뼈어깨복합체 구조에 부착한 근육들에 의해서 형성된다. 축성뼈대에 대한 어깨복합체를 형성하는 뼈는 복장뼈자루(축성뼈대의)와 빗장뼈(어깨복합체의)이다. 오른빗장뼈와 왼빗장뼈를 연결하는 복장뼈자루

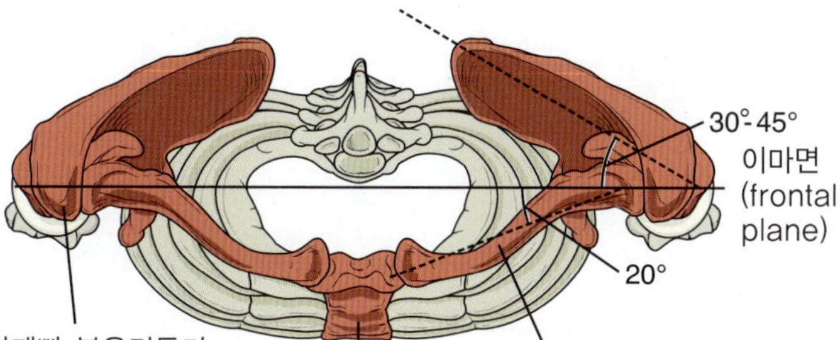

그림 5.1 팔이음뼈의 위쪽 모습. 이마면에서 어깨뼈와 빗장뼈의 각도를 유의해서 본다.

와 어깨뼈는 불완전한 띠를 형성한다(그림 5.1). 실제로 띠는 한 구조로 완전히 둘러싼 것을 말하는 것으로, 이 구조는 불완전하고 어깨복합체는 뒤쪽으로 연결된 뼈가 없다; 그러나 이런 전문적 성질에도 불구하고 종종 **팔이음뼈**(shoulder girdle)이라고 한다.

복장뼈자루 / Manubrium

복장뼈자루(라틴어 manubrium은 손잡이를 뜻함)는 복장뼈의 가장 머리쪽이며, 왼빗장뼈와 오른빗장뼈를 연결하는 위치에 있어서 축성뼈대에서 팔의 안정성을 보장한다. 복장뼈자루의 위쪽면은 안쪽 빗장뼈 부착부를 위해서 오목하게 들어가 있다. 2개의 빗장뼈 면관절 사이의 위치는 복장뼈패임 혹은 목아래패임이라 하며, 현저히 오목해서 쉽게 촉진된다. 빗장뼈 면관절 바로 인접한 아래의 복장뼈자루의 가쪽면은 약간 오목한 면관절이어서 1번 갈비뼈가 부착된다.

빗장뼈 / Clavicle

빗장뼈(라틴어 *clavicula*는 작은 *계안(clavus)*, 핵심을 뜻함)를 위에서 아래로 내려다보면, 크랭크와 같은 S자

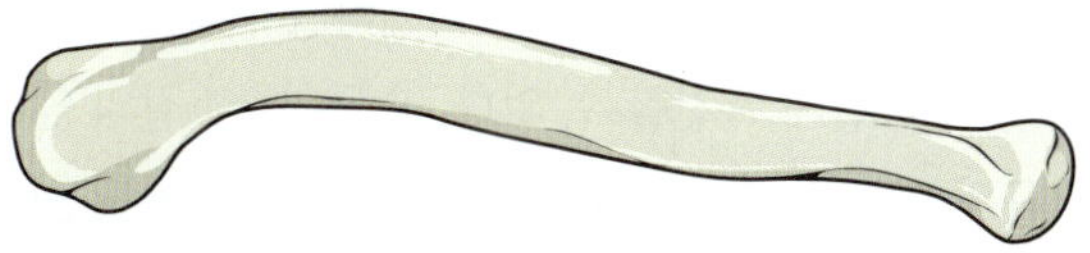

그림 5.2 왼쪽 빗장뼈의 둥근 안쪽끝과 편평한 가쪽끝.

모양이고, 빗장뼈의 복장쪽 끝단은 팔신경얼기와 팔혈관다발이 지나가도록 앞쪽으로 볼록하고, 빗장뼈의 위팔뼈끝단은 앞쪽으로 오목하다. 해부학적 자세에서, 빗장뼈의 장축은 수평면 위에서 이마면에 약 20° 기울어져 있다. 빗장뼈의 안쪽끝은 복장뼈자루와 관절을 하는 부위이다. 아래에는 1번 갈비뼈와 관절을 맺는 "갈비오목(costal facet)"이 있다. 갈비빗장뼈인대의 부착점은 갈비거친면으로 가쪽 아래쪽 혹은 갈비오목을 말한다. 안쪽면에서 시작하여, 빗장뼈는 봉우리끝을 향하여 크랭크처럼 생긴 곡선을 따라서 가쪽으로 촉진될 수 있다(그림 5.2). 빗장뼈는 빗장뼈의 복장쪽 끝단에서 둥근 뼈로 시작하고, 전체 길이의 2/3은 편평뼈이므로 넓은 면을 가지고 어깨뼈의 봉우리돌기와 관절하는 가쪽끝으로 도달할 때는 타원형 모양으로 끝난다. 빗장뼈의 봉우리끝단은 복장쪽 끝단처럼 융기로 팽창되어 있고 촉진된다.

말과 개와 같이 네 발로 서고 달리는 동물은 빗장뼈 없이, 어깨뼈가 가슴의 가쪽면에 붙어 있다. 반대로 직립보행하는 인간은 강하고 잘 발달된 빗장뼈가 있어서 어깨뼈와 위팔뼈의 가쪽 버팀목으로 활동한다. 이것은 오목위팔관절의 가동성을 증가시켜서, 뻗기와 오르기 동작을 할 때 더 큰 가동성을 허용한다.[2]

어깨뼈 / Scapula

어깨뼈(라틴어, *scapula*는 어깨날을 뜻함)는 편평한 삼각형 모양의 뼈로서 3개의 모서리와 3개의 각을 가지며, 가슴의 뒤쪽에 올라가 있다. 해부학적 자세에서, 안쪽 척추모서리는 등뼈 가시돌기에서 약 5~6 cm 혹은 손가락 2~3개 정도의 간격으로 떨어져 있으며, 2번 등뼈(T2)와

7번등뼈(T7) 사이에 있다. 이것은 다음 2가지의 기능이 있다: 오목위팔관절을 조절하는 근육의 부착점을 제공하고 오목위팔관절이 안정적으로 기능할 있도록 한다. 어깨뼈는 오목위팔관절의 가동성을 증가시키기 위하여 빗장뼈와 친밀하게 협력하며 손은 더 자유로운 자세를 취할 수 있다.

어깨뼈의 아래각은 척추모서리와 가쪽모서리를 연결하는 것으로 척추모서리 먼쪽을 따라서 촉진된다. 가쪽 겨드랑이모서리는 관절오목을 향해서 아래각으로부터 위쪽과 가쪽으로 각을 만든다. 관절오목은 어깨뼈의 위쪽 가쪽 면으로 오목위팔관절의 오목한 부분을 만든다. 위모서리는 촉진하기 힘들지만, 어깨뼈가시에 대해 본질적으로 평행하다. 어깨뼈가시는 어깨뼈의 뒤쪽을 형성하며, 어깨뼈를 가시위오목과 가시아래오목의 두 개의 오목으로 구분한다. 어깨뼈가시는 T3에서 안쪽 척추모서리 위에 위치한 어깨뼈가시뿌리로부터 봉우리(그리스어로 *acron*은 *omox*로 어깨를 뜻한다)가 되는 가쪽 끝단까지 촉진할 수 있다. 뒤쪽 어깨뼈를 따라서 가쪽-약간 위쪽으로 수평이기 때문에, 척추모서리의 편평한 부분부터 중간에 더 뒤쪽으로 두드러지고 가쪽끝은 더 커진다. 가쪽 봉우리돌기는 빗장뼈와 관절하기 위하여 약간 앞쪽 및 위쪽으로 굽어 있다. 봉우리는 오목위팔관절 위에 위치하여 어깨를 향하여 머리 위에서 아래로 적용되는 힘으로부터 오목위팔관절을 보호한다. 봉우리의 가쪽끝에서, 봉우리는 어깨관절 위에서 쉽게 촉진되는 선반처럼 넓게 펴져 있다. 봉우리의 가쪽 끝은 매우 앞쪽으로 기울어져 있다. 빗장뼈와 관절하는 부위(봉우리빗장관절)를 약간 보호하고 봉우리빗장인대로 감싸고 있다. 대부분 두 뼈의 팽창부위는 이 영역에서 차이가 있다-봉우리뼈에 대해서 빗장뼈는 약간 내려앉아 있다. 이 오목이 봉우리빗장관절 자체이며, 두 뼈의 끝에서 촉진된다(그림 5.3).

어깨뼈는 앞쪽에 두드러진 돌기를 가지고 있다: 부리돌기. 부리돌기는 빗장뼈 아래에 위치하고 관절오목의 안쪽에 있다. 부리돌기는 어깨뼈의 앞쪽으로 두드러져 있으며 다양한 인대와 근육의 부착점을 제공한다. 부리돌기는 그 모양 때문에 "까마귀의 부리"를 뜻한다(그림 5.4).

어깨구조물을 촉진하기 위해, 어깨뼈가시를 따라서 수평으로 어깨뼈를 가로지르는 뒤쪽 가장자리의 봉우리돌기와 곡선형 삼각형을 형성하는 편편한 어깨뼈의 척추모서리를 따라간다. 어깨뼈가시의 위쪽은 가시위오목이고 아래는 가시아래오목으로 확인할 수 있다; 두 오목 모두 근육으로 차 있고, 그것들의 깊이는 완전히 적절하지는 못하며 특히 가시위오목이 더하다. 어깨뼈의 척추모서리와 겨드랑이모서리는 어깨뼈근육이 이완되면 쉽게 촉진된다. 앞에서 언급한 것처럼, 어깨뼈의 아래각은 어깨뼈의 가장 낮은 곳으로, 척추모서리와 겨드랑이 모서리가 만나는 곳이다. 또한 앞에서 언급한 것처럼, 어깨뼈의 위각은 근육으로 덮여 있어서 쉽게 촉진할 수 없다. 오목위팔관절의 앞어깨세모근의 앞쪽 둥근면에서 앞쪽과 안쪽, 그리고 빗장뼈 아래에서 약 엄지손가락 너비 정도에 부리돌기의 작고 둥근 돌출부를 깊이 촉진할 수 있다. 정상인 조차, 부리돌기는 깊은 촉진으로도 가능하다.

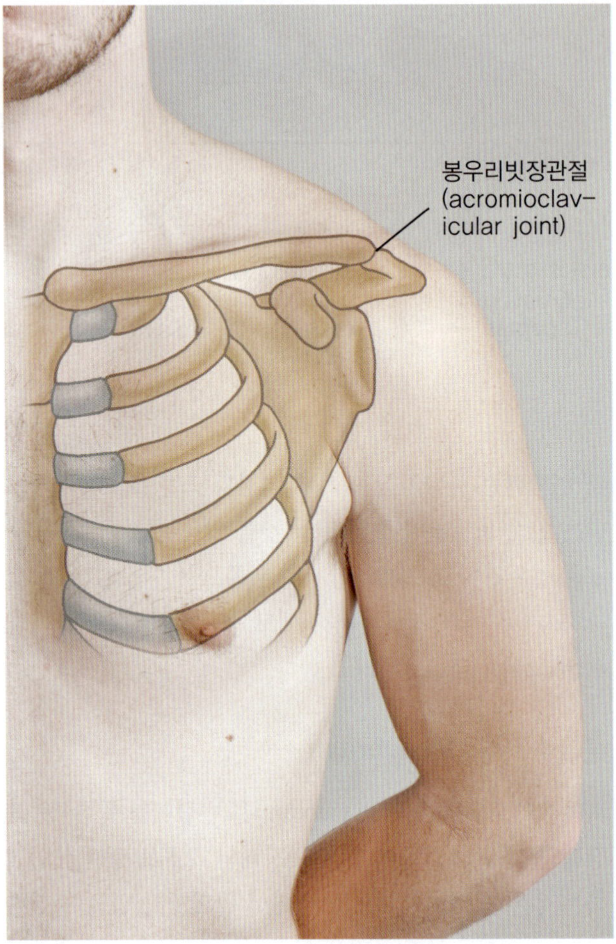

그림 5.3 왼쪽 어깨를 앞에서 관찰한 모습으로 봉우리빗장관절을 형성하는데 빗장뼈의 먼쪽끝은 어깨의 꼭대기에 더 몸쪽 "혹(bump)"이고 봉우리는 더 가쪽 "혹"으로 약간 내려와 있다.

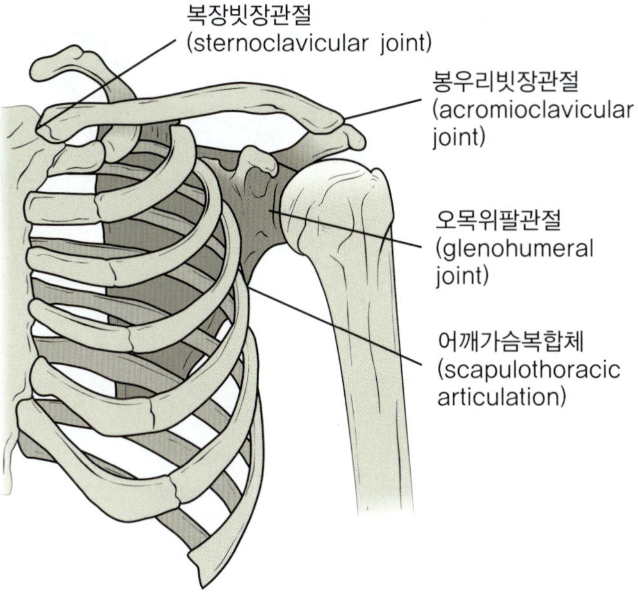

그림 5.4 어깨복합체의 관절. 몸쪽 봉우리는 "까마귀부리"를 형성해서 어깨뼈로부터 위쪽으로 돌출되어 있다.

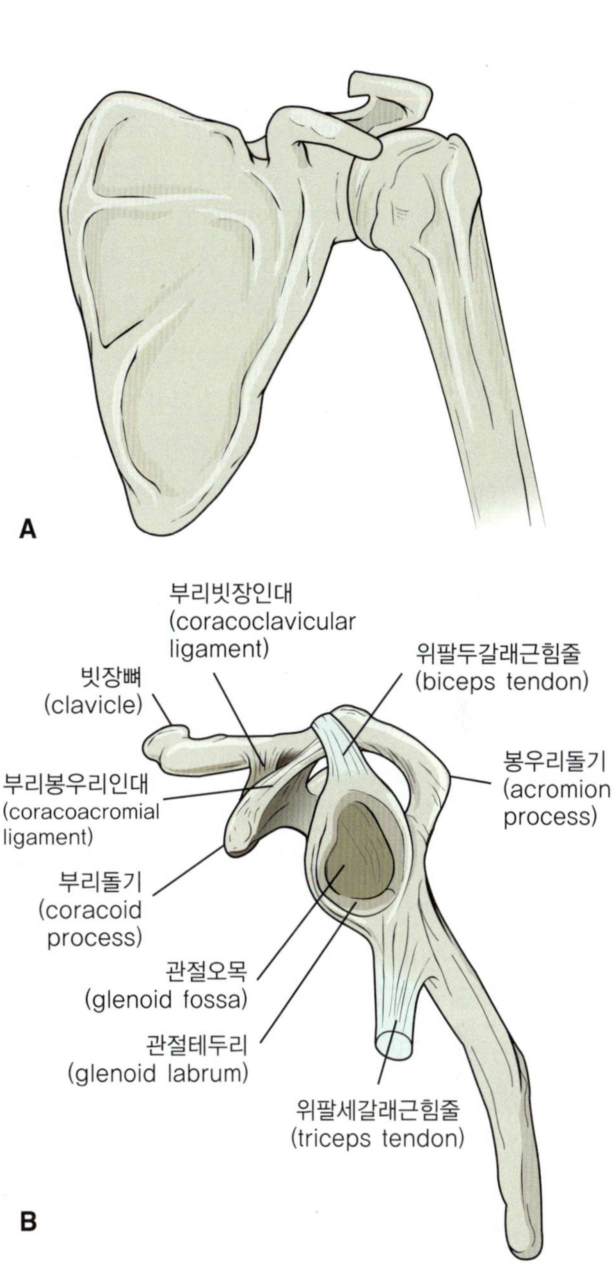

그림 5.5 관절오목. A) 관절오목은 어깨뼈의 척추모서리에 대하여 약 5° 경사되어 있다. B) 관절오목은 위쪽이 더 좁고 아래쪽이 더 넓다.

어깨뼈의 관절오목 혹은 관절구멍(그리스어로 *glene*는 꽂는 구멍을 뜻함)은 어깨뼈의 가장 가쪽면에 위치한다. 오목위팔관절의 오목한 부분으로 볼록한 위팔뼈머리와 관절을 형성한다. 관절오목은 움푹 파인 구멍으로 2개의 결절이 있다. 오목 위결절은 관절오목의 위쪽 둘레로 위팔두갈래근의 긴갈래가 부착하는 위치를 제공한다. 다른 결절은 오목아래결절로 관절오목의 아래 둘레를 형성하며 위팔세갈래근의 긴갈래가 부착되는 곳이다. 오목테두리는 깊은 섬유성 결합조직으로 된 둘레로 관절오목을 둘러싸고 있으며,[3,4] 관절면의 접촉면을 증가시켜서 스트레스를 감소시키고 관절의 일치를 증가시키기 위해 관절오목의 깊이를 증가시킨다. 오목테두리는 아래 관절에서 안전하게 부착되어 있다. 그것은 위관절은 느슨한데 위팔두갈래근의 긴갈래 힘줄이 관절오목의 위쪽면을 따라 부착되어 있기 때문이다. 배열은 어깨뼈의 척추모서리에 대해 약 5° 정도 위쪽으로 기울어져 있다(그림 5.5A). 관절오목은 위쪽이 더 좁고, 아래모서리 쪽은 약간 넓어서 눈물방울 모양의 구슬 혹은 진주모양을 하고 있다(그림 5.5B). 이 모양의 중요성은 오목위팔관절의 운동에서 더 자세히 토론할 것이다.

어깨뼈는 갈비뼈 뒤쪽에 위치하고 휴식 시 자세는 가슴위쪽에 있다; 따라서 어깨뼈는 순수하게 이마면에 위치하지 않는다. 오히려 어깨뼈는 수평축에 약 30°~45° 정도 회전되어 관절오목이 이마면(관상면)에 대하여 앞쪽으로 기울어져 있다. 이 자세는 **어깨뼈면**(plane of the scapula 혹은 scapular plane)이라고 한다. 가슴의 위쪽과 갈비뼈의 자세 때문에 어깨뼈는 시상면에서 약 10°~20° 기울어져 있어, 어깨뼈의 위쪽은 아래각보다 더 앞쪽으로 위치한다(그림 5.1).

위팔뼈 / Humerus

위팔뼈머리는 오목위팔관절을 형성하기 위하여 오목한 관절오목과 관절하기 때문에 볼록하다. 위팔뼈머리는 구(sphere)의 1/3~1/2 정도이며, 이마면에서 보면 안쪽 및 위쪽으로 위치하고 수평면에서 보면 뒤쪽으로 회전되어 있어 보통 약간 가쪽, 위쪽, 앞쪽을 마주보는 관절오목과 접촉하게 된다. 위팔뼈머리는 해부학적 목이라고 하는 짧은 위팔뼈목을 통해서 위팔뼈의 몸통과 연결되어 있다. 이마면에서, 위팔뼈머리는 위팔뼈몸통의 장축에 대하여 135°의 각을 형성한다. 이 각을 **경사각**(angle of inclination)이라 한다. 또한 위팔뼈머리는 위팔뼈몸통에 상대적으로 뒤틀린 **비틀림각**(angle of torsion)이 있다. 위팔뼈의 먼쪽 융기에 대해 뒤쪽으로 회전되어 있는 위팔뼈머리의 휴식 시 자세는 팔꿉관절의 배열을 적절히 유지하면서 어깨뼈면에 위팔뼈머리가 위치하도록 한다; 이 상대적인 자세인 뒤쪽 회전을 **뒤굽음**(retroversion)(라틴어로 *retro*는 뒤쪽이고, *verto*는 돌다)이라고 하며, 보통 30°이다. 그림 5.6은 상대적으로 위팔뼈몸통에 대한 위팔뼈머리의 경사각과 비틀림각 모두 보여준다.

위팔뼈의 큰결절과 작은결절은 위팔뼈머리에 인접한 위팔뼈목에 위치한다. 큰결절은 작은결절보다 가쪽에 위치하는 큰 돌출부이다. 작은결절은 더 작고 날카로우며 더 안쪽에 위치한다. 두 결절의 분리는 자국을 새기는데, 이것을 두갈래근고랑(결절사이고랑)이라 하며, 오목 위결절의 몸쪽 이는곳으로부터 두갈래근의 긴갈래를 지나간다. 위팔뼈의 해부목은 몸쪽 위팔뼈 둘레이다. 이 부위는 위팔뼈에서 특히, 노인에서 낙상으로 인해 팔을 쭉 뻗어서 땅을 짚을 때 일반적으로 골절되는 부위이기 때문에 "외과목(surgical neck)"이라고 하고 두갈래근고랑의 먼쪽이다.

팔을 안쪽에서 올리고 위팔뼈를 가쪽으로 회전하면, 위팔뼈의 큰결절이 봉우리의 약간 뒤쪽과 바로 아래쪽에서 촉진된다(그림 5.7). 완전 안쪽돌림에서, 큰결절은 어깨세모근 아래로 사라지기 때문에 더 이상 촉진되지 않는다. 큰결절은 3개의 면이 있어서 근육 부착점으로 사용되지만 이 면은 촉진으로 구분할 수 없다. 위팔뼈가 완전 가쪽돌림하면, 작은결절은 큰결절 바로 안쪽에 위치한다. 두갈래근고랑의 자국은 이 두 결절 사이이다; 그 위치 때문에 이 고랑을 결절사이고랑이라고도 한다. 어깨관절 완전 가쪽돌림에서, 두갈래근고랑은 봉우리뼈와 직선에 위치한다. 이 3구조물 모두 대부분의 사람들에서 촉진할 수 있다.

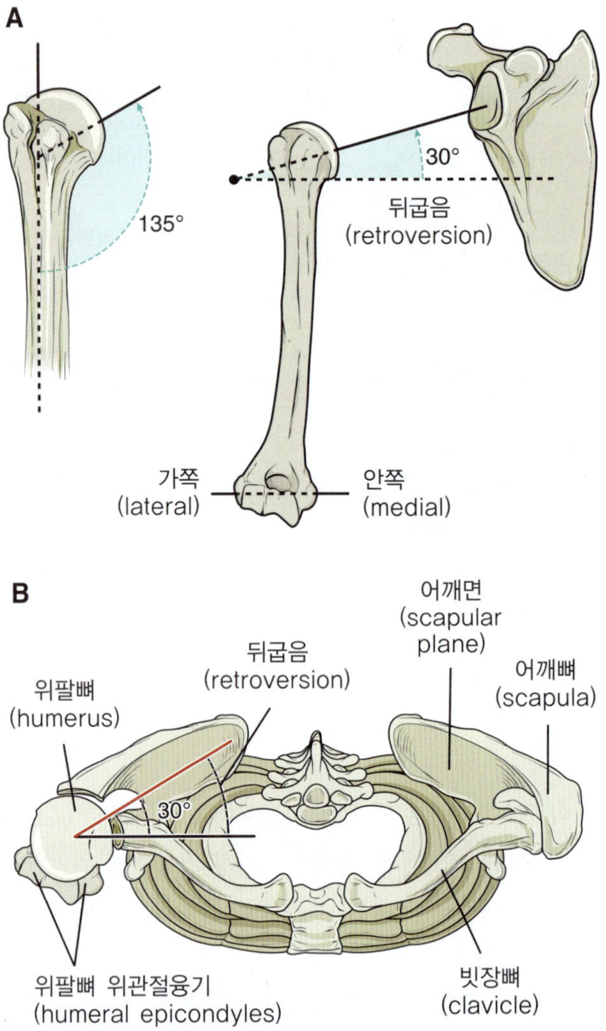

그림 5.6 위팔뼈 위치. A) 이마면에서, 위팔뼈머리는 경사각을 만들기 위해서 위팔뼈 몸통의 장축에 대하여 각을 이루고 있다. B) 수평면에서, 위팔뼈머리는 위팔뼈의 먼쪽 융기에 대하여 약간 뒤쪽으로 돌려져 있다. 이 각을 비틀림각 혹은 뒤굽음이라고 하며, 위팔뼈가 관절오목과 함께 배열되어 기능적인 위치에서 팔꿉관절과 손을 유지할 수 있도록 한다.

관절

Joints

어깨복합체(shoulder complex)의 뼈들은 3개의 윤활관절을 만든다: (1) 빗장뼈와 복장뼈자루가 관절하여 복장빗장관절; (2) 빗장뼈와 어깨뼈가 관절하여 봉우리빗장관절;

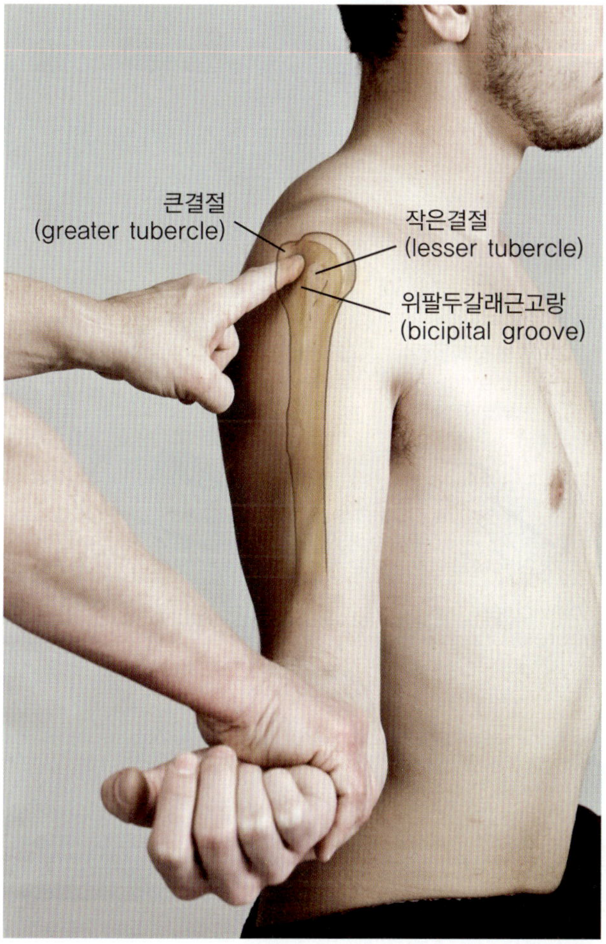

그림 5.7 큰결절, 작은결절 및 위팔두갈래근고랑을 촉진한다. 이 구조들은 어깨관절이 가쪽돌림을 할 때 빗장뼈의 바로 아래와 약간 뒤쪽에 있다.

(3) 위팔뼈와 어깨뼈가 관절하여 오목위팔관절. 어깨복합체가 움직이는 동안 어깨뼈는 가슴 위에서 활주한다; 이 결합은 어깨가슴관절인데, 기술적으로는 관절이 아니다.

팔이음뼈 움직임의 정의 / Definition of Shoulder Girdle Movements

우리는 어깨복합체의 모든 관절을 세부적으로 토론하기 전에, 이 관절들의 움직임을 정의해야 한다. 이 관절의 일부 움직임은 팔이음뼈의 유일한 특징이므로 정의가 필요하다. 앞에서 언급한 것처럼, "팔이음뼈"는 어깨뼈, 빗장뼈, 복장뼈자루와 관련되어 있다(그림 5.1). 어깨가슴관절, 봉우리빗장관절, 복장빗장관절에서 발생하는 어깨뼈의 특별한 움직임은 그림 5.8에서 도식화 하였다. 어깨가슴관절의 움직임은 복장빗장관절과 봉우리빗장관절 움직임의 결과이다. 실제로, 빗장뼈와 어깨뼈의 움직임은 짝을 이룬다. 즉, AC관절과 SC관절의 움직임은 가슴뼈 위에서 어깨뼈의 움직임을 생산한다. 따라서 이 3관절의 어떤 관절이든지 움직임을 제한하는 결함이 있다면, 나머지 2관절에 영향을 미친다. 2개의 빗장관절에서 복장빗장관절은 주로 어깨뼈의 움직임을 책임지고, 봉우리빗장관절은 최소한의 움직임을 제공하며, 어깨뼈의 움직임을 만들기보다는 어깨뼈 움직임을 섬세하게 만든다.[5,6] SC관절은 주로 운송자이고, AC관절은 각 어깨뼈의 움직임을 위한 어깨뼈의 위치를 조절하는 조절자이다(그림 5.8). 이 단락에서는 어깨뼈와 이 관절들의 독특한 움직임을 확인하고 설명한다.

팔이음뼈 올림 / *Shoulder Girdle Elevation*

올림은 어깨뼈의 주요 움직임 중 하나이다. 올림에서, 어깨뼈는 휴식자세보다 가슴 위에서 위쪽으로 활주한다(그림 5.9A). 어깨를 으쓱하면 올림이 발생한다. 어깨뼈 올림을 위하여, 복장빗장뼈에서 빗장뼈의 올림이 발생되어야 한다. 이 SC 움직임 때문에, 빗장뼈의 먼쪽끝과 봉우리는 약 60° 위쪽으로(귀를 향하여) 움직인다.[7]

팔이음뼈 내림 / *Shoulder Girdle Depression*

올림과 동시에 내림은 어깨뼈의 대표적인 움직임이다. 내림은 올림의 반대동작이다. 내림에서, 어깨뼈는 휴식자세보다 가슴(thorax) 위에서 아래쪽으로 활주한다(그림 5.9B). 앉은 휴식자세에서, 약 5°~10° 내림이 발생한다. 그러나 내림의 중요성은 평행봉에서 체조를 할 때와 같이 양손으로 체중지지를 하는 동안, 목발보행을 할 때, 혹은 다리마비와 같은 장애인들이 휠체어로 이동할 때 어깨뼈의 안정화와 몸의 올림을 하는 것이다. 최대 올림자세에서 어깨 내림은 몸통을 약 4~6인치(10~15cm) 정도를 올릴 수 있다.

올림과 내림 동작 동안에, 어깨뼈 경사와 돌림의 양은 약간 달라진다. 가쪽 어깨뼈의 아래쪽 돌림과 위쪽 어깨뼈의 약간 앞쪽–안쪽 경사는 올림과 함께 발생하고, 가쪽어깨뼈의 위쪽돌림과 위쪽 어깨뼈의 약간 뒤쪽–가쪽 경사는 내림과 함께 일어난다. 이 작은 조정은 각 움직임을 하는 내내 어깨뼈가 가슴뼈 위에 접촉하도록 한다.

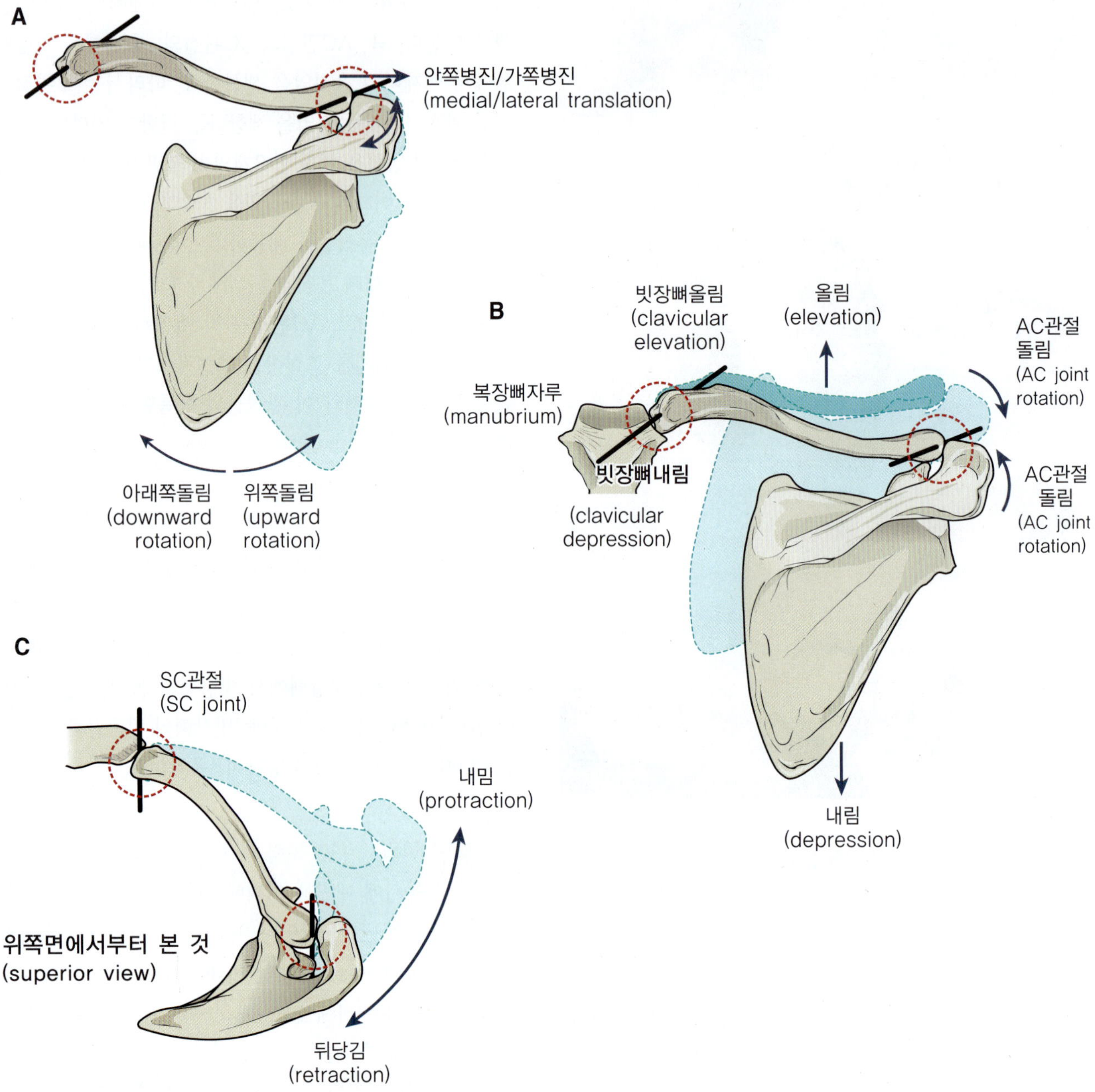

그림 5.8 어깨뼈 움직임은 SC관절과 AC관절이 함께 어깨가슴 움직임을 만들어내어 발생한다. SC관절은 어깨뼈를 움직이고, AC관절은 마지막 바람직한 위치를 성취하도록 조절한다. 한 관절에서 확인된 처음 움직임과 두 번째 움직임은 각각 다른 관절에서도 처음 움직임과 두 번째 움직임으로 상응하여 동반된다. 상응하는 처음 움직임은 각 관절에서 강조된다. A) SC관절에서 **올림** 혹은 내림과 AC관절에서 **위쪽돌림** 혹은 아래쪽돌림의 AP운동축은 가슴 위에서 어깨뼈의 **위쪽돌림** 혹은 아래쪽돌림으로 만들어낸다. B) SC관절에서 **올림** 혹은 내림과 AC관절에서 **아래쪽돌림**과 위쪽돌림의 AP운동축은 가슴 위에서 어깨뼈의 **올림** 혹은 내림을 만들어낸다. C) SC관절의 **내밈** 혹은 뒤당김과 AC관절에서 수평축의 **앞쪽돌림** 혹은 뒤쪽돌림에 관한 수직 운동축은 가슴 위에서 어깨뼈의 **내밈** 혹은 뒤당김을 만들어낸다.

팔이음뼈 내밈 / Shoulder Girdle Protraction

어깨뼈는 일반적으로 내밈을 하는 동안 움직임의 기반이 된다고 생각하지만, 어깨뼈와 빗장뼈 모두 이 동작을 만들어내는 데에 중요한 역할을 한다. 내밈 동안, 빗장뼈와 어깨뼈의 가쪽 끝은 가슴우리 둘레에서 앞쪽으로 움직이고, 어깨뼈의 안쪽모서리는 정중선에서 5~6인치(13~15 cm) 정도 떨어진다. 내밈은 어깨뼈의 벌림이라고도 한다(그림 5.9C).

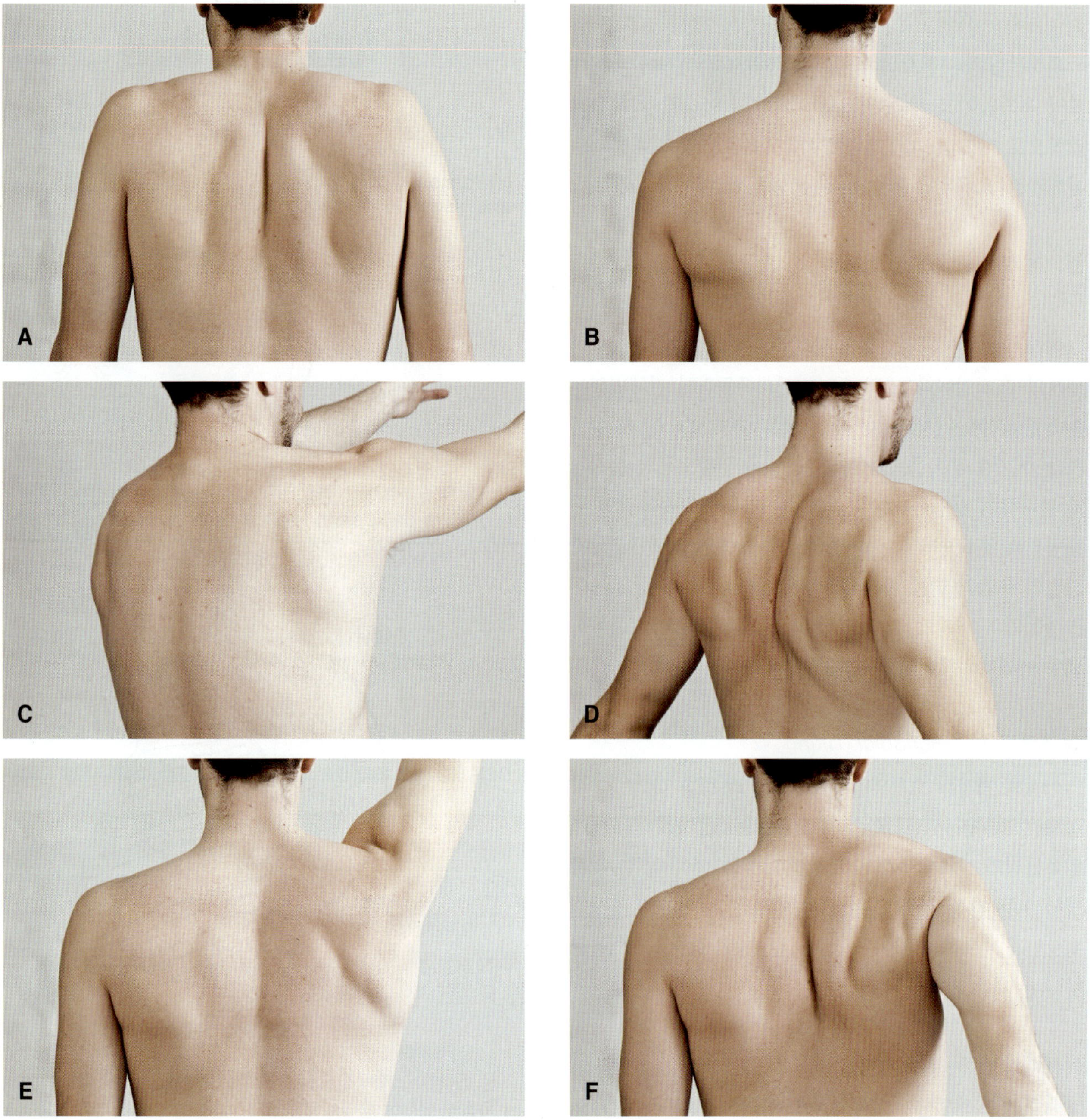

그림 5.9 어깨뼈 운동. A. 올림 B. 내림 C. 내밈 D. 뒤당김 E. 위쪽돌림 F. 아래쪽돌림.

팔이음뼈 뒤당김
/ Shoulder Girdle Retraction

뒤당김은 내밈의 반대동작이다. 뒤당김에서, 빗장뼈의 가쪽끝과 어깨뼈는 뒤쪽으로 움직이고, 어깨뼈의 안쪽모서리는 정중선에 가까워진다(그림 5.9D). 뒤당김은 어깨뼈의 모음이라고도 한다. 복장빗장관절에서, 내밈과 뒤당김의 전체 가동범위는 약 25° 이다.[7]

어깨뼈 내밈과 뒤당김은 SC관절에서 빗장뼈의 내밈과 뒤당김 및 AC관절에서 안쪽돌림과 가쪽돌림이 함께 발생하여야 한다. SC관절과 AC관절의 움직임은 내밈과 뒤당김 동안에 어깨뼈가 가슴우리 위쪽을 따라 어깨뼈가 유지하도록 도와준다. AC관절이 내밈을 하여 어깨뼈의 안쪽돌림을 위해서 약간 조정되고 뒤당김을 하는 동안에, AC관절 조절은 가슴 위에서 어깨뼈가 가쪽돌림을 하게 한다.

팔이음뼈 위쪽돌림 / Shoulder Girdle Upward Rotation

위쪽돌림은 관절오목이 위쪽을 향하도록 움직이는 어깨뼈의 움직임이고 가슴 위에서 어깨뼈의 아래각이 가쪽과 앞쪽으로 미끄러진다(그림 5.9). 위쪽돌림의 최대범위는 어깨관절(오목위팔관절) 완전 굽힘을 할 때이다.

팔이음뼈 아래쪽돌림 / Shoulder Girdle Downward Rotation

아래쪽돌림은 관절오목이 아래를 향하도록 움직이는 어깨뼈의 움직임이다(그림 5.9). 아래쪽돌림의 전체범위는 손이 등허리에 위치하거나 어깨관절이 최대로 펴질 때 발생한다. 어깨뼈 위쪽돌림과 아래쪽돌림은 관절오목의 움직임과 관련하여 명명한 것이다. 위쪽돌림과 아래쪽돌림의 전체범위는 약 60° 이다. 어깨뼈의 위쪽돌림은 SC관절과 AC관절의 올림과 함께 나타나고, 어깨뼈의 아래쪽돌림은 이 관절들의 내림과 함께 나타난다. 위쪽돌림과 아래쪽돌림 모두 어깨뼈의 앞-뒤 축에서 발생한다.

어깨뼈 경사 / Scapular Tilting

어깨뼈 경사는 오목위팔관절 움직임과 함께 나타난다.[8,9] 경사는 경사(tipping) 혹은 돌림(rotation)을 말한다. 어깨 위쪽돌림과 아래쪽돌림에 포함하여, 어깨뼈는 앞쪽-뒤쪽 경사 또는 안쪽-가쪽 경사 모두 발생한다. 어깨뼈 경사가 정상인과 비교하여 차이가 있는 것은 병적 상태, 근육 불균형 혹은 나쁜 자세 등이다.[8,9]

어깨뼈의 앞쪽-뒤쪽 경사 / Anterior-Posterior Tilting of the Scapula

앞쪽-뒤쪽 경사는 안쪽-가쪽 축 주위에 일어나는 돌림운동이다.[10-13] 어깨뼈 앞쪽-뒤쪽 경사의 방향은 위쪽 어깨뼈의 움직임 방향에 따라서 결정된다. 앞쪽 경사는 어깨뼈의 위쪽 모서리가 앞쪽으로 기울어지고 가슴에서 아래각이 멀어질 때 발생한다. 어깨뼈 앞쪽 경사는 위팔뼈를 등쪽으로 향하도록 하고 손을 등에서 멀리 들어올릴 때 발생한다(그림 5.10). 뒤쪽 경사는 어깨뼈가 앞쪽으로 경사된 자세에서 안정자세로 돌아올 때 발생한다. 안정자세 혹은 해부학적 자세로부터 어깨뼈는 뒤쪽으로 경사지고, 어깨관절 굽힘과 벌림을 하는 동안 위팔뼈가 올라가기 때문에

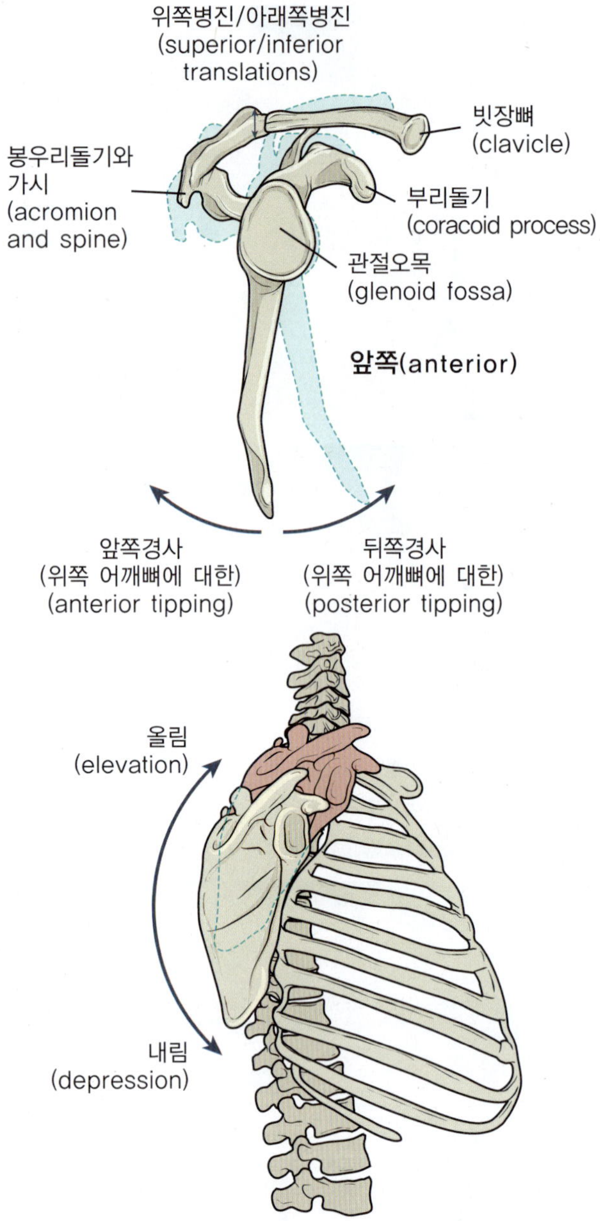

그림 5.10 어깨뼈의 앞쪽과 뒤쪽 경사(tipping)는 위쪽 어깨뼈의 움직임 방향에 따라서 결정한다. 앞쪽 경사는 어깨뼈 윗모서리가 아래각에 대하여 앞쪽으로 기울어져서 가슴으로부터 멀어질 때를 말하며, 뒤쪽 경사는 윗모서리가 뒤로 기울어질 때 나타난다. 그림에서 설명하는 것처럼, 어깨뼈가 갈비뼈 뒤를 올라갈 때 앞으로 기울어진다.

발생한다. 뒤쪽 경사는 SC관절과 AC관절에서 빗장뼈의 뒤쪽 돌림에 동반해서 발생한다.[14]

어깨뼈의 안쪽-가쪽 경사 / Medial-Lateral Tilting of the Scapula

안쪽경사와 가쪽경사는 수직축 주위의 돌림운동이다. 수직축 주위의 경사는 봉우리빗장관절에서 발생한다.[15] 안

쪽경사는 어깨뼈의 관절오목이 더 앞쪽으로 향하고, 반면에 가쪽경사는 관절오목이 더 가쪽으로 향한다. 안쪽경사는 안쪽돌림 그리고 가쪽경사는 가쪽돌림이라고도 한다. 어깨면에서 팔이 올라가면, 위쪽돌림, 뒤쪽경사 및 가쪽경사가 복합적으로 발생한다.[13] 그러나 Rachael Teece와 동료들[15]은 어깨뼈는 약간 올라갈 때 안쪽으로 경사진다고 보고하였다. 어깨뼈의 모양과 오목위팔관절이 올라갈 때 가슴뼈 위에서 어깨뼈가 앞쪽으로 미끄러지면, 오목위팔관절의 1/2올림이 발생하는 동안 어깨뼈 안쪽 돌림을 직접적으로 만든다. 반대로 Philip McClure와 동료들[13]은 어깨뼈의 가쪽돌림의 대부분은 90° 이상에서 발생하는데, 아마도 AC관절에서 어깨뼈의 위치가 섬세하게 조정되기 때문이며 가쪽돌림은 어깨뼈의 근육들이 가슴과 어깨뼈의 일치를 유지하여 복장빗장관절이 계속 어깨뼈 위쪽돌림을 만들기 때문이다.

복장빗장관절 / Sternoclavicular Joint

복장빗장관절(SC)은 축성 뼈대에 직접적으로 팔을 연결하는 버팀목으로 활동하는 유일한 관절이다; SC관절에서 빗장뼈의 안쪽 끝은 복장뼈자루와 1번 갈비뼈 안쪽에 연결되었다. SC관절이 복잡한 안장관절(saddle)이기 때문에, 운동자유도 3도를 가지고 있다; 즉, 올림과 내림, 내밈과 뒤당김 및 돌림이다. 이 관절은 개인에 따라서 매우 다양하지만, 빗장뼈의 위치는 세로축을 따라서 수직으로 볼록하고 가로축을 따라서 앞쪽-뒤쪽으로 오목하고, 복장뼈자루는 대조적인 모습을 하고 있다(그림 5.11A). 빗장뼈의 윗면은 복장뼈자루와 관절하지 않는다.

복장빗장관절인대 / Sternoclavicular Joint Ligaments

복장빗장관절은 관절원반이 있고, 3개의 강한 인대로 고정되어 있다(그림 5.11B). 섬유연골성관절원반은 두 관절면 사이에 위치하는데 복장뼈자루의 빗장면관절의 가쪽 근처에서 아래쪽으로 부착되어 있다. 위쪽으로는 빗장뼈머리와 빗장뼈사이인대가 연결되어 있다. 관절원반의 바깥쪽테두리는 관절주머니의 안쪽면에 부착되어 있다. 이 배열은 2개의 분리된 윤활공간을 만든다. 이 배열은

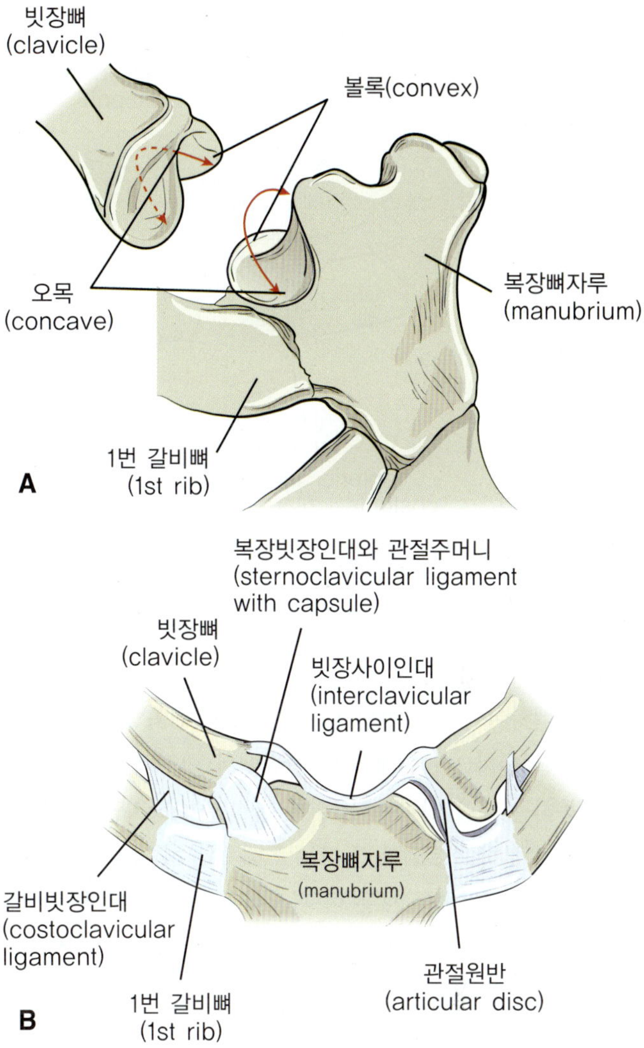

그림 5.11 복장빗장관절. A) 빗장뼈 부위는 장축을 따라 수직으로 볼록하고 수평축을 따라서 앞-뒤로 오목한데, 복장뼈자루의 표면은 상반되는 모습이다. B) 관절원반이 두 관절표면 사이에 위치한다.

빗장뼈와 관절원반 사이 그리고 관절원반과 복장뼈사이 모두 움직임이 발생한다. 관절원반은 움직임을 위한 경첩으로 작용한다. 관절원반의 부착부위는 관절의 안정성을 보조하고 복장뼈 위에서 빗장뼈가 미끄러지는 위험을 감소시킨다. 또한 관절원반은 관절표면 사이의 조화를 증가시켜서 안정성을 증가시키고 충격흡수를 개선하여 관절의 스트레스를 감소시킨다.

관절주변의 인대는 앞쪽과 뒤쪽 복장빗장인대가 있어서 앞쪽과 뒤쪽 관절 스트레스에 대하여 관절주머니를 구부려서 관절을 보호한다. 세 번째 인대는 위복장빗장인대로

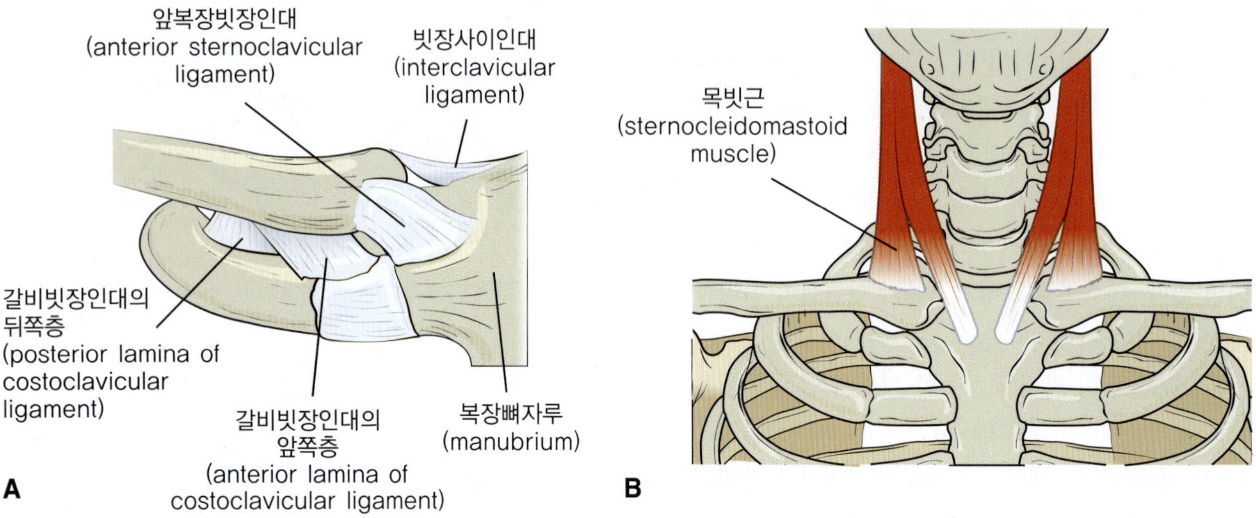

그림 5.12 SC관절의 앞면. A) 갈비빗장인대는 올림, 돌림, 안쪽돌림과 가쪽돌림에서 빗장뼈의 움직임을 제한한다. B) 목빗근힘줄은 복장빗장관절의 강화한다.

빗장뼈사이인대를 형성하는 목패임의 위쪽 면에 수평으로 위치한다; 이 인대는 SC관절에서 빗장뼈가 위쪽으로 이동하는 것을 막아준다. 비록 관절면이 작지만, 인대 부착은 충분한 스트레스가 적용될 때 충분히 강하게 부착되어 있고, 빗장뼈는 보통 이 관절이 탈구되기 전에 골절된다. 빗장뼈를 1번 갈비뼈와 연결하는 인대는 갈비빗장인대이다. 이 인대는 관절주머니 바깥쪽에 위치하며 갈비뼈 위에서 위쪽과 가쪽방향으로 앞쪽 섬유가 가로지르고 뒤쪽 섬유는 빗장뼈와 갈비뼈를 수평으로 위쪽과 안쪽 방향으로 연결한다(그림 5.12A). 갈비빗장인대는 빗장뼈의 올림, 돌림 및 안쪽과 가쪽 움직임을 제한한다. 관절주머니와 인대는 목빗근의 몸쪽인대 부착부로 강화된다(그림 5.12B).

팔이음뼈와 팔 전체는 근육, 인대 및 근막에 의하여 축성뼈대에 매달려 있다. 이 매달린 구조의 위치는 부분적으로 중력과 빗장뼈의 활동으로 결정되며 모든 방향에서 팔이음뼈의 움직임을 제한하는 특히, 앞쪽 방향으로의 움직임을 제한하는 빗장뼈에 의해서 부분적으로 결정된다.

복장빗장관절 운동형상학
/ *Sternoclavicular Joint Kinematics*

움직임의 빗장뼈 축이 움직임의 기본면에서 약간 대각선을 이루고 있지만, 복장빗장관절의 운동은 기본면에 근접하여 발생하기 때문에 기본면에 의해서 분류하고 토론한다(그림 5.13). 앞에서 언급한 것처럼, 복장빗장관절의 뼈운동형상학적 움직임은 운동자유도 3도 안에서 발생한다; 즉, 올림 및 내림, 뒤당김 및 내밈, 그리고 돌림이다.

복장빗장관절 올림과 내림은 이마면과 앞-뒤축에서 발생한다. 앞-뒤축은 빗장뼈의 복장끝을 꿰뚫고 뒤-아래로 이동한다(그림 5.13). 이 축의 움직임은 빗장뼈의 복장쪽 끝단과 관절원반 사이에서 발생한다. 이 축은 약간 대각선이기 때문에, 팔이음뼈의 올림은 위-뒤쪽 방향에서 발생하고, 내림은 앞-아래쪽으로 발생한다. 복장빗장관절의 올

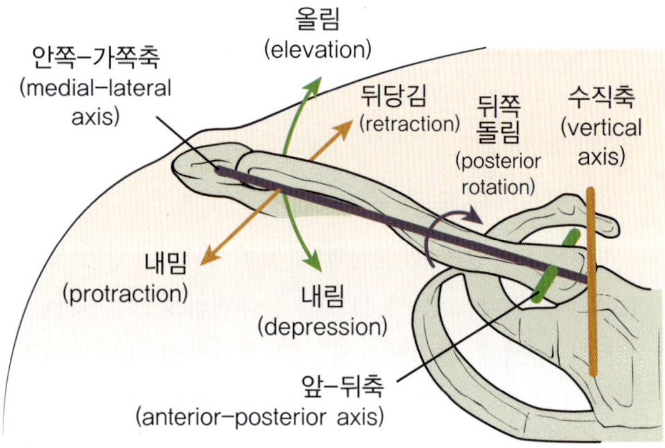

그림 5.13 빗장뼈의 3가지 운동은 앞-뒤축에서 올림과 내림, 수직축에서 내밈과 뒤당김, 그리고 안쪽-가쪽축에서 돌림이다.

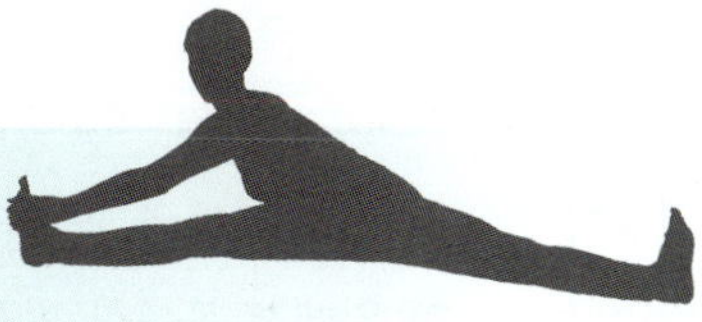

실습 포인트
PRACTICE POINT

빗장뼈가 없는 사례가 의학문헌에서 보고되었다—그들은 어깨 끝이 거의 몸의 앞쪽에서 만날 정도로 훨씬 앞으로 그들의 어깨를 움직일 수 있었다. Michael Lewis와 동료들[16]은 빗장뼈의 외과적 완전 제거술은 어깨관절의 가동범위가 비손상측과 동일하다고 보고하였다. 어깨관절 폄, 안쪽돌림, 가쪽돌림을 할 때 최대 등속성 토오크는 동일하였다. 그러나 어깨관절 굽힘근, 벌림근, 모음근은 등속성 토오크의 약 50%를 상실하였다.

림은 30°~45°이며,[4,17] 대부분 어깨올림 첫 90°에서 발생한다. SC관절의 올림은 갈비빗장인대와 빗장밑근에 의해서 제한된다. 안정자세에서, SC관절은 빗장뼈가 빗장뼈 사이인대, 위쪽 관절주머니 및 1번 갈비뼈에 의해서 잠길 때까지 약 5°~10° 내림이 될 것이다.

관절원반과 복장뼈사이의 관절은 주로 팔이음뼈의 뒤당김-내밈에 관여한다. 이 움직임은 수평면과 수직축 주위에 수평면과 평행인 면에서 발생한다. 이 축은 SC관절 가까이에서 복장뼈자루를 꿰뚫는다(그림 5.13). 안정자세에서부터, 복장빗장관절의 내밈은 15°~30°이며, 뒤당김은 15°~30°이다.[4,18] 뒤복장빗장인대와 길비빗장인대는 내밈을 제한하고 앞복장빗장인대는 뒤당김을 제한한다.[19] 어깨뼈 뒤당김과 내밈은 빗장뼈의 뒤당김과 내밈을 각각 동반한다. 이 빗장뼈 움직임이 앞-뒤방향에서 수직축을 따라서 발생하기 때문에, 움직이는 면은 오목한 빗장뼈의 관절면이다.

또한 올림-내림 및 내밈-뒤당김에서 빗장뼈는 장축에 대하여 복장빗장관절을 약 40°~50° 뒤쪽돌림을 한다. 앞쪽돌림은 안정자세로 되돌리는 것에 국한하여 일어난다. 이 수평돌림은 어깨관절이 90°로 올라간 후, SC관절이 최대 올림에 도달하기 시작할 때 발생한다. 이 수평돌림은 어깨뼈의 정상 위쪽돌림 및 완전 어깨관절 올림에 필수적이다. 빗장뼈의 돌림이 방해되면, 팔의 올림은 110°로 제한된다.[17]

이 뒤쪽돌림은 복장빗장관절과 봉우리빗장관절사이를 뻗는 안쪽-가쪽축을 따라서 발생한다. 뒤쪽돌림은 빗장

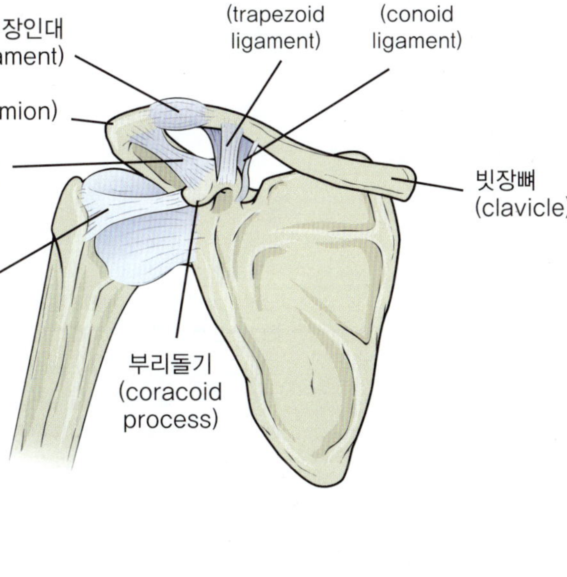

그림 5.14 봉우리빗장관절과 그것의 인대들. 아랫면의 마름인대와 원뿔인대는 이 관절(봉우리빗장관절)에 상당한 안정성을 제공한다.

뼈의 수동 움직임이며, 봉우리빗장인대(마름인대 및 원뿔인대)는 긴장이 발생하며(그림 5.14), 각각 빗장뼈의 아래표면과 각각 직각에 부착되어 있다. 원뿔인대가 긴장함에 따라 빗장뼈 위의 부착부는 복장빗장관절에서 일어나는 위쪽돌기의 축이 된다. 빗장뼈가 S-자 모양이기 때문에, 봉우리끝은 더 높이 위치한다. 빗장뼈의 독특한 모양은 뼈가 직선이라고 가정할 때보다 어깨뼈의 추가적인 올림과 위쪽돌림을 제공한다(그림 5.15). 마름인대와 원뿔인대는 어깨뼈로부터 빗장뼈가 분리되는 것을 막아주는 기능을 한다.

복장빗장관절의 관절운동형상학 / Sternoclavicular Joint Arthrokinematics

올림 동안에 관절운동형상학적 움직임은 오목한 복장뼈 위에서 볼록한 빗장뼈의 부수적인 아래 활주와 빗장뼈의 위쪽 구르기를 포함한다(그림 5.16A). 내릴 때, 빗장뼈는 복장뼈 위에서 아래쪽으로 구르고 위쪽으로 미끄러진다(그림 5.16B). 내밈과 뒤당김을 하는 동안, 빗장뼈의 움직임 면은 오목하다; 따라서 관절운동형상학적 용어에서 빗장뼈는 내밈을 할 때 앞쪽으로 구르고, 앞쪽으로 미끄러진다; 반대로 뒤당김을 할 때, 빗장뼈는 뒤쪽으로 구르고 활주한다(그림 5.16C). 돌림을 하는 동안 움직임 축

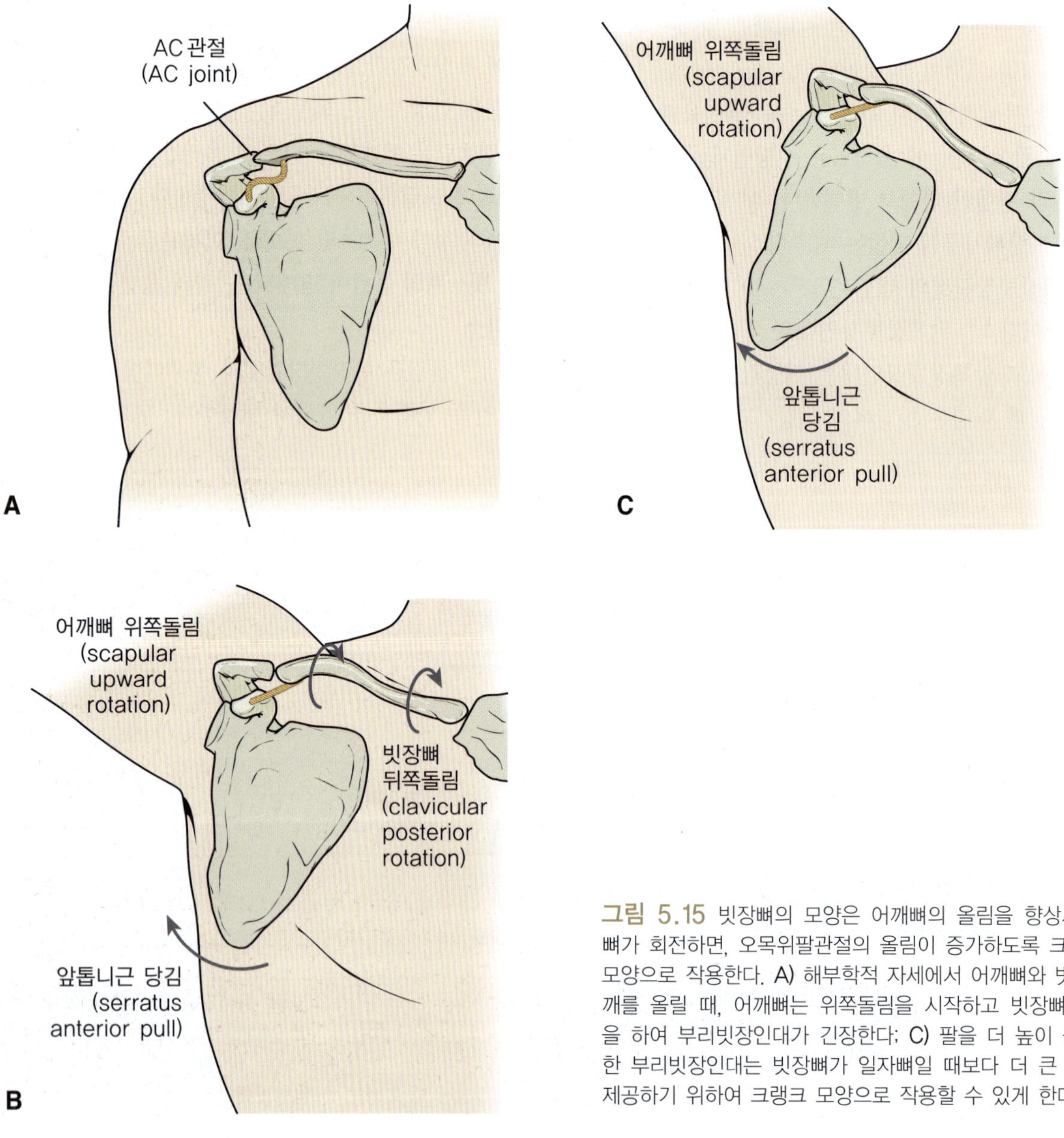

그림 5.15 빗장뼈의 모양은 어깨뼈의 올림을 향상시킨다. 빗장뼈가 회전하면, 오목위팔관절의 올림이 증가하도록 크랭크(crank) 모양으로 작용한다. A) 해부학적 자세에서 어깨뼈와 빗장뼈; B) 어깨를 올릴 때, 어깨뼈는 위쪽돌림을 시작하고 빗장뼈는 뒤쪽돌림을 하여 부리빗장인대가 긴장한다; C) 팔을 더 높이 올리면, 긴장한 부리빗장인대는 빗장뼈가 일자뼈일 때보다 더 큰 어깨 올림을 제공하기 위하여 크랭크 모양으로 작용할 수 있게 한다.

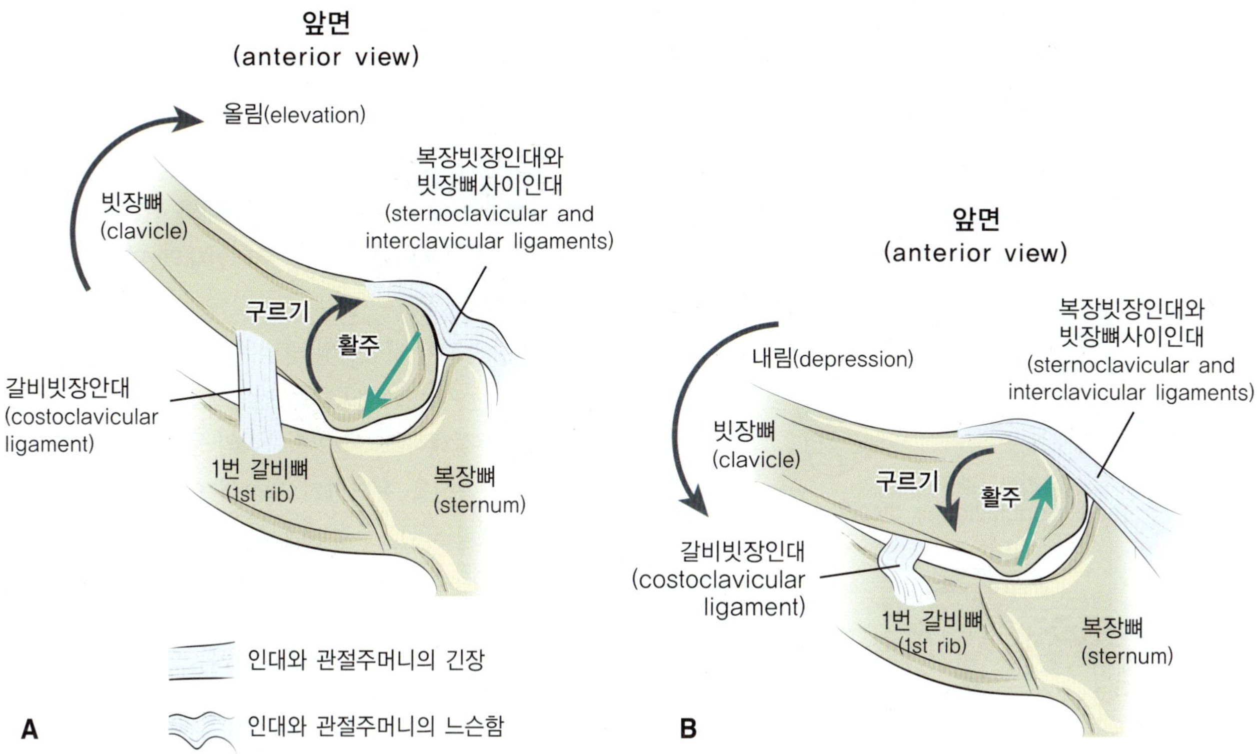

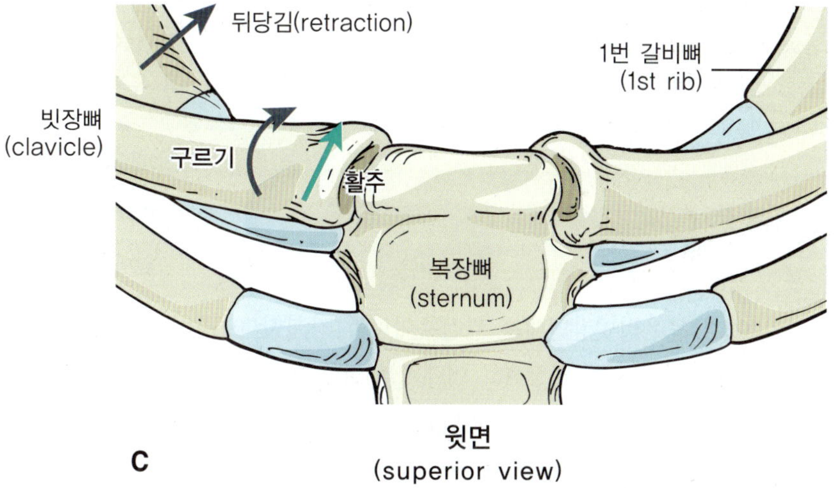

그림 5.16 복장빗장인대의 관절운동형상학적 움직임. A) 빗장뼈의 몸통은 위쪽으로 구르고 몸쪽끝은 아래로 활주한다; B) 내림 동안에 구르기(roll)와 활주(slide)는 반대쪽으로 향하고, 빗장뼈는 뒤로 구르고 팔을 내릴 때는 위로 활주한다; C) 복장빗장관절은 볼록한 복장뼈 위에서 오목한 빗장뼈가 움직이기 때문에, 구르기와 활주가 빗장뼈가 뒤당김을 할 때 모두 뒤쪽으로 발생하고 빗장뼈가 내밈을 할 때 모두 앞쪽으로 일어난다.

은 관절원반 위에서 발생하는 빗장뼈머리의 스핀과 함께 안쪽-가쪽 축의 움직임이다.

봉우리빗장관절 / Acromioclavicular Joint

봉우리빗장관절은 평면 윤활관절이며, 봉우리의 안쪽 가장자리와 빗장뼈의 가쪽끝을 포함하여 자유도가 3도이다(그림 5.17). 봉우리끝은 안쪽의 약간 위쪽을 향하고, 빗장뼈끝은 가쪽의 약간 아래쪽을 향해 쐐기모양의 표면을 형성한다. 잘게 절개된 사체연구에서, 어깨의 약 10%에서만 완전한 관절원반이 존재하였고 대부분 오직 부분적인 관절원반만을 가지고 있었다.[21] 불완전한 관절원반은 이차적인 관절손상을 야기했다고 결론지었다. 비록 관절표면이 볼록하거나 오목한 상당한 다양성이 있지만, 대부분 편평하기 때문에 이 관절에서는 관절운동형상학의 구르기와 활주가 발생하지 않는다. 이 관절의 관절표면은 일반적인 섬유연골을 형성하지 않으며, 대부분의 윤활관절에서 보는 것 같은 관절연골이 아니다.

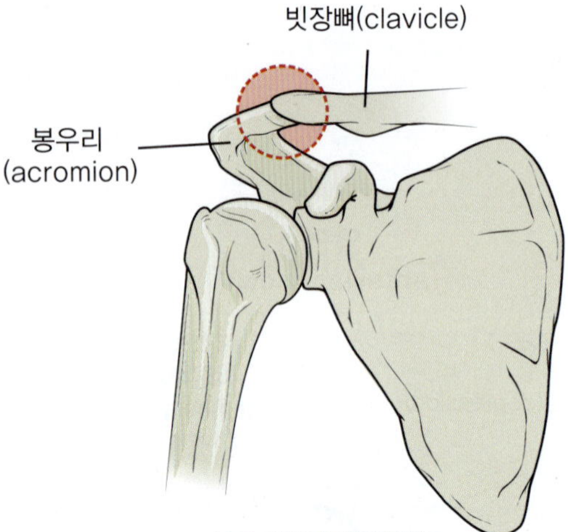

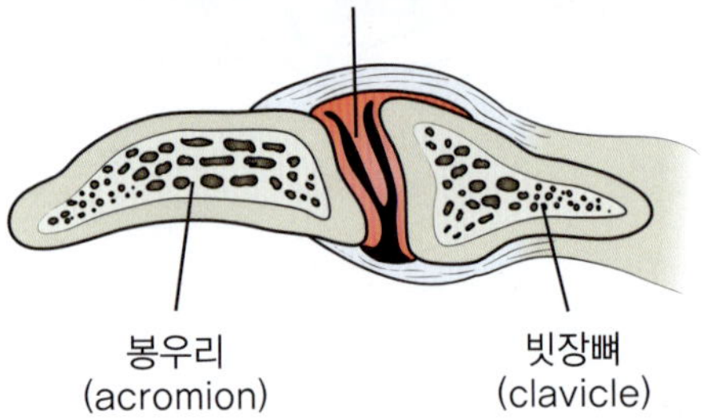

그림 5.17 봉우리빗장관절. 이 관절의 봉우리끝은 안쪽과 약간 위쪽을 향하고 있는 반면에, 빗장뼈끝은 가쪽과 약간 아래쪽을 향하고 있어 서로 평탄한 접촉면으로 쐐기모양을 형성하도록 한다.

봉우리빗장관절인대 / Acromioclavicular Joint Ligaments

위와 아래 봉우리빗장인대는 관절주머니를 강화한다(그림 5.14). 이 관절은 빗장뼈로 어깨뼈를 결합하고 있기 때문에 두 뼈는 비슷한 운동을 한다; 이와 동시에 이 관절의 움직임은 각각의 뼈의 섬세한 움직임에 의해서 개별적으로 조절된다.

봉우리빗장관절 운동형상학 / Acromioclavicular Joint Kinematics

AC관절은 평면윤활관절이기 때문에, 3개의 축과 3도 자유도를 가지고 있다. 복장빗장관절 운동에 관한 토론에서 언급한 것처럼, AC관절의 운동은 그림 5.13에서 볼 수 있는 것처럼 어깨뼈의 올림-내림, 벌림-모음, 및 위쪽돌림-아래쪽돌림으로서 묘사된다. 비록 AC관절 단독의 움직임을 확인하기 어렵지만, 완전 팔 올림을 하는 동안 봉우리빗장관절이 앞-뒤축을 따라서 어깨뼈의 20°~30° 위쪽돌림에 기여한다.[17] 어깨뼈는 가슴 위에서 움직이기 때문에, AC관절의 주요기능은 복장빗장관절을 통해서 어깨뼈를 약간 조정하고 운동전체를 통해서 어깨뼈를 가슴 위에 유지하는 것이다. 봉우리빗장관절 운동은 2쌍의 강한 인대가 제한한다: 즉, 관절의 앞쪽인대와 뒤쪽인대 및 더 안쪽에 위치한 부리빗장인대, 부리인대와 마름인대이다(그림 5.14).

복장빗장관절이 빗장뼈의 광범위한 움직임을 제공하고 어깨뼈의 이동경로를 제공하는 반면에, 봉우리빗장관절의 움직임은 더 섬세하고, 어깨뼈 움직임 동안에 어깨뼈와 가슴사이의 연속성을 유지하기 위하여 어깨뼈를 섬세하게 조정한다(그림 5.8). 수평면에서 수직축을 중심으로 AC관절의 작은 돌림은 어깨뼈의 안쪽 모서리가 뒤쪽 가슴갈비를 향하거나 멀어지는 미세한 조정을 가능하도록 한다. 안쪽-가쪽 축을 따라서 AC관절의 시상면 운동은 어깨뼈의 위쪽 모서리가 아래로 경사지고, 아래 모리서가 뒤쪽 갈비에 경사지도록 한다. 또한 봉우리빗장관절 운동은 오목위팔관절 올림 동안에 위팔뼈머리와 관절오목의 배열을 유지시킨다.

어깨가슴관절 / Scapulothoracic Joint

앞에서 언급한 것처럼, 이것은 참된 관절이 아니다. 뼈관절이 아니기 때문에, 움직이는 표면을 거짓관절, 가성관절 혹은 기능성 관절이라고 한다. 가슴과 어깨뼈 사이에는 어깨밑윤활주머니를 포함한 연부조직 구조에 의해서 격리되어 있다. 앞톱니근은 어깨뼈의 안쪽 모서리에서 어깨뼈 아래를 지나서 1번에서 9번 갈비뼈까지의 앞-가쪽 모서리에 부착되어 있다. 근육의 근막과 가슴의 막사이에 큰 움직임이 발생한다.

어깨가슴관절 기능 / Scapulothoracic Joint Function

어깨가슴관절의 정상기능은 팔의 가동성과 안정성을 위하여 필수적이다. 어깨가슴관절의 움직임은 위팔뼈에 대한 이동 가능한 기초를 제공하고 몇몇 중요한 기능을 제공한다. 이 어깨가슴관절의 기능을 다음과 같다:

(1) 더 큰 팔뻗기를 제공하기 위하여 어깨관절의 가동범위 증가;

(2) 큰 운동을 통해 양호한 어깨관절의 안정성을 허용하기 위해 어깨관절 올림 90° 이상으로 기능하는 어깨세모근의 길이와 장력과의 관계를 잘 유지한다;
(3) 머리 위 위치(팔을 올린 위치)에서 동작할 때 관절오목과 위팔뼈머리의 정렬의 유지를 통해서 오목위팔관절의 안정성을 제공;
(4) 과다신장된 팔에 가해진 힘의 충격을 흡수(완충)함으로써 손상을 예방한다;
(5) 하지마비와 같은 장애인이 이동을 할 때 목발보행 혹은 앉은 자세에서 푸시업 같은 활동에서 신체를 밀어올리는 것을 가능케 한다.

어깨가슴관절 운동형상학 / Scapulothoracic Kinematics

어깨가슴관절에서 이용가능한 움직임의 양과 질은 복장빗장관절, 봉우리빗장관절의 움직임과 밀접한 관계가 있다. 앞에서 언급한 것처럼, 어깨가슴관절 움직임은 봉우리빗장관절과 복장빗장관절 내에서의 움직임의 직접적인 결과이다. AC관절과 SC관절의 복합된 움직임의 영향은 관절오목을 앞쪽, 위쪽 혹은 아래쪽으로 필요에 따라 움직일 수 있도록 어깨가슴 움직임을 제공하고, 가슴에 앞쪽 표면이 근접해 있도록 한다. 팔의 완전 올림(굽힘 혹은 벌림)에서, 어깨뼈는 약 60° 위쪽돌림을 한다. 어깨뼈가 빗장뼈와 밀접하게 부착하여 있기 때문에, 어깨뼈 운동은 빗장뼈의 양쪽 끝부분이 형성하는 관절의 움직임에 직접적으로 영향을 미친다. 그러므로, 복장빗장관절과 봉우리빗장관절의 움직임 가동범위의 합은 어깨뼈 가동범위와 동일하다.

어깨뼈 올림과 내림 / Scapular Elevation and Depression

어깨뼈 올림은 SC관절의 큰 운동과, AC관절의 작은 운동의 결과로서 일어난다. SC관절이 주로 큰 운동에 관여하고, AC관절은 섬세한 움직임을 하여서 어깨뼈가 움직이는 동안 가슴 위에 접촉을 유지할 수 있도록 한다(그림 5.8B). 또한 가슴 위에서 어깨뼈 올림 동안에 AC관절의 약간 아래 움직임은 올림 동안 어깨뼈가 거의 수직을 유지하도록 한다. AC관절의 섬세한 움직임 없이는, 어깨뼈는 위쪽과 가쪽으로 움직여서 어깨뼈의 아래각은 가슴 위에서 가쪽으로 이동하고 빗장뼈의 먼쪽 끝은 안쪽보다 더 올라간다. 이 어깨뼈의 움직임은 올림이 10 cm이고, 내림이 2 cm이다.[7,22]

어깨뼈 내밈과 뒤당김 / Scapular Protraction and Retraction

어깨뼈 내밈 동안에 SC관절과 AC관절 모두 수평면에서 수직축을 중심으로 가슴우리 주변을 어깨뼈가 움직이도록 한다(그림 5.8C). SC관절과 AC관절은 두 관절 중 하나가 움직임이 제한되어서 가슴 위에서 어깨뼈의 내밈이 제한되면, 팔뻗기에 미치는 영향을 최소화하기 위하여 서로 보상작용을 한다. 정상적인 기능에서, 어깨뼈의 앞쪽 움직임은 SC관절에서 발생하고 AC관절은 가슴우리 위에 어깨뼈가 위치하도록 조정을 한다. 어깨뼈의 뒤당김은 SC관절과 AC관절의 움직임이 역으로 바뀐다. 어깨뼈 움직임의 범위는 내밈은 10cm이며, 뒤당김은 5cm라고 보고되었다.

실습 포인트
PRACTICE POINT

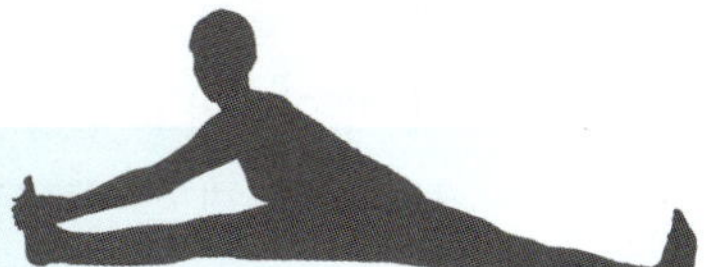

팔 올림의 전체 범위는 180°이다. 60°까지는 어깨가슴관절이 제공하고, 그후 120°는 실제로 오목위팔관절 자체에서 발생한다. 어깨복합체에 대한 이 수치는 오목위팔관절 움직임과 어깨가슴 운동이 2:1로 기여한다는 것이다. 그러나 이 비율은 시작부터 끝까지 전체 움직임 동안 유지되지는 않으며 움직임 동안 다양하다. 연구자들은 어깨뼈의 움직임 올림의 중간범위 동안에 대부분 어깨뼈의 움직임으로 발생한다고 보고하였다.[13,23] 어깨뼈의 근육이 오목위팔관절의 움직임이 시작되는 동안 어깨뼈를 "고정"하도록 작용한다고 추측된다. 임상가들은 어깨 손상자를 재활할 때 이 개념을 잊지 말아야 한다. 환자가 팔을 더 높이 올리기 전에 어깨올림의 아래 1/3 지점에서 재활운동을 시작하는 것이 중요하다; 이 절차는 어깨의 높은 수준의 위치에서 증가된 스트레스가 가해지기 전에 어깨뼈를 안정시키는 어깨근육이 충분히 근력을 얻도록 한다.

어깨뼈 위쪽돌림과 아래쪽돌림 / Scapular Upward Rotation and Downward Rotation

어깨가슴관절의 위쪽돌림은 앞-뒤축에서 발생하고 어깨관절 혹은 위팔뼈의 전체 올림에 60°의 가동범위가 있다. 따라서 어깨가슴관절의 이 중요한 움직임은 오목위팔관절이 더 적절한 위치에서 기능하기 위하여 손을 위치시키는데 중요한 기능을 제공하고, 특히 머리 위의 동작에서 그러하다. 다른 어깨가슴관절의 움직임과 함께, 이 어깨뼈 움직임은 SC관절과 AC관절의 결합된 활동을 요구한다. SC관절은 어깨뼈를 올리기 위하여 빗장뼈를 올리기 때문에, AC관절은 어깨뼈 위쪽돌림을 완성하기 위하여 어깨뼈를 위쪽으로 돌림을 하고, 동시에 가슴 위에서 어깨뼈를 유지시킨다. AC관절과 SC관절의 움직임은 팔이 위쪽으로 돌려진 자세에서 해부학적 자세로 돌아올 때까지 아래쪽돌림을 할 때는 역으로 움직인다. 기능적인 올림을 하는 동안 이 움직임의 면은 보통 어깨면이지만 이마면에서도 발생할 수 있다.

오목위팔관절 / Glenohumeral Joint

오목위팔관절은 종종 "어깨관절(shoulder joint)"이라고 한다. 그러나 이것은 단지 전체 어깨복합체의 한 관절일 뿐이다. 오목위팔관절만을 논의한다면, "어깨관절"이 더 적절하며 "어깨"는 한정적인 용어가 아니며, 복장빗장관절, 봉우리빗장관절 및 어깨가슴관절과 오목위팔관절을 포함한다고 볼 수 있다.

관절의 유형 / Type of Joint

오목위팔(GH)관절은 절구관절, 구형(spheroid) 및 자재이음(universal joint), 자유도는 3도이지만 뼈의 안정성은 부족하다. 위팔뼈의 볼록한 머리는 작고, 얕고, 경사진 오목한 관절오목과 관절한다(그림 5.4). 위팔뼈머리의 약 1/2만이 관절오목과 접촉한다. 안정자세에서, 관절오목은 앞쪽과 가쪽 자세에서 어깨면에 위치한다(그림 5.1, 5.4). 다양하다고는 하나, 관절오목은 보통 약간 위쪽돌림을 하고 있다. 이에 상응하여 위팔뼈머리는 어깨면에서 뒤쪽, 안쪽 및 위쪽을 향한다. 관절오목의 테두리는 연골테두리이다. 느슨하고 얇은 섬유성 주머니가 관절오목의 목에서부터 위팔뼈의 해부목까지 덮고 있다(그림 5.18A). 관절주머니의 안쪽 벽은 윤활막으로 싸여 있다. 이 관절주머니는 위팔뼈머리의 2배의 표면적이 있고, 정상적 상태에서 10~15 mL의 윤활액이 존재한다.[2] 아래쪽 관절주머니에는 여분의 영역이 있어 어깨를 올릴 때에 위팔뼈머리의 가동성을 허용하고 있다. 이 여유분은 겨드랑이 관절주머니(axillary pouch)라 불린다. 이 겨드랑이 관절주머니의 중요성은 오목위팔관절의 운동학에서 더 상세하게 설명한다.

관절주머니 강화 / Capsular Reinforcement

위팔뼈머리와 관절오목은 크기가 상당히 다르기 때문에, 뼈의 배열이 관절 안정성을 제공하지 못한다; 따라서 관절은 주변 연부조직의 지지로 안정성을 의존한다. 인대와 힘줄은 오목위팔관절 주머니와 섞여서 추가적인 안정성을 위해 관절을 강화한다. 부리위팔인대는 어깨뼈의 부리돌기에서 위팔뼈의 큰결절과 작은결절을 가로질러서 위팔두갈래근의 긴갈래 힘줄이 지나갈 수 있는 굴(tunnel)을 만든다(그림 5.18B). 위, 중간, 아래 오목위팔인대(그림 5.18B에서 관절주머니 인대라고 언급한)는 관절주머니를 두텁게 만들고, 관절오목과 그 테두리로부터 위팔뼈목과 작은결절까지 연결되어 있다. 위와 중간 오목위팔인대 사이의 관절주머니는 약하다. 관절주머니의 이 약한 부위는 Weitbrecht 구멍이라고 하는데, 관절의 앞쪽 탈구가 빈번한 곳이다(그림 5.18B). 부리위팔인대, 위오목위팔인대, 중간오목위팔인대는 매달린 팔을 지지하고 벌림의 시작 범위에서 가쪽돌림을 제한한다.[24] 아래오목위팔인대는 위팔뼈머리의 아래부위를 위쪽과 뒤쪽으로 감싸고 해먹처럼 늘어져 있고 겨드랑이 주머니의 일부를 형성한다. O' Brien과 동료들[2]은 벌려진 어깨관절의 주요 고정자(stabilizer)가 이 인대라고 생각한다. 벌림 자세에서, 인대의 다른 부분이라 불리고 안쪽돌림과 가쪽돌림을 제한하기 위해 단단하다. 표 5-1은 이는곳과 닿는곳을 설명한 곳이며, 이 인대들은 오목위팔관절을 보호한다.

부리위팔인대의 가장 중요한 기능은 안정자세에서 어깨관절을 당기는 중력에 대항하는 주요 원동력이라는 것이다.[25-27] 또한 부리위팔인대는 돌림근띠가 내밈을 제한할 때 위팔뼈머리의 위쪽 병진에 대한 내밈을 보조한다고 하였다.[28] 또한 부리위팔인대는 팔이 몸통 옆에 있을 때 가쪽돌림을 제한한다.

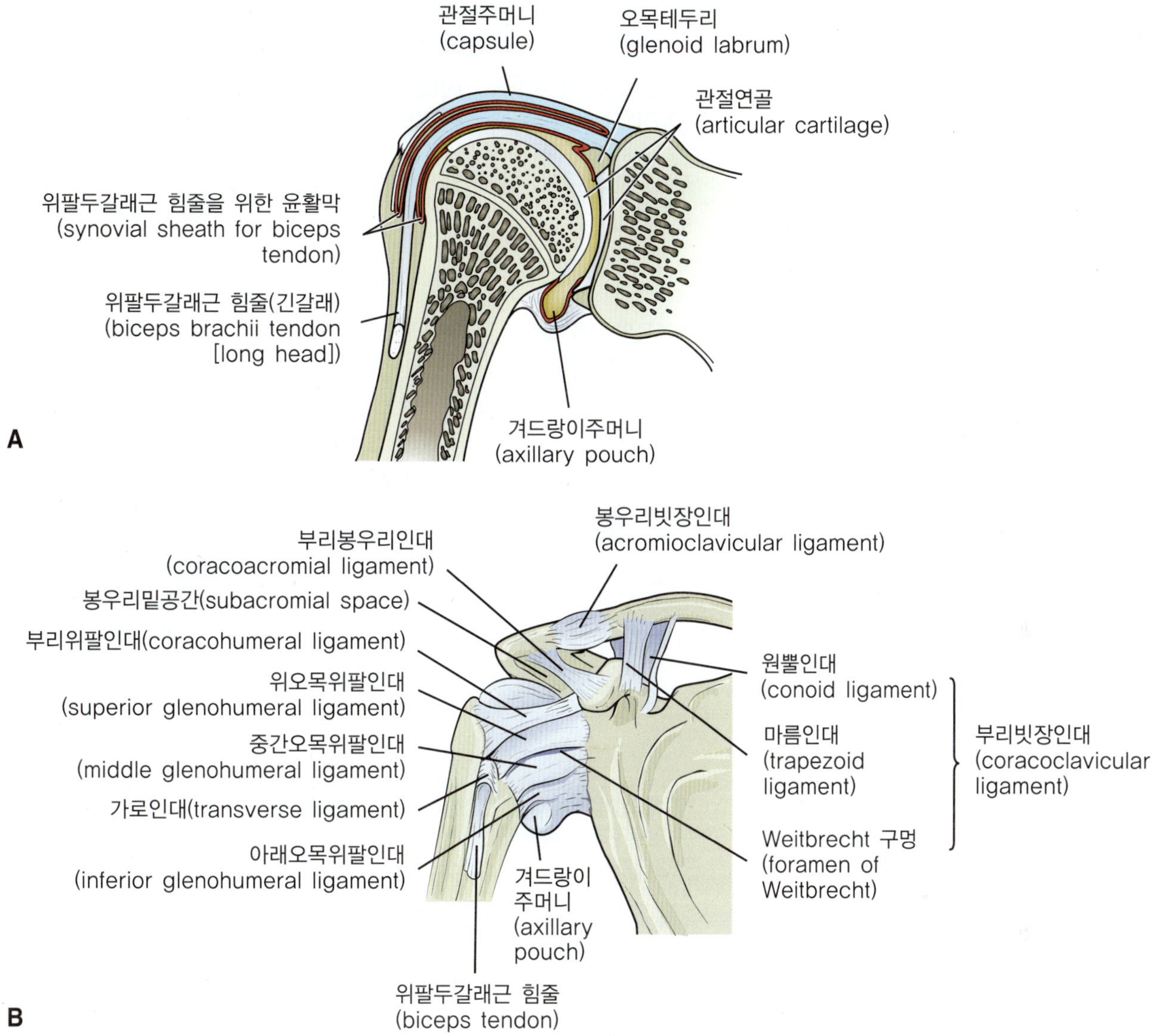

그림 5.18 오목위팔관절 관절주머니와 인대. A) 오목위팔관절주머니. B) 오목위팔관절인대들. Weitbrecht의 구멍은 위오목위팔인대와 중간앞오목위팔인대사이를 말하며 오목위팔관절의 앞쪽 탈구가 일반적으로 나타나는 위치이다.

또한 어깨의 깊은 근육은 힘줄을 관절주머니에 부착시켜서 직접적인 강화를 제공한다. 앞에서 위팔두갈래근의 긴갈래 힘줄은 오목위결절과 오목테두리에서 시작한다. 이 힘줄은 관절주머니 아래에서 위팔뼈머리 위에 활을 그리면서 내려와서 위팔뼈의 두갈래근고랑을 따라서 내려간다(그림 5.18). 위팔두갈래근힘줄이 관절주머니 안에 있지만, 이 힘줄은 윤활막으로 감싸여 있기 때문에 힘줄이 관절공간의 윤활액에 노출되지 않는다. 따라서 관절공간 안에는 있으나 윤활막 밖에 위치하는 것이다. 팔꿉관절을 굽히고 무게를 손에 들고 있을 때처럼, 위팔두갈래근의 강한 수축은 위팔뼈머리를 내려가게 하는 힘을 만들어낸다.[29] 그런 영향을 야기하는 힘은 기둥이나 나무에 밧줄을 매어서 밧줄을 당기는데 "갑자기 멈춤"을 할 때와 같은 제한을 일으키는 힘에 대해서 작용할 때와 유사하다. 이러한 위팔뼈머리의 내림은 머리의 올림을 방해하고 위팔뼈머리와 단단한 봉우리뼈 사이에 위치하는 위팔뼈 위쪽 연부조직에 충돌손상을 야기할 것이다.

뒤쪽에서 위팔세갈래근의 긴갈래는 어깨뼈 오목아래결절의 몸쪽에 넓게 부착되어 있다. 이 힘줄은 뒤쪽 관절주머니의 일부를 형성한다.

표 5-1 오목위팔관절 인대들

인대	몸쪽 부착점 (시작)	먼쪽 부착점 (정지)	최대 관절보호자세	제공되는 관절보호
위오목위팔인대	위팔두갈래근의 긴갈래에 부착점 앞쪽으로 오목 위결절의 근처	작은결절의 위쪽 해부목	팔이 옆구리에 있을 때	팔이 옆구리에 있을 때 아래와 앞쪽으로 탈구되는 것을 보호
중간오목위팔인대	앞관절오목 테두리의 중간과 위쪽면	해부목의 앞쪽 넓은 부위	팔의 벌림 시작범위 (약 45° 이하)	0°~45° 벌림에서 앞쪽 안정성을 제공하여 위팔뼈의 앞쪽병진 및 가쪽돌림을 제한
아래오목위팔인대	해먹처럼 관절오목의 앞-아래와 뒤-아래에 걸쳐져 있음	해부목의 상응하는 부위에 앞, 아래 및 뒤쪽에 띠로 부착	돌림이 있거나 없을 때 벌림의 중간범위 이상 (약 45° 이상)	위팔뼈머리의 아래병진을 모두 제한. 앞섬유는 벌림과 가쪽돌림 동안에 위팔뼈머리의 앞쪽병진을 제한. 뒷섬유는 벌림과 안쪽돌림을 하는 동안에 위팔뼈머리의 뒤쪽병진을 제한. 아래주머니는 벌림 90°를 제한하고 벌림을 할 때 AP 안정성을 제공
부리위팔인대	부리돌기의 가쪽모서리	두 개의 띠 (위팔두갈래근 힘줄의 긴갈래가 아래로 지나간다): 큰결절의 앞쪽과 가시위근의 가장자리; 두 번째 띠는 어깨밑근과 작은결절에서 정지	팔이 옆구리에 있을 때	모음된 팔의 가쪽 돌림을 보호. 돌림근띠가 약한 어깨의 위쪽병진과 팔의 아래쪽병진을 보호

오목위팔관절의 안쪽돌림과 가쪽돌림을 유발하는 4개의 짧은 돌림근띠의 힘줄은 관절주머니의 일부를 형성하고 위팔뼈의 결절들에서 끝난다. 앞쪽에서 어깨밑근은 위팔뼈의 작은결절에 넓은 힘줄로 끝난다. 이 힘줄은 벌림 90° 이하에서 위팔뼈머리를 감싸고 위팔뼈의 앞쪽 아탈구를 예방하는 수동적인 고정자로 활동한다고 Jobe[30]이 보고하였다. 관절주머니의 아래부분과 어깨밑근은 주로 가쪽돌림을 제한한다.[31] 위쪽으로는 가시위근이 위팔뼈의 큰결절에 부착하였고, 뒤쪽으로는 가시아래근과 작은원근이 큰결절의 아래에 부착하고 관절주머니와 혼합된다. Ovesen과 Nielsen[31]은 이 두 힘줄이 벌림을 시작할 때 가동범위의 약 1/2지점까지 안쪽돌림을 제한하는 주요 구조물이라고 보고하였다. 이 돌림근띠는 봉우리뼈, 부리돌기에 대항하여 움직이거나 부딪칠 때 혹은 부리봉우리활 아래에서 부리봉우리인대와 강하게 결합할 때 손상될 수 있다(그림 5.14). 이 힘줄의 손상은 머리 위에서의 동작 혹은 던지는 운동과 같은 팔을 올림을 필요로 하는 활동 시에 종종 발생한다.

부리봉우리활 / Coracoacromial Arch

부리봉우리인대는 앞쪽 봉우리와 가쪽 부리돌기에서부터 뻗어 부리봉우리활을 형성한다. 이 부리봉우리활은 오목위팔관절의 지붕이다. 이 활과 위팔뼈머리 위쪽의 영역을

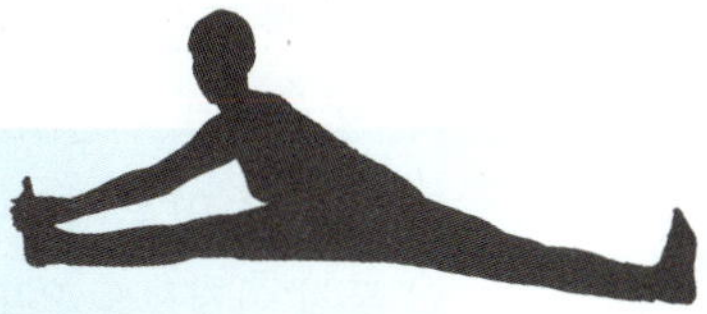

실습 포인트
PRACTICE POINT

팔은 옆구리에 위치할 때보다 올려지면 오목위팔관절이 더 크게 가쪽돌림을 한다. 이 이유는 팔이 옆구리에 있을 때는 부리위팔인대와 앞오목위팔인대가 단단하고 가쪽돌림을 제한하기 때문이다. 팔이 90°로 올라가면 두 가지 인대는 이완되고 오목위팔관절의 더 큰 가쪽돌림이 허용된다. 환자를 검사할 때, 검사자들은 이 두 가지 자세에서 다른 결과를 보이기 때문에 가쪽돌림을 이 자세에서 측정하고 기록해야 한다.

봉우리밑공간이라고 한다. 봉우리밑공간은 어깨 구조의 중요한 연부조직을 포함하고 있다. 이 구조들은 가시위근과 힘줄, 위팔두갈래근 긴갈래, 봉우리밑윤활주머니 및 위쪽 관절주머니를 포함한다. 부리봉우리활은 위에서 아래로 향한 직접적인 타격으로부터 연부조직을 보호하고 오목위팔관절의 위쪽 탈구를 예방한다.

봉우리밑공간은 약 1cm의 너비로 연필 한 자루의 폭정도이다. 이 좁은 공간은 어깨관절을 움직일 때와 병적인 상태일 때는 연부조직에게 충분한 공간은 아니다. 팔을 올릴 때 이 공간은 정상 너비의 1/2까지 줄어든다.[32] 연부조직이나 뼈성구조 혹은 어깨관절의 생체역학적으로 질병이 존재하면, 이 공간은 더 좁아지고, 연부조직은 손상의 위험이 증가할 것이다. 오목위팔관절 운동형상학과 병적 움직임은 이 단원의 마지막에서 토론한다.

오목위팔관절의 움직임은 위팔뼈머리와 어깨뼈의 목, 봉우리돌기, 단단한 부리봉우리인대 및 부리돌기 등으로 형성되는 활 사이의 위치적 관련성에 영향을 받는다. Neer와 Poppen은 이 공간을 **가시위문**(supraspinatus outlet)이라고 명명하였다.[33] 이 부위는 부리봉우리활 아래에 필수적인 공간이다. 이 영역의 임상적 중요성은 단단한 구조들(돌림근띠, 특히 가시위근, 위팔두갈래근의 긴갈래, 관절주머니, 관절인대 및 어깨세모근밑 윤활주머니와 봉우리밑윤활주머니) 사이에 위치하는 연부조직의 압박과 손상을 받는 경향이 있다. 정상 어깨 올림 동안에, 위팔뼈머리의 내림을 따라 돌림근띠가 아래로 당겨지고, 가시위근과 위팔두갈래근의 긴갈래 힘줄이 위팔뼈머리를 내리고, 가시위근과 어깨세모근은 팔을 올린다. 어깨충돌에서, 위팔뼈 올림 동안 어깨세모근이 당기는 선이 관절의 운동축 위에 직접 위치하는데 돌림근띠와 위팔두갈래근이 적절히 대응하지 못해서 위팔근을 수직으로 움직여서 봉우리와 부딪치게 한다. 불행하게도, 가시위문에는 오류를 위한 공간이 없기 때문에 봉우리밑공간이 감소하면 충돌손상이 발생한다. 이 공간은 구조적으로나 생체역학적인 원인으로 감소될 수 있다. 구조적 원인은 힘줄의 부종, 봉우리돌기의 각, 혹은 다른 공간 침해 물체들에 의해서 유용한 공간이 감소하는 것이다.[34] 생체역학적 원인은 근육의 불균형,[35] 불충분한 근육 흥분율,[36] 근피로,[37] 나쁜 자세,[9] 혹은 조절되지 않은 힘[38] 등에 의해서 움직이는 중에 오목위팔관절의 위치가 변화하는 것이다. 미세외상과 반복 스트레스에 의한 손상이 일반적이다; 예를 들어, 수영선수의 모든 문제점의 약 50%~60%가 연부조직의 미세외상으로 인한 것이다.[39] 소아마비와 하지마비인 환자가 목발보행, 휠체어밀기 혹은 이동을 위하여 앉은 자세에서 푸시업과 같은 반복적인 활동을 수행할 때 어깨통증과 돌림근띠의 파열 같은 손상의 발생률이 이례적으로 높은 것으로 나타난다.[40,41] Bayley와 동료들,[40] Smith,[42] Neer[29] 등은 염증, 반흔 또는 뼈가시의 형성과 같은 원인으로 가시위문이 좁아지는 것이 가장 빈번한 손상 원인이라고 하였다.

Brewer[43]와 Ferrari[44]는 사체해부를 통하여 노화로 인한 관절주머니의 마찰이 높은 발병률을 보인다는 것을 증명하였다.

윤활주머니 / *Bursae*

어깨관절에는 여러 개의 윤활주머니가 있다. 윤활주머니는 2개의 구조물 사이의 마찰을 감소시켜서 어깨복합체 안에 많은 연부조직과 뼈성구조의 몸쪽에 근접하여 위치

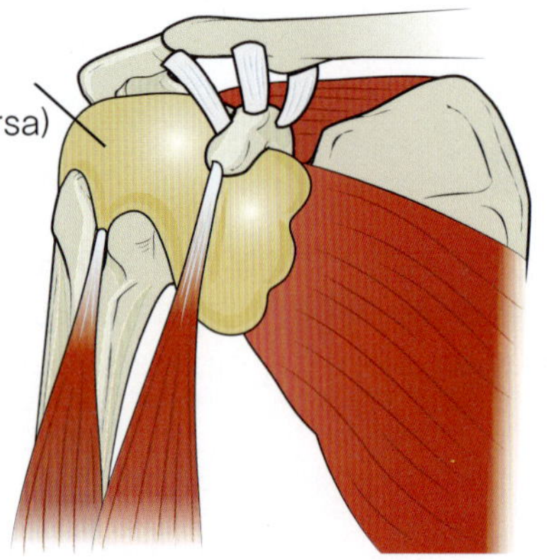

그림 5.19 어깨복합체 안에는 많은 연부조직과 뼈구조가 근접해 있기 때문에 여러 개의 윤활주머니가 있다.

하고 있다. 어깨 주변에 8개의 윤활주머니가 있지만, 일부만이 관절주머니의 윤활막과 연결되어 있다. 가장 중요한 2개의 윤활주머니는 봉우리밑윤활주머니와 어깨세모근밑윤활주머니이다. 봉우리밑윤활주머니는 가시위근힘줄과 부리봉우리활 사이에 위치한다; 가시위근힘줄을 보호하고 어깨 움직임 동안에 부드러운 힘줄 움직임을 만든다.[45] 어깨세모근밑윤활주머니는 봉우리밑윤활주머니가 연장된 것으로 어깨세모근, 가시위근힘줄, 위팔뼈머리 사이에 위치하여(그림 5.19) 이 구조들의 마찰을 감소시킨다.

정상적으로 윤활주머니는 안에 매우 적은 양의 액체를 가지고 있다. 그러나 자극을 받아 염증이 발생하면 그 액체의 양은 증가한다. 봉우리밑공간 내에서, 이 용적의 증가는 공간이 제한되어 있기 때문에 문제를 야기하고 윤활액의 증가는 이용가능한 공간을 제한할 것이다. 보통 염증성 오목위팔윤활주머니는 1차성 질환에 의한 것은 아니라, 다른 기존의 손상에 의해서 야기되는 2차 질환이다. 예를 들어, 봉우리밑공간 초기손상은 보통 힘줄 특히 가시위근힘줄에 영향을 미친다; 이 상태가 지속되면 이차적인 윤활주머니염증이 발생하여 공간을 지속적으로 감소시키고 그 부위에 위치하는 연부조직의 충돌을 야기한다.

오목위팔관절 운동형상학 / *Glenohumeral Joint Kinematics*

오목위팔관절의 운동자유도 3도는 굽힘-폄, 벌림-모음, 안쪽돌림-가쪽돌림을 수행한다. 여기서는 어깨뼈의 움직임을 제외한 오목위팔관절의 움직임 만을 서술한다.

벌림과 모음은 앞-뒤축을 중심으로 이마면에서 발생한다. 벌림으로 위팔뼈의 움직임은 위팔뼈머리가 관절오목의 더 깊은 면을 향하여 아래로 미끄러진다. 오목위팔관절의 동적 안정성은 운동이 일어날 때 매우 중요하다. 운동을 할 때, 동적 안정성은 돌림근띠와 어깨세모근의 협응되고 시기적절한 노력으로 발생한다. 이것은 본 단원의 후반부에서 근육과 근육활동을 설명할 때 더 자세히 설명한다.

벌림의 양은 오목위팔관절의 가능한 돌림에 따라 달라진다. 오목위팔관절을 완전히 안쪽돌림을 할 때, 능동 벌림은 약 60°로 제한되는데 큰결절이 일직선이 되어 봉우리빗장인대와 봉우리돌기가 부딪치기 때문이다. 90° 가쪽돌림에서는, 큰결절은 봉우리가 뒤쪽으로 돌림을 하여 능동 벌림이 약90°까지 증가하고, 어깨세모근의 능동적인 수축이 불충분하여 제한된다. 벌림은 수동적으로 120°까지 계속되는데 이것은 아래오목위팔인대의 긴장으로 제한되는 것이다. Murray[46]는 어깨를 완전 벌림을 하면 오목위팔관절의 움직임은 평균 124°라고 하였다(표 5-2).

오목위팔관절의 안쪽과 가쪽돌림은 수평면에서 위팔뼈의 머리와 몸통을 통하여 수직축을 중심으로 발생한다. 오목위팔관절에서의 돌림은 팔꿉관절 90° 굽힘자세에서 아래팔의 엎침과 뒤침으로 분리된다. 팔을 몸통 옆에 두면, 가쪽돌림은 위팔뼈의 안쪽관절융기를 앞쪽으로 이동시키고, 안쪽돌림은 안쪽관절융기를 뒤쪽으로 이동시킨다. 돌림의 양은 팔의 올림에 따라서 달라진다. 총 돌림은 약 160°이고, 팔을 90° 벌리고 볼 수 있고,[47] 팔이 완전히 올라가면 부리위팔인대와 오목위팔인대가 꼬이고 단단해지기 때문에 약 90°로 감소한다. 오목위팔관절은 어깨 벌림 90°, 팔꿉관절 굽힘 90° 위치에서,[48] 가쪽돌림 가동범위는 약 90°이고, 안쪽돌림은 약 70°이다(표 5-2). Brown과 동료들[49]은 메이저리그 투수의 가쪽돌림에 136°라고 보고하였다; 한편, Chang, Buschbacher, Edlich[50] 역도선수는 78°라고 보고하였다.

오목위팔관절의 올림은 굽힘과 벌림 모두를 포함한다. 굽힘과 폄은 시상면에서 안쪽-가쪽 축을 중심으로 발생한다. 오목위팔관절의 굽힘은 약 120°이다.[51] 180°의 완전 굽힘은 어깨가슴관절이 제공하는 움직임 때문에 가능하다. 어깨는 굽힘이 완성되면, 오목위팔관절 주머니의 아래 부분은 뒤쪽으로 단단해진다(긴장).[52] 이 뒤쪽 관절주머니의 단단함(긴장)은 관절오목에 대하여 위팔뼈의 약간 앞쪽과 거의 미세한 안쪽 돌림이 된 병진을 유발한다. 팔이 옆구리에서 몸통의 뒤쪽으로 향하면, 마지막 폄은 때때로 젖힘이라고 한다. 젖힘의 범위는 40°~60°이며, 위오목위팔인대와 중간오목위팔인대에 의해서 제한된다.[51] 오목위팔관절이 마지막 폄에 도달하면, 앞쪽 관절주머니가 약간 단단해져서 어깨뼈가 앞쪽으로 기울어진다. 이 어깨뼈 경사는 팔이 폄에 도달하면 증가할 것이다. 관절주머니의 단단함은 굽힘의 마지막 단계에서 안쪽돌림을 야기하고, 폄의 마지막 단계에서는 약간 가쪽돌림을 야기한다.

어깨관절 굽힘이나 벌림의 정상범위는 일반적으로 180°라고 하지만 실제로 몸통의 움직임을 배제하고 주의 깊게 측정하면 평균 170°에 가깝다.[53–55](표 1–2 참조). 이 각도는 오목위팔관절과 어깨가슴관절의 움직임과 복장빗장관절 및 봉우리빗장관절에서 나타나는 어깨뼈의 움직임이 모두 합쳐진 것이다. 90°~110°는 오목위팔관절에서 발생하고, 60°~70°는 복장빗장관절과 봉우리빗장관절에서 발생한다. 비록 기술적으로 어깨 올림의 일부는 아니지만, 머리 위쪽의 추가적인 팔뻗기는 어깨관절 벌림에서 몸통의 가쪽굽힘 혹은 어깨관절 굽힘에서 몸통 폄으로 발생할 수 있다. 오목위팔의 최대 올림은 벌림자세에서 오목위팔관절이 가쪽돌림을 할 때 발생한다; 굽힘 동안에는 안쪽돌림과 어깨뼈의 뒤쪽경사가 요구된다.[10,13] 또한 어깨뼈의 위쪽돌림은 굽힘 혹은 벌림 동안에 팔 완전 올림을 위하여

표 5-2 정상인의 평균 어깨관절 가동범위(각도)

저자	Boone & Azen[53]		Murray 등[46]		Brown Chang 등[49]	Buschbacher와 Edlich[50]	
피검자	남자 109명		남자 20명	여자 20명	남자 41명*	남자 10명	남자 10명†
연령(년)	2–19	19–54	25–66		27±4.2	21–35	
굽힘	168	165	167	171	163	171	157
벌림	185	183	178	179	168	—	—
폄	67	57	56	59	76	55	42
가쪽돌림	108	100	88	97	436	82	78
안쪽돌림	71	67	54‡	54‡	84	83	56
오목위팔벌림	—	—	122	126	99	—	—

주의: 젊은 남성에서는 더 유연한 경향에 있으며(Boone과 Azen), 그리고 여성 대 남성의 비교(Murray 등), 역도선수는 일반인에 비하여 유연성이 떨어지고(Chang, Buschbacher와 Edlich) 야구선수는 가쪽돌림이 더 크다(Brown 등)는 점에 주목하자.

*메이저리그 야구선수.

†역도선수와 비 역도선수.

‡각도 측정자세는 어깨뼈를 안정시킨 것을 제외하고는 표준 자세에서 측정하였다.

실습 포인트

PRACTICE POINT

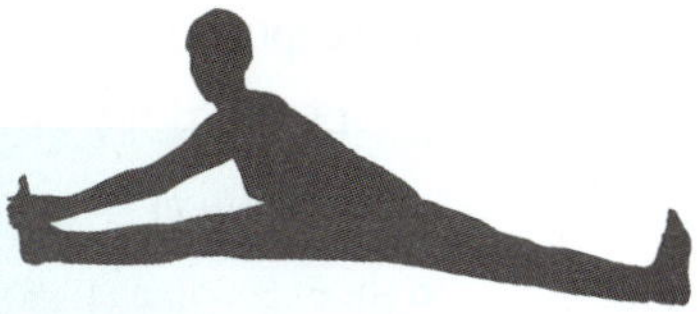

일반적으로 검사를 할 때 개개인들은 그들의 최선의 수행을 원한다. 임상인들은 개인의 관절가동범위를 검사할 때, 피검사가 최적의 결과를 제공하기 위하여 환자가 무심코 사용할지도 모르는 대체동작을 관찰한다. 예를 들어, 검사자는 오목위팔관절의 가쪽돌림을 검사할 때, 피검자가 가능한 한 많이 오목위팔관절의 가쪽돌림을 나타내어 보이기 위하여 부주의하게 어깨뼈를 뒤당김을 하는지 관찰해야 한다. 마찬가지로 어깨뼈의 내밈은 안쪽돌림의 끝범위에서 발생한다. 검사자는 정확한 측정을 원한다면 가능한 대체동작을 의식하고 이를 예방해야 한다.

필요하다.

오목위팔관절에서는 2개의 평면 움직임도 발생한다. 가로벌림(가로폄)과 가로모음(가로굽힘)이 그것이다. 이 움직임의 시작자세는 벌림 90°이다. 가로벌림은 이 자세로부터 뒤쪽 움직임이고 가로모음은 팔이 몸을 가로지르는 앞쪽 움직임이다. 이 움직임은 팔을 90° 올린 자세에서 수평면에서 수직축을 중심으로 발생한다.

오목위팔관절의 모든 움직임의 정상적인 제한은 인대와 수동 근육 단단함으로 발생한다. 따라서 끝느낌은 단단하다. 위팔뼈의 큰결절이 봉우리돌기를 칠 때, 두 뼈 사이에 위치하는 연부조직 때문에 끝느낌이 단단하다.

오목위팔관절 관절역학적 움직임 / Glenohumeral Arthrokinematic Motions

어깨관절의 관절역학적 움직임은 굽힘과 폄을 하는 동안에 관절오목 안에서 위팔뼈 머리가 스핀하는 것이다. 이 움직임을 할 때 관절에서는 구르기 또는 활주가 발생하지 않는다. 그러나 어깨가 더 많이 굽혀지면, 관절오목 위에서 위팔뼈머리의 앞쪽 활주가 발생하고, 젖힘의 끝에서는 위팔뼈머리가 뒤쪽 활주가 발생한다. 벌림 동안, 위팔뼈머리는 아래쪽으로 활주하고 위쪽으로 구른다(그림 5.20A). 위팔뼈머리가 관절오목보다 매우 크기 때문에, 움직임과 반대방향으로 위팔뼈머리의 활주는 위팔뼈머리가 약간의 병진으로 절구 안에 계속 머무를 수 있도록 한다. 활주는 구르기와 함께 발생하지 않으며, 위팔뼈머리는 팔을 올릴 때 위쪽 관절테두리를 벗어날 것이다. 또한 아래쪽 활주는 오목위팔관절의 위쪽 부분이 방해하여, 위팔뼈머리는 부리봉우리활 아래 연부조직과 충돌하게 된다. 모음 동안 위팔뼈머리는 아래쪽으로 구르면서 위쪽으로 활주하기 위해서 반대로 움직인다. 가쪽돌림 동안 관절역학은 위팔머리가 뒤쪽으로 구르고 관절오목이 앞쪽으로 활주한다(그림 5.20B). 오목위팔관절의 안쪽돌림 동안에는 위팔뼈머리가 반대로 구르고 활주한다. 앞쪽으로 구르고, 뒤쪽으로 활주한다.

어깨면에서 어깨 벌림(어깨뼈면) / Shoulder Abduction in the Plane of the Scapula(Scaption)

어깨면 오목위팔벌림은 이마면에 대해서 약 30°~40°의

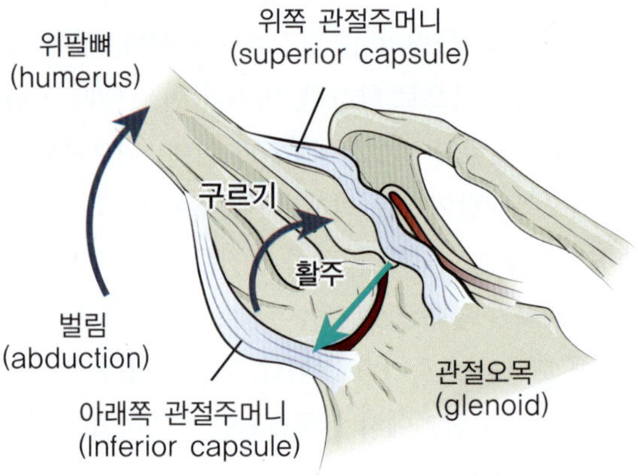

A 앞쪽에서 본 오른쪽 오목위팔관절

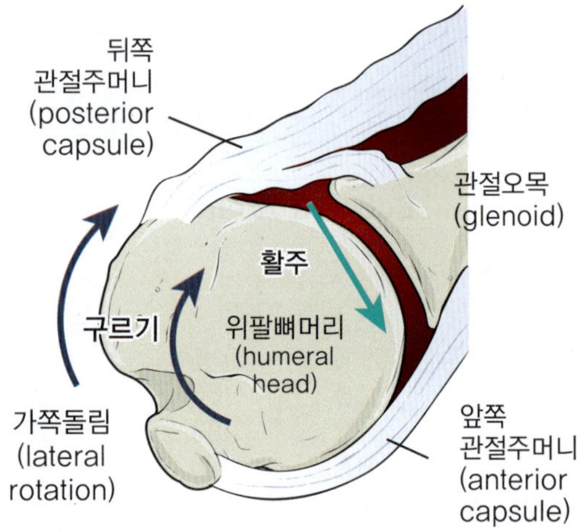

B 위쪽에서 본 왼쪽 오목위팔관절

그림 5.20 어깨관절이 A) 벌림과 B) 가쪽돌림을 할 때 관절운동형상학에서는 오목한 관절오목 안에서 볼록한 위팔뼈머리가 움직이기 때문에 활주와 구르기가 반대방향으로 발생한다.

앞쪽에서 발생한다. **어깨뼈면에서의 벌림(또는 모음)운동**(Scaption)은 Perry[56]에 의해서 정의된 이 평면운동을 말한다. 이 자세는 관절주머니를 느슨한 자세로 놓기 때문에 오목위팔관절 올림을 검사하기에 적절하며, 부리어깨봉우리 구조 위에서 충돌이 적게 발생한다.[56] 따라서 움직임의 범위가 약간 다양하며 가쪽돌림근의 토오크값이 이마면보다 어깨면에서 더 크기 때문에 검사하는 동안 벌림의 면을 명기하는 것이 중요하다.[57] 실제로 일상생활 및 스포츠 활동의 대부분의 기능적인 어깨관절 벌림은 이마면이 아니라 어깨면에서 발생한다.

어깨복합체관절의 풀림자세와 잠김자세 / Resting and Close-Packed Positions of the Shoulder Complex Joints

오목위팔 관절주머니가 관절보다 2배 정도 크기 때문에 정상 관절주머니는 상당히 느슨하다. 정상적으로 오목위팔관절의 느슨한 관절주머니는 관절오목 위에서 위팔뼈머리의 먼쪽과 가쪽 신연뿐만 아니라, 앞쪽 병진과 뒤쪽병진까지 1~2cm의 조인트플레이 움직임을 허용한다.[58] 오목위팔관절의 안정자세는 가로벌림 20°~30°이며 굽힘 55°이다.[58] 오목위팔관절의 느슨한 자세는 완전 가쪽돌림에서 완절 벌림을 가능하게 한다; 이 자세에서, 2배인 관절주머니 구조는 관절 주변을 단단히 잡고 관절면은 더욱 일치된다. 이것은 바로 누워 자는 사람들의 일반적인 어깨 위치이며 종종 어깨통증과 손상의 원인이 된다. 복장빗장관절의 잠김위치는 팔이 완전히 올라 갔을 때이며, 봉우리빗장관절의 잠김위치는 팔이 90° 벌림되었을 때이다.

위팔두갈래근고랑 / The Bicipital Groove

위팔두갈래근의 긴갈래 힘줄은 어깨뼈의 오목위결절에서 시작하여 위팔뼈머리 위를 돌아서 위팔뼈의 결절사이 고랑으로 내려간다(그림 5.18). 이 힘줄은 작은 결절에서 큰 결절로 고랑을 잇는 부리위팔인대와 위팔가로인대에 의해서 고랑 안에 위치한다. 어깨의 움직임 동안, 위팔뼈머리는 힘줄의 밑면 위에서 미끄러져 뼈가 힘줄 아래로 움직인다. 고랑의 고정지점은 팔의 완전 올림 동안에 힘줄의 1.5인치를 따라서 움직인다.[59] 오목위팔관절이 완전 가쪽돌림을 할 때, 힘줄의 몸쪽과 먼쪽 부착점은 서로 일직선 위에 있고, 기타의 돌림위치에서는 위팔두갈래근힘줄은 고랑의 안쪽 벽에서 구부러진다.[56] 따라서 위팔두갈래근힘줄은 찢어진 손상과 충돌 손상을 입을 수 있다.

어깨위팔리듬

Scapulohumeral Rhythm

어깨복합체의 관절이 단일관절처럼 움직이는 것은 드물다. 단일관절처럼 움직이는 것보다는 오히려 어깨관절의 더 큰 움직임을 제공하기 위하여 함께 움직인다. 오목위팔관절의 움직임 동안에, 팔이음뼈의 동반 움직임이 중요하며, 어깨뼈는 가슴위에서 정밀하게 위치하여 위팔뼈머리와 관절오목이 적절히 결합하여 위팔 기능을 최적으로 만든다. 표 5-3은 동반운동의 일람표이다. 어깨올림은 정확히 협응된 일련의 동시 움직임이 발생하는데 이것을 **어깨위팔리듬**(scapulohumeral rhythm)이라고 한다. Inman과 동료들[17]의 연구는 운동하는 동안 어깨뼈와 위팔뼈가 모두 참여한다는 것을 증명하였다. 그들은 초기 벌림이 개인에 따라서 다양하다는 것을 증명하였다. 이 초기범위를 "설정단계(setting phase)"라고 한다. 약 30° 벌림 이후에, 2:1 비율이 발생한다: 오목위팔관절 움직임의 매 2°마다 어깨가슴관절에서 1°가 발생한다. 다른 연구에서는 2:1 비율이 선형적이 아니라 다양한 유형을 보인다고 하였다. 가장 일반적인 유형은 Bagg와 Forrest[60]에 의한 것으로, 움직임의 시작범위와 끝범위에서는 오목위팔운동이 더 크며, 80°~140°는 어깨뼈 운동이 더 크다고 하였다. Poppen과 Walker[61]는 오목위팔관절과 어깨가슴관절의 평균 움직임 비율은 1.25:1이라고 하였다. 이 연구들은 벌림 동안 어깨면을 사용한다고 하였고, Inman은 이마면을 사용한다고

실습 포인트

PRACTICE POINT

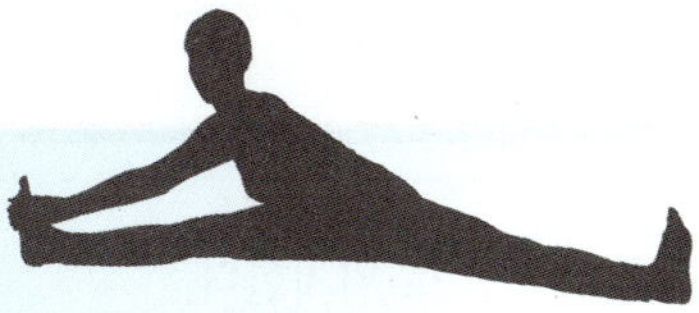

검사자는 돌림근띠와 위팔두갈래근 힘줄 질병을 평가할 때 위팔두갈래근 힘줄의 위치를 찾을 수 있어야 한다. 해부학적 자세에서 팔을 촉진하여 확인할 수 있지만, 피검자의 오목위팔관절을 완전 가쪽돌림을 시키면 가장 쉽게 촉진할 수 있다. 어깨의 가쪽돌림은 봉우리의 가쪽끝을 촉진할 수 있다. 위팔두갈래근 고랑은 봉우리 끝에서 바로 아래에 있다. 검사자는 위팔두갈래근고랑 안에서 위팔두갈래힘줄뿐만 아니라, 그 고랑의 가쪽면과 안쪽면을 형성하는 양쪽 면인 큰 결절과 작은 결절을 촉진할 수 있어야 한다.

표 5-3 팔이음뼈와 오목위팔관절의 운동 비교

오목위팔관절운동	어깨가슴관절운동	복장빗장관절운동	봉우리빗장관절운동
굽힘	**종전의 관점** 위쪽돌림, 올림 및 내밈 **3면운동** 위쪽돌림, 뒤쪽경사 굽힘 시작 시에는 안쪽경사 이후 더 높은 범위의 굽힘에서는 가쪽경사	올림 뒤돌림 내밈	위쪽돌림 수평 및 시상면 돌림의 조정
폄	**종전의 관점** 아래쪽돌림, 내림 및 뒤당김 **3면운동** 아래쪽돌림, 앞쪽경사 굽힘의 3면운동과 모두 반대	내림 앞쪽돌림 뒤당김	아래쪽돌림 수평 및 시상면 돌림의 조정
벌림	**종전의 관점** 위쪽돌림, 올림 및 내밈 **3면운동** 위쪽돌림, 뒤쪽경사 벌림은 시작은 안쪽경사 이후에는 가쪽경사	올림 뒤돌림 뒤당김	위쪽돌림 수평 및 시상면 돌림의 조정
모음	**종전의 관점** 아래쪽돌림, 내림 및 뒤당김 **3면운동** 아래쪽돌림, 앞쪽경사 해부학적 자세로 되돌아갈 때 초기에는 가쪽 경사, 이후에는 안쪽 경사	내림 앞쪽돌림 내밈	아래쪽돌림 수평 및 시상면 돌림의 조정
가쪽돌림	뒤당김	*뒤당김(현재로서는 추측)*	*현시점에서 증거자료가 없다*
안쪽돌림	내밈	*내밈(현재로서는 추측)*	*현시점에서 증거자료가 없다*
가로벌림	뒤당김	*뒤당김(현재로서는 추측)*	*현시점에서 증거자료가 없다*
가로모음	내밈	*내밈(현재로서는 추측)*	*현시점에서 증거자료가 없다*

하였다. 비록 어깨가슴관절운동과 오목위팔관절운동의 타이밍은 최근 연구에 따라서 다양하지만, 올림 60°는 어깨가슴관절이 기여하고, 120°는 오목위팔관절이 기여한다는 것은 변함이 없다. 올림을 하는 내내 정상 어깨돌림이 발생하면, 팔이 완전히 올라갈 때, 어깨뼈의 아래각은 겨드랑이 아래에 직선으로 위치해 겨드랑이 중간선과 직선으로 위치한다.

어깨뼈는 오목위팔관절의 움직임 동안에 돌림을 하기 때문에, 올림을 하는 동안에 어깨뼈의 돌림축은 어깨뼈가시의 중간 뿌리에서 봉우리빗장관절 부위로 이동한다. 운동축의 큰 이동은 등세모근과 앞톱니근의 힘팔이 변화하여 발생하며, 어깨뼈 돌림을 결정하는 인자에 대한 토론 부위에서 설명한다.

초기연구에서는 어깨뼈복합체의 움직임을 2차원적 관점에서 설명하였지만, 최근 연구에서는 초기의 연구에는 없는 기술을 이용할 수 있다. 3D동작분석기기들을 사용하여 이전에 측정할 수 없었던 운동까지 정확한 정보와 부수적인 정보를 제공한다. 예를 들어, 과거에는 어깨경사를 정의했었는데 최근에는 어깨복합체의 정상적인 역학기능뿐만 아니라, 병적기능까지 확인 가능하다.[6,15,62,63] 팔이음뼈 운동의 이해에 관한 새로운 관점 때문에, 표 5-3의 정보는 종전의(2D) 움직임과 3면 움직임으로 구분해 두었다. 3D 동작분석을 사용한 가장 최근 연구는 이 복합체와 관련된 구조에서 발생하는 모든 움직임에 관한 더 자세한 이해를 제공한다.

어깨복합체의 근육들

Muscles of the Shoulder Complex

어깨는 운동을 하는 동안 안정성이 최종범위의 운동을 제한하는 인대로부터만이 아니라 안정시키고 있는 관절에 동시에 운동을 제공하는 근육으로부터도 일어난다는 점에서 독특하다. 비록 다른 관절도 안정성을 근육에 의존하지만, 운동작용과 안정화 작용을 동시에 담당하는 근육은 매우 적다. 팔이음뼈 근육은 안정성은 쓰기와 같은 팔의 숙련된 운동에 관여하고 있으며, 당기기, 밀기 및 던지기와 같은 팔의 중요한 활동에 필수적이다.

어깨관절주위 근육은 크게 3집단으로 나뉜다: 1) 어깨복합체의 어깨뼈 고정근; 2) 어깨복합체의 오목위팔관절 고정근; 그리고 3) 어깨의 큰 작용근이다. 이 근육군은 표 5-3에서부터 표 5-5까지를 참고하고, 촉진하는 방법까지 서술하고 있다. 각 근육에 대한 일부 부가적인 관점과 독특한 특징은 아래에서 설명한다.

어깨복합체의 어깨뼈 고정근 / Scapular Stabilizer Muscles of the Shoulder Complex

이 근육들은 주로 오목위팔관절이 움직이는 동안에 어깨뼈의 움직임과 고정화에 관여한다. 이 근육들은 가슴우리에서 시작하여 어깨뼈에 정지한다(표 5-4).

앞톱니근 / *Serratus Anterior*

앞톱니근(라틴어로 *serra*는 톱)은 팔이음뼈의 가장 중요한 근육 중 하나이다. 앞톱니근은 어깨뼈의 내밈근이기 때문에, 앞톱니근이 없으면 팔을 머리 위로 올릴 수 없다. 앞톱니근은 갈비뼈와 가슴위에 톱니처럼 정지하기 때문에 "톱니근"이라고 한다. 이 근육의 아래에서 4~5겹은 배바깥빗근과 서로 맞물려 있다. 앞톱니근은 가슴가까이에 놓여 있고, 어깨뼈의 아래쪽을 지나서 먼쪽에서 정지한다. 가장 아래쪽 5겹은 앞톱니근에서 가장 강한 부분이다.

앞톱니근이 잘 발달된 사람들은 팔을 머리 위로 올릴 때 갈비뼈의 몸쪽 부착점에서 육안으로 확인되고 촉진된다(그림 5.21). 마비되거나 약한 앞톱니근으로 앞쪽 팔뻗기를 할 때(그림 5.22), 어깨뼈의 안쪽 모서리는 전형적인 "익상(winging)"을 보이며 어깨뼈는 가슴우리 위에서 내밈 혹은 앞으로의 활주를 하지 못하거나 가슴우리 위에 부착되어 있지 못한다.[64]

등세모근 / *Trapezius*

등세모근은 목과 윗등의 표층 근육이고 전체가 관찰 및 촉진 가능하다(그림 5.23). 등세모근의 모양 때문에, "숄(shawl)"근육이라고 한다. 초기 해부학자들은 "승모근(musculus cucullaris)"(수도사의 모자 모양)이라고 하였다. 현재의 명칭은 그 기하학적 형상을 참조하고 있다. 근섬유는 시작부위는 넓고 정지부위는 좁다. 어깨뼈 위쪽돌림과 내밈은 오목위팔관절 굽힘과 함께 발생한다. 어깨뼈 돌림을 위한 축은 위쪽돌림 동안 어깨뼈가시의 뿌리에서 봉우리돌기로 이동하기 때문에, 아래등세모근을 위한 모멘트팔은 위쪽돌림 동안에 더 커진다.[60]

어깨뼈 뒤당김과 함께 완전 벌림에서, 등세모근의 모든 부위가 동원된다: 전체 근육은 팔이음뼈의 뒤당김과 근육의 위와 아래 부분은 어깨뼈의 위쪽돌림. 위등세모근과 아래등세모근이 어깨뼈의 위쪽돌림을 수행하기 위하여 함께 수축한다고 할지라도, 섬유의 배열은 상반되는 운동을 수행할 수 있도록 한다; 위등세모근은 어깨뼈 올림을 수행하고, 아래등세모근은 어깨뼈 내림을 한다.

등세모근 기능부전은 어깨뼈 완전 위쪽돌림을 할 수 없다. 등세모근의 완전마비는 오목위팔관절에서만 올림이 발생하기 때문에 올림이 120°로 제한된다.

208쪽 본문 계속

표 5-4 팔이음뼈의 어깨뼈 안정화 근육

어깨뼈근육들

집단	근육	몸쪽부착부	먼쪽부착부	신경지배	작용	촉진/시진
몸통에서부터 팔이음뼈로 오는 근육들	앞톱니근. 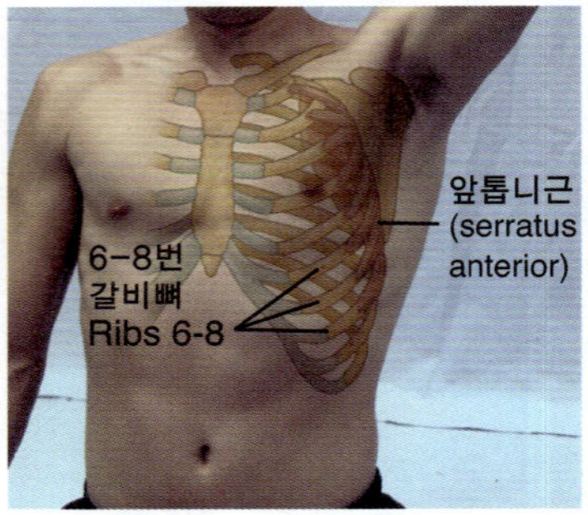 	1번~9번 갈비뼈의 앞쪽면과 위쪽면.	어깨뼈 척추모서리의 앞면.	긴가슴신경.	어깨뼈의 내밈과 위쪽돌림.	이 근육의 위쪽은 가슴근으로 덮여있지만, 아래쪽은 겨드랑이 아래, 큰가슴근의 뒤쪽 갈비뼈 근처에서 촉진 가능하다. 어깨면에서 팔을 135° 돌리면 피검자의 어깨뼈가 내밈을 시킴으로써 아래쪽을 촉진 가능한다.
	등세모근. 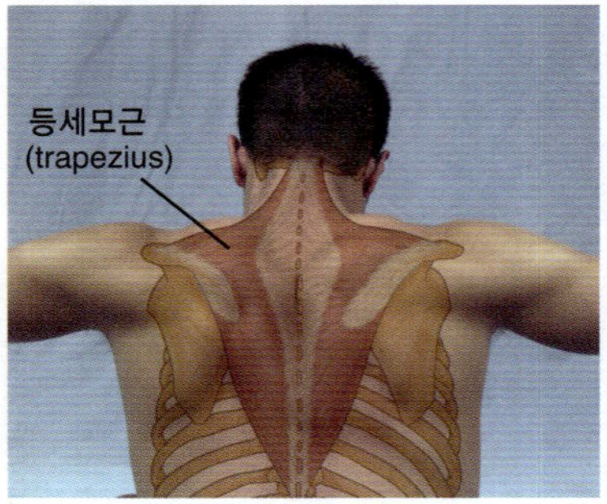 	뒤통수뼈, 목덜미인대, C_7~T_{12} 가시돌기.	빗장뼈 봉우리끝, 봉우리돌기, 어깨뼈의 가시. 상부섬유는 아래와 가쪽, 중부섬유는 거의 수평, 하부섬유는 비스듬히 위쪽으로 뻗음.	척추 더부신경 (C_3–C_4와 제11뇌신경의 척추부위).	**위등세모근**은 어깨를 올림 및 위쪽돌림하고 목을 폄, 가쪽굽힘 및 반대쪽 돌림; **아래등세모근**은 어깨뼈 위쪽돌림, 모음 및 내림; **중간등세모근**은 어깨뼈 위쪽돌림과 벌림.	전체 근육은 팔이음뼈를 뒤당김을 하고 어깨를 벌리는 동안에 관찰 가능하다. 몸통을 앞쪽으로 기울이고 엎드리면, 근육은 어깨를 유지하기 위하여 중력에 대항하여 활동하고 수축강도가 증가한다.

몸통에서부터 팔이음뼈로 오는 근육들	큰마름근과 작은마름근. 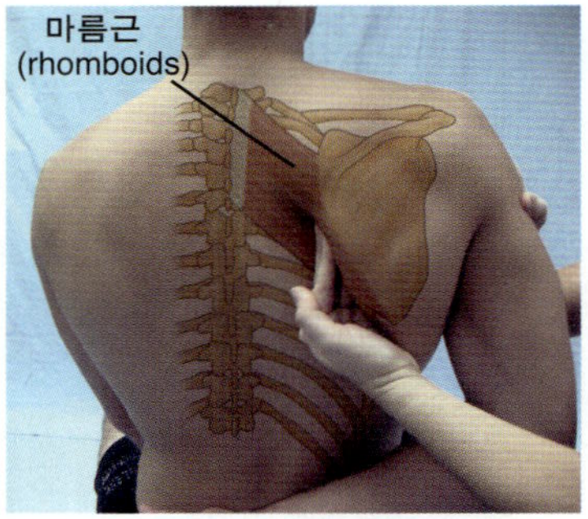	목덜미인대와 C_6~T_4 가시돌기.	어깨뼈의 안쪽모서리.	어깨등신경 (마름근으로의 신경 C_4–C_5).	근육의 사선방향은 어깨뼈를 올리고 뒤당김하도록 한다. 큰마름근은 어깨뼈의 아래쪽돌림에 중요한 기능을 하고 어깨뼈의 아래각을 잡아준다. 어깨뼈의 아래쪽돌림, 모음, 올림.	마름근은 등세모근이 덮고 있기 때문에, 마름근을 이완했을 때 가장 잘 촉진할 수 있다. 피검자의 손을 허리에 놓고 검사자의 손을 어깨뼈 안쪽모서리 아래 부분에 놓고 편안하게 이 부위의 근육을 이완시킨다(그림 5.24). 환자가 팔을 허리에서 들어올리면, 마름근은 강하게 수축하고 어깨뼈를 아래쪽돌림을 하며, 안쪽모서리의 아래 부분에 촉진하는 손가락을 되민다. 아래등세모근이 너무 두껍지 않으면, 마름근의 수축섬유 방향은 피부에서 볼 수 있다. 등세모근이 마비되면 마름근이 뻗어 있는 것을 더 쉽게 관찰할 수 있다.

계속

표 5-4 팔이음뼈의 어깨뼈 안정화 근육 - *계속*

어깨뼈근육들

집단	근육	몸쪽 부착부	먼쪽 부착부	신경지배	작용	촉진/조사
몸통에서부터 팔이음뼈로 오는 근육들	작은가슴근. 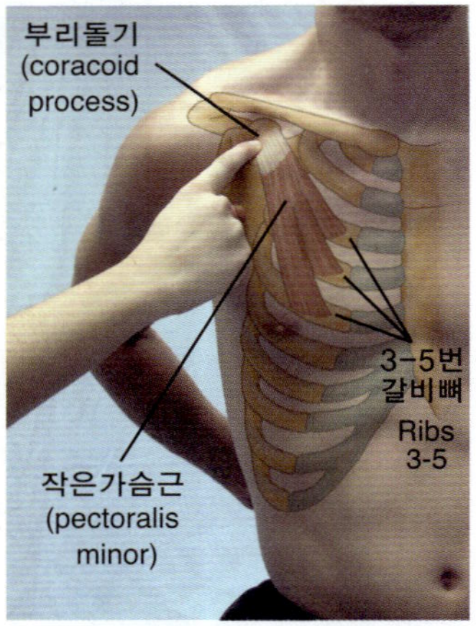 	4개의 힘줄근이 2번 갈비뼈에서부터 5번 갈비뼈까지 연결.	근육은 어깨뼈의 부리돌기 안으로 수렴한다.	안쪽가슴근 신경(C_7–T_1).	어깨뼈의 내림과 앞쪽경사. 2번~5번 갈비뼈 올림.	아래팔을 허리에 놓는다. 이 자세에서, 큰가슴근이 이완되고 작은가슴근을 촉진할 준비가 된다. 검사자는 그림 5.25에서 보이는 것처럼 한 손을 어깨뼈 부리돌기 아래에 놓고 손가락을 가능한 한 아래로 가라앉듯이 부드럽게 누른다. 이 자세에서 손가락은 작은가슴근 힘줄을 가로지르고 근육은 손을 허리에 오래 놓으면 놓을수록 이완된다. 피검자가 팔을 들면 작은가슴근이 수축하고 작은가슴근 힘줄을 느낄 수 있다. 이 근육은 어깨 내림 (몸통 올림)의 중요한 기능에서 촉진할 수 있다. 촉진하는 손은 부리돌기의 아래 놓고 피검자는(테이블에 앉은 자세) 몸을 올리기 위하여 손으로 테이블을 밀라고 한다 (실제로 몸통 올림 혹은 아래 누르기는 근육의 수축과 불분명한 촉진의 원인이 된다).

몸통에서부터 팔이음뼈로 오는 근육들	어깨올림근. 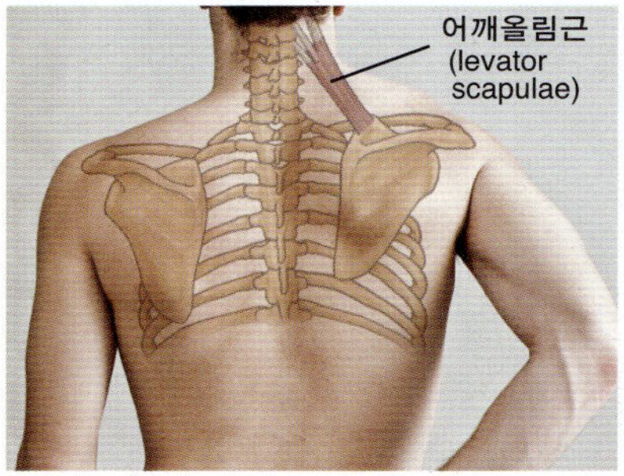	위쪽 목뼈의 가로돌기.	어깨뼈 안쪽 모서리, 어깨뼈 가시위, 윗각 근처.	등쪽어깨신경 (C_3–C_5).	어깨뼈 올림과 아래쪽돌림, 목뼈 옆굽힘과 같은 쪽으로의 돌림	어깨올림근은 분리 및 촉진이 어렵다. 등세모근의 참여를 최소화하고 어깨올림근의 활동을 만들기 위하여, 손을 허리에 놓고, 어깨를 으쓱한다. 어깨올림근은 목의 등세모근 앞쪽과 목빗근 뒤쪽에서 촉진할 수 있다. 어깨올림근의 비교적 분리된 동작은 어깨를 으쓱하여 간단하고 빠르게 짧은 범위에서 만든다. 더 많은 노력은 어깨를 올리고, 올린 자세를 유지할 때, 등세모근이 위에서의 예방 조치에도 불구하고 수축할 것이다.

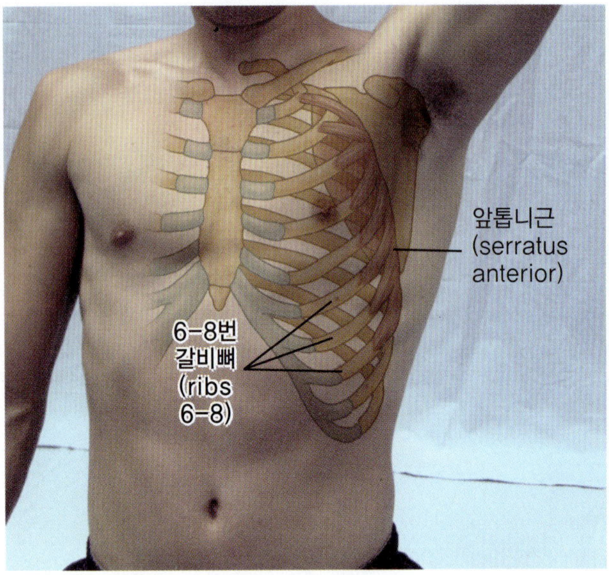

그림 5.21 갈비뼈 위에서 시작하는 앞톱니근의 하부가락돌기돌기(lower digitations). 앞톱니근의 위쪽부분은 큰가슴근으로 덮여 있다.

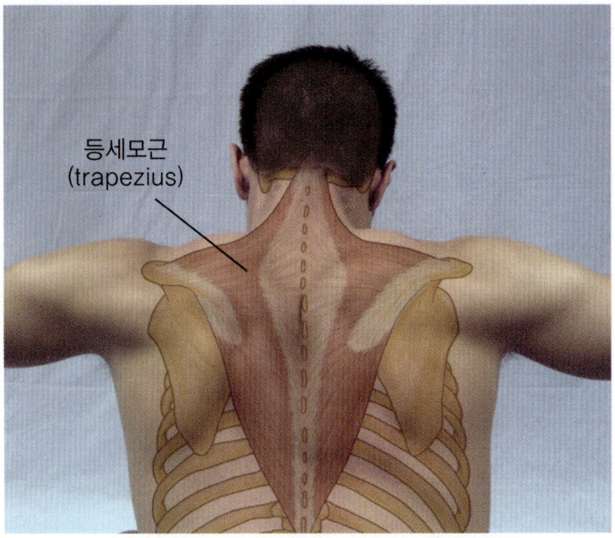

그림 5.23 등세모근의 모든 부분이 수축한다. 이 근육의 강한 활동을 위하여, 피검자는 몸통을 앞으로 기울인다. 뒤어깨세모근, 가시위근, 작은원근의 수축에 주의한다.

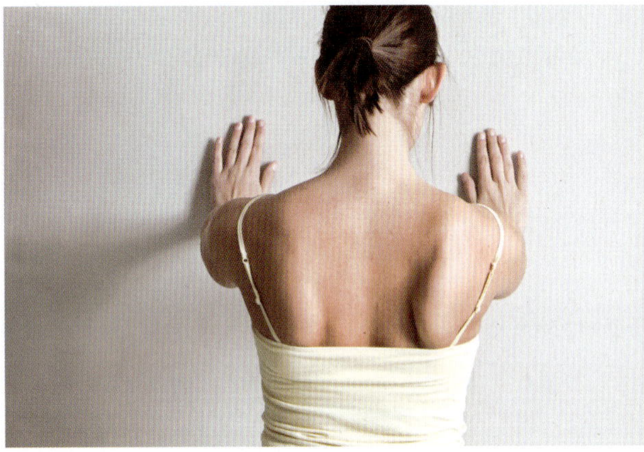

그림 5.22 앞톱니근의 기능부전은 어깨뼈의 안쪽 모서리를 날개모양으로 만든다.

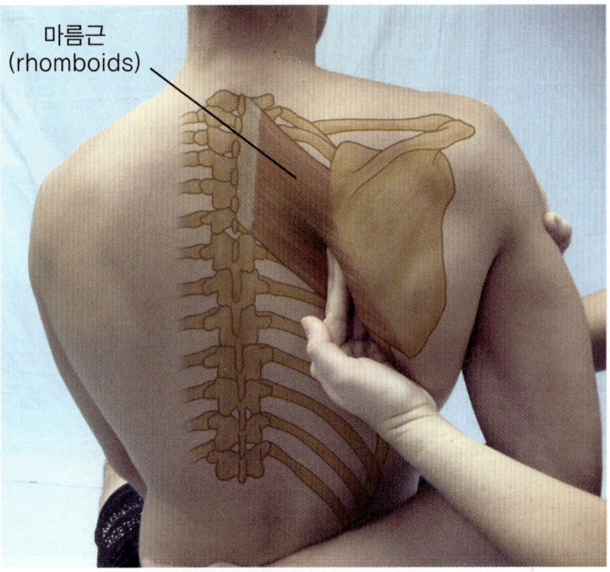

그림 5.24 마름근. 마름근의 촉진. 등세모근과 마름근이 이완되면, 검사자의 손가락이 어깨뼈의 안쪽 모서리 아래로 들어갈 수 있다. 피검자가 손을 등에서부터 들어올리면, 큰마름근을 관찰할 수 있다. 또한 큰원근의 수축에 주의한다.

큰마름근과 작은마름근 / *Rhomboid Major and Minor*

마름근(그리스어로 *rhombos*는 평행사변형 모양을 말함)은 어깨뼈와 척주를 연결하며 등세모근 아래에 위치한다. 머리쪽에 가까운 부분은 작은마름근이고, 더 크고 꼬리쪽에 가까운 부분은 큰마름근이다(그림 5.24). 마름근은 아래등세모근에 거의 수직방향이며 평행한 섬유로 구성되어 있다.

마름근 기능의 약화 혹은 손실은 어깨뼈가 가슴 위에서 내밈을 한 자세를 취하도록 한다. 이러한 환자를 뒤에서 관찰하면 어깨뼈는 등뼈의 가시돌기로부터 6cm 떨어진 것이 정상인데, 그 보다 더 가쪽에 위치한다.

작은가슴근 / *Pectoralis Minor*

작은가슴근(라틴어로 *pectus*는 가슴뼈, 가슴을 뜻함)은 위가슴의 앞쪽에 위치하는데 큰가슴근에 의해서 모두

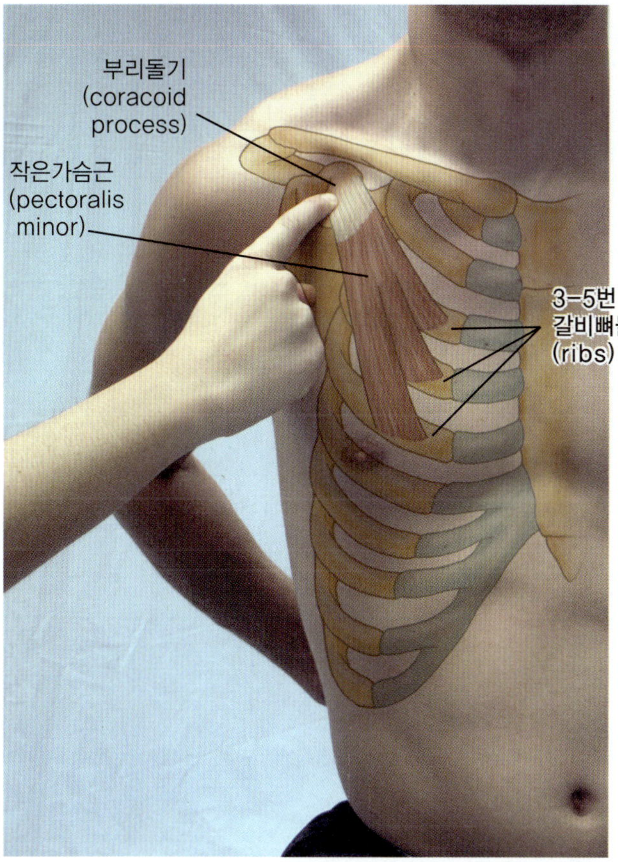

그림 5.25 작은가슴근의 촉진. 피검자는 손을 등허리에 놓으면, 큰가슴근과 작은가슴근은 이완된다. 작은가슴근의 힘줄은 피검자가 등에서 손을 올릴 때 부리돌기의 아래쪽 면에 촉진할 수 있다.

덮여 있다(그림 5.25). 근육은 삼각형 모양으로 몸쪽 시작부위에서 먼쪽 정지부위로 걸쳐 있다. 작은가슴근의 약화는 저항에 대항하여 어깨뼈가 내림 혹은 아래쪽돌림을 하는 동안 근력을 감소시킨다.

어깨올림근 / Levator Scapulae

어깨올림근은 이름이 나타내는 것처럼 어깨뼈를 올리는 근육으로 위등세모근 및 마름근과 함께 작용한다. 어깨올림근은 위등세모근이 덮고 있기 때문에 촉진이 어렵고, 위부분은 목빗근이 덮고 있다(그림 5.26). 위등세모근의 작용선은 어깨뼈의 올림 및 위쪽돌림을 만들어내는 반면에 올림근은 적어도 일정 범위에서 어깨뼈의 아래쪽돌림 작용을 한다는 것에 유의한다. 따라서 어깨올림근은 손을 등위에 깍지끼고 어깨를 움츠릴 때와 마찬가지로 어깨뼈가 아래쪽돌림자세에서 올림을 시행할 때 어깨올림근으로 작용한다. 어깨올림근의 기능저하는 어깨뼈의 올림과 아래쪽

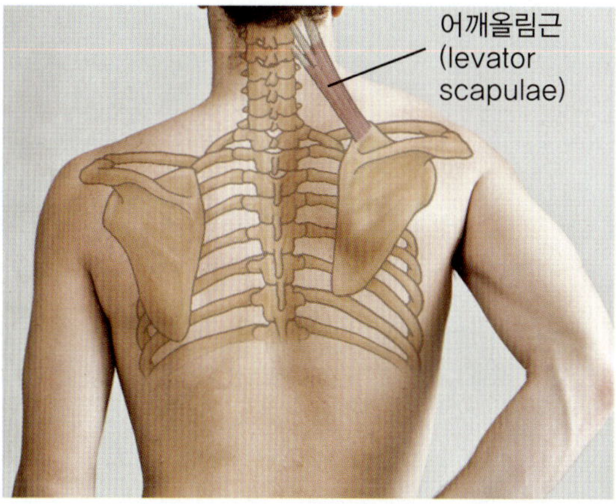

그림 5.26 어깨올림근 촉진. 허리의 잘록한 부위에 검사자는 목의 근육을 촉진하는 동안 피검자에게 어깨를 약간 움츠리게 한다.

돌림을 감소시킨다.

어깨의 오목위팔관절 고정근 / Glenohumeral Stabilizing Muscles of the Shoulder

오목위팔관절 고정근육군은 돌림띠근이 포함된다(표 5-5). 돌림근띠는 오목위팔관절의 안정성은 물론 운동을 제공한다. 이 근육들의 약화 혹은 기능부전은 특정 근육이 제공하는 운동의 감소뿐만 아니라, 어깨관절의 활동 동안에 오목위팔관절 안정성이 상당히 감소된다. 이 근육들은 오목위팔관절에 일부 안정성을 제공하고, 위팔두갈래근과 위팔세갈래근도 오목위팔관절 고정근육군에 포함된다.

4개의 돌림근띠는 "SITS"근육이라고 한다. 이러한 명명은 돌림근띠가 위팔뼈에 부착하고, 오목위팔관절 주변에 위치한다는 것을 가리킨다. 그림 5.27은 돌림근띠가 형성하는 위팔뼈 위에서의 배열을 설명하는 것이다.

가시위근 / Supraspinatus

이름이 가리키는 것처럼, 가시위근은 어깨뼈가시의 위에 위치한다. 가시위근은 등세모근과 어깨세모근에 의해서 숨겨져 있다; 등세모근은 근육부분을 덮고 있고, 어깨세모근은 힘줄부분을 덮고 있다. 가시위근의 가장 깊은 부분은 촉진하기에 가시위오목의 너무 깊숙이 위치하지만, 가시위근의 더 표층 섬유는 등세모근을 통해서 느낄 수 있다는 것에 유의한다. 또한 촉진법은 표 5-5에서 서술하고

213쪽 본문 계속

표 5-5 팔이음뼈의 오목위팔관절 고정근

집단	근육	몸쪽부착부	먼쪽부착부	신경지배	작용	촉진
오목위팔 고정근: 돌림근띠	가시위근 가시위근 (supraspinatus) 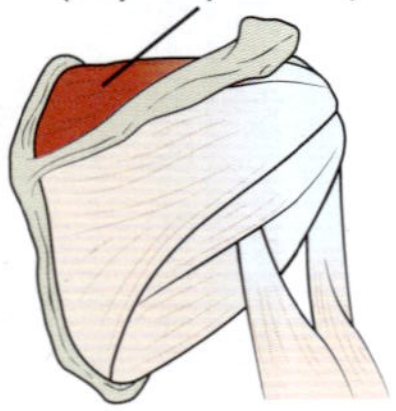	어깨뼈의 가시위오목을 완전히 채움.	근섬유는 짧은 힘줄을 형성하여 어깨끝으로 가서 어깨뼈의 큰결절에 부착한다.	어깨위신경 (C_5–C_6).	오목위팔관절의 벌림.	엎드린 자세에서 팔을 치료대 끝에서부터 떨어뜨리고, 어깨뼈가 팔의 무게로 인해 가슴우리 주위 앞쪽으로 이동하고 이미 부분적으로 위쪽돌림을 한다. 이 자세에서 벌림을 하면, 가시위근 수축은 등세모근의 방해가 거의 없는 상황에서 가시위오목에서 느낄 수 있다. 가시위근은 피검자가 무거운 물체를 들고 몸통을 앞으로 기울일 때 촉진 가능하다. 물체의 무게는 가시위근을 아래로 견인하고 가시위근은 긴장하여 오목위팔관절의 과도한 분리를 예방하는 목적이다.
오목위팔 고정근: 돌림근띠	가시아래근 가시아래근 (infraspinatus) 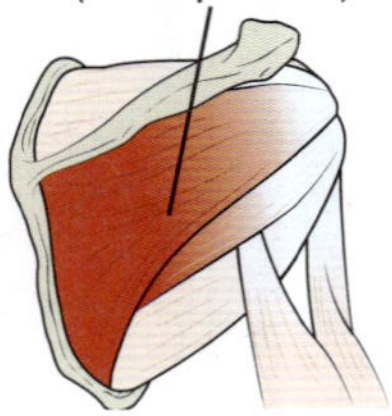	가시아래오목.	위팔뼈의 큰결절 가운데 부분.	어깨위신경 (C_5–C_6).	오목위팔관절의 가쪽돌림과 모음.	이 근육을 가능한 한 촉진하기 편하게 만들기 위하여, 팔은 몸통에서 멀리 놓고 뒤어깨세모근은 이완해야 한다. 피검자는 엎드린 자세나 선 자세에서 몸통을 앞으로 기울이고 손은 수직으로 떨어뜨린다. 뒤어깨세모근 가장자리에서 확인할 수 있다. 촉진하는 손가락은 어깨뼈의 어깨세모근 아래에 놓는데 거의 가장자리이다. 피검자는 팔을 수직자세로 유지하고 손바닥이 앞면을 향하도록 어깨를 가쪽돌림을 한다. 가시아래근과 작은원근은 촉진하는 손가락 아래에 있는데 가쪽돌림은 이 근육들을 약간 수축시키고 그림에서 보이는 것처럼 피부에 덮여 있어 볼 수 없다.

오목위팔 고정근: 돌림근띠	작은원근. 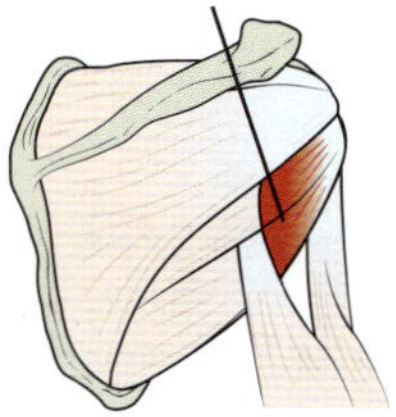 	어깨뼈의 가쪽 모서리 머리쪽.	위팔뼈의 큰결절 가장 아래쪽 (뒤쪽)면.	겨드랑이신경 (C_5–C_6).	오목위팔관절의 가쪽돌림과 모음.	가시아래근의 촉진을 위한 같은 절차로 작은원근도 위치하지만 작은원근은 어깨뼈의 가시와 가시아래근의 가쪽에서 촉진된다.
오목위팔 고정근: 돌림근띠	어깨밑근. 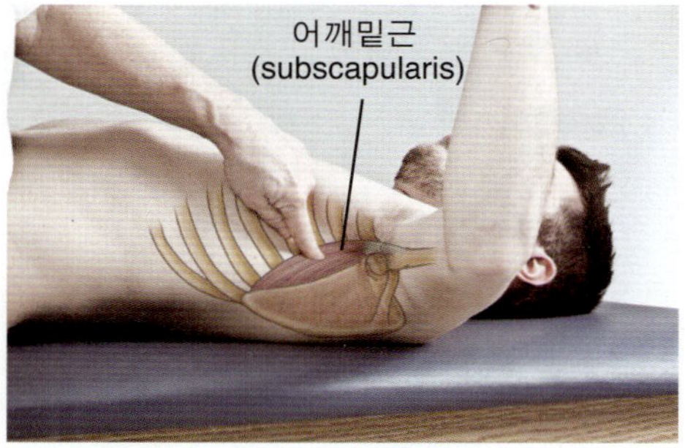 	어깨뼈 갈비면.	위팔뼈 작은결절과 결절에서 먼쪽으로 넓은 힘줄이 부착한다.	어깨밑신경 (C_5–C_6).	오목위팔관절의 안쪽돌림.	몸통을 앞으로 기울이면 매달린 팔의 무게 때문에 어깨뼈가 가슴우리 앞쪽으로 미끄러지고 근육은 촉진할 수 있다. 손가락은 넓은등근의 앞쪽 겨드랑이에 놓고 부드러운 압력으로 어깨뼈의 갈비면 방향으로 움직인다. 팔은 수직으로 떨어뜨리고 피검자의 어깨는 손바닥이 뒤를 향하도록 안쪽돌림을 한다. 어깨밑근의 주변 힘살은 촉진하는 손 아래에서 느껴진다. 자신의 근육을 촉진하고 싶으면 엄지를 이용하여 촉진한다. 촉진은 가능하지만, 근육의 크기는 사람에 따라 다양하다.

계속

표 5-5 팔이음뼈의 오목위팔관절 고정근- 계속

집단	근육	이는곳	닿는곳	신경지배	작용	촉진
어깨뼈로부터의 오목위팔관절 작용근	큰원근. 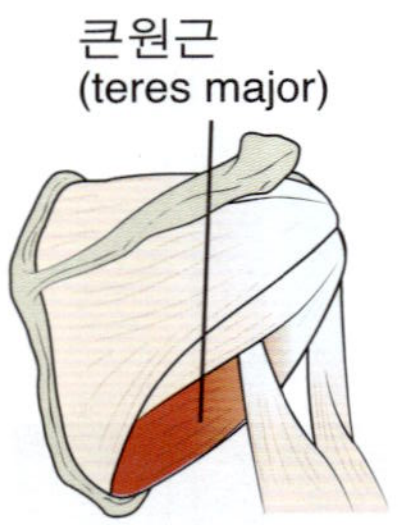 	어깨뼈 아래각.	위팔뼈 작은결절의 능선에 강하고 넓은 힘줄로 부착.	어깨밑신경 (C_5–C_6).	오목위팔관절의 안쪽돌림, 모음 및 폄.	피검자가 팔을 치료대 가로 떨어뜨리고 엎드린 자세에서 어깨뼈 겨드랑이 모서리의 아랫면에서 촉진할 수 있다. 피검자가 이완된 상태에서 오목위팔관절을 안쪽으로 돌리면 큰원근은 촉진하는 손가락 밑으로 온다. 동시에 다른 손가락은 겨드랑이 위쪽에 놓이게 하고 피검자는 가쪽돌림을 요청하면 작은원근은 큰원근의 이완으로 수축하게 된다.
	부리위팔근. 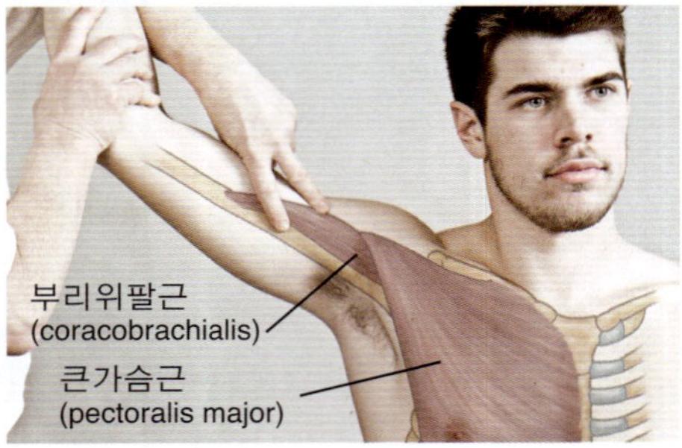 	어깨뼈의 부리돌기.	위팔뼈 안쪽면, 위팔뼈 몸통의 아래 1/2.	근피신경 (C_6–C_7).	오목위팔관절의 굽힘과 모음.	부리위팔근육은 그림 5.31처럼 팔을 수평 위로 올리면 겨드랑이 아래 부분에서 촉진된다. 큰가슴근의 아래모서리를 덮고 위팔두갈래근 힘줄과 평행하다. 위팔두갈래근은 아래팔의 뒤침에서 확인된다; 촉진하는 손가락은 위팔두갈래근 짧은 갈래를 몸쪽에서 촉진하고, 이것은 부리위팔근을 촉진하기 위한 가장 최선의 높이이다. 그림에서처럼, 피검자는 머리 위로 팔을 가져간다.

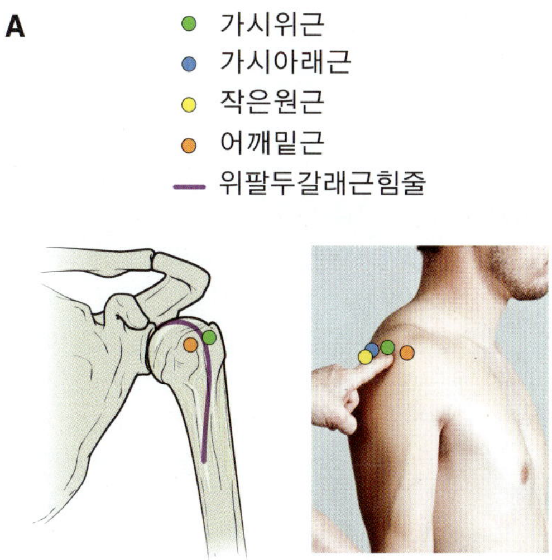

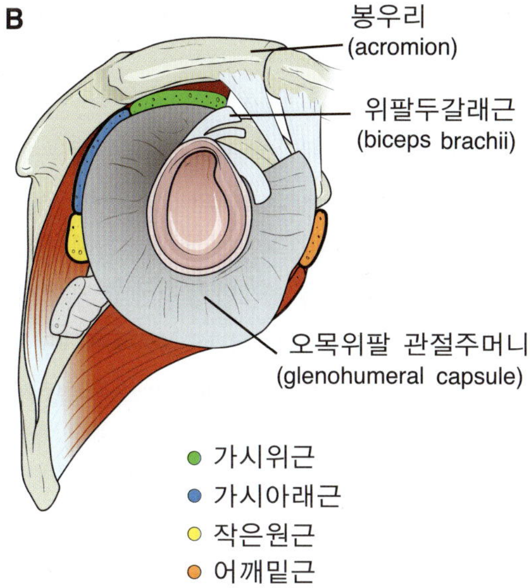

그림 5.27 위팔뼈의 SITS 힘줄의 배열. A) 그림은 왼쪽 어깨이며, 사진은 오른쪽 어깨이다. 큰결절에서 정지하는 돌림근띠를 앞에서 뒤로 나열하면 가시위근, 가시아래근 및 작은원근이다. 작은결절에서 정지하는 돌림근띠는 어깨밑근이다. B) 오른쪽 어깨그림에서 위팔뼈를 제거한 것이다. 위팔뼈를 제거하면 관절오목을 중심으로 돌림근띠의 배열이 오목위팔관절을 둘러싼 띠를 형성한다.

있고, 가시위근은 앉은 자세에서 촉진할 수 있다. 이러한 자세에서, 먼저 어깨뼈가시를 확인하고 촉진하는 손가락을 어깨뼈가시 바로 머리쪽에 놓는다(가장 촉진하기 좋은 위치를 찾을 때까지 어깨뼈가시를 따라서 움직인다). 조기에 빠른 능동 벌림운동은 짧은 범위의 벌림운동은 치료사가 근육의 모멘트 수축을 촉진하면서 환자가 수행한다. 더 넓은 범위의 벌림에서, 가시위근은 등세모근의 긴장이 증가하고 다른 근육과 구분짓기가 어렵기 때문에 촉진하기가 더 어렵다.

가시위근은 어깨세모근의 보조 없이 전체범위의 벌림을 수행할 수 있다. 가시위근의 이런 기능은 소아마비와 겨드랑이신경 차단으로 어깨세모근의 마비가 있는 사람에서 알 수 있다. Howell과 동료들[65]은 가시위근이 저항에 대항하여 위팔뼈를 벌림할 수 있고, 정상 최대 등속성 토오크의 약 50%에 기여한다고 하였다. 또한 Howell과 동료들[65]은 가시위근이 120° 이상에서 벌림 토오크의 12%를 기여한다고 하였다.

가시아래근과 작은원근 / *Infraspinatus and Teres Minor*

가시아래근과 작은원근은 다른 신경지배를 받지만, 위치와 작용이 유사하기 때문에 함께 설명한다(그림 5.28). 가시아래근은 어깨뼈가시에 가장 가깝게 위치하여 가시아래오목의 대부분을 차지한다. 작은원근(라틴어로 *teretis*는 원과 긴이라는 뜻)은 어깨뼈의 가쪽모서리에 부착되어 있다. 두 근육의 힘줄은 유착되어 관절주머니와 결합한다.

가시아래근과 작은원근의 가장 큰 부분은 표층이며 촉진할 수 있다; 그러나 일부는 등세모근과 뒤어깨세모근에 의해서 덮여 있다.

이 근육들의 먼쪽 부착점은 오목위팔관절을 수동적으로 젖힘을 하고 어깨세모근을 이완하면, 위팔뼈머리의 큰결절에서 촉진할 수 있으며 봉우리뼈의 먼쪽과 앞쪽에 위치하는 것이다. 질병이 발생하면 이 근육들의 촉진는 통증 혹은 불편감을 줄 것이다.

어깨밑근 / *Subscapularis*

어깨밑근은 어깨뼈의 앞쪽에 위치한다(그림 5.29). 어깨밑근의 힘줄은 오목위팔관절의 관절주머니 앞쪽을 지나간다. 팔의 자세에 따라서, 어깨밑근은 오목위팔관절을 굽힘, 폄, 모음 혹은 벌림을 할 수 있고, 안쪽돌림의 작용근이기도 하다. 어깨밑근의 다른 기능은 모멘트팔에 따라 달라지고 오목위팔자세와 연관되어 있다. 팔을 머리 위로 올릴 때, 어깨밑근은 폄을 보조할 수 있다. 또한 어깨를 안쪽돌림을 할 때 모음을 하고, 어깨를 가쪽돌림을 할 때 벌림을 한다.[66,67] 어깨밑근은 중간어깨세모근과 거의 가로질러 있는데 크기도 유사하다.[68]

실습 포인트
PRACTICE POINT

가시위근, 가시아래근 및 작은원근의 정지부위는 오목위팔관절의 관절주머니와 결합하여 있어 쉽게 손상되거나 어깨통증의 원인이 된다. 이 정지위치를 확인하고 촉진하기 위하여, 검사자들은 먼저 수동적으로 어깨를 젖히고 어깨세모근을 이완시킨다. 검사자는 한 손을 피검자의 허리에 놓고 피검자의 팔을 뒤쪽으로 구부리면 피검사의 젖힘 자세는 쉽게 만들어진다. 검사자가 일단 위팔두갈래근 고랑을 확인하면, 큰결절은 고랑의 가쪽에 인접하여 위치한다. 큰결절은 가시위근, 가시아래근 및 작은원근이 정지하고 고랑의 가쪽을 형성하는 것에 반하여, 작은결절은 어깨밑근힘줄이 붙고 고랑의 안쪽 능선을 형성한다. 비록 검사자는 힘줄들을 분리할 수 없으나, 큰결절은 가시위근이 위팔두갈래근 고랑에 가장 근접하여 작은원근이 가장 멀리에 순차적으로 배열하고 있어서, 환자들이 통증을 호소하는 위치를 촉진하고 검사의 다른 요소들로 손상되거나 통증이 있는 근육을 확인할 수 있다.

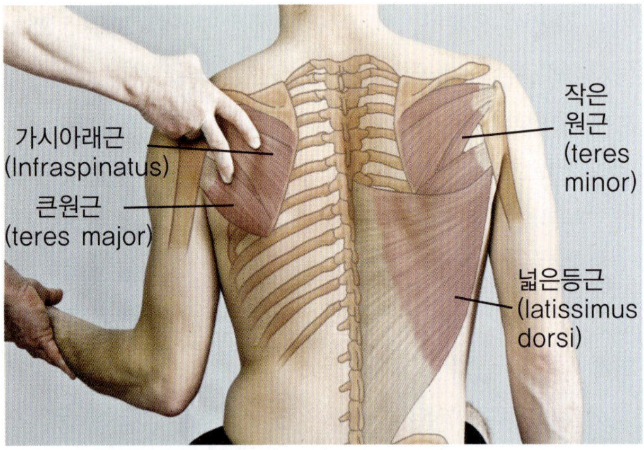

그림 5.28 가시아래근과 작은원근은 어깨의 가쪽돌림을 할 때 어깨뼈의 가쪽모서리 근처에 위치한다. 팔을 수직으로 놓으면 이 두 근육들을 분리된 방식으로 활성화할 수 있게 한다.

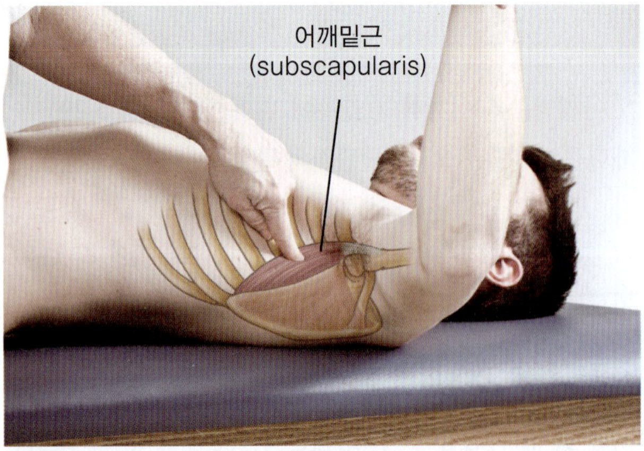

그림 5.29 어깨밑근은 어깨를 안쪽돌림을 할 때 촉진된다. 촉진하는 손가락은 겨드랑이에 놓고 어깨의 갈비면을 향하여 움직인다.

위팔두갈래근과 위팔세갈래근 / Biceps Brachii and Triceps Brachii

위팔두갈래근과 위팔세갈래근은 돌림띠근에 속하지 않는다; 그러나 위팔두갈래근의 2개의 갈래와 위팔세갈래근의 긴갈래는 어깨관절을 가로질러 어깨관절에 작용한다. 위팔두갈래근의 긴갈래와 짧은갈래는 오목 위결절과 부리돌기에서 시작하고 위팔세갈래근은 오목아래결절에서 시작한다. 어깨관절에서, 위팔두갈래근은 오목위팔관절 굽힘근과 벌림근이며, 위팔세갈래근은 폄근이고 모음근이다. 이 두 근육군은 6장에서 자세히 설명한다.

위팔두갈래근의 긴갈래는 오목위팔운동 동안에 관절오목 안에서 위팔뼈머리를 고정해주는 중요한 역할을 한다. 자극을 하면, 위팔두갈래힘줄은 관절에 스트레스를 줄이기 위해 관절오목의 아래 부분 안으로 위팔뼈머리를 밀어준다.[69] 그러나 위팔두갈래근의 긴갈래는 어깨관절과 팔꿉관절을 모두 가로지르기 때문에, 한 관절에서의 영향은 다른 관절의 위치에 의존한다는 것을 유념해야 한다.[70] Itoi와 동료들[71]은 위팔두갈래근의 긴갈래와 짧은갈래 모두 어깨관절이 벌림을 하고 가쪽돌림을 할 때 어깨관절을 고정해주는 역할을 한다고 보고하였다. 또한 앞쪽 관절주머니의 파열과 같은 다른 구조물이 제공하는 관절의 안정성이 감소될 때 위팔두갈래근의 역할이 증가한다고 제안하였다. 위팔두갈래근이 올림을 하는 동안에 오목위팔관절에 중요한 고정자이며, 특히 다른 안정성 구조들이 손상되었을 때 중요하다는 것은 몇몇 다른 연구자들도 동의하였다.[71–73]

어깨세모근과 가시위근이 마비되면, 위팔두갈래근의 긴갈래는 팔 올림근으로 보상작용을 한다. 위팔두갈래근은 이마면 약간 앞쪽에서 저항을 주지 않고 오목위팔관절의 가쪽돌림을 할 수 있다. 이 동작은 손을 머리 위로 가져갈 때 유용하며, 위팔두갈래근의 긴갈래는 이 자세에서 물체를 들거나 기능적인 활동을 수행하기에 충분한 근력을 제공하지는 못한다.

위팔세갈래근 긴갈래는 올림활동 동안에 오목위팔관절에 안정성을 제공한다. 위팔뼈가 벌림으로 움직일 때, 위팔세갈래근의 긴갈래는 관절오목 안에서 위팔뼈머리가 머무르도록 보조한다.[74] 체중부하활동을 하는 동안에, 위팔세갈래근은 오목위팔관절의 안정성을 제공한다; Marisa Pontillo와 동료들[75]은 팔에 체중부하활동이 더 어렵기 때문에 위팔세갈래근이 어깨관절의 고정자로 더 활동한다고 하였다.

어깨관절의 큰 작용근 / Large Muscle Movers of the Shoulder

이 근육들은 몸통에서 시작하여서 위팔뼈에서 정지하고, 어깨뼈에서 거의 붙어 있지 않다(표 5-6). 이 근육들은 위팔뼈의 주작용근이며, 위팔뼈에서 서로 연결되어서 간접적으로 전체 팔이음뼈의 위치에 영향을 미친다. 이 근육들은 부착점 때문에, 이 근육들은 어깨관절에서 다양한 활동을 수행한다.

어깨세모근 / Deltoid

어깨세모근(그리스어 *delta*는 철자Δ; *eidos*는 resemblance)은 표층에 위치하는 큰 근육으로 3부분으로 나눈다: 앞, 중간, 뒤. 어깨세모근은 아래겨드랑이 부분을 제외한 오목위팔관절의 모든 부분을 싸고 있으며, 오목위팔근육의 두께의 40%에 해당한다.[2] 어깨세모근은 피부에 의해서 덮여 있어서 전체가 쉽게 촉진와 관찰이 가능하다(그림 5.30). 모든 어깨세모근은 표 5-6에서 설명하고 있다.

어깨세모근의 3부분은 가로벌림과 가로모음을 수행할 때와 당기고 밀기 활동을 할 때 관찰할 수 있다. 어깨세모근 3개의 머리는 일반적으로 벌림을 할 때 함께 작용하고 위등세모근과 아래등세모근과 유사하며, 어깨세모근의 앞쪽과 뒤쪽부분은 서로 대항적으로 활동한다; 앞어깨세모근은 가로굽힘(가로모음, horizontal adduction)을 하고 뒤어깨세모근은 가로폄(가로벌림, horizontal abduction)을 한다. 유사하게 앞어깨세모근은 위팔뼈를 안쪽돌림을 하고, 뒤어깨세모근은 가쪽돌림을 한다.

정상 벌림에서, 가시위근이 움직임을 시작한다. 그러나 가시위근이 마비 혹은 약화된 사람은 돌림근띠가 어깨세모근의 병진력에 대항할 수 있다면 어깨세모근이 위팔뼈의 벌림을 할 수 있다. 비록 어깨세모근이 벌림을 한다고 할지라도 정상 근력에는 미치지 못한다. Howell과 그의 동료들[65]은 가시위신경의 신경차단은 최대등속성 벌림 토오크를 약 50% 감소시킨다고 하였다. 어깨세모근의 외과적 제거(연부조직 종양 때문에)로 회복된 이후에, Markhede, Monastyrski와 Stener[76]는 능동 벌림이 약 5°~15° 감소하고, 최대등척성 토오크는 약 30%~40%가 감소한다고 하였다. 팔이 옆구리에서 안정상태에 있는 자세에서, 어깨세모근은 위팔뼈머리를 돌림에 대한 지레팔 없이 부리봉우리활을 향하여 올리는 당기는 각을 형성한다. 팔이 더 큰 벌림을 지속하면, 중간어깨세모근의 병진 모멘트팔(moment arm)은 감소하고 약 50°에서 돌림 모멘트팔이 증가하여 50° 이상에서는 가시위근보다 더 커진다.[77] 모멘트팔의 이러한 변화는 초기 가동범위 이후에 어깨 올림의 주요 작용근으로서 어깨세모근이 돌림근띠(rotator cuff)와 협력적으로 작용하도록 하는 것이다. 요약하면, 어깨세모근은 가시위근이 작용을 할 수 없을 때가 아니면, 높은 범위의 벌림을 할 때 벌림 동안에 오목위팔관절이 돌아가지 않도록 한다; 이런 경우, 어깨세모근은 초기 벌림을 제공하고 다른 돌림근띠는 어깨세모근의 강한 초기 병진력에 대항하여 활동한다.

넓은등근 / Latissimus Dorsi

넓은등근이라는 이름은 라틴어로 *latus*가 넓다라는 의미에서 파생된 것이다. 넓은등근은 등의 아래 부분과 가쪽 가슴부위를 감싸는 가장 넓은 근육이다. 넓은등근은 아래등세모근에 의해서 덮여있는 일부를 제외하고는 표층에 있다.

넓은등근의 가장 큰 부분은 얇고 뒤쪽 가슴을 시트처럼 덮고 있어서 근막과 등의 다른 깊은 근육과 구분하기가 어렵다. 넓은등근은 겨드랑이의 뒷부분을 형성한다. 넓은등

218쪽 본문 계속

표 5-6 어깨의 큰 근육 작용근

집단	근육	몸쪽부착부	먼쪽부착부	신경지배	작용	촉진
어깨의 큰 근육 작용근	어깨세모근. 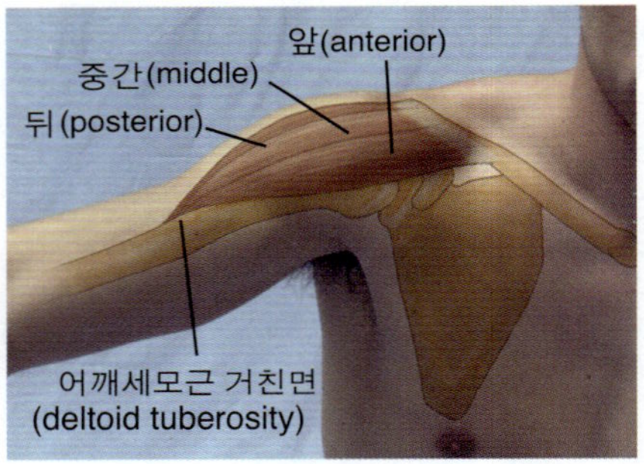 	빗장뼈의 봉우리끝, 봉우리돌기, 어깨뼈의 가시.	위팔뼈 몸통의 아래 1/2의 거친 영역인 어깨세모근 거친면에 모두 수렴.	겨드랑이 신경 (C_5–C_6).	오목위팔관절 벌림. 앞어깨세모근은 오목위팔관절 굽힘 및 가로모음. 뒤어깨세모근은 오목위팔관절 폄 및 가로벌림.	**앞어깨세모근**은 팔을 수평으로 놓고 관찰 및 촉진할 수 있다. 아래모서리가 큰가슴근의 위쪽과 인접해 있다. 앞어깨세모근은 가로모음에서 저항을 주면 강하게 수축한다. **중간어깨세모근**은 벌림을 위한 최선의 해부학적 위치이며, 벌림자세를 유지하기 위하여 언제든지 수축한다. **뒤어깨세모근**은 어깨를 저항에 의해 과도하게 펴지거나 가로벌림에 저항을 주면 강하게 수축한다. 어깨세모근의 뒤쪽 아래모서리는 위팔세갈래근의 긴갈래와 원근들과 근접해 있다. 환자(소아마비후증후군)는 중간과 앞어깨세모근을 포함한 어깨근육에 광범위하게 마비가 오고 뒤어깨세모근은 증상이 덜하거나 더하다.

집단	근육	몸쪽부착부	먼쪽부착부	신경지배	작용	촉진
어깨의 큰 근육 작용근	넓은등근. 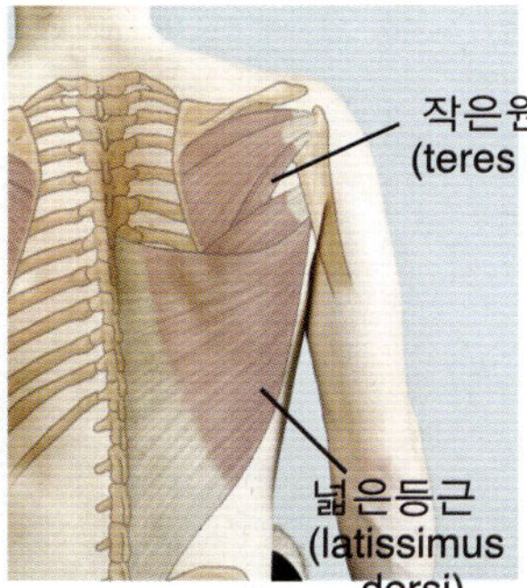	T6 아래로부터 등뼈의 가시돌기, 등허리근막, 엉덩뼈능선 (뒤쪽), 아래 갈비뼈에서 배바깥빗근과 함께 결합. 겨드랑이로 수렴하여서, 일부 섬유는 어깨뼈 아래각에 근접하게 지나가고 종종 유착된다.	겨드랑이를 힘줄이 지나고 위팔뼈 작은결절에 부착되는데 큰원근보다 몸쪽이다.	가슴배신경 (C_6–C_8).	오목위팔관절의 안쪽돌림, 폄 및 모음. 어깨뼈 내림, 골반 올림	겨드랑이선과 섬유가 수렴하는 곳의 가쪽으로, 두껍고 쉽게 관찰 및 촉진할 수 있다. 넓은 등근과 큰원근 어깨의 모음이나 폄에 저항을 줄 때 주로 수축하고 그림에서처럼 검사자의 어깨 위에서 피검자가 내릴 때 보인다.
	큰가슴근. 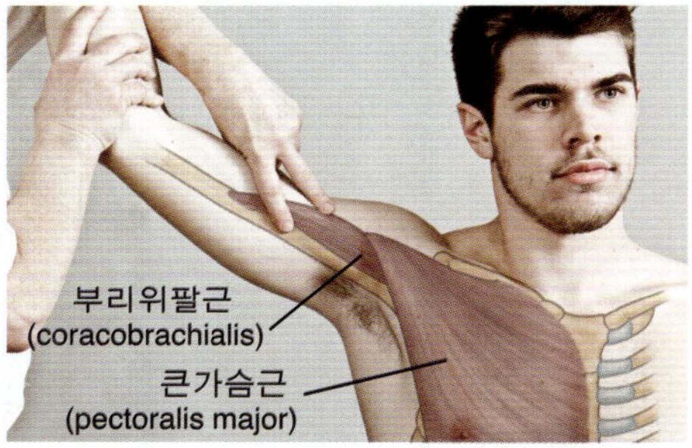	아래 및 안쪽 빗장뼈: 2번–6번 갈비뼈의 갈비연골, 복장뼈 몸통.	위팔뼈 큰결절의 능선.	안쪽 및 가쪽 가슴신경 (C_5–T_1).	오목위팔 모음, 가로모음, 및 안쪽돌림 빗장뼈머리는 오목위팔관절을 굽힘. 복장빗장머리는 완전 굽힘 자세로부터 오목위팔관절을 펴준다.	표층에서 두꺼운 근육으로 복장뼈의 시작부위 혹은 빗장뼈의 먼쪽을 따라서 쉽게 관찰되고 촉진된다. 전체 근육은 손바닥이 인체의 앞쪽을 누를 때 가로모음에 저항을 주면 수축한다.

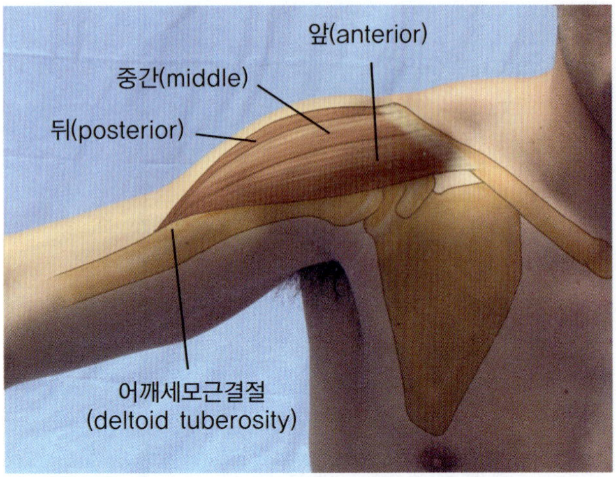

그림 5.30 어깨세모근. 어깨세모근의 앞면 주변을 잡고 중간세모근과 큰가슴근으로부터 분리한다.

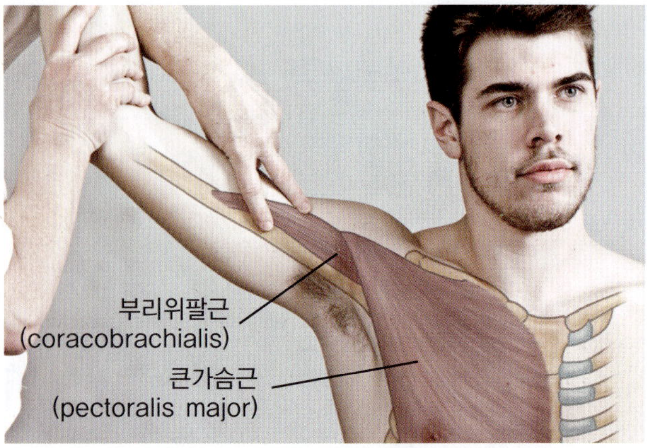

그림 5.31 부리위팔근의 확인. 이 근육은 큰가슴근의 아래모서리 아래에서 시작하는데, 위팔두갈래근의 짧은갈래 힘줄에 근접하여 위치한다.

근의 어깨관절에서의 기능은 일반적으로 큰원근과 위팔세갈래근의 긴갈래(long head)와 함께 작용한다(그림 5.28)

팔이 안정적이면, 목발의 손잡이를 누르거나 앉은 자세에서 누를 때 정지부위가 골반을 들어 올린다. 목발보행에서, 넓은등근의 활동은 지면에서 다리를 들어올리고, 앉은 자세에서 밀어올리면 바닥에서 엉덩이를 들어준다. 이 기능은 척수손상으로 인한 마비가 있는 엉덩관절 들림(허리네모근과 가쪽 배근육들)을 포함한 다리근육에 마비가 있는 환자들에게 특히 중요하다. 휠체어 팔걸이에 손을 놓고 앉은 자세에서 밀어올리기를 실시하여 엉덩이에 압력을 감소시키기 때문에 욕창이 생길 수 있는 가능성을 최소화한다. 또한 이 근육은 체조선수, 레슬링선수, 운전자 그리고 팔로 체중을 지지해야 하는 다른 운동선수에게 중요한 기능을 제공한다.

큰원근 / *Teres Major*

큰원근은 어깨뼈의 가쪽 모서리에서 작은원근의 먼쪽에 위치한다(그림 5.28). 큰원근은 둥글고 작은원근보다 더 크다. 큰원근의 근육부분은 잘 촉진할 수 있으나 정지부위의 힘줄은 촉진할 수 없다. 큰원근은 저항에 대항하여 어깨관절을 펴거나 모을 때 대부분 당기는 활동에서 작용한다. 큰원근은 넓은등근에 인접하여 배열되어 있다.

큰가슴근 / *Pectoralis Major*

큰가슴근의 이름(라틴어로 *pectus*는 가슴뼈, 가슴을 뜻함)은 큰가슴근이 가슴의 큰 근육 중 하나라는 뜻이다. 큰가슴근은 넓게 시작하지만 넓은등근처럼 넓은 부위를 덮고 있지는 않다. 큰가슴근은 2개 부위로 나누어진다: 빗장갈래(clavicular)와 복장갈비갈래(sternocostal). 이것은 근섬유의 방향과 기능으로 구분한 것이다. 근섬유의 배열과 몸쪽 부착점은 어깨관절 굽힘과 폄을 하는 동안 서로 독립적으로 활동하도록 한다.[74] 넓은 부위에서 시작하여서 겨드랑이를 향하여 수렴되기 때문에, 팬(fan) 모양을 한 근육이다. 근섬유의 먼쪽에 접근하는 방법은 다음과 같다—힘줄이 주변에서 꼬이기 때문에 윗섬유는 아래에 붙고 아래섬유는 더 몸쪽에 붙는다.

부리위팔근 / *Coracobrachialis*

이 근육의 이름은 몸쪽과 먼쪽 정지부위에서 유래되었다. 근육의 일부분은 어깨세모근, 큰가슴근 및 위팔두갈래근에 의해서 덮여 있다(그림 5.31). 부리위팔근은 당기는 선이 움직이는 관절축으로부터 충분히 떨어져 있기 때문에 고정근(stabilizer)이라기 보다는 오히려 오목위팔관절의 작용근(mover)이다.

어깨복합체 근육들의 기능

Function of Muscles of the Shoulder Complex

앞에서 언급한 것처럼, 어깨복합체의 각 관절은 팔 전체 움직임에 중요한 기여를 한다. 검사자들은 이 분절들이 어깨복합체와 팔 전체가 질환을 해결하기 위한 적절한 치료 방법을 제공하기 이전에 환자를 적절히 검사하고, 평가에 대한 부드러운 기능을 제공하기 위해서 어떻게 협력하는 지를 이해하여야 한다. 본 단원은 이 분절의 기능에 대한 정보를 제공한다. 그러나 본 단원의 마지막 부분은 스포츠와 여가활동, 일상생활동작, 기능적 활동 및 보행을 포함한 수많은 활동에 관한 적절한 실행을 위하여 통합된 움직임에 관한 정보를 제공한다. 이 단원에서 제공하는 정보는 어깨복합체가 움직이는 방법에 대한 기초적인 설명이며 단원의 후반부에서 더 깊이 있는 설명을 할 것이다.

오목위팔관절의 수동 안정화 및 동적 안정화 / Passive and Dynamic Stabilization of the Glenohumeral Joint

윤활관절인 어깨복합관절은 안정성을 위하여 수동적 요소와 동적 요소가 결합되어 있다. 수동 요소는 관절주머니와 인대가 제공하며, 동적 요소는 근육이 제공한다. 복장빗장관절과 봉우리빗장관절은 주로 수동적인 제한에 의존하고, 오목위팔관절과 어깨가슴관절은 안정을 위하여 그들의 근육을 사용한다. 일부 교재에서 "수동적 안정화를 "정적 안정화"라 부르고 있다. 그러나, 구조가 변화하지 않는다는 것을 의미하지만, 관절 운동에 의해서 이들 구조는 변화한다. 예를 들어, 빗장뼈는 위쪽돌림을 할 때 부리빗장인대는 빗장뼈의 과도한 돌림을 막기 위해서 일정한 장력에 도달할 때까지 점진적으로 단단해진다. 따라서 이 구조들은 "정적"이라고 하기 보다는 수동적으로 움직이기 때문에 수동적 고정자(passive stabilizer)라고 부르는 것이 바람직하다.

수동 안정화 / Passive Stabilization

복장빗장관절과 봉우리빗장관절의 움직임은 강한 인대에 의해서 제한되고 뼈의 생김새로 인하여 움직임 정도가 작다. 반면에 오목위팔관절과 어깨가슴관절은 적은 양의 인대 혹은 뼈의 안정성을 가지고 있다. 이전에 언급했던 것처럼, 오목위팔관절과 어깨가슴관절은 근육을 통하여 인체에 부착되어 있고, 오목위팔관절은 느슨한 관절주머니에 추가적인 지지를 위하여 인대로 강화되어 있다.

일반적으로 이완하여 앉은 자세 혹은 바로 선 자세 동안에 팔이음뼈 근육은 수축하지 않기 때문에, 인간이 바로 선 자세를 취할 때는 어떠한 구조물이 위팔뼈가 아탈구되는 것을 방지하는가에 대한 의문이 생긴다. 빗장뼈와 어깨뼈는 가슴 위에 위치한다. 위팔뼈머리는 수평부리위팔인대와 위오목위팔인대에 의해서, 관절주머니의 음압에 의해서 관절오목에 정지하여 있다. 시체해부를 통해, Kumar와 Balasubramaniam[78]은 위팔뼈머리의 아탈구가 관절주머니의 천자로 관절내압이 배제되었을 때 발생한다고 보고하였다.

동적 안정화 / Dynamic Stabilization

앉은 자세와 바로 선 자세에서 위등세모근의 낮은 수준으로 계속 활성화되어 있는데 이 활동에 집중하면 대부분의 피검자들이 쉽게 근육을 이완할 수 있다. 등세모근 활성화는 위쪽 근섬유가 목의 폄근이며 어깨뼈의 올림근이기 때문에 아마도 머리의 위치와 관련되어 있다; 책상에서 하는 작업이나 불량자세에 의한 목근육의 지속적인 활성화는 사람의 목 긴장과 통증의 일반적인 원인이다. 위등세모근의 병증은 어깨복합체에 영향을 준다; 등세모근의 마비는 어깨뼈의 내림과 아래쪽 돌림을 동시에 일으킨다.[64] 이러한 것은 어깨뼈의 정상적인 안정자세의 유지는 어깨뼈에 부착된 15개의 근육이 제공하는 수동적 힘뿐만 아니라, 가슴우리가 제공하는 힘에 의해서 유지된다는 근거이다.

돌림근띠 안정화 / Rotator Cuff Stabilization

손에 여행가방과 같은 무거운 가방을 들었을 때 어깨세모근, 위팔두갈래근 혹은 위팔세갈래근의 수축과 함께 위팔뼈머리가 관절구멍과 나란히 놓이도록 수직 작용을 한다고 생각했었다. 그러나 이 근육들은 손에 25파운드의 무게를 들고 있을 때도 근전도상에 아무런 변화가 없었다.[79,80] EMG 활동은 수평방향에서 돌림근띠—가시위근, 가시아래근, 작은원근—에서 찾을 수 있었다. 이 근육들의 수축은 손에 들고 있는 무게를 이동할 때 위팔뼈머리가 아탈구되지 않도록 관절오목에 단단히 묶어주는 역할을 한다. 돌림근띠가 오목위팔관절의 운동을 만들어낼지라도, 가장 중요한 주요 기능은 관절오목 안으로 위팔뼈머리를 밀어붙여 오목위팔관절에 안정성을 제공하는 것이다. 오목위팔관절의 올림 동안, 돌림근띠는 위팔뼈를 굽힘 혹은 벌림으로 움직임으로써 관절에 동적 안정화를 제공한다. 올림 동안에, 돌림근띠는 위팔뼈머리를 관절오목으로 당기고 관절오목의 더 큰 표면에 대항하여 더 안전하게 위치할 수 있는 곳으로 관절오목의 아래 부분으로 위팔뼈머리를 움직여서 관절 및 주변 연부조직을 안정적으로 보호하며 부리봉우리활과 오목위팔관절 사이에 위치한 연부조직을 위해 부리봉우리활 아래에 충분한 공간을 만든다.

위팔두갈래근 / Biceps Brachii

위팔두갈래근의 긴갈래 힘줄은 위팔뼈머리를 돌아서 결절사이고랑으로 내려간다. 그 힘줄에서, 장력은 근육이 관절구멍에 대하여 위팔뼈머리를 압박하기 위해 근육이 수축할 때 나타난다. 이 장력은 기둥에 매어놓은 밧줄을 당기는 것과 유사하다. 따라서 위팔두갈래근은 손에 들고 있는 무게로 인해서 팔꿉관절이 굽혀질 때 오목위팔관절의 아탈구를 예방한다.

어깨세모근과 돌림근띠 / The Deltoid and Rotator Cuff

영장류와 인간의 발달의 진화를 보면, 어깨세모근은 직립자세와 함께 주목할만하게 상대적으로 크기가 증가하였다.[2] 인간에서, 어깨세모근은 3면에서 오목위팔관절의 둘러싸고 있으며 두드러진다. 어깨세모근의 기능은 오목위팔관절의 벌림근으로서 주목을 받아왔다. 그러나 어깨세모근육의 힘벡터는 작은 회전성분을 갖고 있다(그림 5.32A). 올림의 초기에서, 어깨세모근의 주요 힘은 수직으로 작용하여 관절오목에 위팔뼈머리가 비틀리게 하고, 위팔뼈머리가 위쪽으로 움직일 때 부리봉우리활에 부딪치도록 한다. 그러나 이런 움직임은 돌림근띠의 가로당김 및 아래쪽당김에 의해서 예방된다(그림 5.32B). 앞에서 언급했던 것처럼, 관절오목은 아랫면이 윗면보다 크다. 팔을 올릴 때, 돌림근띠는 더 큰 아랫면으로 위팔을 당긴다. 이 동작은 다음의 중요한 2가지 요소를 이루어낸다:

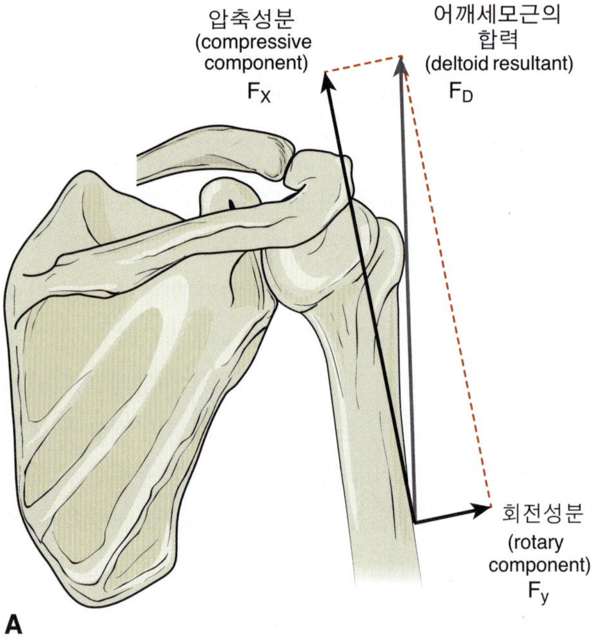

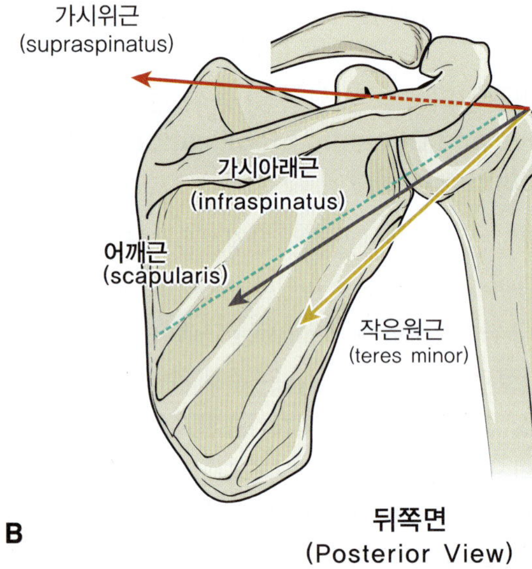

그림 5.32 오목위팔관절 벌림의 회전력. A) 어깨세모근의 벡터힘. 어깨세모근은 팔이 옆구리에 있을 때 회전력은 매우 적다. B) 돌림근띠의 수평 및 아래 당김은 어깨세모근이 부리봉우리활 안으로 위팔뼈를 당기는 것을 막는다.

1) 관절오목과 위팔뼈머리 사이의 접촉면이 더 크고 관절 안정성을 증가시킨다; 2) 구멍(소켓) 안으로 위팔뼈머리를 밀어내려 봉우리밑 연부조직에 충분한 공간을 제공하여 충돌의 위험을 감소시킨다. 그림 5.33A와 5.33B는 팔을 올릴 때 돌림근띠가 관절오목 안에서 위팔뼈머리를 아래로 압박을 제공하지 않을 때(그림 5.33B)와 돌림근띠가

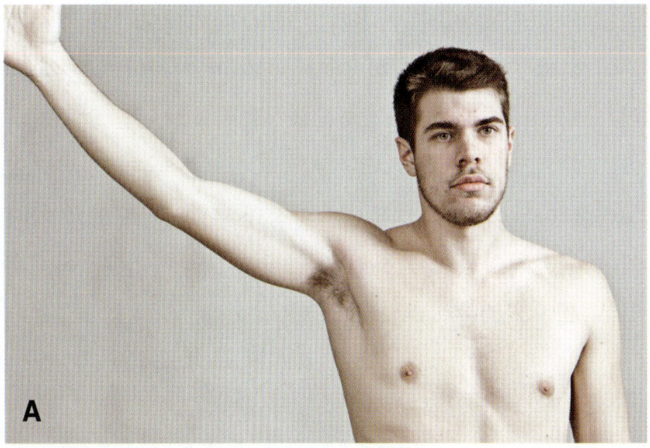

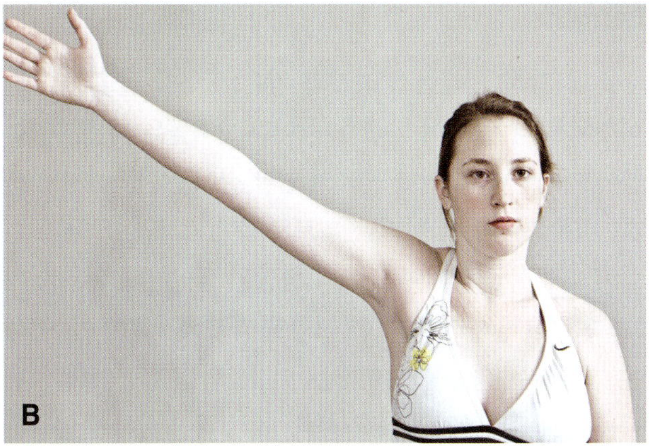

그림 5.33 어깨면에서의 어깨올림. A) 적절히 기능을 수행하는 근육을 가지고 있는 정상적 올림. B) 관절오목 안에 위팔뼈를 유지하는 부적절한 돌림근띠의 근력에 의한 올림은 위팔뼈머리가 관절오목의 아래 부분에 적절한 위치를 유지할 수 없도록 하기 때문에 팔을 올릴 때 약간 움츠리는 동작이 어깨에서 나타난다.

적절히 동작할 때(그림 5.33A)의 차이를 도식화한 것이다. 일부는 뒤어깨세모근이 모음근으로 작용하거나 움직임 초기에 관절을 압박하며 운동축의 아래쪽이나 매우 근접하여서 힘선을 찾는다.[81,82] 올림에 의해 벌림의 지레팔은 증가하고, 어깨세모근에 의해서 생성되는 대부분의 힘은 안정화요소로 작용하며 관절오목에 대항하여 위팔뼈머리를 압축하는 작용을 한다. 팔을 완전히 올리면, 어깨세모근과 돌림근띠의 수평방향의 힘이 오목위팔관절을 위한 안정성을 제공한다. 중량물 올리기(열린사슬운동) 혹은 물구나무서기(닫힌사슬운동)와 같은 어깨 완전 올림에서는, 어깨뼈는 내밈 및 위쪽돌림 위쪽돌림위치가 되어 위팔뼈머리의 플랫폼을 형성한다. 실제로, 앞톱니근과 등세모근이 이 자세에서 어깨뼈를 안정시킨다. 따라서 위쪽돌림근에 의해 제공된 어깨뼈 안정성은 머리 위에서 운동을 하

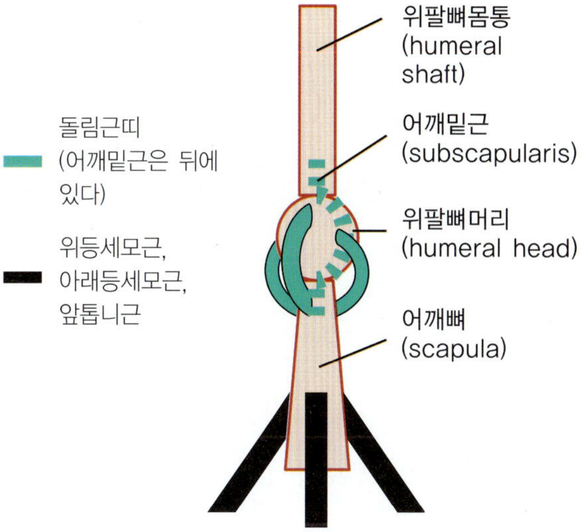

그림 5.34 어깨뼈의 위쪽돌림근과 돌림근띠에 의해서 머리 위 활동에서 제공되는 안정성에 관한 그림. 어깨돌림근은 어깨뼈의 안정성을 제공하기 때문에 오목위팔운동 동안에 돌림근띠의 기능은 안정적인 플랫폼을 제공한다.

는 동안 관절오목을 안정하게 유지시켜 준다. 동시에, 위팔뼈머리는 돌림근띠에 의해서 머리 위 활동하는 동안 오목위팔관절 안에서 안정자세가 유지된다(그림 5.34). 어깨돌림근 또는 돌림근띠 어느 것이든 어깨뼈 혹은 오목위팔관절의 안정성을 제공하지 못한다면, 오목위팔관절에 손상이 발생할 것이다. 돌림근띠의 약화에 동반하는 어깨돌림근의 불균형(예: 위등세모근이 아래등세모근보다 너무 강할 때)과 운명적이지만, 이러한 병적 조합은 예상 가능한 결과를 야기한다. 이 모든 근육의 약화든지 어느 한쪽의 약화로 인한 영향이든지 결과적으로 올림을 하는 동안에 봉우리아래 충돌을 야기한다: 1) 어깨세모근이 돌림근띠보다 강하여 관절오목의 위쪽으로 위팔뼈머리를 당긴다; 그리고, 2) 어깨뼈는 위쪽돌림보다 위쪽으로 움츠린다(그림 5.35).

협력근의 활동 / Synergistic Muscle Actions

팔이음뼈의 개별근육과 그 근육의 일부는 관절의 수, 더 큰 가동범위 및 구조적 안정성 결여 때문에 다양한 해부학적 활동을 가진다. 마찬가지로, 어깨복합체에서는 한 근육이 어떤 한 활동만 하는 경우는 드물다. 실제로 많은 근육들이 한 가지 어깨운동에 동원된다. 예를 들어, 팔을

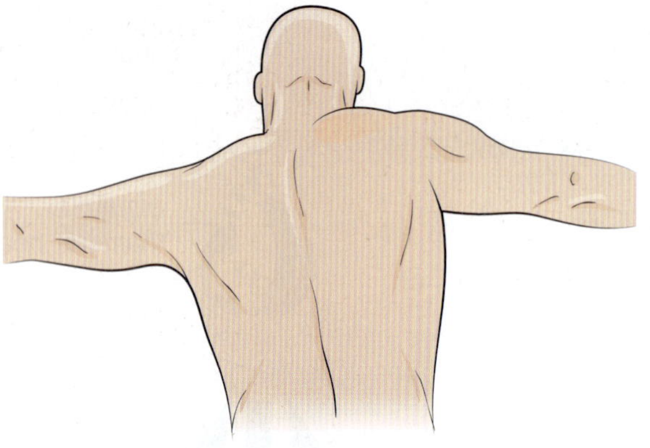

그림 5.35 아래등세모근과 앞톱니근의 근력약화는 어깨뼈의 위쪽돌림근이 어깨뼈를 돌리지 못하고, 위등세모근이 어깨뼈를 올리기 때문에 오목위팔관절의 충돌증후군을 야기한다.

올릴 때 팔이음뼈의 17개의 주요 근육 중 11개 근육이 활동한다. 때로는 근육은 요망되는 움직임을 만들어내기 위하여 협력적으로 작용하고 또한 어떤 때는 서로가 대항적으로 작용하기도 한다. 예를 들어, 어깨뼈 올림에는 위등세모근과 어깨올림근이 작용하고 반대동작인 어깨 내림에는 아래등세모근과 작은가슴근이 수축한다. 반대로, 위쪽돌림은 앞톱니근, 위등세모근 및 아래등세모근이 협력하고 작은가슴근, 어깨올림근 및 마름근은 아래쪽돌림을 만들어낸다. 표 5-7은 어깨뼈가 움직일 때 근육들이 협력근에서 때로는 대항근으로 변화하는 방법과 한 근육이 때로는 협력근이 되고, 대항근이 되는 것을 설명하고 있는데 이것은 모두 만들어지는 움직임에 좌우된다.

협력근이 돌림을 만들어낼 때, 짝힘이라고 한다. **짝힘** (force couple)은 작용하는 점이 축의 서로 반대쪽이고, 인체의 돌림을 만들어내는 반대방향에서 작용하는 두 힘을 일컫는 역학적 용어이다. 두 힘은 축에 반대쪽에 위치하기 때문에, 그 근육들이 개별적으로 작용하면 협력근에 반대되는 동작이 나타난다. 그러나 함께 수축하면 근육은 돌림을 만들어낸다. 어깨복합체에는 몇몇의 짝힘이 존재한다. 그런 협력은 팔을 올리는 동안 발생한다. 올림 동안에 어깨복합체에서 작용하는 주요 짝힘은 2개이다: 한 힘은 오목위팔관절에 작용하고, 다른 힘은 어깨가슴관절에서 작용한다. 어깨뼈의 위쪽돌림을 만들기 위해 결합하는 어깨가슴관절의 짝힘은 위등세모근과 아래등세모근 그리고 앞톱니근이다(그림 5.36). 오목위팔관절에서 올림(벌림 혹은 굽힘)을 만들어내기 위해서 어깨세모근과 가시위근이 함께 오목위팔 짝힘을 만들어내며 가시아래근, 작은원근 및 어깨밑근이 관절오목의 아래 부분으로 위팔뼈머리를 당기는 동안 어깨세모근은 위팔뼈를 올리고 관절의 돌림을 만들어낸다. 오목위팔관절의 또 다른 짝힘은 가슴위에 어깨뼈의 아래쪽돌림을 만들어내는 마름근, 어깨올림근, 작은가슴근이다.

근육의 힘과 모멘트팔(지레팔) 길이 / Muscle Forces and Moment [Lever] Arm Lengths

손에 망치나 테니스 라켓과 같은 도구를 들고 있으면 어깨에서 더 큰 힘이 발생한다. 이런 도구들은 저항팔 길이를 증가시킨다; 그러나 근육의 힘팔 길이는 변화하지 않는다. 비록 저항팔이 미터나 피트로 측정되지만, 도구의 길이에 따라서 달라지며 근육의 힘팔은 센티미터 혹은 인치로 측정된다. 따라서 더 큰 저항을 극복하기 위하여, 근육은 기대되는 활동을 수행하는 더 큰 힘을 만들어내야 한다. 이것은 본 단원의 실험실활동에서 더 명확하게 언급할 것이다.

어깨관절에서 최대 등척성 토오크 측정에 관한 연구는 근육이 길어진 자세에서 수축할 때 더 큰 근력이 발생하고 근육이 짧아질 때 토오크는 감소한다는 것을 증명하였다.[46,83] (이것을 2장에서 설명하였다.) 표 5-8은 정상인을 대상으로 최대 등척성 토오크를 측정한 2개의 논문에 관한 내용이다.[46,83] 한 자세 이상에서 측정할 때, 근육이 길어진 자세에서 수축할 때 토오크가 더 컸다. 제4장에서 설명한 개념을 기억한다면 왜 최대 등척성 토오크가 길어진 자세에서 만들었는지를 더 쉽게 이해할 것이다. 생리학적으로 길이-장력 관계로 설명할 수 있다. 근섬유는 최대 안정자세에서 가장 큰 근력을 제공하는 최적의 자세이다. 어깨는 돌림근띠가 신장된 운동에서 긴 모멘트팔을 유지할 수 있는 매우 독특한 관절이다. 오목위팔관절이 올림을 하면서, 어깨뼈의 위쪽돌림은 어깨뼈에서 돌림근띠의 상대적인 정적 자세를 유지하며, 길이-장력관계는 더 큰 올림범위에서 변화하지 않고 유지된다. 이 어깨뼈 움직임은 돌림근띠가 더 큰 범위의 어깨 올림을 통하여 힘의 높은 수준 출력을 유지하도록 한다.[77] 30°~60° 벌림에서, 가시위근

표 5-7 어깨뼈와 위팔뼈의 대항근과 협력근

어깨뼈 운동	협력근	대항근
위쪽돌림	위등세모근 아래등세모근 앞톱니근	마름근 작은가슴근 어깨올림근
아래쪽돌림	마름근 작은가슴근 어깨올림근	위등세모근 아래등세모근 앞톱니근
뒤당김	마름근 등세모근	작은가슴근 앞톱니근
내밈	작은가슴근 앞톱니근	마름근 등세모근
올림	위등세모근 마름근 어깨올림근	작은가슴근 아래등세모근 아래앞톱니근
내림	작은가슴근 아래등세모근 아래앞톱니근	위등세모근 마름근 어깨올림근
위팔어깨 운동	**협력근**	**대항근**
굽힘	큰가슴근(빗장뼈머리) 부리위팔근 위팔두갈래근	넓은등근 작은원근 위팔세갈래근(긴갈래) 큰가슴근(갈비복장머리)
폄	넓은등근 큰원근 위팔세갈래근 (긴갈래) 큰가슴근 (갈비복장머리)	큰가슴근(빗장머리) 부리위팔근 위팔두갈래근
벌림	어깨세모근 가시위근 위팔두갈래근(긴갈래)	큰가슴근 넓은등근 큰원근 위팔세갈래근(긴갈래)
모음	큰원근 넓은등근 큰원근 위팔세갈래근(긴갈래)	어깨세모근 가시위근 위팔두갈래근(긴갈래)
가쪽돌림	가시아래근 작은원근 뒤어깨세모근	어깨밑근 큰원근 큰가슴근 넓은등근 앞어깨세모근
안쪽돌림	어깨밑근 큰원근 큰가슴근 넓은등근 앞어깨세모근	가시아래근 작은원근 뒤어깨세모근

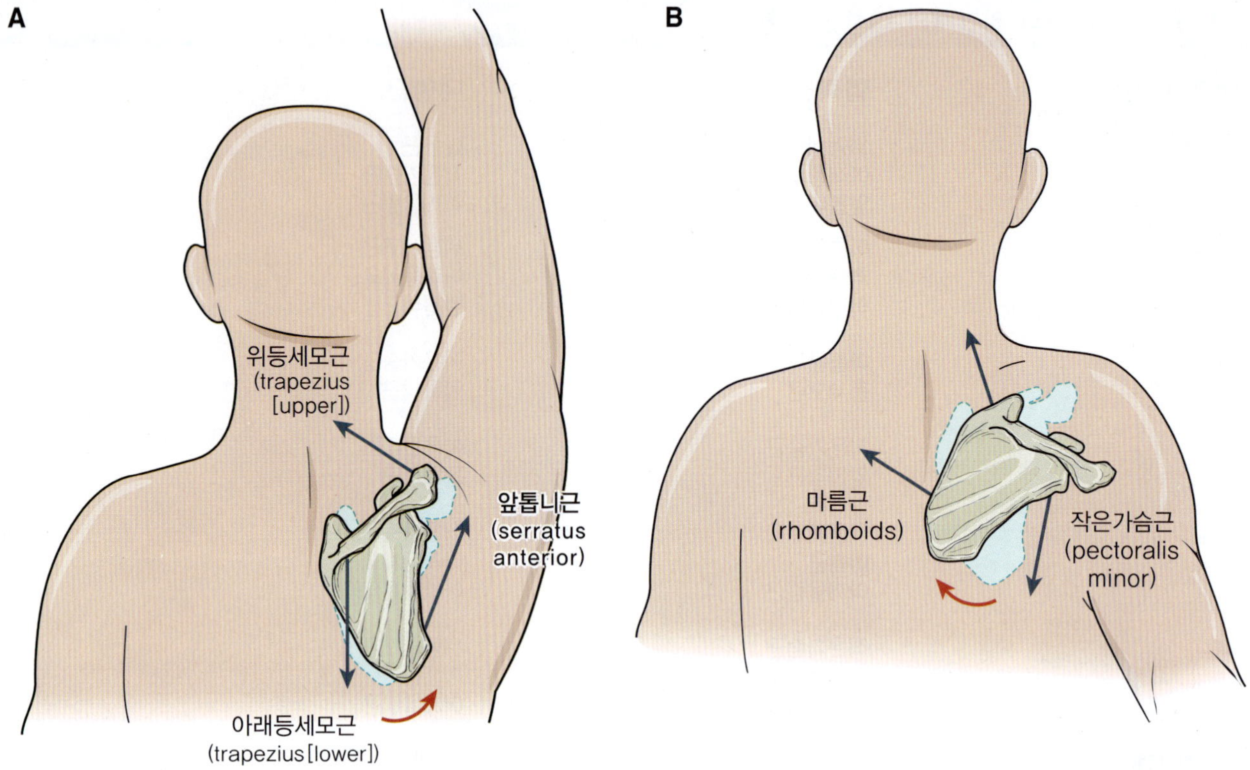

그림 5.36 어깨가슴관절의 짝힘. A) 위올림근은 위등세모근, 아래등세모근, 앞톱니근을 포함한다. B) 아래쪽돌림근은 어깨올림근, 마름근, 작은가슴근을 포함한다.

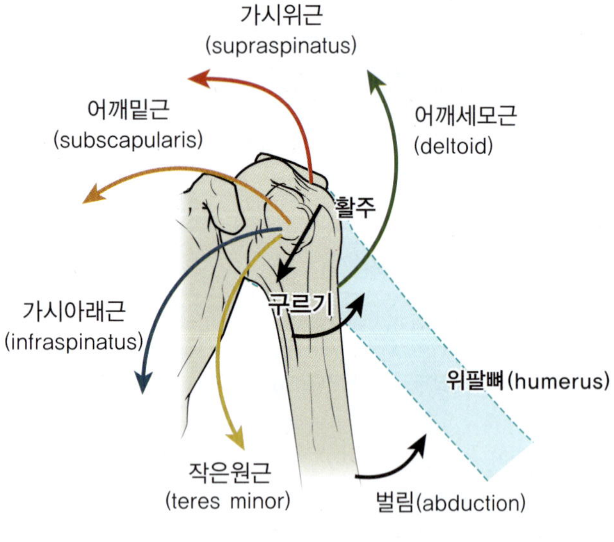

그림 5.37 오목위팔관절의 짝힘. 돌림근띠와 어깨세모근은 관절오목 안에 위팔뼈의 회전을 만들어내기 위하여 협력하여 작용한다.

의 지레작용은 어깨세모근보다 크기 때문에, 가시위근은 어깨벌림을 시작할 때 주요한 힘을 제공한다는 것을 지적한다.

어깨세모근의 모멘트팔은 벌림을 증가시킨다. Poppen과 Walker[82]는 중간어깨세모근이 17~30mm로 거의 2배이며, 앞어깨세모근은 5~40mm로 8배가 증가하고, 뒤어깨세모근은 −5mm(모음이나 관절 압박력)에서 +20mm로 증가한다고 하였다. 가시위근은 벌림 동안에 약 20mm의 상대적으로 지속적인 모멘트팔을 유지하였다. 이 결과는 가시위근이 충분한 높이(Liu[77]에 따르면 60°)로 팔을 올릴 때, 어깨세모근 모멘트팔은 올림 운동에서 가시위근을 지속적으로 보조하기 위하여 오목위팔관절의 추가적인 돌림을 제공하는 위치이다.

Ivey와 동료들[84]은 초당 60°와 180°에서 정상인의 등속성토오크를 측정하였다. 안쪽돌림근과 가쪽돌림근의 최대토오크비는 3:2이며, 모음근과 벌림근은 2:1, 폄근과 굽힘근은 5:4이다(표 5-8). 우성쪽과 열성쪽은 의미 있는 차이가 없었다. 발생된 최대토오크의 각도는 피험자 내에서는 일정하였으나 개인차는 다양하였다. 던지기를 하는 스포츠선수에 관한 등속성 연구는 약간 다른 비율을 보였는데 특히, 높은 속도에서 차이가 있었으며 일부는 우성쪽

실습 포인트
PRACTICE POINT

어깨뼈 돌림근의 약화 혹은 불균형은 오목위팔뼈 충돌을 야기한다. 이런 환자들은 위등세모근이 아래등세모근보다 강하고 주로 어깨뼈의 위쪽돌림보다 어깨뼈 올림을 야기한다. 이런 움직임을 부리봉우리활을 향하여 위팔뼈머리를 올려서, 돌림근띠힘줄이나 다른 연부조직을 충돌시킨다(그림 5.35). 검사자는 이것이 발생하는지를 확인하고 약화된 어깨돌림근 강화 및 충돌증후군을 이완시키기 위한 순차적인 근수축 유형을 수정해야 한다.

과 열성쪽에서 의미 있는 차이를 보였다.

기능적 운동 동안의 근육 활동 / Muscle Activity during Functional Motions

기능적으로 근육이 기대되는 운동을 수행하는 것은 수많은 요소에 따라 달라진다. 이 요소들은 중력에 대한 인체와 팔다리의 위치, 팔다리에 적용되는 저항의 양, 그리고 요구되는 움직임의 속도이다. 실제로, 이 요소들은 근육이 동원되는 자율적 운동보다는 주로 결정인자이다. 예를 들어, 선 자세나 앉은 자세에서 머리 위로 팔뻗기(굽힘-벌림-위쪽돌림 운동)는 오목위팔관절에서 앞어깨세모근, 큰가슴근(빗장갈래), 부리위팔근, 위팔두갈래근 및 돌림근띠의 구심성 수축뿐만 아니라, 어깨가슴관절에서 등세모근과 앞톱니근의 구심성 수축을 요구한다. 앉은 자세나

실습 포인트
PRACTICE POINT

오목위팔 충돌증후군의 또 다른 이유는 돌림근띠의 약화, 특히 가시위근의 약화로 인한 것이다 이런 경우에서, 어깨세모근은 오목위팔관절의 올림을 시작하고 부리봉우리활을 향해 위팔뼈머리를 밀기 때문에 봉우리밑 공간이 좁아진다. 돌림근띠가 약하면, 검사자는 피검자의 어깨를 60° 이상 올리기 전에 이 결함을 확인하고 근력을 개선해야 한다.

표 5-8 정상인의 평균 최대 등척성 토오크(FT-LB)*

	어깨벌림			어깨굽힘		
관절위치	0°	45°	90°	0°	45°	90°
피검자와 연령						
남자 36명†(X̄ = 25.8세)	53	43°	42°	69°	59°	55°
남자 20명‡(X̄ = 31세)	–	45°	–	76°	41°	–
남자 20명‡(X̄ = 62세)	–	31°	–	62°	35°	–
여자 20명‡(X̄ = 29세)	–	20°	–	37°	24°	–
여자 20명‡(X̄ = 62세)	–	16°	–	28°	16°	–

*유사한 방법을 사용한 2개의 연구로부터 최대 등척성 토오크는 뉴턴-미터와 킬로그램-센티미터를 풋-파운드로 전환하였다. 1 풋파운드의 저항은 팔꿉관절 바로 위에 1파운드의 힘을 적용하는 것이다.
† Otis 등(1990)
‡ Murray 등(1985)

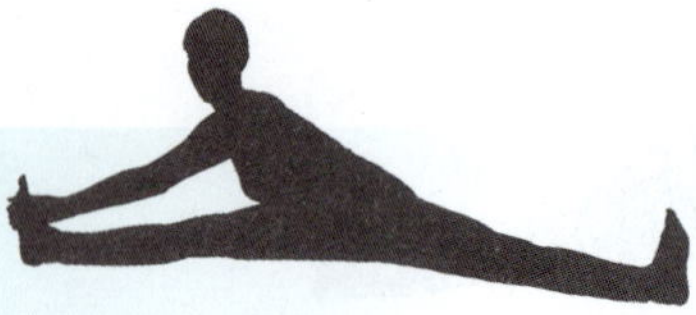

실습 포인트
PRACTICE POINT

검사자가 던지는 운동선수 또는 던지기를 하지 않는 운동선수 또는 운동선수가 아닌지 파악하는 것은 중요하다. 비선수와 던지는 운동을 하지 않는 환자는 팔의 오른쪽과 왼쪽 근력을 비교할 필요가 없으나, 던지는 운동선수는 우세팔의 근력이 더 크다. 이런 기대치의 차이를 치료 목적과 계획에 직접적으로 반영한다.

선 자세에서 팔이 옆구리로 돌아오면(폄-모음-아래쪽돌림), 움직임을 제공하는 근육은 대항적 근육이 아니다. 이 예에서, 머리 위로 팔을 움직인 근육은 원심성 활동으로 중력에 대항하여 팔을 내린다. 반면에, 머리 위에서 내려오는 팔에 도수저항을 제공한다면, 대항근인 뒤어깨세모근, 큰가슴근(복장갈래), 위팔세갈래근(긴갈래), 넓은등근, 큰원근, 어깨올림근 및 마름근은 팔을 옆구리로 내리려는 힘에 대항한다. 바로 누운자세에서 팔을 머리 위로 올리면, 처음 1/2 범위는 굽힘근, 벌림근 및 위쪽돌림근이 구심성 움직임을 만들어내고, 90° 올림을 지나면서 대항근은 나머지 1/2 범위를 조절하기 위하여 원심적으로 활동한다. 바로 누운자세에서 팔을 다시 내릴 때는 역으로 작용한다; 대항근은 팔이 90°까지 내려올 때는 구심적으로 활동하고 굽힘근, 벌림근 및 위쪽돌림근은 원심성수축으로 팔이 되돌아오도록 한다. 따라서 근육활동과 중력에 대한 상대적인 인체 자세 사이의 관계에 관한 지식은 기능적인 활동 동안에 근육에 대한 활동 요구를 분석하는 것이 필수적이다. 기능적 활동 동안에 근기능을 이해하기 위한 최선의 방법은 먼저 근육의 자율적 활동을 잘 알고 근육의 동원에 영향을 주는 다른 결정인자의 영향을 잘 이해하는 것이다. 표 5-7은 어깨관절 근육의 자율적 활동에 대해서 요약적으로 분류하고 있다.

강력한 움직임에서, 팔의 모든 근육이 수축하기 때문에 근활동을 분석하기가 어렵다. 이 근육들은 운동을 만들어내거나 제한하기 위하여, 바람직한 자세를 유지하기 위하여, 다른 능동적인 근육의 바람직하지 않은 움직임을 대항하기 위하여 혹은 어깨뼈나 오목위팔관절에 안정성을 위하여 수축한다. 돌림근띠는 오목위팔관절의 움직임에 관여하는 것 같은 이름은 아니지만, 대부분의 어깨관절 움직임에 능동적이다. 반대로 어깨뼈 돌림근은 어깨관절의 안정적인 기초를 제공하기 위하여 오목위팔관절의 움직임 동안에 가슴 위에서 어깨뼈를 안정시키기 위하여 활동한다. 근육활동의 다음 분석에서, 주요 작용근을 더 쉽게 시각적으로 확인하고 촉진하기 위하여 피검자가 움직일 때 최소한의 저항으로 제공하는 것이 도움이 된다.

머리 뒤로 손 놓기 / Placing the Hand behind the Head

머리를 빗는 것처럼 머리 뒤로 손 놓기는 다음의 어깨복합체의 움직임을 필요로 한다: 복장빗장관절의 약 18° 올림, 38° 뒤당김, 약 40° 뒤돌림; 어깨뼈 올림, 위쪽돌림, 내밈; 오목위팔관절의 100°~120° 올림과 완전 가쪽돌림.[86] 바로 선자세에서 이 움직임을 만들어내는 어깨복합체근육은 다음과 같다; 어깨뼈에서 짝힘으로 작용하는 등세모근과 앞톱니근; 오목위팔관절에서 짝힘을 제공하는 어깨세모근과 가시위근; 가쪽돌림을 제공하는 가시아래근과 작은원근. 이 근육들의 수축은 어깨 내밈 동안 등세모근의 원심성 수축과 0°~60° 움직임 동안 길어지는 어깨세모근의 뒤쪽을 제외하고는 구심성으로 수축하며 올림을 계속하면서 짧아진다. 팔을 옆구리로 내리면, 움직임은 복장빗장관절의 내림, 내밈, 앞쪽돌림, 어깨뼈의 내림, 아래쪽돌림과 뒤당김, 오목위팔관절의 모음, 폄, 안쪽돌림을 포함하여 역으로 나타난다. 그러나 이 움직임을 조절하는 주요 근육들은 올림과 동일하다. 이 근육들의 수축 유형은 중력에 대항하여 팔 내리기를 조절하는 원심성 수축으로 변경된다.

당기기 / Pulling

당기기와 같은 또 다른 기능적인 활동에서는 근활동이 달라진다. 물체를 당길 때, 어깨관절의 움직임은 모음-폄

실습 포인트

PRACTICE POINT

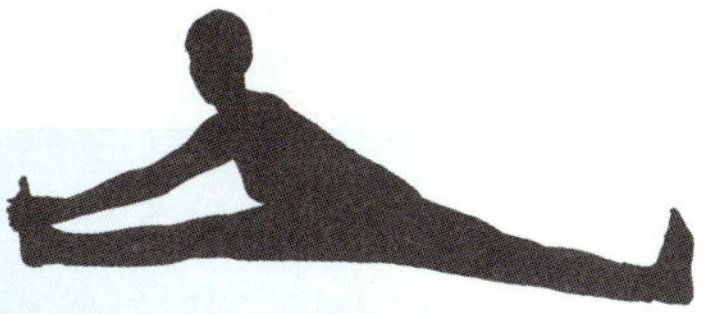

검사자는 근육이나 힘줄을 다른 주변 구조물로부터 분리하기를 원할 때, 촉진하는 손가락을 해당 근육이나 힘줄 위에 놓고 환자에게 그 근육을 가볍게 수축하라고 지시한다. 이 가벼운 수축은 주변의 동적 구조물의 흥분 없이 해당 근육이나 힘줄을 촉진하기에 충분한 최소한의 활동만을 허락한다.

으로 머리 빗고 팔을 내릴 때와 유사하지만, 움직임은 외부저항에 대항하여 발생한다. 이 상황에 대한 예는 창문을 닫으려고 아래로 내리거나, 머리 위의 봉을 사용하여 운동하는 것 등이다. 머리 위의 도르래에 연결된 봉에 손을 놓고 당기는 운동은 열린사슬운동으로 머리를 빗고 팔을 내릴 때와 유사한 관절 움직임을 포함한다. 이 관절 움직임은 다음과 같다: 팔꿉관절 굽힘; 복장빗장관절 내림과 뒤돌림; 어깨뼈 뒤당김, 아래쪽돌림, 내림; 오목위팔관절 모음, 폄 및 돌림. 그러나 이 예에서 오목위팔관절 돌림은 손의 위치에 따라서 달라진다; 양손이 가깝게 위치한다면 안쪽돌림이 발생하지만, 양손이 멀리 위치하면 가쪽돌림이 발생한다. 이 활동에서, 일을 하는 근육은 오목위팔관절의 모음근과 폄근(넓은등근, 큰가슴근, 위팔세갈래근의 긴갈래 및 뒤어깨세모근), 어깨뼈 아래쪽돌림근 및 어깨뼈 내림근(작은가슴근과 마름근) 등이다. 이 근육들은 모두 저항을 극복하기 위해서 구심성으로 수축한다. 머리 위에 고정된 봉을 잡고 턱걸이를 하는 것은 닫힌사슬운동이다. 이 활동을 수행하는 동안 발생하는 관절운동은 오목위팔관절의 모음, 폄, 안쪽돌림 그리고 어깨뼈의 뒤당김, 아래쪽돌림, 내림이다. 이 관절 움직임을 제공하는 근육의 구심성 수축은 인체를 들어올리기 위하여 머리 위에 있는 봉쪽으로 당긴다. 이것은 이전 단락에서 설명한 당기기 운동과 유사하다. 두 움직임 모두에서, 근활동은 인체를 고정하고 봉을 당기는 것과 봉은 고정되고 인체를 당기는 것을 제외하고는 유사하다. 턱걸이 자세에서 인체가 내려올 때 몸을 올릴 때 작용한 동일근육(오목위팔관절 폄근과 벌림근, 어깨뼈 아래쪽돌림근과 내림근)의 원심성 수축이 발생한다. 이 근육들은 원심성 수축을 하고, 오목위팔관절의 굽힘과 폄 그리고 어깨뼈 위쪽돌림, 내밈과 올림으로 인체를 내리는 동작을 조절한다. 일상 기능활동과 스포츠 활동에서, 턱걸이와 유사한 근활동은 링을 이용한 체조와 유사하다. 사용되는 근육은 환자가 이동과 변기사용을 위하여 체중을 들어 올리려고 침대의 머리 위쪽 손잡이를 잡을 때 당김에 필요한 것과 유사하다.

기능부전에 대한 적용

Functional Deficiency Applications

오목위팔관절에서 각각의 움직임을 수행할 수 있는 3~5개의 근육이 있다(표 5-7). 따라서 개별근육의 손상으로 인한 약화나 마비는 움직이는 동안에 근력 감소로 기능부전을 야기할 수 있으나, 움직임을 수행하는 다른 근육들에 의존하여서 팔과 손은 바람직한 위치를 취할 수 있다.

반면에, 어깨뼈 근육들은 종종 매우 특별한 동작만을 수행한다; 한 근육의 기능부전은 그 근육이 작용해야 하는 동작을 취하지 못하게 한다. Kibler[87]는 이러한 원리를 "어깨뼈 운동장애(scapular dyskinesis)"라고 어깨뼈 움직임의 비정상적인 자세와 유형을 정의하였다. 어깨뼈 운동장애는 많은 요소들이 관여하지만, Kibler는 봉우리밑 충돌, 오목위팔관절의 불안정 및 관절위테두리(SLAP) 박리병변과 같은 많은 질환으로 기인된다.

정상인이 팔을 옆구리에 놓고 바로 선 자세에서, 어깨뼈의 안쪽모서리는 척주와 거의 평행하다. 팔을 머리 위로 들어 올리면, 어깨뼈는 위쪽으로 돌림이 되고, 동시에 가슴우리에서 내밈이 되어서 어깨뼈의 안쪽모서리는 대각선으로 이동하고 아래각은 겨드랑이와 직선상에 위치하지만, 가슴에 접촉하고 있다. 앞톱니근, 위등세모근 및 아

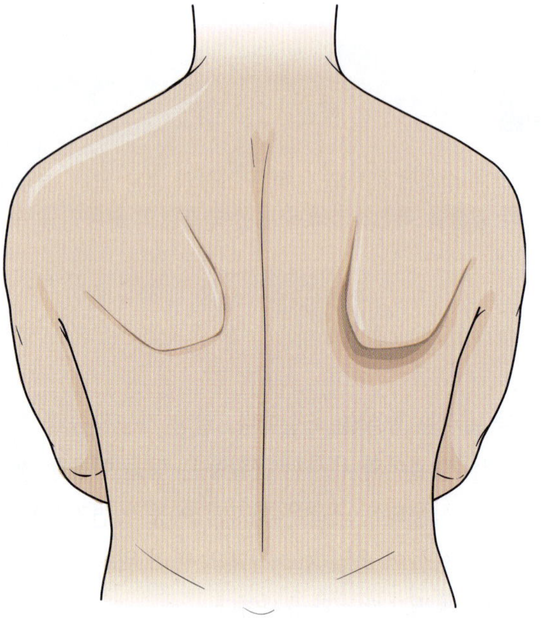

그림 5.38 등세모근의 약화는 어깨뼈를 아래쪽돌림과 내밈을 시켜서 어깨뼈의 불안정성을 야기한다.

래등세모근이 이 움직임을 만들어내기 위하여 함께 작용하고, 동시에 부분적으로 위쪽돌림자세에서 어깨뼈를 고정한다. 앞톱니근의 기능부전은 어깨뼈가 가슴우리 위에 놓이지 못하게 하며 안쪽 모서리가 뜬다(그림 5.22). 어깨위팔리듬은 기능부전이 된 앞톱니근 때문에 비정상이 되며, 이런 환자는 팔을 정상적으로 완전히 올릴 수 없다. 보상을 위하여, 앞톱니근 기능부전을 가진 일부 환자들은 머리위로 손을 놓을 때 몸통을 가쪽으로 기울이는 등세모근 활동이 동반될 것이다. 또한 손의 위치를 위하여 어깨를 올리지 못하기 때문에, 앞톱니근 마비 환자는 앞톱니근에 의해서 어깨뼈에 제공되는 안정성이 없기 때문에 문이나 서랍을 밀지 못하는데 이것은 펴진 손의 압력이 어깨뼈를 뒤쪽으로 이동시키기 때문이다. 이것은 어깨뼈 운동장애의 대표적인 예이다.

등세모근의 단독 마비는 척추더부신경이 머리와 목의 종양으로 림프절이 완전히 제거하기 위한 목의 절반이 절단되는 동안 분리되었다면 발생할 수 있다. 비록 등세모근이 바른 자세에서 전기적으로 활성화되지 않아도, 검사자는 등세모근 마비로 어깨뼈의 안정자세가 아래쪽돌림, 내밈 및 내림이 되었다는 것에 주목한다.[64,88] 이 떨어진 자세는 등세모근의 수동 장력이 손실되도록 한다. 어깨뼈의 아래쪽돌림 자세는 오목위팔관절을 벌림에 놓고 위팔뼈머리의 아탈구를 증진시켜서 복장빗장관절에 통증을 증가시킨다(그림 5.38). 기능적으로 과도한 등세모근 약화는 어깨뼈의 뒤당김을 어렵게 하지만, 보통 어깨올림근, 앞톱니근, 어깨세모근 및 큰가슴근을 사용하여 팔을 올릴 수 있다.

등세모근과 앞톱니근이 모두 마비되면 어깨뼈의 안정성이 깨지고 위쪽돌림을 할 수 없게 된다; 어깨뼈 위쪽돌림은 전체 오목위팔관절 올림 중에서 60°에 해당하고, 팔은 120° 이상으로 올릴 수 없다. 어깨뼈가 가슴 위에서 고정되지 않으면, 돌림근띠 모멘트팔이 유지되지 못하고 근력이 감소된다. 이러한 작용이 발생하면 어깨세모근은 팔을 올릴 수 있는 적절한 자세를 성취할 수 없다.

이제까지 언급했던 것처럼 어깨 안정성은 오목위팔관절의 효과적인 활동을 위해서 중요하다. 가장 중요한 어깨 안정성은 어깨뼈가 가슴 위에서 동시에 위쪽돌림과 앞쪽과 가쪽으로 이동하여서 오목위팔관절의 안정성을 제공할 때 오목위팔관절의 올림 활동 동안에 발생한다. 이 어깨뼈의 움직임은 주로 앞톱니근, 위등세모근 및 아래등세모근이 관여한다. 토론했던 것처럼, 이 근육들의 약화나 마비는 오목위팔관절의 움직임을 현저하게 손상시키지만, 이 근육의 근력 불균형은 오목위팔관절 안에 손상을 야기한다. 예를 들어, 강한 위등세모근과 비례하여 더 약한 아래등세모근과 앞톱니근을 가진 어깨에서, 어깨뼈는 오목위팔관절 올림 동안에 위쪽돌림을 하기 이전에 위쪽으로 미끄러진다. 이 활동은 위팔뼈머리를 관절오목의 위쪽에 위치시킨다. 돌림근띠 약화와 근육의 불균형은 위팔뼈머리의 위쪽 이동에 더 중요하다. 앞에서 언급한 것처럼, 그 결과 봉우리아래활에 위치하는 연부조직이 충돌하게 된다.

요약

Summary

어깨복합체는 4개의 관절로 구성되어 있다; 3개의 참관절과 1개의 가성관절. 오목위팔관절은 어깨복합체 안에 있는 그 구성 및 다른 관절에 대한 때문에 광범위한 가동범위를 통해서 움직일 수 있다. 봉우리빗장관절은 그 안정

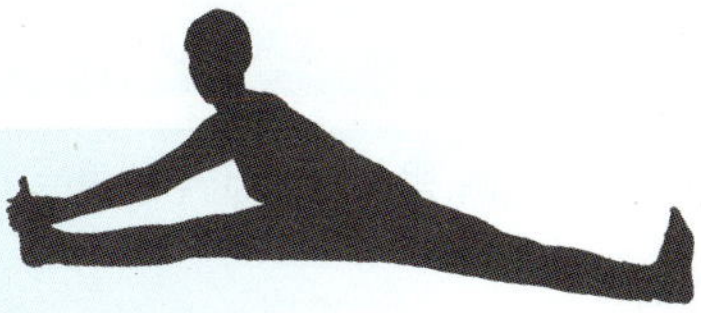

실습 포인트
PRACTICE POINT

어깨복합체 손상을 조사할 때, 어깨 돌림근 근력을 평가하기 위하여 돌림근띠 근력을 평가하는 것은 매우 중요하다. 많은 검사자들은 어깨 돌림근에서 돌림근띠를 제외하지만 오목위팔관절의 건전성과 안정성 둘 다를 위하여 친밀하게 연결되어 있다. 따라서 검사자는 분리된 활동 및 기능적 활동을 하는 동안에 능력, 기능 및 수행을 위하여 어깨뼈 돌림근을 검사하여야 한다.

성 때문에 손상에 자주 굴복하지는 않지만, 복장빗장관절만큼 안정되어 있지 않아 강한 인대의 지지로 이차 손상은 드물다. 다행인 것은 오목위팔관절이 인체의 다른 관절보다 더 더 많이 이용 가능한 움직임을 가진다는 것이다; 그러나 그 가동성과 느슨한 인대지지는 손상되기 쉽다는 문제점이 있다. 돌림근띠는 관절오목 안에 위팔뼈를 안정시키기 위하여 능동적인 지지를 제공한다. 어깨뼈는 뼈관절로 가슴 위에 직접적으로 고정되어 있지 않아, 어깨가슴관절은 동적 고정을 담당하는 등세모근, 마름근, 어깨올림근, 작은가슴근 및 앞톱니근에 의해서 자세를 유지하고 움직인다. 이 근육들은 어깨뼈의 돌림을 제공하는 짝힘을 형성하여, 돌림근띠는 팔 올림 동안에 관절오목 안에 위팔뼈를 돌리는 어깨세모근과 짝힘을 형성한다. 이 어깨뼈 근육들을 통하여, 어깨뼈는 위팔뼈가 움직이고 기능적 활동을 수행할 수 있는 안정적인 기반을 제공한다. 어깨뼈 고정자는 오목위팔관절에서 어깨뼈의 자세를 유지하기 때문에, 돌림근띠는 팔의 기능을 수행하도록 위팔뼈의 자세를 유지시킨다. 오목위팔관절이 굽힘이나 벌림으로 움직이면, 어깨뼈와 위팔뼈는 각각 최대의 팔뻗기를 제공하기 위하여 올림 내내 움직인다. 어깨뼈와 위팔뼈 움직임 사이의 이런 관계를 어깨위팔리듬이라고 하는데, 두 분절 사이에 움직임의 중요한 비율은 어깨뼈와 위팔뼈 움직임 사이에 1:2 비율이다. 어깨세모근, 큰가슴근, 넓은등근, 큰원근과 같은 더 큰 근육들은 어깨관절의 작용근이며 힘 있는 어깨 움직임을 위해 추진력을 제공한다. 이 근육들이 어깨에서의 기능을 상실한다면 어깨는 손상되기 쉽다. 어깨복합체의 움직임 동안에 근육의 기능은 중력과 외력, 그리고 그것들의 적용되는 방법에 따른 어깨의 위치에 좌우된다.

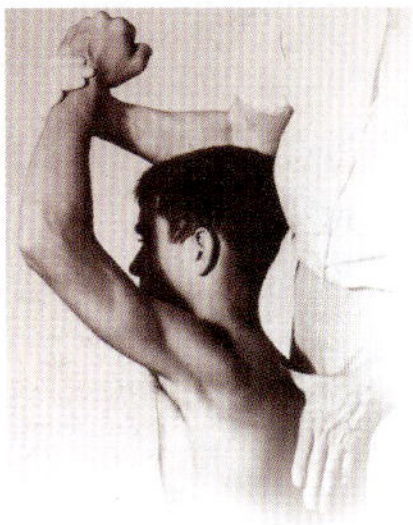

임상 시나리오 해결(CLINICAL SCENARIO SOLUTION)

Tyler의 어깨복합체를 검사하는 동안 Ella가 예상했던 것처럼, 그의 돌림근띠는 근육약화가 약간 있었고 어깨뼈 안정근은 더 심한 근육약화가 있었다. 다행히도, Tyler는 어깨복합체는 전체 관절가동범위를 움직이지만, 현재 겪고 있는 어깨통증은 이러한 중요한 근육의 약화로 발생된 것으로 사료된다. Ella는 두 근육군의 약화가 Tyler가 오목위팔관절에서 겪고 있는 통증과 충돌에 어떤 영향을 미치는지 설명한다. Ella는 Tyler에게 적절한 재활프로그램을 처방하고 그가 직업에 완전히 복귀할 수 있을 것이라고 장담하였다.

논의 문제 (Discussion Questions)

1. 복장빗장관절과 봉우리빗장관절의 움직임을 설명하고 어깨뼈 움직임에서 수행하는 역할을 확인한다.
2. 어깨위팔리듬을 정의하고 그것의 중요성을 설명한다.
3. 어깨뼈를 고정하는 근육의 약증이 오목위팔관절의 충돌을 야기하는 과정을 기술한다.
4. 오목위팔 올림 동안에 어깨세모근과 돌림근띠의 역할을 기술한다.
5. 팔굽혀펴기와 같은 활동을 수행할 때 팔꿉관절을 편 상태에서 움직일 때의 어깨복합체 근육의 움직임을 확인한다; 팔꿉관절 굽힘자세에서 다시 되돌아올 때 요구되는 근육을 확인한다.
6. 위등세모근과 어깨올림근을 촉진하여 구분할 수 있는 방법을 설명하고 실제로 실습한다.

실습활동 (Lab Activities)

1. 뼈에 대해, 다음의 부위와 표식(landmark)을 확인한다. 피검자에서 촉진 가능한 뼈부위를 결정하고 파트너와 함께 이것들을 확인한다(어깨와 팔이음뼈의 노출시키기 위하여 적절한 의복을 입는다).

어깨뼈	위팔뼈	복장뼈	빗장뼈
봉우리돌기	머리	복장뼈자루	마름인대선
어깨뼈가시	목	칼돌기	원뿔인대결절
부리돌기	큰결절	목(복장)패임	복장끝과 봉우리끝의 관절면
가시위오목	작은결절	빗장뼈면	
가시아래오목	위팔두갈래근(결절사이)		
관절오목	고랑		
위각	어깨세모근결절		
아래각			
안쪽모서리			
겨드랑이모서리			
오목위결절			
오목아래결절			

2. 뼈 혹은 뼈대에서 복장빗장관절, 봉우리빗장관절, 오목위팔관절의 위치를 파악하고, 이 관절에서 가능한 모든 움직임을 수행한다. 각 움직임이 발생하는 축을 확인한다.
3. 파트너의 어깨관절을 수동적으로 굽힘과 젖힘, 안쪽돌림과 가쪽돌림(엎침/뒤침을 배제하기 위해 어깨관절 90° 벌림과 팔꿉관절 90° 굽힘위치), 그리고 벌림(90° 벌림에서 가쪽으로 돌림을 한다)을 최대 가동범위까지 수행한다. 적절한 가동범위와 각 움직임의 끝느낌을 확인한다.
4. 파트너는 엎드린 자세를 취하고, 수동적으로 어깨뼈를 올림과 내림, 내밈과 뒤당김, 그리고 위쪽돌림과 아래쪽돌림을 정상범위 안에서 실시한다.
5. 파트너는 앉은 자세에서 스킨펜으로 다음의 표식을 표시한다:

   a. 어깨뼈의 2개 각
   b. 어깨뼈의 3개 모서리
   c. 어깨뼈가시, 봉우리돌기, 관절오목
   d. C7–T12까지 가시돌기
   e. 빗장뼈의 외관

6. 스킨펜으로 표식을 표시한 쪽을 활용하여 파트너를 벌림, 굽힘, 안쪽돌림(등 뒤로 손을 위치), 그리고 가쪽돌림(목 뒤로 손을 위치)한다. 이때 앞과 뒤에서 움직임을 관찰하고, 어깨뼈와 위팔뼈의 움직임을 어깨관절 0°, 45°, 90°, 135°, 180° 벌림자세에서 촉진해본다.

7. 뼈에서 근육과 근육의 부착점을 확인한다:

   a. 팔이음뼈와 몸통
   b. 어깨뼈와 위팔뼈
   c. 몸통과 위팔뼈

   특히, 다음을 주의한다:

   a. 작용선
   b. 넓은 몸쪽 부착하는 근육과 그 다양한 작용
   c. 이 근육들이 수행할 수 있는 움직임

8. 다음 근육을 확인한다:

   a. 어깨 굽힘근
   b. 어깨 폄근
   c. 어깨 벌림근
   d. 어깨 모음근
   e. 어깨 안쪽돌림근과 가쪽돌림근
   f. 팔이음뼈 올림
   g. 팔이음뼈 내림
   h. 팔이음뼈 내밈
   i. 팔이음뼈 뒤당김
   j. 어깨뼈 위쪽돌림
   k. 어깨뼈 아래쪽돌림

9. 교재와 표 5-4, 표 5-5, 표 5-6에서 설명하는 근육의 분리된 수축을 촉진하고 확인한다.

10. 파트너의 어깨뼈 가쪽 모서리에 손을 단단히 놓는다; 어깨뼈 움직이지 않도록 고정한다. 어깨뼈를 고정한 상태에서 파트너에게 팔을 천천히 벌림을 하게 한다. 올림의 양을 관찰한다. 어깨뼈를 고정한 상태에서 파트너에게 팔을 앞쪽으로 굽히도록 하고, 움직인 범위를 관찰한다. 끝으로, 어깨뼈를 고정하지 않은 채 벌림과 굽힘을 시켜본다. 두 조건에서의 벌림과 굽힘의 양과 질을 평가해본다. 차이점을 설명하여 본다.

11. 파트너는 바로 누운자세에서, 위팔두갈래근과 위팔세갈래근을 손가락으로 촉진한다; 파트너가 팔을 머리 위로 올렸다가 시작자세로 다시 내리도록 한다. 이때 움직임의 범위에 따라 활성화되는 근육과 활성화되는 시기를 알아본다. 큰가슴근의 갈비복장갈래와 빗장갈래에 손을 놓고 파트너에게 그 근육을 능동적으로 반복하여 움직이게 한다. 두 움직임을 통하여 촉진한 근육에 대해서 설명한다.

12. 11번의 촉진과 움직임을 반복하는데, 이번에는 팔을 올리고 내릴 때 움직임에 저항을 제공한다. 저항을 제공할 때와 11번의 조건대로 움직일 때 촉진한 차이점을 설명한다.

13. 어깨복합체의 기능적 분석을 다음의 3가지 활동에서 설명한다. 휴식과 활동하는 동안에 촉진한 근육을 분석하고 움직임과 근육을 관찰한다. 분석은 다음을 포함한다;

   1) 각 관절에서 움직임의 명칭
   2) 움직임이나 한 자세를 유지하기 위한 주요 근육들; 그리고
   3) 발생하는 수축의 유형(원심성, 구심성, 혹은 등척성)

어려운 활동들은 손상이나 소모가 발생하지 않도록 요구되는 반복횟수를 조절한다: 예를 들어, 팔굽혀펴기는 발(보통) 대신해 무릎(수정)에서 실시하고 턱걸이는 바닥을 발로 부분적인 지지(수정)를 통하여 수행한다.

a. 휠체어(팔걸이의자)에서 앉은 자세에서 팔굽혀펴기 혹은 평행봉 안에서 선 자세에서 팔굽혀펴기
b. 앉은 자세 혹은 선 자세에서 팔굽혀펴기를 수행한다; 가장 높은 위치에서 수행할 때는 팔꿉관절을 펴고 어깨뼈의 올림을 허용하여 인체를 내린다. 어깨 올림과 내림으로 몸통을 들어 올리는 양을 측정한다.
c. 수정된 팔굽혀펴기. 이 팔굽혀펴기에 근활동과 앉은 자세 혹은 선 자세에서 팔굽혀펴기의 근활동이 어떻게 다른가?
d. 바로 선 자세(수정)에서 턱걸이
e. 바로 누운자세에서 당기기(침대 머리위 봉)
f. 테이블이나 문과 같은 물체를 앞으로 밀기
g. 테이블이나 문과 같은 물제를 뒤로 당기기
h. 도르래를 잡기 위해서 머리 위로 팔뻗기 혹은 창문 열기; 아래로 당기기
i. 바닥에서 가방이나 지갑 들기; 다시 바닥으로 내려놓기
j. 한 다리에 비체중지지한 상태로 목발보행
k. 손으로 휠체어 운전

수영, 던지기 혹은 테니스와 같은 스포츠 활동 혹은 바이올린, 첼로, 플루트와 같은 악기연주

14. 시상면에서 파트너의 어깨를 90° 올림을 하고, 팔꿉관절 굽힘에 대하여 저항을 제공할 때와 파트너의 어깨를 10°~20° 젖힘을 한 상태에서 팔꿉관절 굽힘에 저항을 제공할 때를 비교해 본다. 파트너가 더 큰 힘을 생산할 때는 어떤 자세인가? 이유가 무엇인지 설명한다.

참고문헌 (References)

1. Perry J. Normal upper extremity kinesiology. *Physical Therapy* 58:265–278, 1978.
2. O'Brien SJ, Arnoczky SP, Warren RF, et al. Developmental anatomy of the shoulder and anatomy of the glenohumeral joint. In Rockwood CA, Matsen FA (eds): *The Shoulder, Vol I*. Philadelphia: WB Saunders, 1990.
3. Moseley HF. Recurrent dislocation of the shoulder. *Postgraduate Medicine* 31:23–29, 1962.
4. Moseley HF. The clavicle: Its anatomy and function. *Clinical Orthopaedics Related Research* 58:17–27, 1968.
5. Goldstein B. Shoulder anatomy and biomechanics. *Physical Medicine and Rehabilitation Clinics of North America* 15(2):313–349, 2004.
6. Ludewig PM, Behrens SA, Meyer SM, Spoden SM, Wilson LA. Three-dimensional clavicular motion during arm elevation: Reliability and descriptive data. *Journal of Orthopaedic and Sports Physical Therapy* 43(3):140–149, 2004.
7. Kapandji IA. *The Physiology of the Joints, Vol 1, Upper Limb*, ed 5. Edinburgh: Churchill Livingstone, 1982.
8. Finley MA, Lee RY. Effect of sitting posture on three-dimensional scapular kinematics measured by skin-mounted electromagnetic tracking sensors. *Archives of Physical Medicine and Rehabilitation* 84(4):563–568, 2003.
9. Lewis JS, Green A, Wright C. Subacromial impingement syndrome: The role of posture and muscle imbalance. *Journal of Shoulder and Elbow Surgery* 14(4):385–392, 2005.
10. Blakely RL, Palmer ML. Analysis of rotation accompanying shoulder flexion. *Physical Therapy* 64(8):1214–1216, 1984.
11. Ludewig PM, Cook TM, Nawoczenski DA. Three-dimensional scapular orientation and muscle activity at selected positions of humeral elevation. *Journal of Orthopaedic and Sports Physical Therapy* 24(2):57–65, 1996.
12. Lukasiewicz AC, Michener LA, Pratt N, Sennett BJ, McClure PW. Comparison of three-dimensional scapular position and orientation between subjects with and without shoulder impingement. *Journal of Orthopaedic and Sports Physical Therapy* 29(10):574–586, 1999.
13. McClure PW, Michener LA, Sennett BJ, Karduna AR. Direct three-dimensional measurement of scapular kinematics during dynamic movements in vivo. *Journal of Shoulder and Elbow Surgery* 10(3):269–277, 2001.
14. Ludewig PM, Phadke V, Braman JP, Hassett DR, Cieminski CJ, LaPrade RF. Motion of the shoulder complex during multiplanar humeral elevation. *Journal of Bone and Joint Surgery* 91A(2):378–389, 2009.

15. Teece RM, Lunden JB, Lloyd AS, Kaiser AP, Cieminski CJ, Ludewig PM. Three-dimensional acromioclavicular joint motions during elevation of the arm. *Journal of Orthopaedic and Sports Physical Therapy* 38(4):181–190, 2008.
16. Lewis MM, Ballet FL, Kroll PG, Bloom N. En bloc clavicular resection: Operative procedure and postoperative testing of function. Case reports. *Clinical Orthopaedics and Related Research* 193:214–220, 1985.
17. Inman VT, Saunders JB, Abbott LC. Observations on the function of the shoulder joint. *Journal of Bone and Joint Surgery Am* 26:1–30, 1944.
18. Conway A, Malone TR, Conway P. Patellar alignment/tracking alteration: Effect on force output and perceived pain. *Isokinetics and Exercise Science* 2:9–17, 1992.
19. Peat M. Functional anatomy of the shoulder complex. *Physical Therapy* 66(12):1855–1865, 1986.
20. Van der Helm FC, Pronk GM. Three-dimensional recording and description of motions of the shoulder mechanism. *Journal of Biomechanical Engineering* 117(1):27–40, 1995.
21. DePalma AF. Degenerative changes in sternoclavicular and acromioclavicular joints in various decades. Springfield, IL: C.C. Thomas, 1957.
22. Kelley MJ. Anatomic and biomechanical rationale for rehabilitation of the athlete's shoulder. *Journal of Sport Rehabilitation* 4:122–154, 1995.
23. Scibek JS, Mell AG, Downie BK, Carpenter JE, Hughes RE. Shoulder kinematics in patients with full-thickness rotator cuff tears after a subacromial injection. *Journal of Shoulder and Elbow Surgery* 17(1):172–181, 2008.
24. Ferrari DA. Capsular ligaments of the shoulder. *American Journal of Sports Medicine* 18(1):20–24, 1990.
25. Curl LA, Warren RF. Glenohumeral joint stability: Selective cutting studies on the static capsular restraints. *Clinical Orthopaedics and Related Research* 333:54–65, 1996.
26. Hawkins RJ, Schutte JP, Janda DH, Huckell GH. Translation of the glenohumeral joint with the patient under anesthesia. *Journal of Shoulder and Elbow Surgery* 5(4):286–292, 1996.
27. Itoi E, Berglund LJ, Grabowski JJ, Naggar L, Morrey BF, An KN. Superior-inferior stability of the shoulder: Role of the coracohumeral ligament and the rotator interval capsule. *Mayo Clinic Proceedings* 73(6):508–515, 1998.
28. Soslowsky LJ, Carpenter JE, Bucchieri JS, Flatow EL. Biomechanics of the rotator cuff. *Orthopedic Clinics of North America* 28(1):17–30, 1997.
29. Neer CS. *Shoulder Reconstruction*. Philadelphia: WB Saunders, 1990.
30. Jobe CM. Gross anatomy of the shoulder. In Rockwood CA, Matsen FA (eds): *The Shoulder, Vol 1*. Philadelphia: WB Saunders, 1990.
31. Ovesen J, Nielsen S. Stability of the shoulder joint: Cadaver study of stabilizing structures. *Acta Orthopaedica Scandinavica* 56(2):149–151, 1985.
32. Flatow EL, Duralde XA, Nicholson GP, Pollock RG, Bigliani LU. Arthroscopic resection of the distal clavicle with a superior approach. *Journal of Shoulder and Elbow Surgery* 4(1 Pt 1):41–50, 1995.
33. Neer CS, Poppen NK. Supraspinatus outlet. *Orthopaedic Trans* 11:234, 1987.
34. Woodward TW, Best TM. The painful shoulder: Part II. Acute and chronic disorders. *American Family Physician* 61(11):3291–3300, 2000.
35. Cools A, Witvrouw E, Mahieu N, Danneels L. Isokinetic scapular muscle performance in overhead athletes with and without impingement symptoms. *Journal of Athletic Training* 40(2):104–110, 2005.
36. Cools AM, Witvrouw EE, De Clercq GA, et al. Scapular muscle recruitment pattern: Electromyographic response of the trapezius muscle to sudden shoulder movement before and after a fatiguing exercise. *Journal of Orthopaedic and Sports Physical Therapy* 32(5):221–229, 2004.
37. Ebaugh DD, Karduna AR, McClure PW. Scapulothoracic and glenohumeral kinematics following an external rotation fatigue protocol. *Journal of Orthopaedic and Sports Physical Therapy* 36(8):557–571, 2006.
38. Bradley JP, Laudner KG, Lephart SM, Myers JB, Pasquale MR. Scapular dysfunction in throwers with pathologic internal impingement. *Journal of Orthopaedic and Sports Physical Therapy* 36(7):485–494, 2006.
39. Reid DC, Saboe L, Burham R. Current research in selected shoulder problems. In Donatelli R (ed): *Physical Therapy of the Shoulder*, New York: Churchill Livingstone, 1987.
40. Bayley JC, Cochran TP, Sledge CG. The weight-bearing shoulder: The impingement syndrome in paraplegics. *Journal of Bone and Joint Surgery Am* 69(5):676–678, 1987.
41. Davis JL, Growney ES. Three-dimensional kinematics of the shoulder complex during wheelchair propulsion: a technical report. *Journal of Rehabilitation Research and Development* 35(1):61–72, 1998.
42. Smith LK. Poliomyelitis and the post-polio syndrome. In Umphred DA (ed): *Neurological Rehabilitation*, ed 2, St Louis: CV Mosby, 1990.
43. Brewer BJ. Aging of the rotator cuff. *American Journal of Sports Medicine* 7(2):102–110, 1979.
44. Ferrari DA. Capsular ligaments of the shoulder: Anatomical and functional study of the anterior superior capsule. *American Journal of Sports Medicine* 18(1):20–24, 1990.

45. Birnbaum K, Prescher A, Heller KD. Anatomic and functional aspects of the kinetics of the shoulder joint capsule and the subacromial bursa. *Surgical and Radiologic Anatomy* 21(1):41–45, 1998.

46. Murray MP, Gore DR, Gardner GM, Mollinger LA. Shoulder motion and muscle strength of normal men and women in two age groups. *Clinical Orthopaedics and Related Research* 192:268–273, 1985.

47. Bechtol CO. Biomechanics of the shoulder. *Clinical Orthopaedics and Related Research* 146:37–41, 1980.

48. Norkin C, White D. *Measurement of Joint Motion: A Guide to Goniometry*, ed 2. Philadelphia: FA Davis, 1995.

49. Brown LP, Niehues SL, Harrah A, Yavorsky P, Hirshman HP. Upper extremity range of motion and isokinetic strength of the internal and external shoulder rotators in major league baseball players. *American Journal of Sports Medicine* 16(6):577–585, 1988.

50. Chang DE, Buschbacher LP, Edlich RF. Limited joint mobility in power lifters. *American Journal of Sports Medicine* 16:280–284, 1988.

51. Hislop HJ, Montgomery P. *Daniels and Worthingham's Muscle Testing: Techniques of manual examination*, ed 7. Philadelphia: WB Saunders, 2002.

52. Morrey BF, An K. Biomechanics of the shoulder. In Rockwood CA, Matsen FA (eds): *The Shoulder, Vol 1.* Philadelphia: WB Saunders, 1990.

53. Boone DC, Azen SP. Normal range of motion of joints in male subjects. *Journal of Bone and Joint Surgery Am* 61(5):756–759, 1979.

54. Doody SG, Freedman L, Waterland JC. Shoulder movements during abduction in the scapular plane. *Archives of Physical Medicine and Rehabilitation* 51(10):595–604, 1970.

55. Freedman L, Munro RR. Abduction of the arm in the scapular plane: Scapular and glenohumeral movements. A roentgenographic study. *Journal of Bone and Joint Surgery Am* 48(8):1503–1510, 1966.

56. Perry J. Biomechanics of the shoulder. In Rowe C (ed): *The Shoulder*. New York: Churchill Livingstone, 1988.

57. Greenfield B, Donatelli R, Wooden MJ, Wilkes J. Isokinetic evaluation of shoulder rotational strength between the plane of the scapula and the frontal plane. *American Journal of Sports Medicine* 18(2):124–128, 1990.

58. Kaltenborn FM. *Mobilization of the Extremity Joints*. Oslo: Olaf Norlis Bokhandel,1980.

59. Burkhead WZ. The biceps tendon. In Rockwood CA, Matsen FA (eds): *The Shoulder, Vol 2.* Philadelphia: WB Saunders, 1990.

60. Bagg SD, Forrest WJ. A biomechanical analysis of scapular rotation during arm abduction in the scapular plane. *American Journal of Physical Medicine* 67:238–245, 1988.

61. Poppen NK, Walker PS. Normal and abnormal motion of the shoulder. *Journal of Bone and Joint Surgery Am* 58(2):195–201, 1976.

62. Ludewig PM, Reynolds JF. The association of scapular kinematics and glenohumeral joint pathologies. *Journal of Orthopaedic and Sports Physical Therapy* 39(2):90–104, 2009.

63. Meyer KE, Saether EE, Soiney EK, Shebeck MS, Paddock KL, Ludewig PM. Three-dimensional scapular kinematics during the throwing motion. *Journal of Applied Biomechanics* 24(1):24–34, 2008.

64. Brunnstrom S. Muscle testing around the shoulder girdle. *Journal of Bone and Joint Surgery Am* 23:263–272, 1941.

65. Howell SM, Imobersteg AM, Seger DH, Marone PJ. Clarification of the role of the supraspinatus in shoulder function. *Journal of Bone and Joint Surgery Am* 68(3):398–404, 1986.

66. Hughes RE, Niebur G, Liu J, An KN. Comparison of two methods for computing abduction moment arms of the rotator cuff. *Journal of Biomechanics* 31(2):157–160, 1998.

67. Kuechle DK, Newman SR, Itoi E, Morrey BF, An KN. Shoulder muscle moment arms during horizontal flexion and elevation. *Journal of Shoulder Elbow Surgery* 6(5):429–439, 1997.

68. Lehmkuhl LD, Smith LK. *Brunnstrom's Clinical Kinesiology,* ed 4. Philadelphia: FA Davis, 1983.

69. Andrews JR, Carson WGJ, McLeod WD. Glenoid labrum tears related to the long head of the biceps. *American Journal of Sports Medicine* 13(5):337–341, 1985.

70. Furlani J. Electromyographic study of the m. biceps brachii in movements at the glenohumeral joint. *Acta Anatomica* 96(2):270–284, 1976.

71. Itoi E, Kuechle DK, Newman SR, Morrey BF, An KN. Stabilising function of the biceps in stable and unstable shoulders. *Journal of Bone and Joint Surgery Br* 75(4):546–550, 1993.

72. Karistinos A, Paulos LE. Anatomy and function of the tendon of the long head of the biceps muscle. *Operative Techniques in Sports Medicine* 15(1):2–6, 2007.

73. Schultz JS. Clinical evaluation of the shoulder. *Physician Medicine and Rehabilitation Clinics of North America* 15(2):351–371, 2004.

74. Moore K. *Clinically Oriented Anatomy*. Baltimore: Williams & Wilkins, 2004.

75. Pontillo M, Orishimo KF, Kremenic IJ, McHugh MP, Mullaney MJ, Tyler T. Shoulder musculature activity and stabilization during upper extremity weight-bearing activities. *North American Journal of Sports Physical Therapy* 2(2):90–96, 2007.

76. Markhede G, Monastyrski J, Stener B. Shoulder function after deltoid muscle removal. *Acta Orthopaedica Scandinavica* 56(3):242–244, 1985.

77. Liu J, Hughes RE, Smutz WP, Niebur G, Nan-An K. Roles of deltoid and rotator cuff muscles in shoulder elevation. *Clinical Biomechanics* 12(1):32–38, 1997.

78. Kumar VP, Balasubramaniam P. The role of atmospheric pressure in stabilising the shoulder: An experimental study. *Journal of Bone and Joint Surgery Br* 67(5):719–721, 1985.

79. Basmajian JV. *Muscles Alive: Their Function Revealed by Electromyography*, ed 4. Baltimore: Williams & Wilkins, 1978.

80. Berne RM, Levy MN. *Physiology*. St. Louis: Mosby, 1998.

81. Duca CJ, Forrest W. Force analysis of individual muscles acting simultaneously on the shoulder joint during isometric abduction. *Journal of Biomechanics* 6:385–393, 1973.

82. Poppen NK, Walker PS. Forces at the glenohumeral joint in abduction. *Clinical Orthopaedics and Related Research* 135:165–170, 1978.

83. Otis JC, Warren RF, Backus SI, Santer TJ, Mabrey JD. Torque production in the shoulder of the normal young adult male. *American Journal of Sports Medicine* 18(2):119–123, 1990.

84. Ivey FM, Jr., Calhoun JH, Rusche K, Bierschenk J. Isokinetic testing of shoulder strength: Normal values. *Archives of Physical Medicine and Rehabilitation* 66(6):384–386, 1985.

85. Hinton RY. Isokinetic evaluation of shoulder rotational strength in high school baseball pitchers. *American Journal of Sports Medicine* 16(3):274–279, 1988.

86. Veeger HE, Magermans DJ, Nagels J, Chadwick EK, Van der Helm FC. A kinematical analysis of the shoulder after arthroplasty during a hair combing task. *Clinical Biomechanics* 21(Suppl 1):S39–44, 2006.

87. Kibler W, McMullen J. Scapular dyskinesis and its relation to shoulder pain. *Journal of the American Academy of Orthopaedic Surgeons* 11(2):142–151, 2003.

88. Herring D, King AI, Connelly M. New rehabilitation concepts in management of radical neck dissection syndrome: A clinical report. *Physical Therapy* 67(7):1095–1099, 1987.

CHAPTER 6
제 6 장

팔꿉관절과 아래팔 복합체

Elbow and Forearm Complex

개요 (Chapter Outline)

학습목표 (Learning Outcomes)

본 장은 팔꿉관절과 아래팔 복합체에 대해 살펴본다. 이 장이 끝난 후에, 다음의 항목들을 할 수 있을 것이다.

- ❒ 팔꿉관절과 아래팔 복합체의 뼈, 관절, 연부조직 그리고 근육을 확인할 수 있다.
- ❒ 팔꿉관절과 노자관절의 관련성 그리고 기능적 움직임에 대한 이러한 요소들의 기여에 대해 논의할 수 있다.
- ❒ 팔꿉관절 굽힘, 폄, 아래팔 엎침, 뒤침의 주요 근육들을 나열할 수 있다.
- ❒ 기능적 운동 동안 팔꿉관절/아래팔 복합체의 작용을 하는 자세와 중력의 영향을 논의할 수 있다.
- ❒ 특별한 기능적 활동에서 팔꿉관절과 아래팔의 움직임 그리고 자세 기능을 하는 근육들을 이름을 말할 수 있다.
- ❒ 팔꿉관절 복합체와 기능적 결과에 대해 일반적으로 접하게 되는 움직임 장애를 설명할 수 있다.

개요 (Chapter Outline)

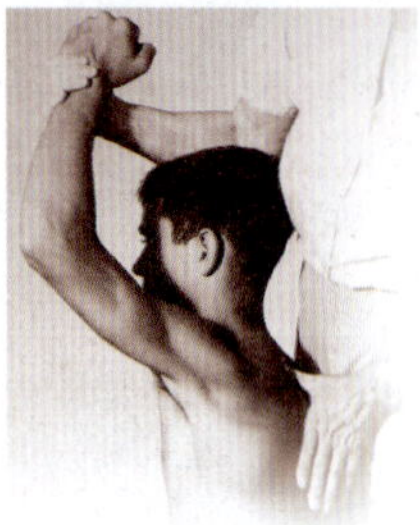

임상 시나리오(CLINICAL SCENARIO)

Bethany는 방금 새로운 환자인 Chris를 만났다. Chris는 번창하고 있는 신발가게의 경영자이고, 손을 쥐는 힘이 약하고, 특히 손목을 굽힐 때 통증이 있고 팔꿉관절 안쪽 표면에 종창(swelling)이 있다. 그러나, 주된 호소와 관심사는 팔꿉관절 통증이 아니라, 쥐기 힘이 약해진 것이며, 이것은 빨리 바뀌는 창고물품을 유지관리하는 능력에 지장을 주었다. 그는 자주 부기(dropsies)가 나타나는 것을 호소한다. Bethany는 환자의 통증과 약화를 확인하기 위해 팔꿉관절과 손목을 검진해야 하는 것을 알고 있다. Bethany는 압통 부위를 정확히 찾아야 하며, 통증과 부기를 관리하기 위한 주의사항을 만들어야 한다. 또한 통증 부위에 연결되어 있고 쥐기와 관련된 모든 근육을 검사해야 한다. Bethany가 Chris의 평가와 도수근력검사를 시작했을 때, 각각의 근육들과 기능에 대해 생각하고 있었고, 에너지 넘치는 일중독자에게 활동을 제한하여 병변 부위를 쉬도록 하기 위해서 어떻게 하면 믿음을 줄 수 있는가에 대해 걱정한다.

서론

Introduction

팔꿉관절 부분은 오직 하나의 관절주머니에 둘러싸여 있는 3개의 개별 관절을 포함하는 복잡한 구조이다. 첫 번째 두 관절은 위팔자관절과 위팔노관절이다; 이 관절이 우리가 전형적으로 생각하는 "팔꿉관절"이다. 다른 하나의 관절인 몸쪽 노자관절은 팔꿉관절 복합체의 세 번째 관절이다. 비록 이 관절이 팔꿉관절주머니에 놓여 있지만, 엄밀히 따지면 팔꿉관절의 부분이 아니다; 아래팔 회전이 나타나는 곳이지만 팔꿉관절의 움직임에는 관여하지 않는다. 운동이 일어나고 위팔뼈와 노뼈 사이의 관절이 있지만, 접촉의 대부분과 뼈운동형상학적 팔꿉관절 운동은 위팔노관절보다 위팔자관절에서 비롯된다. 이러한 두 관절(위팔자관절과 위팔노관절)은 하나의 관절로 작용하며, 자유도 1의 수정된 단일축 경첩관절을 만든다. 이 단일축 관절의 운동은 안쪽-가쪽 축, 시상면에서 팔꿉관절 굽힘, 폄을 포함한다. 단일축 팔꿉관절이 오직 시상면에서 움직이기 때문에, 단일축 몸쪽 노자관절은 또한 오직 하나의 자유도만 제공한다. 몸쪽 노자관절은 또한 하나의 자유도만 있으나, 그것의 운동은 수직축, 가로면에서 나타난다. 노자관절은 아래팔 뒤침과 엎침을 하게 한다. 팔꿉관절과 노자관절은 각각의 단일축이 있으나 다른 면에서 함께 작용하며, 전체적으로는 다양한 기능적 움직임을 제공한다.

이러한 팔꿉관절과 아래팔 관절의 통합된 2개의 자유도는 아래팔 회전과 손과 어깨 사이의 거리를 길거나 짧게 함으로써 손을 다양하게 위치시킬 수 있는 기회를 준다. 비록 이러한 가동성이 열린 사슬(open chain)에서 손 위치와 기능을 위해 매우 중요하지만 당겨 올리기, 밀어 올리기와 이동 시 보조기구 사용 같은 닫힌 사슬(close chain) 활동 동안 안정성을 제공하기 위한 팔꿉관절의 능력에서도 중요하다. 팔꿉관절의 해부학은 뼈의 일치성 때문에 안정성을 명확히 제공한다.

이러한 뼈의 일치성에 부가적으로 팔꿉관절 복합체를 가로지르는 여러 근육들은 또한 안정성과 기능적 가동성을 준다. 팔꿉관절 복합체에 2개의 폄근과 3개의 굽힘근인 다섯 가지의 중요한 근육들이 있다. 추가적으로, 노자관절의 운동은 한 쌍의 뒤침근과 한 쌍의 엎침근인 4개의 중요한 근육이 기여하여 제공된다.

다른 구조들도 팔꿉관절 안정성과 기능에 중요하다. 인대는 이러한 관절에 필수적인 안정성을 준다. 팔신경얼기(brachial plexus)의 가지는 팔꿉관절과 아래팔 근육들을 지배한다; 이 가지에는 대부분 C5~C7까지 분지하는 근육 피부신경, 노신경, 정중신경이 포함된다.

팔꿉관절과 아래팔 부분에 영향을 주는 병리적 상태는 일반적이며 기능적 손상의 정도를 변화시킨다. 신체의 다른 부분처럼, 특별한 병리적 상태가 다양한 조직에 영향을 미치고 뼈 골절, 근육 좌상, 인대 염좌, 뼈의 신연 손상과 같은 급성 손상 혹은 과사용 혹은 반복적인 미세외상을 포함한 만성 손상을 포함할 수 있다. 팔에서, 중간 연결과 같이 그것의 위치 때문에 팔꿉관절 복합체는 신연 손상을 받기 쉽고 근육, 힘줄, 인대, 말초신경과 연관된 급성 혹은 만성적 과정 둘 다에 대한 전체시리즈가 되기 쉽다.[1,2]

뼈

Bones

팔꿉관절 복합체는 일치성이 좋은 관절 중의 하나이다. 팔꿉관절 영역의 뼈는 안정성과 기능성을 이룰 수 있는 패임, 능선, 고랑 등을 가지고 있다(그림 6.1).

위팔뼈 / Humerus

팔꿉관절의 몸쪽 뼈는 위팔뼈이고, 이 뼈는 긴뼈이며, 먼쪽 끝단에 촉진이 가능한 몇 개의 독특한 형태를 가진다. 위관절융기는 위팔뼈의 몸쪽에서 먼쪽으로 직접적으로 나타나 있는 융기이다. 위관절융기는 이 부분에서 쉽게 확인할 수 있는 기준점이다. 어깨가 가쪽으로 회전할 때, **안쪽 위관절융기**(medial epicondyle)는 몸통의 가장 가까운 쪽에 있게 된다; 더 작은 융기인 **가쪽 위관절융기**(lateral epicondyle)는 위팔뼈의 가쪽에 있으며, 몸통의 가장 먼쪽에 있다. 그러나, 위팔뼈가 안쪽으로 돌림을 할 때, 안쪽 위관절융기는 뒤쪽으로 향하고, 가쪽 위관절융기는 앞쪽으로 향한다. 해부학적 자세에서, 크고 돌출된 안쪽 위관절융기는 위치를 찾기가 쉽다. 안쪽 위관절 융기는 중요한 아래팔 엎침근(원엎침근), 중요한 안정화 인대(안쪽 곁인대)와 대부분의 손목과 손가락 굽힘근의 몸쪽 부착 부위를 제공한다. 비록 덜 돌출되었지만, 가쪽 위관절융기는 다른 사람과 악수하는 것과 같이 아래팔 중립위치에서 팔꿉관절을 90° 굽히면 쉽게 찾게 된다; 근처 벽에 몸을

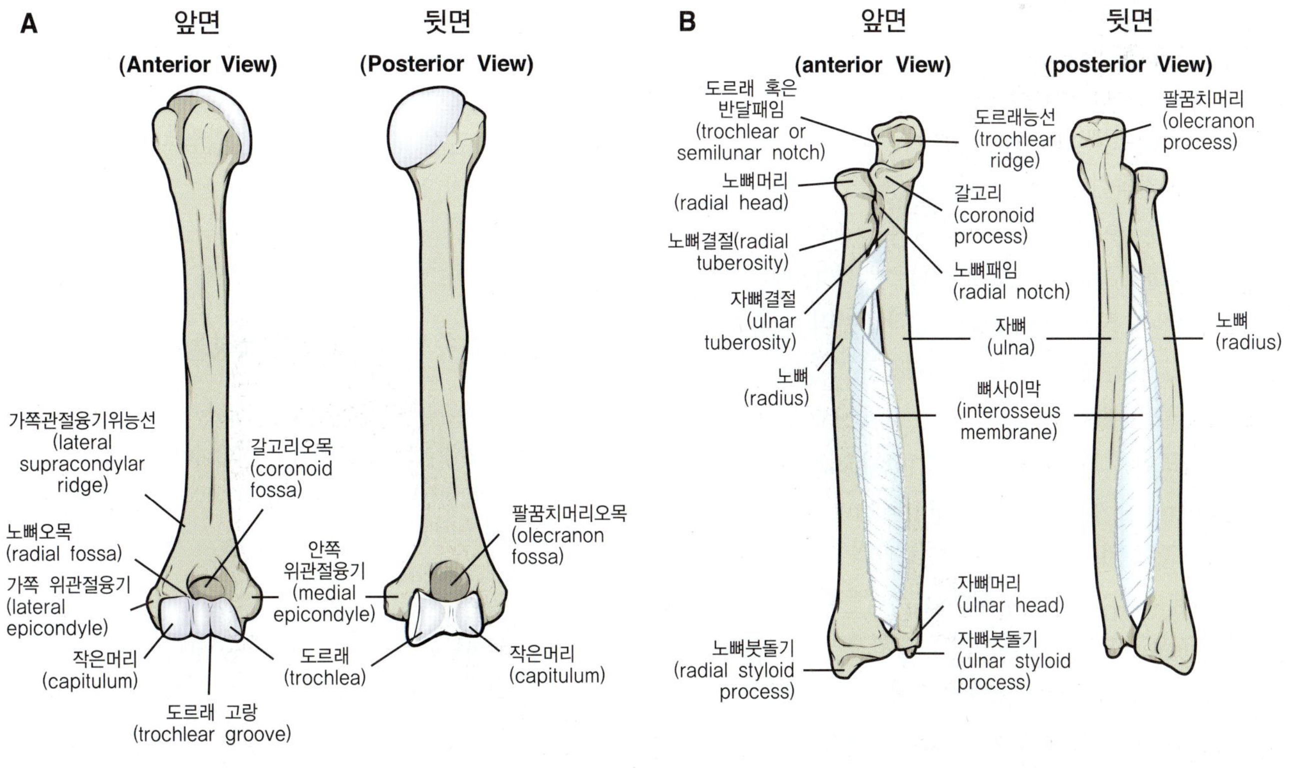

그림 6.1 뼈의 특징을 강조한 위팔뼈, 노뼈와 자뼈의 앞쪽과 뒤쪽 면. A) 위팔뼈: 앞쪽과 뒤쪽 면. B) 자뼈와 노뼈: 앞쪽과 뒤쪽 면.

실습 포인트
PRACTICE POINT

안쪽과 가쪽의 위관절융기 둘 다 많은 힘줄들이 부착하기 때문에, 위관절융기들에서 빈번하게 급성 손상 혹은 만성 과사용으로 인한 통증이 나타난다. 언급한 바와 같이, 많은 손목 폄근들은 가쪽 위관절융기에 몸쪽 부착부가 있고, 손목 굽힘근들은 안쪽 위관절융기에 부착한다. 만성 과사용으로, 퇴행성 조직 변화는 위관절융기에 부착되어 있는 힘줄에서 나타날 것이고, 위관절융기병증으로 알려진 질환으로 이르게 한다. 가쪽 위관절융기병증은 라켓 스포츠를 하는 사람들에서의 발병률 때문에 일반적으로 "테니스 엘보(tennis elbow)"라 불린다. 컴퓨터 작업을 오랜시간 요구하는 직업에서 나타나므로, 현재 이러한 상황은 일반적으로 컴퓨터 종사자와 같은 집단에서 보여진다. 임상적으로, 가쪽 위관절융기병증은 손목을 펼 때 저항을 주면 일반적으로 불쾌한 통증이 나타나는 특징이 있다. 안쪽 위관절융기병증은 일반적으로 "골프 엘보"라 불리며, 또한 안쪽 위관절융기에 부착된 구조물들의 과사용 병리역학으로 나타난다. 청소년기 이전에, "리틀리그 엘보(little league elbow)"라고 알려진 안쪽 위관절융기 상태를 볼 수 있다. 이러한 상태는 뼈의 미성숙에 의해 손상을 받는 복잡한 증상이며, 반복적인 과부하 외상과 심한 압박 혹은 밖굽이(valgus) 힘과 같은 비정상적인 병리역학이 원인이다. 리틀리그 엘보는 **뼈곁돌기판**(apophyseal plate)의 하중으로 시작되고 뼈곁돌기염[3]으로 진행될 것이며, 이차적으로 골화 변형, 혈관성 파괴 혹은 어떤 지지 구조들의 자극이 나타난다.[1,4] 팔꿉관절 통증, 부종과 완전 폄 움직임 감소는 이러한 현상들의 증상과 징후이다. 연령대와 관련 없이, 이러한 어떤 상태들과 함께 건강 관리 전문가로서의 매우 중요한 역할을 하는 사람 중 하나인 임상가들은 환자의 병리역학을 평가하고 재발을 막기 위해 해로운 움직임 습관들을 변화시키기 위한 효율적인 방법을 가르침으로써 중요한 역할을 한다.

가쪽으로 기댈 때(굽힌 팔꿉쪽 위에), 벽과 접촉하는 울퉁불퉁한 뼈 표시는 가쪽 위관절융기이다. 가쪽 위관절융기는 많은 손목과 손가락/엄지 폄근들과 아래팔 뒤침근의 부착 부위를 제공한다. 가쪽 위관절융기의 위쪽은 **가쪽관절융기위능선**(lateral supracondylar ridge)이며, 위팔세갈래근의 가쪽갈래 뒤쪽과 위팔노근의 앞쪽 사이에서 촉진 가능한 기준점이다.

팔꿉관절의 몸쪽 부분을 형성하는 먼쪽 위팔뼈는 두 개의 융기, 안쪽의 **도르래**(trochlea)와 **작은머리**(capitulum)가 있다. 도르래는 자뼈와 관절을 형성하고, 작은머리는 노뼈와 관절을 형성한다(그림 6.1). 모래시계 형상을 한 도르래는 크기가 크고 **도르래고랑**(trochlear groove)에 의해 분리된 두 개의 부분으로 구성되어 있다. 작은머리는 모양이 공과 비슷하다. 가쪽 공 모양의 작은머리와 안쪽 모래시계 모양의 도르래 사이에는 **작은머리도르래고랑**(capitulotrochlear groove)이 있다. 팔꿉관절이 굽혀질 때 노뼈 머리는 이 고랑 내에서 미끄러진다. 위팔뼈 앞쪽 위의 도르래 위쪽은 **갈고리오목**(coronoid fossa)이다; 팔꿉관절이 완전히 굽혀질 때, 자뼈의 갈고리는 이 오목으로 이동한다. 비슷하게, 작은머리의 위쪽은 **노뼈오목**(radial fossa)이며, 노뼈오목은 팔꿉관절 굽힘의 끝부분에서 노뼈 머리가 들어갈 공간을 제공한다. 먼쪽 위팔뼈의 뒤쪽은 팔꿉이 완전 편 상태가 될 때 자뼈 위쪽을 위해 깊숙한 곳에서 안정된 관절 표면을 제공하는 **팔꿈치머리오목**(olecranon fossa)이 있다(그림 6.1).

위팔뼈 먼쪽의 독특한 뼈 특징들

- 안쪽 위관절융기(medial epicondyle)
- 가쪽 위관절융기(lateral epicondyle)
- 가쪽관절융기위능선(lateral supracondylar ridge)
- 도르래(trochlea)
- 도르래 고랑(trochlear groove)
- 작은머리(capitulum)
- 작은머리도르래고랑(capitulotrochlear groove)
- 갈고리오목(coronoid fossa)
- 노뼈오목(radial fossa)
- 팔꿈치머리오목(olecranon fossa)

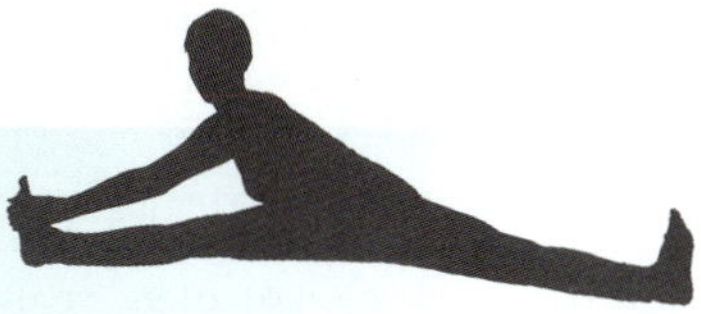

실습 포인트
PRACTICE POINT

자신경은 안쪽위관절융기를 지남에 따라 너무 표층에 있으므로 손상에 민감하다. 자신경은 안쪽 팔꿉관절에 저림감각 또는 아래팔과 새끼손가락에 방사통을 유발한다. 자뼈고랑 내에서 신경의 마찰은 새끼손가락에 따끔거리는 감각을 유발하는데 자신경의 이런 위치는 일반적으로 "자뼈의 끝(funny bone)(이 곳을 치면 찌릿하다)"로 알려져 있다.

자뼈 / Ulna

자뼈는 팔꿉관절에서 위팔뼈와 함께 더욱 통합적으로 위팔자관절을 이루는 뼈 동반자이다. 해부학적 자세에서 안쪽 아래팔에 위치한 자뼈는 팔꿉관절에서 매우 중요한 역할을 하지만 손목에서는 최소의 기능을 한다. **팔꿈치머리**(olecranon process)는 자뼈 위쪽의 독특한 뒤쪽 돌기이고, 관절이 굽혀졌을 때 팔꿉관절의 가장 뒤쪽 부분이다. 자뼈의 등쪽 경계는 팔꿈치머리에서 손목의 자뼈 붓돌기까지 전체 길이를 따라 촉진될 것이다. 팔꿈치머리의 안쪽은 팔꿈치머리와 안쪽 위관절융기 사이의 고랑이다; 이 고랑은 자신경이 지나가는 공간이 있고, 고랑 내에서 둥근 끈(cord)이 촉진된다.

오목한 자뼈 **도르래패임**(trochlear notch)이 안쪽 팔꿉관절을 형성하기 위해 더욱 몸쪽 위팔뼈 도르래와 관절을 이룬다. 반달 형상의 자뼈 관절은 또한 **반달패임**(semilunar notch)으로 알려져 있다. 이러한 거대한 자뼈 관절 표면은 위팔뼈의 짝인 도르래 고랑과 관절하는 돌출 **도르래**(trochlear) 혹은 **세로 능선**(longitudinal ridge)에 의해 중심에서 나누어진다. 팔꿉관절을 굽히거나 펴는 동안, 자뼈의 도르래능선은 위팔뼈의 도르래 고랑 내에서 활주한다. 자뼈의 앞쪽 표면은 **갈고리돌기**(coronoid process)라 불리는 특징적이고 날카로운 안쪽, 위쪽 돌기에 의해 표시가 난다. 팔꿉관절을 구부릴 때, 이러한 자뼈 돌기는 구부린 동작에 안정성을 제공하면서 위팔뼈의 갈고리오목에 알맞게 움직인다. 갈고리 아래는 중요한 팔꿉관절 굽힘근인 위팔근의 부착 부위인 **자뼈결절**(ulnar tuberosity)이 있다. 자뼈의 몸쪽, 가쪽 부분, 도르래패임 가쪽에는 약간 오목한 **노뼈패임**(radial notch)이 있다. 노뼈패임은 몸쪽 노자 관절을 형성하는 노뼈와 관절을 이룬다(그림 6.1).

몸쪽 자뼈의 독특한 뼈 특징들

- 팔꿈치머리(olecranon process)
- 갈고리돌기(coronoid process)
- 도르래(trochlear) 혹은 반달패임(semilunar notch)
- 도르래 혹은 세로능선(longitudinal ridge)
- 자뼈결절(ulnar tuberosity)
- 노뼈패임(radial notch)

노뼈 / Radius

노뼈가 몸쪽 아래팔 기능에 기여를 하지만, 먼쪽 노자관절과 손목에서 더욱 중요한 역할을 한다. 몸쪽 끝의 **노뼈머리**는 위팔뼈 가쪽 관절융기의 바로 뒤에 위치한다. 노뼈머리의 위쪽 표면은 깊은 오목한 **오목**이 있으며, 위팔노관절을 형성하기 위해 위팔뼈 작은머리의 둥근 볼록과 관절을 이룬다. 팔꿉관절을 완전히 펼 때, 둥근 노뼈머리는 몸쪽 노자관절의 볼록한 부분을 형성하고, 엎침과 뒤침을 하는 동안 피부 아래에서 노뼈가 구를 때 가쪽 위관절융기의 먼쪽에서 촉진될 것이다. 팔꿉관절을 굽히는 동안, 노뼈머리는 구부리는 동작 끝에서 위팔뼈의 노뼈오목 내에서 안정되게 자리잡을 때까지 작은머리 도르래고랑 내에서 활주한다. 노뼈목 앞쪽에서 노뼈머리 바로 먼쪽에는 노뼈결절이 있다. 노뼈결절은 위팔두갈래근의 부착점이다(그림 6.1).

몸쪽 노뼈의 구분되는 뼈 특징들

- 노뼈머리(radial head)
- 노뼈오목(fovea of radius)
- 노뼈목(radial neck)
- 노뼈결절(radial tuberosity)

관절

Joints

팔꿉관절주머니에는 3개의 관절이 있다. 이러한 관절은 팔꿉관절과 몸쪽 아래팔 관절을 포함한다. 팔꿉관절은 위팔자관절과 위팔노관절을 포함하며, 몸쪽 아래팔 관절은 몸쪽 노자관절을 포함한다.

위팔자관절과 위팔노관절 / Humeroulnar and Humeroradial Joints

팔꿉 관절의 중요한 관절 분절은 위팔뼈와 자뼈이다. 비록 위팔뼈에서 움직이는 노뼈는 중요한 짝 움직임을 제공하지만, 실제 팔꿉관절 기능에는 기여하지 않는다. 이전에 언급한 것과 같이, 팔꿉관절은 단일축 경첩관절이고, 1도 자유도이다: 이마축의 시상면에서 굽힘과 폄(그림 6.2). 관절은 굽히고 펴는 동안 조화롭게 작용하는 자뼈도르래와 노뼈작은머리가 있다. 관절의 강력한 구조적 안정성은 뼈의 일치성과 강한 결인대로부터 만들어진다(그림 6.3). 모든 관절을 둘러싸고 있는 관절주머니가 결인대에 의해 강화되지만, 그것은 얇고 느슨하고(특히 뒤쪽), 관절의 중요한 움직임을 만들기 위한 많은 주름이 있다. 큰 윤활주머니는 팔꿈치머리오목에 위치해 있으며, 팔꿉관절을 완전히 펼 때 잠김으로부터 완충 작용을 한다.

뼈운동형상학 / Osteokinematics

팔꿉관절 굽힘-폄의 축은 안쪽-가쪽(x-축)이고, 도르래와 작은머리를 연결한 선이고 가쪽 위관절융기와 가까이 있다(그림 6.2A). 도르래는 작은머리보다 더욱 먼쪽에 있기 때문에, 선은 수평과 떨어져 그려지고, 팔꿉관절에서 운반각(carrying angle)을 만든다. 이러한 각은 나중에 이 장에서 깊게 논의된다. 이 축에 근접한 위치는 손가락을 팔꿉관절에서 안쪽과 가쪽 위관절융기에서 약간 먼쪽에 위치시켜 두 손가락을 연결한 선을 추측해보면 위치를 정할 수 있다. 선이 수평이라면, 팔꿉관절 기능은 완전히 경첩과 비슷하며, 이것은 현관문과도 유사하다. 팔꿉관절의 축은 수평과 약간 벗어나 있으므로, 팔꿉관절은 움직일 때 가변성이 있다; 이러한 정렬은 더욱 좋은 관절을 만들고 팔꿉관절은 최고로 "자유로운" 경첩관절로 불린다. 이런 설계가 다양한 아래팔 위치에서 순간적으로 부드럽게 팔꿉관절을 굽힐 수 있기 때문에, 기능적 움직임이 쉽게 수행된다.[5] "자유로운" 경첩관절에서 최대로 굽히거나 펼 때 약간의 안쪽 그리고 가쪽 회전이 나타난다.[6] 추가적으로, 위팔뼈의 끝단은 위팔뼈 몸통에서 30° 앞쪽으로 회전되어 있고, 몸쪽 자뼈는 자뼈 몸통에서 약 30° 뒤쪽 회전되어 있다. 이러한 조화로운 관계는 145° 범위의 굽힘 뿐만 아니라, 완전히 펴는 동작에서 관절의 안정성을 제공한다.[7,8]

팔꿉관절의 움직임 범위는 다양하다. 비록 팔꿉관절 굽힘의 전형적인 수동 범위는 평균 145°이지만, 정상 범위는 120°~160°까지이다.[7,9,10] 능동 굽힘 가동범위는 아래팔이 완전 엎침이 되지 않았을 때 더 작다.[11] 굽힘 움직임은 일반적으로 부드러운 끝느낌으로 팔 근육과 아래팔 사이의 접촉에 의해 정지된다. 근육이 너무 많은 경우나 비대해진 경우, 굽힘 범위는 뚜렷하게 감소될 수 있고 손가락을 어깨에 닿을 수 없다. 다른 극단적인 경우는 너무 연부조직이 적은 사람은 자뼈 갈고리돌기가 위팔뼈와 갈고리오목 뼈 안으로 접촉하는 단단한 끝느낌일 것이다. 우리는 자주 팔꿉관절의 완전범위 움직임을 하지 않는다; 연구들은 대부분의 일상생활 활동들의 팔꿉관절 움직임 범위는 30°와 130° 사이라고 보고한다.[6]

팔꿉관절 폄은 팔꿈치머리와 팔꿈치머리오목 사이의 접촉으로 딱딱한(hard) 끝느낌이다. 평균적인 폄 움직임은 정상적인 변화인 오직 약간의 각도만 나타나는 0°이다. 정상범위를 넘어선 경우는 비대해진 근육 혹은 단단한 인대, 팔꿉관절 폄에 대한 약간의 각도로도 부족한 경우, 약한 구조들이 있는 경우, 또는 5°혹은 정상적인 큰 각도의 폄보다 더욱 심한 관절 느슨함이 있는 사람들이 있을 것이다.

관절운동형상학 / Arthrokinematics

팔꿉관절의 부가적인 혹은 분절 움직임은 어깨, 손목 그리고 손가락의 움직임과 비교하여 작다. 강한 관절 안정성은 자뼈와 노뼈의 일치성뿐만 아니라, 강한 안쪽 그리고 가쪽 결인대와 함께 도르래와 위팔뼈 작은머리의 물결무늬 형태의 적합성에 의해 제공된다(그림 6.3). 먼쪽 위팔뼈가 안정화되고 견인힘이 몸쪽 아래팔에 적용된다면, 굽혀진 팔꿉관절의 약간의 신연이 나타난다. 팔꿉관절이 굽혀진 위치와 뒤쪽힘이 몸쪽 아래팔의 앞쪽 표면에 적용될

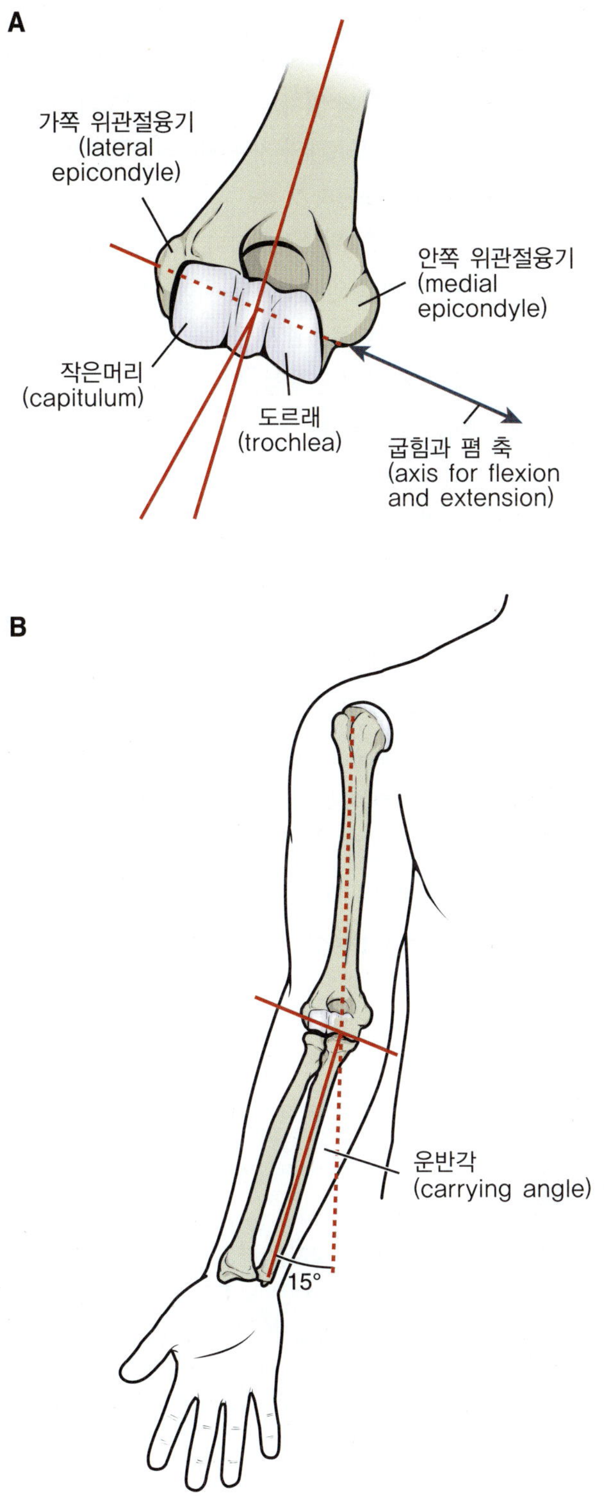

그림 6.2 A) 도르래와 작은머리를 관통하는 굽힘과 폄을 위한 팔꿉관절 경로에 대한 축(1도 움직임 자유도).
B) 해부학적 자세에서 팔의 운반각.

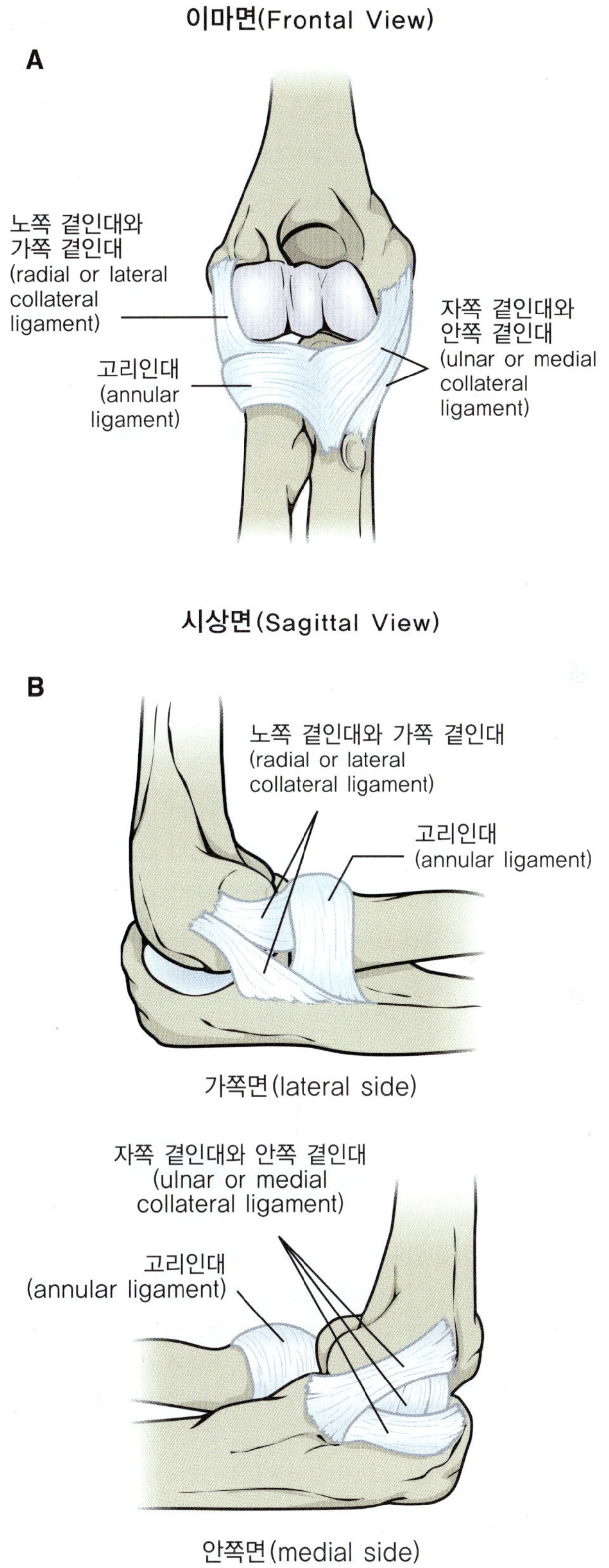

그림 6.3 A) 팔꿉관절의 이마면과 B) 시상면은 강한 뼈와 관절 인대의 안정성을 보여준다. 다음의 인대들을 주의깊게 본다: 안쪽곁인대, 가쪽곁인대, 고리인대.

때 약간의 앞뒤쪽 조인트 플레이가 나타난다. 또한 최소의 안쪽 · 가쪽 조인트 플레이 움직임이 나타난다. 어떤 근육 수축은 관절 압박과 종속운동을 제한하기 때문에 정상적인 종속운동은 근육 이완을 요구한다는 1장을 생각하면 된다. 위팔자관절의 잠김위치(close-packed position)는 완전 폄이고 위팔노관절의 잠김위치는 90° 굽힘, 5° 뒤침이고, 노자관절의 잠김위치는 완전 뒤침 혹은 완전 엎침이다. 잠김위치과 함께, 팔꿉관절 복합체의 풀림위치(resting position)는 각각의 관절마다 다르다: 위팔자관절의 열린 위치는 70° 팔꿉관절 굽힘, 10° 아래팔 뒤침; 위팔노관절의 풀림위치는 팔꿉관절 완전 폄, 아래팔 완전 뒤침; 그리고 노자관절의 열린 위치는 70° 팔꿉관절 굽힘, 35° 아래팔 뒤침이다.[12]

위팔자관절의 관절운동형상학
/ Humeroulnar Arthrokinematics

위팔자관절의 움직임은 자뼈의 오목한 도르래패임과 위팔뼈의 볼록한 도르래 사이에 나타난다. 굽히는 동안, 자뼈의 도르래패임은 구르게 되고, 자뼈의 갈고리가 위팔뼈의 갈고리오목에 도달하는 시점인 굽히는 동작의 끝까지 위팔뼈의 도르래고랑에서 앞쪽으로 같은 방향으로 활주한다. 펴는 동안, 도드래패임은 구르게 되고 도르래에서 위쪽으로 같은 방향으로 활주한다. 부드러운 가동성과 최대 안정성은 트랙 위의 열차와 비슷하게 굽힘과 폄 사이의 움직임을 안내하는 도르래와 자뼈 사이의 상반적인 볼록-오목 관계에 의해 제공된다.[12]

완전 굽힘 움직임은 뒤관절주머니, 피부, 팔꿉관절 폄 근육들, 자신경 그리고 안쪽곁인대 뒤쪽 섬유의 정상적인 길이가 필요하다. 반대로, 완전 폄 움직임은 앞관절주머니, 피부, 팔꿉관절 굽힘 근육들, 안쪽곁인대 앞쪽 섬유의 정상적인 길이가 필요하다.

위팔노관절의 관절운동형상학
/ Humeroradial Arthrokinematics

위에 설명한 것과 같이 위팔자관절의 중요한 기능적 움직임은 위팔뼈와 자뼈 노뼈 사이의 움직임에 의해 보완된다. 오목한 몸쪽 노뼈 표면은 구르게 되고 먼쪽 위팔뼈의 가쪽의 볼록한 둥근 작은머리에서 같은 방향으로 활주한다; 그러므로 노뼈는 굽히는 동안 앞쪽 그리고 펴는 동안, 뒤쪽으로 움직인다.

완전 폄 시, 위팔뼈와 노뼈 사이의 접촉은 없으나, 굽힘 동안 노뼈 머리 꼭대기의 깊은 오목은 둥근 위팔뼈 작은머

실습 포인트
PRACTICE POINT

팔꿉관절이 단일축 경첩관절로 분류되지만, 움직임 축이 실제 시상면에서 벗어나므로 좀 더 정확히 하면 수정된 **경첩관절**(modified hinge joint)로 설명된다. 팔꿉관절에서 나타나는 약간의 회전 혹은 "축에서-벗어난" 움직임은 생체공학자들이 역학적 관절에서 보조기를 설계할 때 고려해야 하는 중요한 요소이다. 비록 발달이 계속되지만, 보조기 설계 혹은 인공 팔꿉관절 사용을 위한 역학적 관절은 자연적인 해부학적 설계에 대해 아직 생체역학적으로 세련되게 복제하고 있지는 않다.

팔꿉관절을 약간 많이 펴는 각도는 위팔세갈래근의 마비가 있는 척수손상 환자에게 매우 기능적 사용이 될 수 있다. 이러한 환자들은 문을 열기 위해 그리고 압력 경감 혹은 의자에서 이동하기 위해 앉은 자세에서 밀어 올리는 동작을 수행하기 위해 능동적으로 팔꿉관절을 펼 수 없다. 팔꿉관절을 약간 많이 펴는 각도에서 그들은 가벼운 물건을 미는 동작 혹은 압력 경감, 미끄러지는 이동에 대해 의자에서 엉덩이를 들어 올리기 위한 수행되는 동작을 위해서 역학적으로 팔꿉관절을 잠그려고 중력과 지레대 원리를 사용할 수 있다.

리를 당기며 노뼈머리는 머리가 위팔뼈의 노뼈오목으로 안정되게 자리잡을 때, 작은머리도르래 고랑에서 완전히 굽혀지는 시점까지 활주한다.

운반각 / Carrying Angle

관절 축이 위팔뼈의 몸통과 수직이 아니기 때문에, 아래팔 정렬은 해부학적 자세에서 위팔뼈 몸통과 가쪽으로 각을 형성한다. 이러한 각은 **팔꿉관절 각**(cubital angle)을 만들고, 일반적으로 **운반각**(carrying angle)이라 부른다(그림 6.2B). 이 각을 위한 생체역학적 용어는 **밖굽이 팔꿈**(cubital valgus)이다(가쪽으로 회전된). 이 각은 약 15°이지만, 일반적으로 남자보다 여자가 더 큰 각도를 보이며 다양하다.[13] 운반각을 측정한 연구에서 평균값은 5°~19°이며, 남자는 11°~14°,[10,11] 여자는 13°~16°이고 남자와 여자 사이의 평균 차이는 0°~6°이다.[14–16] 이러한 각도에서의 다양성은 측정 방법 차이와 나이, 성별, 체중, 그리고 체격과 같이 표본 특성에 차이가 있기 때문이다.[17]

약 15°의 밖굽이 팔꿉 각도가 정상이지만, 심한 밖굽이 팔꿉이 손상 혹은 비정상적 병리기전에 따라 이차적으로 나타날 수 있다. 안쪽 편위인 **안굽이 팔꿉**(cubital varus)(안쪽으로 회전된)은 병변으로 여겨진다; 일반적으로 생체역학적 변화는 소아기 동안 먼쪽 위팔뼈 골절로 인해 나타난다. 정상적인 5°~15° 가쪽으로 굽은 각도보다 더 작은 안굽이 팔꿉 혹은 운반각은 종종 **개머리판 변형**(gunstock deformity)이라 부른다.[3]

기능적으로, 운반각은 오목어깨관절의 가쪽돌림, 팔꿉관절 폄 그리고 아래팔 뒤침이 통합된 결과이다; 해부학적 자세에서 이러한 모든 위치가 나타난다.[17] 또한 몸에서 멀리 떨어진 손에서 운반되는 물건을 유지한다고 여겨지기에 운반각이라고 이름이 붙여졌다. 그러나 손에서 물건을 운반하는 자연적 그리고 일반적인 방법은 약간의 아래팔 엎침이다; 이러한 자세에서, 운반각은 없어진다. 손에서 입으로 가는 움직임을 생체역학적으로 더욱 효율적이고 능률적으로 만들기 위한 것이라고 제안되어져 왔지만, 지금까지 운반각에 대한 분명한 기능은 설명되지 않았다. 사체에 대한 운동형상학적 연구는 팔꿉관절의 굽힘과 폄은 아래팔의 일정한 움직임 경로에 따르는 뒤침과 굽히는 동안 나타나는 운반각의 점진적인 감소가 나타남을 증명하였다.[18] 운반각과 위팔자관절 기능은 "부드러운" 경첩관절보다 기능적으로 목적이 있는 움직임에서 최고가 된다는 생각을 이러한 소견이 뒷받침한다.

위팔자관절의 연부조직과 위판노관절 / Soft Tissue of the Humeroulnar and Humeroradial Articulations

설명한 것과 같이, 관절주머니는 많은 주름을 내포하고 있다. 팔꿉관절 움직임 특히, 관절이 굽히는 방향으로 더 멀리 움직일 때 뒤쪽 관절주머니의 주름이 없어지는 팔꿉관절 굽힘 동안 이러한 주름들의 중요성에 대해 당신은 생각해 볼 수 있다. 관절주머니는 팔꿈치머리오목 위의 위팔뼈 뒤쪽과 도르래에 부착되어 있다. 앞쪽에서의 관절주머니는 노뼈 위쪽과 갈고리오목에 부착되어 있고, 먼쪽으로는 자뼈의 갈고리와 가쪽으로는 고리인대에 부착되어 있다. 관절의 움직임을 하게 하기 위해 주름을 펼 수도 있지만, 관절주머니의 힘은 인대에 의해 강화된다. 관절주머니는 팔꿉관절복합체의 안정성을 증가시키기 위해 안쪽곁인대와 고리인대에 부착되어져 있고, 혼합되어 있다. 모든 인대 목록, 부착점, 기능적 설명은 표 6-1을 보면 된다.

위팔자관절에서의 중요한 움직임은 굽힘과 폄이기 때문에, 강화하는 중요한 인대는 관절주머니를 특히 두텁게 한다–안쪽(자쪽)과 가쪽(노쪽)곁인대. 이러한 두 인대들은 이마면에서 안정성을 제공하기 위해 각각 안쪽과 가쪽에서 관절주머니를 안정화시킨다. 안쪽으로, **안쪽(자쪽)곁인대**(medial collateral ligament: MCL)는 매우 크고 세 개의 구분된 부분으로 구성되어 있다: 앞쪽, 뒤쪽 및 가로쪽. 안쪽곁인대는 위팔뼈의 안쪽 위관절융기로부터 자뼈 갈고리 앞쪽과 팔꿈치머리 뒤쪽까지 뻗어 있다(그림 6.3). 팔에서 과도한 가쪽 이동으로부터 아래팔을 제한하기 위해 강력한 가쪽으로 굽히는 힘에 대항하여 팔꿉관절을 안정화한다. 안쪽곁인대는 팔꿉관절의 중요한 안정 역할을 한다; 안쪽곁인대의 손상은 불안정한 팔꿉관절이 발생한다.

가쪽 팔꿉관절에 있는 **가쪽(노쪽)곁인대**(lateral collateral ligament: LCL)는 부채꼴 구조물이다. MCL과 같이, LCL 또한 세 부분이 있다; 이러한 분절은 위팔뼈 가

249쪽 본문 계속

표 6-1 팔꿉관절과 아래팔 인대

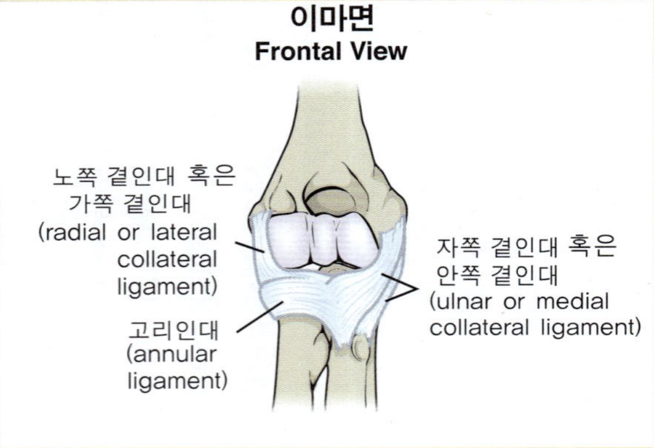

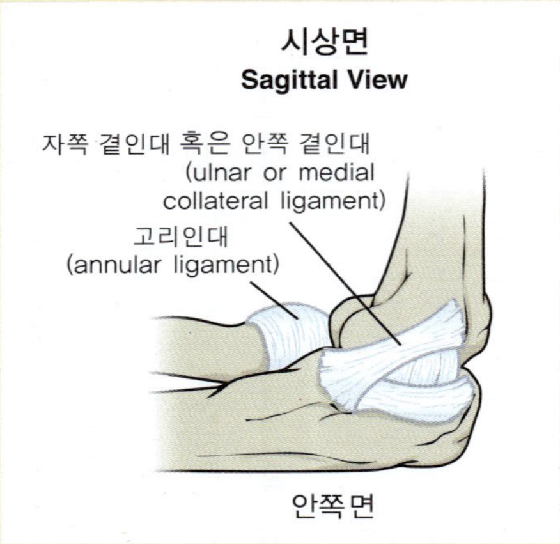

관절	인대	몸쪽 부착점	먼쪽 부착점	제한하는 움직임
팔꿉관절: 위팔자노관절	안쪽(자쪽) 곁인대(MCL)	위팔뼈의 안쪽위관절융기	갈고리돌기와 자뼈의 팔꿈치머리	아래팔의 가쪽으로 힘을 가하는 과도한 가쪽돌림 부하; 앞쪽 섬유는 또한 펴는 것을 제한하고 뒤쪽 섬유는 굽히는 것을 제한; 위팔자관절의 아탈구 방지.

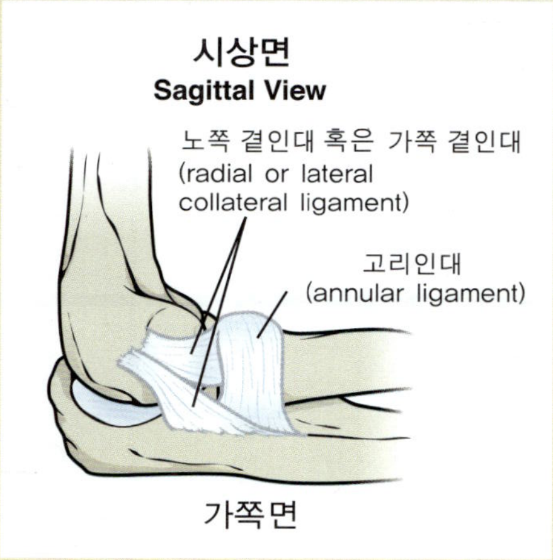

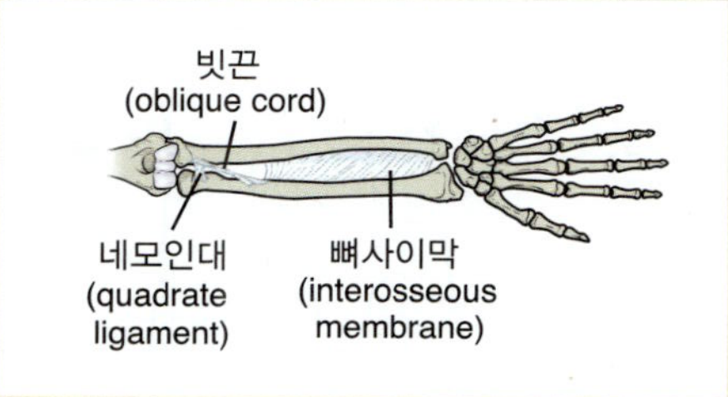

팔꿉관절: 위팔노관절	가쪽(노쪽) 곁인대 (LCL)	위팔뼈의 가쪽위관절융기	고리인대와 혼합되어 있고 자뼈의 팔꿈치머리에 부착	아래팔의 안쪽으로 힘을 가하는 과도한 안쪽돌림 부하; 자뼈에 부착됨으로 자뼈에서 위팔뼈를 보호하여 위팔자관절의 아탈구 방지; 노뼈머리와 위팔노관절의 안정.
몸쪽 노자관절	고리인대 (246페이지의 이마면 그림을 본다)	자뼈에 있는 노뼈패임의 앞쪽 그리고 뒤쪽 부분; 노뼈머리를 둘러싸고 있음	자뼈에 있는 노뼈패임의 앞쪽 그리고 뒤쪽 부분; 노뼈머리를 둘러싸고 있음	노자관절의 완전한 상태 유지; 몸쪽 노자관절의 아탈구 방지; 과도한 노뼈 당김 방지
몸쪽 노자관절	빗끈	배쪽 아래팔위쪽, 자뼈의 노뼈패임 아래부분	노뼈결절 아래	섬유는 몸쪽 노자 연결에서 중요한 안정성을 제공하기 위해 뼈사이막에 수직으로 이어짐
몸쪽 노자관절	네모인대	자뼈의 노뼈패임 아래부분	노뼈머리의 안쪽표면	노뼈머리의 돌림 제한; 자뼈의 노뼈패임에 대하여 노뼈머리를 위로 유지; 관절주머니 강화

계속

표 6-1 팔꿉관절과 아래팔 인대 - *계속*

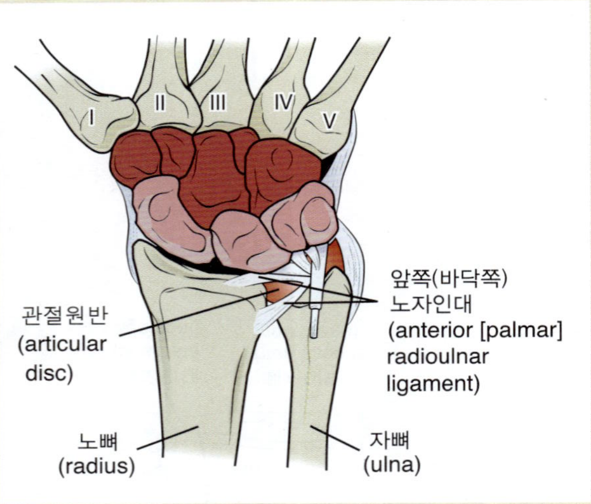

관절	인대	몸쪽 부착점	먼쪽 부착점	제한하는 움직임
먼쪽 노자관절	등쪽 노자인대	노뼈의 자뼈패임에서 자뼈를 유지시키는 관절원반의 뒤쪽 부분과 연속		먼쪽 노자 연결을 안정화; 관절주머니 강화
먼쪽 노자관절	바닥쪽 노자인대	노뼈의 자뼈패임에서 자뼈를 유지시키는 관절원반의 앞쪽 부분과 연속		먼쪽 노자 연결을 안정화; 관절주머니 강화

쪽위관절융기에서부터 노뼈머리를 둘러싸고 있는 고리인대와 자뼈의 팔꿈치머리까지 뻗어 있다(그림 6.3). 이 인대는 강력한 안쪽으로 굽히는 힘에 대항하여 팔꿉관절을 안정화시키고 위팔자관절의 아탈구를 방지하며 위팔노관절을 안정화시킨다. 그리고 자뼈에 대항하여 노뼈머리를 안정화시키는 노뼈머리띠 인대를 돕는다(그림 6.3)

팔꿉관절 복합체는 7개의 윤활주머니(bursa)를 포함한다. 3개의 윤활주머니는 위팔세갈래근과 관련되고, 큰 윤활주머니는 팔꿈치머리와 팔꿈치머리오목 사이에 놓여 있다(팔꿈치머리 윤활주머니). 팔꿉관절을 강하게 펼 때 발생하고, 팔꿈치머리가 위팔뼈의 팔꿈치머리오목으로 압박되는 충격을 감소시키고 힘을 흡수하는데 팔꿈치머리 윤활주머니는 매우 중요하다.

노자관절 / Radioulnar Articulations

노자관절은 팔꿉관절주머니에 있는 몸쪽 또는 위쪽 요소들, 손목 바로 몸쪽에 있는 먼쪽 또는 아래쪽 요소들을 포함한다. 이러한 관절들의 움직임은 아래팔 뒤침과 엎침을 포함한다. 아래팔 움직임 동안 노뼈는 고정된 자뼈 주위를 회전한다. 이러한 두 관절은 1도 자유도를 만들기 위해 함께 작용한다: 해부학적 자세에서의 수직축의 가로면에서 아래팔의 엎침과 뒤침이다. 뒤침에서, 자뼈와 노뼈는 서로 평행하게 놓이게 되고, 이에 반하여 엎침에서 노뼈는 자뼈 위를 가로지른다(그림 6.4). 노자관절의 움직임 동안, 노뼈는 고정된 자뼈의 돌림을 한다; 근육이 오직 자뼈에 부착되어 있다면, 엎침과 뒤침을 할 수 없기 때문에 이 관절의 작용근을 학습할 때 이 점을 기억하는 것은 중요하다.

실습 포인트

PRACTICE POINT

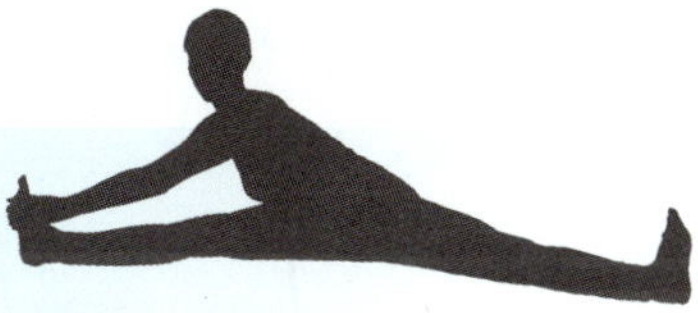

MCL은 외반 스트레스에 대한 중요한 안정장치 역할을 하므로, MCL은 야구에서 공 던지기, 창 던지기 혹은 배구 스파이크 동작과 같은 몇몇 스포츠 활동들에서 볼 수 있는 것과 같이 갑작스런 외상, 반복적인 외반력으로부터 외상의 위험이 있다. 특히 옆으로 던기기(side arm throw)에서 이용되는 동작 혹은 어깨에서 병리역학적 기술이 팔꿉관절에서 외반 스트레스를 증가시킬 때 특히 그렇다.

약간의 팔꿉관절 굽힘과 같이 팔꿉관절이 "풀린" 자세에서 과도한 힘이 지속적으로 가해질 때 팔꿉관절 탈구가 일어나, 몸쪽 자뼈가 먼쪽 위팔뼈 뒤쪽으로 탈구가 일어난다. 위팔동맥이 팔꿉관절오목에 위치하기 때문에, 탈구 동안 외상을 받기 쉽다. 탈구 동안 위팔동맥 손상은 Volkmann 허혈로 알려진 임상적 양상이 발생하고, 아래팔 근육에 혈액 공급이 줄어든다. 이러한 상황이 진전된다면, 위팔동맥이 혈액 공급을 하는 아래팔 근육에 괴사가 일어나는 Volkmann 허혈 구축이 발생한다.[19]

팔꿈치머리 윤활주머니염(bursitis)은 만성적으로 과다사용을 하거나 팔꿉관절을 펼 때 힘차게 움직여 팔꿈치머리 끝이 부딪힘으로써 주머니 안에 종창이나 혈종이 발생할 수 있다. 윤활주머니염은 일반적으로 통증이 없으며, 럭비선수와 레슬링선수에서 자주 볼 수 있으며, 반복적인 마찰과 직접적인 손상 두 가지의 조합에 기인한다.[3] 또한 팔꿈치머리 윤활주머니염은 안쪽 혹은 가쪽 위관절융기염이 모두 동반되는 것과 관련된 임상적 상황이 일부 관찰된다.[2,20] 심한 종창이 쉽게 관찰된다. 팔꿈치머리 골절을 의심해본 다음에, 윤활주머니염은 항염증제, 압박, 안정 그리고 물리치료에 반응한다.

이러한 개념은 아래팔 엎침과 뒤침을 하는 동안 팔꿈치머리를 촉진하거나 팔꿈치머리(자뼈의 융기)는 움직이지 않는다는 것에 의해 설명이 된다. 손목을 학습할 때 알게 되겠지만, 손은 노손목관절의 노뼈에 붙어 있고, 뒤침을 하는 동안 손바닥이 위로 돌고 엎침을 하는 동안 아래로 돌기 위해 노뼈의 움직임을 따른다. 이것이 기억해야 하는 점이다: 손과 손목은 오직 노뼈에 연결되어 있고 자뼈는 고정이다. 안정된 자뼈는 아래팔과 손목이 기능을 할 수 있도록 단단한 기저면, 뼈의 지레를 형성하기 때문에 매우 중요하다.

노자관절의 운동형상학
/ Radioulnar Joint Kinematics

노자관절의 움직임 축은 그림 6.5에 나타낸 것과 같이 자뼈 붓돌기의 중심을 통과하여 노뼈머리의 중심선을 연결한 선으로 나타난다(그림 6.5).[12,18,21] 회전의 몸쪽 축은 노뼈머리에 있고, 자뼈 붓돌기는 먼쪽 회전 축이다.

두 노자관절의 통합된 가동범위는 150°~180°이다.[9,11,12] 엄지가 천장을 향하는 아래팔의 중립위치에서, 90° 뒤침과 90° 엎침이 일어날 것이다; 그러나 대부분의 사람들은 오직 약 80°의 엎침만 일어난다. 뒤침에서 몸쪽 노자관절의 끝느낌은 늘어난 인대, 뼈 사이의 막, 두 엎침근의 느낌에 부가적으로 팽팽한(firm) 느낌이다. 엎침에서 끝느낌은 노뼈와 자뼈가 서로 접촉하게 된다면 딱딱한 느낌(hard)이나 노자관절의 연부조직 관절주머니와 두 뼈 사이막이 늘어나기 때문에 팽팽한 느낌일 것이다.[22] 엎침-뒤침 운동범위를 검진할 때, 몸의 옆구리와 접촉하고 팔꿉관절을 90° 굽혀야 한다. 이 자세는 아래팔 움직임을 어깨가 대신하는 것을 막는다. 전체 엎침 운동 범위는(완전히 뒤집어진 자세로 시작하여) 180°(평균 170°)보다 약간 작다. 엎침과 뒤침을 팔꿉관절을 편 상태로 한다면, 어깨의 안쪽돌림과 가쪽돌림이 동시에 나타난다; 이 경우에, 손바닥은 거의 완전한 원호가 되고 혹은 거의 360° 회전할 것이다.

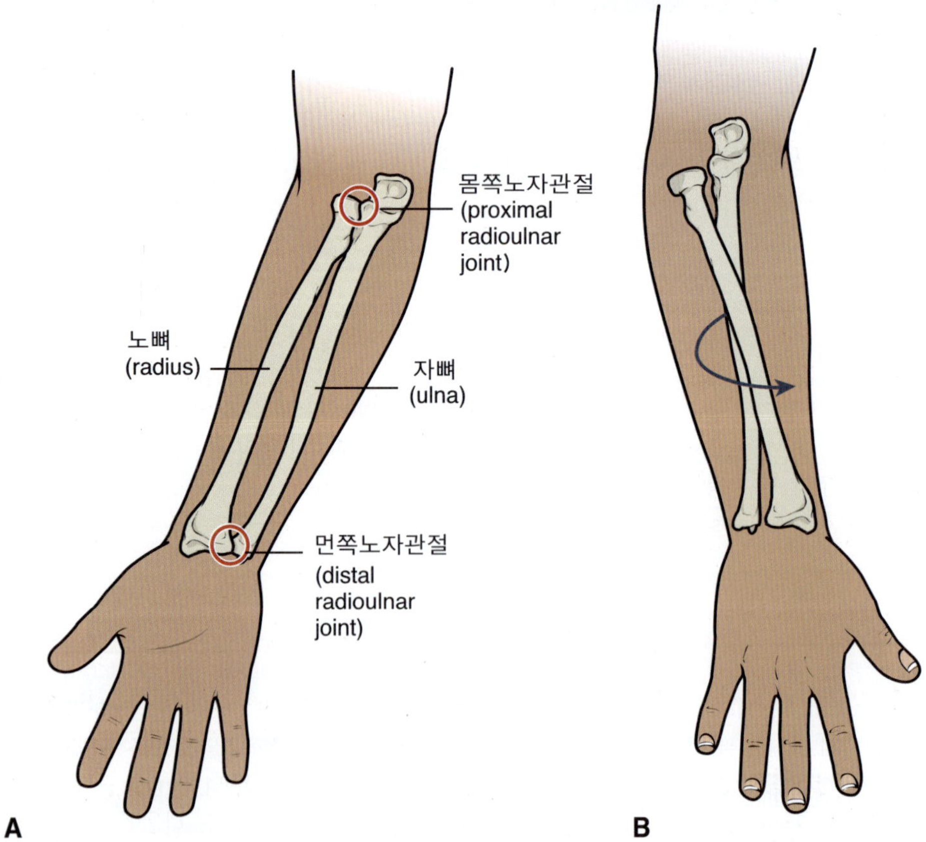

그림 6.4 노뼈와 자뼈의 위치를 주의해서 보아라. A) 뒤침 시 서로 평행이 된다. B) 노뼈는 엎침 동안 자뼈 위를 가로지른다.

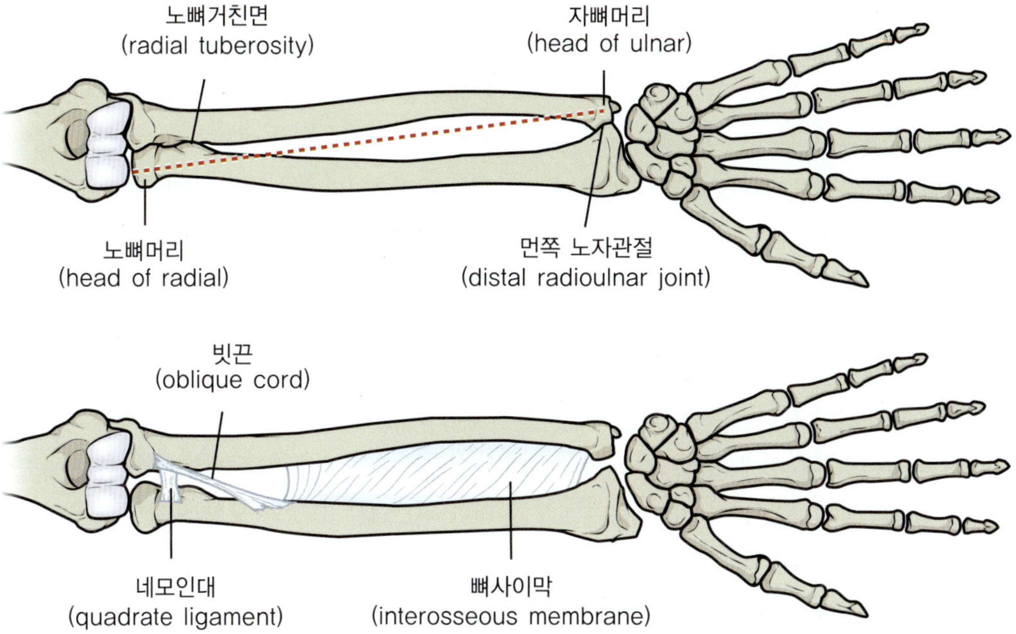

그림 6.5 아래팔의 엎침 및 뒤침의 축은 몸쪽 노뼈머리를 지나서 먼쪽 자뼈머리에 도달한다(자유도 1°). 몸쪽 노자관절의 인대(뼈사이막은 물론 네모인대와 빗끈에도 주목할 것.

몸쪽 노자관절의 관절운동형상학
/ Arthrokinematics of the Proximal Radioulnar Joint

몸쪽 노자관절은 도르래 혹은 중쇠(pivot) 관절로 분류된다. 이 관절의 관절 표면은 볼록한 노뼈머리와 자뼈의 약간 오목한 노뼈패임을 포함한다. 고리인대는 노뼈머리를 둘러싸고 있다. 엎침과 뒤침 동안, 볼록한 노뼈머리는 고리인대와 오목한 자뼈의 노뼈패임에 의해 형성된 섬유-뼈 관절 표면에서 회전한다. **고리인대**(annular ligament)(라틴어로 *annulus;* 고리)는 대부분 노뼈머리 주위의 관절고리(articular ring) 형태이고, 더욱 작은 자뼈의 노뼈패임은 관절고리 형성을 완성한다. 자뼈머리의 움직임은 이런 팽팽한 고리에 의해 오직 회전에서만 제한된다(그림 6.3).

먼쪽 노자관절의 관절운동형상학
/ Arthrokinematics of the Distal Radioulnar Joint

먼쪽 노자관절에서 엎침과 뒤침을 할 때마다 먼쪽 혹은 아래쪽 노자관절은 또한 움직인다. 이러한 먼쪽 관절의 표면에는 먼쪽 노뼈의 자뼈패임, 자뼈의 둥근머리와 관절원반이 있다. 먼쪽 노뼈의 관절 표면(자뼈패임)이 오목하기 때문에, 노뼈는 볼록한 자뼈머리에서 활주하고, 활주 방향과 같은 방향으로 구른다. 예를 들어, 아래팔이 엎침(완전 뒤침 위치에서)을 할 때, 노뼈는 앞으로 미끄러지는 동안 자뼈를 가로질러 앞쪽으로 구른다; 뒤침 움직임 동안에는 움직임과 미끄러지는 것이 반대가 된다(그림 6.4). 먼쪽 자뼈와 인접한 손목뼈 사이에 있는 관절 디스크는 노뼈 움직임을 따른다.

노자관절 복합체의 연부조직
/ Soft Tissue of the Radioulnar Joint Complex

대부분의 안정성을 뼈 구조로부터 만드는 위팔자관절과 반대로 노자관절의 안정성은 연부조직에 달려 있다. 몸쪽 노자관절의 연부조직 안정성은 고리인대에 의해 제공되고, LCL, 빗끈(oblique cord), 네모인대(quadrate ligament)에 의해 강화된다. 먼쪽 노자관절의 안정성은 관절원반과 등쪽 그리고 바닥쪽 노자인대로부터 나온다. 노뼈와 자뼈가 해부학적 비슷한 연관성은 두 뼈 사이에 위치한 **뼈사이막**(interosseous membrane)에 의해 강화된다. 이러한 두꺼운 막은 엎침 혹은 뒤침 움직임을 제한하지 않고 두 노자관절을 강화한다(그림 6.5). 뼈사이막이 근육 부착 부위를 제공할 뿐만 아니라, 충격을 흡수하고 낙상할 때와 바깥으로 손을 뻗어 착지할 때 과도한 힘이 부가되는 순간 손상으로부터 아래팔 뼈를 보호하기 위해 운동형상학적 사슬을 따라 힘을 전달시킨다.

고리인대는 팽팽하며, 자뼈와 섬유성 연결을 한다. 노뼈패임의 양쪽에 붙어있고, 노뼈머리와 노뼈목 주위에 단단하게 붙어 있다. 자뼈의 노뼈패임 앞쪽과 뒤쪽 부분에 붙어 있고, 이 고리는 노뼈머리가 축 회전을 할 수 있는 범위 내에서 원을 형성하는 노뼈머리를 둘러싸고 있다. 노뼈머리에 인접한 고리인대의 밑바닥은 마찰을 감소시키고 아래팔 움직임 동안 노뼈머리의 부드러운 축회전을 제공하기 위해 연골로 이루어져 있다. 이전에 논의한 것과 같이, 가쪽곁인대(LCL)는 고리인대와 혼합되어 있고, 몸쪽 노자관절을 위한 부가적인 안정성을 제공한다. **네모인대**(quadrate ligament)는 매우 짧지만 강하고, 자뼈 바로 아래에서부터 노뼈패임으로 기시하여, 노뼈목의 안쪽 표면에 부착되어 있다. 네모인대는 관절주머니를 강화하고, 자뼈의 노뼈패임에 대하여 노뼈머리의 밀접한 관계를 유지시키고, 노뼈머리의 회전을 제한한다(그림 6.5). 네모인대의 강한 앞쪽 부분은 완전 뒤침 동안 몸쪽 노자관절의 중요한 안정자이고, 이와는 반대로, 더 약한 뒤쪽 요소는 완전 엎침을 안정화한다.[20,23] **빗끈**(oblique cord)은 자뼈의 노뼈패임 아랫부분에서부터 자뼈의 노뼈결절 바로 아래로 연결되어 있는 배쪽 아래팔 위의 편평한 근막띠이다. 그것의 섬유는 뼈사이막과 수직으로 향하고 완전 뒤침 시 노자관절 연결에서 부가적인 안정성을 제공하면서 팽팽해진다(그림 6.5).[20]

언급한 바와 같이, 먼쪽 자뼈는 관절원반에 붙어 있다. 이러한 디스크는 그것의 모양과 강한 섬유성 구조 때문에 **세모섬유연골**(triangular fibrocartilage)로 알려져 있다. 세모섬유연골은 손목의 세모섬유연골 복합체(Triangular Fibrocartilage complex: TFCC)의 일부이고 두 개의 관절 표면이 있다: 몸쪽 표면과 먼쪽 표면. 몸쪽 표면은 먼쪽 노

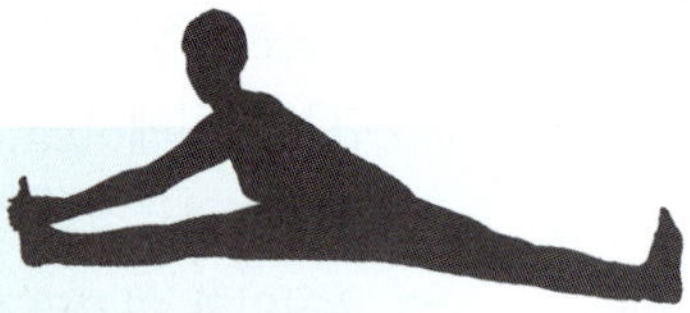

실습 포인트
PRACTICE POINT

뼈사이막의 해부학적 구조는 얼마나 우리의 몸이 부상 위험을 최소화하기 위해 잘 설계되었는지를 보여주는 흥미로운 예이다. 팔꿉관절과 아래팔 복합체에 대해 이번 논의에서 본 것과 같이 몸쪽에서 자뼈는 더욱 크고 두 뼈 가운데 더욱 우세하고, 위팔뼈와 중요한 연결을 한다. 반면 노뼈는 손목에서 우세하고 더 큰 뼈이고, 손목에서 중요한 연결을 하는 뼈이다. 뼈사이막의 강한 콜라겐 섬유는 노뼈에서 자뼈까지 대각선, 안쪽 및 가쪽 방향으로 향하고 있다; 이러한 설계는 막을 통하여 노뼈에서 자뼈로 힘을 효율적으로 전달하기 위하여 해부학적인 연결을 만들고 팔꿉관절 위에 있는 큰 위팔뼈로 힘을 분산시킨다. 그러므로, 바깥으로 뻗은 손으로 떨어질 때, 힘이 노뼈를 따라 전부 흡수되어 손상의 위험이 발생되기 보다 먼쪽 노뼈로부터 뼈사이막으로 전달된다. 또한, 팔꿉관절을 구부리거나 머리 위로 접시를 올리고 무거운 접시를 옮기는 것은 더 쉽다. 왜냐하면 팔의 큰 분절로 힘을 분산시키면서 접시의 무게가 노뼈에서 자뼈로 전달되기 때문이다.

팔 사슬에서 중간 부분이 연결될 때, 팔꿉관절과 아래팔은 종종 너무 심하게 당기는 힘으로부터 당김 손상의 위험에 처하게 된다. 이것은 인대의 느슨함과 팔꿉관절 부근에서 뼈되기중심(ossification center)의 갯수 때문에 아이들과 청소년기에 특히 그렇다. "팔꿉관절 아탈구(nursemaid's elbow)"로 100년 전부터 알려진 일반적인 당김 손상은 노뼈머리가 고리인대에서 당겨져 나오거나 아탈구되어지는 상태이다.[24] 이러한 증후군은 정확히 "당김 팔꿈치 증후군(pulled elbow syndrome)"로 설명되며, 5살과 그 이하의 어린 아이들에서 나타난다. 아이를 바닥에서 들어 올리거나 아이들의 팔을 잡고 흔드는 놀이를 할 때와 같이 아이의 손 혹은 아래팔이 들려질 때 나타난다. 이런 방식으로 아이들을 당기는 것을 부모들은 주의해야 한다.

자관절에서 노뼈머리와 관절하고 먼쪽 표면은 노손목관절의 부분으로 손목뼈와 관절한다. 디스크의 위쪽과 아래쪽 표면은 오목하고, 몸쪽 표면은 자뼈 둥근머리의 더욱 나은 공간 제공을 위해 비교적 더욱 오목하다. TFCC는 먼쪽 노자관절에서 약간의 안정성을 제공하고 7장에서 더욱 상세히 설명된다. 이어지는 디스크의 앞쪽과 뒤쪽 부분은 앞쪽(바닥쪽) 및 뒤쪽(등쪽) 노자인대이다; 이것은 팽팽한 관절주머니와 혼합되어 있고 노뼈의 자뼈패임에서 자뼈를 유지시킨다(그림 7.5를 본다).

근육

Muscles

팔꿉관절과 아래팔 복합체의 근육들은 위팔자관절과 위팔노관절의 굽힘근과 폄근 그리고 아래팔의 뒤침근과 엎침근을 포함하고 있다. 몇몇 근육들은 유사한 기능을 하고 나머지 근육들은 오로지 한 관절에서만 작용한다. 이 부위 근육들의 작용과 기능을 학습할 때, 관절을 가로질러 주행하는 한 근육은 오직 한 관절에서 작용할 수 있고, 부착되어 있는 뼈만 움직일 수 있다는 것을 기억하는 것은 중요하다. 예를 들어, 위팔두갈래근은 어깨 관절과 위팔자관절을 가로질러 노뼈에 부착한다. 3개의 관절을 가로지르기 때문에 어깨와 팔꿉관절을 굽히고, 노뼈를 뒤침할 수 있다. 이에 반해 위팔근은 위팔뼈의 몸쪽과 자뼈의 먼쪽에 부착해서 오직 팔꿉관절만을 가로지른다. 따라서 위팔근은 오로지 팔꿉관절 굽힘만을 만들 수 있다. 이 장에서는 팔꿉관절과 아래팔 복합체 근육의 *중요한* 작용에 대해서 설명하고 있다. 이 근육들에 대한 상세한 설명은 표 6-2를 보면 된다. 일반적인 개요를 위해, 팔꿉관절과 아래팔 복합체에서 *전형적인* 근육 작용에 대한 근육 목록을 위해 표 6-3을 본다. 해부학적 작용에 따라 근육들이 요약된다.

팔꿉관절 굽힘근 / Elbow Flexors

팔꿉관절을 굽히는 일차적인 근육들로는 위팔근, 위팔두갈래근, 위팔노근이 있다. 원엎침근은 제한된 각도에서 도움을 준다; 이 근육의 중요한 역할은 아래팔 엎침이기 때문에, 다른 근육들과 함께 작용한다. 또한 중요한 팔꿉관절 굽힘근 중 위팔두갈래근과 위팔노근은 아래팔에 영향을 준다. 위팔자관절을 가로지르는 다른 근육들이 있지만 팔꿉관절에서 약한 지렛대작용을 가진 근육이고, 손목과 손의 먼쪽 부착점에서 일차적인 활동을 한다. 이런 근육에는 긴노쪽손목굽힘근, 자쪽손목굽힘근, 얕은손가락굽힘근, 긴손바닥근을 포함한다. 이 근육들은 다음 장에서 논의될 것이다.

위팔근 / Brachialis

위팔두갈래근보다 깊게 위치하고 있는 위팔근은 자뼈에 부착하여 위팔자관절을 가로질러 움직인다(그림 6.6). 따라서 아래팔의 위치와 상관없이 팔꿉관절 굽힘에 항상 동원된다. 어깨와 아래팔의 위치에 의해 영향을 받지 않고, 이 근육은 오직 한 관절 팔꿉관절 굽힘근이다. 위팔근은 팔꿉관절의 "사역마(workhorse)"라 불린다. 그 이유는 넓은 횡단면(cross section area)으로 인한 큰 일을 수용할 수 있는 능력과 팔꿉관절 굽힘근 중 가장 크고 유일하게 위팔

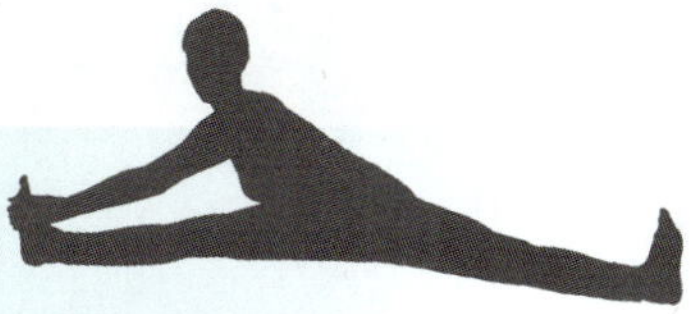

실습 포인트
PRACTICE POINT

팔꿉관절 굽힘근육군은 세 개의 다른 말초신경에 의해 지배된다. 근육피부신경(C5-C6)은 위팔두갈래근과 위팔근 둘 다를 지배한다. 노신경(C5-C6)은 위팔노근을 지배한다. 그리고 정중신경(C6-C7)은 원엎침근을 지배한다. 이러한 신경지배 구조는 노신경에 의해 단독으로 지배되는 위팔세갈래근과 같은 단일 주요 팔꿉관절 폄근과는 매우 대조적이다. 이런 신경지배 양상은 비록 개인이 말초신경 또는 척수손상을 겪을지라도, 몸쪽으로 사물들을 더 가까이 가져오기나 손에서 입으로의 기능들을 수행하는 것과 같은 기능적 활동들의 수행을 가능케 한다.

표 6-2 팔꿉관절/아래팔 복합체의 근육

그룹	근육	몸쪽 부착점	먼쪽 부착점	신경	작용	촉진
팔꿉관절 굽힘근군	위팔근 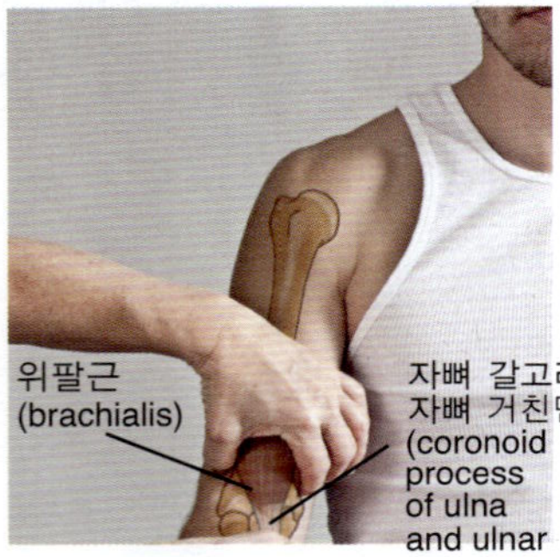	위팔뼈 몸통의 앞쪽부분 중간	자뼈 갈고리돌기와 자뼈거친면	근육피부신경 (C_5–C_6)	위팔자관절 굽힘	촉진하는 손가락을 위팔두갈래근의 가쪽과 안쪽에 두는데 그림 6.6에서 보여주는 쥐기보다 1–2인치 더 높게 둔다. 대상자의 아래팔이 엎침이 되는데 이는 위팔두갈래근의 이완을 시킨다. 팔꿉관절을 가능한 약간만 굽혀도, 위팔근의 수축이 느껴질 것이다. 이러한 상황에서, 위팔두갈래근의 참여가 없거나 아주 조금만 작용하여 위팔근은 팔꿉관절을 굽히게 한다. 일단 촉진하는 손가락이 적절하게 위치하게 되면, 작은 범위에서의 빠른 굽힘이 수행될 것이고, 결과적으로 위팔근의 강한 수축이 나타난다.
	위팔두갈래근 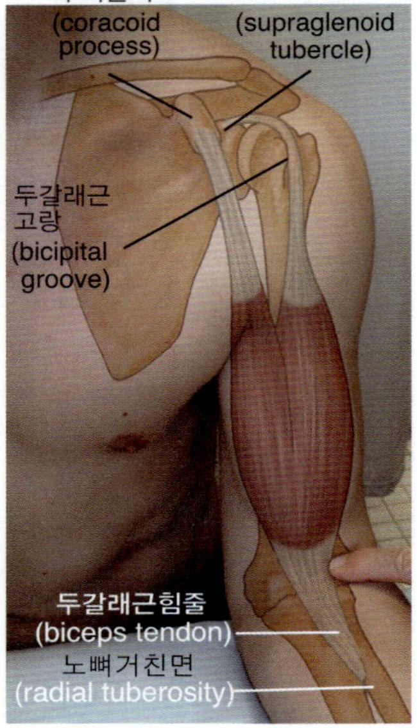	두 갈래는 오목어깨관절 위로부터 시작한다. 긴갈래: 어깨뼈의 관절오목위 결절, 오목어깨관절 주머니와 위팔뼈의 두갈래근 고랑을 뻗는 힘줄. 짧은갈래: 어깨뼈의 부리돌기	위팔두갈래근 널힘줄의 부분을 형성하기 위해 있는 노뼈거친면	근육피부신경 (C_5–C_6)	오목어깨관절 굽힘, 팔꿉관절 굽힘, 노자관절 뒤침	위팔두갈래근과 그 힘줄은 책상 혹은 무릎 위에 아래팔을 편히 놓았을 때와 같이 근육이 이완되었을 때 촉진된다. 그것은 근육 주위를 잡을 수 있게 하며, 아래의 구조물들로부터 들어 올리게 한다. 그리고 이것은 좌우로 움직이게 하며, 깊게 위치한 위팔근으로부터 분리하는 유용한 방법이다. 위팔두갈래근의 윤곽은 팔꿉관절을 굽히는 동작에 저항을 가함으로써 쉽게 확인된다; "근육 만들기"를 하는 아마추어에게는 위팔두갈래근의 단단함이 중요한 의미가 있다. 위팔두갈래근의 힘줄은 아래팔이 뒤침이 되었을 때 팔꿉관절이 "접힌" 부분에서 가장 잘 확인된다. 검사자의 손가락이 노뼈거친면의 경로에서 팔오금으로 들어가는 힘줄의 일부 위치를 가리킨다.

	위팔노근 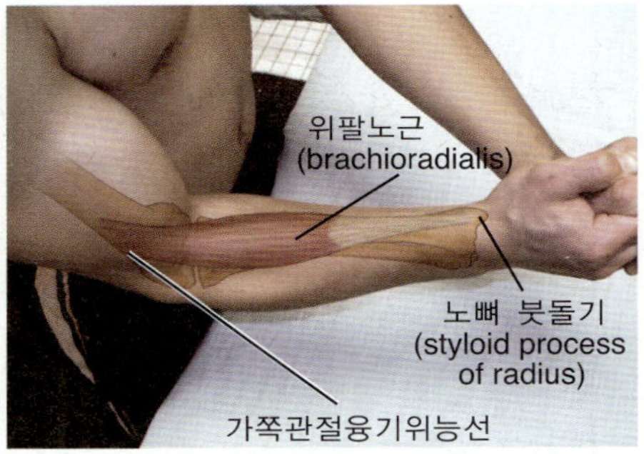	위팔뼈의 가쪽관절융기위능선	노뼈 붓돌기	노신경 (C_5–C_6)	팔꿉관절의 굽힘, 아래팔 중간위치에서부터의 노자관절 뒤침과 엎침. 위팔노근은 강한 저항에 대항하여 중립 위치에서 아래팔을 뒤침 혹은 엎침을 한다.	위팔노근은 팔꿉관절이 약 90° 위치 그리고 아래팔이 엎침과 뒤침 사이에 중립위치를 하고 있는 동안 팔꿉관절 굽힘에 저항을 가할 때 가장 잘 관찰되거나 촉진된다. 아래팔에서 힘살이 돌출되거나 팔꿉관절을 가로질러 활시위처럼 될 때 위팔노근의 힘줄을 주의한다. 그림 6.8은 이 근육의 윤곽을 보여주고 있고, 긴노쪽손목폄근과 짧은 노쪽손목폄근과의 관련성을 볼 수 있다. 위팔노근은 표면 쪽에 있고 근육의 경로를 따라 쉽게 촉진된다. 팔꿉관절 위에, 위팔세갈래근과 위팔근 사이에 놓여 있다. 팔꿉관절 아래에서, 위팔노근은 팔오금의 가쪽 부분을 형성하고 근육 부분은 아래팔 중간까지 아래쪽으로 향하며, 힘줄 부착점이 편평하고 부분적으로는 손목에서 손으로 연결되는 근육의 힘줄들에 의해 덮여 있으므로 먼쪽 부착점은 약간 어렵게 촉진할 수 있다. 근육이 수축할 때, 모멘트 팔을 증가시키면서 팔꿉관절에서 수직 거리는 증가시키기 위해 위쪽 부분은 밑에 있는 기초 구조들로부터 올라오고, 이것은 기능을 강화시킨다.

계속

표 6-2 팔꿉관절/아래팔 복합체의 근육 - *계속*

그룹	근육	몸쪽 부착점	먼쪽 부착점	신경	작용	촉진
팔꿉관절 굽힘근	원엎침근 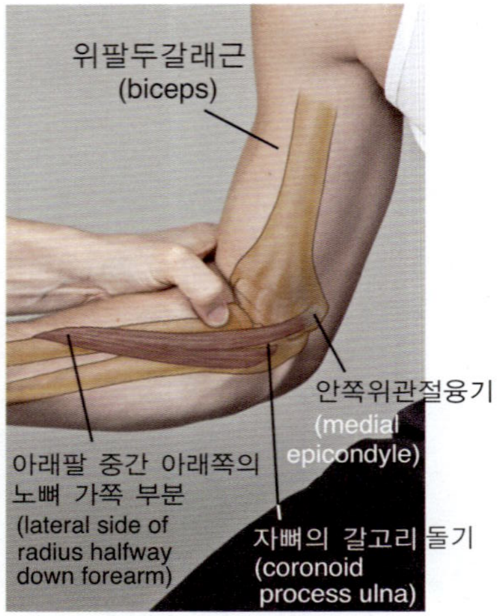 	위팔뼈머리: 위팔뼈의안쪽 위관절융기; 자뼈머리: 자뼈의 갈고리돌기. 근육 섬유는 안쪽으로부터 아래팔의 앞쪽 부분의 가쪽으로 비스듬히 가로지른다.	아래팔 중간 아래쪽의 노뼈 가쪽 부분	정중신경 (C_6–C_7)	노자관절의 엎침, 약한 팔꿉관절 굽힘근	근육은 표층에 있고 팔오금의 안쪽 부분을 형성하며, 팔꿉관절의 접힌 부분과 아래에서 촉진된다. 팔꿉관절 굽힘에 저항을 주면서 팔꿉관절을 굽히거나 반 정도 굽히는 동안 아래팔이 엎침이 되었을 때 이 부분에서 원엎침근의 섬유가 쉽게 확인된다. 엄지손가락은 원엎침근의 가장자리를 쥔다. 만약 보여진 위치에서 아래팔이 더욱 엎침이 되거나 저항이 엎침 혹은 굽힘에 주어졌다면, 근육이 현저하게 딱딱해진다. 원엎침근은 노쪽손목굽힘근과 가까이 있고, 이러한 두 근육은 두갈래근 널힘줄에 덮여 있다. 더욱 먼쪽에서, 노뼈 쪽으로 가로지를 때, 원엎침근은 위팔노근에 덮여 있다. 만약 원엎침근이 위팔노근의 먼쪽 부착점과 가까이 있다면, 허벅지 위 혹은 테이블 위에 올려 아래팔을 안정 자세로 만들어 위팔노근을 이완시켜야 한다. 그 후 위팔노근이 이완되는 동안 아래팔이 엎침이 되고, 엎침근을 활성화한다. 엎침의 움직임은 약간의 노력만 가하여 실행되어야 하며, 그렇지 않으면 이 부분에서 부가적인 근육들의 긴장이 발생한다.

	위팔세갈래근	세 개 갈래: 긴갈래: 어깨관절 주머니와 상대적으로 가까이 있는 넓은 힘줄에 의한 어깨뼈의 오목아래결절; 안쪽 갈래: 위팔뼈 뒤쪽의 먼쪽 부분(두꺼운); 가쪽갈래: 위팔뼈의 뒤-가쪽부분, 큰결절 아래	세 개의 갈래는 튼튼하고 넓은 힘줄을 형성하는데 참여하고, 자뼈의 팔꿈치머리에 부착되어 있다. 팔꿈치근 위를 지나 아래팔의 근막으로 뻗어 나가면서 확장한다.	노신경 (C_7–C_8)	오목어깨관절 의 폄과 위팔자관절의 폄	뒤어깨세모근의 가장 아래섬유의 아래에서 나오는 긴갈래는 몸쪽에서 확인된다(그림 6–10A). 팔의 먼쪽 절반 아래쪽으로 주행한다. 세 개의 갈래 가운데 가장 강한 가쪽갈래의 근육 부분은 뒤어깨세모근의 먼쪽에서 촉진된다. 긴갈래와 가쪽갈래는 양쪽 부분으로부터 공통으로 닿는 힘줄으로 참여하고, 장딴지근이 아킬레스힘줄에 접근하는 두 갈래만큼 크다 (그림 6–10B). 이것은 바로 아래 일부분과 옆쪽 일부분의 두 개의 갈래로 이루어진 접착부가 있는 위팔세갈래힘줄의 넓은 표층 부분이다. 안쪽갈래는 일부분이 긴갈래에 의해 덮여 있고, 안쪽위관절융기 근처의 먼쪽 부분에서 가장 잘 촉진된다. 손목 등쪽을 책상 끝에 두고, 팔꿉관절 폄으로 책상이 저항을 주면서 아래 방향으로 압력을 주면 안쪽갈래를 촉진할 수 있다. 그 후, 안쪽갈래 수축이 느껴질 것이다.

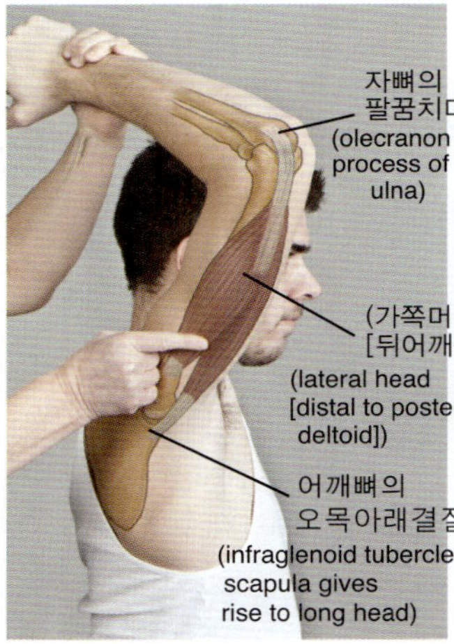

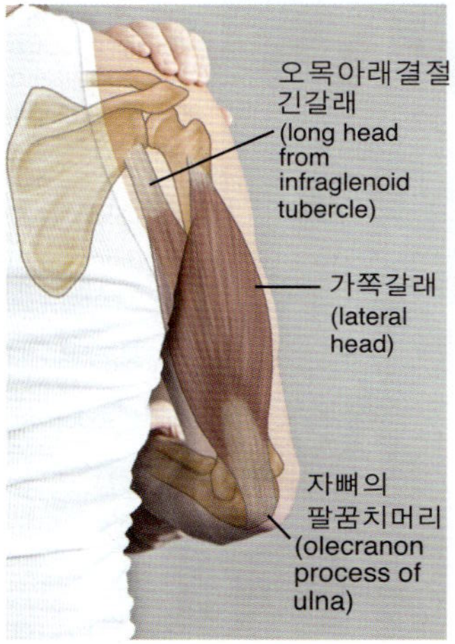

계속

표 6-2 팔꿉관절/아래팔 복합체의 근육 - 계속

그룹	근육	몸쪽 부착점	먼쪽 부착점	신경	작용	촉진
팔꿉관절 폄근	팔꿈치근 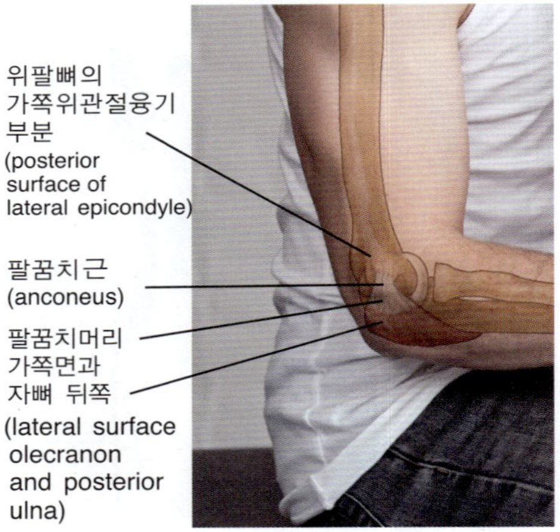	위팔뼈의 가쪽위관절 융기 부분	몸쪽 자뼈에서부터, 팔꿈치머리 돌기 안쪽과 아래	노신경 (C_7–C_8)	위팔자관절의 폄	한 손가락의 끝이 가쪽위관절융기에 위치하고 하나는 팔꿈치머리돌기에 위치한다면, 다른 두 지점과 삼각형을 형성하는 지점의 먼쪽에서 팔꿈치근의 근육 부분이 촉진된다. 비록 팔꿈치근이 자쪽 손목폄근 가까이 놓여 있지만, 두 근육의 방향이 다르고 팔꿈치근이 더욱 몸쪽에 있고, 매우 짧은 반면 자쪽 손목폄근은 아래팔 아래로 주행한다는 것을 생각한다면 각각의 근육은 쉽게 구분된다.
아래팔 뒤침근	손뒤침근 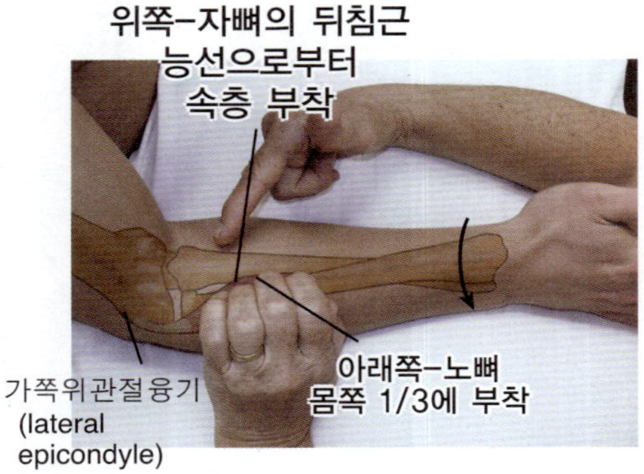	위팔뼈의 가쪽위관절 융기와 자뼈의 인접한 부분	노뼈 몸쪽 부분의 앞쪽과 가쪽 면	노신경 (C_5–C_6)	노자관절의 뒤침	매우 짧고, 편평한 삼각형 모양의 근육, 뼈에서 가까이 노뼈의 몸쪽 부분을 감는다. 손뒤침근 부분은 비록 깊게 위치하지만, 그림 6.11에서 보여지는 것과 같이 촉진될 것이다. 손가락 끝은 촉진을 방해하지 않게 하기 위해 노쪽 방향에서 노뼈 그룹 근육을 민다. 촉진을 하기 위한 가장 좋은 자세인 허벅지 위에 안정 자세로 아래팔을 엎침을 한 채로 앉고 노뼈 쪽으로부터 노뼈 근육군을 가능한 많이 당겨내면서 쥔다. 위팔두갈래근의 활성을 피하기 위해 짧은 범위로 천천히 아래팔을 뒤침을 했을 때, 손뒤침근은 촉진하고 있는 손가락 아래에서 느껴질 것이다.

아래팔 엎침	네모엎침근 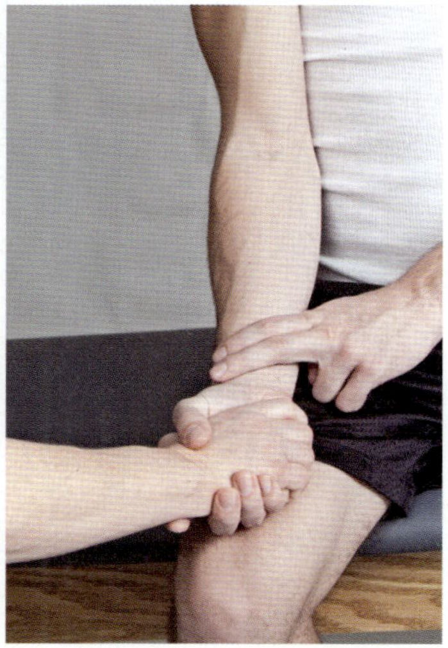	자뼈의 먼쪽 1/4; 앞쪽 표면	노뼈의 먼쪽 1/4; 앞쪽 표면	정중신경 (C_8–T_1)	노자관절의 엎침	네모엎침근은 뼈 위에 놓여 있고, 뼈사이막과 반대로 손목 근처의 자뼈와 노뼈 위를 대각선으로 가로지른다. 촉진: 손목과 손가락의 힘줄에 의해 덮여 있으므로 촉진이 불가능하다. 대략의 근섬유 길이와 방향은 그림 6.12에 나타난다.

표 6-3 팔꿉관절 복합체의 주요 작용근 (해부학적 작용에 의해 요약됨)

위팔자관절	
굽힘(flexion)	위팔근 위팔두갈래근 • 특히 아래팔 뒤침에서 위팔노근 • 특히 아래팔 중간 위치에서
폄(extension)	위팔세갈래근
노자관절	
뒤침(supination)	뒤침근 • 특히 팔꿉관절 폄에서 위팔두갈래근 • 특히 아래팔 굽힘에서
엎침(pronation)	원엎침근 네모엎침근

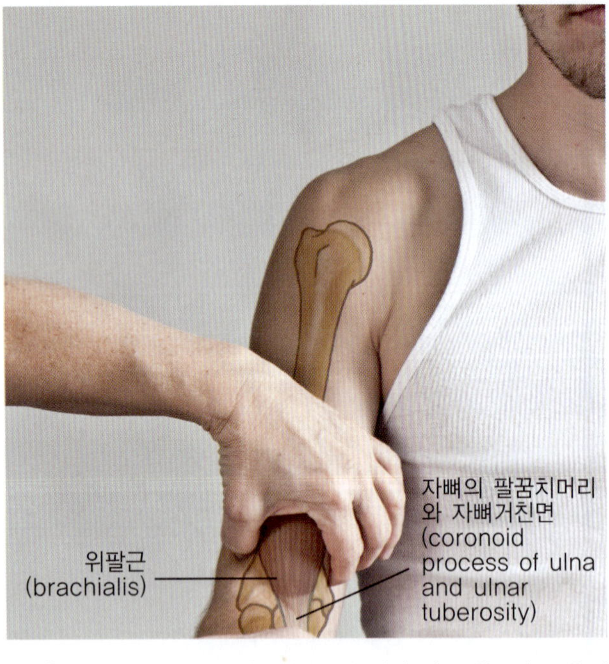

그림 6.6 위팔근. 모델은 위팔근의 위치 및 부착부와 근육이 당기는 선을 강조한 위에 덧그린 삽화를 보여준다.

자관절을 가로지르기 때문이다. 팔꿉관절 굽힘이 요구되는 모든 과제에 동원된다. 이 근육은 위팔자관절에서 가동성을 위해서 매우 효과적이다. 왜냐하면, 이 근육의 정지 부착점이 관절축에 가깝게 위치해 있고, 팔꿉관절 굽힘 90°~100° 사이에서 최고의 힘 모멘트 팔을 가지기 때문이다. 위팔근의 힘살은 팔의 먼쪽 중간에 위치해 있고, 위팔두갈래근을 넓게 덮고 있다.

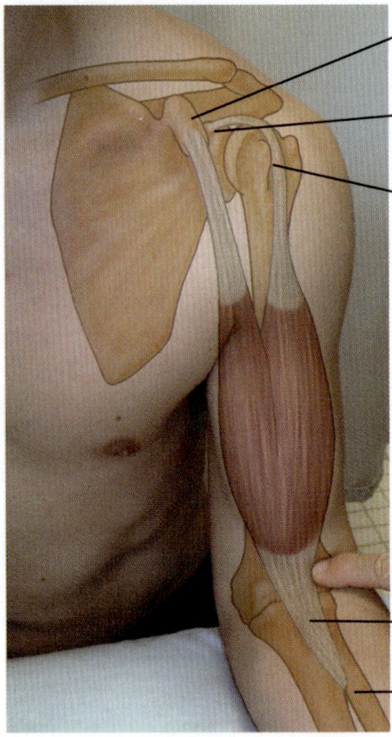

그림 6.7 위팔두갈래근. 팔꿉관절 굽힘과 아래팔 뒤침 움직임에 의해 위팔두갈래근의 특징적인 윤곽이 나타났다. 검사자는 팔꿉관절 접힌 곳에서 돌출된 위팔두갈래근의 힘줄을 가리키고 있다. 모델은 위팔두갈래근의 위치 그리고 부착부와 근육이 당기는 선을 강조한 위에 덧그린 삽화를 보여준다.

위팔두갈래근 / Biceps Brachii

그 이름에서 알 수 있는 것과 같이, 위팔두갈래근은 두 갈래의 방추형 모양으로 팔 전방에 위치해 있다(그림 6.7). 위팔두갈래근은 어깨뼈에서 시작하여 팔꿉관절 아래에 부착한다. 그래서 위팔뼈와 직접적으로 연결되지 않은 채 수동적으로 쉽게 움직일 수 있다. 위팔두갈래근의 긴 힘줄은 봉우리밑 활 아래의 오목위팔관절주머니를 가로지르고, 위팔뼈의 결절사이고랑 또는 두갈래근 고랑을 지나가기 때문에, 포착(entrapment)이 발생되거나 속발성 질환의 위험성이 있다. 짧은 갈래는 어깨뼈의 부리돌기에 부착한다. 두 갈래의 근육은 몸쪽 팔에서는 힘살이 나눠져 있지만, 중간팔에서는 하나의 힘살로 합쳐진다. 짧은 갈래에 속한 근 섬유들은 일반적인 힘살인 안쪽 부분을 구성하고, 반면에 긴갈래는 가쪽 부분을 구성하고 있다.

기능상, 두갈래근은 과제가 무거운 쟁반 받치기 또는 입으로 스푼을 가져가는 것과 같은 아래팔 뒤침과 함께 팔꿉관절을 굽힐 때 선택적으로 동원된다. 이 근육은 넓은 가로면으로 가지고 있고, 팔꿈치 굽힘 90°~110°에서 최대의 모멘트팔을 가진다.[12,25,26] 굽힘 100°를 넘어서거나 팔꿉관절이 완전 폄에 가까워질 때, 수축 힘이 점점 직선운동으로 바뀌진다. 이 병진 힘(translatory force)은 팔꿉관절에 안정성을 더하기 위해 관절을 압박한다.

위팔노근 / Brachioradialis

위팔노근는 팔꿉관절 굽힘근 중 가장 길고 힘살이 아래팔에 있는 유일한 주된 팔꿉관절 굽힘근이다(그림 6.8). 이 근육은 팔꿉관절 굽힘에 큰 역할을 하고 아래팔의 엎침과 뒤침에서는 제한된 역할을 한다. 그 이유는 근육의 부착점이 노뼈에 있기 때문에 엎침과 뒤침에 기여한다. 상대적으로 좁은 가로면을 가지고 있지만, 팔꿉관절 굽힘 100°~120°에서 최고의 힘을 발휘한다.[12,25,26] 위팔자관절 축에서 멀리 부착되기 때문에, 근육 힘의 어느 정도는 관절에 추가적인 안정성을 제공하기 위해 관절을 압박한다. 그림 6.8에서 이 근육의 모양을 볼 수 있다. 근육이 수축하면, 근육의 위쪽 부분이 기초 구조물들을 올린다. 따라서 팔꿉관절과의 수직 거리가 증가하게 된다. 그리고 근육 작용의 좀 더 많은 지레작용을 가할 수 있는 모멘트팔이 증가한다.

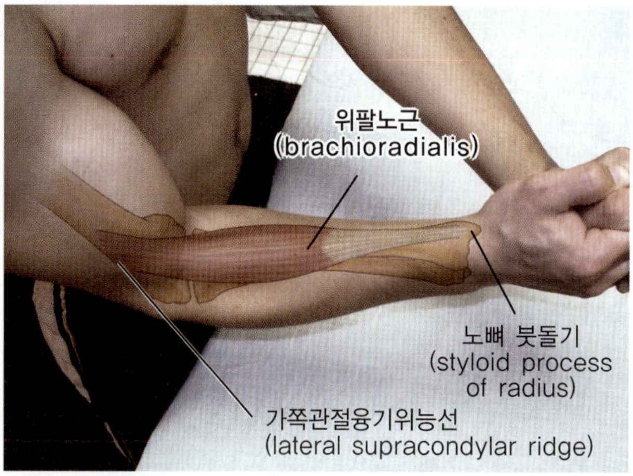

그림 6.8 위팔노근. 엎침과 뒤침 사이의 아래팔 중립 위치에서 팔꿉관절 굽힘에 저항을 주면 위팔노근의 수축을 나타내어 보여준다.

원엎침근 / Pronator Teres

원엎침근은 약한 팔꿉관절 굽힘근이고 주로 아래팔이 엎침이 되었을 때, 팔꿉관절 굽힘에 기여를 한다(그림 6.9). 이 근육의 주된 작용이 아래팔의 엎침이기 때문에, 이 근육은 아래팔 근육과 함께 자세히 설명할 것이다.

실습 포인트

PRACTICE POINT

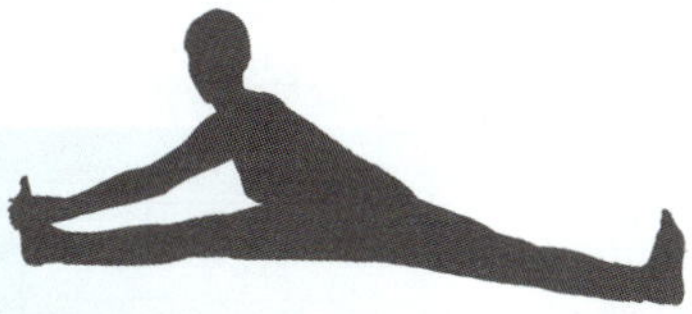

위팔두갈래근의 긴갈래는 위팔뼈의 부리어깨봉우리활과 큰결절 사이를 지나가기 때문에 부딪힘(impingement)의 위험이 있고 병변과 기능적 손상이 빈번한 부분이다. 부딪힘으로 인한 만성 자극은 팔의 중간 부분으로 방산되는 통증, 두갈래근고랑 압통, 그리고 팔꿉관절 굽힘력 약화를 초래한다.

근육피부신경이 위팔근과 위팔두갈래근을 지배하기 때문에, 이 신경의 손상은 굽힘근의 기능상실을 초래한다. 위팔두갈래근과 위팔근이 마비된다면, 원엎침근, 긴노쪽손목폄근, 짧은노쪽손목폄근의 도움과 함께 위팔노근의 기능으로 약한 팔꿉관절 굽힘을 한다. 비록 이러한 근육들의 팔꿉관절 굽힘 지레작용이 팔꿉관절이 폄 상황에서 약하지만, 손상이 발생된 경우에, 전체 팔은 팔꿉관절 굽힘 움직임을 시작하기 위해 모멘트를 활용하기 위해 흔든다. 팔꿉관절이 90°까지 흔들면, 아래팔 근육들은 기능적인 팔꿉관절 움직임을 하기 위해 더욱 좋은 지레 위치에 놓인다. 그래서 손을 이용하기 위한 위치가 되고 가벼운 물건은 들 수 있을 것이다.

팔꿉관절 폄근 / Elbow Extensors

팔꿉관절의 중요한 폄근은 위팔세갈래근이다. 작은 팔꿈치근은 팔꿉관절 폄의 전체 힘에서 단지 최소한만 더한다.

위팔세갈래근 / Triceps Brachii

세 개의 갈래로 이루어져 불러지는 위팔세갈래근은 팔 뒤쪽 전체를 구성하고 있다(그림 6.10). 가쪽갈래는 대부분의 근육 부위를 차지하고 세 갈래 중 가장 강력하다. 그리고 뒤쪽 어깨세모근과 떨어져 있어 쉽게 식별할 수 있다(그림 6.10B). 위팔세갈래근은 오로지 자뼈와 붙어 있어서, 아래팔 위치와 상관없이 팔꿉관절을 펼 수 있다. 팔꿉관절 굽힘 70°~90°의 중간 범위에서 최대 폄의 힘을 발휘한다.[27-29] 위팔세갈래근은 팔꿉관절 폄에 구심성으로 작용하고, 팔꿉관절 굽힘 동안 팔꿉관절의 주된 고정자(stabilizer)로써 원심성으로 작용한다. 그리고 어떤 기능적인 닫힌 사슬 활동 동안 팔의 강력한 안정장치로 작용한다.

팔꿈치근 / Anconeus

팔꿈치근은 관절 부근에 깊게 위치한 작은 근육이다. 그리고 위팔자관절 주머니의 섬유과 밀접하게 엉켜져 있다(그림 6.10C). 팔꿉관절 폄을 하는 동안 느슨한 뒤쪽 팔꿉관절주머니를 죄기 위해 수축한다. 아마도 팔꿉관절오목에서 팔꿈치머리의 잠김으로 주머니 주름의 찍힘을 예방하기 위해 도와주는 것일 수 있다. 팔꿉관절 폄에 보조적인 근육이다. 요구되는 펴는 힘의 10~15%만 제공하고 있지만, 대부분 저강도 팔꿉관절 폄 동작의 시작에서 중요하다.[30,31]

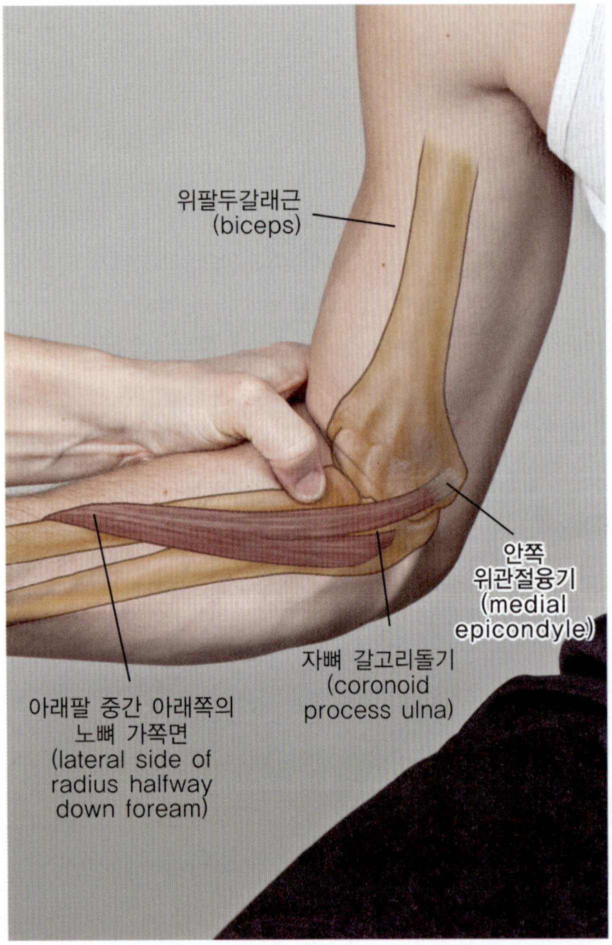

그림 6.9 원엎침근. 모델은 원엎침근의 위치 그리고 부착부와 근육이 당기는 선을 강조한 위에 덧그린 삽화를 보여준다.

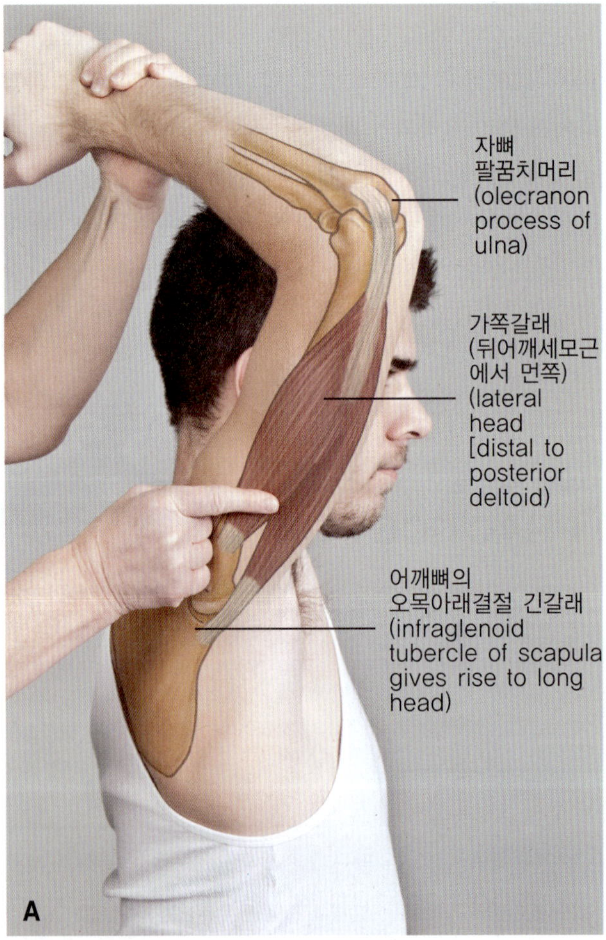

그림 6.10 위팔세갈래근과 팔꿈치근. 팔꿉관절 폄에 저항을 준다. A) 팔꿉관절 폄에 검사자가 저항을 주면, 위팔세갈래근이 보인다. 위팔세갈래근의 긴갈래는 팔의 아랫부분에 윤곽을 형성한다. 겨드랑이 근처의 큰원근과 넓은등근과의 관계를 주의해서 본다.

실습 포인트
PRACTICE POINT

위팔세갈래근 마비는 노신경 손상으로 나타나거나 C7에 영향을 주는 척수 손상에 의해 발생한다. 팔꿉관절과 아래팔 뒤쪽 구획 전부는 노신경에 의해 지배받기 때문에, 이러한 신경 손상은 광범위한 손상이 나타날 수 있다. 앉아 있는 C7 척수 손상 환자는 위팔두갈래근과 위팔근의 구심성과 원심성 수축을 함으로써 팔꿉관절 굽힘과 폄을 수행한다. 음식 자르기, 팔굽혀펴기 혹은 문을 밀어서 열기와 같은 활동들을 하기 위해 필요한 자주 이용되는 기능이다.

아래팔 뒤침근 / Forearm Supinators

아래팔 뒤침근에는 주로 위팔두갈래근과 뒤침근이 있다. 위팔노근은 제한된 각도에서 작용한다. 뒤침근은 느리게 뒤침을 하거나, 저항이 약하거나 또는 팔꿉관절이 펴져 있을 때, 적절한 힘을 제공할 수 있다. 뒤침근으로서, 두갈래근은 강하게 관여하지만, 팔꿉관절이 굽혀져 있을 때 최대로 뒤침을 한다. 따라서 위팔두갈래근은 팔꿉관절이 굽혀진 위치에 있거나 무거운 저항에 대항하여 동작을 취할 때 뒤침을 한다. 팔꿉관절이 굽혀져 있는 상황에서 위팔노

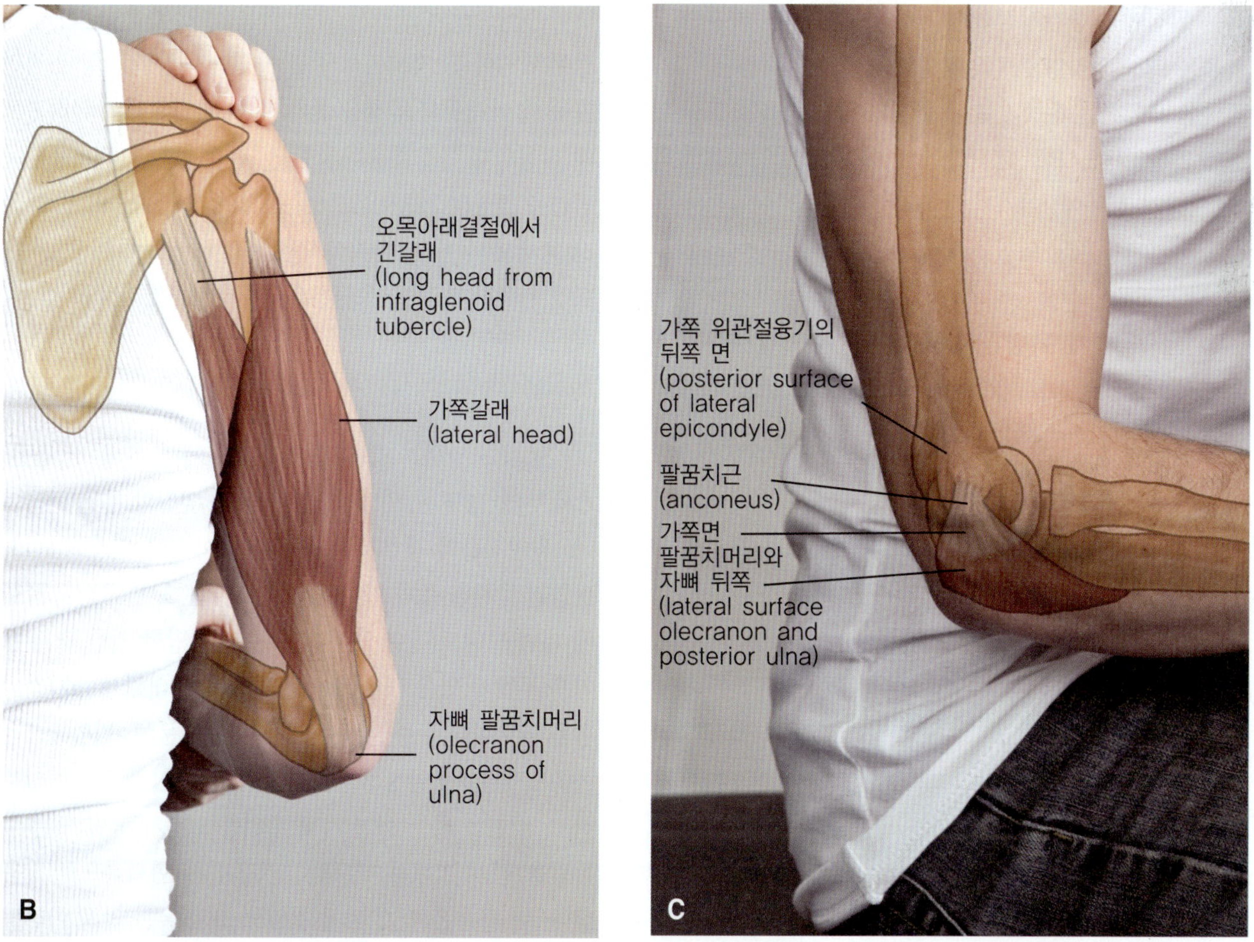

그림 6.10 B) 가쪽갈래는 고랑에 의해 어깨세모근으로부터 분리되어 보인다. 가쪽갈래와 긴갈래 사이의 먼쪽 편평한 부분은 넓은 공동 부착 힘줄로 확인된다. C) 짧고 삼각형 모양의 팔꿈치근은 팔꿉관절 끝 그리고 자쪽손목폄근의 위쪽 부분 가까이에 있다.

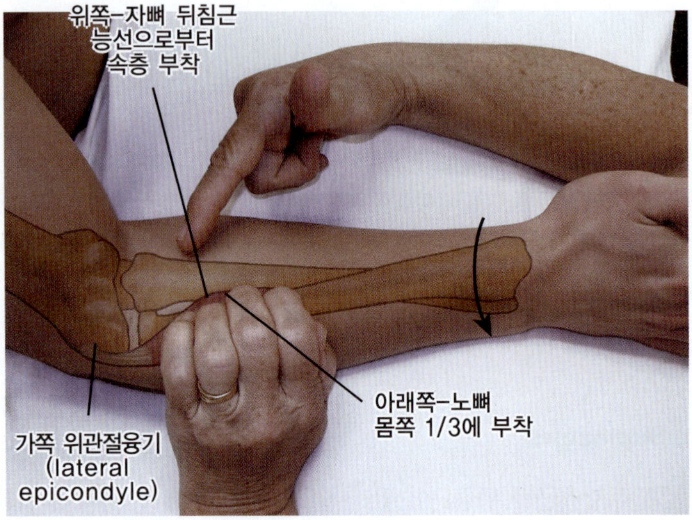

그림 6.11 뒤침근. 검사자는 뒤침근 위치를 확인할 수 있는 지점을 가리키고 있고, 위팔두갈래근의 활동을 감소시키기 위해 팔꿉관절을 펴고 아래팔을 엎침으로부터 느리게 뒤침한다면 가장 잘 확인된다. 그림은 부착부와 근육이 당기는 선을 강조하여 위에 덧그려져 있다.

근은 뒤침에서 중간지점까지 뒤침을 도와준다. 하지만 그 작용은 매우 약하다.[32] 긴엄지벌림근, 짧은엄지폄근, 집게폄근을 포함하는 손목과 손 복합체의 몇몇 근육들 또한 뒤침에 약한 협력근으로써 작용한다. 하지만 이 근육들의 역할이 작기 때문에, 여기서 논하지는 않겠다. 이 근육들은 손목과 손에서 주된 역할을 하기 때문에 다음 장에서 다루겠다.

이름에 걸맞게 **뒤침근**(supinator)은 아래팔 뒤침에서 독립적으로 작용하는 유일한 근육이다. 그것으로 속도와 무게에 상관없이 아래팔 뒤침에 항상 동원된다. 뒤침근은 아래팔 두 뼈 사이의 등쪽뼈사이근막에서 깊게 위치해 있다. 팔꿈치근, 긴노쪽손목폄근, 위팔노근에 의해 덮여 있다(그림 6.11). 뒤침근은 천천히 뒤침을 하는 동안 또는 팔꿉관절이 펴져 있을 때 홀로 작용한다.

아래팔 엎침근 / Forearm Pronators

아래팔 엎침을 주로 책임지는 근육들은 그 근육들의 주된 작용에 근육이름이 사용된다. 여기에는 원엎침근과 네모엎침근이 있다. 엎침근들은 안정된 자뼈에서 시작해서 노뼈에 부착한다. 고정된 자뼈 주위로 노뼈를 잡아당긴다. 아래팔이 엎침을 하는 동안, 원엎침근과 네모엎침근은 몸쪽과 먼쪽 노자관절에서 자뼈 위로 노뼈를 엎침을 하는데 협력근(synergist)으로서 각각 작용한다. 위팔노근은 아래팔이 뒤침이 된 자세에서 중간 지점까지 강한 저항에 직면했을 때 아래팔의 엎침을 한다. 특히 팔꿉관절이 굽혀졌을 때 작용한다.[33] 노쪽손목굽힘근, 긴손바닥근, 긴노쪽손목폄근은 엎침의 기능이 있는 손목과 손의 근육들이다. 하지만 엎침에서는 약한 지레작용(poor leverage)이고, 적은 힘만 기여한다. 이 근육들은 7장에서 다루겠다.

원엎침근 / Pronator Teres

기능과 모양의 이름(라틴어의 *teres*에서 유래, 선 같은)으로부터 명명된 원엎침근은 아래팔 엎침의 주된 근육이다. 원엎침근의 대부분은 팔꿉관절 아래에 위치해 있다. 팔꿉관절 관절 축과 가까이를 뻗기 때문에, 팔꿉관절 굽힘에 대한 모멘트 팔이 약하다. 오로지 상당한 저항 또는 무거운 무게가 있을 경우 팔꿉관절 굽힘에 대해서 추가적인 힘을 발휘한다.[12] 관절에 가까이 있기 때문에, 원엎침근은 몸쪽노자관절에 안정성을 주기 위해서 그 힘의 일부를 활용하고, 엎침을 하는 동안 자뼈 주위를 노뼈가 돌림 또는 축돌림을 하기 위해서 네모엎침근과 함께 협력적으로 작용한다. 이 근육은 얕게 위치해 있고 그 섬유는 앞쪽 아래팔 위를 안쪽에서 가쪽을 향해 비스듬히 뻗고 있다(그림 6.9 참고).

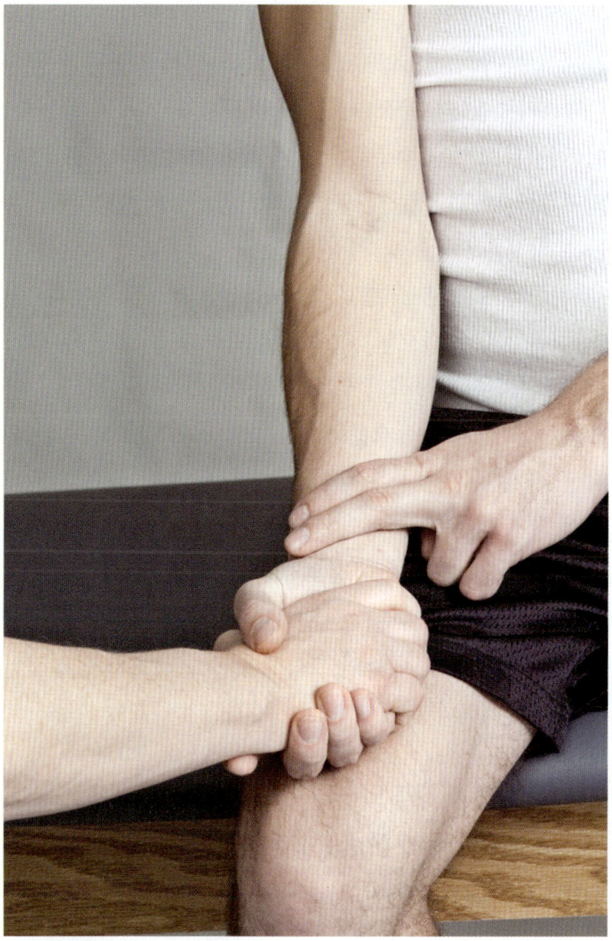

그림 6.12 네모엎침근. 모델은 깊게 위치한 네모엎침근의 작용 선을 보여준다.

네모엎침근 / Pronator Quadratus

먼쪽 또는 아래쪽 노자관절에서 손목 쪽에 가깝게 위치했기 때문에, 깊게 위치한 네모엎침근은 먼쪽 또는 앞쪽 아래팔에서 노뼈와 자뼈를 교차하여 가로지른다(그림 6.12). 이 단관절 근육은 팔꿉관절 위치에 상관없이 아래팔 엎침에 작용한다. 관절에 가깝게 위치하기 때문에, 이 근육 역시 먼 노자관절의 동적 안정장치로서 작용한다.[27,34]

팔꿉관절/아래팔 부분의 기능적 움직임과 근육

Functional Movement and the Muscles of the Elbow/Forearm Region

이제 이 부위에서 근육들의 주된 해부학적인 작용과 익숙해 졌기에, 기능적인 활동을 수행하기 위해서 어떻게 이 근육들이 함께 작용하는지 확인할 수 있다. 근육이 다양한 방식으로 움직임에 기여할 수 있다는 4장을 다시 생각해 보아라; 원하는 기능적 동작을 하기 위한 작용근, 대항근, 협력근, 안정근, 또는 중화근으로서의 역할이다. 이 부분에서는 기능적인 과제를 수행하기 위한 움직임의 다양성을 우리에게 제공하기 위해 팔꿉관절과 아래팔 근육이 동시적으로 작용한다는 예를 보여줄 것이다.

작용근, 대항근, 협력근 근육들 / Muscles as Agonists, Antagonists, and/or Synergists

구심성 수축에서 작용근으로 작용할 때 근육의 중요한 움직임을 학습함으로써 근육 기능을 알게 된다. 이러한 활동을 하는 동안, 근육의 몸쪽 부착 부위에는 다른 근육이나 체중에 의해 안정성을 갖게 되는 반면, 먼쪽 부착 부위는 열린 운동 사슬로 움직임을 하게 된다(그림 4.3 참고). 과제를 수행하기 위해 협력적으로 작용하는 다양한 근육들로 인해 기능적인 움직임이 만들어진다. 근육들은 완전 분리되어 혼자만 수축하지 않는다. 때때로 과제가 무거운 물건을 들기 위해 모든 팔꿉관절 굽힘근들이 수축하는 것과 같이 같은 동작을 수행하는 몇몇 근육들의 능동적인 동원을 필요로 한다. 그러나 더 무거운 무게일 경우, 저항을 받으며 팔꿉관절과 아래팔의 움직임을 하는 동안 아래팔, 손목 그리고 어깨 근육을 포함한 추가적인 근육의 협력적

실습 포인트
PRACTICE POINT

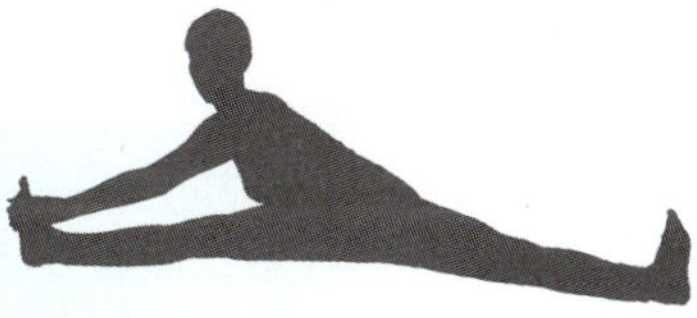

팔꿉관절 위의 정중신경 손상은 엎치는 힘의 큰 손실을 초래하는 원엎침근과 네모엎침근의 마비가 발생한다. 이러한 손상의 기능적 결과에 대한 예는 열쇠를 반시계 방향으로 돌리거나 유리컵이 기울어지지 않도록 유지하는 충분한 힘을 발휘할 수 없게 된다.

동원을 필요로 한다.

기능적 움직임의 근육 선택: 협력수축 / Selection of Muscles in Functional Movement: Synergistic Contractions

팔꿉관절 폄에서 위팔세갈래근과 팔꿈치근 같은 몇몇 근육들은 요구되는 것과 상관없이 협력적으로 짝을 이루며 수축한다. 하지만 일반적으로 협력의 촉진은 기능적 움직임을 위한 특정한 요구에 의해 결정된다. 근육들의 협력적인 활성은 과제, 요구되는 힘, 스트레스 또는 무게의 방향과 근육 수축 형태(원심성, 구심성 또는 등척성)에 의해 영향을 받는다.[35] 예를 들어, 위팔두갈래근과 위팔세갈래근이 팔꿉관절 굽힘과 펴기를 할 때 반대로 수축을 하지만, 강한 힘으로 손을 쥘 때에는 마치 협력근처럼 함께 수축한다(그림 4.4C 참고). 이 근육들은 손목과 손가락이 움직이는 동안 팔꿉관절을 안정화시키기 위해 동시 수축을 일으킨다. 문 손잡이 돌리기가 위팔두갈래근과 위팔세갈래근의 협력적인 수축의 다른 예이다. 이러한 활동들을 하는 동안 위팔세갈래근은 팔꿉관절을 안정화시키고 아래팔 뒤침근인 위팔두갈래근에 의한 팔꿉관절 굽힘을 막는다(그림 4.4A 참고).

동시적인 움직임과 관련되는 근육들의 수는 주로 특별한 과제를 수행하기 위해 요구되는 노력에 의해 결정된다는 4장을 기억해 본다; 강한 저항과 맞닥뜨릴 경우, 그 관절 또는 움직임이 일어나는 관절에서 뿐만 아니라, 실제 움직임이 일어나는 곳에서 떨어진 관절들에도 더욱 많은 근육들이 동원된다. 주먹을 강하게 쥘 때 팔꿉관절과 아래팔에서 이러한 개념의 중요성이 나타난다: 팔꿉관절 굽힘근과 폄근 둘 다 팔꿉관절을 안정시키기 위해 수축한다. 이러한 협력적인 수축들은 자동적이고 수의적으로 억제되지 않는다. 팔꿉관절을 안정화시킴으로써 이러한 근육들은 원하는 동작을 하기 위해 작용하는 손가락과 손목 근육의 몸쪽 부착 부위에 대해서 단단한 기초를 만든다. 이러한 안정화가 없으면, 상당한 손가락과 손목 근육 힘이 몸 쪽 위치를 조절하기 위해 우회되어야 한다. 따라서 먼쪽의 적절한 기능을 제공하기 위한 능력이 감소되게 된다. 강한 쥐기 동작을 하는 동안 어깨 촉진 또한 사슬 운동에 따라 더욱 더 몸쪽 분절의 안정성을 유지하기 위한 요구로 설명할 수 있다. 따기 어려운 병뚜껑을 열 때처럼 손과 손목의 많은 힘이 요구될 때, 병을 따기 위해 최대로 노력하는 것과 같이 몸통과 다리 그리고 얼굴 근육조차 협력적인 동작에 참여한다.

팔꿉관절과 아래팔의 단관절과 다관절 근육들 / One-Joint and Multijoint Muscles of the Elbow and Forearm

4장에서 언급한 바와 같이, 다관절 근육 이전에 단일관절 근육이 동원된다. 위팔근은 단관절 근육이기 때문에, 자연의 법칙(law of nature)에 따라 엎침이든 뒤침이든 상관없이 팔꿉관절 굽힘용으로 선택되는 근육이다. 확실하게, 위팔근은 팔꿉관절 굽힘을 필요로 하는 모든 과제에서 동원된다. 몸은 구조와 기능에 의해 효율적으로 움직인다;

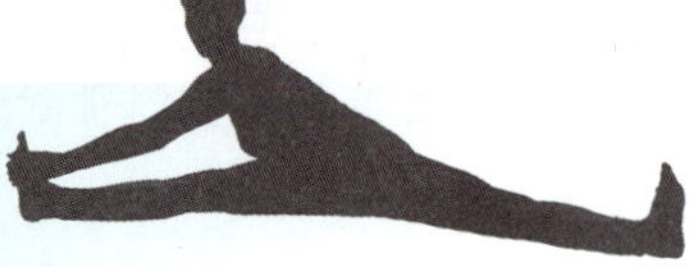

실습 포인트

PRACTICE POINT

3장에서 논의된 것과 같이 최소 에너지 소비라는 특수 목적을 가장 잘 반영하는 근육들은 과제를 수행하기 위해 신경계에 의해 전형적으로 선택되는 것들이다. 그러나 기능적 움직임 동안에 가장 큰 에너지 보존은 매우 숙달된 사람들에게서 최고로 성취된다. 미숙한 사람들은 움직임에서 필요로 하는 근육들만이 꼭 작용하지 않는 에너지를 낭비하는 "동시활성"의 움직임을 보이고 이 같은 요구에 따라 수축한다. 불필요한 동시활성은 숙련된 움직임을 배우는 초기단계에서 정상적으로 나타난다. 이런 활동은 새로운 과제를 배우는 성인들뿐만 아니라, 막 초기 보행 양상과 균형을 배우는 어린아이들에게서 흔하다. 숙달됨에 따라 선택은 개선되고 수축의 단계는 더 섬세하게 조정되며 심미적 관점에서 눈으로 보기 좋고 피로가 덜한 더 부드러운 움직임을 발생시킨다.

과제가 간단하게 팔꿉관절 굽힘을 필요로 하든가 가벼운 무게로 등척성 수축을 하는 것이라면 위팔두갈래근을 사용하는 것은 비효율적이다. 왜냐하면 뒤침은 엎침근에 의해 중립적이어야 하기 때문이다. 따라서 추가적인 근육들이 간단한 팔꿉관절 굽힘을 위해 동원되어져야 한다.

많은 팔꿉관절과 아래팔 근육들은 한 관절에서 보다 더 많이 작용하고, 이런 관절들을 동시적으로 포함하는 과제에 따라 보통 선택된다. 예를 들어, 위팔두갈래근은 팔꿉관절 굽힘과 아래팔 뒤침이 동시에 일어날 때 자연스럽게 선택된다. 보통 가벼운 과제에서는 이용이 가능한 근육 그리고 충분히 강한 근육일 경우, 전형적으로 신경계는 일을 수행하기 위해 한 근육을 동원한다. 손상 때문에 다관절 근육이 작용하지 못하는 경우 단관절 근육들이 동원된다. 예를 들어, 근육피부신경 손상이 위팔두갈래근의 기능을 방해한다면, 위팔노근과 손뒤침근이 팔꿉관절 굽힘과 뒤침을 동시에 수행하기 위해 동원된다.

근육이 하나의 관절보다 더 많은 관절을 가로지를 때, 근육은 가로지르는 각각의 관절에 영향을 미친다. 마찬가지로, 근육은 이러한 관절에서의 위치에 의해서도 영향을 받는다. 우리가 설명한 것과 같이, 위팔두갈래근은 세관절 근육이지만 위팔세갈래근의 긴갈래와 원엎침근은 두관절 근육이다. 4장의 내용을 당신이 기억하는 것과 같이, 근육이 가장 짧은 길이로 수축할 때, 근육은 약해진 길이에 있다. 이것은 길이-장력 곡선에서 최소의 상태에 있기 때문이다; 다관절 근육들에서 이것이 나타날 때, 능동불충분(active insufficiency)라 불린다. 그러므로 위팔두갈래근은 완전 어깨 굽힘, 팔꿉관절 굽힘 그리고 손바닥이 어깨 뒤쪽에 닿은 뒤침이 능동불충분이 된다. 몸통 옆에서 팔꿉관절의 90° 굽힘이 된 자세와 비교하여 이 자세에서 뒤침의 최대 힘을 검사하는 것은 위팔두갈래근 힘의 분명한 감소를 보인다. 위팔세갈래근 긴갈래의 능동불충분은 어깨와 팔꿉관절 폄의 끝범위에서 나타난다. 원엎침근은 팔꿈이 굽힘과 엎침에서 능동불충분이 된다.

대부분의 기능적 움직임은 최적의 충분함을 위해 능동불충분을 피하고 최적의 근길이를 제공한다. 예를 들어, 어깨가 폄 혹은 과도한 폄이 되었을 때 위팔두갈래근은 길어진다. 따라서 팔이 옆에서 큰 범위의 가동범위를 통하여 팔꿉관절이 굽혀질 때 좋은 긴장을 유지한다. 이러한 통합(팔꿉관절 굽힘과 어깨 폄)은 "당기는" 활동들에서 자연스럽게 나타난다. 반면에, 위팔세갈래근의 긴갈래는 어깨가 굽힘이 되었을 때 길어진다. 따라서 팔꿉관절 폄은 효율적인 위팔세갈래근의 힘을 유지하기 위해 어깨 굽힘과 통합한다. 이 기전은 "미는" 활동들에서 이점으로 사용된다. 굽힘과 폄 통합은 닦기, 진공청소기 사용, 톱질, 공 던지기, 활쏘기 그리고 볼링과 같은 많은 기능적 활동들을 수행할 때 번갈아 이용된다.

전형적인 팔꿉관절과 아래팔 근육 기능: 요약과 비교 / Typical Elbow and Forearm Muscular Function: Summary and Comparisons

최근의 EMG 연구는 개개인에 따라, 근육의 선택과 팔꿉관절과 아래팔 동원 순서 모두에서 근육 작용에 상당한

실습 포인트

PRACTICE POINT

위팔두갈래근이 최대로 길어진 자세는 어깨의 과도한 폄, 팔꿉관절 폄과 엎침이다. 다관절 근육이 비정상적으로 짧아져 있거나 근육 혹은 부착점이 손상되었다면, 검진을 위해 사용되는 자세이다. 다관절 근육의 뻣뻣함 혹은 손상이 있는 경우, 개별적인 수동적인 관절 움직임은 일반적으로 정상 범위에 있다. 그러나, 다관절 근육을 완전 끝범위까지 수동적으로 늘렸을 때, 근육 결함이 분명히 보인다. 근육이 제한된다면, 시도되는 마지막 움직임은 단단한 끝느낌으로 비정상적으로 제한되어질 것이다. 근육이 손상되었다면, 마지막 움직임이 끝나기 전에 통증이 나타난다. 그리고 끝느낌에 도달되지 않기 때문에 "비어있음"으로 불리는 끝느낌이 나타난다. 또한 위팔세갈래근의 긴갈래와 원엎침근은 다관절 근육이기 때문에, 이러한 같은 유형의 검사는 움직임 제한 혹은 근육 손상을 확인하기 위해 이용될 것이다.

변화가 있음을 알려준다. 최근의 연구를 기초하여, 여기에 나타난 기능적 패턴은 대부분 팔꿉관절과 아래팔 기능에서 매우 전형적인 것이다.

팔꿉관절 굽힘 / Elbow Flexion

팔꿉관절과 아래팔 운동을 통하여, 일부 근육들이 가동범위 내의 특별한 지점에서 다른 근육들보다 더 효율을 만들면서 모멘트 팔과 기능적 작용을 하는 근육의 길이는 변한다. 팔꿉관절 굽힘 중간 지점, 90°와 120° 사이에서 팔꿉관절 근력이 최고에 달한다는 것을 알고 있다.[12,25,26] 이미 논의한 것과 같이, 위팔두갈래근과 위팔근은 팔꿉관절의 큰 힘을 발생시키기에 가장 적합하고, 위팔노근은 어떤 상황에서 가장 활동적이고, 원엎침근은 오히려 약한 굽힘근이 된다. 위팔두갈래근과 위팔근은 가장 큰 모멘트 팔을 가지고 있기 때문에, 팔꿉관절의 근력과 힘을 제공한다. 한편으로, 위팔노근은 짧은 모멘트 팔을 가지고 있어 팔꿉관절 안정성을 제공하기 위한 큰 압박을 제공한다.

위팔근은 가장 논쟁이 적은 팔꿉관절 굽힘근이다. 설명한 바와 같이, 위팔근은 아래팔의 위치에 영향을 받지 않는다. Basmajian과 Latif[36]의 초기 연구와 여전히 확고한 연구들은 위팔근은 항상 부하가 있든지 혹은 없든지 그리고 빠르게 혹은 느리게 움직임이 발생하더라도 팔꿉관절 굽힘근으로 활동한다.

비록 위팔노근은 팔꿉관절 굽힘근이지만, 아래팔 뒤침근과 엎침근으로서의 역할은 더욱 논의의 대상이다. 초창기 해부학자들은 그것을 *긴뒤침근(supinator longus)*이라 불렀다. Fick[37]는 위팔노근은 완전 엎침 자세에서 제한된 범위의 뒤침을 수행할 수 있다고 역학적으로 설명했다. Beevor은 위팔노근은 진정한 팔꿉관절 굽힘근이라는 것을 처음으로 고려했다; 그의 초기 관찰은 이후 EMG 연구에 의해 구체화되었다.[36,38] 위팔두갈래근, 뒤침근, 엎침근 마비가 있지만, 강한 위팔노근을 소유한 사람은 엎침 혹은 뒤침의 힘을 발생시킬 수 없다. 기능적으로, 이러한 환자들은 바른 자세에서 물컵의 물을 흘리지 않도록 유지하는데 어려움을 느낀다. 이러한 소견을 기초로, 위팔노근은 아래팔이 중간자세에 있을 때 진정한 팔꿉관절 굽힘근으로 여겨질 것이다.

위팔두갈래근의 분리된 그리고 저항이 없는 수축은 동시적인 어깨 굽힘, 팔꿉관절 굽힘과 아래팔 뒤침을 만든다. 기능적 움직인 동안, 원하지 않는 위팔두갈래근 움직임은 중력 혹은 다른 협력근의 수축에 의해 방지된다. 이전에 언급한 EMG 연구들은 아래팔이 엎침이 되거나 2파운드 혹은 더 작은 무게가 들려질 때 팔꿉관절의 느린 굽힘시 위팔두갈래근은 매우 작은 역할을 하거나 혹은 관여하지 않는다는 것을 보여주었다. 그러나, 아래팔 뒤침 상태로 위팔두갈래근은 부하가 있을 경우와 없을 경우 모두와 운동이 구심성 혹은 원심성에 관계없이 느린 움직임뿐만 아니라, 빠른 움직임에서도 팔꿉관절 굽힘으로 작용한다. 증가된 속도와 부하에서, 또한 위팔두갈래근은 아래팔이 엎침이 되었을 때 작용한다. 연구는 아래팔 자세와 관련 없이 상당한 무게가 들려질 때, 위팔두갈래근은 항상 동원된다고 보고한다.[39]

뒤침과 엎침 / Supination and Pronation

뒤침과 엎침은 아래팔 움직임에 자주 이용된다. 각각에는 단축성 혹은 다축성 근육들이 있다. 뒤침에서 특별히 고려해야 되는 것을 먼저 다루고, 그 다음 엎침을 설명한다.

뒤침할 때 위팔두갈래근과 뒤침근의 작용 비교 / Comparison of actions of the biceps brachii and the supinato in supination

이 장의 초기에 설명한 것과 같이, 위팔두갈래근은 팔꿉관절이 약 90° 굽힘이 되었을 때 뒤침근으로 가장 효율적으로 작용한다. 이 자세에서, 근육의 힘줄은 노뼈의 긴축에 대해서 직각이 된다. 그래서 뒤침을 위한 가장 큰 모멘트 팔이 여기에서 나타난다. 팔꿉관절을 펴고 모멘트 팔이 줄어들 때, 뒤침근으로서의 위팔두갈래근의 효율성이 떨어진다. 뒤침근의 효율성이 팔꿉관절 각도에 의해 영향을 받는것은 아니라는 것을 기억해 보아라. 90°에서, 위팔두갈래근은 뒤침을 수행하는 뒤침근으로서 거의 4배 정도 효율적이다.[37] 그러나 팔꿉관절이 펴지고 뒤침이 될 때, 위팔두갈래근의 효율성은 뒤침근으로서 단지 2배이다.[37]

위팔두갈래근의 도움 없이 뒤침을 수행하는 뒤침근의 능력은 Basmajian과 Latif에 의해 증명되었다.[36] 대부분의 대상자는 팔꿉관절 폄 상황에서 아래팔 뒤침 동안 위팔두갈래근의 두 갈래에서 EMG 활동이 기록되지 않았다. 그러나 뒤침에 저항이 적용된다면, 위팔두갈래근의 활동이 나타난다. 결론적으로, 뒤침근은 대부분의 낮은-힘의 기능적 과제 동안 단독으로 작용한다.

엎침에서의 원엎침근과 네모엎침근의 활동 비교 / Comparison of actions of the pronator teres and the pronator quadratus in pronation

원엎침근은 가장 강한 엎침근이다. 원엎침근은 표층에 있으므로 수축이 촉진된다. 반면에, 네모엎침근이 비록 힘이 요구되거나 팔꿉관절 자세와 관련없이 모든 엎침 움직임에서 일정하게 활동하지만, 네모엎침근이 작용하는 역할은 촉진이 되지 않기 때문에 접근하기 어렵다.[40] 원엎침근은 팔꿉관절 굽힘근이기 때문에, 엎침을 하는 능력은 팔꿉관절 자세에 의해서도 어느 정도 결정된다. 네모엎침근의 가로면은 거의 원엎침근의 2/3 크기이고, 뒤침근과 비교해서 뒤지지 않는다. 그러나, 네모엎침근이 짧아지는 거리는 작다. 그것의 크기와 위치에 기초하여, 네모엎침근은 저항 없이 그리고 능동적인 팔꿉관절 굽힘 없이 느린 엎침 동안 다른 근육들의 도움을 받지 않고 아래팔을 엎침한다.

폄: 위팔세갈래근과 팔꿈치근의 작용 비교 / Extension: Comparison of action of the triceps and the anconeus

위팔세갈래근은 팔꿈치근의 약 5배 큰 가로면을 가지고 있고, 약 2배 정도의 짧아지는 범위가 있다.[37,41] 또한 위팔세갈래근 힘줄의 근막은 팔꿈치근 위로 펴져 있고, 이것은 두 근육 사이에 매우 밀접한 협력적 관계가 있다는 것을 설명하고 있다. 또한 이에 더해서, 팔꿈치근은 팔꿉관절 그리고 몸쪽 노자관절과도 밀접한 관련이 있다. 두 근육은 이 관절의 보호에 기여한다. 또한 동적인 팔꿉관절 폄을 제공한다. 그것이 단관절근이기 때문에 팔꿈치근이 전형적으로 팔꿉관절 폄을 시작하기 위해 동원되는 첫 번째 근육이라는 것은 놀라운 것이 아니다; 또한 팔꿈치근은 낮은

실습 포인트

PRACTICE POINT

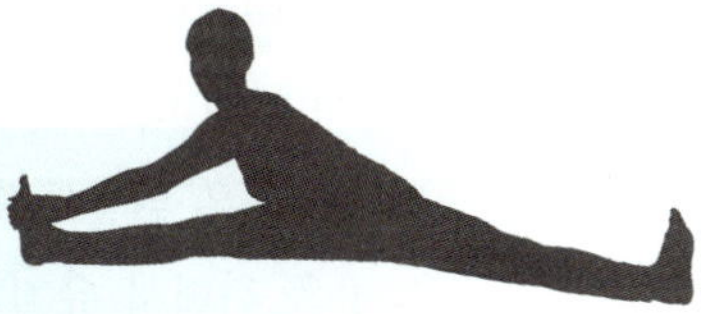

뒤침근의 단독 작용은 뒤침이고 단관절 근육이기 때문에, 뒤침근은 팔꿉관절 굽힘 없는 뒤침 그리고 느린 움직임과 저항이 없을 때 수축하도록 요구된다고 결론을 내리는 것은 타당하다. 임상적으로, 이러한 가정은 다음과 같이 입증될 것이다: 파트너의 아래팔을 허벅지에 올린 편안한 자세로 앉게 하라. 촉진하고자 하는 손가락을 팔꿉관절의 위팔두갈래근힘줄에 두어라. 뒤침이 느리게 수행되고 아래팔이 허벅지 위에 있다면, 움직임이 뒤침근에 의해 수행되기 때문에 위팔두갈래근의 힘줄은 이완된다. 움직임의 속도가 증가될 때, 위팔두갈래근이 동원된다; 빠른 뒤침이 수행될 때 즉시 작용하는 위팔두갈레근의 힘줄을 쉽게 촉진할 수 있다. 이 검사는 뒤침근에서 신경 재생이 진행되는 시기를 정하기 위해 노신경 손상 환자를 검사할 때 유용하다. 뒤침근이 마비되면, 아래팔의 느린 뒤침은 뒤침근 위치에서 위팔두갈래근의 힘줄을 동원한다. 뒤침근이 재지배될 때, 우선적인 정상적 동원 명령이 회복된다. 다른 경우에, 이 검사 진행은 비록 질병이 없는 사람에서 뒤침근 근력에 대한 정보가 획득되지 않았지만, 뒤침근을 분리하기에 유용하다.

비록 큰가슴근이 팔꿉관절을 가로지르진 않지만, 이 근육은 닫힌운동사슬에서 어깨를 모음으로써 팔꿉관절을 펼 수 있을 것이다. 이러한 기능은 위팔세갈래근(C_7–C_8)은 마비되었지만 큰가슴근(C_5–C_7)의 신경지배는 남아 있는 척수 병변 환자에게 매우 유용하다. 손을 바닥에 지지하고, 큰가슴근은 몸의 반대쪽으로 어깨를 민다. 어깨가 안쪽으로 움직일 때, 아래팔은 뒤침으로 구르고 팔꿉관절은 폄 상태로 잠긴다. 미끄럼판 이동에서 몸을 움직이는 것과 같은 기능적 과제는 손을 미끄럼판에 고정하고, 팔꿉관절을 앞으로 펴고 위팔뼈를 밀기 위해 큰가슴근을 수축함으로써 움직임을 달성할 수 있다: 팔꿉관절을 어깨와 손목 앞쪽에 정렬하는 것은 팔꿉관절 관절 뒤에 손은 힘선을 위치시키는 것이고, 폄 상태로 수동 잠김이 된다.

부하 수준을 유지하기 위한 충분한 힘을 보유하고 있다. 힘에 대한 요구가 증가될 때, 위팔세갈래근의 안쪽 갈래가 먼저 동원된다. 안쪽 갈래 근력은 일반적으로 전형적인 요구를 조절하기에 충분하다.[42] 더욱 큰 힘 요구가 있을 때, 가쪽 그리고 다음은 긴갈래가 동원된다.[43]

팔꿉관절 복합체의 닫힌운동사슬 / Closed Kinematic Chain Motion at the Elbow Complex

대부분의 숙련된 기능적인 팔 움직임은 열린 운동사슬(open kinematic chain: OKC)이지만, 팔이 닫힌운동사슬(closed kinematic chain: CKC)로 작용할 때 이러한 중간 팔의 연결에 대한 안정의 중요성을 아는 것도 중요하다. 뼈의 일치성과 관절 인대가 완전 폄에서 대부분의 팔꿉관절 안정성을 제공하지만, 팔꿉관절이 약간 구부러져 있을 때 안정성을 위한 요구는 관절 굽힘근과 폄근으로 옮겨간; 이러한 근육 그룹은 CKC 활동에서 안정성을 제공하기 위해 동시수축을 한다.

일반적인 기능적 움직임 동안 근육 활동 분석 Analyses of Muscle Activity during Common Functional Movements

어깨와 같이, 팔꿉관절의 목적은 기능적 활동을 위해 손 위치를 정하는 것이다. 그러나, 어깨와 다르게, 팔꿉관절은 손을 몸에서 가까이 혹은 더 멀리 움직이면서 몸에서 상대적 손 위치를 결정한다. 게다가, 아래팔은 손을 엎침과 뒤침을 하면서 움직인다. 그래서 숟가락을 입으로 가져가기 위해 뒤침을 하거나 물이 들어간 유리컵의 물을 엎지르지 않도록 중립으로 쥐거나 칫솔을 사용하기 위해 엎침을 하는 것과 같은 특별한 기능을 위해 손 자세를 만든다. 5장에서, 머리 뒤에 손을 위치시키는 기능적 움직임을 관찰하는 동안 근육 활동은 간단히 운동형상학적으로 분석되었다. 이제 팔 사슬에서 다른 연결을 추가하고, 다음 부분은 팔꿉관절과 아래팔 복합체로부터 근육이 기여하는 것에 초점을 맞춘 기능적 활동들의 운동형상학적 분석을 설명한다. 팔꿉관절과 아래팔을 위해 고려해야 하는 중요한 요소는 원하는 기능을 만들기 위해 팔이 몸으로부터 얼마나 먼 움직임을 필요로 하는지이다. 사슬에서 중간이 연결될 때, 팔꿉관절 복합체는 그 과제를 수행하는 팔을 위해 필요한 몸에서 바깥으로 멀어지는 뻗기 거리 혹은 몸에서 안으로 당기는 거리를 제공한다.

중력이 근육 기능을 결정하는 요소라는 것을 잊으면 안된다. 예를 들어, 중력의 도움을 받고 수행되는 팔꿉관절 폄은 팔꿉관절 폄 속도를 조절하기 위한 감속 기능으로 작용하는 팔꿉관절 굽힘근에 의해 수행된다; 위팔세갈래근은 관련되지 않는다. 반면, 중력에 대항하여 팔꿉관절을 편다면, 위팔세갈래근은 팔꿉관절을 펴기 위해 구심성으로 가속기로서 작용하면서 움직임을 수행한다.

머리 뒤에 손 가져가기 / Placing the Hand behind the Head

5장에서, 처음으로 머리 빗기를 할 때와 같이 머리 뒤에 손 가져가기에 대한 기능적 움직임의 예를 논의했다. 이미 알고 있는 어깨 움직임에 더해서 팔꿉관절이 굽혀지고 아래팔은 엎침이 된다. 머리카락을 빗이 지나갈 때 약간의 저항이 있기 때문에, 이러한 동작을 하는 팔꿉관절과 아래팔 근육들은 위팔두갈래근과 위팔근을 포함한다. 이 근육은 빗을 쥐면서 유지하고 있는 손이 머리 아래로 내려갈 때 이러한 저항에 대항하여 팔꿉관절을 구부리기 위해 수축한다. 원엎침근과 네모엎침근은 완전 엎침에서의 아래팔과 원하는 위치에서 빗을 유지하기 위해 동시에 수축한다. 빗이 머리카락을 지나가는 움직임 이전에, 어깨가 올라간 후에 팔꿉관절은 머리위에 빗을 위치시키기 위해 굽힌다; 팔꿉관절이 빗을 내리기 위해 굽힐 때, 위팔세갈래근은 빗을 위치시키기 위해 원심성으로 수축한다.

당기기 / Pulling

당기기는 OKC와 CKC에서 모두 나타날 것이다. 근육 활성과 요구는 이러한 상태가 변함에 따라 변할 것이다. 1장의 내용을 기억하여 먼저 닫힌운동사슬을 보아라. 닫힌운동사슬은 더욱 일관되게 나타나는 것이므로, 떠올리기 쉽다. 5장의 예에서, 닫힌운동사슬은 머리 위에 고정된 봉에서 턱걸이를 하는 동안 나타난다. 팔꿉관절 굽힘과 아래팔 뒤침은 턱걸이를 하는 동안 나타난다. 위팔근("일꾼")

과 위팔두갈래근은 체중을 들어돌리기 위해 구심성으로 팔꿉관절을 굽히는 중요한 팔꿉관절 근육 힘을 제공한다. 뒤침근과 위팔두갈래근은 지탱하는 아래팔 뒤침힘을 제공한다. 올린 턱걸이 자세에서 아래로 되돌아오는 것은 위팔두갈래근과 위팔근이 계속해서 작용하며, 이제는 아래로 당기는 중력의 힘을 조절하기 위해 원심성으로 작용한다. 중력이 몸에 미치는 영향 때문에 구심성에서 원심으로로 바뀌는 근육 기능의 한 좋은 예이다.

열린 사슬에서는, 팔과 아래팔이 공간에서 자유롭게 움직이기 때문에 더욱 복합하다. 그래서 움직임과 기능에서 더욱 다양성이 있을 가능성이 있다. 풀다운(pulldown), 당겨내림 운동에서 사용되는 오버헤드풀리(overhead pulley)에 대한 것은 5장의 예를 본다. 이러한 운동 장치는 조절되는 다양한 방법들이 있다: 1) 손이 턱 쪽으로 아래로 움직이기 위해 손바닥을 위쪽으로 하고 당기는 방법이 있을 것이다(그림 6.13A); 2) 아래로 내린 자세에서 손바닥을 등 뒤로 당겨내리는 방법이 있을 것이다(그림 6.13B); 혹은 손을 몸 앞쪽으로 엉덩관절 높이까지 당겨내릴 수 있을

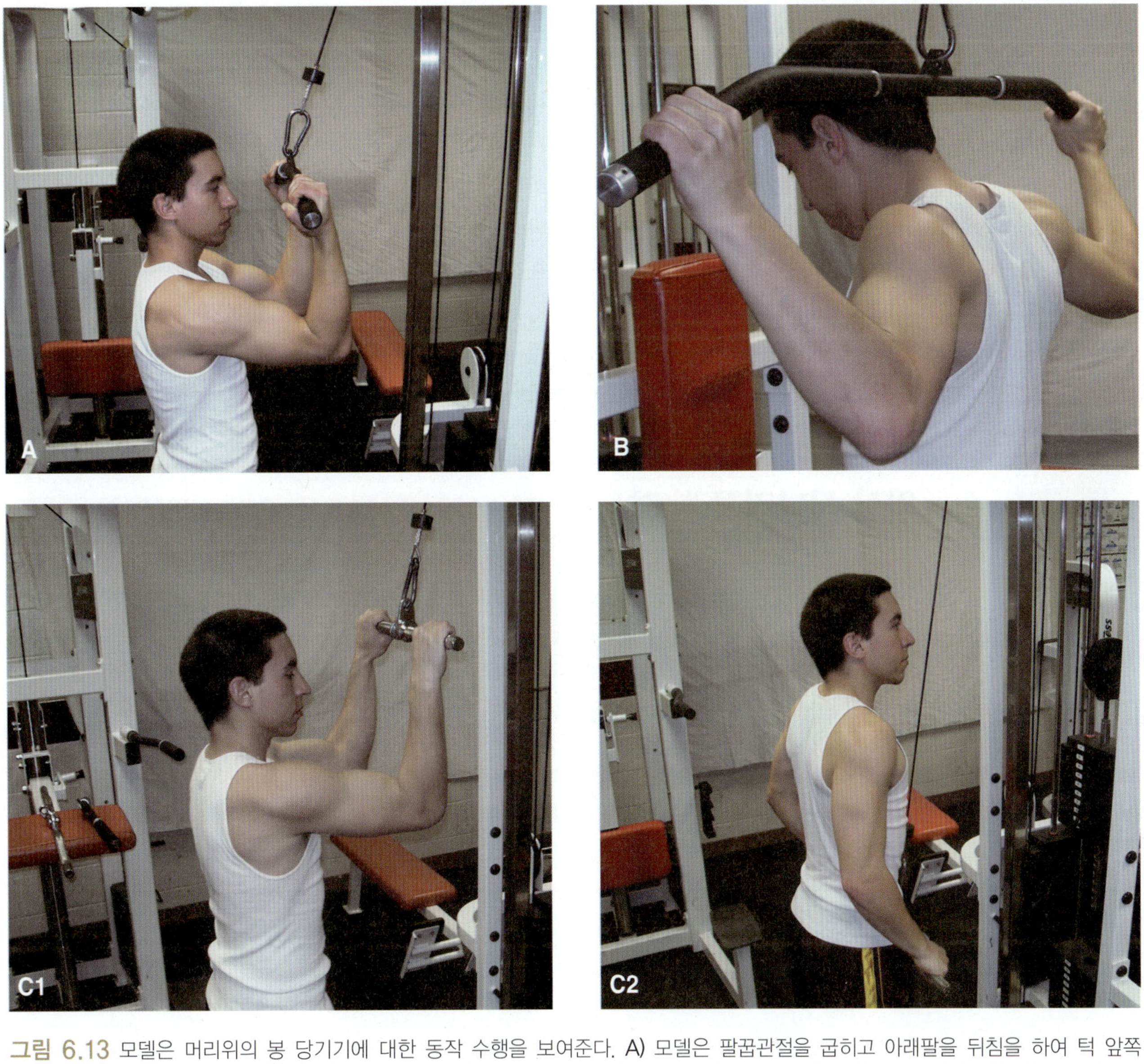

그림 6.13 모델은 머리위의 봉 당기기에 대한 동작 수행을 보여준다. A) 모델은 팔꿉관절을 굽히고 아래팔을 뒤침을 하여 턱 앞쪽으로 봉을 당겨내린다. B) 모델은 아래팔을 엎침을 하고 머리 위의 봉을 머리 뒤로 당긴다. C) 모델은 움직임의 처음 반은 위팔두갈래근이 관여하여 몸의 앞쪽 아래로 봉을 당긴다(C1). 팔꿉관절이 90°를 넘겨 펴질 때, 봉을 아래로 당기기 위해 수축하는 위팔세갈래근의 활동을 주의해서 본다(C2).

것이다(그림 6.13C2). 이러한 모든 예에서, 팔꿉관절은 머리 위의 봉을 잡기 위해 편 채로 시작하고, 처음 두 가지 방법에서는 굽힘 상태로 끝난다. 세 번째 방법에서, 팔꿉관절은 움직임 동안 처음 절반은 굽힘으로 움직이고(그림 6.13C1), 움직임 끝으로 가면 다시 폄 상태로 움직인다(그림 6.13 C2). 위팔근, 위팔노근, 위팔두갈래근은 팔꿉관절 굽힘힘을 제공하고, 또한 위팔두갈래근은 첫 번째 방법에서 아래팔 뒤침을 하기 위해 뒤침근으로 작용한다. 두 번째 방법의 경우, 같은 팔꿉관절 굽힘근들이 팔꿉관절을 굽히는 기능을 한다. 그러나 위팔두갈래근은 엎침에서 아래팔에 많은 기여를 하지 않는다. 또한, 현재 엎침근은 봉이 머리 뒤로 올 때 아래팔 위치를 유지하기 위해 작용하고 있다. 마지막 방법에서, 아래팔은 엎침 상태로 있고, 네모엎침근과 원엎침근은 팔꿉관절 굽힘근과 폄근이 움직임의 다른 지점에서 연관이 되는 동안 이 위치를 유지하기 위해 작용한다. 팔꿉관절 굽힘근들은 봉이 가슴쪽을 향해 아래로 움직일 때 팔꿉관절을 굽히기 위한 두 번째 예에서 연관된다. 그러나 봉이 팔꿉관절이 90° 굽힘이 되는 지점까지 움직이고, 그 후 펴는 움직임을 계속하면 위팔세갈래근은 당김에서 미는 것으로 움직임을 변환시킨다; 팔꿈치근의 도움과 함께 위팔세갈래근은 뻗기의 끝 지점까지 외부의 힘에 대항하여 팔꿉관절을 편다(그림 6.13C2).

요약

Summary

본 장은 팔꿉관절 복합체에서 기능적 움직임과 관련된 운동형상학적 원리를 설명한다. 팔꿉관절 복합체는 위팔자관절, 위팔노관절 그리고 몸쪽 노자관절을 포함한다. 촉진을 위한 해부학적 검토와 안내가 설명되고 본문 안에 나타난 각각의 부분에 대한 특별한 요소는 표로 보여진다. 본 장의 초점은 팔꿉관절과 아래팔 움직임을 제공하는 다른 관절들 그리고 중요한 근육들 사이의 기능적 관련성이다. 이 부분의 기능적 움직임은 팔꿉관절과 아래팔의 관절과 근육 사이의 지지와 협력관계에 의해 최적화된다. 이 부분의 중요한 근육들로부터 근육 기능이 기여하는 것이 논의된다. 일반적인 기능적 움직임이 설명되고 운동형상학적으로 분석된다. 이 부분의 상태가 나빠질 때 만나게 되는 기능적 결과에 대한 설명으로 병리적 상태가 포함된다.

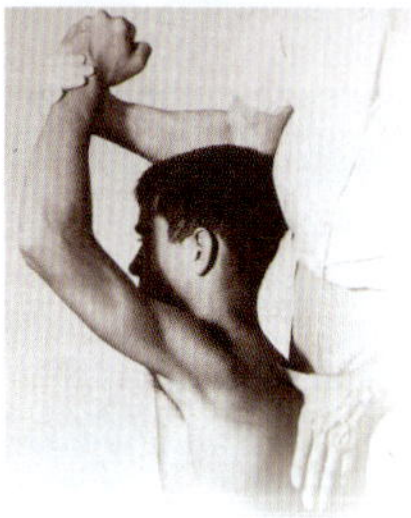

임상 시나리오 해결(CLINICAL SCENARIO SOLUTION)

Chris의 병력 청취와 팔꿉관절 촉진을 통하여, Bethany는 Chris의 통증이 많은 손목과 손가락 굽힘근들의 부착점인 안쪽위관절융기에 있다는 것을 확인할 수 있었다. 이것은 팔꿉관절 통증이 왜 손의 기능적 문제(쥐기 약화)를 발생시키는지 설명한다. 따라서 Chris는 "부기(dropsies)" 에 대해 호소한다. 검진할 때, Bethany는 안쪽위관절융기 위쪽의 통증과 압통에 대해 주의해서 보았고, 이 통증이 팔꿉관절 움직임이 아니라, 손목을 굽하는 동안 저항을 주었을 때 악화되었다. 중재는 먼저 이 부분의 안정과 안쪽위관절융기에서 급성 증상을 치료하는 방향으로 했다. 손목 굽힘근들을 사용함으로 발생되는 손상이 악화되지 않도록 중립 자세에서 Chris의 손목에 안정 보조기를 하였다. 가장 중요하게, Bethany는 Chris에게 손상에 대한 병리기전에 대해 약간의 교육을 하였고, 재발 손상을 예방할 수 있는 움직임에 대해 제안하였다. 증상이 완화된 후에, 손목과 손가락 굽힘근 강화 중재가 포함되었다.

논의 문제 (Discussion Questions)

1. 위팔자관절과 위팔노관절의 구조적 해부학이 이 부분의 안정성과 가동성에 어떻게 기여하는가?
2. 운반각의 기능적인 목적에 대해 어떻게 생각하는가?
3. 다음에 나타나는 일반적 활동들을 완성할 때 이 부분의 5개의 중요한 근육들의 다양한 기여는 무엇인가? : 머리에 있는 모자를 당겨 내리는 것; 창문 열고 닫기; 쇼핑 카트 밀기; 프리스비 던지기. 근육들이 어떤 기능을 하는가?– 작용근, 대항근, 협력근. 어떤 유형의 수축(구심성, 원심성 그리고 등척성)이 관련되는가?

실습활동 (Lab Activities)

1. 해체된 뼈(disarticulated bone)와 골격에서, 다음 뼈와 뼈의 기준점(landmark)을 확인해 보자.

위팔뼈(Humerus)

몸통(shaft)
안쪽 위관절융기(medial epicondyle)
가쪽 위관절융기(lateral epicondyle)
가쪽관절융기위능선 (lateral supracondylar ridge)
도르래(trochlea)
작은머리(capitulum)
도르래 고랑(trochlear groove)
작은머리도르래고랑 (capitulotrochlear groove)
팔꿈치머리오목(olecranon fossa)
노뼈오목(radial fossa)
갈고리오목(coronoid fossa)

자뼈(Ulna)

몸통(shaft)
팔꿈치머리(olecranon process)
갈고리돌기(coronoid process)
도르래(trochlear) 혹은 반달패임(semilunar notch)
도르래(trochlear) 혹은 세로 능선(longitudinal ridge)
자뼈결절(ulnar tuberosity)
머리(head)
노뼈패임(radial notch)
붓돌기(styloid process)

노뼈(Radius)

몸통(shaft)
머리(head)
오목(fovea)
목(neck)
노뼈결절(tuberosity of radius)
붓돌기(styloid process)

2. 뼈의 어느 기준점을 촉진할 수 있는가? 먼저 자기 몸에서 확인한 후 파트너에게서 촉진해 보자.
3. 뼈 혹은 해체 골격 모형을 이용하여, 뼈의 다음 움직임을 수행해 보자; 또한, 스스로 움직임을 수행해 보자. 팔꿉관절 굽힘, 폄, 엎침, 뒤침에 대한 움직임이 일어나는 뼈의 표면을 확인하고 검진해 보자. 손바닥을 뒤침 방향으로 위로 돌려 올려 자뼈에서 노뼈를 움직여 보자. 그 후 엎침으로 아래로 돌려보자. 손바닥을 뒤침 방향으로 위로 돌릴 때, 노뼈와 자뼈는 평행한지 주의해서 본다; 손바닥을 엎침 방향으로 아래로 돌릴 때, 두 뼈가 교차되는지 주의해서 보아라–노뼈는 자뼈 위를 가로지른다.
4. 스스로 다음의 팔꿉관절과 아래팔 움직임을 수행하고, 파트너가 수행하는 것을 관찰해 보자.
   a. 먼저 아래팔을 뒤침을 시킨 채 팔꿉관절을 굽히거나 편다. 그 후, 아래팔을 엎침을 시킨 채 해 보아라.
   b. 노뼈머리를 촉진하면서 엎침과 뒤침을 한다. 이것을 할 때, 당신의 팔을 몸통 옆에 유지하고, 손목을 한 자세로 유지하고, 팔꿉관절을 정확한 각도로 굽힌 채 유지한다. 약 전체 180° 움직임이 아래팔의 분리된 움직임으로 나타나는 것을 유의해서 보아라.
   c. 설명한 것과 같이 두 팔을 엎침을 한다. 이제 당신의 팔을 펴고, 어깨 높이까지 팔을 올리고, 엎침 방향으로 손바닥 돌리기를 계속한다. 이후 움직일 때까지 뒤침을 한다. 어깨 회전으로 움직임이 증가되는 것을 유의해서 본다(약 360°). 이제, 팔꿉관절을 다시 구부리고 팔을 몸통 옆에 유지시켜 아래팔 움직임을 분리시킨다. 어떤 아래팔과 어깨 움직임이 동시에 나타나는가?

5. 골격 모형, 자신, 파트너를 대상으로 팔꿉관절 굽힘, 폄, 아래팔 엎침, 뒤침의 축을 확인하고 시각화한다. 이러한 축의 위치를 정하기 위한 뼈 기준점을 확인하고 촉진한다.

6. 각도계를 이용하여, 강의를 듣는 다양한 동료들을 대상으로 해부학적 선 자세로 운반각을 측정한다. 건장한 체격, 성별과 관련된 경향이 있는지 주의해서 살펴보고 논의한다.

7. 해부학 책, 골격 모형, 파트너와 표 6-2를 이용하여, 다음 근육들의 부착 지점을 확인하고, 촉진한다.

   a. 위팔두갈래근
   b. 위팔노근
   c. 위팔근
   d. 원엎침근
   e. 위팔세갈래근
   f. 팔꿈치근
   h. 네모엎침근

   특히, 개별 근육의 작용선과 축을 주의해서 보아라; 이러한 관찰은 각각의 근육이 수행하는 움직임을 결정한다. 이런 관찰을 잘 하게 하는 유용한 방법은 근육의 한쪽 부착부에서 다른 부착부까지 닿기 위해 접착 테이프 혹은 탄력 밴드를 길이만큼 자르는 것이다. 몸쪽 부착부에서 먼쪽 부착부까지 골격부에 조각 테이프를 테이핑한다.

8. 아래 동작을 하는 근육들을 열거한다.

   a. 팔꿉관절 굽힘
   b. 팔꿉관절 폄
   c. 아래팔 엎침
   d. 아래팔 뒤침

9. 아래팔 뒤침, 엎침 그리고 중립위치를 한 채로 팔꿉관절 굽힘을 하여라. 각각의 움직임에 관여하는 근육을 촉진하고 개별 근육이 다양하게 기여하는 것에 대해 파트너와 논의한다.

10. 어깨 부분에 대한 이전 장으로부터 알게된 지식을 통합하기 위해 위와 같은 움직임들을 수행해 보고, 이러한 움직임 기능을 수행하기 위하여 어깨뼈와 위팔어깨의 안정성을 위해 요구되는 근육들을 촉진하고 이름을 말해 본다.

11. 끝느낌: 파트너의 팔꿉관절을 굽힘, 폄, 엎침, 뒤침에 대한 움직임 범위의 끝까지 수동적으로 천천히 움직임을 수행하라. 끝느낌과 움직임을 제한하는 조직을 서술한다.

12. 다음의 기능적 활동들을 위한 팔꿉관절과 어깨의 운동형상학적 분석을 수행한다.

   a. 문 손잡이를 돌려 문을 열기
   b. 창문 블라인드를 쥐기 위해 머리위로 뻗고 아래로 당기기
   c. 배구에서 서브하기
   d. 파이 껍질 혹은 쿠키 반죽 밀어서 펴기
   e. 거수도약운동(점프하기)

13. 위팔두갈래근의 능동불충분: 파트너의 팔을 몸 옆에 붙이고 팔꿉관절을 90°로 굽히고 뒤침 근력을 검사하고, 위팔두갈래근이 가장 짧은 자세인 어깨 굽힘, 팔꿉관절 굽힘, 뒤침 자세에 있을 때에도 검사한다.

14. 근육 이동: 관절을 이루고 있는 골격모형 혹은 당신의 파트너에 대해 가장 짧은 길이(완전 어깨 굽힘, 팔꿉관절 굽힘, 뒤침)에서부터 가장 길어진 길이(어깨의 최대 폄, 팔꿉관절 폄, 엎침)까지 위팔두갈래근의 이동을 측정하라. 가장 짧은 길이(완전 굽힘)에서부터 가장 길어진 길이(완전 폄)까지 위팔근의 이동을 측정하라. 두 근육을 비교하고 기능적인 영향을 논의한다.

참고문헌 (References)

1. Andrews JR, Whiteside JR. Common elbow problems in the athlete. *Journal of Orthopaedic and Sports Physical Therapy* 17:289–295, 1993.
2. Noteboom T, Cruver R, Keller J, Kellogg B, Nitz AJ. Tennis elbow: A review. *Journal of Orthopaedic and Sports Physical Therapy* 19:357–366, 1994.
3. Schultz SJ, Houglum PA, Perrin DH. *Examination of Musculoskeletal Injuries*, ed 3. Champaign, IL: Human Kinetics, 2010.
4. Shaughnessy WJ. Osteochonditis dissecans. In Morrey BF (ed): *The Elbow and its Disorders*, 3 ed. Philadelphia: WB Saunders Company, 2000, pp 255–260.
5. Ericson A, Arndt A, Stark A, et al. Variation in the position and orientation of the elbow flexion axis. *Journal of Bone and Joint Surgery Br* 85:538, 2003.
6. Morrey BF, Askew L, J, An K, N, Chao EY. A biomechanical study of normal elbow motion. *Journal of Bone and Joint Surgery* 63A:872–877, 1981.
7. Kapandji IA. *The Physiology of the Joints,* Vol 1, Upper Limb, ed.5. Edinburgh: Churchill Livingstone, 1982.
8. Stroyan M, Wilk KE. The functional anatomy of the elbow complex. *Journal of Orthopaedic and Sports Physical Therapy* 17:279–288, 1993.
9. American Academy of Orthopaedic Surgeons. *Joint Motion: Method of Measuring and Recording*. Chicago: American Academy of Orthopaedic Surgeons, 1965.
10. Greene WB, Heckman JDE. *The Clinical Measurement of Joint Motion*. Rosemont, IL: American Academy of Orthopaedic Surgeons, 1994.
11. Levangie PK, Norton CC. *Joint Structure & Function: A Comprehensive Analysis*, ed 4. Philadelphia: FA Davis, 2005.
12. Oatis CA. *Kinesiology: The Mechanics & Pathomechanics of Human Movement*, ed 2. Philadelphia: Lippincott, Williams & Wilkins, 2008.
13. Stokdijk M, Meskers C, G, M, Veeger H, E, J, deBoer Y, Rozing P. Determination of the optimal elbow axis for evaluation of placement of prosthesis. *Clinical Biomechanics* 14:177–184, 1999.
14. Atkinson WB, Elftman H. The carrying angle of the human arm as a secondary sex character. *Anatomical Record* 91:49–52, 1945.
15. Steel FL, Tomlinson JD. The 'carrying angle' in man. *Journal of Anatomy* 92:315, 1958.
16. Beals RD. The normal carrying angle of the elbow: A radiographic study of 422 patients. *Clinical Orthopaedics* 119:194–196, 1976.
17. VanRoy P, Baeyans D, Fauvart R, Lanssiers R, Clarijs JP. Arthrokinematics of the elbow: Study of the carrying angle. *Ergonomics* 48:1645–1656, 2005.
18. Chao EY, Morrey BF. Three-dimensional rotation of the elbow. *Journal of Biomechanics* 11:57–73, 1978.
19. Lippert L. *Clinical Kinesiology and Anatomy*, ed 4. Philadelphia: FA Davis, 2006.
20. Morrey BF. *The Elbow and its Disorders*, ed 3. Philadelphia: FA Davis, 2000.
21. Youm Y, Dryer RF, Thambyrajah K, Flatt A, Sprague B. Biomechanical analysis of forearm pronation-supination and elbow flexion-extension. *Journal of Biomechanics* 12:245–255, 1979.
22. Starkey C, Ryan J. *Orthopedic & Athletic Injury Evaluation Handbook*. Philadelphia: F A Davis, 2003.
23. Spinner M, Kaplan E, B. The quadrate ligament of the elbow: Its relationship to the stability of the proximal radio-ulnar joint. *Acta Orthopaedica Scandinavica* 41(6):632–647, 1970.
24. Letts RM. Dislocations of the child's elbow. In Morrey BF, editor: *The Elbow and its Disorders*. Philadelphia: WB Saunders Company, 2000, pp 261–286.
25. Pigeon P, Yahia L, Feldman AJ. Moment arm and lengths of human upper limb muscles as functions of joint angles. *Journal of Biomechanics* 29:1365–1370, 1996.
26. Murray WM, Delp SL, Buchanan TS. Variation of muscle moment arms with elbow and forearm position. *Journal of Biomechanics* 28:513–525, 1995.
27. Askew LJ, An KN, Morrey BF, Chao EYS. Isometric elbow strength in normal individuals. *Clinical Orthopaedics* 222:261–266, 1987.
28. Currier DP. Maximal isometric tension of the elbow extensors at varied positions. Part I: Assessment by cable tensiometer. *Physical Therapy* 52:1043–1049, 1972.
29. Knapik JJ, Wright JE, Mawdsley RH, Braun J. Isometric, isotonic, and isokinetic torque variations in four muscle groups through a range of joint motion. *Physical Therapy* 63:938–947, 1983.
30. LeBozec S, Maton B, Cnockaert JC. The synergy of elbow extensor muscles during static work in man. *European Journal of Applied Physiology* 43:57–68, 1980.
31. Zhang LQ, Nuber GW. Moment distribution among human elbow extensor muscles during isometric and submaximal extension. *Journal of Biomechanics* 33:145, 2000.

32. Naito A, Sun YJ, Yajiima M. Electromyographic study of the flexors and extensors in a motion of forearm pronation/supination while maintaining elbow flexion in humans. *Tohoku Journal of Experimental Medicine* 186:267, 1998.

33. Basmajian JV, DeLuca CJ. *Muscles Alive: Their Functions Revealed by Electromyography,* ed 5. Baltimore: Williams & Wilkins, 1985.

34. Stuart PR. Pronator quadratus revisited. *Journal of Hand Surgery* 21B:714–722, 1996.

35. Prodoehl J, Gottleib GL, Corocs DM. The neural control of single degree of freedom elbow movement: Effect of starting position. *Experimental Brain Research* 153(1):7–15, 2003.

36. Basmajian JV, Latif A. Integrated actions and functions of the chief flexors of the elbow: A detailed electromyographic analysis. *Journal of Bone and Joint Surgery* 39:1106–1118, 1957.

37. Fick R. *Anatomie und Mechanik der Gelenke: Teil III, Spezielle Gelenk und Muskel Mechanik*. Jena, Germany: Fisher, 1911.

38. Beevor C. *Croonian Lectures on Muscular Movement: Guarantors of Brain*. New York: MacMillan, 1903.

39. Kasprisin JE, Grabiner MD. Joint angle-dependence of elbow flexor activation levels during isometric and isokinetic maximum voluntary contractions. *Clinical Biomechanics (Bristol, Avon)* 15:743, 2000.

40. Basmajian JV, Travill A. Electromyography of the pronator muscles of the forearm. *Anatomical Record* 139:45–49, 1961.

41. Lehmkuhl LD, Smith LK. *Brunnstrom's Clinical Kinesiology*, ed 4. Philadelphia: FA Davis, 1983.

42. Travill AA. Electromyographic study of the extensor apparatus. *Anatomical Record* 144:373–376, 1962.

43. Neumann DA. *Kinesiology of the Musculoskeletal System: Foundations for Physical Rehabilitation*. St. Louis: Mosby, 2002.

CHAPTER 7

제 7 장

손목과 손

Wrist and Hand

당신 스스로 인생을 개척하라. 즐거운 일이나 괴로운 일이나 모두 본인의 책임이다.

—Erika Jong, 작가 및 교육자

개요 (Chapter Outline)

학습목표 (Learning Outcomes)

본 장은 손목과 손을 다루고 있다. 본 장을 끝낼 즘, 당신은 다음을 할 수 있어야 한다:

- ❐ 손목과 손의 뼈, 관절, 연부조직 및 근육 등을 확인한다.
- ❐ 손목의 굽힘, 폄, 노쪽치우침 및 자쪽치우침 등에 작용하는 주동근과 복잡한 손의 움직임을 기술한다.
- ❐ 특정 기능적 운동을 달성하기 위해, 손목과 손을 움직이고, 자세를 취하는 근육군을 나열해 본다.
- ❐ 손목과 손의 주요 근육을 지배하는 말초신경을 확인한다.
- ❐ 자주 볼 수 있는 손목/손의 움직임 장애와 그들의 기능적 결과를 설명한다.
- ❐ 정상적인 손의 쥐기(grasp) 패턴과 기능적 활동의 중요성을 확인한다.

개요 (Chapter Outline)

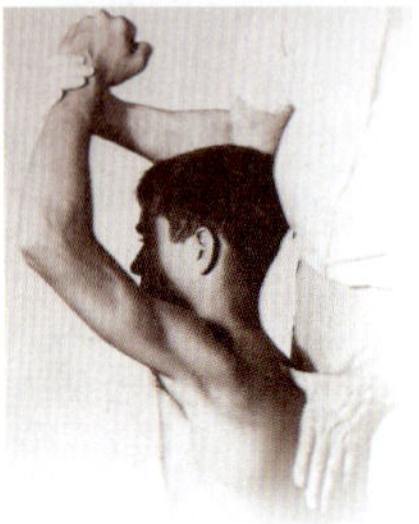

임상 시나리오(CLINICAL SCENARIO)

Lori는 헤어디자이너로서 자신의 사업과 고객을 위해 많은 노력을 해왔다. 그녀는 최근에 양손에 둔감을 느꼈고, 자주 빗과 머릿솔을 떨어뜨렸다. 그녀는 밤에 손가락까지 뻗어 가는 통증과 저림을 경험했고, 통증으로 인해 잠을 설쳤다. Lori는 자신의 일을 사랑하고 있고, 새로운 숍에 자부심을 느끼고 있다. 그녀는 의사에게 진료를 받으면, 꼭 수술하게 될 것이고, 이로 인해 자신의 일을 중단하게 될 것이라고 생각하고 있다.

서론

Introduction

손은 몇 개의 뼈, 관절, 근육, 힘줄, 신경 및 혈관 등으로 이루어진다. 손은 신체에서 매우 중요한 부분이고, 많은 목적으로 이용될 것이다. 손은 많은 분절로 이루어져 있어, 많은 작업을 하는데 도움을 줄 수 있다. 손목은 어깨와 팔꿉관절처럼 손의 위치를 잡아 주고, 손 기능을 제대로 할 수 있도록 안정된 플랫폼을 제공한다. 그러나 손목은 어깨와 팔꿉관절과는 달리, 미세한 손 동작이나 큰 손 동작을 조절하는데 도움을 준다. 손은 손바닥과 손가락으로 구성되어 있고, 이들 구조는 튼튼하고 가동성이 좋다. 손가락(finger)은 가끔 가락(digit)으로 간주되고, 그것들의 위치나 목적에 따라 이름이 명명된다:

- thumb는 라틴어 *"pollex"*에서 유래되어, 엄지라는 의학용어인 pollicis이다. 엄지는 첫 번째 가락(digit)이다.
- 2번째 가락(second digit)은 "첫 번째 손가락"(first finger)이며 "집게손가락"(index finger, pointer finger, 혹은 forefinger)이다. 집게손가락이 2번 가락으로 불리는데, 그 이유는 종종 물체를 가리키는데 이용되기 때문이다. 겨냥(pointing)은 물체를 명확하게 지적하는 방법이고, 집게손가락의 목적이 물체를 명확하게 가르키는 것이다.
- 3번째 가락은 가운데손가락 혹은 두 번째 손가락이다. 이 손가락은 손가락 중에서 가장 긴 손가락이다.
- 4번째 가락은 반지손가락 혹은 3번째 손가락으로 알려져 있다. 5세기경 사람들은 이 손가락을 직접 심장으로 흐르는 "사랑의 정맥"이라고 믿었고, 그래서 사람들이 이 손가락에 결혼반지 끼기 시작했다.
- 5번째 혹은 4번째 손가락은 가장 작은 손가락이다. 이런 이유 때문에, 이 손가락은 새끼손가락("pinky" 혹은 "little finger")으로 종종 불린다.

1번째와 2번째 가락은 섬세한 활동이나 소단위 조작 활동에 이용되는 반면, 나머지 3 손가락은 대단위 활동 혹은 강한 조작 활동에 이용된다.

손은 복잡한 다목적용 구조물이다. 파악 장치(라틴어, *prehensus*; "잡다"는 의미)로서, 손은 100 lb(445 N 혹은 45 kg) 이상 되는 힘으로 물건을 잡을 수 있고, 또 바느질과 같은 섬세한 조작활동을 할 수 있다. 손의 복잡한 구조물은 모든 형태와 크기의 물체를 잡을 수 있도록 한다. 예를 들어, 손은 달걀 형태에 맞게 손의 모양이 바뀌어 달걀을 잡을 수 있고, 이때 달걀을 쥐는 힘이 고르게 분산되어 달걀을 깨뜨리지 않고 잡을 수 있는 것이다. 이들 기능 이외에, 손은 물체를 당기거나 밀 때도 이용되고, 또 목발이나 휠체어를 사용하여 이동할 때도 이용된다. 접촉 감각의 장치로서, 손은 환경에 대한 정보를 뇌로 보내는 뇌의 연장선이다. 또한 손은 비언어적 의사소통이나 표현에 이용되는 중요한 구조물이다. 손이 사람에게 있어 얼마나 중요한 것인지는, 어깨, 팔꿉관절 및 손목을 가지는 이유가 손의 기능 때문이라는 것을 통해 알 수 있다.

손의 배치(위치)와 고정은 몸통, 어깨, 팔꿉관절 및 손목에 좌우된다. 팔이 많은 자유도를 가지고 있기 때문에, 손 배치의 다양성이 매우 높은 것이다.

뼈

Bones

손목과 손의 구조물 안에는 29개의 뼈와 더 많은 숫자의 인대와 힘줄이 있다. 본 단락은 손목과 손의 뼈를 설명할 것이고, 다음 단락은 인대와 근육에 대해 설명할 것이다.

손목 / Wrist

팔꿉관절의 주요 아래팔 뼈는 자뼈이고, 손목의 주요 아래팔 뼈는 노뼈이다. 2개의 손목뼈가 손목관절을 형성하기 위해, 노뼈와 상호작용하고 있다.

먼쪽자뼈 / *Distal Ulna*

노뼈와 달리, 자뼈는 손목뼈와 직접 닿아 있지 않다. 섬유연골원반이 손목뼈와 자뼈를 분리시키고 있다. 이런 분리에도 불구하고, 자뼈의 먼쪽 부분은 손목의 주요 일부이다. 먼쪽자뼈는 3 부분으로 구성된다: **자뼈 붓돌기**(ulnar styloid process), **자뼈오목**(fovea) 및 자뼈 극(pole). 자뼈 붓돌기는 튀어나온 뼈 부위로, 아래팔을 엎침할 때 손목의 자쪽에서 쉽게 촉진될 수 있다. 자뼈 오목은 붓돌기바닥에서 함몰된 부위로, 섬유연골원반의 부착지점으로 제공한다. 자뼈 극은 오목한 관절면으로, 자뼈와 섬유연골원반의 연결을 허용한다.

먼쪽노뼈 / *Distal Radius*

노뼈의 먼쪽끝은 적절한 손목 기능에 중요한 역할을 하는 여러 개의 표면을 가지고 있다. 등쪽면에는 촉진할 수 있는 결절이 있는데, 이 결절을 **노뼈결절**(tubercle of the radius), **Lister 결절**, 혹은 **등쪽결절**(dorsal tubercle)이라고 한다. 이 결절은 노뼈 붓돌기로부터 손목 폭의 약 1/3 지점에 위치한다. 이 결절 옆에는 여러 가지의 고랑이 있고, 자쪽 고랑에는 긴엄지폄근의 힘줄이 지나가고, 그 힘줄의 자쪽으로 집게폄근과 손가락폄근의 힘줄이 지나간다. 등쪽결절의 도르래는 긴엄지폄근의 당김 방향을 바꾸어 주는 역할을 한다. 노뼈의 노쪽면에는 **노뼈 붓돌기**(radial styloid process)가 있다. 이 붓돌기는 자뼈 붓돌기보다 조금 더 먼쪽으로 튀어나와 있다. 자뼈 붓돌기와 노뼈 붓돌기는 각각 자쪽곁인대와 노쪽곁인대의 부착점으로 작용한다.

먼쪽노뼈의 자쪽(가쪽)면에는 먼쪽노자관절을 이루는 관절면이 있는데, 이것을 "**자뼈 패임**(ulnar notch)" 혹은 "**S자 패임**(sigmoid notch)"이라고 한다. 노뼈의 먼쪽면은 손목의 몸쪽관절면을 형성하여, 손배뼈와 반달뼈와 관절을 이룬다.

손목뼈 / *Carpal Bones*

손목에는 입방체 모양을 닮은 8개 뼈들이 존재한다. 이들 뼈는 손목 인대 부착점으로 작용하는 거친 바닥쪽면과 등쪽면과 함께, 몸쪽면, 먼쪽면, 안쪽면 및 가쪽면을 가지고 있다. 그러나 콩알뼈는 하나의 관절면 만을 가지고 있

실습 포인트

PRACTICE POINT

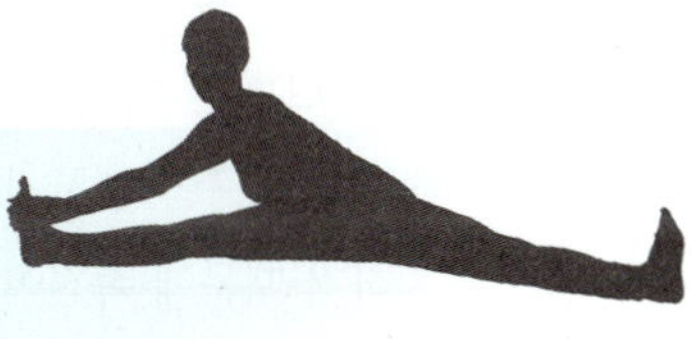

초심자는 이들 손목뼈를 기억하는데 어려움이 있겠지만, 임상가는 이들 뼈의 배열과 위치를 반드시 기억해야 한다. 손목뼈를 쉽게 암기할 수 있도록 간단한 연상기호를 자주 이용한다. 연상기호는 기억을 잘 되살릴 수 있도록 돕는 공식 혹은 시스템이다. 손목뼈의 경우, 연상기호는 **S**he **L**ooks **T**oo **P**retty, **T**ry **T**o **C**atch **H**er.

다. 8개의 뼈들은 2줄로 형성된다. 손목의 몸쪽열은 가쪽에서 안쪽으로, 손배뼈, 반달뼈, 세모뼈 및 콩알뼈로 구성되어 있고, 먼쪽열은 가쪽에서 안쪽으로, 큰마름뼈, 작은마름뼈, 알머리뼈, 갈고리뼈로 구성된다(그림 7.1B).

알머리뼈(capitate bone)는 손목의 중앙 부위(가운데손가락의 선)를 차지하고 있고, 이 뼈는 약간 함몰되어 있어 등쪽으로 쉽게 촉진될 수 있다(그림 7-2A). 자쪽치우침과 노쪽치우침의 운동축이 등바닥쪽 방향으로 알머리뼈를 통과한다(그림 7-2B).

손배뼈(배모양의 뼈)는 노뼈 붓돌기의 먼쪽에서 촉진된다(그림 7.1B). 손목의 자쪽 벌림은 손배뼈를 튀어나오게 만들어 쉽게 촉진할 수 있고, 노쪽 벌림은 이 뼈를 안으로 들어가게 만든다. 손배뼈와 큰마름뼈는 해부학적 코담배의 바닥(노쪽오목)을 형성하고, 이런 함몰부위는 엄지폄근이 타이트해 졌을 때, 이들 근육(긴엄지폄근과 짧은엄지폄근) 힘줄 사이에 위치한다(그림 7-3). 손배뼈의 모양을 기준으로 볼 때, 손배뼈는 손목뼈의 몸쪽열과 먼쪽열에 길게 걸쳐 있다. 그러나 손배뼈는 몸쪽열에 해당하고, 손배뼈와 첫 번째손허리뼈 사이에 있는 큰마름뼈는 먼쪽열에 해당한다.

큰마름뼈(큰 다각형 뼈)는 엄지의 첫 번째 CMC 관절의 몸쪽에서 쉽게 촉진될 수 있고, 또 엄지를 수동으로 굽힘과 폄 함으로써 손배뼈의 가장자리를 쉽게 확인할 수 있다(그림 7-3).

알머리뼈의 위치를 먼저 확인하면, 반달뼈를 쉽게 촉진할 수 있다. 알머리뼈는 3번째 손허리뼈와 관절을 이루는 몸쪽 뼈로서 촉진된다. 알머리뼈의 위치가 확인되면, 반달뼈는 알머리뼈 바로 몸쪽에 위치하고, Lister 결절과 일직선을 이룬다(그림 7-2). 정상인의 경우, 반달뼈는 손목으로 수동으로 굽힘했을 때 튀어나오게 되고, 손목을 폄했을 때 안으로 들어가게 된다. 반달뼈는 손목뼈 중에서 가장 많이 탈구되는 뼈이다.[1]

손목의 바닥쪽면에서 촉진되는 완두콩 모양의 콩알뼈가 자쪽 가장자리 근처에 위치한다. 이 뼈는 쉽게 잡혀지고, 좌우측으로 움직인다. 이 뼈는 자쪽손목굽힘근의 부착점으로 작용하고, 종자뼈 처럼 가동성이 좋은 뼈이다.[1]

그림 7-1B에 그려진 작은마름뼈(작은 다각형 뼈), 세모뼈(삼각형 모양) 및 갈고리뼈는 촉진을 통해 구분하기가 어렵다. 그러나 그들 뼈는 촉진될 수 있고, 쉽게 촉진되는 뼈 구조물과 다른 손목뼈와의 관계를 이용해 확인할 수 있다. 갈고리뼈의 경우는 갈고리를 촉진함으로써 위치를 확인할 수 있다. 이런 갈고리는 콩알뼈에서 손바닥쪽으로 45° 향하는 선상에 위치한다: 여러분의 엄지 먼쪽마디뼈 바닥을 콩알뼈 위에 배치한 후, 엄지와 집게손가락 사이의 손갈퀴 쪽으로 여러분의 엄지끝을 향하게 한다. 그러면, 여러분의 엄지끝은 갈고리뼈의 갈고리에 놓이게 된다. 깊은 촉진을 통해, 여러분은 갈고리뼈를 확인할 수 있어야 한다. 세모뼈는 콩알뼈 바로 밑에 위치하고, 손목을 노쪽 벌림했을 때, 손등에서 쉽게 촉진된다. 이 뼈는 자뼈 붓돌기 바로 먼쪽에 있는 뼈돌출 부위이다. 작은마름뼈는 손목뼈 중에서 가장 촉진이 어려운 뼈이고, 손배뼈의 먼쪽, 큰마름뼈의 안쪽, 그리고 알머리뼈의 가쪽에 위치한다.

손 / Hand

손목뼈의 먼쪽은 손허리뼈와 손가락마디뼈이다. 이들 뼈는 손에 해당된다. 손가락마디뼈는 가락을 형성한다. 손허리뼈와 손가락는 가쪽에서 안쪽으로(해부학적 위치로부터) 1번째에서 5번째 확인된다.

손허리뼈 / Metacarpals

5개의 각각 손허리뼈는 손목뼈나 이웃한 손허리뼈와 관절을 이루는 몸쪽에 있는 바닥(base)(그림 7.1B)과 손바닥 오목을 담당하는 몸통 그리고 마디뼈와 관절을 이루는 머리 부위를 가지고 있다. 각 손허리뼈는 손등쪽에서 자신의 길이대로 촉진될 수 있다. 5번째 손허리뼈의 안쪽바닥의 결절은 자쪽손목폄근의 먼쪽부착점으로 작용한다. 이 결절은 갈고리뼈 바로 먼쪽의 등가쪽면에서 촉진된다. 2번째 손허리뼈바닥(등쪽)에는, 긴노쪽손목폄근의 먼쪽 부착점으로 작용하는 융기가 느껴진다. 2번째 손허리뼈바닥의 바닥면도 거친 부위를 가지고 있는데, 이 부위는 노쪽손목굽힘근의 부착점으로 작용하지만, 너무 깊은 곳에 위치하기 때문에 촉진이 불가능하다. 각 손허리뼈머리는 양쪽으로 볼록한 관절면이고, 손허리손가락관절(MCP)을 형성한다. 이 관절을 굽힘했을 때, 손허리뼈머리를 촉진할 수 있다.

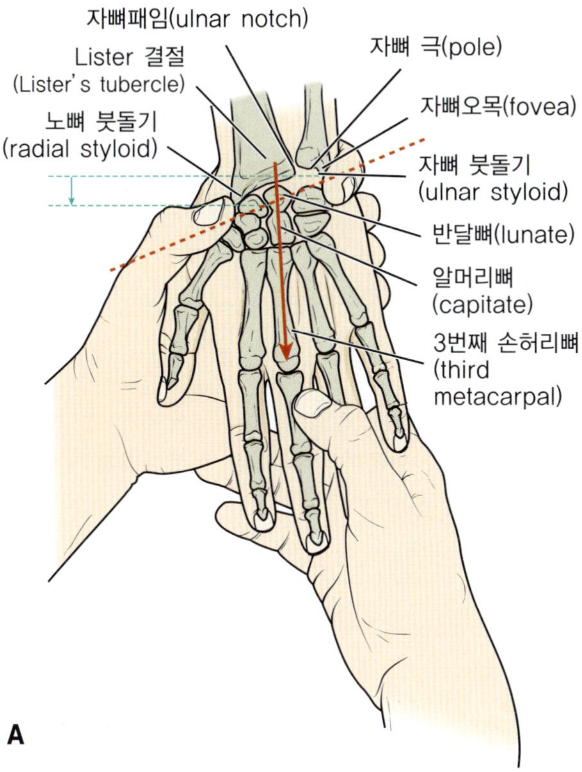

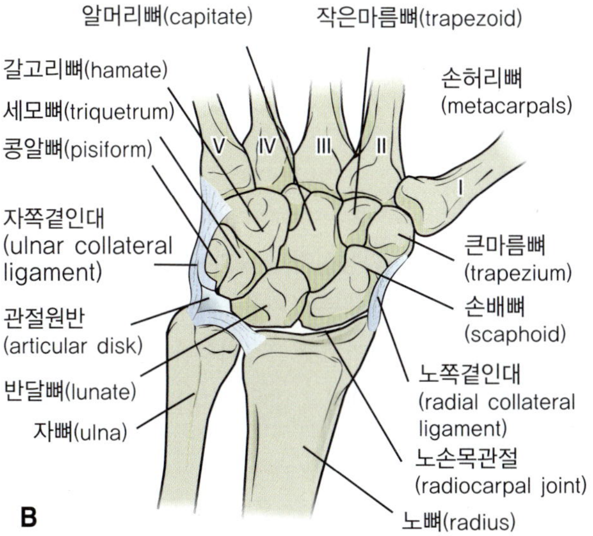

그림 7-1. 손목의 뼈 이정표. A) 손목과 손의 등쪽면. 노손목관절 굽힘/폄 축에 가까운 위치는 먼쪽 노뼈와 자뼈 붓돌기 사이의 가로선과 함께 촉진하는 엄지의 끝과 집게손가락의 끝을 연결하는 선이다. B) 손목과 손의 바닥쪽면은 손목과 손의 몇몇 인대와 관절면을 보여 준다. 가운데손목관절은 손목뼈 몸쪽열의 먼쪽관절면과 먼쪽열의 몸쪽관절면에 의해 형성된다. 손목뼈의 몸쪽열은 가쪽에서 안쪽으로, 손배뼈, 반달뼈, 세모뼈, 콩알뼈 순이고, 먼쪽열은 가쪽에서 안쪽으로, 큰마름뼈, 작은마름뼈, 알머리뼈 및 갈고리뼈 순이다.

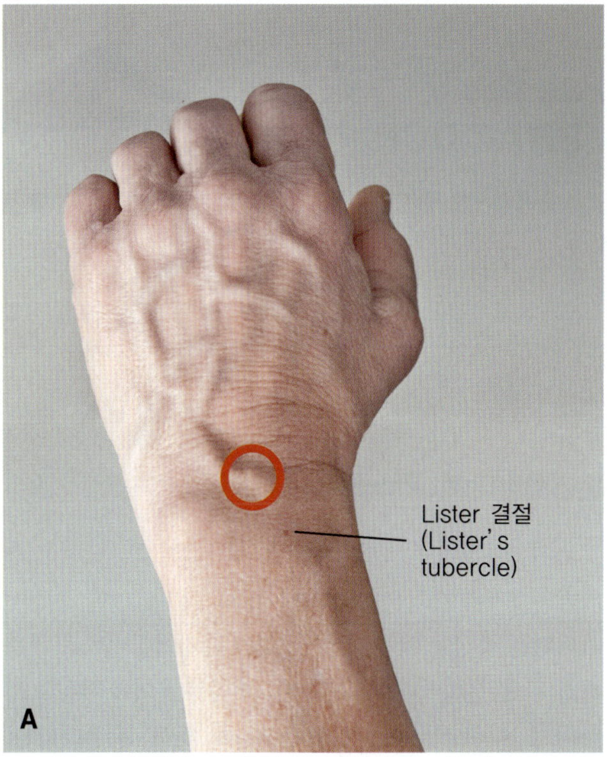

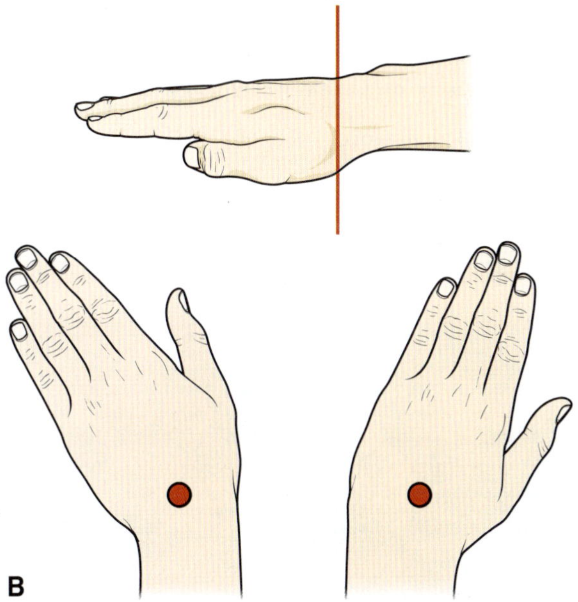

그림 7-2. A) 손목의 알머리뼈 함몰 부위의 위치.
B) 자쪽치우침과 노쪽치우침의 운동축은 알머리뼈의 등바닥쪽 방향으로 지나간다.

실습 포인트

PRACTICE POINT

손배뼈는 손목뼈 중에서 가장 쉽게 골절되는 뼈이다. 흔한 손상기전은 아래팔을 엎침하고 팔을 뻗어 바닥에 손을 짚었을 때 일어난다. 손배뼈는 혈관공급이 나쁘기 때문에, 골절되면, 쉽게 치유되지 않고, 불유합 골절로 남게 된다. 손배뼈 골절의 진단도 어렵기 때문에, 골절 진단이 배제되기 전까지는 이 부위 손상을 골절 치료처럼 조심스럽게 치료해야 한다. 불유합 골절이 발생하면, 보존적 치료는 큰 도움이 되지 못한다. 해부학적 코담배 부위의 지속적 통증은 손배뼈 골절의 주된 불평이다.

손가락마디뼈 / Phalanges

엄지는 2개의 손가락마디뼈를 가지고 있고, 나머지 손가락은 3개의 손가락마디뼈를 가지고 있다. 이들 손가락마디뼈는 촉진이 어렵지 않다. 엄지 손가락마디뼈를 구분하기 위해, 몸쪽마디뼈와 먼쪽마디뼈라는 용어를 사용하고, 나머지 손가락의 마디뼈를 구분하기 위해, 몸쪽마디뼈, 가운데마디뼈, 먼쪽마디뼈라는 용어를 사용한다. 각 몸쪽마디뼈바닥은 양쪽으로 오목하고, 손허리뼈머리보다 작은 관절면을 가지고 있다. 먼쪽마디뼈머리는 융기사이함몰을 가진 양쪽 융기 형태이다. 이들 관절면은 몸쪽마디뼈사이관절이 굽힘될 때, 마디뼈의 먼쪽끝단에서 촉진될 수 있다.

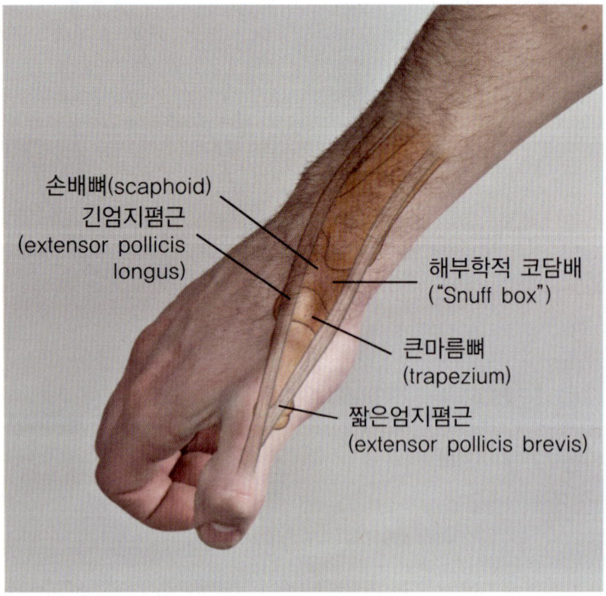

그림 7-3. 해부학적 코담배의 바닥은 몸쪽의 손배뼈와 먼쪽의 큰마름뼈에 해당한다. 해부학적 코담배의 안쪽 경계선은 긴엄지폄근에 의해 형성되고, 가쪽 경계선은 짧은엄지폄근과 긴엄지벌림근에 의해 형성된다.

가운데마디뼈와 먼쪽마디뼈바닥은 몸쪽마디뼈와 비슷한 관절면을 가지고 있다.

관절

Joints

손목-손 복합체에는 많은 뼈들이 있고, 이웃한 뼈들에 의해 여러 개의 관절이 형성된다. 손목-손 복합체의 관절들이 윤활관절이기 때문에, 인대와 관절주머니가 관절을 고정하고 안정화시킨다. 다른 분절과 마찬가지로, 손목과 손도 관절을 이루는 뼈 이름으로 관절 이름이 붙여진다.

손목 / Wrist

손목 관절은 손의 가동성과 손목의 구조적 안정성을 제공하여, 다양한 손의 기능을 허용한다. 손목이 전체적으로 자유도가 2인 융기관절로 분류되지만, 실제로는 15개의 뼈, 17개의 관절, 그리고 많은 인대들로 구성된 매우 복잡한 구조물이다.

노손목관절 / Radiocarpal Joint

노손목관절은 양쪽으로 오목한 노뼈 먼쪽끝단과 양쪽으로 볼록한 손배뼈와 반달뼈의 몸쪽끝낭에 의해 형성된다(그림 7-4). 세모섬유연골원반은 몸쪽으로 노뼈 먼쪽끝단과 자뼈 붓돌기에 붙어 있고, 원반의 꼭대기는 먼쪽으로 세모뼈에 붙어 있다(그림 7-5). 원반은 노뼈와 자뼈를 연결하고, 먼쪽노자관절과 자뼈를 노손목관절로부터 분리한다. 굽힘, 폄, 노쪽치우침 및 자쪽치우침의 일부 손목 운동이 노손목관절에서 일어난다.

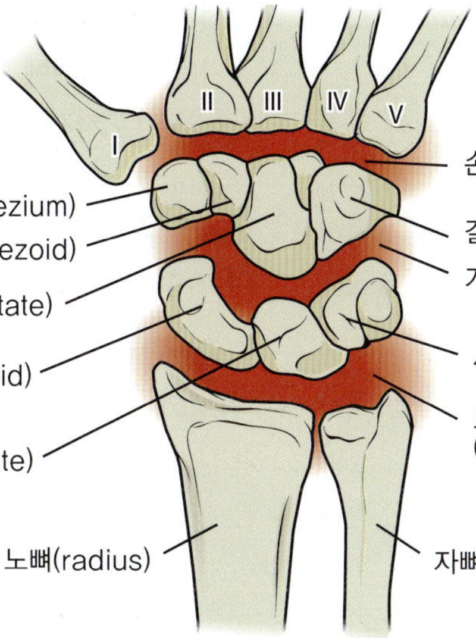

그림 7-4. 노손목관절, 손목뼈사이관절 및 손목손허리관절.

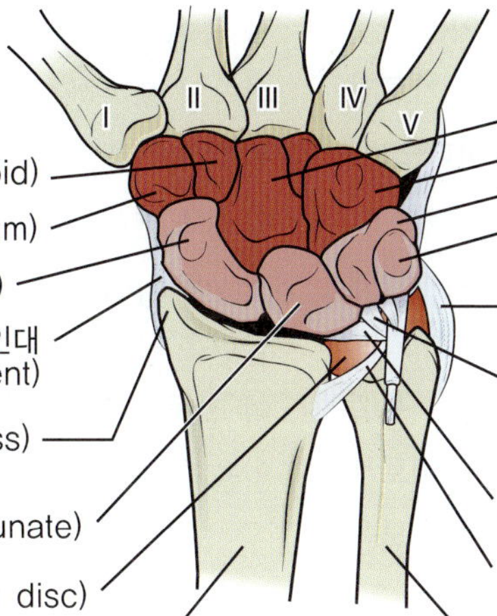

그림 7-5. 세모섬유연골원반은 노뼈의 먼쪽끝단과 자뼈 붓돌기에 붙어 있고, 원반의 꼭대기는 세모뼈에 붙어 있다.

가운데손목관절 / Midcarpal Joint

가운데손목관절은 손목뼈 몸쪽열과 먼쪽열에 의해 형성된다. 손배뼈는 큰마름뼈와 작은마름뼈, 알머리뼈와 관절을 이루고, 반달뼈는 알머리뼈와 관절을 이루고, 세모뼈는 갈고리뼈와 관절을 이룬다(그림 7-4). 굽힘, 폄, 노쪽치우침과 자쪽치우침의 손목운동도 이 관절에서 일어난다.

손 / Hand

손은 5개의 가락(digits)(4개의 손가락과 1개의 엄지)으로 구성되어 있다. 각각 가락들은 손목손허리뼈관절(carpometacarpal: CMC)과 손허리손가락관절(metacarpophalangeal: MCP)를 가지고 있다. 4개의 손가락은 2개의 마디뼈사이관절(interphalangeal: IP)를 가지고 있는 반면, 엄지는 1개의 마디뼈관절을 가지고 있다. 손가락은 엄지를 1번, 새끼손가락을 5번으로 이름을 붙인다. 앞에서 언급했듯이, 손목뼈 먼쪽에는 19개의 뼈들이 있는데, 이들이 손을 형성한다: 5개의 손허리뼈, 5개의 몸쪽마디뼈, 4개의 가운데마디뼈, 5개의 먼쪽마디뼈. 손바닥은 손을 완전히 폈을 때도 오목한 형태를 띠는데, 그 이유는 손목뼈와 인대에 의해 손활(arch)이 형성되기 때문이다.

손목손허리관절 / Carpometacarpal Joints

2번째–4번째 손허리뼈바닥은 이웃한 손허리뼈와 관절을 이룬다. 또 그들은 손목뼈 먼쪽열과도 관절을 이루어, 손목손허리(CMC)관절을 형성한다. 그리고 이들 4개의 손목뼈와 CMC 관절, 손허리뼈사이관절 사이에 공통된 관절강(joint cavity)이 존재한다. 2번째 CMC 관절의 움직임은 적은 편이고, 3번째 CMC 관절의 움직임은 매우 적은 편이다. 그러나 4번째 CMC 관절은 10–15°의 등바닥쪽 움직임을 갖고 있고, 가장 유연한 5번째 CMC 관절은 25°–30°의 움직임을 가지고 있다.[2] 3번째 CMC 관절의 움직임이 가장 적기 때문에, 이 관절이 손의 중앙 기둥(central pillar)이 되고, 이를 중심으로 나머지 손이 돌림을 한다. 비록 개별 CMC 관절의 움직임이 적지만, 그들의 움직임은 손의 기능에 중요한 역할을 한다. 또 이들 관절의 움직임이 주먹을 쥘 때와 완전히 펼쳤을 때의 가로활(transverse arch) 형태가 변화되는 이유이기도 하다(그림 7–6).

엄지 CMC관절은 큰마름뼈와 1번째 손허리뼈바닥에 의해 형성되고, 이들 뼈의 관절면은 양쪽으로 볼록하고 오목한 안장관절을 형성한다(그림 7–7). 관절주머니는 두껍지만 느슨한 편이라서 손허리뼈를 견인하면 큰마름뼈로부터 3 ㎜까지 틈이 생긴다. 엄지 움직임에는 벌림과 모음(손바닥과 수직 방향으로 움직임이 일어난다; 그림 7–8A), 굽힘과 폄(손바닥과 평행하게 일어난다; 그림 7–8B), 맞섬이 있다. **맞섬**(opposition)은 엄지 지문부위가 각각의 손가락 지문부위에 닿는 1번째 손허리뼈의 돌림이다(그림 7.8C). **리포지션**(reposition)은 맞섬의 반대 움직임이다.

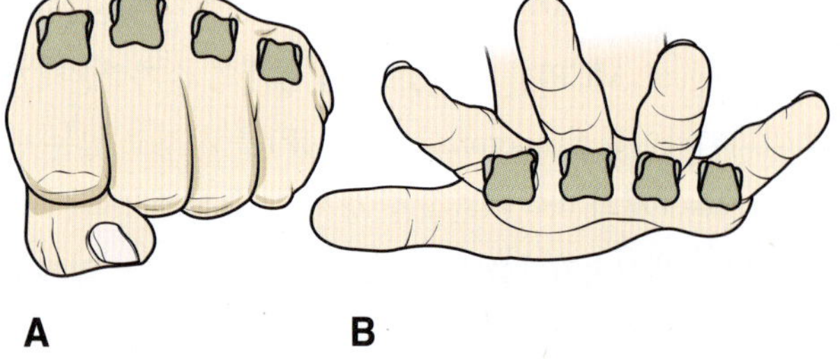

그림 7–6. 손의 유연한 가로활은 손허리뼈머리의 위치를 보여준다: A) 주먹을 쥘 때와 B) 주먹을 펼 때. 3번째 CMC 관절은 안정되어 있는 반면, 2번째, 4번째, 5번째 CMC 관절은 가동성을 가지고 있다. 그 결과, 손을 펴서 손가락으로 물체를 제대로 잡을 수 있고, 주먹을 쥘 때 손가락을 통해 쥐기의 힘을 증가시킬 수 있다.

손가락과 엄지 / Fingers and Thumb

손가락과 엄지의 관절에는 다섯 손가락의 손허리손가락(MCP)관절과 손가락마디뼈사이(IP)관절이 있다. 이들 관절의 몸쪽 관절면은 볼록하고, 먼쪽 관절면은 오목하다(그림 7–9).

손허리손가락관절 / Metacarpophalangeal Joints

손허리손가락(MCP)관절은 융기관절의 형태이고, 자유도가 2이다. MCP 관절의 움직임에는, 굽힘, 폄, 벌림, 모음 등이 있다. 손허리뼈머리의 둥근 관절면은 몸쪽마디뼈바닥의 오목한 관절면과 관절을 이룬다. 손허리뼈머리의 원주 약 3/4은 관절연골로 덮여 있고, 관절연골은 바닥면쪽으로 뻗어 있다. 손가락마디뼈바닥은 섬유연골성 바닥판(volar plate)에 의해 연장된다(그림 7–10). 이 관절이 굽힘을 할 때, 바닥판이 손허리뼈 아래의 몸쪽으로 활주하여 접혀진다. 이런 기전은 작은 마디뼈 관절면이 큰 움직임을 할 수 있도록 만든다.

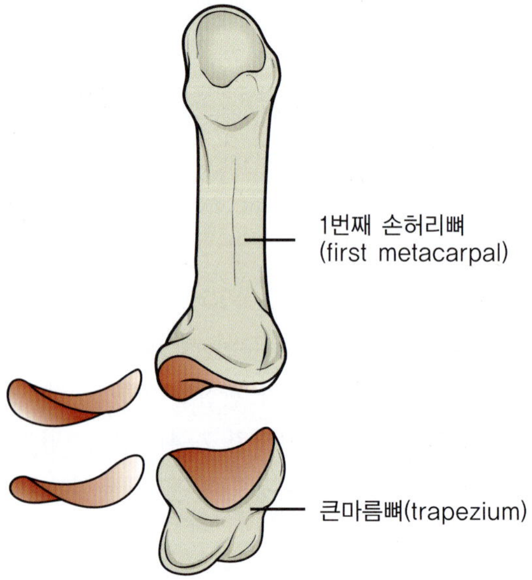

그림 7–7. 1번째 CMC 관절은 큰마름뼈와 1번째 손허리뼈에 의해 형성된다. 각 뼈의 관절면은 방향에 따라 볼록하고 오목한 형태를 띠고, 안장관절을 형성한다.

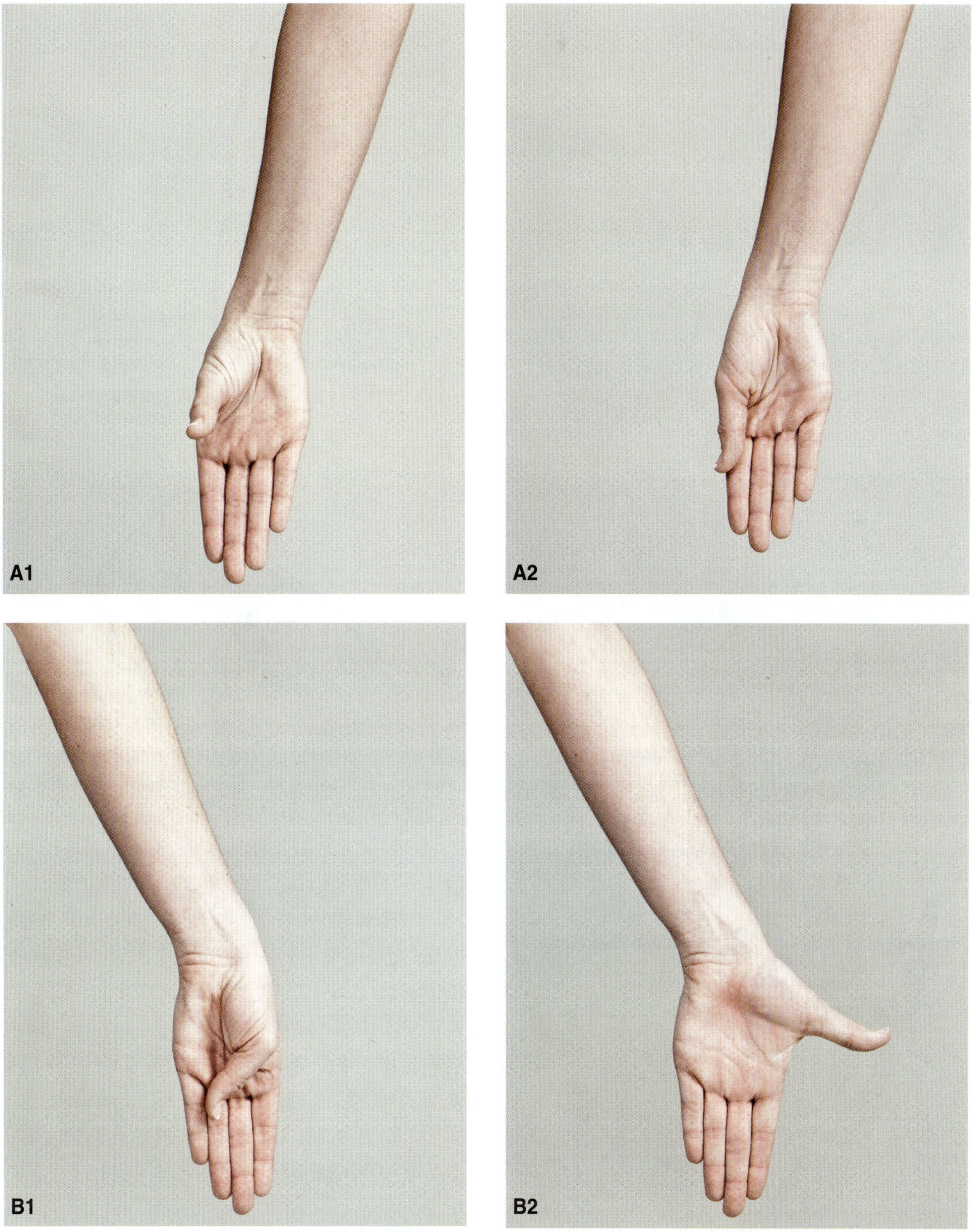

그림 7-8. 엄지 CMC 관절의 움직임. A1) 벌림; A2) 모음; B1) 굽힘; B2) 폄;

계속

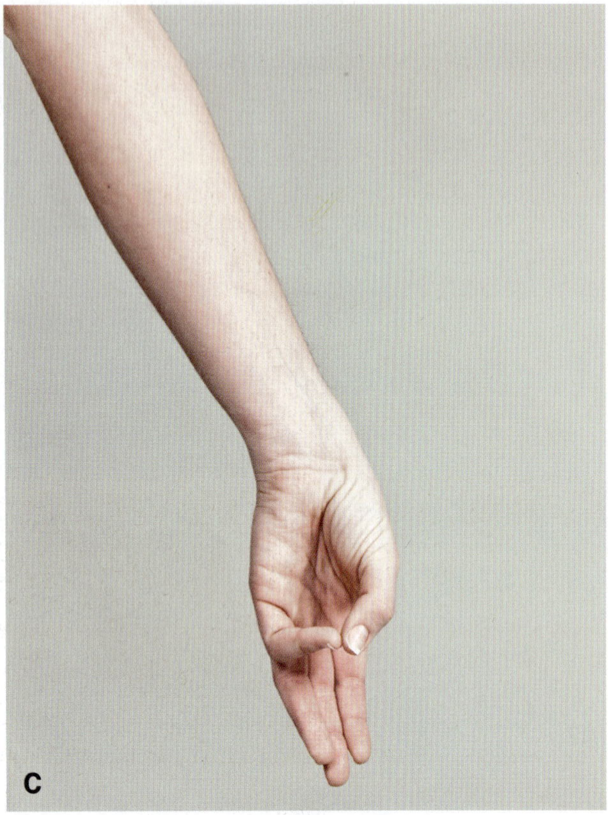

그림 7-8.-*계속* C) 맞섬.

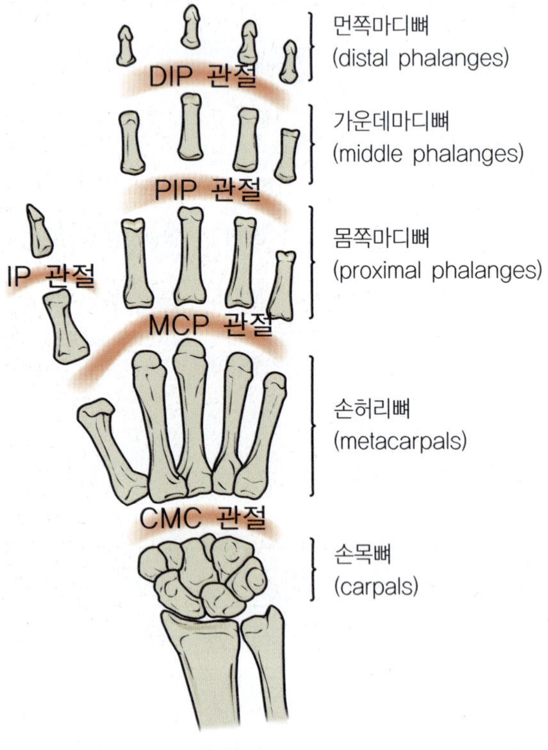

그림 7-9. 손허리손가락관절과 손가락마디사이관절은 몸쪽관절면이 볼록하고, 먼쪽 관절면이 오목하다.

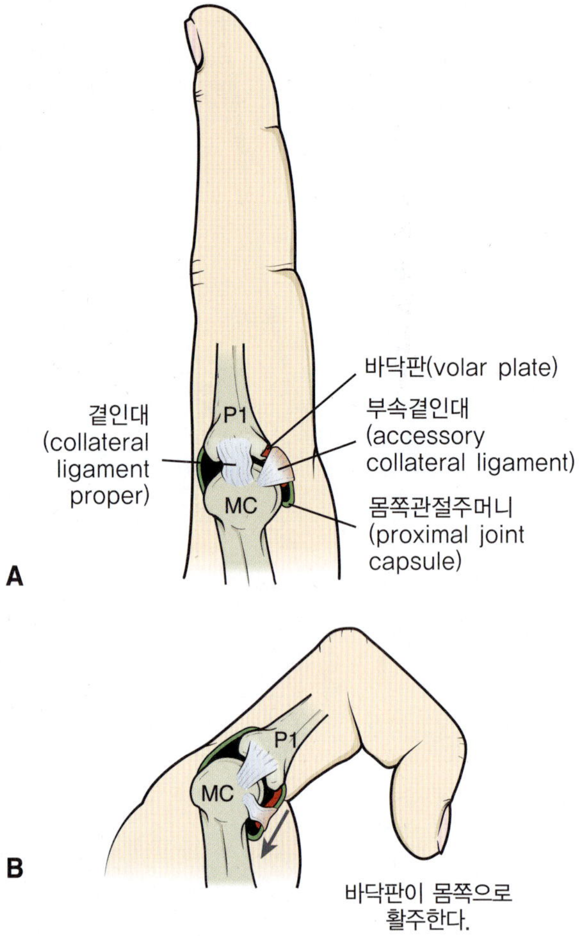

그림 7-10. 마디뼈바닥의 관절면은 섬유연골성 바닥판에 의해 연장된다. 관절을 굽힐 때, 바닥판이 손허리뼈 아래의 몸쪽으로 활주하여 접혀진다.

손가락마디뼈사이관절 / Interphalangeal Joints

2번 가락에서 5번 가락은 2개의 마디뼈사이(IP)관절을 가지고 있다:몸쪽마디뼈사이(PIP)관절과 먼쪽마디뼈사이(DIP)관절. 그러나 엄지는 한 개의 마디뼈사이관절을 가지고 있다. 모든 마디뼈사이관절은 자유도가 1인 경첩관절이다. IP 관절은 MCP 관절과 비슷하게 바닥판을 가지고 있고, 또 젖힘을 방지할 수 있는 제어(check rein)인대를 가지고 있다(그림 7-11). 제어인대는 굽힘근힘줄말이집의 좌우측에서 관절의 바닥쪽을 가로지른다.

구조물을 지지하는 연부조직 / Soft Tissue Supporting Structures

손목과 손의 인대들은 관절을 지지해 준다. 이들 인대는 관절을 안정화시키고, 뼈의 움직임을 안내하고, 관절

실습 포인트
PRACTICE POINT

손가락 삠(sprain)은 DIP 관절보다는 PIP 관절에서 더 많이 일어나는데, 이것을 일반적으로 "손가락"이라고 한다. 심한 손가락 삠은 손의 기능장애를 초래할 수 있다. 곁인대와 관절주머니의 삠이 적절하게 치료되지 않으면, 관절의 퇴행성 변화가 초래될 수 있다. 부가적으로, 곁인대가 삠되었을 때 부종이나 장기간의 고정으로 인해 폄근힘줄의 가쪽 띠나 빗 지지띠인대가 유착될 수 있다. 만약 가쪽 띠가 유착되면, 빗 지지띠인대를 신장시켜 가동성을 확보해야 한다. 빗 지지띠인대를 신장시키기 위해, PIP 관절을 최대로 폄시켜 그 인대를 최대로 신장시켜야 한다. 이때 환자는 DIP 관절을 능동적으로 굽힘해야 한다. 만약 능동 움직임이 불가능하면, DIP 관절을 수동으로 부드럽게 굽힘시켜야 한다. 이런 움직임은 천천히 수행되어야 하고, 통증을 느껴서는 안 된다.

움직임을 제한하고, 손에서 아래팔로 향하는 힘을 전달하고, 손목뼈의 탈구를 방지해 주는 역할을 한다.

손목의 인대 / *Ligaments of the Wrist*

인대들이 손목의 바닥쪽, 등쪽, 노쪽 및 자쪽을 덮고 있다. 표 7-1이 이들 인대를 설명하고 있다. 표에서 이용된 분류 시스템에서, 외재성 인대는 노뼈, 자뼈, 손허리뼈 및 손목뼈를 연결시키고 있다. 내재성 인대는 손목뼈 사이에서만 존재한다. 짧고 강한 인대들이 손목뼈의 먼쪽열과 다른 손목뼈(내재성이고, 짧고 뼈사이인대)나 손허리뼈바닥(외재성, 먼쪽, CMC 관절인대)을 연결하고 있다(그림 7-12). 손목뼈의 먼쪽열과 2번째-4번째 손허리뼈는 고정 단위를 형성하거나 움직임을 차단시킨다. 내재성이면서 중간 길이의 인대들도 손목뼈들을 연결하고 있고, 대부분의 개별 손목뼈 움직임(세모뼈, 반달뼈, 손배뼈 및 큰마름뼈)을 허용한다.

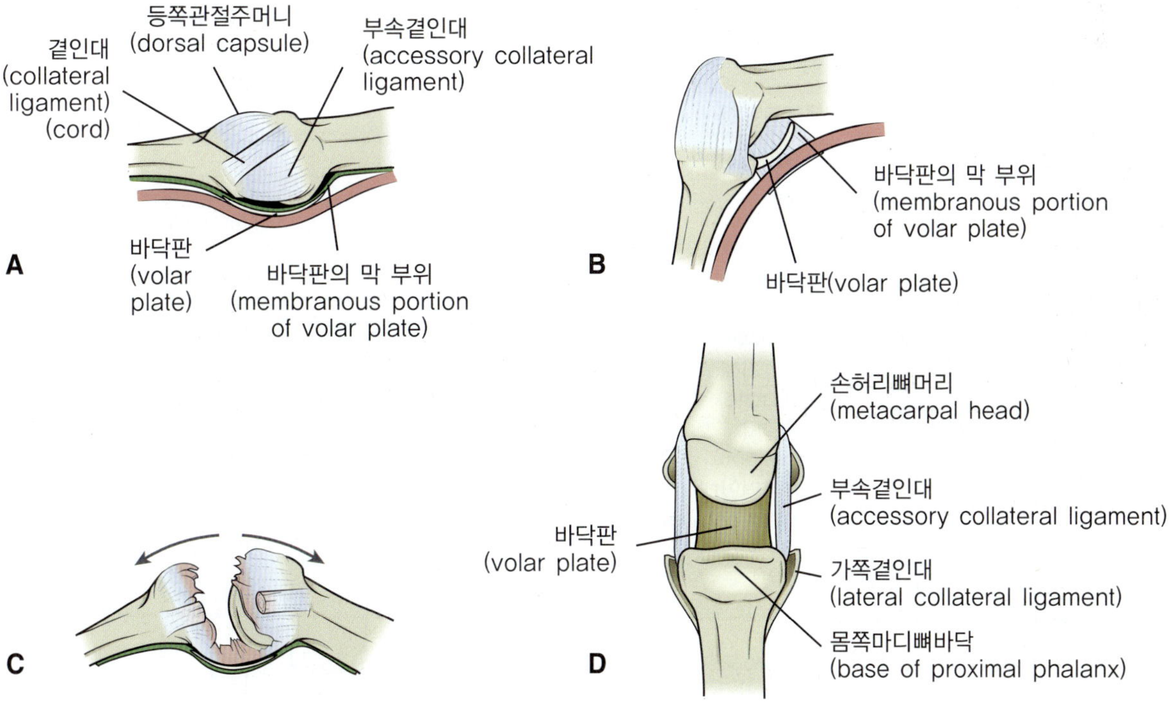

그림 7-11. 손허리손가락관절의 관절주머니와 인대 구조물의 가쪽면이 A)와 B)에 나타나 있다. 관절을 폄(A)과 굽힘(B)할 때, 바닥판, 관절면, 관절주머니 및 곁인대의 관계를 체크한다. C)와 D)의 경우는 바닥판을 보여주기 위해, 관절주머니와 인대를 끊었다.

표 7-1 손목 인대의 분류*

외재성 인대	몸쪽인대 (노손목인대)	노쪽곁인대		
		바닥쪽노손목인대	얕은인대 깊은인대	노손배알머리인대 노자인대 노손배반달인대
	먼쪽인대 (손목손허리인대)	자손목인대 복합체		반달판인대(노세모인대) 세모섬유연골 자반달인대 안쪽곁인대
		등쪽노손목인대		
내재성 인대	짧은 인대	바닥쪽인대 등쪽인대 뼈사이인대		
	중간길이 인대	반달세모인대 손배반달인대 손배마름인대		
	긴 인대	바닥쪽손목뼈사이인대 (세모인대, V자 인대, 방사인대 혹은 활인대) 등쪽손목뼈사이인대		

*외재성 인대는 손목뼈에서 노뼈와 자뼈, 손허리뼈에 연결하는 인대이고, 내재성 인대는 손목뼈만을 연결하는 인대이다.
출처: Taleisnik, J: Ligaments of the carpus. In Razemon, JP and Fisk, GR (eds): The Wrist. Edinburgh: Churchill Livingstone, 1988, p17.

인대에 의해 손목뼈의 2개 열은 서로 연결되어 있고, 또 가쪽곁인대, 안쪽곁인대, 강한 V자 인대에 의해 자쪽 섬유연골원반과 노뼈에도 연결되어 있다. 외재성 인대는 노뼈와 자뼈에서 시작해 알머리뼈와 반달뼈까지 길게 뻗어 있다(그림 7-4). 내재성 V자 인대는 세모뼈와 손배뼈에 붙어 있고, 알머리뼈를 덮고 있다. 알머리뼈와 반달뼈 사이

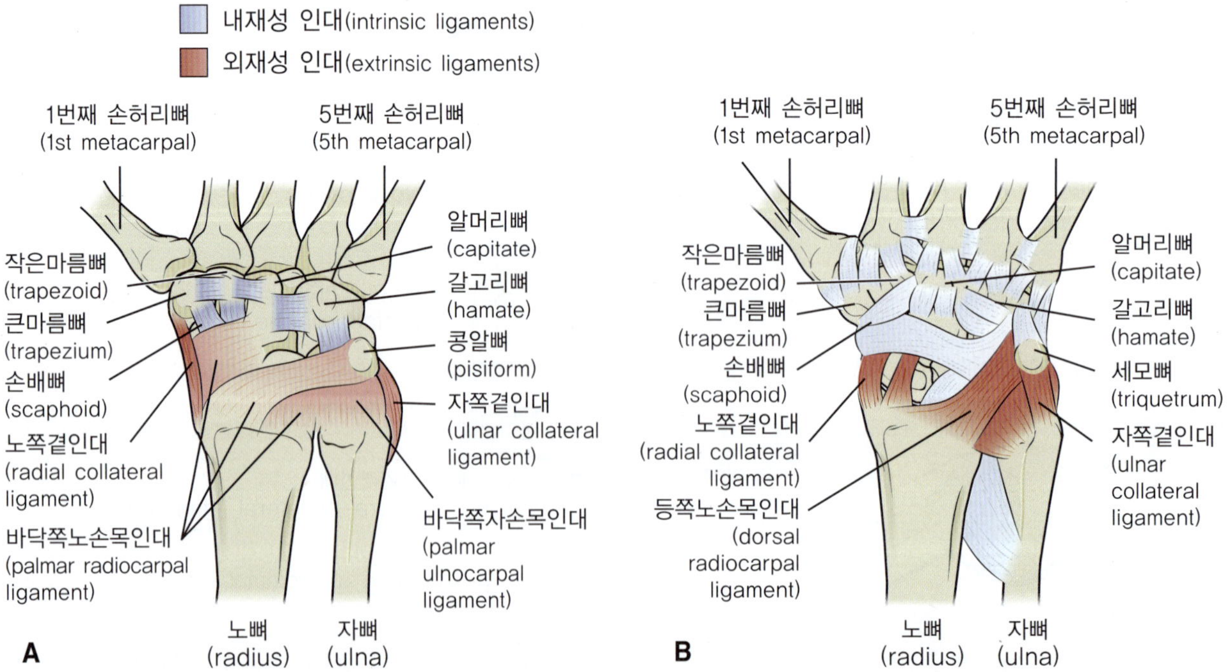

그림 7-12. 손목뼈의 내재성 인대와 외재성 인대는 지지와 안정, 힘의 전달을 제공한다. A) 앞면, 왼손. B) 뒤면, 오른손.

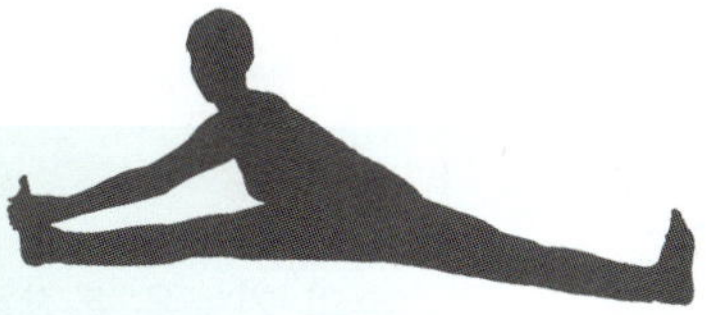

실습 포인트
PRACTICE POINT

섬유연골원반은 세모섬유연골복합체(triangular fibrocartilage complex: TFCC)의 일부이다. 이것은 안쪽 손목뼈의 몸쪽열과 먼쪽자뼈 사이에 위치하고, 압박힘에 대한 쿠션 작용을 하고, 손목관절을 강하게 만든다. 웨이터가 팔꿉관절을 굽힘하고 손을 평편하게 하여 머리 위로 쟁반을 들고 운반할 때, TFCC가 하중의 힘을 아래팔로 전달하는데 도움을 준다. TFCC는 아래팔을 뒤침하여 팔을 뻗으면서 넘어질 때나 갑작스런 젖힘의 힘이 손목에 가해졌을 때 자주 손상된다. 통증은 자쪽 손목에 발생한다. 손목이나 아래팔을 움직였을 때(특히 아래팔) 통증이 발생한다. 쥐기할 때 통증이 발생한다. 손목을 움직였을 때, 손목에서 통증성 염발음이 난다.

에는 인대가 존재하지 않기 때문에, 이들 뼈를 견인하면 2–3 ㎜의 상당한 움직임이 일어난다.

손목의 관절외부 인대구조물로서, 굽힘근지지띠와 폄근지지띠(L. *halter*)가 존재하는데, 이들은 손가락으로 가는 힘줄을 포함하고 있다. 굽힘근지지띠의 일부로서, 가로손목인대가 존재한다. 가로손목인대는 1–2 ㎜의 두께와 2–3 ㎜의 폭을 가지고 있다. 이 인대는 자쪽으로 갈고리뼈의 갈고리 부위와 콩알뼈에 부착하고, 노쪽으로는 큰마름뼈와 손배뼈에 부착한다. 이 부착점들은 가로손목활을 유지하고, 정중신경, 긴엄지굽힘근 힘줄, 얕은손가락굽힘근과 깊은손가락굽힘근의 힘줄이 통과하는 굴을 형성한다(그림 7–13). 반복적 외상이나 급성 외상, 부종 혹은 이 부위의 공간을 좁게 만드는 다른 요소들이 정중신경을 압박하여 손목굴증후군을 일으킨다. 이런 결과에 의해, 통증, 감각소실, 엄지두덩 근육의 약증이 초래될 수 있다.

손과 손가락의 인대
/ Ligaments of the Hand and Fingers

손과 손가락의 곁인대는 강한 인대이고 관절의 측면에 위치한다. 부속곁인대는 바닥판의 움직임을 조절한다. 그리고 긴굽힘근 힘줄의 손허리뼈 도르래가 이들 구조물과 혼합된다.

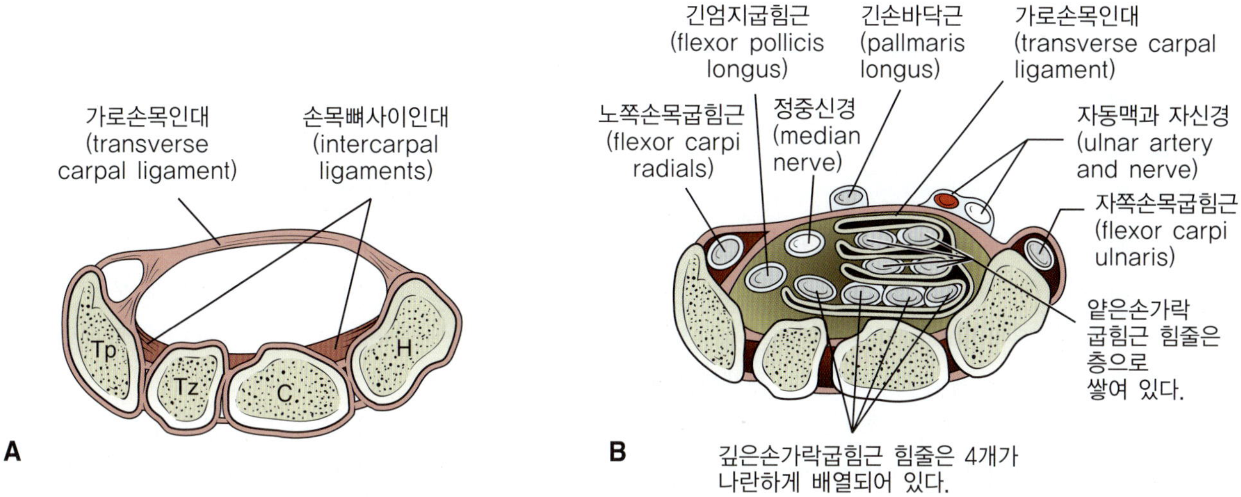

그림 7–13. 손목뼈사이인대는 손목굴 바닥을 형성한다. 가로손목인대는 1–2 ㎜의 두께와 2–3 ㎜의 폭을 가지고 있고, 갈고리뼈의 갈고리와 콩알뼈에 부착되어 있고, 노쪽으로는 큰마름뼈와 손배뼈에 부착되어 있다. 이들 부착점은 가로손목활을 유지하고, 손목굴을 형성시킨다. A) 손목굴에 어떤 구조물도 그려져 있지 않다. B) 손목굴에 정중신경, 긴엄지굽힘근 힘줄, 얕은손가락굽힘근 힘줄과 깊은손가락굽힘근 힘줄이 그려져 있다.

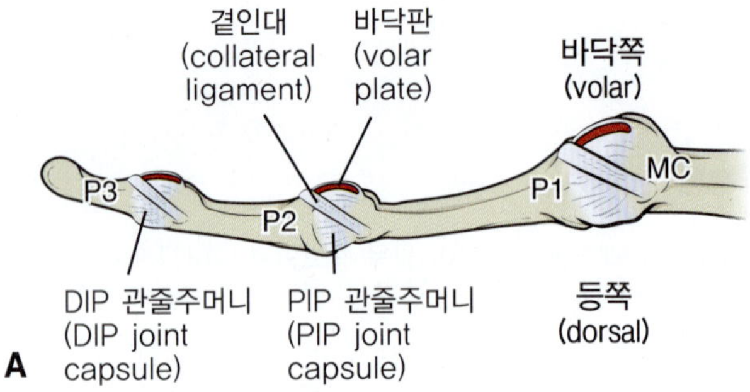

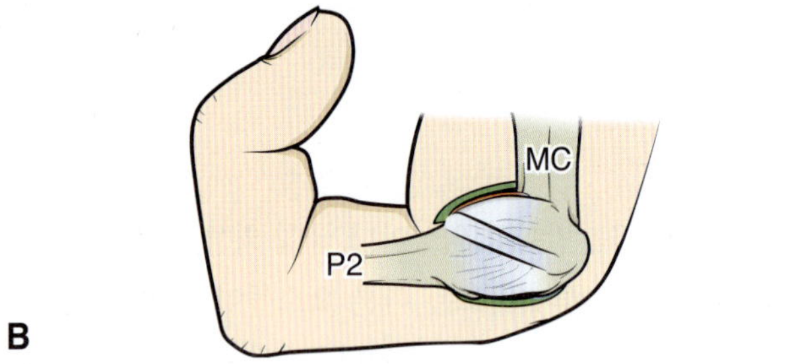

그림 7-14 IP 관절을 지지하는 인대. A) 완전히 폄했을 때가 굽힘했을 때 B) 보다 인대 부착점 사이의 간격이 짧아진다.

안쪽곁인대와 가쪽곁인대는 손허리뼈머리에서 마디뼈 바닥까지 부착하여(그림 7-14), 관절을 폄할 때보다 굽힘할 때 부착점의 간격이 길어진다. 그래서 관절이 폄되어 있을 때 벌림과 모음이 일어날 수 있다. MCP 관절이 90° 굽힘되었을 때 곁인대가 타이트해지기 때문에, 벌림이 잘 일어나지 않는다. MCP 관절을 굽힘할 때 쥐기가 역학적으로 안정화될 수 있기 때문에, 이런 현상은 기능적으로 매우 중요하다.

깊은가로손허리인대는 바닥판에 붙어 있고, 이웃한 손허리뼈(2번째 – 5번째) 사이를 연결한다. 이 인대는 유연한 손허리뼈활을 허용하고 손허리뼈가 벌어지는 것을 막아 준다.

엄지의 경우에는 2개의 종자뼈가 바닥쪽면에 있는 바닥판에 붙어 있다. 하나의 종자뼈는 엄지모음근의 힘줄과 1번째 등쪽뼈사이근의 부착점이고, 다른 종자뼈는 짧은엄지굽힘근과 짧은엄지벌림근의 부착점이 된다. 종자뼈는 손허리뼈에 위치하는 안쪽인대와 가쪽인대뿐만 아니라, 마디뼈바닥과 연결하는 여러 개의 인대를 가지고 있다.[3] 종자뼈 기전은 집게쥐기(precision of pinch)를 할 때 필요한 엄지의 동적 돌림을 일으킨다.

근육

Muscles

손의 기능은 복잡하고 아래와 같은 이유 때문에 이해하기가 어렵다:

- 손은 작지만 다목적용 구조물이며, 하나의 손상이 다른 여러 곳에 영향을 줄 수 있는 상호연관성 구조물이다.
- 손은 높은 가동성과 안정성을 모두 갖고 있고, 순간적으로 기능을 한쪽에서 다른 쪽으로 이동할 수 있다.
- 거의 모든 근육는 다관절 근육이고, 통과하는 관절 모두에 영향을 줄 수 있다. 어떤 근육은 7개 관절을 통과하기도 한다. 그래서 원하지 않는 운동을 방지하기 위해 다른 근육이 수축해야 한다.
- 손은 자동적으로 일어나는 많은 신경생리학적 협력작용을 가지고 있다. 그래서 이들 운동은 사람이 의도적으로 분리시킬 수 없을 만큼 강하게 연결되어 있다. 예를 들어, 주먹을 쥘 때, 손목 폄근이 강하게 수축하게 되는데, 사람이 의도적으로 이런 작용을 억제할 수 없다.
- 손은 환경에 대한 무수히 많은 피드백을 우리에게 주는 놀라운 감각이다. 예를 들어, 각 손가락 끝에는 약 100개의 감각수용기가 존재하고, 손가락끝과 손은 신체 중에서 감각수용기가 가장 밀집한 곳이다.

근육 기능을 이해하는 기초는 각 근육의 해부학적 작용에 대한 지식이다. 이 정보는 근육이 완전하게 짧아졌을 때나 수동으로 길어졌을 때 어떤 일이 발생하는지를 결정할 때 이용되고, 또 개별 근육의 근력을 평가하기 위해 근육을 고립시킬 때도 이용된다. 다른 신체 분절에서처럼, 손목과 손의 근육은 사체나 살아 있는 사람의 뼈대계를 통해 연구되어야 한다.

연구할 때 고려해야 할 것은 (1) 근육이 지나가는 관절; (2) 근육과 힘줄의 작용선; (3) 여러 관절 위치에서 관절운동축에 근육 간의 거리; (4) 근육의 상대적 길이 등이다.

손목에 작용하는 근육 / Muscles Acting on the Wrist

대부분의 손목 근육은 1개 이상의 기능을 가지고 있다. 근육의 위치에 따라, 그 근육들은 손목을 굽힘/폄하기도 하고, 노쪽치우침/자쪽치우침(radially or ulnarly deviate) 하기도 한다. 또한 이들 근육은 손가락과 손이 움직일 때 손목을 안정화시키는 장치도 작용한다. 손목과 손의 외재성 근육에 대한 특별한 해부학적 정보는 표 7-2에 수록되어 있다.

손목 폄근 / Wrist Extensors

손목 폄근의 몸쪽부착점은 가쪽위관절융기에 있는 공통 힘줄부착점을 가지고 있고, 긴노쪽손목폄근은 가쪽융기 위능선에서 몸쪽 부착한다. 팔꿉관절을 폄했을 때, 이들 근육의 작용선은 팔꿉관절 바로 뒤쪽을 지나간다. 팔꿉관절을 15° 굽힘하면, 그들 근육의 작용선이 팔꿉관절 앞쪽을 지나가기 때문에, 팔꿉관절을 굽힘시킨다. 팔꿉관절이 90° 굽힘하면, 긴노쪽손목폄근의 몸쪽 부착점은 팔꿉관절로부터 좋은 지레팔 길이를 제공한다. 위팔근과 위팔두갈래근이 마비되면, 긴노쪽손목폄근을 이용해 팔꿉관절을 굽힘시킨다.

손목을 폄하는 주요 근육은 긴노쪽손목폄근, 짧은노쪽손목폄근, 자쪽손목폄근 등이다. 주먹을 쥐고 손목을 폄하면, 긴노쪽손목폄근 힘줄이 튀어나와 쉽게 관찰될 수 있다(그림 7-15A). 집게폄근의 힘줄이 짧은노쪽손목폄근 위를 지나가기 때문에, 짧은노쪽손목폄근은 촉진하기가 약간 어렵다.

자쪽손목폄근의 힘줄은 손목을 폄과 동시에 자쪽치우침할 때 두드러진다(그림 7-15B). 자쪽손목폄근의 근육부분은 위팔뼈의 가쪽위관절융기 아래쪽 2인치(5㎝) 지점에서 쉽게 촉진되는데, 이 지점은 팔꿈치근과 손가락폄근 사이에 위치한다. 이 근육은 이 지점으로부터 아래팔의 등자쪽면을 따라 자뼈머리쪽 방향으로 내려간다.

손가락폄근은 손가락들이 동시에 폄할 때만 손목의 폄에 참여한다. 사실, 손가락폄근들은 손목의 폄에도 작용한다. 손가락폄근은 본 장의 손가락 근육에서 자세히 설명될 것이다.

손목 굽힘근 / Wrist Flexors

손목굽힘근의 일부 몸쪽 부착점은 안쪽위관절융기에 있는 공통 굽힘근 힘줄이다. 팔꿉관절을 해부학적 자세나 굽힘 자세로 했을 때, 이들 근육은 팔꿉관절의 앞쪽에 위치한다. 팔꿉관절 굽힘의 지레팔이 폄 때보다 좋지 못하지만, 손목과 팔꿉관절이 폄되었을 때 최대로 길어진다.

손목 굽힘에 참여하는 주된 근육들로는 노쪽손목굽힘근, 자쪽손목굽힘근, 긴손바닥근, 얕은손가락굽힘근, 깊은손가락굽힘근, 긴엄지벌림근 등이다. 손목 굽힘에 저항을 주면, 3개의 손가락 굽힘근 힘줄이 뚜렷하게 튀어나온다(그림 7-17). 가장 중심에 위치하는 힘줄은 긴손바닥근 힘줄이다. 이 힘줄은 개인에 따라 크기가 달라지고, 어떤 사람은 긴손바닥근 힘줄이 없는 경우도 있다. 긴손바닥근 힘줄의 노쪽에는 노쪽손목굽힘근 힘줄이 위치한다. 이 힘줄은 먼쪽 아래팔 부위의 얕은 층에 위치하고, 손목의 가로손목인대가 이 힘줄을 고정하고, 큰마름뼈의 고랑 안으로 들어간다. 자쪽손목굽힘근의 힘줄은 아래팔 자쪽 가장자리 부근에 위치한다(그림 7-18). 손목 굽힘근의 힘살은 그림 7-19처럼 위치한다.

주먹을 꽉 쥐고 손목을 굽힘할 때 저항을 주면, 얕은손가락굽힘근의 힘줄이 긴손바닥근 힘줄의 자쪽에서 나타난다(그림 7-20). 4번째 손가락의 힘줄은 피부 표면 위로 올라온다. 긴손바닥근 힘줄이 없는 사람의 경우에는, 손목의 굽힘에 저항을 주었을 때, 긴손가락굽힘근이 더욱 뚜렷하게 나타난다. 그리고 손가락을 하나하나식 굽힘하거나, 모든 손가락을 동시에 굽힘할 때도 긴 손가락굽힘근의 힘줄이 뚜렷해진다.

노쪽치우침과 자쪽치우침 / Radial and Ulnar Motions

긴손바닥근과 짧은노쪽손목폄근은 손목의 중앙 부위에 위치한다. 이 근육과는 달리, 다른 손목 굽힘근과 폄근은 노쪽이나 자쪽으로 치우쳐져 있다: 이런 배열로 인해, 그들은 굽힘과 폄은 물론, 손목을 좌우로 움직일 수 있다. 해부학적 자세에서, 손목의 좌우 움직임은 앞뒤축을 중심으로 이마면에서 일어나는데, 이런 움직임을 노쪽치우침과 자쪽치우침이라고 한다.

손목이 굽힘과 폄하는 동안, 이들 두 개의 근육이 함께

299쪽 본문 계속

표 7-2 손목과 손의 외재성 근육

근육군	근육	몸쪽부착점	먼쪽부착점	신경지배	작용	촉진
손목 폄근	긴노쪽손목폄근 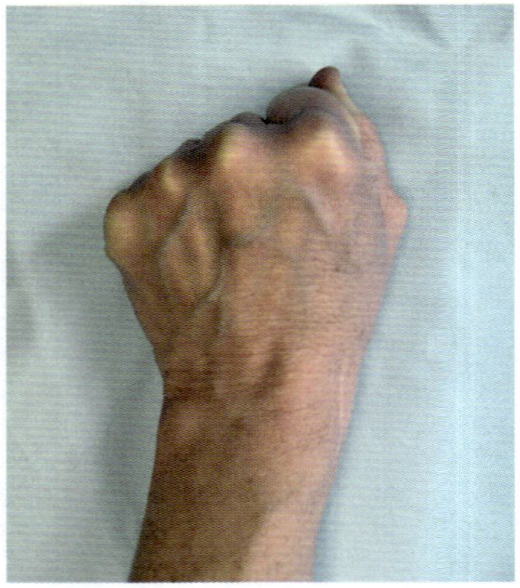	먼쪽위팔뼈의 가쪽관절융기위능선	2번 손허리뼈바닥	노신경 C6–7	손목의 폄과 노쪽치우침	힘줄은 알머리뼈의 노쪽에 위치하지만, 노뼈결절의 자쪽에 위치한다. 집게손가락의 2번 손허리뼈바닥으로 향한다.
손목 폄근	짧은노쪽손목폄근	위팔뼈가쪽위관절융기	3번 손허리뼈바닥	노신경의 깊은가지, C7–8	손목의 폄	힘줄은 쉽게 튀어나온다. 엄지가 손바닥과 수직되는 방향으로 움직일 때 이 근육의 힘줄은 쉽게 튀어나올 수 있다.

손목 폄근	자쪽손목폄근 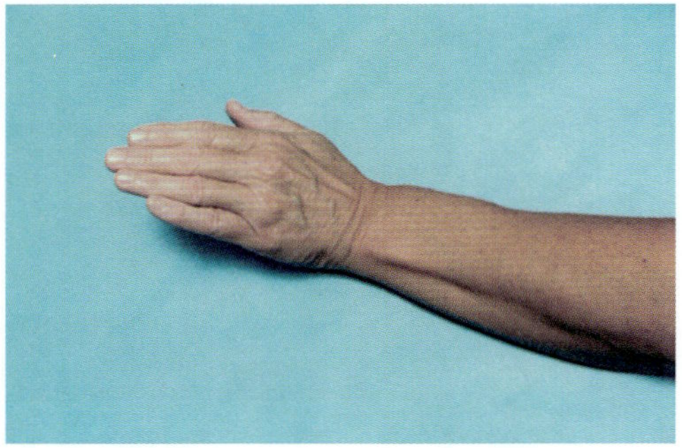	온폄근힘줄과 등쪽자뼈의 몸쪽 3/4 지점	5번 손허리뼈바닥	뒤뼈사이신경 C7–8	손목의 폄과 자쪽치우침	근육 부위는 가쪽위관절융기의 먼쪽 2인치(5 ㎝)되는 지점에서 촉진된다. 이 부위는 팔꿈치근과 손가락폄근 사이에 위치한다.
손목 굽힘근	긴손바닥근 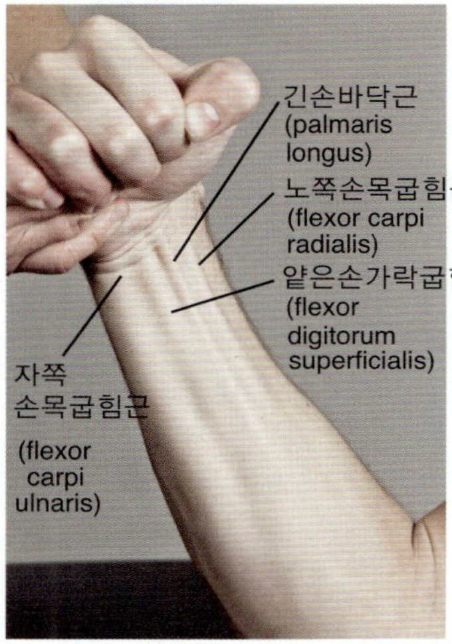 	온굽힘근 힘줄	손바닥넙힘줄	정중신경 C7–8	손목의 굽힘	이 근육은 엄지의 끝과 새끼손가락 끝을 서로 닿게 할 때, 쉽게 확인된다. 이 근육은 손목을 굽힘한다. 손목의 중간 지점에서 이 근육의 힘줄을 쉽게 확인할 수 있다.

계속

표 7-2 손목과 손의 외재성 근육 - 계속

근육군	근육	몸쪽부착점	먼쪽부착점	신경지배	작용	촉진
손목 굽힘근	노쪽손목굽힘근	안쪽위관절융기	2번 손허리뼈바닥	정중신경 C6–7	손목의 굽힘과 노쪽치우침	손목을 굽힘하고 엄지와 새끼손가락의 끝을 서로 닿게 할 때, 긴손바닥근 힘줄의 가쪽에 이 근육의 힘줄이 위치한다. 근육의 닿는곳은 2번 손허리뼈바닥이다.
손목 굽힘근	자쪽손목굽힘근	온굽힘근 힘줄	콩알뼈	자신경 C7–8	손목의 굽힘과 자쪽치우침	힘줄은 긴손바닥근의 안쪽에 위치하고, 자뼈 붓돌기와 콩알뼈 사이에서 이 근육의 힘줄을 촉진할 수 있다.

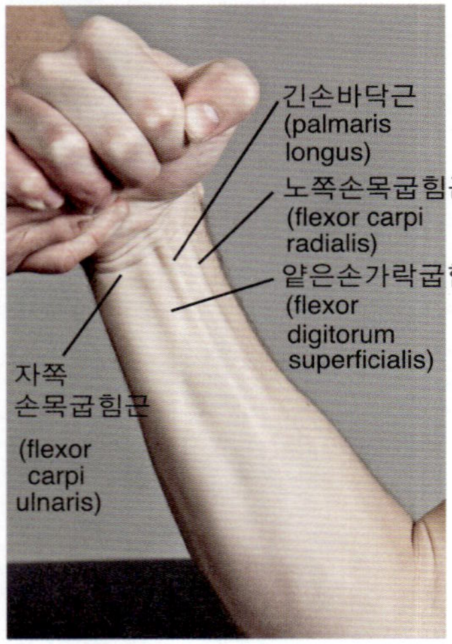

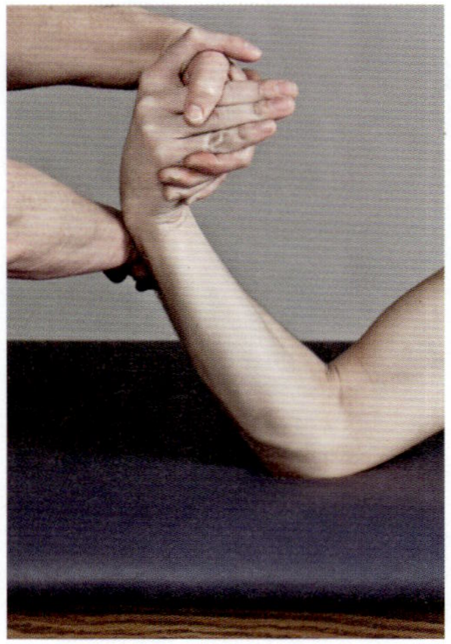

외재성 손가락 폄근	손가락폄근	위팔뼈가쪽위관절융기	2–5번 가락의 각 마디뼈바닥	뒤뼈사이신경 (깊은뇌신경 가지) C7–8	2–5번 가락의 MCP 관절의 폄과 IP관절과 손목의 폄 보조	IP 관절을 능동적으로 폄할 대, 4개 힘줄이 손목뼈와 MCP 관절 사이에서 촉진된다.
외재성 손가락 폄근	집게폄근 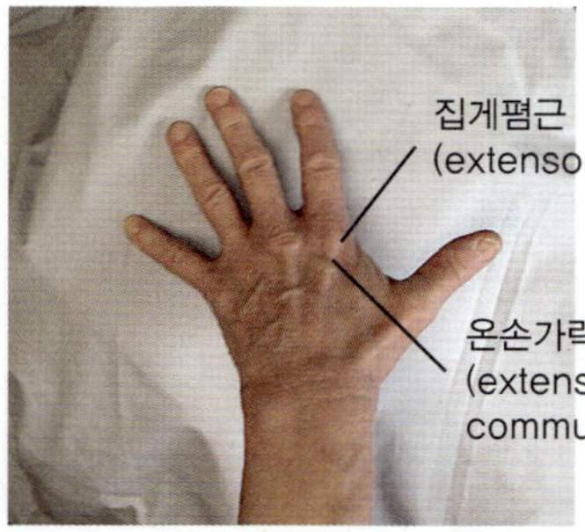 집게폄근 (extensor indicis) 온손가락폄근 (extensor communis)	자뼈의 아래쪽 1/3의 몸쪽과 뼈사이막	2번 가락의 몸쪽마디뼈바닥	뒤뼈사이신경 C7–8	2번 가락의 폄. 손목 폄의 보조	손가락을 폄할 때, 집게폄근의 힘줄을 촉진한다. 이 힘줄의 바로 옆에서, 2번 가락만 능동적으로 굽힘과 폄할 때만, 집게폄근을 촉진한다.

계속

표 7-2 손목과 손의 외재성 근육 - 계속

근육군	근육	몸쪽부착점	먼쪽부착점	신경지배	작용	촉진
손가락 폄근	새끼폄근 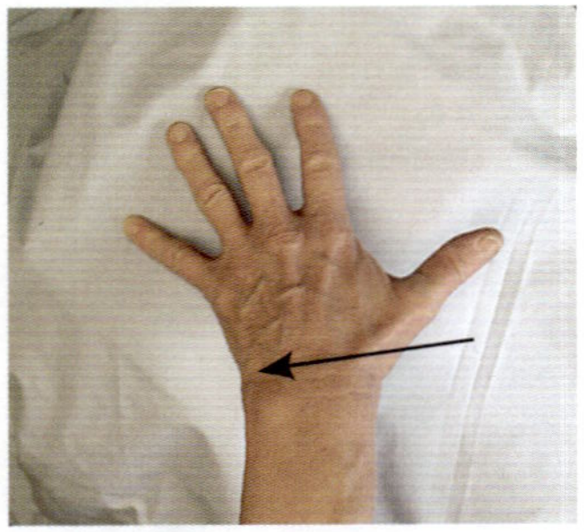	가쪽위관절융기	5번 가락의 몸쪽마디뼈바닥과 등쪽팽창부	뒤뼈사이신경 C7–8	5번 가락의 MCP 관절과 IP 관절의 폄	손가락폄근의 촉진을 방해하기 위해 손으로 테이블 상단을 부드럽게 아래쪽으로 압박하면서, 새끼손가락만을 폄시킨다. 힘줄은 자뼈 붓돌기의 가쪽과 먼쪽에서 촉진된다.
외재성 굽힘근	얕은손가락굽힘근 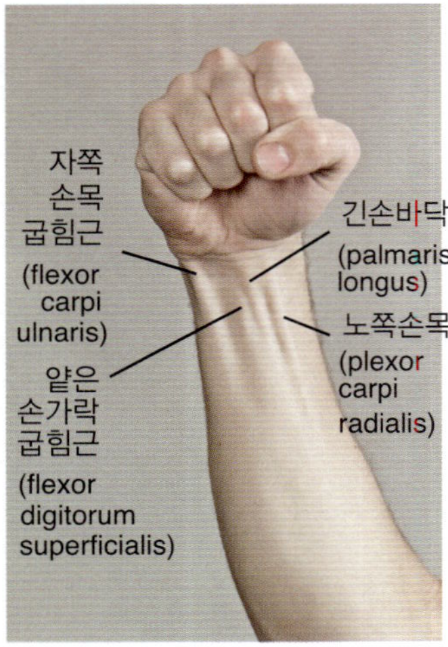 	1. 안쪽 위관절융기에 있는 온굽힘근 힘줄 2. 자뼈 갈고리돌기의 안쪽면 3. 노뼈의 빗선	2–5번 가운데마디뼈의 안쪽과 가쪽면	정중신경 C7–8, T1	2–5번의 MCP관절과 PIP 관절의 굽힘	주먹을 꽉 쥠과 동시에 손목 굽힘에 저항을 주면, 얕은손가락굽힘근의 힘줄이 긴손바닥근과 자쪽손목굽힘근 사이에서 몇 개 튀어나온다.

외재성 굽힘근	깊은손가락굽힘근 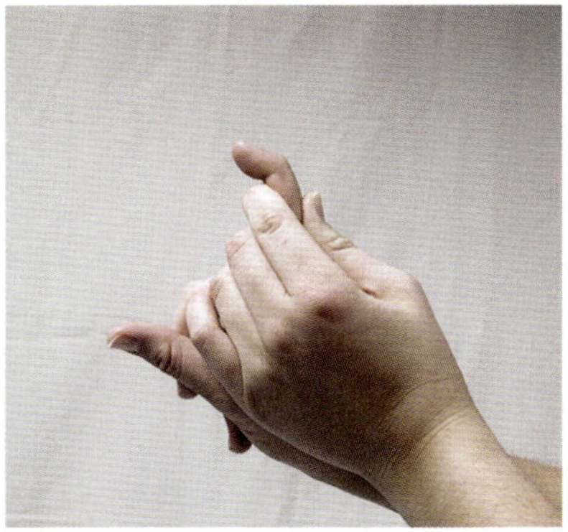	앞쪽자뼈의 몸쪽 2/3와 이웃한 뼈사이막	5번 손허리뼈바닥	뒤뼈사이신경 C7–8	손목의 폄과 자쪽치우침	근육이 깊은 곳에 위치하기 때문에, 촉진이 어렵다. 만약 PIP 관절이 고정되면, 먼쪽마디뼈를 능동적으로 굽힘할 때 깊은손가락굽힘근이 촉진될 수도 있다.
외재성 엄지근육	긴엄지폄근 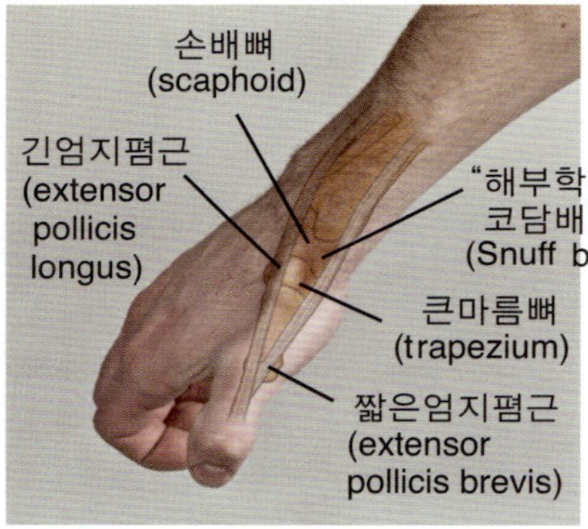	뒤쪽자뼈의 중간 1/3과 뼈사이막	1번 가락의 먼쪽마디뼈바닥	뒤뼈사이신경 C7–8	1번 가락의 먼쪽마디뼈 폄과 1번 가락의 IP 관절과 MCP 관절의 폄 보조	이 힘줄은 해부학적 코담배의 자쪽 가장자리를 형성하고, 엄지가 능동적으로 폄할 때 촉진될 수 있다.

계속

표 7-2 손목과 손의 외재성 근육 - *계속*

근육군	근육	몸쪽부착점	먼쪽부착점	신경지배	작용	촉진
외재성 엄지 근육	짧은엄지폄근 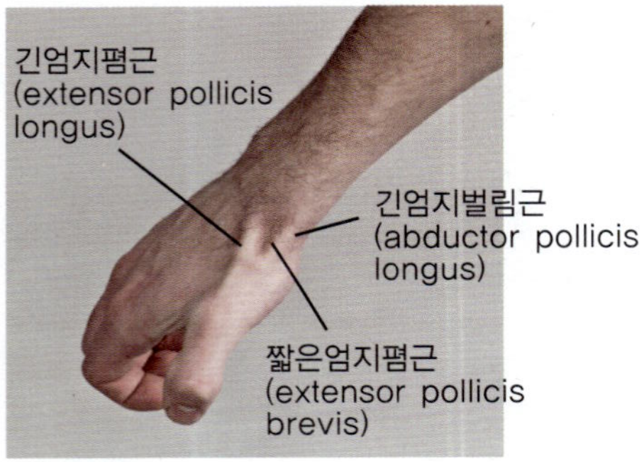	뒤쪽노뼈와 뼈사이막	1번 가락의 몸쪽마디뼈바닥	뒤뼈사이신경 C7–8	1번 가락의 몸쪽마디뼈와 MCP 관절의 폄	긴엄지벌림근과 함께 이 근육의 힘줄이 해부학적 코담배를 형성한다. 만약 엄지가 벌림없이 펴되면, 그 힘줄은 긴엄지벌림근의 힘줄과 구분될 수 있다.
외재성 엄지 근육	긴엄지굽힘근 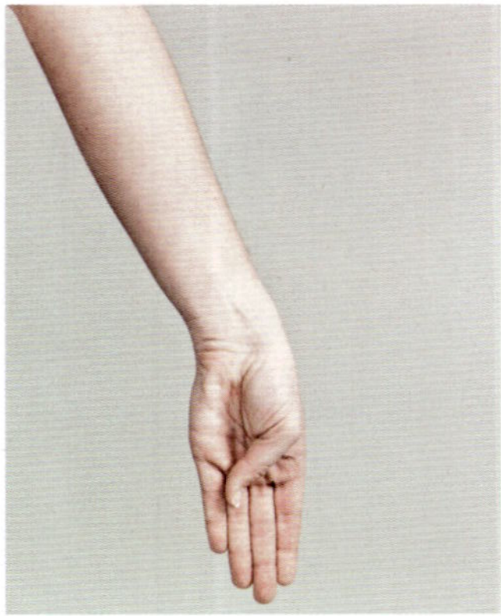	앞쪽노뼈의 중간 1/3과 뼈사이막	1번 가락의 먼쪽마디뼈	정중신경의 앞뼈사이신경 C7–8	1번 가락의 CMC 관절, MCP 관절, IP 관절의 굽힘	힘줄은 엄지가 능동적으로 굽힘할 때, 몸쪽마디뼈의 앞쪽 중간 지점에서 촉진된다.

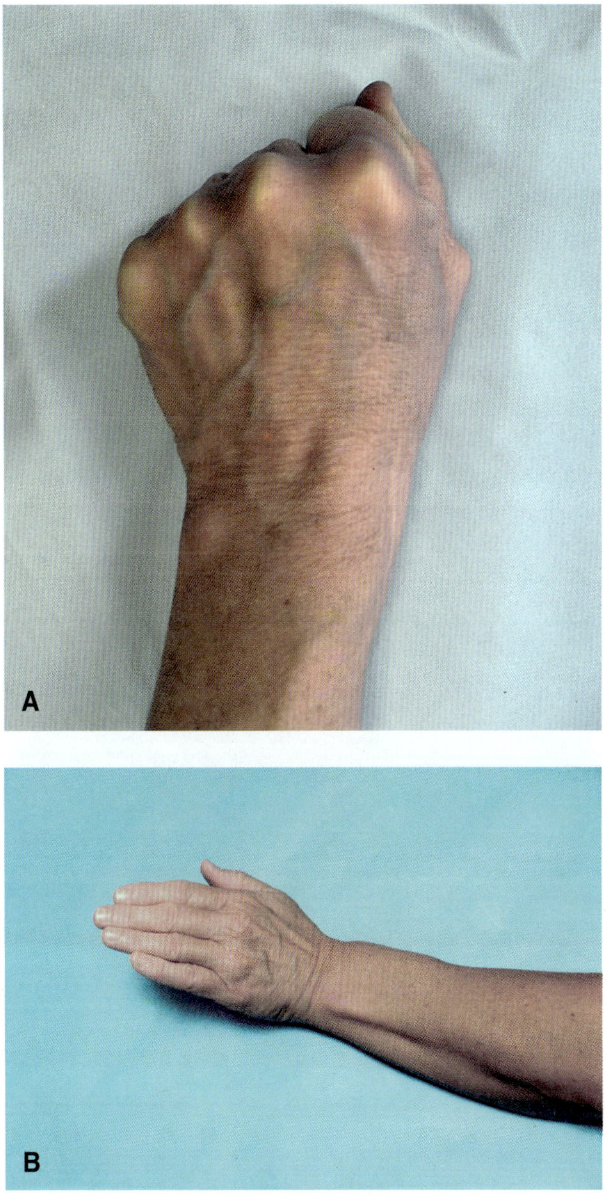

그림 7-15. A) 긴노쪽손목폄근은 주먹을 쥐었을 때 2번 손허리뼈바닥에서 뚜렷해진다. B) 자쪽손목폄근의 힘줄은 손목의 폄과 자쪽치우침을 동시에 할 때 두드러진다.

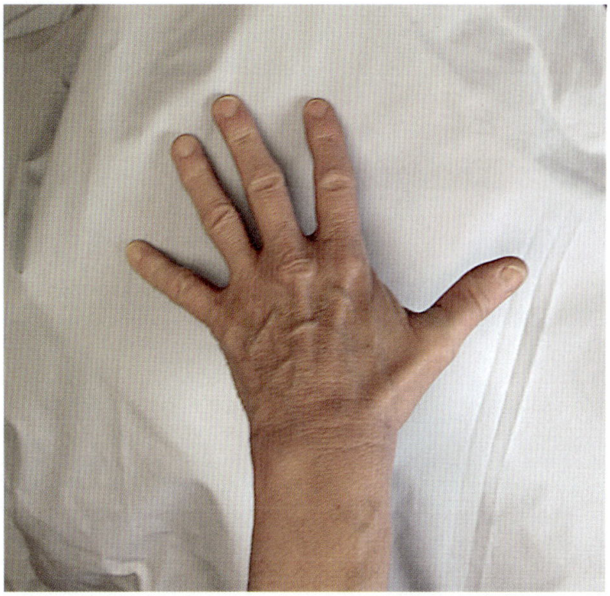

그림 7-16. 손가락을 폄할 때, 손가락폄근이 손목의 폄에 작용하고, 긴노쪽솜목폄근 힘줄은 덜 튀어나오게 된다.

작용을 하면 노쪽치우침이나 자쪽치우침이 일어난다. 예를 들어, 손목의 자쪽치우침은 자쪽손목폄근과 자쪽손목굽힘근이 함께 작용할 때 일어난다. 이와 같이, 긴노쪽손목폄근과 노쪽손목굽힘근이 함께 작용하면 노쪽치우침이 일어난다. 노쪽치우침 때 부가적인 힘이 요구될 때는, 긴엄지벌림근과 짧은노쪽손목폄근이 도움을 줄 수 있다. 이들 두 엄지 근육이 노쪽치우침을 수행하는 작용선을 가지고 있기 때문에, 엄지의 위치에 관계없이(굽힘되던, 폄되던, 벌림되던, 모음되던 간에) 이들 근육이 노쪽치우침에 도움을 줄 수 있다.

이제 여러분은 손목 근육들이 협력근으로도 작용할 수 있고, 혹은 대항근으로도 작용할 수 있음을 알 수 있다. 손

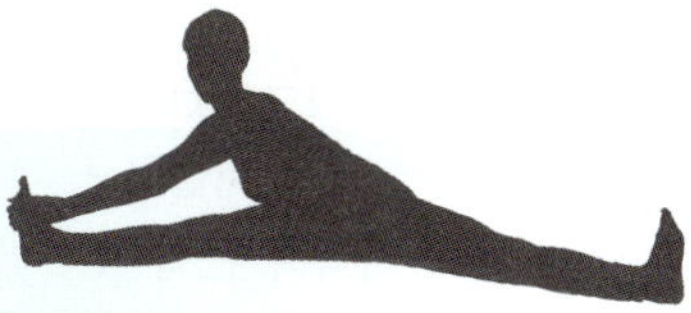

실습 포인트

PRACTICE POINT

여러분은 손목을 폄할 때 실제로 한 개 근육의 이완을 느낄 수 있을 것이다. 손목 폄근 힐줄에서 손가락 폄근 힘줄의 이동을 느껴 보기 위해, 주먹을 쥐고 손목을 폄하고, 2번째 손허리뼈바닥에 있는 긴노쪽손목폄근의 뚜렷한 힘줄을 촉진한다(그림 7-15A). 손목을 이 자세로 유지하는 동안, 손가락을 폄한다. 그런 다음, 두드러진 힘줄이 사라지는 지를 확인한다. 근육이 수축함으로써 근육이 덜 뚜렷해지는 징후가 발생한다. 동시에, 손가락폄근의 힘줄이 손등에서 나타나고 쉽게 촉진된다(그림 7-16). 이런 힘줄 이동은 자동적으로 조절된다.

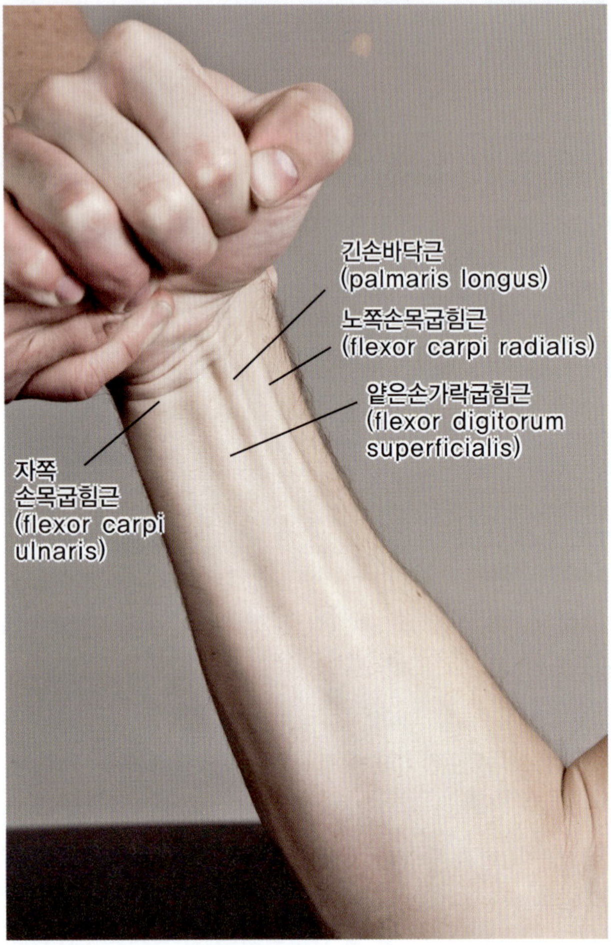

그림 7-17. 손바닥에 적용된 손목 굽힘의 저항은 손목 굽힘근의 힘줄을 튀어나오게 만든다.

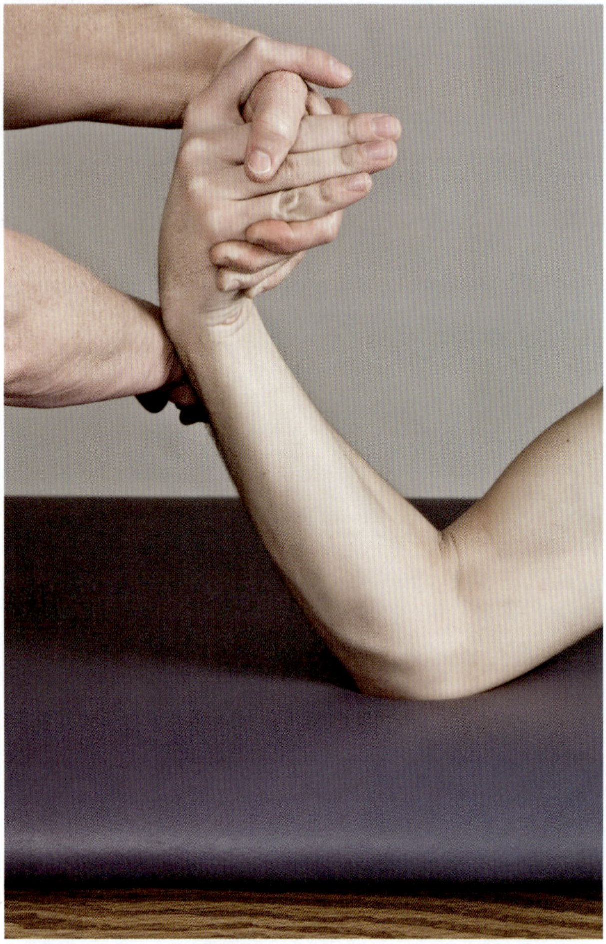

그림 7-18. 자쪽손목굽힘근의 촉진은 손목을 자쪽치우침할 때 콩알뼈의 몸쪽에서 이루어진다.

목의 굽힘과 폄에서는 자쪽손목굽힘근과 자쪽손목폄근이 서로 길항작용을 하지만, 자쪽치우침을 할 때는 협력근으로 작용한다.

손가락에 작용하는 근육 / Muscles Acting on the Digits

손의 정상 기능은 여러 손가락 근육의 팀워크에 좌우된다. 이들 근육은 기본적으로 2개의 근육군으로 나누어진다: 외재성 근육(몸쪽 부착점이 아래팔이나 위팔뼈에 부착하고, 먼쪽 부착점이 손에 부착하는)과 내재성 근육(몸쪽 부착점과 먼쪽 부착점이 모두 손 안에서만 위치하는). 이들 근육군의 근육은 다음과 같다:

외재성 근육

등쪽 근육
- 손가락폄근
- 집게폄근
- 새끼폄근
- 긴엄지폄근
- 짧은엄지폄근
- 긴엄지벌림근

바닥쪽 근육
- 얕은손가락굽힘근
- 깊은손가락굽힘근
- 긴엄지굽힘근

내재성 근육

손바닥 중앙 근육
- 4개의 벌레근
- 3개의 바닥쪽뼈사이근
- 4개의 등쪽뼈사이근

엄지두덩 근육
- 엄지맞섬근
- 짧은엄지벌림근
- 엄지모음근
- 짧은엄지굽힘근

새끼두덩 근육
- 새끼맞섬근
- 새끼벌림근
- 짧은새끼굽힘근

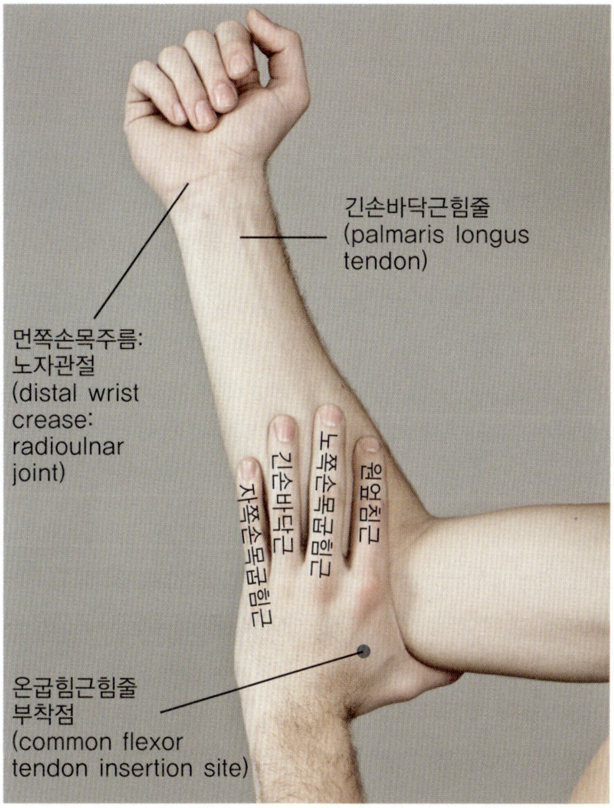

그림 7-19. 손갈퀴 부위로 안쪽위관절융기를 감싼 후 아래팔에 손을 배치하는 것처럼, 손목 굽힘근이 배열되어 있다. 근육 힘살의 순서는 그림처럼 배열되어 있다.

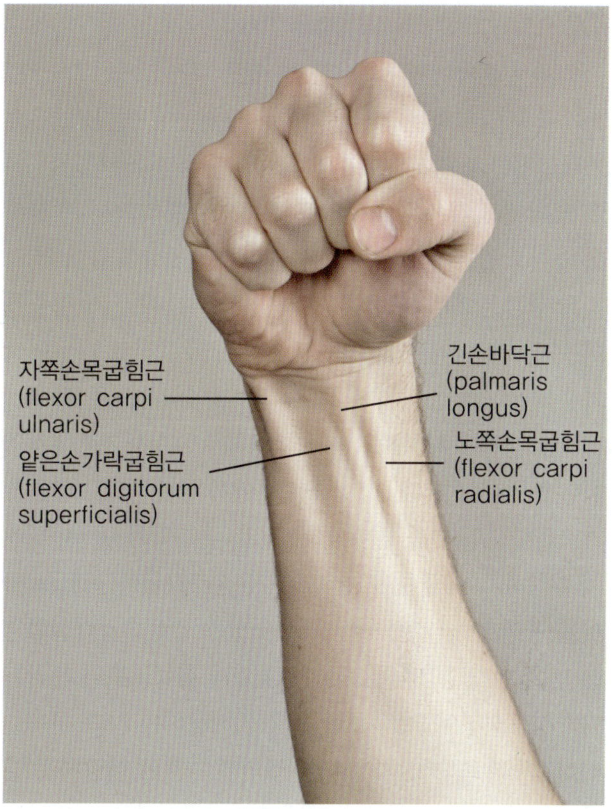

그림 7-20. 주먹을 쥐고 손목을 굽힘했을 때 저항을 주면, 4개의 힘줄이 튀어나온다. 자쪽에서 노쪽으로, 힘줄의 순서는 자쪽손목굽힘근, 얕은손가락굽힘근, 긴손바닥근, 그리고 노쪽손목굽힘근이다.

외재성 근육 / Extrinsic Muscles

외재성 손가락 근육이 아래팔이나 위팔뼈에 몸쪽 부착점을 가지고 있기 때문에, 그 근육들이 수축하면 손목이 영향을 받게 된다. 외재성 근육의 주요 기능은 손의 근력과 대단위 운동조절을 제공한다. 외재성 근육을 자세히 알고 싶으면, 표 7-2를 참고하기 바란다. 이들 근육이 긴 힘줄을 가지고 있기 때문에, 긴 손가락 굽힘근이나 긴 손가락 펌근이라고 불린다.

긴손가락폄근 / Long Finger Extensors

손목의 폄근 지지띠는 폄근 힘줄을 제자리에 고정하는 역할과 손목과 손가락이 움직일 때 힘줄의 활시위 역할을 막아 준다. 지지띠는 6개의 뼈연골성 터널을 형성하고, 손까지 주행하는 9개의 폄근 힘줄이 이들 터널을 통과한다. 힘줄들이 터널 안을 지나갈 때, 각각의 힘줄은 손목손허리관절 부위에서 끝나는 자신의 윤활말이집으로 둘러쌓여 있다. 힘줄이 통과하는 뼈연골성 터널은 손목의 가쪽에서 안쪽으로 1번에서 6번까지 번호가 매겨져 있고, 폄근 힘줄을 해부학적 기능 그룹으로 나누고 있다. 터널 1은 긴엄지벌림근과 짧은엄지벌림근이 통과하고, 터널 2는 긴노쪽손목폄근과 짧은노쪽손목폄근이 통과하고, 터널 3은 긴엄지폄근만이 통과하고, 터널 4는 손가락폄근과 집게폄근이 통과하고, 터널 5는 새끼폄근이 통과하고, 터널 6은 자쪽손목폄근이 통과한다(그림 7-21).

손가락폄근은 아래팔 뒤쪽에 위치하고, 2번-5번 가락의 먼쪽에서 부착한다. 손가락폄근은 4개 손가락을 펌하는 유일한 근육이다. 새끼폄근은 아래팔 뒤쪽에 위치하는 길고 좁은 근육이고, 집게손가락의 손허리손가락관절을 폄하는 주요 근육이다.

긴손가락굽힘근 / Long Finger Flexors

외재성 손가락폄근과는 달리, 앞쪽 아래팔에는 2 – 5번 손가락을 굽힘하는 2개의 외재성 굽힘근이 있다: 얕은손가락굽힘근과 깊은손가락굽힘근. 얕은손가락굽힘근은 몸쪽 부위에서 깊은 힘줄과 얕은 힘줄으로 분리되는 큰 힘살을 가지고 있는데, 얕은 힘줄은 3번과 4번 가락에 붙어 있고, 깊은 힘줄은 2번과 5번 가락에 붙어 있다. 이들 각 힘줄들이 가운데마디뼈에 부착되기 직전에, 두갈래로 나누어져 가운데마디뼈에 착지한다. 깊은손가락굽힘근은 아래팔(자뼈) 앞쪽에 위치하고, 4개의 힘줄로 나누어지는 1개의 힘살을 가지고 있다. 각 힘줄은 손에서 상대적으로 얕은손가락굽힘근의 힘줄 밑에 놓여 있고, 손가락의 먼쪽마디뼈에 부착하기 위해, 둘로 갈라진 얕은손가락굽힘근 힘줄 사이를 통과한다. 2번 가락에 붙어 있는 깊은손가락굽힘근은 먼쪽 아래팔의 다른 힘줄보다 쉽게 힘살로부터 분리된다.[4] 정중신경이 2번과 3번 가락에 해당하는 가쪽 근육을 신경지배하고, 자신경은 4번과 5번의 가락에 해당하는 안쪽 근육을 신경지배한다. 깊은손가락굽힘근은 손가락을 굽힘할 때, 얕은손가락굽힘근과 함께 공동으로 작용한다.

엄지 근육 / *Thumb Muscles*

다른 손가락과 마찬가지로, 엄지도 내재성 근육과 외재성 근육을 가지고 있다. 엄지의 외재성 근육에는 긴엄지굽힘근, 긴엄지폄근, 짧은엄지폄근, 긴엄지벌림근이 있고, 엄지의 내재성 근육에는 엄지모음근, 짧은엄지굽힘근, 짧은엄지벌림근, 엄지 맞섬근 등이 있다. 부가적으로, 1번째 등쪽뼈사이근의 가쪽갈래는 1번 손허리뼈몸통에 붙어 있다. 대부분의 근육과 마찬가지로, 엄지 근육도 일어나는 운동의 이름으로 명명된다. 엄지의 가동범위가 크고, 많은 내재성 근육이 엄지에 부착되어 있기 때문에, 부가적인 움직임이 일어난다; 이런 부가적 움직임은 근육의 이름이 운동을 반영하지 않기 때문에, 가끔 혼동되고 있다. 운동축에 대한 근육의 해부학은 이런 혼동을 감소시킬 수 있다.

엄지굽힘근 / Thumb Flexors

긴엄지굽힘근은 아래팔 앞쪽에 있는 근육 중에서 작은 근육에 해당한다. 이 근육은 주요 엄지 굽힘근이고, IP 관절만 굽힘시키는 근육이다. 또한 이 근육은 MCP 관절, CMC 관절 및 손목관절의 굽힘에 영향을 줄 뿐만 아니라, 벌림된 자세로부터 엄지를 모음하는 역할을 한다.

엄지 폄근 / Thumb Extensors

엄지를 펴하는 2개의 근육은 긴엄지폄근과 짧은엄지폄근이다. 이들 근육은 주요 엄지폄근으로써 공동작용한다: 긴엄지폄근은 엄지의 먼쪽마디뼈에 부착하고, 짧은엄지폄근은 몸쪽마디뼈바닥에 부착한다(그림 7–3). 짧은엄지벌

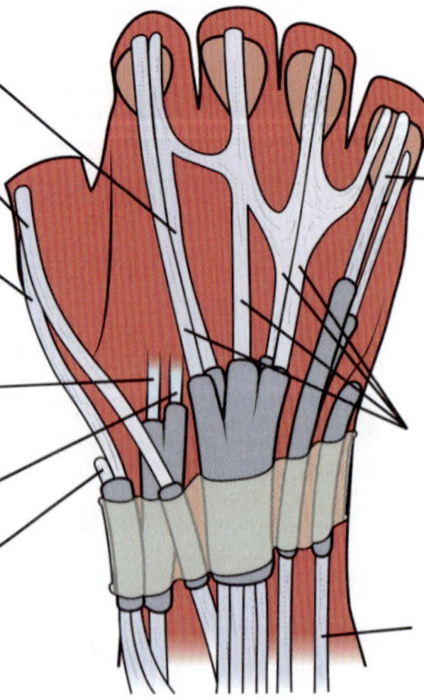

그림 7–21. 등쪽 구획은 폄근 지지띠에 의해 형성되고, 이 구획에는 손목과 손가락으로 가는 긴폄근 힘줄이 지나가는 고랑이 여러 개 있다. 온손가락폄근 힘줄을 서로 연결시키는 힘줄 이음부가 존재한다.

실습 포인트
PRACTICE POINT

깊은손가락굽힘근이 작용하고 있는지 혹은 깊은손가락굽힘근의 기능 부재가 얕은손가락굽힘근의 기능에 의해 나타나게 되는지를 알아내기가 매우 어렵다. 깊은손가락굽힘근의 고립은 MCP 관절과 PIP 관절을 수동으로 폄시킬 때 이루어지고, 또 환자가 그림 7-22에서 보듯이, 먼쪽마디뼈를 능동으로 굽힘할 때 이루어진다.

한편, 얕은손가락굽힘근의 임상적 고립은 간단한 2개 기법 중 하나의 방법으로 이루어질 수 있다: 한 기법은 능동기법이고, 다른 기법은 수동기법이다. 능동기법은 DIP 관절의 폄을 유지한 채, PIP 관절을 능동 굽힘하는 방법이다(그림 7-23A). 얕은손가락굽힘근을 고립시키는 다른 기법은 한 손가락을 제외시키고, 나머지 손가락의 MCP 관절과 IP 관절의 폄을 수동으로 유지하는 방법이다; 그림 7-23B에서 보듯이, 환자는 이 자세에서 손가락을 능동으로 굽힘한다. DIP 관절 굽힘근이 완전히 이완되어 있는 동안, 손가락은 PIP 관절에서 굽힘할 것이다. 그 이유는 손가락 굽힘으로부터 깊은손가락굽힘근이 수동으로 제한되기 때문이다. 이 기법이 이루어지는 이유는 깊은손가락굽힘근이 1개의 힘살과 4개의 힘줄을 가지고 있기 때문이다. 만약 1개 이상의 힘줄이 제한되면, 다른 힘줄도 기능을 할 수 없을 것이다.

림근과 짧은엄지굽힘근은 등쪽덮개에 부착되고, IP 관절을 폄시킨다.

엄지 벌림근 / Thumb Abductors

긴엄지벌림근은 작은 근육이며, 아래팔과 손의 뒤쪽면에 위치한다(그림 7-24A). 이 근육은 엄지 벌림의 작용근이다.

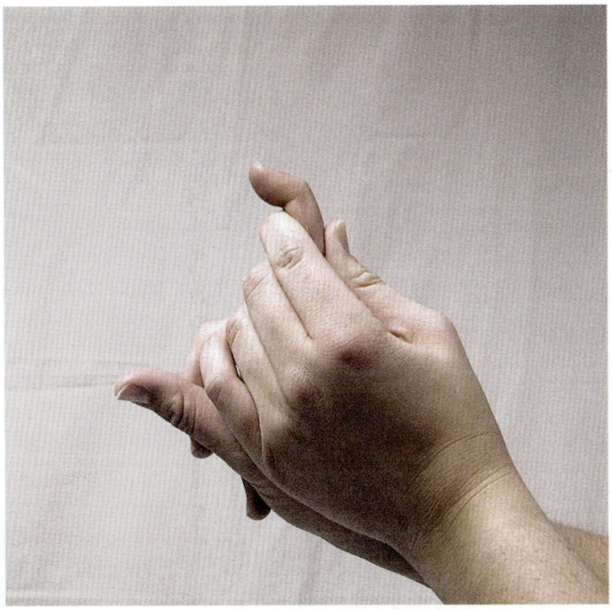

그림 7-22 깊은손가락굽힘근은 MCP 관절과 IP 관절이 폄된 채로 유지되고 사람이 DIP 관절을 굽힘할 때, 고립될 수 있다.

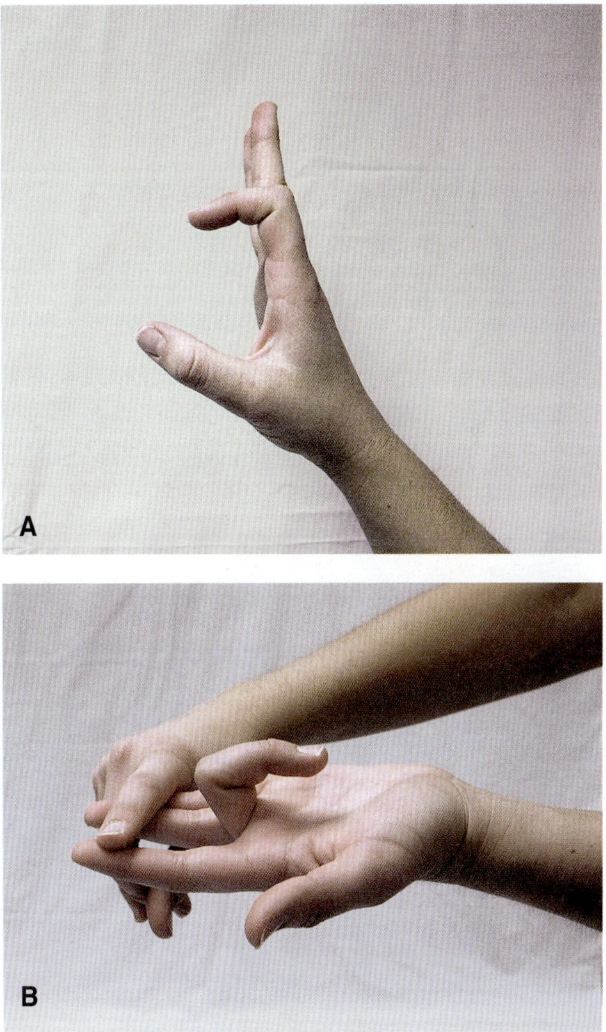

그림 7-23 얕은손가락굽힘근의 고립. A) PIP 관절만 굽힘으로써 집게손가락의 깊은손가락굽힘근을 고립시킨다. B) 개별 깊은손가락굽힘근의 검사방법은 나머지 손가락을 모두 폄으로써 이루어진다. 이 자세에서, 굽힘된 손가락의 먼쪽 부위에 압박을 약간 가하면, 깊은손가락굽힘근의 기능을 막을 수 있다.

내재성 근육 / Intrinsic Muscles

외재성 근육이 손 근력을 제공하는 근육이라면, 내재성 근육은 손의 소단위 운동을 담당하는 근육이다. 내재성 근육과 함께, 긴손가락 굽힘근과 긴손가락 폄근의 협응 운동이 손의 복합한 기능을 완성시킨다. 내재성 근육은 상대적으로 작고, 손 안에서의 그들 위치에 따라 분류된다. *엄지두덩(thenar)* 근육은 엄지 바닥에 위치하는 근육이고, *새끼두덩(hypothenar)* 근육은 새끼손가락 바닥에 위치하는 근육이다. 그리고 깊은 근육군은 손바닥에 위치하는 근육이다. 이들 내재성 근육은 표 7-3에 수록되어 있다.

엄지두덩 근육 / Thenar Muscle Group

엄지두덩 근육은 엄지에 작용한다. 짧은엄지굽힘근, 짧은엄지벌림근 및 엄지맞섬근은 손의 엄지두덩을 형성한

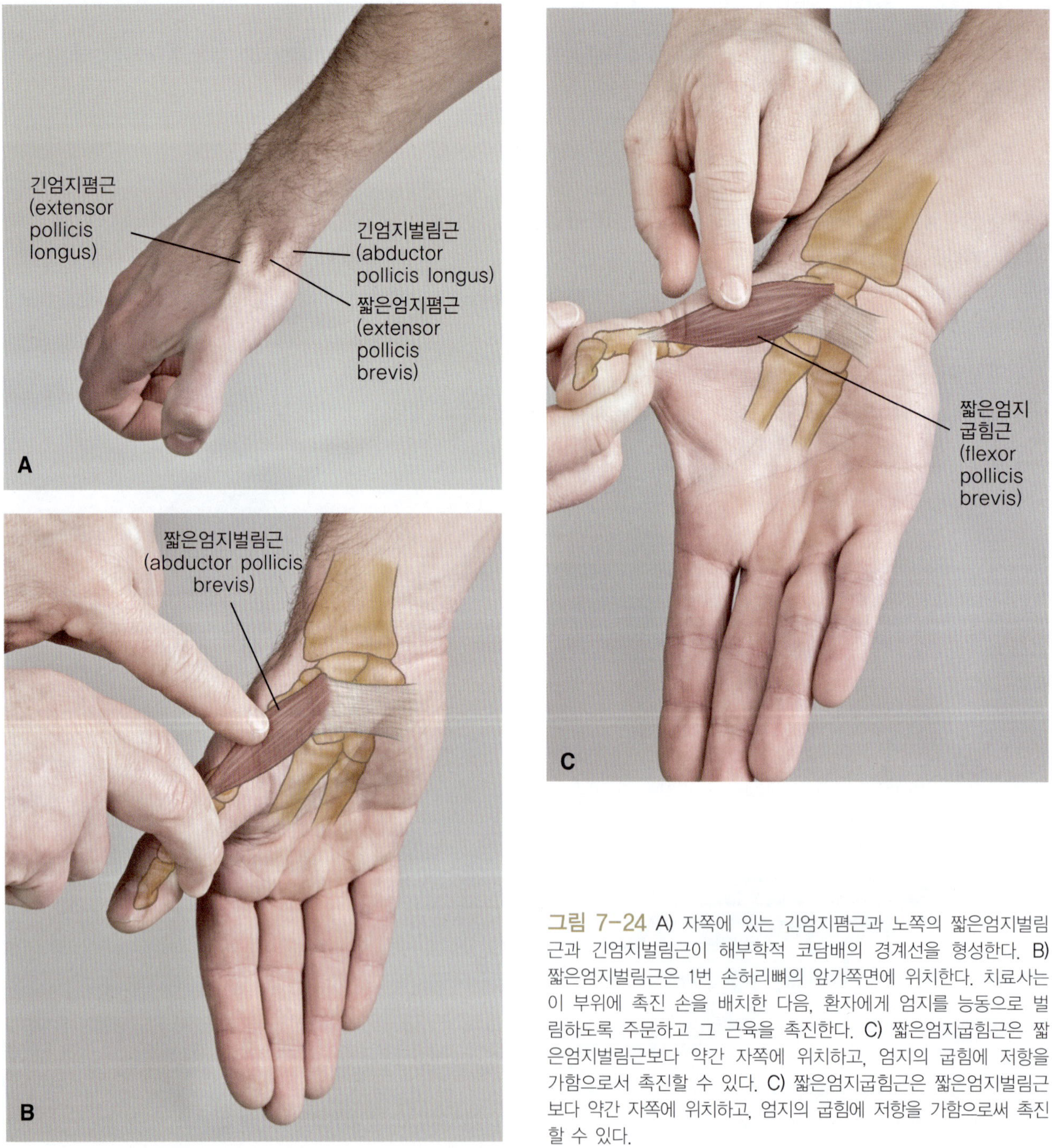

그림 7-24 A) 자쪽에 있는 긴엄지폄근과 노쪽의 짧은엄지벌림근과 긴엄지벌림근이 해부학적 코담배의 경계선을 형성한다. B) 짧은엄지벌림근은 1번 손허리뼈의 앞가쪽면에 위치한다. 치료사는 이 부위에 촉진 손을 배치한 다음, 환자에게 엄지를 능동으로 벌림하도록 주문하고 그 근육을 촉진한다. C) 짧은엄지굽힘근은 짧은엄지벌림근보다 약간 자쪽에 위치하고, 엄지의 굽힘에 저항을 가함으로서 촉진할 수 있다. C) 짧은엄지굽힘근은 짧은엄지벌림근보다 약간 자쪽에 위치하고, 엄지의 굽힘에 저항을 가함으로써 촉진할 수 있다.

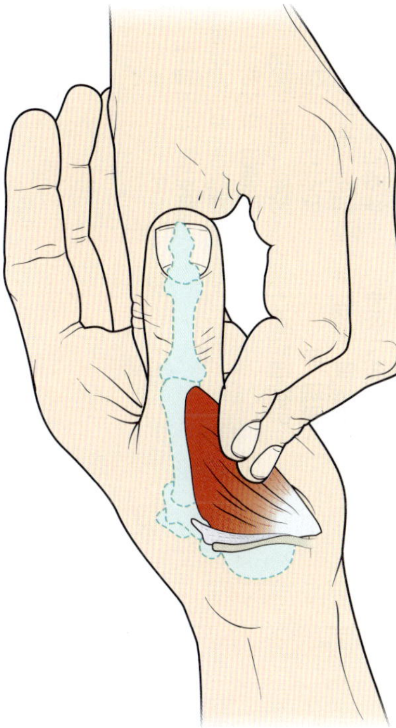

그림 7-25 엄지맞섬근은 짧은엄지벌림근의 자쪽인 엄지두덩에 위치한다. 짧은엄지벌림근의 위치가 확인되면, 손가락을 안쪽으로 움직인 후, 환자에게 엄지를 맞섬하도록 주문한다

다. 짧은엄지벌림근은 3 근육 중 가장 얕은 층에 위치하고, 엄지 몸쪽마디뼈의 앞가쪽면에 부착하여 엄지를 벌림시킨다(그림 7-24B). 짧은엄지굽힘근은 엄지 몸쪽마디뼈에 부착하고, CMC 관절과 MCP 관절을 굽힘시킨다(그림 7-24C). 끝으로, 엄지맞섬근은 1번 손허리뼈의 바닥쪽과 가쪽에 부착되고, 엄지를 맞섬시키는 역할을 한다. 엄지맞섬근은 짧은엄지벌림근의 바로 자쪽에 있는 엄지두덩에 위치한다. 짧은엄지벌림근의 위치가 확인되면, 손가락을 안쪽으로 움직인 후, 환자에게 엄지를 맞섬하도록 주문한다(그림 7-25).

짧은엄지굽힘근, 짧은엄지벌림근, 엄지맞섬근 등은 모두 비저항성 맞섬 운동(unresisted opposition movement)과 MCP 관절의 굽힘, CMC 관절의 벌림에 참여한다.

새끼두덩 근육 / Hypothenar Muscle Group

새끼두덩 근육은 3개 근육으로 구성되며, 손목과 새끼손가락바닥 사이의 자쪽 손바닥에 위치한다. 이들 근육은 새끼굽힘근, 새끼벌림근 및 새끼맞섬근이다(표 7-3). 이들 근육은 모두 새끼손가락에 작용한다. 새끼굽힘근의 몸쪽 부착점과 먼쪽 부착점의 정렬은 5번째 손허리손가락관절의 굽힘을 허용한다. 새끼벌림근은 5번째 손허리손가락관절을 벌림시킨다. 새끼맞섬근은 3개 근육 중에서 가장 깊은 곳에 위치한다. 근육의 이름에서 알 수 있듯이, 이 근육은 새끼손가락을 맞섬시킨다. 이 근육이 약간 비스듬하게 배열되고 또 안쪽면에 부착하기 때문에, 새끼손가락을 맞섬시킬 수 있는 것이다.

깊은(손바닥 중앙) 근육군 / Deep Muscle (Midpalm) Group

이 근육군은 엄지두덩과 새끼두덩 사이에 위치하고, 이름에서 알 수 있듯이, 손바닥에 위치한다. 이 부위의 근육으로는 뼈사이근(interossei), 벌레근(lumbricals)과 엄지모음근(adductor pollicis)이 있다. 뼈사이근은 손의 손허리뼈에서 시작하여 몸쪽마디뼈바닥에 착지하는 3개의 바닥쪽뼈사이근과 4개의 등쪽뼈사이근으로 나누어진다. 바닥쪽뼈사이근은 2번-5번 가락의 MCP 관절 모음을 담당하고(그림 7-26A), 등쪽뼈사이근은 손가락을 벌림한다(그림 7-26B). 바닥쪽뼈사이근과 등쪽뼈사이근의 기능을 쉽게 기억하기 위해, 각각 바닥쪽뼈사이근을 PAD로, 등쪽뼈사이근을 DAB으로 명명한다.

벌레근은 뼈에 부착되지 않는 유일한 근육이다. 벌레근의 몸쪽 부착점과 먼쪽 부착점은 다른 근육의 힘줄이다: 몸쪽 부착점은 깊은손가락굽힘근의 힘줄이고, 먼쪽부착점은 손가락폄근의 힘줄이다. 이런 독특한 배열 때문에, 벌레근은 2번 – 5번 손가락의 MCP 관절을 굽힘하고, IP 관절을 폄한다(그림 7-27).

마지막 손바닥 중앙 근육은 엄지모음근이다. 이 근육은 엄지의 모음을 담당하고, 알머리뼈와 2번째 및 3번째 손허리뼈에서 넓게 시작한다(그림 7-28).

폄근장치 / Extensor Mechanism

손의 폄근장치는 3개 근육군의 복잡한 상호작용이다: 내재근, 긴손가락폄근, 긴손가락굽힘근(내재근과 간접적으로 연결되어 있는). 손의 기능을 위해, 이들 3 근육군들은 그것 자체의 독특한 기능을 제공해야 한다. 폄근장치는

310쪽 본문 계속

표 7-3 손목과 손의 내재성 근육

근육군	근육	몸쪽부착점	먼쪽부착점	신경지배	작용	촉진
엄지두덩 근육	짧은엄지벌림근 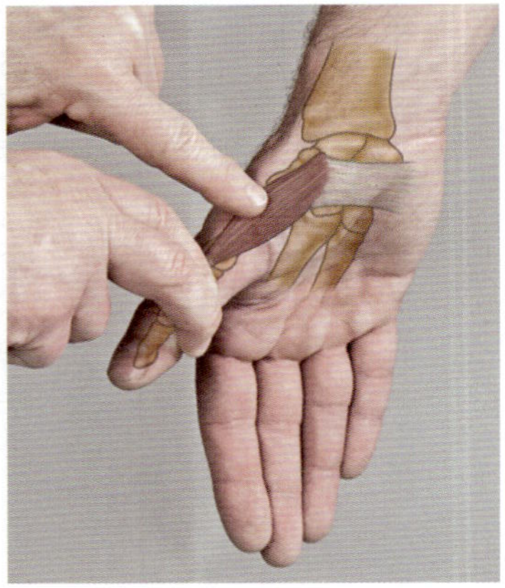	굽힘근지지띠, 손배뼈 및 큰마름근결절	1번 몸쪽마디뼈바닥의 가쪽면	정중신경 C8–T1	1번 손가락의 벌림. 맞섬의 보조	촉진 손가락을 1번 손허리뼈의 앞가쪽면에 배치한다. 그리고 촉진할 수 있도록 환자에게 능동으로 엄지를 벌림하도록 주문한다.
엄지두덩 근육	**엄지맞섬근** 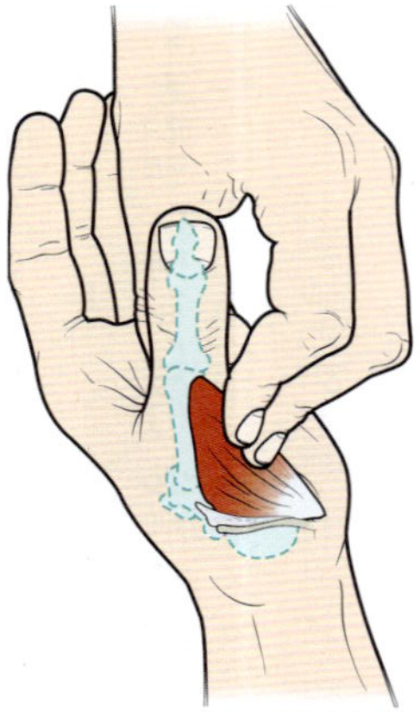	굽힘근지지띠, 손배뼈 및 큰마름근결절	1번 손허리뼈의 가쪽면	정중신경 C8–T1	1번 손허리뼈가 손바닥과 새끼손가락에 닿도록 굽힘, 벌림 및 안쪽돌림한다.	엄지맞섬근은 짧은엄지벌림근과 짧은엄지굽힘근의 밑에 위치한다. 맞섬하는 동안 3개의 엄지두덩 근육이 작용하기 때문에, 이 근육을 촉진하기 어렵다.

엄지두덩 근육	짧은엄지굽힘근 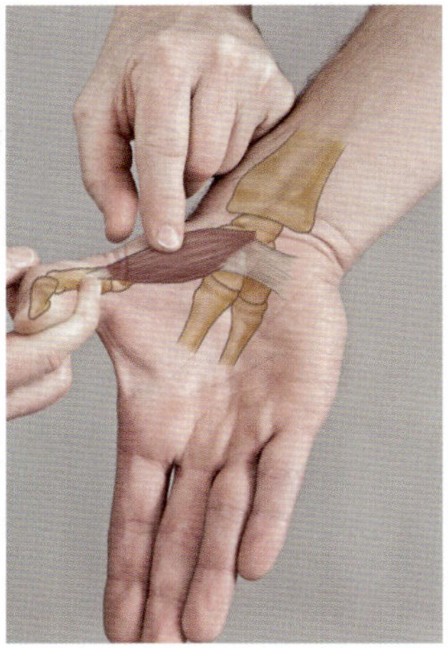	굽힘근지지띠, 손배뼈 및 큰마름근결절	1번 몸쪽마디뼈바닥의 가쪽면	정중신경 C8–T1	1번 손가락의 굽힘	이 근육은 엄지맞섬근 위에 위치하고, 엄지의 MCP 관절이 약간 굽힘할 때 촉진된다.
새끼두덩 근육	새끼벌림근	콩알뼈	5번 몸쪽마디뼈의 안쪽면	자신경의 깊은가지, C8–T1	5번 손가락의 벌림	1번 손허리뼈 안쪽을 가볍게 촉진한 후, 능동 벌림을 할 때 근육이 촉진된다.
새끼두덩 근육	새끼굽힘근	갈고리뼈와 굽힘근지지띠	5번 몸쪽마디뼈의 안쪽면	자신경의 깊은가지, C8–T1	5번 손가락의 MCP 관절과 IP 관절의 굽힘	5번 손가락의 굽힘에 약간 저항을 가하면, 새끼굽힘근이 새끼벌림근의 가쪽인 새끼두덩에서 촉진된다.
새끼두덩 근육	새끼맞섬근	갈고리뼈와 굽힘근지지띠	5번 몸쪽마디뼈의 안쪽 가장자리	자신경의 깊은가지, C8–T1	5번 손허리뼈가 손바닥과 엄지에 닿도록 굽힘, 벌림 및 안쪽돌림한다.	이 근육은 새끼벌림근의 자쪽과 새끼굽힘근 밑에 위치한다. 일단 짧은엄지벌림근의 위치가 확인되면, 안쪽으로 촉진 손가락을 이동시키고, 환자에게 엄지를 맞섬하도록 주문한다.

계속

표 7-3 손목과 손의 내재성 근육 - *계속*

근육군	근육	몸쪽부착점	먼쪽부착점	신경지배	작용	촉진
깊은 내재근	엄지모음근 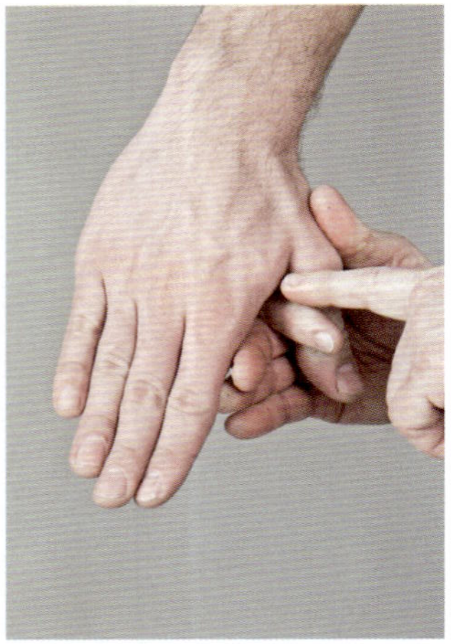	**가로갈래:** 3번 손허리뼈의 앞쪽면 **빗갈래:** 2번과 3번 손허리뼈바닥과 알머리뼈	1번 몸쪽마디뼈의 앞안쪽바닥	자신경의 깊은가지, C8–T1	1번 손가락을 손바닥쪽으로 모음한다.	이 근육은 엄지두덩근육이 아니다. 근육은 1번 손가락의 모음 동안 약간 저항을 주고 1–2번 손갈퀴에서 촉진된다.
깊은 내재근	벌레근 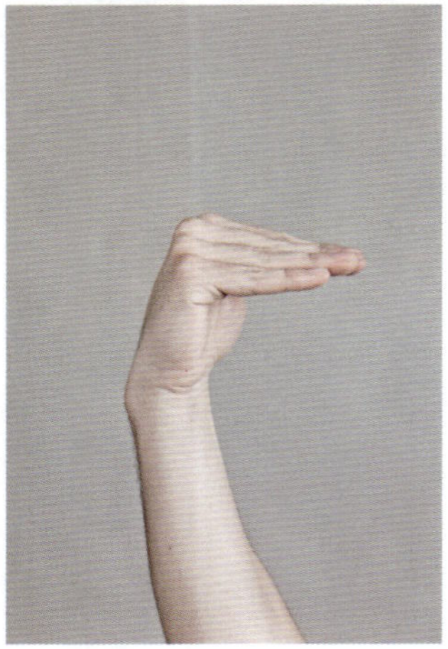	**1–2번:** 가쪽 2개의 깊은손가락굽힘근 힘줄 **3–4번:** 안쪽 3개의 깊은손가락굽힘근 힘줄	2번–5번 손가락의 폄근팽창부의 가쪽면	1–2번: 정중신경, C8–T1	MCP 관절을 굽힘하고 IP 관절을 폄한다.	근육 힘살은 긴 손가락 굽힘근 힘줄의 노쪽에 위치한다. 벌레근을 확인하기 어려운데, 그 이유는 이 근육이 작고, 근막과 피부가 덮고 있기 때문이다.

깊은 내재근	뼈사이근 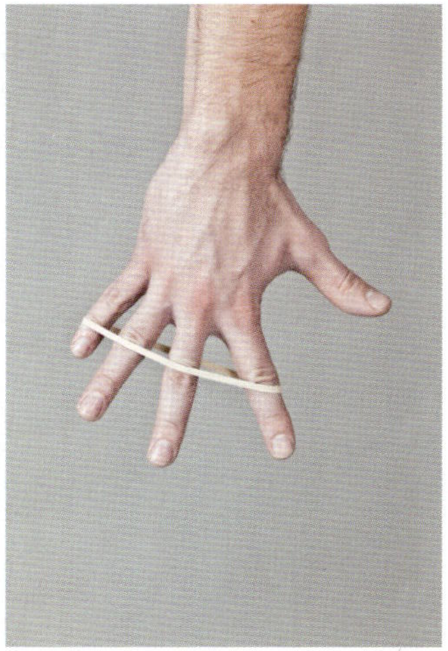	**등쪽뼈사이근 (1-4번):** 이웃한 2개 손허리뼈의 측면	양쪽: 폄근팽창부 등쪽뼈사이근 (1-4번): 2-4번 몸쪽마디뼈바닥	자신경의 깊은가지, C8-T1	등쪽뼈사이근: 손가락을 벌림한다.	2번 손가락 벌림에 저항을 가할 때, 1-2번 손갈퀴 사이에서 1번의 근육 부위가 촉진된다. 2-4번 등쪽뼈사이근은 손허리뼈사이에서 촉진하기 어렵다. 손가락 주위에 고무밴드를 감고 벌림할 때, 이 근육이 촉진될 수 있다. MCP 관절과 IP 관절이 펴되어 있을 때, 뼈사이에서 쉽게 근육을 촉진할 수 있다. 손가락을 능동으로 벌림과 모음하면서, 손허리뼈 사이에 있는 근육을 촉진한다.
깊은 내재근	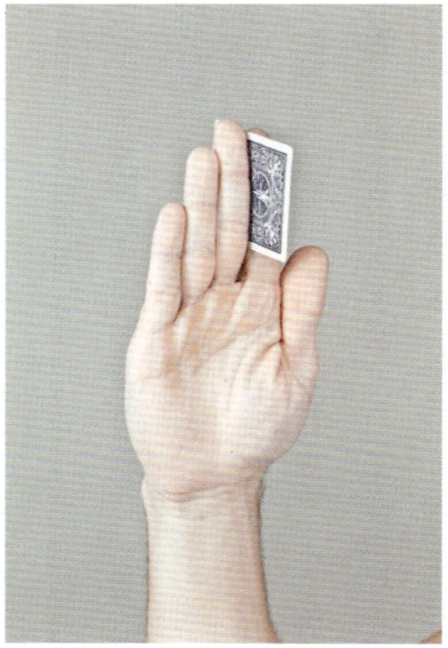	**바닥쪽뼈사이근 (1-3번):** 2, 4 5번 손허리뼈의 앞쪽면	바닥쪽뼈사이근 (1-3번): 2, 4 5번 몸쪽마디뼈바닥		바닥쪽뼈사이근: 손의 정중선 쪽으로 손가락을 모음한다. 양쪽: 2-4번 손가락의 MCP 관절을 굽힘하고, IP 관절을 폄한다. MCP 굽힘에 대한 힘이 벌레근의 힘보다 더 크지만, 가동범위는 작다. 강한 쥐기를 위해 90° 굽힘에서 주로 일어난다.	

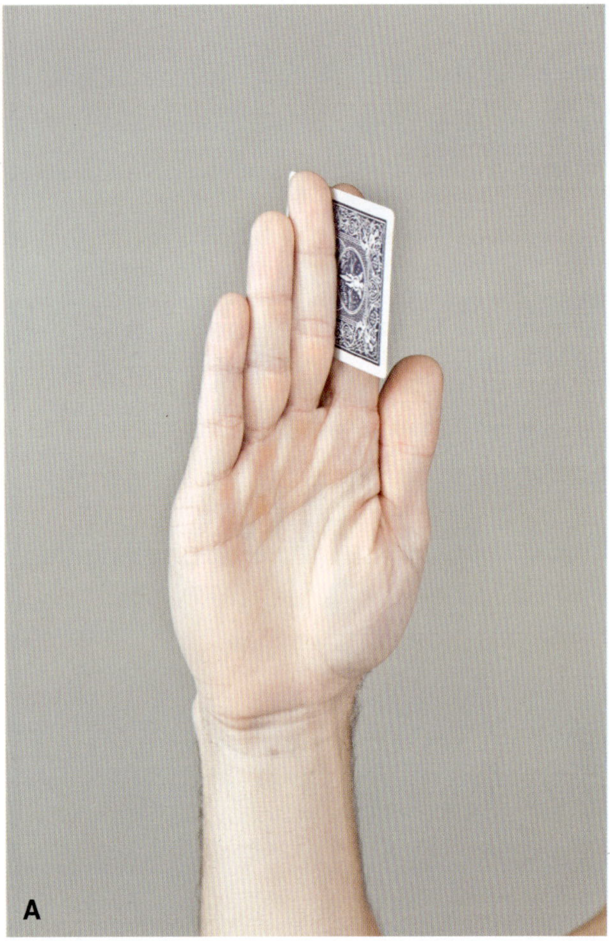

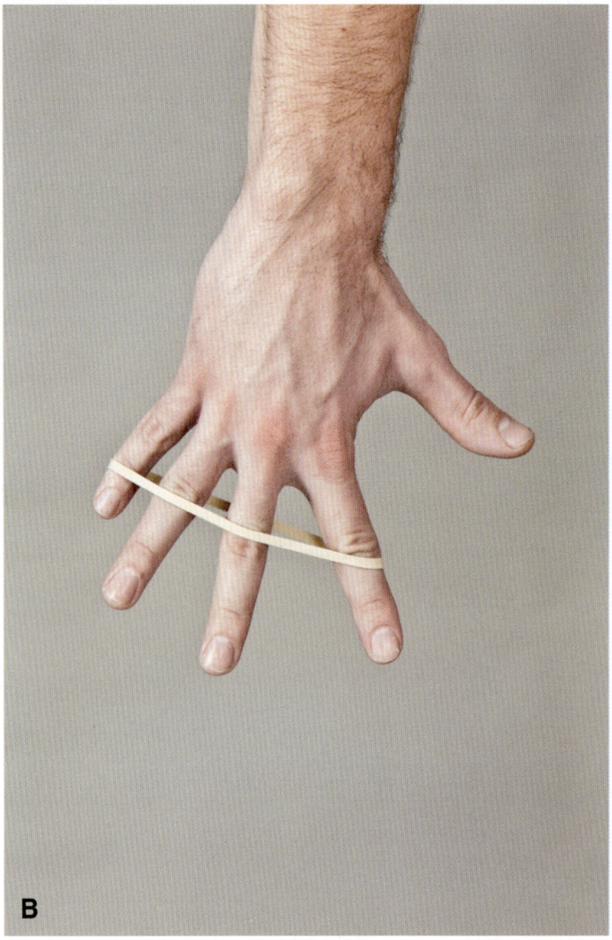

그림 7-26 A) 바닥쪽뼈사이근은 손가락을 모음한다. B) 등쪽뼈사이근은 손가락을 벌림한다. MCP 관절 굽힘과 IP 관절 폄의 상태에서, 손가락을 능동으로 벌림과 모음하는 동안 손허리뼈 사이에서 뼈사이근을 촉진한다.

폄근덮개기전, 폄근팽창부, 널힘줄, 지지띠, 등쪽덮개 혹은 덮개구조물로 알려져 있다.

그림 7-29에서 보듯이, 외재성 폄근의 힘줄과 대부분의 내재근은 폄근장치에서 정지한다(짧은손바닥근, 엄지맞섬근, 새끼맞섬근, 새끼벌림근 및 새끼굽힘근은 제외이다). 폄근장치는 피부를 고정하고 유지하는 장치로서 폄근, 벌레근, 뼈사이근 및 엄지두덩근육과 새끼두덩 근육 등의 힘줄 시스템과 근막과 인대의 지지띠 시스템으로 구성된다. 폄근장치의 다른 목적은 관절을 지나가는 폄근 힘줄에 지름길을 제공하고, 손가락의 완전 굽힘을 허용하는 것이다. 폄근힘줄은 최대 폄에서 완전한 굽힘에 이르기 까지 긴 길이로 덮여 있어야 한다. 이 길이는 약 25 ㎜ 정도이고, 정상인을 대상으로 손가락 등쪽에 실을 배치하여 거리를 측정한다. 그리고 완전 폄에서 굽힘 까지의 변화를 표시한다.

힘줄 시스템 / *Tendinous System*

손허리손가락관절의 몸쪽에, 손가락폄근 힘줄이 3개의 빗근막띠와 연결되어 있다. 긴 손가락 폄근의 힘줄은 MCP 관절을 가로질러 느슨한 힘줄까지 연장되고, 힘줄은 MCP 관절주머니 안으로 들어가서 몸쪽마디뼈바닥에 부착된다.[5] 몸쪽마디뼈 위에, 폄근 힘줄이 3개의 평편한 힘줄띠로 나누어진다: 중앙띠는 가운데마디뼈바닥 안으로 부착하고, 2개의 가쪽띠는 PIP 관절의 양쪽 측면으로 이어지고, 가운데마디뼈에서 다시 연결된 후, 몸쪽마디뼈바닥에 부착된다. 이들 띠는 손가락의 폄근장치 혹은 폄근덮

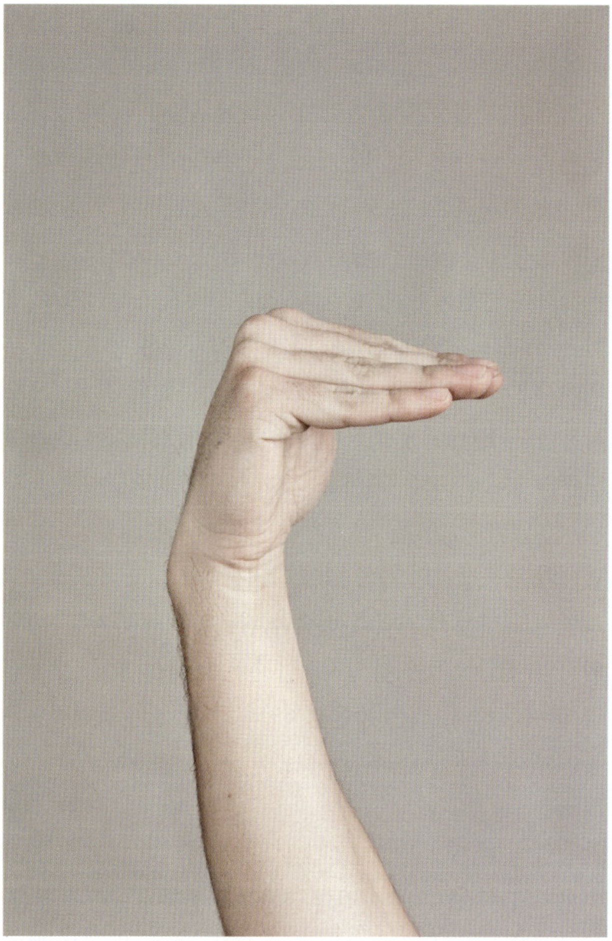

그림 7-27 벌레근의 근육 부위는 긴 손가락 굽힘근 힘줄의 노쪽에 위치하고, 이 근육은 경우에 따라 IP 관절을 폄한 상태에서 MCP 관절을 굽힘할 때 촉진될 수 있다. 그리고 손가락을 능동으로 벌림과 모음하는 동안 손허리뼈 사이에서 이 근육이 촉진될 수 있다.

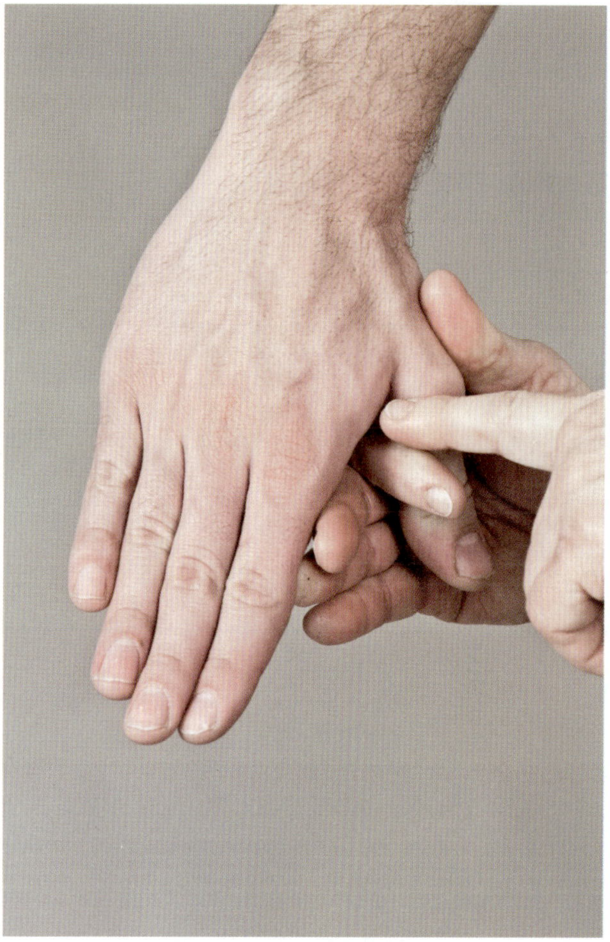

그림 7-28 엄지모음근은 엄지의 모음에 저항을 제공할 때 첫 번째 손갈퀴 부위에서 관찰된다. 비록 엄지모음근이 엄지두덩근육 깊숙한 곳에 위치하더라도, 이 근육은 엄지두덩 근육에 속하지 않는다.

개를 형성한다. 널힘줄은 이들 각 띠로부터 형성되어, 각 손가락 손허리뼈와 몸쪽마디뼈의 등쪽면, 안쪽면과 가쪽면을 덮고 있다. 폄근팽창부는 가운데마디뼈바닥에 착지하는 중앙띠와 먼쪽마디뼈바닥에 착지하는 2개의 가쪽띠를 가지고 있다.

뼈사이근은 각 손가락의 양쪽에 있는 몇 개의 종말 힘

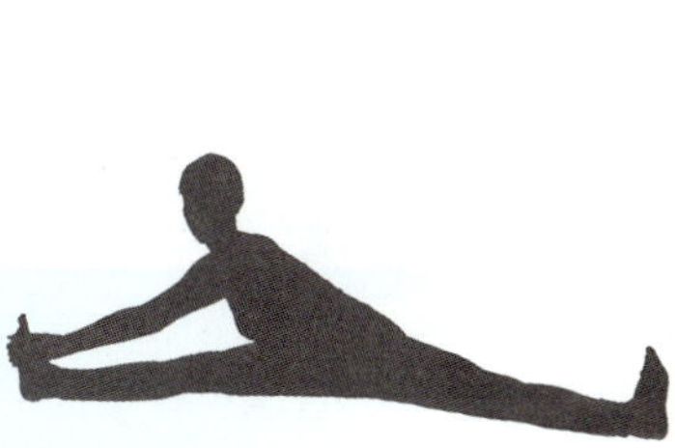

실습 포인트
PRACTICE POINT

손가락이 완전히 굽힘될 때 폄근 힘줄이 긴 길이로 덮여 있어야 하고, 또 등쪽 손의 다른 구조물도 길이 변화를 조정할 수 있어야 한다. 예를 들어, 주먹을 꽉 쥘 때 피부는 약 1인치 정도 신장된다. 이런 팽창의 일부는 손가락을 완전히 폄했을 때 볼 수 있는 MCP 관절과 IP 관절의 주름 때문에 가능하다. 만약 심한 찢어짐이나 화상이 손등에 발생하면, 임상가는 피부나 등쪽 연부조직의 유연성을 회복시켜 손가락의 굽힘 기능이 회복될 수 있도록 해야 한다.

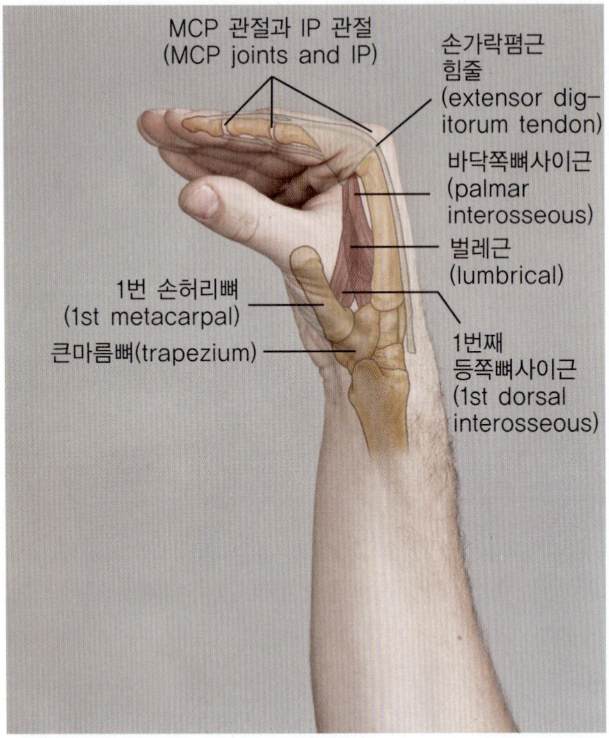

그림 7-29 손의 폄근장치. 폄근장치는 몇 개의 구조물로 구성된다: 폄근의 먼쪽 힘줄 부착점; 벌레근, 뼈사이근, 엄지두덩근 및 새끼두덩근과 같은 내재근의 닿는곳; 근막과 인대의 지지띠 시스템.

줄을 가지고 있다(그림 7-26과 그림 7-27). 이들 힘줄은 몸쪽마디뼈바닥, 바닥판 부착점, 가쪽띠의 팽창부, 그리고 가운데마디뼈바닥의 힘줄에 착지한다. 벌레근의 종말 부착점은 MCP 관절의 노쪽을 지나, 뼈사이근 힘줄의 바닥쪽에 부착한다. 벌레근의 먼쪽 힘줄은 각 손가락의 가쪽띠에 형성한다. 각 손가락의 운동 입력은 MCP 관절과 IP 관절로 연장되는 가쪽 띠로 전달되고, 이들은 적어도 4개 근육에 의해 제공된다: 긴 폄근, 2개의 뼈사이근 및 1개의 벌레근.

집게폄근 힘줄은 손가락의 자쪽에 있는 손가락폄근의 힘줄과 나란하게 달린다. 집게폄근은 아래팔에서 분리된 힘살을 가지고 있고, 다른 손가락이 굽힘되어 있을 때도 집게손가락의 독립된 움직임을 허용한다. 그러므로 다른 손가락이 굽힘되어 있을 때, 집게손가락으로 물체를 겨냥하는 자세를 취할 수 있다. 대개 새끼폄근은 등쪽덮개 부위에서 2개의 힘줄로 분리되고, 새끼손가락의 긴폄근으로 작용한다. Brand[6]에 따르면, 새끼손가락으로 가는 손가락폄근의 힘줄은 작은 편이고, 새끼손가락을 적절하게 폄시킬 수 없다고 한다. 새끼벌림근은 뼈사이근처럼, 등쪽덮개와 폄근장치의 가쪽 띠에 착지한다.

엄지도 다른 손가락과 비슷한 폄근장치를 가지고 있다. 엄지의 폄근장치에는 엄지모음근의 내재성 힘줄 부착점과 함께 긴엄지폄근, 짧은엄지굽힘근 및 짧은엄지벌림근 등이 참여한다.

지지띠 시스템 / Retinacular System

지지띠 시스템은 손가락의 굽힘근과 폄근에 영향을 준다. 지지띠의 복잡한 근막과 인대는 신경, 혈관 및 피부 뿐만 아니라, 관절과 힘줄을 둘러싸고, 구획하고 다시 당긴다.

폄근덮개 / Extensor Hood

폄근의 표면에 있는 지지띠 시스템은 몸쪽마디뼈와 먼쪽 말이집을 연결하는 섬유성 띠를 가지고 있다. 먼쪽 말이집은 PIP 관절과 DIP 관절, 가운데마디뼈를 덮고 있다.

실습 포인트
PRACTICE POINT

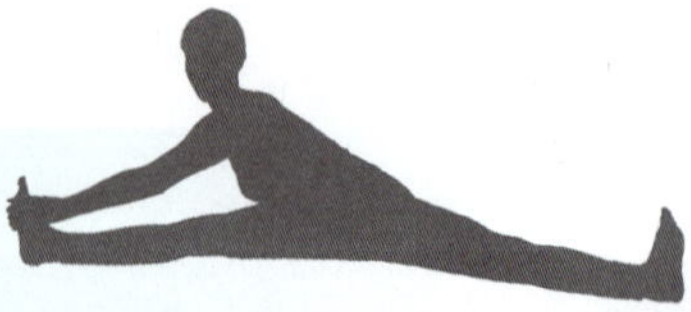

야구나 배구와 같은 스포츠 활동하는 동안, 공이 손가락 끝을 가격하여, 종종 손가락 폄근이 손상될 수 있다. 손가락에 가해진 공의 압박힘은 DIP 관절을 갑작스럽게 굽힘시켜, 먼쪽마디뼈 부착점의 폄근 힘줄을 파열시킬 수 있다. 먼쪽마디뼈가 손가락의 나머지 부분으로 폄될 수 없는 망치 모습을 띠기 때문에, 이런 손상을 흔히 망치손가락이라고 부른다. 이런 손상이 힘줄 박리와 관련된 골절을 동반하지 않았다면, 수술적 치료가 필요 없을 것이다. 이런 손상의 일반적인 치료 방법은 흉터조직 형성과 힘줄을 치료하고, DIP 관절에 등쪽 팽창 스플린트를 적용하는 것이다. 스플린트는 약 6주간 지속적으로 적용되어야 한다.

지지띠는 먼쪽마디뼈까지 지속되어, 폄근팽창부에 합류한다. 섬유성 덮개 혹은 등쪽 팽창부는 MCP 관절을 둘러싸서, 관절을 통과하는 힘줄을 보호한다.

등쪽덮개의 부착점은 바닥판-가로손목뼈사이인대 이음부의 바닥쪽에 위치한다. 먼쪽에서는 폄근덮개와 힘줄을 구분하기 어렵다. 손가락이 굽힘되면, 폄근덮개가 먼쪽으로 당기게 되어 MCP 관절을 덮는 것이 아니라 몸쪽마디뼈를 덮게 된다. PIP 관절에서는 지지띠 시스템이 힘줄 시스템, 관절주머니 및 피부에 연결된다. 예를 들어, 손가락을 굽힘할 때는 움직임이 일어날 수 있도록 가쪽 띠가 PIP 관절의 바닥쪽으로 이동되어야 하지만, IP 관절을 효율적으로 펌하기 위해서는 힘줄이 등쪽으로 이동해야 한다. 지지띠 시스템에서 근막과 인대의 역할은 이들 움직임을 조절하고 제한하는 것이다.

굽힘근 도르래 / Flexor Pulleys

지지띠 시스템은 굽힘근에도 연결되어 있다. 얕은손가락굽힘근과 깊은손가락굽힘근은 윤활성 터널 안을 통과한다. 굽힘근 도르래에 의해 윤활성 터널이 마디뼈의 바닥쪽면에 붙게 된다. 고리(annular)(라틴어, *ring*) 도르래는 몸쪽마디뼈와 먼쪽마디뼈의 몸통에 부착하고, 또 폄근덮개와 지지띠의 이음부인 MCP 관절과 PIP 관절, DIP 관절의 양쪽 측면에 부착한다. 십자 도르래는 마디뼈몸통에 부착하여 PIP 관절과 DIP 관절의 바닥판에 있는 먼쪽 부착점을 형성하기 위해 관절을 가로지른다.[7] 낚시대에 달려 있는 낚시줄 고리처럼, 이들 도르래는 손가락 굽힘 활동을 하는 동안, 긴 손가락 굽힘근 힘줄이 튀어나오는 것을 막아 준다.[8] 도르래의 절단은 손가락 움직임을 감소시킨다.

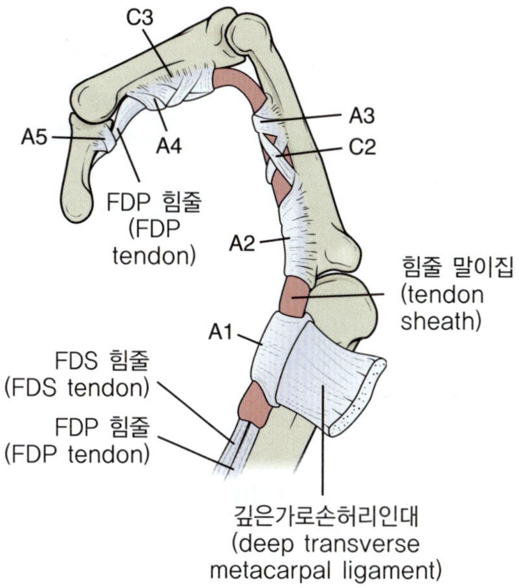

그림 7-30 고리 도르래와 굽힘근 힘줄 도르래는 손가락을 굽힘할 때 힘줄이 제자리에 있도록 유지시킨다.

이런 도르래는 그림 7-30에서 잘 나타나 있고, 깊은손가락굽힘근의 기능을 지지해 주고 있다.

운동

Motions

손목과 손허리손가락관절은 2개의 운동면에서 움직이는 반면, 마디뼈사이관절은 하나의 운동면에서 움직임이 일어난다. 어떤 사람들이 손목을 휘돌림할 수 있겠지만, 실제로 휘돌림은 이마면과 시상면의 움직임이 복합되어 일어나는 움직임이다.

실습 포인트

PRACTICE POINT

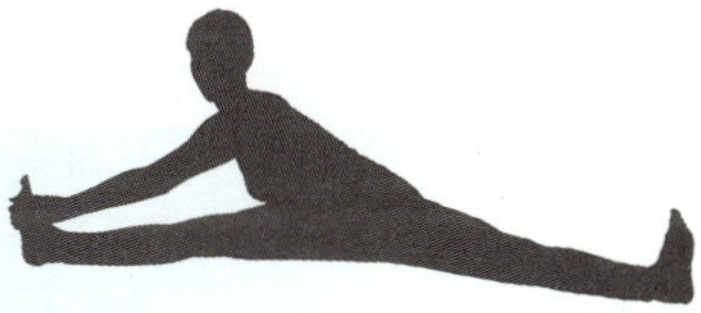

지지띠 시스템은 손가락 움직임을 돕는다. PIP 관절이 폄할 때, DIP 관절도 폄한다. DIP 관절이 손가락을 굽힘하기 시작할 때, PIP 관절도 굽힘한다. 그 이유는 지지띠의 인대가 타이트해지기 때문이다. 이런 해부학적 배열은 몇 가지 생체역학적 도움을 제공하여, 긴손가락폄근이나 긴손가락굽힘근의 단독 손상이 발생할 때 손가락 움직임에 도움을 준다.

실습 포인트
PRACTICE POINT

지지띠 시스템은 손가락을 둘러싸고 균형력을 발생하는 연결구조물과 비교될 수 있다. 손상이나 류마티스 관절염과 같은 질병으로 인한 인대의 파괴는 힘줄의 균형력과 움직임을 파괴하여 비정상적인 위치를 만들고, 나중에 이것은 변형력을 일으킨다. 예를 들어, MCP 관절의 관절주머니와 곁인대의 파괴는 굽힘근 힘줄이 튀어나오게 만든다(그림 7-31).

손목 운동 / Motions of the Wrist

다른 관절과 마찬가지로, 손목도 뼈운동형상학적 운동과 관절운동형상학적 운동을 모두 가지고 있다. 손목과 손의 완전 기능을 갖는데 이런 운동이 함께 일어나야 한다.

손목의 뼈운동형상학적 운동 / Osteokinematic Wrist Motions

손목의 운동은 노손목관절과 가운데손목관절에서 일어난다. Kapandji[3]에 따르면, 가운데손목관절이 노쪽치우침의 절반과 자쪽치우침의 1/3을 담당하고, 노손목관절이 나머지 움직임을 담당한다고 했다. 이들 움직임은 알머리뼈머리를 통과하는 축을 중심으로 일어난다(그림 7-32). 노쪽치우침의 정상 끝느낌은 손배뼈가 노뼈 붓돌기에 부딪히기 때문에 대개 딱딱한 느낌이다. 자쪽치우침은 더 많은 움직임이 일어나고, 노쪽곁인대에 장력이 걸리기 때문에, 대개 팽팽한(firm) 끝느낌이 나타난다.

Kapandji에 따르면, 손목을 굽힐 때 노손목관절에서 50°가 일어나고, 가운데손목관절에서 35°가 일어나고, 반대로 손목이 완전 폄할 때는 노손목관절에서 35°가 일어나고, 가운데손목관절에서 50°가 일어난다고 했다. 전반적으로 볼 때, 총 손목 굽힘과 폄은 노손목관절과 가운데손목관절에서 비슷하게 일어난다고 볼 수 있다. 굽힘/폄의 축과 노쪽치우침/자쪽치우침의 축은 모두 알머리뼈를 통과한다. 그러나 굽힘/폄의 축은 완전 굽힘에서 완전 폄으로 움직일 때, 먼쪽으로 이동한다(그림 7-33). 이런 축 이동은 반

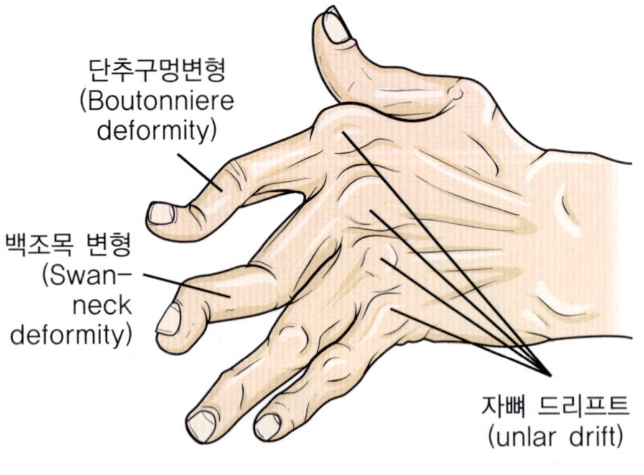

그림 7-31. 굽힘근 힘줄의 단추구멍변형. MCP 관절에서 긴굽힘근 힘줄에 의한 수동 장력은 정상 인대를 가진 손에서 정상적인 저항이다. 만약 손이 퇴행성 변형을 가지고 있다면, 인대 구조물은 약해져서, 정상적인 힘에 저항을 할 수 없게 될 것이다. 시간이 경과하면, 악화된 관절주머니와 인대가 활시위성 힘에 굴복하게 될 것이다.

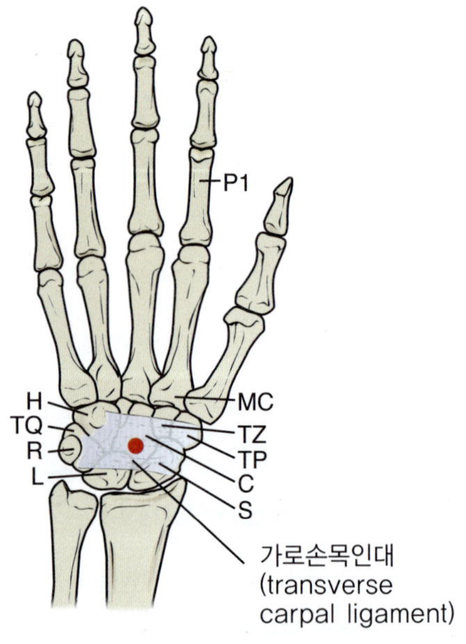

그림 7-32. 노자 굽힘의 축은 알머리뼈머리를 통과한다.

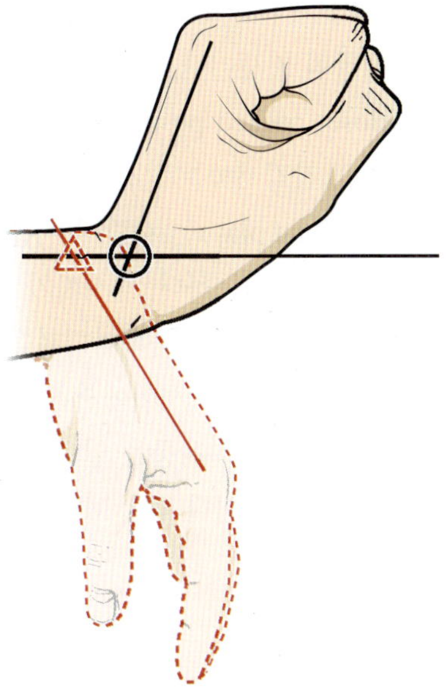

그림 7-33. 굽힘자세와 폄자세에서 굽힘/폄 축이 위치 변화한다. 그 이유는 굽힘과 폄할 때, 반달뼈와 손배뼈의 복잡한 움직임이 일어나기 때문이다.

달뼈와 손배뼈의 복합한 움직임(돌림운동과 병진운동이 함께 일어난다) 때문에 일어난다. 이런 복잡한 운동은 인대의 장력을 항상 유지하기 위해 보상작용한다.[9]

손목이 완전하게 폄되려면, 먼쪽노뼈와 먼쪽 자뼈의 사이가 약간 벌어져야 한다. 이 뼈들을 꽉 잡으면, 손목을 완전하게 폄할 수 없을 것이다.

손목의 관절운동형상학적 운동
/ Arthrokinematic Wrist Motions

관절운동형상학적 관점에서 볼 때, 노손목관절과 자손목관절은 오목한 노뼈와 자뼈와, 볼록한 손목열로 구성된다(그림 7-4). 그러므로 몸쪽분절의 위치를 고정하면, 먼쪽분절의 굴림(roll)과 활주(glide)가 서로 반대 방향으로 일어난다. 등쪽으로 굴림하면, 활주는 앞쪽 혹은 바닥쪽으로 일어나고, 굴림이 앞쪽 혹은 바닥쪽으로 일어나면, 활주는 등쪽으로 일어난다. 똑같은 형상이 가운데손목관절에서도 일어난다.

손목이 중립위를 취하고 아래팔과 손이 이완되면, 손목의 안정성이 떨어지고 현저한 수동 운동이 일어날 수 있다. 임상가가 한 손으로 먼쪽노뼈와 자뼈를 고정하고 다른 손으로 몸쪽 손목열을 잡는다면, 환자의 손목뼈는 등쪽, 바닥쪽, 안쪽과 가쪽으로 쉽게 수 ㎜ 정도 활주되고 신연될 수 있을 것이다. 가운데손목관절에 대한 손 배치에 따라 움직임이 다소 적은 비슷한 운동이 일어날 수 있다. 그러나, 각 손허리뼈는 이웃한 뼈들에 대해 수동으로 움직여질 수 있다. 예를 들어, 검사자가 왼손의 엄지와 집게손가락으로 알머리뼈의 등쪽과 바닥쪽면을 고정한다; 검사자는 오른손의 엄지와 집게손가락으로 작은마름뼈, 손배뼈, 반달뼈 및 갈고리뼈와 같은 개별 손목뼈를 잡고, 이 뼈를 움직인다; 그러나 굴림(roll)과 활주(glide)는 알머리뼈와 관절을 이루는 개별 뼈들에 따라 다양하게 일어난다. 손목의 가장 안정된 자세(잠김자세)는 완전 폄 자세이다.

손가락 운동
/ Motions of the Fingers

손가락과 엄지의 손허리손가락(MCP)관절은 각기 다르다. 손가락의 MCP 관절도 IP 관절과 다르다. 손가락의 MCP 관절은 자유도 2를 갖지만, IP 관절은 자유도 1를 갖는다.

손가락의 뼈운동형상학적 운동
/ Osteokinematic Motions of the Fingers

MCP 관절은 약 90°까지 굽힘되고, 집게손가락은 다른 손가락에 비해 굽힘의 각도가 약간 적은 편이다. 손허리뼈에 대한 마디뼈의 끝느낌은 딱딱한 느낌 또는 관절주머니의 제한으로 인한 팽팽한 끝느낌을 갖는다. 젖힘은 인대성 구조물에 따라 다양하게 일어난다. 어떤 사람은 MCP 관절을 0°까지만 폄할 수 있지만, 인대가 느슨한 다른 사람은 능동적으로 45°까지 젖힘할 수 있다. 그리고 어떤 사람은 수동으로 90°까지 젖힘할 수 있다. 정상 끝느낌은 바닥판과 관절주머니의 제한 때문에 팽팽한 느낌이다.

MCP 관절이 폄되면, 곁인대가 느슨해져서 약 20°의 벌림이 허용되고, 이웃한 손가락을 다른 쪽으로 이동시키면 20° 모음이 일어날 수 있다. 90° 굽힘 시, 곁인대는 타이트해지고, 벌림이나 모음이 제한된다. 90° 굽힘이 이 관절의 잠김자세이다.

엄지의 MCP 관절은 대개 경첩관절로 기술된다. 엄지의 MCP 관절은 손가락의 MCP 관절보다 움직임이 적은 편이다. 즉, 엄지 MCP 관절의 굽힘은 45°–60° 정도이고,

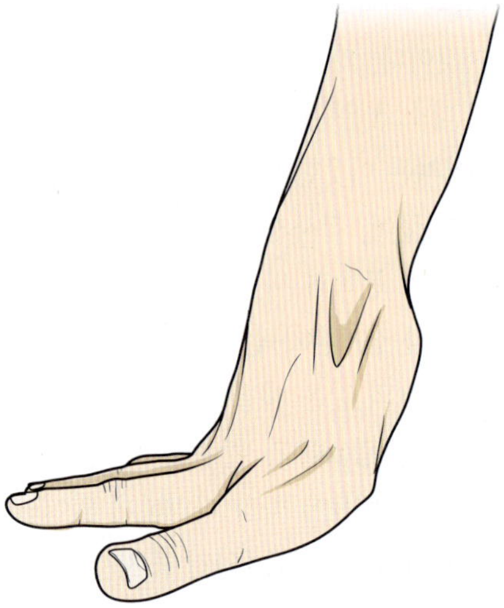

그림 7-34. MCP 관절과 IP 관절의 젖힘은 관절주머니와 인대의 느슨함 때문에 일어난다.

젖힘은 0°-20°이다. 완전 굽힘과 완전 폄시, 인대가 타이트해져 벌림과 모음이 거의 일어나지 않는다. 절반 굽힘 시, 5°-10°의 좌우 운동이 일어날 수 있고, 종자뼈의 안쪽과 가쪽에 붙어 있는 근육의 수축에 의해 마디뼈의 동적 돌림이 일어날 수 있다. 이런 작은 움직임은 엄지로 물체를 정교하게 잡을 수 있도록 만든다.

PIP 관절과 DIP 관절은 경첩관절이고 자유도가 1이다. 마디뼈머리의 양쪽 오목과 곁인대의 큰 장력이 이들 관절의 벌림과 모음을 억제한다. PIP 관절의 굽힘은 약 120°이고, DIP 관절의 굽힘은 90° 미만으로 일어난다. PIP 관절과 DIP 관절의 폄은 0°이다. 그러나 인대가 느슨한 사람의 경우는 약간의 젖힘도 일어날 수 있다. 엄지 IP 관절의 젖힘은 5-10°이지만, 엄지가 지면에 닿은 채로 체중이 가해지는 수동 작용일 때는 상당히 많은 젖힘이 일어날 수 있다(그림 7-34).

손가락의 관절운동형상학적 운동
/ Arthrokinematic Motions of the Fingers

MCP 관절과 IP 관절의 굽힘과 폄 동안, 굴림과 활주는 같은 방향으로 일어나는데, 그 이유는 몸쪽관절면이 볼록하고, 먼쪽관절면이 오목하기 때문이다. 예를 들어, 손가락을 굽힘할 때, 마디뼈가 바닥쪽으로 굴림하고, 활주도 바닥쪽으로 일어난다. MCP 관절의 벌림과 모음 시 일어나는 관절운동형상학적 운동도 굴림과 활주가 같은 방향으로 일어난다. MCP 관절과 IP 관절의 이완자세(풀림자세)는 똑같이 20°의 굽힘 자세이다. 엄지 MCP 관절과 IP 관절의 잠김자세(close-packed position)는 완전 폄 자세이고, 2-5번 손가락의 잠김자세는 완전 굽힘 자세이다.

큰 조인트플레이(joint play)는 사람이 이완되어 있거나 관절주머니가 느슨할 때 가능하다. 검사자가 한 손으로 손허리뼈를 고정하고 다른 손으로 몸쪽마디뼈를 잡은 후, 손허리뼈머리와 몸쪽마디뼈바닥 사이에서 앞뒤 활주, 가쪽 활주, 돌림 및 신연 등의 종속운동을 일으킨다. IP 관절에서도 비슷한 종속운동이 일어나지만, MCP 관절보다 움직임의 크기가 적다.

손목과 손의 기능적 움직임
Functional Movements of the Wrist and Hand

손목과 손의 기능은 내재성 폄근과 외재성 굽힘근, 내재근 등의 상호작용에 의해 결정된다. 이들 3 근육군 중 어느 한 근육군이 정상적으로 기능을 하지 못하면, 손의 정상 기능을 잃게 된다. 이들 3 근육군의 균형은 손과 손가락의 일상 활동에 있어 매우 중요하다. 부가적으로, 가슴우리에 대한 어깨뼈의 안정성이 오목위팔관절의 기능을 적절하게 해주는 것 같이, 손가락에 대한 손목의 안정성이 손의 기능을 적절하게 만들어 준다.

쥐기의 종류 / Types of Grasp

손은 팔을 목적 있게 만들어 준다. 어깨관절과 팔꿉관절의 주요 기능은 손의 기능을 위한 것이다. 손은 힘의 전달자로서 혹은 가동장치로서 이용된다. 힘의 전달자로서, 손은 주먹 형태, 손바닥 형태, 갈고리 형태로 이용된다. 가장 일반적인 기능인 가동장치로서, 손은 물체를 조작하고, 환경을 인식, 개인의 생각이나 정서를 표현하는데 이용된다. 손은 엄지와 손가락이 참여하는 대부분의 자세와 움직임에 이용된다. 손이 사용되는 모든 자세와 기능 중에서, 손은 물체를 잡는데 자주 이용된다. Napier[10]는 2가지 형태의 쥐기를 제시했다: "파워 쥐기(power grip)"(그림 7-35A)과 "정밀 쥐기(precision grip)"(그림 7-35B). 파워

실습 포인트
PRACTICE POINT

손가락굽힘근의 기능이 부족한 척수손상 환자도 기능적 사용을 위해 물컵이나 다른 아이템의 물체를 잡을 수 있다. 쥐기 기전을 제공하기 위해 **힘줄작용(tenodesis)**이 이용된다(그림 4-15). 힘줄작용은 수동장력이 힘줄에 적용될 때 일어나는 관절의 움직임이다. 예를 들어, C6 사지마비 환자는 주먹을 쥘 수 있는 긴손가락굽힘근과 긴손가락폄근의 신경지배가 부족하지만, 손목 폄을 수행할 수 있다. 손목을 능동적으로 펴면, 손가락굽힘근 힘줄의 수동장력이 발생하는데, 그 이유는 길이-장력 관계 때문이다. 손목 폄은 손가락 굽힘을 일으키는 깊은 손가락굽힘근을 단축시킨다. 이와 같이, 중력을 이용해 손목을 굽히면 손가락폄근이 단축되어 손가락이 펴진다. 이런 현상은 여러분이 손가락에 힘을 빼고 능동으로 손목을 폄과 굽힘할 때 나타난다. 사지마비 환자를 치료하는 임상가는 물체를 쥐기 위해 이 기법을 이용하고, 또 손목을 움직이는 동안 외재근의 장력이 발생하도록 그 근육을 단축시켜, 환자에게 손의 쥐기와 놓기 기전을 제공한다.

쥐기는 손 전체를 이용하는 쥐기이고, 물체를 조작하기 보다는 물체를 잡는 대단위 활동에 이용된다. 파워 쥐기는 손바닥과 약간 굽힘된 손가락으로 물체를 잡고, 그 물체를 유지하고 고정하기 위해 엄지로 반대압을 적용하는 쥐기이다; 엄지가 참여하지 않는 유일한 파워 쥐기는 갈고리형 쥐기(hook grip)이다(그림 7-36A1). 표 7-4는 여러 종류의 파워 쥐기를 설명하고 있다(그림 7-36A 1-3 참고). 정밀 쥐기의 경우는 1개 이상의 손가락과 엄지를 이용해 물체를 잡는 것이다. 정밀 쥐기는 물체를 조작하거나 사용하는데 있어, 접촉의 정확성과 정교함이 요구될 때 이용된다(그림 7-36B 1-3). 표 7-5는 여러 종류의 정밀 쥐기를 설명하고 있고, 그림 7-37은 파워 쥐기와 정밀 쥐기의 개념 지도이다. 엄지 자세는 파워 쥐기와 정밀 쥐기에서 다르다. 파워 쥐기의 경우, 엄지는 모음이나 맞섬되고, 물체를 고정하는 손가락의 압력을 엄지가 보강해 준다. 정밀 쥐기의 경우, 엄지는 벌림되어, 대개 손가락 지문부위(finger' s

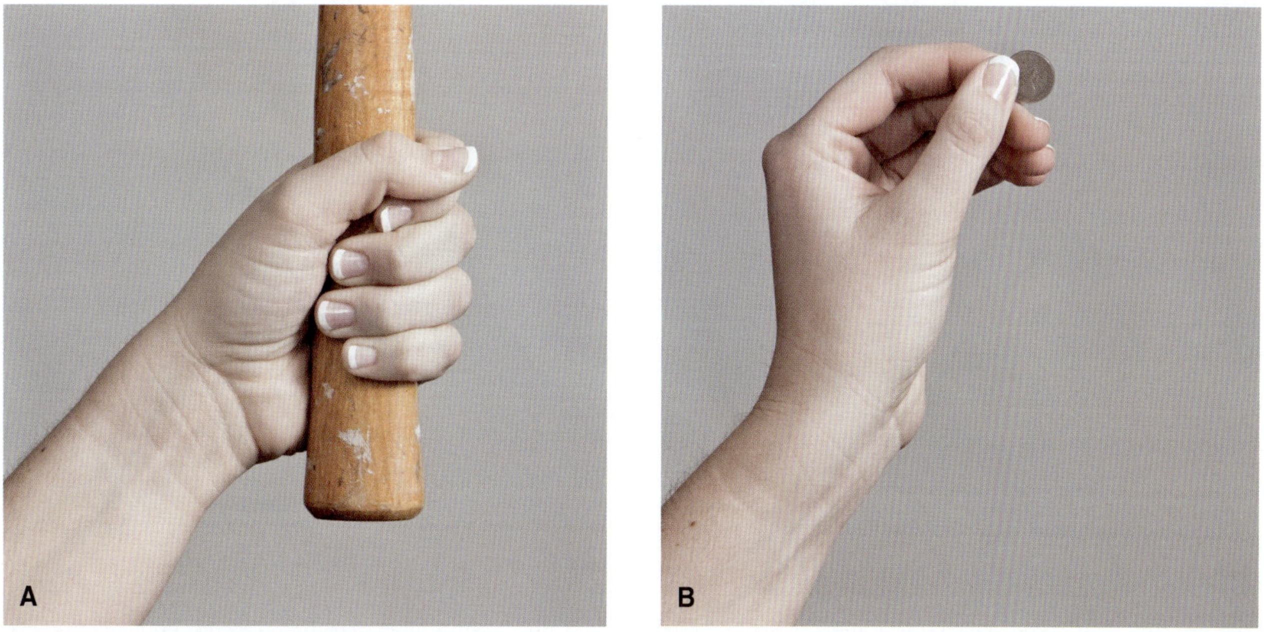

그림 7-35. 쥐기의 형태. A) 파워쥐기는 대개 모든 손가락과 엄지를 이용하고, 강한 근력으로 쥐기 활동을 한다. B) 정밀쥐기는 대개 엄지와 집게손가락 및 가운데손가락을 이용하고, 작은 물체를 조작하는데 이용된다.

pulp)와 마주보는 자세를 취한다. Napier[10]는 수행되는 과제의 특성이 사용되는 쥐기 형태를 결정한다고 말했고, 또 2가지 쥐기 패턴이 손의 쥐기 활동을 구체화시킨다고 말했다.

다양한 쥐기의 이름은 물체를 잡는 손 자세에서 나온 것이다. 일반적으로 파워 쥐기와 정밀 쥐기가 보편적으로 많이 사용되고 있지만, 손 자세에 따른 용어들이 재활분야에서 많이 이용된다.

Schlesinger[11]는 인조 팔의 말단 장치(손)을 설계하기 위해, 여러 가지 형태와 크기의 물체를 잡는 손의 다양성을 연구했다. 그는 쥐기 형태를 12 가지로 구분했다: 7 가지는 표 7-4와 표 7-5에 설명된 파워 쥐기와 정밀 쥐기로 나눴다. Schlesinger는 이들 쥐기 중 몇몇을 갈고리(갈고리 쥐기; hook grasp), 핀셋(손가락끝-손가락끝 쥐기; tip-tip prehension), 집게(손가락 지문부위 쥐기, palmar prehension) 등과 같이 간단한 도구에 비교했다. Schlesinger가 만든 palmar prehension은 오래 사용되지 못했다. 이 쥐기 형태는 엄지 지문부위와 집게와 가운데 손가락의 지문부위로 잡는 형태로서, 오늘날에는 "three-jaw chuck" 혹은

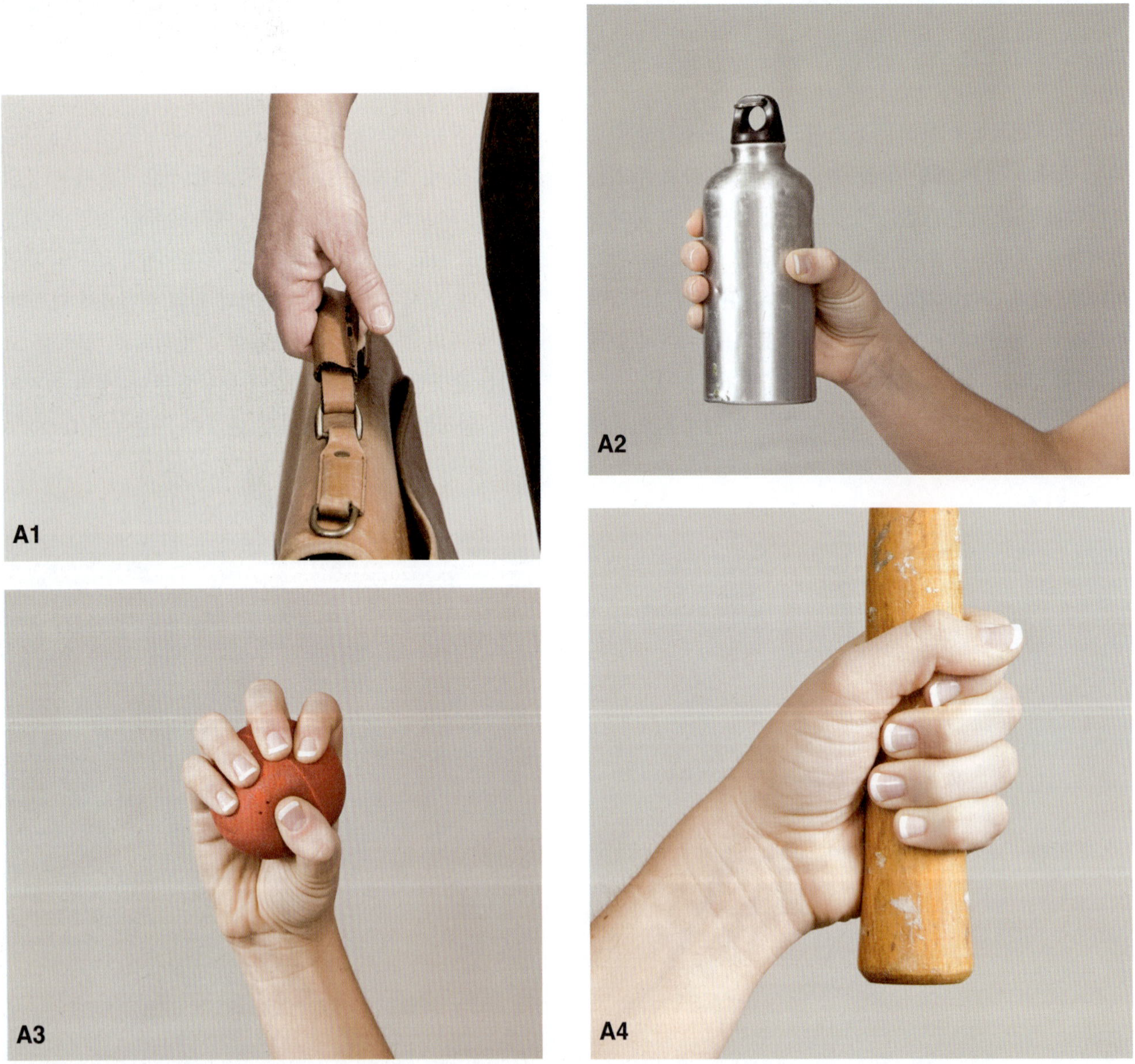

그림 7-36. A) 파워쥐기: A1) 갈고리형 쥐기는 유일하게 엄지를 사용하지 않는 쥐기 방법이다; A2) 원통형 쥐기는 병이나 보온병과 같은, 원통형 물체를 견고하게 감싸는 방법이다; A3) 구형 쥐기는 공과 같은 구형 물체를 쥐는 방법이다; A4) 주먹쥐기는 망치, 삽, 빗자루 등을 잡을 때처럼, 엄지가 다른 손가락에 닿을 수 있도록 작은 물체를 감싸 잡는 방법이다.

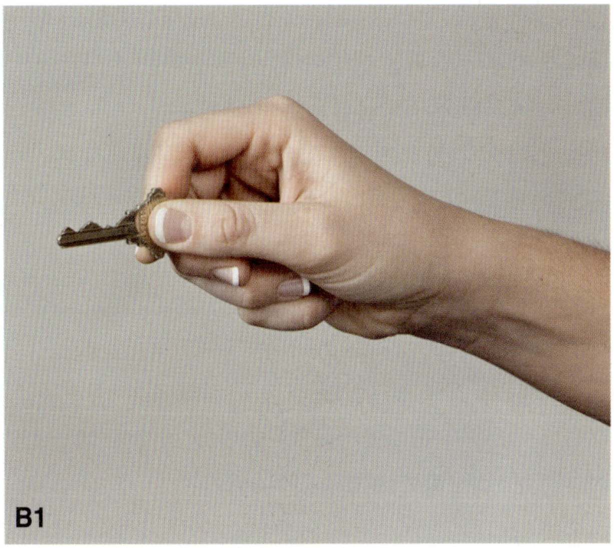

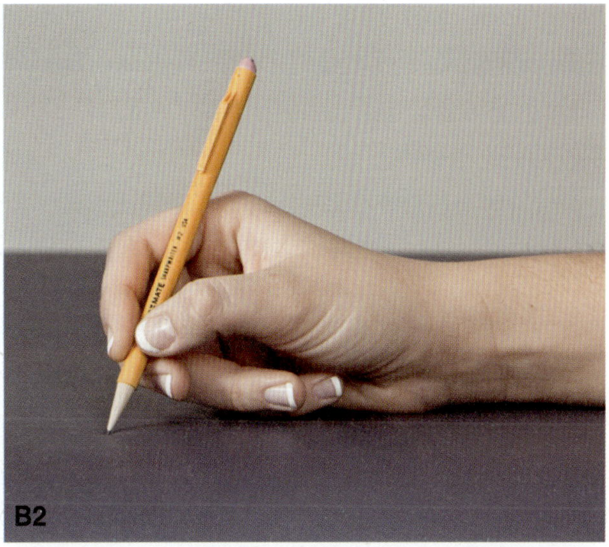

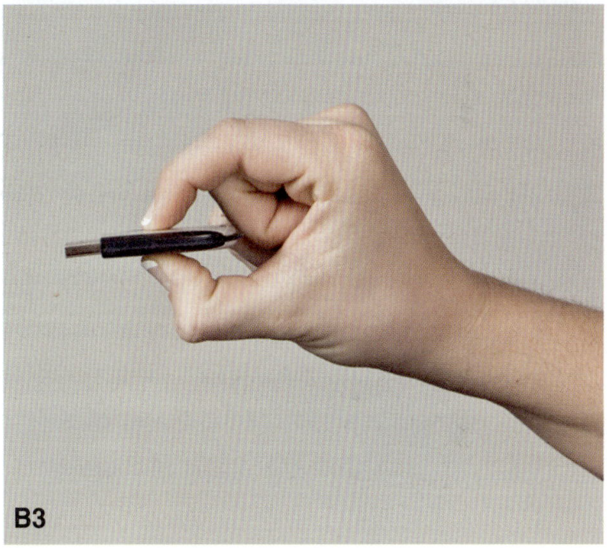

그림 7-36—계속. 정밀 쥐기: B1) 측면 쥐기는 열쇠를 잡을 때처럼, 엄지 지문부위가 집게손가락의 측면에 닿는 방법이다; B2) 세 손가락 쥐기는 엄지, 2번째 손가락 및 3번째 손가락을 함께 사용해서 물체를 잡는 방법이다. A3) 손가락끝 쥐기는 엄지 지문부위와 집게손가락 지문부위가 서로 마주 보는 집기 형태이다.

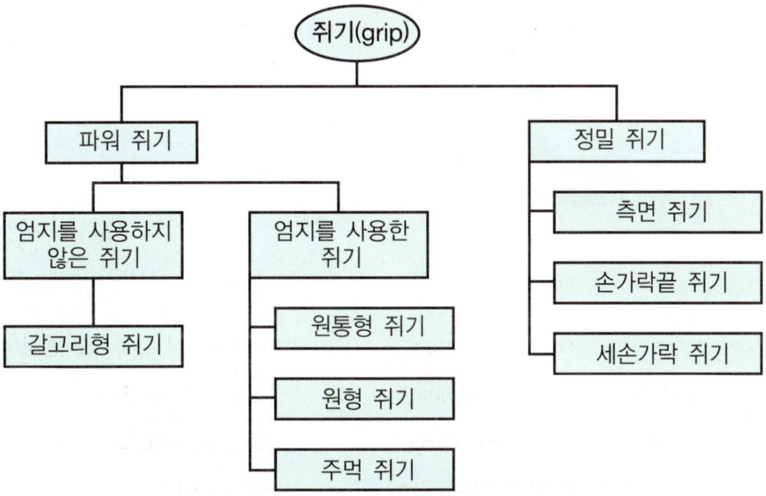

그림 7-37. 여러 가지 손 쥐기 형태의 개념 지도.

"three-prong chuck"로 바뀌었다.

Taylor와 Schwarz[12]에 의해 인용되었듯이, Keller, Taylor와 Zahm은 물체를 집거나 잡는데 가장 많이 이용되는 3가지 쥐기 패턴을 연구했다.

그들의 소견은 다음과 같다:

	손가락 지문부위 쥐기 (3-prong chuck)	손가락끝 쥐기 (Tip)	측면 쥐기 (lateral)
집어 들 때 (pick up)	50%	17%	33%
잡고 사용할 때 (hold for use)	88%	2%	10%

이 연구는 손가락 지문부위 쥐기가 물체를 집어 들 때와 잡고 사용할 때, 모두에서 다른 쥐기 형태보다 월등하게 많이 이용되었음을 보여 준다. 이런 쥐기의 적용은 인조 팔 말단 장치의 설계에 이용되었다.

세 손가락 쥐기 패턴(3 prong chuck)과 손가락끝 쥐기 패턴은 엄지와 손가락이 서로 맞섬되어야 한다. 이 쥐기가 일상활동에 자주 이용되는 것은 사람의 엄지 맞섬이 얼마나 중요한 지를 말해 주는 것이다. 엄지 맞섬을 할 수 없고 엄지 모음이 가능한 사람은 작은 물체를 잡고 유지할 때, 측면 쥐기를 이용할 것이다. 측면 쥐기(lateral prehension)는 엄지로 절반 굽힘된 집게손가락의 노쪽면을 압박하는 방법이다. 이 방법은 손가락 바닥면의 접촉이 손가락굽힘근의 경직을 증가시키는 위운동신경세포병변(UML) 환자들에게 자주 선호되는 방법이다. 이들 환자는 손바닥에 물체가 접촉되면 손가락굽힘근의 경직 때문에 그 물체를 내려놓기 어렵지만, 측면 쥐기를 했을 때는 물체에서 손가락을 떼어낼 수 있을 것이다.

쥐기 근력 / Strength of Grip

Swanson, Matev와 deGroot[13]는 장애인의 손 평가 기준을 설정하기 위해 정상인의 쥐기 근력과 집기 근력을 연구했다. 그들은 50명의 남성과 50명의 여성을 대상으로 연구했고, 대상자의 연령은 17-60세였다. 주요 수치는 다음과 같다:

	연령	남성	여성
쥐기	20	100	53
	20-30	107	54
	30-40	109	68
	40-50	108	52
	50-60	101	49
세 손가락 쥐기 (우성 손)	17-60	17	11
측면 쥐기 (우성 손)	17-60	17	11

비교에 유용한 몇몇 정상 수치를 제공하는 것 이외에, 이 연구는 우성 손과 열성 손 사이의 근력 차이가 4%~9%이었음을 밝혀냈고, 이것은 Toews가 언급한 6%와 비슷하다. 다른 사람들은 우성 손과 열성 손 사이의 쥐기 근력

실습 포인트
PRACTICE POINT

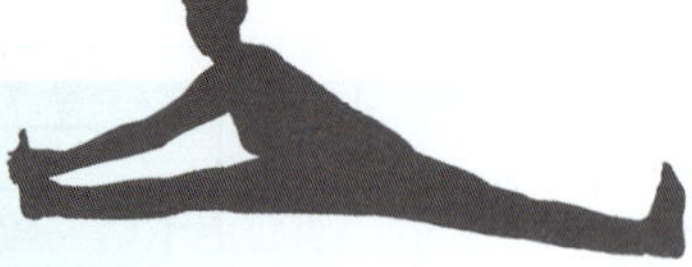

연구 결과에 대한 논쟁 때문에, 임상가는 쥐기 근력 검사의 소견이 어떤 의미를 갖는지에 대해 쉽게 혼란을 겪는다. 임상가가 주의해야 할 최고의 관점은 환자의 양손 쥐기 근력에서 *기능적 차이가 뚜렷하게* 나타난다는 것이다. 중요한 것은 임상가가 검사 소견을 바탕으로 적절한 재활을 제공하고 특정 병리를 의심한다는 것이다.

Keller 등과 Klpsteg와 Wilson[20]처럼, 인조 손에 제공된 쥐기와 집기의 근력을 검사하기 위해, 일상생활활동이나 물체 조작에 요구되는 최소의 쥐기 힘을 측정했다. 그들은 다음 사항을 밝혀냈다: 양말을 당겨 신을 때의 힘은 7.7 lb, 치약 뚜껑을 돌려 여는 때의 힘은 2.5 lb, 그리고 숟가락을 들 때의 힘은 1.6 lb, Swanson 연구[13]에서 볼 수 있듯이, 손이 발휘할 수 있는 쥐기 힘은 대다수 일상활동에 이용되는 힘보다 상당히 큰 편이었다.

실습 포인트
PRACTICE POINT

손가락폄근이 쥐기 활동에 영향을 주듯이, 손가락굽힘근이 손가락폄근에 영향을 준다. 긴 손가락폄근은 등쪽아래팔에서 시작하여 손목과 MCP 관절을 지나간다. 만약 이들 근육이 개별적 패턴으로 수축한다면, 그 근육들은 손가락 관절 뿐만 아니라, 손목을 폄시킬 것이다. 손목의 움직임을 막기 위해, 손목 굽힘근이 손목 폄근과 함께 수축하여 손목의 중립위나 굽힘 자세를 유지할 것이다. 손가락 폄근과 손목 굽힘근 사이의 관계는 강한 편이어서, 이들 근육의 연결성을 끊으려면 많은 노력이 필요할 것이다. 만약 손가락의 완전 폄이 손가락의 완전 굽힘으로 빠르게 연속으로 대체되면, 여러분은 손목과 손가락이 일정하게 움직이는 것을 보게 될 것이다: 손목 굽힘은 손가락 폄근을 동반한다; 손목 폄은 주먹을 완전히 쥐었을 때 일어난다. 정상적인 손에서는 이런 운동의 결합이 자동적인 현상이다. 수행자가 수행에 제대로 집중하지 못하면, 그런 현상이 더욱 뚜렷해진다. 손상된 손목을 굽힘 자세로 스플린트로 고정하면 종종 이런 관계가 상실되어, 스플린트를 제거했을 때 손목 폄근과 손가락 굽힘근이 함께 작용하지 못해 적절한 쥐기를 할 수 없게 된다. 임상가는 적절한 쥐기가 회복될 수 있도록 이런 비동시성을 교정해야 한다.

표 7-4. 파워 쥐기

쥐기	목적	손가락의 기여도	엄지의 기여도	사용의 예
갈고리형 쥐기(hook grip) 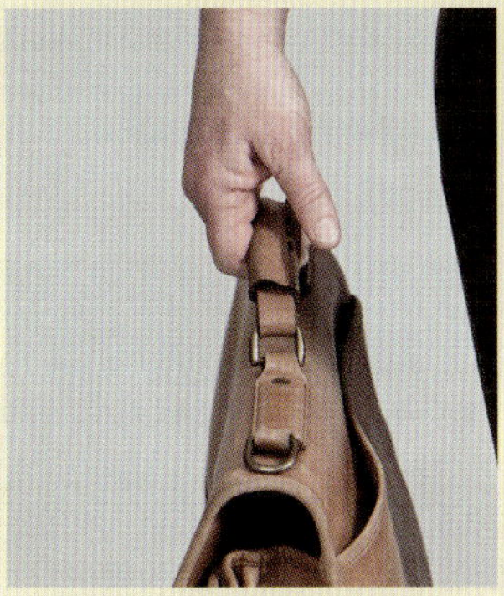	손가락이 갈고리형 쥐기에 참여한다. 주로 물체를 지지하거나 운반할 때 이용된다.	손가락과 손바닥이 주로 기여한다. 주된 기능은 IP 관절(특히, PIP 관절)에서 얕은손가락굽힘근에 의한 것이고, 깊은손가락굽힘근이 2차적으로 작용한다.	엄지는 이런 쥐기 패턴에 참여하지 않는다. 대개 엄지는 폄된 채로 유지된다.	가방을 운반할 때 이용된다. 역도선수가 바닥으로부터 바벨을 들어 올릴 때도 갈고리형 쥐기가 이용된다.
원통형 쥐기(cylinder grip) 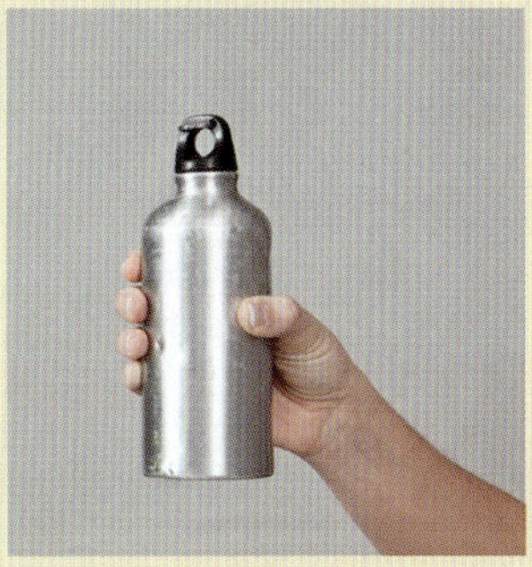	물체가 원통형이고, 엄지가 다른 손가락에 닿지 않을 정도의 큰 물체를 쥐는 패턴이다. 손가락과 손바닥이 물체의 한 면에 있고, 엄지는 물체의 다른 면에 위치하여 물체를 견고하게 잡도록 돕는다.	깊은손가락굽힘근이 IP 관절과 MCP 관절의 굽힘에 주로 작용한다. 얕은손가락굽힘근은 많은 힘이 필요할 때, 보조적인 역할을 한다. 뼈사이근은 MCP 관절을 굽힘하고, 자쪽으로 움직인다. 이런 자쪽치우침은 노쪽곁인대에 의한 반대작용한다.	엄지는 다양한 자세를 취한다. 물체를 잡는 손가락과 손바닥을 돕기 위해 엄지는 대부분 굽힘과 모음된다. CMC 관절의 맞섬을 제공하기 위해 돌림이 일어나지만, 물체의 크기에 주로 좌우된다.	음료수 병을 잡거나 전화기를 잡을 때 이용된다.

표 7-4. 파워 쥐기—계속

쥐기	목적	손가락의 기여도	엄지의 기여도	사용의 예
구형 쥐기(spherical grip) 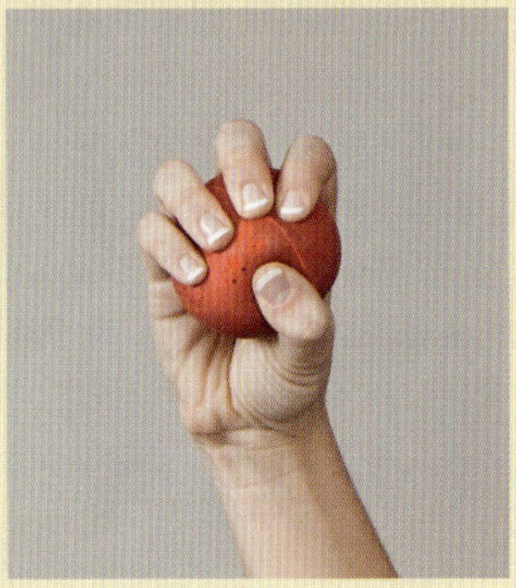	물체를 감싸 쥔다. 원통형 쥐기 보다는 손가락을 더 많이 벌린다. 그래서 뼈사이근이 더 많이 작용하게 된다. 이런 쥐기는 물체의 크기와 형태에 크게 좌우된다.	MCP 관절의 인대. 손가락은 대개 가까이 나란하게 유지되어야 한다. 이웃한 손가락이 접촉되기도 한다. MCP 관절은 벌림과 약간 굽힘된다. MCP 관절을 고정하기 위해 등쪽뼈사이근과 바닥쪽뼈사이근이 공동으로 수축해야 한다. 외재성 손가락굽힘근이 함께 작용하여 손가락을 굽힘시킨다. 손가락폄근은 굽힘근의 힘에 반작용하도록 수축하고, 물체를 놓는 조절을 한다.	엄지 자세는 물체의 크기와 형태에 따라 다양하다. 엄지는 다른 손가락과 맞섬되고, MCP 관절과 IP 관절에서 굽힘이 일어난다. 엄지모음근과 엄지두덩근육이 작용한다.	공이나 사과를 쥘 때
주먹형 쥐기(fist grip) 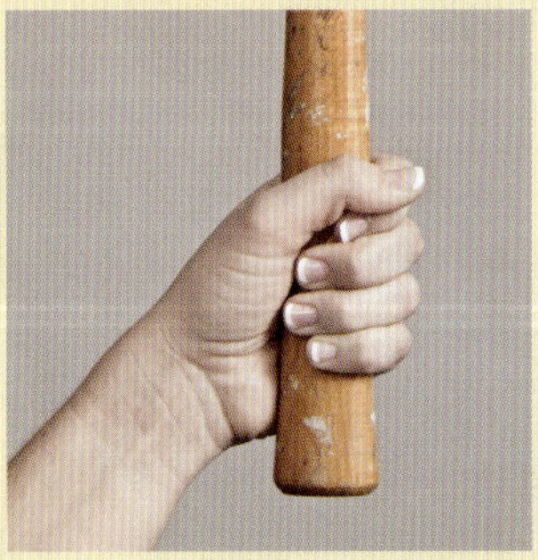	손가락-손바닥 쥐기 패턴으로 알려져 있고, 물체를 감싸는 손가락과 손바닥이 굽힘되어야 한다. 물체를 잘 감쌀 수 있도록 엄지와 손가락이 반대 위치에 있어야 한다. 이 패턴으로 잡는 물체는 대개 작은 편이다. 그래서 엄지와 손가락이 물체를 잡을 때 서로 닿게 된다.	손가락의 모든 3 관절이 굽힘된다. 원통형 쥐기에서처럼, 손가락은 대개 나란하게 위치되어야 한다. 견고한 쥐기는 깊은손가락굽힘근과 얕은손가락굽힘근에 의해 이루어진다.	엄지는 물체를 쥘 수 있도록 모음되거나 맞섬되어야 한다. 원통형 쥐기와 마찬가지로, 물체가 잘 유지될 수 있도록 엄지는 손가락굽힘근에 반대 작용한다.	이 패턴은 강한 쥐기 패턴이다. 빗자루 손잡이, 야구방망이, 망치 혹은 갈퀴 등을 잡을 때 이용된다.

표 7-5. 정밀 쥐기

쥐기	설명	손가락의 기여도	엄지의 기여도	사용의 예
측면 쥐기(lateral pinch grip) 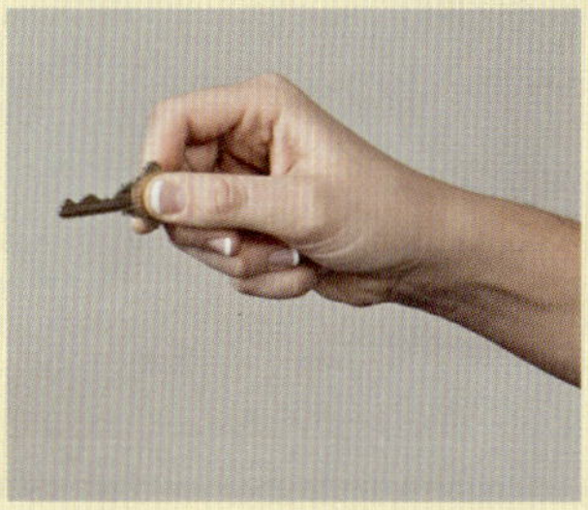	열쇠 쥐기로 알려져 있다. 이것은 정밀 쥐기 중에서 가장 정밀하지 않는 쥐기 패턴이다. 물체를 조작하거나 사용할 수 있도록 그 물체를 집게손가락과 엄지로 잡는다.	집게손가락은 MCP 관절에서 모음되고, MCP 관절과 IP관절에서 약간 굽힘된다. 작용하는 근육은 FDP과 FDS, 1번 등쪽뼈사이근이다.	엄지는 모음되고 IP관절에서 굽힘된다. 이 과제에 작용하는 근육은 긴엄지굽힘근, 짧은엄지굽힘근, 엄지모음근이다.	열쇠나 종이를 잡을 때
세 손가락 쥐기 (three-prong chuck) 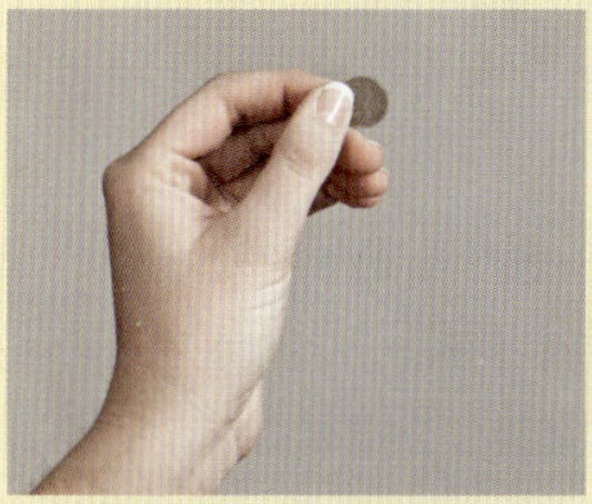 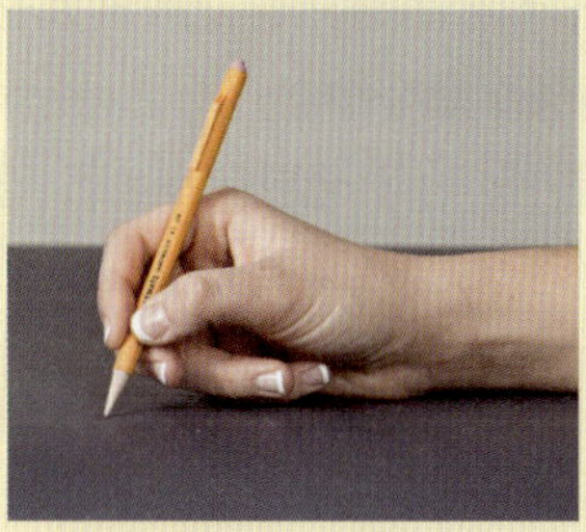	이것은 pad to pad prehesion grip으로 알려져 있고, 원래는 palmar prehesion으로 명명되었다. 2번과 3번 손가락의 지문부위와 엄지 패드가 함께 작용하여 물체를 쥐거나 집는 패턴이다.	손가락의 MCP 관절과 PIP 관절이 굽힘된다. DIP 관절의 굽힘도 약간 일어난다. 만약 DIP 관절이 폄되어 있으면 FDS가 과제를 수행하지만, DIP 관절이 부분적으로 굽힘되어 있으면 FDP도 작용할 것이다. 물체를 조작하는 동안, 뼈사이근이 MCP 관절을 벌림과 모음할 것이다. 이 쥐기 패턴에 참여하지 않는 다른 손가락들은 활동에 방해되지 않도록 대개 다양한 굽힘 자세를 취할 것이다.	엄지는 맞섬 자세를 취하고, MCP 관절과 IP 관절에서 굽힘되고 CMC 관절에서 모음된다. 이 자세를 취하는 근육으로는 긴엄지굽힘근이 엄지 관절을 굽힘하는 동안, 엄지모음근과 짧은엄지굽힘근이 1번 손허리뼈를 고정하기 위해 함께 작용한다.	동전이나 연필 등을 잡을 때
손가락끝 쥐기 (tip-to-tip grip) 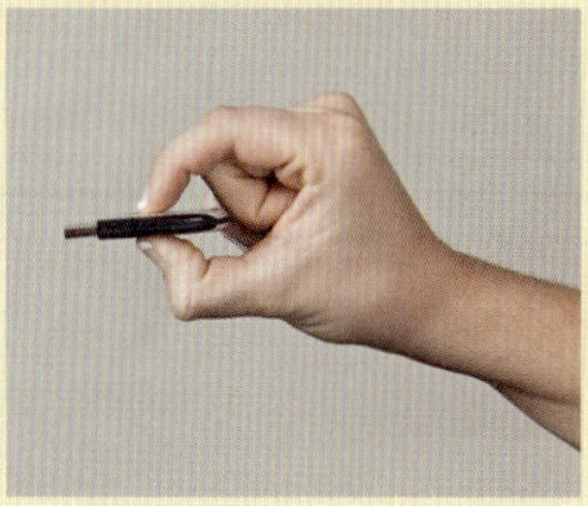	이것은 tip prehension으로 알려져 있다. 엄지가 1개의 손가락과 마주한다. 대개 집게손가락이 이 패턴에 이용된다. 이 쥐기 패턴은 작은 물체를 집거나 조작하는데 사용된다.	이용된 손가락은 모든 관절에서 굽힘될 것이다. MCP 관절의 자쪽치우침은 손가락이 엄지와 만날 수 있도록 만든다. 손가락 근육의 활동은 세 손가락 쥐기 패턴과 비슷하지만,	엄지는 맞섬 자세를 취하고, MCP 관절과 IP 관절에서 굽힘된다. 또한 엄지는 반대쪽 손가락끝과 정렬하기 위해 모음된다.	핀, 구슬, 머리카락 등의 작은 물체를 잡을 때

표 7-5. 정밀 쥐기—계속

쥐기	설명	손가락의 기여도	엄지의 기여도	사용의 예
		깊은손가락굽힘근이 더 많은 역할을 한다. 그 이유는 DIP 관절 굽힘이 이 패턴과 일치하기 때문이다.	세 손가락 쥐기에 이용되는 근육에 덧붙여, 긴엄지굽힘근이 이 쥐기 패턴에서 중요하게 작용한다.	

의 차이가 약 10% 정도 된다고 했다. 이런 근력 차이는 10% 법칙으로서 몇몇 학자들에 의해 언급되고 있다.[17] 다른 연구자들은 10% 법칙을 인정하지 않고 있다. Alfred Swanson 등[13]에 따르면, 대상자의 29%가 열성 손과 우성 손의 근력이 같거나 오히려 열성 손이 우성 손보다 더 큰 근력을 나타냈다고 했다. 다른 연구자들은 우성 손과 열성 손의 근력 차이에서 우성 손이 더 크다고 했다.[18,19] 이들 연구가 더 큰 차이를 보이는 것은 연구대상자의 집단과 연구 방법에 의한 것 같다.

쥐기 / Grasping

주먹을 쥘 때, 손가락이 손바닥 안으로 접어 지거나 긴손가락굽힘근(깊은손가락굽힘근과 얕은손가락굽힘근)의 작용에 의해 물체를 감싸 쥔다. 이런 긴 힘줄들은 손의 몇몇 내재근에 의해 도움을 받는다. 긴손가락굽힘근이 아래팔에 부착되어 손목 굽힘근 측면을 지나가기 때문에, 이들 근육은 쥐기 동안에 손목의 굽힘을 일으킨다. 그러나 이런 손목 굽힘은 손목 폄근의 안정화 작용에 의해 상쇄된다. 손목 폄근의 수축 근력은 쥐는 힘에 비례한다: 견고하게 쥘수록, 손목 폄근의 수축력이 강해진다.

쥐기에서 손가락폄근의 역할 / Role of the Wrist Extensors in Grasping

손가락이 굽힘된 상태에서 손목을 굽힘하면, 쥐기가 약해진다(그림 7.38); 사실, 손목을 굽힘한 상태에서는 주먹을 완전하게 쥘 수 없다(그림 7-39A). 이런 쥐기 어려움이 발생하는 이유의 일부는 손가락폄근이 더 이상 늘어나지 않는 것이고(수동 불충분성), 또 손가락굽힘근이 더 이상 단축되지 않아 수축력이 약해지기 때문이다(능동 불충분성).

정상적인 손목 움직임은 손가락 운동과 반대 방향으로 일어난다. 그래서 손목을 지나가는 손가락굽힘근과 손가락폄근의 교대 신장이 일어나는 것이다(그림 7-39B). 이런 신장은 손가락을 굽힘하고 폄할 때 이들 근육의 효율성을 좋게 하고, 최적의 충분성을 촉진한다.

손가락으로 물체를 잡을 때, 손목 굽힘근과 손목 폄근이 공동으로 수축하는데,[21] 이런 공동수축(co-contract)은 손가락과 손의 기능을 정확하게 만들어 준다.[22] 쥐기 활동

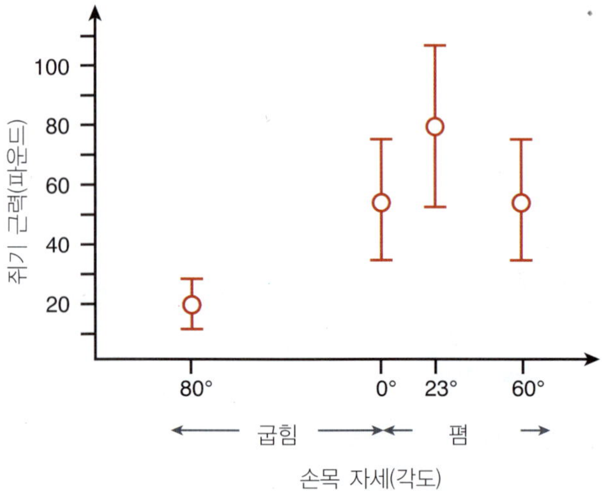

그림 7-38. 4가지 손목 자세에서의 최대 등척성 쥐기 근력.

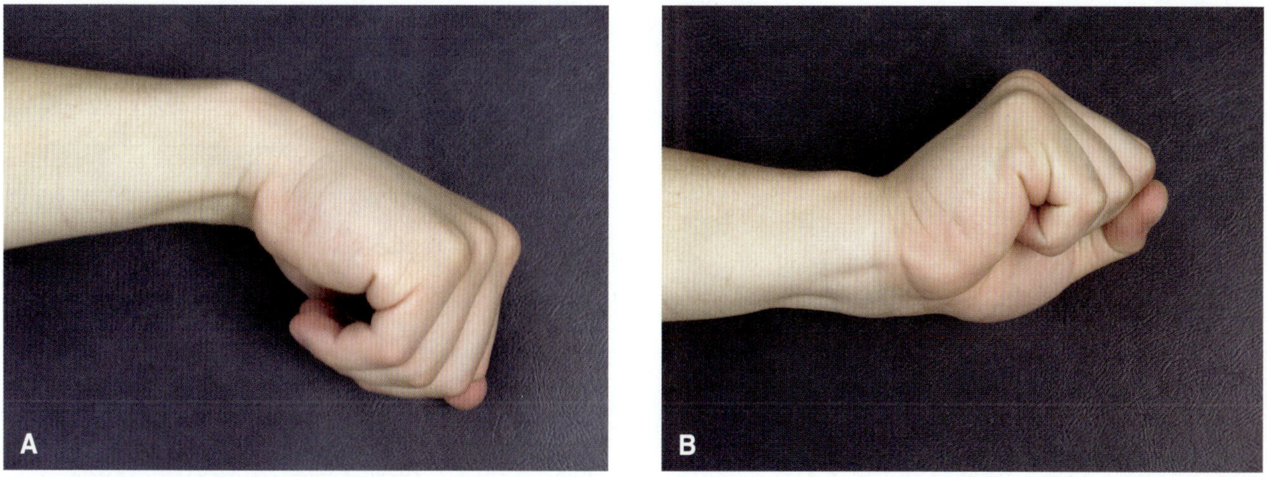

그림 7-39. 주먹쥐기 근력은 손목 자세에 따라 달라진다. A) 손가락을 굽힘한 상태에서 손목을 굽힘하면, 쥐기 근력이 약해지는데, 그 이유는 손가락폄근의 수동장력 때문이다. B) 손목을 폄했을 때, 주먹 쥐기 근력은 최대로 일어난다. 그 이유는 긴손가락굽힘근이 손가락을 완전히 굽힘할 수 있을 만큼 적절한 길이를 가지고 있기 때문이다.

의 적절한 손목 자세는 20°~35° 의 폄과 약간 자쪽치우침[3] 된 자세이다. 우리는 이런 자세를 손목의 기능적 자세라고 부른다. 이 자세를 취할 때, 손목의 모든 근육과 손가락굽힘근이 파워 쥐기를 제대로 할 수 있다. 이런 기능적 자세에서, 모든 손가락 관절은 약간 굽힘되어야 하고, 엄지는 약간의 굽힘과 맞섬 자세를 취해야 한다. 그러므로, 사람이 강한 쥐기를 하려면, 그는 강한 손목 고정근의 근력을 가지고 있어야 한다. 긴 손가락 근육의 힘줄도 손목을 안정화하는데 도움을 준다.[22] 정확한 손가락 움직임은 손목 고정근과 손가락 근육, 피부수용기의 감각피드백 등의 공동 작용에 좌우된다.[23]

쥐기에서 긴손가락굽힘근의 역할
/ Role of the Long Finger Flexors in Grasping

얕은손가락굽힘근(Flexor digitorum superficialis: FDS)과 깊은손가락굽힘근(Flexor digitorum profundus: FDP)은 2번- 5번 손가락의 IP 관절을 굽힘한다. 이들 근육 힘줄이 손목과 MCP 관절의 바닥쪽을 지나가기 때문에, 그것들은 이들 관절을 굽힘시키는 경향이 있다. 손을 쥘 때, 물체의 형태에 손을 맞추는데 혹은 바람직한 사용을 위해 적절한 손의 형태를 만드는데 MCP 관절의 굽힘이 반드시 필요하다. 앞서 언급했듯이, 손목을 굽힘하는 긴손가락굽힘근은 손목 폄근과 협력작용하기 때문에, 물체를 쥐는 능력에 필수적이다. 이들 힘줄의 해부학에 대한 지식은 그것들의 기능을 이해하는데 도움이 된다.

가운데마디뼈의 양쪽 측면에 붙어 있는 얕은손가락굽힘근은 PIP 관절을 굽힘한다. 깊은손가락굽힘근 힘줄은 얕은손가락굽힘근 힘줄을 통과한 후 먼쪽마디뼈바닥에 착지하고, 이 근육은 PIP 관절뿐만 아니라, 몸쪽마디뼈를 굽힘한다. 깊은손가락굽힘근은 먼쪽마디뼈를 굽힘하는 유일한 근육이다.

주먹을 쥘 때, 손가락의 모든 관절이 거의 동시에 굽힘하지만, 이 굽힘 동작은 IP 관절에서 먼저 시작되고, PIP 관절에서 가장 많이 일어난다. 이런 주먹형 쥐기 기전은 손가락 지문부위들이 물체에 접촉되어, 그 물체를 느끼게 된다. 주먹 쥐기가 저항없이 쉽게 일어날 때, EMG 활성을 보이는 유일한 근육은 깊은손가락굽힘근이다.[24,25] MCP 관절의 굽힘은 내재근의 힘줄과 가쪽 띠의 수동장력에 의해 일어난다.[5,26,27] 깊은손가락굽힘근의 수축은 벌레근의 몸쪽 부착점에서 견인을 일으키고, IP 관절의 동시 굽힘이 내재근을 먼쪽으로 신장시켜 MCP 관절을 굽힘시킨다. 수동장력의 존재는 손의 이완 자세(resting position)에서 손가락을 반쯤 굽힘할 때 나타날 수 있다. 손에 중력이 작용하지 않는 우주선에서 잠잘 때 이런 동일 자세가 나타난다.

손목을 폄할 때, 깊은손가락굽힘근의 길이-장력 관계는 주먹을 쥘 수 있는 충분한 장력을 발생시킨다. 그러나 손목을 점진적으로 굽힘하면, 깊은손가락굽힘근의 길이-장력 관계가 감소되어, 얕은손가락굽힘근이 주먹을 쥐는데 참여하게 된다. 강력한 주먹 쥐기나 파워 쥐기는 얕은손가락굽힘근, 뼈사이근, 깊은손가락굽힘근의 높은 작용을 이끌어낸다.

쥐기에서 내재근의 역할 / Role of the Intrinsic Muscles in Grasping

MCP 관절이 폄되어 있을 때, 등쪽뼈사이근의 위치는 MCP 관절의 굽힘/폄에 대한 중립위에 있게 된다. 한편, 등쪽뼈사이근은 MCP 관절의 굽힘과 폄에 영향을 주지 못할 것이다. 그러나 바닥쪽뼈사이근과 벌레근은 MCP 관절의 굽힘/폄 축의 바닥쪽에 위치하기 때문에, 그들은 MCP 관절을 굽힘시킨다. 굽힘에 대한 벌레근의 역학적 지레팔은 바닥쪽뼈사이근의 지레팔 보다 더 호의적인데, 그 이유는 벌레근이 손바닥쪽에 위치하고, 바닥쪽뼈사이근이 가로손허리인대의 등쪽에 위치하기 때문이다. 앞에서 언급했듯이, 가쪽 주먹 쥐기를 할 때 어떤 내재근도 EMG 활성을 보이지 않는다. MCP 굽힘에서 그들의 역할은 수동 신장으로 간주된다.

높은 강도의 전기자극으로 벌레근을 자극하면, IP 관절이 폄되고, MCP 관절이 약 80° 까지 굽힘된다. 그러나 낮은 전류로 자극하면(반응을 일으키는 최소의 전류), IP 관절은 폄되지만, MCP 관절은 굽힘되지 않는다.[24] 이것은 IP 관절의 폄에 대한 벌레근의 지레팔이 MCP 관절의 굽힘 지레팔보다 훨씬 길다는 것을 의미한다.

손가락 굽힘은 폄근덮개를 몸쪽마디뼈보다 더 먼쪽으로 당겨, MCP 관절 바닥쪽을 지나는 뼈사이근의 힘줄이 관절 중심으로부터 멀어지게 된다. 집기나 파워 쥐기를 할 때, 뼈사이근이 크게 작용한다.[28] 이 근육 수축은 손가락이 물체의 표면에 맞도록 돌림시키고, 쥐기 근력을 강화하고, 손허리뼈머리에 몸쪽마디뼈를 고정시키고, 또 폄근덮개를 통과하는 MCP 관절 등쪽 폄근 힘줄을 고정시킨다.

비록 벌레근이 MCP 관절을 통과하여 뼈사이근보다 관절중심에서 더 멀리 떨어져 있지만, IP 관절이 폄되지 않으면 MCP 관절이 굽힘할 때 벌레근이 작용하지 않는다. 벌레근은 쥐기 활동에 참여하지 않고, 깊은손가락굽힘근과 동시에 수축하지 않는다.

내재근-플러스 자세와 내재근-마이너스 자세 / Intrinsic-Plus and Intrinsic-Minus Positions

IP 관절의 폄과 MCP 관절의 굽힘은 내재근의 EMG 활성을 크게 일으키는 반면, 외재근의 경우는 다양한 크기의 EMG 활성을 일으킨다(그림 7-40A). 이런 손가락의 위치를 "내재근-플러스" 자세라고 한다. 이것은 뼈사이근과 벌레근이 가장 짧아지는 길이다. 내재근이 구축되면 손가락이 이런 자세를 취하게 되고, 이런 형태의 손은 류마티스 관절염의 손에서 자주 발생한다. 내재근의 정상 길이는 DIP 관절과 PIP 관절의 완전 수동 굽힘을 허용한 후, MCP 관절의 젖힘을 허용하는데, 이런 자세를 내재근-마이너스 자세라고 한다(그림 7-40B). "내재근-마이너스" 자세는 뼈사이근과 벌레근이 마비되었을 때 나타난다. 이 손의 안정 자세(resting position)를 "갈퀴손(claw hand)"이라고 하는데, 갈퀴손은 MCP 관절이 젖힘되고 IP 관절이 약간 굽힘되는 모양이다. 앞에서 언급했듯이, 가벼운 주먹 쥐기를 할 때 어떤 내재근도 EMG 활성을 보이지 않는데, 그 이유는 MCP 굽힘에서 그들의 역할은 수동 신장의 결과와 같기 때문이다.

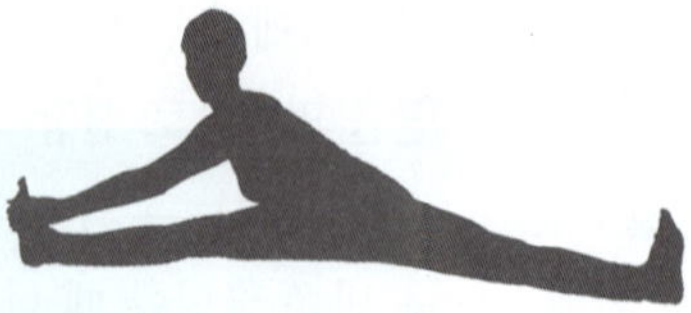

실습 포인트
PRACTICE POINT

손가락과 손의 손상을 위한 재활 프로그램으로서, 손목 근육과 아래팔 근육의 근력강화운동이 포함된다. 손목의 굽힘근과 폄근이 손목을 안정화시키는데 중요한 역할을 하기 때문에, 손목의 안정은 손가락과 손의 기능에 안정된 토대를 제공한다. 손목이 안정되지 않으면, 손가락 기능이 비효율적이고 결핍된다.

표 7-6 손목과 손의 움직임에 참여하는 근육들

움직임	주요 근육
손목 굽힘	노쪽손목굽힘근 자쪽손목굽힘근 긴손바닥근 얕은손가락굽힘근 깊은손가락굽힘근 긴엄지굽힘근 긴엄지벌림근
손목 폄	긴노쪽손목폄근 짧은노쪽손목폄근 자쪽손목폄근 새끼폄근 손가락폄근
손목 노쪽치우침	노쪽손목굽힘근 긴노쪽손목폄근 긴엄지벌림근 짧은엄지폄근 긴엄지폄근
손목 자쪽치우침	자쪽손목굽힘근 자쪽손목폄근 집게폄근
손가락 굽힘	깊은손가락굽힘근 뼈사이근 짧은새끼굽힘근 새끼벌림근 얕은손가락굽힘근 긴엄지굽힘근 긴엄지벌림근 짧은엄지굽힘근 짧은엄지벌림근
손가락 폄	손가락폄근 뼈사이근 벌레근 새끼폄근 집게폄근
엄지 굽힘	긴엄지굽힘근 짧은엄지굽힘근 짧은엄지벌림근 엄지모음근 엄지맞섬근 등쪽뼈사이근
엄지 폄	긴엄지벌림근 긴엄지폄근 짧은엄지폄근
손가락 벌림	새끼벌림근 등쪽뼈사이근 새끼폄근
손가락 모음	새끼맞섬근 집게폄근 바닥쪽뼈사이근
엄지 벌림	짧은엄지벌림근 긴엄지벌림근 엄지맞섬근
엄지 모음	짧은엄지굽힘근 엄지모음근 긴엄지폄근 긴엄지굽힘근

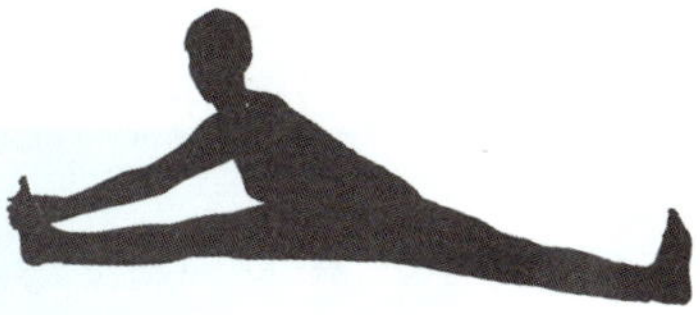

실습 포인트

PRACTICE POINT

내재근이 장시간 마비된 환자는 비록 깊은손가락굽힘근과 얕은손가락굽힘근이 정상적인 기능을 갖고 있다하더라도, 효율적인 쥐기를 할 수 없다. 이 환자는 주먹을 쥘 수 있지만, IP 관절을 먼저 굽힘한 후, MCP 관절을 굽힘할 것이다. 내재근의 기능이 없으면, 공 잡기와 같이 빠르게 주먹을 쥐는 활동을 할 때 몇 가지 어려움이 발생한다. 정상적인 외재근/내재근의 균형이 깨어져, 손이 갈퀴손 형태로 바뀌게 된다. 결국, 근위축과 내재근의 탄성 감소뿐만 아니라 관절주머니와 인대의 변화가 발생한다.

2-5번 손가락의 벌림과 모음 / Abduction and Adduction of Digits 2 to 5

손의 정중선으로부터 멀어지는 움직임을 벌림이라고 하고, 정중선 쪽으로 움직이는 운동을 모음이라고 한다. 손의 정중선은 아래팔과 손의 중심에서 가운데손가락을 통과하는 세로의 선이다. 가운데손가락으로부터 다른 손가락들이 벌어질 때를 벌림이라고 하고, 가운데손가락으로 다른 손가락들이 모이는 것을 모음이라고 한다. 3번째 손가락은 정중선이 되고, 어느 방향으로도 벌림과 모음되지 않는다.

MCP의 벌림/모음과 굽힘/폄의 관계 / Relationship of MCP Abduction and Adduction to Flexion and Extension

MCP 관절이 폄되어 있을 때 MCP 관절의 벌림과 모음은 제한되지 않는데, 그 이유는 곁인대가 느슨해지기 때문이다. MCP 관절이 굽힘되면, 손가락이 자동으로 모음되고, 곁인대가 타이트해져서 벌림의 범위가 극도로 제한되거나 전혀 일어나지 않는다. 손가락을 폄할 때 손가락이 자연스럽게 벌림되는 경향이 있는데, 이것은 폄과 벌림이 함께 작용하고, 굽힘과 모음이 함께 작용한다는 것을 의미한다. 주먹을 빠르게 연속적으로 쥐고 펴면, 이런 패턴이 더욱 뚜렷해진다: 손가락이 펴질 때 벌림되고, 손가락이 굽힘될 때 모음된다. 느리게 주먹을 쥐고 펴면, 손가락을 모음한 채로 손가락을 폄할 수 있다. 폄-벌림의 결합은 다른 운동 결합을 쉽게 할 수 있는 대단위 운동의 일부로 나타난다.

손가락들이 한번에 하나씩 굽힘될 때, 그들은 엄지의 바닥 쪽으로 향하게 된다(그림 7-41). 어떤 문헌에 따르면, 이런 손가락의 수렴 지점이 손배뼈라고 한다. 그러나 Fee에 따르면, 수렴 지점이 다양하고, 우성 손과 열성 손에 따라서도 달라진다. 이런 움직임에 대한 지식은 가동범위가 제한된 손가락을 신장할 때 도움이 된다.

손가락 벌림에 작용하는 근육 / Muscles Acting in Abduction of the Fingers

4개의 등쪽뼈사이근은 2번째 손가락과 4번째 손가락의 벌림과 3번째 손가락의 벌림을 담당한다. 5번째 손가락은 새끼벌림근이라는 자신의 벌림근을 가지고 있는데, 이 근육은 손의 자쪽 가장자리에 위치한다. 이 근육은 새끼두덩근육에 포함된다.

새끼폄근은 손목에 몸쪽부착점, 몸쪽마디뼈바닥에 먼쪽부착점을 가지고 있어, 새끼손가락을 펴하고 벌림한다. 이 근육은 노신경의 신경지배를 받는다. 이 근육이 새끼손가락을 벌림하는 능력은 자신경이 마비되었을 때 뚜렷해진다. 자신경이 마비된 경우, 새끼손가락이 약간 벌림된 자세를 취하게 되고, 환자는 새끼손가락을 모음할 수 없을 것이다.

손가락 모음에 작용하는 근육들 / Muscles acting in Adduction of the Fingers

바닥쪽뼈사이근은 집게손가락, 반지손가락 및 새끼손가락의 모음을 담당한다. 이들 근육은 등쪽뼈사이근과는 달리, 손허리뼈에서 하나의 부착점을 가진다. 각 손가락

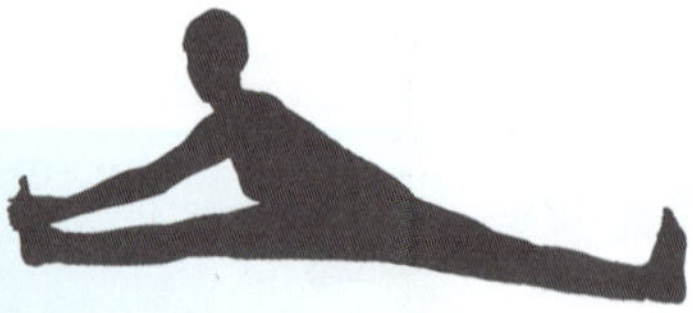

실습 포인트
PRACTICE POINT

임상적으로, 내재근-플러스 자세와 내재근-마이너스 자세는 힘줄 유착을 감소시키는 운동으로 이용될 수 있다. 힘줄 유착은 힘줄 손상 후 고정에 의해 발생한다. 내재근-플러스 자세는 내재근과 긴손가락폄근 사이의 유착을 감소시키는데 이용된다. 손은 MCP와 IP의 폄에서 MCP의 굽힘과 IP의 폄으로 바뀌고, 다시 원래 자세로 되돌아온다. 내재근-마이너스 자세는 얕은손가락굽힘근과 깊은손가락굽힘근 사이의 유착을 감소시키는데 이용된다. 손가락은 MCP의 폄이나 젖힘을 유지하면서 먼저 MCP와 IP의 완전한 폄에서 시작하여 IP의 완전 굽힘 쪽으로 움직인다. 그리고 시작 자세로 되돌아온다.

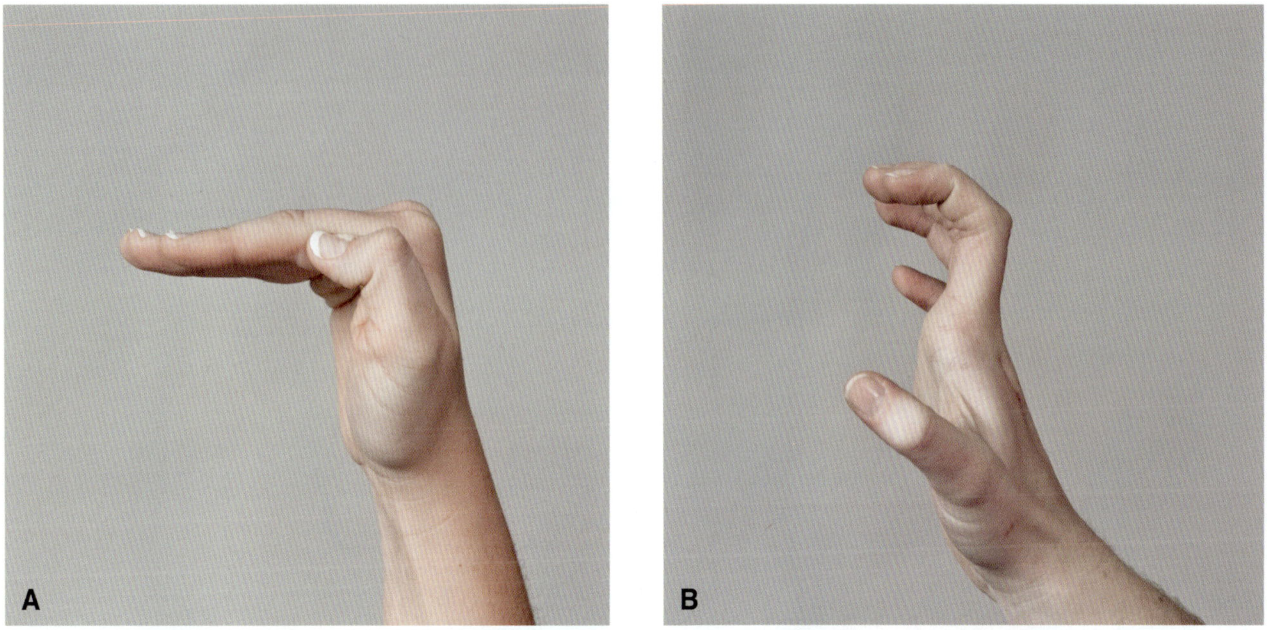

그림 7-40. A) MCP 관절의 굽힘과 IP 관절의 폄은 "내재근-플러스 자세"이다. B) IP 관절의 굽힘과 MCP 관절의 폄은 "내재근-마이너스 자세"이다.

을 분리한 후 그 손가락의 모음에 도수저항을 적용하거나, 손가락사이에 작은 물체를 끼워서 바닥쪽뼈사이근을 검사할 수 있다. 이웃한 두 손가락 사이에 종이를 끼워 넣고 그 종이가 떨어지지 않게 잘 유지하도록 주문한다. 이 방법은 하나의 등쪽뼈사이근과 하나의 바닥쪽뼈사이근을 동시에 검사하는 것이다(그림 7-26A).

어떤 해부학자들은 1번째 바닥쪽뼈사이근을 짧은엄지굽힘근의 깊은갈래(자신경에 의해 신경지배를 받음) 혹은 엄지모음근의 깊은가지라고 했다. 이런 경우, 집게손가락은 2번째 바닥쪽뼈사이근, 반지손가락은 3번째 바닥쪽뼈사이근, 새끼손가락은 4번째 바닥쪽뼈사이근에 의해 제공된다.

새끼손가락의 맞섬 / Opposition of the Little Finger

새끼맞섬근은 새끼굽힘근의 도움을 통해 새끼손가락을 맞섬시킨다. 비록 이 근육이 맞섬을 잘 하도록 정렬되어 있지만, 새끼손가락의 맞섬은 엄지의 맞섬만큼 잘 발달되어 있지 않다. 엄지와 새끼손가락이 서로 맞섬할 때, 손의 모양이 컵 모양으로 되고, 손의 좌우 측면이 상당히 좁아지게 된다.

힘의 균형

Balanced Forces

손의 정상 기능은 균형된 역학뿐만 아니라, 손의 힘 균형에 좌우된다. 힘의 균형은 내적 힘인 근육과 외적 힘 사이는 물론, 손목과 손에 작용하는 근육 사이에서도 존재한다. 손목과 손에 작용하는 많은 근육들은 손 기능에 대한 힘의 균형에 관련된 복잡성을 나타낸다(표 7-6). 이들 근육군의 불균형은 감소되고, 비효율적인 기능이나 변형을 초래한다.

손가락 / Fingers

손의 복잡한 근육 기능을 알아내는 방법은 손가락 끝으로 테이블을 누르는 것처럼, 집게손가락의 끝에 4 lb의 힘을 적용하는 것이다. 적용된 힘의 토오크가 DIP 관절, PIP 관절, MCP 관절 및 손목관절의 근육 토오크들과 균형을 이루지 못하면, 모든 관절이 젖힘될 것이다.

임상적 관점에서 볼 때, 손가락 힘의 적용이 복합하다는 것은 충분히 이해될 수 있고, 또 적절한 기능을 위해 손목 조절에 의해 동반되는 외재성 굽힘근, 외재성 폄근 및

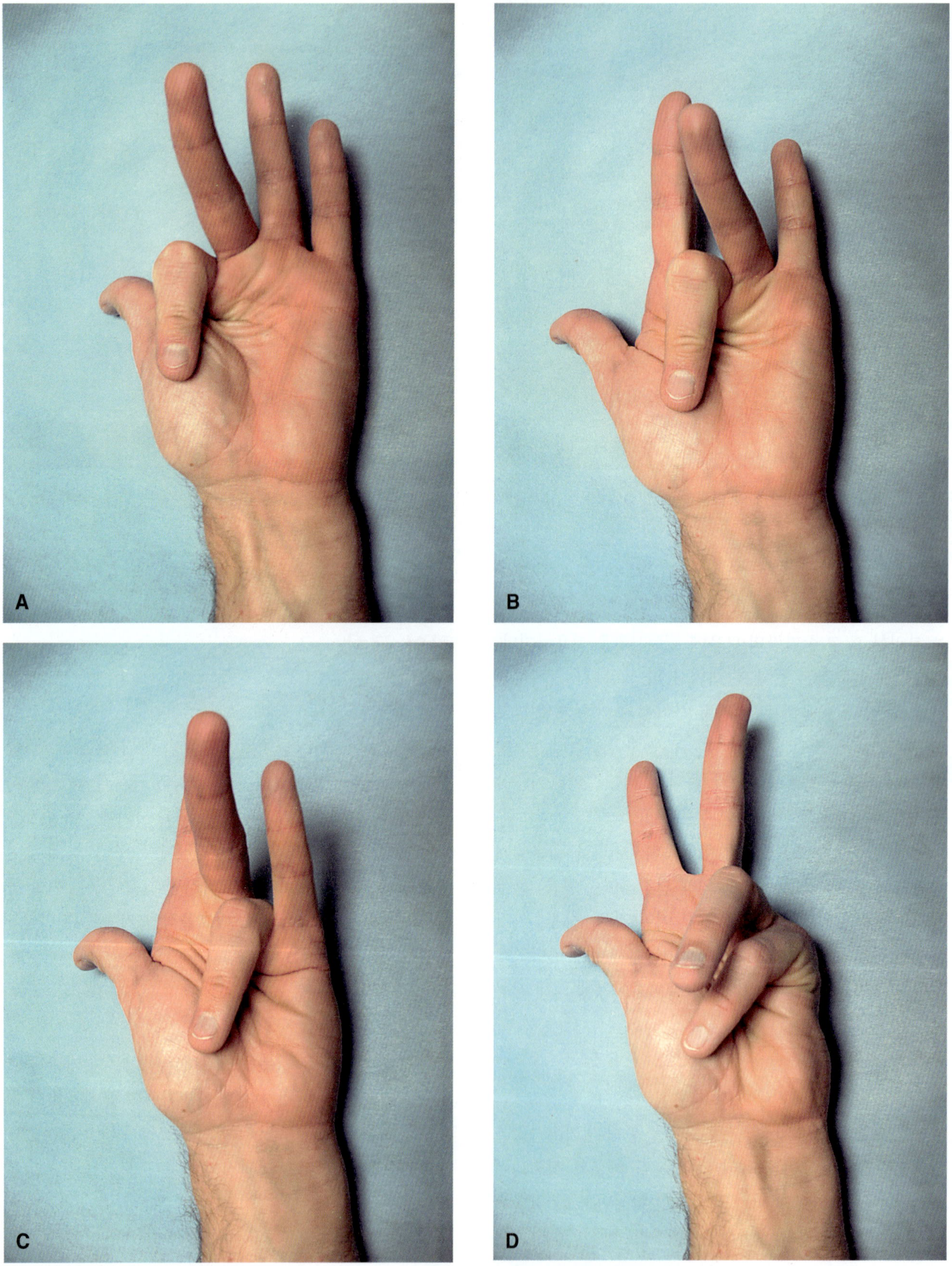

그림 7-41. 각 손가락을 굽힐 때, 각각의 손가락들은 엄지의 바닥으로 향하게 된다.

내재성 근육 사이의 균형이 필요하다는 것도 충분히 이해될 수 있다. 이런 이해 수준을 넘어서는 부가적인 내용은 매우 복잡하고, 특별한 생체역학적 적용과 관련한다. 본 교재의 초점이 임상 적용이기 때문에, 이들 내용을 다루지 않는다. 특별한 생체역학적 계산에 관심이 있는 사람들은 생체역학 교재를 참고하기 바란다.

엄지
/ Thumb

엄지의 가동성은 엄지가 손 기능에 중요한 역할을 하도록 만든다. 다른 손가락에 대한 엄지의 자세, 엄지의 가동성과 길이, 그리고 엄지의 감각 수용기 등이 손의 전반적인 수행에 중요한 역할을 한다. 엄지, 집게손가락 및 가운데손가락의 감각수용기는 손이 감각기관으로써 기능을 하도록 만든다. 사실, 쥐는 힘과 쥐는 크기의 결정과 같은, 손의 많은 기능은 감각입력을 바탕으로 한다. 엄지는 모든 정밀 쥐기에 이용되지만, 모든 파워 쥐기에 이용되지 않는다. 엄지가 손 기능의 50% 을 담당하는 것으로 알려져 왔다.[30] 엄지의 기능이 소실되면, 손 기능의 절반을 정상적으로 할 수 없게 된다.

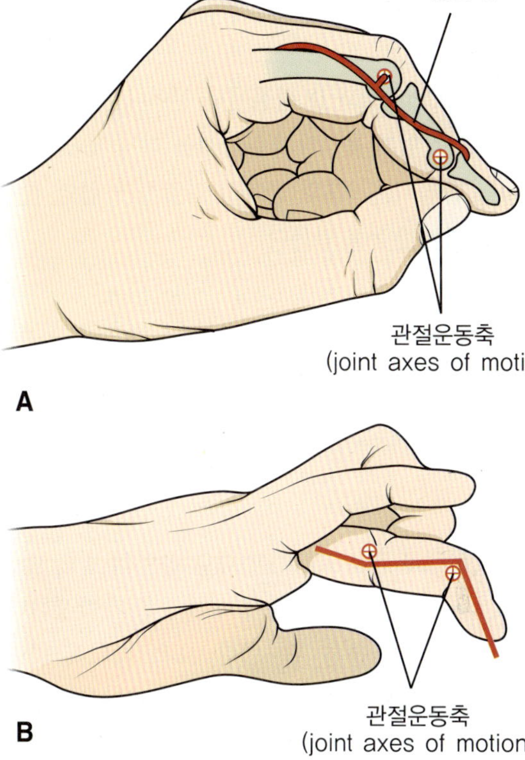

그림 7-42. 손가락의 변형. 3개 손 근육군 사이의 힘 균형이 깨어지거나, 다른 외적 힘이 이들 근육 힘을 초과하면, 변형이 발생한다.

가동성 / Mobility

엄지는 다른 손가락에 비해 광범위한 가동성을 가지고 있는데, 그 이유는 아래의 요소 때문이다:

- 엄지의 손목손허리관절(CMC)은 자유도 2인 안장관절로서 자유도가 2이지만, 관절주머니가 느슨하기 때문에, 돌림이 일어나서 자유도가 3이 된다.

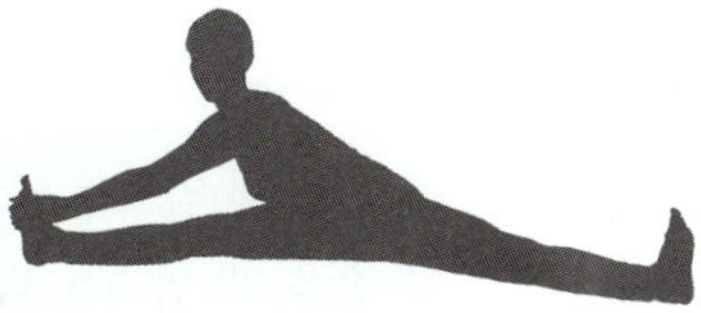

실습 포인트
PRACTICE POINT

손가락에서 균형이 사라지면, 종종 변형이 나타난다. 손가락에서 발생하는 가장 흔한 변형은 단추구멍 변형과 백조목 변형이다. 이들 변형은 시간의 경과에 따른 연부조직의 점진적인 변화나 혹은 갑작스런 외상에 의해 발생한다. **단추구멍 변형(boutonnière deformity)**(그림 7-42A)은 손가락폄근의 중앙 슬립(central slip)이 가운데마디뼈의 부착점에서 손상될 때 일어난다. 가쪽 띠가 중앙 띠에 연결되지 않아서, 가쪽 띠가 PIP 관절 앞쪽으로 더욱 이동하게 되어, PIP 관절이 굽힘된다. 먼쪽마디뼈에 있는 가쪽 띠의 위치는 그대로 있지만, PIP 관절의 굽힘된 자세 때문에, 가쪽 띠가 DIP 관절운동축보다 뒤쪽에 위치하여, DIP 관절이 젖힘된다. **백조목 변형(swan neck deformity)** (그림 7-42B)은 주로 관절염에 의해 발생한다: 내재근의 약증이 발생하고, PIP 관절이 젖힘되는 변형이 일어난다. PIP 관절의 젖힘 자세는 폄근 힘줄의 가쪽 슬립(lateral slip)을 먼쪽으로 이동시킨다. 이것은 깊은손가락굽힘근의 긴장을 증가시켜, DIP 관절을 굽힘된 자세로 만든다.

- 엄지의 손허리뼈는 다른 손허리뼈와 인대로 연결되어 있지 않기 때문에, 집게손가락과 엄지 사이의 간격이 매우 넓다.
- 엄지의 MCP 관절과 IP 관절에서 일어나는 움직임은 실질적으로 엄지 움직임의 다양성을 더 좋게 만든다.
- 엄지를 움직이는 9개의 근육이 다양하게 협력 작용하여 섬세한 운동을 만든다.

엄지 관절(thumb joint)에서 일어나는 움직임의 정도는 아래와 같이, 엄지 움직임을 표현하는 용어로 간단하게 설명될 수 있다.

용어 / *Nomenclature*

엄지 운동(thumb movement)에 대한 용어의 변화 때문에(특히, CMC 관절), 엄지 운동에 대한 혼동이 발생한다. CMC 관절의 운동은 굽힘, 폄, 벌림, 모음, 바닥쪽 벌림, 맞섬, 리포지션, 엎침 및 뒤침 등으로 매우 다양하게 표현되고 있고, 이들 움직임은 손바닥에 수직으로 일어나는 운동과 수평으로 일어나는 운동으로 나누어진다. 우리를 더욱 혼동시키는 것은 엄지의 움직임이 개별 관절의 움직임을 표현하기 보다는 엄지 전체의 움직임을 표현하고 있는 것이다. 가장 좋은 예가 바로 엄지 맞섬이다. 엄지의 맞섬은 임상적으로 엄지 지문부위가 다른 손가락 지문부위에 닿는 것으로 정의된다. 엄지 맞섬이란 용어는 기능적 용어이며, 해부학적인 용어는 아니다: 엄지의 각 관절들은 맞섬을 하기 위해 자신만의 분리 운동을 수행한다.

엄지의 손목손허리관절(CMC)은 2자유도를 가진 안장관절이다(그림 1-6C 참고). 이 개념을 볼 때, 이 관절의 운동은 **맞섬-리포지션**(opposition-reposition)과 **벌림-모음**(abduction-adduction)(손바닥에 수직으로 일어나는 운동)으로 정의된다. 그러나 **굽힘-폄**(flexion-extension)의 운동은 엄지의 2개 먼쪽 관절의 운동을 기술하기 위한 것이지만, 손목손허리관절의 움직임이다.

운동과 기능 / *Motion and Function*

엄지 운동에 대한 용어가 다양하게 존재한다는 것을 아는 것이 중요하다. 본 교재는 *Gray 해부학*[31]과 Kendall 등[32]의 용어를 사용할 것이다(그림 7-8). 엄지 운동은 우리에게 많은 혼동을 줄 수 있는데, 그 이유는 엄지의 많은 운동이 손가락의 운동과 같지만, 이들 운동의 이름이 다르기 때문이다. 예를 들어, 엄지의 굽힘 방향과 집게손가락의 굽힘 방향이 다르다. 엄지의 움직임 방향을 쉽게 "기억"하고 확인하는 방법은 엄지가 위치하는 운동면을 다른 손가락의 면으로 "이동"시키는 것이다. 일단 엄지가 이마면 상에 위치한다고 상상하고, 엄지를 이마면에서 굽힘해 보자. 엄지가 굽힘되어 있으면, 엄지를 원래 위치로 폄해 보자. 이번에는 엄지가 이마면에서 벌림과 모음하는 것을 상상해 보자. 여러분이 엄지의 움직임을 상상해 보면, 엄지의 굽힘-폄과 벌림-모음이 다른 손가락의 것들과 비슷하다는 것을 알게 될 것이다.

CMC 관절의 축은 큰마름뼈의 "안장" 형태에 의해 결정된다; 큰마름뼈 위에 앉는 뼈는 손허리뼈이다. 한 축은 안장을 세로로 통과하고, 다른 축은 가로로 통과한다. 그래서 손허리뼈가 좌우로 활주하거나 앞뒤로 기울어진다.

엄지의 MCP 관절은 다른 손가락의 MCP 관절보다 더욱 안정적이다. MCP의 굽힘은 약 50°-60° 정도 일어나고, 젖힘과 벌림-모음은 거의 일어나지 않는다.

엄지가 2개의 마디뼈만 가지고 있기 때문에, 엄지에는 1개의 IP 관절만 존재한다. IP 관절은 90° 이하의 굽힘을 한다. 엄지 지문부위를 누를 때, 엄지의 수동 젖힘이 크게 일어날 수 있다.

작은 물체를 누르거나 악기 연주를 제외하고는, 엄지는 거의 단독적으로 작용하지 않는다. 엄지는 쥐기(gripping), 집기(pinching) 혹은 정밀 조작(precision handling)을 할 때 다른 손가락과 함께 작용한다. 엄지 근육의 기능은 엄지의 자세잡기나 안정 기능을 기준으로 분류될 수 있다. 자세잡기에 있어서, 외재성 폄근과 긴엄지벌림근은 물체를 잡을 때 엄지를 리포지션시키고, 엄지두덩 근육은 물체를 잡을 때 엄지를 맞섬시킨다(맞섬근, 굽힘근, 짧은엄지벌림근). 강한 힘을 적용하는데 주로 사용되는 근육은 긴엄지굽힘근, 엄지모음근, 1번 등쪽뼈사이근이다. 대부분의 엄지 기능에서, 정도의 차이는 있지만, 모든 엄지 근육이 참여한다. 엄지의 모든 근육은 1번 CMC 관절의 움직임에 영향을 주고, 강력한 맞섬과 주기 동안, 관절에 강한 안정성을 제공한다. 엄지맞섬근과 긴엄지벌림근을 제외한 모든 엄지 근육들은 MCP 관절을 지나간다.

엄지와 새끼손가락의 움직임에 있어 손목 근육의 협력작용

Synergic Action of Wrist Muscles in Movements of the Thumb and Little Finger

손목 근육의 협력 작용은 다음과 같다:

1. 새끼손가락이 벌림될 때(새끼벌림근), 자쪽손목굽힘근은 콩알뼈에 반대압을 제공하기 위해 수축한다(그림 7-43A). 새끼손가락의 벌림 동안, 자쪽손목굽힘근은 새끼손가락이 움직이는 동안 콩알뼈를 고정하기 위해 수축하고, 이때 긴엄지벌림근은 손목의 자쪽손목굽힘을 막기 위해 수축한다. 이들 힘줄은 그림에서처럼, 촉진이 가능하다.
2. 엄지가 그림 7-43B에서처럼 펼 때, 긴장된 자쪽손목폄근의 힘줄이 손목의 자쪽에서 촉진된다. 자쪽손목폄근은 긴엄지벌림근에 의한 손목의 노쪽치우침을 막기 위해 작용한다. 이들 두 힘줄의 촉진 지점은 그림 7-43에 표시되어 있다. 긴엄지벌림근의 힘줄은 짧은엄지벌림근 힘줄 옆에 위치하고, 부분적으로 덮여 있다.
3. 엄지 전체가 엄지두덩 근육에 의해 손바닥쪽으로 움직일 때(굽힘), 손바닥널힘줄이 긴장되어 긴손바닥근이 굽힘 움직임을 돕는다. 긴손바닥근이 손목을 굽힘하지 못하게 짧은노쪽손목폄근이 수축한다.

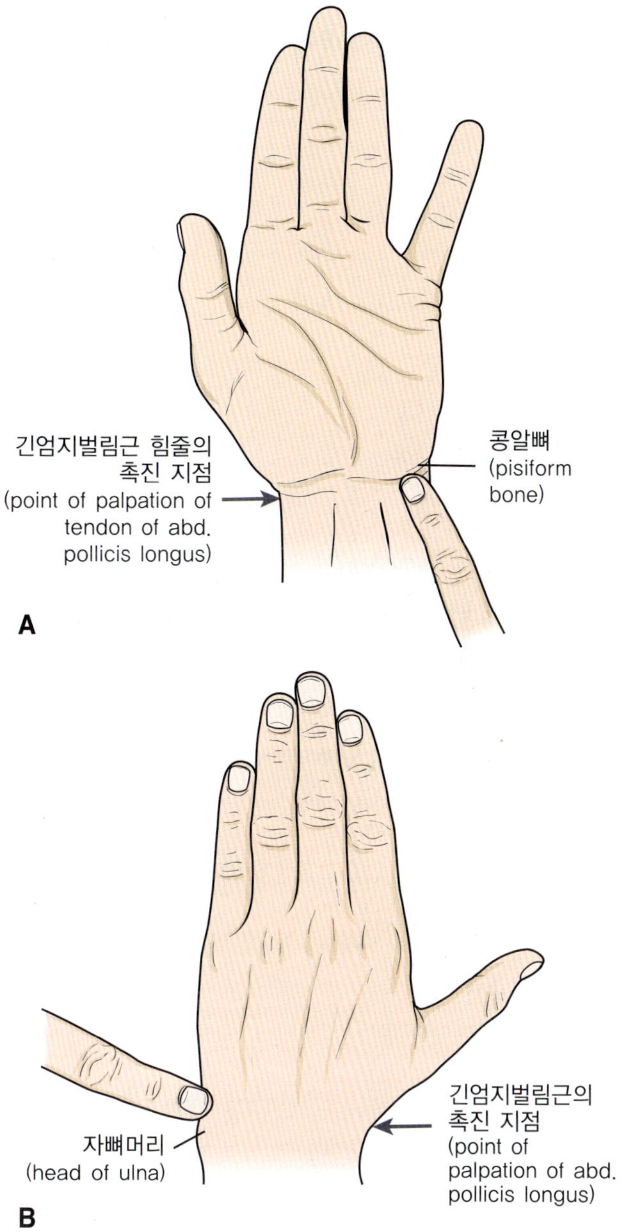

그림 7-43. 엄지 운동 동안에 손목의 협력운동이 일어난다. A) 아래팔과 손을 테이블 위에 올려놓고, 새끼손가락을 벌림하는 동안 자쪽손목굽힘근의 힘줄을 콩알뼈의 몸쪽에서 촉진한다. 긴엄지벌림근이 협력적으로 수축한다. B) 자쪽손목폄근의 촉진은 엄지의 폄 동안 자뼈 붓돌기의 먼쪽에서 이루어진다. 긴엄지벌림근은 그림의 화살표 위치에서 촉진될 수 있다.

손목과 손의 말초신경

Peripheral Nerves of the Wrist and Hand

척수신경뿌리 이외에, 손목과 손을 지배하는 신경들은 일반적으로 그것들의 말초신경 이름으로 확인된다. 손목과 손으로 운동신경과 감각신경을 보내는 3종류의 말초신경은 노신경, 정중신경 및 자신경이다.

말초신경 지배 / Peripheral Nerve Innervations

근육은 아래와 같은 신경의 지배를 받는 근육군으로도 간주될 수 있다. 노신경은 아래팔과 가쪽위관절융기에서 몸쪽 부착하는 손목과 손가락의 모든 폄근을 지배한다. 정중신경은 아래팔과 안쪽위관절융기에서 몸쪽부착하는 대부분의 굽힘근을 지배한다. 자신경은 손에 있는 대부분의 작은 근육들을 지배한다. 깊은손가락굽힘근과 벌레근(정중신경과 자신경)의 "반의 반"을 지배하는 것을 제외하고는 자신경이 자쪽손목굽힘근을 지배하고, 정중신경이 엄지두덩근을 지배한다.

글상자 7-1 | 손의 운동신경 지배

손목과 손가락에 작용하는 근육의 신경지배는 다음과 같다:

노신경(radial nerve)
긴노쪽손목폄근(C_6-C_7)
짧은노쪽손목폄근(C_6-C_7)
자쪽손목폄근(C_7-C_8)
온손가락폄근(C_6-C_8)
집게폄근(C_7-C_8)
새끼폄근(C_7-C_8)
긴엄지폄근(C_7-C_8)
짧은엄지폄근(C_7-C_8)
긴엄지벌림근(C_7-C_8)
정중신경(median nerve)
노쪽손목굽힘근(C_6-C_7)
긴손바닥근(C_7-C_8)
얕은손가락굽힘근(C_7-T_1)
깊은손가락굽힘근의 노쪽 절반(C_8-T_1)
2개의 노쪽 벌레근(C_8-T_1)
긴엄지굽힘근(C_8-T_1)
짧은엄지굽힘근의 얕은갈래(C_8-T_1)
엄지맞섬근(C_7-T_1)
짧은엄지벌림근(자신경의 지배를 받을 수도 있음,[33] C_5-T_1)
자신경(ulnar nerve)
자쪽손목굽힘근(C_8)
깊은손가락굽힘근의 자쪽 절반(C_8-T_1)
2개의 자쪽벌레근(C_8-T_1)
모든 뼈사이근 (C_8-T_1)
모든 새끼두덩 근육(C_7-T_1)
짧은손바닥근(C_8-T_1)
짧은엄지굽힘근의 깊은갈래(C_8-T_1)
엄지모음근(C_8-T_1)

말초신경 손상 / Peripheral Nerve Injuries

노신경이 마비되면 손목의 폄근과 손가락의 긴손가락폄근이 마비된다. 그림 7–44A에서 보듯이, 손목이 떨어지는 현상(wrist drop)이 일어난다. 손목은 능동으로 폄할 수 없을 것이고, 쥐기 동작시 손목의 폄이 손목을 고정하는데 필요하기 때문에, 효율적인 쥐기 동작이 불가능하다. 손목이 떨어지면, 손가락이 약간 폄되는데, 이런 폄은 근수축 때문에 일어나는 것이 아니라, 힘줄의 수동장력 때문에 일어나는 것이다. 쥐기가 어색하고 약해지지만(그림 7–44A), 스플린트로 손목을 폄 상태로 고정하면(그림 7–44B), 굽힘근이 그대로 살아있기 때문에 손목을 수동으로 폄했을 때 쥐기의 근력이 좋아진다.

자신경이 마비된 경우, 손의 자세를 "갈퀴손" 혹은 "자쪽 갈퀴손"이라고 하는데, 이것은 내재근의 마비로 발생한다(그림 7–45A). 4번째 손가락과 5번째 손가락이 주로 침범되는데, 그 이유는 자신경이 지배하는 깊은손가락굽힘근과 벌레근, 뼈사이근이 마비되기 때문이고, 새끼두덩 근육이 기능을 할 수 없게 된다. 손가락폄근은 4번 손가락과 5번 손가락의 MCP 관절을 폄하고, IP 관절을 약간 굽힘한다. 그러나 만약 검사자가 MCP 관절을 굽힘된 자세로 잡고 있다면, 대상자는 손가락폄근을 이용해 IP 관절을 폄할 수 있다. 그림 7–45B는 이런 목적을 위해 사용된 보조기를 보여 주고 있다. 새끼손가락의 벌림이 마비될 지라도, 새끼손가락은 어느 정도 벌림되어 있다(새끼폄근 때

A

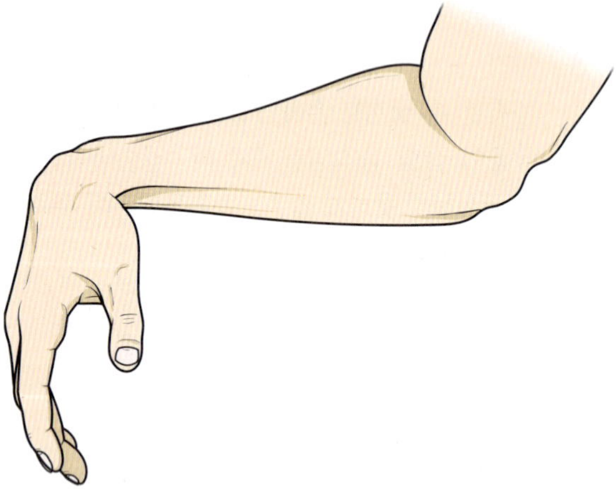

B

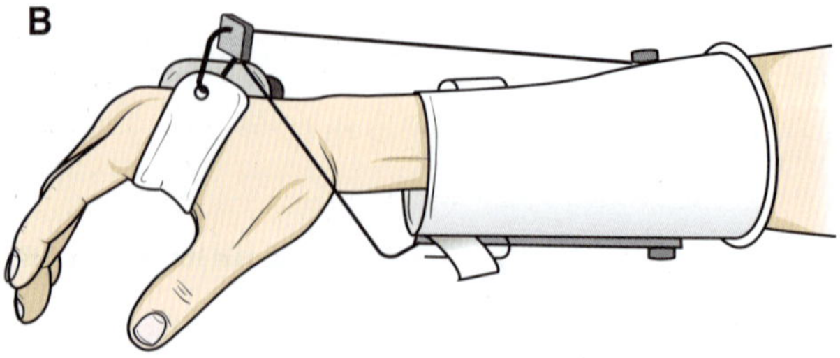

그림 7–44. 노신경마비는 손목과 손가락의 폄을 일으키지 못한다. A) 손목 떨어짐은 노신경이 마비되었을 때 발생한다. B) 손목 폄 보조기를 사용하면, 쥐기가 가능해진다.

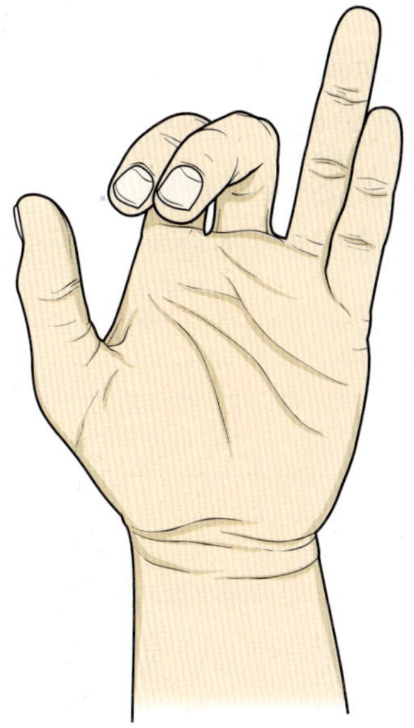

A

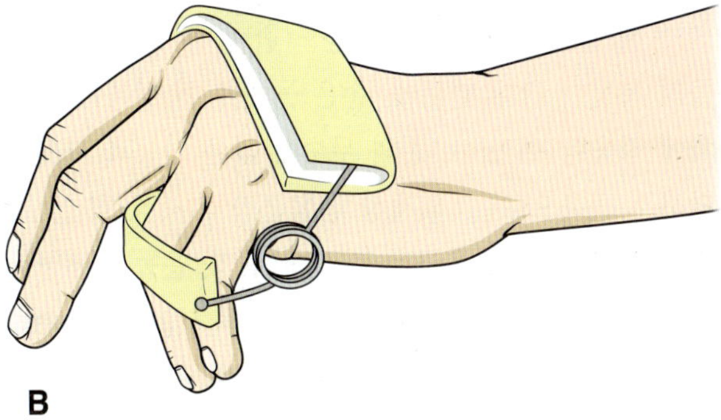

B

그림 7-45. 자신경마비. A) 갈퀴손은 자신경 기능이 소실되었을 때 일어난다. B) 갈퀴손 변형을 교정하는 스플린트는 4번째와 5번째 MCP 관절을 굽힘하고 IP 관절을 폄시키는 장치이다.

문에). 그러나 바닥쪽뼈사이근의 작용은 다른 근육에 의해 도움을 받지 않기 때문에 새끼손가락의 모음은 일어나지 않는다. 뼈사이근에 의해 일어나는 모든 손가락의 벌림과 모음은 자신경마비로 불가능하다. 그러나 경우에 따라 노쪽 뼈사이근이 정중신경에 의해 지배되기도 하기 때문에 벌림과 모음의 일부가 그대로 남아 있는 경우도 있다.

자신경이 몸쪽 아래팔에서 손상되면, 손 부위의 자신경 손상 보다 변형이 심하지 않는데, 이런 사실은 먼쪽마디뼈에 있는 깊은손가락굽힘근의 당김이 일어나지 않기 때문에, 갈퀴손이 발생하지 않는다는 것을 반직관적으로 알 수 있게 된다. 자신경이 몸쪽아래팔에서 손상되면, 깊은손가락굽힘근이 영향을 받게 되어, 갈퀴손을 일으킬 수 있는 먼쪽마디뼈에 대한 굽힘근의 힘이 발생하지 않는다. 이런 상태를 "자신경 모순(ulnar paradox)"이라고 하며, 이유는 변형이 적기 때문이다.

정중신경마비는 대부분 손가락의 굽힘근을 상실시키기 때문에, 쥐기에 심각한 영향을 준다. 노쪽 손가락이 정중신경의 지배를 받기 때문에 자쪽 손가락보다 더 심한 영향을 받는다. 엄지의 굽힘과 맞섬이 상실되고, 엄지두덩 근육이 위축되고, 폄근에 의해 엄지 전체가 등쪽으로 당기게 되어 손바닥과 동일한 면에 놓이거나 더 등쪽으로 이동하게 된다. 집게손가락과 가운데손가락의 자세 때문에, 이런 손을 "기도의 손(hand of Benediction)"이라고 부른다. 사람이 주먹을 쥘 때, 집게손가락과 가운데손가락이 굽힘을 하지 못하고, 폄된 채로 남아 있어, 기도할 때의 손처럼 보인다(그림 7-46). 엄지모음근이 1번 등쪽뼈사이근과 함께 마비되지 않은 유일한 엄지두덩 근육이어서, 작은 물체를 엄지와 집게손가락으로 잡을 수 있다. 집게손가락와 가운데손가락의 벌레근뿐만 아니라, 깊은손가락굽힘근과 얕은손가락굽힘근이 정중신경 지배를 받기 때문에, 집게손가락과 가운데손가락을 굽힘할 수 없다. 자쪽 손가락을 굽힘

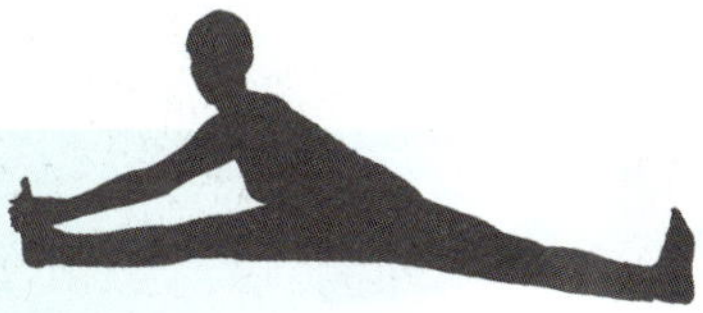

실습 포인트
PRACTICE POINT

손목의 굴 안으로 통과하는 자신경의 압박은 자전거를 많이 타는 사람에게 흔하게 나타난다. 손목뼈와 자전거 손잡이 사이에서 자신경이 압박되거나, 젖힘된 자세로 손목이 유지된다면 자신경이 늘어난다. 특히, 낮은 자세로 드롭다운 핸들바를 잡고 장시간 자전거를 탈 때 많이 발생한다. 이런 상태를 가끔 "핸들바 마비(handlebar palsy)" 혹은 "Guyon 굴 증후군"이라고 한다. 이런 상태의 초기 징후와 증상은 반지손가락과 새끼손가락에 둔감이나 저림현상이 나타나고, 또 근육 약증이 발생할 수 있다.

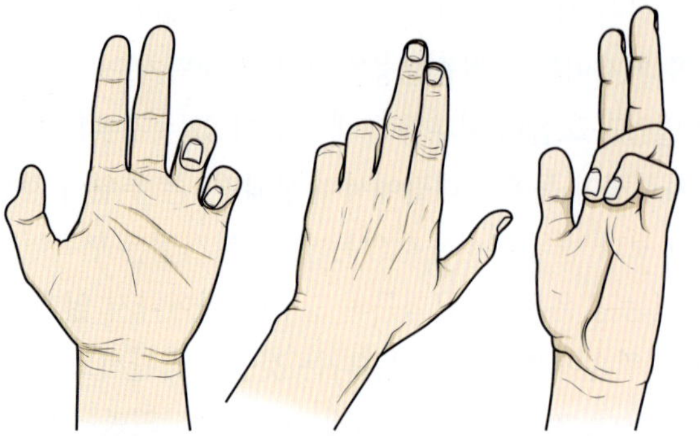

그림 7-46. 정중신경마비. 정중신경마비는 "기도의 손"으로 알려졌다. 주먹을 쥐려고 할 때, 집게손가락과 가운데손가락이 폄된다.

할 때, 집게손가락은 폄되지만, 가운데손가락은 어느 정도 굽힘된다. 그러나 대상자가 손목을 최대한 폄하면, 집게손가락과 가운데손가락이 힘줄작용(tendon action)에 의해 굽힘되지만, 능동적인 쥐기를 할 수 없다.

정중신경이 손목의 몸쪽에서 손상되면, "원숭이손(ape hand)"이 나타난다. 이 부위의 정중신경 손상은 내재근만 마비되기 때문에 엄지를 맞섬할 수 없지만, 얕은손가락굽힘근과 깊은손가락굽힘근은 영향을 받지 않아 사람이 주먹을 쥘 때 2번째 손가락과 3번째 손가락에서 굽힘이 일어난다.

손의 기능장애는 말초신경 손상으로 인한 감각소실에 의해 부가적으로 영향을 받는다. 손의 재활 프로그램에는 반드시 운동 훈련이 포함되어 있고, 최근의 재활 프로그램은 감각훈련의 중요성도 강조하고 있다. 말초신경 손상에 의한 감각소실의 영향은 손의 파워 쥐기와 정밀 쥐기를 감소시킨다.[33,34] Wynn-Parry는 재교육을 입체인지(stereognosis)와 촉각의 국재화로 구분했다. 그는 경험을 통해 신경의 재지배를 설명하기에는 너무 짧은 시간 내에 회복이 일어나고, 환자가 그들의 감각기능을 뚜렷하게 향상시킬 수 있다고 했다.

요약

Summary

손목과 손은 많은 일상활동을 담당하는 복잡한 구조물이다. 손목과 손은 환경에 대한 정보를 제공하는 감각기관으로서도 작용한다. 손목과 손은 물체를 쥔 후, 한 지점에서 다른 지점으로 그 물체를 운반하고, 다양한 쥐기 패턴을 이용해 물체를 조작하는 기능도 한다. 몇몇 관절과 근육들의 복잡한 관계 때문에, 손은 물체를 쥔 상태에서 그 물체에 적응할 수 있다. 손의 무수히 많은 기능과 자세를 담당하는 근육으로는, 외재성 굽힘근과 외재성 폄근, 내재근이 있다. 이들 근육군은 보조, 안정 및 운동을 제공하기 위해 함께 작용한다. 손의 기능은 손목 근육(특히 손목 폄근)의 안정화 기능에 좌우된다. 손목의 기능적 자세는 20-35°의 폄이다; 이 자세는 손가락의 적절한 움직임과 근력, 정교한 손 기술을 허용한다. 이들 3 근육군 중 하나의 근육군이 손상되거나 기능을 할 수 없으면, 전반적인 손의 기능이 떨어진다. 손의 관절과 연부조직, 신경, 뼈 등이 손상되면, 그 사람은 단순한 일상생활 활동도 수행할 수 없을 것이다.

실습 포인트

PRACTICE POINT

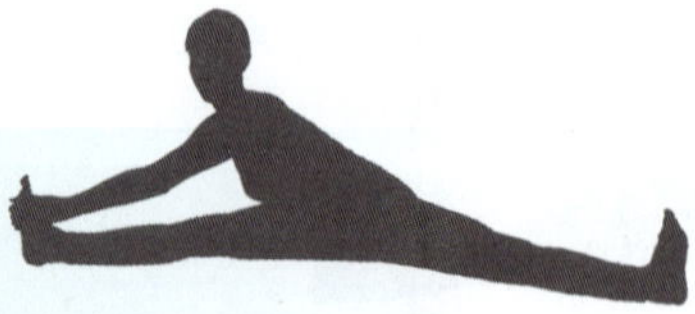

정중신경마비 보다 약한 상태는 손목굴 증후군이다. 임상가는 손목굴 안에서 정중신경이 압박된 환자를 보게 된다. 여러 가지 원인이 손목굴 증후군을 일으킬 수 있다. 타이핑이나 피아노 연주와 같은, 장시간 동안 반복된 손목 굽힘이나 폄이 여기에 속한다. 손목굴 안의 부종도 손목굴 증후군을 일으킬 수 있다. 이런 부종은 관절염, 갑상샘저하, 뇌하수체 질환, 당뇨병, 임신 등과 같은 전신적 상태나 손상에 의해 일어날 수 있다. 환자는 정중신경의 분포 부위에 둔감과 저림 등의 증상과 정중신경이 지배하는 근육의 약증, 그리고 통증으로 인한 수면장애 등을 호소한다.

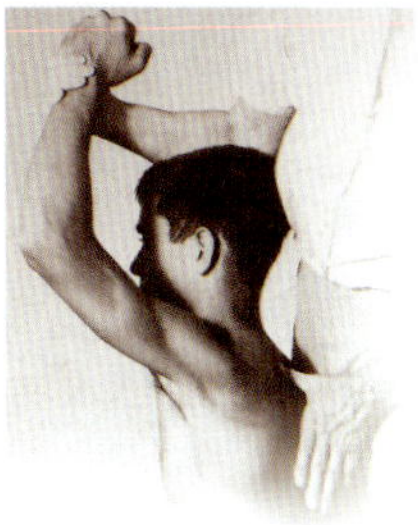

임상 시나리오 해결 (CLINICAL SCENARIO SOLUTION)

철저한 근력검사와 Lori로부터 철저하게 병력을 체크하여, 임상가는 정중신경의 압박으로 발생하는 손목굴 증후군의 증상을 확인할 수 있다. 손목굴 증후군의 증상은 정중신경이 분포하는 부위의 통증과 감각이상이다. 다른 증상으로는 내재근의 약증이 있다. 손목굴 증후군은 헤어디자이너와 같이 반복적이고 높은 하중이 손에 걸리는 사람에게서 자주 관찰된다. 하나의 중재 방법으로써, 정중신경의 압박을 줄여 주기 위해 손목을 중립위나 약간의 폄 자세로 만들어 주는 야간 보조기를 착용시킨다. 그리고 손목굴의 압박을 감소시키기 위해 중등도의 스트레칭 활동과 안정 시의 활동을 교육한다.

논의 문제 (Discussion Questions)

1. 손의 기능적 자세를 위해 팔꿉관절과 어깨관절이 어떻게 해야 하는지를 설명한다. 아래팔이 손의 수행능력에 어떤 영향을 주는가?
2. 자뼈가 몸쪽 손목뼈와 직접적으로 접촉하지 않기 때문에, 자뼈는 손목관절의 일부가 아니다. 오히려, 세모섬유연골원반은 노뼈와 자뼈뿐만 아니라, 자뼈와 몸쪽손목뼈 사이에 위치한다. 만약 이 원반이 손상받으면, 이것이 손목관절에 어떤 영향을 줄 것인가?
3. 노뼈와 자뼈 사이에 있는 뼈사이막은 손목에서 더 몸쪽 분절로 힘을 전달하고 분산하는 역할을 한다. 사람이 넘어지면서 팔을 뻗어 지면을 짚었을 때, 뼈사이막이 그 힘을 어떻게 분산하는지를 설명해 본다. 뼈사이막이 머리 위로 쟁반을 들고 이동하는 웨이터에게 있어 어떤 역할을 하는가? 웨이터가 머리 위로 쟁반을 들고 가는 것이 허리 높이로 쟁반을 들고 가는 것보다 왜 더 쉬운가?
4. 여러분이 폄근덮개장치에 대해 어느 정도 알고 있다면, 폄근덮개장치가 손의 활동에 영향을 주는 하나의 손 활동을 예로 들어 본다.
5. 손바닥에 있는 긴 외재성 근육의 힘줄과 손등에 있는 긴 외재성 근육의 힘줄이 서로 다르게 설계되어 있다. 이들 차이점과 그들의 특성이 그들의 기능에 얼마나 부합되는 지를 확인한다.
6. 손의 정상 기능은 긴 손가락 굽힘근, 긴 손가락 폄근, 내재근의 정상적인 기능에 좌우된다. 이들 근육의 손상이 손의 정상 기능에 얼마나 영향을 주는 지에 대해 토의해 본다. 토의를 할 때, 손의 정상 활동을 설명하고, 각 근육군(긴 손가락 굽힘근, 긴 손가락 폄근, 내재근) 중 어느 근육이 손상되었을 때, 손의 정상 기능이 어떻게 손상되는지를 설명한다.

실습활동 (Lab Activities)

1. 관절이 분리된 뼈나 뼈대(skeleton)에서, 아래와 같은 손목과 손의 뼈들과 그 뼈들의 특정 지점을 확인해 본다. 파트너와 함께, 이들 중 촉진할 수 있는 뼈 지점을 결정하고 촉진해 본다.

자뼈머리	8개의 손목뼈
자뼈 붓돌기	손허리뼈몸통
노뼈 붓돌기	손허리뼈머리
등쪽 노뼈결절	마디뼈

2. 아래와 같은 관절면을 검사하고 확인한다:

노손목관절	손허리손가락(MCP)관절
가운데손목관절	마디뼈사이(IP)관절
손목뼈사이관절	엄지의 손목손허리관절(CMC)
손목손허리관절: 2 – 5번	

3. 파트너와 함께, 손목과 손가락(엄지 제외)의 움직임을 분석한다. 이들 운동의 축이 있는 뼈지점을 확인하고 촉진한다.

4. 파트너와 함께, 엄지의 모든 운동(CMC 관절, MCP 관절 및 IP 관절)을 분석한다. 엄지의 안장관절 위치를 자신의 손이나 다른 사람의 손에서 촉진해 본다.

5. 파트너의 손목, 손가락, 엄지의 관절을 대상으로 굽힘, 폄, 그리고 가쪽 움직임을 수동으로 최대 가동범위까지 움직여 본다.

   a. 대략적인 가동범위를 말해 본다.
   b. 각 운동의 끝 느낌을 말해 본다.

6. 손바닥을 아래로 하여 여러분의 아래팔과 손을 테이블 위에 올려 놓는다. 손가락을 능동으로 펌하고 젖힘해 본다(손바닥을 테이블 위에 올려 놓은 상태에서). 그런 다음, 똑같은 동작을 수동으로 적용해 본다. 능동보다 수동으로 움직였을 때, 약간 더 큰 가동범위가 일어남을 확인한다. 여러분이 많은 여성과 남성을 관찰한다면, 대개 여성이 남성보다 가동범위가 더 큼을 확인할 수 있을 것이다.

7. 손목뼈와 손가락관절의 종속운동을 부드럽게 수행한다. 명심해야 할 것은 대상자의 아래팔과 손이 이완되어야 한다는 점이다. 그리고 검사자는 뼈를 고정한 후, 다른 뼈를 활주, 돌림 및 신연시켜야 한다.

8. 뼈대에서 다음 근육들의 몸쪽부착점과 먼쪽부착점의 위치를 확인한다.

긴노쪽손목폄근	긴엄지폄근
짧은노쪽손목	짧은엄지폄근
자쪽손목폄근	자쪽손목굽힘근
온손가락폄근	노쪽손목굽힘근
긴엄지굽힘근	깊은손가락굽힘근
긴엄지벌림근	얕은손가락굽힘근

   a. 이 근육들이 지나가는 관절을 확인한다.
   b. 이 근육들이 일으킬 수 있는 운동을 확인한다.

9. 손목과 손가락의 굽힘근과 폄근의 힘줄과 힘살을 촉진하고, 팔꿉관절 부위에 있는 근육의 몸쪽부착점까지 그것들의 작용선을 따라 추적해 본다. 손목 근처에서 힘줄을 촉진하고, 아래팔과 손의 위치에 관계없이 여러분이 할 수 있는 만큼 그들의 관계를 분석해 본다.

10. Skin pencil을 사용하여 엄지를 포함한 모든 외재근을 자신의 손에 그려 보아라. 그 다음에 "짧은(short) 근"(내재근)을 그리고 내재근과 외재근의 관계를 분석해 보자. 내재근에 의해 수행되는 손과 손가락, 그리고 엄지의 운동을 알아보자. 그리고 손의 내재근과 외재근의 통합작용을 분석해 보자.

11. 다음의 물건들을 집거나 조작해 본다: 압핀, 곧은 핀, 종이 클립, 카드, 동전, 열쇠, 유리잔, 추, 연필 혹은 펜, 서류가방, 핸드백, 컵, 문손잡이, 가위, 잡지, 신문, 드라이브, 책, 공 등등. 쥐기 패턴을 분석해 본다. 특히 손목의 자세와 손가락의 특정 움직임, 그리고 한 쥐기 패턴에서 다른 쥐기 패턴으로 이동(그림 7-35와 그림 7-36 — 파워 쥐기와 정밀 쥐기)을 분석한다.

12. 휴대용 동력계(hand dynamometer)와 집기 측정기(pinch meter)를 사용하여 정밀 쥐기(세 손가락 쥐기, 측면 쥐기)를 하는데 필요한 힘을 검사한다. 여러분의 우성 손과 열성 손을 검사한다. 학급 동료들의 결과를 종합하여 비교하고, 평균값을 구한다. 반복 횟수, 아래팔의 위치나 지지 정도를 고려하여 검사 절차의 표준화를 확보한다.

13. 팔꿉관절과 손목, 손에서 발생할 수 있는 기능장애를 예측한다.

   a. 위팔뼈의 척수고랑 부위에서 노신경이 절단되었을 때
   b. 손목관절 부위에서 정중신경이 절단되었을 때

c. 위팔뼈 안쪽위관절융기와 팔꿈치머리 사이의 팔꿉관절 부위에서 자신경이 손상되었을 때
d. 팔신경얼기의 가쪽 다발이 손상되었을 때.

각 신경 손상을 분석할 때, 소실된 기능, 감소될 기능, 그리고 정상 기능을 결정해 본다.

참고문헌 (References)

1. Hoppenfeld S. *Physical examination of the spine and extremities*. East Norwalk, CT: Appleton-Century-Crofts, 1976.
2. Razemon JP, Fisk GR. *The Wrist*. Edinburgh: Churchill Livingstone, 1988.
3. Kapandji IA. *The Physiology of Joints. Upper Limb. Vol 1,* ed 5. Edinburgh: Churchill Livingstone,1982.
4. Moore KL, Dalley AF, II. *Clinically Oriented Anatomy*, ed 4. Philadelphia: Lippincott Williams & Wilkins, 1999.
5. Zancolli E. *Structural and Dynamic Bases of Hand Surgery*. Philadelphia: JB Lippincott, 1979.
6. Brand P, Hollister A. *Clinical Mechanics of the Hand*, ed 2. St. Louis: Mosby Year Book, 1992, p. 83.
7. Amadio PC, Lin GT, An K. Anatomy and pathomechanics of the flexor pulley system. *Journal of Hand Therapy* 2:138–141, 1989.
8. Lin GT, Amadio PC, An KN, Cooney WP. Functional anatomy of the human digital flexor pulley system. *Journal of Hand Surgery (Am)* 14(6):949–956, 1989.
9. Kuhlmann JN, Tubiana R. Mechanism of the Normal Wrist. In Razemon JP, Fisk GR (eds): *The Wrist*. Edinburgh: Churchill Livingstone, 1988.
10. Napier JR. The prehensile movements of the human hand. *Journal of Bone and Joint Surgery* 38B(4):902–913, 1956.
11. Schlesinger G. *Der mechanische Aufbau der kuntslichen Glieder*. Berlin: J Springer,1919.
12. Taylor CL, Schwarz RJ. The anatomy and mechanics of the human hand. *Artificial Limbs* 2(2):22–35, 1955.
13. Swanson AB, Matev IB, deGroot G. The strength of the hand. *Bulletin of Prosthetics Research* 10(14):145–153, 1970.
14. Toews JV. A grip-strength study among steelworkers. *Archives of Physical Medicine and Rehabilitation* 45:413–417, 1964.
15. Crosby CA, Marwan A, Wehbé MA, Mawr B. Hand strength: Normative values. *Journal of Hand Surgery (Am)* 19(4):665–670, 1994.
16. Petersen P, Petrick M, Connor H, Conklin D. Grip strength and hand dominance: Challenging the 10% rule. *American Journal of Occupational Therapy* 43(7):444–447, 1989.
17. Thorngren KG, Werner CO. Normal grip strength. *Acta Orthopaedica Scandinavica* 50(3):255–259, 1979.
18. Ertem K, Inan M, Yologlu S, et al. Effects of dominance, body mass index and age on grip and pinch strength. *Isokinetics & Exercise Science* 11:219–223, 2003.
19. Incel NA, Ceceli E, Durukan PB, Erdem HR, Yorgancioglu ZR. Grip strength: Effect of hand dominance. *Singapore Medical Journal* 43(5):234–237, 2002.
20. Klopsteg DE, Wilson PD. *Human limbs and their substitutes*. New York: McGraw-Hill, 1954.
21. Snijders CJ, Volkers AC, Mechelse K, Vleeming A. Provocation of epicondylalgia lateralis (tennis elbow) by power grip or pinching. *Medicine and Science in Sports and Exercise* 19(5):518–523, 1987.
22. Werremeyer MM, Cole KJ. Wrist action affects precision grip force. *Journal of Neurophysiology* 78:271–280, 1997.
23. Smith MA, Soechting JF. Modulation of grasping forces during object transport. *Journal of Neurophysiology* 93:137–145, 2005.
24. Backhouse KM, Catton WT. An experimental study of the function of the lumbrical muscles in the human hand. *Journal of Anatomy* 88:133–141, 1954.
25. Long C, Brown ME. Electromyographic kinesiology of the hand: Muscles moving the long finger. *Journal of Bone and Joint Surgery* 46A:1683–1706, 1964.
26. Landsmeer JM, Long C. The mechanism of finger control: Based on electromyograms and location analysis. *Acta Anatomica* 60(3):330–347, 1965.
27. Long C, 2nd. Intrinsic-extrinsic control of the fingers: Electromyographic studies. *Journal of Bone and Joint Surgery* 50A(5):973–984, 1968.
28. Long C, 2nd., Conrad PW, Hall EA, Furier SL. Intrinsic-extrinsic muscle control of the hand in power grip and precision handling: An electromyographic study. *Journal of Bone and Joint Surgery* 52A(5):853–867, 1970.

29. Fess EE. Convergence points of normal fingers in individual flexion and simultaneous flexion. *Journal of Hand Therapy* 2:12, 1989.
30. Inglis AE, Cooper W, Bruton W. Surgical correction of thumb deformities in spastic paralysis. *Journal of Bone and Joint Surgery* 52A(2):253–268, 1970.
31. Standring S, ed. *Grays Anatomy: The Anatomical Basis of Clinical Practice,* ed 40. New York: Elsevier Churchill Livingstone, 2008.
32. Kendall HO, Kendall FP, Wadsworth GE. *Muscles: Testing and Function*, ed 2. Baltimore: Williams & Wilkins, 1971.
33. Belson P, Smith LK, Puentes J. Motor innervation of the flexor pollicis brevis. *American Journal of Physical Medicine* 55(3):122–138, 1976.
34. Wynn-Parry CB. *Rehabilitation of the Hand*, ed 4. London: Butterworths, 1981.

CHAPTER 8

제 8 장

머리, 목, 그리고 몸통

Head, Neck, and Trunk

"존경할 만한 남자 또는 여자는 스스로에게 약속한 기대치에 부응하기 위해 최선을 다한다. 그들은 외적인 확인이나 조절할 필요성이 없다." 그들은 기본적으로 훌륭한 사람들이다.

— James E. Faust (Ensign, May 1982)

개요 (Chapter Outline)

학습목표 (Learning Outcomes)

본 장은 머리, 목과 몸통에 대해 상세하게 연구하였다. 이 장의 마지막 부분에서 다음과 같은 사항들을 할 수 있어야 한다:

- ❒ 척추의 분절을 확인한다.
- ❒ 다양한 척추 부위의 차이점을 인식한다.
- ❒ 목뼈, 등뼈, 허리뼈 부위와 그 기능의 중요한 근육들을 열거한다.
- ❒ 몸통의 움직임의 기전과 척추가 움직이는 동안 안정화시키는 방법을 설명한다.
- ❒ 골반, 허리, 그리고 몸통 간의 연관성과 서로 관여하는 기능적인 움직임을 토론한다.
- ❒ 골반의 움직임: 앞쪽과 뒤쪽 골반기울임을 설명한다.
- ❒ 턱관절의 근육과 기능을 확인한다.

개요 (Chapter Outline)

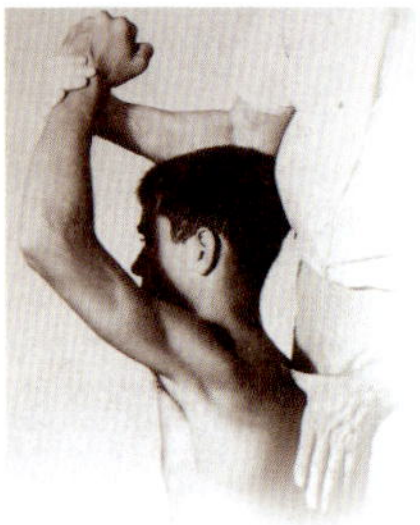

임상 시나리오(CLINICAL SCENARIO)

Kamryn는 허리손상으로 일을 할 수 없는 Matt와 직장생활을 하고 있다. 그는 10년 동안 근무한 큰 소매점에서 배달하기 위해 상자를 트럭으로 옮기는 도중에 허리를 다쳤다. 이것이 작업도중 첫 번째 손상이었다. Matt는 직장에 복귀하는 것을 걱정하고 있었다. 그래서 근무가 없는 날 Kamryn은 그에게 적절한 신체역학을 알려주고자 한다. 그녀는 잘못된 역학이 척추에 가해지고 있다는 사실을 인식하고 있다. 그리고 전반적인 치료과정에서, 그녀는 환자에게 정상적인 신체역학의 중요성을 강조하기 위해 최선을 다하고 있다. 오늘 그녀는 그에게 또 다른 허리손상의 위험을 방지하기 위해 상자를 들어 올릴 때 허리를 올바르게 굽힘하는 방법을 가르쳐 줄 것이다.

서론

Introduction

축성뼈대는 머리, 척추, 복장뼈, 갈비뼈를 포함한다. 머리는 척추와 관련이 있으며 머리 위치에 따라 척추의 자세에 영향을 미친다. 그것을 본 장에서 배울 것이다. 축성뼈대는 팔과 다리 사이에 힘을 전달하고 흡수하는 매개 역할을 제공한다. 우리는 본 장을 통해 왜 축성뼈대가 팔 · 다리 기능에 매우 중요한 역할을 하는지 바로 알게 될 것이다.

척추뼈, 갈비뼈, 그리고 턱은 동시에 수행해야 할 다양한 목적을 가지고 있다. 즉, 장기(척수와 내장기관)의 보호, 호흡, 씹기, 삼키기 등의 생체(vital) 기능 보호, 중력에 대해 머리와 팔과 몸통(head, arms, and trunk: HAT)의 지지, 팔과 다리 사이의 힘 전달, 그리고 손의 기능, 이동, 그리고 다른 활동을 위한 안정성과 가동성의 제공 등이다. 척주의 앞쪽 부위(몸통과 원반)는 체중부하, 충격 흡수, 그리고 모든 방향에서 가동성을 제공한다. 척주의 뒤쪽 부위는 척수의 보호, 움직임의 안내와 제한, 몸통과 팔다리근육의 지렛대작용을 증가시키기 위해 길어진 돌기를 제공하고 있다.

뼈

Bones

엉치뼈를 포함한 척주뼈는 본 장에서 다루어진다. 골반은 9장에서 언급한다. 엉덩뼈가 골반과 함께 기능을 한다지만, 이것은 척주의 구성요소이므로 본 장에서 다루겠다. 척주는 여러 개의 뼈로 구성된다. 척주의 그런 모양으로 인해 광범위한 척추 움직임이 일어나기 때문에 분명 장점이다. 반면에 단점은 척주의 안정성을 유지하기 위해 근육과 인대에 의존해야 하는 것이다. 본 장을 공부함에 따라 이런 장 · 단점이 기능, 손상, 그리고 질병에 어떻게 영향을 미치는지 알게 될 것이다.

척주의 정상 굽이 / Normal Curves of the Vertebral Column

뒤쪽에서 바라보면 정상 척추는 수직이다. 가쪽면에서 정상 척추는 앞과 뒤의 생리적인 굽이를 나타낸다. 이러한 "굽이"는 축성 압박에 대한 척주의 저항을 향상시킨다.[1] 출생 시 척주는 뒤쪽(**뒤굽이**; 첫 번째 만곡)(그림 8.1A)으로만 볼록한 하나의 굽이를 가진다. 유아로 성장하면서 엎드린 자세에서 고개를 들고 앉는 능력이 발달하면서 목

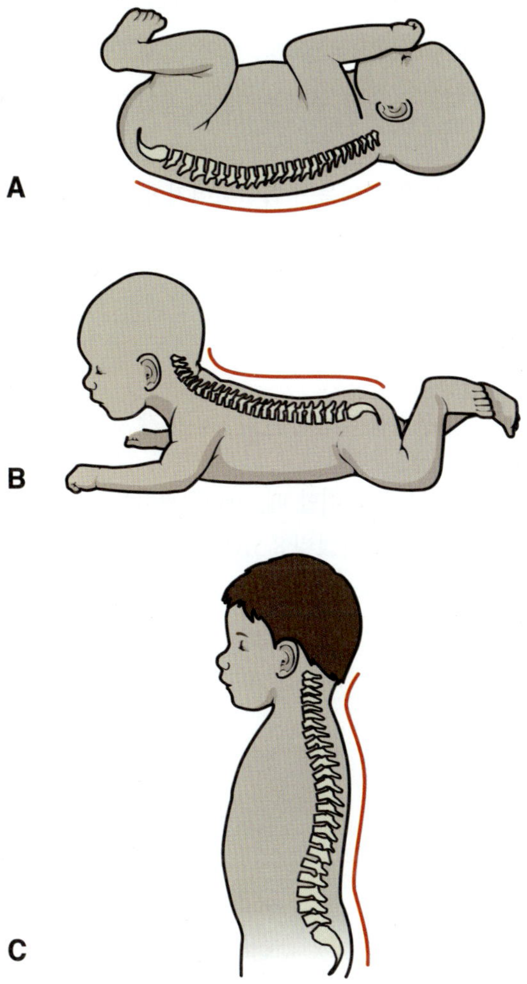

그림 8.1 척주 굽이의 변화. A) 유아기에서 뒤쪽으로 볼록하다. B) 유아가 머리를 들기 시작하면서 목뼈의 앞굽이가 발생된다. C) 시간이 지남에 따라 아이가 약 10세가 되면 모든 척추 굽이는 성인 척주 굽이와 동일하게 형성된다.

뼈가 앞쪽(**앞굽이**; 두 번째 굽이)(그림 8.1B)으로 볼록하게 된다. 아이들이 일어서서 걷게 되면 허리뼈는 앞쪽으로 볼록해지고 이런 허리 굽이는 엉덩근의 긴장으로 인하여 크게 발생된다.[2] 대략 10살쯤 되면 아이들의 생리적 굽이는 성인에서 형성된 굽이와 유사하다(그림 8.1C).[1] 성인 척추는 4개의 굽이가 있다. 목뼈(앞쪽으로 굽이), 등뼈(뒤쪽으로 굽이), 허리뼈(앞쪽으로 굽이), 엉치뼈(뒤쪽으로 굽이). 척주가 처음에 뒤쪽(뒤굽이)으로 만곡되어 있기 때문에 이 만곡은 첫 번째 척주굽이라 부르고, 반면에 목뼈와 허리뼈에서 나중에 발달된 앞쪽 볼록 굽이(앞굽이)는 두 번째 굽이라 한다. 머리의 중력중심선과 바로 연결되는 분절은 굽이의 오목면으로 내려온다(그림 8.2)

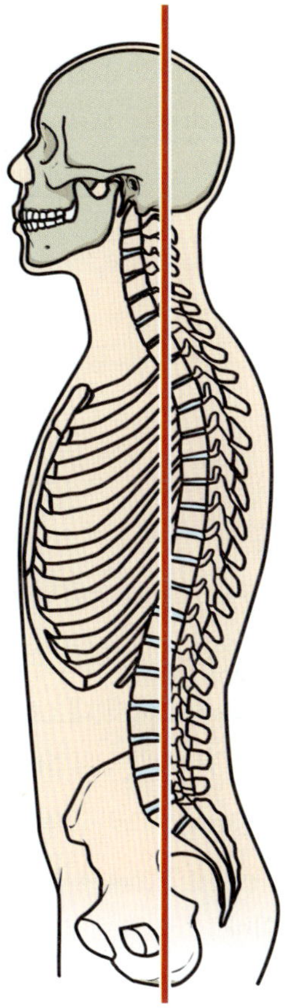

그림 8.2 신체의 중력선은 척주 굽이의 오목 쪽을 지나간다.

서 있는 상태에서 허리뼈는 정상적으로 앞굽이 자세가 된다. 똑바로 앉은 자세에서 골반과 엉치뼈는 앞쪽으로 회전되고 허리뼈 굽이가 두드러진다. 정상적인 사람이 서서 천천히 척주 전체를 목에서부터 시작해서 발쪽으로 계속 굽힘을 할 때, 가시돌기의 가쪽면에서 납작해진 부분과 갑작스러운 굽힘 없이 뒤쪽으로 볼록이 형성되면서 일어난다(그림 8.3A). 또한 양측으로 옆굽힘(뒤쪽에서 관찰)을 하면, 가시돌기의 대칭성 굽이가 형성된다(그림 8.3B). 대칭성, 편결손 또는 굽힘의 결손은 뼈대 치우침(deviation)이라 한다. 이러한 치우침들이 상당한 비정상을 유발할지라도 그것으로 인해서 허리통증과 기능부전을 동반할 수도 있고 하지 않을 수도 있다.

비촉진 구조 / Nonpalpable Structures

척주는 뒤쪽과 가쪽으로 근육들이 부착되어 있고 앞쪽으로 촉진이 용이하지 않다. 그러므로 척주의 일반적 구조와 특성을 뼈와 해부학 책을 이용해서 공부해야 한다. 해부학적 평가와 적응은 임상적 촉진을 수행하는데 있어 기본이다. 사전에 해부학 공부를 통해 이러한 구조를 파악하지 못했다면 해부학을 다시 복습하기를 바라고, 다음과 같은 사항들을 공부하자:

- 척주의 생리적 굽이
  - 목뼈
  - 등뼈
  - 허리뼈
  - 엉치꼬리뼈
- 7개의 목뼈, 12개의 등뼈, 5개의 허리뼈의 일반적 구조와 구체적인 특성. 이러한 척주 영역의 모양과 자세의 차이점을 비교해서 대조해 본다:
  - 척추뼈구멍을 에워싸는 척추뼈 몸통과 척추뼈고리(arch), 그리고 척추뼈고리판
  - 가로돌기, 관절돌기, 그리고 가시돌기
  - 척추사이원반
- 척추를 함께 연결하는 인대
  - 척주의 전체 길이를 연장하는 앞과 뒤 세로인대
  - 인접한 척추의 고리판 사이의 황색인대 (라틴어, *flavus,* 노란색)
  - 가로사이인대, 가시사이인대, 가시위인대
  - 목덜미인대

머리뼈에서 다음 구조들은 확인되어야 한다 (그림 8.4):

- 뒤통수뼈의 아래목덜미선은 위목덜미선과 거의 평행하게 있지만, 겹쳐 있는 근육들로 인하여 촉진하기가 어렵다.
- 양측에 한 개의 뒤통수융기는 뒤통수 고리뼈 관절을 형성한다.
- 뒤통수뼈의 목정맥구멍돌기(jugular process)는 뒤통수융기의 가쪽에 위치하고, 짧은뒤목근육(가쪽머리곧은근)의 부착을 제공한다.
- 뒤통수뼈의 큰구멍으로 숨뇌(medulla oblongata)가 통과한다.

큰구멍의 앞쪽에 뒤통수뼈의 바닥 부위가 있다. 이 부위는 고리-뒤통수관절의 운동축의 앞쪽에 위치하고, 머리의 깊은굽힘근을 위한 부착부위를 제공한다(긴머리, 앞머리곧은근).

아래턱에서 다음 부위들이 확인되어져야 한다 (그림 8.5A):

- 아래턱몸통
- 가지
- 볼록 관절융기
- 관자근의 부착을 제공하는 갈고리돌기

턱관절이 안정자세를 취할 때, 아래턱관절융기는 관자뼈의 관절오목에 위치한다(그림 8.5B). 입을 열 때 관절융기는 관자뼈의 광대돌기에 있는 관절결절 밑에 있는 아래와 앞방향으로 움직인다(그림 8.5C).

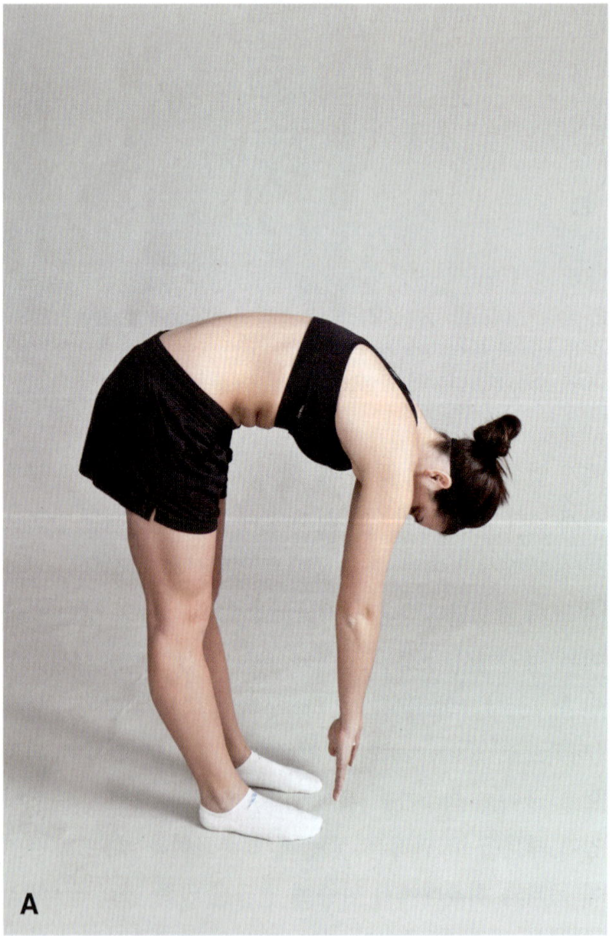

그림 8.3 A) 굽힘에서의 척추 정렬. - *계속*

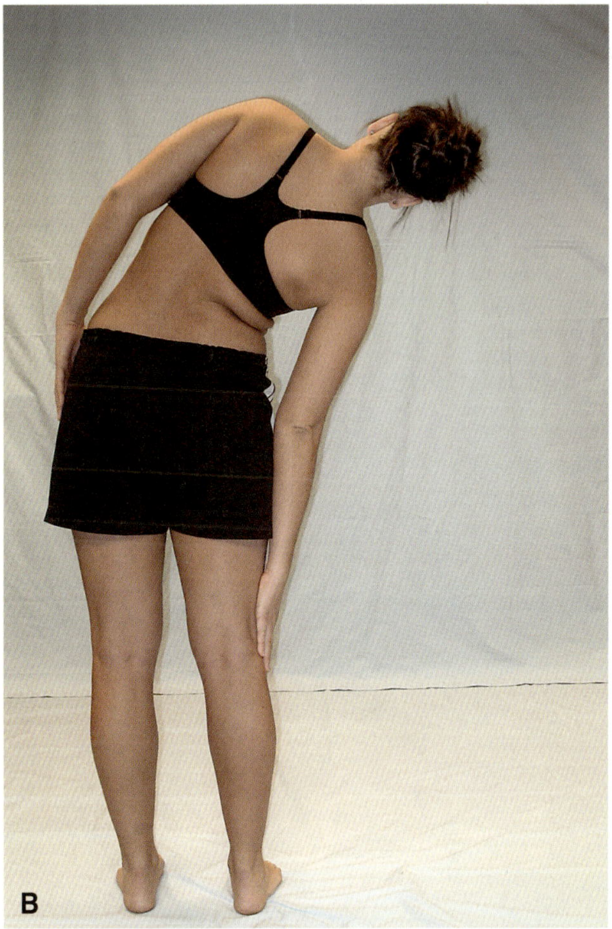

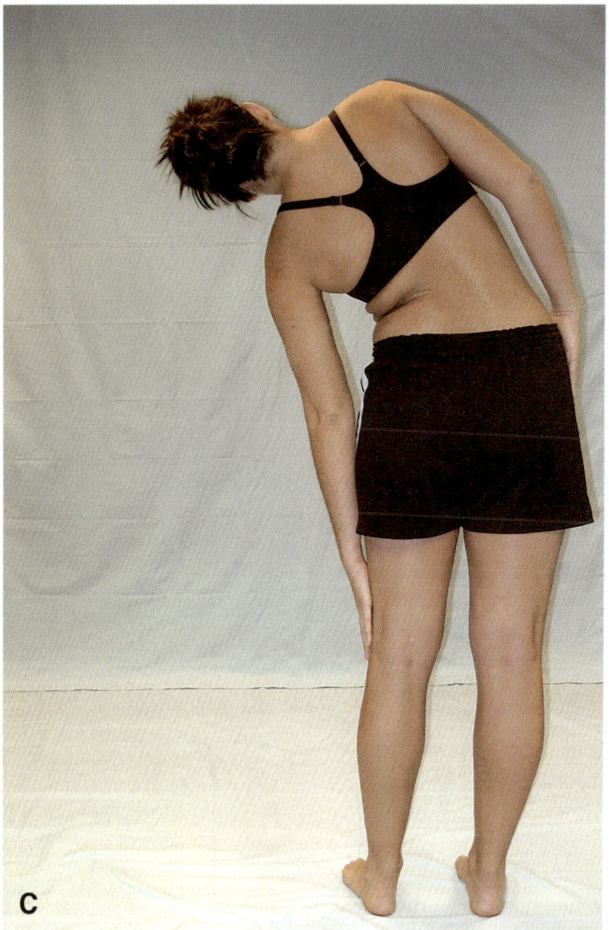

그림 8.3-계속 B) 오른쪽으로 옆굽힘, C) 왼쪽으로 옆굽힘.

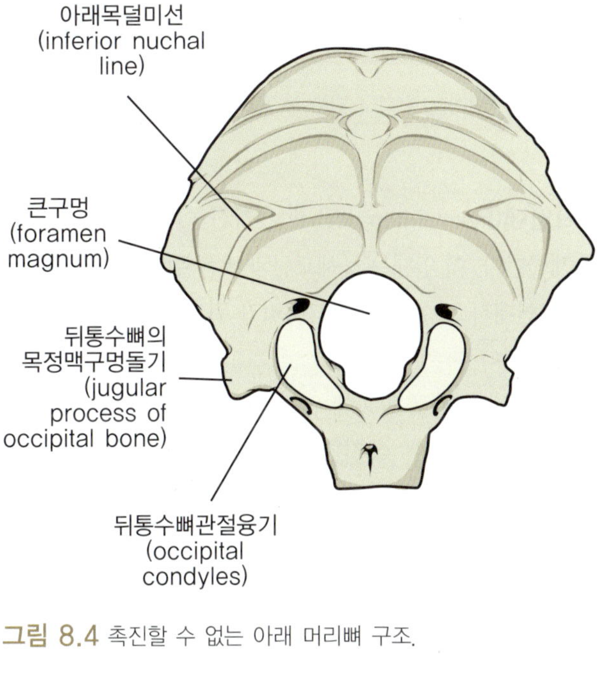

그림 8.4 촉진할 수 없는 아래 머리뼈 구조.

촉진 구조 / Palpable Structures

손가락을 귓불 뒤에 위치해서 관자뼈의 꼭지돌기 부위를 촉진할 수 있고, 그 가장 아랫부분이 꼭지돌기(그리스어, *mastor,* 가슴; *eidos,* 유사한 꼭지)이다(그림 8.6). 서 있는 자세에서 이 돌기에 부착되어 있는 목빗근(SCM)을 이완할 수 있도록 머리를 약간 앞쪽으로 굽히면, 가장 잘 촉진할 수 있다. 머리가 뒤쪽으로 기울어져 있을 때 그 근육은 긴장되고, 오직 돌기 부위만 촉진된다. 손가락을 꼭지돌기 뒤쪽 방향으로 움직이면 위목덜미선의 뒤통수뼈에서 만져질 수 있다(그림 8.6A와 B). 일부 이 능선(ridge)의 가쪽부위는 목빗근(SCM)의 부착부위를 제공하고, 일부 안쪽 부위는 등세모근의 부착 부위를 제공한다.

오른쪽과 왼쪽의 두 개의 위목덜미선이 안쪽선에서 만나는 지점에, 작은 융기인 **바깥뒤통수융기**(external occipital protuberance)가 있다(그림 8.6). 바깥뒤통수 능선은 안

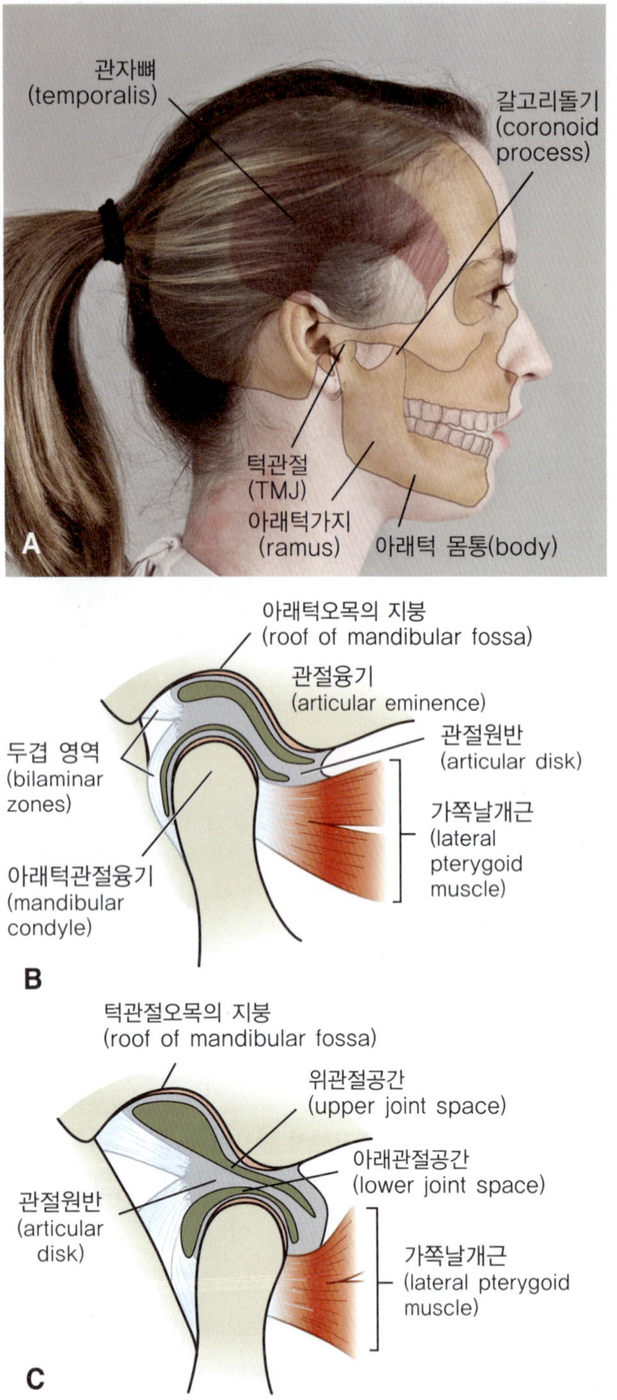

그림 8.5 가쪽머리와 턱관절. A) 관자근과 깨물근의 뼈 기준점과 부착부위. 턱관절을 닫는 이 근육들의 대략적인 견인력 작용선은 강력한 근육의 지렛대작용의 이점을 제공한다. 이때 귀까지 턱관절이 근접하게 닫힌다는 것을 주목하자. B) 턱이 닫히고 아래턱관절융기가 광대뼈의 턱관절 오목에 있는 중간시상면의 그림이다. C) 턱이 열리고 턱뼈관절융기가 관절융기 바로 밑에 위치한다.

쪽선의 융기에서 큰구멍까지 연장되어 있다. 이러한 골성 융기는 일곱 번째의 목뼈에서 머리뼈까지 연장되어 있는 **목덜미인대**(ligamentum nuchae), 강한 인대띠의 부착부위를 제공한다. 이 인대는 등세모근과 많은 뒤목근육에 부착한다. 이 인대가 느슨해질 때나 머리가 뒤로 기울어질 때 가장 잘 촉진된다.

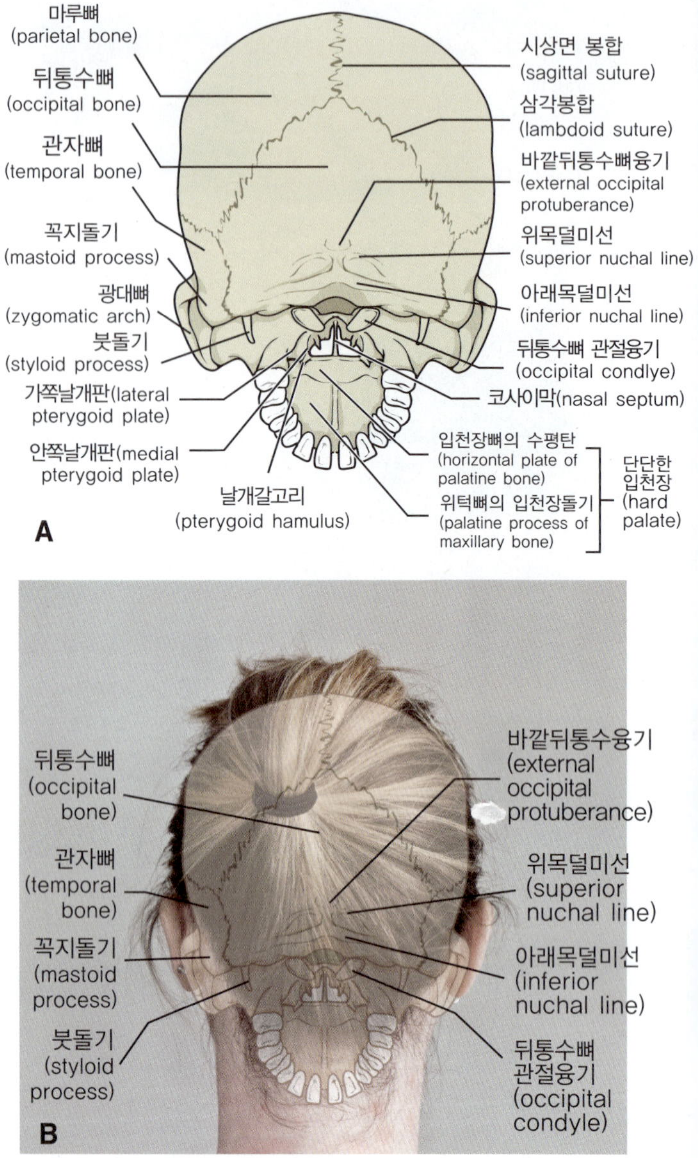

그림 8.6 머리 표시점의 뒤쪽 부위.

바깥귀길의 바로 앞쪽에 있는 **아래턱관절융기**(condyles of the mandible)는 촉진될 수 있다. 대상자가 입을 열거나 턱을 가쪽이동시키면 관절융기가 관절오목과 관자뼈의 결절(tubercle) 쪽으로 움직이는 것을 느낄 수 있다. 아래턱 관절융기 또한 손가락을 바깥귀길에 넣고 앞쪽으로 압박하면 느낄 수 있다(그림 8.7).

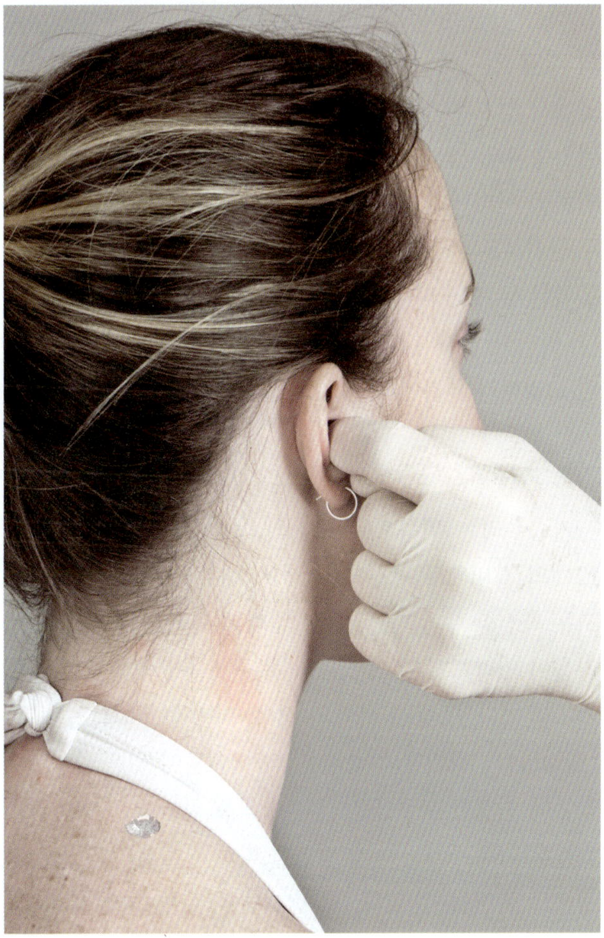

그림 8.7 아래턱관절융기의 촉진은 바깥귀길 안에 손가락을 대고 앞쪽으로 압박함으로써 느낄 수 있다.

임상적인 정보와 촉진을 위한 다음의 기준점은 특정한 척추의 부위를 확인하기 위해 사용될 수 있다:

- C-3는 목뿔근과 같은 수준에 있으며 아래턱뼈 바로 아래 앞쪽에서 촉진될 수 있다.
- C-4와 C-5는 방패연골과 같은 수준에 있다.
- C-6는 반지연골의 활(arch)과 같은 수준에 있다.
- T-4의 몸통은 복장뼈자루 이음부와 복장뼈의 몸통의 높이와 일치한다.
- T-7의 가시돌기는 어깨뼈의 아래각과 동일 선상에 있다.
- T-10의 몸통은 칼돌기의 끝과 동일한 위치에 있다.
- L-4의 가시돌기는 엉덩뼈능선의 가장 높은 부위와 같은 위치에 있다.
- S-2는 뒤위엉덩뼈가시의 높이에 있다(표 8-1).

표 8-1 해부학적 기준점과 대응하는 척추분절

척추레벨	대응하는 해부학적 기준점
C3	목뿔뼈
C4-5	방패연골
C6	반지연골
T4	복장뼈자루/복장뼈 몸통의 이음부
T7	어깨뼈의 아래각
T10	칼돌기의 끝
L4	엉덩뼈능선-가장 높은 부위
S2	뒤위엉덩뼈가시

첫 번째와 두 번째 목뼈 / First and Second Cervical Vertebrae

첫 번째 목뼈인 고리뼈는 가시돌기가 다른 척추의 가시돌기 보다 더 많이 가쪽으로 돌출되어 있다. 이 돌기는 촉진되어지는데 꼭지돌기의 끝 바로 아래에서 가능하다. 이 부위는 압박에 예민하므로 다른 사람이 촉진하기 전에 스스로 돌기를 촉진해 보기를 바란다. 고리뼈의 뒤결절(미발달의 가시돌기)은 깊이 위치하지만, 두 번째 목뼈와 연관시켜 발견할 수 있다. 두 번째 목뼈인 중쇠뼈의 가시돌기는 크고 두드러져서 확인하기가 용이하다.

세 번째에서 여섯 번째의 목뼈 / Third to Sixth Cervical Vertebrae

이 척추의 가쪽부위는 몇 개의 돌기와 결절이 있는데 목근육을 이완하여 바로누운 자세에서 가장 잘 촉진되어질 수 있다. 이 척추에는 척추동맥이 지나가는 짧고 구멍이 뚫린 가로돌기가 있다. 이 관절돌기들은 가쪽으로 튀어나와 있다. 따라서 이 척추뼈들의 촉진 영역은 매우 울퉁불퉁하게 느껴진다. 짧고 둘로 갈라진 가시돌기는 목덜미인대에 덮여 있어도 중간선에서 느껴질 수 있다.

C-7 척추의 융기 / C-7 Vertebra Prominence

다른 목뼈보다 더 길고 견고하고 두 갈래가 아닌 그 가시돌기의 융기 때문에 이 척추의 융기는 대부분의 사람에 쉽게 확인할 수 있다. 하지만 첫 번째 등뼈의 가시돌기가 동일한 융기를 가지고 있다. 목을 앞으로 굽힐 때 이 돌기가 더 쉽게 확인된다. 이 영역의 두 개의 돌기의 크기가 동일한 것처럼 보일 때 이들은 C-7과 T-1의 가시돌기로서 확인된다.

등뼈와 허리뼈 / *Thoracic and Lumbar Vertebrae*

대상자가 척추 전체를 굽혀서 앞쪽으로 구부릴 때, 척주의 가시돌기가 비교적 서로 분리되어 등뼈와 허리뼈 모두 더 쉽게 촉진될 수 있다. C-7 가시돌기는 척추의 수를 세는 시작점으로서 이용되고, 특히 "둥근 허리를 만들면" 대부분 사람들에서 정확하게 찾을 수 있다. 그러나 척주는 개인에 따라 많은 변수들이 있다. 흔한 기형(anomalies)은 하나 또는 나머지 가시돌기가 덜 발달되어 있고, 찾기도 어렵고 미세한 가쪽 치우침이 포함된다.

등뼈 영역에서, 가시돌기들은 아래쪽으로 향하고 있고 한 척추의 가시돌기가 다른 아래척추의 몸통 높이와 유사하게 위치하기 위해 서로 겹쳐져 있다. 허리뼈 영역에서, 가시돌기들은 크고 수평방향으로 향하고 있어 가시돌기의 높이는 척추몸통의 높이와 거의 유사하다. 척추의 한 영역에서 다른 영역까지 척추구조의 변화는 완만하다. 예를 들어, 아래쪽 두 개의 등뼈는 허리뼈와 유사하다. 왜냐하면 가시돌기가 자신의 몸통과 아래 척추의 몸통 사이의 척추사이원반과 비슷한 높이로 수평으로 향하기 때문이다.

엉치뼈와 꼬리뼈 / *Sacrum and Coccyx*

엉치뼈의 표면은 허리뼈의 연속이므로 바로 촉진할 수 있다. 안쪽 엉치뼈 능선은 돌기가 뼈의 나머지와 유합된 엉치척추의 흔적 가시돌기를 나타낸다. 엉치뼈능선의 양측면은 인대, 근막, 그리고 근육들의 부착부위로서 역할을 하는 거친 영역이다. 엉치뼈의 대략적인 경계선은 뒤쪽의 각각 엉치뼈능선을 따라감으로써 촉진될 수 있다. 이곳에서 엉치뼈는 두 개의 엉덩뼈 사이에 끼워져 있다. 위뒤엉덩뼈가시의 안쪽에 있는 "보조개"는 엉치엉덩관절의 위치를 나타낸다. 꼬리 쪽으로, 엉치뼈는 꼬리뼈의 끝이 두 볼기부분의 융기 사이에 깊게 위치할 수 있도록 뒤쪽으로 볼록한 두 개의 뼈 분절의 결합으로 꼬리뼈와 연속되어 있다. 딱딱한 의자의 앞부분에 앉아서 의자의 등받이에 기대면 꼬리뼈가 의자에 닿는 것을 느낄 수가 있다.

가슴(가슴우리) / *Thorax (Rib Cage)*

가슴우리는 뒤쪽으로 12개의 등뼈, 앞쪽으로 복장뼈, 12개의 갈비뼈로 구성되어 있다. 대부분의 가슴의 뼈 구조는 촉진할 수 있다. 위쪽 갈비뼈를 촉진할 때 약간의 어려움이 있다. 그것은 빗장뼈와 목 구조물에 의해 숨겨져 있기 때문이다. 뚱뚱한 사람의 경우, 마지막 두 개 또는 "뜬(floating)" 갈비뼈의 촉진은 더 어려움이 있을 수 있다. 척주에 인접한 부위들은 근육에 의해 덮어져 있지만 갈비뼈들은 가쪽, 앞쪽, 아래 방향을 따라 갈비뼈의 각을 시작점으로 촉진될 수 있다. 첫 번째에서 일곱 번째 갈비뼈들은 복장뼈에 부착되고, 여덟 번째에서 열 번째 갈비뼈들은 연골에 의해 부착되며, 열 한 번째와 열 두 번째 갈비뼈들은 끝이 연결되어 있지 않다는 것은 기억해야 한다.

왼쪽 부분에 있는 갈비뼈들을 촉진할 때 갈비뼈들을 약간 분리하기 위해 왼쪽 손을 머리 위에 놓고 왼쪽 부분을 가쪽으로 신장한다면, 더 쉽게 촉진될 수 있다. 이런 방법으로 동측의 가슴을 신장하면 아래가쪽가슴우리와 엉덩뼈능선 간의 거리가 증가한다. 그 결과 뜬 갈비뼈의 위치를

실습 포인트

PRACTICE POINT

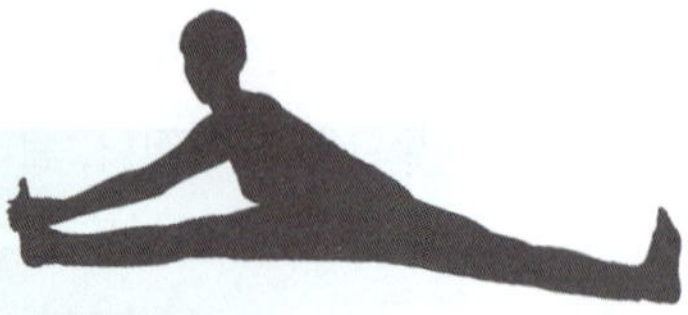

척추 레벨을 확인하는 것은 환자를 진단할 때 적절한 구조의 위치와 촉진에 있어 중요하다. 등뼈와 갈비뼈의 촉진은 보다 쉽게 위치를 찾아낸 다른 구조와 연관시켜 돌기 구조의 위치를 인식함으로써 더 쉽게 촉진할 수 있다. 예를 들어, 어깨뼈의 아래각은 T7에 있고 어깨뼈가시의 밑동부분은 T3와 바로 맞은 편에 있다.

갈비가로관절은 가시돌기를 우선 식별하여 찾고 그 다음에 가시돌기에서 손가락 2개의 넓이에 촉진하면서 움직여서 위치를 찾는다. 손가락 바로 아래 관절이 갈비가로돌기 관절이다. 이것은 등뼈 부위에서 가시돌기를 촉진을 할 때 가시돌기가 촉진되어지면 그 가시돌기는 한 레벨 아래에 있는 척추뼈몸통 바로 아래에 있다는 것을 반드시 기억해야 한다. 예를 들어, 바로 아래 T7가시돌기는 T8의 척추뼈몸통이다.

알기 쉽게 한다. 바로 선 자세에서 뜬갈비뼈 사이의 거리는 매우 좁다. 심각한 옆굽음증과 같은 병리학적 상태에서 갈비뼈가 엉덩뼈 위에 도달하는 일도 있다. 그 결과 신경이 압박되어 통증의 원인이 될 수 있다.

복장뼈 / *Sternum*

복장뼈는 가장 꼬리쪽 지점의 칼돌기에서부터 더 머리쪽으로 위치한 복장뼈자루와 복장빗장관절까지 촉진될 수 있다. 복장뼈는 등뼈와 그곳에 부착된 갈비뼈들과 닫힌 시스템(system)을 형성한다.

1-10번 갈비뼈는 복장갈비관절을 통해서 가쪽 복장뼈에 직접적인 부착을 형성하는 1-7번 갈비뼈의 유리연골 결합과 함께 복장뼈에 부착한다.

8-10번 갈비뼈의 유리연골은 인접한 위쪽 갈비뼈의 유리연골과 합쳐짐으로써 복장뼈에 간접적으로 부착한다.

척추 관절, 인대, 그리고 운동
Vertebral Joints, Ligaments, and Motions

척추사이원반(intervertebral disc)과 척추 사이의 관절은 연골성 관절이고, 한편 후관절(facet joint)은 윤활관절(가동관절)이다. 생체역학적으로 척추의 뼈와 인대 구조물은 뒤쪽 구조로 나누어져 있다. 앞쪽 구조물은 주로 체중을 견디는 기능을 하고, 뒤쪽 구조물은 주로 운동의 조절을 담당한다.

척추운동 / Vertebral Motion

척추는 운동분절로 설명할 수 있다. 척추의 운동분절은 두 개의 인접한 척추뼈, 세 개의 척추사이관절, 척추사이원반의 연부조직, 세로인대와 분절사이인대, 후관절의 관절주머니로 구성되어 있다.[3] 원반과 왼쪽과 오른쪽의 후관절은 삼각형을 형성하는데 한 관절의 운동이 다른 관절의 운동을 항상 유발한다. 대부분의 척추의 관절에서 3도의 운동이 일어난다. 이러한 뼈운동형상학적 운동은 시상면에서의 굽힘과 폄, 이마면에서 왼쪽과 오른쪽 굽힘(가쪽굽힘), 그리고 수평면에서 왼쪽돌림과 오른쪽돌림이 일어난다. 뼈운동형상학적 운동은 또한 척추관절에서 발생하고 운동의 유형들은 앞-뒤의 전단(shear) 또는 활주(slide), 신연과 압박(distraction-compression)이 있다.

앞쪽 척추 요소 / Anterior Vertebral Elements

체중을 지지하는 척추뼈몸통, 척추사이원반과 세로인대는 앞쪽척추 구조물을 형성한다. 척추뼈몸통의 역학적 기능은 위에서 가해지는 체중의 압박력에 대한 저항, 근수축, 그리고 들어 올리고, 잡아당기거나 밀 때 발생하는 외력이다. 사이에 있는 원반은 관절돌기를 압박손상에서 보호하고, 척추 운동을 제한할 뿐만 아니라 가능하게 한다. 각 원반은 속질핵, 섬유테, 척추뼈끝판(종말판)의 세 부분으로 구성되어 있다. 그것은 **속질핵**(nucleus pulposus)은, 80% 이상의 물을 함유하는 겔이고, **섬유테**(annulus fibrosus)는 속질핵을 에워싸는 일련의 섬유성 연골조직의 고리이다(그림 8.8A), 그리고 **척추뼈끝판**(vertebral end plate)으로 불리우는 2개의 **유리질연골판**(cartilaginous plate)은 척추뼈몸통에서 핵(core)과 테(annulus)를 분리시키고 섬유테 콜라겐섬유와 융합한다(그림 8.8B). 섬유테의 섬유는 위쪽 척추뼈의 아래 가장자리에서 아래척추뼈의 위가장자리까지 비스듬히 주행한다. 섬유방향은 반대방향에서 움직임을 제한할 수 있도록 교차형태를 형성하므로 이웃한 층판은 서로 반대이다. 원반의 둘레는 기본적으로 몸통과 같다. 하지만 높이는 허리뼈에서 더 크다. 전체로서 척추사이원반은 척주의 길이의 약 25%를 차지한다.

체중부하 또는 근수축으로 일어나는 척추뼈몸통에서 원반으로 전달된다. 이러한 힘의 전달 시 압력은 전체 원반 내에서 증가하여 탄력성 섬유테에 힘이 가해지고, 그 힘을 흡수하기 위해 속질섬유테 내에 속질핵이 갇힌 채로 척추뼈의 움직임을 제한한다(그림 8.9A). 대부분은 하중 상황에서 힘은 중앙에 가해지는 것이 아니라, 오히려 척추뼈몸통의 앞, 뒤, 또는 가쪽부위에 가해진다. 또한 섬유테의 한쪽이 압축되면 반대쪽은 긴장한다. 이러한 기전이 척추뼈의 압축을 제한하는 데에 도움이 된다(그림 8.9B).

속질핵은 대부분 물로 구성되어 있으므로 친수성(물을 좋아함)이다. 온종일 서 있고, 걸음으로써 유발되는 압축력은 핵이 물의 양을 약간 소실시킨다. 속질핵 내의 유체 수준은 잠자는 동안과 기대서 누워있는 동안 핵 안의 압력이 감소될 때 회복된다. 사람의 키는 아침에서 저녁까지

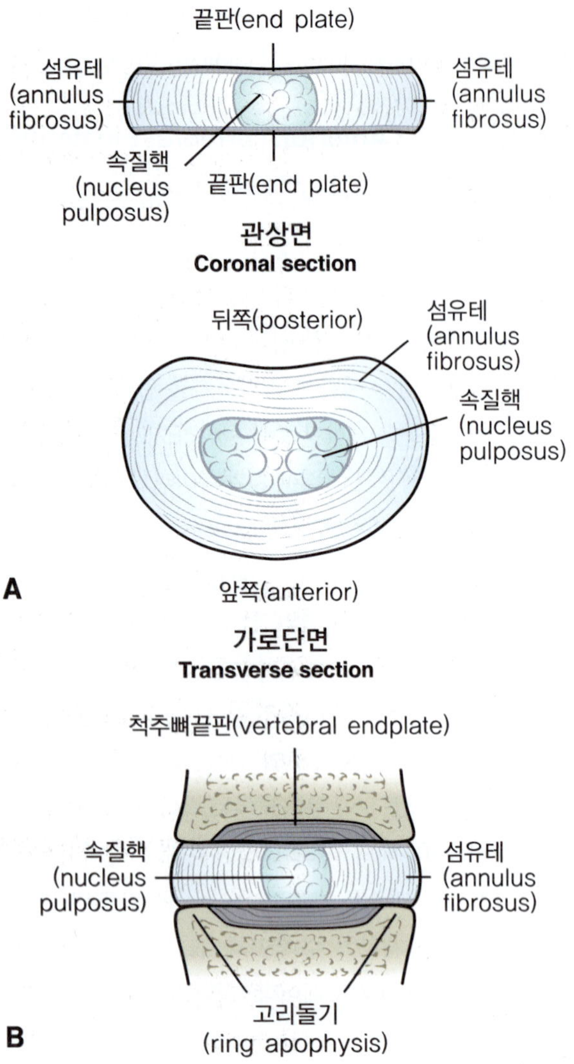

그림 8.8 척추사이원반과 척추뼈몸통의 부착. A) 척추사이원반은 테, 바깥고리와 안쪽핵으로 구성되어 있다. B) 척추사이원반은 척추뼈끝판을 통하여 인접한 척추뼈몸통과 연결된다.

거의 2㎝ 정도 감소되는 것은 이런 이유 때문이다. 원반에 혈관의 공급 10대에 사라지는 일이 많기 때문에, 소실된 물을 회복하기 위한 핵의 능력도 감소하기 시작한다. 정상적인 노화에 더하여 무거운 물건을 들어 올리거나 부정확한 역학적 방법에 기인한 반복적인 미세손상은 부정확한 역학으로 인해 핵의 섬유성 요소를 증가시키고 상대적으로 많은 복원 탄력성 요소들의 감소를 초래한다. 극단적인 경우에 이런 퇴행은 50세 이하의 성인에서 신경뿌리로 핵의 탈출을 초래할 수 있다. 구부정한 자세의 성향을 가진 노인(50에서 90세)은 척추의 현저한 뒤쪽 볼록 굽이인 등뼈뒤굽이증(그리스어, *kyphos*, 봉우리)이 발생하는 경향

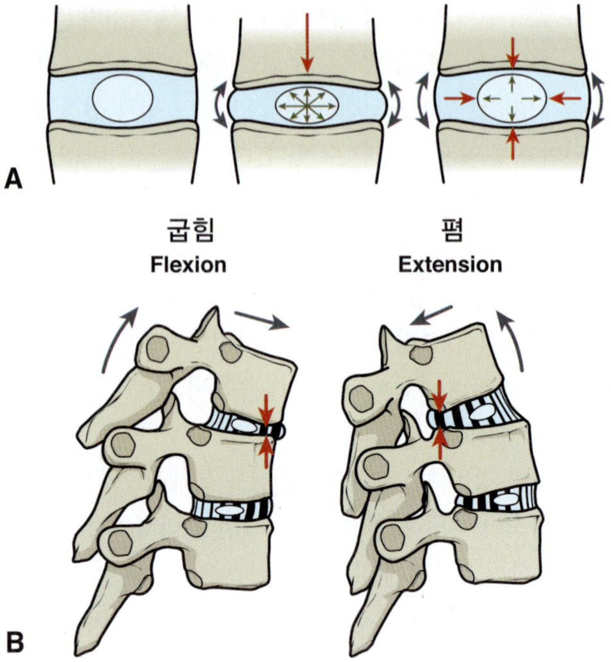

그림 8.9 원반에 가해지는 압력은 원반의 부풀어오름을 초래한다. A) 축성압박은 섬유테를 신장하고 힘을 분산시키고 움직임을 제한하기 위해 원반 내에 긴장을 유발한다. B) 중앙에 가해지지 않는 하중은 하중된 부위에 가해지는 원반의 압박과 반대측에서 가해지는 긴장을 증가시킨다.

이 있다. 나이가 들어감에 따라 우리 모두 척추원반의 액체의 소실로 인해 키가 줄어든다.

세로인대 / Longitudinal Ligament

앞세로인대와 **뒤세로인대**(ALL과 PLL)는 척추뼈몸통 앞쪽과 뒤쪽을 중쇠뼈에서 엉치뼈까지 각각 덮고 있다(그림 8.10A). 넓고 강한 ALL은 척추뼈몸통의 각각의 고리와 가장자리에 부착한다. 척추뼈몸통과 인대 사이에 척추뼈몸통의 구멍 안으로 지나가는 정맥과 동맥이 있다. 앞세로인대는 뒤쪽으로 구부리는 것을 제한하고, 허리엉치의 영역에서 앞볼록을 지탱한다(그림 8.10B). 더 좁은 PLL은 섬유테와 척추뼈몸통의 위가장자리에 부착하지만, 이러한 혈관들이 몸통의 갯솜뼈로 지나가는 영양 구멍뿐만 아니라, 동맥의 얼기, 정맥, 그리고 림프를 덮는다. 앞쪽 굽힘은 PLL에 의해 약간 제한하지만, PLL의 지레작용이 약하고 인장강도가 비교적 낮다.[4] 앞굽힘을 함으로써 뒤세로인대는 영양 구멍을 닫기 위해 평평해지고(긴장하고) 유체를 갯솜척추뼈몸통에 가둔다(그림 8.10C).

이 기전은 압축력을 견디기 위해 척추뼈몸통의 능력을

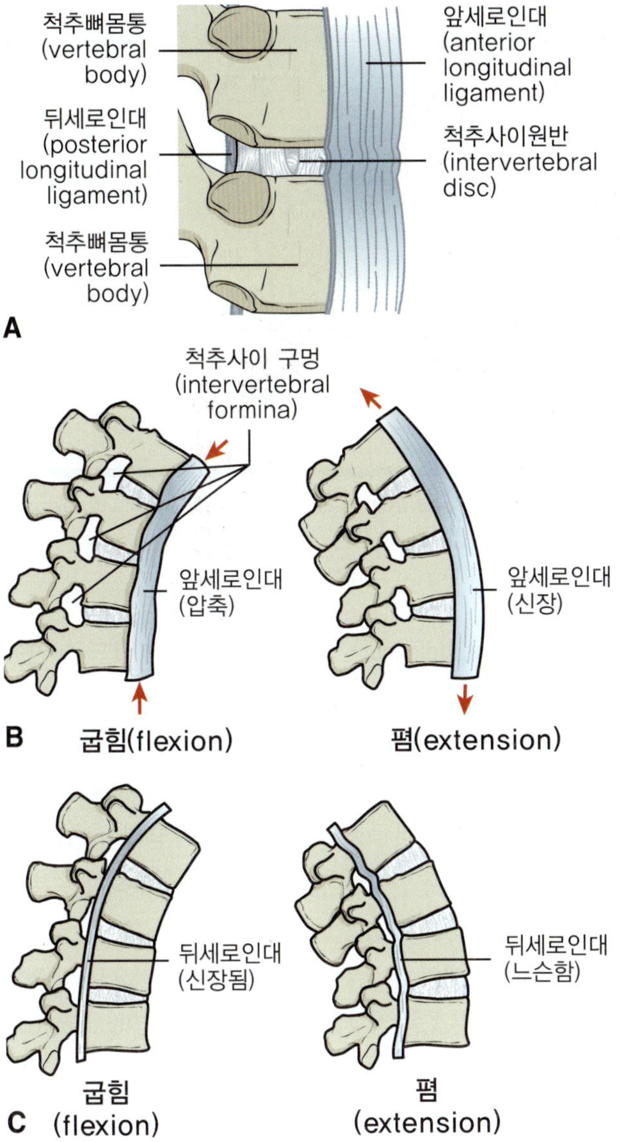

그림 8.10 시상면에서 본 앞과 뒤 척추구조. A) 두 개의 척추뼈몸통과 연관된 연부조직, B) 앞세로인대는 척추굽힘 시 느슨해지고 폄 동안 긴장된다. C) 뒤세로인대는 척추굽힘 시 긴장되고 폄 동안 느슨해진다.

증가시키는 목적이 아닌가 생각한다.

뒤세로인대의 폭은 목뼈에서 허리뼈까지 내려가면 갈수록 작아진다. 이런 점을 감안하여 뒤세로인대는 허리뼈 보다 오히려 목뼈에서 더 많은 안정화를 척추사이원반에 제공하는 것 같다. 척추에서 이런 인대들(황색인대와 마찬가지로)이 제거되었을 때 Tkaczuk[5]는 오므라든다는 것을 알게 되었다. 정상적인 원반은 인대에 의해 초기응력을 받는다고 시사했다. 바꿔 말하면, 원반과 세로인대는 균형력과 운동에 대한 저항의 체계를 협력하여 만들어낸다.

척추사이원반에 가해지는 압력 / Disc Pressures

허리뼈원반 내에 압력은 지금까지 Nachemson[6-8]에 의해 많이 연구되고, 사체와 생체의 양쪽의 실험을 통해 기록되어 왔다. 그의 업적은 정상적인 원반에서 다음 사항을 증명하였다:

- 속질핵의 중심은 정수압적으로 작용한다.
- 원반의 압력은 450 lb까지의 압축력을 직선적인 관계가 있다.
- 속질핵은 압축하중의 약 1.5배를 지탱하고 섬유테는 그 하중의 절반을 지탱한다.
- 섬유테의 옆쪽에 가해진 압력은 압축하중의 4 내지 5배에 도달한다.
- 양쪽 후관절은 가해진 하중의 1/5 정도를 지탱할 수 있다.

McNally와 Adams[9]에 의한 가장 최근의 연구들을 보면, 압축력은 일반적으로 정상적인 원반에서 속질핵을 가로질러 분포한 섬유테는 액체 또는 장력구조로서 작용한다. 원반의 다른 영역에서의 압력에 대한 상세한 연구에서, 하중과 하중이력에 의한 변화되는 역학적 특성들을 가진 다양한 체액구획을 갖는다는 것을 시사하고 있다.

다른 자세와 활동에서 L3의 Nachemson에 의해 기록된 대략적인 원반 하중의 예를 표 8-2에서 볼 수 있다. 인대에 의해 원반에 초기응력(prestress)이 존재한다는 것은 바로 누운 자세에서 알 수 있다. 그 능력을 제로로 감소시키는 데 필요한 견인력은 500 N이다.

표 8-2에서 알 수 있는 것처럼, 바로누운 자세에서의 팔운동과 지지하지 않은 상태에서 앉아 있을 때와 같은 여러 가지 겉보기에 가벼운 활동들은 서 있을 때 발생하는 것보다 더 큰 힘이 원반에서 유발된다.

척추원반에 대한 심화 연구에서 뼈운동형상학적 운동을 하는 동안 상당히 예측할 수 있는 방식으로 이동하고 있다고 시사하고 있다. 자기공명영상진단(MRI)을 사용한 연구에서 건강한 대상자들은 원반의 속질핵이 시상면에서 척추를 폈을 때 앞쪽으로 이동하고, 척추를 굽혔을 때 뒤쪽으로 이동한다는 사실을 알아냈다. 시상면 운동에서 만큼 일관성은 없지만, 건강한 허리뼈원반의 속질핵이 축성돌림 시 대부분의 경우에서 반대측으로 변형되었다. 이 반응은 Fazey와 동료연구자들[11]에 의해 증상이 없는 여성 12명 중 9명에서 MRI에 의해 나타났다.

표 8-2 허리뼈(L-3) 사이 원반에 가해지는 힘의 몇 가지 실례

자세	뉴턴	선 자세에 대한 비율
바로누운자세에서의 견인(300N)	100	−0.2
바로누운자세	250	−0.5
바로누운자세에서의 운동(20N)	600	+1.2
안정 선 자세	500	1.0
지지가 없는 앉은 자세	700	+1.4
사무실 의자에 앉은 자세	500	1.0
서 있는 상태에서 기침할 때	700	+1.4
40° 앞으로 굽힌 선 자세	1000	2.0
100N을 들어 올릴 때(무릎 펴고 허리 굽힘)	1700	+3.4
100N을 들어 올릴 때(무릎 굽히고 허리 폄)	1900	+3.8

Source: data from Nachemson, A. Disc pressure measurements, Spine 6:93, 1981; and from Nachemson, A. Lumbar intradiscal pressure. In Jayson, M (ed): *The Lumbar Spine and Back Pain,* edinburgh: Churchill Livingstone, 1987, pp 191–203.

뒤쪽 척추관절 요소 / Posterior Vertebral Joint Elements

뒤쪽 척추뼈 구조는 척추뼈고리, 가로돌기와 가시돌기, 양쪽 돌기사이관절, 관절주머니와 인대들로 이루어져 있다. 후관절(apophyseal 또는 zygapophyseal joint)은 한 척추뼈의 아래관절돌기와 하위척추뼈의 위관절돌기에 의해 형성된다(그림 8.11). 후관절의 주요 기능은 척추 운동을 조절하고 과도한 전단, 굽힘, 옆굽힘, 그리고 돌림 시 원반을 보호하는 것이다. 허용되는 운동의 방향과 양은 돌기사이관절의 관절면에 의해 결정되고, 그것은 목뼈에서 허리뼈 영역을 통해 관절 부위의 방향에 따라 변화한다.

인대 / Ligaments

황색인대(ligamenta flava)(라틴어, *flavus*, 노랑)는 C2에서 엉치뼈(sacrum)까지 2개의 인접한 척추뼈의 고리판(lamina)을 연결하는 일련의 23개 분절사이 인대들이다. 황색인대의 노란색은 높은 탄력성분을 반영하고 원반의 압축 응력과 앞쪽 굽힘 시 저항에 기여한다. 황색인대 섬유들은 후관절(facet joint)의 관절주머니의 앞 부위를 주행하고 움직이는 동안 관절돌기에 의해 집힘(nipping)과 손상을 방지하기 위해 관절주머니에 긴장을 제공한다. 게다가 황색인대의 섬유들은 가시사이인대와 연속하여 있고 인접한 가시돌기 사이에 부착한다. **가시사이인대**(interspinous ligament)는 가시돌기의 끝에 부착한 **가시위인대**(supraspinous ligament), 강인하고, 섬유성 코드와 연속성을 가지고 등뒤근막과 같이 주행한다. 그림 8.12A와 B는 이러한 인대들을 설명한다. 목 부위에서 가시위인대는 **목덜미인대**(ligamentum nuchae)(라틴어, *nucha,* 목의 목덜미 또는 뒷덜미)가 된다. **가로사이인대**(intertransverse ligament)는 인접한 가로돌기 사이에 부착하는 분절이다.

가시사이인대와 가시위인대는 매우 효율적으로 앞쪽으로 구부리는 운동을 저항한다. 이 인대 체계(ligamentous system)는 지레작용의 이점을 얻기 위해 일부 척추근 보다 척추뼈몸통에서 더 멀리 부착된다. 게다가, 가시위인대는 특히 허리 영역에서 대단한 인장 강도를 가진다.[4]

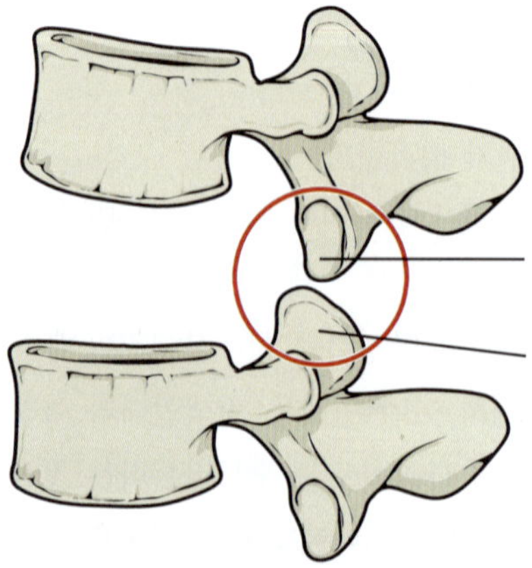

그림 8.11 척추뼈의 돌기사이관절은 하위 척추뼈의 위관절돌기와 척추뼈의 아래관절돌기로 형성되어 있다.

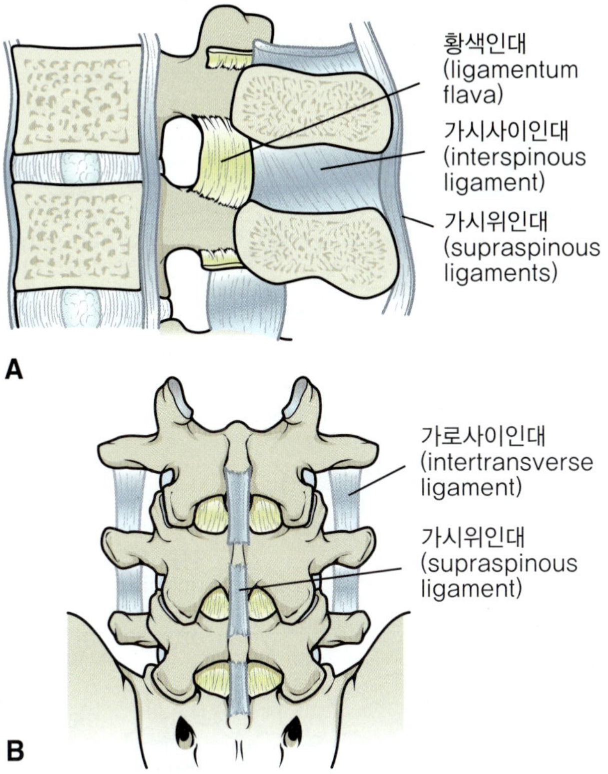

그림 8.12 척추의 뒤쪽인대. A) 황색인대는 탄력성 섬유의 많은 양을 가지고 가시사이인대와 접속한다. 가시사이인대는 가시위인대와 접속한다. B) 가로사이와 가시위인대들을 뒤쪽에서 본 것.

짝운동 / *Coupling Motions*

척추관절(vertebral joint)의 움직임은 순수한 평면운동으로 일어나는 것보다 오히려 **짝**(coupling)이라 불리우는 결합된 운동으로 일어난다. 짝을 이룬 결합은 왼쪽과 오른쪽 후관절의 면의 방향성과 원반, 척추인대, 근막 및 근육에 의해 제공되는 운동의 제한으로 인해 발생한다. 척추에서 가장 복잡한 것은 옆굽힘과 돌림의 짝운동이다. 하나 또는 2개의 자유도 운동, 옆굽힘 후에 반드시 돌림이 동반되고 돌림은 항상 옆굽힘이 동반된다.[15] 척추가 시상면에서 취하는 자세에 따라 영향을 받는 짝운동은 전통적인 관점이다.[16] 척추가 중립위치에 있고 시상면에서 움직일 때 돌림과 옆굽힘은 반대쪽으로 일어난다. 하지만 척추가 굽혀지거나 펴질 때 돌림과 옆굽힘은 같은 쪽으로 발생한다.[16] 그러나 최근에 이러한 관점들이 의문시 되고 있다. 척추의 짝운동은 부위(즉, 목뼈 대 허리뼈)뿐만 아니라, 각각의 영역 내[17, 18]에서 다르며 전에 생각했던 것보다 더 복잡(동시에 일어나는 세 가지 운동)할 것 같다고 연구자들은 분명히 했다.[19] 척추 짝운동의 연구에서 상충되는 결과가 나왔다. 연구방법, 대상자의 나이 범위, 유연성, 관절가동성(joint mobility)과 시작 자세의 정확성과 수행된 운동과 같은 요인들의 변화가 이런 상충되는 자료의 원천일 수 있다. 옆굽힘과 돌림이 같은 쪽 아니면 반대쪽으로 발생하였는지에 대한 논쟁이 있다 할지라도, 짝운동이 척추에서 돌림과 옆굽힘으로 발생한다는 것에 대한 합의가 있다.

목뼈 영역 / Cervical Region

뒤통수(0), 고리뼈(C1)와 중쇠뼈(C2)는 **목뼈 부위**(craniovertebral area)를 형성하고 있다. 여기서 돌기사이관절은 특이하고, 2개 또는 3개의 자유도가 존재하고, 운동면은 거의 수평면이다. **고리뒤통수관절**(atlanto-occipital joint)은 운동의 2개의 자유도를 가지고 있다(그림 8.13A).

실습 포인트
PRACTICE POINT

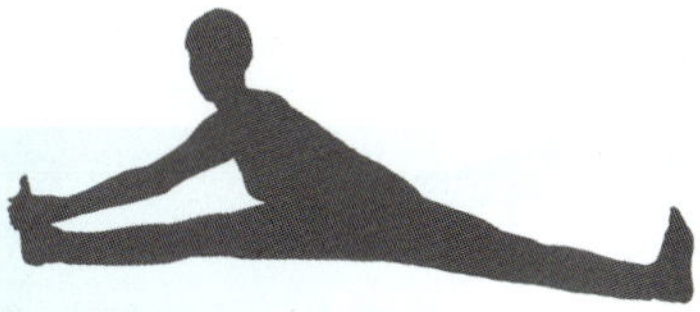

척추는 선천적으로 지지가 없이는 불안정한 구조이기 때문에 안정성을 위해 인대와 근육에 아주 많이 의존하고 있다. 인대와 근육이 척추에서 제거되면 척추는 수직 방향으로 4~5 lb(1.8 ~2.3 kg) 밖에 견딜 수 없어 척추는 무너져 굽어버린다.[12] 척추의 유연성과 척추가 유지할 수 있는 무게의 양 때문에, Farfan[13]은 길이가 14인치이고 유연한 막대기 끝에 75-lb 무게로 균형을 유지하는 것으로 척추를 비유했다. 인대가 강인해야 할 뿐만 아니라, 근육도 역시 척추의 안정성과 기능 둘 다 유지하기 위해 상당한 힘을 제공해야만 한다. 살아가면서 요통을 경험한 세계 인구의 84% 정도라는 것은 당연한 일이다.[14] 임상적인 관점에서 요통의 질환을 가진 수많은 환자들에게 척추를 이해시키고 적절한 치료과정과 예방법을 적용하기 위해 척추를 기능화 시키는 방법은 매우 중요하다.

2개의 관절(O−C1과 C1−C2)은 머리와 척주 사이에 움직임을 제공하기 위해 일치하여 협력한다. 고리뼈(척추관의 양측으로 하나씩) 위의 얕은 오목 관절면은 뒤통수뼈의 2개의 볼록융기를 지탱한다. 이 구조는 머리 움직임을 제공하지만, 척추관에서 연수의 주행을 방해하지 않으면서 머리를 아래에서 지탱한다.

고리−뒤통수 관절(O−C1)에서 머리의 움직임은 2개의 융기를 지나가는 안쪽−가쪽 축 주위로 시상면에서 주로 머리를 끄덕이는 움직임이다. 이 축의 대략적인 위치는 2개의 집게손가락 끝으로 꼭지돌기 위에서 서로를 향해 가리키도록 놓음으로써 볼 수 있다. 고리−뒤통수 관절의 작은 옆굽힘 움직임도 가능하지만, 이러한 운동은 매우 제한적이다.

고리−중쇠관절(atlanto-axial joint)(C1−C2)은 한 개의 중앙에 위치한 관절과 2개의 관절돌기(고리뼈의 아래관절돌기와 중쇠뼈의 위관절돌기)로 이루어져 있다(그림 8.13B). 중앙에 중쇠뼈(치아돌기)의 돌기는 고리뼈의 앞활과 뒤쪽으로 가로인대로 형성되어 중쇠뼈는 돌기 주위를 축돌림(pivot)을 한다. 움직임의 축이 치아돌기를 통과하는 수직이므로 중쇠뼈에서 회전이 발생된다. 목뼈에서 돌림의 약 50%가 이 관절에서 발생한다.

전형적인 **목뼈관절**(cervical vertebral articulation)(C2−C3에서 C6−C7)에서 후관절의 관절면은 수평면에서 수평면과 이마면 사이에 45° 각도로 바뀌게 된다. 관절의 방향성은 느슨하고 탄력적인 관절주머니와 마찬가지로 각 면에서 움직임을 허용한다. 위돌기관절은 앞쪽으로 구

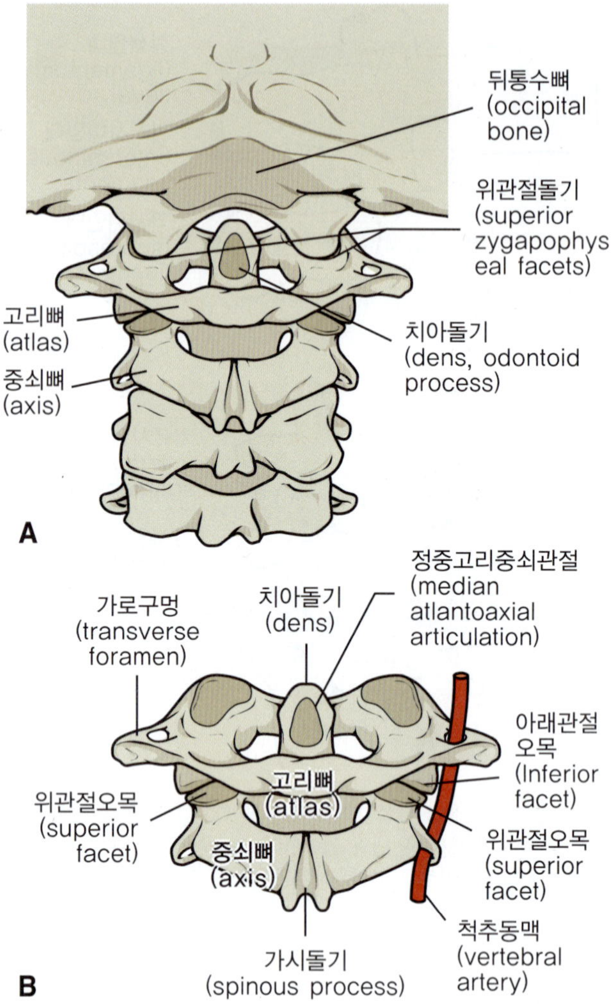

그림 8.13 머리척추관절. A) 고리뼈의 얕은 오목 관절면은 고리뒤통수관절에 두 개의 자유도를 허용하기 위해 뒤통수뼈의 볼록융기를 지탱한다. B) 하나의 중앙관절과 관절돌기는 C1과 C2 사이에 고리−중쇠관절을 포함한다. 돌림은 고리뼈가 중쇠뼈의 치아돌기 주위를 돌기 때문에 이 관절에서 발생한다.

실습 포인트
PRACTICE POINT

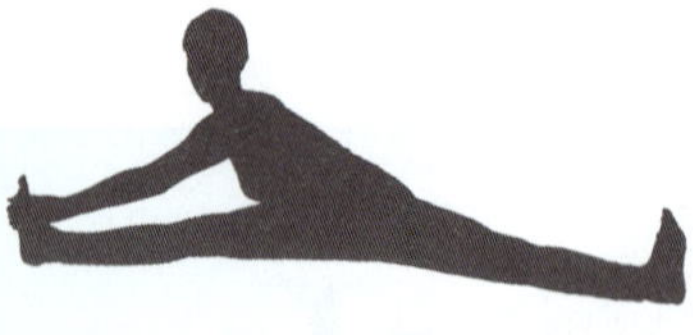

여러분은 여러분 자신의 목뼈와 허리뼈의 짝운동을 평가할 수도 있다. 똑바른 자세로 앉아서 목을 좌우의 어느 쪽이던지 한쪽으로 굽혀보라. 당신의 목이 어느 방향으로 돌고 있는지 주목하라. 그리고 원래의 시작한 앉은 자세로 되돌린다. 이번에는 목을 가쪽으로 굽히기 전에 어깨를 둥글게 하고 머리를 앞쪽으로 내밀어서 구부정한 자세로 움직여 보라. 일단 구부정한 자세가 되면 목을 가쪽으로 굽히고, 머리가 어느 방향으로 돌림이 되는지를 관찰해보자. 허리뼈에서도 이 방법을 수행할 수 있다. 적절하게 바른 자세에서 가쪽으로 굽히고 나서 아치(앞굽이)허리뼈 또는 평평한 허리뼈 상태에서 옆굽힘을 반복해 보자. 바른 자세와 부적절한 자세에서 짝운동에 어떤 변화가 있는지 그리고 허리뼈와 목뼈의 짝운동이 같은지 아닌지를 주목해야 한다. 또한 당신의 짝운동이 그들의 짝운동과 어떤 비교가 있는지 알아보기 위해 다른 사람들의 것도 확인할 수도 있다.

부릴 때(굽힘) 위쪽과 앞쪽으로 활주하고 뒤쪽으로 구부릴 때(폄) 아래쪽과 뒤쪽으로 활주한다. 오른쪽 옆굽힘 시 왼쪽의 위관절면이 위쪽과 앞쪽으로 움직이는 한편 오른쪽 위관절면은 아래쪽과 뒤쪽으로 움직여 척추뼈몸통의 오른쪽으로의 돌림과 가시돌기의 왼쪽으로의 돌림을 일으킨다.[3] 비록 이전에 연구된 짝움직임에 관한 토론에서 돌림과 옆굽힘의 짝에서 다양한 패턴이 있다고 지적되었지만, 목뼈에서 후관절의 짝 움직임은 자주 보고되어져 왔다.[3]

일반적으로 목뼈의 직립자세는 앞굽이(뒤쪽으로 오목)로 되어 있다. 굽힘은 시상면의 일직선상에서 일어나고, 폄은 가시돌기가 서로 접촉해서 더 이상의 움직임이 제한될 때까지 일어난다. 굽힘의 정상 가동범위는 턱이 가슴에 닿는 것이 가능하게 하고, 폄의 정상 가동범위는 앞쪽 목이 턱에서 가슴까지 수직선을 형성하게 한다.

문헌에서 인용되어진 개인의 수준 사이에서 기록된 척추 움직임의 특정한 가동범위는 현저하게 차이가 있다. 그러나 전체 분절로 감안할 때 목뼈의 가동범위의 일치는 더 높다. 나이가 증가함에 따라 가동범위가 감소되는 것은 당연하지만, 전체적인 목뼈의 정상 가동범위는 표 8-3의 목록에 잘 정리해 놓았다.

움직임을 허용하고 조절하는 것에 더하여 목뼈 부위의 후관절은 이마면의 45° 방향성 때문에 머리의 하중부하로 인한 힘의 일부를 분담한다. 이 기능은 머리(~10 lb)가 휴식없이 하루에 16시간 정도나 더 이상의 시간 동안 앉아 있거나 서 있는 것을 가능하게 하는 목척추의 긴지레팔에 의해 지지를 필요로 하기 때문에 아주 중요하다. 목근육은 자신이 누워있을 때만 휴식을 할 수 있다는 사실을 기억해야 한다. 대부분의 사람들이 일반적으로 서고, 앉고, 16시간 또는 그 이상의 시간 동안 똑바로 선 자세에서 있어야 하기 때문에 그 때 목근육들은 폄 상태로 작용해야 한다.

표 8-3 목운동의 정상적인 범위

운동	평균범위
굽힘	50°
폄	60°
옆굽힘-오른쪽	45°
옆굽힘-왼쪽	45°
돌림-오른쪽	80°
돌림-왼쪽	80°

등뼈 영역 / Thoracic Region

등뼈의 위치와 구조로 인한 등뼈는 여러 가지 다양한 역할을 가진다. 그것은 머리와 몸통의 운동을 지지하고 허용한다. 심장, 폐와 대혈관을 보호하고 호흡을 위한 관절을 제공하고, 호흡, 몸통과 사지근육의 부착지점을 제공한다.

후관절 / Facet Joint

등뼈 후관절의 면은 수직 또는 이마면 쪽으로 향해 있다(그림 8.14).이 관절돌기면 방향은 굽힘 시 전방으로 전단 움직임을 제한하지만, 옆굽힘은 허용한다. 하지만 갈비뼈와 복장뼈는 등뼈의 잠재적 능력의 움직임을 제한한다. 등뼈의 폄도 뒤로 구부릴 때 서로 간에 가시돌기의 접촉에 의해 제한된다. 완전한 등뼈 폄은 등뼈의 직선 정렬을 만들어낸다. 하위등뼈의 움직임은 상위등뼈보다 갈비뼈에 의해 덜 제한된다. 그리고 하위등뼈 관절돌기의 면은 상위등뼈보다 더 시상면 쪽으로 향하고 있다. 등뼈의 척추사이 움직임은 굽힘, 폄, 옆굽힘의 증가와 돌림의 감소를 보면 전체적으로 허리움직임과 더 비슷하다. 이 부분의 허리의 능동가동범위와 연관된다고 알려져 두 영역을 분리하기가 어렵다(표 8-4). 앞에서 언급하였듯이 등뼈와 허리뼈의 가동범위도 나이가 들어감에 따라 감소한다.

갈비관절 / Costal Joints

등뼈의 양측에 갈비뼈에 의해 형성된 2개의 윤활관절이 있다(그림 8.15A). 전형적인 갈비뼈인 2-9번째 갈비뼈는 인접한 상·하 한 쌍의 척추뼈몸통과 그 사이에 있는 척추사이원반과 연결하여 갈비뼈 관절을 형성한다. 이 배열의 예외는 비전형적인 1과 10, 11, 12번째 갈비뼈인데 이것은 오직 대응하는 척추뼈 몸통과 관절을 이룬다. 또한 이런 관절 외에, 1-10번째 갈비뼈들은 갈비가로관절을 이루기 위해 같은 수준의 가로돌기와 관절을 형성한다(그림 8.15B). 갈비뼈와 갈비가로관절 둘 다 강인한 인대들로 보강되어 있다. 앞쪽으로 2-7번째 갈비뼈의 연골은 복장뼈와 윤활관절을 형성한다. 8-10번째 갈비뼈의 갈비연

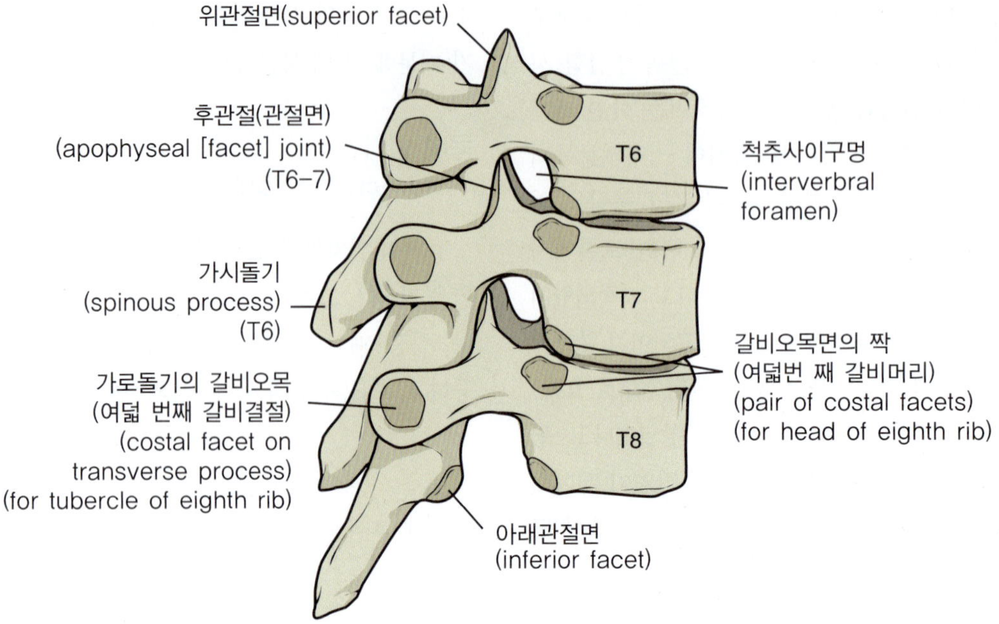

그림 8.14 등뼈의 후관절은 굽힘–폄 전단 움직임을 제한하도록 이마면에서 거의 수직선상에 있다.

골은 위로 연골로 관절을 이루고, 11과 12번째 갈비뼈의 가쪽 끝은 연결되어 있지 않거나 뜬갈비뼈 상태로 있다.

갈비뼈의 올림과 내림은 갈비척추관절과 갈비가로관절을 가로지르는 축을 통해 축돌림 움직임에 의해 발생된다. 위갈비뼈의 방향은 좀 더 수평이고, 갈비뼈의 올림 운동 시 갈비우리의 앞쪽 직경이 증가된다. 아래갈비뼈들은 좀 더 비스듬히 아래 방향으로 이루어져 있고, 갈비뼈의 올림 시 갈비우리의 가로직경이 증가된다. 앞쪽 직경의 증가는 한 손은 복장뼈의 위쪽 부위에 두며 다른 손은 위쪽 등부위에 두어 감지할 수 있고, 대상자에게 폐활량 조절(최대 날숨 이후에 최대 들숨)을 수행하도록 요구함으로써 알 수 있다.

표 8-4 등허리 운동 범위

운동	평균범위
굽힘(flexion)	60°
폄(extension)	25°
옆굽힘(lateral bending)–오른쪽	25°
옆굽힘(lateral bending)–왼쪽	25°
돌림(rotation)–오른쪽	30°
돌림(rotation)–왼쪽	30°

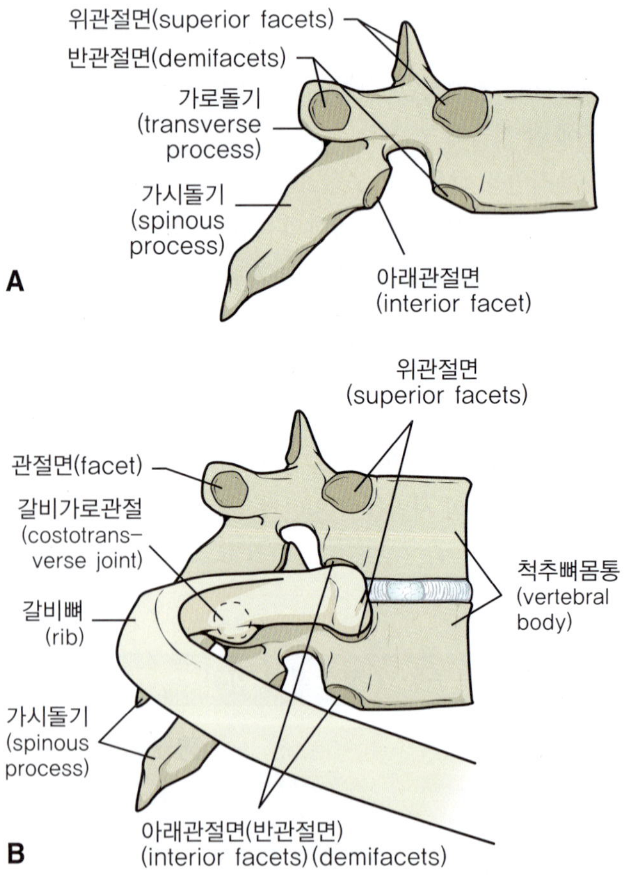

그림 8.15 갈비척추관절. A) 갈비뼈는 아래반관절(정의는 용어해설 참조)에 위척추와 관절을 형성하고, 위반관절에 갈비뼈의 같은 수준과 가시돌기의 관절면과 관절을 형성한다.

아래등뼈 부위의 가로직경에서 발생하는 가장 큰 변화는 양손으로 아래 갈비뼈의 가쪽면 위를 촉진함으로써 느낄 수 있고, 대상자에게 폐활량 조절을 수행하도록 요구함으로써 알 수 있다.

게다가, 호흡에 관여하는 외에 가슴우리의 관절과 구조들은 장기들을 보호하고 등뼈의 안정성에 상당한 기여를 한다. 콩팥, 폐, 비장, 간과 같은 장기들은 갈비뼈에 의해 보호되고 심장은 갈비뼈와 복장뼈에 의해 보호되어진다. 등뼈의 안정성은 갈비뼈와 척추뼈몸통, 가로돌기의 부착에 의해 증진된다. 게다가, 갈비뼈의 가동성은 폐가 확장되는 것을 가능하게 하고 날숨과 들숨에서 중요한 역할을 한다.

허리뼈 영역 / Lumbar Region

강인한 앞쪽 세로인대와 엉덩허리인대와 함께 허리뼈의 큰 척추뼈몸통과 척추사이원반은 똑바로 선 자세에서 HAT의 체중 대부분을 지탱한다. 허리뼈의 관절돌기는 반달모양이고, 시상면과 이마면에서 모두 관절을 형성한다. 시상면의 비율은 T12~L1에서 최대가 된다. 이 관절돌기의 정렬은 L5~S1에서 점진적으로 이마면의 방향으로 이동한다. 이 관절돌기 방향은 돌림과 앞쪽 전단 움직임을 방지한다. 돌림 1°~3° 정도 된다고 말하지만 Poterfield와 DeRosa[24]는 이것이 실제 관절의 움직임 보다 연골변형의 결과라고 했다. 사체연구를 통해 허리에 부하가 가해질 때와 1°~3° 정도의 돌림이 일어날 때 관절돌기가 더 손상이 된다는 것을 증명했다.[25]

허리엉치뼈 이음부 / Lumbosacral Junction

허리엉치뼈 이음부의 척주각은 서 있을 때 분명해진다(그림 8.16A). 이 관절은 체중이 가해질 때 많은 앞쪽 전단력을 받게 된다(그림 8.16B). 이 관절은 L4–L5에서 오는 강인한 엉덩허리인대와 옆굽힘을 일차적으로 제한하고, 또한 굽힘, 폄, 돌림을 제한하는 엉치허리인대에 의해 보강된다.[26] L5~S1에 걸친 관절돌기가 이마면에 가까이 위치해 5번째 허리뼈의 과도한 앞쪽 전단을 막아준다. 이 관절을 약하게 하는 해부학적 변형을 허리뼈가 엉치뼈에 대해서 앞쪽으로 활주를 가능케 하는, **척추앞전위증**(spondylolisthesis)(그리스어, *spondylos,* 척추; *olisthesis,* 미끄러짐 또는 낙상)으로 불리는 병리이다.

실습 포인트

PRACTICE POINT

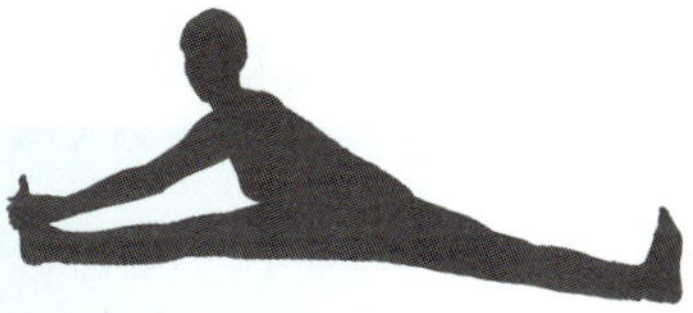

나이가 듦에 따라 발생하는 척추사이원반이 좁아짐에 따라 관절돌기 끝은 척추 위, 아래의 고리판 위에 얹혀있게 된다. 이것으로 인해 퇴행성 원반 질병을 유발하고 압박력의 70%까지 체중부하를 위해 만들어진 것이 아닌 후관절로 전달되는 원인이 된다.[25] 후관절의 끝의 접촉은 서 있는 상태에서 허리 앞굽이 자세와 동시에 발생할 수 있는 원반높이의 감소 때문에 정상적 사람이 오래 동안 서 있을 때 발생할 수도 있다. Adam과 Hutton[25]은 허리에서 발생할 수 있는 둔한 통증은 관절돌기 주머니의 압박과 미세손상으로 인해 발생할 수 있다고 주장했다.

척추앞전위증은 10~20세 사이에서 남성보다 여성에게 더 자주 나타난다. 이 질병이 나타나는 가장 일반적인 위치는 L5–S1이다. 이것은 과도한 허리앞굽이를 가지고 있거나 체조, 다이빙, 역도, 조정, 그리고 레슬링 같은 운동을 하는 사람들에게 발생한다.[27] L5–S1 관절은 정상적인 상태에서 많은 양의 전단력을 가진다. 그래서 증가된 앞굽이와 이런 스포츠에서 유발되는 과도한 폄의 활동들은 전단스트레스를 증가시킨다. 따라서 폄과 돌림 움직임은 이 상태를 더 악화시킬 것이다. 활주(앞쪽전단)의 가능성을 최소화하기 위해 치료사들은 척추앞전위증의 환자들에게 엉덩뒤경사의 일부 각도를 유지하는데 필요한 몸통안정화 활동들을 교육해야 한다.

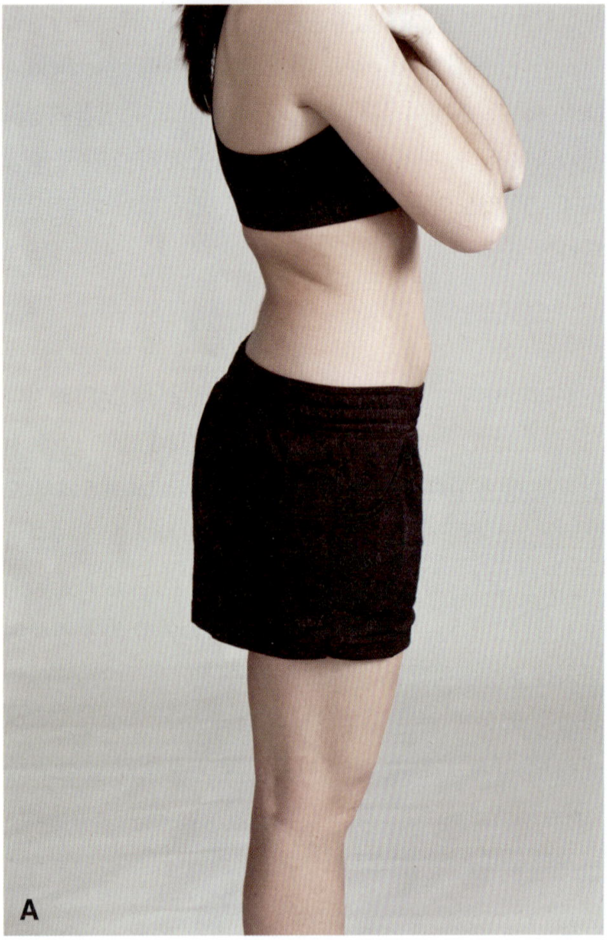

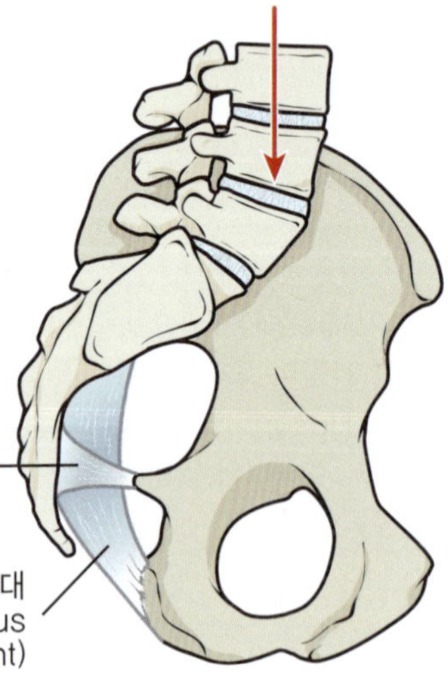

그림 8.16 허리뼈에서 엉치뼈로의 이행은 쉽게 관찰된다.
A) 척추를 옆쪽에서 바라보면 허리부위의 앞굽이를 나타낸다.
B) 골반을 시상면에서 바라보면 허리뼈를 통해 엉치뼈까지 전달되는 머리-팔-몸통의 힘의 방향을 보여준다. L5와 S1 사이에 정상적으로 증가된 각도를 주목하자. 왜냐하면 이 관절에서 전단력을 증가시키기 때문이다.

등허리근막 / Thoracolumbar Fascia

등허리근막(thoracolumbar fascia)(소위 등뒤근막이라 하는 것)은 갈비뼈, 척추뼈와 엉치뼈; 뒤척추사이인대 체계; 그리고 3개의 몸통근육들을 연결하는 거대한 인대처럼 작용하는 강하고, 복잡한 구조이다. 이 근막 체계는 빠른 속도로 물건을 던지기 위해 몸통을 안정화시킬 뿐만 아니라, 무거운 물건을 머리 위로 들어 올리는 유일한 능력을 인간에게 제공한다.[13] 근막에 대한 상세한 해부학적 설명과 역학적인 관점은 Bogduk와 Macintosh[28]에 의해 설명되어져 있다.[28]

등허리근막은 앞쪽, 중간, 뒤쪽 층이 있다(그림 8.17A). **앞층**은 깊고 허리네모근을 감싸기 위해 허리뼈의 가로돌기에 부착한다. **중간층**은 안쪽으로 가로돌기, 12번째 갈비와 가쪽솔기(그리스어, seam, 이음매)에 배가로근에 부착하는 강한 가로섬유들에 의해 이루어져 있다. **뒤층**은 등을 덮고 안쪽으로 가시돌기와 가시위인대에 부착된다. 위쪽으로 근막은 널판근의 근막과 겹쳐지고 아래쪽으로 엉치뼈에 부착하고 볼기근의 근막과 합쳐진다(그림 8.17B). 측면으로 뒤층은 갈비뼈와 엉덩뼈(iliac)에 부착하고, 그리고 배속빗근으로 가쪽솔기에 부착을 형성한다.

등뒤근막의 뒤층은 얇고 깊은 층으로 나누어진다. **얇은 층**은 가시돌기에 넓은등근을 부착하기 위해 가쪽솔기에서 아래쪽과 안쪽으로 섬유각인 넓은등근의 넓은 널힘줄이다. 깊은 층은 얕은 층과 융합하고 반대 방향에서 그것을 교차시킨다. 두 층은 가쪽솔기에 첨단과 두 척추 수준을 가리는 기점으로 삼각형 구조를 함께 형성한다.[28] 게다가, 등뒤근막은 척주세움근과 뭇갈래근을 에워싸기 위해 지지띠(라틴어, net, 그물)를 제공한다.

이러한 연결은 허리폄에 기여하고 허리굽힘에 저항하도록 허리뒤근막, 가시돌기와 뒤인대 체계에 적용되어서 많은 힘을 허용한다. 이러한 힘들은 손이 고정되었을 때 넓은등근의 수축이 관련 있다. 또한 배가로근과 배속빗근의 수축, 견고하게 감싸는 근막을 형성하기 위해 척주세움근의 수축, 그리고 마루바닥에서 무엇인가를 줍기 위해 구부리는 것처럼 앞으로 굽히는 움직임 등이다. 등뒤근막 체계가 기능적이라고 생각하는 점은 앞쪽으로 구부리고 들어 올리는 것에 관해 이 단락의 마지막 장에서 언급된다.

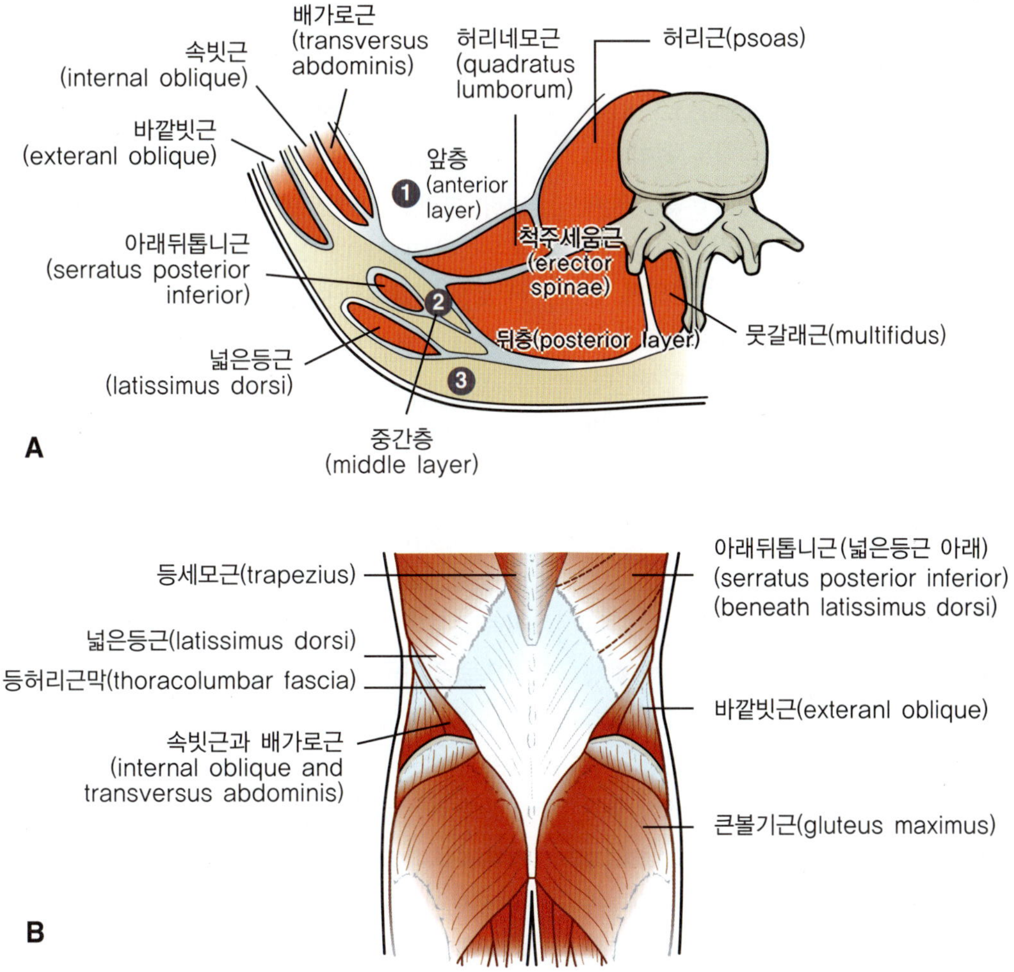

그림 8.17 등허리근막. A) 등허리근막의 3가지 층을 보여주는 단면. B) 등허리근막에 부착하는 근육.

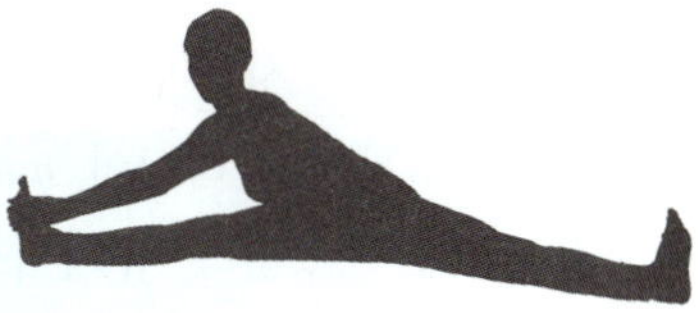

실습 포인트
PRACTICE POINT

우리가 알고 있는 것처럼 허리엉치근막에 부착하는 몇몇 중요한 근육들이 있다. 몇 개의 더 중요한 근육에는 볼기근, 넓은등근, 배가로근, 뭇갈래근과 척주세움근이 있다. 그러므로 요통이나 허리부상을 당한 환자들의 임상적 재활을 할 때 그 근육들과 허리엉치근막 모두 허리뼈의 지지를 향상시키므로 허리엉치근막에 부착되는 이런 근육들을 강화시켜 주는 것이 매우 중요하다. 마찬가지로 적절한 물건을 들어올리는 방법들을 환자에게 교육시키는 담당자는 부가적인 허리지지를 제공하고, 활동 중에 허리뼈의 스트레스를 감소시키 위해 들어 올리기 전에 이러한 근육들을 긴장시켜야 한다.

엉치뼈

Sacrum

엉치뼈는 축성뼈대와 다리 사이를 연결한다. L5-S1관절을 형성하는 허리엉치 이음부에서 엉치뼈는 허리뼈와 연결한다. 엉치뼈는 오른쪽과 왼쪽 엉치엉덩관절을 통해 엉덩뼈와 연결된다. 이 관절은 엉덩뼈를 따라 닫힌고리체계(closed-ring system)를 형성한다. 골반뼈는 엉덩뼈, 궁둥뼈, 두덩뼈로 구성된다. 이 세 개의 뼈는 다리의 가장 몸쪽 다리관절, 엉덩관절의 소켓(socket) 부위를 형성한다. 엉덩이와 골반은 9장에서 소개된다. 본 장에서 단지 골반이 엉치기능과 관련이 있다고 피상적 언급만 제공하였다.

엉치엉덩관절 / Sacroiliac Joint

엉치엉덩관절(SIJ)은 예전의 의사들이 임신 중에 발생하는 약간의 움직임을 제외하고 움직이지 않는다고 생각했었다. 20세기에 와서, 이 관절에서 약간의 움직임이 남녀 모두 발생한다고 규명했다.[29-31] SIJ 운동은 작고(1~3 ㎜) 측정하기가 어렵기 때문에 하찮고 중요하지 않게 생각하는 경향이 있다. 하지만 많은 임상가들은 SIJ 인대의 손상, 과가동성 또는 저가동성, 그리고 염증 발생을 출산 후에 발생하는 가장 빈번한 문제로 요통[29,32,33]의 주된 원인으로 고려하고 있다.[31]

관절 유형 / Type of Joint

대부분의 저자들은 SIJ를 자유롭게 움직일 수 있는 가동관절로 분류한다.[34-36] 엉치뼈 면은 유리질 연골로 덮여 있고 엉덩뼈 면은 섬유연골로 덮여 있다. 윤활액은 관절공강 안에 존재하고, 관절은 관절주머니에 의해 보호되어져 있다. SIJ의 뼈곁돌기와 관절강직의 발생률이 남자에서 특히 높다. 나이가 듦에 따라 Sashin[37]은 30세까지의 남자의 사체에서 활주와 앞-뒤 움직임과 40세까지의 남자의 사체에서 약간의 움직임, 그리고 40세까지의 이상의 남자 대부분에서 관절강직이 발견되었다. 이와는 대조적으로, 50~60세까지의 여자 사체에서 약간의 움직임이 발견되었고, 그리고 어떤 연령대에도 관절강직(ankylosis)을 보이지 않았다.

운동 / Motions

SIJ의 움직임은 아주 작다.[38] 비록 관절의 움직임이 작다 할지라도, 관절은 운동의 3개의 자유도를 가지고 있다(그림 8.18). 이러한 운동은 1) 시상면에서 안-가쪽축 주위의 앞-뒤운동; 2) 이마면에서 앞-뒤축 주위의 모음과 벌림; 그리고 3) 가로면에서 세로축 주위의 안쪽돌림-가쪽돌림이 포함된다. 29세 이하의 32구의 사망한 지 얼마 안 되는 사체에서 Sashin[37]은 고정된 엉덩뼈에 대한 엉치뼈 또는 고정된 엉치뼈에 대한 엉덩뼈의 위-아래 활주와 약간의 앞-뒤 활주를 발견했다. SIJ의 평균 조합 움직임은 2°~8°의 범위 내의 4°였다. 메타분석 연구에서 Goode와 동료들[38]은 자신의 연구에 자격이 있는 일곱 편의 자료에서 엉치엉덩관절의 최대 앞뒤 돌림은 2° 이상이었고, 가로면에서 세로축 주위의 움직임은 8°였고, 이마면에서 앞-뒤축 주위의 돌림은 4°였다. Weisl[39]은 사람에서 방사선사진으로 엉치곶의 움직임을 측정하였다. 그는 대상자가 바로누운 자세에서 일어설 때 엉치곶에서의 최대 움직임은 앞쪽 방향으로 5.6 ㎜(±1.4㎜)였다. 또 다른 연구에서, Colachis와 동료들[30]에 의해 의대생의 뒤위엉덩뼈가시에 강철핀을 삽입했다. 오른쪽과 왼쪽 사이에 가장 큰 변화는 똑바로 선 자세에서 완전히 앞으로 구부리는 움직임에서 나타난 4 ㎜였다. 삼각법의 의한 측정은 SI관절에 대해 2°~3.5°의 움직임이 있다는 것을 보여준다. 이러한 연구의 결과가 다양했지만, 그것들 중에서 각각의 중요한 점은 SI관절 내에서 움직임이 작다는 것이다. 그러나 SI관절은 아무 소용이 없다고 말하는 것은 아니다. 이 관절에서 병리학은 존재한다고 알려져 있다.[34,40,41]

신체의 몇몇 다른 분절처럼, 엉치뼈에서 독특한 움직임 일어나는데 이러한 움직임을 정의하기 위해 특수한 전문용어의 사용이 필요하다. Kapandji[42]는 엉치뼈의 움직임을 뉴테이션(라틴어, *nutare*, 끄덕이다)과 카운터뉴테이션으로 설명했다. **뉴테이션**할 때 엉치뼈의 먼쪽부위와 꼬리뼈 뒤쪽으로 이동하는 동안 엉치뼈의 몸통부위는 아래와 앞쪽으로 이동한다(그림 8.19A). 그리고 뉴테이션 동안 엉덩뼈가시는 가까워지고 궁둥뼈엉치결절은 멀어진다. 뉴테이션은 엉덩뼈 출구를 더 커지게 한다. 카운터뉴테이션은 위쪽으로 뒤로 움직이는 엉치뼈곶의 반대 움직임이다. **뒤기울임**은 꼬리뼈를 앞쪽으로 이동시키고 엉덩뼈가시는 멀

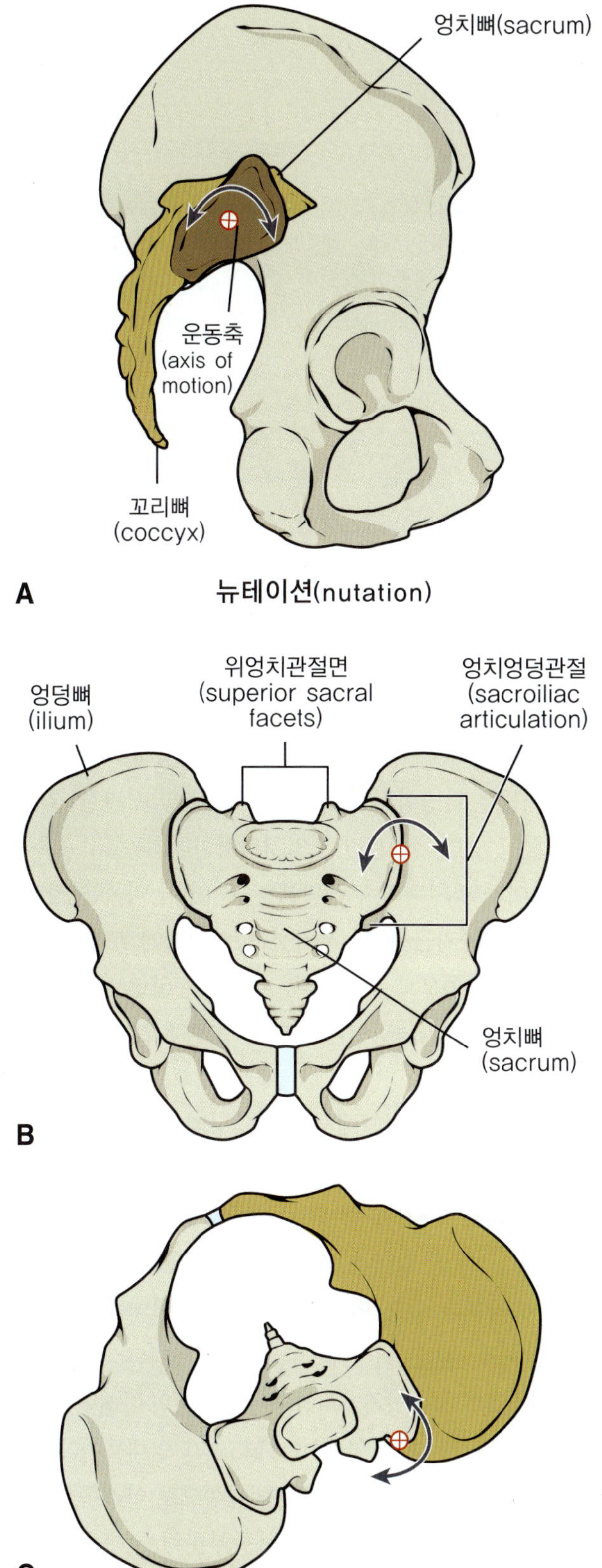

그림 8.18 SI관절의 움직임. A) 시상면에서 안-가쪽축 주위의 앞-뒤운동. B) 이마면에서 앞-뒤축 주위의 모음과 벌림. C) 가로면에서 세로축 주위의 안쪽돌림-가쪽돌림.

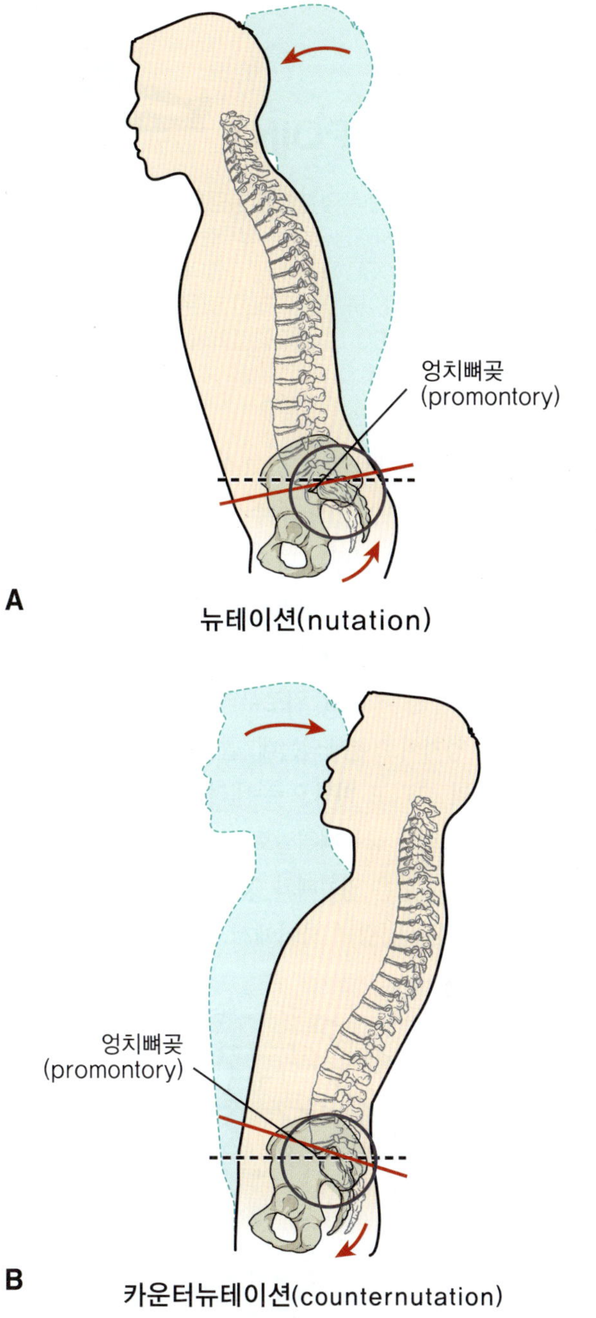

그림 8.19 엉치뼈의 뉴테이션과 카운터스테이션. A) 뉴테이션은 엉치뼈의 곶이 앞쪽과 아래쪽으로 움직일 때 발생한다. B) 카운터뉴테이션은 엉치뼈 곶의 뒤와 위쪽으로 발생한다.

어지게 하며 궁둥뼈결절은 가까워지게 한다(그림 8.19B). 카운터뉴테이션과 그것의 이차적인 움직임은 골반 입구를 크게 한다. 임신 중 분비되는 릴랙신(relaxin) 호르몬은 인대의 이완을 초래하고 엉치엉덩관절과 두덩결합의 움직임을 증가시킨다. 골반입구는 태아를 감싸기 위해서 더 커지고 골반출구는 출산 시 커진다. 그러나 지나친 인대 이완

실습 포인트
PRACTICE POINT

엉치엉덩관절 또는 두덩결합의 통증은 치료사들에 의해 자주 치료되지만, 엉치엉덩관절의 탈구는 그렇지 않다. 치료사들은 진단되지 않은 SIJ 또는 두덩결합의 탈구 환자들을 좀처럼 진료하지 않는다. 하지만 이러한 것은 임산부들에게 발생할 가능성이 많다. SIJ 또는 두덩결합의 탈구는 심각하고 통증이 매우 심하다. 통증은 국소화되고 어떤 움직임에서도 강한 통증이 발생한다. 특히, 체중부하 시 그 중에서도 한 발로 서 있을 때, 가장 통증이 심하다. 이 상태를 의사에게 의뢰가 필요하다.

은 심한 통증을 야기시킬 수 있고 엉치엉덩관절과 두덩결합의 자발적인 탈구를 일으킬 수 있다. 젖분비 이후로 릴랙신 분비는 멈추고 인대는 다시 팽팽해진다. 만성요통과 엉덩관절 통증으로 인한 엉치엉덩관절과 두덩결합의 비대칭성 정렬로 일어나는 관절의 재접근은 흔히 볼 수 있다.

서 있거나 걸을 때 HAT 위로부터 가해지는 체중은 5번 허리뼈에서 엉치뼈로 분배되는데, 골반을 통해서 두덩결합, 넙다리뼈머리 그리고 바닥으로 내려간다. 앉은 자세에서 체중은 두덩결합과 궁둥뼈결절로 이동한 다음 의자의 자리로 분배된다. 이 힘은 엉치뼈와 엉덩뼈를 동시에 압박한다. 사실상, 엉치뼈는 엉덩뼈 사이에서 앞쪽과 먼쪽으로 향해서 전달되고 엉덩뼈는 가까운 쪽과 뒤쪽으로 향해서 지나간다(그림 8.20). 넓고 강한 인대들은 이러한 움직임을 제한하고 관절을 안정화시킨다.[36]

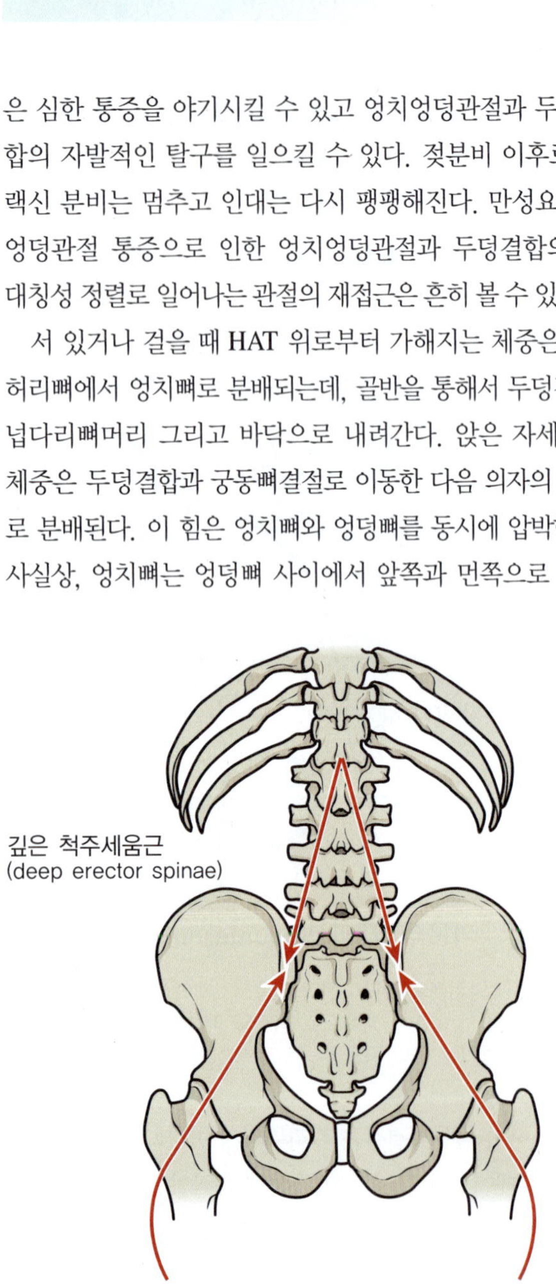

그림 8.20 SI관절 내에 압박력. 엉치뼈와 엉덩뼈를 함께 압박하는 힘은 엉치뼈를 엉덩뼈 사이에서 먼쪽 그리고 앞쪽으로 향해서 전달하고 엉덩뼈를 몸쪽 및 뒤쪽으로 향해서 전달한다.

인대 / *Ligaments*

뒤쪽으로, 뼈사이인대들은 가쪽 엉치뼈능선과 엉덩뼈결절 안쪽면뼈사이의 공간을 채운다(그림 8.21B). 이러한 인대들은 다방향의 섬유들을 가지고 있고 관절 길이의 반을 덮고 있다. 짧고/긴 뒤엉치엉덩인대의 여러 층은 뼈사이인대와 엉치뼈의 뒤쪽면을 덮고 있다. 이들은 엉덩뼈의 결절(뒤볼기근선)에 부착하고 엉치뼈에 부착하기 위해 안쪽과 먼쪽으로 주행한다. 배쪽에는 얇고 뒤인대처럼 넓지 않은 앞엉치엉덩인대가 있다(그림 8.21A). 앞 또는 뒤 엉치엉덩인대는 엉덩뼈에서부터 엉치뼈를 매달고 부착하고, 체중부하를 엉치뼈에서부터 엉덩뼈로 전달하는 충격흡수장치로써 작용한다. 이 매다는 기전은 일부 학자들이 비체중부하로서 SIJ를 설명하게 하는 요인이 되었다.[43] 게다가, 이런 인대 길이는 뒤기울임의 운동에 관해 제한을 준다. 허리뼈를 덮고 엉치뼈와 엉덩허리인대에 부착하는 강한 앞세로인대는 척추에서 논의되어 왔다.

엉치결절인대와 엉치가시인대는 엉치뼈의 아래면을 두덩뼈결절과 가시인대로 연결하는 넓고, 긴 인대들이다(그림 8.21). 이러한 인대들은 엉치곶을 앞쪽으로 아래쪽으로 기울어지게 하는 경향이 있는 앞체중부하력에 대해 엉치뼈의 먼쪽을 유지하기 위해 효율적인 지레작용을 가지고 있다. 이 인대 길이는 가능한 앞기울임의 양을 조절할 수 있다. 엉치결절인대는 꼬리뼈의 가쪽에서 궁둥뼈결절에 위쪽과 안쪽에서 촉진될 수 있다. 이것은 궁둥뼈결절에서 약 30°

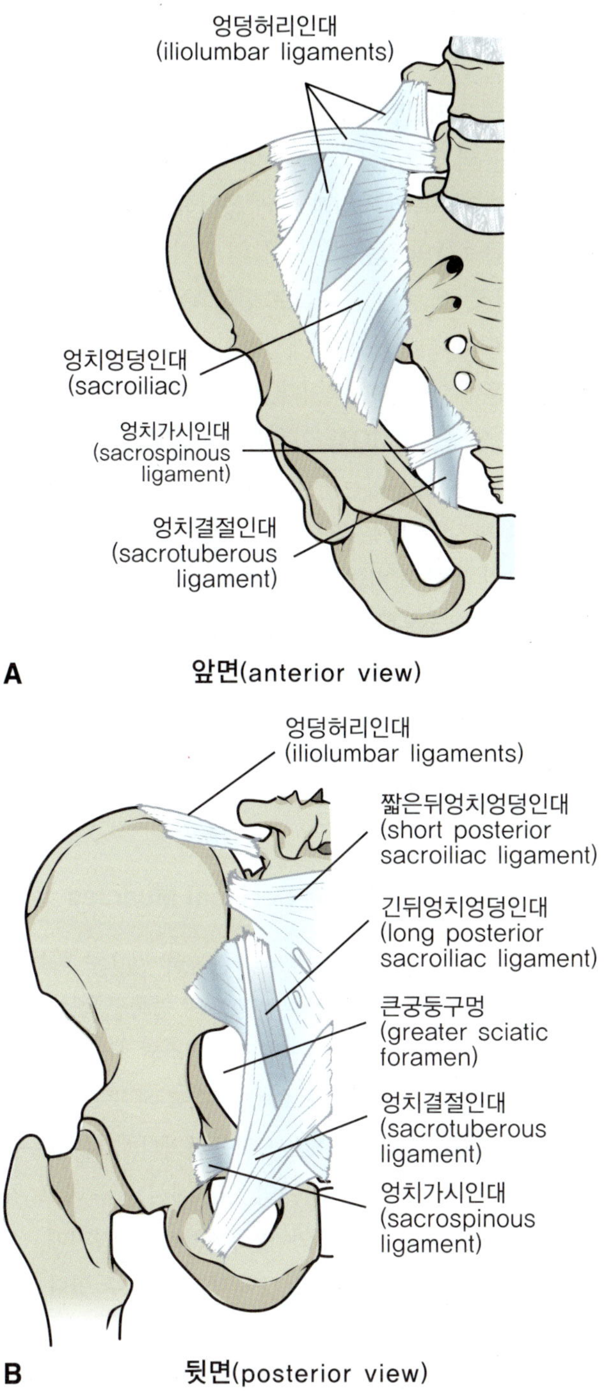

그림 8.21 SI인대. A) 앞쪽에서 본 엉치엉덩인대. B) 뒤쪽에서 본 엉치엉덩인대들.

~45° 각도로 엉치뼈의 기저부 위쪽과 안쪽으로 얇은 낚시줄처럼 촉진된다.

이 같은 뼈대구조와 강하고 넓은 인대 시스템의 조합은 SI관절의 자동잠금 기전을 만든다. 엉덩뼈에 대해서 엉치뼈의 아래쪽으로의 움직임을 일으키는 힘이 증가함에 따라 뒤쪽인대가 긴장하여 죔쇠(clamp)처럼 엉덩뼈를 가까이 잡아당긴다.

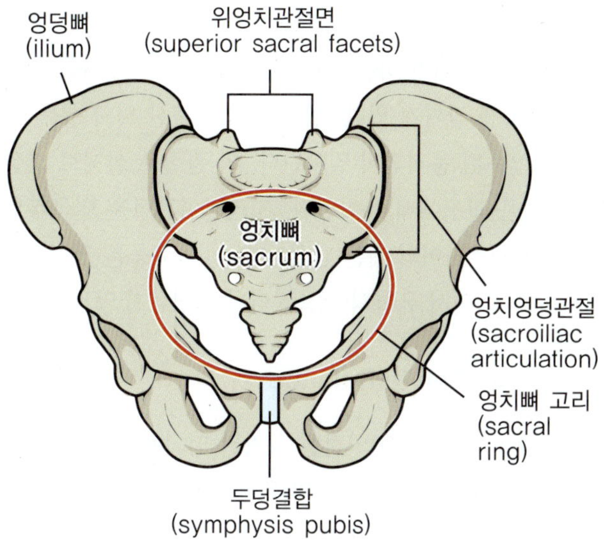

그림 8.22 엉치뼈의 고리는 골반의 폐쇄된 단위를 형성한다. 엉치뼈의 고리는 폐쇄된 단위이므로 고리 내에 한 관절에서의 작은 움직임은 고리 내의 다른 관절에 영향을 준다.

두덩결합 / Symphysis Pubis

두덩뼈의 관절면은 유리연골에 의해 덮여져 있고 섬유연골성 원반에 의해 분리되어져 있다. 관절은 모든 면에 있는 강한 인대에 의해 보호되어 있고 섬유연골은 배곧은근, 배세모근과 배속빗근의 부착으로 보강된다. 두덩결합은 엉치뼈와 볼기뼈 골반관절의 고리의 폐쇄를 완성한다(그림 8.22). 그러므로 SIJ에서 일어나는 작은 움직임까지도 두덩결합의 움직임과 동반된다. 일반적으로, 이 관절에서는 움직임은 거의 일어나지 않는다. 하지만 과도한 힘은 엉치엉덩관절과 두덩결합의 손상이나 탈구를 일으킬 수 있다. 이러한 힘들은 점프에서 발을 착지할 때, 자동차 사고에서 무릎을 계기판에 치거나, 다리길이가 불일치 상태에서 걸을 때, 또는 축구공을 차는 것이 차단되는 것처럼 엉덩관절의 강력한 굽힘운동이 갑자기 방해될 때에 일어난다.

꼬리관절 / Coccygeal joints

엉치꼬리관절과 꼬리사이관절은 부동관절로 분류된다. 이 관절은 조기 발달 시 분리되고 나중에 최종적으로 융합된 뼈 사이의 융합선으로 정의된다.[44] 꼬리뼈 바닥은 엉치꼬리관절에서 엉치뼈의 삼각 꼭대기(apex)와 결합한다.

이 관절은 섬유연골원반을 가지고 있어 매우 적합하며 소위 엉치꼬리인대라 하는 여러 개의 작고 강한 인대들에 의해 완전하게 감싸져 있다. 배변 중이나 출산 시 진통 중에 약간의 앞-뒤 움직임이 일어난다. 이 관절은 실제로 정상적인 노화 과정에서 유합한다. 꼬리사이관절은 먼쪽부위 세 개의 척추사이의 작은 관절이다. 이 척추들은 전형적으로 성인이 되면서 유합되어 움직임이 일어나지 않는다.[45]

골반 균형 / Pelvic Balance

엉덩뼈와 견고하게 연결된 강직된 엉치뼈는 골반의 일부이다. 골반은 다리와 척주의 유연한 부분 사이에 끼어든 골반은 그 자체의 움직임이 있다. 엉치엉덩관절과 허리엉덩관절의 견고함으로 인해 골반이 움직이면, 항상 척추도 움직이는데 특히 허리부위에서 움직임이 많이 일어난다. 그러므로 골반이 움직이면 허리뼈에 영향을 미치고, 마찬가지로 허리뼈가 움직이면 골반도 영향을 받는다. 마찬가지로 골반이 엉덩관절에 붙어 있으므로 엉덩관절이나 골반의 움직임이 다른 쪽 움직임에 영향을 준다.[46,47] 엉덩관절과 골반 사이의 관계는 9장에서 언급된다.

근육
Muscles

머리, 목과 몸통 근육들은 정중선의 양쪽으로 짝을 이룬다. 양쪽 근육들이 움직임을 일으키기 위해 양측 근육 동시에 수축하면, 그 움직임은 시상면에서 앞쪽 또는 뒤쪽 굽힘이다. 한쪽 근육들만 수축하면 이마면 또는 가로면에서 옆굽힘 또는 돌림이 발생한다. 척추의 안정화를 위해 활성화될 때 목과 몸통 근육은 대부분 동시수축을 한다. 이런 짝을 이룬 근육들의 동시수축은 부하된 체중, 팔다리 근수축, 그리고 지면반발력에 견디는 것을 가능하게 한다.

목과 몸통의 얕은 층의 근육들의 기능에 대한 운동학적 지식은 팔다리근육의 지식과 거의 동일하다. 반면 깊은 층 목과 몸통근육들의 작용과 기능들의 근거 있는 지식은 세 개 내지 다섯 개 층의 근육들로 인해 손으로 촉진하거나 표면전극(EMG) 기록으로 개별적인 근육을 구별하기가 어렵기 때문에 아주 제한적이다. 축성 뼈대근에 관해 수행된 대부분 연구는 EMG를 이용하였다. 가느다란 금속전극은 가장 깊은 층에 있는 근육들의 활성화를 알아보기 위해 필요로 하지만, 많은 연구소에서 가느다란 금속전극으로 검진하기 위한 장비들을 갖추지 않았거나 또는 가느다란 금속전극을 적용할 만한 사람이 없다. 부가적으로, 가느다란 금속도자로 정확하게 그 근육에 삽입되었다는 확인이 어렵다. 이러한 이유 때문에 가장 깊은 층에 있는 축성뼈대근과 그것의 기능에 관한 여러 가지 대답할 수 없는 질문들이 여전히 남아있다.

앞쪽 목근육들 / Anterior Cervical Muscles

움직임이 한쪽 또는 양쪽의 근육활동을 필요로 하는지에 따라 다양한 기능을 수행하는 몇 개의 앞목근육들이 있다. 양쪽으로 작용할 때 이런 목근육의 주된 작용은 머리와 목의 굽힘이다. 이들 근육 특히, 운동축에 근접하여 있는 작은 근육들은 고정근으로서 작용하거나, 고유수용감각을 제공한다는 사실을 최근의 연구에서 지적하고 있다.[51] 목근육의 몸쪽 부착부와 먼쪽부착부, 신경지배, 작용, 그리고 촉진의 방법을 표 8-5에서 확인할 수 있다.

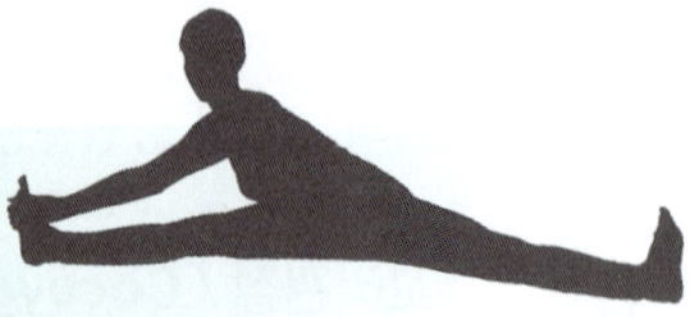

실습 포인트
PRACTICE POINT

최근의 연구조사 결과들은 임상가에게 척추근육 기능의 기초와 이 영역에서의 병리적 기능부전을 재활하는 방법을 제공하여 왔다. 현재 급성과 만성 허리뼈 염좌와 좌상의 재활은 근기능의 두 가지 유형 즉, 몸통 움직임과 몸통 안정화를 발달시키는 운동을 포함하고 있다. 배곧은근과 척추세움근과 같은 얇은 층 근육은 몸통의 "작용근"인 반면에, 뭇갈래근, 배가로근, 속빗근을 포함한 깊은 층 근육들은 안정근으로 작용한다. 팔다리 재활 시 안정근들은 작용근에 앞서 강화되어져야 한다. 왜냐하면 안정화는 움직임이 안전하고 효과적으로 일어나기 전에 중요하기 때문이다.

369쪽 본문 계속

표 8-5 목뼈의 근육

그룹	근육	몸쪽 부착부위	먼쪽 부착부위	신경지배	작용	촉진/시진
앞목근(anterior cervical muscle)	앞머리곧은근	뒤통수뼈관절융기의 바로 앞쪽의 바닥 뒤통수뼈	C1의 앞면	C1–C2	머리를 굽히지만 근육의 당김선에 의해서 부적절한 굽힘근과 더 양호한 머리의 안정자 또는 고유수용기의 제공자로 작용한다.	너무 깊어 촉진할 수 없다.
앞목근	가쪽머리곧은근	뒤통수뼈의 목정맥 구멍돌기	C1의 가로돌기	C1–C2	머리의 안정화와 고유수용기의 피드백을 제공한다. 머리의 안가쪽 조절을 제공할 수 있다.	너무 깊어 촉진할 수 없다.
앞목근	긴머리근	뒤통수뼈의 바닥부분	C3–C6의 가로돌기	C1–C3	양방향으로, 이 근육은 머리와 목의 굽힘을 만들어낸다. 한쪽 방향으로 옆굽힘과 돌림을 만들어낸다. 움직임의 축과 가깝기 때문에, 현저한 관절의 압박을 제공한다.	이 근육들은 머리곧은근을 덮는다. 긴머리근은 긴목근과 함께 촉진된다. 아래에 기술한 촉진의 설명을 참조할 것.

계속

표 8-5 목뼈의 근육 -계속

그룹	근육	몸쪽 부착부위	먼쪽 부착부위	신경지배	작용	촉진/시진
앞목근	긴목근	C1의 앞결절, C1–C3의 척추뼈몸통, C3–C6의 가로돌기	C5 척추뼈 몸통에서 T3까지, C3–C5의 가로돌기	C2–C6	목굽힘, 특히 위등세모근이 어깨뼈를 움직일 때 머리를 안정화시키기 위해 긴머리근과 함께 작용.	손가락을 목뼈의 앞가쪽면 가까이의 목빗근에 안쪽으로 깊게 놓는다. 대상자에게 목빗근을 이완시키기 위해 머리를 같은 방향으로 돌리게 하고, 그 다음에 다른 쪽 손으로 목의 굽힘에 저항하여 근육수축을 촉진하는 손가락으로 느낄 수 있게 한다.
앞목근	앞목갈비근	C4–C6 가로돌기	첫째 갈비뼈	C4–C6	양방향으로: 앞쪽으로 목뼈를 굽힌다. 만약 목뼈가 안정화되어지면, 첫 번째 갈비뼈가 올라간다. 한쪽 방향으로: 목을 가쪽으로 굽히고 같은 쪽으로 회전.	빗장뼈의 바로 위와 목빗근의 뒤쪽을 촉진한다.

앞목근	중간목갈비근	C4-C6 가로돌기의 뒷면	첫 번째 갈비뼈의 위쪽면	C3-C8	양방향으로: 목뼈를 앞쪽으로 굽힘. 한쪽 방향으로: 목을 가쪽으로 굽히고 같은 쪽으로 돌림. 강제 들숨을 하는 동안 첫 번째 갈비뼈를 올림.	앞목갈비근 가쪽, 빗장뼈의 바로 위에서 촉진.
앞목근	뒤목갈비근	C4-C6 가로돌기의 뒷면	두 번째 갈비근의 앞면	C7-C8	양방향으로: 목을 앞쪽으로 굽힘. 한쪽 방향으로: 목을 옆으로 굽히고 같은 쪽으로 돌림. 강제 들숨을 하는 동안 두 번째 갈비뼈 올림.	대상자가 머리를 반대쪽으로 돌릴 때 쉽게 관찰된다. 앞쪽 목 근육이 가장 튀어나온다.
앞목근	목빗근(SCM)	1) 복장뼈 자루의 모서리 2) 빗장뼈의 모서리	관자뼈의 꼭지돌기와 뒤통수뼈의 위목덜미선	척수더부 신경(XI) C1-C3	양방향으로: 다른 근육들이 고정화하는 기능을 할 때 턱을 앞쪽으로 내밀기 위해 앞쪽으로 목을 굽힘. 한쪽 방향으로: 반대방향으로 목은 돌림, 같은 방향으로 옆굽힘, 머리와 목을 폄.	

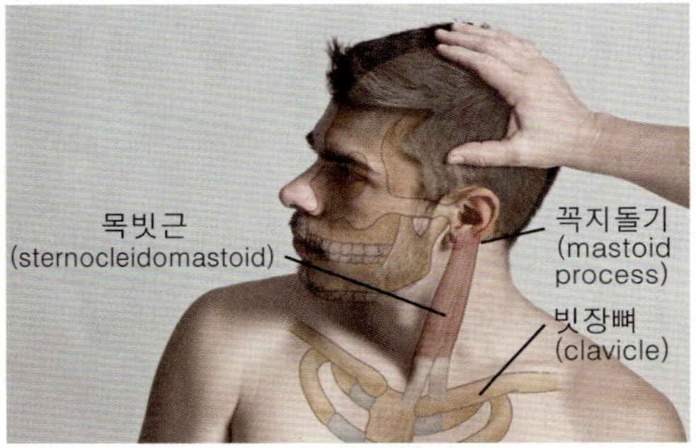

(계속)

표 8-5 목뼈의 근육 -계속

그룹	근육	몸쪽 부착부위	먼쪽 부착부위	신경지배	작용	촉진/시진
목 뒤쪽의 뒤통수밑근육 (posterior cervical suboccipital muscles)	큰뒤머리곧은근 작은뒤머리곧은근 아래머리빗근 위머리빗근	**큰머리곧은근:** 중쇠뼈의 가시돌기 **작은머리곧은근:** 고리뼈의 바로위 아래머리빗근 & 위머리빗근: 중쇠뼈의 가시돌기/가로돌기	**큰머리곧은근 & 작은머리곧은근:** 뒤통수뼈의 아래목덜미선. 아래 & 위 빗근: 뒤통수	C1 (뒤통수밑 신경)	양방향으로: 뒤통수 고리관절에서 머리를 폄 한쪽 방향으로: 옆굽힘과 중쇠고리 관절 회전	대상자가 바로누운 자세이고 목근육을 이완시킬 때 손가락 끝으로 촉진한다.
뒤쪽 가로돌기가시근육 (posterior transversospinal muscles)	돌림근 뭇갈래근 머리반가시근 목반가시근	**돌림근:** 하나의 척추뼈의 가로돌기 **뭇갈래근:** 2–5개의 척추뼈의 가로돌기. **머리반가시근 & 목반가시근:** T1–T6의 가로돌기	**돌림근:** 가시돌기 위의 바닥면 **뭇갈래근:** 가시돌기위 **머리반가시근:** 아래목덜미선 위 **목반가시근:** C2–C5 가시돌기	척추신경의 등쪽가지	양방향으로: 목과 머리를 폄 한쪽 방향으로: 옆으로 굽히고 같은쪽으로 머리를 회전	**돌림근:** 가장 깊게 있다. **뭇갈래근:** 돌림근에 덮여 있다. **반가시근:** 이 그룹의 중에서 가장 표층에 있다. 대상자가 바로누운자세이고 목을 이완시켰을 때 가장 촉진이 양호. 위에 있는 근육에 덮여 있기 때문에 촉진이 어렵다.

주요 목뼈 굽힘근 / *Primary Neck Flexors*

목빗근을 제외한 앞목의 근육들은 기능 또는 위치 면에서 가까운 다른 근육들과 짝을 이룰 수 있다. 이러한 근육들은 다음과 같다:

- 앞머리곧은근과 가쪽머리곧은근
- 긴머리근과 긴목근
- 앞, 중간, 뒤 목갈비근

이러한 근육들은 간략하게 설명되어져 있다; 표 8-5는 각 근육의 특정한 정보들이 있다.

짧은앞머리곧은근(rectus capitis anterior muscle)과 **가쪽머리곧은근**(rectus capitis lateralis muscle)의 두 근육 중에서 가쪽머리곧은근은 한쪽의 수축으로 머리 또는 옆굽힘을 안쪽-가쪽 조절을 위한 우수한 지렛대작용을 가지고 있다. **긴머리근**(longus capitis)의 섬유는 앞머리곧은근을 덮고 있다. **긴목근**(longus colli)은 고리뼈의 고리에서 세 번째 등뼈까지 척추의 앞가쪽 면을 덮는 복잡한 세 가지 부위의 근육들이다. Basmajian[50]은 EMG연구에서 긴목근이 목뼈의 강력한 굽힘으로 보여주었다. 그는 대화할 때, 기침할 때, 그리고 삼킬 때 긴목근의 활동의 증가가 나타나며 이러한 기능을 위한 목의 안정성을 가져온다는 가설을 세웠다. 그 근육의 해부학적 작용에 더하여 더 최근의 증거는 긴목근에 상당한 수의 근방추가 확인되었고, 고유수용기 기능도 있다는 것을 시사한다.[51]

목갈비근(scalene muscle)(그리스어, *skalenos,* 불규칙한 삼각근)은 제 4~6 목뼈의 가로돌기에 **상위 부착부**가 있고, 첫 번째 또는 두 번째(뒤목갈비근)의 앞안쪽 가장자리에 하위부착부가 있다. 목갈비근의 위쪽 부착은 목뼈를 통해 뒤통수의 앞면에서 갈비뼈 첫 번째와 두 번째까지 직접 잡아당기는 주행선이 있기 때문에 긴목근의 아래 부착부와 긴목근의 비스듬한 부위에 인접해 있다.

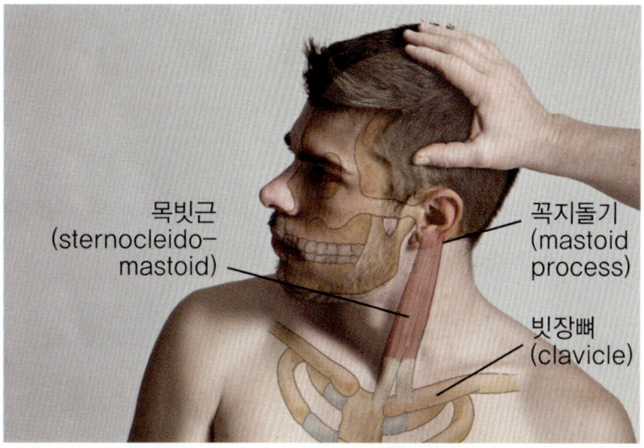

그림 8.23 한쪽의 목빗근 검사. 왼쪽 목빗근의 강한 활성화를 위하여 머리는 오른쪽으로 돌아가고 저항은 머리의 왼쪽으로의 옆굽힘에 주어진다.

C_5–T_1 척수신경앞뿌리와 빗장밑동맥과 정맥은 앞목갈비근과 중간목갈비근 사이와 첫 번째 갈비뼈 위로 지나간다. 해부학적 변화, 비대, 또는 이런 근육의 연축은 통증과 기능부전을 초래하는 혈관 또는 신경뿌리의 압박을 일으킬 수 있다. 이것은 **가슴문증후군**(thoracic outlet syndrome)이라고 한다. **목빗근**(sternocleidomastoid muscle: SCM)은 앞목근육의 가장 얕은 층에 있다(그림 8.23). 대부분의 해부학적 원문은 목빗근의 양측 움직임을 목의 굽힘이라고 한다. 그러나 Kapandji[1]는 목뼈 전체를 가로지르는 목빗근은 목뼈를 안정화시키기 위해 척추근육들의 동시수축이 필요하다고 지적했다. 그 결과 목빗근이 목뼈를 굽

실습 포인트
PRACTICE POINT

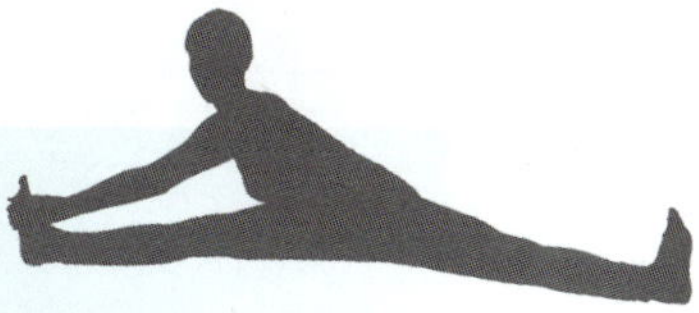

치료사들은 긴장성 두통을 가진 환자들을 자주 치료한다. 스트레스는 목과 위쪽의 등근육들을 지속적으로 긴장되게 하는 주된 원인이다. 이러한 근육들에 있어 통증과 두통을 호소한다. 긴장성 두통은 이마와 또는 관자 부위에 전형적으로 발생한다. 임상가들은 압통, 경직 또는 통증유발점을 촉진할 수 있다. 긴장성 두통을 자주 일으키는 근육에는 뒤통수밑근, 가로가시근, 척주세움근, 그리고 목갈비근들이 포함된다. 이 근육들 중 하나 혹은 그 이상의 근육들이 환자의 두통을 유발시키면 효과적인 치료를 시작하기 전에 그 근육들을 평가하는 것이 필요하다.

힐 수 있다. 이런 동시수축이 결여된 양측 목빗근의 독립된 수축은 목의 폄과 목뼈의 앞굽이를 증가시킨다.

목빗근의 부착점이 복장빗장관절에 있기 때문에 왼쪽과 오른쪽 목빗근은 들숨의 보조근육으로 여겨진다. 천식이나 호흡곤란을 겪고 있는 사람은 들숨 시 목빗근과 다른 보조근의 수축을 보인다.

보조 목 굽힘근 / Accessory Neck Flexors

씹기, 삼키기, 말하기에 필요한 많은 수의 작은 근육들이 보조 목 근육들로서 분류된다. 이 보조근육에는 **넓은목근**(platysma muscle), **방패위근**(suprahyoid muscle)(두힘살근, 붓목뿔근, 턱목뿔근, 어깨목뿔근)과 **방패아래근**(infrahyoid muscle)(복장방패근, 방패목뿔근, 어깨목뿔근)들이 있다. 이 근육들의 주된 기능은 목뿔뼈, 방패연골과 아래턱뼈)의 위치를 결정하는 것이다. 양쪽으로 깨물근에 의해 턱이 안정화될 때 방패위근과 방패아래근은 목 굽힘의 저항에 대항하며 수축한다. 하지만 긴목굽힘근들이 마비되면 보조근육들이 목의 안정화를 어느 정도 유발하지만, 이 근육들은 바로 누운 자세에서 머리를 들어 올리는 데에 충분한 지렛대작용을 하지 않다. 게다가, 이 근육들은 들숨 동안 비효율적으로 수축하기 때문에 호흡곤란이 있는 사람에게 아무런 도움을 주지 못한다.

뒤쪽 목근육들 / Posterior Cervical Muscles

많은 근육들은 목뼈의 뒤쪽 면에 있다. 이런 뒤쪽 근육군은 앞쪽 근육군 보다 더 부피가 크다. 이것은 목의 폄 상태를 유지하는데 더 큰 힘이 필요하다는 것을 보여준다. 목신경은 뒤쪽 근육 사이로 나온다. 그리고 때때로 근육에 의해 압박되는데 이것은 긴장성 두통이나 목과 어깨통증을 유발한다.

뒤통수밑근육 / Suboccipital Muscles

이 네 가지 짧고, 깊은 근육들은 위쪽 두 개의 목뼈와 뒤통수뼈를 연결한다. 이 근육은 **큰뒤머리곧은근**(rectus capitis posterior major), **작은뒤머리곧은근**(rectus capitis posterior minor), **아래빗근**(inferior oblique)과 **위빗근**(superior oblique)들이 포함된다. 이 근육들과 앞쪽 근육들은 머리 자세의 정확하고 세밀한 조절을 제공하는 것으로 생각된다.

가로가시근 / Transversospinal Muscles

가로가시근은 가로돌기와 가시돌기 사이에 부착하므로 그래서 이름 붙여졌다. 이런 네 쌍의 근육들은 **돌림근**(rotator), 뭇갈래근(라틴어, *multifid,* 여러 부위들), 그리고 가장 얕은 층 근육들인, 머리반가시근(semispinalis capitis)과 목반가시근(semispinalis cervicis)이 있다.

척주세움근 / Erector Spinae Muscles

수많은 뒤척추근은 일괄적으로 **척주세움근** 또는 **엉치가시근육**(sacrospinalis muscle)이라 불리운다. 이 근육들은 엉치뼈에서 뒤통수까지 연결되어 있고, 이 근육의 결합된 작용은 척추 폄 또는 굽힘을 방지한다(그림 8.24). 가시돌기에서부터 안쪽에서 가쪽으로 **가시근**(spinales), **가장긴근**(longissimus), **엉덩갈비근**(iliocostalis)이다. 이 세 가지 근육들은 근육이름을 먼저, 다음으로 척추분절에 위치하는 척추 영역에 따라 부제를 단다. 척주세움근군은 **머리**, **목**, **등**(뒤), 또는 **허리**로 머리에서 엉치까지 구분된다. 모든 척주세움근이 이 분절에서 각각 발생하는 것은 아니다. 예를 들어, 등가장긴근, 목가장긴근, 머리가장긴근이 있지만 허리가장긴근은 없다.

목척주세움근은 모두 세 근육을 포함한다. 목 엉덩갈비근, 머리가장긴근과 목가장긴근, 머리널판근과 목널판근으

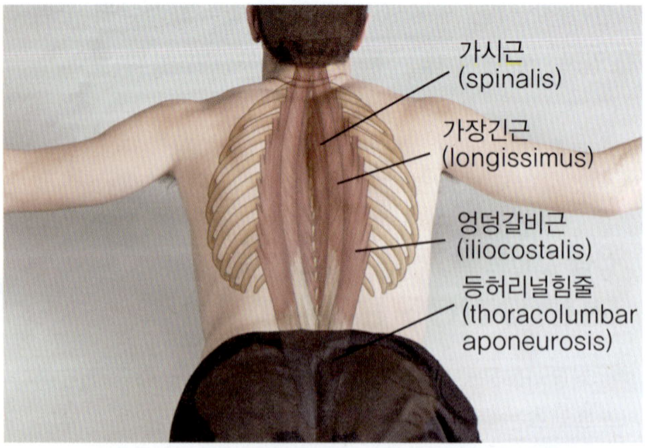

그림 8.24 척주세움근군은 척추길이의 전체를 주행한다지만 허리 영역에서 가장 잘 관찰된다. 등뼈영역에서 이 근육군은 마름근과 등세모근에 의해 덮여 있다.

로 명명한다. **목엉덩갈비근**(iliocostalis cervicis)은 목척주세움근의 가장 가쪽에 위치한다. **머리가장긴근**과 **목가장긴근**(longissimus capitis and cervicis)은 목엉덩갈비근의 바로 안쪽에 있다. 목척주세움근의 가장 얕고, 안쪽층은 **머리널판근**과 **목널판근**(splenius capitis and cervicis)이다. 이런 모든 근육은 위등세모근과 어깨올림근에 의해 덮여 있고, 이것은 힘을 머리와 목뼈뿐만 아니라, 어깨뼈에 발휘할 수 있다. 이 근육들은 5장 어깨에서 설명되어 있다.

뒤쪽 등뼈 근육과 허리뼈 근육들 / Posterior Thoracic and Lumbar Muscles

뒤쪽 등뼈와 허리뼈의 영역에 있는 많은 근육들은 뒤쪽 목근육의 폄근들이다. 등뼈와 허리뼈 영역 또한 어깨 복합체에 영향을 주거나 아니면 척추에 직접적으로 작용하는 그곳에 독특한 근육들이다. 가장 깊은 층에 있는 많은 근육들은 짧은 모멘트 팔을 가지고 있다. 그래서 효율적인 움직임을 제공할 수 없으나, 척추를 안정화시키는 일을 한다. 척추의 운동축에서 더 먼쪽으로 위치하는 큰 근육들은 척추 움직임을 만들어내는 것을 담당한다.

등의 깊은 근육 / Deep Muscles of the Back

등의 내재근들은 뒤목근과 연속적이고 깊은가로가시근육군과 보다 얕은 척주세움근육군을 포함한다. 이 근육들의 기능은 폄의 양을 조절하고 척주의 붕괴(collapse)를 방지하는 것이다. 이러한 근육들은 등뒤근막뿐만 아니라, 허리네모근, 큰허리근, 넓은등근, 그리고 배가로근에 의해 그 기능을 돕는다.

가로가시근 / Transversospinal Muscles

목 영역에서와 같이, 가로가시근은 가로돌기 또는 가시돌기 또는 양쪽에 있는 등과 허리 영역의 복수의 작은 내재근들이다. 각각의 근육들은 1~5개의 척추분절까지 횡단하는 근육다발(라틴어, small bundles, 작은 다발)을 가지고 있다. **가로사이근**(intertransversarii)와 **가시사이근**(interspinalis)의 작용은 몸통의 옆굽힘과 폄을 포함한 당김의 역학적 선에서 이론화되었다. 그러나 이러한 근육들은 매우 작은 단면적과 이 근육의 부착부위가 운동축과 가깝게 있기 때문에 빈약한 지렛대작용을 가지고 있다. 그래서 이 근육들이 몸통 움직임 또는 안정화를 위해 필요한 충분한 힘 또는 토오크를 생산하지 못할 것 같다. 일부 연구자들은 이 작은 근육들이 척추사이 자세의 정확한 모니터링과 근육 길이-긴장 관계를 제공하는 고유수용기에 관한 사실상 기능을 제안했다.[24,52,53]

뭇갈래근(multifidus muscle)은 가시돌기 위의 온힘줄로부터의 근육다발로 구성되어 있다. 그것은 2개 내지 5개 분절을 등 부위의 가로돌기, 허리 부위의 꼭지돌기, 뒤엉덩뼈능선, 엉치뼈 위를 먼쪽으로 부착한다. 가로질러 깊은 층 **돌림근**(rotator)은 종종 등 부위의 뭇갈래근을 포함한다. 허리 영역에서 뭇갈래근은 얕고 깊은 층 섬유를 구성함으로써 특징지어져 왔다.[54] 얕은 층 섬유는 5개 분절을 지나가는 반면, 깊은 층 섬유는 최대 2개 분절을 지나간다. 가시돌기에 직각으로 거의 수직선으로 잡아당기는 것과 어울리는 이 근육 길이와 지렛대작용을 감안하여 얕은 층 섬유는 허리 폄에서 높은 토오크를 생산하는 능력이 있다. 반대로, 깊은 층 섬유의 더 짧은 길이로 인해 그 섬유는 회전축에 더 가깝게 작용한다. 그래서 국소적인 압박과 각각의 분절의 안정성을 제공하는 기능을 한다.[55] 연구에서 뭇갈래근의 얕고 깊은 층 섬유에서 우선적으로 활성화되는 것으로 확인되었다. 국소적인 안정성을 제공하는 것에 더하여 또한 뭇갈래근의 깊은 층 다발은 관절돌기의 주머니에 부착된다. 그리고 관절주머니 부착은 뭇갈래근이 움직임 중에 관절주머니가 찝히지 않도록 보호하기 위함이다.[57]

등척주세움근과 허리척주세움근 / Thoracic and Lumbar Erector Spinae Muscles

등허리 척주세움근은 먼쪽 부착부위로부터 몸쪽 부착부위까지 광범위하다. 강한 힘줄과 근막은 척주세움근 또는 엉치가시근을 T-11에서부터 S-5까지의 가시돌기, 엉치뼈, 엉치결절과 엉치엉덩인대, 뒤엉덩뼈능선, 그리고 큰볼기근의 근섬유에 먼쪽으로 고정한다. 이 부착부에서 깊은 층과 얕은 층 근육들은 허리, 등과 목 부위로 주행한다. **허리가장긴근**(longissimus lumborum)과 **허리엉덩갈비근**(iliocostalis lumborum)의 깊은 층 부분은 위뒤엉덩뼈가시와 엉덩뼈능선의 근처에 부착하는 근육다발로 구성된다. 이 근육다발은 뭇갈래근 가쪽, 허리가로돌기의 안쪽 부분에 부착하는 가장긴근과 L-1에서 L4까지의 끝에 부착하는 엉덩갈비근에 있다. Porterfield와 DeRosa[24]는 척추운동에 더하여 특히 아래허리 영역에서 뒤쪽전단력뿐만 아니라, 엉덩이에 대한 허리뼈의 강한 안정성과 압박을 제공하는 기능을 한다고 주장했다.

이 근육의 얇은층은 **등가장긴근**(longissimus thoracis)과 **등엉덩갈비근**(iliocostalis thoracis)들이다. 이 근육은 엉치뼈, 엉덩뼈능선과 허리 가시돌기에서 시작하는 긴 힘줄을 가지고 있다. 근다발은 힘줄에서 시작한다; 등가장긴근은 모든 갈비뼈와 등뼈의 가로돌기에 부착하는 반면 등엉덩갈비뼈근은 아래 6번째 내지 8번째 갈비뼈에 부착한다. 허리부위의 긴 힘줄은 척주세움근의 깊은 층을 덮는 널힘줄을 형성한다.[53]

허리네모근 / Quadratus Lumborum

허리네모근(quadratus lumborum)은 뒤배벽에 있는 큰 근육이다. 이 근육은 뒤엉덩뼈능선과 12번째 갈비 사이에 있고, 엉덩뼈능선 위의 척주세움근 부착점의 가쪽에 있다. 직립 자세로 서서 몸통을 왼쪽 또는 오른쪽으로 옆굽힘을 할 때, 몸통이 낮아지는 움직임은 반대측 허리네모근의 편심성 수축으로부터 발생하고, 직립 자세로 되돌아가는 움직임은 같은쪽 근육의 구심성수축의 결과이다. 이 근육은 또한 부분적으로 같은 쪽 엉덩관절을 들어올리는(hiking) 역할을 한다; 이 동작을 척주세움근, 넓은등근들을 포함한 나머지 근육들이 도와 줄 수 있다. 위팔뼈가 안정화되면 넓은등근도 또한 엉덩이를 들어올리는데 도와 줄 수 있다. 게다가, 허리네모근은 탁월한 지레작용과 이마면(즉, 옆굽음증)에서 척주의 붕괴상태를 방지하는 크기를 지니고 있다.

앞쪽과 가쪽의 몸통근육들 / Anterior and Lateral Trunk Muscles

복부내장과 호흡을 지지하는 기능 이외에도 앞과 가쪽 몸통근(표 8-7)은 몸통을 굽힘, 옆굽힘과 돌림운동에 작용한다. 이 근육들은 여러 층으로 근육의 큰 집(sheath)을 구성한다. 다양한 층의 섬유들은 상이한 방향으로 뻗고 혼합층의 강도에 기여하는 인자이다. 유사한 섬유들의 배열은 등뼈영역에서 볼 수 있다: 바깥사이갈비근과 속갈비사이근은 등뼈영역에서 배바깥빗근과 배속빗근과 대응하는 두 층을 나타낸다.

백색선은 배영역의 정중선에 있는 섬유성 띠이며, 위로 칼돌기에서 아래로 두덩뼈까지 연장되어 있다. 이 선은 오른쪽과 왼쪽의 근육의 널힘줄을 결합시킨다.

배곧은근 / Rectus Abdominis

배곧은근은 얕은 층 근육이고 두 부분, 백색선의 양측에 하나씩 구성되어 있다. 세로로 배열된 근섬유는 3개의 나눔힘줄(tendinous inscription)(라틴어, 표시 또는 선), 에 의해서 구분되는데(그림 8.25) 이 힘줄의 배열로 인하여 이 근육(배곧은근)을 흔히 "식스 팩(six-pack)" 근육으로 언급하고 있다. 그림 8.25에서 보여준 대상자에서 가장 낮은 나눔힘줄은 배꼽 아래에 위치하고 세 개의 "근육 언덕(muscle hill)"을 볼 수 있다. 백선의 가장 넓은 부위는 배꼽 위에 있다. 배가로근의 가장 아래 부위는 보통 나눔힘줄에 의해 중단되지 않는다; 하지만 삽화에서 배가로근의 가장 아래 부위는 대상자가 작아서 보이지 않는다.

실습 포인트
PRACTICE POINT

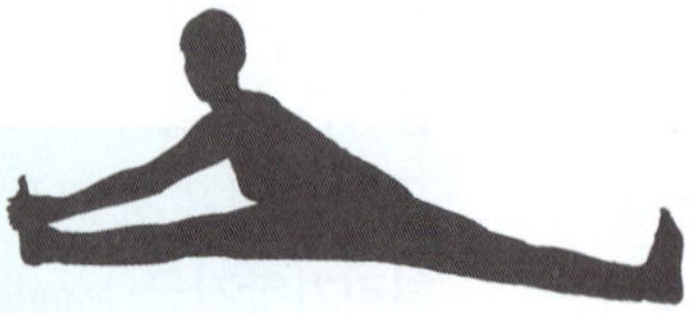

표 8-6에 설명된 촉진의 방법 외에 척주세움근은 똑바로 선 사람에서 촉진될 수 있다. 이 자세에서, 몸통이 앞과 뒤로 동요(swaying)되는 현상이 나타날 것이다. 왼쪽과 오른쪽의 척주세움근을 촉진하는 동안 대상자에게 앞쪽으로 움직이게 하여 근육의 긴장을 느끼고 그 다음 근 이완을 느껴보기 위해 뒤로 움직이게 한다. 또한 옆굽힘과 몸통회전 시 촉진될 수 있다. 보행과 한쪽 다리로 선 자세에서 하중부하 다리의 반대쪽 척주세움근이 활성화된다.

376쪽 본문 계속

표 8-6 척주의 전체 근육

그룹	근육	몸쪽 부착부위	먼쪽 부착부위	신경 지배	작용	촉진/ 시진
척주세움근: 목 부분	목엉덩갈비근 머리가장긴근 & 목가장긴근	3번째에서 6번째 갈비뼈의 각도 위 5개의 등뼈의 가로돌기	C4–C6의 가로돌기, 꼭지돌기와 C2–C6의 가로돌기	C1–T4	양방향으로: 목뼈를 펴다. 한쪽 방향으로: 목뼈의 옆굽힘, 이들 몇 개의 근육은 목의 회전을 제공하기 위해 정렬.	이들 근육 개별적으로 촉진하기 어렵지만, 그룹으로서의 촉진하기 쉽다. 이것들은 뒤쪽 목근육의 가장 표층에 있고 가시돌기의 어느 한쪽에서 평행한 능선을 형성한다.
	머리널판근 & 목널판근	목덜미 인대의 아랫부분과 T1–T3의 가시돌기	머리널판근: 꼭지돌기와 위쪽 목덜미선 목널판근: 위쪽 목뼈의 가로돌기			
내재 등근육: 가로돌기가시근	가로돌기사이근	척추의 하나의 가로돌기	인접한 위쪽 척추의 하나의 가로돌기			

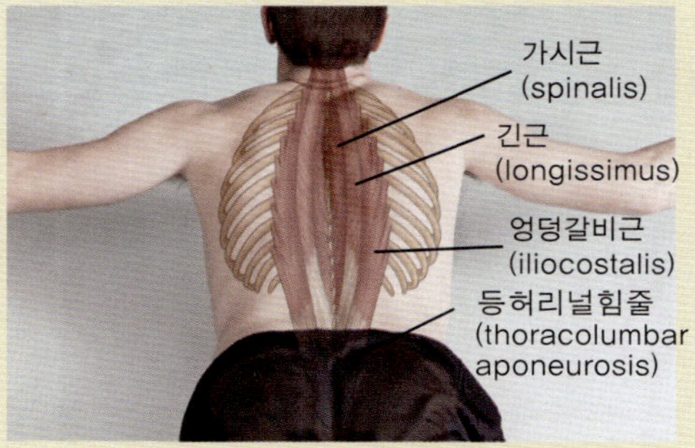

(계속)

표 8-6 척주의 전체 근육

그룹	근육	몸쪽 부착부위	먼쪽 부착부위	신경 지배	작용	촉진/ 시진
내재 등근육: 가로가시근	가시사이근	척추의 하나의 가시돌기	가시사이 인대의 어느 쪽인가에 있는 위쪽 척추뼈에 인접하는 하나의 가시돌기	척수신경의 등쪽가지	움직임과 위치의 고유수용 감각	척주세움근육근에서 촉진
내재 등근육: 가로가시근	뭇갈래근	4–5분절을 가로질러 T/S 안의 가시돌기 허리 영역의 꼭지돌기, 뒤쪽 엉덩능선, 엉치뼈에 먼쪽으로 부착	모든 가시돌기의 온 힘줄	척수신경의 등쪽가지	국소 척추 안정화. 근육의 깊은 근막은 운동을 하는 동안 관절 주머니가 잡히는 것으로부터 보호한다.	너무 깊어 촉진할 수 없다.
내재 등근육: 가로가시근	돌림근	하나의 척추뼈의 가로돌기	위쪽으로 다음 1–2척추뼈 가시돌기의 뿌리	척수신경의 등쪽가지	양방향으로: 국소 척추 안정화 한쪽 방향으로: 같은 쪽으로 회전	이것은 가로가시근의 가장 깊은 근육이다. 너무 깊어 촉진할 수 없다.

척주세움근: 등과 허리 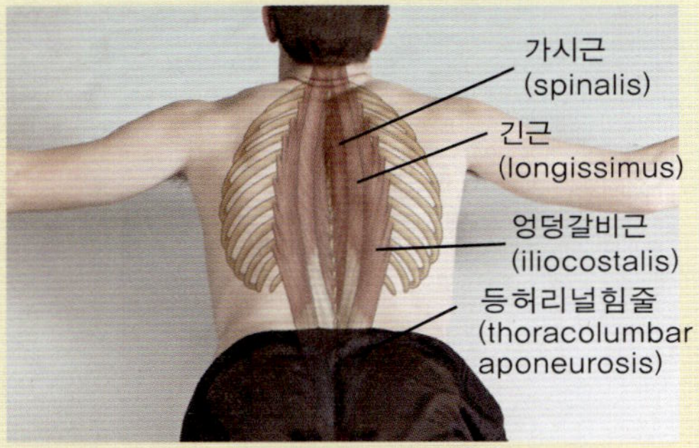	등엉덩갈비근 & 허리엉덩갈비근		아래쪽 갈비뼈와 가로돌기의 위쪽			근육군에서 척주세움근의 작용은 대상자가 엎드린 자세에서 몸의 상체 부위를 바닥에서 들어 올릴 때 허리와 아래 등 부위에서 가장 잘 관찰된다. 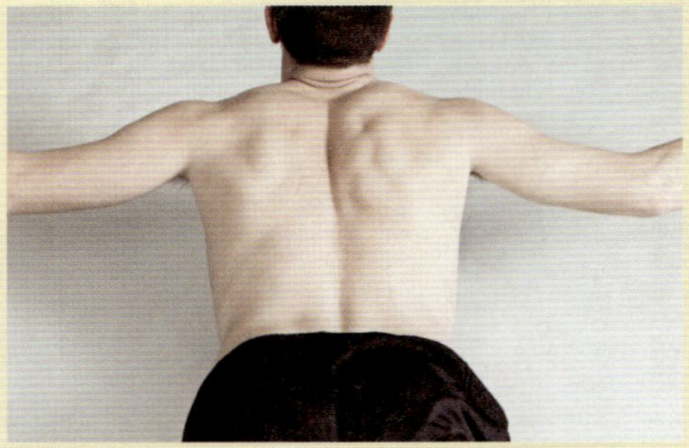
	등가장긴근 & 허리가장긴근	T11–S5의 넓은 힘줄과 근막 부분, 엉치뼈, 엉치결절 & 엉치엉덩인대, 뒤엉덩뼈능선의 큰볼기근의 근섬유	아래쪽 갈비뼈와 가로돌기의 위쪽	척추신경의 등쪽가지	양방향으로: 척추 폄. 한쪽 방향으로: 척추의 옆굽힘	
	등가시근 & 허리가시근	엉덩뼈능선의 척주세움근에서 가쪽 부착부	가시돌기 위쪽			
	허리네모근		12번째 갈비뼈와 L1–L3의 가로돌기	T12–L3	12번째 갈비뼈를 아래로 내린다. 몸통의 가쪽 굽힘	대상자가 바로 누워 있는 상태에서 촉진하는 손가락을 척주세움근이 부착하는 바로 옆의 엉덩뼈능선 위에 위치시킨다. 대상자에게 그 근육을 수축시키기 위해 엉덩이를 들어 올리도록 한다.

배바깥빗근 / External Abdominal Oblique

배바깥빗근은 배벽의 얕은 층을 구성한다(그림 8.26). 이 근육은 배곧은근의 가쪽에 위치하고 배근육의 앞쪽과 가쪽 부위를 덮는다. 왼쪽의 근육을 활성화하기 위해 몸통은 오른쪽으로 돌림을 하게 된다; 오른쪽의 근육은 몸통을 왼쪽으로의 돌림에서 수축한다. 양측 수축은 돌림 없이 몸통의 굽힘을 만들어내는 것을 돕는다. 그리고 바깥배빗근은 "염좌"되거나 기침할 때 양방향으로 활성화된다.

배속빗근 / Internal Abdominal Oblique

배바깥빗근에 의해 덮여진 배속빗근은 가쪽 배벽의 두 번째 층에 속한다. 그 근육은 본질적으로 배바깥빗근과 같은 영역 위를 뻗지만 그 섬유들은 배바깥빗근의 섬유들와 직각으로 뻗는다. 이 근육은 몸쪽에서 먼쪽부위까지 펼쳐져 있기 때문에, 섬유의 방향은 안쪽갈비사이근의 섬유와 연속된다. 이 근육이 배바깥빗근의 바로 밑에 위치하여 쉽게 촉진되어지지 않지만, 이 근육의 수행은 대상자가 회전하면서 윗몸을 일으키기를 수행할 때 관찰된다. 그림 8.26에서 보여주는 것 같은 이 활동은 왼쪽의 배바깥빗근과 오른쪽의 배속빗근의 작용선은 연속적인 하나의 근육이고 두 근육 모두 돌림에 기여한다.

배가로근 / Transverse Abdominis

배가로근은 복벽의 가장 안쪽의 층에 있다. 이 근육은 코르셋처럼 복강을 감싸기 때문에 "코르셋 근육"이라 불리워져 왔다. 이 근섬유의 방향은 가로이다. 임상적인 관점에서 요통이 있는 환자에게서 배가로근(뭇갈래근)의 장애가 명백하다.[58]

배가로근은 배벽이 조여질 때 발생하는 긴장에 부분적으로 원인이 있고, 이는 배벽의 모든 층이 관여하는 활동이다.

바깥갈비사이근과 속갈비사이근 / External and Internal intercostals

그 이름이 말해주는 것처럼 **바깥갈비사이근과 속갈비사이근**은 갈비뼈 사이에 위치한다. 이 근육들은 배바깥빗근과 배속빗근의 가슴부위의 연속으로 생각된다. 각각의 갈비뼈사이근은 두 개의 인접한 갈비 사이에 뻗어 있지만, 흉강을 에워싸고 있는 두 층으로 된 근육집을 모두 같이 구성하고 있다. 속갈비사이근은 더 깊은 곳에 위치하고 바깥갈비사이근과 직각으로 주행한다. 이 두 근육은 갈비사이신경에 의해 지배받는다. 이 근육은 호흡하는 동안 갈비뼈를 올림과 내림을 하는 기능을 한다. 갈비사이근은 두 갈비뼈 사이에 손가락 끝을 넣어보면 촉진할 수 있다. 갈비뼈가 움직일 때 근육은 활성화되고 더 쉽게 촉진된다. 예를 들어, 앉아 있거나 서 있는 상태에서 대상자에게 왼쪽 팔을 머리 위로 뻗어닿고, 몸통을 오른쪽으로 옆굽힘을 하도록 한다; 이 동작은 왼쪽에 있는 갈비뼈를 서로 넓어지게 한다. 그 다음 대상자에게 몸통을 똑바른 자세로 되돌아가도록 한다. 왼쪽에 있는 갈비사이근은 이런 두 가지 움직임에서 확인할 수 있다.

실습 포인트
PRACTICE POINT

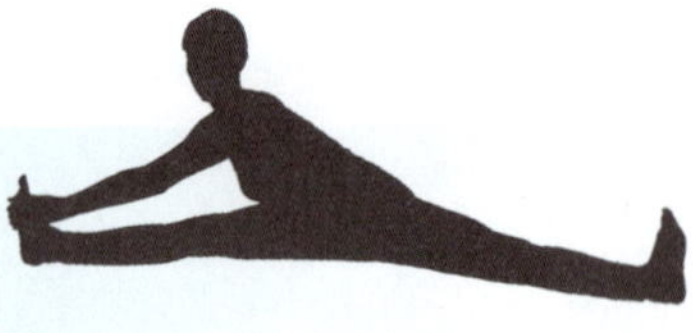

연구자들의 결과를 통하여 임상가들은 배가로근이 요통을 예방하고 치료하는데 중요한 근육이라고 여긴다. 비록 환자가 강한 배곧은근을 가지고 있더라도 허리엉치의 안정성을 제공하는데 충분하지 않다고 생각한다. 임상가들이 배가로근의 기능을 평가할 수 있는 쉬운 방법은 환자가 무릎 세운 누운자세(hool-lying)로 누워있는 것이다. 배가로근을 ASIS의 위쪽과 안쪽으로 촉진하는 동안 환자에게 "배꼽을 척추 쪽으로 잡아 당기라고" 권한다. 배를 안쪽으로 움직일 때 촉진하라. 환자가 배의 긴장을 유지할 때 환자에게 목과 어깨를 들고 테이블에서 떨어지게 하기 위해 몸을 웅크리게 한다. 배가 여전히 안쪽으로 당겨진다면 배가로근이 작용하고 있는 것이다. 하지만 배가 바깥쪽으로 움직인다면 환자는 배가로근 조절이 충분하지 않다는 것을 의미한다.

380쪽 본문 계속

표 8-7 앞쪽과 가쪽의 몸통 근육

그룹	근육	몸쪽 부착부위	먼쪽 부착부위	신경지배	작용	촉진/ 시진
배근육들	배곧은근 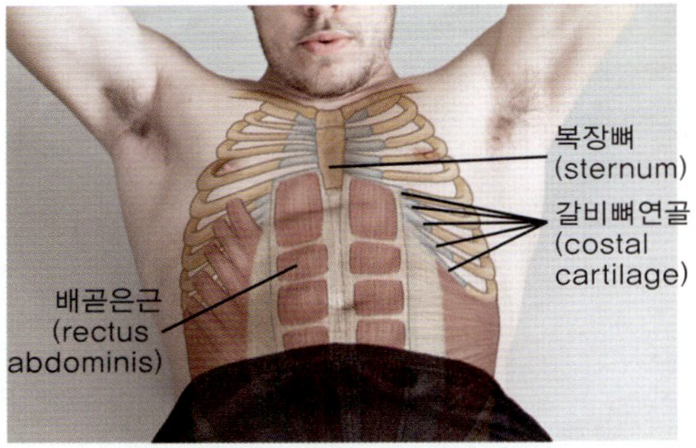	복장뼈의 칼돌기 & 인접한 갈비뼈 연골	두덩뼈, 두덩결합 근처	앞쪽 5~12번째 갈비사이신경	몸통 굽힘	잘 발달된 대상자에서 배곧은근은 몸통을 굽히는 동안의 그 길이를 통해서 관찰되고 촉진된다. 나눔힘줄과 이 사이의 근육부분은 쉽게 인식할 수 있다. 비만인 사람들에서는 나눔힘줄과 근육의 경계를 아주 잘 인식할 수는 없지만, 바로누운 자세에서 이 대상자 목을 들 때 근육의 장력이 항상 촉진 가능하다.

(계속)

표 8-7 앞쪽과 가쪽의 몸통 근육

그룹	근육	몸쪽 부착부위	먼쪽 부착부위	신경지배	작용	촉진/ 시진
	배바깥빗근 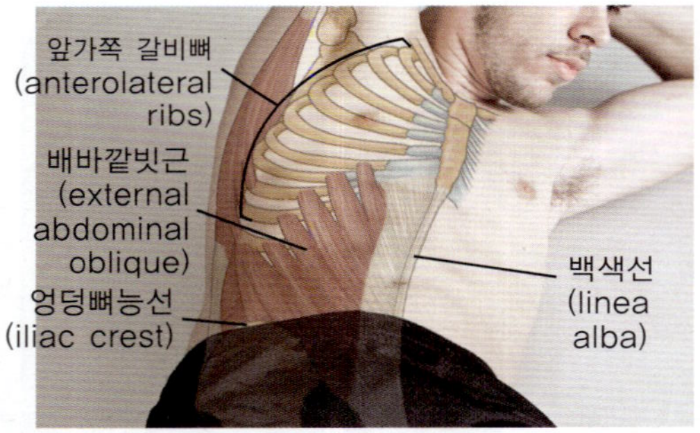	앞가쪽 갈비뼈는 그 섬유 앞과 뒤쪽 방향으로 일렬로 되어 있다.	백선에 근육을 연결하고 있는 널힘줄. 아래 섬유들은 엉덩뼈능선에 부착되어 있다.	아래 갈비사이신경 T7–T12	양방향으로: 돌림 없이 몸통 굽힘 한쪽 방향으로: 반대쪽으로 몸통 돌림, 그리고 같은 방향으로 몸통 옆굽힘	근육섬유의 비스듬한 방향 때문에 돌림과 결합된 몸통의 굽힘은 배바깥빗근의 강한 수축을 야기하고, 특히, 움직임이 몸통의 위쪽 부분의 무게에 의해 저항을 받을 때 그러하다.
	배속빗근	샅고랑인대, 엉덩뼈능선, 그리고 등허리근막. 섬유들이 먼쪽 부착부를 향해 펼쳐진다.	두덩뼈, 백색선과 연결된 널힘줄과 마지막 3–4번째 갈비뼈.	아래갈비사이 신경과 엉덩아랫배 신경으로부터의 가지 (T9–L1)	양방향으로: 앞쪽으로의 몸통굽힘 한쪽 방향으로: 반대쪽 어깨를 향해 옆굽힘과 몸통의 돌림	배속빗근은 배근육벽의 다른 층들과 잘 구분할 수 없다. 그러나, 배근육벽의 장력은(몸통을 왼쪽으로 돌릴 때 복부의 왼쪽 면에서 느껴지며 볼 수 있다.) 적어도 부분적으로는 배속빗근에 기인한다.

	배가로근	아래쪽 갈비뼈들, 등허리근막, 엉덩뼈능선, 샅고랑인대	널힘줄을 통해서, 이것은 부분적으로 다른 배근육들과 함께 백색선을 안으로 융합되어 있다.	아래 갈비사이신경, 엉덩아랫배 신경, 엉덩샅고랑 신경	배근육의 압박	강제적 날숨 때, 복벽의 긴장을 아래쪽 갈비뼈와 엉덩뼈 능선의 사이에서 앞가쪽 방향에서 느껴진다.
호흡근육	가로막	복장뼈의 칼돌기의 안쪽면, 갈비뼈 연골의 안쪽면과 아래 6개 갈비뼈의 인접한 부분, 허리근육과 허리네모근을 덮고 있는 힘줄로 된 허리갈비 활과 2개의 힘줄로 이루어진 다리 (L. legs) 이것은 앞쪽 세로인대와 첫 세 개의 허리뼈의 몸통에 부착.	중심부 부착: 가로막의 오른쪽과 왼쪽 근섬유가 올라가서 중앙의 힘줄 부착부와 서로 돔을 형성한다.	가로막신경 (C3–C5)	들숨	양쪽 가슴우리의 앞면 아래에 손끝을 두면 바로 촉진할 수 있다.

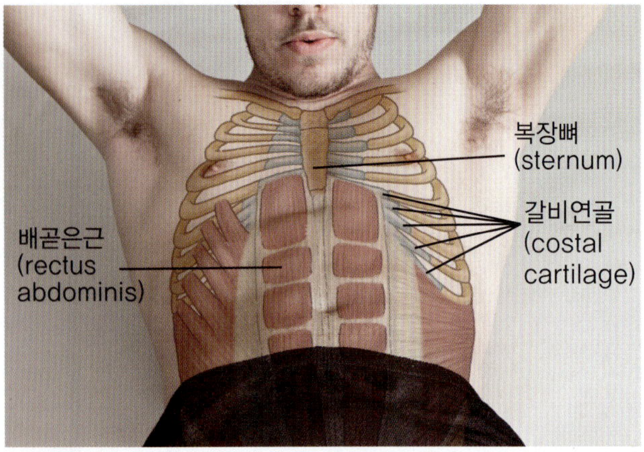

그림 8.25 배곧은근의 활성화. 바로 누운자세에서 머리와 어깨는 척추가 굽혀지도록 들어 올려진다. 근육을 횡단하는 3개의 나눔힘줄이 관찰된다.

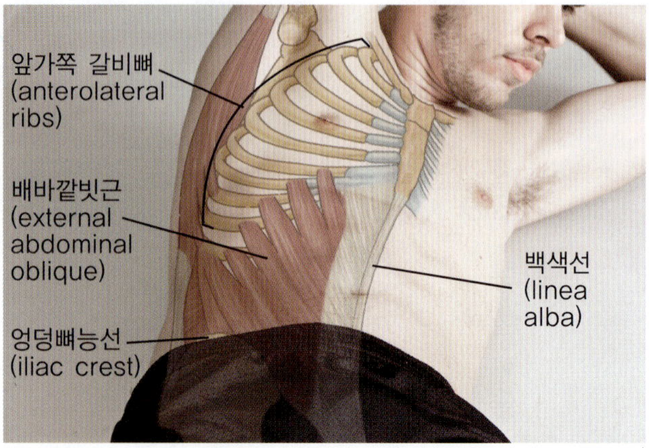

그림 8.26 오른쪽 배바깥빗근의 활성화. 바로 누운자세에서 머리와 어깨는 올라가고 몸통을 왼쪽으로 돌림이 된다. 넓은등근과 앞톱니근과 함께 왼쪽 바깥빗근이 서로 맞물리는 것을 볼 수 있다. 배곧은근 또한 수축하고 있다.

가로막 / Diaphragm

가로막은 근힘줄은 가슴안(흉강)과 배안(복강, abdominal cavity)을 분리시키는 근육힘줄의 돔(dome)이다. 이 근육은 구멍(열공, 구멍, 활)으로 뚫어져 있으며, 대동맥, 대정맥, 식도(esophagus), 신경, 큰허리근, 허리네모근이 지나간다. 건강한 사람이 숨을 들이마실 때 가로막의 중앙 부위는 하강하여 복부장기를 압박하여 복부가 바깥쪽으로 올라가게 한다. 이것을 흔히 "복식호흡(abdominal breathing)"이라 잘못 부르고 있다. 대상자는 바로누워 있어야 하고 가로막으로 호흡하는 방법을 가르쳐야 한다. 호흡에 주의하도록 요청을 받으면 대상자가 자발적으로 그들의 호흡패턴을 흉식호흡으로 바꾸는 것이 일반적이다.

머리, 목, 그리고 몸통 근육의 기능

Functions of Head, Neck, and Trunk Muscles

언급되어 왔던 것처럼, 머리, 목과 몸통의 근육들은 몸통뿐의 운동만 아니라, 팔다리의 움직임에도 중요하다. 이 단락은 축성뼈대의 근육이 역할을 하는 더 일반적인 활동들을 확신한다. 이 본문의 마지막 단락에서 4장은 더 많은 활동들을 확인하고 설명하는데 추가 기능의 움직임에 충당하였다. 이 활동의 몇 가지는 상대적으로 보행, 이동

실습 포인트
PRACTICE POINT

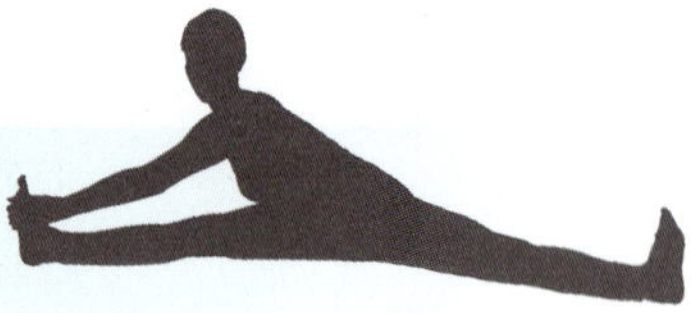

폐기종 또는 천식과 같은 호흡질환이 있는 환자들과 함께 근무하는 임상가들은 호흡 중에 이용 가능한 모든 호흡근을 사용하는 사람들을 만날 수 있다. 정상적인 호흡은 들숨 시 주로 가로막을 먼저 사용하는 반면, 날숨은 수동적인 활동이다. 하지만 격렬한 활동이나 호흡질환 시 보조호흡근을 사용한다. 보통 단순한 검사를 통해 환자의 호흡패턴을 확인할 수 있다. 환자는 바로 누워 이완한 상태에서 한 손은 가로막 바로 아래 배에 올려놓고 다른 손은 갈비뼈의 위쪽가슴에 올려 놓는다. 대상자가 숨을 들이마실 때 어느 손이 위로 올라가고 상대적으로 어떤 손이 움직이지 않는지 확인해 보자. 안정 호흡 시 정상적인 사람은 가로막이 수축하고 이완함에 따라 배가 올라가고 내려갈 것이다. 하지만 호흡곤란이 있는 환자들은 보조근을 사용할 것이다. 그래서 목빗근, 목갈비근, 갈비사이근, 가슴근, 앞톱니근의 활동으로 인해 가슴이 상승된다. 이러한 경우에 빗장뼈는 올라가고, 복장뼈는 상승되고, 갈비뼈는 확장된다.

및 일상생활 동작과 같은 "단순함"의 작용인 반면에, 나머지들은 더 복잡하다. 달리기, 스포츠 참여와 오락기술 등의 복잡한 활동의 일부분을 모든 환자들에 의해 수행될 수 없지만, 치료프로그램 작성 시 이런 활동에 참여하는 환자의 활동을 위해 적절한 계획을 작성할 수 있도록 이러한 노력의 필요성을 이해하는 것은 임상가로서 중요하다. 이 단락에서 더 많은 기본적인 활동들을 읽게 되면 머리, 목과 몸통이 참여하는 역할에 평가해야 한다. 그래서 이 본문의 후기에 기록된 좀 더 어려운 움직임을 연구할 때 이 근육의 중요성에도 평가하게 될 것이다.

머리와 척주의 균형유지 / Balancing of the Head and the Vertebral Column

직립 자세를 유지하는데 목과 몸통의 근육 기능은 수직 기둥을 지지하는 당김줄에 비유될 수 있다. 기둥이 수직으로 유지되는 한 당김줄의 힘은 균형을 이루고 최소가 된다. 하지만 기둥이 수직에서 기울여지면 증가된 힘으로 기둥이 안정을 유지하려면 기울여지는 반대측으로 당김줄이 필요하다. 안정성을 유지하는 또 다른 방법은 기둥을 지면으로 압박하는 여러 개의 당김줄의 힘을 증가시키는 것이다. 신체에서 이 역학적인 안정성의 두 가지 방법은 자주 동시에 사용된다. 신체의 직립 자세를 제공하고 유지하는데 관련된 축성 근육은 다음과 같다:

- **앞근육:** 뒤통수밑근육, 긴머리근과 긴목근, 목갈비근, 목빗근, 배곧은근, 배속빗근과 바깥빗근, 큰허리근;
- **뒤근육:** 뒤통수밑근육, 가로가시근, 척주세움근;
- **가쪽근육:** 목갈비근, 목빗근, 허리네모근, 큰허리근, 배속빗근, 갈비사이근

정상적이고, 이완되고, 똑바로 앉거나 선 자세에서 이 근육들은 자세동요와 연관된 최소한의 주기적 활동만 보여준다(그림 8.27A). 신체의 중력중심의 위치의 변화 또는 신체를 밀거나 당기는 것과 같은 외부의 힘은 신체의 지지기저면 위로 질량중심을 되돌리거나 불안정하게 만드는 힘(외부자극)에 저항하는 더 큰 근수축을 즉각 유발한다. 위에 나열된 어떤 근육군이 마비되었다면, 신체는 병리적인 그룹이 활동활동을 필요로 하지 않도록 중력에 관련된 자세를 취할 것이다. 대부분의 경우에 수축할 수 없는 근육을 대신해서 다른 근육들이 일을 하거나 아니면 지지하기 위해 수동 구조물에 의존할 것이다. 예를 들어, 배근육들이 마비되었다면 척주세움근은 중력 중심이 신체의 지지기저면에 대해 어디에 위치하느냐에 따라 원심성 수축을 하든지 아니면 구심성수축을 사용해서 몸통의 앞쪽 움직임을 조절해서 약간 몸통을 굽힘한 상태에서 앉아 있거나 서 있을 수 있다. 몸통굽힘근과 폄근들 사이의 상호작용은 의자의 가장자리에 앉을 때 한 손의 손가락을 허리세움근에 위치하고, 다른 손의 손가락은 배곧은근의 위쪽에 위치함으로써 인식할 수 있다. 몸통이 엉덩관절 앞쪽으로 움직일 때 척주세움근이 수축하면 촉진된다. 하지만 몸통이 엉덩관절에서 뒤쪽으로 동요될 때 배곧은근이 수축하고, 척주세움근은 이완된다.

몸통운동과 척추의 안정화 / Trunk Motion and Stabilization of the Vertebrae

가로가시근과 척주세움근은 척추의 폄, 돌림, 그리고 옆굽힘을 유발하는 당김선을 가지고 있다. 이 근육의 최대 활동은 중력에 대항하여 척추를 펴는 동안(그림 8.27 C,D) 또는 굽힘을 조절하는 원심성 수축을 하는 동안(그림 8.27B) 발생한다. 이 근육의 마비로 인하여 사람은 엎드린 자세에서 척추를 펼 수 없고, 똑바로 선 자세에서 몸통을 똑바로 펼 수 없다(그림 8.28).

가로가시근과 척주세움근이 옆굽힘, 돌림, 최대 들숨, 그리고 강제 날숨의 움직임을 하는 동안 크게 활성화되더라도 이것은 이 근육이 이 활동들에 대한 작용근(prime mover)이라는 의미하는 것은 아니다. 등근육은 주된 작용근의 원하지 않는 움직임을 방지하기 위해 척추의 폄을 안정화시키기 위해 협력근으로서 가장 흔히 작용한다. 예를 들어, 배바깥빗근은 몸통을 펴기 위한 탁월한 지렛대작용을 가지고 있지만, 또한 몸통굽힘도 유발한다. 반대측에 있는 허리뭇갈래근의 증가된 근전도 활성화는 몸통돌림으로 발생된다. 그러나 이 근전도 활동은 돌림과 정중선 위로의 복귀 모두에 대해 같은데 이는 배바깥빗근의 활동은 돌림보다는 몸통의 안정화를 위해 더 활성화된다는 것

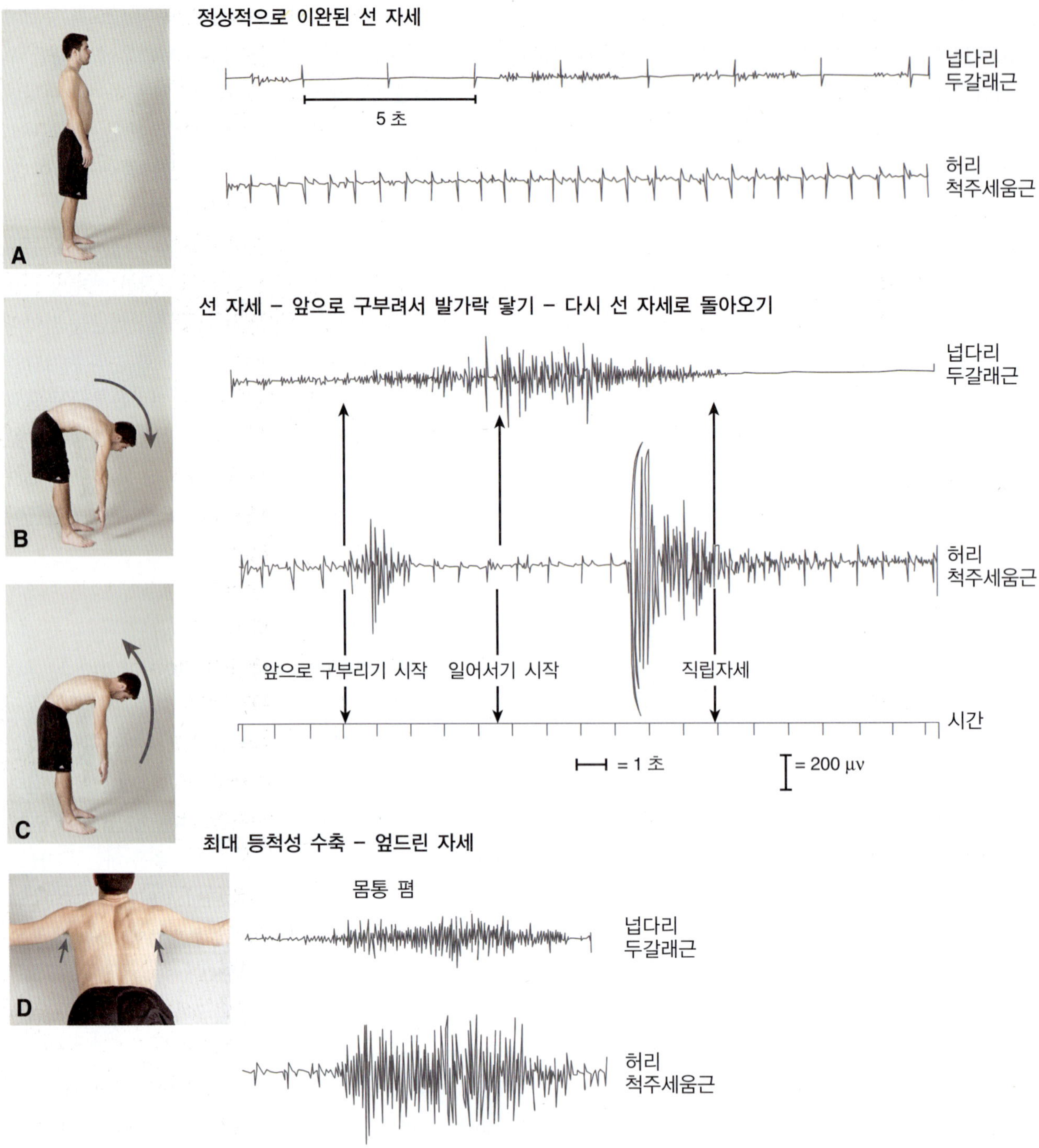

그림 8.27 이 움직임들을 묘사하는 사진과 짝을 이루는 L3에서의 오른쪽 허리 척주세움근과 오른쪽 넙다리두갈래근 표면 근전도(EMG). A) 정상적이고 이완된 선 자세에서 넙다리두갈래근에서의 최소한의 간헐적 활동을 보여준다. 척주세움근은 지각할 수 있는 활동을 거의 보여주지 못한다. 이 근육의 기준선에서의 규칙적인 극파(spike)는 심전도로 인한 것이다. B) 발가락을 닿기 위해 앞으로 구부리면 몸통을 낮추기 위해 넙다리두갈래근에서 원심성 수축을 나타내고 엉덩관절을 폄으로써 몸통을 일으키기 위해 구심성 수축을 보여준다. 또한 척주세움근은 이 방법의 시작점과 끝지점에서 B) 원심성과 C) 동작의 시작과 종료에서의 구심성 수축이다. 이 근육은 굽힐 때의 약 2/3가 전기적으로 반응이 없고 (활동하지 않고) 이 상태는 일어나기의 약 1/3이 끝날 때까지 계속된다. D) 대상자가 항중력 자세일 때 가해지는 맨손저항에 의해 유발된 최대 등척성 수축은 근전도 활성의 크기와 빈도의 비교에서 표준으로 나타난다. 넙다리에 대해 골반을 안정화시키기 위해 몸통을 펴는 동안 넙다리두갈래근의 수축을 주목하자.

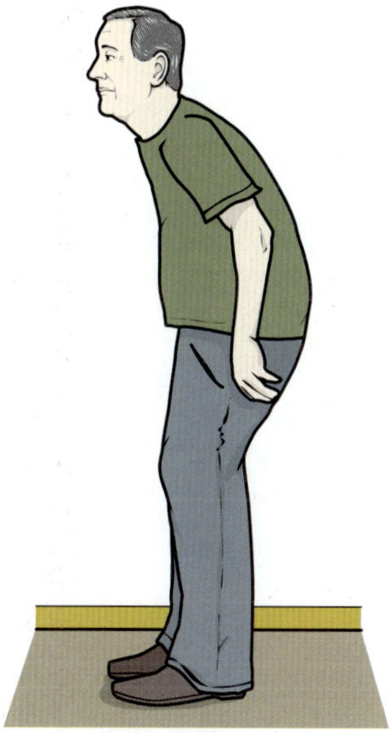

A

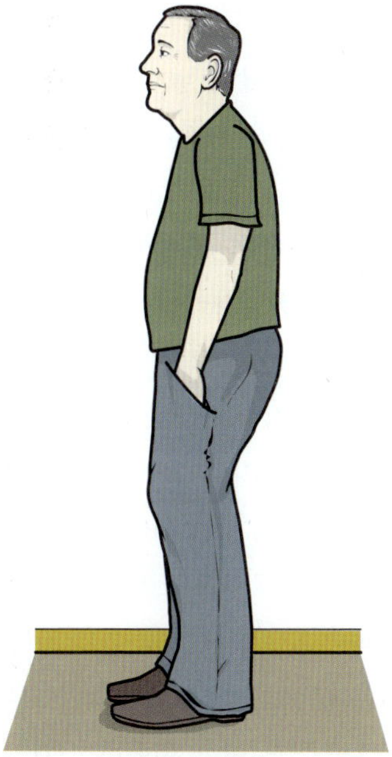

B

그림 8.28 이 남자는 젊었을 때 소아마비로 인해 배근육과 등 폄근의 마비가 있었다. A) 척추를 펴지 못하는 것을 나타내어 보여주고 있다. 그는 뒤쪽인대체계를 이용하여 몸통을 지탱하고 있다. 그는 등허리근막과 인대들의 긴장을 증가시켜서 골반을 뒤쪽 경사시킨다. B) 양손으로 밀어낼 수 있을 때 더 직립 자세를 유지할 수 있다. 여기서 그는 손을 주머니에 넣고 평상 시의 자세로 나타나고 있다. 실제로 그는 척추를 펴기 위해 엉덩이를 아래로 누르고 있다. 잘 고정된 물체를 잡지 않거나 팔꿉관절 또는 손으로 자기 몸통을 지지하지 않으면 불안한 몸통균형이 발생된다. 다른 물체 즉, 서랍 또는 문을 효율적으로 밀거나 당길 수 없다. 심지어 약간 증가된 무게로 인하여 자기조절의 범위를 넘어설 정도로 닫힌 사슬운동에서 머리-팔-몸통(HAT)의 중력중심선이 변화기 때문에 음식접시와 같은 것을 들어서 옮길 수가 없다.

을 시사한다.[59] 옆굽힘을 하는 동안 척주세움근과 뭇갈래근의 근전도 활성화는 움직임 동안 줄곧 발생한다. 그러나 이마면에서 정확하게 움직임을 유지하도록 주의한다면, 전기적 무반응(silence)은 이 근육에서 발견되었을 것이다.[60] 바꿔 말하면, 이 증거는 등의 폄근이 옆굽힘을 위한 작용근이 아니라는 것이다. 오히려 이 움직임은 가쪽 배근육, 허리네모근 및 몸통을 직립자세로 되돌리기 위해 같은 근육의 옆굽힘과 반대쪽 구심성 수축으로 움직이는 큰허리근의 반대쪽의 원심성 수축에 의해서 달성된다.

연구결과는 척주 가까이에 있는 몸통근육이 몸통과 팔다리의 양쪽 모두가 활동하는 동안 몸통의 안정장치가 된다는 것을 확인하였다.[61] 특히, 이들 안정시키는 근육들은 뭇갈래근과 배가로근을 포함한다.[62] 허리통증과 엉치엉덩관절 기능부전이 있는 사람들은 근약화 또는 이들 근육의 동원력이 부족하다는 것을 보여주고 있다. 게다가, 중심안정화 운동과 다리 강화운동은 양쪽을 시행하는 것이 다리 강화운동 단독으로 시행한 것과 비교할 때 수직 점프활동하는 동안 건강한 운동선수들의 수행이 더 향상되었다.[63] 몸통 안정화의 일부는 척추의 중립자세를 확인하고 유지하는 것을 포함한다.[64] 중립척추는 Panjabi[65]에 의해 척추에 최소한 양의 스트레스가 가해지는 자세로서 정의된다; 이 자세는 앞과 뒤의 골반기울임의 양극단 사이에서 엉치엉덩관절이 대략 중간지점에 위치하는 것이다. 그것은 허리뼈 위치가 엉치엉덩관절 위치[46]와 직접적으로 관계되기 때문에, 허리뼈는 골반이 재정렬함에 따라 재정렬된다. 어깨가 수행과 어깨뼈의 안정성과 마찬가지로 몸통과 팔다리의 운동은 몸통 안정화장치가 기능적 활동을 위해 안정성 기반을 제공하는 그 역할을 수행할 때 더 정확하고 안전하게 실행된다.

중심안정근(core stabilizer)과 더 큰 몸통근육에 더하여 엉덩관절 근육도 척주와 몸통에 영향을 미친다. 큰허리근은 T12에서 L5까지 척추뼈몸통, 척추원반과 가로돌기에 부착하는 큰 근육이다. 큰허리근은 몸통의 주동근이고 중요한 안정근이다. 예를 들어, 엉덩허리근은 윗몸일으키기에서 머리, 팔과 몸통을 일으키고 지지하지 않고 앉은 자세에서 HAT가 뒤로 넘어지지 않도록 방지한다. 허리의 굽힘에서 몸통과의 큰허리근의 당김선 분석에서, Sullivan[66]은 근육의 당김선이 척추 앞쪽으로 지나가거나 아니면, 운동

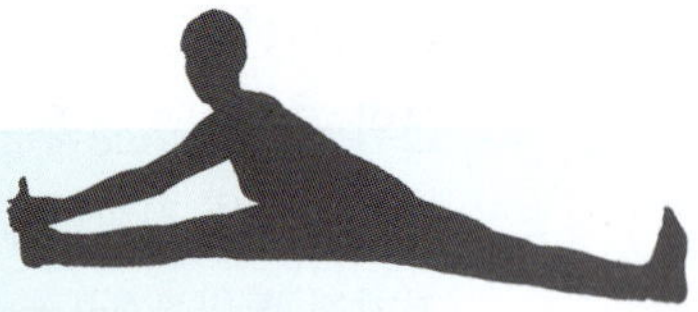

실습 포인트
PRACTICE POINT

최근 몇 년 내에 임상가들은 허리손상과 허리통증의 재활 과정의 일부로서 "중심안정화(core stabilization)" 기법을 사용하기 시작했다. 중심안정화의 일부는 활동 중 척추의 안정화를 향상시키면서 그 근육의 뻣뻣함을 증가시키는 몸통근육의 동시수축을 포함한다.[67,68] 각각 운동축에서 가장 멀고 운동축에서 가장 가까운 근육과 관련된 "속층"과 "가층" 같은 용어는 제각기 "중심(core)" 근육으로 구분하기 위해 사용되어 왔고, 그것은 몸통을 안정화시키는 작용을 하고 좀 더 멀리있는 근육의 역할은 몸통운동을 하는 것이다.[68] 허리통증이 있는 사람은 정상적인 사람보다 중심 안정성이 적다고 하였다.[68] 척추의 안정성이 팔다리 기능에 중요하므로 팔다리 손상의 치료 시 중심근을 향상시키는 임상적인 프로그램이 기능적 수행을 향상시킬 수 있다.[63]

의 척추 축으로 지나가는 것을 알았다. 반면, 허리를 펼 때 당김선은 운동축 뒤로 지나간다. Sullivan은 허리뼈의 위치와 상관없이 큰허리근은 허리뼈 안정근으로 작용한다고 결론내렸다.

몸통 근육의 하나의 중요한 기능은 목, 어깨와 엉덩관절 근육의 몸쪽 부착부가 팔다리가 움직일 때 안정화되도록 가슴, 골반과 척추를 고정시키는 것이다. 몸이 바로누운 자세일 때, 머리와 목 굽힘근들은 목굽힘 동안 가슴우리를 안정화시키기 위해 배곧은근의 강한 등척성 수축이 협력적으로 동반된다. 다리를 똑바로 들기(SLR) 운동 시 모든 배근육들이 골반과 허리뼈를 안정화시키기 위해 활성화 된다. 다리 길이의 지레팔 길이(무릎을 굽힘 또는 폄)를 달리하고, 팔다리의 한쪽 또는 양쪽을 사용함에 따라 약한 배근육을 위한 섬세하게 점진적인 운동으로 다리를 들어 올리고 내리는 운동을 함으로써 향상시킬 수 있다. 완전한 굽힘-벌림에서 폄-모음까지 움직이는 어깨운동의 맨손저항은 배근육활동 특히, 같은 쪽 배바깥빗근과 반대쪽 배속빗근이 유발한다.

바로 누운자세에서 척주세움근의 유사한 작용이 발생한다. 엉덩관절 폄은 골반을 안정화시키기 위해 등 폄근의 협력적 수축을 유발한다. 팔을 최대한 올림상태에서 들어 올리면 자동적으로 등폄근이 수축한다.

앞쪽 굽힘과 들기(무릎 폄) / Foward Bending and Lifting(Knee Extension)

선 자세에서부터 무릎을 똑바로 편 상태에서의 앞쪽 굽힘과 들기는 복잡한 조작이다. 이것은 많은 연구자들에 의해 조사되어 왔다. 그러나 아직 관련된 모든 요소들을 완전히 이해하지 못했다. 이 단락에서는 활동의 개념과 이론의 일부만 간략하게 다루고자 한다.

서 있는 사람이 발가락에 닿기 위해 앞으로 구부릴 때 폄근들이 작용하는 것과 마찬가지로 엉덩폄근들이 작용을 한다(그림 8.29A). 이 동작은 엉덩이 굽힘과 척추가 앞쪽으로 구부려지는 것을 조절하는 작용을 하기 때문에 각각 엉덩폄근(주로 뒤넙다리근)과 척주세움근의 원심성 수축의 결과로서 발생한다(그림 8.29B). 이 같은 근육의 구심성 수축은 몸통을 직립 자세로 되돌린다(그림 8.29C).

척주세움근의 갑작스러운 근억제의 특이한 현상은 몸통굽힘 가동범위의 약 2/3쯤 내려갔을 때 EMG 기록상에서 발생된다. EMG의 무반응은 몸통이 서는 자세로 되돌아가는 가동범위의 1/3쯤 펼 때까지 지속된다. 억제되는 이 지점은 "임계점"이라 이름 붙여지고 몸통굽힘의 81° 평균값을 갖는다는 것을 알게 되었다.[69] 저자는 이 값은 최대 엉덩관절 굽힘의 60%와 최대 척추 굽힘의 90%에서 발생한다고 했다. 어떤 무게를 바닥에 내리거나 들어 올릴 때 임계점의 각도는 약간 증가한다. 바닥에서 무거운 물건을 내려놓거나 들어 올릴 때 임계점의 각도는 약간 증가한다. 가장 깊은 층의 허리뭇갈래근의 연구들에서 임계점에서의 활동이 감소되었다는 것을 밝혔다. 하지만 이것은 전기적 무반응과 항상 동일시하다는 것은 아니다.[59] 척주의 앞쪽 굽힘과 폄 시 가장 높은 토오크 요건 동안 척주세움근의 억제는 하중부하가 척추폄근 즉, 관절돌기와 뒤쪽인대에 더하여 구조물에 의해 유발된다고 주장하였다. 감소된 척주세움근 근전도의 생리학적 원인은 알 수 없는 대략 80°에서 발생하지만, 현재 일부 이론들은 이 감소가 뒤척추인대가 근육의 반사 억제를 유발하기 위해 신장되었다든지[70] 아니면 관절, 인대 또는 근방추가 반사억제의 근원으로 발생한다고 예상했다.[69] 비록 근전도 상에서 근활동의 감소는 구조물의 힘은 근육의 수동신장을 통해 여전히 발생된다고 언급되어 왔다.[69]

아래 허리뼈는 상당한 굽힘력을 견딜수 있다고 알고 있다. 이론들은 몸통이 큰 굽힘의 모멘트를 견뎌내는 이 능력을 뒤척추인대, 등허리근막, 그리고 배가로근과 배속빗근에 의해 만들어지는 수동과 동적인 힘의 조합의 결과라 하고 있다.[28,53,71,72] 이 이론은 몸통을 낮추거나 들어올리는 주된 힘을 제공하는 엉덩폄근(뒤넙다리근, 큰볼기근, 엉덩모음근)에 기초를 둔다. 큰 힘은 근육의 크기와 지렛대 작용의 이점으로 인해 근육에 의해 발생될 수 있다. 이 힘은 허리뼈를 통해 상체로 전달되어야 하는데, 그것은 상대적으로 더 짧은 지레팔을 가진 보다 작은 근육을 갖고 있다. 허리뼈가 굽혀질 때 척주세움근을 당기는 선은 최소한의 폄의 구성요소를 가진 척추와 거의 평행이다. 이 자세에서 척주세움근의 수축은 허리 폄을 만들어내는 데에 효과적이지 못하지만 손상 부위에 척추원반 압박을 증가시킬 것이다.

수동적으로, 돌기관절주머니, 가시사이인대와 가시위인대를 포함한 뒤인대와 불활성 연부조직은 허리뼈가 앞으로 굽힌 자세에 있을 때 큰 힘을 지지할 수 있다. 이 자세에서 몸통은 엉덩폄근에 의해 들어올려질 수 있고, 머리,

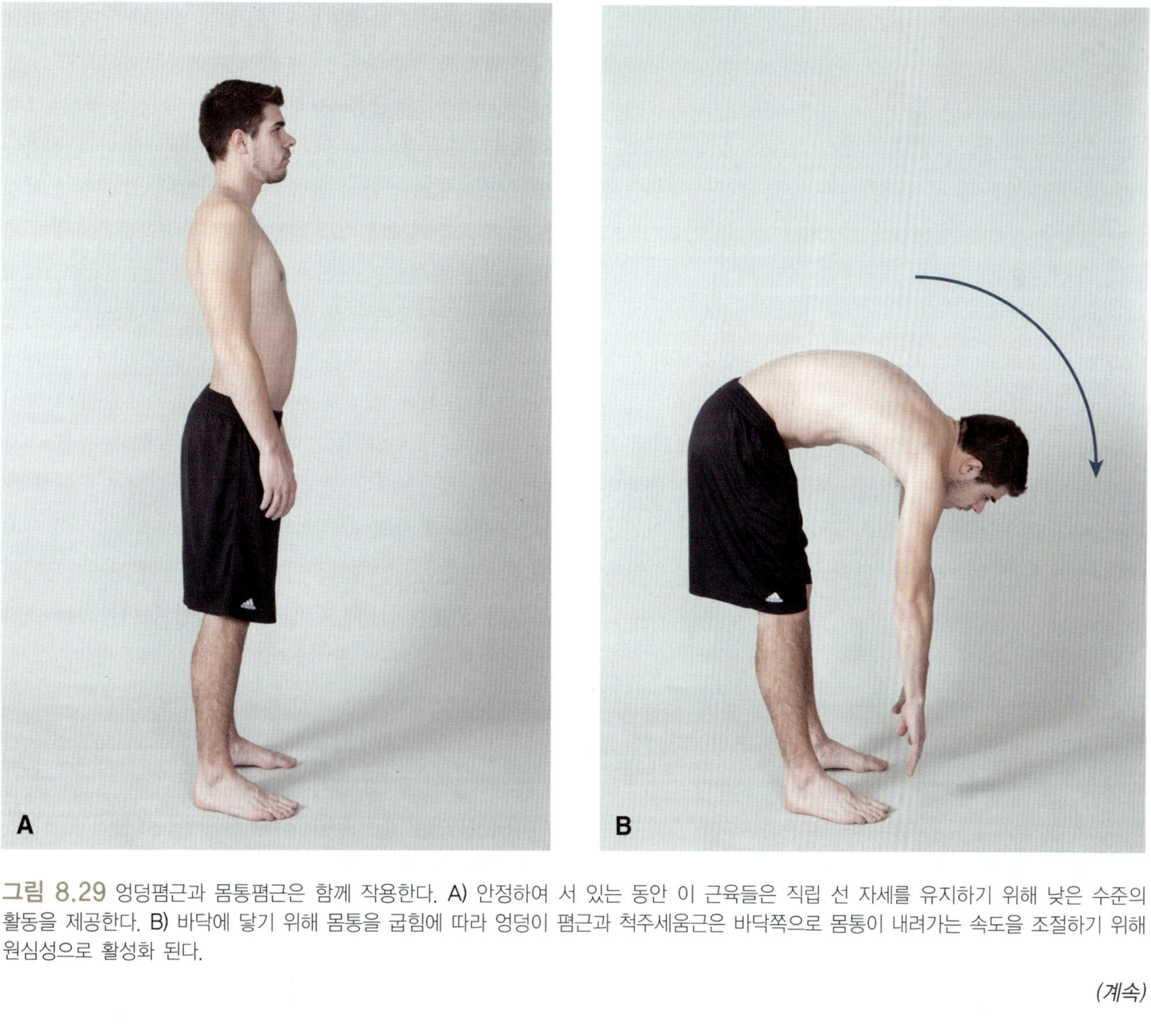

A B

그림 8.29 엉덩폄근과 몸통폄근은 함께 작용한다. A) 안정하여 서 있는 동안 이 근육들은 직립 선 자세를 유지하기 위해 낮은 수준의 활동을 제공한다. B) 바닥에 닿기 위해 몸통을 굽힘에 따라 엉덩이 폄근과 척주세움근은 바닥쪽으로 몸통이 내려가는 속도를 조절하기 위해 원심성으로 활성화 된다.

(계속)

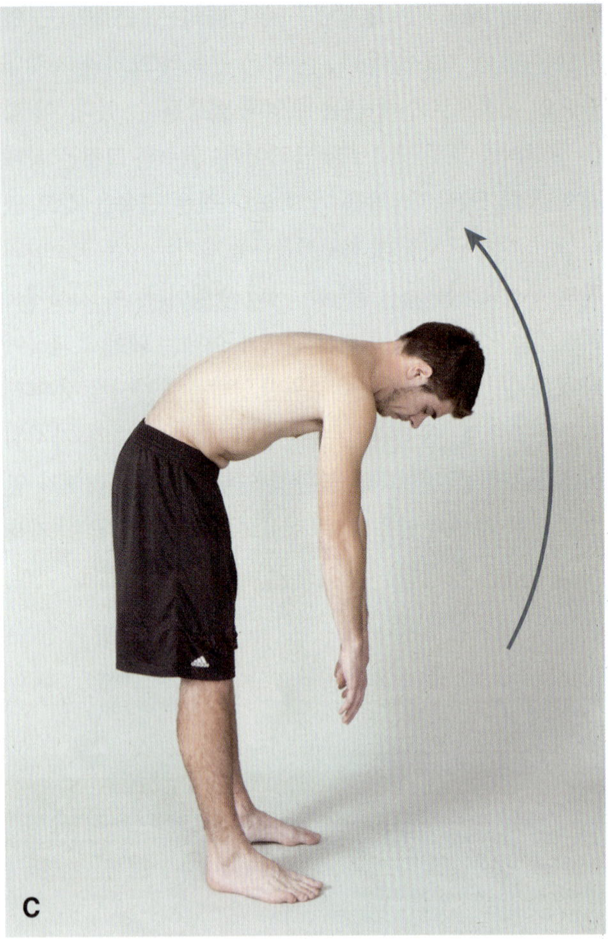

그림 8.29 –*계속* C) 선 자세로 되돌아옴에 따라 같은 근육이 구심성으로 수축한다.

팔과 몸통 그리고 어떤 부가적인 무게의 중력중심이 엉덩관절 움직임의 축에 더 가깝게 움직이므로 척주세움근은 척추 폄을 완성하기 위해 활성화된다. 등허리근막의 동적 가쪽힘은 가쪽솔기에의 부착을 통한 배가로근과 배속빗근에 부가된다. 이 양쪽 힘과 증가된 복강내의 압력은 HAT의 가해진 부하에 의해 등허리근막의 수동신장을 방지한다.

마지막으로, 부가적 힘은 등허리근막의 기하학과 허리부위의 부착부에 의해 제공된다. 근막의 얕은층과 깊은층은 서로 교차하여 일련의 강한 삼각형을 형성한다. 이 삼각형의 각 꼭지점은 가쪽솔기에 있고 각 삼각형의 기저부는 두 척추 높이를 덮고 있다. 배가로근과 배속빗근의 수축으로 인한 힘은 척주세움근을 수축시키고, 그 힘이 확산되어 근육으로 덮여있는 널힘줄과 근막에 "긴장"을 주게 된다.

턱걸이 운동처럼 팔이 고정되어지고, 넓은등근이 수축하면 등허리근막에 유사한 힘이 발생된다. 이 이론을 수력증폭기전이라고도 한다. 이 기전은 척주세움근이 수축할 때 근육을 싸고 있는 널힘줄과 근막이 확장되고 긴장이 주어진다는 것을 의미한다. 이런 부가적인 긴장은 앞쪽으로 구부리는 동안 반대굽힘력(anti-flexion force)과 늘어난 팽창(ballon) 내에 압력과 유사한 몸통을 일으키는 동안 펴는 힘을 제공한다.

언급한 대로, 비록 등쪽이 그곳에 가해지는 과도한 힘을 견디는 것은 알았지만, 이 내성에 대한 이유는 밝혀지지 않았다. 복잡한 역학적 요소들에 따라 근육, 관절과 연부조직에 영향을 미치는 다양한 측면에 관한 수많은 이론들이 수정되어야 할 것 같고, 그 원인은 다원적이다.

스쿼트 리프팅 / Squat Lifting

바닥에서 물건을 들어 올릴 때 또 다른 방법은 무릎과 엉덩이를 굽히고 발목을 발등굽힘하는 것이다. 스쿼트 리프팅은 골반과 척추의 두 가지 자세로 이용될 수 있다: 1) 허리뼈의 앞굽음 자세에서 골반의 앞쪽경사(그림 8.30A); 또는 2) 척추의 뒤굽음 자세에서 골반의 뒤기울임(그림 8.30B). 들어 올릴 때 척주세움근의 근전도 활성도는 몸통의 자세에 따라 다르다. 몸통이 앞굽음자세가 될 때 근전도 활성도는 굽혀진 자세보다 더 크고 최대 동원의 활성화는 집어올리는 초기에 발생한다.[73] 마루에서 물건을 들어올리기 위해 신체를 낮추게 되면, 몸통이 앞굽이 자세가 되어 초기에 척주세움근의 등척성 수축으로 장딴지근-가자미근, 넙다리네갈래근, 엉덩폄근의 편심성 수축이 발생된다. 척추가 더 뒤굽이가 되면 위에서 언급한 대로, 무릎을 편 상태에서 구부리게 되면 척주세움근의 근전도 활성도는 감소되거나 억제된다. 뒤굽이 허리자세에서 쪼그려 앉아서 들어올리기를 수행하면 들어올리는 초기에 척주세움근의 수축이 일어나지 않고 척주세움근의 최고 활성도는 들어올리는 중간에 발생한다.[74]

기능적인 활동 (팔다리와 몸통의 근육) / Functional Activities (Muscles of the Extremity and Trunk)

턱걸이(chin-up), 잡아당기기, 엎드려서 팔굽혀펴기, 앉아서 팔굽혀펴기, 그리고 목발보행과 같은 활동에서 팔을

실습 포인트
PRACTICE POINT

적절한 스쿼트 리프팅 자세에 더해서, 물건을 신체의 중력중심에 가깝게 유지하고, 비틀림을 회피하기 등과 같은 것을 임상가들은 신체역학을 가르칠 때 자기 환자들에게 알려줘야 할 다른 요소들이다.[7,25] 몇 가지 요소 중에서 앞서 들어 올리는 물체의 무게를 알고, 신체의 움직임의 방향에 발을 놓고, 물건을 들어 올리기 전에 근육을 "세팅"을 미리 준비한 상태에서 신체의 중력중심선을 낮게 하고 신체의 기저면 내에서 유지하고 있다. 들어 올리는 기술과 다른 기능적 활동들은 13장과 14, 15장에서 더 상세하게 토론된다.

사용해서 몸을 들어 올리는 것은 단지 팔의 힘 이상의 것을 필요로 한다. 이 동작을 위한 작용근(prime mover)은 팔꿉관절 굽힘근(잡아당기기), 팔꿉관절 폄근(팔굽혀펴기), 그리고 오목위팔의 모음근과 폄근, 그리고 어깨뼈 내림근의 구심성 수축이다. 그러나 협력근으로서 등척성으로 작용하는 배근육과 몸통폄근들은 몸통이 늘어남에 따라 척추사이관절의 신연을 방지하고, 어깨근육이 기능할 때 안전한 기반을 제공하기 위해 둘 다 동등하게 중요하다. 배근육과 척주세움근이 척수손상에서와 마찬가지로 마비되었다면, 그 사람은 각자가 팔에 가지고 있는 힘에 관계 없

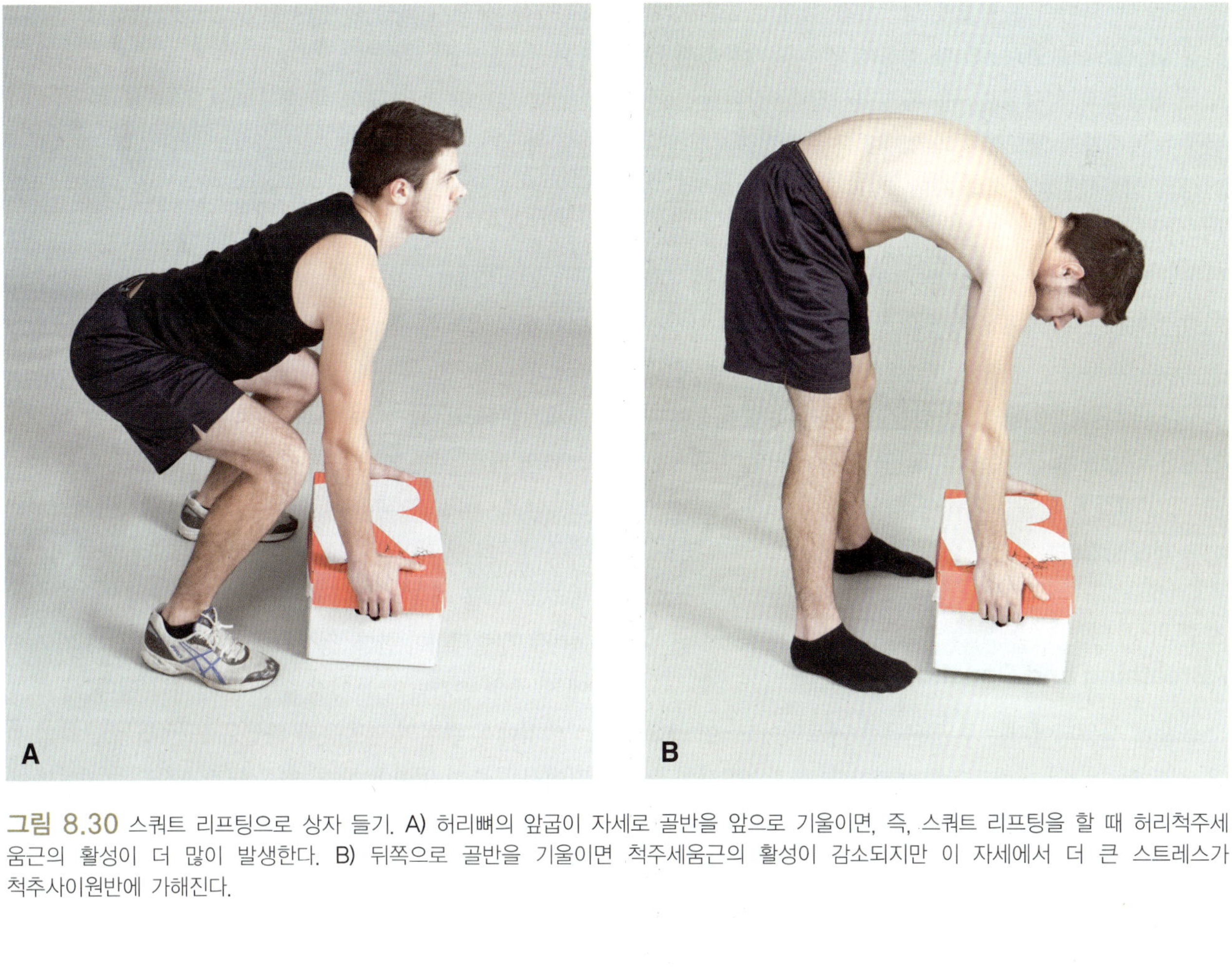

그림 8.30 스쿼트 리프팅으로 상자 들기. A) 허리뼈의 앞굽이 자세로 골반을 앞으로 기울이면, 즉, 스쿼트 리프팅을 할 때 허리척주세움근의 활성이 더 많이 발생한다. B) 뒤쪽으로 골반을 기울이면 척주세움근의 활성이 감소되지만 이 자세에서 더 큰 스트레스가 척추사이원반에 가해진다.

이 몸을 들어 올릴 수 없다.

이러한 활동들을 완성하기 위해 팔은 배근육과 몸통폄근이 필요하므로 다리도 마찬가지이다. 일어나고 앉을 때, 깊게 무릎을 굽히고, 계단을 올라가거나 내려가는 것은 다리근육활동의 유사한 패턴을 가지고 있다. 앉은 자세에서 몸을 들어 올리거나 계단을 올라가는 운동에서는 넙다리네갈래근과 엉덩폄근 특히, 또는 쪼그려 앉은 자세에서부터 구심성수축으로 무릎 폄을 필요로 한다. 게다가, 이런 활동들은 머리와 척추가 바른 위치를 유지하기 위해 척주세움근의 구심성 수축이 필요하다. 한편으로 앉기 위해 몸을 낮추거나 한 발을 내리거나(다음 다리)할 때 넙다리네갈래근과 넙다리두갈래근의 원심성 수축이 필요하지만 이러한 동작은 여전히 똑바른 자세에서 머리와 몸통을 유지하고 다리근육 수행에 대한 몸통의 안정성을 제공하기 위해 척주세움근의 등척성 수축이 요구된다.

팔 또는 다리에서 강한 활동 시 배근육과 몸통폄근은 몸통을 안정화시키기 위해 사용되고, 다리에서 팔로 힘을 이동시킨다. 예를 들어, 문을 잡아당기거나 썰매와 같은 것을 밀 때 효과적인 힘을 발생시키기 위해 몸통의 강한 안정성을 필요로 한다. 밀 때 몸통이 폄으로 작용하지 않도록 배근육과 엉덩굽힘근을 활성화시킨다. 잡아당길 때 몸통이 굽혀지지 않도록 등과 엉덩폄근을 활성화시킨다.

다른 일상생활활동이나 작업, 그리고 스포츠 활동들은 13~15장에서 상세히 다루게 될 것이다. 하지만 팔 또는 다리는 배근육의 활성화 또는 몸통폄근과 관련된 대부분의 활성화를 인식하게 하는 것은 중요하다. 몸통의 안정성은 두 가지 목적을 성취하는 점에서 팔다리 움직임 시 중요하다: 팔다리는 운동의 효율성을 제공하기 위해 움직일 때 안전한 기반을 제공받는다; 그리고 강한 움직임이 필요할 때 시기 적절한 활동을 통하여 힘의 이동 시 가능한 전체 힘을 향상시킨다.

호흡과 기침 / Breathing and Coughing

들숨에 사용되어지는 주된 근육은 가로막이고, 이 근육은 최대 들숨량의 대략 2/3를 생산한다; 바깥갈비사이근; 그리고 목갈비근. 강제 날숨근은 배근육과 속갈비사이근이다. 정상적인 안정 호흡에서 수축하는 유일한 근육은 들숨근이다. 정상적인 날숨은 이 근육의 이완과 폐의 수동반동(3백만 개 허파꽈리의 유동적인 경계면에 의해 유발된 탄력조직과 표면 긴장)을 동반한다.

폐활량 측정 또는 기침과 같은 운동이나 강한 호흡 활동 중에 모두 호흡의 주된 근육이 보조근과 안정화시키는 근육들과 함께 활성화되었다. 들숨의 보조근은 목빗근, 작은가슴근, 목뿔위근육과 목뿔아래근육이다. 큰가슴근과 앞톱니근은 강한 들숨에서 활성화되는 것으로 알고 있다. 운동이나 강한 환기 동안 날숨은 배근육의 수축에 의해 생산된다. 넓은등근은 팔을 허벅지 위 또는 책상에 손을 올려 놓게 되면 안정화되어지기 때문에 날숨의 보조근이라 할 수 있다. 기침하는 동안 넓은등근은 격렬하게 수축하는 것을 볼 수 있다.

강제 호흡 시 위등세모근, 척주세움근, 허리네모근은 아마도 호흡의 주된 근육보다 더 안정장치로서 활성화된다. 정상적으로 배근육에 의해 활성화된 몸통굽힘 동작은 강한 기침 동안 척주세움근의 활성화로 인해 방지된다. 등쪽 손상이 있는 사람들은 자주 등폄근의 반사적 안정화로 인해 기침, 재채기 또는 염좌 시 심한 통증을 느낀다.

턱관절

Temporomandibular Joints

턱관절(TMJ) 또는 머리턱뼈관절은 인체에서 가장 빈번하게 사용되는 한 관절이다. 씹을 때(chewing), 말할 때(talking), 하품할 때(yawning), 삼키는(swallowing), 재채기(sneezing) 기능을 하는 턱관절은 하루에 1,500~2,000번 움직이는 것으로 추정된다. 이 관절은 입을 벌리고, 닫고, 내밀고, 후퇴하고, 관자뼈에 대해 아래턱뼈의 가쪽이동의 움직임을 제공한다. 정상적으로, 아래턱뼈를 벌리고, 닫을 때 관자뼈에 대해 아래턱뼈의 가쪽이동 없이 똑바로 정렬되어야 한다. 정상적으로 입을 벌리면 치아 사이에 세 개의 손가락이 들어갈 수 있는 넓이가 된다.

여기에서 관절의 염발음과 파열음 또는 씹는 근육의 촉진에서 통증이 없어야 한다. 양쪽의 턱관절은 아래뼈의 볼록관절융기, 오목관절와 오목(아래턱 오목), 그리고 관자뼈의 볼록 관절융기로 형성되어 있다(그림 8.31A). 성인에서 아래턱 관절융기는 큰 관절 부위를 제공하므로 이마면에서 넓이가 약 2배이고, 시상면에서도 마찬가지이다. 뼈의 관절면은 섬유연골로 덮여있고 위와 아래 관절공간을 형성하는 가동성 관절원반에 의해 분리된다(그림 8.31B, C, 그림 8.5B). 뒤쪽으로, 관절원반은 두판영역(bilaminar zone)이라 불리우는 두꺼운 결합조직에 부착되어 있고, 그것은 정상적으로 큰 관절력에 원인이 되지 않는 풍부한 신경과 혈관공급으로 해솜조직에 의해 분리된다. 관절원반(disc)은 융기의 측면에 안쪽과 가쪽에 부착되고 관절주머니와 가쪽날개근의 앞쪽에 부착된다(그림 8.5). 이런 부착으로 인해 입을 벌릴 때 원반이 융기의 앞쪽 움직임을 초래한다. 이 관절은 관절융기와 아래턱뼈의 목 뒤쪽으로 광대활에서 주행하는 턱관절인대로 가쪽으로 보강하는 관절주머니에 의해 감싸져 있다. 관절주머니와 관절 인대는 특히 아래턱뼈의 내림과 후퇴 움직임을 제한한다. 아래턱뼈의 내밈은 붓아래턱뼈 인대에 의해 제한된다(붓돌기는 그림 8.31A의 턱관절 아래에서 볼 수 있다).

턱관절의 운동 / Motion of the Temporomandibular Joint

입을 벌림에 따라 아래턱뼈 융기의 돌림은 관절융기 밑에 위관절공간에 대해 관절원반의 병진 후에 아래관절공간 주위에서 일어난다. 그래서 턱관절은 움직이는 기반을 보면 경첩관절과 같다. 입을 닫을 때 병진과 돌림은 반대의 움직임이 필요하다. 관절융기의 이런 움직임은 귀구슬(tragus)을 만져서 손가락끝으로 턱의 측면에 대해 집게 손가락을 위치시키고 대상자에게 조심스럽게 입을 벌리게 함으로써 느낄 수 있다. 관절융기의 뒤쪽 부위는 수술용 장갑(donning gloves)을 착용하고, 귀속에 손가락을 넣어 앞쪽으로 압박을 하면 느낄 수 있다. 입을 벌릴 때 관절융기는 손가락끝에서 멀어지고 턱을 닫을 때 다시 느껴진다(그림 8.7). 아래턱뼈에서 일어나는 다른 움직임은 내밈(protrusion), 또는 앞쪽으로 턱의 움직임; 후퇴(retrusion), 또는 뒤쪽으로 턱의 움직임; 그리고 왼쪽과 오른쪽으로 가쪽이동, 이것은 안가쪽 병진운동을 포함한다. 턱의 기능적 운동은 이런 움직임의 결합이다. 씹을 때 이런 운동은 음식을 자르기 위한 절개라 하고, 부수고 갈기를 위한 씹기라 한다.

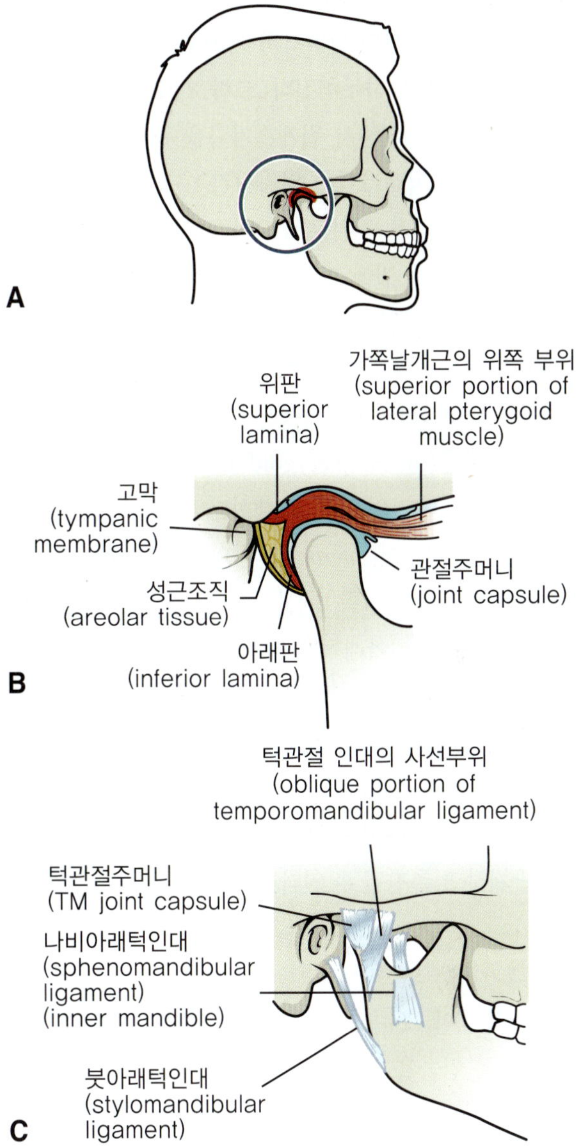

그림 8.31 턱관절과 인대. A) 턱관절의 관찰. B) 관절의 분절. C) 관절의 인대.

근육 / Muscle

입 닫기 / *Jaw Closure*

삼차신경(제5뇌신경)에 의해 모두 지배되는 세 개의 강력한 근육은 턱을 닫는다. **관자근**은 관자오목과 아래턱뼈의 근육돌기에 부착하기 위해 광대활 아래로 주행하는 인대로 근섬유가 좁게 부착한다(그리 8.32). 이 근육은 관자오목 위에 손가락을 위치시키고 대상자에게 입을 닫게 하면 촉진될 수 있다. 이 근육은 또한 들임과 아래턱뼈의 가쪽이동 시 촉진될 수 있다. 깨물근은 광대활에 부착되어 있고 아래턱뼈의 턱뼈각과 가지에 부착되는 얕은 부위와 깊은 부위로 나누어진다(그림 8.32). 근육의 얕은 부위를 촉진하기 위해서 집게손가락을 광대활 바로 아래와 아래턱뼈의 턱뼈가지에 위치시킨 다음, 대상자에게 입을 닫게 하라. 깊은 부위는 수술용 장갑을 착용한 상태에서 입안에 넣어서 귀에 가깝게 손가락을 움직여서 치아와 뺨 사이에서 촉진될 수 있다. 대상자에게 부드럽게 입을 닫게하면 깨물근의 강한 수축으로 인해 더 쉽게 촉진된다. 깨물근은 또한 작은 가쪽 힘성분을 제공한다.

안쪽날개근(medial pterygoid muscle)(아래턱뼈의 내측)은 깨물근과 거의 같이 주행한다. 안쪽날개근은 나비뼈의 날개(그리스어, *pteron,* 날개)오목과 아래턱뼈의 턱뼈가지와 턱뼈각의 안쪽, 깨물근의 섬유와 맞물려 부착한다. 이 근육 둘다 아래턱뼈의 턱뼈가지 주위에 "메달려(sling)" 있다. 큰 수직힘 성분 이외에 안쪽날개근은 깨물근의 가쪽 성분과 대치하는 안쪽 힘성분을 가지고 있다. 안쪽날개근은 집게손가락을 아래턱뼈의 턱뼈각의 수준에 턱뼈가지 바로 아래에 위치시키고, 대상자에게 턱을 부드럽게 닫게하면 촉진될 수 있다.

입 벌림 / *Jaw Opening*

바로 선 자세 또는 앉은 자세에서 아래턱뼈의 정상적인 안정자세는 입술을 닫고 치아는 수 미터 떨어진 상태이다. 이것은 관자근의 낮은 수준의 활동에 의해 유지된다. 이 근육의 활동의 감소와 중력힘은 입을 열게하는데 충분하다. 턱을 빠르게 또는 저항이 있는 상태에서 벌리게 하는 것은 가쪽날개근, 두힘살근, 위목뿔근과 아래목뿔근의 부위에 의해 수행된다.

가쪽날개근(lateral pterygoid muscle)은 깨물근과 안쪽날개근의 수직방향에 대해 수평방향으로 당기고 있다(그림 8.30). 이 근육은 아래턱뼈융기의 목에 부착되어있고 또한 종종 관절원반에 부착한다. 두 갈래는 나비뼈의 큰날개에 부착하기 위해 약 45° 각도로 안쪽과 위에 위치한 위날개와 형성된다. 아래갈래는 나비뼈의 먼 가쪽날개판에 부착하기 위해 좀 더 수평방향으로 넓게 퍼져 있다. 가쪽날개근은 아래턱신경(제5뇌신경)에 의해 지배된다.

가쪽날개근은 깊은 층에 있기 때문에 촉진하거나 근전

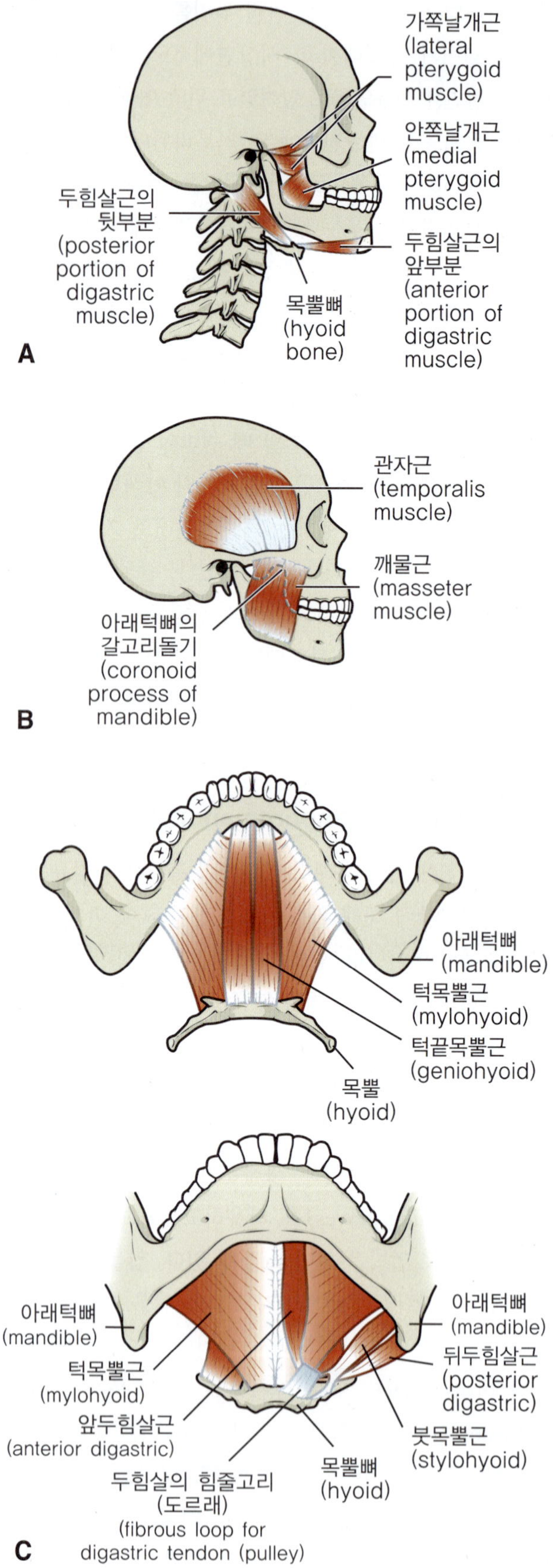

그림 8.32 턱관절의 근육.

도(EMG) 활성화를 기록하기에는 어려움이 있고, 이 근육의 작용은 근전도 근거보다는 오히려 당김의 해부학적 선에 기반으로 설명되어지고 있다. 해부학적 방향의 기반을 둔 이 작용은 내밈, 내림, 그리고 아래턱뼈의 가쪽이동이 있다.[76] 그러나 일부 근전도 결과를 보면 위갈래의 활성화는 입을 닫을 때 발생하고, 아래 갈래의 활동은 입을 벌릴 때 작용한다. 이것은 연구자들에 의해 두 갈래는 다른 작용을 한다고 결론을 내렸다.[77,78] 이 연구자들은 가쪽날개근의 위갈래는 씹는 동안 관절융기의 뒤측면에 대해 아래턱뼈 융기를 안정화시키기 위해 내미는 반면, 아래갈래의 우선적인 작용은 내림이고 아래턱뼈의 내밈이다.

두힘살근(digastric muscle)은 턱의 아래측으로 두 개의 힘살을 가지고 있다. 앞쪽 힘살은 중앙선 근처의 아래턱뼈의 안쪽 가장자리에 부착하고, 뒤쪽 힘살은 관자뼈의 깨물근의 패임에 부착한다. 두 개의 힘살은 목뿔근에 부착한 힘줄고리와 합쳐진다. 표시된 근전도 활성화는 힘살근의 두 개의 힘살에 입을 벌리는 동안 기록되고, 중등도 활성화는 내밈, 후퇴, 그리고 가쪽이동 시 발생되었다.[79] 저자는 삼키는 동안 이 근육에서 고진폭과 활성의 짧은 기간 돌발파의 복잡한 유형을 알았다. 삼키는 작용의 과정에서 목뿔근의 두 개의 힘살은 대항근으로 수축한다. 각 근육의 힘살은 각각 신경지배된다: 두힘살은 얼굴신경(제7 뇌신경)에 의해 지배되고; 앞힘살은 아래턱신경(제5 뇌신경)에 의해 지배된다.

입에 관여하는 두 개의 다른 근육은 턱목뿔근(mylohyoid)과 턱끝목뿔근(geniohyoid)이 있다. 이 근육은 목뿔뼈가 안정화될 때 아래턱뼈의 내림에 참여하고 아래턱뼈가 안정화되면 목뿔을 올림을 시킨다.

턱관절 기능장애 / Temporomandibular Dysfunction(TMJ)

턱관절과 연관된 비정상적 징후와 증상은 25명의 건강한 학생을 대상으로 연구한 결과에서 20%~80%까지 보고되었다.[80] 문제의 발생률은 남자보다 여자가 더 많았고 나이가 많을수록 증가했다. 씹는 근육에 따라 턱관절은 입을 닫는 관계와 머리, 목, 어깨, 그리고 등뼈 구조(팔 1/4)에 부착하기 때문에 평가하는데 복잡한 영역이다. 턱관절의 기능장애는 종종 통증이 귀, 머리, 얼굴 또는 다른 팔 1/4 영역으로 연관되어지기 때문에 인식하지 못할 수도 있다.[81] 다른 부위의 병리가 턱관절장애와 연관될 수도 있다. 비록 턱관절장애의 원인이 대부분 다원적인 경우이고, 예전 외상[82]과 머리와 목의 자세이상[83]과도 높은 연관성이 있다.

교통사고에서 편타증과 같은 머리의 타격에 의해 발생된 손상, 자전거 손잡이에 턱이 부딪치거나 머리뒤통수로부터 떨어지고, 땅에 부딪쳤을 때 턱관절 장애가 야기될 수 있다. 자주 턱관절의 문제들은 더 심각한 목뼈, 혈관, 그리고 중추신경계에 대해 염려 때문에 동시에 인식되어지지 않고 치료되지 않고 방치되는 일도 있다. 관절의 장기간 반복적인 미세손상은 치아를 악물거나 닳게 할 때(**이빨갈기**), 자주 껌을 씹을 때, 치아로 단단한 사탕 또는 견과류를 깨물 때, 목뼈 신장 시, 장시간 엄지를 빨거나 입으로 호흡하고 부정유합, 또는 치아교정을 위해 입을 넓게 장기간 벌리고 있을 때 발생할 수 있다. 직업적이고 운동선수의 활동에서 반복적이고, 비정상적인 힘은 턱관절 통증과 기능장애를 야기할 수 있다. 이러한 활동 유형들은 전문적인 스쿠버 다이버의 폄된 머리위치; 교양곡 바이올린 연주자의 악물은 입, 펴진 머리위치; 역도선수의 악물은 입; 그리고 자유형 수영선수의 비대칭적인 입 호흡 등이 포함된다.[84]

현저하게 더 짧은 다리 또는 옆굽음증(척추의 가쪽 굽힘)과 같은 자세 편위는 변화된 머리척추힘을 야기하는 비대칭적인 어깨높이와 머리 기울기를 초래한다. 시상면에 앞쪽 머리 자세는 머리 척추관계에서 주요한 변화를 유발한다. 앞쪽 머리 자세는 정상적인 목뼈 앞굽이의 감소로 방사선 사진에서 곧바른 목뼈로 판명하는 흔한 자세성 변형이다. 긴머리근과 긴목근은 짧아지게 되고 자주 지속적인 긴장이 일어나기 때문이다. 앞쪽으로 보기 위해서는 머리는 목에서 젖혀야(과신전) 한다. 이 자세로 인하여 짧아지는 뒤통수아래 폄근과 길어지는 위목뿔근육과 아래목뿔근육을 초래한다. 이 근육의 길이 변화는 아래턱의 재위치와 씹는 근육의 과활동의 결과를 초래한다. 압박으로 인해 머리얼굴 통증인 C1~C2 영역의 뒤쪽으로 발생할 수 있다. 이 모든 것과 관계된 결과와 변화에 따라 턱관절 병리는 분리해서 생각할 수 없다는 이유와 치과의사와 물리치료사는 여러 전문 분야에 걸친 치료 접근과 자주 복원기능에 필요로 한다는 이유에 대해 알기가 쉬워졌다.

요약

Summary

축성뼈대는 목뼈 부위에서 엉치뼈와 꼬리뼈를 통해 머리, 갈비뼈와 척추를 포함한다. 척추는 4개의 기본적인 단위-목, 등, 허리, 엉치 부위로 나눈다. 척추는 많은 기능을 제공하고, 팔다리와 친밀하게 연결한다. 그 기능 중에서 척추는 팔다리 간에 힘의 전달을 허용하기 위해 안정화시킬 뿐만 아니라, 기능적인 활동 시 몸통 움직임을 제공한다. 척추 간에 움직임은 척추원반 사이로 인해 허용된다. 반면에 척추의 안정성은 인대와 근육의 둘 다 복합적인 결과로 발생한다. 척추가 3가지 면 내에서 움직인다 할지라도 척추 관절면의 위치는 우선 방향의 결정이고, 각 척추 영역에서 제공되는 움직임의 범위이다. 가쪽 굽힘과 돌림운동은 척추에서 본 짝운동이다. 이 움직임이 짝이 되는 방법은 움직임이 발생하는 당시에 척추의 정렬에 달려있을 수 있다. 턱관절의 움직임은 신체의 가장 강한 근육의 일부의 활동을 통해 발생한다. 이 관절의 기능장애는 관절자체 내에 불규칙 또는 이차적인 목뼈 부위의 병리와 같은 다양한 병리에서 발생한다.

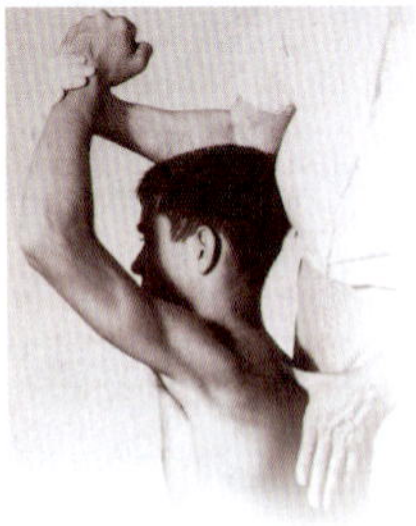

임상 시나리오 해결(CLINICAL SCENARIO SOLUTION)

Kamryn은 Matt에게 박스를 들어 올리는 동안 적절한 방법을 설명하기로 마음먹었다. 그는 허리 스트레스를 감소시키는 적절한 앞쪽 골반기울기 자세를 배우기로 했다. 그래서 근골격계 대한 풍부한 지식은 그녀가 지금까지 Matt에게 재활프로그램을 가르쳤던 것과 잘 적합할 것이다. 그녀는 배근육, 몸통 폄근, 엉덩이, 그리고 대퇴 근육을 강화시키는데 Matt를 참여시켰다. 그래서 재활프로그램의 이 부분에 준비가 된 사람이라고 확신했다. 우선 그에게 안정적인 기저면을 제공하기 위해 다리를 벌리도록 이야기했다. 핵심근육을 긴장하도록 상기시키고, 허리곡선을 유지한 채 웅크린 자세로 움직이라고 했다; 이런 자세를 유지한 채 마루에서 내려갈 수 있도록 하기 위함이고, 그가 자기 발 위에 중력중심을 유지할 수 있도록 엉덩이와 무릎을 구부리고 엉덩이를 뒤쪽으로 내미는 것은 필수적이다. 그가 몸을 충분히 낮추었을 때 그녀는 그에게 박스를 자기 몸에 가깝게 가지고 와서 그것을 들기 전에 안전하게 잡아서 이동하도록 설명했다. Matt가 일단 박스를 들자마자 그에게 다리를 곧게 펴면서 일어서라고 말했다. 이 방법을 수행할 수 있을 때 Kamryn은 Matt에게 등을 재손상시키는 위험 없이 박스를 다른 곳으로 운반하고 이동시키는 법을 알게 한 것이다.

실습활동 / Lab Activities

1. 뼈대에 대해 파트너와 선 상태의 시상면에서 목뼈와 등뼈, 허리뼈 곡선을 관찰하고 촉진해본다. 파트너를 앞으로 구부리게 하고 등 곡선은 굽힘에서 증가하지만, 목뼈과 허리뼈 부위는 직선으로 움직이는 것을 주목해라. 대상자를 뒤로 구부리게 하고 허리뼈 곡선은 증가하고 등뼈 곡선은 직선으로 움직이는 것을 주목한다. 파트너를 의자에 앉게 한다. 곡선이 서 있는 자세와 다르다는 것을 주목한다.

2. 파트너의 한 신발을 벗게 해서 대칭에 대해서 관찰하고 상대적인 높이를 촉진하는 동안 마루에 두 발로 서 있게 한다:

   a. 어깨뼈
   b. 위앞엉덩뼈가시
   c. 엉덩뼈능선
   d. 위뒤엉덩뼈가시
   e. 어깨뼈의 아래각

   약간의 척추 가쪽치우침이 있는지 없는지를 알아보기 위해 C7~엉치뼈까지 척추의 가시를 촉진함으로써 찾을 수 있다. 대상자에게 신발을 신게 하고 다시 측정해 본다. 그것이 어떻게 변했는지를 설명해 보자.

3. 대상자가 선 상태에서 머리위로 손을 올리게 해서 왼쪽으로 몸통을 가쪽 굽힘하도록 이야기 한다. 똑바른 분절없이 왼쪽으로 부드러운 곡선이 나타나는지를 알아보기 위해 C7~엉치뼈까지 척추가시를 촉진해 보자.

4. 대상자에게 골반을 안정화될 수 있도록 도구 또는 책상을 잡도록 한다. 그리고 몸통을 오른쪽으로 회전한 다음 왼쪽으로 회전해 보라고 한다. 대부분 회전이 어디에서 발생하는지?

5. 한 관절을 빠지게 한 다음 고리뼈, 중쇠뼈, 그리고 목뼈, 등뼈, 그리고 허리뼈의 몸통, 척추구멍, 가로돌기, 가시돌기, 고리판, 고리뿌리, 그리고 관절면을 서로 구분해 보자. 같은 부위가 한 분절에서 다른 분절에 어떻게 변하는지를 구분해 보자. 이런 뼈 부위의 정렬의 변화가 세 개의 척추분절에 대해 각각의 기능을 어떻게 변하시키는지?

6. 두 개의 척추(그리고 갈비뼈)와 관절을 이루고 가능한 움직임을 모두 가장해 보자. 뼈와 인대성으로 제한하는 구조를 시각화한다.

7. 파트너에게 이 장에서 설명한 목과 몸통근육을 촉진해 보자.

8. 바로누운 대상자의 배와 허리뼈 척주세움근을 촉진해 보자. 다음 활동을 수행하도록 하자:

   a. 머리를 들게 한다. 배근육이 수축하는 이유?
   b. 한쪽 다리를 몇 인치 올리게 한다. 배근육이 수축하는 이유?
   c. 기침하게 한다. 배근육이 수축하는 이유? 척주세움근은?

9. 이마를 테이블 위에 편안히 놓고 팔을 머리 옆에 굽힘한 채 엎드린 대상자의 척주세움근을 촉진해 보자.

   a. 팔을 몇 인치 올려보자. 척주세움근이 수축하는 이유?
   b. 한쪽 다리를 몇 인치 올리고 척주세움근이 수축하는 이유를 판단해 보자.

10. 테이블 또는 기구에 앉은 대상자의 배근육과 척주세움근을 촉진해 보고, 몸통의 다음 활동들을 수행해 보자(90° 로 굽힘된 엉덩관절 자세).

   a. 몸통을 굽힘해 보자. 어떤 근육군이 수축하는 동안 무슨 유형으로 수축하는지 그리고 똑바른 자세로 취하는 동안 어떤 유형으로 수축하는지?
   b. 오른쪽을 굽힘해서 똑바른 자세를 취해 보자. 어느 쪽이 수축하고 어떤 유형으로 수축하는지? 이 수축은 시상면에서 엉덩이 또는 몸통의 작은 변화로 배근육 아니면 척주세움근에서 일어날 수 있다는 것을 주목하자.

11. 전신을 위한 다음 활동들을 분석해 보자. 각 관절운동의 작용근, 근수축의 유형, 그리고 필수적인 안정근에 대해 분명히 말해보자:

   a. 바로누운 자세: 일어나 앉아서 다시 시작자세를 취해보자.
   b. 엎드린 자세: 머리와 어깨를 바로 세우고 몸통을 펴보자.
   c. 엎드린 자세: 팔굽혀펴기를 수행해 보자.
   d. 서 있는 자세: 턱을 들어보자.
   e. 서 있는 자세: 앞쪽으로 구부려서 바닥을 닿고 시작자세를 취해보자.
   f. 서 있는 자세: 의자에 앉았다가 일어서라.
   g. 계단을 올라가고 내려가 보자.

12. 발이 땅에 닿게 하기 위해 엉덩관절과 무릎관절을 굽힘한 채 바로누운 자세에서 허리뼈의 위치와 엉덩관절과 무릎관절이 펴된 상태와 비교해보자. 허리뼈 위치가 엉덩관절 움직임에 따라 왜 변하는지를 설명해 보자.

13. 팔의 위치의 변화에 따라 부분적으로 일어나 앉기에서 배곧은근의 더 많은 도전을 점차적으로 할 수 있게끔 하는 방법을 설명해 보자.

14. 넙다리곧은근 힘줄과 배근육을 촉진하는 동안, 파트너에게 다리를 곧게 편 채 완전히 일어나 앉아보라고 해보자. 그 다음 발을 바닥에 편평하도록 하기 위해서 엉덩관절과 무릎관절을 굽힘한 채 완전히 앉아보라고 해보자. 마지막으로, 배 웅크리기(반앉기)를 수행하도록 하자. 수행된 다양한 운동에서 각 근육이 수축하고 이완될 때 어떤 차이점을 느꼈는지? 배웅크르기 보다 오히려 일어나 앉기를 수행할 때 이점이 있었는지? 대답해 보자.

15. 머리뼈에서 턱관절 주위의 뼈구조-관자뼈, 귀길, 관절오목, 관절융기, 그리고 광대활을 구분해보자. 아래턱뼈에서 근육돌기, 턱뼈가지, 몸통, 그리고 융기를 구분해 보자. 융기의 모양과 각을 주목하고, 입을 벌리고 닫을 때 관절오목과 관절융기와 관절을 가정해 보자.

16. 파트너에서 입을 천천히 벌릴 때와 닫을 때 아래턱뼈의 융기를 촉진해보자. 융기를 따라 내려가면서 대칭적인 움직임과 강직 또는 염발음이 없는 다음 돌림을 느껴보자. 입을 벌릴 때 아래 치아의 경로가 바로 내려가는지 아니면 편위가 되는지 관찰해 보자. 대상자가 천천히 아래턱뼈를 내밈과 들임한 다음 아래턱뼈를 서로 가쪽이동을 하는 동안 양쪽 융기와 끝을 촉진해 보자.

17. 깨물근과 관자근을 촉진해서 근수축을 느껴보기 위해 대상자에게 치아를 꽉물어 보라고 한다. 턱아래에 있는 힘살근을 촉진하고 근수축을 느껴보기 위해 입을 열 때 약간의 저항을 가해보자.

18. 파트너에게 턱의 모든 가동범위운동을 수행해 본다. 운동을 수행하는 근육의 각 그룹을 촉진해 보자. 파트너의 움직임이 동일하고 대칭적인가?

참고문헌 / References

1. Kapandji IA. *The Physiology of the Joints: The Trunk and Vertebral Column, Vol 3.* Edinbugh: Churchill Livingstone, 1974.
2. Cailliet R. *Low Back Pain Syndrome*, ed 3. Philadelphia: FA Davis, 1981.
3. White AA, III, Panjabi MM. The basic kinematics of the human spine: A review of past and current knowledge. *Spine* 3(1):12–20, 1978.
4. Myklebust JB, Pintar F, Yoganandan N, et al. Tensile strength of spinal ligaments. *Spine* 13(5):526–531, 1988.
5. Tkaczuk J. Tensile properties of human lumbar longitudinal ligaments. *Acta Orthopaedica Scandinavica* S115:1–69, 1968.
6. Nachemson A. Lumbar intradiscal pressure. *Acta Orthopaedica Scandinavica* 43:1–104, 1960.
7. Nachemson A. Disc pressure measurements. *Spine* 6(1):93–97, 1981.
8. Nachemson A. Lumbar intradiscal pressure. In Jayson M (ed): *The lumbar spine and back pain*. Edinburgh: Churchill Livingstone, 1987, pp 191–203.
9. McNally DS, Adams MA. Internal intervertebral disc mechanics as revealed by stress profilometry. *Spine* 17(1):66–73, 1992.

10. Fennell AJ, Jones AP, Hukins DWL. Migration of the nucleus pulposus within the intervertebral disc during flexion and extension of the spine. *Spine* 21:2753–2757, 1996.
11. Fazey PJ, Song S, Monsas A, et al. An MRI investigation of intervertebral disc deformation in response to torsion. *Clinical Biomechanics* 21:538–542, 2006.
12. Panjabi M, Yamamoto I, Oxland T, Crisco J. How does posture affect coupling in the lumbar spine? *Spine* 14(9):1002–1011, 1989.
13. Farfan HF. Biomechanics of the lumbar spine. In Kirkaldy-Willis WH, Burton CV (eds): *Managing Low Back Pain*. Edinburgh: Churchill Livingstone, 1988.
14. Walker BF. The prevalence of low back pain: A systematic review of the literature from 1966 to 1998. *Journal of Spinal Disorders* 13(3):205–217, 2000.
15. Grieve GF. *Common Vertebral Joint Problems*. Edinburgh: Churchill Livingstone, 1988.
16. Fryette HH. *Principles of osteopathic techniques.* Carmel, CA: Academy of Applied Osteopathy, 1954.
17. Edmondston SJ, Aggerholm M, Elfving S, et al. Influence of posture on the range of axial rotation and coupled lateral flexion of the thoracic spine. *Journal of Manipulative & Physiological Therapeutics* 30(3):193–199, 2007.
18. Mimura M, Moriya H, Watanabe T, Takahashi K, Yamagata M, Tamaki T. Three-dimensional motion analysis of the cervical spine with special reference to the axial rotation. *Spine* 14(11):1135–1139, 1989.
19. Harrison DE, Harrison DD, Troyanovich SJ. Three-dimensional spinal coupling mechanics: Part I. A review of the literature. *Journal of Manipulative & Physiological Therapeutics* 21(2):101–113, 1998.
20. American Medical Association. *Guides to the Evaluation of Permanent Impairment*, ed 3. Chicago: American Medical Association, 1988.
21. Thor CP, Gabler HC. The relationship between thoracic organ injuries and associated rib fractures. *Biomedical Sciences Instrumentation* 44:292–297, 2008.
22. Carrier G, Fréchette E, Ugalde P, Deslauriers J. Correlative anatomy for the sternum and ribs, costovertebral angle, chest wall muscles and intercostal spaces, thoracic outlet. *Thoracic Surgery Clinics* 17(4):521–528, 2007.
23. Cappello M, DeTrover A. On the respiratory function of the ribs. *Journal of Applied Physiology* 92(4):1642–1646, 2002.
24. Porterfield JA, DeRosa C. *Mechanical Low Back Pain Perspectives in Functional Anatomy*. Philadelphia: WB Saunders, 1991.
25. Adams MA, Hutton WC. The mechanical function of the lumbar apophyseal joints. *Spine* 8:327–330, 1983.
26. Yamamoto I, Panjabi MM, Osland TR, Crisco JJ. The role of the iliolumbar ligament in the lumbosacral junction. *Spine* 15(11):1138–1141, 1990.
27. McNeely ML, Magee TDJ. A systematic review of physiotherapy for spondylolysis and spondylolisthesis. *Manual Therapy* 8(2):80–91, 2003.
28. Bogduk N, Macintosh JE. The applied anatomy of thoracolumbar fascia. *Spine* 9(2):164–170, 1984.
29. Mennell JB. *Physical Treatment by Movement, Manipulation and Massage*. Philadelphia: The Blakiston Company, 1947.
30. Colachis SC, Jr., Worden RE, Bechtol CO, Strohm BR. Movement of the sacroiliac joint in the adult male: A preliminary report. *Archives of Physical Medicine and Rehabilitation* 44:490–498, 1963.
31. Ro CS. Sacroiliac Joint: Part I. Anatomy. In Cox JM (ed): *Low Back Pain*. Baltimore: Williams & Wilkins, 1990.
32. DonTigny RL. Anterior dysfunction of the sacroiliac joint as a major factor in the etiology of idiopathic low back pain syndrome. *Physical Therapy* 70(4):250–265, 1990.
33. Grieve GF. *Modern Manual Therapy of the Vertebral Column*. Edinburgh: Churchill Livingstone, 1986.
34. Cohen SP. Sacroiliac joint pain: A comprehensive review of anatomy, diagnosis, and treatment. *Anesthesia and Analgesia* 101(5):1440–1453, 2005.
35. Foley BS, Buschbacher RM. Sacroiliac joint pain: Anatomy, biomechanics, diagnosis, and treatment. *American Journal of Physical Medicine and Rehabilitation* 85(12):997–1006, 2006.
36. Forst SL, Wheeler MT, Fortin JD, Vilensky JA. The sacroiliac joint: Anatomy, physiology and clinical significance. *Pain Physician* 9(1):61–67, 2006.
37. Sashin D. A critical analysis of the anatomy and pathological changes of the sacroiliac joints. *Journal of Bone and Joint Surgery* 12A:891–910, 1930.
38. Goode A, Hegedus EJ, Sizer P, Jr., Brismee JM, Linberg A, Cook CE. Three-dimensional movements of the sacroiliac joint: A systematic review of the literature and assessment of clinical utility. *Journal of Manual & Manipulative Therapy* 16(1):25–38, 2008.
39. Weisl H. The movements of the sacroiliac joint. *Acta Anatomica* 23(1):80–91, 1955.
40. Gaskill M. A solid base of support. *Today in Physical Therapy* 4:42–45, 2007.
41. Lindsay DM, Meeuwisse WH, Vyse A, Mooney ME, Summersides J. Lumbosacral dysfunctions in elite cross-country skiers. *Journal of Orthopaedic and Sports Physical Therapy* 18(5):580–585, 1993.

42. Kapandji IA. *The Physiology of the Joints. Lower Limb, Vol 2* ed 5. Edinburgh: Churchill Livingstone, 1987.
43. DonTigny RL. Function and pathomechanics of the sacroiliac joint. *Physical Therapy.* 1985;65(1):35–44.
44. Starkey C. Taber's Cylopedic Medical Dictionary. In Starkey C (ed): *Taber's Cyclopedic Medical Dictionary*, ed 20. Philadelphia: FA Davis, 2005, p 2123.
45. Palastanga N, Field D, Soames R. *Anatomy and Human Movement. Structure and Function*. ed 4. Boston: Butterworth Heinemann, 2002.
46. Nakayama T, Yamamoto I, Fujiwara T, Yamada T. Sagittal kinematics and muscular activities of torso and hip during trunk flexion and extension. *Journal of Physical Therapy Sciences* 18(2):165–173, 2006.
47. Andersson E, Oddsson L, Grundström H, Thorstensson A. The role of the psoas and iliacus muscles for stability and movement of the lumbar spine, pelvis and hip. *Scandinavian Journal of Medicine in Science and Sports* 5(1):10–16, 1995.
48. Fick R. *Anatomie und Mechanik der Gelenke: Teil III, Spezielle Gelenk und Muskel Mechanik*. Jena, Germany: Fisher, 1911.
49. Prushansky T, Ezra N, Kurse N, Man L, Schneiderman Y. Reproducibility of sagittal plane pelvic tilt measurements in normal subjects using digital inclinometry. *Gait & Posture* 28:513–516, 2008.
50. Basmajian JV. Cyclobenzaprine hydrochloride effect on skeletal muscle spasm in the lumbar region and neck: Two double-blind controlled clinical and laboratory studies. *Archives of Physical Medicine and Rehabilitation* 59:58–63, 1978.
51. Boyd-Clark LC, Briggs CA, Galea MP. Muscle spindle distribution morphology, and density in longus colli and multifidus muscles of the cervical spine. *Spine* 27(7):694–701, 2002.
52. Abrahams VC. The physiology of neck muscles: Their role in head movement and maintenance of posture. *Canadian Journal of Physiology and Pharmacology* (55):332–338, 1977.
53. Macintosh JE, Bogduk N. The anatomy and function of the lumbar back muscles and their fascia. In Twomey LT, Taylor JR (eds): *Physical Therapy of the Low Back*. New York: Churchill Livingstone, 1987.
54. Moseley GL, Hodges PW, Gandevia SC. Deep and superficial fibers of the lumbar multifidus muscle are differentially active during voluntary arm movements. *Spine* 27(2):E29–E36, 2002.
55. MacDonald DA, Moseley GL, Hodges PW. The lumbar multifidus: Does the evidence support clinical beliefs? *Manual Therapy* 11(4):254–263, 2006.
56. Moseley GL, Hodges PW. Reduced variability of postural strategy prevents normalization of motor changes induced by back pain: a risk factor for chronic trouble? *Behavioral Neuroscience* 120(2):474–476, 2006.
57. Lewin T, Mofett B, Vidik A. The morphology of the lumbar synovial intervertebral joints. *Acta Morphologica Neerlando-Scandinavica* 4:299–319, 1962.
58. Kiesel KB, Underwood FB, Mattacola CG, Nitz AJ, Malone TR. A comparison of select trunk muscle thickness change between subjects with low back pain classified in the treatment-based classification system and asymptomatic controls. *Journal of Orthopaedic and Sports Physical Therapy* 37(10):596–607, 2007.
59. Valencia FP, Munro RR. An electromyographic study of the lumbar multifidus in man. *Electromyography and Clinical Neurophysiology* 25(4):205–221, 1985.
60. Pauly JE. An electromyographic analysis of certain movements and exercises: I. Some deep muscles of the back. *Anatomical Record* 155(2):223–234, 1966.
61. Hodges P, Richardson C. Inefficient muscular stabilization of the lumbar spine associated with low back pain: A motor control evaluation of transversus abdominis. *Spine* 21(22):2640–2650, 1996.
62. Richardson CA, Snijders CJ, Hides JA, Damen L, Pas MS, Storm J. The relation between the transversus abdominis muscles, sacroiliac joint mechanics, and low back pain. *Spine* 27(4):399–405, 2002.
63. Butcher SJ, Craven BR, Chilibeck PD, Spink KS, Grona SL, Sprigings EJ. The effect of trunk stability training on vertical takeoff velocity. *Journal of Orthopaedic and Sports Physical Therapy* 37(5):223–231, 2007.
64. Norris CM. Functional abdominal training: Part 2. *Journal of Bodywork and Movement Therapies* 3(4):208–214, 1999.
65. Panjabi MM. The stabilizing system of the spine. Part II: Neutral zone and instability hypothesis. *Journal of Spinal Disorders* 5(4):390–396, 1992.
66. Sullivan MS. Back support mechanisms during manual lifting. *Physical Therapy* 69(1):38–45, 1989.
67. Akuthota V, Nadler SF. Core strengthening. *Archives of Physical Medicine and Rehabilitation* 85(3):S86–S92, 2004.
68. Borghuis J, Hof AL, Lemmink KAP. The importance of sensory-motor control in providing core stability: Implications for measurement and training. *Sports Medicine* 38(11):893–916, 2008.
69. Kippers V, Parker AW. Posture related to myoelectric silence of erectores spinae during trunk flexion. *Spine* 9(7):740–745, 1984.
70. Floyd WF, Silver PH. Function of erectores spinae in flexion of the trunk. *Lancet* 257(6647):133–134, 1951.
71. Gracovetsky S, Farfan H, Helleur C. The abdominal mechanism. *Spine* 10(4):317–324, 1985.

72. Gracovetsky S, Kary M, Levy S, Ben Said R, Pitchen I, Hélie J. Analysis of spinal and muscular activity during flexion/extension and free lifts. *Spine* 15(12):1333–1339, 1990.

73. DeLitto SR, Rose SJ. An electromyographic analysis of two techniques for squat lifting and lowering. *Physical Therapy* 72(6):438–448, 1992.

74. Holmes JA, Damaser MS, Lehman SL. Erector spinae activation and movement dynamics about the lumbar spine in lordotic and kyphotic squat lifting. *Spine* 17(3):327–334, 1992.

75. Basmajian JV. *Muscles Alive: Their Function Revealed by Electromyography*, ed 4. Baltimore: Williams & Wilkins, 1978.

76. Gray H. *Anatomy of the Human Body*, ed 28. Philadelphia: Lea & Febiger, 1966.

77. McNamara JA, Jr. The independent functions of the two heads of the lateral pterygoid muscle. *American Journal of Anatomy* 138(2):197–205, 1973.

78. Sarnat BG, Laskin DM. *The Temporomandibular Joint: A Biological Basis for Clinical Practice*, ed 4. Philadelphia: WB Saunders, 1992.

79. Widmalm SE, Lillie JH, Ash MM, Jr. Anatomical and electromyographic studies of the digastric muscle. *Journal of Oral Rehabilitation* 15(1):3–21, 1988.

80. Burakoff R. Epidemiology. In Kaplan AS, Assael LA (eds): *Temporomandibular Disorders: Diagnosis and Treatment*. Philadelphia: WB Saunders, 1991.

81. Travell JG, Simons DG. *Myofascial pain and dysfunction: The trigger point manual,* Vol. 1. Baltimore: Williams and Wilkins, 1983.

82. Pullinger AG, Monteiro AA. History factors associated with symptoms of temporomandibular disorders. *Journal of Oral Rehabilitation* 15(2):117–124, 1988.

83. Mannheimer JS, Dunn J. Cervical spine-evaluation and relation to temporomandibular disorders. In Kaplan AS, Assael LA (eds): *Temporomandibular Disorders: Diagnosis and Treatment*. Philadelphia: WB Saunders, 1991.

84. Goldman JR. Soft Tissue Trauma. In Kaplan AS, Assael LA (eds): *Temporomandibular Disorders: Diagnosis and Treatment*. Philadelphia: WB Saunders, 1991.

INTRODUCTION TO

단원 3: 다리

Lower Quarter

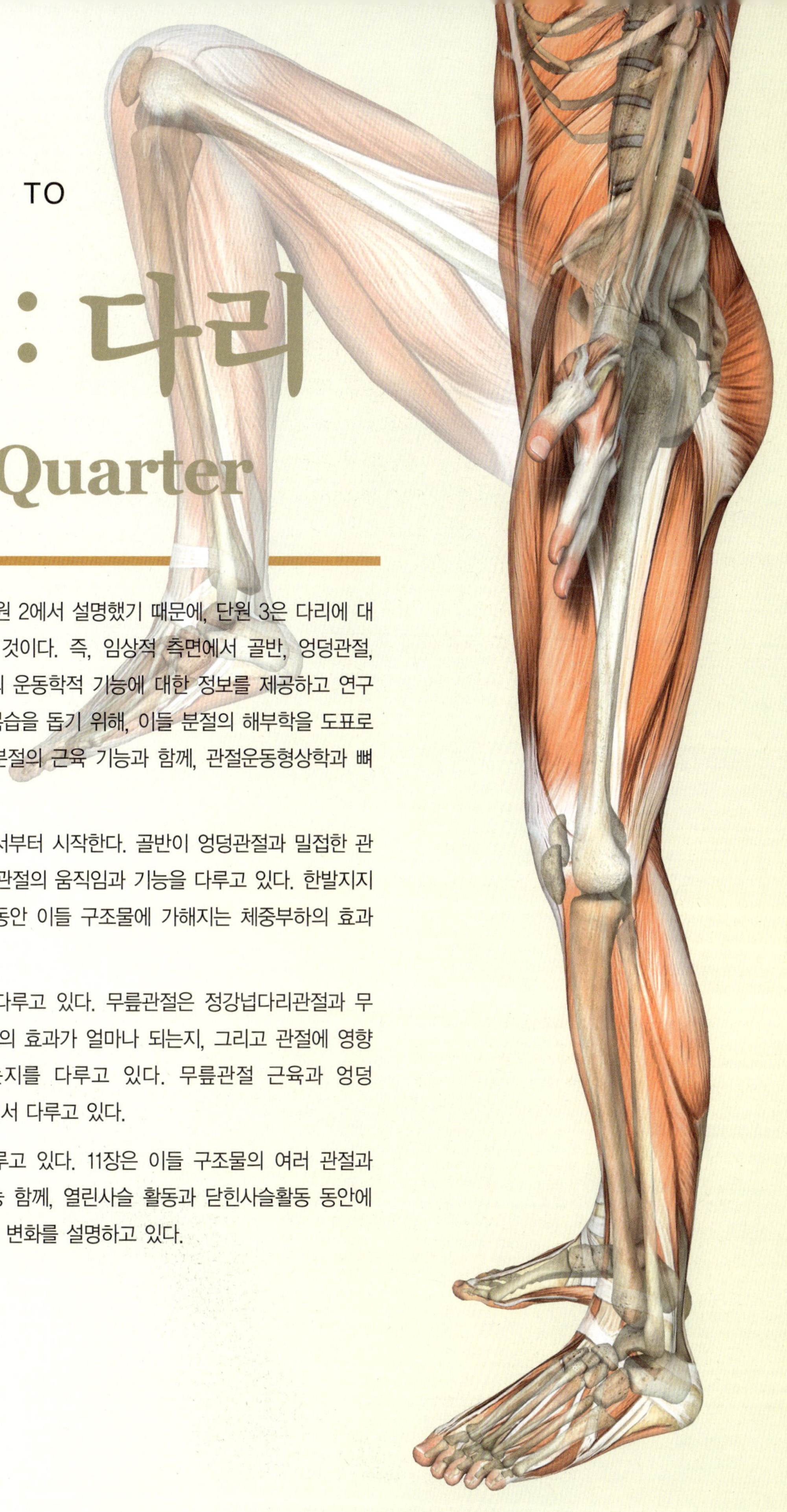

팔과 축성 뼈대를 단원 2에서 설명했기 때문에, 단원 3은 다리에 대한 내용을 설명할 것이다. 즉, 임상적 측면에서 골반, 엉덩관절, 무릎관절 및 발목의 운동학적 기능에 대한 정보를 제공하고 연구를 할 것이다. 여러분의 빠른 복습을 돕기 위해, 이들 분절의 해부학을 도표로 설명하고 있다. 각 장들은 각 분절의 근육 기능과 함께, 관절운동형상학과 뼈운동형상학을 강조하고 있다.

단원 3은 9장인 엉덩관절에서부터 시작한다. 골반이 엉덩관절과 밀접한 관련성을 갖고 있기 때문에, 엉덩관절의 움직임과 기능을 다루고 있다. 한발지지의 효과와 함께, 서기와 보행 동안 이들 구조물에 가해지는 체중부하의 효과를 다루고 있다.

10장은 무릎관절 복합체를 다루고 있다. 무릎관절은 정강넙다리관절과 무릎넙다리관절로 구성된다. 신경의 효과가 얼마나 되는지, 그리고 관절에 영향을 주는 힘들이 어떻게 되는지를 다루고 있다. 무릎관절 근육과 엉덩관절 근육의 상호작용도 10장에서 다루고 있다.

11장에서는 발과 발목을 다루고 있다. 11장은 이들 구조물의 여러 관절과 그들의 분리 기능 및 복합 기능 함께, 열린사슬 활동과 닫힌사슬활동 동안에 일어나는 그들의 기능과 운동의 변화를 설명하고 있다.

CHAPTER 9

제 9 장

골반과 엉덩관절

Pelvis and Hip

부분적인 이해는 오해를 일으킬 수 있다. 전체 내용을 알아야 올바른 지혜가 얻어진다.

— 아시아 속담

개요 (Chapter Outline)

학습목표 (Learning Outcomes)

본 장은 골반과 엉덩관절을 다루고 있다. 본 장을 끝낼 즘, 당신은 다음을 할 수 있어야 한다:

- ❒ 골반과 엉덩관절의 뼈, 관절, 연부조직 및 근육 등을 확인한다.
- ❒ 골반, 엉덩관절, 허리, 몸통의 관계에 대해 토의하고, 기능적 운동에 대한 그들의 기여도에 대해 토의한다.
- ❒ 넙다리뼈에 대한 골반의 운동(앞쪽 경사, 뒤쪽 경사, 가쪽 경사, 앞쪽 돌림 및 뒤쪽 돌림)을 실증해 보인다.
- ❒ 엉덩관절 운동을 실증해 보이고, 골반에 대한 넙다리뼈 운동(굽힘-폄, 벌림-모음, 가쪽돌림-안쪽돌림)을 담당하는 근육을 기술한다.
- ❒ 특정 기능적 활동을 달성하기 위해, 골반과 엉덩관절을 움직이는 주요 근육을 나열해 본다.
- ❒ 다양한 운동면에서의 움직임에 영향을 주는 엉덩관절의 근육을 기술하고, 기능적 움직임에 대한 그것들 기여를 설명해 본다.
- ❒ 닫힌운동사슬과 열린운동사슬에서의 엉덩관절과 그것들 근육들의 기능을 설명한다.
- ❒ 한쪽 발 서기시 중간볼기근과 모음근의 역할을 포함하는 골반의 이마면 조절을 설명하고, 기능적 관계를 기술한다.
- ❒ 자주 볼 수 있는 골반과 엉덩관절 부위의 병리 상태와 그것들의 기능적 결과를 설명한다.

개요 (Chapter Outline)

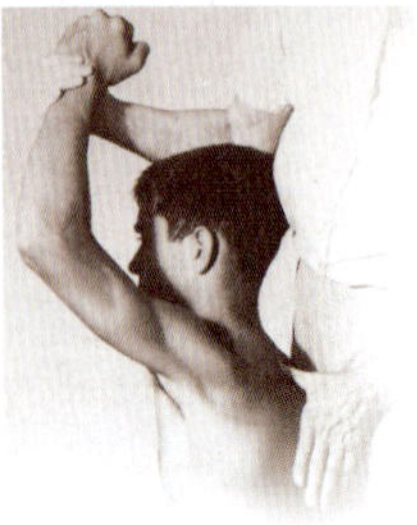

임상 시나리오(CLINICAL SCENARIO)

Noelle는 함께 일하고 있는 은퇴한 남자가 불안정하게 걷고 있음을 알고 있다. 왼쪽 다리를 내디딜 때마다, 그는 몸통을 왼쪽으로 크게 기울인다. Noelle는 장기간 이런 보행 편위에 관심을 가지고 있었고, 이런 보행패턴이 Reyes의 허리뼈에 나쁜 영향을 줄 것이라고 생각한다. 이런 보행 패턴의 원인을 평가하기 위해 Noelle 는 어떤 평가 단계를 취해야 하는가? 그녀가 Reyes에게 무엇을 추천해야 하고, 그 이유는 무엇인가?

서론

Introduction

어깨 부위와 비슷하게, 골반과 엉덩관절도 그들의 구조물과 기능을 함께 공유하고 있다. 그러나, 어깨 부위와 달리, 이 부위의 주된 역할은 열린사슬 활동 동안의 가동성이 아니라, 닫힌사슬 기능 동안에 파워를 생산하는 것이다. 몸통과 어깨뼈 사이, 그리고 어깨뼈와 오목위팔관절 사이의 직접적인 관계처럼, 몸통과 골반 사이와 골반과 엉덩관절 사이에서도 연관성이 존재한다.

해부학적 관점에서, "이음뼈(girdle)"는 분절이 움직일 수 있는 기능적 버팀대나 대들보로 작용하는 해부학적 구조물이다. 어깨복합체는 불완전한 이음뼈이고, 다리복합체는 완전한 이음뼈이다. 다리이음뼈(pelvic girdle)"는 좌우측 골반뼈와 좌우측 반골반뼈로 구성되어 있다.

먼저, 골반뼈는 엉치뼈와 5번 허리뼈를 통해 뒤쪽에서 축성 뼈대에 연결되어 있고, 반골반(hemipelvis)은 두덩결합에서 만난다. 위팔뼈머리가 관절오목과 관절을 이루듯이, 넙다리뼈머리가 다리이음뼈 오목에 해당하는 절구(acetabulum)와 관절을 이룬다. 이런 기본적 유사성 이외에, 다리이음뼈는 팔이음뼈와는 구조적으로나 기능적으로 다른 양상을 띤다.

*골반*이란 용어는 라틴어에서 유래되었고, "사발(bowl)" 혹은 "대야(basin)"란 의미를 갖는다. 글자가 의미하듯이, 골반은 중요한 장기를 담고 있는 사발을 형성한다. 해부학적 관점에서 볼 때, 골반의 근육뼈대계는 다리를 머리–팔–몸통(HAT)에 잇는 교각 역할을 한다. 골반은 다양한 기능을 가지고 있다: 1) HAT를 위한 안정된 기반을 제공한다; 2) 장기를 지지한다; 3) 힘을 HAT 쪽인 위쪽으로 전달하거나 아래쪽으로 전달하고, 또 그 힘을 흡수하기도 한다. 이런 중요한 안정성 기능 이외에, 다리이음뼈는 충분한 가동성을 제공하여, 효율적이고 효과적인 신체 움직임이 일어날 수 있도록 허리뼈, 엉치뼈, 엉덩관절과 함께 작용한다. 앞장에서 골반이 엉치엉덩관절에서 엉치뼈와 관절을 이루고, 엉덩허리관절에서 5번 허리뼈와 관절을 이루는 것으로 설명되었기 때문에, 자세한 내용을 알고 싶으면 앞장을 참고하기 바란다. 엉치엉덩관절과 엉덩허리관절이 골반 조절과 움직임에 관련되어 있기 때문에, 본 장에서 이들 관절을 언급하는 것이다.

나중에 알게 되겠지만, 엉덩관절 혹은 절구넙다리관절은 구조적으로 매우 안정적일 뿐만 아니라, 또 매우 가동적이다. 엉덩관절은 몸통과 지면 사이의 큰 힘을 전달하는 것 이외에, 로코모터시스템(locomotor system)으로써 중요한 역할을 한다. 예를 들어, 체중이 부하된 다리의 엉덩관절 벌림근은 다리를 앞으로 내디딜 때, 약 체중의 85%에 해당하는 힘을 생산해야 한다. 또한 엉덩관절은 등반을 하거나, 의자에서 일어서거나, 다리를 들어 올리거나, 신발끈을 묶기 위해 발을 들어 올릴 때와 같이, 몸을 올림하고 내림할 때도 중요한 역할을 한다.

근육이 관절의 몸쪽 분절을 움직일 수도 있고, 아니면 먼쪽 분절을 움직일 수도 있다는 것을 기억하라! 엉덩관절도 예외는 아니다; 엉덩관절 근육은 골반에 대해 넙다리뼈를 움직이는 기능(예: 계단 위에 발을 올려놓기 위해 엉덩관절을 굽힘하는 경우)이나 넙다리뼈에 대해 골반을 움직이는 기능(예: 지면으로부터 물체를 집어 들기 위해 몸을 숙이는 경우)을 할 것이다. 근육의 이런 작용은 고정된 분절과 움직이는 분절에 따라 좌우되고, 엉덩관절이 일상의 기능적 움직임에 독특하고 중요한 기여를 할 수 있도록 만든다.

뼈

Bones

본 장의 주요 뼈는 엉덩관절을 구성하는 뼈들이다: 골반과 넙다리뼈. 비록 엉치뼈, 꼬리뼈 및 허리뼈가 골반 움직임에 참여하지만, 이들 뼈는 이미 8장에서 설명되었다. 엉덩관절과 골반의 근육 기능을 이해하는데 꼭 필요한 뼈 융기 부위는 본 장에서 다시 언급할 것이다.

골반 / Pelvis

골반은 몇 가지 중요한 기능을 가지고 있는데, 이 중 몇몇 기능은 장기를 보호하는 기능이고, 다른 기능은 운동학적 기능이다. 골반은 골반장기를 지지하고 보호하는 기능과 산도(birth canal)를 위한 뼈 지지를 제공한다. 골반의 운동학적 기능은 다음과 같다:

- HAT의 무게를 지지할 뿐만 아니라, 서기 자세일 때는 그 무게의 힘을 넙다리뼈 쪽으로 전달하고, 앉은 자세일 때는 궁둥뼈거친면으로 그 힘을 전달한다.
- 보행 중, 골반의 율동적인 흔들림을 일으키는 골반 돌림은 몸통과 다리의 부드러운 병진운동을 일으킨다.
- 근부착점을 위한 넓은 부위를 제공한다.

골반(pelvis)은 좌우 볼기뼈(innominate bone) 혹은 엉덩뼈(os coxa)(L, hip bone)로 구성되고, 뒤쪽에서 엉치뼈와 관절을 이룬다. "innominate bone"란 이름은 실제로 "이름이 없는 뼈(L, *innominatum*)"라는 의미인데, 그 이유는 골반뼈가 이름이 붙여진 하나의 뼈가 아니라, 3개의 뼈가 융합된 뼈이기 때문이다. 융합된 3개 뼈는 앞위쪽 엉덩뼈, 뒤쪽 궁둥뼈, 앞아래쪽 두덩뼈이다(그림 9–1). 비록 이들 3개 뼈가 개별 뼈이지만, 그들은 골반을 형성하고 **절구**(L, 좁은 꽃병이나 컵의 형태)의 형성에 기여하기 위해 하나의 단일체로 연결되어 있다. 절구는 컵 모양이며, 엉덩관절을 형성하기 위해 넙다리뼈머리와 만나게 된다. 절구는 흥미로운 안정성을 제공하며, 실제로 이들 *3개*의 골반뼈가 절구를 통해 엉덩관절을 형성하도록 만든다. 골반에서 볼 수 있는 다른 뼈 형성으로는, **큰궁둥뼈패임**과 **폐쇄구멍**이다. 궁둥신경이 큰궁둥뼈패임을 통과하고, 궁둥구멍근이 큰궁둥뼈패임을 지나간다. 다리로 가는 몇몇 혈관과 신경이 폐쇄구멍을 통과한다. 폐쇄구멍은 궁둥뼈와 두덩뼈에 의해 형성된다(그림 9–1).

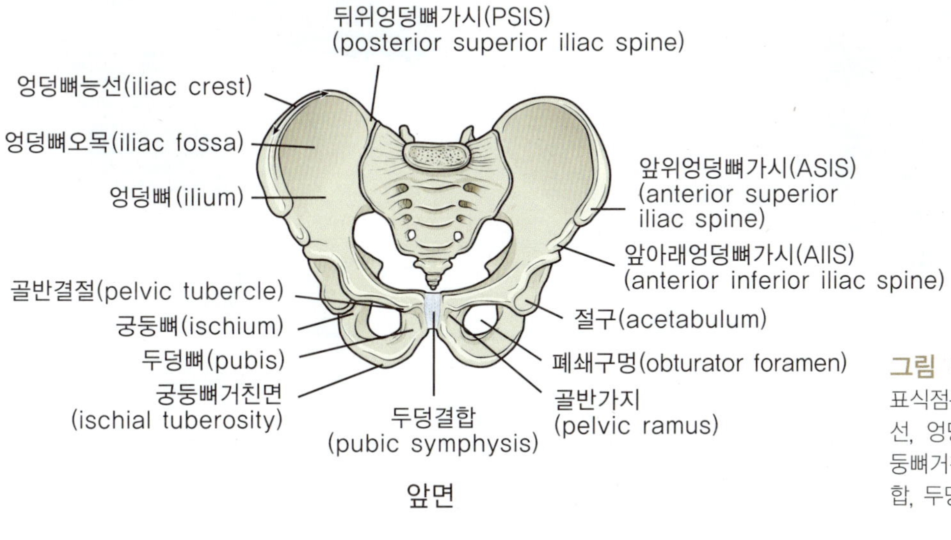

그림 9–1. 절구를 포함한 골반의 뼈 표식점은 다음과 같다: 엉덩뼈–엉덩뼈능선, 엉덩뼈오목, ASIS, AIIS; 궁둥뼈–궁둥뼈거친면; 두덩뼈–두덩뼈가지, 두덩결합, 두덩뼈결절.

실습 포인트
PRACTICE POINT

임상적으로, 이마면의 골반 가쪽경사는 엉덩뼈능선 높이를 체크함으로써 평가될 수 있다. 골반 대칭성 검사는 검사자가 환자 앞쪽에 서서 양쪽 엄지를 좌우 ASIS에 배치하여 검사를 한다. 대부분 사람들의 경우에서, ASIS가 쉽게 촉진되고, 종종 피부를 통해 확인할 수도 있다.

엉덩뼈 / *Ilium*

엉덩뼈는 3개의 골반뼈 중에서 앞위쪽에 있는 뼈이며, 일상적으로 여러분이 골반 위에 손을 올려놓을 때, 만져지는 부위이다. 이제 여러분은 엉덩뼈가 엉덩관절이 아니라, 골반이라는 것을 깨닫게 될 것이다(그림 9-2A).
엉덩뼈의 몸통은 절구 형성에 40%를 기여한다.

여러분은 양쪽 엄지를 자신의 좌우 **엉덩뼈능선**에 배치함으로써 엉덩뼈를 촉진할 수 있다. 엉덩뼈능선은 엉덩뼈의 위쪽에 있는 큰 돌출 부위이다. 엉덩뼈의 큰 면적 부위는 배와 엉덩관절을 지나가는 많은 근육들의 부착점으로 작용한다. 정상적 상태라면, 선 자세일 때 양쪽 엉덩뼈능선 높이는 같아야 한다. 엉덩뼈능선의 앞쪽과 위쪽에 있

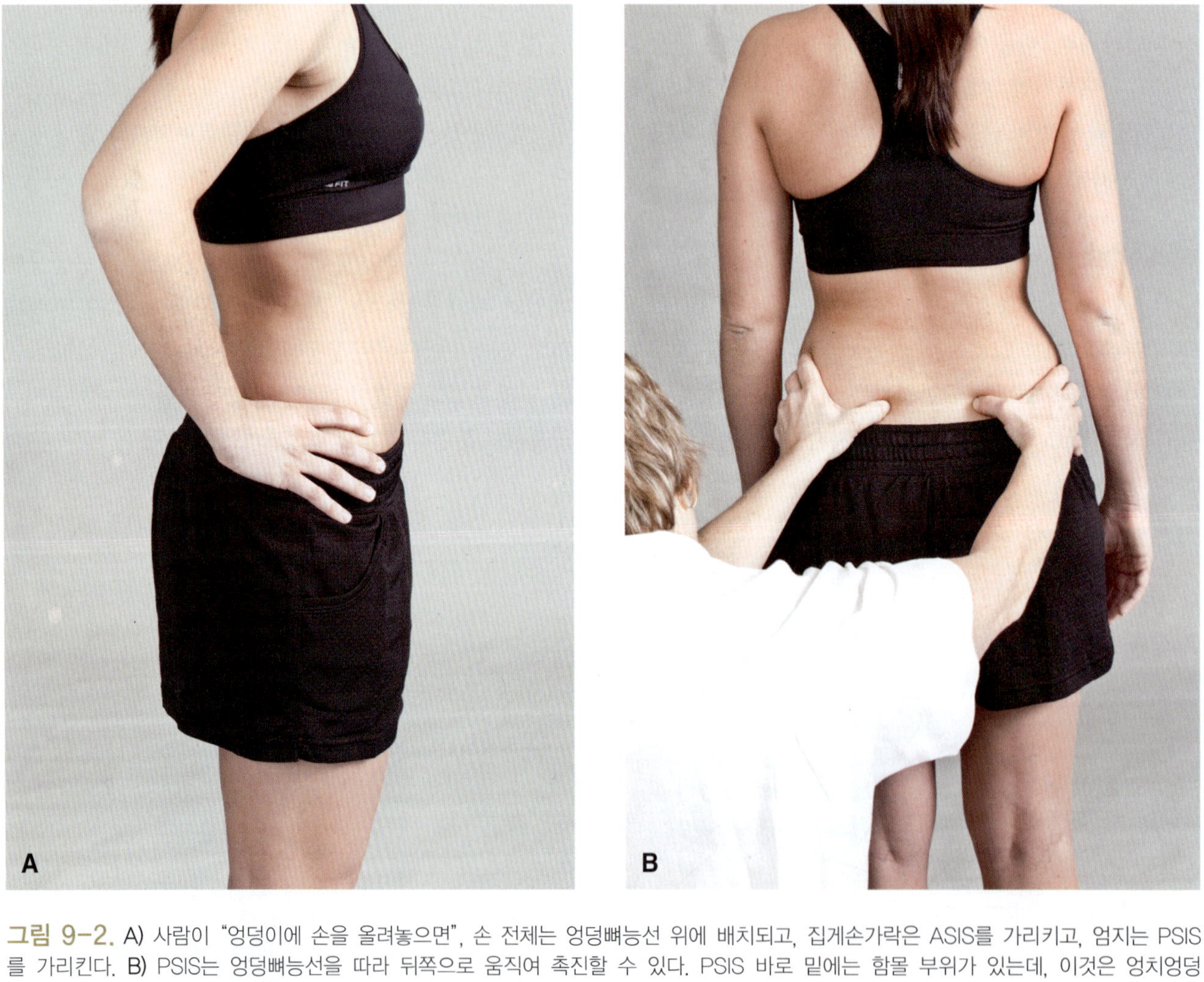

그림 9-2. A) 사람이 "엉덩이에 손을 올려놓으면", 손 전체는 엉덩뼈능선 위에 배치되고, 집게손가락은 ASIS를 가리키고, 엄지는 PSIS를 가리킨다. B) PSIS는 엉덩뼈능선을 따라 뒤쪽으로 움직여 촉진할 수 있다. PSIS 바로 밑에는 함몰 부위가 있는데, 이것은 엉치엉덩관절의 위치를 나타내는 표식점이다.

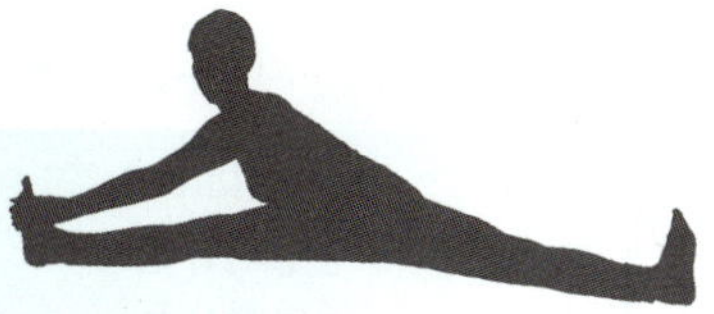

실습 포인트

PRACTICE POINT

궁둥뼈거친면은 딱딱한 의자에 앉을 때나 엉덩관절과 무릎관절을 굽힘하고 옆으로 누웠을 때, 쉽게 촉진할 수 있다. 일단 궁둥뼈거친면을 확인하면, 선 자세에서도 볼기주름 밑으로 접근하여, 궁둥뼈거친면을 촉진할 수 있을 것이다. 환자를 테이블 앞이나 평행봉 안에 세워 놓고도, 궁둥뼈거친면을 촉진할 수 있다. 환자는 손에 체중을 지지하면서, 자신의 몸을 앞쪽으로 숙인다. 환자가 이런 자세를 취할 때나, 환자가 엉덩관절 폄근을 이용하지 않고, 양팔을 이용하여 원래 자세로 되돌아오기 위해 몸통을 폄할 때, 검사자가 궁둥뼈거친면을 촉진한다. 궁둥뼈거친면은 다음과 같은 두 집단에서 특히 중요하다: 휠체어를 사용하는 집단과 무릎위(AK) 절단자. 장시간 동안 휠체어에 앉아 있는 사람은 궁둥뼈거친면의 압박으로 인한 피부 손상이 일어나지 않도록 주의해야 한다. 압박을 줄이는 방법은 적절한 좌석 패드를 사용하거나, 주기적으로 압박 감소 기법을 사용한다. 무릎위 절단환자의 의족은 위쪽 가장자리가 궁둥뼈거친면에 닿도록 설계되어 있어서, 환자가 선 자세를 취하거나 걸을 때, 체중이 궁둥뼈거친면에 걸린다.

는 돌출부위는 **앞위엉덩뼈가시**(ASIS)이다. ASIS는 넙다리빗근과 넙다리근막긴장근이 부착하는 지점이고, 골반의 위치나 다리길이, Q 각을 평가할 때의 중요한 뼈 표식점이다. 엉덩뼈능선을 따라 뒤쪽으로 이동하면, **뒤위엉덩뼈가시**(PSIS)를 촉진할 수 있다. 좌우 PSIS는 ASIS보다 더 넓고 더 튀어나왔고, 촉진했을 때 울퉁불퉁한 느낌이 든다. PSIS의 바로 아래에는 오목한 부위가 있는데, 이것은 엉치엉덩관절의 뒤쪽 뼈 표식점이 된다(그림 9–2B).

ASIS와 PSIS 아래쪽에는 각각 **앞아래엉덩뼈가시**(AIIS)와 **뒤아래엉덩뼈가시**(PIIS)가 있다. 그러나 이들 뼈 표식점은 촉진하기가 쉽지 않다. AIIS는 넙다리곧은근의 몸쪽 부착점이다. **엉덩뼈오목**은 엉덩뼈 안쪽의 큰 오목한 면이고, 크고 강력한 엉덩근이 부착하는 지점이다. 엉덩뼈 가쪽면에 있는 뒤볼기선, 앞볼기선 및 아래볼기선은 촉진될 수 없지만, 3개 볼기근의 부착점을 분리시킨다(그림 9–3).

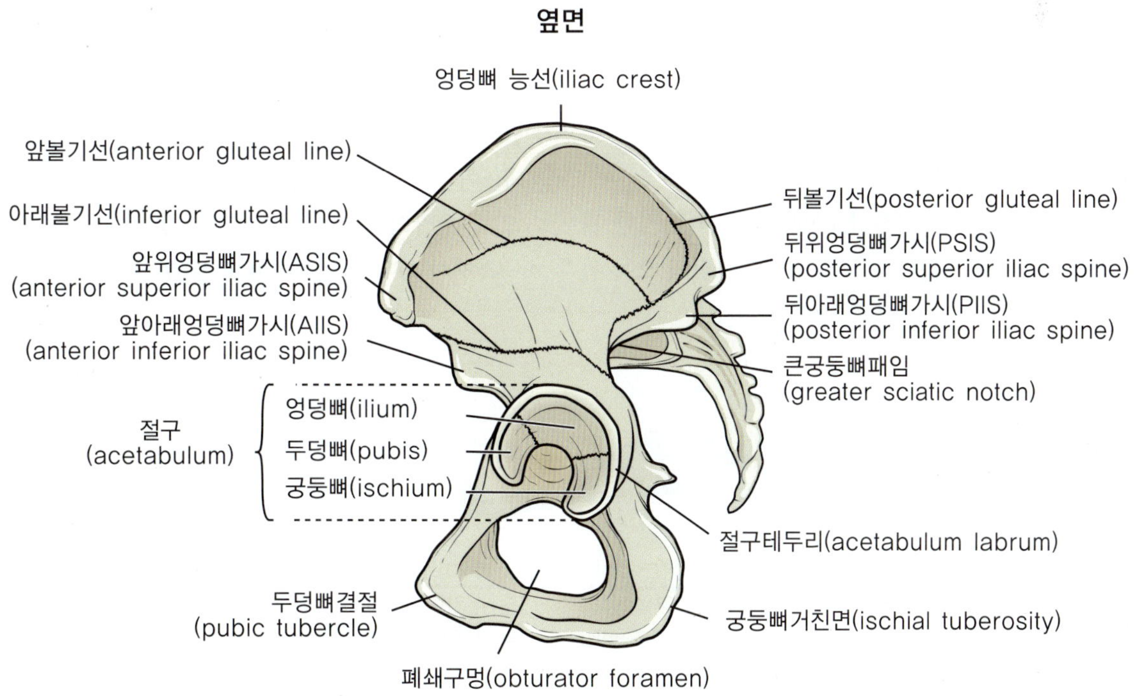

그림 9–3. 골반의 가쪽 뼈 표식점: 앞볼기선, 뒤볼기선, 아래볼기선 및 궁둥뼈거친면.

궁둥뼈 / *Ischium*

궁둥뼈는 골반의 뒤아래쪽에 있는 뼈이고, 궁둥뼈몸통은 절구의 40%를 형성한다. 궁둥뼈 중에서 가장 쉽게 촉진할 수 있는 지점은 **궁둥뼈거친면**이며, 이 지점은 골반뼈 중에서 가장 아래쪽에 위치한다. 궁둥뼈거친면은 앉은 자세일 때 체중이 가해지는 중요한 뼈 표식점이고, 큰모음근의 일부와 뒤넙다리근이 부착하는 지점이다.

궁둥뼈가지(L. *branch*)는 쉽게 촉진되지 않는 부위이고, 궁둥뼈몸통에서 안쪽으로 뻗어 있어 두덩뼈가지와 만난다. 이것은 큰모음근과 일부 엉덩관절 가쪽돌림근의 부착점으로 작용한다(그림 9-1). 뒤쪽 궁둥뼈에는 궁둥뼈가시가 있는데, 이것은 엉치엉덩관절을 튼튼하게 연결하는 엉치가시인대의 부착점이다.

두덩뼈 / *Pubis*

두덩뼈는 골반의 앞아래쪽에 있는 뼈이다. 두덩뼈몸통은 절구의 20%를 담당한다. 두덩뼈를 앞쪽에서 바라보면, **위가지**(superior ramus)와 **아래가지**(inferior ramus)를 쉽게 볼 수 있을 것이다. 이들 가지는 모음근 대부분의 부착점으로 작용한다. **두덩결합**은 반가동관절로서 골반의 앞쪽에서 두 개의 두덩뼈를 연결한다. 골반부위 관절에 대해서는 나중에 다시 설명할 것이다. 두덩뼈도 하나의 두덩결절을 가지고 있는데, 그 위치는 위가지의 안위쪽이다. 샅인대가 두덩결절에 부착되어 있다(그림 9-1).

절구 / *Acetabulum*

절구는 엉덩관절을 형성하기 위해 넙다리뼈머리와 관절을 이루는 골반의 부위이다. 절구넙다리관절의 오목 관절면은 관절의 기능 단락에서 설명되겠지만, 여기에서 언급하는 이유는 절구가 3개 골반뼈에 의해 형성되기 때문이다(글상자 9-1).

글상자 9-1 | 골반의 뼈 표식점

엉덩뼈(Ilium)
- 엉덩뼈능선
- 엉덩뼈오목
- ASIS
- AIIS
- PSIS
- PIIS

궁둥뼈(Ischium)
- 궁둥뼈가지
- 궁둥뼈거친면
- 궁둥뼈가시

두덩뼈(Pubis)
- 위가지와 아래가지
- 두덩결합
- 두덩뼈결절

엉덩뼈, 궁둥뼈, 두덩뼈의 융합
- 절구
- 큰궁둥뼈패임
- 폐쇄구멍

넙다리뼈 / Femur

넙다리뼈 혹은 허벅지뼈(그림 9-4)는 몸쪽으로는 골반과 관절을 이루고, 먼쪽으로는 정강뼈와 관절을 이룬다. 이 뼈는 신체 중에서 가장 길고 강한 뼈이다. 흥미롭게도, 사람의 키는 넙다리뼈 길이의 약 4배에 해당한다.[1]

촉진이 가능한 넙다리뼈의 돌출 부위는 **큰뼈돌기**이다.

실습 포인트
PRACTICE POINT

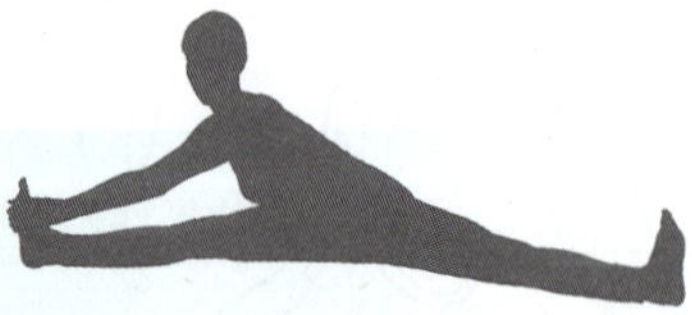

튀어나온 큰뼈돌기의 위치를 확인하기 위해, 환자는 양 다리를 뻗고 누운 자세를 취한다. 여러분의 엄지를 가쪽 엉덩뼈능선에 배치한 후, 손가락을 펴서 가능한 멀리 가쪽 허벅지 쪽으로 내린다. 여러분이 다른 손으로 환자의 허벅지를 안쪽과 가쪽으로 돌림시키면, 가운데손가락 밑에서 큰뼈돌기가 움직이는 것을 느낄 수 있다. 큰뼈돌기의 위치가 확인되면, 손가락 밑에 있는 뼈가 좌우와 위아래로 활주하기 때문에 큰뼈돌기를 조금 더 확실하게 촉진할 수 있을 것이다. 선 자세일 때, 양쪽 다리의 큰뼈돌기 높이는 동일해야 한다.

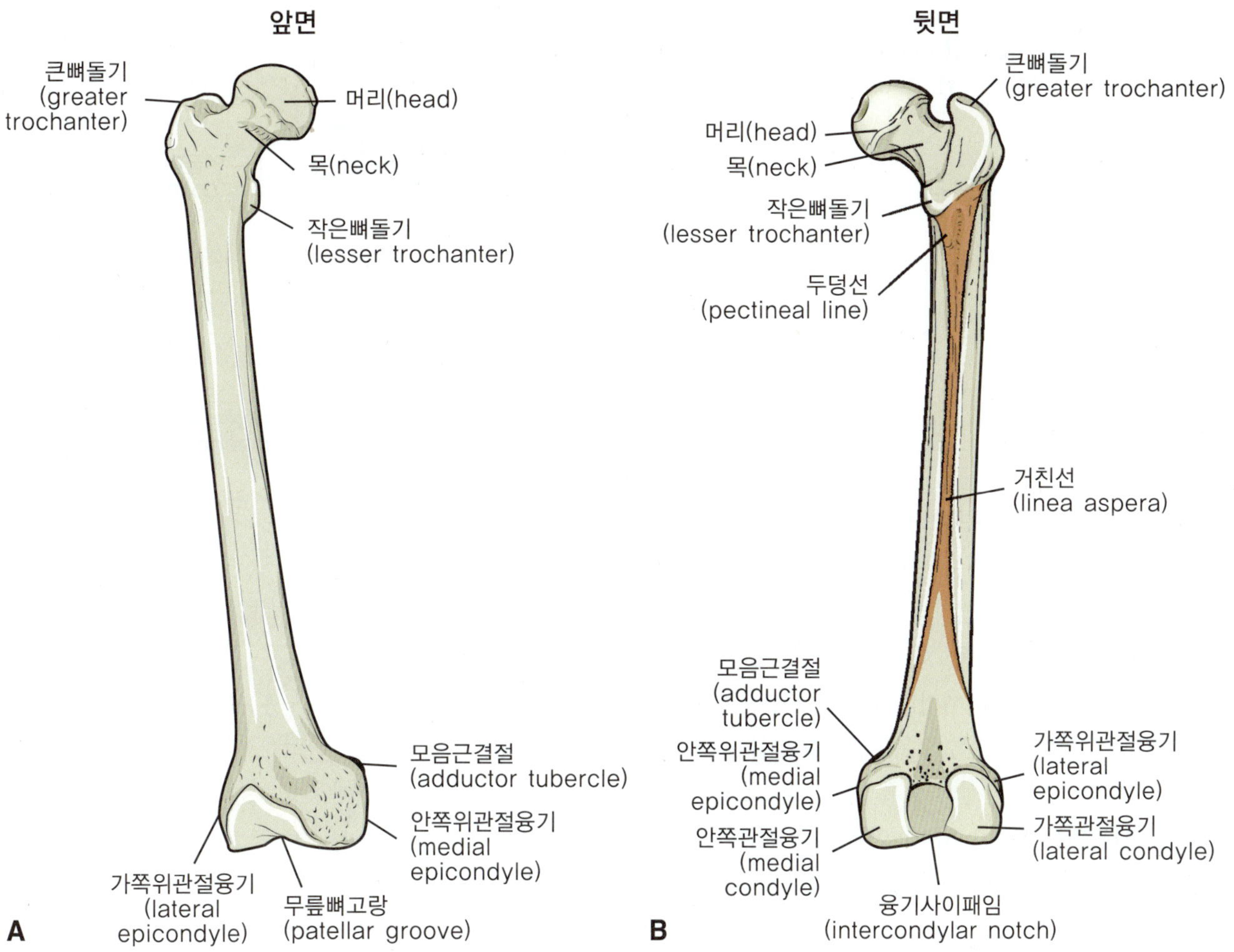

그림 9-4. A) 앞면과 B) 뒷면의 뼈 표식점: 큰뼈돌기, 작은뼈돌기, 두덩선, 넙다리뼈머리, 넙다리뼈목, 넙다리뼈몸통, 거친선, 모음근결절, 안쪽 및 가쪽 관절융기와 위관절융기.

큰뼈돌기는 임상적으로 중요한 뼈 표식점인데, 그 이유는 중간볼기근과 가쪽돌림근들이 이 부위에 부착하기 때문이고, 또 다리 길이를 측정하는 기준이 되기 때문이다. 정상 성인의 경우, 큰뼈돌기의 높이는 넙다리뼈머리의 중심에 해당한다.[2] 큰뼈돌기가 가쪽으로 돌출되어 있기 때문에, 큰뼈돌기에 부착하는 많은 근육의 지레대 길이가 증가하고, 이로 인해 모멘트팔의 길이가 증가한다. 큰뼈돌기에 붙어 있는 근육들로는, 중간볼기근, 작은볼기근, 큰볼기근, 가쪽돌림근 등이다. 큰뼈돌기는 근육 당김선을 엉덩관절 축으로부터 멀어지게 함으로써 그 근육들의 모멘트팔을 증가시킨다. 그리고 이로 인해 근육에 의한 토오크가 증가된다.

큰 근육들이 넙다리뼈를 둘러싸고 있기 때문에, 몸쪽 넙다리뼈를 촉진하기가 어렵다. 이렇게 촉진할 수 없는 몸쪽넙다리뼈로는 **작은뼈돌기**가 있다. 작은뼈돌기는 큰뼈돌기 아래쪽과 안쪽에 위치한다. 작은뼈돌기는 엉덩허리근의 부착 지점이다. **거친선**(linea aspera)은 튀어나온 능선으로서 넙다리뼈 뒤쪽에 길게 위치하며, 일부 모음근의 부착점으로 작용한다. 작은 두덩선이 큰뼈돌기와 거친선 사이에 존재하며, 두덩근이 여기에 부착하기 때문에, **두덩선**이라고 이름이 붙여졌다. 먼쪽 넙다리뼈는 쉽게 촉진될 수 있고, 먼쪽 넙다리뼈의 돌출 부위는 10장에서 설명될 것이다.

넙다리뼈머리와 **넙다리뼈목**이 몸쪽 넙다리뼈 부위에서 촉진되지 않지만, 그것들은 중요한 엉덩관절 구조물이다. 둥근 넙다리뼈머리는 거의 대부분 유리연골로 덮여 있다. 넙다리뼈머리의 중심에는 매우 작은 오목이 있는데, 이 부위는 유리연골이 존재하지 않는다. 원인대와 혈

글상자 9-2 | 엉덩관절 기능과 관련된 넙다리뼈의 뼈 표식점

넙다리뼈머리
넙다리뼈목
큰뼈돌기
작은뼈돌기
거친선
두덩선
넙다리뼈몸통
모음근결절

관이 이런 중앙 오목을 통해 절구에서 넙다리뼈까지 연결되어 있다. 넙다리뼈머리는 넙다리뼈목을 통해 넙다리뼈몸통에 연결되어 있다. 넙다리뼈목은 넙다리뼈머리와 각을 형성하여, 안쪽과 위쪽, 뒤쪽 방향으로 향하고, 절구의 관절면 방향은 넙다리뼈머리의 방향에 상응하는 가쪽과 아래쪽, 앞쪽이다. 비록 오목위팔관절 만큼 큰 차이를 보이지 않지만, 엉덩관절의 볼록 관절면은 오목 관절면보다 큰 관절면을 가지고 있다. 이런 이유 때문에, 몇 가지의 해부학 및 생체역학적 특징이 엉덩관절의 일치성과 안정성을 증가시킨다(글상자 9-2).

넙다리뼈의 생체역학적 각형성 / Biomechanical Angulation of the Femur

넙다리뼈는 2 개의 각을 형성하는데, 하나는 이마면에 존재하고, 다른 하나는 가로면에 존재한다. 이들 각의 디자인은 넙다리뼈의 역학적 효율성을 증가시킨다.

경사각 / Angle of Inclination

넙다리뼈몸통은 동일한 체중부하선 내에서 무릎과 넙다리뼈머리를 정렬하기 위해 이마면에서 안쪽으로 각을 형성한다(그림 9-5). 이마면의 각 형성 혹은 목-몸통 각을 **경사각**이라 한다. 이런 경사각은 일생 동안 변화하지만, 2살과 청소년기의 경사각은 평균적으로 125° 이다.[3] 이런 일생의 변화는 신체가 구조와 기능 사이에서 얼마나 조화롭게 변화하는지를 보여 주는 좋은 설명이다. 출생 때 경사각의 각도는 대개 150° 정도이고, 절구의 깊이가 얕아서, 엉덩관절의 일치성이 좋지 못하고, 관절이 불안정하다. 유아기와 어린 아동기 동안, 엉덩관절에 가해지는 압박과 장력의 힘은 정상적인 근 긴장도, 근수축, 그리고 체중부하로 인한 압력 등에 의해 발생하며, 이들 힘은 2 가지 중요한 변화를 일으킨다: 1) 절구의 오목을 증가시키고, 2) 경사각의 감소를 일으킨다. 누운 자세에서 네

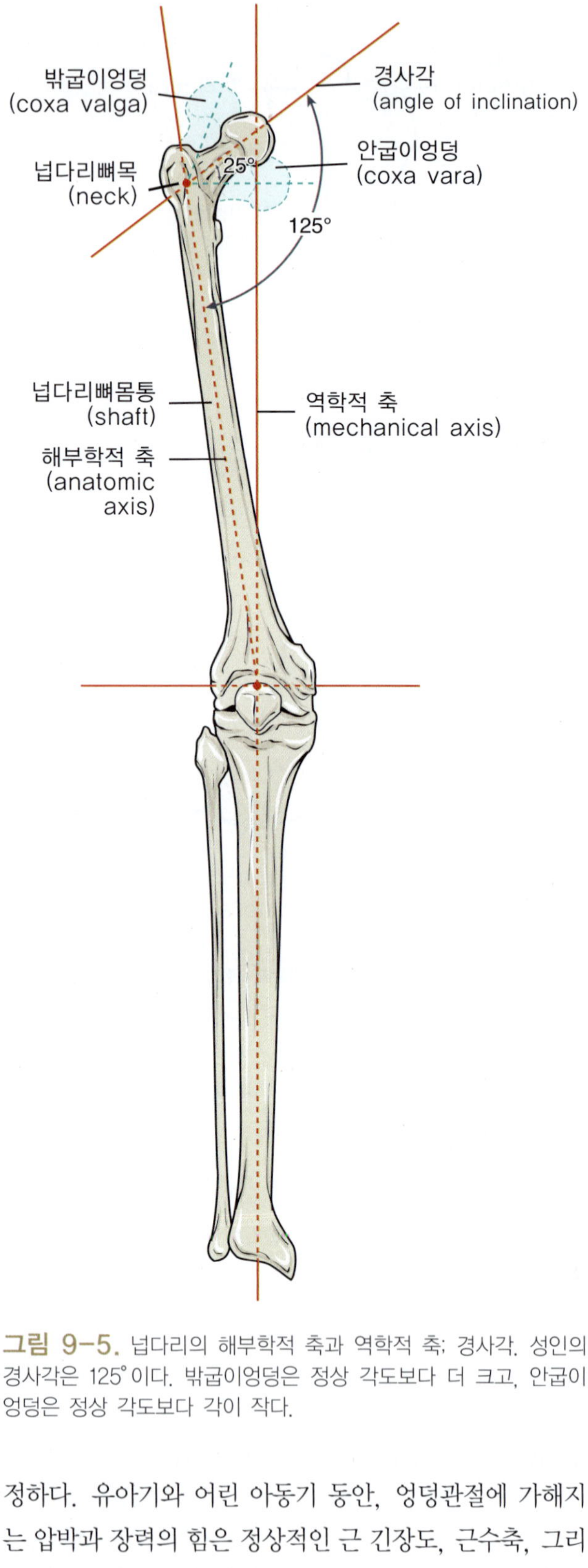

그림 9-5. 넙다리의 해부학적 축과 역학적 축: 경사각. 성인의 경사각은 125° 이다. 밖굽이엉덩은 정상 각도보다 더 크고, 안굽이엉덩은 정상 각도보다 각이 작다.

실습 포인트
PRACTICE POINT

밖굽이엉덩과 안굽이엉덩에 대한 토의는 인체의 구조와 기능이 어떻게 연결되어 있고, 변화된 기능에 대한 여러 가지 위험이 일생의 여러 시기에서 어떻게 일어날 수 있는 지를 이해하는 기회를 제공한다. 특히 뇌성마비나 척추갈림증과 같은, 발달장애 아동은 종종 밖굽이엉덩을 가진다. 운동발달의 지연과 움직임의 제한이 있고, 근육의 당김이 비정상적이면, 출생 시의 경사각 150°가 그대로 유지되어 정상 성인의 125°까지 감소되지 못한다. 이렇게 경사각이 크면, 엉덩관절 불안정과 근육 지레팔 감소, 힘 생산 능력의 감소가 초래될 수 있다.

노인의 경우, 정상적인 노화와 경사각의 감소는 엉덩관절 골절의 위험을 증가시킬 수 있다. 흥미롭게도, 여러분이 엉덩관절 골절 환자에게 손상 기전에 대해 물어 봤을 때, 많은 사람들이 넘어져서 골절을 당한 것이 아니라 엉덩관절이 주저 앉는 느낌이 든 후, 넘어졌다고 말한다. 즉, 안굽이엉덩으로 인해 엉덩관절 골절이 먼저 일어나고, 그 다음 넘어진다.

발기기, 서기 및 걷기로의 점진적인 운동 발달은 미성숙한 뼈의 리모델링에 영향을 주고, 이것은 다시 뼈와 관절에 점진적인 스트레스를 가해, 절구의 깊이를 더욱 깊게 만들고 경사각을 감소시킨다. 이런 두 변화들은 절구와 넙다리뼈머리의 일치성을 향상시키고, 관절을 지나가는 근육의 지레팔을 최적으로 정렬시킨다.

넙다리뼈목과 넙다리뼈몸통 사이의 경사각이 130° 이상이면, 이를 **밖굽이엉덩**(coxa valga)이라고 한다(그림 9-5). 밖굽이엉덩은 엉덩관절 불안정성과 같은, 기능적 결과를 초래하며, 엉덩관절의 탈구나 아탈구의 전조 현상이다. 이런 경우, 다리 길이가 길어져 보인다. 경사각이 증가되면, 체중부하 시 다리가 더욱 모음되고, 다리 길이가 기능적으로 증가한다.[4-6] 밖굽이엉덩은 큰뼈돌기와 관절운동 축사이의 거리를 감소시켜, 큰뼈돌기에 붙어 있는 근육의 지레팔 길이 감소에 영향을 준다. 엉덩관절 벌림근의 모멘트팔 감소는 벌림근 약증을 초래하고 골반의 안정성을 감소시킨다.

인생의 노년기에는, 정상적인 노화로 인해 약간의 경사각 감소가 일어날 수 있다. 이 시기 때, 넙다리뼈머리와 절구의 일치성이 더욱 좋아져, 관절의 안정성을 증가시킨다. 이런 변화는 다리의 벌림과 기저면을 증가시키고, 가짜 길이의 감소를 초래할 수 있다.

경사각이 125° 미만이면 비정상이고 이것을 **안굽이엉덩이**라고 부른다(그림 9-5). 안굽이엉덩은 넙다리뼈목을 지나가는 장력의 힘을 증가시키고, 넙다리뼈목 골절의 전조현상일 수 있다. 안굽이엉덩은 관절 변화로 경사각이 감소될 때와 같은 인생의 노년기에서 주로 발생한다.[6] 밖굽이엉덩과 안굽이엉덩의 구조적 변화는 토오크의 변화 때문에 근력 감소에 영향을 줄 수 있다. 이 토오크 감소는 모멘트팔 길이의 변화와 길이-장력 관계 때문에 일어난다.

비틀림각 / Angle of Torsion

가로면에서 넙다리뼈의 다른 각형성이 발생하는데, 이를 **비틀림각**이라고 한다(그림 9-6). 비틀림각은 넙다리뼈의 선천성 안쪽 비틀림이다. "새가 하늘에서 땅을" 내려 보듯이, 넙다리뼈를 위쪽에서 바라보면서, 몸쪽 넙다리뼈에 대해 넙다리뼈머리와 넙다리뼈목을 이등분하는 가상의 선을 그리고, 또 먼쪽 넙다리뼈의 안쪽관절융기와 가쪽관절융기를 잇는 또 다른 가상의 이등분선을 그린다. 양쪽 관절융기사이의 선은 넙다리뼈목과 넙다리뼈머리를 잇는 선에 비해 안쪽으로 돌림되어 있다. 이런 넙다리뼈의 안쪽돌림은 태아 때 일어나는 자연스런 변화이다. 팔다리의 싹이 먼저 형성되고, 그 다음 몸통이 발달한다. *자궁*에서 태아가 발달할 때, 태아 자세를 취할 수 있도록 팔은 약간 가쪽돌림되고(5장과 6장, 그리고 운반각을 참고한다), 다리는 안쪽돌림된다. 유아기 동안, 비틀림각은 40° 정도로 크고, 그 후 초기 성장기 동안에는 비틀림각이 감소되어, 청소년기의 비틀림각은 넙다리뼈몸통을 기준으로 했을 때, 넙다리뼈머리와 목이 10-20° 앞쪽 돌림한다.[3,7-11] 정상 보다 큰 각을 **앞방향경사**(anteversion)라 하고, 엉덩관절의

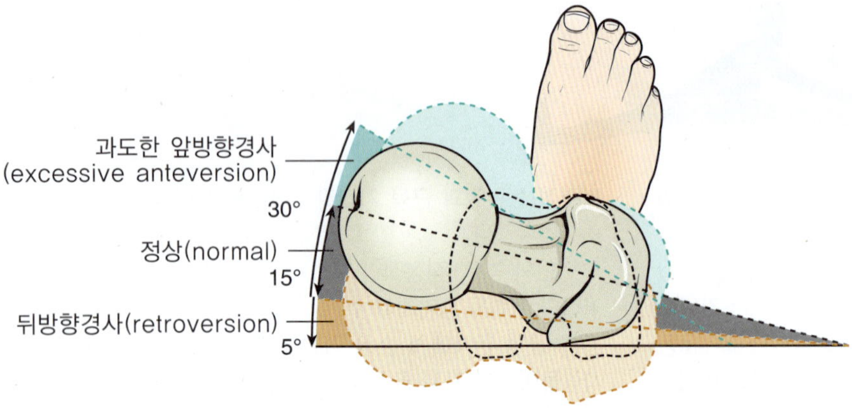

그림 9-6. 넙다리뼈의 비틀림각은 넙다리뼈를 위쪽에서 바라보면서, 넙다리뼈머리와 넙다리뼈목 사이의 이마축을 따라 한 선을, 그리고, 다른 선으로 먼쪽 넙다리뼈의 양쪽 관절융기를 잇는 선을 그린다. 15°의 비틀림각이 앞방향경사와 뒤방향경사의 기준이 된다.

불안정을 초래하는 관절의 일치성을 감소시킨다. 과도한 앞방향경사를 가진 사람은 임상적으로 볼 때 발이 안쪽으로 돌아가는 "안짱걸음"을 하고, 엉덩관절의 안쪽돌림이 증가되어, 엉덩관절의 가쪽돌림을 제한한다.[7] **뒤방향경사**(retroversion)는 자주 일어나지 않지만, 선 자세를 취하거나 보행을 할 때 "발이 바깥으로" 돌아가고, 엉덩관절의 가쪽돌림이 일어난다.[8]

절구의 생체역학적 각형성 / Biomechanical Angulation of the Acetabulum

넙다리뼈와 비슷하게, 절구도 2개의 독특한 각을 형성한다: 하나는 이마면에서 형성되고, 다른 하나는 가로면에서 형성된다. 이들 각은 보호를 제공하고, 절구 안에서 넙다리뼈머리의 안정성을 제공한다. 엉덩관절의 안정성은 걷기나 달리기와 같은 간단한 과제를 수행하는 동안, 엉덩관절을 지나가는 힘의 크기에 중요한 역할을 한다.

중심-가장자리 각도 / Center Edge Angle

Wiberg 각이라고 불리는 중심-가장자리의 각도는 이마면(frontal plane)에서 형성된다. 이 각은 넙다리뼈머리의 중심에서 시작하는 2개의 선에 의해 형성된다(그림 9-7). 하나의 선은 기준이 되는 수직선이고, 다른 선은 절구의 가쪽면으로 향하는 선이다.[9] 이 각이 크면, 절구에 의한 넙다리뼈의 보호가 좋은 것을 의미하고(절구가 넙다리뼈머리를 많이 덮고 있다), 각이 작으면, 넙다리뼈머리를 적게 덮는 것이다. 비록 5세 이후에도 이 각이 20° 미만이면 엉덩관절 형성장애를 의미하지만,[10] 이 각은 발달 과정 동안 많이 변화한다. 일반적으로 25° 이상이면, 정상으로 간주한다.[9]

절구의 앞방향경사 각도 / Acetabular Anteversion Angle

절구의 앞방향경사 각도는 가로면에서 형성되며, 절구의 뒤쪽 테두리에서 2개의 선이 형성된다. 기준선은 시상

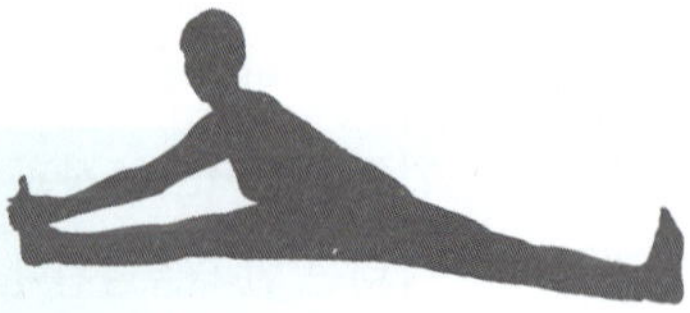

실습 포인트
PRACTICE POINT

넙다리뼈의 비틀림각과 경사각은 생체역학적으로 봤을 때 좋은 설계이다. 타고난 넙다리뼈의 비틀림은 어느 정도 탄력성과 힘의 흡수와 전달 능력을 갖게 한다. 여러분은 탄력성과 굽힘 능력을 가진 지레대(넙다리뼈몸통)가 딱딱한 일자 형태의 지레대 보다 외적 힘에 더 잘 견딜 수 있음을 상상할 수 있다. 경사각은 골반과 큰뼈돌기를 잇는 근육의 지레팔을 증가시킨다. 또 경사각은 절구를 통해 골반 전체로 가는 힘을 분산시킬 것이다.

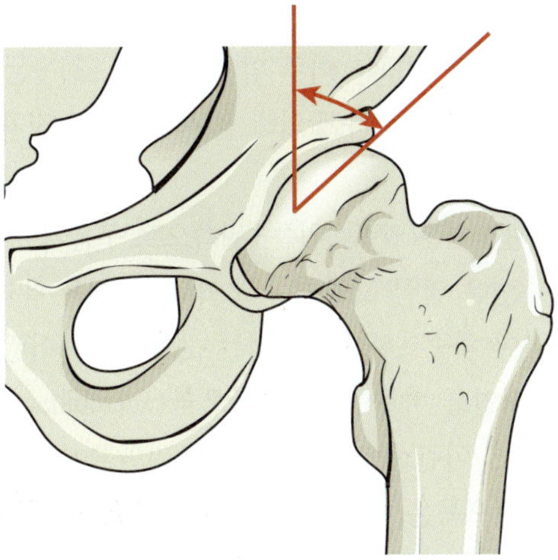

그림 9-7. 중심-가장자리 각도. 이 각은 넙다리뼈머리에서 시작되는 2개의 선에 의해 형성된다. 하나의 선은 기준이 되는 수직선이고, 다른 선은 절구의 가쪽면으로 향하는 선이다. 이 각은 절구가 넙다리뼈머리를 얼마나 덮고 있는지를 알려주는 것이다. 절구가 넙다리뼈머리를 정상으로 덮고 있으면, 적어도 각이 25° 이상된다.

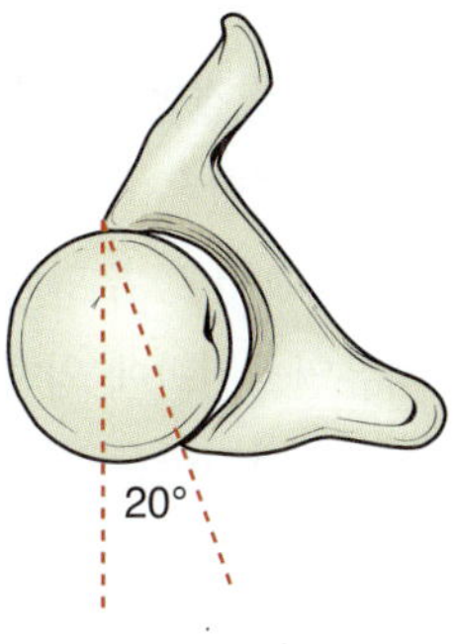

그림 9-8. 절구의 앞방향경사 각도. 이 각은 시상면과 나란하게 앞방향으로 향하는 기준선과 절구의 뒤쪽에서 앞쪽 가장자리로 그리는 다른 선에 의해 형성된다. 정상 각도는 15°-20° 이다.

면과 나란하게 앞방향으로 향하고, 다른 선은 절구의 앞가장자리로 향한다(그림 9-8). 2 선의 교차점에 의해 형성된 각을 절구의 앞방향경사 각도라고 정의한다. 정상 각도는 15°-20° 이다.[11] 각도가 20° 이면 절구에 의한 보호가 적은 편이고, 각도가 15° 미만이면 절구가 넙다리뼈머리를 지나치게 많이 덮고 있음을 의미한다. 절구의 앞방향경사각이 20° 이상되는 사람은 엉덩관절에 많은 스트레스를 받게 되며, 특히 계단을 내려갈 때 더욱 그러하다. 그리고 뼈관절염 변화가 더 많이 일어날 수 있다.[12]

관절

Joints

골반과 엉덩관절의 기능은 다른 관절들과의 부드러운 상호작용에 의해 좌우된다. 예를 들어, 허리엉치관절과 엉치엉덩관절이 골반과 엉덩관절에 영향을 준다. 골반 기능에 대한 그들의 역할은 나중에 설명할 것이다. 그러나 본 단락은 엉덩관절에서 주로 발생하는 뼈운동형상학적 운동에 초점을 맞출 것이다. 엉덩관절의 움직임은 두 가지로 표현된다. 하나는 *골반운동(pelvic motion)*이고 다른 하나는 *엉덩관절운동(hip motion)*이다. 골반운동은 넙다리뼈에 대한 골반의 움직임을 의미하고, 엉덩관절 운동은 골반에 대한 넙다리뼈의 움직임을 의미한다. 골반운동으로는, 앞쪽경사; 뒤쪽경사; 가쪽경사(위아래 움직임); 앞쪽돌림(내밈); 뒤쪽돌림(뒷당김) 등이 있다. 한편 엉덩관절 움직임으로는, 굽힘과 폄; 벌림과 모음; 안쪽돌림과 가쪽돌림 등이 있다. 골반이 고정된 넙다리뼈 위에서 움직이든 혹은 넙다리뼈가 골반에 대해 움직이든 간에,

골반과 몸쪽넙다리뼈 사이에서 자유도가 3인 움직임이 가능하다. 이 관절의 움직임은 고정된 뼈와 움직이는 뼈에 따라 이름이 명명된다.

골반 / Pelvis

골반이 다리와 몸통을 연결하는 뼈이기 때문에, 골반의 움직임과 조절은 허리뼈와 엉덩관절의 움직임에 관련된다. 이들의 상호작용 때문에, 여러 관절이 골반의 움직임에 참여한다. 전반적으로 볼 때, 7개의 관절이 참여한다: 허리엉치관절(1), 좌우 엉치엉덩관절(2), 엉치꼬리관절(1), 두덩결합(1), 양쪽 엉덩관절(2). 8장에서 설명했듯이, 비록 엉치엉덩관절, 두덩결합과 엉치꼬리관절의 움직임이 작지만, 이들 3 관절의 움직임은 매우 중요하다. 이들 관절이 손상을 당하면, 저가동성 혹은 과가동성이 초래되어 통증과 기능장애를 일으킬 수 있다. 허리엉치관절, 엉치엉덩관절, 엉치꼬리관절에 대해 더 많은 것을 알고 싶으면, 앞의 장을 참고하기 바란다. 본 단락에서도 두덩결합을 설명하고 있지만, 본 장의 관심은 골반과 엉덩관절의 움직임이다.

8장에서 언급했듯이, 골반고리는 엉덩뼈, 엉치뼈, 두덩결합에 의해 형성된다. 두덩결합에 대한 자세한 내용은 8장에서 설명되었다. 두덩결합은 좌우 두덩뼈를 앞쪽에서 연결하는 관절이다(그림 9-1). 두덩뼈의 관절면은 유리연골로 덮여 있고, 섬유연골원반에 의해 분리되어 있다.

1장을 생각해 보자. 두덩결합은 반관절이며 주된 기능이 안정성이다. 강한 인대들이 모든 측면에서 두덩결합을 보강하고 있고, 또 부가적으로, 배곧은근, 배세모근, 배속빗근 등도 두덩결합을 보강하고 있다(8장). 두덩결합은 골반고리를 앞쪽에서 닫고 있다. 골반고리가 닫힌사슬 시스템이기 때문에, 엉치엉덩관절에서 일어나는 운동이 두덩결합의 운동에 영향을 주고, 반대로 두덩결합의 운동이 엉치엉덩관절(SI)의 운동에 영향을 준다.

엉덩관절 / Hip Joint

엉덩관절 혹은 절구넙다리관절은 자유도가 3인 3축의 가동관절이다. 엉덩관절은 구관절(ball-socket)이다. 넙다리뼈머리와 절구의 관절면은 일치성이 좋고, 오목위팔관절인 다른 구관절에 비해 견고하게 연결되어 있다. 이런 높은 일치성과 견고한 결합조직 때문에, 관절의 안정성이 좋아진다. 엉덩관절은 다음과 같은 운동을 일으키기 위해 3개의 관절면에서 움직임이 일어난다: 굽힘-폄, 벌림-모음 및 안쪽돌림-가쪽돌림. 대부분의 활동에서, 엉덩관절은 3 운동면의 운동이 결합되어 일어난다. 부가적으로, 기능적 활동을 하는 동안, 엉덩관절 움직임은 골반과 허리뼈의 움직임과 결합되어 일어난다.

엉덩관절의 절구(그림 9-9)는 깊은 구형의 오목한 관절면이고, 깊이와 안정성을 보강해 주는 강한 섬유연골성 절구테두리(acetabular labrum)에 의해 보강된다. 절구는 앞쪽과 아래쪽으로 향하여, 넙다리뼈머리의 지붕을 형성한다. 출생 시의 절구는 아주 얕은 편이다. 절구는 정상 보행 발달 동안 체중부하에 의해 절구의 깊이가 점차 깊어진다.

절구의 관절면은 앞쪽, 위쪽, 뒤쪽으로 구분된다. 절구의 위쪽 주변은 말굽 모양처럼 보이고, 두꺼운 유리연골로 덮여 있어 체중부하가 일어나는 곳이다.[15,16] 이런 말굽 모양의 관절연골 바로 밑은 **절구오목**(acetabular fossa)의 중심이다. 이런 중심 부위에는 유리연골이 존재하지 않는다. 관절오목은 체중부하가 일어나지 않는 부분이고, 넙다리뼈머리가 접촉되지 않을 만큼 깊은 부위이지만, 중요한 역할을 한다. 관절오목에는 지방 패드가 있는데, 여기에는 귀중한 관절 감각을 제공하는 고유수용기가 존재한다.[17] 다리가 체중부하되면 관절이 압박되어, 관절을 부드럽게 하기 위해 윤활액이 스며나오고,[18,19] 반대로 비체중부하되면, 윤활액이 다시 저장소(관절연골)로 들어가게 된다. 절구오목에는 원인대가 있고, 관절의 연부조직 단락에서 원인대에 대해 자세히 설명하겠다. 절구테두리와 함께, 절구오목이 부분 진공 상태를 만들어, 음압으로 두 관절면 사이의 접촉이 유진된다.[20,21]

넙다리뼈머리는 2/3의 구형이고, 절구는 반구형이다. 오목위팔관절과 비슷하게, 넙다리뼈머리가 절구보다 큰 관절면을 가지고 있다. 넙다리뼈머리의 중심에는 작은 오목 부위가 있는데, 이곳은 유리연골로 덮여 있지 않다. 넙다리오목(femoral fovea)은 원인대와 혈관에 의해 절구오목(acetabular fossa)에 연결된다(그림 9-10). 엉덩관절을 굽힘, 약간 벌림 및 가쪽돌림한 채 네발서기 자세로 체중부하를 하면, 절구가 넙다리뼈머리를 완전하게 감싸게 된다(그림 9-9). 그러나 비체중부하 상태에서는 엉덩

실습 포인트
PRACTICE POINT

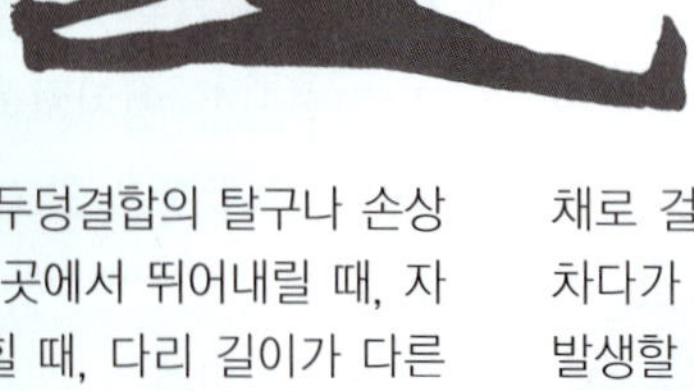

과도한 힘은 엉치엉덩관절(SIJ)과 두덩결합의 탈구나 손상을 일으킬 수 있다. 예를 들어, 높은 곳에서 뛰어내릴 때, 자동차 사고로 무릎이 계기판에 부딪힐 때, 다리 길이가 다른 채로 걸을 때, 혹은 엉덩관절을 강하게 굽힘하여 축구공을 차다가 수비수와 부딪혔을 때 두덩결합에 이차적인 손상이 발생할 수 있다.

실습 포인트
PRACTICE POINT

절구테두리는 엉덩관절 안정성을 제공하는 중요한 엉덩관절 구조물이다. 댄스, 아이스하키, 야구, 축구, 마셜아트, 골프 등과 같이, 갑작스럽고 강한 엉덩관절의 굽힘-폄을 요구하는 스포츠 활동을 할 때, 절구테두리가 손상을 당할 수 있다. 테두리 찢어짐과 넙다리절구 충돌 사이에 높은 상관관계가 발견되었는데, 그 이유는 이들 스포츠 활동 동안, 엉덩관절에 반복적인 스트레스가 가해지기 때문이다.[13,14] 절구테두리 손상을 경험하는 대상자의 평균 연령은 활동량이 많은 10대 중반에서 40대에 이른다. 증상으로는 으깸 검사(scouring test) 시 통증이 발생하고(축 하중을 넙다리뼈에 적용하면서 통증을 체크하는), 수동으로 가동범위 끝까지 엉덩관절을 폄, 벌림, 가쪽돌림했을 때 통증이 발생한다. 손상 전 활동으로 복귀시키기 위해 대부분 관절경 수술로 이루어진다.[14]

관절의 일치성이 떨어지는데, 그 이유는 넙다리뼈머리가 절구보다 더 크기 때문이다. 본 장의 다음 단락에서 설명될 엉덩관절 주변의 연부조직은 엉덩관절에 안정성과 지지를 제공한다.

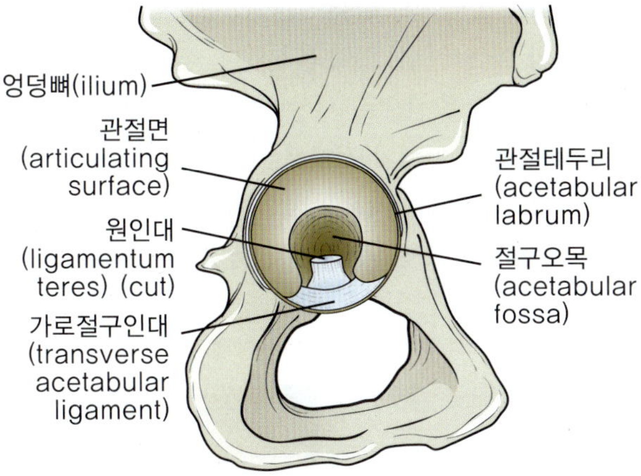

그림 9-9. 절구의 관절면에는 관절면, 절구 테두리, 절구 오목, 원인대와 가로절구인대가 포함되어 있다.

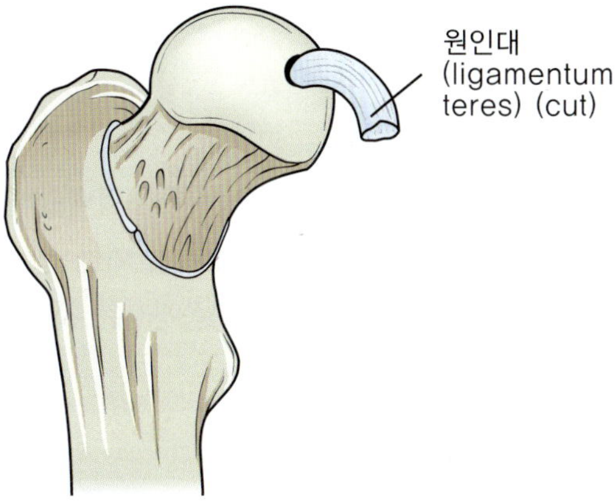

그림 9-10. 넙다리뼈의 관절면. 넙다리뼈머리에 붙어 있는 원인대가 존재하며, 이 원인대는 절구오목에 연결된다.

실습 포인트
PRACTICE POINT

엉덩관절의 부분 진공 현상은 파트너와 함께 다음과 같은 운동을 수행했을 때 느껴질 수 있다. 파트너를 테이블 위에 눕힌 후, 한쪽 다리만 발바닥을 테이블 위에 올려놓고 세운다. 폄된 다리의 발목을 잡고, 약 30° 정도 테이블로부터 들어 올린다. 엉덩관절에 견인력을 적용하기 위해 허리를 뒤로 제친다. 그 다음 엉덩관절의 견인력을 제거한 후, 넙다리뼈를 엉덩관절 쪽으로 당기는 흡인력을 느껴 본다.

뼈운동형상학 / Osteokinematics

이 부위의 뼈운동형상학은 움직이는 뼈의 분절에 따라 달라진다. 열린사슬 활동을 할 때, 볼록한 넙다리뼈머리가 오목한 절구 위에서 3개 운동면의 운동을 한다. 그러나 닫힌사슬 상태에서 엉덩관절의 운동이 일어날 때는, 오목한 절구가 볼록한 넙다리뼈 위에서 운동을 한다. 이 관절의 몸쪽 분절인 절구가 기능적으로나 구조적으로 허리뼈와 몸통에 연결된 골반이기 때문에, 엉덩관절의 운동도 닫힌사슬에서 이웃한 분절을 움직인다. 기억해야 할 것은 먼쪽 분절이 움직이든, 몸쪽 분절이 움직이든 간에 모든 관절의 관절면 운동은 똑같다는 것이다. 만약 몸쪽 분절이 고정되면 먼쪽 분절이 움직이는 분절이고, 반대로 먼쪽 분절이 고정되면 몸쪽 분절이 움직임이는 분절이다. 우리는 *골반 운동*(넙다리뼈에 대한 골반의 움직임)과 *엉덩관절 운동*(골반에 대한 넙다리뼈의 움직임)의 관점에서 이 관절의 뼈운동형상학적 운동을 살펴볼 것이다.

넙다리뼈에 대한 골반 운동 / Pelvic Motion on the Femur

이 분절에서의 독특함은 넙다리뼈가 고정되고 골반이 움직일 때, 관절운동의 이름이 특이하다. 이들 용어는 골반 운동을 의미한다: 앞쪽경사와 뒤쪽경사는 시상면에서 일어나고, 가쪽경사는 이마면에서 일어나고, 내밈(앞쪽돌림)과 뒷당김(뒤쪽돌림)은 가로면에서 일어난다(그림 9-11). 안정 시 골반은 중립위를 취한다(그림 9-11A1). 중립위는 ASIS가 PSIS와 수평으로 정렬되고, 또 ASIS가 두덩결합과 수직으로 정렬되거나 혹은 약간 두덩결합의 뒤쪽에 위치할 때이다.[22,23]

골반의 시상면 운동은 *앞쪽경사*(그림 9-11A2)와 *뒤쪽경사*(그림 9-11A3)이다. 앞쪽경사는 골반이 앞쪽으로 기울어지는 것으로써, ASIS가 두덩뼈 앞쪽인 아래쪽으로 움직이는 것을 말한다. 이 운동과 관련된 움직임으로는 허리뼈의 폄이고, 허리뼈가 앞굽음된다. 이 부위의 근육 단락에서 설명하겠지만, 앞쪽경사를 담당하는 주요 근육은 엉덩허리근이다. 뒤쪽경사는 골반이 뒤쪽으로 기울어지는 것을 말한다. 즉, ASIS가 위쪽과 뒤쪽으로 움직이고, 허리뼈의 앞굽음을 감소시키기 위해 허리뼈가 굽힘한다. 이 작용은 짝힘(force couple)의 결과로서, 배근육이 골반을 위쪽과 앞쪽으로 움직이는 동시에, 큰볼기근이 골반을 뒤쪽과 아래쪽(폄)으로 움직인다. 앞쪽경사와 뒤쪽경사는 안가축을 중심으로 시상면에서 일어나는 골반고리의 움직임이다. 앞에서 설명했듯이, 실제로 골반의 앞쪽경사는 골반에 대한 넙다리뼈의 굽힘(엉덩관절의 굽힘)과 같고, 뒤쪽경사는 엉덩관절의 폄과 같다. 골반이 고정

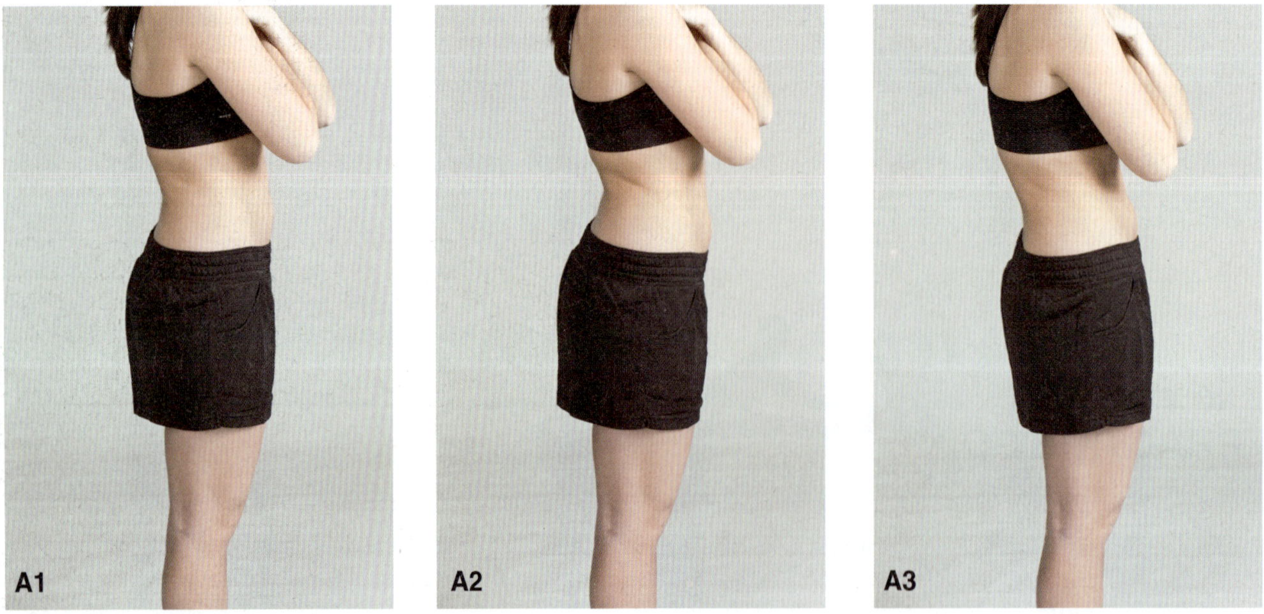

그림 9-11. 골반운동. A1) 중립위, A2) 앞쪽경사, A3) 뒤쪽경사.

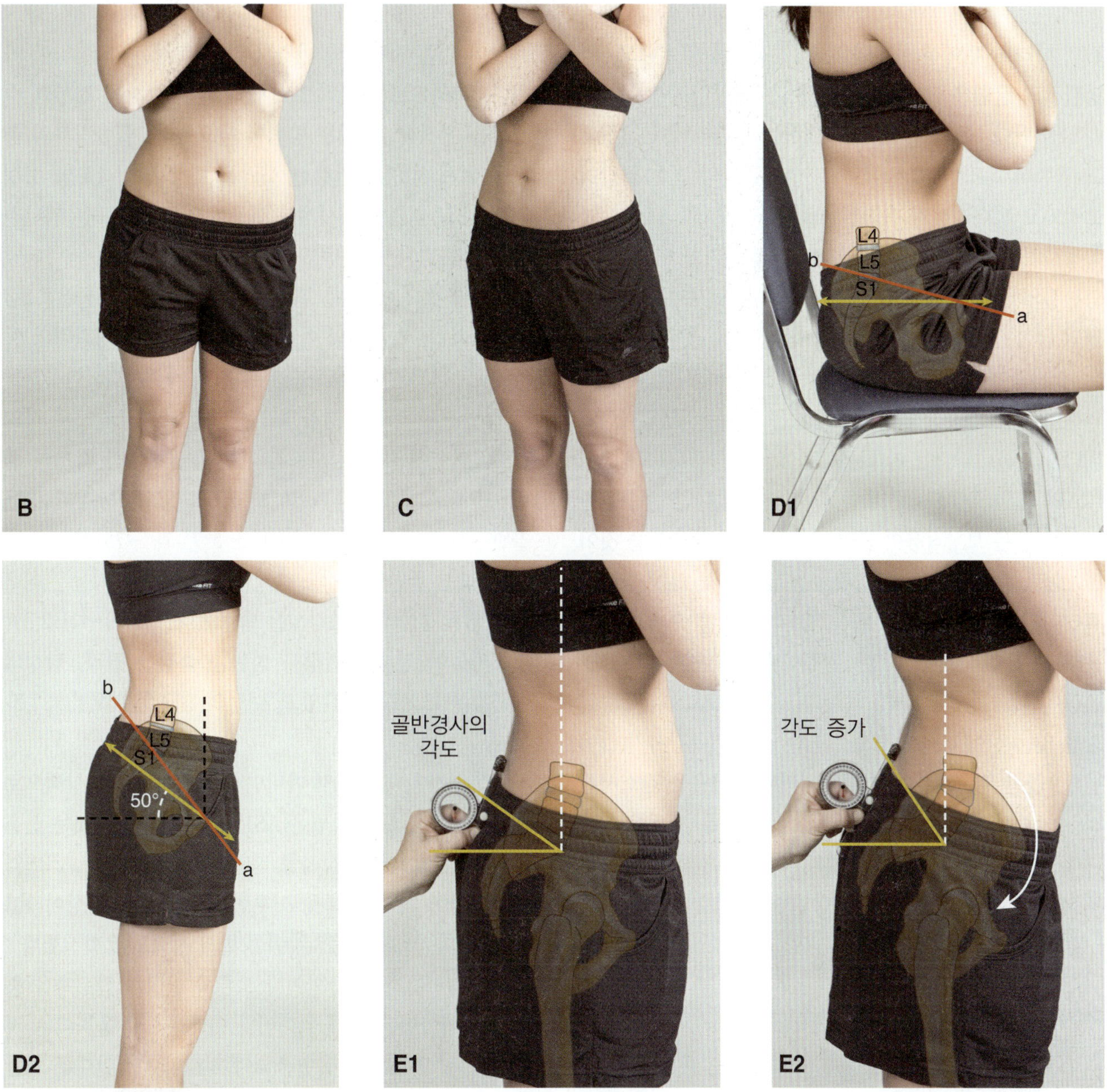

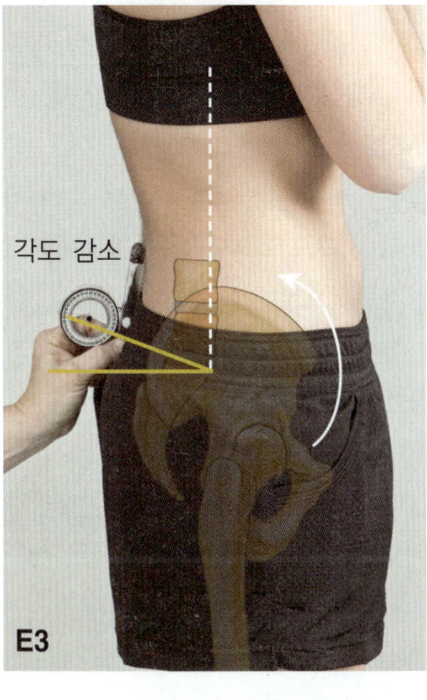

그림 9-11 -*계속*. B) 가쪽경사. C) 앞쪽돌림 혹은 내밈(왼쪽 골반)과 뒤쪽돌림 혹은 뒷당김(오른쪽 골반). D) 앉은 자세와 선 자세에서의 골반경사 비교. D1과 D2에 그려진 화살표는 PSIS와 두덩결합을 잇는 선을 그려 골반경사를 결정하는 Fick의 방법과 L-S(허리엉치) 이음부와 두덩결합을 잇는 a-b 선을 그려 "작은골반입구면" 사용하는 방법을 서로 비교하는 것이다. E) 경사계를 이용한 골반경사 측정 방법.

된 넙다리뼈 위에서 움직일 때 앞쪽경사가 일어나고, 엉덩관절의 굽힘은 고정된 골반 위에서 넙다리뼈가 움직일 때 일어난다. 이와 같이, 뒤쪽경사는 넙다리뼈가 고정되고 골반이 움직일 때 일어나고, 엉덩관절의 폄은 골반이 고정되고 넙다리뼈가 움직일 때 일어난다. 그러므로, 앞쪽경사와 뒤쪽경사는 양발 서기나 한발 서기할 때 각각 엉덩관절의 굽힘과 폄을 일으킨다. 앞쪽경사 자세는 엉덩관절의 굽힘 구축이 있거나 배근육이 약할 때 일어난다.

선 자세에서 뒤쪽경사는 관절주머니와 인대의 긴장에 의해 결정된다. 가장 크게 영향을 주는 인대는 엉덩넙다리인대(Y 인대)이다. 이 인대는 나중에 설명하겠다(그림 9-12A와 그림 9-13). 큰 뒤쪽경사가 일어났다면, 무릎관절 굽힘과 같은 보상작용이 골반 운동과 함께 작용했을 것이다. 이런 무릎 굽힘은 엉덩관절을 굽힘시켜, 앞쪽엉덩관절인대가 느슨해지고 큰 뒤쪽경사가 일어날 수 있다. 앉은 자세를 취하면, 앞쪽엉덩관절인대가 느슨해지고 골반 운동이 더 이상 제한되지 않는다. 그리고 PSIS와 두덩결합을 잇는 선이 더욱 수평으로 되는 골반 뒤쪽경사가 일어난다. 골반 뒤쪽경사는 생리적 허리뼈 앞굽음을 감소시킨다. 이런 허리뼈 앞굽음의 감소는 특히 앉은 자세를 취할 때 나타난다. 한편, 선 자세에서 나타나는 골반의 앞쪽경사는 허리뼈 앞굽음의 증가를 동반한다.[14-16]

골반경사의 임상적 평가
/ Clinical Evaluation of Pelvic Inclination

앞쪽경사와 뒤쪽경사의 가동범위 결정은 PSIS와 두덩결합을 잇는 선을 그리는 방법으로 이루어진다(그림 9-11D). 위의 선과 수평선이 교차하는 각을 **골반경사각도**(angle of pelvic inclination)이라고 한다. 이런 골반경사 측정 방법은 최초로 Fick[24]에 의해 주장된다. 그에 따르면, 성인 남성의 골반경사 각도는 50°-60°이고, 여성의 골반경사 각도가 남성의 것보다 약간 더 컸다. 골반경사를 측정하는 Fick 방법은 많은 연구자들에 의해 사용되어 왔지만, 광범위하게 채택되지 않았다. 가끔 작은골반 "입구면(plane of inlet)"이 기준선으로 이용된다. 이 면은 그림 9-11D의 a-b 선으로 표현되며, 허리엉치이음부와 두덩결합을 통과한다. 만약 이 면을 사용하면, Fick의 방법보다 골반경사 각도가 더 커진다.

살아 있는 사람의 골반경사 각도 측정은 쉬운 일이 아니다. 그러므로 임상적으로 쉽게 골반 경사의 정상과 비정상을 결정할 수 있는 방법이 필요했다. 골반경사의 측정을 위해 30명의 건강한 사람을 대상(남성 15명; 여성 15명)으로 디지털 경사계를 사용한 최근의 연구는 검사간 신뢰도와 검사자간신뢰도 모두에서 좋은 수치가 나타났다.[49] 골반경사 각도를 측정하기 위해, 연구자들은 그림 9-11E처럼, 경사계의 아래쪽 페그를 엉치꼬리관절의 중앙에, 그리고 위쪽 페그를 피부 위에 배치했다. 연구자들은 골반경사 각도를 경사계와 수평선 사이의 각으로 정의했다. 여성에 대한 검사자간의 평균 골반경사 각도의 범위는 73.8° ± 6.1 과 - 76.1° ± 6.1°였고, 남성의 평균 골반경사 각도의 범위는 70.1° ± 5.7° 과 - 75.4° ± 4.2°였다. 중립 골반경사 각도 측정에 덧붙여, 연구자들은 최대 골반 앞쪽경사와 뒤쪽경사를 측정했다(그림 9-11E2,3). 연구자들이 전체 골반경사 범위를 측정한 결과, 남성의 평균값은 13.85° ± 4.1°였고, 여성의 평균값은 19.1° ± 7.3°였다.

골반경사가 정상인지 아니면 비정상인지를 임상적으로 간단하게 알아보는 방법은 ASIS와 두덩결합을 잇는 선을 그리는 방법이다. 대상자를 측면에서 바라볼 때, ASIS와 두덩결합이 거의 수직을 이루면 골반경사가 정상이라고 볼 수 있다. Walker 등[25]은 이 방법의 신뢰도를 확신했다.

*가쪽경사*는 왼쪽 골반이나 오른쪽 골반이 앞뒤축을 중심으로 이마면을 따라 위쪽이나 아래쪽으로 움직이는 것이다(그림 9-11B). 골반을 가쪽경사할 때, 반대쪽 골반이 운동축으로 작용한다. 가쪽경사는 양쪽 골반에서 상호적으로 일어난다. 즉, 한쪽 골반이 위로 올라가면, 반대쪽 골반이 아래로 떨어진다. 대상자가 한발 서기를 할 때, 여러분의 양손을 양쪽 ASIS에 각각 올려놓은 후, 어느 쪽 골반이 위로 올라가는지를 느껴본다. 정상의 경우는 비체중부하한 다리의 골반이 위쪽으로 약간 올라가는데, 그 이유는 중력의 당김에 자동적으로 저항하기 때문이다. 한발 서기의 가쪽경사에 대해서는 본 장의 나중 단락과 서기와 보행을 다루는 12장에서 설명할 것이다.

*골반돌림*은 위아래축을 중심으로 가로면에서 골반이 앞쪽이나 뒤쪽으로 움직이는 것이다. 가쪽경사와 마찬가지로, 골반돌림 동안에도 반대쪽 엉덩관절이 축으로 작용

한다. 왼쪽 골반과 오른쪽 골반 사이의 이런 상호작용은 모든 골반 운동에 존재하는데, 그 이유는 닫힌사슬이기 때문이다. 즉, 한쪽 골반이 어느 방향으로 움직이면, 다른 쪽 골반은 반대쪽으로 움직여야 한다. 골반돌림을 할 때, 한쪽 골반은 앞쪽으로 움직이고(내밈), 다른 쪽 골반은 뒤쪽으로(뒷당김) 움직인다(그림 9-11C). 이런 가로면의 골반돌림은 보행 시 중요하게 작용하는 운동이고, 나중에 설명할 것이다.

골반에 대한 엉덩관절 운동 / Hip Motion on the Pelvis

엉덩관절에서 넙다리뼈의 주요 운동은 시상면의 굽힘과 폄, 이마면의 벌림과 모음, 그리고 가로면의 안쪽돌림과 가쪽돌림이다. 성인의 가동범위는 표 1-2에 수록되어 있다. 넙다리뼈의 해부학적 축은 넙다리뼈몸통을 통과하는 축으로 표현된다(그림 9-5). 역학적 축은 엉덩관절의 중심과 무릎관절의 중심을 잇는 선으로 표현된다. 성인이 선 자세를 취할 때, 역학적 축은 수직을 이루는데, 그 이유는 경사각 때문이다. 선 자세에서 양쪽 넙다리뼈머리의 중심을 잇는 선을 공통 엉덩관절 축(common hip axis)이라고 부른다. 엉덩관절의 움직임은 넙다리뼈머리중심과 넙다리뼈목을 통과하는 각각의 3축을 중심으로 일어난다.[26]

*굽힘*과 *폄*은 시상면에서 일어난다. 굽힘과 폄의 축은 안가축이다. 성인의 굽힘 가동범위는 120°이고, 폄은 10°-20°이다(표 1-2).[2,16-21] 무릎관절을 굽힘하고 엉덩관절을 굽힘하면, 허벅지 앞쪽면이 몸통에 닿을 때까지 굽힘이 일어난다. 무릎을 편 상태로 엉덩관절을 굽힘하면, 뒤넙다리근 때문에 완전한 엉덩관절의 굽힘이 제한된다. 엉덩관절의 폄은 엉덩넙다리인대 때문에 10°-20°로 제한된다. 엉덩넙다리인대에 대해서는 나중에 다시 설명하겠다. 엉덩관절을 한계점 이상으로 폄하면, 허리뼈에 붙은 허리근이 과도하게 당김되어, 허리뼈의 앞굽음(lumbar lordosis)이 증가된다.

*벌림*과 *모음*은 앞뒤축을 중심으로 이마면에서 일어난다. 엉덩관절의 벌림은 약 45°이고, 대개 약간의 골반 가쪽경사와 동반되어 일어난다. 우리는 이런 움직임을 "골반의 하이킹"이라고 부른다. 임상적으로 엉덩관절의 모음은 양쪽 허벅지가 정중선 쪽으로 움직여 서로 닿는 것을 의미한다. 그러나 다리는 정중선을 지나서 30-40°까지 모음될 수 있다(표 1-2).[2,16-21] 엉덩관절을 완전히 모음하려면 약간 굽힘이 일어나야 하기 때문에, 모음은 순수한 면 운동이 아니다. 그러나 달리기, 발차기, 축돌림하기 및 앉은 자세에서의 다리 꼬기 등과 같은 기능적 활동 동안, 모음은 중요한 운동으로 작용한다.

선 자세에서의 *안쪽돌림*과 *가쪽돌림*은 수직축(넙다리뼈의 역학적 축)을 중심으로 가로면에서 일어난다. 수직축은 넙다리뼈머리의 중심과 무릎관절의 중심을 지나간다(그림 9-5). 안쪽돌림을 할 때, 큰뼈돌기가 앞쪽 골반부분 보다 더 앞쪽으로 움직이고, 가쪽돌림을 할 때는 큰뼈돌기가 뒤쪽으로 움직인다. 선 자세에서의 골반과 엉덩관절의 밀접한 관계는 다음과 같다: 골반의 앞쪽돌림은 체중부하 골반의 안쪽돌림을 일으키고, 뒤쪽돌림은 체중부하 골반의 가쪽돌림을 일으킨다. 무릎관절과 엉덩관절을 90°로 굽힘할 때(앉은 자세처럼), 엉덩관절 돌림은 테이블 아래로 늘어뜨려진 종아리의 자세인 중립위(0°)로부터 측정된다. 엉덩관절의 가쪽돌림 범위는 0°-45°이고, 안쪽돌림은 0°-35°이다(표 1-2).[2,16-21]

엉덩관절의 수동 가동범위는 연령에 따라 상당히 다르고, 표 1-2에서 볼 수 있듯이 평균값의 차이도 큰 편이다. 예를 들어, 태아 자세 때문에, 신생아의 정상적인 엉덩관절 자세는 굽힘 자세이고, 엉덩관절의 폄이 심하게 제한되어 있다. 몇몇 연구들은 폄의 제한을 기록하고 있는데, 신생아는 평균적으로 28°(± 8.2°) 굽힘되어 있다.[27] 유아기나 초기 아동기 동안 즉, 유아가 누운 자세에서 엎드린 자세로 진행할 때 쯤, 이런 신생아의 굽힘 구축이 사라지고, 폄의 항중력 조절이 발달한다. 발달이 진행함에 따라, 엉덩관절의 폄도 증가해서, 생후 6주쯤에는 19°의 굽힘 구축만 남아 있고, 6개월 쯤에는 7°의 굽힘 구축만 남게 된다.[28,29] 한편, 엉덩관절의 다른 운동 유연성이 청소년기와 청년기, 성인기에 걸쳐 점차 감소한다. 활동적인 건강한 60세 이상의 노인들도 젊은 사람의 평균으로부터 엉덩관절 가동범위 감소를 보인다(표 1-2).[30] 70-92세 사이 노인에서는 모든 엉덩관절의 움직임이 감소되지만, 가장 큰 감소(33%)는 엉덩관절의 벌림이다(표 9-1).[31] 몇몇 연구들은 정상인의 오른쪽 엉덩관절과 왼쪽 엉덩관

420쪽 본문 계속

표 9-1 엉덩관절의 인대

그림	관절	인대	몸쪽 부착점	먼쪽부착점	제한 운동
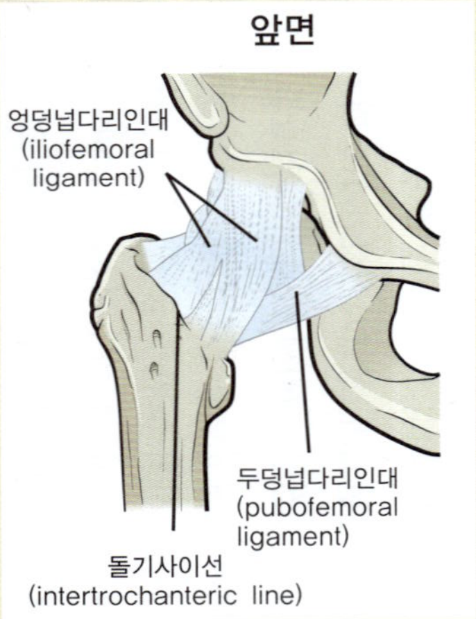	엉덩관절	엉덩넙다리인대 (Y 인대 혹은 Bigelow 인대)	ASIS와 절구의 엉덩뼈 부분	넙다리뼈의 돌기사이선에 부착하는, 앞위쪽 관절주머니의 두꺼운 부위.	엉덩관절 폄(특히 젖힘); 위쪽 인대는 모음을 제한하고, 가쪽 인대는 가쪽돌림과 골반 뒤쪽경사를 제한한다.
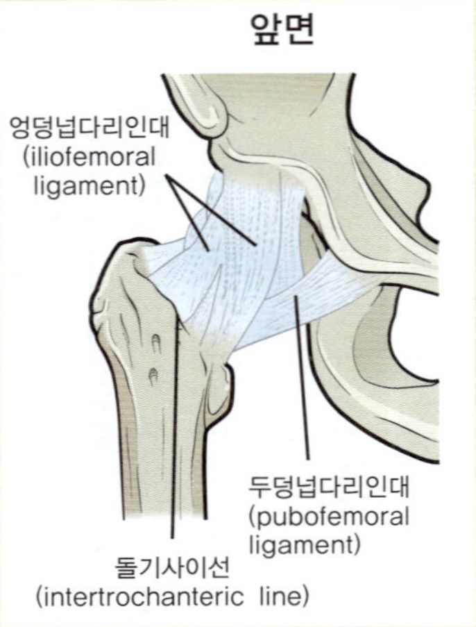	엉덩관절	두덩넙다리인대	두덩뼈(위가지의 앞쪽면)와 절구테두리의 두덩뼈 부분(앞안쪽면)	돌기사이오목의 앞쪽과 넙다리뼈목의 뒤쪽에 부착하는, 앞아래쪽 관절주머니의 두꺼운 부위.	엉덩관절의 폄, 벌림 및 가쪽돌림; 동측 골반의 가쪽경사를 제한한다.

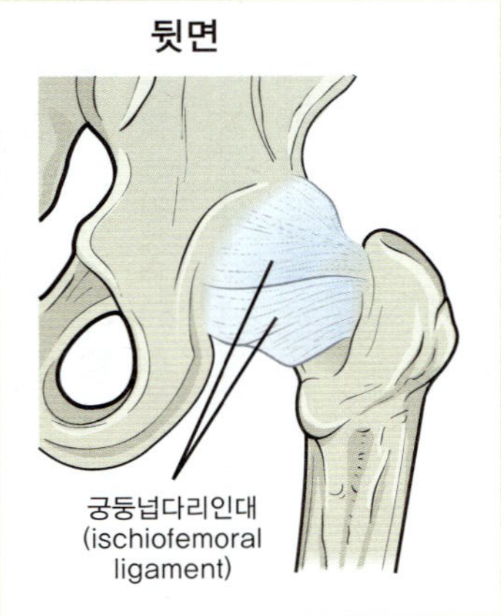	엉덩관절	궁둥넙다리인대	절구테두리와 절구입술의 궁둥뼈 부분(뒤쪽과 아래쪽)	큰뼈돌기 꼭대기의 안쪽인 넙다리뼈목의 뒤쪽에 부착하는, 뒤가쪽 관절주머니의 두꺼운 부위.	엉덩관절의 폄, 벌림 및 안쪽돌림; 과도한 굽힘 제한; 모음 제한(특히 엉덩관절이 굽힘되었을 때); 동측 골반돌림을 제한한다.
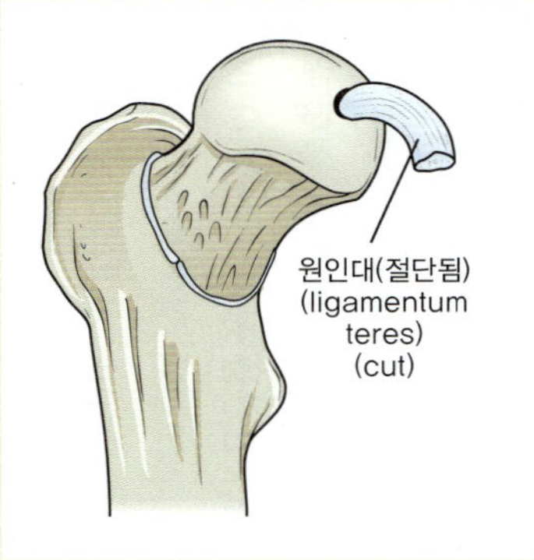	엉덩관절	원인대	절구오목의 중심	넙다리뼈머리오목	심한 모음 제한 방지; 굽힘과 가쪽돌림 혹은 모음, 폄 및 안쪽돌림.[3] 주요 기능: 넙다리뼈머리로 혈액을 공급하는 폐쇄동맥 가지의 통로로 작용한다.

절에서 일어나는 운동 사이에 뚜렷한 차이가 없음을 발견했다.[27,29,32] 이런 소견은 임상적으로 손상받지 않는 반대쪽 엉덩관절의 가동범위를 측정함으로써 손상된 엉덩관절의 정상 가동범위를 추정할 수 있게 만든다.

엉덩관절 가동범위 끝지점에서의 끝느낌은 인대의 제한 때문에 당김이 있는 뻣뻣한 느낌이다. 그러나 무릎관절을 굽힘하고 엉덩관절을 굽힘할 때는 다른 끝느낌이 나타나는데, 그 이유는 배의 지방조직과 허벅지가 맞닿기 때문에 푹신한 느낌이 난다. 그러나 매우 뚱뚱한 사람의 경우는 배의 지방조직이 신발끈 묶기, 자동차 운전하기 및 팔뻗기 등과 같은 기능적 활동을 제한할 수 있다. 무릎의 폄 상태에서 이루어지는 엉덩관절의 굽힘은 뒤넙다리근의 길이에 의해 제한된다.

관절운동형상학 / Arthrokinematics

볼록한 구형의 넙다리뼈머리는 오목한 절구 안에서 움직인다. 그러므로 이 관절은 볼록-오목 법칙을 따른다. 볼록한 넙다리뼈머리가 오목한 절구 안에서 활주하는 방향은 먼쪽 넙다리뼈의 움직임과 반대 방향이다. 시상면에서 일어나는 엉덩관절의 움직임은 스핀(spin)이며, 굽힘할 때 넙다리뼈머리가 뒤쪽 방향으로 스핀하고, 폄할 때는 앞쪽 방향으로 스핀한다. 시상면의 운동이 다른 운동면의 운동과 결합되어 일어나면, 관절면에서 활주와 스핀이 함께 일어난다. 예를 들어, 굽힘이 벌림-모음 혹은 안쪽돌림-가쪽돌림과 결합되면, 넙다리뼈머리가 절구 안에서 스핀과 활주를 한다.

엉덩관절의 종속운동으로, 먼쪽 견인, 가쪽 활주, 등쪽 활주 및 앞쪽 활주가 있다. 대개 관절내의 음압이 관절의 신연을 제한한다. 한 연구에 따르면, 성인 사체의 엉덩관절을 가쪽으로 3 ㎜ 신연하는데 45 lb의 힘이 필요하다고 했다. 그러나 진공상태를 해소하기 위해 관절주머니를 찢으면, 강한 견인력을 적용하지 않아도 넙다리뼈가 8 ㎜ 정도 신연될 수 있다고 했다.[33] Arvidsson에 따르면, 엉덩관절의 열림 자세에서 성인의 엉덩관절을 분리하는데 90 lb 이상의 힘이 필요하다고 했다.[34] 그러나 엉덩관절이 닫힘 자세인 완전 폄, 안쪽돌림 및 벌림되면, 관절주머니와 인대가 타이트해져서, 종속운동과 관절 견인에 대한 부가적인 저항이 발생한다. 신체분절의 무게와 관절가동술에 큰 힘의 적용이 필요하기 때문에, 기법을 사용할 때 신체 분절을 지지하기 위해 역학적 안정과 외적 스트랩이 필요할 것이다.[35]

엉덩관절의 연부조직 / Soft Tissue at the Hip Joint

엉덩관절의 연부조직에는, 절구테두리, 여러 개의 점액주머니, 관절주머니, 그리고 4개의 주요 인대 등이 있다. 앞에서 언급했듯이, 강한 섬유연골성 테두리는 말굽모양처럼 절구의 가장자리를 둘러싸서, 관절의 오목을 더욱 깊게 만들고 넙다리뼈머리를 잘 감싼다. 이런 형태는 뼈 일치성을 증가시키고, 안정성을 강화한다. 말굽모양의 테두리 끝단은 아래쪽 절구에서 가로절구인대에 의해 연결되어 있다(그림 9-9). 관절주머니는 강한 구조물로서 절구의 가쪽 테두리와 연결되어 있고, 튜브처럼 넙다리뼈목을 감싸고 있다. 관절주머니는 돌기선(trochanteric line)을 따라 앞쪽에서 먼쪽 가장자리에 붙어 있고, 뒤쪽에서 돌기능선 위에 붙어 있다. 이런 두꺼운 관절주머니는 위쪽과 앞쪽에서 가장 강하고 두꺼워서, 다리가 체중부하하는 동안 엉덩관절에 최대의 안정성을 빌려 준다.

강한 인대는 모든 방향으로 관절주머니를 보강하고 있고, 그것들의 부착점에 따라 인대의 이름이 붙여진다: 엉덩넙다리인대, 궁둥넙다리인대, 두덩넙다리인대(표 9-1). 이들 3 인대는 관절주머니 안에 위치하고, 강한 보강과 안정성을 제공하기 위해서 골반에서 시작하여 넙다리뼈머리와 넙다리뼈목에서 끝난다(그림 9-12). 흥미롭게도, 엉덩관절 안정성에 대한 개별 인대들의 기여 이외에, 3개 인대 모두는 폄된 엉덩관절을 안정시키고, 폄을 제한하고, 근육의 적은 작용으로도 선 자세를 취할 수 있을 만큼 엉덩관절에 안정성을 제공한다. 엉덩넙다리인대는 앞쪽과 위쪽에서 엉덩관절을 덮고 있다. 이 인대는 "Y"자가 거꾸로 놓인 모양과 닮았기 때문에, Y 인대로도 불린다. 두덩넙다리인대는 앞쪽과 아래쪽에서 엉덩관절을 덮고 있고, 궁둥넙다리인대는 뒤쪽과 아래쪽에서 엉덩관절을 덮고 있다. 이들 3개 인대는 엉덩관절이 굽힘될 때 이완되고, 엉덩관절이 폄될 때 타이트해진다. 선 자세일 때 엉덩넙다리인대(특히, 아래쪽 인대)는 넙다리뼈에 대한 골반의

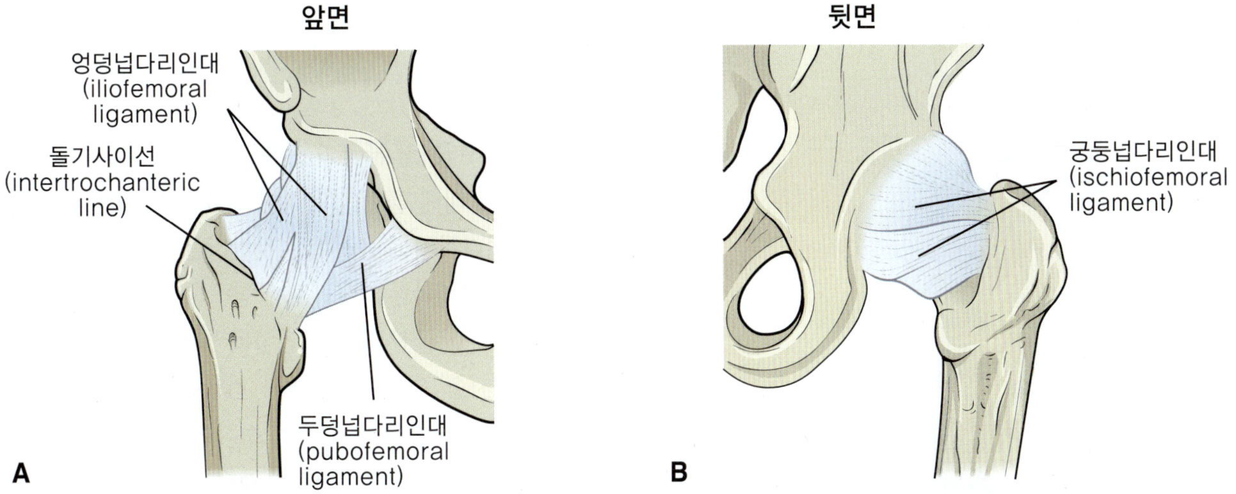

그림 9-12. 오른쪽 엉덩관절의 인대. A) 앞면은 엉덩넙다리인대(Y 인대)와 두덩넙다리인대를 보여준다. B) 뒷면은 궁둥넙다리인대를 보여준다.

뒤쪽 움직임과 엉덩관절의 최대 폄을 제한한다(그림 9-12). 앞쪽 인대(특히, 두덩넙다리인대)는 가쪽돌림을 제한하고, 궁둥넙다리인대는 안쪽돌림을 제한한다. 엉덩관절의 벌림은 두덩넙다리인대와 궁둥넙다리인대의 장력에 의해 제한된다. 모음은 위쪽 인대(엉덩넙다리인대 혹은 Y 인대)의 장력에 의해 제한된다. 이들 인대는 골반과 엉덩관절에 걸쳐 있어, 골반에 안정성을 제공한다.

원인대(ligamentum teres)는 엉덩관절에 안정성을 제공할 만큼 강하지 않다. 여기에서 "*teres*"는 라틴어로 "머리"를 의미한다. 이 인대의 다른 이름은 *넙다리뼈머리인대*이다. 원인대는 윤활막의 평편한 소매에 감싸진 재미있는 구조물이며, 넙다리뼈머리에 혈액을 공급하는 작은 동맥

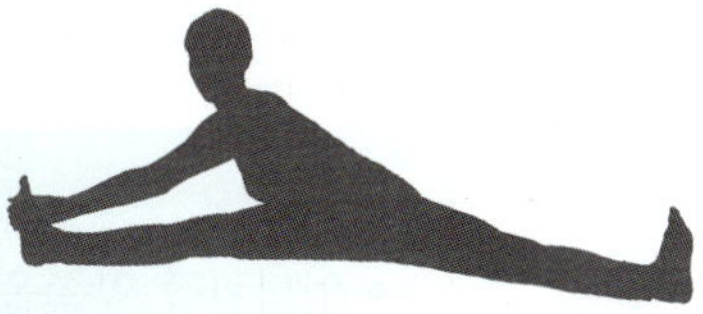

실습 포인트

PRACTICE POINT

엉덩관절의 인대가 너무 강하기 때문에, 하지마비환자는 선 자세를 취할 때 인대의 지지에 의존할 수 있고, 또 기능적 활동 동안 엉덩관절의 조절에 도움을 주는 몇 가지 보상작용을 배울 수 있다. 엉덩관절 폄을 제한하는 엉덩넙다리인대(혹은 Y 인대)가 너무 강하기 때문에, 무릎관절과 발목관절이 보조기로 고정되면 하지마비 환자는 서기 균형을 유지할 수 있다(그림 9-13). 환자는 윗몸의 무게중심을 엉덩관절 축의 뒤쪽으로 이동시켜, Y 인대에 대항하여 윗몸을 기울일 수 있을 것이다. 이런 자세의 경우, 골반은 넙다리뼈에 대해 폄된다.

큰뼈돌기 점액주머니염은 임상에서 쉽게 볼 수 있는 질병이다. 실제로, 큰뼈돌기와 엉덩정강띠 사이에는 여러 개의 작은 점액주머니와 큰 점액낭들이 존재하고 있고, 그것들의 역할은 큰뼈돌기와 큰볼기근 사이와 엉덩정강띠와 큰뼈돌기 사이의 마찰을 감소시키는 것이다. 큰뼈돌기 점액주머니염은 다리길이 차이와 넙다리뼈 앞방향경사와 같은 부정정렬과 관련된다. 큰뼈돌기 점액주머니염은 낙상이나 가쪽 엉덩이로의 착지와 같은 외상이나 엉덩관절 가쪽에 반복적인 미세 손상(달리기 선수에서 자주 볼 수 있음)에 의해서도 초래될 수 있다. 엉덩관절이 노화되면, 퇴행성 변화에 의해서도 큰뼈돌기 점액주머니염이 발생할 수 있다.

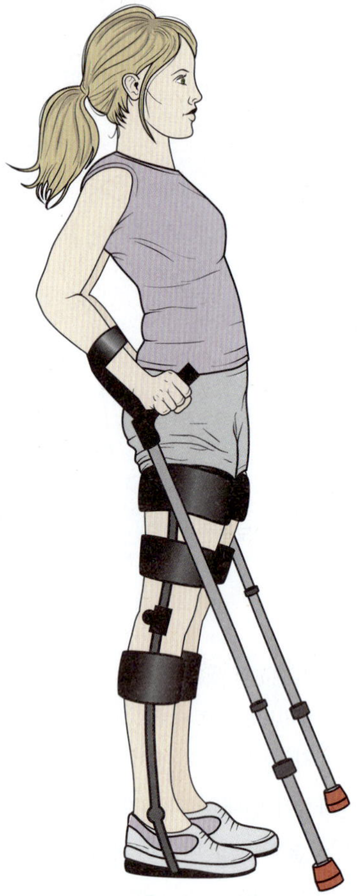

그림 9-13. 하지마비환자가 엉덩관절을 능동으로 폄했을 때, 머리-팔-몸통(HAT)의 무게중심이 엉덩관절 뒤쪽에 놓이고 엉덩넙다리인대가 작용함으로써 기능적 서기 균형이 이루어질 수 있다. 이런 자세는 허리뼈 앞굽음의 증가를 동반한다.

의 통로 역할을 하고, 또 절구오목 안에 넙다리뼈머리를 연결하는 작은 탄성의 당김 밧줄 역할을 한다. 원인대의 역학적 역할은 매우 작다. 그 이유는 원인대가 매우 약한 구조물이고, 또 엉덩관절이 모음-굽힘-가쪽돌림 혹은 모음-폄-안쪽돌림의 끝지점에 도달하기 전까지는 원인대가 당기지 않기 때문이다.[3] 인대의 종류와 그들의 부착점과 기능을 알고 싶으면, 표 9-1를 참고하기 바란다.

엉덩관절에는 약 20개의 점액주머니가 있다. 여러분이 기대하듯이, 그들 점액주머니는 마찰이나 압박에 의해 쉽게 손상될 수 있는 근육힘줄 부위와 관련된다. 이 부위에는 중요한 3개의 점액주머니가 있다: 큰뼈돌기 위의 점액주머니, 엉덩허리근힘줄 위의 점액주머니, 엉덩두덩 부위 안의 점액주머니.[22,36,37]

근육

Muscles

골반과 엉덩관절 부근의 근육 기능을 공부할 때 근육이 넙다리뼈에 대해 골반을 움직이는 것인지, 아니면, 골반에 대해 넙다리뼈를 움직이는 것인지를 기억하는 것이 중요하다. 예를 들어, 엉덩관절 굽힘근은 안정된 골반에 대해 넙다리뼈를 굽힘하거나, 안정된 넙다리뼈에 대해 골반을 앞쪽경사할 수 있다. 골반과 엉덩관절에서의 근육 기능은 다리가 체중부하 하고 있는지, 아니면 체중부하를 하지 않는지에 따라 결정된다. 체중부하상태에서는 넙다리뼈가 고정되고 골반이 넙다리뼈에 대해 움직인다. 한편, 열린사슬 혹은 비체중부하상태에서는, 넙다리뼈가 골반에 대해 움직인다. 골반과 엉덩관절의 근육은 관절의 기능적 과제를 충족시키기 위해 그들의 크기, 길이 및 당김선과 같은, 그들의 구조적 특성을 이용한다.

우리가 한발 지지와 같은 특정 기능과 관련된 엉덩관절 근육을 배우기 전에, 그 근육들의 해부학적 운동 작용을 먼저 이해해야 한다. 그러므로 주요 엉덩관절 근육과 굽힘근, 폄근, 벌림근, 모음근, 안쪽돌림근 및 가쪽돌림근으로써의 역할을 먼저 제시할 것이다. 이를 통해 관절을 지나가는 근육을 공부하면, 근육의 기능을 쉽게 이해할 수 있을 것이다. 엉덩관절의 일반화는 다음과 같이 구성될 수 있다:

- 엉덩관절 앞쪽을 지나가는 앞쪽 영역 근육의 대부분은 엉덩관절을 굽힘하고, 넙다리신경에 의해 지배를 받는다. 앞쪽 근육군에 속하는 근육은 다음과 같다:
  - 엉덩허리근
  - 넙다리곧은근
  - 넙다리빗근
  - 두덩근(여기에서는 굽힘근에 포함되어 있지만, 주된 역할은 모음근이다)
  - 넙다리근막긴장근(여기에서는 굽힘근에 포함되어 있지만, 주된 역할은 벌림근이다)
- 안쪽에 있는 대부분의 근육은 엉덩관절을 모음하고, 폐쇄신경에 의해 지배를 받는다. 이런 안쪽 근육군에 속하는 근육은 다음과 같다:
  - 긴모음근

실습 포인트

PRACTICE POINT

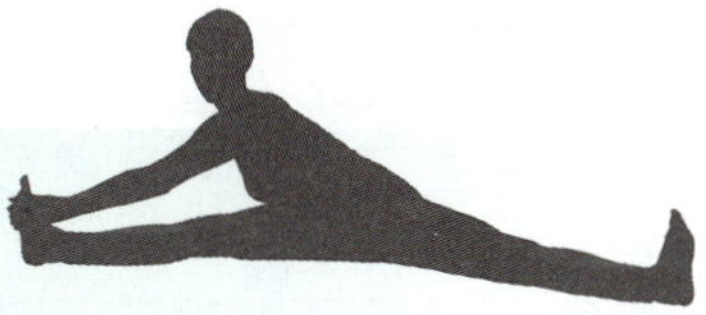

엉덩관절 근육을 지배하는 신경들은 허리엉치신경얼기를 형성하는 L_1–S_3에서 나온다. 이들 신경과 지배 근육들은 해부학적 위치와 기능에 따라 이름이 명명되기 때문에 쉽게 기억될 수 있다. 넙다리신경은 앞쪽 허벅지에 있는 대부분의 굽힘근을 지배하고 있고, 폐쇄신경은 폐쇄구멍의 안쪽과 아래쪽을 통과하고 모음근군을 지배한다. 위볼기신경과 아래볼기신경은 볼기근육을 지배하고, 궁둥신경은 허벅지 뒤쪽에 있는 뒤넙다리근을 지배한다.

- 짧은모음근
- 큰모음근
- 두덩정강근
- 두덩근(여기에서는 모음근에 포함되어 있지만, 굽힘근으로서도 작용한다)

• 엉덩관절의 뒤쪽을 지나가는 뒤쪽 영역 근육의 대부분은 엉덩관절을 펴하고, 궁둥신경에 의해 지배를 받는다. 뒤쪽 근육군에 속하는 근육은 다음과 같다:

- 큰볼기근
- 넙다리두갈래근
- 반힘줄모양근
- 반막모양근
- 큰모음근(뒤쪽 섬유)

• 가쪽에 있는 대부분의 근육은 엉덩관절을 벌림한다. 가쪽 근육군에 속하는 근육은 다음과 같다:

- 중간볼기근
- 작은볼기근
- 넙다리근막긴장근(여기에서는 주된 벌림근에 포함되어 있지만, 엉덩관절을 굽힘하고, 어느 정도 안쪽돌림시킨다)

가쪽돌림과 안쪽돌림의 작용은 깊은 가쪽돌림근과 같은 몇몇 주동근에 의해 수행된다. 몇몇 다른 근육들도 주요 작용 이외에, 가쪽돌림근으로써 작용한다. 안쪽돌림은 단독 주동근에 의해 수행되지 않고, 다른 작용을 가진 근육들에 의해 이루어진다: 돌림축에 대해 근육이 어느 지점으로 관절을 지나가는지에 따라, 그 근육들은 돌림의 방향을 결정한다.

엉덩관절 근육에 대한 표 9–2를 참고하기 바란다. 이들 근육은 6개의 각각 엉덩관절 운동에 대한 주요 기능적 기여에 따라 조직된다. 표 9–3은 엉덩관절의 주요 기능을 빠르게 알려준다. 글상자 9–3은 엉덩관절 근육의 주된 체중부하 기능을 요약하고 있다.

굽힘근 / Flexors

엉덩관절 굽힘근은 주로 열린사슬에서 다리를 움직이는 근육이다. 예를 들어, 보행의 유각기 동안 다리를 앞으로 진전시키는 경우와 다리를 계단으로 올리는 경우, 발차기와 같은 여러 활동에서 물건을 추진하는 경우이다. 실제로, 엉덩관절 앞쪽을 지나가는 근육은 9개이다. 9개 근육 중 5개의 근육이 주된 엉덩관절 굽힘근이다. 이들 근육의 주요 기여도는 엉덩허리근, 넙다리곧은근, 넙다리빗근, 두덩근 및 넙다리근막긴장근과 같은 순서이다. 이 근육들 중 엉덩허리근이 가장 강하고 주된 엉덩관절 굽힘근이다. 엉덩허리근이 엉덩관절의 앞쪽 중앙을 지나가기 때문에, 당김선의 방향은 항상 엉덩관절 굽힘근으로써 작용하도록되어 있다. 넙다리빗근, 넙다리근막긴장근(TFL), 두덩근은 엉덩관절의 가쪽이나 안쪽을 지나가기 때문에, 그것들은 이마면이나 가로면 혹은 양쪽 운동면 모두에 작용할 수 있고, 운동축의 위치에 따라 움직임이 달라진다. 두덩근과 넙다리빗근은 운동축의 앞안쪽에 위치하는 반면, TFL은 앞가쪽에 위치한다. TFL이 엉덩관절을 굽힘하고 안쪽돌림할지라도, 근육의 위치가 강한 벌림근으로 작용하도록 만들기 때문에, 다른 벌림근과 함께 설명할 것이다. 넙다리곧은근, 넙다리빗근, 넙다리근막긴장근은 2 관절(엉덩관절과 무릎관절)을 지나가는 근육이기 때문에, 수동불충분성과 능동불충분성을 갖는다.

432쪽 본문 계속

표 9-2 골반과 엉덩관절의 근육

근육군	근육	몸쪽 부착점	먼쪽 부착점	신경지배	작용	촉진
굽힘근 (5개)	엉덩허리근	**엉덩근:** 엉덩뼈오목, 엉덩뼈의 앞가시 안쪽면, 엉덩관절의 앞안쪽과 넙다리뼈목을 덮고 있다. 뒤안쪽 방향으로 넙다리뼈목을 감고 있다. **큰허리근:** 척추뼈몸통, 척추사이원반, 가로돌기 (T_{12}–L_5)	작은뼈돌기	**엉덩근:** 넙다리신경의 가지 (L_1–L_4) **큰허리근:** 허리신경얼기 (L_1–L_4)	엉덩관절의 굽힘; 골반의 앞쪽경사	**엉덩근:** 깊은 곳에 위치하기 때문에, 촉진하기가 어렵다. 복부 장기 뒤쪽에 위치하고, 엉덩뼈오목을 부분적으로 채운다. **큰허리근:** 대상자는 누운 자세나 앉은 자세를 취한 후, 배근육을 이완한다. 촉진 손가락을 아래쪽 갈비뼈와 엉덩뼈능성 사이의 허리에 위치시킨 후, 복강 뒤벽쪽으로 부드럽게 깊숙이 촉진한다. 근육이 수축할 때, 둥글고 견고한 큰허리근의 힘살이 촉진될 수 있다.

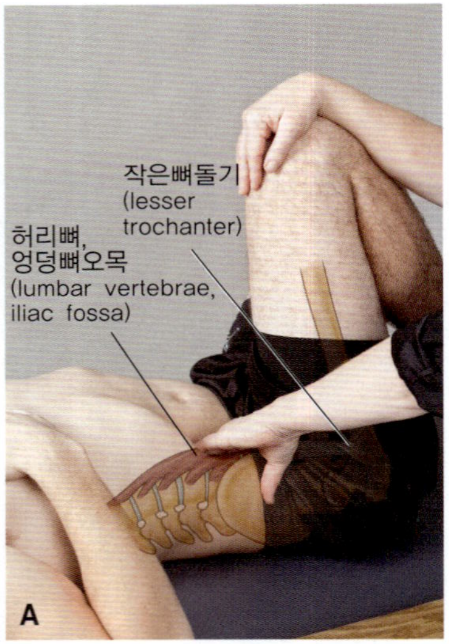

A

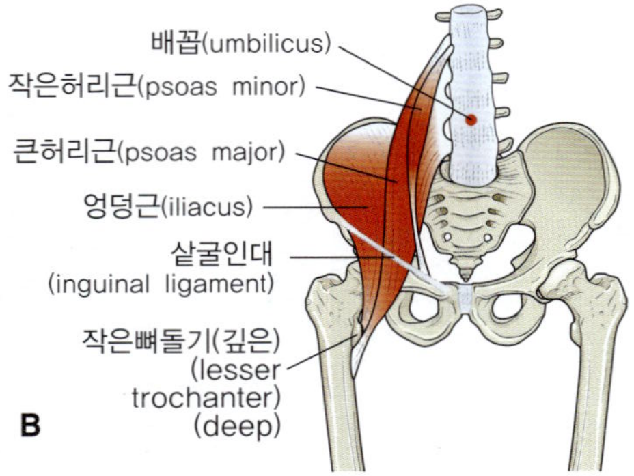

B

굽힘근	넙다리곧은근 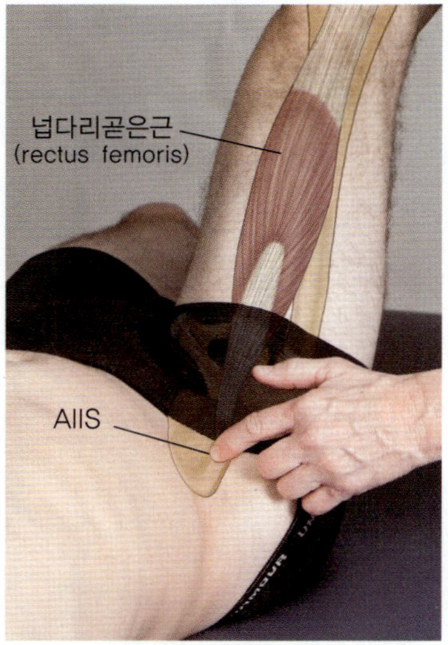	**AIIS와 위쪽 절구**	무릎힘줄 통해 정강뼈거친면과 무릎뼈 위쪽면에 붙어 있는 깊은 널힘줄	넙다리신경 (L_2–L_4)	엉덩관절의 굽힘; 무릎관절의 폄	대상자를 눕게 하고, 엉덩관절의 굽힘과 무릎관절의 폄에 저항을 준다. 가쪽의 TFL과 안쪽의 넙다리빗근 사이의 V 자 부위에서 넙다리곧은근의 힘줄을 촉진한다. 근육 부위를 촉진한 후, 앞쪽 허벅지 아래로 무릎뼈의 위쪽 면까지 내려가면서 촉진한다.
굽힘근	넙다리곧은근 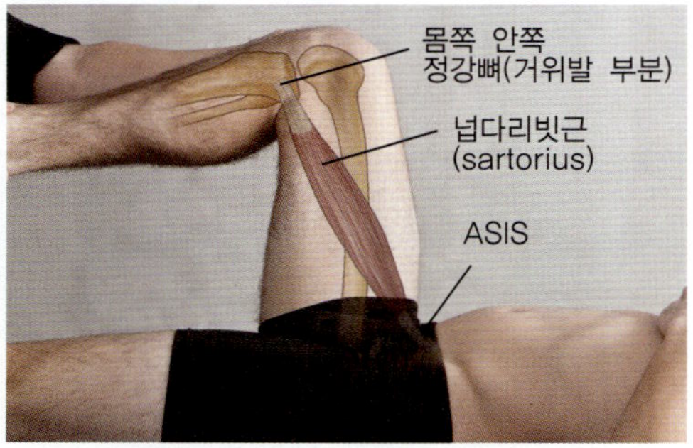	**ASIS**	정강뼈의 안쪽면; 두덩정강근과 반힘줄모양근의 먼쪽부착점의 앞쪽	넙다리신경 (L_2–L_4)	엉덩관절의 굽힘, 벌림 및 가쪽돌림; 무릎관절의 굽힘과 안쪽돌림	근육의 아랫부분을 눈으로 잘 확인할 수 없지만, 검사자가 수동으로 무릎관절과 엉덩관절을 90° 굽힘시킨 후, 엉덩관절을 가쪽돌림 시키고, 대상자에게 등척성 수축과 이완을 반복하도록 주문한 후, 근육을 촉진한다. 넙다리빗근은 거위발인 먼쪽 부착점에서 촉진될 수 있다(10장 참고).

계속

표 9-2 골반과 엉덩관절의 근육 - 계속

근육군	근육	몸쪽 부착점	먼쪽 부착점	신경지배	작용	촉진
굽힘근	넙다리근막긴장근 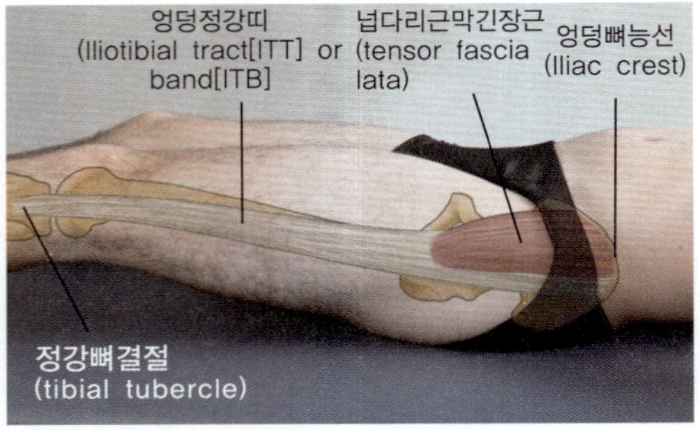	엉덩뼈능선, 넙다리빗근 몸쪽부착점의 가쪽 ASIS	엉덩정강띠; 엉덩정강띠가 붙는 정강뼈의 가쪽관절융기	위볼기신경의 가지 (L_4–L_5,S_1)	엉덩관절의 굽힘, 벌림 및 안쪽돌림	엉덩관절을 굽힘, 벌림 및 안쪽돌림 시킨 후, 넙다리빗근 위쪽 섬유의 가쪽에 있는 엉덩관절 근처에서 확인한다.
굽힘근	두덩근 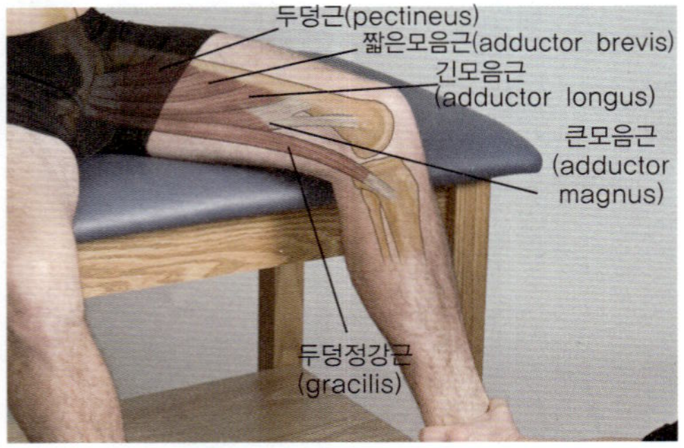	두덩뼈의 위가지	넙다리뼈의 위뒤안쪽인 작은뼈돌기와 거친선 사이의 선(두덩선)을 따라	넙다리신경 (L_2–L_4)	엉덩관절의 굽힘과 모음	엉덩허리근 가쪽과 긴모음근의 안쪽에 위치하는 납작한 근육이다. 두덩근은 분리근육으로써 촉진이 어렵지만, 다른 근육과 함께 수축을 느낄 수 있다. 두덩근은 두덩뼈 윗가지에서 촉진될 수 있는 부착점을 갖고 있다.
모음근 (5개)	긴모음근 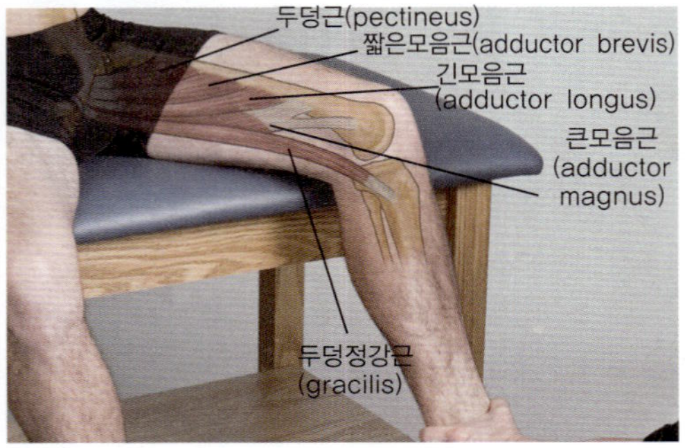	두덩뼈	거친선 (중간 1/3)	폐쇄신경 (L_3–L_4)	엉덩관절의 모음	제안: 여러분의 몸을 스스로 다음과 같이 촉진해 본다. 앉은 자세에서, 촉진 손가락을 두덩뼈 가지의 먼쪽인 몸쪽 살고랑에 배치한다.

						모음근의 일부가 앞쪽에서 뒤쪽으로 잡혀질 수 있다. 다리가 교차될 때까지 여러분의 엉덩관절을 계속 굽힘하고, 모음하고 또 가쪽돌림한다. 긴모음근의 힘줄이 가장 뚜렷하여, 다른 힘줄보다 쉽게 구분될 수 있다.
모음근	짧은모음근 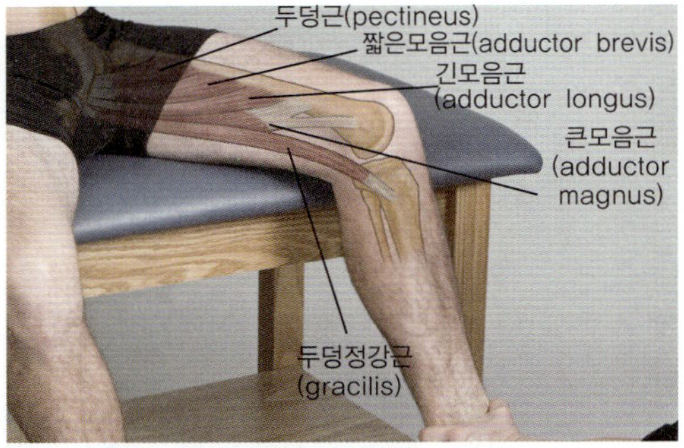 	두덩뼈	몸쪽 거친선과 두덩선	폐쇄신경 (L_3–L_4)	엉덩관절의 모음	허벅지를 모음했을 때, 짧은모음근의 근육 부착점이 될 수 있다. 긴모음근의 가쪽에 힘살이 위치한다.
모음근	큰모음근 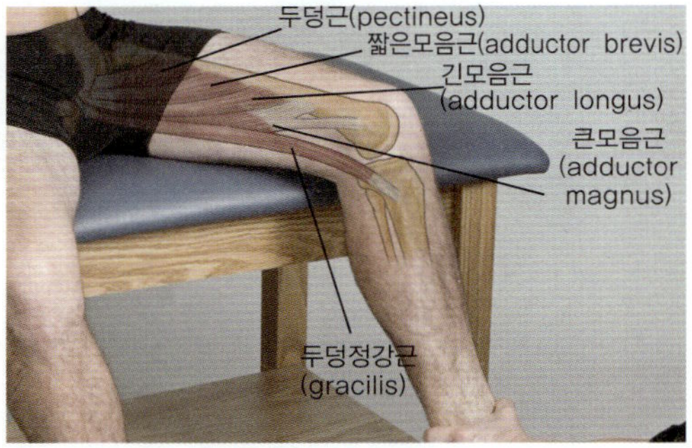 	두덩뼈와 궁둥뼈가지, 궁둥뼈거친면	거친선 (전체 길이)과 모음근결절	폐쇄신경 (L_2–L_4)과 궁둥신경 (L_4)	엉덩관절의 모음	엉덩관절의 모음에 저항을 주면서, 안쪽 허벅지를 따라 큰모음근을 촉진한다. 그 다음, 넙다리뼈의 모음근결절에 있는 부착점까지 촉진한다.

계속

표 9-2 골반과 엉덩관절의 근육 - *계속*

근육군	근육	몸쪽 부착점	먼쪽 부착점	신경지배	작용	촉진
모음근	두덩정강근 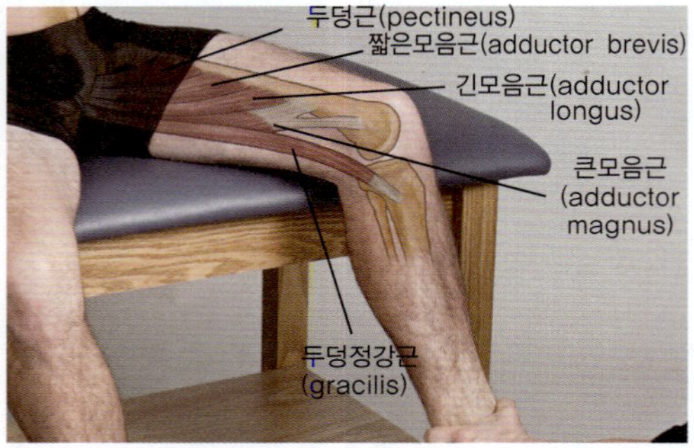 	두덩뼈	몸쪽정강뼈의 앞안쪽면	폐쇄신경 (L_2–L_3)	엉덩관절의 모음	두덩정강근은 무릎관절을 지나가서, 정강뼈의 앞안쪽인 넙다리빗근과 반힘줄모양근 옆에 부착한다. 무릎관절 굽힘에 대한 저항은 뒤넙다리근과 두덩정강근을 활성화시킨다. 두덩정강근 힘살이 궁둥뼈거친면의 안쪽을 지나가는 반면, 뒤넙다리근은 궁둥뼈거친면의 가쪽을 지나간다.
폄근 (4개)	두덩근* 큰볼기근 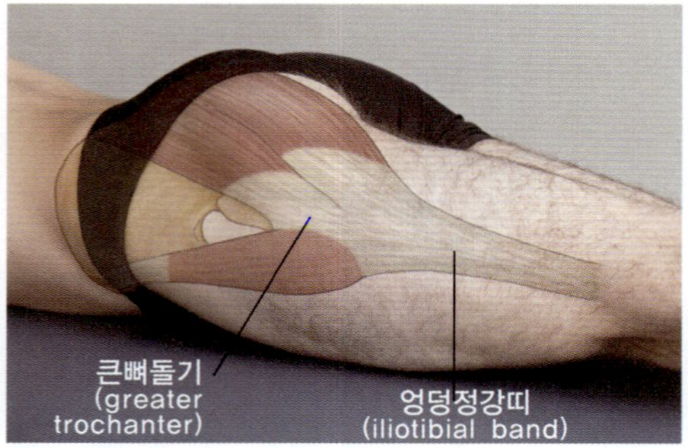 	뒤쪽엉덩뼈능선, 허리등넙힘줄, 엉치뼈, 꼬리뼈, 엉치결절인대	볼기근거친면(큰뼈돌기의 먼쪽) 위의 넙다리뼈 뒤쪽면; 엉덩정강띠 안으로 부착됨	아래볼기 신경 (L_5,S_1–S_2)	엉덩관절의 폄과 가쪽돌림; 골반의 뒤쪽경사	엎드린 자세나 선 자세에서, 관절의 움직임 없이도, 큰볼기근의 등척성 수축을 통해 큰볼기근을 쉽게 관찰할 수 있다. 엉덩관절의 폄과 가쪽돌림 시 강한 큰볼기근의 활성을 볼 수 있다. 큰볼기근의 강한 수축은 계단을 오를 때, 달리기나 점핑할 때도 관찰된다.

* 굽힘근 참고

폄근	넙다리두갈래근 (가쪽 뒤넙다리근) 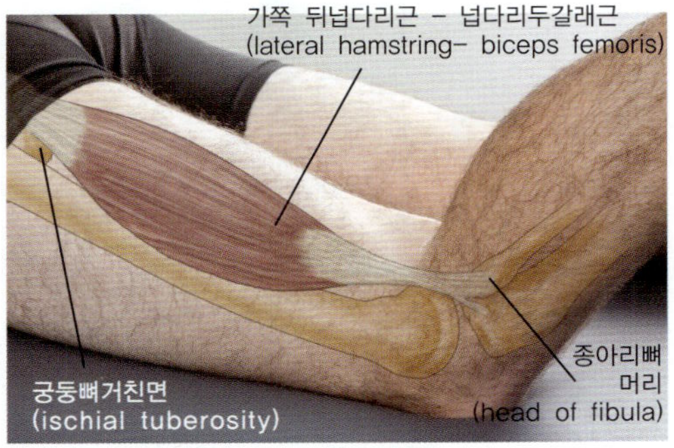 	두갈래: 1) 궁둥뼈거친면 2) 거친선의 가쪽입술	종아리뼈 머리와 정강뼈의 가쪽관절 융기	궁둥신경 (L_4–L_5, S_1–S_2)	엉덩관절의 폄; 무릎관절의 굽힘과 가쪽돌림	무릎의 굽힘에 저항을 주거나 무릎의 굽힘과 가쪽돌림에 저항을 주면, 쉽게 넙다리두갈래근이 촉진될 수 있다. 넙다리두갈래근은 궁둥뼈거친면에서 종아리뼈머리까지 허벅지의 뒤가쪽을 달린다.
폄근	반막모양근과 반힘줄모양근 (안쪽뒤넙다리근) 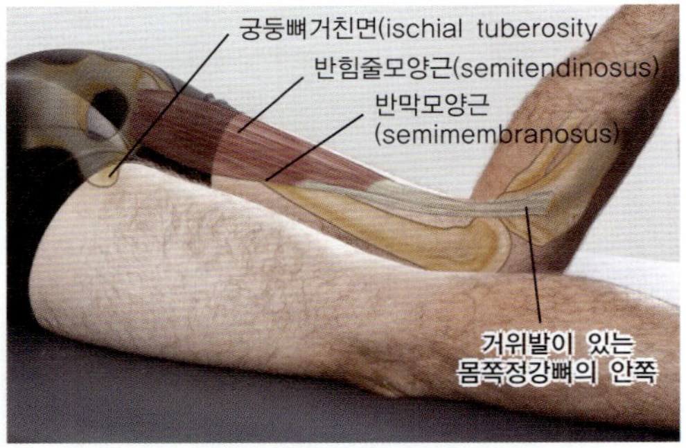 	궁둥뼈거친면	두덩정강근의 먼쪽인 정강뼈 안쪽관절융기의 뒤쪽면	궁둥신경 (L_4–L_5, S_1–S_2)	엉덩관절의 폄; 무릎관절의 굽힘과 안쪽돌림	반힘줄모양근은 무릎을 굽혔을 때, 무릎 몸쪽의 뒤안쪽에서 촉진된다. 반막모양근의 대부분은 반힘줄모양근과 큰모음근에 의해 덮여 있다. 대상자를 엎드린 자세로 배치해 놓고, 무릎 굽힘에 저항을 주거나, 무릎 굽힘과 안쪽돌림에 저항을 주면서, 양쪽 근육의 먼쪽부분을 촉진할 수 있다.

계속

표 9-2 골반과 엉덩관절의 근육 - 계속

근육군	근육	몸쪽 부착점	먼쪽 부착점	신경지배	작용	촉진
벌림근 (3개)	중간볼기근 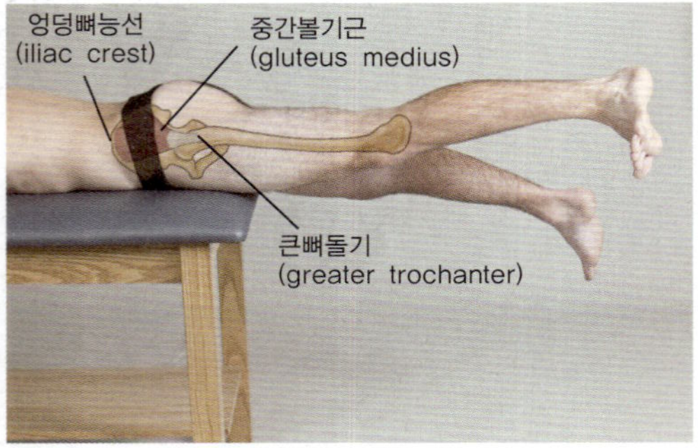	부채모양 근육이고, 엉덩뼈능선과, 엉덩뼈와 앞볼기선의 가쪽면. 앞볼기선은 작은볼기근과 중간볼기근의 부착점을 분리하는 선이다.	큰뼈돌기의 꼭대기 근처	위볼기신경 (L_4–L_5, S_1)	엉덩관절의 벌림; 앞쪽 섬유는 굽힘과 안쪽돌림하고, 뒤쪽 섬유는 폄과 가쪽돌림을 한다. 선 자세에서, 골반이 반대쪽으로 떨어지는 것을 막아줌으로써 골반 안정성을 유지한다.	능동 벌림 동안 엉덩뼈능선 밑에서 큰뼈돌기 위쪽까지 촉진한다. 한발 서기자세일 때 체중부하 다리에서 쉽게 촉진될 수 있는데, 그 이유는 중간볼기근이 HAT를 지지하기 위해 수축하기 때문이다.
벌림근	작은볼기근 넙다리근막긴장근*	부채모양 근육이고, 앞볼기선과 아래볼기선 사이의 엉덩뼈 가쪽면	큰뼈돌기의 앞쪽 가장자리	위볼기신경 (L_4–L_5, S_1)	엉덩관절의 벌림과 안쪽돌림	중간볼기근과 작은볼기근이 동시에 벌림과 안쪽돌림으로 수축하기 때문에, 중간볼기근과 잘 구분되지 않을 수 있다. 근육의 앞쪽섬유가 가장 두껍고, 엉덩관절을 안쪽돌림할 때, 중간볼기근과 함께 촉진될 수 있다.
가쪽돌림근	궁둥구멍근 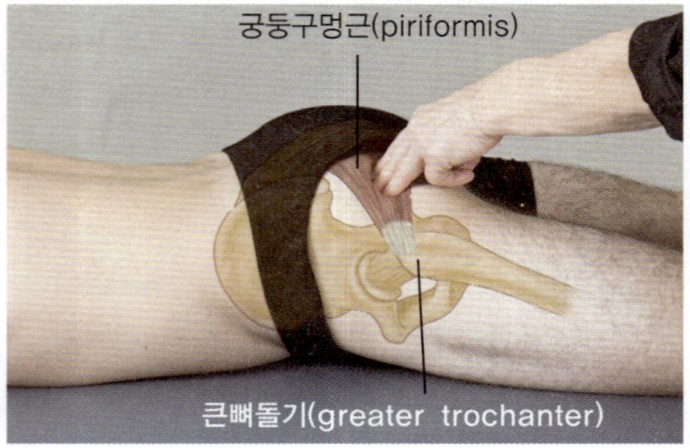	엉치뼈의 앞쪽면, 궁둥뼈패임, 엉치결절인대	섬유는 가쪽 아래 방향으로 달린 후, 중간볼기근의 뒤쪽 가장자리에 닿는다. 이곳은 큰뼈돌기의 아래 부위이다.	첫 번째 엉치신경과 두 번째 엉치신경의 가지 (L_5, S_1–S_2)	엉덩관절의 가쪽돌림	특히, 큰볼기근이 이완되고, 다리를 약간 굽힘한 상태에서, 가쪽돌림할 때 촉진된다. 촉진 손가락을 큰뼈돌기 뒤에 배치하고, 촉진하고자 하는 지점을 찾을 때까지 조금 움직인다.

* 굽힘근 참고

가쪽돌림근	깊은 가쪽돌림근: 궁둥구멍근(강한 작용 때문에 위에 분리되어 목록됨), 아래쌍둥근, 위쌍둥근 속폐쇄근, 바깥폐쇄근, 넙다리네모근	뒤쪽 엉치뼈, 궁둥뼈와 두덩뼈에 부착하는 가로섬유와 함께 뒤쪽 볼기 부위. 큰볼기근에 의해 덮여 있다. 위쪽 부분은 궁둥구멍근이고, 아래쪽 부분은 넙다리네모근이다. 그리고 이들 두 근육 사이에 다른 4개 근육이 위치한다.	큰뼈돌기	여러 신경이 지배하지만 일반적으로 S_1–S_2의 가지이다.	엉덩관절의 가쪽돌림	근육군이 되고, 개별 근육은 잘 촉진되지 않는다. 궁둥구멍근(위쪽)과 넙다리네모근(아래쪽)을 정확하게 촉진할 수 있다. 넙다리네모근: 엉덩관절을 가쪽돌림하거나, 가쪽돌림에 저항을 줄 때, 궁둥뼈거친면과 큰뼈돌기 사이에서 촉진된다.
	큰볼기근	위 참고				큰볼기근과 넙다리빗근은 엉덩관절 가쪽돌림을 담당하는 큰 근육이면서 2차 근육이다.
	넙다리빗근	위 참고				
안쪽돌림근	여러 근육이 함께 작용 중간볼기근* 작은볼기근* 넙다리근막긴장근 두덩근 모음근 근육군					

* 안쪽돌림근으로서 대부분 작용한다.

표 9-3 엉덩관절의 해부학적 작용과 주동근

엉덩관절 작용	주동근
굽힘	엉덩허리근 넙다리곧은근 • 특히 무릎관절의 굽힘과 함께 넙다리빗근 • 특히 엉덩관절의 모음과 가쪽돌림과 함께 두덩근 • 특히, 엉덩관절의 모음과 함께 넙다리근막긴장근 • 특히, 엉덩관절의 벌림과 안쪽돌림과 함께
폄	큰볼기근 넙다리두갈래근 반막모양근 반힘줄모양근 큰모음근(뒤쪽 섬유)
모음	긴모음근 짧은모음근 큰모음근 두덩정강근 두덩근(굽힘근으로 작용함)
벌림	중간볼기근 작은볼기근 넙다리근막긴장근 (굽힘과 안쪽돌림 함)
가쪽돌림	큰볼기근 깊은가쪽돌림근 넙다리빗근 • 특히, 엉덩관절의 굽힘과 벌림과 함께
안쪽돌림 주동근으로 작용하는 근육은 없다. 모든 근육은 안쪽돌림의 2차 근육이다.	작은볼기근(앞쪽 섬유) 중간볼기근(앞쪽 섬유) 넙다리근막긴장근 • 특히, 엉덩관절의 굽힘과 벌림과 함께

엉덩허리근 / *Iliopsoas*

엉덩허리근(그림 9-14)은 위치 때문에 이름이 붙여졌고(*ilio,* ilium, and Gr, *psoa,* the loins), 2개의 부분으로 구성된다: 엉덩근과 큰허리근. 이들 두 근육은 분리된 몸쪽 부착점을 가지고 있지만, 먼쪽 부착점은 하나이다(그림 9-14B). 엉덩관절의 먼쪽에 부착하는 엉덩허리근의 부착점은 넙다리빗근의 안쪽에 위치하고, 넙다리빗근의 위쪽 섬유에 의해 부분적으로 덮여 있다. 큰허리근 섬유는 둥글고 긴 모양이고, 근육의 힘살이 엉덩뼈의 안쪽면에 위치한다.

한 관절 굽힘근으로, 엉덩허리근은 아주 강하게 작용하는 주요 엉덩관절 굽힘근이다. 기능적으로 엉덩허리근은 다리를 짧게 만들고, 보행의 유각기 동안 다리를 앞으로 추진하게 만든다. 엉덩허리근의 몸쪽 부착점이 허리뼈이기 때문에, 엉덩허리근은 골반을 앞쪽으로 경사시키고, 기능적 활동 동안 배근육과 함께 작용하여 골반의 안정성을 유지한다. 누운 자세에서 다리를 고정하면, 양쪽 엉덩허리근은 몸통을 들어올리고, 넙다리뼈에 대한 골반의 굽힘을 일으킨다. 이런 운동은 완전한 일어나 앉기를 할 때 일어난다. 몇몇 자료에 따르면, 엉덩허리근은 약한 돌림 작용을 가지고 있다: 특히 벌림된 엉덩관절을 가쪽돌림시킬 때 더욱 그러하다. 그리고 기능적으로 무시될 만큼 엉덩관절 돌림의 지레팔 길이가 짧다.[38-39] 우리의 목적은 넙다리뼈가 골반에 대해 움직일 때 강한 엉덩관절 굽힘근으로써 엉덩허리근의 역할을 고려하고, 또 골반이 넙다리뼈에 대해 움직일 때 앞쪽경사 근육으로 고려하는 것이다.

넙다리곧은근 / *Rectus Femoris*

넙다리곧은근은 깃근 형태의 근육이고, 근육의 방향이 넙다리뼈의 앞쪽면 아래로 길게 내려가기 때문에 곧은근이라는 이름이 붙여진다. 이 근육은 넙다리네갈래근 중에서 유일하게 엉덩관절과 무릎관절을 지나가는 2관절 근육이다(그림 9-15). 넙다리곧은근이 엉덩관절 굽힘근과 무릎관절 폄근으로 작용하지만, 상당한 힘이 엉덩관절에서 발생한다. 그리고 무릎관절이 펴된 채로 엉덩관절이 굽힘될 때 능동불충분성의 위험이 일어난다. 넙다리곧은근은 엉덩관절 굽힘에 중요한 역할을 하고, 계단을 올라갈 때처럼 무릎이 굽힘되어 있을 때, 그것들의 힘 대부분은 엉덩관절에 적용한다.

넙다리빗근 / *Sartorius*

넙다리빗근은 신체에서 가장 긴 근육이고(L, *sartor,* a tailor), 띠 모양의 근육으로써 골반의 가쪽에서 몸쪽 정강뼈의 앞안쪽까지 허벅지의 앞쪽과 안쪽으로 비스듬하게

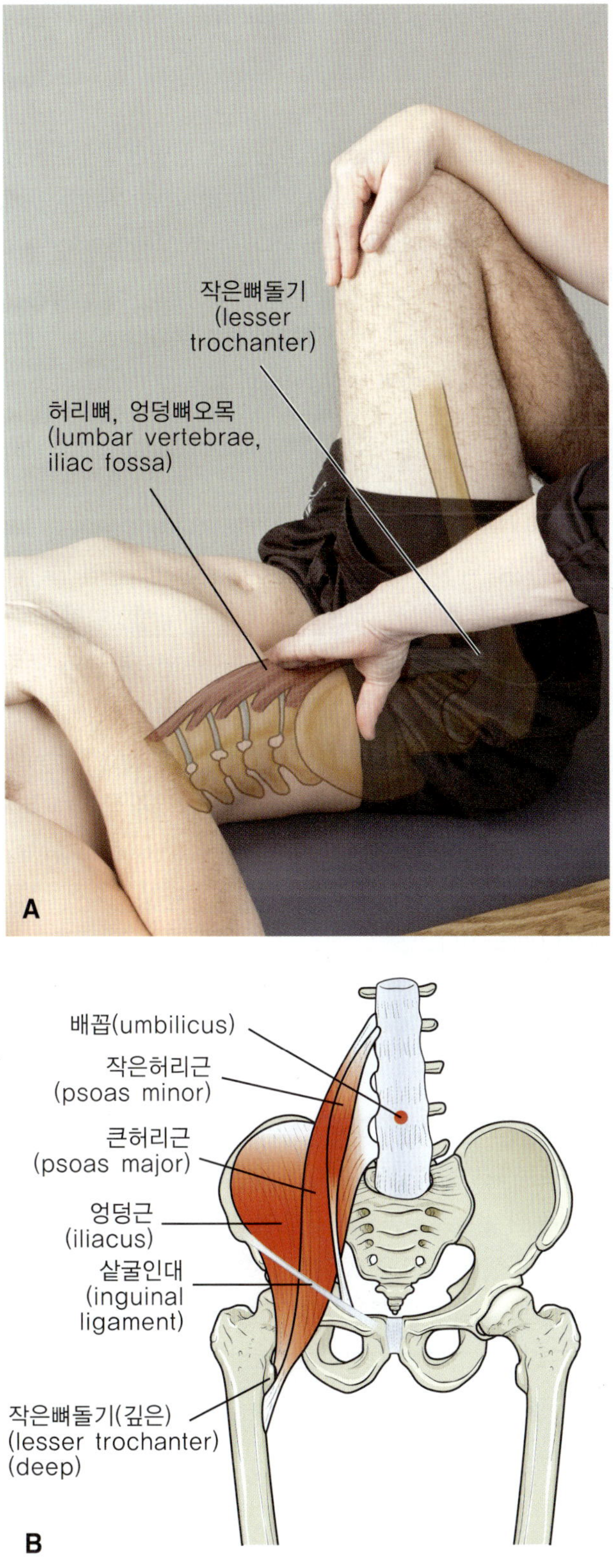

그림 9-14. A) 엉덩허리근의 모습과 큰허리근의 촉진을 보여준다. 대상자의 배근육이 이완되면, 검사자는 큰허리근의 수축을 느낄 수 있도록 손가락을 깊숙이 넣고 촉진한다. 이때 대상자는 약간의 저항을 이기고 엉덩관절을 굽힌다. B) 엉덩허리근의 그림은 근육의 부착점과 당김선을 보여준다.

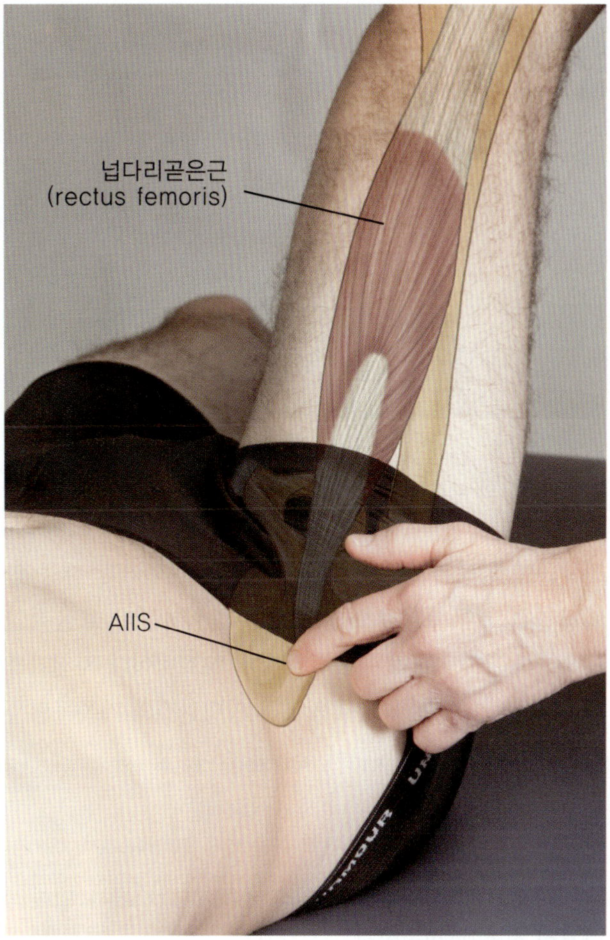

그림 9-15. 넙다리곧은근. 모델은 넙다리곧은근의 수축을 보여준다. 근육의 그림은 근육의 부착점과 당김선을 보여 주고 있다.

달린다(그림 9-16). 넙다리빗근은 2관절 근육으로써 무릎 굽힘근의 옆쪽을 달려, 두덩정강근과 반힘줄모양근과 함께 거위발을 형성한다(10장 참고). 넙다리빗근의 별명은 "재봉사 근육"이다. 그 이유는 넙다리빗근이 엉덩관절의 굽힘, 벌림 및 가쪽돌림을 수행하여, 재봉사 다리 앉기 혹은 양반 다리 앉기 자세를 취하기 때문이다. 이 근육의 부가적인 무릎관절 기능은 10장에서 설명될 것이다.

엉덩관절의 굽힘-폄 축과 넙다리빗근의 당김선 수직거리가 상당히 길기 때문에, 넙다리빗근의 단면적이 비교적 작다하더라도 큰 토오크를 생산할 수 있다. 근육이 수축할 때, 토오크가 저면에 있는 구조물로부터 발생한다: 관절로부터 멀어지는 움직임은 역학적으로 모멘트팔 길이를 증가시켜 토오크를 증가시킨다. 근육의 길이가 길기 때문에, 넙다리빗근은 긴 거리를 단축시킬 수 있다. 넙다

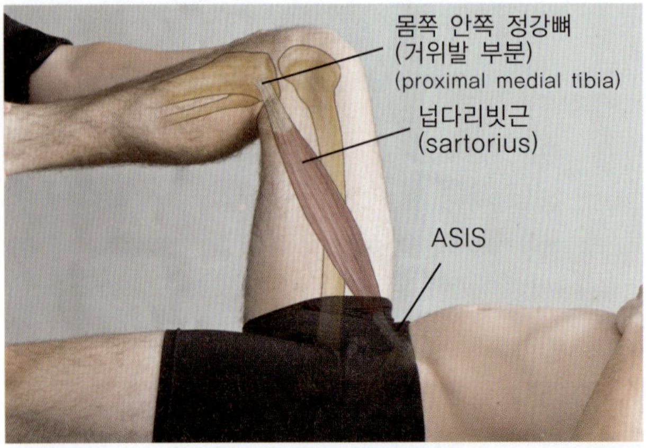

그림 9-16. 넙다리빗근. 모델은 넙다리빗근의 수축을 보여주고, 그림은 근육의 부착점과 당김선을 보여준다.

리빗근이 엉덩관절과 무릎관절을 모두 지나가기 때문에, 엉덩관절과 무릎관절을 동시에 굽힘시키는데 효율적인 근육이다. 그리고 말에 올라타거나, 오토바이나 자전거를 탈 때, 발이 그것들에 닿지 않도록 엉덩관절의 가쪽돌림을 하고자 할 때 넙다리빗근이 작용을 한다.[22,40]

넙다리근막긴장근 / Tensor Fasciae Latae

넙다리근막긴장근(TFL)은 앞가쪽 허벅지에서 넙다리빗근의 가쪽에 위치한다. 이 근육의 주된 작용 중의 하나가 "가쪽 근막" 혹은 "엉덩정강띠"에 긴장을 일으키는 것이기 때문에, 넙다리근막긴장근이라는 이름이 붙여졌다. 이 근육은 가쪽 허벅지와 무릎을 안정화시키는 역할을 한다. 넙다리근막긴장근의 힘살이 단지 몇 인치 밖에 안 되는 작은 근육이지만, 힘줄이 길어서 엉덩정강띠(ITB 혹은 ITT)를 형성한다(그림 9-17). 넙다리근막긴장근의 별명은 "주머니 근육"인데, 그 이유는 여러분이 바지의 주머니에 손을 넣었을 때, 여러분의 손이 근육의 힘살에 놓이기 때문이다. 넙다리빗근과 마찬가지로, 이 근육도 엉덩관절과 무릎관절에 영향을 준다. 엉덩관절에서 넙다리근막긴장근은 허벅지를 굽힘하고, 벌리고 약간 안쪽돌림시킨다.

두덩근 / Pectineus

두덩근(pectineus muscle)은 앞안쪽 엉덩관절에 위치한다. 두덩근(L, *pecten, comb*)은 샅고랑 안의 깊숙한 곳에 위치하는 납작한 형태의 근육이다. 먼쪽 부착점의 영역은 몸쪽 부착점 만큼 넓어서, 사각형 모양이고, 빗 모양이다(그림 9-18). 두덩근은 모음근의 근육군에 속하고, 긴모음근과 나란하게 달리지만, 엉덩관절을 굽힘하고 안쪽돌림한다.

2차 굽힘근 / Secondary Flexors

위에 목록된 5개의 주요 굽힘근 이외에, 벌림근인 넙다리근막긴장근을 포함한 여러 개의 모음근이 엉덩관절을 굽힘할 수 있는데, 그 이유는 이들 근육이 엉덩관절의 앞쪽을 지나가기 때문이다. 그러나 이들 근육은 굽힘보다 안쪽돌림을 더 많이 일으킨다. 긴모음근(adductor longus)과 큰모음근(adductor magnus), 두덩정강근(gracilis muscle)은 엉덩관절을 굽힘시킬 수 있지만, 큰모음근을 제외하고는, 근육들이 수축할 때의 엉덩관절 위치에 따라 운동이 달라진다.[41]

모음근 / Adductors

엉덩관절 모음근의 근육군은 안쪽 허벅지에 있는 큰 근육 덩어리로서, 앞쪽으로는 안쪽넓은근과 넙다리빗근, 뒤쪽으로는 뒤넙다리근과 경계를 이루고 있다. 허벅지의 앞안쪽에 위치한 두덩근도 모음근이지만, 앞 단락인 굽힘근에서 설명했다. 모음근으로는, 큰모음근, 긴모음근, 짧은모음근 및 두덩정강근이 있다. 두덩정강근을 제외한 나머지 근육들은 삼각형 모양이고, 골반에 있는 좁은 부착점에서 시작하여 넙다리뼈의 넓은 부착점에 연결된다. 관절

실습 포인트
PRACTICE POINT

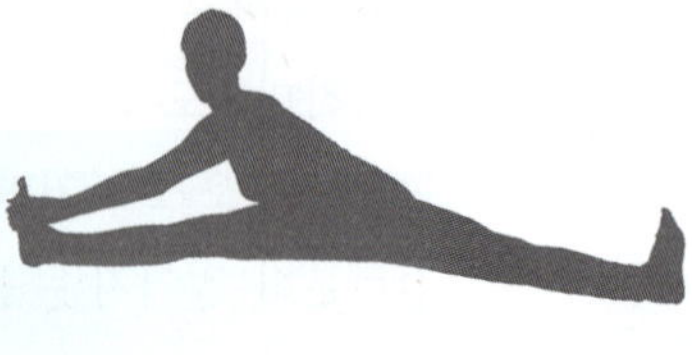

엉덩정강띠가 타이트해지면, 엉덩관절을 굽힘과 폄할 때 큰뼈돌기 위에서 엉덩정강띠가 "찰깍" 움직인다. 엉덩정강띠의 스냅핑 증후군(snapping hip syndrome)은 종종 장거리 달리기 선수에게 나타나는 큰뼈돌기 점액주머니염과 관련된다.

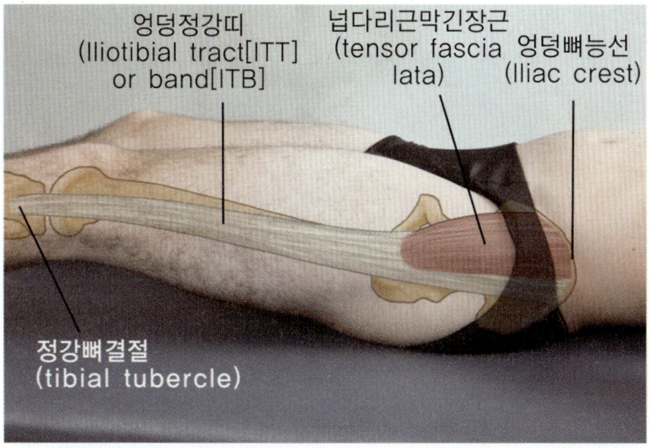

그림 9-17. 대상자가 벌림할 때 넙다리근막긴장근이 수축하면, 약간 굽힘과 안쪽돌림을 일으킬 수 있다. 그림은 길고 넓은 엉덩정강띠뿐만 아니라, 근육의 부착점과 당김선을 보여준다. 중간볼기근의 앞쪽에 있는 넙다리근막긴장근의 위치를 체크해야 한다. 이 두 근육은 엉덩관절의 앞가쪽에서 나란히 놓여 있다.

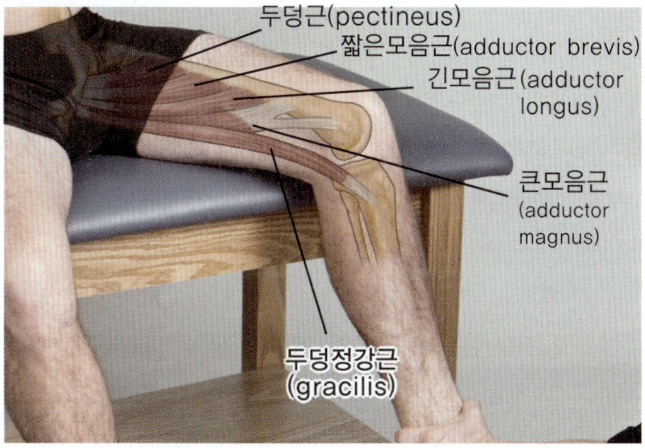

그림 9-18. 엉덩관절 모음근의 근육군: 두덩근, 긴모음근, 짧은모음근, 큰모음근 및 두덩정강근. 그림은 이들 근육사이의 관계과 근육의 부착점과 당김선을 보여준다.

축에 대한 이들 근육의 작용선은 엉덩관절이 굽힐할 때 변한다. 그러므로 각 근육의 작용선은 엉덩관절의 자세에 따라 결정될 수 있다. 특정 자세에서는 다른 모음근이 엉덩관절의 굽힘, 폄 혹은 돌림을 일으킬 수 있다. 기능적 움직임에 대한 이들 근육의 기여도는 본 장의 나중 단락에서 설명될 것이다.

긴모음근과 짧은모음근 / Adductor longus and brevis

이름이 의미하듯이, 긴모음근은 긴 줄 형태의 근육이다. 이 근육은 가장 두꺼운 힘줄을 가진 근육이며, 살고랑의 앞쪽에 위치한다. 이 근육은 강한 1 관절 근육이고, 짧은 모음근과 협력작용을 한다(그림 9-18).

큰모음근 / Adductor magnus

이름이 의미하듯이, 큰모음근은 큰 근육이고, 깊숙이 위치한다. 그리고 두 부분으로 나눠어져 있다. 안쪽 부분은 강한 모음근이고, 뒤쪽 부분은 엉덩관절의 폄을 보조한다.

두덩정강근 / Gracilis

얇은 두덩정강근(L, *gracilis*, slender or grace-like)은 다른 모음근과 협력작용을 한다(그림 9-18). 거위발의 한 부분으로, 몸쪽 정강뼈의 안쪽에 붙어 있는 강한 먼쪽 힘줄의 부착점은 무릎관절 안정성을 제공한다.

실습 포인트

PRACTICE POINT

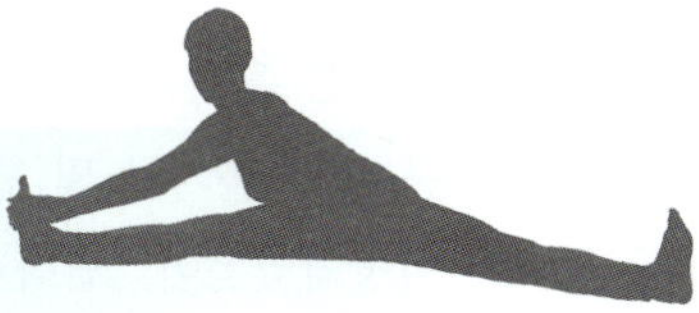

모음근 근육군은 엉덩관절 모음에 저항을 줄 때, 두덩뼈에서 먼쪽 허벅지에 이르는 허벅지 안쪽에서 촉진될 수 있다. 여러분의 모음근을 촉진하려면, 양쪽 무릎을 붙여 압박시킨다. 개별 모음근의 촉진은 어렵고, 제대로 그 근육들을 확인하려면 근부착점 쪽에서 촉진해야 한다. 부가적인 촉진 정보를 알고 싶으면 표 9-2를 참고하기 바란다.

비록 큰모음근의 뒤쪽섬유가 궁둥신경의 가지에 의해 지배를 받지만, 모음근 근육군의 신경 공급은 주로 폐쇄신경에 의해 이루어진다.

긴모음근 힘줄은 샅부위의 허벅지 앞안쪽에서 촉진될 수 있을 만큼 많이 튀어나온 힘줄이다. 이 힘줄이 많이 튀어나와 있기 때문에, 의족을 디자인할 때 의족의 몸쪽 안쪽면을 비스듬하게 기울어 만들어야 한다. 즉, 긴모음근 힘줄이 의족에 압박을 받아서는 안 된다.

폄근/ Extensors

주요 엉덩관절 폄근은 엉덩관절과 허벅지의 뒤쪽에 위치하고, 큰볼기근, 넙다리두갈래근, 반힘줄모양근, 반막모양근, 그리고 큰모음근의 뒤쪽 부분 등이 엉덩관절 폄근으로 작용한다.

큰볼기근 / Gluteus Maximus

큰볼기근(Gr, *gloutos,* buttock)은 크고, 얕은 층에 있는 근육으로 엉덩이가 둥근 이유이다. 표 9-2에서 설명되었듯이, 섬유는 뒤쪽골반에서 몸쪽넙다리뼈까지 가쪽으로 달린다(그림 9-19). 큰볼기근의 작용선을 그려보면, 체중부하시 안정근으로써 주요 역할을 쉽게 상상할 수 있을 것이다. 큰볼기근은 계단오르기, 달리기 혹은 점핑과 같은 활동을 할 때 강한 수축을 한다. 걷기와 달리기 동안, 엉덩관절을 펴는 구심성 수축과 다리의 스윙을 감속(특히, 달리기할 때)시키는 원심성 수축을 할 것이다.[42] 큰볼기근은 짝힘으로써 배근육과 함께 작용하여 골반 뒤쪽경사를 일으킨다. 사람이 체중부하는 다리의 엉덩관절을 굽힘할 때와 몸을 똑바로 세우기 위해 갑자기 엉덩관절을 폄할 때 큰볼기근의 강한 수축이 촉진될 수 있다.[43]

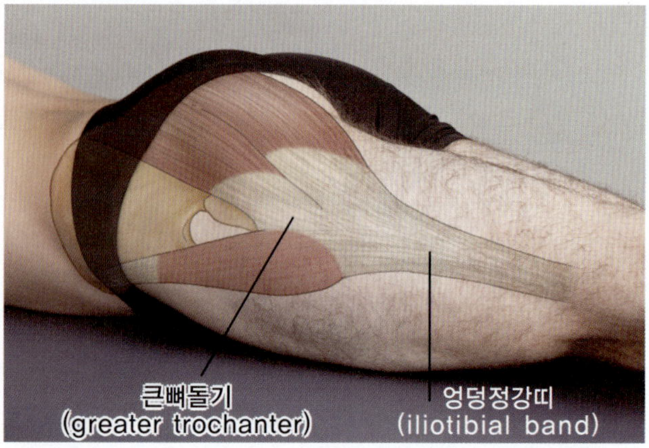

그림 9-19. 큰볼기근은 엉덩관절이 폄되고 가쪽돌림될 때, 강하게 작용한다. 그림은 근육의 부착점과 당김선을 보여준다.

넙다리두갈래근, 반힘줄모양근과 반막모양근 / Biceps Femoris, Semitendinosus and Semimembranosus

넙다리두갈래근, 반힘줄모양근과 반막모양근은 뒤넙다리근으로 알려진 뒤쪽 부위의 근육이다. 이들 근육군은 엉덩관절을 폄하고 무릎관절을 굽힘한다. 이들 근육은 궁둥뼈거친면에 있는 몸쪽 부착점과 몸쪽정강뼈에 있는 먼쪽 부착점을 가진 크고 강력한 2 관절 근육이며, 매우 강한 엉덩관절 폄의 힘을 일으킨다. 그러나 2 관절 근육이기 때문에, 불충분성의 위험을 가진다. 이들 근육은 무릎에 작용하는 근육이기 때문에, 다음 장에서 자세히 설명될 것이다. 뒤넙다리근은 강력한 엉덩관절 폄근이고, 큰볼기근과 함께 협력작용을 한다.

넙다리두갈래근은 허벅지 뒤쪽의 가쪽에 위치하기 때문에, "가쪽 뒤넙다리근"으로 알려져 있고, 이름이 의미하듯이, 두갈래된 몸쪽 부착점을 가지고 있다. 안쪽 뒤넙다리근에는 방추형인 반힘줄모양근과 반막모양근이 있다(그림 9-20A,B). 엉덩관절 폄에 대한 이들 3 근육의 기여도는 다양하고, 다음 장에서 자세히 설명할 것이다. 큰볼기근보다 오히려 뒤넙다리근이 작은 범위의 골반 앞뒤 균형을 제공한다.[43]

벌림근 / Abductors

이들 근육군은 엉덩관절의 가쪽에 위치하고, 중간볼기근, 작은볼기근 및 넙다리근막긴장근 등이 있다. 앞에서 설명되었듯이, 넙다리근막긴장근은 허벅지의 앞안쪽에 위치해서, 굽힘근과 안쪽돌림근으로도 작용한다.

실습 포인트

PRACTICE POINT

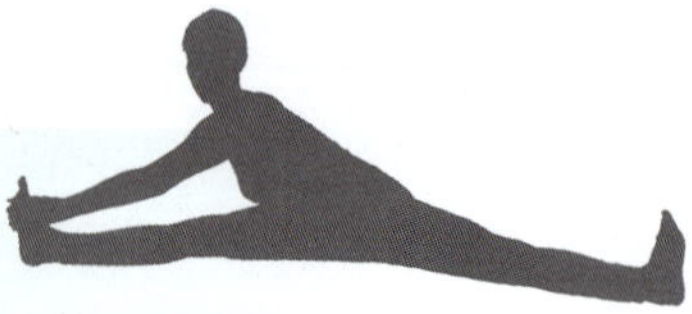

적절한 신체 역학과 자세는 모든 기능적 활동 동안 중요한 고려사항이다. 배가로근과 뭇갈래근과 함께 큰볼기근을 수축하여 골반을 중립위로 유지하는 것은 무거운 물체를 들거나, 접시 닦기를 위해 싱크대 앞에 서 있을 때와 같은, 기능적 활동 동안 허리뼈와 핵심근 조절을 안정화시킨다.

실습 포인트
PRACTICE POINT

타이트한 엉덩허리근과 함께 엉덩관절의 굽힘 구축이 골반을 시상면에서 앞쪽경사하는 방향으로 당길 것이고, 이와 비교될 수 있는 상황이 타이트한 뒤넙다리근에 의해 일어날 수 있다. 뒤넙다리근이 궁둥뼈거친면에 부착되어 있기 때문에, 뒤넙다리근이 단축되면 골반이 뒤쪽경사하는 방향으로 당겨질 것이다.

엉덩관절 벌림근과 모음근의 토오크는 노화와 관련된 뚜렷한 변화를 보인다.[44] 이들 근육이 서기 균형을 잡는데 중요한 역할을 하기 때문에, 재활 프로그램과 예방 프로그램은 골반의 안정성과 낙상 예방(특히, 노인)을 위해 근육의 근력 강화뿐만 아니라, 균형 훈련에 초점을 맞추어야 한다.

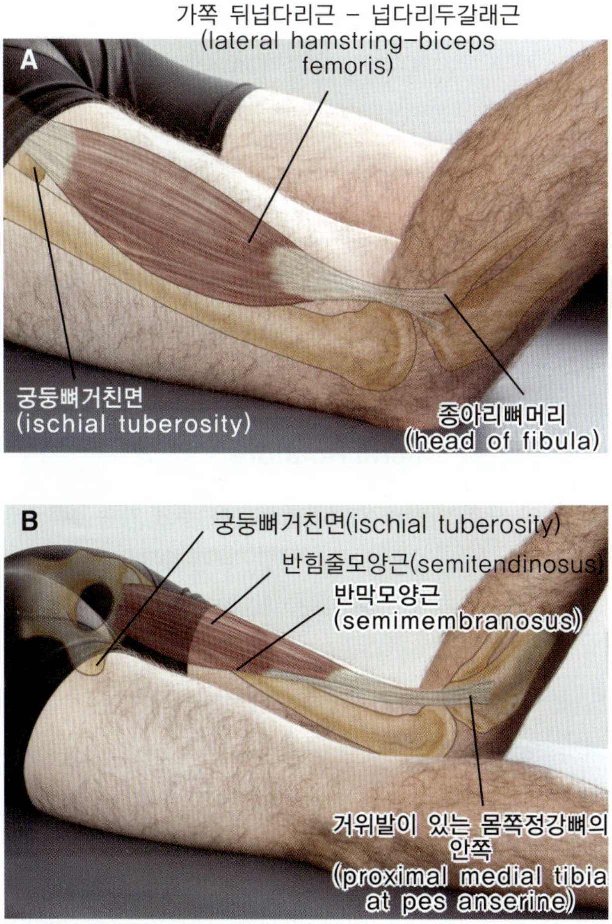

그림 9-20. A) 넙다리두갈래근(가쪽 뒤넙다리근). B) 안쪽 뒤넙다리근: 반힘줄모양근과 반막모양근. 그림은 근육의 부착점과 당김선을 보여준다.

중간볼기근 / Gluteus Medius

중간볼기근은 가쪽 엉덩관절 근육 중에서 가장 큰 근육이다. 이 근육의 일부는 큰볼기근에 의해 앞쪽이 덮여 있고, 또 넙다리근막긴장근에 의해 뒤쪽이 덮여 있다. 그러나 위쪽 중간 부위는 두꺼운 근막으로만 덮여 있다(그림 9-21). 오목위팔관절의 어깨세모근처럼, 이 근육도 부채꼴 근육이고, 앞섬유, 중간섬유 및 뒤섬유로 구성되어 있지만, 어깨세모근 만큼 분명하게 분리되어 있지 않다. 어깨세모근과 비슷하게, 중간볼기근의 모든 섬유도 강한 골반 안정근으로 작용한다. 앞쪽섬유는 엉덩관절 굽힘과 안쪽돌림을 돕고, 뒤쪽섬유는 폄과 가쪽돌림을 돕는다. 뒤쪽섬유는 비교적 작은 편이고, 엉덩관절 가쪽돌림을 할 때 작지만 강력한 궁둥구멍근에 의해 도움을 받는다. 궁둥구멍근은 본 장의 다음 부분에서 설명될 것이다.

열린사슬에서, 중간볼기근은 엉덩관절 벌림근으로 작용한다. 한발 서기 자세에서, 중간볼기근은 비체중부하의 반대쪽 골반이 아래로 떨어지는 것을 막아 주는 골반 가쪽 안정성을 제공한다(그림 9-22). 이것은 중간볼기근의 매우 중요한 기능이고, 본 장의 이후 단락에서 설명될 것이다.

작은볼기근 / Gluteus Minimus

부채꼴 모양의 작은볼기근은 볼기근 중에서 가장 깊은 곳에 위치하는 근육이다. 이 근육은 엉덩관절의 관절주머

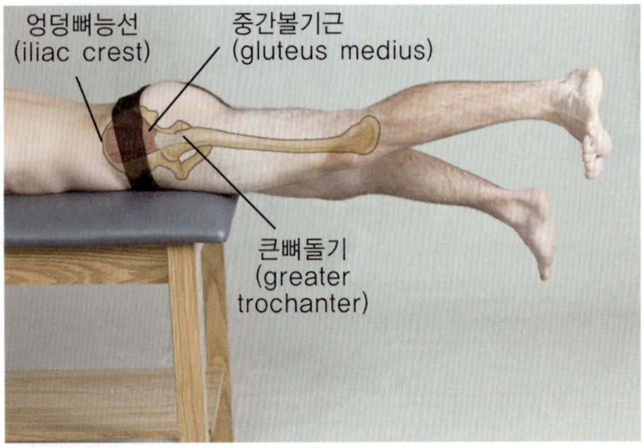

그림 9-21. 대상자가 왼쪽 엉덩관절을 벌림할 때, 중간볼기근의 수축이 일어난다. 그림은 근육의 부착점과 당김선을 보여준다.

니 근처에 위치하고, 중간볼기근이 이 근육을 덮고 있다. 작은볼기근은 중간볼기근과 협력작용을 하여 엉덩관절을 벌림하고, 또 엉덩관절을 안쪽돌림시킨다. 작은볼기근도 2가지 기능적 과제에서 흥미로운 근육이다: 1) 관절주머니의 주름이 꽉 조여지도록 한다; 2) 넙다리뼈머리가 절구 안에서 안정을 잘 취하도록 넙다리뼈머리에 압박을 제공한다.

넙다리근막긴장근 / *Tensor Fasciae Latea*

앞에서 언급했듯이 넙다리근막긴장근(TFL)은 엉덩관절 굽힘근으로 작용할 뿐만 아니라, 강한 벌림근과 가쪽 안정근으로도 작용한다. 사실, 넙다리근막긴장근의 주요 역할은 엉덩정강띠(ITB)의 긴장을 유지하는 것이다. 이런 긴장을 통해, 넙다리근막긴장근은 체중부하 활동을 할 때, 허벅지와 무릎관절에 가쪽 안정성을 제공한다. 넙다리근막긴장근의 특정 작용과 능력은 엉덩관절의 자세와 힘에 좌우된다. 부가적으로, 넙다리근막긴장근은 엉덩관절의 안쪽돌림을 보조해 준다. 벌림근으로서 넙다리근막긴장근은 엉덩관절이 굽힘되어 있을 때 엉덩관절을 잘 벌림시킨다. 큰볼기근과 넙다리근막긴장근의 부착점(엉덩정강띠)은 닫힌사슬의 체중부하 활동 동안 무릎관절의 안정장치으로써 이들 근육을 보조한다. 이들 근육(큰볼기근과 넙다리근막긴장근)은 가쪽 무릎관절 구조물의 지지를 수동적으로 돕기 위해, 무릎의 가쪽 움직임을 일으키지 않고 엉덩정강띠에 긴장을 증가시킨다.

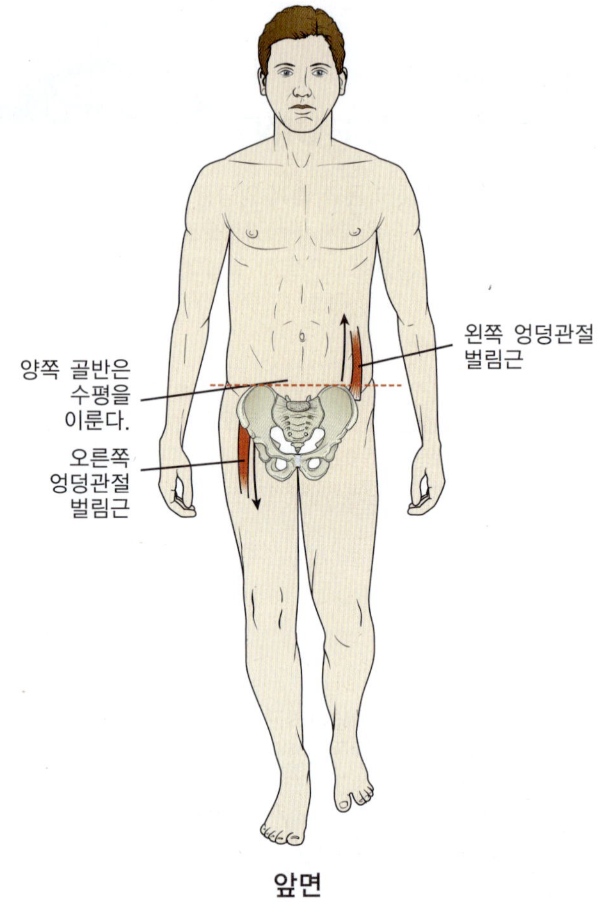

그림 9-22. 한발 서기 자세에서의 엉덩관절 벌림근. 한발 서기를 할 때, 중간볼기근이 비체중부하쪽 골반의 떨어짐을 막기 위해 골반의 가쪽 안정성을 제공한다. 한발 서기 동안 체중지지하는 다리가 모음되면, 엉덩관절의 벌림근이 신장되고, 강한 수축을 제공하기 위해 그 근육들은 적정 길이에 놓이게 된다.

가쪽돌림근 / Lateral Rotators

6개의 작은 엉덩관절 가쪽돌림근은 주요 가쪽돌림근으로서 뒤쪽 볼기 부위에 위치하고, 큰볼기근에 의해 덮여 있다. 그 근육들은 골반과 엉치뼈에 몸쪽 부착점이 있고, 거의 수평으로 달려, 큰뼈돌기에 붙은 먼쪽 부착점을 가진다. 이들 근육은 엉덩관절에 압박을 제공하기 좋은 배열을 가지고 있어, 엉덩관절에 안정성을 제공한다. 선 자세일 때, 이들 근육의 당김선은 엉덩관절의 수직축과 거의 수직을 이루는데, 이것은 엉덩관절을 가쪽돌림시킬 수 있는 좋은 위치이다. 6개 근육 중에서 가장 위쪽에 위치하는 근육은 궁둥구멍근이다. 궁둥구멍근(그림 9-23)은 먹는 배 모양의 근육이고(L, *pirum*, pear), 중간볼기근처럼, 엉덩관절 근육의 2번째 층에 속하는 근육이고, 큰볼기근에 의

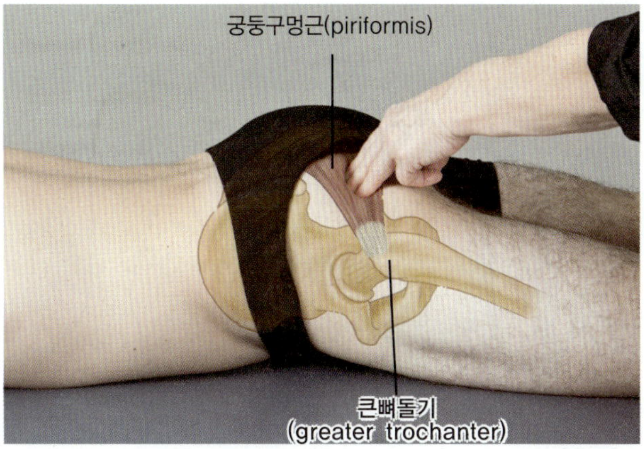

그림 9-23. 궁둥구멍근의 위치와 촉진.

해 덮여 있다. 위쌍둥근, 아래쌍둥근 및 속폐쇄근이 공동의 힘줄을 공유하고 있고, 궁둥구멍근과 넙다리네모근 사이에 위치한다. 바깥폐쇄근은 이들 근육의 앞쪽에 위치한다. 이 근육들의 닿는곳이 큰뼈돌기 뒤쪽이기 때문에, 그들의 당김선이 운동축의 뒤쪽에 위치하기 때문에, 가쪽돌림근으로 작용한다. 많은 사람들은 이들 가쪽돌림근을 엉덩관절의 "돌림근띠"라고 부른다. 이들 근육은 엉덩관절 운동 동안 미세한 조율 역할을 제공한다.

안쪽돌림근 / Medial Rotators

가로면의 순수한 안쪽돌림을 일으키는 특별한 근육은 없다. 오히려 안쪽돌림은 다른 움직임을 일으키는 몇몇 근육에 의해 수행된다. 안쪽돌림을 일으키는 근육으로는, 중간볼기근의 앞쪽섬유, 작은볼기근, 두덩근, 넙다리근막긴장근 및 모음근 등이다. 부가적으로 안쪽 뒤넙다리근도 안쪽돌림에 기여한다.

골반과 엉덩관절의 근육 역할에 영향을 주는 요소들

Factors Affecting the Roles of the Muscles of the Pelvis and Hip

근육의 다양한 작용(주동근, 길항근, 협력근, 고정근 혹은 중립근)에 있어, 바람직한 기능 작용이 효율적이고 효과적으로 일어날 수 있도록 기능적 활동을 제공하는 앞의 장들의 내용을 기억해 본다. 근육의 역할은 아래와 같은 몇몇 요소에 의해 결정된다:

실습 포인트

PRACTICE POINT

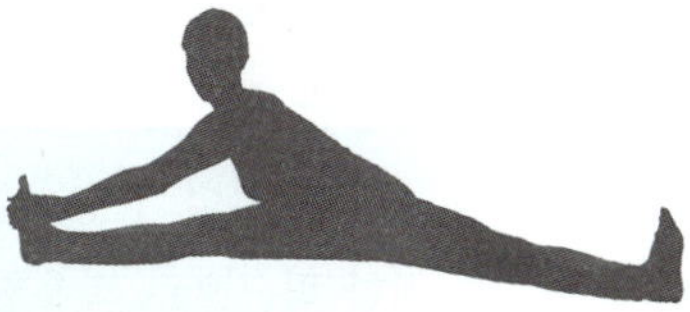

임상적으로, 궁둥구멍근은 자극이나 과사용으로 인해 자주 손상을 입는 부위이다. 궁둥신경은 궁둥구멍근 밑으로 지나간다. 즉, 궁둥신경은 큰궁둥구멍에서 나와서 허벅지 뒤쪽 근육을 지배한다. 깊은 가쪽돌림근(특히, 궁둥구멍근)의 경련이나 긴장은 깊은 볼기 부위의 압통과 엉덩관절 안쪽돌림의 가동범위 감소, 궁둥신경의 자극 등을 동반한다. 이들 근육의 통증유발점이나 궁둥신경 자극은 종아리 뒤쪽으로 가는 방사통을 일으킨다. 이런 통증이 기능적 활동을 제한시킨다.

Delp 등[39]은 연구를 통해, 18개의 엉덩관절 근육 중에서 15개 근육이 엉덩관절을 과도하게 굽힘할 때 엉덩관절을 안쪽돌림하는 사실을 알아냈다. 엉덩관절을 굽힘할 때 안쪽돌림에 대한 모멘트팔이 증가되는 한편, 가쪽돌림의 모멘트팔은 감소된다. 이런 변화가 일어나는 이유는 엉덩관절을 더 많이 굽힘하려 할 때, 몇몇 근육이 가쪽돌림근에서 안쪽돌림근으로 바뀌기 때문이다.[39] 엉덩관절을 굽힘한 상태에서, 작은 가쪽돌림근이 돌림의 수직축 보다 앞쪽에 위치하게 되어, 엉덩관절을 안쪽돌림시켜, 그것들의 작용이 "바뀌게" 된다(그림 9-24). 이런 이유 때문에, 이들 근육을 스트레칭하는 방법은 엉덩관절과 무릎관절을 굽힘한 후, 엉덩관절을 가쪽돌림한다.

- 근육이 통과하는 관절의 수
- 근육이 통과하는 다른 관절의 위치
- 근육의 크기와 단면적(근섬유의 형태/배열 포함)
- 지레대(당김선과 부착점의 길이와 거리에 의해 결정됨)
- 근수축의 종류(원심성, 구심성, 등척성)
- 중력에 대한 분절의 위치
- 움직임 과제 필수 사항
- 하중(움직이거나 고정된)
- 운동 속도

이들 요소 이외에, 골반과 엉덩관절은 체중부하 요구와 비체중부하 요구 사이에 있어, 중요한 다리의 기능적 차이를 제공한다. 골반과 엉덩관절 근육들의 기능적 기여도를 분석할 때, 위의 기록된 모든 요소와 다음과 같은 3가지 중요한 기능적 운동적 개념을 고려하는 것이 중요하다: 1) 근육의 작용에 영향을 주는 당김선과 지레대; 2) 1관절 근육과 2관절 근육; 3) 운동이 열린사슬 활동으로 일어나는지 아니면, 닫힌사슬 활동으로 일어나는지. 다음 단락은 이들 개념을 충실히 설명할 것이고, 또 이들 요소가 골반과 엉덩관절에 얼마나 영향을 주는지에 대한 예제를 제공할 것이다.

근육의 당김선과 지레대 / Muscle Line of Pull and Leverage

근육의 작용은 운동축에 대한 당김선에 의해 결정된다. 엉덩관절의 가동범위가 크기 때문에, 엉덩관절의 위치 변화는 근육의 부가적 기능에 영향을 주는 당김선을 변화시켜, 근육의 기능을 바꿀 수 있다. 예를 들어, 중간볼기근과 넙다리근막긴장근은 엉덩관절 벌림근이면서, 엉덩관절을 안쪽돌림시킨다: 중간볼기근의 앞쪽섬유와 넙다리근막긴장근은 엉덩관절이 굽힘되어 있을 때, 엉덩관절을 안쪽돌림시킨다. 또한 이들 근육은 폄된 엉덩관절에 약간의 안쪽돌림의 힘을 제공하지만, 엉덩관절이 90° 될 때 안쪽돌림에 대한 그들의 지레대가 커진다.

엉덩관절의 위치가 변할 때 부가적 기능에 대한 기회를 근육이 제공하는 것 이외에, 길항근 작용의 수행을 허용할 수 있을 만큼 근육의 당김선이 변할 것이다.[47] 궁둥구멍근은 이런 현상의 좋은 예이다. 궁둥구멍근은 엉덩관절

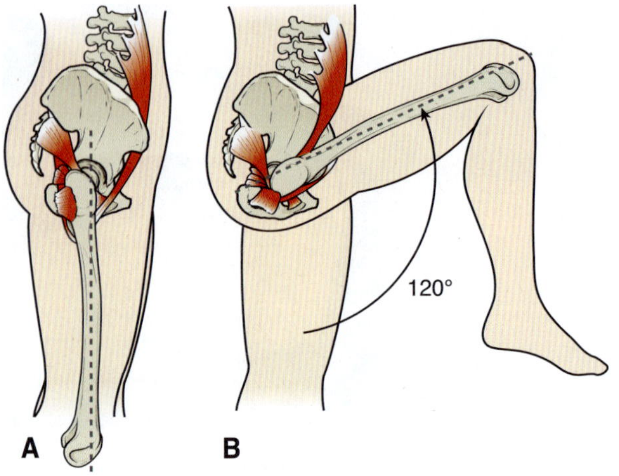

그림 9-24. 작은 뒤쪽돌림근은 엉덩관절이 폄되어 있을 때는 돌림축의 뒤쪽에 위치하다가 엉덩관절이 굽힘되어 있을 때는 앞쪽에 위치한다. 위치의 이런 변화는 활동 변화를 초래한다. A) 엉덩관절 폄 시, 그것들은 가쪽돌림근. B) 엉덩관절 굽힘 시, 그것들은 안쪽돌림근이다.

이 폄되어 있을 때, 가쪽돌림근으로 작용하지만, 엉덩관절이 굽힘되어 있을 때는 안쪽돌림근으로 작용한다(그림 9-24).[3,47] 기능적 활동의 역작용에 대한 다른 예는 엉덩관절 모음근이다. 모음근의 당김선은 엉덩관절이 폄되어 있을 때 엉덩관절 축의 앞쪽에 위치하고, 엉덩관절이 굽힘되어 있을 때는 엉덩관절 축의 뒤쪽에 위치한다. 엉덩관절 모음근은 엉덩관절이 중립위일 때 엉덩관절 굽힘근으로도 작용하지만, 엉덩관절이 이미 굽힘되어 있을 때는 엉덩관절의 폄을 돕는 보조역할을 한다. 예를 들어, 암반등반 때처럼 엉덩관절이 굽힘되어 있을 때, 모음근은 강력한 폄근으로 작용한다. 그러나 엉덩관절이 폄되어 있을 때는 모음근은 굽힘근에서 더 긴 지레대를 가진다(그림 9-25). 굽힘근에서 폄근으로의 이런 변화는 모음근의 종류에 따라 달라지지만, 일반적으로 이런 작용의 이동은 엉덩관절 굽힘 50°-70° 사이에서 일어난다. 이런 근육 기능의 역작용은 다른 신체분절에서도 일어나지만, 엉덩관절의 기능적 활동에서 더 자주 일어난다.

큰 근육을 가진 다른 신체 분절과 마찬가지로, 협력작용과 반대작용 둘 다를 수행하는 몇 개의 근육들이 골반과 엉덩관절에 위치한다. 같은 근육의 이런 대조적인 기능은 한 분절에서 근육의 당김선이 다른 분절에서 당김선과 반대로 되어 있기 때문에 일어난다. 이런 배열은 짝힘을 일으키는데 필수적이다. 예를 들어, 큰볼기근의 주요 작용

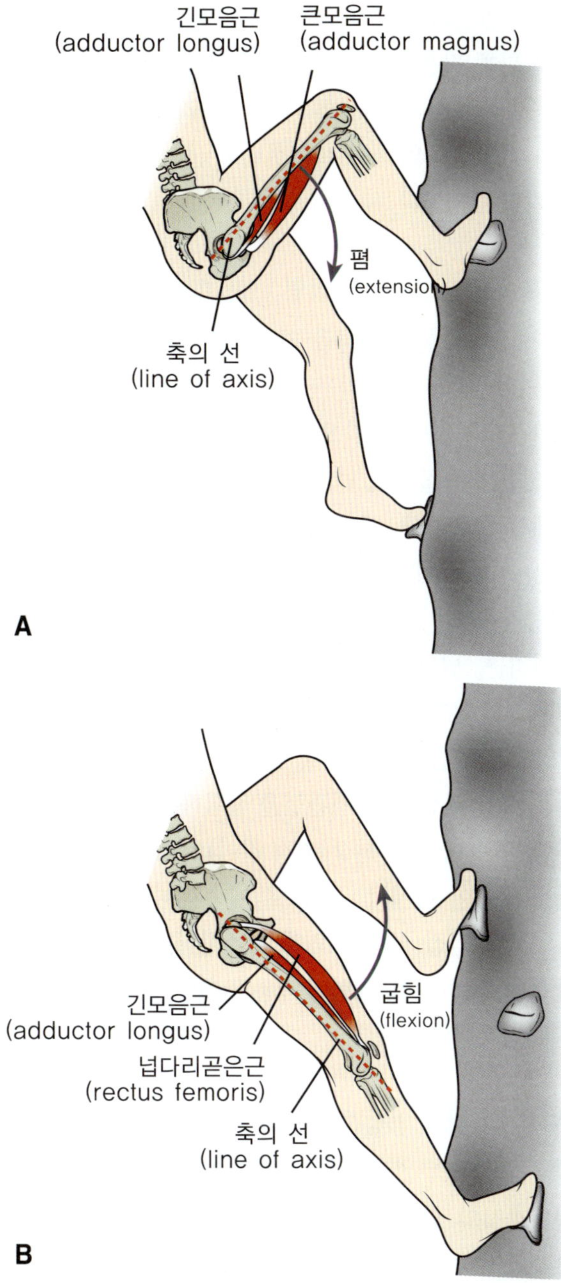

그림 9-25. 엉덩관절 모음근은 운동축에 대한 당김선의 위치에 따라 엉덩관절의 굽힘근이나 폄근으로 작용한다. A) 엉덩관절이 굽힘되어 있을 때, 모음근은 폄근으로 작용한다. B) 엉덩관절이 폄되어 있을 때, 모음근은 엉덩관절을 굽힘한다.

은 엉덩관절의 폄이다. 그러나 정밀하게 평가를 해 보면, 큰볼기근의 위쪽섬유는 엉덩관절의 벌림근이고, 아래쪽 섬유는 엉덩관절의 모음근임을 알 수 있다. 유사하게, 중간볼기근도 전체적으로는 엉덩관절을 벌림하지만, 앞쪽 섬유는 안쪽돌림근이고 뒤쪽섬유는 가쪽돌림근이다. 이들 수행 방법은 여러 가지 기능을 제공하는 한 개의 근육을 이용하고 있고, 단지 몇몇 근육만 동원하는 움직임에 효율성을 제공한다.

근육의 충분성: 다관절 근육 vs. 한 관절 근육 / Muscular Sufficiency: Multi-Joint verse Single-Joint Muscles

골반과 엉덩관절에는 2 관절을 통과하는 근육이 여러 개 있다. 2 관절 근육으로는 넙다리곧은근(rectus femoris), 넙다리빗근(sartorius), 넙다리근막긴장근(TFL), 두덩정강근(gracilis), 뒤넙다리근군(hamstring group) 등이다. 길이-장력의 관계를 다룬 앞장을 기억해 보자. 2 관절 근육의 기능은 2 관절의 위치에 영향을 받는다. 모든 근육은 안정 길이의 약 70%까지 단축될 수 있다(4장). 2 관절 근육도 이런 법칙을 따르기 때문에, 한 관절에서 근육이 큰 힘을 일으키면, 다른 관절에서 근육의 길이가 길어지게 된다. 2관절 근육이 양쪽 관절에서 동시에 단축될 때를 능동 불충분성이라고 부른다. 예를 들어, 넙다리곧은근은 엉덩관절 굽힘이 무릎관절 폄과 함께 일어날 때 능동적으로 불충분해진다. 엉덩관절이 굽힘된 동안 무릎관절을 굽힘할 때, 넙다리곧은근이 엉덩관절 굽힘근으로써 충분성을 갖는다. 이와 같이, 넙다리곧은근은 무릎관절이 폄된 동안 엉덩관절을 폄할 때 무릎관절 굽힘근으로써 충분성을 가질 것이다. 유사하게, 뒤넙다리근도 엉덩관절의 폄이 무릎관절의 굽힘과 함께 일어날 때 능동적으로 불충분해진다. 뒤넙다리근은 엉덩관절이 폄된 상태에서 무릎관절을 폄할 때, 엉덩관절 폄근으로, 혹은 무릎관절과 엉덩관절을 동시에 굽힘할 때 무릎관절 굽힘근으로써 충분성을 가질 것이다. 대부분의 기능적 활동은 2관절 근육의 이런 충분성 개념을 이용한다.

엉덩관절 근육의 체중부하 기능과 비체중부하 기능 / Weight-bearing and Nonweight-bearing Functions of the Hip Muscles

다리 근육은 체중부하 상태와 비체중부하 상태 모두에서 연구되어야 한다. 가장 중요한 다리 기능의 몇몇은 체중부하 활동과 신체 움직임 동안에 일어난다. 머리-팔-몸통(HAT)을 조절하고 지지하는 과제는 약 체중의 2/3 (예: 150 lb의 사람일 때는 100 lb)를 조절하고 지지한다. 즉, HAT 무게가 체중의 2/3에 해당한다. 한편, 한쪽 다리만 움직일 때의 질량은 체중의 1/6에 해당한다(예: 150 lb의 사람일 때는 25 lb). 분명한 것은, 몸통과 상체를 지지하는데 요구되는 힘과 조절의 정도는 한쪽 팔다리 분절을 지지하는 경우보다 더 크다. 발차기, 달리기, 걷기 동안 다리의 스윙과 같은, 비체중부하(NWB) 다리 움직임은 속도를 제공한다. 그러나 체중부하(WB) 활동 동안, 다리 근육은 고정된 먼쪽 분절에 대해 강력한 수축을 수행하는데 필요하다. 이런 움직임은 움직이는 다리에 대해 골반 안정성을 제공하는 엉덩관절과 골반 근육에 좌우된다. 기능적 관점에서 볼 때, 비록 저항없는 열린사슬 운동이 손상되지 않았다 하더라도, 약간의 근육 약증도 닫힌사슬 기능의 뚜렷한 활동 감소를 보일 것이다.

골반과 엉덩관절의 근육활동 분석

Analysis of Muscle Activity at Pelvis and Hip

본 단락은 기능적 과제를 수행하기 위해 엉덩관절과 골반의 근육들이 어떻게 함께 작용하는지를 기술하고, 이들 작용을 검사할 것이다. 여기에서는 골반이 넙다리뼈에 대해 움직일 때나 넙다리뼈가 골반에 대해 움직일 때의 주요 운동과 기본면에서 일어나는 운동을 설명할 것이다.

엉덩관절과 골반의 시상면 운동 분석

/ Analysis of Sagittal Plane Motion at the Hip and Pelvis

넙다리뼈가 골반에 대해 움직일 때의 시상면 운동은 엉덩관절의 굽힘과 폄이고, 골반이 넙다리뼈에 대해 움직일 때의 시상면 운동은 앞쪽경사(anterior pelvic tilt)와 뒤쪽경사(posterior pelvic tilt)이다. 이들 운동은 열린사슬이나 닫힌사슬에서 일어날 수 있다.

엉덩관절 굽힘 기능의 개요

/ Overview of Hip Flexion Function

엉덩관절 굽힘근은 골반 및 허리뼈를 넙다리뼈에 연결하고 있다. 넙다리뼈에 대한 골반 운동을 할 때, 엉덩관절 굽힘근은 골반의 앞쪽경사를 일으킨다. 이들 근육은 허리근육과 함께 작용하여 골반을 앞쪽경사하고 허리뼈의 앞굽음을 증가시킨다. 골반에 대한 넙다리뼈 운동을 할 때, 엉덩관절 굽힘근은 배근육과 협력작용하여, 강력한 일어나 앉기를 수행한다.

선 자세에서의 엉덩관절 굽힘 / Hip flexion in Standing

선 자세에서 한쪽 무릎을 가슴으로 가져가는 엉덩관절 굽힘을 할 때, 엉덩허리근, 넙다리곧은근, 넙다리빗근, 넙다리근막긴장근 등이 모두 참여한다. 넙다리근막긴장근에 의한 안쪽돌림이 넙다리빗근의 가쪽돌림에 의해 시상면에서 중화된다. 이와 같이, 넙다리곧은근의 무릎 폄근 작용은 중력에 의해 저항을 받고, 넙다리곧은근의 수동 불충분을 막아주는 무릎관절 굽힘근에 의해 중화된다. 엉덩허리근, 넙다리곧은근, 넙다리빗근, 넙다리근막긴장근(TFL)의 혼합 작용은 순수한 엉덩관절 굽힘을 일으킨다. 엉덩관절 굽힘근의 최대 등척성 토오크는 마치 엉덩관절을 약간 폄한 후 엉덩관절을 굽힘하는 발차기 동작에서처럼, 근육이 약간 신장(최적 길이)될 때 가장 크다. 엉덩관절 운동이 폄에서 굽힘으로 계속될 때, 토오크는 점진적인 엉덩관절 굽힘에 의해 감소한다. 초기 엉덩관절 굽힘 동작 동안(특히, 저항이 적용되면)에는 모음근도 굽힘근으로 작용한다.

앉은 자세에서의 엉덩관절 굽힘

/ Hip Flexion the Sitting Position

엉덩관절의 위치에 관계없이, 엉덩허리근은 엉덩관절 굽힘력의 대부분에 기여한다. 넙다리빗근이 주된 엉덩관절 굽힘근으로 고려되지만, 넙다리빗근의 길이와 줄의 모양 때문에, 마치 계단을 올라갈 때처럼, 엉덩관절 굽힘과 무릎관절 굽힘을 동시에 일으킨다. 앉은 자세를 취할 때처럼 엉덩관절이 많이 굽힘된 자세에서, 넙다리빗근과 넙다리근막긴장근이 수축을 하지만, 장력을 발생시키는 능력이 많이 상실되어, 더 이상 엉덩관절 굽힘을 일으킬 수 없다.[49]

일어나 앉기와 다리 뻗어 들기

/ Sit-ups and Straight Leg Raises

일어나 앉기나 다리 뻗어 들기(SLR)를 수행할 때, 배

근육이 엉덩관절 굽힘근과 함께 협력작용한다: 한 근육군은 활동을 수행하고, 다른 근육군은 고정을 제공한다. 예를 들어, 전형적인 일어나 앉기 활동 동안, 목 굽힘근과 배 근육은 몸통이 충분히 굽힘되어 어깨뼈가 지면으로부터 떨어질 때까지 구심성 수축을 한다: 이들 근육이 움직임을 수행하는 동안, 엉덩관절 굽힘근은 엉덩관절의 자세를 고정하고 유지하기 위해 등척성으로 작용한다. 사람이 일어나 앉기를 완전히 수행할 때, 배 근육은 등척성 수축을 하고, 엉덩허리근이 구심성으로 수축하여 고정된 넙다리뼈에 대해 몸통과 골반을 들어 올린다. 이 토오크는 HAT 무게에 의해 생성되기 때문에, 완전한 일어나 앉기를 수행하려면 엉덩허리근이 큰 힘을 생성해야 한다. 배근육이 허리뼈를 고정시킬 수 없을 만큼 약하다면, 엉덩허리근의 큰허리근 부분이 허리뼈를 당겨, 앞굽음을 증가시킨다. 이렇게 증가된 허리뼈 앞굽음은 허리뼈에 부가적인 스트레스를 제공하여, 이런 활동 동안 허리손상을 일으킬 수 있다.

우리가 알고 있듯이, 어브도미널 크런치(abdominal crunch)는 배 근육이 몸통을 움직일 때, 엉덩관절 굽힘근에 의한 안정을 필요로 한다. 그러나 SLR 할 때, 이들 근육 역할이 바뀌게 된다. 이 운동의 경우, 넙다리뼈가 골반에 대해 굽힘을 하기 때문에, 엉덩관절이 굽힘될 수 있도록 배 근육이 허리골반을 고정해야 한다. 이런 활동이 다리 무게에 의해 제공되는 토오크에 반작용하기 위해서는, 충분한 엉덩허리근의 힘을 필요로 한다. 활성된 근육과 마찬가지로, 이 힘은 근육 전체 길이에 전달되어, 근수축이 수축할 때처럼 몸쪽 부착점과 먼쪽 부착점을 서로에 대해 당긴다.[50] SLR는 한쪽 다리 만으로 수행하고, 반대쪽 다리의 경우는 엉덩관절과 무릎관절을 굽힘하여 발바닥을 바닥에 붙인다. 이때 골반은 고정되어야 한다. 이 자세에서, 배 근육은 엉덩허리근의 몸쪽 부착점(골반과 허리뼈)에 고정하여, 엉덩허리근은 다리를 들어올린다.

엉덩관절 폄 기능의 개요
/ Overview of Hip Extension Function

엉덩관절 굽힘근처럼, 엉덩관절 폄근도 넙다리뼈에 대한 골반 운동을 일으키고, 또 골반에 대한 넙다리뼈 운동을 일으킨다. 그러나 엉덩관절 굽힘근과 달리, 엉덩관절 폄근은 골반의 뒤쪽경사와 엉덩관절의 폄을 일으킨다. 강력

실습 포인트
PRACTICE POINT

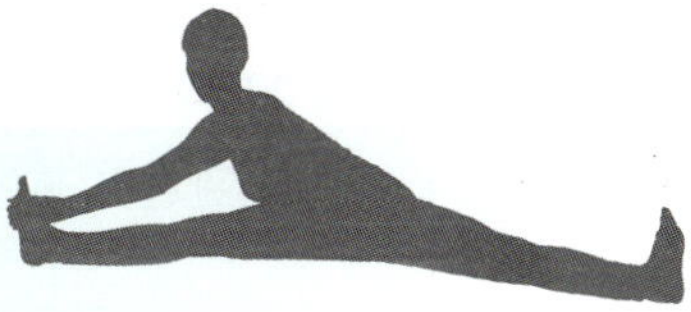

엉덩관절 굽힘근은 걷기, 달리기 및 발차기와 같은 활동 동안, 다리를 앞으로 움직이고 강한 엉덩관절 굽힘력을 일으키기 위해 거의 대부분 열린사슬 상태에 작용한다. 그러나 사람이 닫힌사슬 상태로 서 있는 경우라면, 엉덩허리근이 넙다리뼈의 먼쪽 부착점 쪽으로 수축한다. 엉덩허리근이 타이트하면, 몸쪽 부착점 이 먼쪽 부착점으로 당기게 될 것이다. 엉덩근이 골반을 당기면 앞쪽경사가 일어날 것이고, 큰허리근이 허리뼈를 당기면, 허리뼈의 앞굽음이 증가될 것이다. 그러므로 앞쪽경사를 가진 환자나 허리뼈 앞굽음이 증가된 환자를 검사할 때는, 엉덩관절 굽힘근의 가동범위도 함께 검사해야 한다.

엉덩허리근은 앉은 자세에서 엉덩관절을 90° 이상 굽힘할 수 있을 만큼의 큰 힘을 생산하는 유일한 엉덩관절 굽힘근이다. 엉덩허리근의 심한 약증을 가진 환자도 보행에 필요한 엉덩관절 굽힘을 할 수 있다. 그 이유는 보행에 필요한 엉덩관절의 굽힘은 30° 정도이기 때문이다(12장 참고). 그러나 앉은 자세일 때, 이들 환자는 허벅지를 들어올리기 위해 자신의 손을 사용해야 한다. 앉은 자세에서 몸을 뒤로 기울인 후 다시 똑바른 자세를 취할 수 있도록, 엉덩허리근은 넙다리뼈에 대한 골반의 안정화와 허리뼈의 안정화를 일으킨다. 양쪽 엉덩허리근이 마비되었다면, 환자가 앉은 자세를 취할 때 곧바로 뒤쪽으로 넘어지게 되는데, 그 이유는 HAT의 무게중심이 엉덩관절의 축보다 뒤쪽에 있기 때문이다. 그러므로 이런 마비환자는 넘어지는 것을 방지하기 위해 몸통과 팔을 이용한다.

한 큰볼기근은 배근육과 짝힘으로 작용하여, 골반을 뒤쪽 경사시키고, 또 허리뼈의 앞굽음을 감소시킨다. 큰볼기근은 골반에 대해 넙다리뼈를 움직이는 근육으로써 3개의 뒤넙다리근과 함께 작용하여 엉덩관절을 폄한다. 큰볼기근은 무릎관절의 위치에 관계없이 가장 강력한 엉덩관절 폄근이다. 넙다리곧은근과 비슷하게, 엉덩관절에 작용하는 뒤넙다리근의 능력도 무릎의 위치에 영향을 받는다. 그 이유는 뒤넙다리근이 무릎관절의 굽힘근으로도 작용하기 때문이다. 뒤넙다리근은 주로 무릎을 편 상태에서 엉덩관절을 폄하는 근육으로 작용한다. 뒤넙다리근이 무릎을 굽힘한 상태에서 엉덩관절을 폄하면, 능동 불충분상태에 놓이게 된다. 뒤넙다리근의 적절한 기능을 제공하는 무릎관절의 최적 위치는 무릎관절의 폄이다. 앞에서 이미 언급했듯이, 엉덩관절의 안가축 뒤쪽을 지나가는 다른 근육으로는 모음근의 근육군이 있는데, 이들도 엉덩관절을 폄시킬 수 있다. 비록 큰모음근이 대부분의 엉덩관절 자세에서 폄근으로 작용하지만, 다른 작은 모음근들도 엉덩관절을 폄시킨다. 그 이유는 그것들의 당김선이 운동축의 뒤쪽에 위치하기 때문이다.

엎드린 자세에서의 엉덩관절 폄 / Hip Extension in Prone

엎드린 자세는 엉덩관절 폄근 만의 작용을 이끌어낼 수 있는 좋은 자세이다. 엉덩관절 운동과 골반운동이 이 자세에서 일어날 수 있다.

편측 엉덩관절의 폄은 큰볼기근에 의해 이루어진다. 무릎관절을 굽힘한 상태에서, 엉덩관절을 폄하기 위해서는 큰볼기근의 강한 작용이 필요하다. 이런 자세는 뒤넙다리근의 능동 불충분을 일으켜, 큰볼기근의 활동 결과로써 엉덩관절의 폄이 일어난다. 이런 능동 불충분성 자세에도 불구하고, 여전히 뒤넙다리근이 엉덩관절의 폄에 약간이나마 작용한다. 그래서 큰볼기근의 단독 작용을 보장할 수 없다. 환자는 무릎을 굽힘한 상태에서 엉덩관절을 완전히 폄할 때, 종종 허벅지 뒤쪽에 경련이 일어난다고 호소한다. 이렇게 경련이 일어나는 이유는 뒤넙다리근의 능동 불충분 상태 때문이다.

뒤넙다리근과 큰볼기근은 엉덩관절 돌림에 영향을 준다. 큰볼기근은 환자를 엎드린 자세에서 검사할 때 강한 가쪽돌림근으로 작용한다. 가로면의 엉덩관절 돌림은 큰볼기근의 가쪽돌림을 촉진하고, 안쪽돌림의 활동을 감소시킨다. 반대로, 안쪽 뒤넙다리근은 엉덩관절이 폄되어 있을 때 안쪽돌림근으로 작용한다.

일반적으로, 우리가 엉덩관절 운동이나 골반 운동을 분리 활동으로 언급하지만, 그것들이 함께 일어나는 경우도 있다. 약 20°의 엉덩관절 폄은 골반 운동 없이 일어난다. 그러나 엉덩관절의 폄이 20°를 초과하면, 골반이 앞쪽으로

실습 포인트
PRACTICE POINT

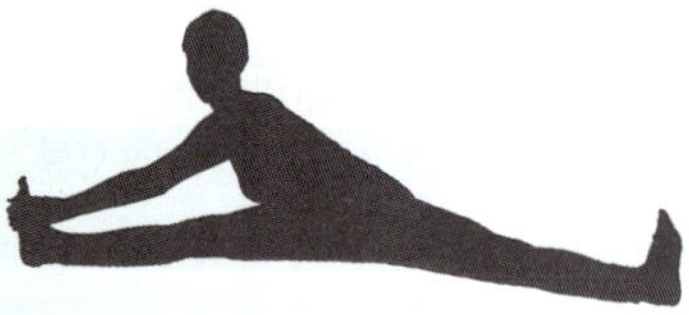

강력한 엉덩허리근은 배근육이 적절한 지지를 제공할 만큼 충분한 힘을 가지고 있지 않다면, 취약한 허리에 거대한 힘을 가할 수 있다. 어깨뼈가 바닥으로부터 떨어지면 배근육이 등척성 수축을 하기 때문에, 배근육을 강화시킬 목적으로 완전히 일어나 앉는 동작을 수행하지 않아도 된다. 배 굽힘 운동(abdominal curl) 동안 90° 굽힘에서 엉덩관절을 유지하는 것은 운동 동안 엉덩관절 굽힘근이 발생하는 힘을 제한하는 것이다.

평균 신장이고, 체중이 150 lb인 성인의 한쪽 다리의 무게는 약 25 lb이고, 다리의 무게와 길이에 의해 발생하는 토오크는 약 75 ft-lb이다. 만약 사람이 양쪽 다리를 동시에 들어 올리면, 엉덩관절 굽힘근이 극복해야 할 다리의 토오크는 약 150 ft-lb가 된다. 배근육이 골반과 허리뼈를 안정화시킬 수 없을 만큼 너무 약하다면, 골반이 앞쪽으로 경사지고, 허리뼈가 젖힘되는 쪽으로 당기게 되어 커다란 스트레스가 허리뼈에 가해져, 손상의 위험이 발생한다.

움직여 골반의 앞쪽경사가 일어난다. 엎드린 자세에서 한 쪽 엉덩관절을 폄할 때, 비교적 골반이 안정되어 있고, 척추 주위의 폄근과 약간의 협력작용을 한다. 그러나 양쪽 다리를 동시에 들어 올리면, 엉덩관절 폄근의 수축에 의한 골반에 대한 당김과 다리의 무게가 골반과 허리뼈의 자세에 뚜렷한 영향을 준다. 양쪽 엉덩관절의 폄은 척추뼈의 폄을 증가시키고, 척추뼈의 안정성이 제공되지 않으면 엉덩관절의 굽힘근을 신장시킨다. 그리고 이것에 의해 허리엉치각과 허리뼈 앞굽음이 증가된다.

선 자세와 앉은 자세에서의 엉덩관절 폄 / Hip Extensors in Stance and in the Sitting Position

앉은 자세나 선 자세에서 몸통과 골반의 앞쪽경사와 뒤쪽경사는 엉덩관절 폄근의 원심성 수축과 구심성 수축에 의해 엉덩관절에서 조절된다. 예를 들어, 바닥으로부터 물건을 들어 올릴 때 요구되는 몸통의 앞쪽 운동은 엉덩관절 폄근의 원심성 수축으로 일어나고(그림 2-33A 참고), 반면 같은 근육의 구심성 수축은 몸통을 똑바로 세우는 역할을 한다. 이런 엉덩관절 폄근의 활동은 계단 오르내리기, 앉은 자세에서 일어서기 혹은 걷기 등과 같은 다른 활동에서 보다 섬세한 형태로 일어난다. 이들 활동은 무릎을 폄하기 위한 넙다리네갈래근의 수축과, 동시에 엉덩관절을 폄하기 위한 뒤넙다리근의 수축을 필요로 한다. 앉은 자세에서 몸을 앞쪽으로 기울이거나, 선 자세에서 발가락 끝에 손을 닿기 위해 몸을 앞으로 숙이거나, 계단을 오르거나 의자에서 일어설 때와 같은, 기능적 운동들은 엉덩관절을 조절하기 위해 뒤넙다리근을 사용한다. 그러나 이들 운동이 빠르게 움직이거나 혹은 중등도 저항이나 최대 저항이 가해지면, 큰볼기근도 참여하게 된다.[51]

엉덩관절과 골반의 이마면 운동 분석과 조절 / Analysis of Frontal Plane Motion and Control at the Hip and Pelvis

이마면의 운동은 골반에 대해 넙다리뼈가 움직이는 엉덩관절의 벌림과 모음, 그리고 넙다리뼈에 대해 골반이 움직이는 가쪽경사이다.

엉덩관절 벌림 기능의 개요 / Overview of Abduction Function

골반은 넙다리뼈에 대해 움직이고, 넙다리뼈는 골반에 대해 움직인다. 골반의 가쪽경사처럼, 넙다리뼈에 대해 골반이 움직일 때, 운동축은 움직이는 다리의 반대쪽 골반에 위치한다. 편측 골반 하이킹이 골반 가쪽경사의 좋은 예이다. 골반 가쪽경사는 한발 서기나 보행때 일어난다. 넙다리뼈가 골반에 대해 움직일 때, 엉덩관절은 정중선으로부터 멀어지는 방향으로 벌림하고, 정중선 쪽으로 향하는 모음을 한다.

중간볼기근, 작은볼기근, 넙다리근막긴장근이 이마면에서 골반에 대한 넙다리뼈 운동의 주요 힘을 제공하고, 특정 엉덩관절 자세일 때, 넙다리빗근과 궁둥구멍근 및 큰볼기근의 위쪽 섬유가 엉덩관절 벌림을 보조한다. 예를 들어, 넙다리빗근과 궁둥구멍근은 엉덩관절이 굽힘되어 있을 때 강한 벌림근으로 작용한다.

주요 엉덩관절 벌림근 중, 중간볼기근이 가장 강력한 작용을 한다. 중간볼기근의 중요성을 연구한 논문에 따르면, 중간볼기근이 전체 엉덩관절 벌림근의 단면적 중 60%를 담당하고, 작은볼기근이 20%를 담당하고, 넙다리근막긴장근과 궁둥구멍근이 각각 10% 씩 담당한다고 했다.[52]

그러나 흥미롭게도, 이들 전체 벌림근의 평균 단면적이

실습 포인트

PRACTICE POINT

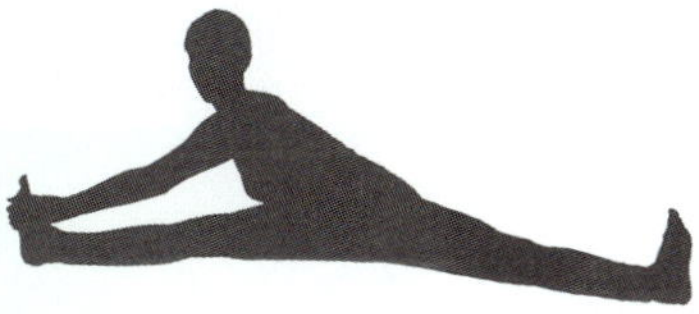

큰볼기근이나 뒤넙다리근의 약증은 몇 가지 임상적 질환에 의해 동반되고, 장시간 체중부하를 하지 못한 정형스포츠 손상 환자에게서 자주 볼 수 있다. 큰볼기근 약증 보행은 다리로 체중을 부하할 때 몸통을 앞으로 약간 숙이는 보행을 한다. 또 다른 보상작용은 큰볼기근 "러치(lurch)"이다. 큰볼기근이나 뒤넙다리근의 약증을 가진 환자의 보행을 평가하는 임상가는 보행 편위나 보상작용에 주의해야 하고, 또 도수근력검사 동안 큰볼기근/뒤넙다리근의 약증을 확실하게 알아내야 한다.

다른 근육군의 단면적에 비해 매우 작다는 점이다. 예를 들어, Fick의 연구에 따르면, 성인의 벌림근 단면적은 43 ㎠이고, 넙다리네갈래근의 단면적은 175 ㎠, 뒤넙다리근의 단면적은 58 ㎠ 이었다.[24] 이들 정보를 볼 때, 한 가지 의문점이 발생한다: 서기 자세 동안 중요한 기능을 달성하는데 요구되는 강한 힘을 엉덩관절 벌림근이 어떻게 제공하고 있는가?

이런 의문점에 대한 답은 이들 근육의 지레팔과 관련된 이 부위의 생체역학을 이해하는 것이다. 엉덩관절 벌림근의 단면적 크기가 작지만, 그들은 큰 역학적 이점을 가지고 있다. 그 근육들의 먼쪽 부착점이 큰뼈돌기에 붙어 있기 때문에, 당김선이 큰뼈돌기에 의해 가쪽으로 휘어진다. 이때 근육 작용선은 엉덩관절 돌림축으로부터 약 2-3인치 떨어진다. 결과적으로, 중간볼기근은 72°의 모멘트팔 각도를 가지고 있고, 넙다리근막긴장근의 모멘트팔 각도는 83°, 작은볼기근의 모멘트팔 각도는 61°이다. 이것은 *의미있는* 지레대이다. 무릎힘줄의 모멘트팔 각도는 15-20° 밖에 안 된다.[52] 이런 지레대의 이점 때문에, 상대적으로 근육의 크기가 작지만 큰 토오크를 발생할 수 있다. 엉덩관절 벌림근은 근육이 길어진 상태에서 수축할 때 큰 토오크를 발생하고, 근육의 길이가 짧아지면 토오크의 크기가 감소한다. 사실, 편측 서기를 할 때, 지지하는 다리가 15° 모음되기 때문에, 벌림근이 강한 수축을 일으킬 수 있는 최적의 길이가 되고, 또 골반의 기능적 안정장치로 작용한다(그림 9-22와 그림 9-26). 한발 서기 동안 무게중심이 지지하는 발쪽으로 이동하면, 그쪽 엉덩관절은 모음된다. 다행스럽게도, 이런 요소는 한발 서기 동안 근육의 높은 기능적 요구와 일치하고, 그 결과로 최적의 근 기능은 근육의 가장 높은 요구와 일치한다.

넙다리뼈에 대한 골반 운동을 할 때, 벌림근은 골반을 가쪽경사 시킨다. 4장의 근육 기능에서 알 수 있듯이, 근육의 가장 큰 등척성 수축 힘은 근육의 고정된 부착점이 강하게 안정되어 있을 때 일어난다. 골반이 닫힌사슬계이기 때문에, 편측 골반 운동은 안정화되기 쉽지 않다. 반대쪽 엉덩관절 벌림근은 가장 좋은 골반 가쪽 안정성을 제공한다. 가쪽 안정성은 양쪽 엉덩관절 벌림근의 동등한 최대 등척성 수축을 필요로 한다.

엉덩관절 벌림근의 주요 기능은 닫힌사슬계에서 일어난다. 그들은 편측 서기 동안 골반을 수평으로 유지한다. 기능적으로, 엉덩관절 벌림근(주로 중간볼기근)은 한발

실습 포인트

PRACTICE POINT

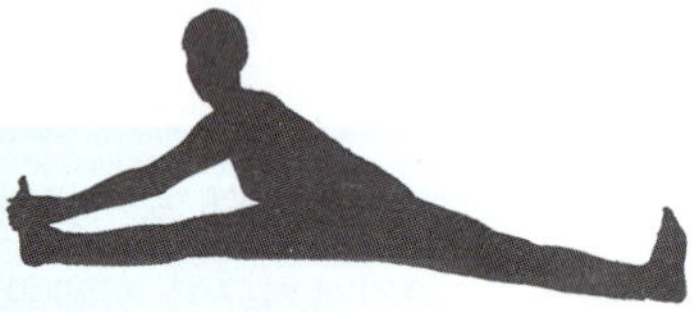

Basmajian은 근육이 수축을 할 때, 몸쪽 부착점과 먼쪽 부착점이 근육의 중심 쪽으로 움직이는 것을 발견했다.[50] 이런 현상이 발견된 후, 우리는 몸쪽 끝을 고정한 후 먼쪽 끝을 움직이는 방법 또는 반대 방법으로 운동을 실시할 수 있다. 그러므로 환자가 엉덩관절 벌림근의 약증 때문에 보행 동안 골반의 높이를 수평으로 유지할 수 없다면, 우리는 환자에게 엉덩관절의 벌림을 수행하도록 하면서 근력을 강화시키거나 반대쪽 근육의 끝부분을 고정하고 골반을 가쪽경사시키면서 근력을 강화시킬 수 있다. 이들 열린사슬 운동 자세에서 근육이 충분한 근력을 가지게 되면, 한쪽 발 서기 자세에서 중간볼기근의 근력을 촉진하는 기능적 활동을 향상시키는 것이 중요하다.

중간볼기근의 최대 등척성 토오크의 평균값은 남성의 경우는 92-114 ft-lb이고, 여성의 경우는 58-76 ft-lb 였다. 그리고 평균값은 자세, 안정화의 종류 및 연령에 따라 큰 차이를 보였다.[39-42] Neuman과 동료들은 이들 근육이 10° 의 모음에서 신장되었을 때, 100 ft-lb라는 최대 등척성 토오크의 평균값을 측정했다.[53] 이완된 편측 서기 자세에서의 10° 모음 자세는 엉덩관절을 약간 모음하는 자세에 해당하지만, 적절한 길이-장력의 관계를 제공할 만큼 벌림근을 충분히 신장하는 자세이고, 근육에게 체중 이상의 큰 이점을 제공한다.

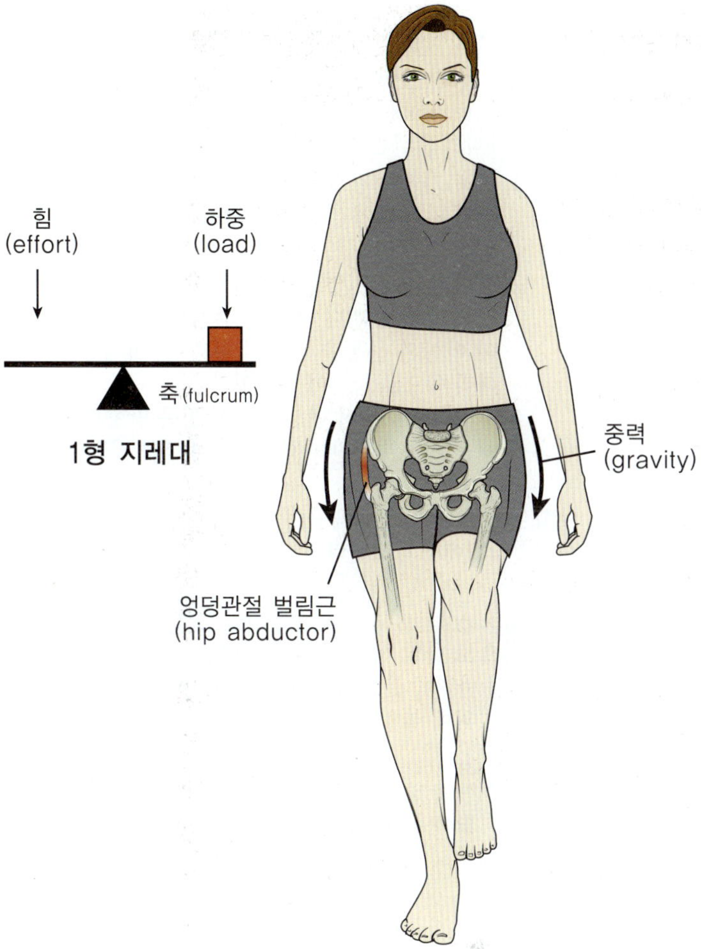

그림 9-26. 엉덩관절 벌림근은 한발 서기할 때 1형 지레대이다. 그 이유는 엉덩관절이 축이고, 엉덩관절 벌림근과 중력 사이에 위치한다.

서기와 같은 체중부하 상태에서 수축한다. 보행 동안 한발 입각기 동안, 엉덩관절 벌림근이 체중의 85%(HAT와 반대쪽 다리)에 해당하는 힘을 발휘해야 한다. 이런 경우, 넙다리뼈머리가 축인 1형 지레대이다. 그러므로 엉덩관절 벌림근은 골반의 조절과 균형을 이루는 중요한 기능을 제공한다.

엉덩관절 모음 기능의 개요 / Overview of Adduction Function

우리가 공부했던 다른 근육과 마찬가지로, 모음근도 넙다리뼈에 대해 골반을 움직이고, 또 골반에 대해 넙다리뼈를 움직인다. 골반 운동 동안, 엉덩관절 모음근은 벌림근과 함께 수축하여 주로 골반을 안정시키는 역할을 한다.

실습 포인트 PRACTICE POINT

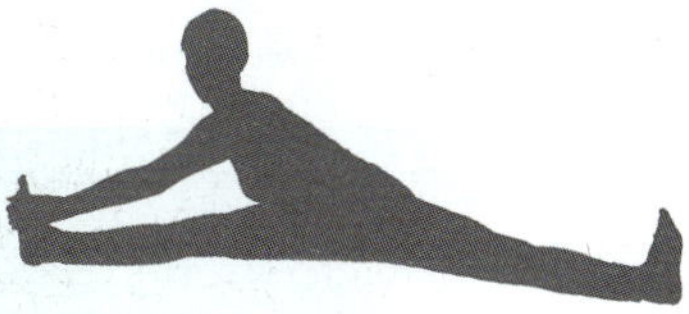

편측 서기는 넙다리뼈머리와 절구 사이의 엉덩관절에 높은 압박력을 제공한다. 이런 압박력은 체중의 2.5배에서 4배 이상에 이르는 것으로 계산되었다.[54-56] 체중의 4배 힘은 보행의 부하반응기 끝지점에서 일어난다.[57] 통증이 있는 엉덩관절에 이런 압박력이 가해지는 것을 생각해 보자. 만약 비만이 원인일 때, 큰 압박력을 상상해 보자. 우리는 임상가로서 통증성 엉덩관절의 높은 압박력을 감소시키는 해결책을 제공해야 한다. 우리가 환자에게 제시할 수 있는 하나의 해결책은 무거운 물건을 동측 손에 제공하는 것이다(그림 9-27).

글상자 9-3 | 엉덩관절 근육의 기능

엉덩관절 폄근: 2 관절 근육인 뒤넙다리근은 1 관절 근육인 큰볼기근과 비교된다.

- 뒤넙다리근은 무릎이 펴되어 있을 때 주로 엉덩관절을 폄한다. 그 이유는 무릎이 굽힘되면 능동 불충분성을 가지기 때문이다.
- 큰볼기근과 같은 1 관절 근육은 무릎의 위치에 관계없이 작용할 것이다. 그러므로 1 관절 근육들은 무릎관절이 굽힘되어 있을 때 대부분 능동적으로 움직이고, 뒤넙다리근은 능동 불충분 상태에 있다.

엉덩관절 벌림근:

- 중간볼기근, 작은볼기근 및 넙다리근막긴장근과 같은 엉덩관절 벌림근의 주요 기능은 편측 서기 동안 골반의 높이를 수평으로 유지하는 것이다.
- 편측 서기 혹은 발을 내디딜 때마다, 체중의 85%가 엉덩관절 벌림근에 의해 균형이 잡히게 되고, 1형 지레대를 형성한다. 엉덩관절에서 발생하는 높은 압박력은 체중의 2.5배 이상 높게 계산된다.
- 무게중심이 지지하는 발 위쪽인 가쪽으로 이동될 때, 엉덩관절은 모음된 자세를 취하게 된다.
- 엉덩관절 벌림근은 길이-장력의 관계가 가장 적절한 15°의 엉덩관절 모음일 때 가장 큰 토오크를 생성한다. 또 이런 15°의 엉덩관절 모음 자세는 편측 서기 때 근육에 가해지는 기능적 요구와 일치한다.
- 엉덩관절 벌림근의 약증
  - 양측 골반 높이가 같은 편측 서기는 불가능하다 (Trendelenberg 징후)
  - 3가지의 흔한 보상작용이 있다:
    1. COG가 엉덩관절 바로 위나 약간 가쪽에 놓일 때까지 입각기 다리 쪽으로 몸통을 옆굽힘한다.
    2. 입각기 다리의 엉덩관절이 최대로 모음될 때까지 즉, 관절주머니, 인대와 엉덩정강띠의 긴장이 더 이상의 운동을 방해할 때까지, 비체중부하 다리 쪽으로 골반이 기울어진다.
    3. 관절축으로부터 먼 거리에서 위쪽 방향의 힘을 제공하기 위해 반대쪽 손에 지팡이를 짚는다.

보행 편위: 일반적으로 체중이 입각기 다리 위에 있는 중간입각기에서 나타난다.

1. Trendelenberg 보행 혹은 중간볼기근 보행 – 약한 다리 쪽으로 한발 서기 자세를 취했을 때, 약한 중간볼기근의 반대쪽 골반이 아래로 떨어지거나, COG가 엉덩관절 위에 놓일 수 있도록 병변 쪽 위로 몸통을 옆굽힘한다.
2. 큰볼기근 러치 – 약한 큰볼기근은 약한 쪽 다리로 서기하는 동안 엉덩관절 폄을 유지하고 COG가 엉덩관절의 뒤쪽에 유지되도록 몸통을 뒤쪽으로 기울이게 만든다.

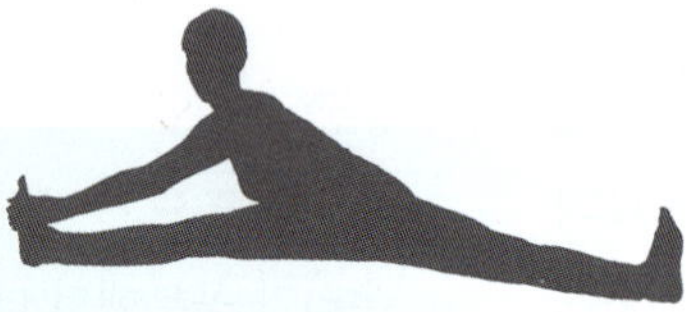

실습 포인트
PRACTICE POINT

엉덩관절 벌림근의 약증은 보행 시 골반의 높이를 수평으로 맞추기 어려울 것이다(그림 9-28). 중간볼기근 약증의 양성 징후는 한발 서기 동안 비체중부하쪽의 골반이 떨어지는 것인데, 이것을 **Trendelenberg 징후**라고 한다(그림 9-28C). 예를 들어, 오른쪽 엉덩관절의 중간볼기근이 심하게 약할 때, 환자가 오른쪽 다리로 한발 서기자세를 취하면 왼쪽 골반이 아래쪽으로 떨어진다. 이때 체중부하된 엉덩관절은 모음되고, 관절주머니와 인대에 의해 모음이 제한될 것이다. 엉덩관절 벌림근의 약증을 가진 환자는 다양한 보상작용을 나타낼 것이다. 가장 흔한 보상작용 중의 하나는 보행의 입각기 동안 몸통을 옆굽힘하는 것이다. 이런 몸통의 옆굽힘은 중력중심과 HAT 무게를 체중부하 다리 쪽으로 이동시켜, 약화된 벌림근에 대한 토오크 요구를 최소화시킨다. 이런 보행 편위를 **Trendelenberg 보행** 혹은 **중간볼기근 보행**이라고 한다. 보상적 몸통 옆굽힘이 입각기 다리의 관절압박력을 감소시키기 때문에, 이런 보행 형태는 엉덩관절, 무릎관절 혹은 발에 통증이 있는 사람에게 나타날 수 있다. 병리나 손상에 관계없이, 보행의 보상작용은 에너지 소비를 증가시키고, 몸통과 다리에서의 보상성 힘이나 비정상적인 힘의 요구를 증가시킨다. 임상가로서 보조장비의 사용을 권장한다. 관절압박력을 감소시키기 위해 지팡이나 목발이 일반적으로 사용된다. 반대쪽 손으로 이들 장비를 사용하면, 골반을 수평으로 유지하는 힘판을 제공한다(그림 9-28D). 보행 동안, 반대쪽 장비와 약한 다리를 동시에 부하한다. 지면으로부터 전달되는 위쪽 방향의 힘은 보조장비를 통해 팔로 전달되고, 또 이 힘은 몸통을 통과해 골반 높이를 수평으로 맞는데 도움을 줄 것이다. 심지어 작은 위쪽 방향의 힘은 중간볼기근의 힘을 감소시키는데 상당한 도움을 제공한다. 그 이유는 지팡이의 힘이 운동축으로부터 긴 거리에서 적용되기 때문이다. 지팡이와 무게중심 사이의 지레팔은 무게중심과 운동축 사이의 지레팔보다 4-5배 정도 긴 거리일 것이다;[58] 지팡이에서 운동축까지의 큰 역학적 지레팔은 지팡이를 통해 발휘된 적은 힘(체중의 2%-10%)을 필요로 한다. 이때 지팡이는 보행 동안 병적 보행을 피할 수 있는 충분한 지지를 제공한다(그림 9-28E).[58]

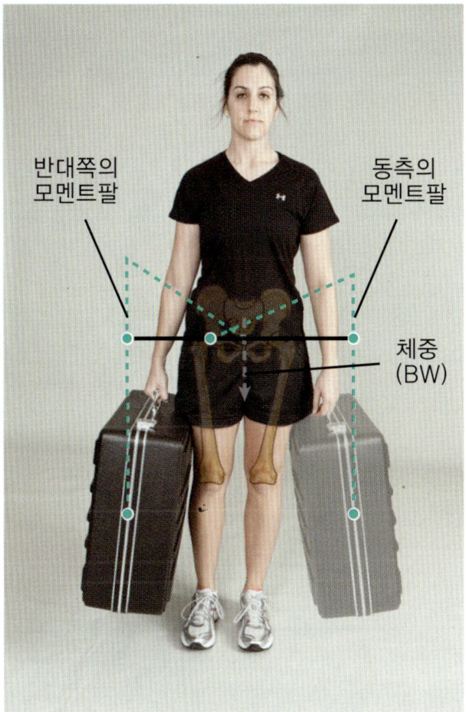

그림 9-27. 한쪽 엉덩관절 통증이나 퇴행성 엉덩관절을 가진 사람은 문제가 있는 쪽의 손으로 물건을 들어야 한다. 그 이유는 엉덩관절에 가해지는 압박력이 감소하기 때문이다. 동측 손으로 물건을 들 때의 모멘트팔이 반대쪽 손으로 물건을 들 때 모멘트팔보다 짧아서, 관절반응력이 작을 것이다. 한편, 반대측 팔로 물건을 들었을 때, 모멘트팔과 물건에 의한 토오크는 엄청 커질 것이고, 그래서 물건의 토오크에 의해 적용된 관절반응력도 동시에 증가될 것이다.

모음근이 골반에 대해 넙다리뼈를 움직일 때, 근육의 이름이 의미하듯이, 이마면에서 넙다리뼈를 모음시킨다. 모음근들이 같은 지점의 몸쪽 부착점과 넙다리뼈를 따라 다른 지점의 먼쪽 부착점을 가지고 있기 때문에, 이들 근육의 작용선은 다양하다. 이런 정렬은 대부분의 모음근이 2차적인 운동을 갖도록 만든다. 예를 들어, 큰모음근의 뒤쪽 섬유는 엉덩관절 폄근으로 작용하고, 두덩근은 엉덩관절을 굽힘하고, 대부분의 모음근은 안쪽돌림근으로 작용한다. 저항이 적용되거나 순수 이마면에서 모음이 일어날 때는, 5개의 모든 모음근이 엉덩관절을 모음시킨다. 기능적 활동 동안, 5개의 주요 모음근은 엉덩관절의 모음은 물론, 굽힘, 폄 및 돌림과 같은 다른 운동을 일으키는 2차 근육으로서 작용한다.

엉덩관절과 골반의 가로면 운동 분석 / Analysis of Transverse Plane Motion at the Hip and Pelvis

가로면의 운동은 돌림운동이며, 넙다리뼈에 대한 골반 돌림과 골반에 대한 넙다리뼈 돌림으로 일어난다. 넙다리뼈에 대한 골반의 가로면 운동은 앞쪽돌림(내밈)과 뒤쪽 돌림(뒷당김)이다. 골반에 대해 넙다리뼈가 돌림할 때, 안쪽돌림과 가쪽돌림이라고 한다.

골반 돌림 / *Pelvic Rotation*

골반이 닫힌사슬계(closed system)이기 때문에, 골반의 앞쪽돌림과 뒤쪽돌림은 가로면에서 쌍으로 일어난다. 즉, 한쪽 골반이 내밈 혹은 앞쪽돌림할 때, 반대쪽 골반은 뒷당김 혹은 뒤쪽돌림한다. 이들 골반 돌림을 담당하는 근육은 앞에서 언급한 엉덩관절 돌림근 이외에, 배빗근과 깊은 등근육과 같은, 몸통 근육이 있다. 이들 근육과 그들의 기능적 작용은 8장에서 언급했다. 골반 돌림은 12장에서 자세히 기술하였고, 보행주기 동안 그들의 중요성이 강조되고 있다.

실습 포인트
PRACTICE POINT

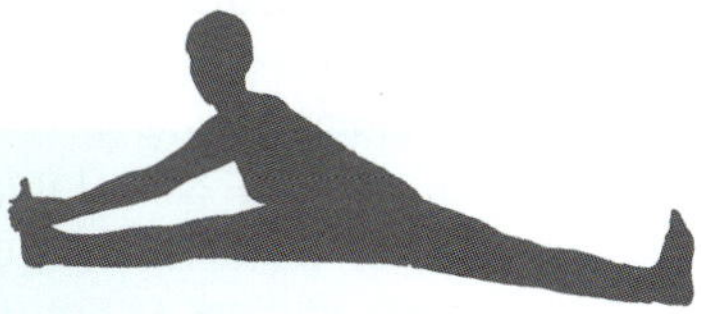

흥미롭게도, 모음근군의 전체 단면적은 벌림근의 단면적보다 훨씬 크다. 벌림근이 모음근 보다 서기와 보행에서 더 중요한 역할을 하기 때문에, 언뜻 보았을 때 이것은 비논리적이다. 그리고 이들 활동 동안, 엉덩관절 벌림근이 중력을 이겨내고 작용해야 하지만, 모음근은 중력의 도움을 받고 작용한다. 양쪽 무릎 사이에 물건을 넣고 압축하는 모음근 활동이나 로프를 타고 올라갈 때와 같은 모음근 활동은 상대적으로 잘 일어나지 않는 활동이고, 근육의 큰 단면적을 보증할 필요는 없다. 모음근이 이렇게 큰 이유는 부가적인 엉덩관절의 굽힘근, 폄근과 돌림근으로써의 역할과 엉덩관절 안정근으로써의 역할 때문인 것으로 설명된다.

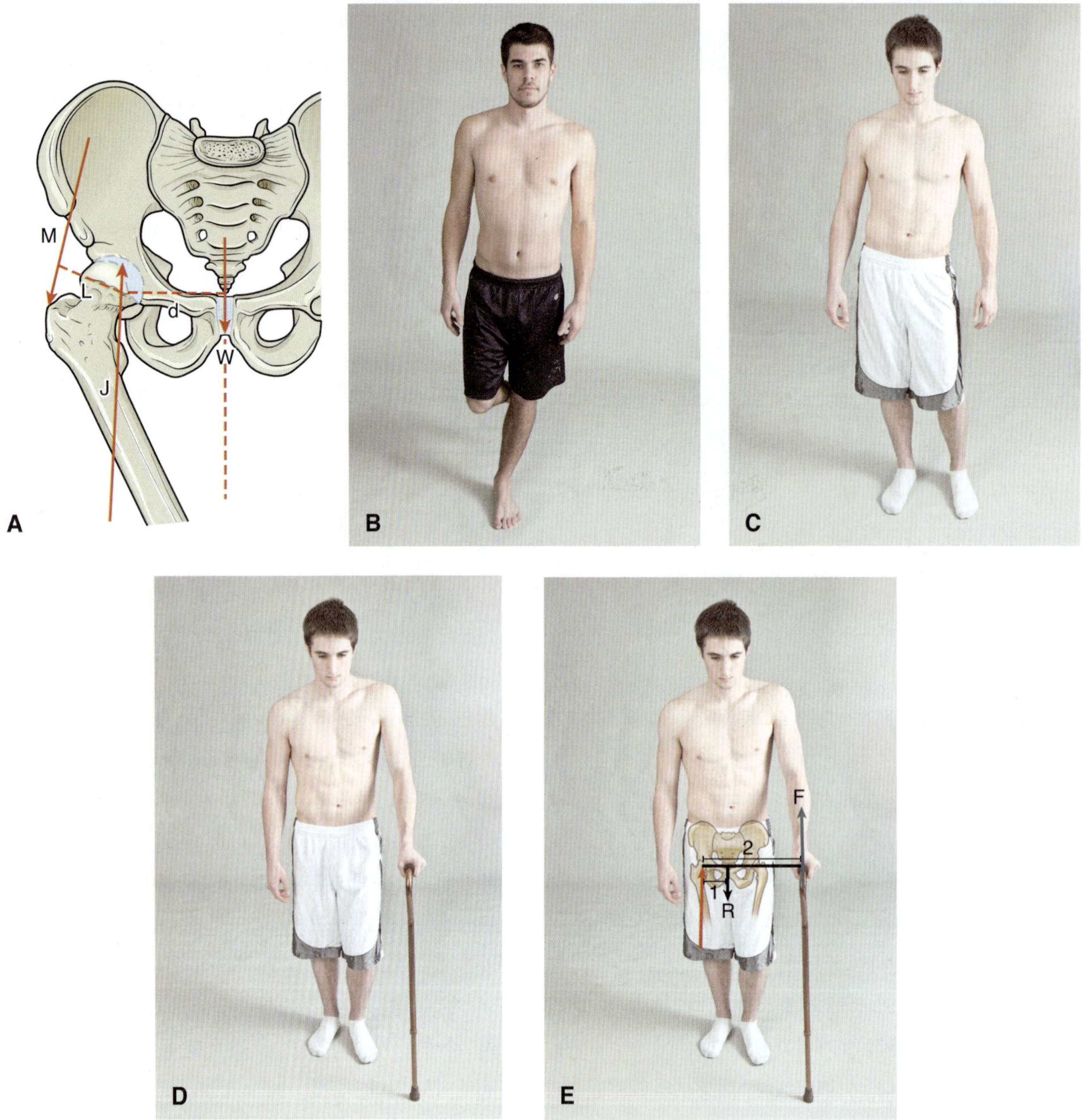

1 = 체중의 지레팔
2 = 지팡이의 지레팔

그림 9-28. 편측 서기에서의 중간볼기근 기능. A) 한발 서기했을 때 골반에 대한 힘들. W = 체중(머리, 팔, 몸통 및 반대쪽 다리)의 85%; M = 골반 수평 유지에 요구되는 엉덩관절 벌림근의 힘; J = 넙다리뼈머리와 절구 사이의 관절반응력; d = 4.25 인치(W의 지레팔 길이); L = 2.75 인치(M의 지레팔 길이). 지레팔 길이는 X 선 필름을 이용해 측정하고, 학생들이 M과 W의 실제 힘을 계산할 수 있도록 제공된다. B) 건측 다리로 한발 서기할 때의 골반 정렬. C) 오른쪽 엉덩관절 벌림근에 약증이 있고, 왼쪽 다리를 지면으로부터 들어 올리려고 시도할 때, 그 쪽 골반이 아래로 떨어진다(Trendelenberg 징후). D) 왼손(약증의 반대쪽 손)으로 지팡이를 짚으면, 골반의 수평을 유지하는 힘판이 제공된다. E) 그림 설명: 환측 다리의 반대쪽 손으로 지팡이를 짚으면, 긴 모멘트팔 길이가 발생하여 지팡이의 적은 힘을 필요로 하고, 이런 힘만으로도 보행 동안 충분한 지지를 제공할 수 있다. 1은 체중의 모멘트팔 길이를 보여 주고, 2는 반대쪽 손으로 잡고 있는 보조장비의 모멘트팔 길이를 보여준다; 환측 다리의 반대쪽 손으로 보조장비를 짚으면 모멘트팔의 길이가 길어진다.

엉덩관절 안쪽돌림과 가쪽돌림 기능의 개요 / Overview of Hip Medial and Lateral Rotation Function

엉덩관절을 둘러싸고 있는 많은 근육들은 엉덩관절을 돌림시키는 역할을 한다. 이들 근육의 몇몇은 시상면과 이마면의 엉덩관절 위치에 따라 엉덩관절을 안쪽돌림시키기도 하고, 혹은 가쪽돌림시키기도 한다. 예를 들어, 큰볼기근은 엉덩관절이 펴져 있을 때 강한 가쪽돌림근으로 작용하고, 엉덩관절이 굽혀져 있을 때는 큰볼기근의 위쪽 섬유의 당김선이 안쪽돌림에 도움을 준다.[47] 6개의 작은 가쪽돌림근(궁둥구멍근, 위쌍둥근, 아래쌍둥근, 속폐쇄근, 바깥폐쇄근, 넙다리네모근)은 효과적인 가쪽돌림 작용선을 가지고 있지만, 강한 가쪽돌림근으로의 능력은 엉덩관절이 굽힘됨에 따라 감소한다. 엉덩관절이 90° 굽힘되었을 때, 실제로 그들의 당김선은 돌림보다 벌림에 더 적절하다: 특히 궁둥구멍근은 안쪽돌림근으로 작용한다.

EMG 연구에 따르면, 모든 엉덩관절 근육군 중에서 모음근이 볼기근이나 넙다리근막긴장근 보다 더 안쪽돌림을 일으킨다고 했다.[51,59] 이렇게 되는 이유는 돌림축이 넙다리뼈머리에서 안쪽관절융기를 지나가는 역학적 축과 일치하고(그림 9-5), 넙다리뼈의 각형성이 엉덩관절 돌림의 세로축 앞에 있는 거친선(근육 부착점)으로 뻗어 있기 때문이다. 넙다리뼈가 안쪽으로 돌림할 때, 거친선은 두덩뼈에 가까워진다. 넙다리뼈가 가쪽돌림되면, 이들 부착점 사이의 거리가 멀어져 모음근이 약간 신장된다. 그리고 최적의 길이-장력 관계가 형성되어 그것들은 안쪽돌림근으로 작용할 수 있다. 부가적인 안쪽돌림근으로는 중간볼기근의 앞쪽섬유와 작은볼기근의 앞쪽섬유, 넙다리근막긴장근 등이 있다. 이들 근육의 안쪽돌림 모멘트팔은 엉덩관절이 굽힘될 때 증가한다.

다른 1 관절 근육처럼, 안쪽돌림근과 가쪽돌림근의 최대 등척성 토오크는 신장된 근육에서 일어나고, 근육이 단축되면 토오크가 감소한다.[60] 엉덩관절이 시상면과 이마면에서 중립에 가까울 때, 그것들의 힘은 동등하다. 최대 안쪽돌림 토오크에서 흥미로운 변화는 엉덩관절이 굽힘이나 폄할 때 일어난다. 엉덩관절이 굽힘되어 있을 때, 안쪽돌림근은 펴져 있을 때보다 거의 3배 정도 큰 토오크를 생산한다.[61,62] 반대로, 가쪽돌림근은 굽힘이나 폄에 관계없이 차이가 크지 않다. 안쪽돌림 토오크에서의 이런 큰 차이는 중간볼기근, 작은볼기근, 궁둥구멍근의 작용선 변화에 의해 일어나는 것으로 간주된다. 이 근육들은 엉덩관절이 굽힘되어 있을 때, 안쪽돌림을 보조한다.

요약

Summary

본 장은 골반과 엉덩관절의 기본적인 해부학과 운동학을 다뤘다. 전체 다리에 대한 이 부위의 안정성과 가동성의 이중 역할을 강조했다. 표면 해부학과 촉진 가이드를 표 형식으로 기술하고 표현했다. 본 장은 골반과 엉덩관절의 운동을 철저히 살펴봄으로써 골반과 엉덩관절 사이의 기능적 관계에 초점을 맞추어 왔다. 3축을 중심으로 골반과 엉덩관절의 움직임을 일으키는 주요 근육들을 요약하고 기술했다. 본 장은 근육 지레대와 당김선, 근육 충분성, 체중부하와 비체중부하의 요구와 같은 이 부위의 특정 운동학적 요구와 관련된 주요 개념들을 요약하고, 비교하고 대조했다. 일반적인 기능적 운동을 설명하고, 운동형상학적으로 분석했다. 본 장은 이 부위의 역학이 해결되지 못할 때 겪게 되는 기능적 결과의 예제로서 병적 상태를 포함시켰다.

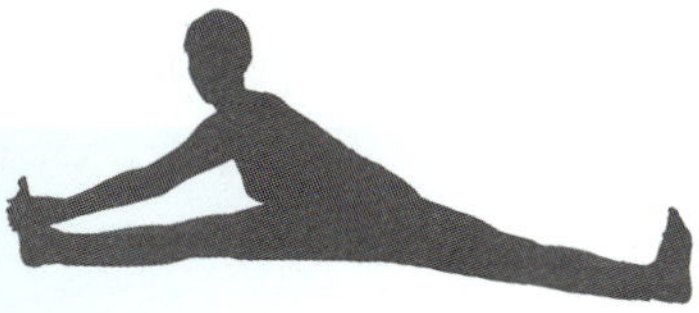

실습 포인트
PRACTICE POINT

엉덩관절 돌림근을 도수근력검사하는 보편적인 검사 자세는 앉은 자세이다. 이 자세는 보행, 달리기, 커팅(cutting)하기, 축돌림하기 등과 같은 활동에 이용되는 안쪽돌림근의 기능적 근력에 대한 잘못된 정보를 제공한다. 안쪽돌림근의 약증을 가진 환자는 앉은 자세를 취할 때 정상의 근력을 가진 것처럼 보인다. 그러나 엉덩관절이 폄된 똑바른 자세로 활동을 수행할 때 실제 근력이 부족할 것이다.

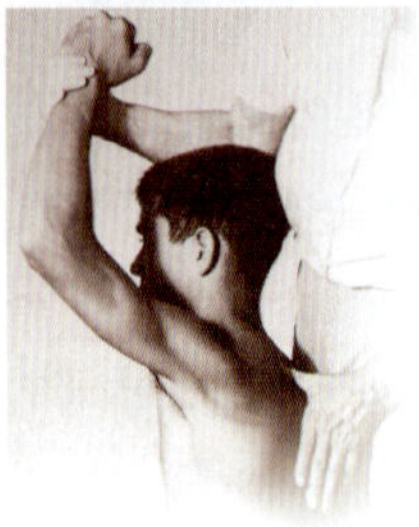

임상 시나리오 해결(CLINICAL SCENARIO SOLUTION)

Noelle는 엉덩관절 벌림근(특히, 중간볼기근)이 보행 시 유각기 다리 쪽 골반의 떨어짐을 막아 줌으로써 골반을 안정시키는 중요한 역할을 하는 것으로 알고 있다. 그녀는 Reyes 씨를 평가하기 위해, 왼쪽 다리로 한발 서기를 하도록 주문한 후, 그 다리 쪽으로 몸통을 기울이도록 주문하였다. Noelle가 그의 몸통에 도수 지지를 제공하여 몸통이 옆으로 기울어지는 것을 막아 줄 때, 왼발 서기 하는 동안 오른쪽 골반이 떨어지는 것을 관찰한다. Noelle는 이런 현상을 Trendelenberg 징후라고 인지했고, 이것은 왼쪽 엉덩관절 벌림근의 약증을 의미한다. 이런 관찰을 확정하기 위해서, 그녀는 Reyes의 엉덩관절 벌림근에 대한 도수근육검사를 수행한다. 그녀는 오른손으로 사용할 수 있는 지팡이를 Reyes에게 제공해 주고, 지팡이의 사용 방법을 알려 주어야 한다. 그녀는 시간이 경과하면, 옆굽힘의 보상작용으로 인해 결국에는 연부조직이 영향을 받게 되고, 또한 지팡이를 사용하지 않거나 약증이 치료되지 않으면 허리뼈에서 퇴행성 변화가 일어난다는 것을 Reyes에게 설명해 준다. 그녀는 근육의 근력이 강화될 때까지, 지팡이가 보행 동안 골반의 수평을 유지할 수 있고, 지팡이로 인해 허리뼈에 가해지는 스트레스가 감소된다고 환자에게 설명한다.

논의 문제(Discussion Question)

1. 골반 운동과 엉덩관절 운동은 어떤 관계인가? 이들 관계가 이 부위의 기능에 어떤 영향을 주는가?
2. 여러분은 선 자세를 취하고, 양쪽 큰볼기근을 수축해 보자. 엉덩관절과 골반에서 어떤 움직임이 일어나는가? 그리고 이들 운동이 서기 자세의 기능적 안정성에 어떤 영향을 주는가?
3. 오목위팔관절의 어떤 근육이 중간볼기근과 구조물이나 기능적으로 비슷한가? 그것들은 어떤 점이 비슷하고, 어떤 점이 다른가?
4. 왜 궁둥뼈 거친면이 재활 시 고려해야 할 중요한 뼈 표식점인가?
5. 체중부하 활동과 비체중부하 활동 동안의 엉덩관절 기능을 비교하고 대조해 보자.

실습활동(Lab Activities)

1. 관절이 분리된 뼈나 뼈대를 이용하여, 이러한 뼈 표식점을 확인한다. 촉진할 수 있는 것은 무엇인가? 여러분의 뼈와 다른 사람의 뼈를 확인한다.

골반

엉덩뼈
엉덩뼈능선
앞위엉덩뼈가시(ASIS)
앞아래엉덩뼈가시(AIIS)
뒤위엉덩뼈가시(PSIS)
뒤아래엉덩뼈가시(PIIS)
뒤볼기선
앞볼기선
아래볼기선
큰궁둥뼈패임
폐쇄구멍
엉덩뼈오목
절구
궁둥뼈
궁둥뼈가지
궁둥뼈거친면
두덩뼈
두덩뼈가지
두덩결합
두덩뼈결절

넙다리뼈

넙다리뼈머리(오목을 포함)
큰뼈돌기
작은뼈돌기
넙다리뼈목
넙다리뼈몸통
두덩선
거친선
모음근결절
안쪽관절융기와 안쪽위관절융기
가쪽관절융기와 가쪽위관절융기
무릎뼈고랑

2. 선 자세에서, 그림 9-2에서처럼 여러분의 양쪽 엉덩관절에 손을 각각 배치하고, 넙다리뼈에 대한 골반의 다음 운동을 수행한다: 골반의 앞쪽경사, 뒤쪽경사, 가쪽경사, 앞쪽돌림(내밈)과 뒤쪽돌림(뒷당김). 여러분이 각각의 골반운동을 수행할 때, 각 손이 다른 손에 대해 어떻게 움직이는지를 알아본다.

3. 여러분의 파트너를 바로 눕힌 후, ASIS와 큰뼈돌기 위치를 확인한다. 이들 두 지점 사이의 거리를 측정하고 양쪽을 서로 비교해 본다. 비록 우리가 무릎관절과 발목관절에 대해 공부를 아직 하지 않았지만, 뼈 표식점을 위해 이들 두 관절을 사용하여, 안쪽정강뼈고원(그림 10.4C)과 안쪽복사뼈(그림 11-5) 사이의 거리를 측정해 본다. 이들 측정이 전체 기능적 다리 길이뿐만 아니라, 골반, 넙다리뼈, 정강뼈의 길이에서 차이점이나 유사점을 어떻게 구분하는지에 대해 이야기해 본다.

4. 여러분의 파트너를 바로 눕힌 후, 엉덩관절의 굽힘, 가쪽돌림/안쪽돌림, 벌림 및 폄 등의 가동범위를 수동으로 수행해 본다. 표 1-2를 사용하여 가능한 가동범위를 확인하고, 끝느낌을 기술한다.

5. 표 9-2를 이용하여 여러분의 파트너를 대상으로 엉덩관절의 근육을 촉진한다.

6. 골반운동에 의한 엉덩관절 폄과 허리뼈운동에 의한 엉덩관절 폄을 구별한다. 여러분의 파트너를 치료대 위에 엎드린 자세로 만든다. 파트너의 엉덩관절을 수동으로 폄시켜 본 후, 파트너에게 능동으로 엉덩관절 폄을 하도록 주문한다. 그리고 어느 부위에서 운동이 일어나는지를 관찰한다. 그 다음, 엉덩관절을 90° 까지 굽힘하고 발을 바닥에 지지할 수 있도록 파트너에게 치료대의 가장자리로 이동하도록 주문한다. 이번에는 반대쪽 엉덩관절을 수동으로 폄하고, 가동범위와 끝느낌을 확인한다. 그 다음, 파트너에게 능동으로 엉덩관절을 폄하도록 주문한다. 이 자세와 처음 자세에서 일어나는 엉덩관절 폄의 차이점은 무엇인가? 차이가 나타나는 이유는 무엇인가?

7. 무릎을 굽힌 상태와 무릎을 편 상태에서 일어나는 엉덩관절 굽힘의 가동범위를 비교한다. 무릎관절을 굽힘하고 완전 가동범위까지 엉덩관절을 수동으로 굽힘한다. 그런 다음, 무릎관절을 폄한 상태로 완전 가동범위까지 엉덩관절을 수동으로 굽힘한다. 가동범위의 차이와 끝느낌을 확인한다. 왜 가동범위에서 차이가 나고, 이런 역학적 제한을 무엇이라고 부르는가? 무릎이 폄된 상태일 때 엉덩관절 굽힘을 제한하는 구조물은 무엇인가?

8. 여러분의 파트너를 대상으로, 다음과 같은 근육을 짧은 위치와 가장 긴 위치를 만든다. 골반, 허리 및 엉덩관절에서의 효과를 연구하고 분석해 본다.

엉덩허리근	넙다리두갈래근
두덩근	반막모양근
넙다리곧은근	반힘줄모양근
넙다리근막긴장근	넙다리빗근

9. 다음과 같은 엉덩관절 근육 작용을 분석한다:

   a. 여러분이 앞뒤로 몸을 기울일 수 있도록 의자의 측면으로 앉는다. 무릎 뒤쪽에 있는 뒤넙다리근 먼쪽 부착점을 촉진한다. 여러분이 몸을 뒤쪽으로 기울여 엉덩관절을 폄할 때는 뒤넙다리근의 힘줄이 이완되어야 하고, 수직 자세를 넘어서 앞쪽으로 몸이 숙여질 때는 뒤넙다리근이 수축을 한다. 엉덩관절이 굽힘되도록 계속 앞쪽으로 몸통을 숙일 때뿐만 아니라, 똑바른 자세로 되돌아올 때도 뒤넙다리근은 계속 수축을 할 것이고, 똑바른 자세로 되돌아올 때는 엉덩관절이 폄된다. 몸을 앞쪽으로 숙일 때 일어나는 뒤넙다리근의 수축 형태는 무엇이고, 다시 똑바른 자세로 되돌아올 때 일어나는 뒤넙다리근의 수축 형태는 무엇인가? 엉덩관절의 어떤 근육이 몸을 뒤쪽을 기울일 때와 다시 똑바른 자세를 취할 때 작용하는가?

   b. 똑바로 선 상태에서, 궁둥뼈거친면에 있는 몸쪽부착점에서 뒤넙다리근을 촉진해 본다. 몸을 뒤쪽으로 기울일 때, 어떤 근육이 이완되는지를 느껴보고, 그 다음 몸을 앞쪽으로 숙여 본다. 큰볼기근의 상대적 비활동을 확인한다.

   c. 똑바로 서서 큰뼈돌기 바로 위에 있는 여러분 자신의 중간볼기근을 촉진해 보자. 양발을 편안하게 하고 선 자세를 취할 때, 그 근육들은 이완되어야 한다. 체중을 오른발 쪽으로 부드럽게 이동시켜 보자. 중간볼기근이 강하게 수축하는지 체크해 보자. 이 수축의 목적은 무엇인가? 이 수축에 대한 목적은 무엇인가?

오른다리가 모음되는지 체크해 보자. 어떤 역학적 목적과 어떤 근육이 이런 모음 자세에 영향을 주는가?

d. 여러분이 걸을 때, 양쪽 중간볼기근을 촉진해 본다. 각 근육이 언제 수축하는가? 비체중부하 상태와 체중부하 상태에서의 중간볼기근의 작용을 분석해 본다. 가이드로써 그림 9-28을 이용한다. 편측 서기할 때 엉덩관절 벌림근(주로 중간볼기근)의 기능을 분석한다. 편측 서기를 하고, HAT와 반대쪽 다리의 무게의 결과로써 이 자세에서의 균형과 골반 안정성에 대한 효과를 설명해 본다. 이런 효과에 어떤 근육이 반작용을 하는가? 기능적 과제 동안 초점(축), 무게팔 및 힘팔 등의 이름을 붙이면서 작용하는 지레대를 확인한다. Trendelenberg 징후를 모델로 삼는다. 비지지쪽 골반이 아래로 떨어지도록 허용해 보고, 이것의 기능적 의미를 토의해 본다. 지지하는 다리 쪽으로 몸통이 옆굽힘하는 흔한 보상작용과 반대쪽(비지지쪽 다리) 손으로 지팡이를 이용하는 것을 보여주고 토의해 본다.

10. 엉덩관절 모음근의 여러 작용을 분석해 본다. 다음 자세와 운동 동안 여러분 자신의 엉덩관절 모음근을 촉진해 본다:

a. 다리를 지지하지 않고 치료대에 걸터 앉아서 엉덩관절을 굽힌다. 엉덩관절을 가쪽돌림하고, 그 다음 안쪽돌림해 본다.

b. 블록이나 책 위에 왼발을 올리고 오른발은 지지를 하지 않고 자유로운 상태로 한발 서기를 취한다. 엉덩관절의 벌림과 모음 동안, 오른쪽 모음근을 촉진해 본다. 저항이 일어날 때까지 근육이 수축하지 않는지를 확인한다. 어떤 근육이 이 자세에서 엉덩관절 모음을 조절하고, 어떤 종류의 근수축이 일어나는가? 이번에는 몸통을 똑바로 유지한 채 엉덩관절을 굽힘해 본다. 그런 다음, 엉덩관절을 가쪽돌림과 안쪽돌림해 본다. 엉덩관절을 굽힘한 상태로 돌림할 때와 엉덩관절을 폄한 상태로 돌림할 때, 모음근의 활동에 있어 어떤 차이가 나타나는가? 엉덩관절을 굽힘할 때, 모음근의 수축이 일어나는가?

c. 엉덩관절을 굽힘하기 위해 높은 디딤판이나 의자 위에 한 발을 올려놓고 선 자세를 취한다. 계단을 올라갈 때처럼, 여러분의 몸을 위로 올리듯이 발을 밑으로 누른다. 이때 모음근이 강하게 수축하는지를 확인한다.

d. 골반과 넙다리뼈의 뼈대 모형을 이용하여, 모음근의 몸쪽 부착점에 끈을 매달고, 먼쪽 부착점이나 중간지점에서 다른 쪽 끈을 잡고 있는다. 끈을 팽팽하게 유지하되 위의 a, b, c의 운동을 수행할 때 끈이 미끄러져 근육의 작용선을 나타낼 수 있을 정도로 끈을 느슨하게 잡는다. 엉덩관절을 굽힘하고 폄할 때 운동축과 작용선 사이의 관계가 변하는지를 확인한다. 엉덩관절의 돌림축은 해부학적 축이 아니라, 역학적 축임을 확인한다.

11. 여러 자세에서 엉덩관절 돌림근의 기능을 분석한다.

a. 파트너를 선 자세로 해 놓고, 파트너의 궁둥구멍근을 촉진해 본다. 파트너에게 엉덩관절을 안쪽돌림과 가쪽돌림하도록 주문하고, 이때 궁둥구멍근의 수축을 확인한다.

b. 파트너을 눕게 한 후, 발바닥이 테이블 바닥에 닿도록 엉덩관절과 무릎관절을 굽힘시킨다. 파트너에게 한쪽 다리를 가슴 쪽으로 들어 올리도록 주문하고, 여러분은 궁둥구멍근을 촉진한다. 엉덩관절과 무릎관절이 모두 90° 굽힘되면, 파트너에게 엉덩관절을 안쪽돌림과 가쪽돌림하도록 주문한다. 이 자세에서 궁둥구멍근이 수축하는지를 촉진한다.

c. 이들 자세 사이의 차이점이 왜 근육의 활동을 변화시키는지를 설명한다.

참고문헌 (References)

1. Moore K. *Clinically Oriented Anatomy*. Baltimore: Williams & Wilkins, 2004.
2. Iglič A, Antolic V, Srakar F. Biomechanical study of various greater trochanter positions. *Archives of Orthopaedic and Trauma Surgery* 114:76–78, 1995.
3. Kapandji IA. *The Physiology of the Joints, Vol 2, Lower Limb*, ed 5. Edinburgh: Churchill Livingstone, 1987.
4. Brenneman SB, Stanger M, Bertoti D, eds. Musculoskeletal system: Age related issues: Pediatric. In Myers RS (ed): *Saunders Manual of Physical Therapy Practice*, Philadelphia: WB Saunders, 1994, pp 1229–1283.
5. Bertoti D. Cerebral Palsy: Lifespan management. In *Orthopaedic Interventions for the Pediatric Patient, Orthopaedic Section Home Study Course*, Alexandria: American Physical Therapy Association, 2000, pp 1–10.
6. Bertoti DB. *Functional Neurorehabilitation through the Life Span*. Philadelphia: F. A. Davis Company, 2004.
7. Neely FG. Biomechanical Risk Factors for Exercise-Related Lower Limb Injuries. *Sports Medicine* 26(6):395–413, 1998.
8. Crane L. Femoral torsion and its relation to toeing-in and toeing-out. *Journal of Bone and Joint Surgery* 41A:421–428, 1959.
9. Manaster BJ, Radiological Society of North America. Adult chronic hip pain: Radiographic evaluation. *Radiographics* 20:S3–S25, 2000.
10. Crockarell JR, Jr., Trousdale RT, Guyton JL. The anterior centre-edge angle: A cadaver study. *Journal of Bone and Joint Surgery Br* 82(4):532–534, 2000.
11. Tönnis D, Heinecke A. Acetabular and femoral anteversion: Relationship with osteoarthritis of the hip. *Journal of Bone and Joint Surgery Br* 81(12):1747–1770, 1999.
12. Daniel M, Iglič A, Kralj-Iglič V. Hip contact stress during normal and staircase walking: The influence of acetabular anteversion angle and lateral coverage of the acetabulum. *Journal of Applied Biomedicine* 24(1):88–93, 2008.
13. Kang C, Hwang DS, Cha SM. Acetabular labral tears in patients with sports injury. *Clinincal Orthopaedic Surgury* 1(4):230–235, 2009.
14. Streich NA, Gotterbarm T, Barié A, Schmitt H. Prognostic value of chondral defects on the outcome after arthroscopic treatment of acetabular labral tears. *Knee Surgery Sports Traumatology, Arthroscopy* 17(10):1257–1263, 2009.
15. Ipavec M, Brand R, A, Perdersen D, R, Mavcic B, Kralj-Iglic V, Iglic A. Mathemechanical modeling of stress in the hip during gait. *Journal of Biomechanics* 32:1229–1235, 1999.
16. Carter DR, Wong M, Orr T, E. Musculoskeletal ontogeny, phylogeny, and functional adaptation. *Journal of Biomechanics* 24:3–16, 1991.
17. Palastanga N, Field D, Soames R. *Anatomy and Human Movement*. London: Heinemann Medical Books, 1989.
18. vonEisenhart-Rothe R, Eckstein F, Mueller-Gerbl M. Direct comparison of contact areas, contact stress and subchondral mineralization in human hip joint specimens. *Anatomy and Embyology* 195:279–288, 1997.
19. Oatis CA. *Kinesiology The Mechanics & Pathomechanics of Human Movement*, ed 2. Philadelphia: Lippincott Williams & Wilkins, 2008.
20. Kronrath G, Hamel A, Olson S. The role of the acetabular labrum and the transverse acetabular ligament in load transmission of the hip. *Journal of Bone and Joint Surgery Am* 80:1781–1788, 1998.
21. Wingstrand H, Wingstrand A, Krantz P. Intracapsular and atmospheric pressure in the dynamics and stability of the hip. *Acta Orthopaedica Scandinavia* 61:231–235, 1990.
22. Levangie PK, Norton CC. *Joint Structure & Function: A Comprehensive Analysis*, ed 4. Philadelphia: FA Davis, 2005.
23. Kendall FP, McCreary EK, Provance PG. *Muscles: Testing and Function*, ed 4. Baltimore: Williams & Wilkins, 1993.
24. Fick R. *Anatomie und Mechanik der Gelenke: Teil III, Spezielle Gelenk und Muskel Mechanik*. Jena, Germany: Fisher, 1911.
25. Walker ML, Rothstein JM, Finucane SD, Lamb RL. Relationships between lumbar lordosis, pelvic tilt and abdominal muscle performance. *Physical Therapy* 67(4):512–516, 1987.
26. Begon M, Monnet T, Lacouture P. Effects of movement for estimating the hip joint centre. *Gait Posture* 25(3):353–359, 2007.
27. Hass SS, Epps CH, Jr., Adams JP. Normal ranges of hip motion in the newborn. *Clinical Orthopaedics and Related Research* 91:114–118, 1973.
28. Coon V, Donato G, Houser C, Bleck EE. Normal ranges of hip motion in infants six weeks, three months and six months of age. *Clinical Orthopaedics and Related Research* 110:256–260, 1975.
29. Boone DC, Azen SP. Normal range of motion of joints in male subjects. *Journal of Bone and Joint Surgery Am* 61(5):756–759, 1979.
30. Walker JM, Sue D, Miles-Elkousy N, Ford G, Trevelyan H. Active mobility of the extremities in older subjects. *Physical Therapy* 64(6):919–923, 1984.
31. James B, Parker AW. Active and passive mobility of lower limb joints in elderly men and women. *American Journal of Physical Medicine and Rehabilitation* 68(4):162–167, 1989.

32. Svenningsen S, Terjesen T, Auflem M, Berg V. Hip motion related to age and sex. *Acta Orthopaedica Scandinavica* 60(1):97–100, 1989.

33. Wingstrand H, Wingstrand A, Krantz P. Intracapsular and atmospheric pressure in the dynamics and stability of the hip. *Acta Orthopaedica Scandinavica* 61(3):231–235, 1990.

34. Arvidsson I. The hip joint: Forces needed for distraction and appearance of the vacuum phenomenon. *Scand J Rehabil Med* 22:157–161, 1990.

35. Kaltenborn FM. *Manual Mobilization of the Joints. The Kaltenborn Method of Joint Examination and Treatment*, ed 6. Oslo, Norway: Olaf Norlis Bokhandel, 2002.

36. Paluska SA. An overview of hip injuries in running. *Sports Medicine* 35(11):991–114, 2005.

37. Pfirrmann C, Chung CP, Theumann B. Greater trochanter of the hip: Attachment of the abductor mechanism and a complex of three bursae—MR imaging and MR bursography in cadavers and MR imaging in asymptomatic volunteers. *Radiology* 221:469–477, 2001.

38. Basmajian JV, DeLuca CJ. *Muscles Alive: Their Functions Revealed by Electromyography,* ed 5. Baltimore: Williams & Wilkins, 1985.

39. Delp S, Hess W, E, Hungerford D, S, Jones L, C. Variation of rotation moment arms with hip flexion. *J Biomech* 32:493–501, 1999.

40. Williams P. *Gray's Anatomy*, ed 38. New York: Churchill Livingstone, 1999.

41. Dostal WF, Andrews JG. A three-dimensional biomechanical model of hip musculature. *Journal of Biomechanics* 14(11):803–812, 1981.

42. Lieberman D, Raichlen D, Pontzer H, Bramble D, Cutright-Smith E. The human gluteus maximus and its role in running. *Journal of Experimental Biology* 209(11):2143–2155, 2006.

43. Joseph J. *Man's Posture: Electromyographic Studies*. Springfield, IL: Charles C Thomas, 1960.

44. Johnson ME, Mille ML, Martinez KM, Crombie G, Rogers MW. Age-related changes in hip abductor and adductor joint torques. *Archives of Physical Medicine and Rehabilitation* 85(4):593–597, 2004.

45. Beck M, Sledge JB, Gautier E, Dora CF, Ganz R. The anatomy and function of the gluteus minimus muscle. *Journal of Bone and Joint Surgery Br* 82(3):358–363, 2000.

46. Torry MR, Schenker ML, Martin HD, Hogoboom D, Philippon MJ. Neuromuscular hip biomechanics and pathology in the athlete. *Clinics in Sports Medicine* 25:179–197, 2006.

47. Steindler A. *Kinesiology of the Human Body Under Normal and Pathological Conditions*. Springfield, IL: Charles C Thomas, 1955.

48. Basmajian JV, Greenlaw RK. Electromyography of iliacus and psoas with inserted fine-wire electrodes. *Anatomical Record* 160:130, 1968.

49. Janda VSV. The role of the thigh adductors in movement of the hip and knee joint. *Courrier* 15:1–3, 1965.

50. Basmajian JV. Electromyography of two-joint muscles. *Anatomical Record* 129:371–380, 1957.

51. Basmajian JV. *Muscles Alive: Their Function Revealed by Electromyography*, ed 4. Baltimore: Williams & Wilkins, 1978.

52. Clark JM, Haynor DR. Anatomy of the abductor muscles of the hip as studied by computed tomography. *Journal of Bone and Joint Surgery Am* 69(7):1021–1031, 1987.

53. Neumann DA, Soderberg GL, Cook TM. Comparison of maximal isometric hip abductor muscle torques between hip sides. *Physical Therapy* 68(4):496–502, 1988.

54. Inman VT. Functional aspects of the abductor muscles of the hip. *Journal of Bone and Joint Surgery* 29:2, 1947.

55. LeVeau B. *Williams and Lissner: Biomechanics of Human Motion*, ed 3. Philadelphia: WB Saunders, 1992.

56. Frankel VH, Nordin M. *Basic Biomechanics of the Skeletal System*, ed 2. Philadelphia: Lea & Febiger, 1989.

57. Maquet PGJ. *Biomechanics of the Hip as Applied to Osteoarthritis and Related Conditions*. Berlin: Springer-Verlag, 1985.

58. Inman VT, Ralston HJ, Todd F. *Human Walking*. Baltimore: Williams & Wilkins, 1981.

59. Williams M, Wesley W. Hip rotator action of the adductor longus muscle. *Physical Therapy Review* 31(3):90–92, 1951.

60. May WW. Maximum isometric force of the hip rotator muscles. *Physical Therapy* 46(3):233–238, 1966.

61. Jarvis DK. Relative strength of the hip rotator muscle groups. *Physical Therapy Review* 32(10):500–503, 1952.

62. Woodruff G. *Maximum Isometric Torque of the Hip Rotator Muscles in Four Positions of Hip Flexion-Extension.* Denton, TX: Texas Woman's University, 1976.

63. Neumann DA. *Kinesiology of the Musculoskeletal System: Foundations for Physical Rehabilitation*. St. Louis: Mosby Inc., 2002.

CHAPTER
제 10 장

무릎

Knee

"발을 내디딜 것이 권고된다면, 큰 걸음을 내딛는 것을 두려워하지 말아라;
두 번의 작은 점프로는 협곡을 건너갈 수 없다."

-David Lloyd george, 1863-1945, 영국의 정치가이며 수상

개요 (Chapter Outline)

학습목표 (Learning Outcomes)

본 장의 학습이 끝나면 아래의 것을 할 수 있어야 한다:

- ❐ 무릎의 뼈와 관절, 연부조직, 근육을 확인한다.
- ❐ 정강넙다리관절과 무릎넙다리관절 사이의 관계와 기능적 움직임에 대한 기여 정도에 대해 토론한다.
- ❐ 무릎의 주작용근을 열거한다.
- ❐ 기능적 움직임 동안에 무릎의 근육활동을 결정하는 중력의 영향과 신체 자세를 토론한다.
- ❐ 특정한 기능적인 움직임에서 무릎을 움직이는 근육군을 명명한다.
- ❐ 일반적으로 나타나는 무릎관절의 움직임 장애와 기능적 결과를 서술한다.
- ❐ 닫힌사슬 활동 동안에 무릎이 엉덩관절과 발목관절의 움직임에 미치는 영향을 설명한다.

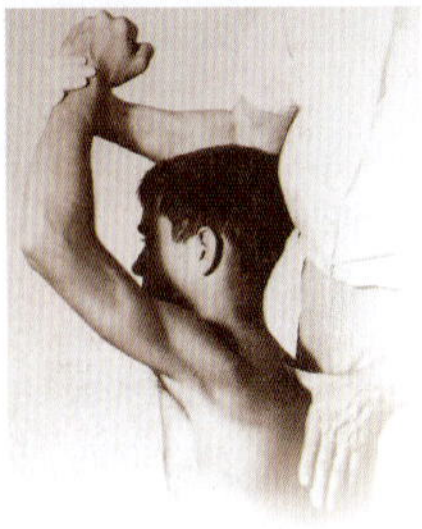

임상 시나리오(CLINICAL SCENARIO)

Logan은 계단을 오르고 내릴 때와 쪼그려 앉는 자세, 그리고 무릎 꿇은 자세에서 통증을 호소한다. 그는 산행을 즐기지만, 주말에 요세미티 국립공원(Yosemite national park)에 있는 산을 오르내린 후 왼쪽 무릎의 통증이 며칠 간 지속됨을 느꼈다. 오늘은 그가 무릎의 통증을 제거하기 위해 임상가를 찾은 첫날이다. Cole은 그의 주치의이며, 그는 Logan의 병력을 청취하고 검사를 시행하려고 하고 있다. Cole은 Logan에게 치료법을 정하기 이전에 몇 가지 검사가 필요함을 말해주었다.

서론

Introduction

무릎관절은 3개의 뼈(넙다리뼈, 정강뼈, 무릎뼈)와 3개의 관절 즉, 안쪽 정강넙다리관절, 가쪽 정강넙다리관절, 무릎넙다리관절로 구성되는 2도의 자유도를 가진 복합관절이며(그림 10.1과 10.2) 한 관절주머니 내에 3개의 관절이 포함되어 있다. 그러나, 모든 인대들은 관절주머니 내에 위치하지 않는다.

기능상, 무릎관절은 근수축 없이 기립 자세에서 체중을 지지할 수 있다; 개개인은 안정 선 자세를 유지하기 위해 관절의 인대에 의존할 수 있다. 앉은 자세, 쪼그려 앉은 자세, 오르기(climbing) 등에서 체중을 올리고 내리는데 중요한 역할을 하며, 미식축구 리시버가 태클을 피할 때와 같이 발을 고정한 상태에서 방향을 바꿀 때 몸을 돌리는 것을 가능하게 한다. 보행과 달리기에서, 정상적인 무릎관절은 체중의 4~6배에 해당하는 수직 힘을 지지하면서 동시에 몸 중심[1]의 수직 및 가쪽 이동을 감소시킨다.[2,3] 무릎관절을 조절하는 몇몇 근육들은 또한 엉덩관절이나 발목관절을 가로지르고 있기 때문에, 무릎과 다른 두 관절 사이에 밀접한 관계

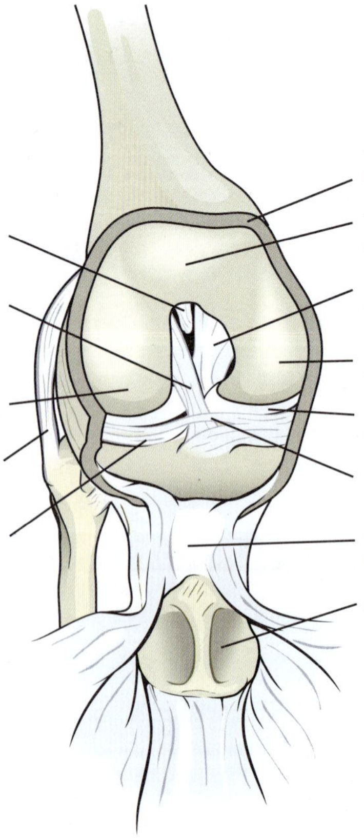

그림 10.1 젊은 성인의 90° 굽혀진 오른쪽 무릎의 앞면. 관절주머니의 앞부분은 제거되었고, 무릎뼈를 아래로 위치이동시켰다.

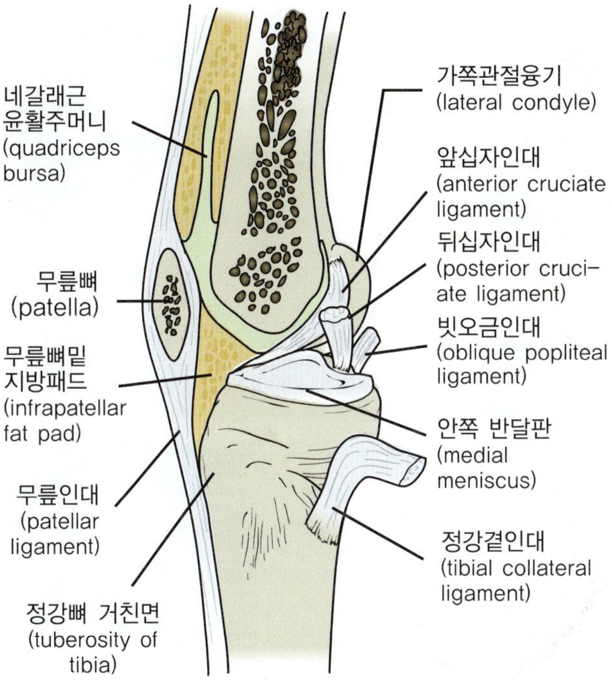

그림 10.2 넙다리뼈와 무릎뼈와 함께 오른쪽 무릎의 안쪽은 반시상면 상에서 절개하였다.

를 가진다.

비록 무릎관절이 신체에서 가장 큰 관절이라 하더라도, 운동경기나 작업환경에서 가장 자주 손상되는 관절 중 하나이다.[4,5] 무릎이 위험하게 되는 한 요인은 두 긴 지레팔(넙다리뼈와 정강뼈) 사이에서의 위치 때문에 받는 큰 토오크이다. 정상적인 무릎관절의 다양한 기능들 즉, 큰 힘을 견디는 것, 안정성 제공, 넓은 가동범위의 유지 등은 독특한 방법으로 수행된다. 상대적으로 얕은 관절은 광범위한 움직임을 제공하지만, 관절 형태는 일차적인 지지와 안정성을 위해 연부조직 구조물에 의지해야만 하는 것을 의미한다.

뼈
Bones

무릎관절은 넙다리뼈(femur), 정강뼈(tibia), 무릎뼈(patella)로 이루어져 있다. 비록 몸쪽 종아리뼈가 무릎관절 가까이 있지만 무릎관절의 부분으로 포함하지 않는다; 그러나 발목관절 기능에는 역할을 수행하므로 11장에서 다루도록 하겠다. 무릎관절을 둘러싸는 연부조직 때문에, 뼈 구조물의 앞쪽에서 촉진하는 것이 뒤넙다리근(hamstring)과 장딴지근(gastrocnemius)으로 덮여 있는 뒤쪽 구조물을 촉진하는 것보다 더 쉽다. 무릎관절 앞쪽 구조물은 무릎관절을 90° 굽힌 이완된 상태로 치료대 위에 걸터앉은 자세에서 가장 잘 촉진된다.

넙다리뼈 / Femur

먼쪽 넙다리뼈는 무릎관절의 몸쪽끝을 형성한다. 먼쪽 넙다리뼈는 안쪽–가쪽 방향으로 펴지면서 모양이 변한다. 이 안쪽–가쪽 먼쪽 넙다리 펴짐은 안쪽과 가쪽 **관절융기**(condyle)(Gr, *kondylos*, knuckle; 뼈의 둥근 돌출부위)라고 언급한다. 이들 관절융기는 관절연골(articular cartilage)로 감싸져 있으며 앞쪽은 서로 연결되어져 있지만, 뒤쪽은 분리되어 있다. 왜냐하면 넙다리뼈는 수직선에서 상대적으로 비스듬하게 위치하고 있기 때문에 안쪽관절융기가 더 크고, 가쪽관절융기보다 좀 더 먼쪽으로 펴져 관상면에서 먼쪽 정렬은 각각 수평하다(그림 10.3). 평균적으로 성인에서 안쪽관절융기는 가쪽관절융기보다 1.7 cm가 더 크다.[6] 관절융기의 앞위쪽면은 **관절융기사이고랑**(intercondylar groove) 혹은 **도르래고랑**(trochlear groove)으로 알려져 있는 구조물들 사이에 고랑을 형성한다. 이곳은 넙다리뼈와 뒤쪽 무릎뼈가 관절을 이루는 부위이다. 무릎넙다리관절에서 넙다리뼈 관절융기의 관절연골은 정강넙다리관절의 넙다리뼈 관절융기의 관절연골과 이어져 있다.[7]

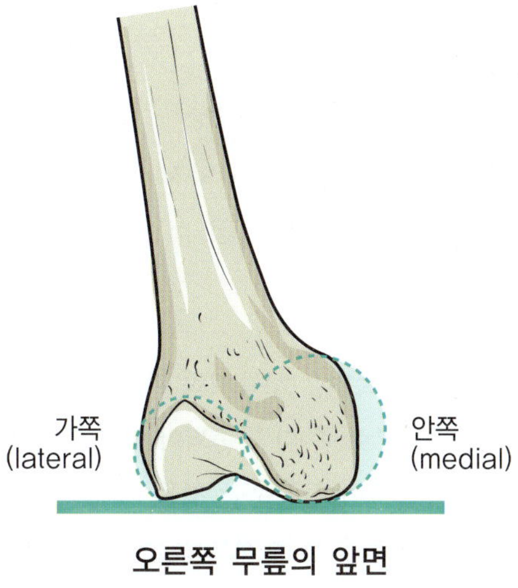

그림 10.3 수직선에 대한 넙다리뼈의 정렬을 보상하기 위해 안쪽관절융기는 가쪽관절융기 보다 더 크고 그로인해 넙다리뼈의 먼쪽 정렬이 관상면에서 수평하게 된다.

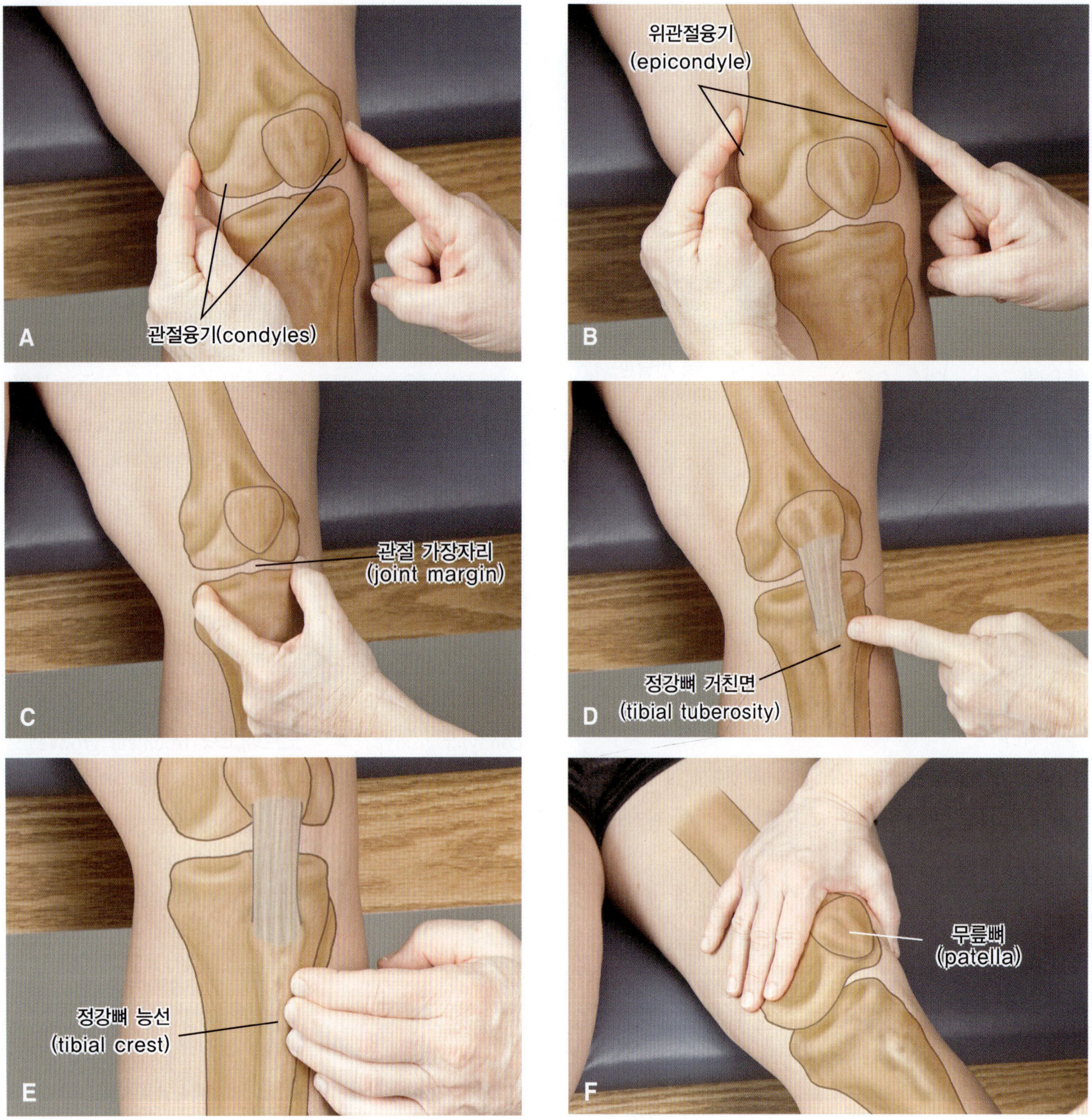

그림 10.4 표면해부학. A) 관절융기. B) 위관절융기. C) 관절 가장자리. D) 정강뼈 거친면. E) 정강뼈 능선. F) 임상가가 무릎뼈를 잡고 있다.

가쪽관절융기의 앞쪽면은 무릎뼈와 관절을 이루며 안쪽관절융기 보다 앞쪽으로 좀 더 돌출되어 있다; 이것은 가쪽관절융기의 앞쪽 돌출이 불충분할 경우, 무릎뼈의 갑작스런 가쪽 탈구가 일어날 수 있는 것으로 증명될 수 있다.[8-10] **융기사이오목**(intercondylar fossa)은 두 관절융기의 가장 아래쪽과 뒤쪽에서 그들을 분리시킨다. 이 오목을 통과하여 십자인대가 가로지른다.

넙다리관절융기의 바로 위가 **위관절융기**(epicondyle)(Gr. *epi,* 위에)이다. 그림 10-4B는 넙다리뼈의 먼쪽 관절융기 몸쪽을 확대한 것이다. 관절융기는 무릎뼈과 위관절융기 몸쪽(글상자 10-1)을 따라 앞쪽 양쪽에서 촉진된다(그림 10.4A). 손가락으로 촉진하여 방향을 바꾸고 넙다리관절융기 아래로 움직일 때, **정강넙다리 관절선**(tibiofemoral joint line) (그림 10.4C)이 촉진된다. 정상적인

글상자 10-1 | 먼쪽 넙다리뼈의 촉진 가능한 뼈의 특징

- 안쪽 위관절융기(medial epicondyle)
- 가쪽 위관절융기(lateral epicondyle)
- 안쪽 관절융기(medial condyle)
- 가쪽 관절융기(lateral condyle)
- 정강넙다리 관절선(tibiofemoral joint line)

글상자 10-2 | 몸쪽 정강뼈와 종아리뼈의 촉진 가능한 뼈의 특징

- 안쪽 관절융기(medial condyle) 혹은 고원(plateau)
- 가쪽 관절융기(lateral condyle) 혹은 고원(plateau)
- 정강뼈거친면(tibial tuberosity)
- 정강뼈능선(crest of tibia)
- 종아리뼈머리(fibula head)

무릎관절은 이완된 채로 무릎을 편 상태에서, 관절선은 무릎뼈 아래극(inferior pole) 바로 아래의 가쪽과 안쪽에서 촉진된다. 이 관절선은 넙다리에 대한 정강뼈 관절융기의 움직임을 느끼면서 수동적으로 무릎을 펴거나 돌림으로써 확실하게 확인된다.

무릎뼈와 관절을 이루는 앞쪽 넙다리뼈 관절융기면은 오목하다. 반면에, 정강뼈와 관절을 이루는 먼쪽과 뒤쪽 넙다리뼈 관절융기면은 약간 볼록하여 흔들의자 위의 러너(runner)와 비슷하다.

정강뼈 / Tibia

정강뼈는 정강넙다리관절의 먼쪽 부분을 형성하기 위해 넙다리뼈와 마주하면서 몸쪽 끝이 넓어진다. 정강뼈의 관절면은 넙다리뼈의 관절면보다 현저하게 더 작다. 정강뼈는 두 개의 약간 오목한 고원 혹은 관절융기(condyle)를 가지며, 안쪽과 가쪽 넙다리 관절융기(femur condyle)와 일치한다.

넙다리 관절융기처럼, 정강뼈의 관절융기도 안쪽이 가쪽보다 크다. 이것은 해부학적으로 중요한 구조로서 일어선 자세에서 무릎 안쪽에 더 많은 압력이 가해지게 하며 더 넓은 관절면을 가지고 있어 가해지는 스트레스의 양은 줄인다.[11] 두 개의 정강뼈 관절융기 사이는 융기사이융기(intercondylar eminance)이다. 융기사이융기는 무릎을 폈을 때 넙다리뼈 융기사이오목(femoral intercondylar fossa) 안에 위치한다.

정강뼈의 앞쪽과 정강뼈 관절융기 아래에 크고 거친 부분은 **정강뼈거친면**(tibial tuberosity)이며(그림 10.4D), 이곳은 넙다리네갈래근(qudriceps) 무릎힘줄의 먼쪽 부착부이다. 가쪽 관절 가장자리로부터 약 손가락 두 개 너비만큼 가쪽 정강뼈 고원(tibial plateau)의 먼쪽과 약간 중앙에서 뒤쪽이 몸쪽 종아리뼈가 부착하는 정강뼈 오목이다. 종아리뼈 머리수준에서 약간 먼쪽인 몸쪽 정강뼈의 안쪽면 위가 **거위발**(pes anserine)이며, 나중에 기술되는 중요한 지지구조물이다.

정강뼈 몸통(shaft)의 단면 형태는 삼각형이다. 날카로운 **정강뼈 능선**(tibial crest)(그림 10.4E)은 뼈를 안쪽면과 가쪽면으로 구분지으며 먼쪽 방향으로 발목까지 촉진될 것이다. 정강뼈의 안쪽면은 근육에 의해 덮여 있지 않으며 쉽게 촉진될 수 있다(글상자 10-2). 반면에 가쪽면과 뒤쪽면은 근육에 의해 덮여 있어 촉진할 수 없다.

무릎뼈 / Patella

무릎뼈(L. *patina*, 작은 판모양의 뼈)는 3세부터 5세까지 골화가 시작되어 결국에는 신체에서 가장 큰 **종자뼈**(sesamoid bone)가 된다. 종자뼈는 작은 뼈로 힘줄을 보호하고 힘줄의 견인 각도를 변화시키기 위해 힘줄 내부에 위치한다. 이 힘줄에 의해 무릎뼈와 정강뼈가 이어지며 이 먼쪽 구조물은 무릎인대이다. 무릎뼈는 거꾸로된 삼각형을 닮아 뾰족한 꼭지(apex)가 아래극(inferior pole)에 위치하고, 둥근 부위가 몸쪽에 위치하여 바닥(base)을 형성한다. 앞쪽에서 보면, 무릎뼈의 표면은 볼록하다. 뒤쪽의 표면은 타원형(oval)으로 넙다리뼈와 관절을 이루고 위쪽 가장자리(superior border)와 꼭지를 잇는 수직능선(vertical ridge)에 의해 두 개의 면으로 구분된다. 이 수직능선은 넙다리뼈의 도르래 고랑(trochlear groove)과 일치한다. 가쪽 관절면은 더 크고 오목하고, 넙다리뼈의 일치하는 관절면을 따른다. 안쪽 관절면의 안쪽은 작은 지역으로 자투리 관절면(odd facet)으로 불린다. 무릎뼈의 관절면은 신체의

글상자 10-3 | 무릎뼈의 촉진 가능한 뼈의 특징

- 꼭지 아래극(apex [inferior pole])
- 바닥(base)
- 앞면(anterior surface)
- 가쪽 관절면 뒷면(posterior surface of lateral facet)
- 안쪽 관절면 뒷면(posterior surface of medial facet)
- 자투리 관절면 뒷면(posterior surface of odd facet)

가장 두꺼운 관절연골로 덮여 있다;[12,13] 4.7 mm에서 6.6 mm[14] 로 보고되었으며, 7.75 mm[15] 이상의 두께도 이전의 연구에서 보고된 적이 있다.

무릎뼈는 무릎관절에서 몇 가지 중요한 기능을 가지고 있다. Heggard와 동료들[16]에 의하면, 무릎뼈는 아래의 기능들을 수행한다:

1. 무릎관절의 전 가동범위에 걸쳐서 무릎 폄근의 토오크를 증진시키고 효율을 향상시킨다.
2. 네 개의 넙다리네갈래근의 힘을 하나로 집중시킨다.
3. 넙다리네갈래근을 위해 부드러운 미끄러짐 메커니즘을 제공하고 힘줄의 압박을 감소시키며, 쪼그려앉기와 같은 활동에서 마찰력을 제공한다.
4. 무릎관절의 전반적인 안정성(stability) 기여
5. 무릎이 구부러져 있는 상태에서 넙다리뼈 관절융기에 직접적인 외력이 가해질 때 뼈를 보호

따라서, 무릎뼈는 무릎관절의 전반적인 기능에 기여를 한다. 무릎뼈가 손상을 받거나 없다면 정강넙다리관절에 직접적인 영향을 미치게 된다.

무릎뼈는 바로누운자세에서 무릎을 편 상태로 이완할 때 가장 잘 촉진된다(글상자 10-3).

정강뼈거친면으로부터 삼각형 무릎뼈의 꼭지까지 두꺼운 무릎인대를 만질 수 있다. 넙다리네갈래근이 이완하고 무릎이 완전히 펴진 상태일 때 무릎뼈는 쉽게 가쪽과 먼쪽으로 움직여지고 불편함 없이 넙다리뼈를 압박할 수 있다(그림 10.4F).

아래는 무릎에서 촉진할 수 없는 구조물들이고, 그림 10.1, 10.2와 그림 10.5에 설명되어 있다: 넙다리뼈 관절융기 위의 관절면과 무릎 관절면; 관절융기로부터 몸쪽으로 뻗고 그 부위를 둘러싸는 안쪽 · 가쪽 위관절융기선은 **오금**

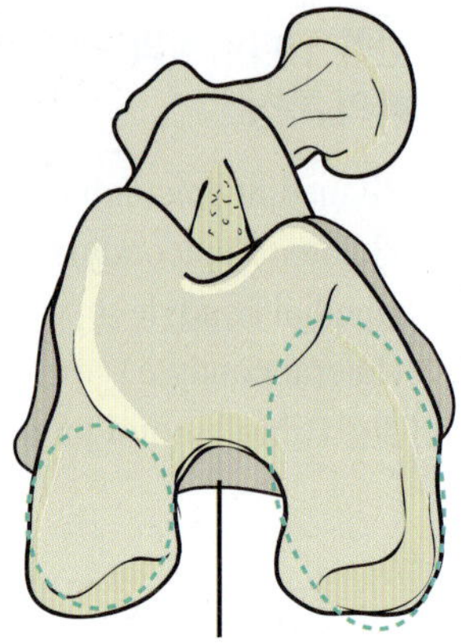

그림 10.5 융기사이오목은 가장 아래면과 뒷면에서 두 개의 관절융기를 분리한다. 이 부위를 통해 십자인대(cruciate ligament)가 주행한다. 안쪽과 가쪽 넙다리 관절융기 사이의 관절면과 크기 차이(점선)를 기록하였다.

오목(popliteal fossa) (L. *poples,* 뒤쪽 무릎)의 바닥을 형성한다; 융기사이융기에 의해 분리되어 있는 정강뼈 관절융기의 관절면("tibial plateau"); 거의 원형에 가까운 가쪽 **반달판**(meniscus) (Gr. *meniskos,* 초승달 모양의); 안쪽 반달판; 앞, 뒤 십자인대; 반달판을 앞쪽으로 연결하는 가로인대(transverse ligament).

관절

Joints

무릎(knee complex)은 두 개의 관절-정강넙다리관절, 무릎넙다리관절-을 가지며 하나의 관절주머니(capsule)에 의해 둘러싸여 있다. 앞서 언급했듯이 몸쪽 정강종아리관절(tibiofibular joint)은 하나의 관절주머니 내에 있는 것이 아니므로 무릎관절(knee complex)의 일부분이 아니다. 따라서 11장에서 다루도록 하겠다.

정강넙다리관절 / Tibiofemoral Joint

정강넙다리관절은 신체에서 가장 큰 관절로, 가장 긴 두 개의 뼈로 만들어 진다. 무릎관절의 복잡성과 정강뼈의 맞닿는 부위가 일치하면서, 안쪽과 가쪽 넙다리 관절융기 기능 때문에, 일부에서는 사실상 안쪽과 가쪽 두 개의 관절로 여겨지기도 한다.[17]

정강넙다리관절은 안정성이 가장 큰 관절이며 2도의 자유도를 가지고 있다. 안쪽과 가쪽넙다리 관절융기는 세로축 방향과 가로축 방향 모두 볼록하다. 이 관절은 앞쪽은 넙다리뼈와 무릎뼈의 교합(articulation)에 의해 연결되며 먼쪽과 뒤쪽 방향은 융기사이 패임(intercondylar notch)에 의해 분리된다. 안쪽과 가쪽 넙다리 관절융기는 약간 오목한 두 개의 작은 정강뼈 관절융기와 관절을 이룬다. 가쪽 정강뼈 관절융기의 앞쪽과 뒤쪽은 볼록하다. 관절면의 조화는 정강뼈의 융기사이융기(intercondylar eminance)와 각각의 정강뼈 관절융기 위의 초승달 모양 혹은 불완전한 고리인 쐐기모양의 안 · 가쪽 반달판(meniscus)에 의해 약간 증가된다. 넙다리뼈 관절융기의 세로축 관절면은 정강뼈 관절융기 관절면 길이의 대략 두 배이다. 그러므로 무릎관절의 굽힘과 폄 동작에서 순수하게 굴림(rolling)나 접힘(hinge) 동작이 나타날 수 없다. 대신에 관절융기가 구르기와 활주(sliding) 움직임 둘 다 만들어낸다(그림 10.6). 구르기는 굽힘 초기에 우세하게 나타나며 활주는 굽힘의 끝부분에서 좀 더 많이 일어난다.[6] 가쪽 넙다리뼈 관절융기의 관절면의 길이가 안쪽 관절융기보다 더 길기 때문에 두 관절융기 관절면의 움직임이 다르다. 관절융기 움직임에 있어서의 이러한 크기 차이의 영향은 이 장의 후반부에서 언급하도록 하겠다.

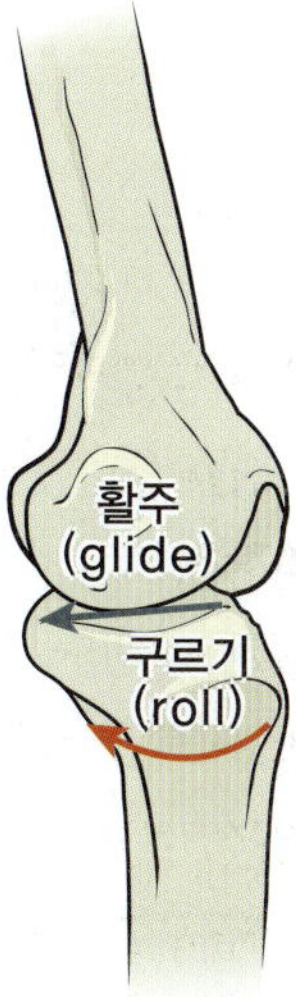

그림 10.6 열린사슬운동 동안에 무릎의 구르기와 활주. 무릎관절이 굽혀질 때, 정강뼈는 뒤쪽으로 구르고 넙다리뼈에 같은 방향으로 미끄러진다.

반달판 / *Menisci*

반달판은 무릎관절을 구성하는 중요한 요소이다. 섬유성 반달판은 정강뼈에 부착되어 관절의 소켓을 더 깊게 만들어 관절의 일치성(congruency)을 향상시킨다. 보통 관절의 일치성이 높으면 가동성은 감소하지만, 반달판은 일치성과 함께 무릎 굽힘의 더 큰 가동범위를 제공한다.[18] 각각의 반달판은 정강뼈의 앞쪽과 뒤쪽 끝과 극(pole)에 부착한다(그림 10.7). 가쪽 반달판 외형은 거의 원형에 가까운 반면에 안쪽 반달판은 좀 더 C자 형에 가깝다. 각각의 반달판은 가쪽 테두리에서 정강뼈까지 느슨한 **관상인대**(coronary ligament)에 의해 가까이 모여져 관절주머니를 이룬다. 이들 인대들은 **반달정강인대**(meniscotibial ligaments)로 알려져 있기도 하다. 앞 융기사이오목(anterior intercondylar foassa)과 뒤 융기사이오목에서 반달판의 뿔(horn)을 통과하는 관상인대들은 반달판의 유일한 뼈 부착물(bony attachment)이다; 이 인대들은 반달판의 말단 가장자리에서 관절주머니까지 부착한다. 반달판은 정강뼈에 부착하지 않기 때문에, 무릎 움직임 동안 가동성을 가진다; 가쪽 반달판은 무릎 움직임 동안에 안쪽 반달판에 비해 더 많은 가동성을 가진다. 이 반달판에는 몇 가지 부가적인 인대 또는 근육들의 부착물이 있다. 요약하면, 이 부착물들은 다음을 포함한다:

1. 가로인대는 두 반달판의 앞뿔(anterior horn)을 연결한다.
2. 섬유성 띠(반달무릎 섬유: meniscopatellar)는 두 반달판의 앞뿔을 무릎힘줄의 지대에 연결한다.
3. 안쪽 곁인대의 깊은 섬유는 안쪽 반달판에 부착한다.
4. 반막모양근 힘줄은 안쪽 반달판의 뒤 가장자리로 섬유를 보낸다.
5. 오금근은 가쪽 반달판의 뒤가장자리로 섬유를 보낸다.
6. 반달넙다리인대(meniscofemoral ligament)는 가쪽 반달판에서(뒤로) 뒤십자인대 근처 안쪽 융기의 안쪽으로 퍼져 있다.

각각의 반달판은 쐐기모양으로 바깥쪽 테두리가 가장 두껍다. 반달판은 관절융기의 중앙부로 연결되기 때문에, 점점 얇아진다. 바깥 테두리는 두껍고 안쪽 면은 얇은 반달판의 형태는 관절의 일치성과 안정성을 향상시킨다. Clark와

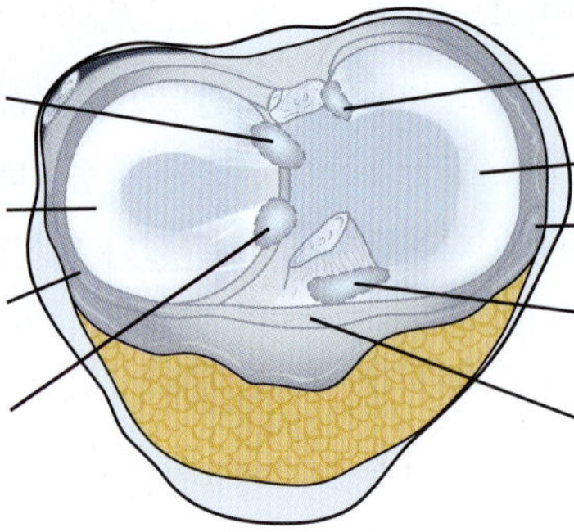

그림 10.7 안쪽과 가쪽 반달판과 오른쪽 정강뼈고원에 그것들의 부착부. 각각의 반달판은 정강뼈의 앞쪽과 뒤쪽극(pole)에 부착된다. 각각의 반달판의 테두리를 따라 다른 부착물들이 정강뼈를 보호하지만, 안쪽 반달판이 가쪽 반달판보다 좀 더 안전하게 가까이 모여져 있다.

Ogden[19]에 따르면, 정강뼈 관절융기에서 가쪽 반달판이 안쪽 반달판에 비해 좀 더 큰 공간을 차지하고 있으며 관절융기의 중심에 더 가깝게 뻗어진다(그림 10.7).

반달판은 정강뼈에 부착되어 있기 때문에, 그것들의 움직임은 수동적으로 또는 능동적으로 무릎의 움직임에 의해 조절된다. 수동적으로는 무릎 폄 상태일 때 넙다리뼈에 의해 앞쪽으로 밀려나고 넙다리 관절융기의 접촉은 정강뼈 관절융기에 대해 좀 더 앞쪽이다. 반대로, 무릎이 구부러지면서 반달판은 뒤쪽으로 움직인다. Kapandji[6]에 따르면, 안쪽 반달판의 총 움직임은 6mm이고, 가쪽 반달판은 12mm가 움직인다. 그리고 축돌림 동안에 넙다리 관절융기의 움직임 방향에 따라서 반달판이 움직인다. 반달판의 가장자리는 그것들의 인대와 근육의 부착에 의해 움직인다. 예를 들어, 앞쪽 움직임은 무릎 폄근에 의해 일어나고 뒤쪽 움직임은 무릎 굽힘근(반막모양근, 오금근)에 의해 일어난다.

반달판이 넙다리뼈와 함께 움직이는 것이 안 된다면, 갑작스런 비틀림 혹은 강력한 움직임이 발생하여 반달판이 관절융기에 의해 부서지거나 찢어질 수 있다.

반달판(menisci)은 무릎관절을 위해 다음의 몇 가지 기능을 수행한다:

1. 반달판은 무릎관절을 더욱 깊게 하여 안정성을 향상시킨다.[18]
2. 반달판은 충격을 흡수하고 분산한다.[20]
3. 반달판은 관절의 일치성과 접촉 영역을 증가시켜 충격을 분산시킬 수 있다.[21] 접촉 영역이 증가함으로써 부하가 넓은 부위 전체에 분산된다. 그러므로, 반달판을 제거하면 체중 부하면은 가해지는 부하와 같은 압력을 견뎌야만 한다; 이 스트레스는 반달판이 존재할 때 보다 3 배의 강도이다.

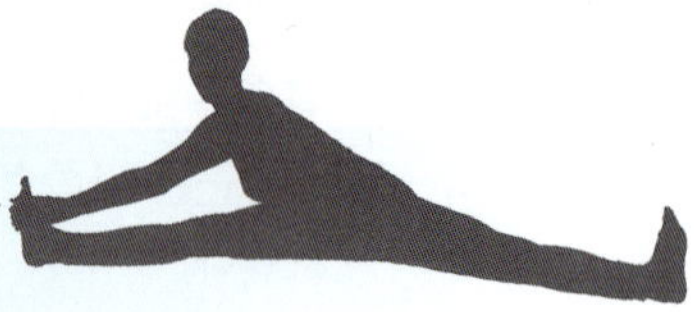

실습 포인트

PRACTICE POINT

반달판의 찢어짐(tear)으로 인해 고통 받는 환자의 경우, 급성기가 아닌 오랜 시간이 흐른 경우가 종종 있다. 스포츠 활동과 같은 체육 활동 동안 무릎 굽힘의 반복적인 스트레스로 인해 반달판의 뒤쪽에 마모나 찢어짐이 일어나기 시작한다. 긴시간이 흐른 후 반달판의 뒤쪽은 현미경상 찢어짐 소견을 보인다. 직접적인 손상 없이 징후와 증상을 호소하는 환자의 반달판에서 종종 MRI상 병변이 가쪽보다는 안쪽 반달판의 뒤쪽에서 발견된다.[24] 그러나 몇몇의 연구자들이 안쪽과 가쪽 반달판 사이의 병변의 빈도는 차이가 없는 것을 발견한 반면, 다른 연구자들은 관절의 가쪽으로 더 많은 스트레스가 가해지는 농구[26]와 같은 스포츠에 참가하는 선수들은 가쪽 반달판의 손상빈도가 더 많은 것을 발견한 이후로 안쪽 반달판의 손상빈도가 더 높다는 것은 논란의 여지가 있다. 이것은 한쪽 반달판의 유병률과 다른 쪽의 유병률에 대한 인구학적 연구에 의해 결정될 것이다.

4. 반달판은 관절면 전체에서 윤활액의 분비를 통해 관절의 유연성을 증진한다.[18,22]
5. 반달판은 관절주머니가 관절 내로 유입되는 것을 막는다.[18]
6. 무릎 젖힘 방지는 대부분 인대에 의해서 이루어지지만, 반달판이 과도한 움직임을 부분적으로 보호한다.[18]

무릎의 체중지지 부위는 안쪽과 가쪽 정강넙다리 면이 거의 동일하고 무릎이 젖힘 상태일 때, 가장 큰 부위가 발생한다.[2] 무릎이 굽힘이 되면 체중지지 부위는 정강뼈 관절융기에 대해 뒤쪽으로 이동하고 점차 작아진다. 반달판을 외과적으로 제거한 경우에 관절의 표면적은 감소되고, 넙다리뼈 관절융기와 정강뼈 관절융기 사이의 압력은 증가되며 후에 뼈관절염(osteoarthritis)을 유발할 것이다.[23]

인대와 관절주머니 / Ligaments and Capsule

정강넙다리 관절을 둘러싸는 몇 개의 인대들은 상대적으로 깊이가 얕은 관절을 보호한다. 또한 곁인대(collateral ligament)와 십자인대(cruciate ligament)는 관절의 완전성과 안정성을 제공한다. 이들 인대는 표 10-1에 요약하였다. 곁인대는 안쪽과 가쪽 방향의 안정성을 제공하는 반면, 십자인대는 앞뒤 안정성을 제공한다. 2개의 인대들은 관절주머니 바깥에 있으며 무릎이 완전히 펴진 상태에서 팽팽해진다.

곁인대 / Collateral Ligaments

곁인대는 넙다리뼈 관절융기에 부착하여 무릎의 굽힘 축에 뒤쪽과 위쪽으로 상쇄된다. 이로 인해, 무릎관절 폄에서는 팽팽해지고 굽힘에서는 느슨해진다(그림 10.8). 이렇게 곁인대는 펴진 무릎관절에 안정성을 제공하고 굽혀진 무릎관절에서는 축돌림을 가능하게 한다. 넙다리뼈 관절융기의 뒷면은 굽이가 더욱 볼록하고 이 지점에서 융기사이오목은 더욱 넓다. 그리하여 무릎관절 굽힘에서 반달판이나 정강뼈 융기사이융기와 접촉하는 관절면이 감소되어 융기는 돌림이 훨씬 자유로워진다.

안쪽곁인대(medial collateral ligament: MCL)는 넓고 평평한 인대로 안쪽관절주머니에서 두껍고 정강뼈의 두 지점에 부착한다; 이러한 부착은 인대가 무릎관절의 굽힘과 폄 둘 다에서 안정성을 제공하는 것을 허락한다. 인대의 앞부분은 대략 10cm 가량의 길이이며 무릎 굽힘 시에 팽팽해지는 반면, 뒷부분은 더 짧고 무릎 폄 시에 팽팽해진다.[27] 윤활주머니(bursa)는 이 인대의 얕은 층과 깊은 층에 위치하며 무릎에 **밖굽이힘**(valgus force)이 작용했을 때 안쪽곁인대가 60% 이하의 억제력(restraining force)을 제공하는 반면, 25° 굽힘이 된 무릎에 외력이 작용했을 때는 거의 80%의 보호성 억제력을 제공한다.[28] 관절주머니나 십자인대와 같은 다른 구조물들은 무릎이 펴진 상태에서 밖굽이힘에 대한 억제력을 제공하지만 안쪽곁인대는 무릎의 굽힘을 보호하는 일차적인 구조물이다.

안쪽곁인대와는 반대로, 가쪽곁인대(LCL)는 더 짧고 다발(cord) 같은 구조물이다. 이 인대는 관절주머니의 바깥에 위치하고 발을 반대편 무릎 위에 올려놓은 자세에서 쉽게 촉진되며 안굽이힘(varus force)이 관절에 적용된다; 안굽이힘이 적용된 상태에서 손가락을 관절의 가쪽 모서리를 따라 올려놓으면 쉽게 인대를 촉진한다. 또한 안쪽곁인대의 반대편 방향으로 무릎을 보호한다. 가쪽곁인대는 무릎이 완전히 펼 때 완전 보호의 1/2 이상을 제공하여 안굽이 스트레스에 대해 보호를 제공하는 것을 보조한다. 그러나, 무릎이 25° 정도 굽힘을 할 때, 안굽이 스트레스에 대항해서 거의 70%의 보호를 제공한다.[28]

십자인대 / Cruciate Ligaments

앞 · 뒤십자인대(L, *crux*, 교차)는 무릎관절의 굽힘과 폄 운동에서 관절의 안정성을 제공하고 조절작용을 한다. 이 인대는 넙다리 융기사이오목 내의 관절중심에 놓여 있다(그림 10.1과 10.2). 정면이나 측면에서 보았을 때 십자 형태를 하고 있어 이름을 십자인대라 명명한다. 그러나, 위에서 본다면 이 인대는 평행하게 보인다(그림 10.9). 이 인대들은 섬유성 관절주머니 내에 있지만 윤활관절 주머니 바깥에 위치하며 관절주머니 안에 있지만 윤활바깥이다. 십자인대는 모든 부분이 동시에 팽팽하지 않더라도, 굽힘과 폄의 움직임을 통해 비교적 변함없는 길이를 유지한다. 이러한 방법으로 이 인대는 융기면의 활주 운동이 일어나는 것을 도와준다.

469쪽 본문 계속

표 10-1 무릎의 인대

이미지

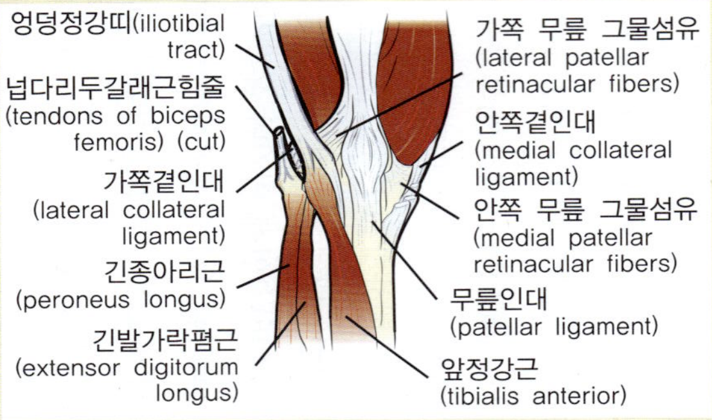

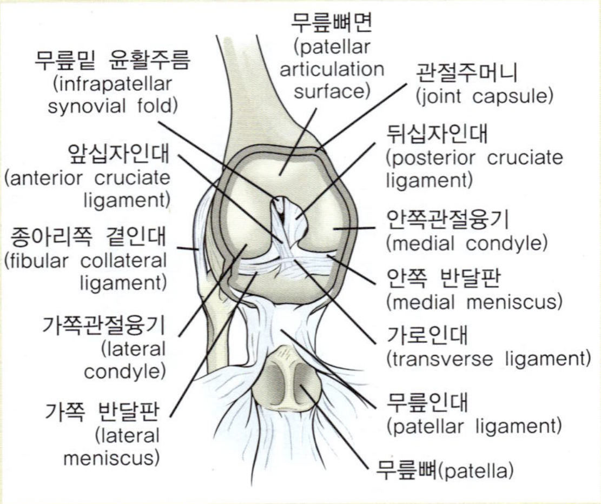

관절	인대	몸쪽 부착부	먼쪽 부착부	제한하는 움직임
정강넙다리관절	안쪽(정강뼈) 곁인대	넙다리뼈의 안쪽 위관절융기	뒤쪽 부분은 안쪽 위관절융기, 앞쪽 부분은 안쪽 정강뼈의 중간 위쪽 면을 따라 거위발 먼쪽에 부착.	이마면에서의 밖굽이힘으로부터 보호한다.
정강넙다리관절	가쪽(종아리뼈) 곁인대	넙다리뼈의 가쪽 위관절융기	종아리뼈 머리 가쪽면. 넙다리두갈래근 힘줄에 합쳐진다.	이마면에서의 안굽이힘으로부터 보호한다.
정강넙다리관절	앞십자인대	안쪽 반달판의 앞쪽 부착부 뒤에 있는 정강뼈 융기사이 오목의 앞쪽면	가쪽 넙다리뼈 관절융기의 뒤 안쪽.	넙다리뼈에 대해 정강뼈의 앞쪽 변위를 방지하고 젖힘에 대해 보호한다.
정강넙다리관절	뒤십자인대	뒤쪽 정강뼈 가시	안쪽 넙다리 관절융기의 앞가쪽면에서 앞십자인대 안쪽으로 부착.	넙다리뼈에 대해 정강뼈의 뒤쪽 변위를 방지하고 과굽힘에 대해 보호한다.

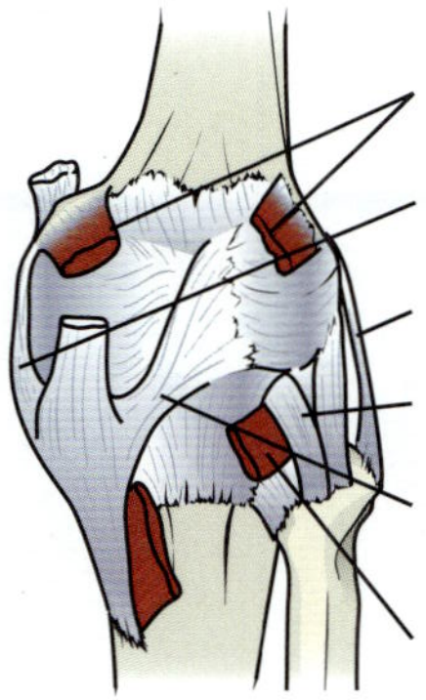

정강넙다리관절	활꼴인대	뒤관절주머니와 가쪽 넙다리 관절융기 위의 오금힘줄	Y자 형태로 한쪽은 종아리뼈갈래의 뒷면, 다른 쪽은 빗오금인대에 부착	젖힘과 돌림힘에 대해 뒤가쪽 관절주머니를 보호한다.
정강넙다리관절	빗오금인대	반막모양근 닿는곳 근처의 뒤안쪽 정강뼈	가쪽 장딴지근갈래 근처의 뒤가쪽 넙다리뼈	젖힘으로부터 뒷무릎을 보호한다.
종아리넙다리관절	오금종아리인대 (사진에 없음)	가쪽 넙다리 위관절융기 근처 오금근의 근육힘줄 접합부[168]	종아리뼈 붓돌기 끝	뒤가쪽 정강뼈 돌림과 뒤쪽 정강뼈 이동에 저항한다.

(계속)

표 10-1 무릎의 인대 - *계속*

이미지	관절	인대	몸쪽 부착부	먼쪽 부착부	제한 움직임
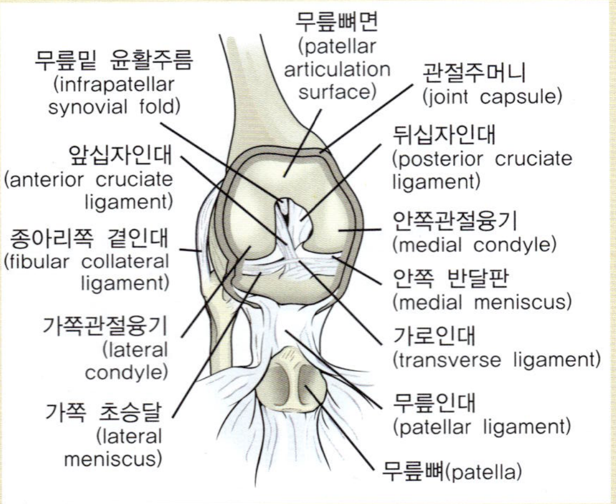	무릎넙다리관절	무릎인대	무릎뼈 꼭지	정강뼈 거친면	넙다리네갈래근의 힘줄연결과 앞쪽 무릎의 보호.
	반달넙다리관절	Humphrey인대 (앞반달넙다리 인대) (사진에 없음)	가쪽 반달판의 뒤뿔	넙다리뼈에 후십자인대 부착부의 먼쪽 부분	가쪽반달판 고정 주목: 보통은 Humphrey와 Wrisberg 어느 쪽이든 가지고 있지만 둘 다는 아님.
	반달넙다리관절	Wrisberg인대 (뒤넙다리인대) (사진에 없음)	가쪽 반달판의 뒤뿔	안쪽 넙다리 관절융기	가쪽 반달판을 고정한다.

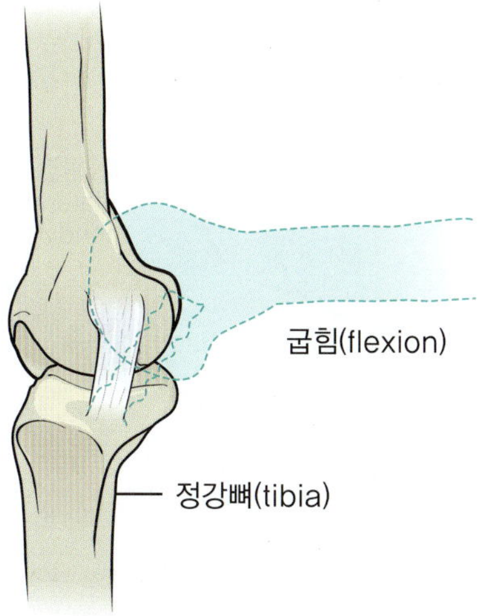

그림 10.8 축 움직임에 관한 넙다리뼈 위에 오프셋 부착 때문에, 곁인대는 무릎 폄에 팽팽하고 굽힘에 느슨해진다. 이러한 배열로 폄 동안 돌림에 안정성을 제공하지만 굽힐 때는 돌림을 하게 한다.

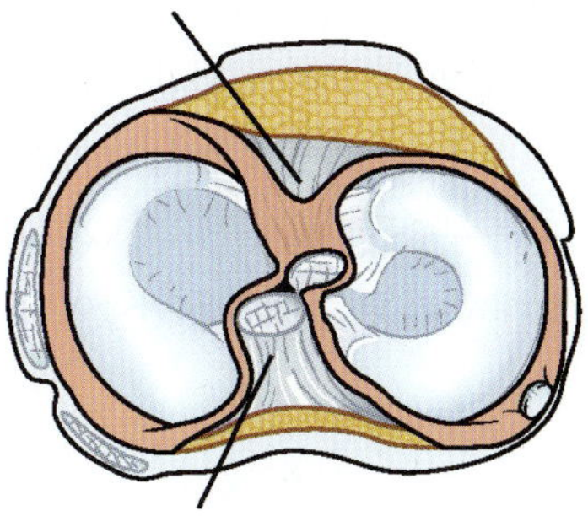

그림 10.9 위에서 본 십자인대의 모습으로 마치 무릎관절 내에서 서로 가로지르기 보다는 평행한 모습을 보인다.

앞 · 뒤십자인대는 정강뼈에서 시작하여 무릎관절 내 먼쪽 넙다리뼈에 부착한다. 앞십자인대(ACL)는 더 사선인 반면에, 뒤십자인대(PCL)는 더 수직으로 움직인다. 앞십자인대는 더 길고, 뒤십자인대는 더 두껍고 강하다. 각각은 경로를 따라 나선형으로 꼬리는 섬유다발을 가진다; 이러한 배열은 각 인대의 부분들이 무릎 움직임을 따라 팽팽하도록 한다.[29] 각 인대는 또한 두 개의 섬유띠(band), 또는 섬유다발(bundle)을 가지는데, 이것들은 부착부위 또는 상대적인 위치에 따라서 명명된다; 앞십자인대 다발은 부착부위에 따라서 명명되고 앞안쪽 띠(anteromedial band: AMB)와 뒤가쪽 띠(posterolateral band: PLB)[30]를 포함하는 반면, 뒤십자인대 다발은 상대적인 위치에 따라 확인되고 앞가쪽 다발과 뒤안쪽 다발로 확인된다.[29]

무릎의 앞, 뒤 전위는 앞 · 뒤 십자인대에 의해 각각 제한된다. 앞십자인대의 단절로 넙다리뼈에 대해 정강뼈가 앞쪽 전위를 일으키거나, 정강뼈에 대해 넙다리뼈가 뒤쪽 전위를 일으킨다.[31, 32] 사체에서 앞십자인대의 절단으로 넙다리에 대해 정강뼈의 앞쪽 전위가 7mm 정도 일어났다.[33, 34] 비손상된 ACL을 가진 건강한 사람에 있어서 그러한 운동은 훨씬 적다; 건강한 젊은 성인에서 이 앞쪽전위 검사의 평균치는 무릎관절 90° 굽힘에서 1.2–2.7mm로 측정되었다.[35]

한편, 뒤십자인대는 앞십자인대에 반대 방향으로 안정성을 제공한다. 달리기에서 발이 지면에 닿아 있을 때 같은 닫힌사슬운동에서 뒤십자인대는 정강뼈 관절융기에 대해 넙다리뼈 관절융기의 앞쪽 전위(탈구) 또는 넙다리뼈에 대해 정강뼈의 뒤쪽 전위를 방지하는 것을 도와준다. 정상적으

실습 포인트

PRACTICE POINT

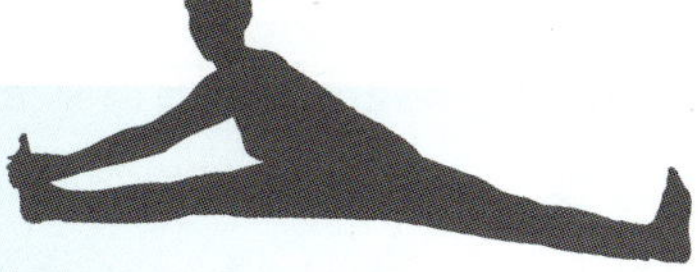

안쪽곁인대는 혈액공급이 아주 잘되는 가장 독특한 인대이다. 이러한 이유로, 안쪽곁인대 손상에 대해 좀처럼 수술로 바로잡지는 않는다. 이러한 손상을 치료하는 임상가는 치유를 가능하게 하고, 단지 치유기를 통해 진행된 후에 그러한 스트레스를 참을 수 있는 시기에 인대에 점차적인 스트레스를 제공하는 신중한 계획을 포함하는 재활 프로토콜을 따른다. 다른 구조들이 또한 안쪽곁인대와 함께 손상된다면, 외과의사는 안쪽곁인대를 수술하기로 할지 안 할지 모르겠다.

다른 무릎 구조들의 정형외과적 수술을 다루는 임상가는 안쪽곁인대가 또한 수술되었는지 아닌지를 알아야 하고 재활 프로그램에서 적절한 조정을 해야 한다.

로 뒤십자인대는 정강뼈와 넙다리뼈 사이에서 아주 작은 양의 수동움직임을 허용한다. 정상의 젊은 성인을 대상으로 무릎관절 90° 굽힐 때 뒤쪽 전위검사를 시행한 결과, 남자는 평균 0.6~1.0 mm 여자는 1.2~1.9 mm의 전위가 있었다.[35] 뒤십자인대는 무릎관절 굽힘 90°와 120° 사이에 정강뼈의 뒤쪽 전위에 대해 가장 큰 제한을 만들어낸다.[29]

관절주머니와 다른 비수축성 연부조직 구조 / Capsule and Other Inert Soft Tissue Structures

무릎의 관절주머니는 인체에서 가장 큰 관절주머니이다. 관절주머니는 관절주위에 소매를 형성하며, 위로는 넙다리뼈 관절융기의 바로 위, 아래로는 정강뼈 관절융기에 부착한다. 앞면에는 무릎뼈가 빠진 자리가 있고, 뒷면에는 중앙이 우묵하게 함몰되어 있어 관절공간을 거의 둘로 구분한다(그림 10.10). 지지띠와 인대는 관절주머니를 강화하고 관절주머니의 통합부분으로 된다. 오금근의 몸쪽 힘줄은 관절주머니를 관통하여 가쪽 넙다리뼈 관절융기에 부착한다. 반막모양근은 빗오금인대(oblique popliteal ligament)의 한 부분을 형성하고 뼈에 크게 붙을 뿐만 아니라, 안쪽곁인대로 뻗는다. 이들은 반달판, 인대, 지지띠, 뼈, 근육, 관절주머니 사이를 복잡하게 수동적, 능동적으로 연결하는 몇 가지 예에 지나지 않는다(그림 10.11).

다른 관절주머니와 마찬가지로, 무릎 관절주머니는 안쪽의 윤활층과 바깥의 섬유성 층을 가진다. 그러나, 이러한 두 개의 관절주머니 층은 다른 관절의 주머니 층들처럼 서로 유착되지 않는다. 윤활성 층의 뒤쪽 면은 더 몸쪽으로 펴지고, 또한 무릎 관절의 위와 아래의 섬유성 층으로부터 먼쪽으로 펴질 것이다. 윤활성 층은 무릎의 안쪽과 가쪽면 주위의 섬유성 층을 따라간다. 그러나 위쪽 무릎뼈에서 섬유성 층으로부터 분리되고, 넙다리네갈래근 아래 무릎뼈 몸쪽에 커다란 주머니를 형성하며 팽창된다. 이 부위가 **무릎위주머니**(suprapatellar pouch)이고, 무릎관절이 손상되고 과다부종을 경험할 때 자주 확인할 수 있다. 관절주머니의 윤활면은 260 ml(9온스) 이상의 윤활액을 담고 있는 것으로 알려져 있다.[36] 무릎이 매우 부어오르게 되면, 이 주머니는 더 눈에 띄게 확장되고 무릎뼈 몸쪽에 약 5 cm 정도 펴진다.[37]

곁인대와 십자인대, 다른 인대에 부가적으로, 특별히 뒤쪽 무릎에서, 관절주머니에 지지를 제공한다. 이러한 일차적이고 가장 변함없이 나타나는 인대에는 활꼴인대복합체(arcuate ligament complex)와 오금종아리인대(popliteofibular ligament)가 있다. 이것들은 뒤쪽 주머니에 적용된 비틀림 스트레스 동안 지지를 더해주는 뒤쪽 주머니의 팽창부이다(그림 10.12). 활꼴인대 복합체는 자주 뒤쪽 종아리뼈 붓돌기(styloid process)에서 시작하는 종아리뼈 머리와 넙다리두갈래근 힘줄과 가쪽 장딴지근 머리 사이에 가로와 위쪽으로 주행하여 합쳐지고, 거의 관절융기 가까이의 뒤쪽 넙다리뼈에 빗오금인대와 함께 닿는다. 가쪽곁인대와 함께 이러한 구조는 관절주머니의 뒤가쪽 모서리에 가장 큰 안정성을 제공한다.[38, 39]

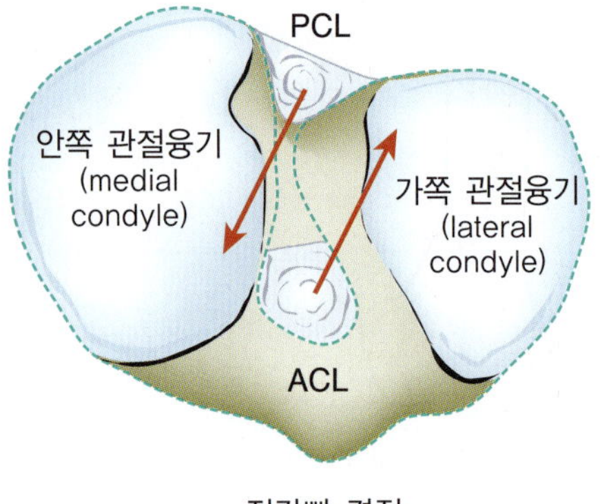

그림 10.10 위쪽에서 바라본 정강뼈. 점선은 윤활선의 부착부이고 그것은 뒤십자인대(PCL)와, 앞십자인대(ACL)의 부착부 주위를 에워싸고 있다. 이러한 시각에서, 십자인대는 관절 내에 있으나 관절주머니의 윤활 부분은 바깥에 있다.

무릎관절 주위에는 12개의 윤활주머니가 있다.[37] 그러나, 이 중에서 몇 개는 무릎의 윤활선의 확장이다. 그것들은 무릎 주위에 지방패드(fat pad)와 함께 무릎관절을 보호하고 주변 조직 사이에 마찰을 줄이기 위해 작용한다.

정강넙다리관절의 운동형상학 / Kinematics of the Tibiofemoral Joint

무릎관절(*articulatio genu,* L, *genua,* knee or any structure bent like the knee)은 2도의 자유도를 가진다: 굽힘과 폄, 축돌림. 120°에서 150°의 굽힘은 뒤쪽 넙다리와 접촉하는 종아리 근육의 크기에 의존한다. 그러나, 평균적으로 가동범위는 135°로 예상된다.[43] 엉덩관절이 펴질 때, 무릎 굽힘의 가동범위는 감소하는데, 두 관절 근육인 넙다리곧은

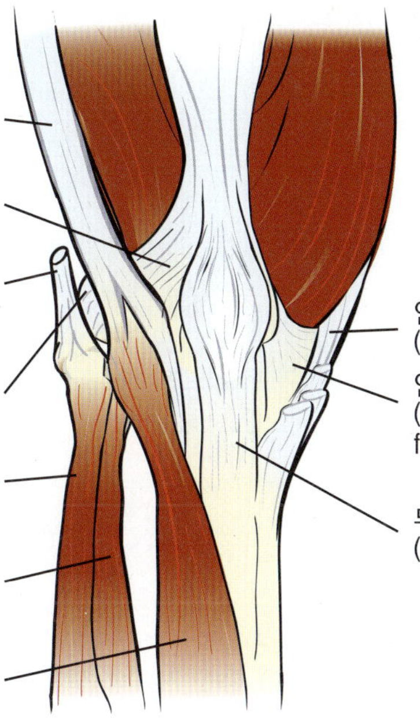

그림 10.11 앞쪽 무릎 안에서 주머니, 인대, 힘줄 사이에 밀접한 관계가 있다. 지지띠는 주머니를 보강하고 주머니와 결합된다.

근의 제한 때문이다. 넙다리곧은근은 엉덩뼈가시(iliac spine)의 앞아래쪽 몸쪽에 부착한다. 무릎 젖힘은 최소이고 정상적으로 15°를 초과하지 않는다.

무릎 굽힘에 대한 정상적인 끝느낌(end-feel)은 넙다리와 뒤쪽 종아리의 조직이 접촉하여 부드러운 느낌을 가지고, 종아리-넙다리가 접촉하지 않는다면 짧아진 넙다리곧은근으로부터 부드러운 느낌을 가질 것이다. 폄이나 젖힘에 대한 끝느낌은 인대나 뒤쪽 주머니 구조에 대한 장력으로 확고한 끝느낌을 가진다. 엉덩관절이 90° 굽힘이고 뒤넙다리근의 정상적인 신장성이 부족하다면, 무릎 폄은 제한될 것이다.

굽힘과 폄의 축 / Axes for Flexion and Extension

임상적 시각에서, 움직임의 축은 넙다리뼈 관절융기를 안가쪽으로 통과하는 관절선 위 몇 센티미터에 위치한다. 넙다리뼈 관절융기는 정강뼈의 그것 보다 매우 크기 때문에, 넙다리뼈 관절융기는 정강뼈가 구르지 않도록 하기 위해 또한 활주해야 할 뿐만 아니라, 체중지지에서 폄으로부터 굽힘으로 무릎이 움직일 때 정강뼈 관절융기 위에서 구른다. 넙다리뼈는 굽힘-폄으로 움직일 때 활주하기 때문에, 가동범위가 변하면서 움직임의 축의 중심도 변한다. 예를 들어, 당신이 앉기 위해 무릎을 구부릴 때, 당신의 넙다리뼈는 뒤로 구른다; 무릎이 굽혀지기 전에, 당신이 의자에 앉도록 하기 위해 당신의 무릎은 충분히 굽힘을 하여 뒤쪽

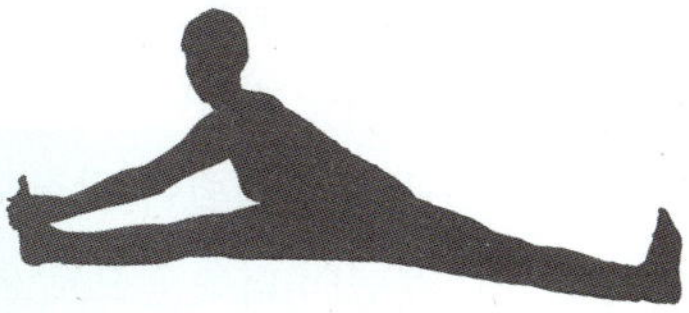

실습 포인트
PRACTICE POINT

무릎은 손상 후 매우 부어오르게 되는 위치이기 때문에, 임상가는 손상 후 가능한 한 빨리 무릎관절 내의 윤활액량을 줄이고 방지하기 위해 매일 노력을 해야 한다. 관절에서 광범위성 종창은 관절이 움직일 수 있는 움직임의 양을 줄이고,[40] 넙다리네갈래근의 근활동 강도를 줄이고,[41] 신경 수용기 부위에 윤활액압으로부터 통증을 증가시키는 것을 포함하는 유해한 결과를 유발한다.[42] 손상 후 완전한 회복은 이러한 이슈가 해결될 때까지는 발생하지 않는다.

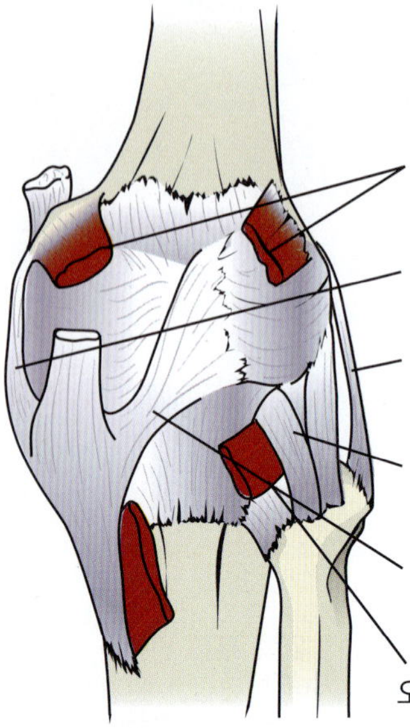

그림 10.12 무릎의 뒤쪽 부속인대로는 활꼴인대복합체와 오금종아리인대가 있다. 이러한 인대는 뒤쪽 주머니를 확장시키고 비틀림 스트레스 적용 동안 뒤쪽 주머니에 필수적인 부가적 지지를 제공한다. 뒤쪽 근육은 또한 뒤쪽 지지를 보조하기 위해 인대와 상호작용한다. 오금근의 몸쪽 힘줄은 가쪽 넙다리뼈 관절융기에 부착하기 위해 주머니를 관통한다. 반막모양근은 빗오금인대의 한 부분이 되고 안쪽곁인대와 무릎지지띠섬유에 섬유를 보낸다.

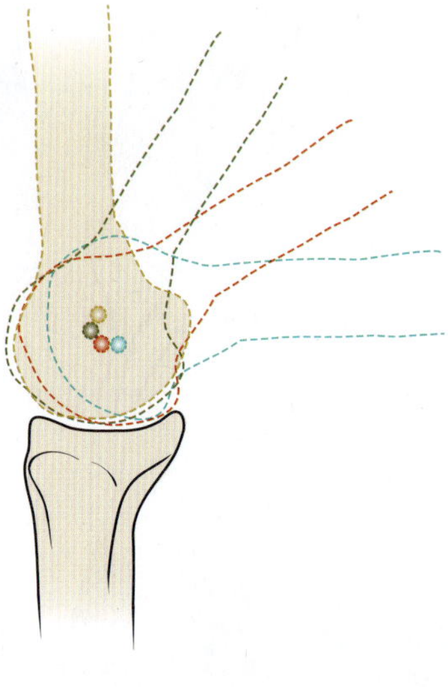

그림 10.13 관절의 순간적인 돌림 중심. 이것은 관절이 미끄러지고, 가동범위를 통해 구를 때 변화하는 이론적인 돌림 축이다.

으로 구르기를 지속할 수 있도록 하기 위해 넙다리뼈는 정강뼈에서 새로운 위치로 앞쪽으로 활주해야 한다. 그러나, 정강뼈면은 이러한 굴림 방법 동안 소모된다. 당신이 의자에서 일어나 설 때, 당신의 무릎은 닫힌사슬동안 반대의 방법을 수행한다. 그것은 정강뼈에 대해 넙다리뼈가 앞쪽으로 구르기 시작하면서 넙다리뼈 관절융기가 정강뼈에 대해 공간이 바닥나면서 뒤쪽으로 활주한다. 그러나 당신이 완전히 설 때까지 앞쪽으로 구르기를 지속할 필요가 있다. 돌림축의 중심(그림 10.13)에서 이러한 지속적인 변화는 **순간회전중심(ICR)** (instantaneous center of ratation)이라 한다. 이것은 공학자(engineer) 또는 생체역학자(biomechanist)와 관련 있을 것이다. 그러나 순간적인 돌림중심은 움직임 범위측정 또는 치료 중 하나에 대하여 임상적 적용은 갖지 않는다.

정강뼈가 안정화되고 넙다리뼈가 움직일 때 체중지지 활동 또는 닫힌사슬운동 동안 발생하는 활주에 대해 토의해 왔다. 굽힘과 폄 동안 활주와 구르는 방향 사이의 관계는 움직이는 면이 다르기 때문에 정강뼈가 움직이고 넙다리뼈가 고정될 때 변한다. 이것은 관절운동형상학 부분에서 토의하기로 한다.

무릎관절의 돌림 중심에서 발생하는 변화는 정상 무릎과 밀접하게 닮은 인공 무릎이나 관절에 적용하는 외부 장치를 고안하기 어려운 이유 중의 하나이다. 사람 무릎의 움직임 축이 이동하기 때문에, 등속성 다이나모메터, 무릎-발목-발(긴-다리) 보조기, 또는 무릎 위 보조기 같은 기계적 경첩관절 장치가 무릎에 적용될 때 문제들이 발생한다. 사람 무릎관절이 폄에서 굽힘으로 움직일 때, 무릎의 해부학적 축은 약 2 cm 정도 움직이는 반면에, 부착된 장치의 기계적 축은 고정된 채로 있는다. 따라서, 역학적 장치의 팔은 넙다리와 다리, 그리고 움직임에 수평으로 남아있게 될 수 없거나, 역학적 부분과 해부학적 부분 사이에 압력이 발생할 것이다. 불편과 마모를 방지하기 위해 절충과 세심한 배열이 필요된다. 보조기 무릎관절의 정렬불량은 무릎 굽힘 동안 다리의 장치 커프에 압박을 유발할 수 있고, 무릎 폄 동안에 틈을 유발할 수 있다. 무릎관절의 해부학적 축에서 이러한 변화는 또한 의지를 착용하고, 비록 엉덩관절과 발목관절이 정렬이 맞춰져 있다 할지라도 개인의 반대편 정상 무릎이 더욱 앞으로 위치하게 되는 이유이다.

축돌림 / Axial Rotation

축돌림은 무릎이 굽혀질 때 가로면에서 발생한다. 무릎이 완전히 펴질 때, 안가쪽 곁인대는 비교적 팽팽해지고, 관절의 안정성에 기여하면서, 돌림을 방지한다. 이러한 인대들은 관절이 굽혀질 때 느슨해진다; 이것은 상당한 양의 가로면 돌림이 굽힘 자세에서 발생하는 이유 중 하나이다. 그림 10.14에서, 안가쪽 무릎이 펴진 위치는 굽혀진 위치와 비교된다. 인대가 닿는 지점으로부터의 거리가 폄 보다 굽힘에서 줄어든 것에 주목하라. 무릎 굽힘 동안, 안쪽곁인대보다 가쪽곁인에서 더 느슨해진다; 그러므로, 넙다리와 정강뼈 관절융기 사이에 움직임은 안쪽보다 가쪽에서 더 넓다. 가로돌림은 정강뼈의 융기사이 가장자리 안쪽에 위치한 세로축에 대하여 발생한다. 즉, 가쪽 관절융기가 안쪽 주위에서 돌림이 된다고 말할 것이다.

비록 많은 모순된 값들이 이 움직임에 대해 보고되더라도, 출판된 연구의 결과를 보면 완전돌림의 평균이 거의 40°에 근접한다고 가리키고 있다.[44, 45] 최근의 연구에서 무릎 90° 굽힘에서 유사한 결과를 알아냈다.[46] 부가적으로, 가쪽돌림은 안쪽돌림 크기의 거의 2배이었다. 축돌림은 무릎 굽힘 각도가 작어질 때 감소하고 무릎이 폄에 거의 도달할 때 수행될 수 없다. 넙다리에 대한 정강뼈의 돌림은 앉은 자세에서 자발적으로 수행될 수 없고 발을 놓거나 위치하는 데 유용하다. 그러나 움직임의 중요한 기능적 중요성은 무릎꿇기, 앉기, 쪼그려앉기 자세에서 돌기와 달릴 때 갑자기 방향을 바꾸는 넙다리뼈가 고정된 정강뼈에 대해 돌림을 하는 닫힌사슬운동에 있다.

무릎의 수동적인 안가쪽 돌림의 정상 끝느낌은 확고한 끝느낌이다. 움직임은 관절주머니, 지지띠와 엉덩정강띠(iliotibial band)에 더하여 곁인대, 십자인대, 빗오금인대를 포함하는 인대 구조에 의해 제한된다.

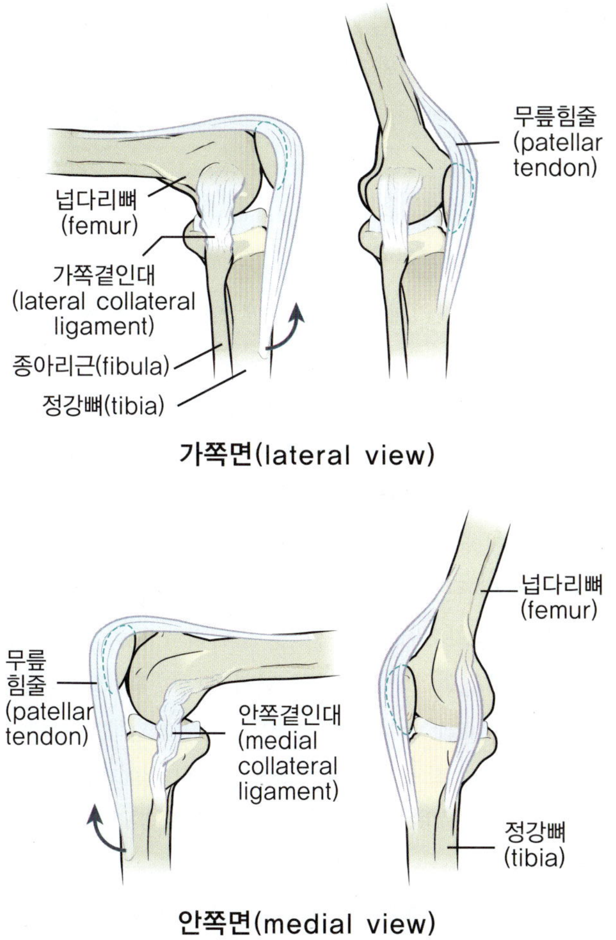

그림 10.14 곁인대는 굽힘에서 무릎의 축돌림을 허용하기 위해 폄에서 팽팽하고 굽힘에서 느슨해진다.

무릎관절의 마지막 돌림
/ Terminal Rotation of the Knee

정상적으로 무릎이 폄으로 움직일 때, 정강뼈는 고정된 넙다리뼈에 대해 약 20° 가쪽으로 돌림을 한다. 이 움직임은 무릎 폄의 마지막 20°에서 발생하고 이것을 **무릎의 마지막 돌림**(terminal rotation of the knee) 또는 **"나사집" 기전**(screw home mechanism)이라고 부른다. 이것은 수동적 그리고 능동적 무릎 폄에서 발생하는 순전히 기계적인 사건이고, 자발적으로 만들거나 방지할 수 없다. 마지막 돌림은 무릎 폄으로 발생되어야 하기 때문에, 무릎 폄으로 정강뼈의 이러한 가쪽돌림은 8장에서 토의된 인접한 척주 수준과 유사한 짝운동(coupled movement)이다. 안쪽 정강뼈 돌림은 무릎 굽힘과 동반되어 발생하고, 가쪽 정강뼈 돌림은 열린사슬운동에서 무릎 폄과 동반되어 발생한다. 넙다리뼈 벌림과 모음이 몇몇 관찰에서 알려졌지만, 이러한 부가적인 굽힘과 폄과 동반되는 짝 움직임과는 내용이 달랐다.[47] 의자에서 일어서기 같은 닫힌사슬운동에서, 마지막 돌림은 고정된 정강뼈에 대해 넙다리뼈의 안쪽돌림으로 발생하는 반면에, 폄에서 굽힘으로 무릎이 움직이면서 의자에 앉을 때는 넙다리뼈 가쪽돌림이 발생한다.

침팬지, 오랑우탄, 새 같은 많은 종들이 무릎을 굽혀서 걷는다 할지라도, 마지막 돌림은 무릎 폄을 위해 에너지 효율 기전과 정교함으로 인간에서만 보여진다. 이러한 "나사집" 돌림은 무릎을 잠그기 때문에 기계적 안정성을 제공한다; 그러므로, 이 자세에서 무릎은 시상면에서 발생하는 힘을 견뎌낼 수 있다. 잠긴 무릎은 또한 인간이 넙다리네갈래근의 수축 없이 선 자세를 유지할 수 있고 펴진 무릎이 감소된 근력으로 앞뒤 힘을 견뎌내도록 할 수 있다. 이것이 "나사집" 돌림의 주요 이유 중의 하나라고 많은 사람들은 믿고 있다.[48] 무릎의 축돌림과 마지막 돌림량이 그다지 대단하지 않더라도, 이것은 정상 무릎 기능을 위해 발생해야 한다.[49] 그러므로, 축돌림과 마지막 돌림 움직임은 임상적으로 평가되어야 하고 무릎의 성공적인 재활을 위해 회복되어야 한다.

"나사집" 기전은 무릎의 다양한 역학적 구조적 요인의 결과로 발생한다. 이러한 변화하는 요인들은 앞십자인대, 뒤십자인대, 그리고 넙다리뼈 관절융기의 표면 양식을 포함한다.[48–51] 각각은 각도가 변화하면서 마지막 돌림에 중요한 역할을 하는 것으로 보인다.[48] 이 중에서, 표면 양식이 가장 큰 역할을 한다.[49] 열린사슬의 무릎 폄 동안 넙다리뼈 관절융기에 대해 정강뼈 관절융기가 움직일 때, 더 짧은 가쪽의 넙다리뼈 관절융기에 대한 움직임은 안쪽 넙다리 관절융기에 대한 움직임이 끝마치기 전에 완료된다. 가쪽 넙다리 관절융기의 유용한 표면 영역이 안쪽 넙다리 관절융기에 대한 움직임이 마쳐지기 전에 이용되므로, 넙다리뼈에 대한 정강뼈의 축돌림은 무릎의 안쪽면이 움직임을 완료하도록 하는 가쪽 관절융기들 사이에서 발생한다. 이러한 축돌림은 무릎 폄의 마지막 15°에서 넙다리뼈에 대한 정강뼈의 수동 가쪽돌림을 만들어낸다. 닫힌사슬운동을 하는 동안 무릎이 펴질 때, 정강뼈보다는 넙다리뼈에서 움직임이 발생한다; 열린사슬운동이 동반되면서, 더 짧은 가쪽 넙다리 관절융기의 움직임은 안쪽 넙다리 관절융기의 움직임 전에 완료되나, 이제 무릎에서 완전한 마지막 폄이 발생하도록 가쪽 관절융기에 대해 넙다리뼈는 안쪽으로 돌림을 한다. 열린 또는 닫힌 사슬운동에서 무릎의 풀림은 각각의 마지막 무릎 폄 기능의 움직임에 대한 반대의 돌림 움직임을 만들어 낸다.

정강넙다리관절에서의 관절운동형상학 / Arthrokinematics of the Tibiofemoral Joint

무릎의 잠김위치(closed packed position)는 완전한 폄이다. 완전한 폄에서, 마지막 돌림은 관절의 강한 안정성을 제공하는 인대와 주머니 구조의 팽팽함을 만들어낸다. 정강넙다리관절은 완전한 폄에서 가장 일치하는 위치에 있게 된다. 그러나, 넙다리뼈가 무릎이 25° 또는 그 이상의 굽힘이 되어 안정화되어 있다면, 정강뼈는 1–3 mm 정도 앞쪽이나 뒤쪽의 활주와 안쪽 또는 가쪽 활주, 그리고 벌림이나 모음으로 움직여지면서, 넙다리뼈에 대해 몇 mm 신연될 수 있다. 이러한 굽힘 위치는 무릎의 안정위치 또는 관절이 가장 적게 일치하는 위치이다.

열린사슬운동 동안 정강뼈가 넙다리뼈에 대해 움직일 때, 오목한 정강뼈 면은 구르기 또는 관절 움직임 시 동일한 방향으로 활주한다. 그러므로, 폄에서 정강뼈는 넙다리뼈에 대해 앞쪽으로 구르고 활주한다; 비슷하게, 무릎이 굽힐 때 정강뼈는 뒤쪽으로 구르고 활주한다. 앉기에서 일어서는 활동 동안 닫힌사슬운동으로 관절 움직임이 발생할 때, 볼록한 넙다리뼈 관절융기는 오목한 정강뼈 관절융기에 대해 움직인다. 닫힌사슬운동 동안, 무릎이 펴질 때, 정강뼈에 대해 넙다리뼈의 구르기 또는 관절 움직임은 앞쪽인 반면에 활주는 뒤쪽으로 발생한다. 체중지지 자세에서 무릎이 굽혀질 때는 구르기와 활주의 움직임이 반대 방향으로 발생한다: 넙다리뼈의 구르기는 뒤쪽이고, 활주는 앞쪽이다.

무릎넙다리관절 / Patellofemoral Joint

무릎뼈는 넙다리네갈래근 힘줄에 놓여있고, 힘줄은 무릎뼈에 부착할 뿐만 아니라, 무릎뼈면과 위로 연장된다. 무릎뼈의 꼭지로부터, 무릎인대는 넙다리네갈래근 힘줄의 연장이고 정강뼈거친면에 연장된다. 무릎뼈에 가담하여, 힘줄성 섬유들이 안쪽과 가쪽 지지띠로부터 뻗어 나오고, 정강뼈 관절융기에 부착한다.

이전에 언급했던 것처럼, 무릎뼈는 무릎관절 주머니 내에 위치한 종자뼈이다. 무릎뼈는 넙다리뼈 관절융기의 앞면 먼쪽 부위의 안장 형태의 면과 관절한다(도르래면: trochlear surface). 무릎뼈의 관절면은 안·가쪽 관절면을 둘로 나누는 수직 융기부가 있다고 생각할 것이다; 그러나, 그것은 상당히 다양하며 뼈의 모양이 항상 관절 연골면을 반영하지는 않는다.[52]

비록 제자리에 유지하는 안정한 관절을 가지지는 않더라도, 무릎뼈는 능동적 수동적 제약에 의해 보호된다. 무릎이 완전 폄에 있을 때, 무릎뼈 안정성은 둘러싸는 연부조직에 일차적으로 의존한다.[53] 폄근들, 또는 넙다리네갈래근 기전은 모든 방향에서 무릎뼈를 능동적으로 안정화시키고 무릎뼈와 넙다리뼈 사이에 움직임을 이끈다. 0° 부터 20° 까지, 안쪽넓은빗근(VMO)의 일차적 책임은 무릎뼈의 동적 고정자(stabilizer)로 기여하는 것이다.[54] 무릎뼈는 둘러싸는 다른 구조로부터 부가적인 안정성을 제공받는다. 먼쪽으로, 무릎뼈는 무릎뼈와 정강뼈 거친면을 연결하는 강한 무릎인대에 의해 정강뼈의 거친면에 고정된다. 근육뿐만 아니라, 치밀한 섬유성의 안쪽과 가쪽 지지띠는 무릎뼈 각 면을 고정시키고 또한 안정성을 보조한다.[55] 가쪽으로, 무릎뼈는 표면과 깊은 지지띠와 엉덩정강인대, 가쪽넓은근(vastus lateralis)에 의해 수동적으로 안정된다. 이러한 가쪽 힘은 안쪽넓은빗근(VMO)에 의해 능동적으로 그리고 무릎넙다리인대와 안쪽 반달무릎인대의 힘에 의해 수동적으로 무릎뼈의 안쪽면에 균형을 이룬다. 부가적으로, 넙다리곧은근(rectus femoris)과 중간넓은근(vastus intermedius)이 무릎뼈 바닥에 부착되어 능동적으로 위쪽 안정성을 발생시킨다. 반면에 아래쪽 안정성은 무릎인대에 의해 무릎뼈에 제공된다. 무릎이 굽혀질 때, 가쪽 구조는 뒤쪽으로 움직이고 무릎뼈가 가쪽과 기울임 힘(tilting forces)을 만들어낸다. 그러므로, 무릎뼈는 정적(근막), 동적(근육) 힘에 의해 영향을 받는다. 필수적으로, 뒤쪽 무릎뼈와 앞쪽 넙다리 관절융기 사이의 최소의 일치는 무릎뼈가 안정성을 위해 연부조직에 의존하게 한다.[53]

무릎넙다리관절의 운동형상학
/ Kinematics of the Patellofemoral Joint

무릎넙다리관절은 정강넙다리관절과 해부학적뿐만 아니라, 기능적으로도 밀접하게 연결되어 있다. 정강넙다리관절이 움직일 때, 무릎넙다리관절은 또한 움직여야만 한다. 그러나 둘 중 한 관절의 제한이 발생한다면, 다른 관절의 가동성 또한 영향을 받는다. 비슷하게, 정강넙다리관절을 조절하는 근육의 약증은 또한 무릎넙다리관절에 영향을 미친다. 필수적으로, 손상과 한 관절의 건강은 다른 관절에 직접적으로 영향을 미친다.

무릎넙다리 접촉 / Patellofemoral Contact

무릎이 폄에서 굽힘으로 움직일 때, 무릎뼈와 넙다리뼈

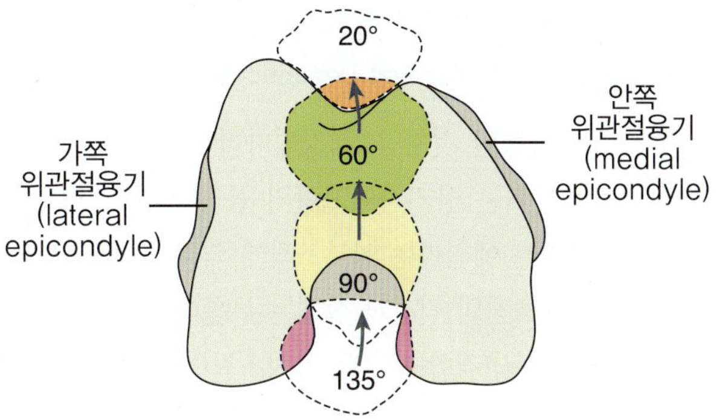

그림 10.15 완전 폄에서 완전 굽힘까지 무릎뼈와 넙다리 관절융기 사이의 접촉 영역. 무릎이 완전 폄에서 굽힘으로 움직일 때, 무릎뼈의 뒤쪽면과 넙다리 관절융기의 앞쪽면 사이에 접촉 점이 변한다. 무릎뼈에 대한 접촉 영역은 아래면에서 위쪽면으로 움직이는 반면에, 넙다리에 대한 접촉 영역은 위쪽 넙다리 관절융기에서 아래쪽 면으로 움직인다.

는 서로에 대하여 닫힌 또는 열린사슬운동인지에 의존하면서 움직인다. 열린사슬운동 동안 넙다리뼈는 정적이고, 정강뼈가 움직일 때 무릎뼈는 넙다리 관절융기 위를 움직인다. 반면에, 닫힌사슬운동 동안 넙다리뼈가 움직일 때 넙다리 관절융기는 무릎뼈 면을 따라서 미끄러진다. 두 경우에서, 무릎이 폄에서 굽힘으로 움직일 때, 무릎뼈 위에 접촉면은 아래면에서 위쪽면으로 움직이고 넙다리뼈 위에 접촉면은 융기사이고랑(intercondylar groove)의 위쪽면에서 아래쪽과 뒤쪽 관절융기면 쪽으로 움직인다.

무릎이 완전히 펼 때, 무릎뼈는 융기사이고랑의 몸쪽 끝에 올려진다. 넙다리네갈래근이 이완될 때는 단지 무릎뼈 뒤쪽은 무릎위 지방패드와 아래극(inferior pole)이 접촉된다. 무릎이 굽힘으로 움직일 때, 약 25° 굽힘에서 넙다리뼈에 접촉한다. 무릎뼈의 아래 가장자리는 이때 융기사이고랑의 위쪽 면과 최초 접촉을 한다.[56] 그림 10.15에서 보여지는 것처럼, 무릎 90° 굽힘이 될 때까지 무릎이 계속 굽혀지고, 무릎뼈는 아래쪽으로 움직이며 점진적으로 무릎넙다리 접촉 영역이 증가할 때, 무릎뼈와 넙다리뼈 사이에 최대 접촉 영역이 발생한다.[57] 무릎이 115°로 굽혀질 때, 무릎뼈는 융기사이고랑이 나타나는 지점에서 안가쪽 넙다리 관절융기와 접촉을 이루고, 두 뼈 사이에 접촉면은 감소된다.[56] 무릎이 135°로 굽혀질 때까지, 뒤쪽 무릎뼈의 "자투리" 관절면(odd facet)과 가쪽관절면은 단지 넙다리 관절융기와 접촉하고 있다.[55]

무릎넙다리 관절의 정적 정렬과 동적 정렬 / Patellofemoral Static and Dynamic Alignment

앞에서 언급했던 것처럼, 정강넙다리 관절이 완전 폄위치일 때, 무릎뼈는 융기사이고랑의 몸쪽면에서 정지하고 있다. 이 위치는 에워싸는 연부조직에 의해서 유지되기 때문에, 이 연부조직의 건강과 상태는 무릎뼈의 정렬에 중요하다. 비활성조직(결합조직)과 활성조직(근육) 모두는 무릎뼈 정렬에 영향을 준다. 그러므로, 결합조직이 팽팽하거나 근육이 약하거나 뻣뻣할 때, 이러한 기능부전은 안정 시나 활동 동안 무릎뼈의 위치를 변경시킬 것이다: 이러한 불균형은 무릎넙다리 관절의 손상을 야기할 것이다.

무릎이 완전 폄으로 이완되면서, 무릎뼈는 몸쪽 융기사이고랑에 위치한다. 무릎이 굽혀지고 펴질 때, 무릎뼈는 몇 방향으로 움직인다: 즉, 굽힘–폄, 안쪽경사–가쪽경사, 안쪽이동–가쪽이동, 안쪽돌림–가쪽돌림(그림 10.16)이다.[58] 이러한 움직임 중 가장 큰 움직임은 융기사이고랑에서 몸쪽과 먼쪽으로 움직일 때, 굽힘과 폄에서 발생한다; 무릎뼈는 완전 무릎 폄에서 완전 굽힘까지 5–7 cm의 거리를 주행한다.[59] 불행히도, 이러한 움직임의 양과 시기는 문헌상에서 일관되지 못하다.[60] 이러한 차이들은 연구의 방법론의 다양성, *체내*와 *체외*에서 진행되는 결과 사이의 차이점, 분석된 가동범위, 근육 활동이 구심성인지 원심성인지, 무릎은 폄으로 움직이는지, 굽힘으로 움직이는지 때문일 것 같다.[58, 61–67] 대다수의 연구들이 무릎이 무릎 90° 굽힐 때, 무릎뼈는 굽힘이 되고 가쪽으로 이동하고 가쪽 기울임 자세에 있다고 보고했다.[58, 64]

이 장의 해부학적 부분에서 언급했던 것처럼, 무릎뼈의 꼭지는 무릎이 완전히 펴져 있을 때, 정강넙다리관절의 거의 가장자리에 놓여있다. 무릎뼈가 넙다리뼈에 대해 더 먼쪽으로 놓여있다면, 이것은 **무릎뼈 저위**(patella baja)라고 하고, 만일 더 몸쪽으로 놓여 있다면, 이것은 **무릎뼈 고위**(patella alta)라고 한다. 둘 중 한 가지의 병리적 정렬이 앞쪽 무릎 통증과 무릎 굽힘과 폄 동안의 비정상적인 무릎뼈의 경로를 유발할 것이다.

정상적으로 관절면의 일치, 올라간 가쪽 도르래 관절면, 그리고 안쪽 연부조직 안정근에 의해 도르래면 위를 지나갈 때 무릎뼈의 지나친 가쪽 전위가 방지된다. 엉덩정강띠의 뻣뻣함 또는 안쪽넓은빗근(VMO)의 약증과 같은 불균형으로 무릎 움직임 동안 무릎뼈가 넙다리네갈래근의 수축과 함께 더 가쪽으로 이동되고, 통증과 기능부전을 초래하면서 관절 접촉 영역과 압박력에 변화를 가져온다.

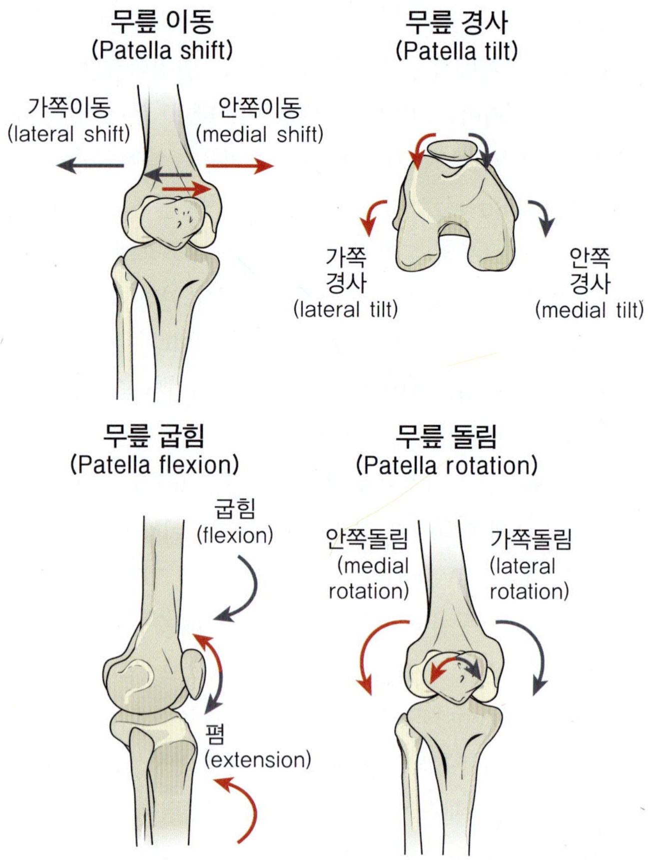

그림 10.16 오른쪽 무릎의 무릎뼈 움직임. 무릎뼈는 융기사이고랑 내에서 안쪽이동–가쪽이동, 안쪽경사–가쪽경사, 안쪽돌림–가쪽돌림, 그리고 굽힘–폄으로 움직일 수 있다. 무릎 위치가 아니라 무릎뼈 움직임에 대한 안쪽과 가쪽에 대한 언급에 주목하라. 기울임과 돌림은 무릎뼈 꼭지의 상대적인 움직임에 대한 언급이다.

무릎넙다리관절의 관절운동형상학 / Arthrokinematics of the Patellofemoral Joint

뒤쪽 무릎뼈 면은 오목하고 볼록한 넙다리면 위를 움직인다. 그러므로, 무릎넙다리관절은 오목–볼록 법칙을 따른다. 무릎넙다리관절의 안정위치는 완전 폄이고, 잠김위치는 굽힘이다. 무릎이 굽힘이 되고 펼 때, 무릎뼈는 융기사이 고랑 내를 활주한다. 무릎이 굽힘으로 움직일 때, 무릎뼈는 아래쪽으로 활주하고 무릎이 폄으로 움직일 때, 무릎뼈는 위쪽으로 활주한다.

무릎이 굽혀지고 펴지는 동안 무릎뼈 돌림, 안쪽이동–가쪽

실습 포인트
PRACTICE POINT

비록 Q각이 무릎넙다리 통증증후군을 겪고 있는 환자들에서 더 크다 할지라도, 이러한 조건은 더 많은 다원적인 근거를 가질 것이다. 연구에 의하면, 더 큰 Q각을 가진 사람들은 무릎넙다리 통증증후군을 필수적으로 가지지는 않는다는 것을 알아냈다.[71] 무릎넙다리 통증증후군에 기여하는 다른 조건들로는 발뒤쪽의 엎침, 넙다리네갈래근의 약증, 뒤넙다리근 뻣뻣함, 엉덩정강띠의 제한, 그리고 넙다리뼈 앞방향경사(anteversion)를 포함한다.[70, 74-81] 이 사실의 중요한 관련성은 무릎넙다리 통증증후군 환자를 접하는 임상가는 이러한 상태에 대한 과다한 잠재적 원인에 유념해야 하고, 개개인에 따라 평가해야 한다는 것이다.

이동, 그리고 안쪽경사–가쪽경사가 발생한다. 이러한 움직임의 각각의 특별한 시기와 발생은 조사자들 사이에서 아직은 의견일치를 보이지 않는다. 무릎이 폄으로 있으면서 무릎뼈의 수동적인 안쪽–가쪽 움직임의 양은 각 방향으로 무릎뼈 너비의 약 1/2을 나타낸다는 몇몇 증거들이 있다.[59] 완전 무릎 폄으로 넙다리네갈래근이 이완되면서, 무릎뼈는 몸쪽 융기사이고랑에 놓여있는 것이 제한받지 않는다. 수동적으로 안쪽, 가쪽, 위쪽, 아래쪽으로 움직여지고, 몇 cm 정도 안쪽과 가쪽으로 돌림이 될 것이다.[59]

Q 각 / Q Angle

펴진 무릎관절을 앞쪽에서 보면, 넙다리와 정강뼈 사이 바깥쪽으로 형성되는 각이 나타난다. 이것을 넙다리네갈래근 각, 또는 **Q각**이라고 한다(그림 10.17). 이 각의 크기는 남성과 여성에서 다양하다; 남성은 값이 약 10°에서 14°인 반면, 여성은 더 크게 측정되고 15°에서 23° 이하이다.[68-70] 여성들은 남성들보다 지속적으로 더 큰 Q각을 보인다.[71] 남성과 여성에서 이러한 차이의 한 원인은 넙다리뼈와 정강뼈 사이에 더 큰 각을 유발하는 여성의 더 넓은 골반 때문일 것이라고 추측된다. 그러나 이 원인은 증명되지 않았다.[72] 최근에는 남성에서 더 작은 Q각이 근력(strength)의 차이[72] 또는 키의 차이[73]의 결과일 것이라고 하고 있다. 남성과 여성 사이에 차이가 좀 있다 하더라도, 이러한 Q각은 두 그룹에서 정강뼈가 체중을 발과 지면에 수직으로 전달할 수 있도록 하기 위해 넙다리뼈 몸통이 모음을 할 때 발생한다. 그리하여, 한 다리로 체중을 지지할 때, 힘은 직접 무릎관절의 안쪽으로 향한다. 지나친 Q각을 **밖굽이무릎**(genu valgum), 또는 잠김 무릎이라고 한다. 반대로, Q각이 0°에 가깝거나 무릎 관절이 가쪽으로 볼록하다면, 정렬은 **안굽**

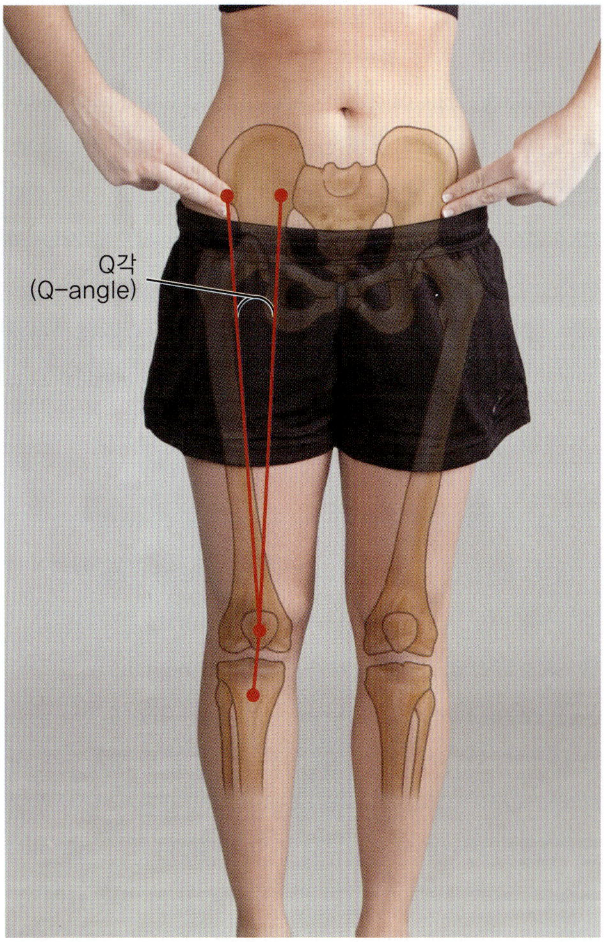

그림 10.17 Q각(넙다리네갈래근각)으로부터의 정강뼈와 넙다리뼈 몸통의 정렬. 각은 앞위엉덩가시(ASIS)에서 무릎뼈 중앙까지 선을 긋고 정강뼈 거친면에서 무릎뼈 중앙 위쪽까지 또 다른 교차선을 연결하여 만들어진다.

이무릎(genu varum), 또는 활모양다리(bowleg)라고 한다. Q각은 통증이 없는 그룹보다 무릎넙다리 통증이 있는 그룹에서 더 크다는 보고가 있다.[74, 75]

근육

Muscles

무릎관절을 가로지르는 많은 근육들은 또한 엉덩관절이나 발목관절 중 한 곳을 가로지른다. 그러므로, 무릎에서 어떻게 수행하는 지는 다른 관절의 위치에 의존하게 된다. 이러한 3개의 요인들을 생각해보라: 1) 능동불충분은 다관절 근육이 짧아질 때 발생하지만, 가로지르는 모든 관절에서 완전한 관절 움직임을 허락하도록 충분히 짧아질 수 없다; 2) 수동불충분은 다관절 근육이 가로지르는 두 관절이 완전히 짧아지도록 허용하기 위해 충분히 신장될 수 없을 때 발생한다; 3) 최적의 충분량은 다관절 근육의 한쪽 끝에서 맞은 편 근육에 부착하여 다관절 근육의 최적의 기능을 허락하도록 관절을 위치시킬 때 발생한다. 이러한 원리는 무릎 움직임 동안 자주 사용된다. 무릎을 둘러싸는 근육을 확인하고 이러한 원리들이 무릎관절 기능에 어떻게 적용되는지를 볼 것이다. 무릎을 둘러싸는 근육의 특별한 해부학적 정보가 표 10-2에 기술되어 있다. 이러한 근육에 대해 부가적 정보가 아래에 제공된다.

무릎관절 폄근 / Knee Extensors

넙다리네갈래근군은 무릎을 펴지게 하는 근육군이며, 4개 근육 즉, 넙다리곧은근(rectus femoris), 가쪽넓은근(vastus lateralis), 안쪽넓은근(vastus medialis), 중간넓은근(vastus intermedius)으로 구성된다. 이들 4개의 근육은 무릎뼈, 무릎뼈 관절주머니, 정강뼈의 앞쪽 몸쪽 면에 하나의 강력한 먼쪽 부착부를 형성한다. 지방조직이 거의 없는, 근육이 잘 발달된 사람에게서는 넙다리곧은근과 안쪽넓은근, 가쪽넓은근을 분리 관찰할 수 있고(그림 10.18), 반면 그렇지 않은 경우에, 이 근육들의 경계는 구별이 확실치 않다. 중간넓은근은 깊게 위치하고 있어 표면에서는 관찰할 수 없다.

넙다리곧은근은 넙다리의 중간에 위치하고 표면 근육이며 넙다리의 아래로 곧게 뻗어 있다. 또한 넙다리네갈래근은 엉덩관절을 움직인다. 가쪽넓은근은 4개의 근육 중 가장 크고 넙다리곧은근의 가쪽에 위치한다. 가쪽넓은근 섬유는 12°-15° 각도로 무릎뼈 쪽으로 모이고 먼쪽 부분이 더 크다.[82] 안쪽넓은근은 넙다리곧은근의 안쪽에 위치한다. 안쪽넓은근은 두 개의 다른 섬유 방향을 가지고, 그러므로 두 개의 다른 기능을 가진다.[82] 더 몸쪽의 섬유는 세로 방향이고 무릎 폄에서 다른 넙다리네갈래근육들과 같이 작용하지만, 더 먼쪽 빗섬유들(oblique fiber)은 마지막 폄에서 무릎뼈에 안정성을 제공한다.[82,83] 안쪽넓은근의 빗섬유들은 무릎 폄에 기능하지 않지만, 오직 무릎뼈 고정자로 작용한다는 증거를 보여주는 몇몇 조사자들이 있다.[54, 82] 네 번째로 가장 깊은 넙다리네갈래근인 중간넓은근은 곧은근 아래에 위치하고 두 개의 다른 넓은근과 부분적으로 합쳐진다.

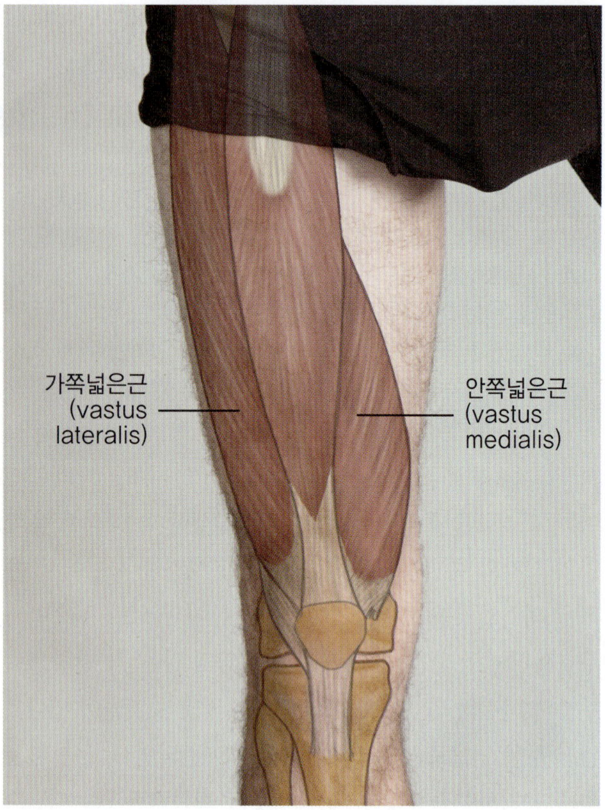

그림 10.18 넙다리곧은근, 가쪽넓은근, 안쪽넓은근은 넙다리의 앞쪽에서 관찰되고 무릎 폄에서 넙다리네갈래근의 강한 수축으로 쉽게 확인될 것이다.

무릎관절(articularis genu)은 넙다리뼈 몸통의 앞아래 부분과 무릎관절 관절주머니 혹은 무릎뼈 위가장자리에 부착하는 작고 편평한 근육이다. 이 근육은 중간넓은근 아래

485본문 계속

표 10-2 무릎의 근육

그룹	근육명	몸쪽 닿는곳	먼쪽 닿는곳	신경지배	작용	촉진
넙다리네갈래근 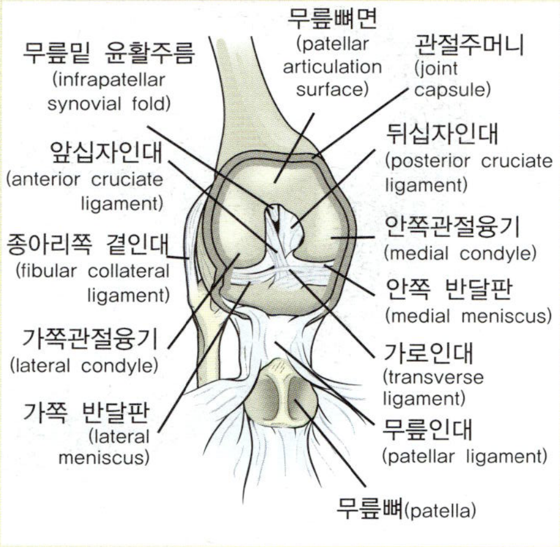	넙다리곧은근	**1)** 앞아래 엉덩뼈가시로부터 앞쪽 또는 "곧게 뻗은" 힘줄 **2)** 볼기뼈 절구의 끝부분 바로 위로부터 뒤쪽 또는 반전된 힘줄; 이 힘줄이 앞으로 움직임에 따라, 엉덩관절의 가까이 지나가고 관절주머니와 섞여진다. 두 힘줄이 연합되어 앞쪽 관절주머니 일부분을 덮는다.	근육섬유는 무릎뼈의 위쪽 경계선에 부착하는 넓은 힘줄에 좁아지는 깊은 널힘줄에 부착하고 무릎인대의 도움으로 정강뼈 거친면에 부착한다.	넙다리신경의 두 가지 (L_2–L_4).	엉덩관절의 굽힘과 무릎관절의 폄	엉덩관절이 굽혀질 때, 이는곳의 힘줄이 관찰될 것이고 넙다리빗근과 넙다리근막긴장근 사이에 V자 형태로 촉진될 것이다. 근육부분은 표면이고 넙다리를 따라 아래로 내려와 무릎뼈에 부착한다.
넙다리네갈래근 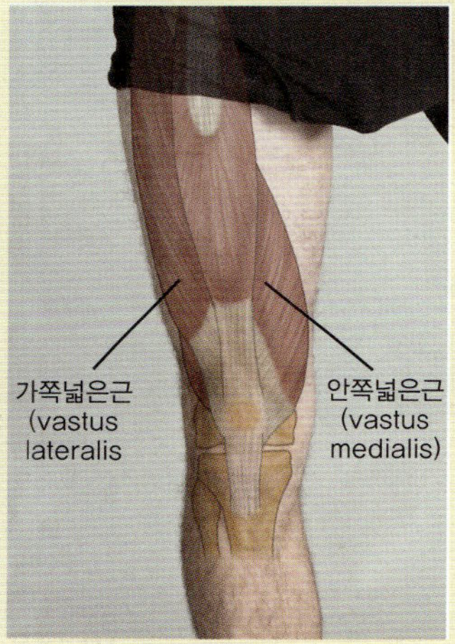	가쪽넓은근	넙다리뼈의 가쪽 및 뒤쪽면 위의 넓은 널힘줄에 의해, 넙다리뼈 큰돌기(greater trochanter) 만큼 높게 그리고 거친선 만큼 멀리 뒤쪽에 닿는다.	무릎뼈의 가쪽 모서리, 가쪽 무릎뼈 지지띠, 그리고 무릎뼈 인대의 도움으로 정강뼈의 거친면에 부착한다.	넙다리신경의 가지 (L_2–L_4).	무릎 폄	근육은 큰돌기 아래로부터 무릎뼈까지 관찰되고 촉진될 것이다.

계속

표 10-2 무릎의 근육 - *계속*

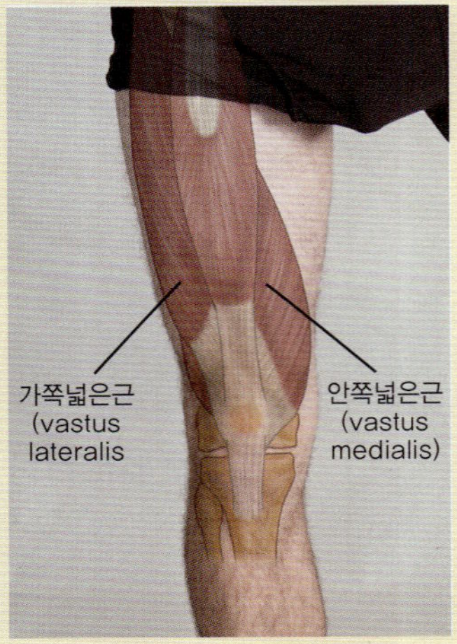

그룹	근육명	몸쪽 닿는곳	먼쪽 닿는곳	신경지배	작용	촉진
넙다리네갈래근	안쪽넓은근	넙다리뼈의 안쪽 뒤쪽면, 넙다리뼈 큰돌기사이선 만큼 높게 그리고 거친선 만큼 멀리 뒤쪽에 닿는다.	무릎뼈의 위쪽 모서리의 안쪽 부분, 안쪽 무릎뼈 지지띠, 그리고 무릎뼈 인대의 도움으로 정강뼈의 거친면에 부착한다.	넙다리신경의 가지 (L_2–L_4).	무릎 폄과 무릎뼈 안정성	근육의 먼쪽 부분은 아주 부피가 크며, 넙다리의 아래쪽 1/3에서 안쪽으로 촉진된다 (그림 10.18 본다).
넙다리네갈래근	중간넓은근	넙다리뼈의 앞쪽과 가쪽면, 넙다리뼈 작은돌기 만큼 높게 그리고 거친선 만큼 멀리 뒤쪽에 닿는다. 근육 섬유는 넙다리뼈의 긴축에 수평으로 배열된다.	무릎뼈의 위쪽 모서리, 두 개의 다른 넓은근 힘줄과 합쳐지고 무릎관절의 관절주머니에 직접적으로 부착한다.	넙다리신경의 가지 (L_2–L_4).	무릎 폄	만약 넙다리곧은근의 안쪽 또는 가쪽면에서 접근한다면 넙다리곧은근이 잡혀지고, 약간 올려진다면 중간넓은근이 넙다리곧은근 아래에서 촉진될 것이다.

무릎을 펼 때의 활동	무릎관절근	때때로 중간넓은근의 부분이지만 자주 분리되어, 넙다리뼈의 먼쪽 앞면에 부착한다.	윤활막과 무릎뼈위쪽 윤활주머니의 벽	넙다리신경의 가지 (L_2–L_4).	넙다리뼈와 무릎뼈 사이에서 관절주머니가 압박되는 것을 방지하기 위해 무릎 폄 동안 관절경로에서 밖으로 움직이기 위해 윤활막과 윤활주머니를 위쪽으로 끌어당긴다.	촉진하기에 너무 깊다.
뒤넙다리근 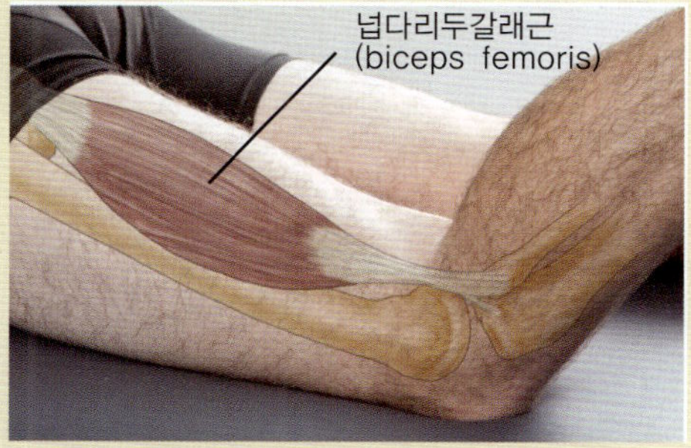	넙다리두갈래근	**1)** 궁둥뼈 결절(ischial tuberosity)에 긴갈래가 부착하고, 반힘줄모양근과 함께 부착하는 공통 힘줄을 가진다. **2)** 넙다리뼈 몸통의 아래 부분과 가쪽 거친선에 짧은갈래가 부착한다.	종아리뼈의 머리와 정강뼈의 가쪽 관절융기, 그리고 다리의 근막에 부착되기 위해 두 개의 갈래가 결합된다.	궁둥신경의 가지 (L_4–L_5, S_1).	엉덩관절 폄, 엉덩관절 가쪽돌림, 무릎관절 굽힘, 무릎관절 가쪽돌림.	무릎 굽힘이 저항받을 때(엎드린 자세), 넙다리두갈래근의 긴갈래는 종아리뼈 머리로부터 궁둥뼈결절에 걸쳐 관찰되고 촉진될 것이다. 짧은갈래는 긴갈래에 의해 넓게 덮여져 있어 확인하기가 어렵다. 두갈래 힘줄은 만일 다리가 넙다리뼈와 관련되어 가쪽돌림되어 있다면 앉은 자세에서 쉽게 촉진된다.

계속

표 10-2 무릎의 근육 - 계속

그룹	근육명	몸쪽 닿는곳	먼쪽 닿는곳	신경지배	작용	촉진
뒤넙다리근 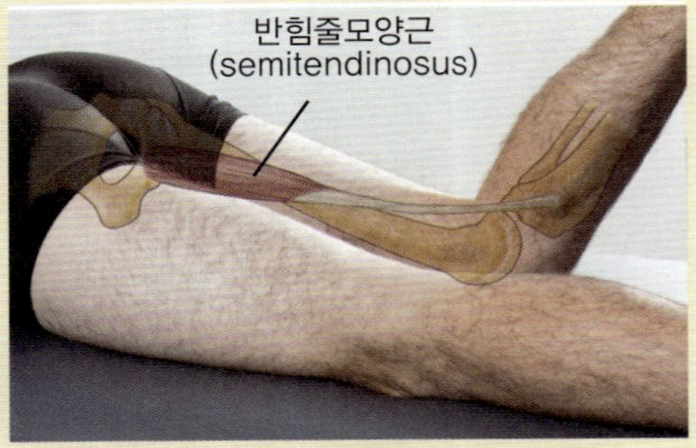 	반힘줄모양근	궁둥뼈결절, 두갈래근의 긴갈래와 공통 힘줄을 가진다	무릎관절에 가까운 정강뼈의 안쪽면, 두덩정강근의 먼쪽에 부착된다	궁둥신경의 가지 (L_5, $S_{1,2}$)	엉덩관절 폄, 엉덩관절 안쪽돌림. 무릎관절 굽힘, 무릎관절 안쪽돌림.	대상자는 엎드려 누워, 무릎관절 굽힘에 저항을 줄 때 무릎의 가안쪽 부분의 뒤쪽에서 관찰되고 촉진될 것이다. 앉은 자세에서도 힘줄을 촉진할 수 있다. 촉진하는 손가락을 무릎 주름에 놓으면 몇몇 이완된 힘줄이 구분될 것이다. 만일 이 부위의 근육이 관절 움직임 없이 뻣뻣하다면 무릎 뒤쪽에 가장 튀어나온 힘줄이기 때문에, 반힘줄모양근 힘줄이 조직 아래에서 명확히 올라올 것이다. 궁둥뼈 거친면 방향으로 비스듬히 진행하기 때문에 힘줄은 근육 힘살에 몸쪽으로 따를 것이다.

뒤넙다리근 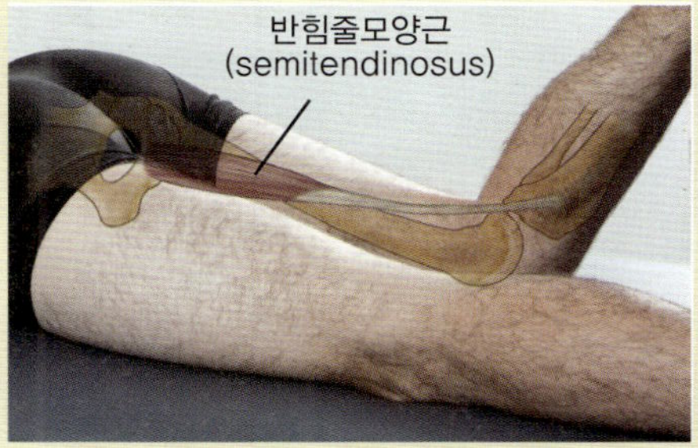	반막모양근	궁둥뼈 결절	정강뼈의 안쪽 관절융기	궁둥신경의 가지 (L_5, $S_{1,2}$).	엉덩관절 폄, 엉덩관절 안쪽돌림. 무릎관절 굽힘, 무릎관절 안쪽돌림.	반막모양근의 근육 부분이 반힘줄근의 근육 부분보다 더 멀리 뻗는다; 그러므로 아래 부분은 반힘줄모양근의 양 옆에서 촉진될 것이다. 반막모양근이 먼쪽 부착부에 접근할 때, 힘줄은 깊게 놓이고 촉진하기가 어려울 수 있다.
무릎 굽힘근 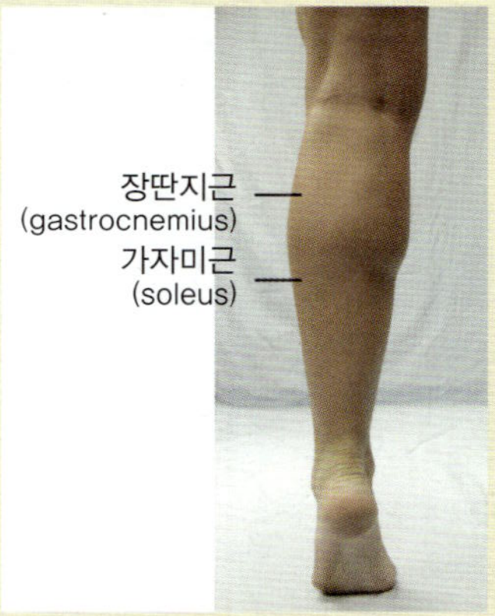	장딴지근	안쪽, 가쪽 넙다리뼈 관절융기 위와 무릎관절 뒤쪽으로 굽힘근에 걸쳐진다.	발꿈치뼈 뒷면	정강신경 (S_1, S_2).	무릎관절 굽힘과 발목관절 발바닥굽힘.	장딴지근 근육 부분은 무릎관절 굽힘에 저항하여 수축할 때 관찰될 것이다.
무릎 굽힘근	장딴지빗근 (plantaris) (이미지 없음)	넙다리뼈 가쪽 관절융기 위에, 장딴지근과 오금근의 가쪽 머리 사이에 놓여 있고 관절주머니에 부분적으로 섞여진다.	발꿈치뼈와 발꿈치인대에	정강신경 (L_5, S_1).	무릎관절의 약한 굽힘근으로 작용한다.	이 근육은 항상 나타나지는 않는다. 가자미근의 안쪽 경계를 따라간다.

계속

표 10-2 무릎의 근육 - *계속*

그룹	근육명	몸쪽 닿는곳	먼쪽 닿는곳	신경지배	작용	촉진
무릎 굽힘근	오금근 (popliteus)	가쪽 넙다리뼈 관절융기 이 가쪽 면과 가쪽 반달판	안쪽, 몸쪽 뒤쪽 정강뼈와 먼쪽 안쪽 결인대에 몸쪽에서 먼쪽 방향으로 넓게 퍼진다.	정강신경 (L_4–S_1).	무릎관절 굽힘의 시작 시 안쪽돌림과 풀림, 한발 서기에서 균형과 자세조절을 돕는다.	이 근육은 무릎 뒤에 깊이 있어서 촉진하기에는 너무 깊다.
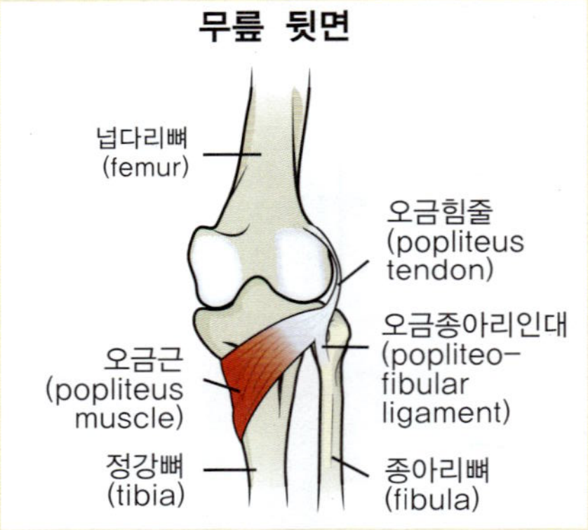						
무릎 안쪽돌림근	넙다리빗근	9장을 본다.				
무릎 안쪽돌림근	두덩정강근	9장을 본다.				
무릎 안쪽돌림근	반힘줄모양근	위를 본다.				
무릎 가쪽돌림근	넙다리두갈래근	위를 본다.				
무릎 가쪽돌림근	넙다리근막긴장근	9장을 본다.				

에 있으며 일부는 그것과 섞여 있다. 이 근육은 중간넓은근 신경의 분지에 의해 지배받는다. 무릎관절근의 기능은 무릎넙다리 관절에서 이러한 구조의 부딪힘이나 으스러짐을 방지하기 위해 무릎이 펴질 때 관절주머니(와 윤활막)를 위쪽으로 끌어당긴다고 믿는다.[37] 무릎관절의 폄 동안 관절주머니와 **주름**(plica)에 손상을 피하기 위해 앞-위쪽 관절주머니가 움직여 주름을 잡아야 하는데, 이 근육이 중요한 기능을 제공한다.

무릎관절 굽힘근 / Knee Flexors

다수의 근육들은 무릎 굽힘에 다양한 정도로 기여하면서, 무릎의 굽힘-폄 축에 뒤쪽으로 통과한다. 주된 근육은 뒤넙다리근(넙다리두갈래근, 반힘줄모양근, 반막모양근)이지만, 다른 근육들은 또한 무릎 굽힘근에 기여한다. 이러한 근육은 장딴지근, 장딴지빗근, 오금근, 두덩정강근(gracilis)과 넙다리빗근(sartorius)이 포함된다. 이러한 근육들은 표 10-2에 설명되어 있다.

넙다리두갈래근(그림 10.19)은 넙다리의 뒤쪽에 있고 "가쪽 뒤넙다리근"으로 알려져 있다. 근육 부분인 안쪽뒤넙다리근의 하나인 반힘줄모양근(semitendinosus)은 뒤쪽 넙다리에 두갈래근의 긴갈래 안쪽에 위치한다. 비록 반막모양근(semimembranosus)이 뒤넙다리근 구획을 가장 크게 가로지른다 하더라도, 반힘줄모양근, 몸쪽으로 큰모음근

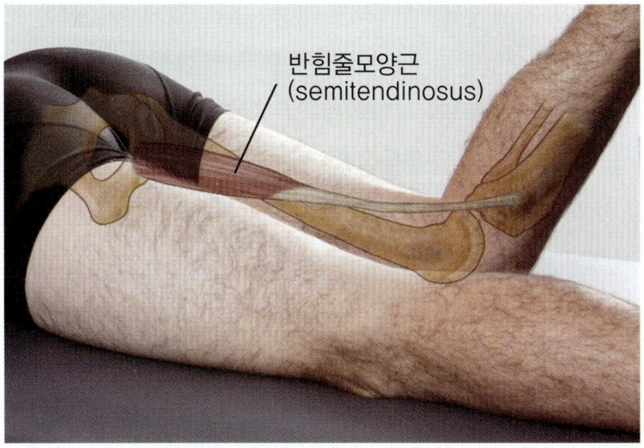

그림 10.20 반힘줄모양근. 이 힘줄의 튀어나온 부분은 무릎 굽힘에 저항할 때 뒤쪽 허벅지 부위의 안쪽 면에서 보인다. 반막모양근이 반힘줄모양근 힘줄 아래에서 촉진되더라도, 편평한 형태를 하고 있어 구별하기가 더 힘들다.

(adductor magnus)에 의해 대부분 덮여 있기 때문에 개별적인 근육으로 쉽게 촉진되지 않는다. 이러한 근육들과 함께, 반막모양근은 넙다리 안쪽과 뒤쪽의 큰 근육 덩어리를 형성한다.

반힘줄모양근의 먼쪽 힘줄이 확인될 때(그림 10.20), 또 다른 작고, 단단하고, 둥근 힘줄이 반힘줄모양근 안쪽으로 촉진될 것이다. 이것은 두덩정강근의 힘줄이다(그림 10.21). 힘줄이 확인될 때, 두덩정강근은 몸쪽 부착부 방향으로 근육 힘살을 촉진하는 것으로 반힘줄모양근과 구별될 것이다. 두덩정강근은 두덩뼈 방향으로 주행하여 안쪽에 남는

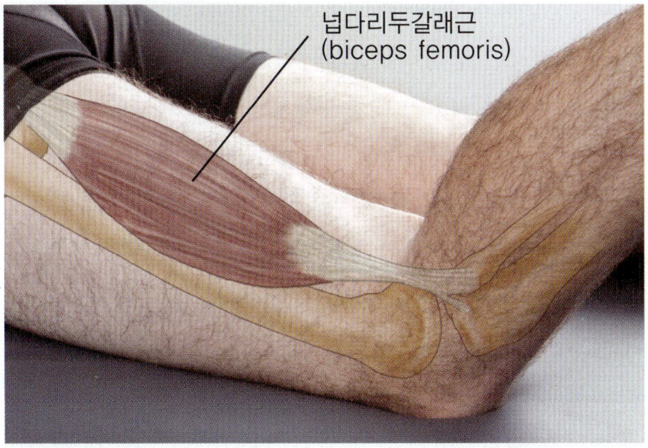

그림 10.19 넙다리두갈래근. 가쪽 뒤넙다리근의 튀어나온 힘줄은 무릎 굽힘에 저항할 때 뒤쪽 넙다리 부위의 가쪽면에서 보인다.

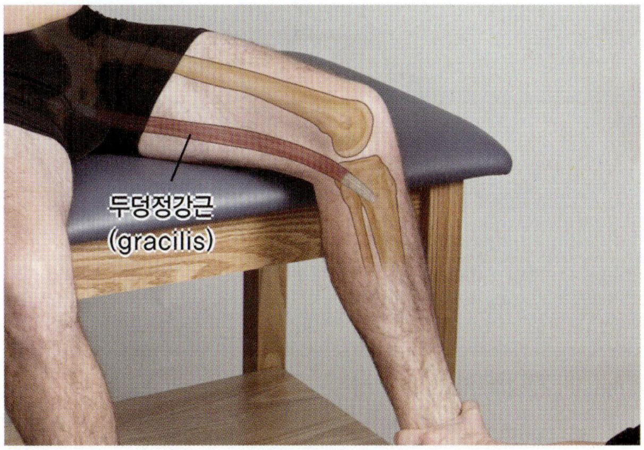

그림 10.21 두덩정강근. 이 근육은 반힘줄모양근 안쪽에 있고 대상자가 앉아서 무릎 굽힘과 동시에 정강뼈 안쪽돌림에 저항을 줄 때 더 쉽게 관찰된다.

다. 앉은 자세에서, 넙다리에 대하여 다리의 안쪽돌림은 또한 반힘줄모양근과 두덩정강근 모두의 힘줄을 눈에 띄게 한다. 두덩정강근과 넙다리빗근은 무릎 굽힘을 보조한다.[37] 이러한 엉덩관절 근육들은 9장에 더 자세하게 설명된다.

비록 장딴지근의 주요 역할이 발목의 발바닥굽힘이라 하더라도, 이것은 또한 무릎 굽힘에 역할을 한다. 더 큰 굽힘 위치보다 굽힘이 거의 펴진 위치에서 활동이 더 발생한다.[84, 85] 장딴지근은 무릎이 폄으로 움직일 때 약 30° 굽힘에서부터 넙다리네갈래근과 동시수축하여 무릎을 안정화시키는데 보조한다.[86] 장딴지근은 무릎 굽힘근으로서 보다는 발목 발바닥굽힘근으로서 더 중요하기 때문에 11장에서 더 자세하게 설명될 것이다.

장딴지빗근(plantaris)은 무릎 뒤쪽에 있는 작은 근육으로 무릎에서 어떠한 역할을 한다면, 거의 역할을 하지 않는다. 근육 힘살은 때로는 크고 때로는 위축되어 있으며 특별한 기능은 알려져 있지 않다.

오금근(popliteus)은 작지만 무릎 뒤쪽에 중요한 근육이다. 넙다리 관절융기와 가쪽 반달판에 부착하면서 그 부위에서 가장 깊게 위치한 근육이다. 이 근육은 장딴지빗근과 장딴지근의 가쪽 머리에 의해 덮여 있으면서, 관절주머니에 밀접하게 위치한다. 몸쪽 부착부로부터, 근육섬유는 안쪽 뒤정강뼈에 아래쪽돌림과 안쪽 경로로 주행한다(그림 10.22).

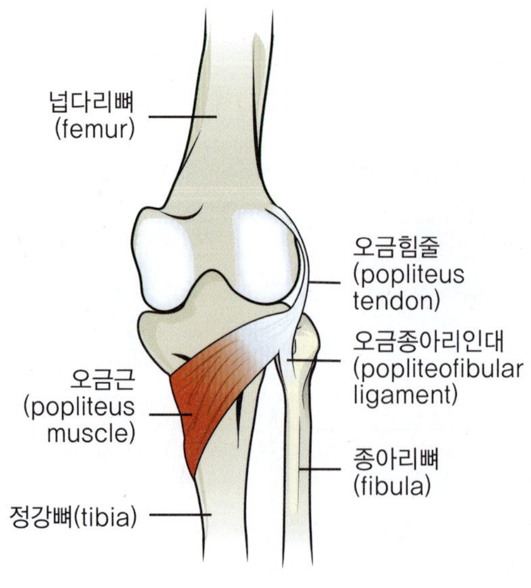

그림 10.22 오금근. 관절주머니에 밀접하게 깊게 위치한다. 오금근이 몸쪽 부착부로부터 아래쪽돌림과 안쪽 방향으로 주행할 때 장딴지빗근과 가쪽 장딴지근 머리가 오금근 섬유를 덮는다.

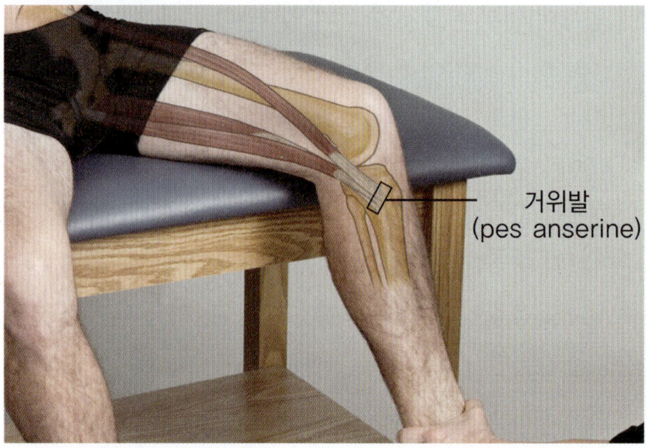

그림 10.23 거위발: 앞안쪽 정강뼈에 넙다리빗근, 두덩정강근, 반힘줄모양근의 닿는 부위.

오금근은 동적, 정적 뒤가쪽 무릎관절 안정을 제공하는데 보조한다.[87] 근육 활동 동안, 오금근은 열린사슬운동에서 넙다리에 대해 정강뼈를 안쪽돌림을 시키거나 체중지지가 된 정강뼈에 대해 넙다리를 가쪽돌림을 시킨다.[88] 또한 정강뼈에 대해 넙다리의 앞쪽 전위를 방지하는 것으로 무릎을 안정화시키고, 무릎 굽힘 동안 뒤쪽으로 끌어당김에 의해 부딪힘 손상으로부터 가쪽 반달판을 보호한다.[89]

정강뼈 돌림근 / Tibial Rotators

정강뼈 안쪽돌림으로 작용하는 근육으로는 반힘줄모양근과 반막모양근, 오금근, 두덩정강근, 넙다리빗근이 포함된다. 정강뼈의 가쪽돌림근으로는 넙다리근막긴장근에 의해 보조가능한 넙다리두갈래근이 있다. 넙다리두갈래근은 강한 가쪽돌림근이다. 대상자가 엎드린 자세에서 무릎관절을 약 90° 이상 굽힌 상태에서 넙다리두갈래근의 수축으로 안쪽 뒤넙다리근으로부터 분리될 것이다. 근육은 정강뼈의 가쪽돌림을 수행할 때 수축할 것이다.

제 9장에서 소개된 것처럼 넙다리빗근과 두덩정강근과 반힘줄모양근 힘줄의 먼쪽은 안쪽 관절융기 아래 앞쪽 안쪽면에 **거위발**(pes anserinus)(L, *pes,* 발; *anserinus,* goose)을 형성하면서 부착한다(그림 10.23). 이 세 힘줄의 일부 섬유다발은 다리의 깊은 근막과 함께 서로서로 혼합된다.

무릎관절 근육의 기능

Fuctions of Muscles of the Knee

무릎관절에 포함된 두 가지 주요한 근육그룹은 무릎관절의 폄근과 무릎관절의 굽힘근이다. 비록 정강뼈가 또한 넙다리뼈에 대해 돌림을 하더라도, 이 돌림 동작은 무릎관절의 수축으로 발생된다. 무릎을 가로지르는 많은 근육들이 또한 또 다른 관절을 가로지르기 때문에, 기능적 활동 중 근육들이 무릎에서 어떻게 작용하는지는 이러한 근육이 가로지르는 다른 관절의 위치에 달려 있다. 무릎에서 작용하는 많은 두 관절 근육이 있기 때문에, 그것들은 또한 기능적인 활동 동안 단일 관절 무릎근육의 책임에 영향을 미친다. 이 부분은 근육 기능의 이러한 상호작용에 대해 살펴보겠다.

무릎 폄근 / Knee Extensors

넙다리네갈래근(quadriceps)은 기능적인 활동을 하는 동안 무릎을 안정화시키고 가속하고 감속하는데 필수적인 큰 근육그룹이다(그림 10.24). 예를 들어, 스키 활강을 하는 동안 무릎을 안정화하기 위해 등척성 근 수축을 제공할 것이나, 점프하는 동안 갑작스런 구심성 수축을 만들 것이며, 또는 몸이 점프에서 착지할 때 무릎관절 굽힘을 감속시킬 것이다. 안정화 활동은 일반적으로 등척성 근수축을 필요로 하는 반면에, 가속은 구심성 수축을 요구하고 감속활동 동안 원심성 작용이 발생한다. 많은 활동에서 수축의 이러한 형태가 요구가 변화될 때 지속적으로 바뀐다. 예를 들어, 단거리 달리기 선수들은 경주의 시작에서 출발대에 있는 동안 넙다리네갈래근의 등척성 수축을 사용하지만 일단 경주가 시작되고, 다리가 출발대를 밀면서 넙다리네갈래근이 구심성 수축으로 폭발적으로 수축하고, 발이 지면을 찰 때 무릎 굽힘을 조절하기 위해 갑자기 원심성으로 작용한다.

필요에 따라, 넙다리네갈래근은 1000 lb(4450 N 또는 2200 kg) 이상의 내적 힘을 발생시킬 수 있는 강력한 근육그룹일 뿐만 아니라, 커다란 근육이다. 그러한 큰 힘은 의자에서 일어설 때, 등산할 때, 그리고 점프할 때 신체를 올리고 내리기 위해 그리고 걷기, 달리기, 또는 점프로부터 착지하기에서 무릎이 주저앉는 것을 방지하기 위해 닫힌사슬운동으로 필요하다. 부가적으로, 넙다리네갈래근은 정강뼈 고원 위 위치에서 넙다리뼈 관절융기를 유지하는 십자인대와 같은 무릎의 수동적 제한을 보완하기 위해 능동 제한을 제공한다.

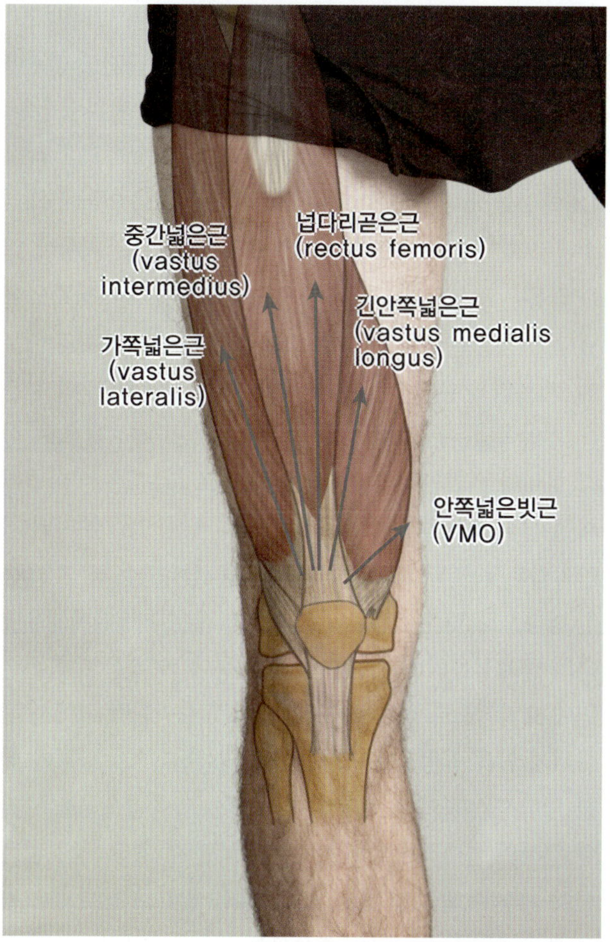

그림 10.24 넙다리네갈래근의 끌어당김은 무릎을 편다. 안쪽넓은빗근(VMO) 끌어당김은 마지막 폄에 무릎뼈에 가쪽 안정성을 제공한다.

그 중에서도 엉덩관절을 가로지르며 무릎 폄근일 뿐만 아니라, 엉덩관절 굽힘근인 넙다리네갈래근의 하나인 넙다리곧은근을 알고 있다. 두 관절 근육에 대한 기억에 의존하여, 엉덩관절이 펴진 자세에 있다면, 이 근육이 무릎 폄에 최대 토오크를 적용하기 위해 넙다리곧은근이 무릎 폄근으로 더 능동적으로 된다는 것을 예상할 것이다. 이러한 효과는 앉아있는 대상자가 저항에 대항하여 무릎을 펴는 것이 힘든 것을 경험할 때 관찰될 수 있다; 대상자가 넙다리곧은근을 신장하기 위해 뒤로 기대어 있다면, 무릎 폄에서 증가된 힘은 유용하게 될 것이다.

동시에 그것은 안쪽넓은근이 무릎관절 폄의 마지막 20°에서 30°에 필수적이라고 생각된다. 그러나, 근전도 연구에서, 넙다리네갈래근 4개의 근육은 초기와 가동범위 동안 내내 능동적이다.[82, 90, 91] Basmajian[92]과 동료들[83, 93-99]은 비록 4개의 근육에서 무릎 폄이 저항이 거의 없거나 없는 상태로 수행될 때 근전도 활동의 시작이 다양하더라도, 저항에 대한 작용은 모든 4개 근육의 활성화를 유발했다는 것을 알아냈다. 안쪽넓은근은 2개의 뚜렷한 섬유 방향을 가지기 때문에, 세로의 섬유와 빗섬유 사이에 더 차이가 있다; 이 부분은 긴안쪽넓은근(VML)과 안쪽넓은빗근(VMO)으로 각각 불린다.[82] 긴안쪽넓은근의 위쪽 세로섬유들은 이마면에서 무릎뼈에 대해 안쪽으로 15°~18° 방향으로 부착된다; 안쪽넓은빗근(VMO)의 아래쪽 돌출 섬유들은 더 비스듬한 방향으로 50°~55° 각도를 형성하고 있다.[82] 안쪽넓은빗근의 근육섬유의 비스듬한 각도 때문에, 이것은 무릎관절 폄에 효과적으로 작용할 수 없다; 이것은 마지막 폄에서 무릎뼈에 안쪽 안정성을 제공한다고 믿어진다.[82,83] 사체에 대한 역학적 연구에서, Lieb과 Perry[82]는 안쪽넓은근을 제외한 각각의 넙다리네갈래근은 무릎을 펼 수 있고, 중간넓은근이 가장 효과적이었다(최소의 힘을 필요로 한다). 그들은 또한 안쪽넓은근의 수축으로는 무릎을 펴는 것이 불가능하다는 것을 알아냈다. 안쪽넓은빗근은 넙다리뼈 관절융기들 사이의 활주(이동경로 기전)에서 경로 위에 무릎뼈를 유지하는데 중요한 역할을 한다고 믿어진다.[82,83] 안쪽넓은근의 안쪽방향으로의 힘은 또한 도르래고랑(trochlear groove)에서 무릎뼈의 가쪽 전위를 방지하기 위해 가쪽넓은근이 가쪽 방향으로의 힘과 상호작용할 것이다.

무릎 굽힘근 / Knee Flexors

뒤쪽 무릎관절에 굽힘근으로 작용하는 몇 개의 근육이 있다. 이 근육들은 그러나, 기능적인 활동을 하는 동안 무릎관절에 돌림을 제공하는 것을 포함하여 부가적인 역할을 가진다.

뒤넙다리근 / Hamstrings

무릎관절 굽힘과 돌림의 열린사슬운동은 실행하기에 아주 적은 근육의 힘을 필요로 한다. 다른 한편으로, 닫힌사슬운동이나 다른 관절을 가로지르는 운동이 무릎에 작용할 때 큰 힘들이 이러한 근육들에 요구된다. 뒤넙다리근육은 주요한 엉덩관절 폄근이고, 엎드린 자세에서 몸통을 펴는 동안 골반을 안정화시키기 위해 강하게 수축한다. 8장에서 토의되고, 근전도 활동에서 확인된 것처럼, 뒤넙다리근육은 또한 앉거나 선 대상자가 발을 만지기 위해 앞으로 숙이거나 제자리로 되돌아올 때 넙다리뼈에 대해 골반을 조절하기 위해 작용한다(그림 8.29). 뒤넙다리근육은 또한 넙다리뼈에 대해 정강뼈의 앞쪽 활주를 제한하여 무릎을 안정화시키도록 작용한다.[100]

부가적으로, 뒤넙다리근육, 넙다리빗근, 두덩정강근의 근육은 무릎관절과 엉덩관절의 돌림작용을 하며, 오금근은 무릎관절의 돌림근이다. 보행의 입각기(stance) 동안 발이 지면에 닿은 후, 지지하는 발 위로 신체의 움직임이 앞쪽으로 향하도록 무릎관절과 엉덩관절의 돌림이 되어야 한다. 돌림은 시작되며 이러한 돌림근육들에 의해 조절된다.

달리기, 돌기, 커팅(cutting), 불안정한 지지면에서 균형

실습 포인트
PRACTICE POINT

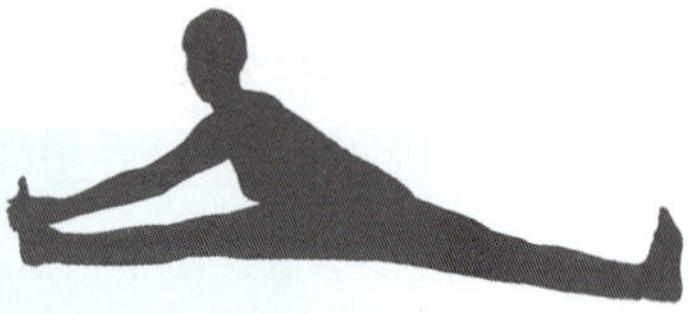

무릎 검사의 한 부분으로, 임상가는 넙다리곧은근의 유연성을 자주 결정해야 한다. 환자가 엎드려 누운 자세로 넙다리곧은근의 몸쪽 닿는곳을 신장자세로 놓는다. 환자가 엎드렸을 때, 넙다리곧은근이 최적으로 신장되는 부가적인 자세로 엉덩관절을 위치하게 하면서 가능한 한 멀리 무릎을 수동적으로 굽힌다. 임상가는 그러나, 신장하는 동안 엉덩관절의 앞쪽이 중립으로 정렬을 유지하는지 확인해야 한다. 엉덩관절이 벌림으로 움직이는 것은 무릎이 더욱 굽힘으로 움직여지도록 하면서 앞아래엉덩가시(AIIS) 앞쪽에 근육의 몸쪽 닿는곳에 신장이 줄어들기 때문에, 임상가는 잘못된 평가를 하게 된다.

을 유지하며(울퉁불퉁한 땅 또는 흔들리는 배)과 같은 활동에서 이러한 돌림 근육에 요구되는 힘은 현저하게 증가한다. 무릎꿇고 앉기 또는 쪼그려앉는 자세(정원가꾸기, 용접, 채굴(채광) 또는 축구경기 같은)에서 수행된 활동들은 이러한 근육으로부터 시작하고, 몸통과 위팔의 필요한 비틀기에 반응하여 고정된 정강뼈에 대해 돌림을 포함하는 엉덩관절과 무릎관절 움직임을 조절하기 위해 강력한 힘을 필요로 한다. 따라서 뒤넙다리근육 긴장과 같은 무릎 굽힘근에 대한 손상은 돌림근으로 또는 무릎의 굽힘근으로써 보다는 팔다리 움직임의 감속기로써의 활동에 가장 일반적으로 기인한다.

오금근 / *Popliteus*

오금근은 종아리에 깊이 위치하여 촉진이나 연구가 어렵다고 생각할 것이다. 비록 작은 근육이지만 중요한 기능을 가진다. 정강뼈 먼쪽 닿는곳의 배열이 다소 삼각형 모양을 하고 있고, 안쪽곁인대 쪽으로 정지하여 해부학자들은 이 근육을 오금근육-힘줄단위(PMTU)[87] 또는 오금근육-힘줄 복합체(PMTC)[89] 로 언급한다. 오금근은 무릎 굽힘근으로 분류되지만, 이 움직임에 대한 영향력은 빈약하다. Basmajian과 Lovejoy[101]는 무릎 굽힘-폄 운동과 관련된 오금근의 최대 EMG 활동의 소견은 단지 10%~15%로 보고했다. 이에 반하여, 이 움직임이 무릎의 수의적인 안쪽돌림과 함께 수행되었을 때, 오금근의 활동은 최대 활동이 40%에서 70%까지 증가하였다. Basmajian과 Lovejoy의 연구에 의하여, 다른 사람들은 오금근은 무릎 굽힘에 많이 기여하지 않는다는 그의 결론에 동의하게 되었다.[48, 89, 102–104]

무릎 굽힘에 많이 기여하기 보다는, 오금금은 펴진 무릎의 풀림을 시작하는 것과 무릎의 뒤가쪽 안정성에 기여하는 이중의 기능에 더 중요한 것처럼 보인다.[87, 88, 105] 오금근의 빗각(obligue angle) 펴진 무릎을 풀기 위해 정강뼈 돌림을 시작하기 위한 최적의 배열을 제공한다. 마지막 무릎 폄은 넙다리뼈에 대한 정강뼈의 가쪽돌림을 필요로 하기 때문에, 무릎 굽힘의 시작은 넙다리뼈에 대한 정강뼈의 안쪽돌림의 반대의 움직임을 필요로 한다; 이 움직임은 오금근에 의해 수행된다고 생각된다. 부가적으로, 오금근은 Barnett과 Richardson에 의해 EMG로 연구되었다.[102] 이러한 연구들은 선 자세에서 "무릎 굽힘"이 수행되었을 때 오금근으로부터 엄청난 양의 EMG 활동을 기록했다. 무릎이 직각에 접근할 때, 오금근은 활성화되었고 쭈그린 자세가 유지될 때까지 이 활동을 유지했다; 연구자들은 신체가 완전히 쭈그린 자세일 때 체중은 넙다리뼈 관절융기가 정강뼈 고원 위에서 앞으로 활주하게 하는 경향이 있기 때문에 오금근은 무릎을 안정화시키는데 있어서 뒤십자인대(posterior cruciate ligament)를 보조하도록 기능한다. 그들의 연구로 인해, 다른 연구자들은 이러한 최초의 소견을 확실하게 하였고 오금근이 뒤가쪽 무릎의 중요한 능동 안정자라는 그들의 연구를 통해 설명하였다.[39, 87, 105, 106] 뒤십자인대(PCL)가 넙다리뼈의 안쪽 관절융기에 부착되어 있고, 반면에 오금근은 가쪽 관절융기에 부착되어 있다고 생각하라. 이 때문에, 오금근은 체중이 부과된 무릎관절 굽힘 자세에서 넙다리 뼈 관절융기의 앞쪽 활주를 방지하는 뒤십자인대를 보강하는 중요한 역할을 한다. 오금근의 마지막 중요성은 기능적 활동 동안에 운동감각 정보를 제공하는 것이다.[89] 오금근은 곁인대 가까이에 부착되어 있기 때문에, 곁인대가 가쪽 반달판(lateral meniscus) 같은 무릎 구조들을 보호하기 위하여 스트레스를 받을 때 근육은 빨리 반응할 수 있다는 가설이 제기된다.[89] 이 가설은 부분적으로, 오금근이 근방추(muscle spindle)의 평균수보다 더 크다는 점에 기초한다; 이 점은 작은 근육이 저밀도의 근방추를 가지는 큰 근육들에 평행하게 배열되어 있을 때, 중추신경계에 고유수용성 정보를 제공하는 고밀도의 근방추를 가진다고 생각했기 때문에 중요하다.[107]

무릎에 작용하는 한 관절 근육과 두 관절 근육 / One-Joint and Two-Joint Muscles Acting at the Knee

무릎관절에 작용하는 한 관절 근육은 5개이다: 3개의 넓은근, 오금근, 넙다리두갈래근 짧은 갈래. 나머지 근육은 엉덩관절과 무릎관절을 지나가거나(넙다리곧은근, 넙다리빗근, 두덩정강근, 반막모양근, 반힘줄모양근, 넙다리두갈래근 긴 갈래, 넙다리근막긴장근의 엉덩정강띠), 혹은 무릎관절과 발목관절을 지나는(장딴지근) 두 관절 근육이다. 그리하여 엉덩관절과 발목에서의 자세나 움직임은 근육이 발생하는 힘뿐만 아니라(능동 불충분, 수동 불충분), 무릎관절에서 일어나는 가동범위에도 영향을 미친다.

무릎관절이 주로 두 관절 근육을 가지는 중요한 이유가 있을 것이다. 한 관절 근육은 일반적으로 두 관절 근육의 작용근(agonist)과 공동으로 기능한다.[108] 예를 들어, 넙다리네갈래근의 넓은근은 넙다리곧은근이 무릎을 펴기 위해 작용할 때 활성화된다. 그러나, 한 관절 근육그룹의 모멘트팔(moment arm)이 무릎 폄을 유지하기 위해 짧아질 때, 힘의 출력은 감소된다. 그러나 넙다리곧은근은 무릎에 지속적으로 작용할 때, 엉덩관절을 더욱 펴지게 하는 것으로 부가적인 힘이 무릎에 더해질 것이고 그러므로 몸쪽 닿는곳의 근육이 길어진다.

한 관절 근육을 사용하는 것은 또한 덜 효과적이고, 더 많은 근 활성을 필요로 한다. 그리하여, 기능적 움직임 동안에 안정성을 위해 더 많은 에너지를 필요로 한다.[108, 109] 예를 들어, 넙다리곧은근 같은 두 관절 근육이 의자에서 일어나는 활동 동안에 작용한다면, 몸쪽 끝은 길어지면서 먼쪽 끝은 짧아진다. 그래서 길이 변화는 두 개의 한 관절 근육이 각 활동을 수행하는 것만큼 크지 않다. 두 관절 근육을 사용하여, 한쪽 끝에서 포지티브 워크(positive work, 구심성 수축)가 만들어지고, 반면에 반대편 끝에서 네가티브 워크(negative work, 원심성 수축)가 만들어진다. 그러므로, 필요로 하는 에너지를 줄인다.[110] 오직 한 관절 근육이 사용된다면, 동일한 움직임을 수행하기 위해 더 많은 작용을 필요로 할 것이다.

한 관절 근육들은 일반적으로 오직 한 면에서 움직임을 만들어 낸다. 예를 들어, 중간넓은근은 무릎 폄을 만들어 낸다. 한편으로, 두 관절에 연결된 근육들은 또한 가로 요소를 만들어 낸다.[111] 한 관절 또는 단관절 근육들은 일반적으로 힘을 만들어내는데 사용되는 반면, 두 관절에 연결된 근육들은 움직임의 방향을 결정한다.[112] 이전 장에서 언급했던 것처럼, 우리의 근육 구조는 반복의 하나이다; 움직임에 필요한 것보다 더 많은 근육들이 활동을 수행하기 위해 사용된다. 그러나, 이러한 반복은 신체가 효과적으로 기능적인 활동들을 수행하도록 하기 때문에 중요하다. 두 관절 근육들이 신체의 부착 부위로부터 동시에 짧아질 때 가장 크게 활동한다고 보고되었다; 양쪽의 부착부위 끝이 늘어날 때 최소의 활동 수준이 발생한다; 그리고 하나의 부착 부위가 늘어나고 다른 부위가 짧아질 때, 중간 정도의 활동 수준이 발생한다.[108] 다리와 같은 다 관절 지절이 움직일 때, 반대편 닿는곳이 짧아지는 동안 닿는곳에서 두 관절에 연결된 근육들이 늘어나면서 가장 효과적인 움직임이 발생한다; 그러한 활동들은 기능적인 움직임 동안에 일반적으로 발생한다. 힘과 움직임을 제공할 때 한 관절 근육에 단지 의존하게 된다면, 활동들은 더 많은 에너지를 필요로 할 것이고 매우 비효율적임을 증명할 것이다.[111, 113] 기능적 활동들을 수행하기 위한 한 관절 근육에 대하여, 각 과제에 대한 정확한 근육 수행 필요를 결정하기 위한 조절과 많은 에너지를 필요로 할 뿐만 아니라, 한 관절 근육이 바라는 과제를 수행하기 위해 허락해야 할 몇몇 다른 근육들이 또한 작용할 것이다. 다행히도, 두 관절 근육들은 우리를 위해 우리의 움직임을 조절한다; 한 관절에서 토오크 생성을 제공할 때, 동시에 다른 관절에서 토오크 생성을 줄인다.[114]

일상적인 기능적 활동 하에, 두 관절 근육들은 특별히, 힘을 필요로 하는 움직임 동안에 동시에 양쪽 관절을 움직이는데 좀처럼 익숙하지 않다. 더욱 자주, 두 관절 근육의 활동은 다른 근육들의 수축이나 중력으로부터의 저항에 의해 한 관절에서 방지되며, 그러므로 바라는 관절에서 주동근이 최적의 기능을 만들어 낼 수 있게 하기 위하여 한 관절에서 안정성을 제공한다. 두 관절 근육이 양쪽 관절에서 짧아지고 동시에 양쪽 관절에서 범위를 마쳤다면, 긴 거리가 짧아져야 할 것이고 짧아질 때 급속하게 장력을 잃을 것이다; 당신이 생각하는 것처럼 이것은 길이–장력 원리에 기초한다. 사실상, 두 관절 근육이 양쪽 끝에서 짧아진다면, 가로지르는 관절은 완전한 움직임을 달성할 수 없다. 왜냐하면 근육의 능동불충분은 발생으로부터 그러한 위치를 방지하기 때문이다. 근육이 가로지르는 두 관절은 일반적으로 한 관절 위에서 근육이 점차로 늘어나는 반면에, 다른 관절에서 짧아지는 방향으로 움직인다. 이러한 발생은 유지되는 근육에 호의적인 길이–장력 관계를 허락하기 때문에 중요하다. 무릎을 가로지르는 많은 두 관절 근육들이 있기 때문에, 어떻게 각각의 근육이 가로지르는 다른 관절에 대하여 수행하는지 확인하는 것이 중요하다. 두 관절 근육의 활동은 다음의 움직임 조합으로 생각된다.

엉덩관절 폄과 결합된 무릎관절 굽힘 / Knee Flexion Combined with Hip Extension

대상자가 엎드린 자세나 선 자세에서 엉덩관절을 펴면서

무릎관절을 굽힌다면, 뒤넙다리근육은 두 관절에서 동시에 단축이 일어나야 하고, 무릎관절의 굽힘을 완성하는데 어려움을 겪게 된다. 어떤 대상자는 이 움직임을 수행할 때 넙다리 뒷부위 근육에 경련을 호소한다. 모든 대상자는 엉덩관절을 펴면서 무릎 굽힘을 진행할 때 빠르게 근강도를 잃는다. 유용한 움직임 범위는 길이-장력 요인 때문에 거의 없어지게 된다; 뒤넙다리근 같은 다관절 근육에서, 무릎을 완전히 굽히고 동시에 엉덩관절을 펴는 능력의 소실은 뒤넙다리근의 능동불충분(active insufficiency) 때문이다.

뒤넙다리근의 완전한 움직임을 자주 제한하는 다른 요소는 넙다리곧은근의 불능 때문인데, 충분히 신장하기 위해 엉덩관절과 무릎관절에 동시에 신장된다. 엉덩관절을 폄으로 또 무릎관절을 굽힘으로 충분히 신장시키는 이러한 불능은 넙다리곧은근의 수동불충분(passive insufficiency) 때문에 발생한다. 넙다리곧은근이 뻣뻣하고 대상자는 엎드린 자세로 있고 무릎은 수동적으로 굽혀져 있다면, 엉덩관절이 신장 적용 전에 수동적으로 안정화되지 않는 한, 넙다리곧은근에 신장을 달성하기 위해 엉덩관절은 굽힘으로 움직일 것이다.

엉덩관절 굽힘과 결합된 무릎관절 폄
/ Knee Extension Combined with Hip Flexion

바로 누운 자세나 선 자세에서 능동적인 뻗은다리올림(SLR, 하지직거상)이 수행될 것이다. SLR은 무릎을 편 채로 유지하면서 엉덩관절을 굽혀지는 움직이는 것이다. 엉덩관절이 움직일 때, 개개인은 엉덩관절 움직임을 유지할 수 없거나 유지한다면, 무릎이 굽혀지는 지점에 도달한다. 대부분, 뒤넙다리근의 수동불충분으로 움직임을 지속하는데 어려움이 발생한다; 뒤넙다리근은 움직임을 지속하도록 하기 위해 더욱 신장시킬 능력을 가지고 있지 않다. 더 적게, 넙다리곧은근은 엉덩관절 움직임을 멈추거나 엉덩관절에 넙다리곧은근의 더 많은 수축을 허락하기 위해 무릎을 굽힐 정도로, 엉덩관절과 무릎에서 동시에 짧아짐을 지속시킬 수 없다. 이러한 경우에, 넙다리곧은근의 능동불충분은 완전한 엉덩관절 굽힘과 무릎 폄 움직임을 방지한다. 임상가는 완전한 SLR이 처음 무릎을 펴고 그리고 나서 무릎을 굽힘하는 엉덩관절 굽힘의 수동 움직임 수행에 의해 도달 불가능한 이유를 확인할 수 있다; 엉덩관절 굽힘에서 뒤넙다리근이 방해할 때 수동적 SLR에 대한 저항뿐만 아니라, 이 움직임이 무릎 굽힘으로 지속적으로 더 커지는 것이 감소된 뻗은다리올림의 원인이다. SLR이 근육의 뻣뻣함, 관절구축(예: 30°), 또는 경직(spasticity)으로 인해 제한된다면, 보행에서 정상 보폭은 감소된다. 개개인에서 보폭이 짧아져 제한되고 일반적으로 무릎이 굽혀진 채로 걷는다. 보행은 12장에서 더 토의된다.

엉덩관절 굽힘과 결합된 무릎 굽힘
/ Knee Flexion Combined with Hip Flexion

다행스럽게도, 무릎 폄이 동반된 엉덩관절 굽힘 또는 무릎 굽힘이 동반된 엉덩관절 폄은 다리의 정상적인 기능적 자세가 아니다. 엉덩관절 굽힘과 동반된 무릎 굽힘이 더 기능적인 결합이다. 이 결합은 무릎 굽힘이 수행되는 동안 엉덩관절에 알맞은 길이-장력 관계와 효율적인 토오크 생성을 발생시키는 뒤넙다리근의 신장을 제공한다. 엉덩관절과 무릎관절의 굽힘 동작 동안, 엉덩관절 굽힘근들과 뒤넙다리근은 기능적으로 유용한 움직임을 제공하기 위해 협력적으로 작용하는 반면, 다른 움직임 조합에서 이 두 근육은 길항근으로 작용한다. 이러한 상황에서, 엉덩관절 굽힘근은 뒤넙다리근 기능에 최적의 효율이 가능하도록 엉덩관절 굽힘 자세를 제공한다.

걷기, 달리기, 그리고 뛰기 같은 활동 동안에 이러한 조합을 사용한다. 이러한 협력적 움직임은 다리가 앞으로 나아가는 유각기(흔듦기, swing phase) 또는 이러한 활동의 비체중부하기 동안에 발생한다.

엉덩관절 폄과 결합된 무릎 폄
/ Knee Extension Combined with Hip Extension

엉덩관절과 무릎관절 움직임의 또 다른 일반적인 조합과 기능적 활동 동안의 토오크 생성은 엉덩관절 폄이 동반된 무릎관절 폄이다. 이 운동은 신체를 앞으로 또는 위로 나아가게 하는 앉은 자세에서 일어서거나 계단 오르기, 달리기, 점프와 같은 활동에서 일어나는 아주 유익한 복합운동이다. 일반적으로 넙다리네갈래근의 수축에 의한 무릎 폄의 이러한 자세는 뒤넙다리근이 무릎에서 신장되도록 하고, 엉덩관절 폄근으로 작용하게 한다. 이러한 움직임에서 엉덩관절 굽힘이 동반된 무릎관절 굽힘에서처럼, 근육 기능을 최적화하기 위해 길이-장력 곡선의 효과적인 부분이 이용된다.

닫힌사슬운동에서 뒤넙다리근과 넙다리네갈래근의 공동 수축은 몸통을 올리거나(엉덩관절, 무릎관절 펴기) 내릴 때(엉덩관절, 무릎관절 굽힘) 발생한다. 사람이 의자에서 일어설 때 넙다리네갈래근은 무릎관절을 펴기 위하여 구심성 수축을 하고, 뒤넙다리근도 엉덩관절을 펴기 위하여 구심성 수축을 한다. 앉을 때 두 근육군은 무릎관절 굽힘(넙다리네갈래근)과 엉덩관절 굽힘(뒤넙다리근)을 조절하기 위하여 원심성 수축을 한다.

발목관절 발바닥 굽힘과 결합된 무릎관절 굽힘
/ Knee Flexion Combined with Ankle Plantarflexion

장딴지근은 무릎 굽힘과 발목 발바닥굽힘을 동시에 수행할 수 있는 능력이 있다. 하지만 두 관절에서 완전가동범위로 시도된다면, 근육은 긴 거리에서 짧아지고, 장력이 빠르게 줄어든다. 다른 두 관절 근육처럼, 빠르게 능동불충분에 직면하고 양쪽 관절을 동시에 완전히 굽힘할 수 없다. 그러므로, 동시에 엉덩관절 굽힘과 동반된 무릎 폄이나 엉덩관절 폄과 동반된 무릎 굽힘에서 이것은 유용한 동작이 아니다.

발목관절 발바닥 굽힘과 결합된 무릎관절 폄
/ Knee Extension Combined with Ankle Plantarflexion

가자미근, 장딴지근이 발목을 발바닥굽힘을 하는 반면에, 넙다리네갈래근은 무릎관절을 편다. 넙다리네갈래근이 무릎관절을 폄으로써 장딴지근은 무릎관절에서 늘어나게 되고 발목의 발바닥굽힘을 하기 위한 최상의 조건이 된다. 이 기능적인 복합운동은 예를 들어, 발끝으로 서기 또는 달리기, 점프 등에서 평상 시에 볼 수 있다. 근육들 사이에 협력적 관계는 기능적 동작이 가장 효율적으로 발생하도록 허용하기 위한 최적의 충분량을 제공한다.

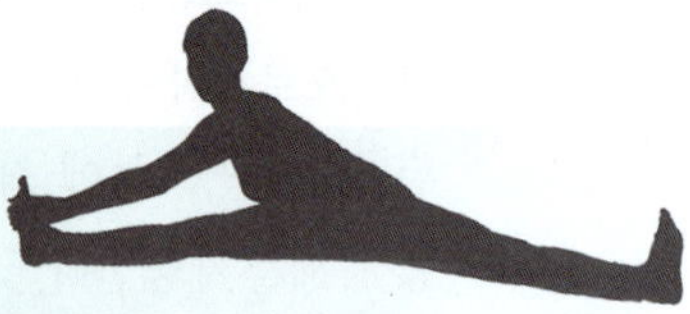

실습 포인트
PRACTICE POINT

넙다리네갈래근 마비는 총상이나 다른 외상으로 넙다리신경의 단절로 발생한다. 이러한 경우에, 앉은 자세에서 무릎을 펼 수 없거나 바로누운 자세에서 SLR을 수행할 수 없다. 엎드려 누웠을 때, 무릎은 굽혀지고 뒤넙다리근의 구심성과 원심성 수축으로 펴지게 된다.

그러나, 개개인에 의해 사용되는 다양한 보상작용으로 뚜렷한 절뚝거림 없이 안전한 방법으로 걷거나 기능을 할 수 있다. 엉덩관절로부터의 운동량이 걷기에서 무릎을 펴는데 사용되어질 수 있다. 넙다리네갈래근의 활동이 없는 개인의 큰 문제점은 보행의 입각기(stance phase)에서 다리에 체중이 부과되었을 때 무릎의 풀림을 방지하는 것이다. 매우 효과적인 보상으로 닫힌사슬운동으로 무릎을 펴기 위해 큰볼기근(gluteus maximus)을 사용하는 것이다. 이것은 보행의 입각기와 발꿈치닿기(초기접지기) 시기에 발생한다. 몇몇 사람들은 서 있을 때, 무릎 뒤쪽으로 강력한 밀기가 적용되더라도, 무릎 풀림을 방지할 수 있도록 큰볼기근으로 무릎을 조절하고 근강도를 발달시킨다. 계단 오르기 같은 더 많은 힘이 필요할 때, 약한 넙다리네갈래근 위에 손을 올려 밀기를 사용한다. 이것은 일반적인 방법으로 수행되고 좀처럼 다른 사람들에게 비정상으로 보이지 않는다. 몇몇 개개인들은 손으로 약한 무릎을 지속적으로 펴면서 큰볼기근을 함께 사용하여 깡충뛰기 형태로 발달시킨다. 낮은 의자에서 일어서기는 일반적으로 손상되지 않은 다리를 사용하고, 필요하다면, 팔걸이를 손으로 밀면서 보조하여 수행될 수 있다. 보행에서 자주 보이는 매우 별개의 보상작용은 엉덩관절로부터 약간 앞으로 기울인 자세이다; 이 움직임은 시상면에서 무릎관절 움직임 축 앞으로 HAT(머리, 팔, 몸통)의 중력중심점을 놓는 것이다. 이렇게 되면 무릎 폄을 유지하기 위한 넙다리네갈래근의 힘은 필요하지 않다. 이 움직임을 초래하는 젖힌 힘은 뒤관절주머니, 뒤십자인대, 그리고 뒤넙다리근에 의해 제한된다. 불행히도, 무릎의 젖힘은 이러한 반복적인 뒤쪽으로의 힘의 적용의 결과로 발생하고 관절에 스트레스를 증가시킨다.

보조기(brace)는 일반적으로 인대 이완과 반복적인 젖힘 힘으로 인한 뼈의 변형의 위험을 줄이기 위한 더 좋은 선택이다. 보행을 위해 앞쪽으로 기울인 자세가 필요하다 할지라도, 시간이 흐르면 허리 통증을 야기할 수 있다.

관절력

Joint Forces

정상적인 활동에서 조차도, 무릎관절 관절면은 체중을 훨씬 초과해서 힘을 받고 있고, 따라서 미세 손상을 받기 쉽고, 그것으로 인한 변성을 일으키기 쉽다.[115] 열린사슬운동 동안에, 최대 등척성 무릎 폄이 Smidt[116]에 의해 계산되었는데 무릎관절이 펴졌을 때는 정강넙다리관절에 대한 압박력은 자기 체중의 1.6배이고, 무릎관절 60° 굽힘에서는 자기 체중의 3배에 해당한다고 하였다. 이러한 힘이 무릎의 과사용(예: 정원가꾸기, 조깅, 지붕수리)과 발부터 척주까지 관절구조의 과가동성 또는 저가동성을 동반할 때 증상을 보이는 염증 반응이 발생하며, 체중부하 활동 동안에 무릎에서 안정화 또는 보상 움직임을 필요로 한다.[115] 예를 들어, 발목에서 지나친 엎침(pronation)은 정강뼈의 증가된 안쪽 돌림과 정강넙다리와 무릎넙다리 관절구조의 반복적인 비정상 스트레스를 만들어낸다.

정강넙다리 관절력 / Tibiofemoral Joint Forces

체중 벡터는 양발로 서 있을 때 무릎 사이를 지나가고 각각의 정강뼈 고원(tibial plateau)은 체중의 45%(150 lb 사람에서 68 lb)의 압박력을 가진다(그림 10.25A). 한 발 입각기에서, 그러나 압박력은 체중의 약 2배로 증가한다. 선 자세에서, 이러한 압박력은 정강뼈의 체중지지면에 동등하게 분포된다.[2] 무릎은 넙다리, HAT(머리, 팔, 몸통), 그리고 한 발 선 자세에서 반대편 다리의 체중을 지지한다. 이 체중은 S_2보다 약간 높고, 바닥면으로 향하는 중력중심점을 통해 작용한다; 신체가 한 발 입각기 자세에 있을 때, 이 중력선은 안굽이무릎을 일이키는 무릎의 안쪽면을 통과한다(그림 10.25B). 이러한 정강넙다리 압박력은 계단 오르기, 달리기, 뛰기, 쪼그려 앉기 시 증가한다. 정상 보행 동안, 정강넙다리 압박력은 안쪽 구획에 지지된 힘(60%)의 대부분으로 체중의 거의 4배에 도달한다.[117] 안쪽 정강뼈 관절융기가 가쪽 반대편에 비해 약 3배 만큼 많은 관절연골을 가지는 이유가 이 때문이다.[118] 이 무게에 의한 힘은 엉덩정강띠의 동적, 정적 힘에 의해 균형이 이루어진다. 동적 힘은 넙다리근막긴장근과 큰볼기근의 부착부를 통해 한 발 선 자세에서 양쪽 무릎관절과 엉덩관절에서 일어난다. 엉덩정강띠의 장력은 한 발로 서 있을 때 넙다리 바깥쪽으로부터 정강뼈 관절융기 사이에서 촉진된다.

무릎이 폄에서 굽힘으로 움직일 때, 정강넙다리관절에 특히, 완전 폄에서 약 90° 굽힘으로 움직일 때 전단력이 적용된다.[119] 반달판은 무릎에 적용된 힘을 흡수하는 것과 더 넓은 부위로 힘을 소멸시키는 것을 보조한다. 그러나, 무릎에 가해진 전단력에 대한 일차적인 저지는 근육과 십자인대이다. 앞십자인대는 넙다리뼈 위에 정강뼈에 대한 앞쪽 움직임에 저항하는 보호를 제공한다. 무릎이 90° 굽힘에 있을 때 뒤넙다리근은 이 과제를 보조할 수 있다. 반면에, 뒤십자인대는 넙다리뼈 위에 정강뼈의 뒤쪽 움직임의 끝범위에서 뒤쪽 전단을 제한하고, 넙다리네갈래근은 뒤십자인대를 보조한다. 움직임에서 이러한 전단력이 어느 지점에서 발생하는 지는 무릎이 체중부하인지 비체중부하인지에 달려있다. 체중부하 상태에서, 앞십자인대의 스트레스는 0°~90°까지 점진적으로 감소한다.[120] 최근 연구에서 앞십자인대에 대한 최대 압박은 열린사슬운동과 닫힌사슬운동 활동(그림 10.26)에서 유사하게 발생한다고 보고하였으나, 열린사슬운동 동안 저항 증가가 앞십자인대 압박에 더해지는 반면에, 닫힌사슬운동 활동 동안에 추가적인 무게는 더해지지 않았다.[121]

체중이나 엉덩정강띠의 토오크를 변화시키는 비정상은 안가쪽으로 관절력의 이동을 일으킨다.[2] 몇 해에 걸쳐 심한 생리적 압력을 받고 있는 부위는 통증, 연골 파괴, 골관절염이 발생할 것이다. 이러한 문제를 유발하는 힘이나 모멘트 팔을 변화시키는 조건은 넙다리근막긴장근 마비; 엉덩정강띠 뻣뻣함; 비만; 밖굽이무릎; 안굽이무릎; 넙다리뼈목의 외상성 혹은 외과적 단축; 발의 심한 엎침; 혹은 골절로 인한 넙다리, 정강뼈, 발의 이상 배열 등이 포함된다.

병적 무릎관절의 생체역학적인 원인의 예로 비만을 들 수 있다.[125] 체중이 증가할 때, 개개인은 보행에서 각각의 보폭에서 몸통을 더욱더 가쪽으로 이동시키는 것을 볼 수 있다. 앞서 9장에 대한 정보를 기억한다면, 이러한 방법이 엉덩관절 벌림근이 불어난 체중에 균형을 유지하기 위해 발생시켜야 하는 힘을 감소시킬 것이라는 것을 또한 기억할 것이다. 넙다리근막긴장근은 이런 엉덩관절 벌림근 중의 하나이고, 그래서 그것이 무릎관절에 반대로 작용하는 압

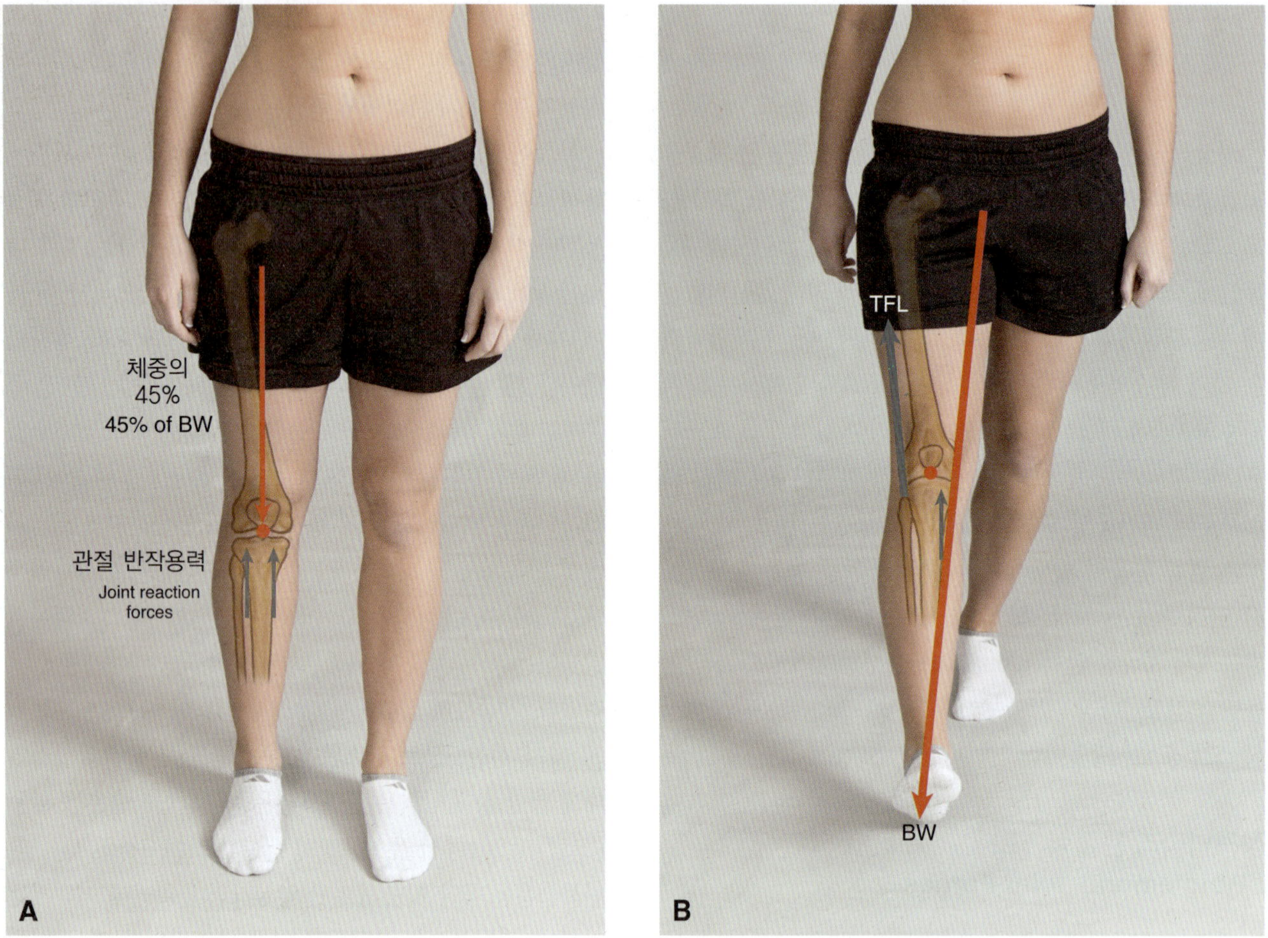

그림 10.25 무릎에서의 반작용력(reaction force)이 선 자세에서 관절 중앙에 위치하고 보행이나 달리기 시에는 안쪽으로 이동한다. A) 양발로 선 자세에서의 관절 반작용력은 무릎관절의 중앙을 통과한다. B) 보행이나 달리기 시 한쪽 체중부하 동안, 관절 반작용력은 안쪽 관절압력을 증가시키면서, 무릎에 안굽이 스트레스를 만들기 위해 무릎관절 내 안쪽으로 전위한다.

박력에 대한 공헌은 감소된다(그림 10.25). 추가로 과도한 몸통의 바깥쪽 이동은 체중에 의한 힘이 무릎관절의 안쪽에서 바깥쪽으로 이동하게 하고, 또한 관절반작용력이 바깥쪽으로 이동하게 한다. 이것은 가쪽 관절융기 위에 과도한 압력이 가해지는 융기 위의 비대칭성 압력분포를 초래하고, 밖굽이(valgus)를 일으킨다. 결국 이 비정상적인 힘은 양쪽 밖굽이무릎(Knock Knee) 변형을 초래하고 연골과 반달판을 마모시키거나 파괴하면서 골관절염을 유발할 수 있다.[2]

실습 포인트
PRACTICE POINT

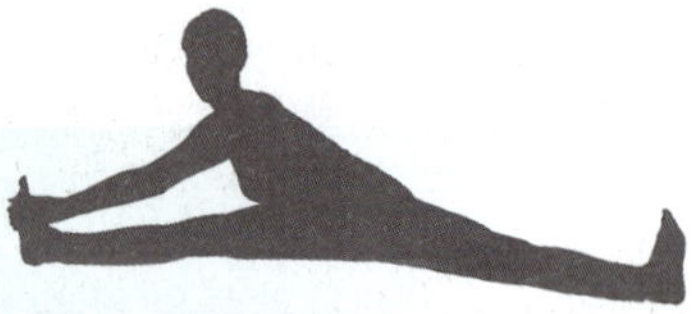

반달판은 무릎 안정화와 힘의 흡수에 필수적인 구조이다. 반달판은 힘의 흡수에 대한 무릎 능력의 약 45%를 제공한다고 알려졌다.[122] 반달판이 제거된다면, 무릎의 스트레스는 정상 수준의 2–3배로 증가할 것이다.[123] 다양한 조사를 통해 완전 또는 부분 반달자름술 후 무릎에 실제적인 골관절염성 변화들을 나타내는 일관된 증거들을 제공해왔다.[23,124] 외과의사들은 가능한 한 많은 손상된 반달판을 회복시켜 왔다. 관절경 수술은 현재 반달판 손상 후 아주 흔한 일이다. 수술 후에 이러한 환자를 치료하는 임상가들은 조직의 치유과정을 반영해야 하고 치유되는 반달판을 보호하기 위해 특히, 회복 초기 몇 주 동안, 주의해야 하는 움직임의 범위가 어디인지를 알아야 한다.

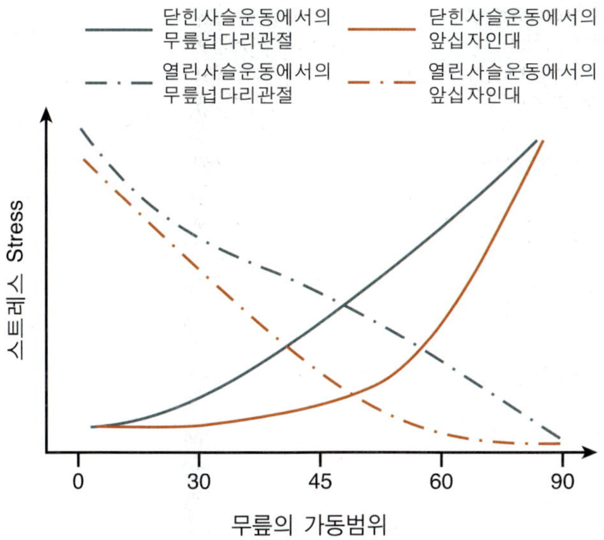

그림 10.26 앞십자인대 위의 전단 스트레스와 열린사슬운동과 닫힌사슬운동에서의 무릎넙다리 관절 스트레스. 체중지지 활동은 폄으로부터의 무릎 움직임의 앞 1/2에서 앞십자인대와 무릎넙다리 관절에 더 적은 스트레스를 제공한다. 반면에 비체중부하 활동은 무릎 굽힘 움직임의 뒤 1/2 동안 이러한 구조에 최소한의 스트레스를 제공한다.

무릎넙다리 관절력 / Patellofemoral Joint Forces

도르래의 목적 중의 하나는 힘의 방향 또는 각도를 변화시키는 것이다. 무릎뼈는 넙다리네갈래근의 힘의 각도를 변화시키기 때문에 넙다리네갈래근을 위한 도르래로 생각될 것이다. 그림 10.27을 보면, 무릎뼈에 의해 만들어진 당김각(angle of pull)에서의 변화는 의미 있는 것처럼 보이지 않지만, 실제적인 계산은 다른 이야기를 말하고 있다. 가동범위를 통하여, 무릎은 **무릎뼈자름술** 후 근강도의 15%~ 30%를 잃는다.[126] 즉, 무릎뼈 없이, 넙다리네갈래근은 무릎뼈가 정상일 때 수행하는 힘과 같은 양을 발휘하기 위해 15%~30%를 더 일해야 한다. 무릎뼈는 넙다리네갈래근 힘줄과 무릎인대 모두에 부착하기 때문에, 넙다리네갈래근이 수축할 때 묶이게 된다. 반대편 방향으로부터 무릎뼈를 끌어당기는 이러한 두 힘은 넙다리뼈에 대항하는 무릎뼈의 압박을 만들어낸다(그림 10.28). 무릎이 펴지면서, 힘줄과 인대의 힘은 거의 직선이기 때문에 합성힘(resultant force)은 작아진다(그림 10.28A). 무릎이 굽혀질 때, 합력은 커지고 쉽게 근력을 초과할 수 있다. 무릎 굽힘각이 증가하면서, 벡터 길이가 더 커지기 때문에 무릎넙다리관절 내에 관절 반작용력(reaction force)은 증가한다(그림 10.28B와 C). Smidt[116]는 무릎관절 15° 굽힘 자세에서 넙다리네갈래근의 최대 등척성 수축 시 무릎넙다리관절 반작용력은 체중의 0.8배라고 하였다. 이 힘은 무릎관절 90°에서 체중의 2.6배로 증가되었다. 평지보행에서 관절 반작용력은 체중의 0.5에서 1.5배이다.[119] 쪼그려 앉을 때, 관절 반작용력은 체중의 7–8배로 증가한다.[119] 무릎넙다리 통증증후군이 있는 환자들이 그들의 통증이 계단을 올라가거나 내려갈 때, 그리고 무릎을 꿇고 있거나 쪼그려 앉는 활동을 할 때 증가한다고 보고하는 것은 당연하다.

정강넙다리 스트레스가 동반되면서, 무릎이 전 범위에 걸쳐 움직일 때 무릎넙다리관절에도 스트레스를 받는다. 무릎넙다리관절이 접하는 스트레스는 넙다리뼈 안으로 무릎뼈를 압박하는 힘으로부터 발생한다; 이것은 또한 무릎

실습 포인트
PRACTICE POINT

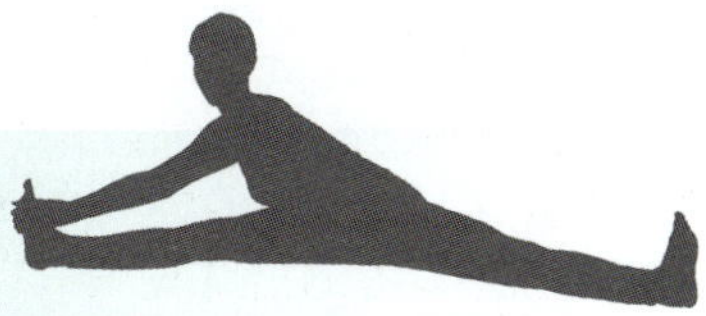

정상적인 보행이나 달리기 동안 안쪽 구획이 증가된 압박 스트레스를 경험하기 때문에, 몇몇 사람들은 안쪽 구획의 골관절염으로 발전된다. 관절연골은 시간이 지날수록 닳게 되고 안쪽의 압박력은 지속되기 때문에, 증가된 안굽이 스트레스가 적용되면서 안쪽 구획의 증가된 찢어짐이나 닳음의 순환을 만들어내면서, 안굽이무릎의 부가적인 과장을 초래한다. 짧은 정형외과적 교정으로, 임상가들은 이러한 개개인에게 안쪽 구획의 스트레스를 줄이기 위한 보조기구를 적용하여 약간의 안도감을 제공할 것이다. 이러한 보조기는 발 보조기처럼 신발 또는 비체중부하 보조기처럼 무릎 둘 중 한 곳에 적용된다. 부가적으로, 무릎을 둘러싸는 근육의 근력(strength)을 증가시키기 위한 치료적 운동이 효과적일 것이다.

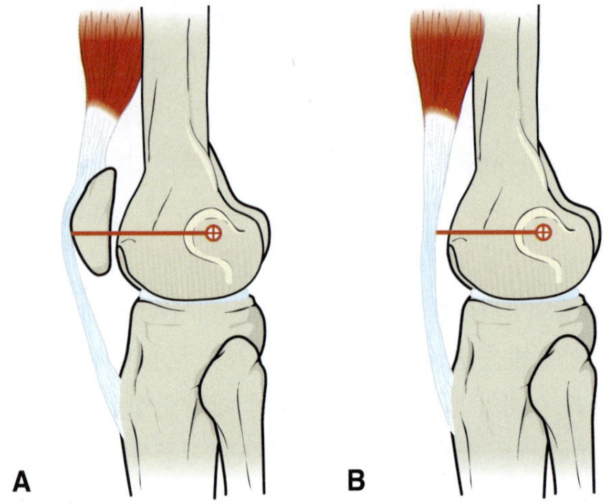

그림 10.27 무릎뼈와 넙다리네갈래근의 도르래 시스템.
A) 무릎뼈가 있을 때 넙다리네갈래근의 지레팔은 더 길다.
B) 무릎뼈가 없을 때, 넙다리네갈래근의 모멘트팔은 넙다리네갈래근에 의해 제공된 잠재적 힘(potentional force) 감소를 일으키면서, 의미 있게 감소한다.

넙다리 관절반작용력으로 알려진다. 정강넙다리관절과 동반되면서, 이러한 관절반작용력은 또한 무릎이 열린 또는 닫힌사슬운동 기능으로 움직이는지에 의존하면서 변한다. 열린사슬운동 활동에서 무릎넙다리 압박력은 0° 에서 가장 크고 무릎이 90° 로 움직이면서 감소한다(그림 10.26) ; 닫힌사슬운동에서, 무릎넙다리 스트레스는 90° 에서 가장 크고 무릎이 완전 폄으로 움직이면서 감소한다.[127]

앞서 이야기했던 것과 무릎이 전 범위를 통해 움직일 때, 무릎뼈의 접촉량과 넙다리뼈가 또한 각각 변화하는 그림 10.15를 생각해 본다. 무릎뼈를 넙다리뼈로 미는 압력이 증가할 때, 접촉 영역 또한 증가하는 경향이 있기 때문에 이것은 중요하다. 이러한 관절반작용력을 수용하는 더 넓은 부위로, 무릎뼈와 넙다리뼈는 이러한 증가된 스트레스를 견딜 수 있다. 관절 반작용력과 접촉 영역의 비율은 **접촉압**

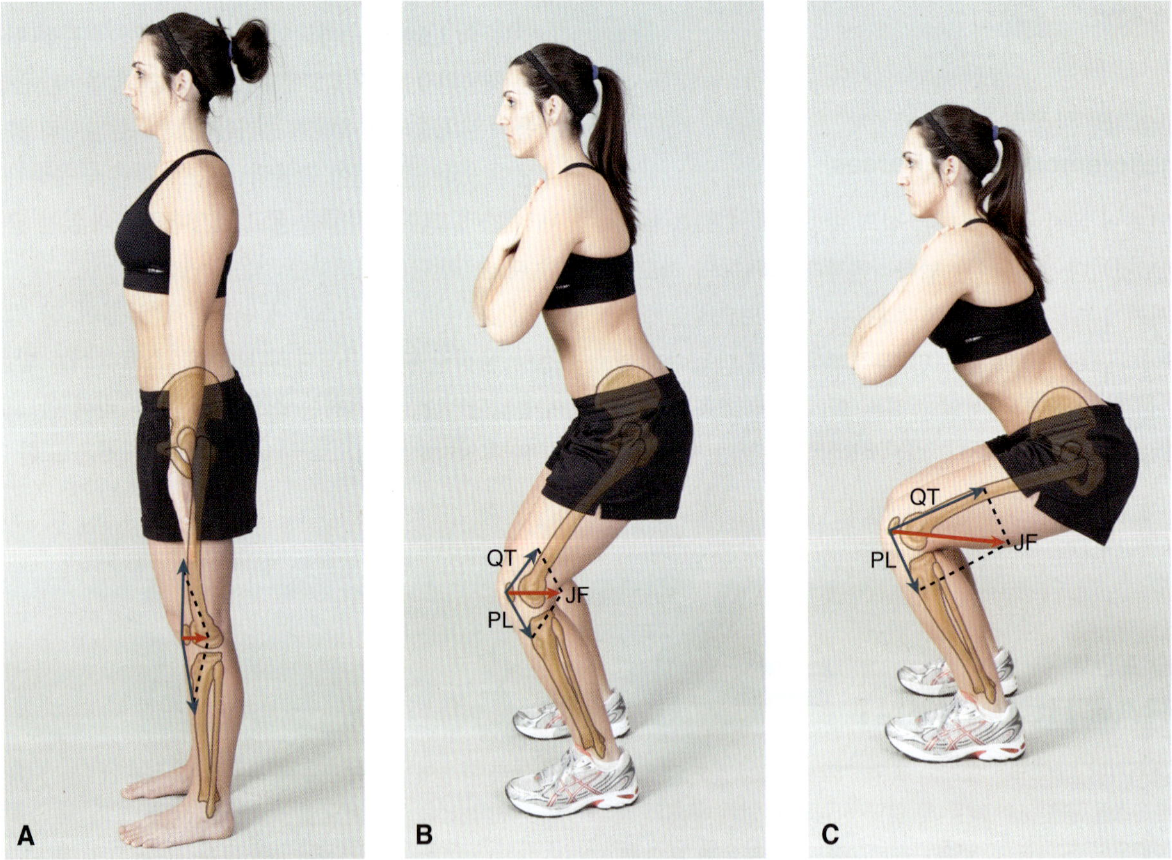

그림 10.28 무릎넙다리관절의 압축력은 무릎뼈와 넙다리뼈 사이의 합성 벡터이고, 넙다리네갈래근이 무릎뼈를 위쪽으로 당기고 넙다리네갈래근 힘줄은 반대편 방향으로부터 무릎뼈를 당기기 때문에 넙다리네갈래근 활동 동안에 발생한다. A) 완전 선 자세에서, 합성 벡터힘은 거의 발생하지 않는다. B) 부분적인 쪼그려앉기에서 넙다리뼈에 대항하는 무릎뼈의 압박이 증가하면서, 넙다리네갈래근과 넙다리네갈래근 힘줄에 의해 만들어진 합성 벡터힘은 증가한다. C) 90° 로 쪼그려 앉았을 때 의미 있는 합성 벡터힘이 넙다리 관절융기에 대항하는 무릎뼈를 밀고 있다.

(contact pressure)이다. 그래서, 비록 90°로 무릎 굽힘이 증가하면서 관절 반작용력이 증가하더라도, 무릎뼈와 넙다리뼈 사이의 접촉 영역이 증가하기 때문에 접촉압은 무릎넙다리관절에 의해 관리할 수 있게 된다.

무릎관절에 작용하는 근육의 토오크 / Torque of Muscles Acting at the Knee

무릎에 적용된 근육힘은 움직임의 활(arc)을 만들기 때문에, 만들어진 힘은 토오크이다. 무릎에 적용된 토오크힘은 상당하다. 넙다리네갈래근 그룹은 보행 동안 체중의 1~3배, 계단을 오르는 동안 체중의 4배, 그리고 쪼그려 앉기 동안 체중의 5배에 해당하는 토오크를 만들어 낸다.[128]

넙다리네갈래근 토오크 / Quadriceps Femoris Torque

등척성 측정을 사용한 초기 조사가들은 무릎 폄근의 최대 토오크가 무릎 굽힘의 약 60°에서 최고에 도달했고, 무릎이 점점 펴지면서 감소한다는 것을 알아냈다.[129-131] 등속성 구심성 수축을 사용한 최근의 연구에서 또한 중력의 효과에 대해 고려했을 때 최대 토오크가 발생된 각은 움직임의 50°~60° 주위에 계속 그대로 유지된다고 설명했다.[132]

근력은 큰 부분에서 생리적 길이와 모멘트팔 길이에 의해 결정된다는 2장과 3장을 기억하라. 넙다리네갈래근은 굽힘의 30°에서 80°까지 최대 근강도의 약 90%을 유지할 수 있다[116](그림 10.29); 이것은 이 근육 그룹이 그러한 높은 수준의 근력을 유지하기 위한 큰 가동범위 이다. 이것을 어떻게 하는가? 넙다리네갈래근 근강도는 생리적 길이와 모멘트팔 길이의 결합된 근력 원리의 사용을 통해 최적화 된다. 넙다리네갈래근이 높은 근강도 수준을 제공하는 무릎이 80° 굽힘으로, 넓은근의 좋은 길이-장력 관계에 있다; 이러한 요인과 결합되어, 무릎이 폄으로 움직일 때, 무릎이 가동범위를 통해 유지할 때 무릎뼈의 모멘트팔 길이에 발생하는 변화는 더 좋은 넙다리네갈래근 근강도 출력을 허용한다. 무릎관절이 완전하게 굽혀졌을 때 무릎뼈는 융기사이고랑 내에 위치하고, 운동축에 가까워지고 두 관절 근육으로서, 넙다리곧은근은 유지된 근강도 수준을 제공한다. 무릎관절이 펴짐으로써, 무릎뼈는 45° 굽힘에서 최대 지레팔 길이에 도달하기 위해 고랑 바깥으로 이동된다. Smidt[116]는 평균 무릎뼈 지레팔 거리는 90° 굽힘에서 3.8 cm, 45°에서는 4.9 cm로 측정했다. 지레팔 거리는 그 다음부터 완전 폄에서 4.4 cm로 감소되었다. 근육이 비교적 변하지 않는 길이를 유지하도록 허용하기 위해 무릎이 펴질 때 엉덩관절을 편다면, 넙다리곧은근에서 발생하는 이득에

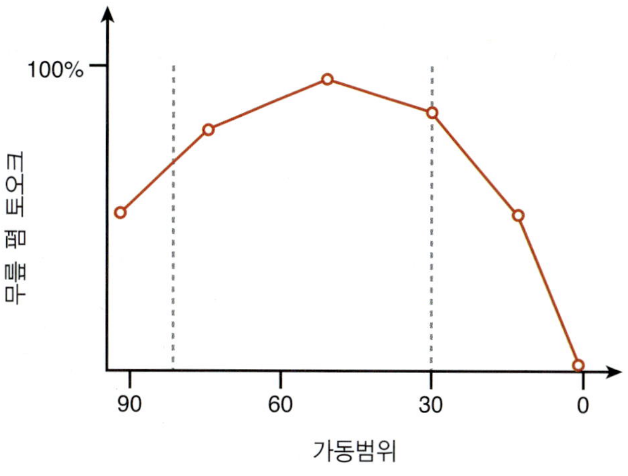

그림 10.29 Smidt에 기초한 자료.[116] 무릎 폄 토오크는 무릎 가동범위의 80°부터 30°를 통해 적어도 90%가 유지된다. 무릎이 완전 폄으로 접근할 때, 힘을 만들어내는 넙다리네갈래근의 능력은 감소된다.

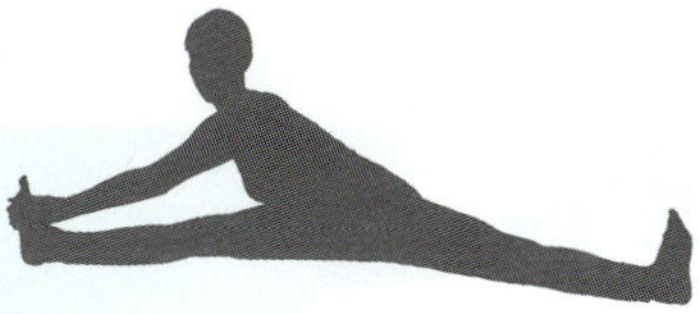

실습 포인트
PRACTICE POINT

무릎넙다리 통증증후군(PFPS) 환자는 계단을 오르거나, 무릎꿇고 앉기, 쪼그려 앉기, 그리고 무릎뼈와 넙다리뼈 사이에 압력이 증가하는 다른 활동들에 앞쪽 무릎 통증이 동반되는 대표적인 증상들을 가지고 있다. 무릎 폄의 완전 활을 통한 넙다리네갈래근의 저항운동은 통증 때문에 이러한 환자들이 완료하기에는 불가능할 것이다. PFPS를 가진 이러한 환자들에 대한 넙다리네갈래근의 근력강화는 임상가들에 의해 자주 의문이 제기된다. 자주, 근강도 증가는 무릎 폄으로 그리고 무릎뼈가 넙다리뼈 융기사이고랑에 맞물리기 전에 처음 굽힘의 20°인, 마지막 폄의 짧은 활을 통해 저항을 제공하는 것에 의해 시작된다.

대해 이미 토의했다. 이러한 요인들(생리적인 또는 모멘트 팔 길이)이 넙다리네갈래근에 의해 힘 생성에 지배적인 역할을 한다는 것에 대한 논쟁은 명확하게 결정되지 않았다.

무릎이 거의 폄으로 움직일 때, 넙다리네갈래근의 힘생성 능력은 의미 있게 감소된다(그림 10.29). 완전한 능동 무릎 폄을 달성할 수는 없지만, 완전한 수동 폄 움직임을 가지는 개개인은 **폄근 지연**(extensor lag)을 가진다. 완전 수동 움직임이 있을 때, 폄 근육 지연은 통증이나 약증의 결과일 것이다. 불완전한 폄이 능동 또는 수동으로 가능하지 않다면, 문제를 야기하는 관절 제한이나 또는 연부조직 제한이 있을 것이다. 관절제한은 관절주머니 내에서 뻣뻣함이나 움직임을 방지하는 골성 차단을 발생시킬 것이다. 연부조직 제한은 일반적으로 신축성 없는 근육이나 부종에 의해 또는 관절 주위나 가까이의 흉터에 의해 유발된다.

무릎 완전 폄은 손상 후 또는 제한된 구조를 회복하기 위해 중요하다. 폄 근육 지연의 경우에, 통증이 원인이라면, 치료는 통증을 경감시키기 위해 시작해야 한다. 원인이 넙다리네갈래근의 약증이라면, 다양한 기법이 완전한 능동 무릎 폄을 회복하기 위해 사용된다. 완전한 무릎 폄은 환자가 목발 같은 보조도구 또는 보조기의 보조 없이 보행을 하기 전에 달성되어야 한다. 완전한 무릎 폄 없이 허용된 완전한 체중지지 보행은 무릎관절 퇴행을 가속시키고 불안정성을 더할 것이다.[133–135]

기능적으로, 50°~60° 굽힘에서 넙다리네갈래근의 더 큰 토오크 출력은 의자에서 일어서거나 오르기와 같은 몸을 들어 올리는 동작에서 토오크가 커야 한다는 것과 일치한다. 이런 활동에서, 인체 중력선은 무릎관절 축의 뒤쪽으로 떨어지고 이에 대응하기 위해 넙다리네갈래근은 큰 저항 토오크를 발생하게 된다(그림 10.30). 똑바로 선 자세에서는 넙다리네갈래근의 토오크는 매우 적다.

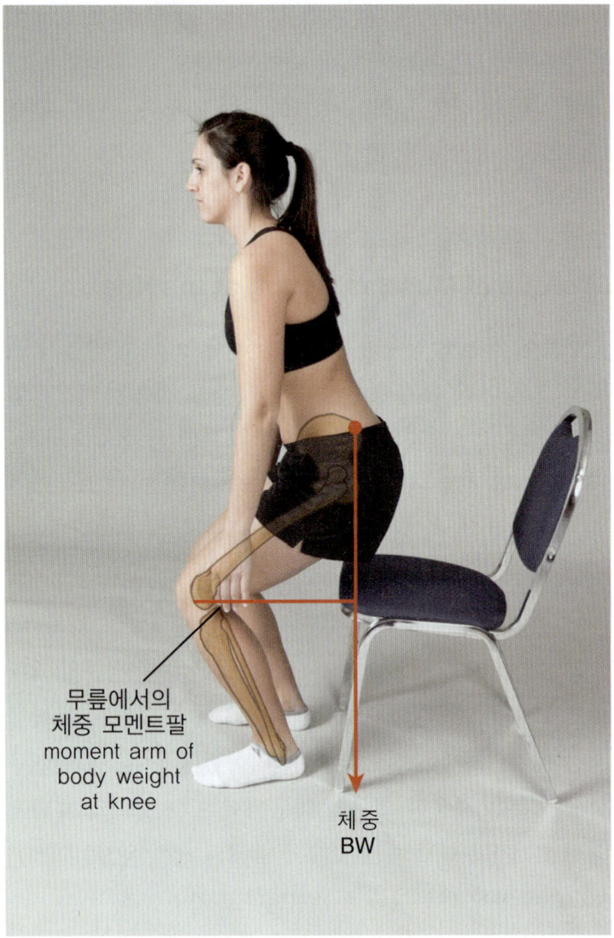

그림 10.30 체중의 모멘트팔 때문에 앉은 자세에서 일어나기 위해 넙다리네갈래근의 큰 토오크 출력이 필요하다.

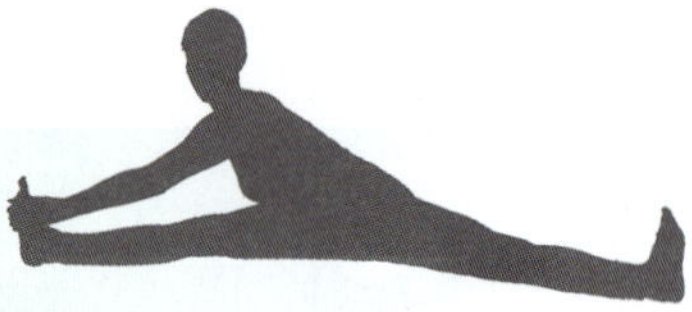

실습 포인트
PRACTICE POINT

비록 뒤넙다리근과 넙다리네갈래근이 앉은 자세에서 선 자세로 움직일 때 사용된다 하더라도, 넙다리네갈래근은 이 활동의 무릎 폄 움직임에 주요한 역할을 한다.[136] 체중지지를 제한하는 손상 때문에 한 발로 체중지지를 할 수 없는 개개인 또는 노인과 노화로 근력을 잃어버린 개개인들은 의자에서 일어나는 것이 어렵다는 것을 알 것이다. 의자의 위치가 더 낮을수록 일어서기는 더 어려울 것이다. 임상가는 앉은 자세에서 일어서기로 이동하는데 있어서 넙다리네갈래근의 필요한 근력을 알고 있어야 하고, 그러한 과제를 수행하기가 어렵게 보이는 사람들에게 필요한 적응을 제공해야 한다. 더 높은 의자에 앉도록 그들을 지도하는 것은 사회적 상황에서 의자에서 일어나는 어려움을 피하게 하는 한 방법일 것이다.

무릎 굽힘근 토오크 / Knee Flexor Muscle Torque

뒤넙다리근의 최대 등척성 토오크 측정은 근육이 엉덩관절과 무릎관절 양쪽에서 늘어질 때(엉덩관절 굽힘, 무릎관절 폄) 가장 큰 토오크 발생을 보이고, 근육이 엉덩관절 폄과 무릎관절 굽힘의 단축된 자세에서 수축 할 때 가장 낮은 토오크 발생을 보인다. 이것은 길이-장력 원칙을 이용하는 넙다리네갈래근과 다른 두 관절 근육이 동일한 방법으로 기능하기 때문에 놀라운 일은 아니다. 길이-장력 요인은 비록 근육이 짧아질 때 발생하는 근육의 모멘트팔 거리에서 변화가 있을 지라도, 뒤넙다리근 토오크 생성에 우세한 근강도 요인인 것 같다. Smidt[116]는 무릎관절 굽힘근의 평균 모멘트팔 거리는 무릎관절 90° 굽힘에서 2.5 cm이고 45°에서 4.1 cm, 완전 폄에서 2.5 cm임을 확인하였다. 뒤넙다리근의 모멘트팔에서 발생하는 변화에도 불구하고 근강도의 감소는 무릎뼈가 현저하게 가동범위를 통해 넙다리네갈래근의 높은 근강도 출력을 유지하는데 중요한 역할을 한다는 생각에 부가적인 논쟁을 제공할 것이다. 기능적으로, 엉덩관절 굽힘자세 동안 무릎 폄에서 큰 토오크에 대한 필요는 뒤넙다리근이 앉은 자세에서 팔을 뻗어 손이 바닥에 닿도록 하거나 몸을 앞으로 숙일 때, HAT(머리-팔-몸통)의 체중을 낮추고 올리는데 사용되는 일차적인 근육 그룹일 때 닫힌사슬운동에서 발생한다.

뒤넙다리근과 넙다리네갈래근의 토오크 비율 / Hamstrings to Quadriceps Torque Ratio

넙다리네갈래근 최대 토오크는 무릎관절 굽힘근의 토오크보다 더 크다.[137] 이것은 무릎관절 폄근이 굽힘근보다 가로단면이 2배나 크고[138], 무릎 폄근이 굽힘근보다 더 긴 모멘트팔 거리를 가지기 때문에 예상치 못한 것은 아니다.[116] 이 근육군의 근강도 불균형은 뒤넙다리근 좌상(strain)과 같은 손상에 대한 근거로 제안되어 왔다. 중력을 고려하지 않을 때, 뒤넙다리근과 넙다리네갈래근의 정상적 비율은 (뒤넙다리근의 최고 토오크를 네갈래근의 최고 토오크로 나눈다) 60°/초에서 0.60-0.69이고, 300°/초에서 0.85-0.95로 증가한다.[139] 그러나, 중력을 고려할 때, 그 비율은 낮아지고(0.45 -0.55) 속도에 따라 변하지 않는다.[132, 140] 2006년의 연구에서 남성과 여성 축구 선수를 비교하였고, 그들을 사춘기 전과 사춘기, 그리고 남성과 여성의 4 그룹으로 나누었다.[141] 이 연구에서, 더 성숙한 남성이 뒤넙다리근에서 더 큰 근강도 증가 비율을 보였고, 반면에 더 성숙한 여성은 넙다리네갈래근 근강도가 증가하였다. 성숙한 남성은 앞십자인대 손상에 대한 위험에 놓일 수 있는 더 큰 넙다리네갈래근 근강도 비율을 보였다.[141]

인대의 기능과 근육의 상호작용

Interaction of Muscles and Ligaments in Function

무릎관절의 정적 인대와 관절주머니가 수동적 관절운동을 제한할 수 있지만, 이들 구조는 지극히 높은 힘을 견뎌낼 수 없다. 만성적으로 적용된 힘의 끝범위는 또한 실제적으로 정적 구조에 해로운 영향을 가진다. 예를 들어, 무릎 젖힘은 지지와 안정성을 위한 수동 관절 구조에 오로지 의존하는 일반적인 결과이다. 정상적으로, 동적 근육 수축과 인대 또는 관절주머니의 정적 힘 모두가 무릎관절을 안정시키기 위해 사용된다. 인대와 기타 연부조직은 부가적으로 인대 보호, 부하 해소를 위한 반사적 근수축을 발생하는 감각 입력뿐만 아니라, 운동감각(kinesthesia)과 고유수용감각에 대한 감각 시스템을 제공한다(3장 참조).[142-144]

최근에 앞십자인대(ACL)가 고유수용감각에 중요한 역할을 한다는 것에 관심이 많아졌다. 앞십자인대 손상과 재건 후 불안정성과 장애가 진행되자 인체의 관절조직과 인대의 감각 기능 연구에 관심을 기울여 오고 있다.[142, 145-151]

감각 신경지배와 반사 / Sensory Innervation and Reflexes

무릎관절의 인대, 관절주머니, 기타 연부조직은 풍부한 감각신경 섬유와 수용기를 가지고 있다(그림 3.9 참조). 기계적수용기(mechanoreceptor)는 십자인대, 곁인대, 관절주머니, 윤활막, 반달판의 가장자리에서 발견되었다.[152, 153] 관절의 기계적수용기에서 근육으로의 반사는 뒤넙다리근의 촉진과 부하상태의 앞십자인대(ACL)와 넙다리네갈래근 억제를 포함하는, 인간에서 설명되어져 왔다.[154]

관절주머니에서의 종창은 넙다리네갈래근의 억제와 무릎관절의 갑작스런 구부러짐을 일으키는 것으로 알려져 왔다.[41, 155-158] 이러한 억제는 인대와 관절주머니에서 기계적수

실습 포인트
PRACTICE POINT

임상가는 상호 신경지배가 근 신장을 개선시킨다는 것을 알고 있다; 근육이 수축한다면, 반대쪽 근육은 이완한다. 그러므로, 근육에 적용하는 신장은 이완되고 길항근이 수축할 때 더 좋은 결과를 달성한다. 예를 들어, 뒤넙다리근을 신장시키기 위해, 뒤넙다리근이 이완되고 넙다리네갈래근이 수축할 때 더 많은 유연성이 달성된다. 뒤넙다리근은 선 자세에서 바닥을 접촉하기 위해 굽힘을 하는 동작에 관련된 주요 근육이기 때문에, 이것은 뒤넙다리근을 신장시키는 아주 좋은 방법이 아닐 것이다. 많은 개개인들은 그러나, 이것을 유연성 운동으로 사용하는 듯하다. 뒤넙다리근은 개별적인 신장에 의해 느껴진다. 그러나 개개인들은 신장이 아니라, 근수축을 느낀다. 임상가는 뒤넙다리근을 신장시키고 대안적이고 더 효과적인 방법을 제공하기 위해 개개인들에게 이 방법을 사용하도록 교육시켜야 한다.

용기의 변형에 의해 유발되는 것으로 알려져 있다. 관절주머니 내에 생리적 식염수 60 ml을 주사하였더니 넙다리네갈래근의 근전도 진폭이 30%~50% 감소되었다.[152] 관절 삼출에 대한 이차적 억제는 손상 후 뒤따르는 회복에 해롭다.

앞십자인대 손상이 발생했을 때, 개개인의 고유수용성 능력은 감소한다.[148, 159] 임상적으로, Barrack, Skinner, Buckley[160]는 정상 무릎관절에 비해 앞십자인대의 완전한 찢어짐은 고유수용성 감각역치가(느린 수동운동) 25% 증가한다고 하였다. 관절의 인대가 손상 받을 때, 동요에 대해 반응하기 위한 시간이 지연된다.[161] 이 연구는 앞십자인대가 결핍된 무릎은 안전한 시간 반응 내에 스트레스에 반응할 수 없다는 것을 가리킨다; 관절에 적용된 스트레스에 반응하는 것이 더 길기 때문에, 무릎관절은 손상 위험이 증가한다.

정적 연결과 동적 연결 / Static and Dynamic Connections

신경요소에 첨가해서, 이 장의 전반부에서 설명된 동적, 정적 구조 사이에 중요한 국소적 연결이 있다. 이들 서로간의 연결은 반달판에 붙는 것, 인대와 지지띠에 의하여 관절주머니를 보강하는 것, 반막모양근과 엉덩정강띠가 광범위하게 연부조직에 부착하는 것, 오금근이 관절주머니를 투과하는 것 등이 포함된다.

인대의 근육 보호 / Muscle Protection of Ligaments

때때로 근육들은 인대를 보호하기 위해 자연스럽게 사용되고 상황은 병리적이다. 인대성 스트레스를 줄이기 위해 근육 사용이 발생하는 일반적인 예로는 보행에서 볼 수 있다. 유각기(흔듦기, swing phase)의 마지막에, 뒤넙다리근은 유각쪽 다리를 감속시키고 십자인대의 스트레스를 감소시키기 위하여 수축한다.

근육은 또한 무릎에 지지와 안정성을 제공하는데 인대를 보조하여 작용한다. 이미 안굽이와 밖굽이 스트레스에 안정성을 제공하는데 특히, 한발 입각기와 움직임 동안, 안가쪽 무릎 근육들이 안가쪽 인대들을 보조한다는 사실을 이야기하였다. 이전에 언급된 것처럼, 뒤넙다리근은 넙다리뼈에 대한 정강뼈의 앞쪽 스트레스에 대항하여 앞십자인대(ACL)의 부가적 지지를 제공하고, 넙다리네갈래근은 넙다리뼈에 대한 정강뼈의 뒤쪽 움직임을 제한하는데 뒤십자인대(PCL)를 보조한다. 오금근은 무릎관절의 중요한 능동고정근 뿐만 아니라, 완전한 폄으로부터 무릎이 풀리기 시작하는데 도움을 준다.[164] 사례에서, 발목을 가로지르는 한 관절 근육인, 가자미근은 또한 무릎에 이차적 보조를 제공한다. 가자미근이 체중지지를 하는 동안 수축할 때, 발은 바닥에 내려지게 되지만, 정강뼈는 무릎이 폄으로 움직이도록 유발하면서 뒤쪽으로 움직인다. 장딴지근은 그리고 나서 무릎 폄의 양을 조절하고 젖힘을 예방하는데 중요한 역할을 한다.[84]

병리적 환경은 일반적으로 근육이 손상된 인대를 대신할 때 나타나게 된다. 이러한 환경에서, 근육의 증가된 활동은 증가된 에너지 소비를 필요로 한다. 앞십자인대가 완전히 파열된 사람은 뒤넙다리근과 넙다리네갈래근의 조기 활동

실습 포인트

PRACTICE POINT

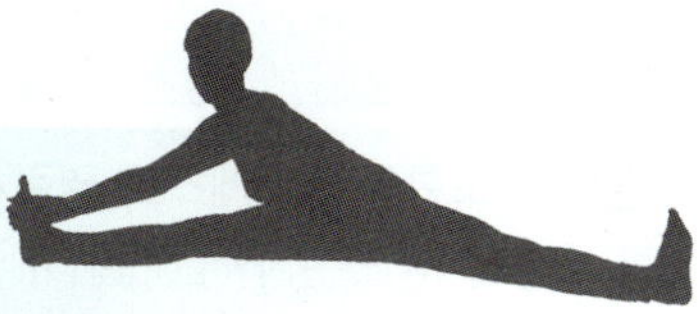

무릎 손상 후 재활 과정에서 조기에 관련된 하나는 손상이나 수술 후 나타날지도 모르는 어떠한 삼출을 줄이는 것이다. 튼튼한 넙다리네갈래근의 근강도 회복은 삼출이 해결될 때까지는 가능하지 않다. 임상가는 재활에서 근력 회복을 예상하기 전에 삼출을 해결하기 위해 노력해야 한다. 부가적으로, 앞십자인대 손상을 가진 환자를 다루는 임상가는 잃어버린 고유수용감각을 회복시키는 것을 염두해 두어야 한다. 관절 고유수용기 기능은 재활 프로그램의 한 부분으로 포함되어야 한다.[162, 163]

시작과 안쪽 장딴지근의 높은 근전도(EMG) 진폭을 보였다.[165] 무릎의 근방호에 대한 자발적인 반응 시간이 많은 스포츠 환경에서 너무 느리다 할지라도, 재활 프로그램은 협응과 근육 타이밍 훈련을 포함해야 한다. 무릎 손상을 가진 개개인에서 감소된 뒤넙다리근 반응 시간은 12주 동적 닫힌사슬 협응 프로그램으로 보여주었다.[166] 근육이 빠른 스포츠 활동을 하는 동안 충분한 보호를 제공하지 못한다 하더라도, 일상 활동 동안 무릎을 보호하기 위해 충분한 보완을 제공할 것이다.

요약

Summary

겉보기에, 무릎은 복잡해보이지 않고 정강뼈, 넙다리뼈, 무릎뼈로 구성된다. 그러나, 무릎을 복잡하게 만드는 무릎넙다리와 정강넙다리관절은 중요하지만 간단하다. 이러한 두 관절은 신체 움직임에 필수적인 무릎 기능을 만들기 위해 함께 작용한다. 무릎에서 작용하는 많은 근육들은 두 관절에 연결되고, 그래서 다른 관절과 그들의 위치에 영향을 받는다. 다리는 닫힌사슬활동에 가장 자주 사용되기 때문에, 이러한 두 관절 근육은 완전한 다리의 기능뿐만 아니라, 그것들을 가로지르는 다른 관절과 무릎에 의미 있는 영향을 미친다. 마지막 무릎 폄은 무릎 폄이 발생하기 위해 정강뼈 돌림이 동반되어야 한다. 열린사슬운동 자세에서, 정강뼈는 넙다리뼈에 대해 가쪽으로 돌림을 하고 체중 지지에서, 완전한 무릎 폄을 수행하기 위해 넙다리뼈는 정강뼈에 대해 안쪽으로 돌림을 한다. 무릎에 움직임과 힘을 제공하기 위해 엄청난 근육힘이 작용한다. 넙다리네갈래근과 뒤넙다리근은 무릎과 엉덩관절에 동시에 만들어지는 움직임과 배열 때문에 달리기와 뛰기 동안에 의미 있는 전달력을 제공한다. 무릎넙다리 관절반작용력은 넙다리네갈래근이 한쪽 끝으로 무릎뼈를 당기고, 무릎인대는 반대편 끝으로 무릎뼈를 당기는 것에 의해 발생된다. 이 압박력은 무릎이 굽혀질 때 증가하지만, 엄청나게 두꺼운 관절연골이 표면을 덮고 있고 가동범위를 통해 무릎이 움직일 때 무릎뼈와 넙다리뼈 접촉 영역이 변하기 때문에 관절은 이러한 힘을 참을 수 있다.

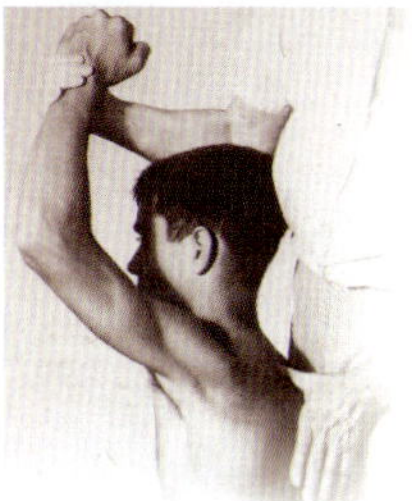

임상 시나리오 해결(CLINICAL SCENARIO SOLUTION)

Cole은 Logan에게 검사를 위해서 Logan의 통증을 재현하였다. 검사 결과, Logan은 넙다리네갈래근, 엉덩관절 벌림근, 폄근에 약증이 있었다. 그는 또한 뒤넙다리근과 종아리 근육군에 유연성 제한이 있었다. Logan은 굽힘 30°~60° 범위에서 저항에 대한 통증을 호소했다. Cole은 Logan에게 무릎넙다리 통증증후군(PFPS)이 있다고 하였고, 다양한 재활로 치료될 수 있다고 하였다. 그는 Logan에게 앞으로의 치료 목적은 통증 유발 없이 넙다리네갈래근을 강화시키는 것이라고 설명하였다. 또한 Cole은 열린사슬운동과 닫힌사슬운동이 결합된 Logan의 통증 없는 완전가동범위의 운동프로그램을 만들었다.

논의 문제 / Discussion Questions

1. 임상 시나리오와 해결을 사용하면서, 무릎넙다리관절에 최소한의 스트레스로 열린사슬운동과 닫힌사슬운동 동안 Cole은 Logan에게 어느 정도의 가동범위를 수행할 수 있는가? Logan이 열린사슬운동과 닫힌사슬운동으로 통증을 느낀다면, Cole은 스트레스와 통증을 줄이기 위해 Logan이 운동을 여전히 수행하도록 하기 위해 무엇을 할 수 있는가?

2. Logan에게 뒤넙다리근 신장을 지도하고 있다면, 그가 수행하도록 어느 형태의 신장을 지도할 것인가? 이 운동을 왜 선택했는가? 특별한 답을 해본다. 뒤넙다리근이 신장될 때 고려될 필요가 있는 핵심 포인트는 무엇인가?

3. 마지막 15°에 무릎을 완전히 펼 수 없는 환자가 있다. 그러나 당신은 수동으로 완전 폄으로 움직일 수 있다. 당신의 환자가 무릎을 완전히 펼 수 없는 가능한 원인은 무엇인가? 이 환자가 마지막 각도를 달성하도록 돕기 위해 어떤 형태의 활동을 제공할 것인가?

4. 환자의 무릎뼈의 아래 꼭지가 관절 가장자리의 약간 몸쪽에 위치한다면, 이것은 환자의 무릎에 어떻게 영향을 미치겠는가?

5. 환자의 무릎 폄근을 수동적으로 신장시킬 예정이다. 당신은 환자를 어떻게 위치시키고 어떤 신장 적용을 사용할 것인가? 최적의 신장을 제공한다고 확신이 되도록 어떤 정렬을 알고 있어야 하는가?

6. 뒤십자인대 재건술을 시행한 환자를 치료하고 있다. 재활 프로그램의 초기에 열린사슬운동과 닫힌사슬운동에서 어느 움직임을 피해야 하는가? 답을 설명해 본다.

7. 휴일에 집에 있을 때, 할아버지께서 당신에게 최근 팔걸이의자에서 일어나는게 힘들다고 불평하신다. 할아버지의 팔걸이의자가 깊고 크고 부드러운 쿠션을 가졌고, 매우 낮다는 것을 알고 있다. 할아버지가 팔걸이의자에서 덜 힘들게 일어나도록 하기 위해 어떤 도구를 줄 수 있는가?

8. 환자가 무릎 폄 움직임을 열린사슬운동으로 수행할 때 움직임의 마지막 몇 도에 정강뼈가 왜 가쪽돌림이 되는지, 그러나 환자가 체중을 지지하면서 서거나 무릎을 펼 때, 넙다리뼈는 정강뼈에 대해 안쪽돌림이 되는지를 설명해 본다. 무릎이 돌림을 수행할 수 없다면 기능에 어떤 영향을 주는가?

9. 치료하고 있는 환자에게 무릎넙다리 통증증후군이 있다. 관찰하는 동안 당신은 그의 젖힌무릎(genu recurvatum)을 볼 것이다. 이 관찰에 기초하여, 촉진에서, 뒤쪽 무릎뼈의 어떤 면이 가장 다치기 쉽다고 의심되는가? 왜 그런가?[167]

실습활동 / Lab Activities

1. 골격에서 다음의 기준점을 확인하고 촉진 가능한 것은 알아보자.

넙다리뼈(Femur)

안 · 가쪽 관절융기(medial and lateral condyles)
위관절융기(epicondyles)
모음근결절(adductor tubercle)
거친선(linea aspera)
안 · 가쪽 위관절 융기선
(medial and lateral supracondylar lines)
융기사이패임(intercondylar notch)
오금면(popliteal surface)
무릎면(patellar surface)
먼쪽 관절면(distal articular surfaces)

정강뼈(Tibia)

안 · 가쪽 관절융기(medial and lateral condyles)
정강뼈 고원(tibial plateau)
융기사이융기(intercondylar eminence)
정강뼈 거친면(tibial tuberosity)
앞가장자리(anterior border)
뼈사이가장자리(interosseus border)
몸쪽 관절면(proximal articular surface)

종아리뼈(Fibula)

종아리뼈 머리, 종아리뼈 목, 종아리뼈사이
(head, neck, shaft)

무릎뼈(Patella)

앞 · 뒤 관절면(anterior and posterior surfaces)

2. 무릎을 구부리고 앉아 있는 동안 자신과 파트너에게서 무릎뼈, 정강뼈의 앞가장자리, 종아리뼈 머리, 정강뼈 거친면, 넙다리의 안 · 가쪽 위관절융기 그리고 정강뼈의 가쪽 위관절융기를 촉진하라. 정강뼈와 넙다리 사이 안 · 바깥쪽 관절선을 확인해 보자. 무릎을 펴고, 넙다리네갈래근을 이완하고, 자신의 무릎뼈를 잡고 양 옆으로, 몸쪽 끝에서 먼쪽 끝까지 위에서 아래로 수동적으로 움직여 보자. 네갈래근을 완전히 이완시켜야 한다. 각 방향으로 상대방의 움직임을 묘사해보자.

3. 엎드려 누워있는 파트너의 무릎을 수동적으로 굽힌다. ROM과 끝 느낌을 기록한다. 파트너를 옆으로 눕게 하고 엉덩관절을 굽힌 상태에서 수동적으로 무릎 굽힘을 반복한다. 왜 엉덩관절이 굽혀졌을 때 더 많은 운동이 가능할까? 엉덩관절이 펴졌을 때 어떤 구조가 무릎의 굽힘을 제한하는가?

4. 파트너를 의자에 앉게 한다. 무릎을 천천히 펼 때 넙다리에 대한 정강뼈의 마지막 돌림을 관찰한다. 그 다음 파트너가 천천히 일어설 때, 고정된 정강뼈에 대한 넙다리의 안쪽돌림을 관찰한다. 두 움직임 사이의 차이점을 설명하라.

5. 파트너에게 발을 바닥에 붙이고 의자에 앉아서 무릎을 축돌림을 수행하게 한다. 발목의 안 · 가쪽 관절융기의 움직임을 촉진하면서 정강뼈 관절융기를 관찰하라. 반대편의 무릎 굽힘과 완전 무릎 폄에도 촉진과 관찰을 반복한다. 무릎이 펴짐으로써 돌림은 적어지고 무릎이 완전히 펴지면 축돌림은 불가능하다는 것에 유의하라. 엉덩관절에서 돌림 유도를 시도한다. 왜 축돌림 발생에서 이러한 변화가 나타나는지 설명하라.

6. 파트너를 선정하고 이 장의 설명에 따라 무릎 근육과 힘줄을 촉진하고 움직임을 확인하라.

넙다리네갈래근 (quadriceps femoris)
넙다리두갈래근 (biceps femoris)
반막모양근 (semimembranosus)
반힘줄모양근 (semitendinosus)
두덩정강근 (adductor gracilis)
장딴지근의 몸쪽 부착부 (proximal attachment of gastrocnemius)
넙다리빗근과 넙다리근막긴장근의 먼쪽 부착부 (distal attachments of sartorius and tensor fasciae latae)

7. 파트너에게 앞을 똑바로 보면서 정상적인 방법으로 서 있게 한다(밑을 내려다보면 근육작용의 변화가 생긴다). 다음 동작에서 넙다리네갈래근과 뒤넙다리근을 촉진하라. 근육이 이완되는지 강하게 또는 약하게 수축하는지를 잘 살펴보자.

   a. 정상적으로 이완된 선 자세
   b. 발목에서 몸을 앞으로 숙이고, 다시 원 위치로, 그 다음 뒤로 기울인다.
   c. 한 다리로 선다.
   d. 무릎관절을 젖힌다.
   e. 바닥에 손을 닿기 위하여 엉덩관절을 앞으로 구부린다. 선 자세로 되돌아 온다.
   f. 무릎을 깊게 구부리고 다시 되돌아 온다.

8. 앉은 자세에서 천천히 일어서고, 선 자세 유지, 다시 천천히 앉는 자세로 되돌아갈 때 뒤넙다리근과 넙다리네갈래근을 촉진하라. 왜 일어설 때와 앉을 때 넙다리네갈래근과 뒤넙다리근은 모두 수축하는가? 일어설 때와 앉을 때 넙다리네갈래근에서 발생하는 수축의 형태는 어떤 것인가?

9. 계단을 올라갈 때와 내려갈 때 먼저 올라가는 다리와 뒤에 따라가는 다리의 넙다리네갈래근과 뒤넙다리근의 작용을 분석한다.

10. 파트너 무릎에 Q각을 그린다. 파트너가 바로누운 자세에서 Q각을 측정한다. 이제 파트너가 한 발로 서 있다. 다시 Q각을 측정한다. 변화가 있는가? 이것을 설명해 본다.

참고문헌 / References

1. Inman VT, Ralston HJ, Todd F. *Human Walking*. Baltimore: Williams & Wilkins, 1981.
2. Maquet PG. *Biomechanics of the Knee*. Berlin: Springer-Verlag, 1983.
3. Morrison JB. The mechanics of the knee joint in relation to normal walking. *Journal of Biomechanics* 3(1):51–61, 1970.
4. Louw QA, Manilall J, Grimmer KA. Epidemiology of knee injuries in adolescents: A review. *British Journal of Sports Medicine* 42(1):2–10, 2008.
5. Clayton RAE, Court-Brown CM. The epidemiology of musculocutaneous tendinous and ligamentous injuries. *Injury* 39(12):1338–1343, 2008.
6. Kapandji IA. *The Physiology of the Joints, Vol 2, Lower Limb*, ed 5. Edinburgh: Churchill Livingstone, 1987.
7. Kwak SD, Colman WW, Ateshian GA, Grelsamer RP, Henry JH, Mow VC. Anatomy of the human patellofemoral joint articular cartilage: Surface curvature analysis. *Journal of Orthopaedic Research* 15(3):468–472, 1997.
8. Carrillon Y, Abidi H, Dejour D, Fantino O, Moyen B, Tran-Minh VA. Patellar instability: Assessment on MR images by measuring the lateral trochlear inclination-initial experience. *Radiology* 216(2):582–585, 2000.
9. Fucentese SF, Schöttle PB, Pfirrmann CW, Romero J. CT changes after trochleoplasty for symptomatic trochlear dysplasia. *Knee Surgery, Sports Traumatology, Arthroscopy* 15(2):168–174, 2007.
10. Post WR, Teitge R, Amis A. Patellofemoral malalignment: Looking beyond the viewbox. *Clinics in Sports Medicine* 21(3):521–546, 2002.
11. Levine HB, Bosco JA, 3rd. Sagittal and coronal biomechanics of the knee: A rationale for corrective measures. *Bulletin of the NYU Hospital for Joint Diseases* 65(1):87–95, 2007.
12. Adam C, Eckstein F, Milz S, Putz R. The distribution of cartilage thickness within the joints of the lower limb of elderly individuals. *Journal of Anatomy* 193:203–214, 1998.
13. Shepherd DE, Seedhom BB. Thickness of human articular cartilage in joints of the lower limb. *Annals of the Rheumatic Diseases* 58(1):27–34, 1999.
14. Weckbach S, Mendlik T, Horger W, Wagner S, Reiser MF, Glaser C. Quantitative assessment of patellar cartilage volume and thickness at 3.0 tesla comparing a 3D-fast low angle shot versus a 3D-true fast imaging with steady-state precession sequence for reproducibility. *Investigative Radiology* 41(2):189–197, 2006.
15. Eckstein F, Winzheimer M, Hohe J, Englmeier KH, Reiser M. Interindividual variability and correlation among morphological parameters of knee joint cartilage plates: Analysis with three-dimensional MR imaging. *Osteoarthritis and Cartilage* 9(2):101–111, 2001.
16. Heegaard J, Leyvraz PF, Curnier A, Rakotomanana L, Huiskes R. The biomechanics of the human patella during passive knee flexion. *Journal of Biomechanics* 28(11):1265–1279, 1995.

17. Blaha JD, Mancinelli CA, Simons WH. Using the transepicondylar axis to define the sagittal morphology of the distal part of the femur. *Journal of Bone and Joint Surgery Am* 84(suppl 2):48–55, 2002.

18. Seedhom BB. Loadbearing function of the menisci. *Physiotherapy* 62(7):223, 1976.

19. Clark CR, Ogden JA. Development of the menisci of the human knee joint: Morphological changes and their potential role in childhood meniscal injury. *Journal of Bone and Joint Surgery Am* 65(4):538–547, 1983.

20. Fukuda Y, Takai S, Yoshino N, et al. Impact load transmission of the knee joint-influence of leg alignment and the role of meniscus and articular cartilage. *Clinical Biomechanics* 15(7):516–521, 2000.

21. Messner K, Gao J. The menisci of the knee joint: Anatomical and functional characteristics, and a rationale for clinical treatment. *Journal of Anatomy* 193:161–178, 1998.

22. MacConaill MA. The function of intra-articular fibrocartilages, with special reference to the knee and inferior radio-ulnar joints. *Journal of Anatomy* 66:210–227, 1932.

23. Aagaard H, Verdonk R. Function of the normal meniscus and consequences of meniscal resection. *Scandinavian Journal of Medicine in Science and Sports* 9(3):134–140, 1999.

24. Metcalf MH, Barrett GR. Prospective evaluation of 1485 meniscal tear patterns in patients with stable knees. *American Journal of Sports Medicine* 32(3):675–680, 2004.

25. Smith JP, III, Barrett GR. Medial and lateral meniscal tear patterns in anterior cruciate ligament-deficient knees: A prospective analysis of 575 tears. *American Journal of Sports Medicine* 29(4):415–419, 2001.

26. Krinksy MB, Abdenour TE, Starkey C, Albo RA, Chu DA. Incidence of lateral meniscus injury in professional basketball players. *American Journal of Sports Medicine* 20(1):17–19, 1992.

27. Chen L, Kim PD, Ahmad CS, Levine WN. Medial collateral ligament injuries of the knee: Current treatment concepts. *Current Reviews in Musculoskeletal Medicine* 1(2):108–113, 2008.

28. Grood ES, Noyes FR, Butler DL, Suntay WJ. Ligamentous and capsular restraints preventing straight medial and lateral laxity in intact human cadaver knees. *Journal of Bone and Joint Surgery Am* 63(8):1257–1269, 1981.

29. Papannagari R, DeFrate LE, Nha KW, et al. Function of posterior cruciate ligament bundles during in vivo knee flexion. *American Journal of Sports Medicine* 35(9):1507–1512, 2007.

30. Girgis FG, Marshall JL, Monajem A. The cruciate ligaments of the knee joint: Anatomical, functional and experimental analysis. *Clinical Orthopaedics and Related Research* 106:216–231, 1975.

31. Hoppenfeld S. *Physical examination of the spine and extremities*. East Norwalk, CT: Appleton-Century-Crofts, 1976.

32. McCluskey G, Blackburn TA. Classification of knee ligament instabilities. *Physical Therapy* 60(2):1575–1577, 1980.

33. McQuade KJ, Crutcher JP, Sidles JA, Larson RV. Tibial rotation in anterior cruciate deficient knees: An in vitro study. *Journal of Orthopaedic and Sports Physical Therapy* 11(4):146–149, 1989.

34. Shoemaker S, Daniel D. The limits of knee motion. In Daniel DM, Akeson WH, O'Connor JJ (eds): *Knee Ligaments: Structure, Function, Injury and Repair*, New York, 1990, Raven Press.

35. Chandler TJ, Wilson GD, Stone MH. The effect of squat exercise on knee stability. *Medicine & Science in Sports and Exercise* 21(3):299–303, 1989.

36. Clunie G, Hall-Craggs MA, Paley MN, et al. Measurement of synovial lining volume by magnetic resonance imaging of the knee in chronic synovitis. *Annals of the Rheumatic Diseases* 56(9):526–534, 1997.

37. Moore K. *Clinically Oriented Anatomy*. Baltimore: Williams & Wilkins, 2004.

38. Veltri DM, Warren RF. Anatomy, biomechanics, and physical findings in posterolateral knee instability. *Clinical Sports Medicine* 13(3):599–614, 1994.

39. LaPrade RF, Ly TV, Wentorf FA, Engebretsen L. The posterolateral attachments of the knee: A qualitative and quantitative morphologic analysis of the fibular collateral ligament, popliteus tendon, popliteofibular ligament, and lateral gastrocnemius tendon. *American Journal of Sports Medicine* 31(6):854–860, 2003.

40. van der Wees PJ, Lenssen AF, Hendriks EJ, Stomp DJ, Dekker J, de Bie RA. Effectiveness of exercise therapy and manual mobilisation in ankle sprain and functional instability: A systematic review. *Australian Journal of Physiotherapy* 52(1):27–37, 2006.

41. Stokes M, Young A. Investigations of quadriceps inhibition: Implications for clinical practice. *Physiotherapy* 70:425–428, 1984.

42. Herrington L, Al-Shammari RA. The effect of three degrees of elevation on swelling in acute inversion ankle sprains. *Physical Therapy in Sport* 7:175, 2006.

43. Hislop HJ, Montgomery P. *Daniels and Worthingham's Muscle Testing: Techniques of Manual Examination*, ed 7. Philadelphia: WB Saunders, 2002.

44. Ouellet R, Lévesque HP, Laurin CA. The ligamentous stability of the knee: An experimental investigation. *Canadian Medical Association Journal* 100(2):45–50, 1969.

45. Ross RF. A quantitative study of rotation of the knee joint in man. *Anatomical Record* 52:209, 1932.

46. Mossberg K, Smith LK. Axial rotation of the knee in women. *Journal of Orthopaedic and Sports Physical Therapy* 4(4):236–240, 1983.

47. Wilson DR, Feikes JD, Zavatsky AB, O'Connor JJ. The components of passive knee movement are coupled to flexion angle. *Journal of Biomechanics* 33(4):465–473, 2000.

48. Fuss FK. Principles and mechanisms of automatic rotation during terminal extension in the human knee joint. *Journal of Anatomy* 180:297–304, 1992.

49. Johal P, Williams A, Wragg P, Hunt P, Gedrovc W. Tibiofemoral movement in the living knee: A study of weight-bearing and nonweight-bearing knee kinematics using "interventional" MRI. *Journal of Biomechanics* 38(2):269–276, 2005.

50. Rajendran K. Mechanism of locking at the knee joint. *Journal of Anatomy* 143:189–194, 1985.

51. Rehder U. Morphometrical studies on the symmetry of the human knee joint: Femoral condyles. *Journal of Biomechanics* 16(5):351–356, 1983.

52. Fulkerson JP, Hungerford DS. *Disorders of the Patellofemoral Joint*. Baltimore: Williams & Wilkins, 1990.

53. Waryasz GR, McDermott AY. Patellofemoral pain syndrome (PFPS): A systematic review of anatomy and potential risk factors. *Dynamic Medicine* 7:9, 2008.

54. Goh JC, Lee PY, Bose K. A cadaver study of the function of the oblique part of the vastus medialis. *Journal of Bone and Joint Surgery Br* 77(2):225–231, 1995.

55. Amis AA. Current concepts on anatomy and biomechanics of patellar stability. *Sports Medicine and Arthroscopy Review* 15(2):48–56, 2007.

56. Fujikawa K, Seedhom BB, Wright V. Biomechanics of the patellofemoral joint. Part I: A study of the contact and the congruity of the patellofemoral compartment and movement of the patella. *Engineering in Medicine* 12(1):3–11, 1983.

57. Von Eisenhart-Rothe R, Siebert M, Bringmann C, Vogl T, Englmeier KH, Graichen H. A new in vivo technique for determination of 3D kinematics and contact areas of the patellofemoral and tibiofemoral joint. *Journal of Biomechanics* 37(6):927–934, 2004.

58. Brunet ME, Brinker MR, Cook SD, et al. Patellar tracking during simulated quadriceps contraction. *Clinical Orthopaedics and Related Research* 414:266–275, 2003.

59. Carson WG, Jr., James SL, Larson RL, Singer KM, Winternitz WW. Patellofemoral disorders: Physical and radiographic evaluation. Part I: Physical examination. *Clinical Orthopaedics and Related Research* 185:165–177, 1984.

60. Wilson T. The measurement of patellar alignment in patellofemoral pain syndrome: Are we confusing assumptions with evidence? *Journal of Orthopaedic & Sports Physical Therapy* 37(6):330–341, 2007.

61. Doucette SA, Child DD. The effect of open and closed chain exercise and knee joint position on patellar tracking in lateral patellar compression syndrome. *Journal of Orthopaedic & Sports Physical Therapy* 23:104–110, 1996.

62. Brossmann J, Muhle C, Schröder C, et al. Patellar tracking patterns during active and passive knee extension: Evaluation with motion-triggered cine MR imaging. *Radiology* 187(1):205–212, 1993.

63. Sheehan FT, Zajac FE, Drace JE. In vivo tracking of the human patella using cine phase contrast magnetic resonance imaging. *Journal of Biomechanical Engineering* 121(6):650–656, 1999.

64. Koh TJ, Grabiner MD, DeSwart RJ. In vivo tracking of the human patella. *Journal of Biomechanics* 25(6):637–643, 1992.

65. Cheng C-K, Yao N-K, Liu H-C, Lee K-S. Influences of configuration changes of the patella on the knee extensor mechanism. *Clinical Biomechanics* 11(2):116–120, 1996.

66. Lin F, Makhsous M, Chang AH, Hendrix RW, Zhang L-Q. In vivo and noninvasive six degrees of freedom patellar tracking during voluntary knee movement. *Clinical Biomechanics* 18(5):401–409, 2003.

67. Katchburian MV, Bull AM, Shih Y-F, Heatley FW, Amis AA. Measurement of patellar tracking: Assessment and analysis of the literature. *Clinical Orthopaedics and Related Research* 412:241–259. 2003.

68. Woodland LH, Francis RS. Parameters and comparisons of the quadriceps angle of college-aged men and women in the supine and standing positions. *American Journal of Sports Medicine* 20:208–211, 1992.

69. Omololu BB, Ogunlade OS, Gopaldasani VK. Normal Q angle in an adult Nigerian population. *Clinical Orthopaedics and Related Research* 467(n8):2073–2076, 2009.

70. Horton MG, Hall TL. Quadriceps femoris muscle angle: Normal values and relationships with gender and selected skeletal measures. *Physical Therapy* 69(11):897–901, 1989.

71. Livingston LA. The quadriceps angle: A review of the literature. *Journal of Orthopaedic and Sports Physical Therapy* 28:105–109, 1998.

72. Byl T, Cole JA, Livingston LA. What determines the magnitude of the Q angle? A preliminary study of selected skeletal and muscular measures. *Journal of Sport Rehabilitation* 9(1):26–34, 2000.

73. Grelsamer RP, Dubey A, Weinstein CH. Men and women have similar Q angles: A clinical and trigonometric evaluation. *Journal of Bone and Joint Surgery Br* 87(11):1498–1501, 2005.

74. Näslund J, U.B. N, Odenbring S, Lundeberg T. Comparison of symptoms and clinical findings in subgroups of individuals with patellofemoral pain. *Physiotherapy Theory and Practice* 22(3):105–118, 2006.

75. Doucette SA, Goble EM. The effect of exercise on patellar tracking in lateral patellar compression syndrome. *American Journal of Sports Medicine* 20:434–440, 1992.

76. Lathinghouse LH, Trimble MH. Effects of isometric quadriceps activation on the Q angle in women before and after quadriceps exercise. *Journal of Orthopaedic and Sports Physical Therapy* 30:211–216, 2000.

77. Boucher JP, King MA, LeFebvre R, Pépin A. Quadriceps femoris muscle activity in patellofemoral pain syndrome. *American Journal of Sports Medicine* 20:527–532, 1992.

78. Host JV, Craig R, Lehman RC. Patellofemoral dysfunction in tennis players: A dynamic problem. *Clinics in Sports Medicine* 14:177–203, 1995.

79. Tyson AD. The hip and its relationship to patellofemoral pain. *Strength and Conditioning* 20:67–68, 1998.

80. Kerrigan DC, Riley PO, Nieto TJ, Della Croce U. Knee joint torques: A comparison between women and men during barefoot walking. *Archives of Physical Medicine and Rehabilitation* 81:1162–1165, 2000.

81. Livingstone LA, Mandigo JL. Bilateral rearfoot asymmetry and anterior knee pain syndrome. *Journal of Orthopaedic and Sports Physical Therapy* 33(1):48–55, 2003.

82. Lieb FJ, Perry J. Quadriceps function: An electromyographic study under isometric conditions. *Journal of Bone and Joint Surgery Am* 53A:749–758, 1971.

83. Toumi H, Poumarat G, Benjamin M, Best TM, F'Guyer S, Fairclough J. New insights into the function of the vastus medialis with clinical implications. *Medicine & Science in Sport & Exercise* 39(7):1153–1159, 2007.

84. Li L, Landin D, Grodesky J, Myers J. The function of gastrocnemius as a knee flexor at selected knee and ankle angles. *Journal of Electromyography and Kinesiology* 12(5):385–390, 2002.

85. Arampatzis A, Karamanidis K, Stafilidis S, Morey-Klapsing G, DeMonte G, Brüggemann GP. Effect of different ankle and knee joint positions on gastrocnemius medialis fascicle length and EMG activity during isometric plantar flexion. *Journal of Biomechanics* 39(10):1891–1902, 2006.

86. Azegami M, Yanagihash R, Miyoshi K, Akahane K, Ohira M, Sadoyama T. Effects of multijoint angle changes on EMG activity and force of lower extremity muscles during maximum isometric leg press exercises. *Journal of Physical Therapy Sciences* 19(1):65–72, 2007.

87. Ullrich K, Krudwig WK, Witzel U. Posterolateral aspect and stability of the knee joint. I. Anatomy and function of the popliteus muscle-tendon unit: An anatomical and biomechanical study. *Knee Surgery, Sports Traumatology, Arthroscopy* 10(2):86–90, 2002.

88. Pasque C, Noyes FR, Gibbons M, Levy M, Grood E. The role of the popliteofibular ligament and the tendon of the popliteus in providing stability in the human knee. *Journal of Bone and Joint Surgery Br* 85(2):292–298, 2003.

89. Nyland J, Lachman N, Kocabey Y, Brosky J, Altun R, Caborn D. Anatomy, function, and rehabilitation of the popliteus musculotendinous complex. *Journal of Orthopaedic and Sports Physical Therapy* 35:165–179, 2005.

90. Isear JA, Erickson JR, Worrell TW. EMG analysis of lower extremity muscle recruitment patterns during an unloaded squat. *Medicine & Science in Sport & Exercise* 29(4):532–539, 1997.

91. Pocock GS. Electromyographic study of the quadriceps during resistive exercise. *Journal of the American Physical Therapy Association* 43:427–434, 1963.

92. Basmajian JV. *Muscles Alive: Their Function Revealed by Electromyography*, ed 4. Baltimore: Williams & Wilkins, 1978.

93. Dionisio VC, Almeida GL, Duarte M, Hirata RP. Kinematic, kinetic and EMG patterns during downward squatting. *Journal of Electromyography and Kinesiology* 18:134–143, 2008.

94. Qi Z. Influence of knee joint position on cocontractions of agonist and antagonist muscles during maximal voluntary isometric contractions: Electromyography and Cybex measurement. *Journal of Physical Therapy Sciences* 19:125–130, 2007.

95. McClinton S, Donatelli G, Weir J, Heiderscheit B. Influence of step height on quadriceps onset timing and activation during stair ascent in individuals with patellofemoral pain syndrome. *Journal of Orthopaedic and Sports Physical Therapy* 37(5):239–244, 2007.

96. Ebersole KT, O'Connor KM, Wier AP. Mechanomyographic and electromyographic responses to repeated concentric muscle actions of the quadriceps femoris. *Journal of Electromyography and Kinesiology* 16(2):149–157, 2006.

97. Babault N, Pousson M, Ballay Y, Van Hoecke J. Activation of human quadriceps femoris during isometric, concentric, and eccentric contractions. *Journal of Applied Physiology* 91(6):2628–2634, 2001.

98. Pincivero DM, Gear WS. Quadriceps activation and perceived exertion during a high intensity, steady state contraction to failure. *Muscle & Nerve* 23(4):514–520, 2000.

99. Blanpied PR. Changes in muscle activation during wall slides and squat machine exercise. *Journal of Sport Rehabilitation* 8(2):123–134, 1999.

100. Withrow TJ, Huston LJ, Wojtys EM, Ashton-Miller JA. Effect of varying hamstring tension on anterior cruciate ligament strain during in vitro impulsive knee flexion and compression loading. *Journal of Bone and Joint Surgery Am* 90(4):815–823, 2008.

101. Basmajian JV, Lovejoy JF, Jr. Functions of the popliteus muscle in man: A multifactorial electromyographic study. *Journal of Bone and Joint Surgery Am* 53(3):557–562, 1971.

102. Barnett CH, Richardson AT. The postural function of the popliteus muscle. *Annals of Physical Medicine* 1:177–179, 1953.

103. Mann RA, Hagy JL. The popliteus muscle. *Journal of Bone and Joint Surgery Am* 59(7):924–927, 1977.

104. Prado Reis F, Ferraz de Carvalho CADE. Electromyographic study of the popliteus muscle. *Electromyography and Clinical Neurophysiology* 13(4):445–455, 1973.

105. Harner CD, Höher J, Vogrin TM, Carlin GJ, Woo SL. The effects of a popliteus muscle load on in situ forces in the posterior cruciate ligament and on knee kinematics: A human cadaveric study. *American Journal of Sports Medicine* 26(5):669–673, 1998.

106. Shahane SA, Ibbotson C, Strachan R, Bickerstaff DR. The popliteofibular ligament: An anatomical study of the posterolateral corner of the knee. *Journal of Bone and Joint Surgery Br* 81:636–642, 1999.

107. Peck D, Buxton DF, Nitz A. A comparison of spindle concentrations in large and small muscles acting in parallel combinations. *Journal of Morphology* 180(3):243–252, 1984.

108. Prilutsky BI. Coordination of two- and one-joint muscles: Functional consequences and implications for motor control. *Motor Control* 4(1):1–44, 2000.

109. Bobbert MF, van Soest AJ. Two-joint muscles offer the solution, but what was the problem? *Motor Control* 4(1):48–52, 2000.

110. Elftman H. Biomechanics of muscle with particular application to studies of gait. *Journal of Bone and Joint Surgery Am* 48(2):363–377, 1966.

111. Hof AL. The force resulting from the action of mono- and biarticular muscles in a limb. *Journal of Biomechanics* 34(8):1085–1089, 2001.

112. van Ingen Schenau GJ, Bobbert MF, Rozendal RH. The unique action of biarticular muscles in complex movements. *Journal of Anatomy* 155(1):1–5, 1987.

113. McNitt-Gray JL. Subject specific coordination of two- and one-joint muscles during landings suggests multiple control criteria. *Motor Control* 4(1):84–88, 2000.

114. Nozaki D. Torque interaction among adjacent joints due to the action of biarticular muscles. *Medicine & Science in Sport & Exercise* 41(1):205–209, 2009.

115. Davies GJ, Wallace LA, Malone T. Mechanisms of selected knee injuries. *Physical Therapy* 60(12):1590–1595, 1980.

116. Smidt GL. Biomechanical analysis of knee flexion and extension. *Journal of Biomechanics* 6(1):79–92, 1973.

117. Wimby CR, Lloyd DG, Besier TF, Kirk TB. Muscle and external load contribution to knee joint contact loads during normal gait. *Journal of Biomechanics* 42(14):2294–2300, 2009.

118. Kettlekamp DB, Jacobs AW. Tibiofemoral contact area—Determination and implications. *Journal of Bone and Joint Surgery Am* 54(2):349–356, 1972.

119. Nisell R. Mechanics of the knee: A study of joint and muscle load with clinical applications. *Acta Orthopaedica Scandinavica: Supplementum* 216:1–42, 1985.

120. Beynnon B, Johnson R, Fleming B, Stankewich C, Renstrom P, Nichols C. The strain behavior of the anterior cruciate ligament during squatting and active flexion-extension: A comparison of an open and a closed kinetic chain exercise. *American Journal of Sports Medicine* 25(6):823–829, 1997.

121. Fleming BC, Oksendahl H, Beynnon BD. Open or closed kinetic chain exercises after anterior cruciate ligament reconstruction? *Exercise and Sport Sciences Reviews* 33(3):134–140, 2005.

122. Shrive NG, O'Connor JJ, Goodfellow JW. Load-bearing in the knee joint. *Clinical Orthopaedics and Related Research* 131:279–287, 1978.

123. Kurosawa H, Fukubayashi T, Nakajima H. Load-bearing mode of the knee joint: Physical behavior of the knee joint with and without menisci. *Clinical Orthopaedics and Related Research* 149:283–290, 1980.

124. Rangger C, Kathrein A, Klestil T, Gloetzer W. Partial meniscectomy and osteoarthritis: Implications for athletes. *Sports Medicine* 23(1):61–68, 1997.

125. Bourne R, Mukhi S, Zhu N, Keresteci M, Marin M. Role of obesity on the risk for total hip or knee arthroplasty. *Clinical Orthopaedics and Related Research* 465:185–188, 2007.

126. Kaufer H. Mechanical function of the patella. *Journal of Bone and Joint Surgery Am* 53(8):1551–1560, 1971.

127. Steinkamp LA, Dillingham MF, Markel MD, Hill JA, Kaufman KR. Biomechanical considerations in patellofemoral joint rehabilitation. *American Journal of Sports Medicine* 21:438–444, 1993.

128. Buchbinder MR, Napora NJ, Biggs EW. The relationship of abnormal pronation to chondromalacia of the patella in distance runners. *Journal of the American Podiatry Association* 69(2):159–162, 1979.

129. Mendler HM. Postoperative function of the knee joint. *Journal of the American Physical Therapy Association* 43:435–441, 1963.

130. Mendler HM. Knee extensor and flexor force following injury. *Physical Therapy* 47(1):35–45, 1967.

131. Williams M, Stutzman L. Strength variation through the range of joint motion. *Physical Therapy Review* 39(3):145–152, 1959.

132. Westring SH, Seger JY. Eccentric and concentric torque-velocity characteristics, torque output comparisons, and gravity effect torque corrections for the quadriceps and hamstring muscles in females. *International Journal of Sports Medicine* 10(3):175–180, 1989.

133. Schmitz RJ, Kim H, Shultz SJ. Effect of axial load on anterior tibial translation when transitioning from non-weight bearing to weight bearing. *Clinical Biomechanics* 25(1):77–82, 2010.

134. Hurley MV. The role of muscle weakness in the pathogenesis of osteoarthritis. *Rheumatic Diseases Clinics of North America* 25(2):283–298, 1999.

135. Slemenda C, Brandt KD, Heilman DK, et al. Quadriceps weakness and osteoarthritis of the knee. *Annals of Internal Medicine* 127(2):97–104, 1997.

136. Van der heijden MM, Meijer K, Willems PJ, Savelberg HH. Muscles limiting the sit-to-stand movement: An experimental simulation of muscle weakness. *Gait & Posture* 30(1):110–114, 2009.

137. Hiemstra LA, Webber S, MacDonald PB, Kriellaars DJ. Hamstring and quadriceps strength balance in normal and hamstring anterior cruciate ligament-reconstructed subjects. *Clinical Journal of Sports Medicine* 14(5): 274–280, 2004.

138. Lehmkuhl LD, Smith LK. *Brunnstrom's Clinical Kinesiology*, ed 4. Philadelphia: FA Davis, 1983.

139. Davies GJ. Isokinetic approach to the knee. In Mangine RE (ed): *Physical Therapy of the Knee*, New York: Churchill Livingstone, pp. 221–243, 1988.

140. Fillyaw M, Bevins T, Fernandez L. Importance of correcting isokinetic peak torque for the effect of gravity when calculating knee flexor to extensor muscle ratios. *Physical Therapy* 66(1):23–31, 1986.

141. Ahmad CS, Clark AM, Heilmann N, Schoeb JS, Gardner TR, Levine WN. Effect of gender and maturity on quadriceps-to-hamstring strength ratio and anterior cruciate ligament laxity. *American Journal of Sports Medicine* 34(3):370–374, 2006.

142. Barrack RL, Lund PJ, Skinner HB. Knee joint proprioception revisited. *Journal of Sport Rehabilitation* 3:18–42, 1994.

143. Jerosch J, Prymka M. Knee joint proprioception in normal volunteers and patients with anterior cruciate ligament tears, taking special account of the effect of a knee bandage. *Archives of Orthopaedic and Traumatic Surgery* 115:162–166, 1996.

144. Hewett T, Paterno M, Myer G. Strategies for enhancing proprioception and neuromuscular control of the knee. *Clinical Orthopaedics* 402:76–94, 2002.

145. Lephart SM, Kocher MS, Fu FH, Borsa PA, Harner CD. Proprioception following ACL reconstruction. *Journal of Sports Rehabilitation* 1:188–196, 1992.

146. Beard DJ, Dodd CA, Trundle HR, Simpson AH. Proprioception enhancement for anterior cruciate ligament deficiency: A prospective randomised trial of two physiotherapy regimes. *Journal of Bone and Joint Surgery Br* 76(4):654–659, 1994.

147. Risberg MA, Beynnon BD, Peura GD, Uh BS. Proprioception after anterior cruciate ligament reconstruction with and without bracing. *Knee Surgery, Sports Traumatology, Arthroscopy* 7(5):303–309, 1999.

148. Roberts D, Zätterström R, Lindstrand A, Fridén T, Moritz U. Proprioception in people with anterior cruciate ligament-deficient knees: Comparison of symptomatic and asymptomatic patients. *Journal of Orthopaedic and Sports Physical Therapy* 29(10):587–594, 1999.

149. Risberg M, Mork M, Jenssen H, Holm I. Design and implementation of a neuromuscular training program following anterior cruciate ligament reconstruction. *Journal of Orthopaedic and Sports Physical Therapy* 31(11):620–631, 2001.

150. Beynnon BD, Good L, Risberg MA. The effect of bracing on proprioception of knees with anterior cruciate ligament injury. *Journal of Orthopaedic and Sports Physical Therapy* 32(1):11–15, 2002.

151. Cascio BM, Culp L, Cosgarea AJ. Return to play after anterior cruciate ligament reconstruction. *Clinics in Sports Medicine* 23(3):395–408, 2004.

152. Kennedy JC, Alexander IJ, Hayes KC. Nerve supply of the human knee and its functional importance. *American Journal of Sports Medicine* 10(6):329–335, 1982.

153. Schutte MJ, Dabezies EJ, Zimny ML, Happel LT. Neural anatomy of the human anterior cruciate ligament. *Journal of Bone and Joint Surgery Am* 69(2):243–247, 1987.

154. Solomonow M, Baratta R, Zhou BH, et al. The synergistic action of the anterior cruciate ligament and thigh muscles in maintaining joint stability. *American Journal of Sports Medicine* 15(3):207–213, 1987.

155. Spencer JD, Hayes KC, Alexander IJ. Knee joint effusion and quadriceps reflex inhibition in man. *Archives of Physical Medicine and Rehabilitation* 64:171–177, 1984.

156. Fahrer H, Rentsch HU, Gerber NJ, Beyeler C, Hess CW, Grunig B. Knee effusion and reflex inhibition of the quadriceps: A bar to effective retraining. *Journal of Bone & Joint Surgery* 70:635–638, 1988.

157. Bolgla LA, Keskula DR. A review of the relationship among knee effusion, quadriceps inhibition, and knee function. *Journal of Sport Rehabilitation* 9(2):160–168, 2000.

158. Torry MR, Decker MJ, Viola RW, O'Connor DD, Steadman JR. Intra-articular knee joint effusion induces quadriceps avoidance gait patterns. *Clinical Biomechanics* 15:147–159, 2000.

159. Meunier A, Odensten M, Good L. Long term results after primary repair or nonsurgical treatment of anterior cruciate ligament rupture: A randomized study with a 15-year follow-up. *Scandinavian Journal of Medicine and Science in Sports* 17(3):230–237, 2007.

160. Barrack RL, Skinner HB, Buckley SL. Proprioception in the anterior cruciate deficient knee. *American Journal of Sports Medicine* 17:1–6, 1989.

161. Lofvenberg R, Karrholm J, Sundelin G, Ahlgren O. Prolonged reaction time in patients with chronic lateral instability of the ankle. *American Journal of Sports Medicine* 23:414–417, 1995.

162. Myer G, Paterno M, Ford K, Quatman C, Hewett T. Rehabilitation after anterior cruciate ligament reconstruction: Criteria-based progression through the return-to-sport phase. *Journal of Orthopaedic and Sports Physical Therapy* 36(6):385–402, 2006.

163. Laskowski ER, Newcomer-Aney K, Smith J. Proprioception. *Physical Medicine and Rehabilitation Clinics of North America* 11(2):323–340, 2000.

164. Recondo JA, Salvador E, Villanúa JA, Barrera MC, Gervás C, Alústiza JM. Lateral stabilizing structures of the knee: Functional anatomy and injuries assessed with MR imaging. *Radiographics* 20:S91–S102, 2000.

165. Lass P, Kaalund S, LeFevre S, Arendt-Nielsen L, Sinkjaer T, Simonsen O. Muscle coordination following rupture of the anterior cruciate ligament. *Acta Orthopaedica Scandinavica* 62(1):9–14, 1991.

166. Ihara H, Nakayama A. Dynamic joint control training for knee ligament injuries. *American Journal of Sports Medicine* 14(4):309–315, 1986.

167. Bard G. Energy expenditure of hemiplegic subjects during walking. *Archives of Physical Medicine and Rehabilitation* 44:368–370, 1963.

168. Brinkman J-M, Schwering PJA, Blankevoort L, Koolos JG, Luites J, Wymenga AB. The insertion geometry of the posterolateral corner of the knee. *Journal of Bone and Joint Surgery Br* 87(10):1364–1368, 2005.

169. Veltri DM, Deng XH, Torzilla PA, Maynard MJ, Warren RF. The role of the popliteofibular ligament in stability of the human knee: A biomechanical study. *American Journal of Sports Medicine* 24(1):19–27, 1996.

CHAPTER

제 11 장

발목과 발

Ankle and Foot

전진에는 언제나 위험이 따른다. 발을 1루에 붙이고서는 2루로 도루할 수 없다.

— Frederick B. Wilcox, 미국 작가

개요 (Chapter Outline)

학습목표 (Learning Outcomes)

본 장은 발목과 발을 다루고 있다. 본 장을 끝낼 쯤, 당신은 다음을 할 수 있어야 한다:

- ❒ 발목과 발의 뼈, 관절, 연부조직 및 근육 등을 확인한다.
- ❒ 발뒤쪽(rearfoot)과 발중간(midfoot) 사이의 관계를 설명하고, 기능적 움직임에 대한 그것들의 기여도를 설명한다.
- ❒ 앞쪽 종아리 근육, 가쪽 종아리 근육, 얕은 뒤쪽 종아리 근육 및 깊은 뒤쪽 종아리 근육을 기술한다.
- ❒ 보행 동안 발 위치의 영향을 기술한다.
- ❒ 발의 윈들라스 기능을 설명하고 몇 가지 예를 제공한다.
- ❒ 흔하게 볼 수 있는 발의 운동장애를 기술하고, 그것들이 닫힌사슬 기능 동안에 나머지 발의 관절에 어떤 영향을 주는지를 설명한다.

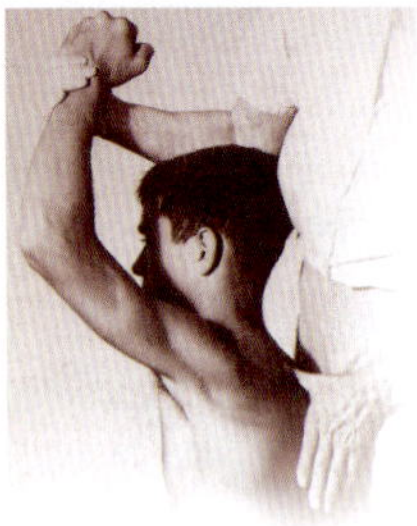

임상 시나리오(CLINICAL SCENARIO)

Chaz Michaels는 작년 봄에 졸업을 하고, 약 6개월 동안 첫 직장에서 근무하고 있다. 오늘 그는 발바닥근막염으로 고생하고 있는 환자를 만나기로 되어 있다. 그가 학생일 때, 발바닥근막염 진단을 받은 환자를 2명 정도 본 적이 있지만, 오늘 발바닥근막염 환자를 처음 치료하게 되는 것이다. 그는 어떤 검사를 해야 하는지 알고 있지만, 그것이 똑같다는 것에 대해 신경이 쓰인다. 그는 찾고자 하는 것을 위해 준비하고 싶어서, 평가에 포함될 항목들을 먼저 생각해 보았다.

서론

Introduction

발목과 발은 복잡한 구조물이다. 이들은 26개의 뼈, 34개의 관절, 100개 이상의 근육과 힘줄, 그리고 인대들로 구성되어 있다. 발목과 발의 관절은 한 걸음 동안 불규칙한 지면에 잘 조정할 수 있는 발의 유연성과 체중지지를 수행할 수 있는 견고성을 동시에 갖는다. 발목과 발 복합체의 유연하면서 강한 특성은 다음과 같은 많은 중요한 일상 기능을 제공한다:

- 체중의 지지
- 고정된 발에 대한 다리의 조절과 안정
- 불규칙한 지면에 대한 조정
- 몸쪽 분절의 부정정렬이나 병태역학을 위한 보상작용
- 발가락 서기, 등반하기 및 점핑에서처럼, 신체의 들어 올림
- 걷기, 달리기 혹은 점핑 이후의 착지에서의 충격 흡수
- 장비 조작
- 팔 절단이나 근육 마비를 가진 환자의 손 기능 보상

발목 손상, 발 통증, 발목과 발의 기능장애는 흔한 문제이고, 이들 문제는 발목과 발에서 일어나는 큰 힘으로부터 초래되고, 심지어 가만히 선 자세에서도 이런 문제가 발생할 수 있다. 발목관절의 힘은 평지를 걸어갈 때 체중의 4.5배까지 올라간다.[1] 발은 이런 큰 힘을 지지하는 동시에, 지면에 대해 미세한 조정 능력을 갖는다. 그리고 좁은 기저면 내에서 중력중심을 유지하려면, 발이 무릎관절이나 엉덩관절의 운동이나 편위를 보상작용해야 한다. 신발을 신지 않으면, 외상이나 열에 의한 손상을 입을 수도 있다. 신발을 신었더라도, 박테리아나 곰팡이가 성장할 수 있는 따뜻하고 습한 환경, 다른 감염 및 피부 손상이 일어날 뿐만 아니라, 비정상적인 압력이나 마찰에 의해서도 발이 손상을 당할 수 있다.

뼈

Bones

발목과 발에는 26개의 뼈가 존재한다. 이들 뼈는 종아리와 발목, 발허리, 발가락의 뼈로 나누어진다(그림 11.1). 아래다리에는 정강뼈와 종아리뼈가 있고, 발목에는 7개의 뼈, 발허리뼈에는 5개, 발가락뼈에는 14개의 뼈가 있다.

아래다리의 뼈 / Leg Bones

정강뼈는 체중의 90%를 부하하고, 종아리뼈는 비체중부하뼈이지만 체중의 10%만을 부하한다. 이렇게 종아리뼈가 체중을 적게 부하하기 때문에, 종아리뼈가 골절되어도 보행 시 통증이 없거나 적은 통증 만이 발생할 수 있다.

정강뼈 / Tibia

정강뼈는 정강뼈거친면에서 앞쪽능선(또는 "shin")을 따라 먼쪽으로 쉽게 촉진된다. 정강뼈의 안쪽면은 근육에 의해 덮여 있지 않기 때문에, 몸쪽 발목까지 정강뼈의 길이를 따라 촉진될 수 있다. 정강뼈의 가장 먼쪽면은 **안쪽복사뼈**(L, diminutive of *malleus,* hammer)이다. 안쪽복사뼈는 정강뼈의 먼쪽 부분이 크게 튀어나온 돌기 부위이

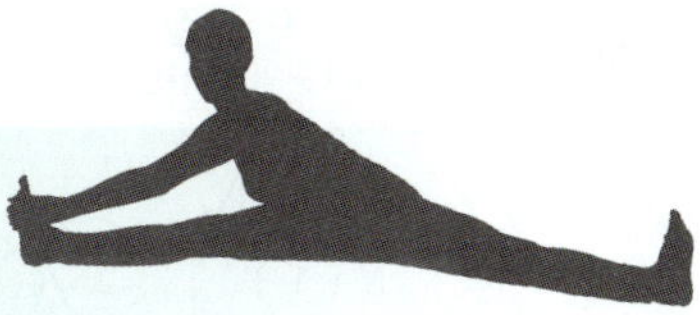

실습 포인트
PRACTICE POINT

영아의 정강뼈는 매끈하다. 애기가 자라서 배밀이, 네발기기, 걷기와 달리기를 할 때, 우리의 정강뼈는 많은 물체에 부딪힌다. 우리의 나이가 십대에 도달하면, 우리의 정강뼈는 더 이상 매끄럽지 않다. 여러분의 손가락을 정강뼈를 따라 이동하면, 정강뼈가 거칠다는 것을 쉽게 알 수 있다. 이렇게 정강뼈가 거칠어지는 것은 정강뼈가 많은 물체에 부딪히고, 타박상을 입기 때문에 발생한다. 이런 타박상은 뼈와 골막 사이에 부종을 일으킨다. 타박상이 치유되면, 통증이 사라지지만, 흉터조직은 그대로 남아있게 된다. 이것이 정강뼈에서 우리가 느끼는 거칠음이다.

고, 이것은 발목의 안쪽면을 알려주는 뼈 표식점이다. 비록 안쪽복사뼈의 가쪽면이 목말뼈와 관절을 이루고 있지만, 이 부분은 정강뼈가 체중부하되지 않는 부분이다.

정강뼈몸통은 가로면에서 가쪽으로 돌림되어 있다. 정강뼈몸통이 성숙하는 시기가 청소년기이기 때문에, 정강뼈의 가쪽돌림은 15°–40° 까지 증가된다.[2-4] 그리고 이런 가쪽돌림은 안쪽복사뼈를 더욱 앞쪽으로 위치시키고, 연이어, 이것은 서기와 걷기 동안 이마면에 대해 발을 약간 가쪽돌림시킨다.

정강뼈 먼쪽끝단의 가쪽면은 종아리뼈와 관절을 이룰 수 있는 삼각형의 오목을 가진다. 정강뼈의 아래면은 **플러판**(plafond)이라고 불리는 안장 형태의 구조물이다. 플러판은 정강뼈먼쪽의 "천장"이며, 발목다리관절의 몸쪽면을 형성한다. 플러판은 안가쪽으로 볼록하고, 앞뒤쪽으로 오목하다. 이 관절면은 체중의 90%를 견뎌낸다.

종아리뼈 / Fibula

종아리뼈는 작은 뼈로써 근육과 인대의 부착점으로 작용한다. 종아리뼈의 가장 먼쪽은 **가쪽복사뼈**이고, 이것은 발목의 가쪽면에서 쉽게 관찰되는 뼈 표식점이다. 복사뼈의 촉진을 통해, 가쪽복사뼈가 안쪽복사뼈보다 더 먼쪽으로 튀어나와 있음을 알 수 있다. 이렇게 가쪽복사뼈가 안쪽복사뼈보다 더 먼쪽으로 튀어나와 있기 때문에, 발목의 가쪽 움직임이 안쪽 움직임보다 더 많이 제한된다. 만약 사람이 서 있을 때 무릎뼈가 앞쪽 방향을 향하고 있다면, 가쪽복사뼈가 안쪽복사뼈보다 더 뒤쪽에 위치하고 있음을 촉진을 통해 쉽게 알 수 있다.

볼록한 가쪽복사뼈의 몸쪽 면은 정강뼈 먼쪽의 가쪽면에 있는 종아리뼈패임 안에 끼워져 있다. 가쪽복사뼈 안쪽의 먼쪽면은 목말뼈와 관절을 이룬다.

발목뼈
/ Tarsal Bones

발은 세 부분으로 나누어진다: 발뒤쪽(rearfoot), 발중간(midfoot), 발앞쪽(forefoot). 발목뼈는 2 부분으로 나누어진다: **발뒤쪽**(rearfoot)과 **발중간**(midfoot). 발뒤쪽은 발꿈치뼈와 목말뼈로 구성되고, 발중간은 나머지 5개의 발목뼈로 구성된다: 발배뼈, 입방뼈, 3개의 쐐기뼈. 나중에 공부하겠지만, 발뒤쪽은 발중간의 운동과 자세에 있어 중요한 역할을 한다. 발의 뼈와 인대는 3개의 발활을 형성한다: **안쪽세로활**(medial longitudinal arch), **작은 가쪽 세로활**(smaller lateral longitudinal arch) 및 **가로활**(transverse arch).

목말뼈 / Talus

한발 서기하는 동안, 모든 체중은 목말뼈를 통해 전달된다. 목말뼈는 여러 가지 측면에서 볼 때 평범하지 않는 뼈이다. 첫 번째로, 목말뼈는 근육의 부착점을 가지고 있지 않는 몇 개의 뼈 중 하나이다. 또 목말뼈는 기묘한 형태로써, 다리와 발을 연결하고 있다. 목말뼈는 위쪽/아래쪽, 안쪽/가쪽, 그리고 앞쪽으로 다른 뼈와 관절을 이루고 있고, 표면의 절반 이상이 관절연골로 덮여 있다. 몸통의 앞쪽부분은 짧은 목과 머리가 있고, 머리는 시상면에 대해 약간 안쪽으로 각(30°)이 져 있고, 발배뼈와 마주본다.

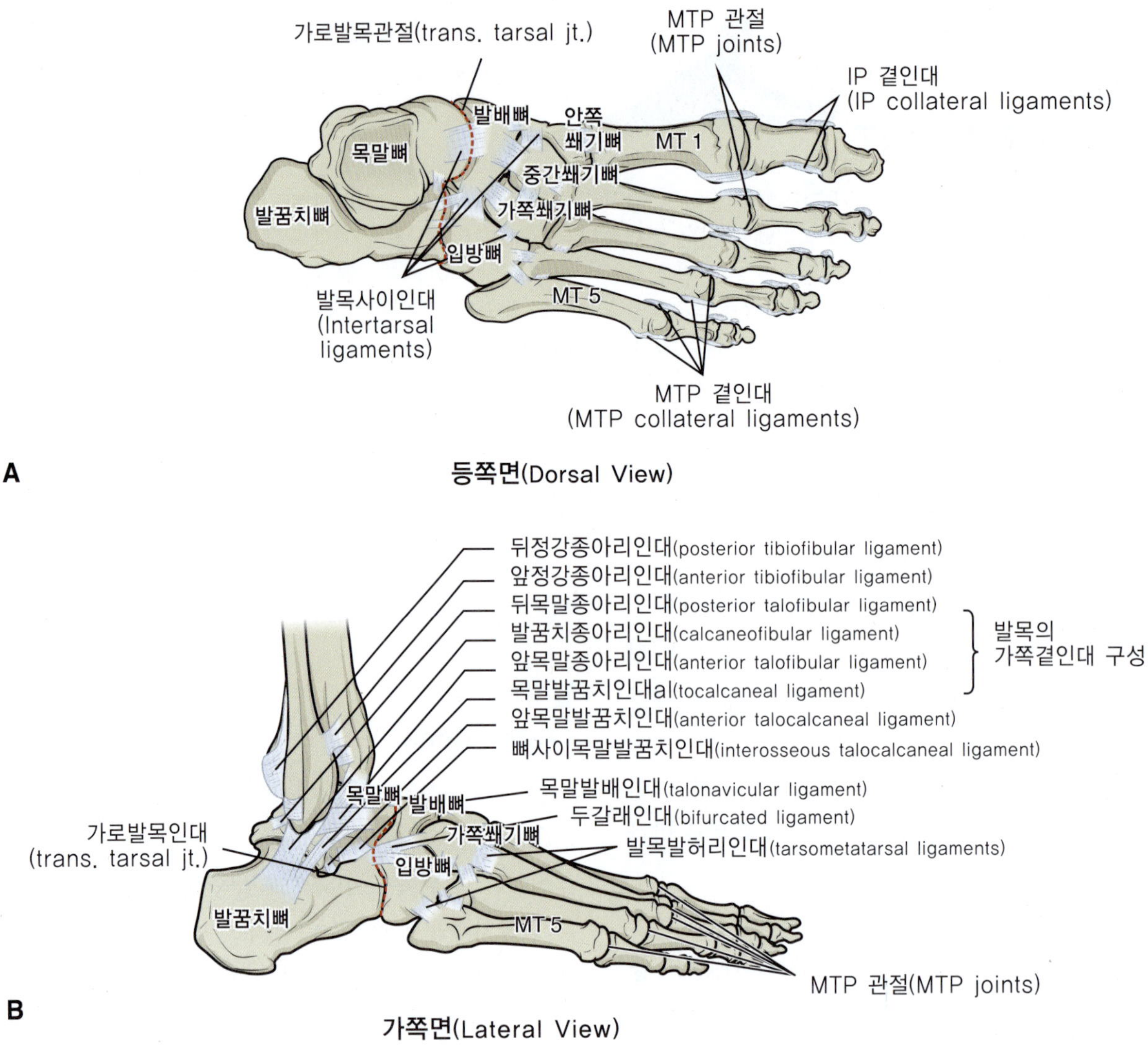

그림 11.1. 발목과 발의 뼈. A) 발과 발목의 등쪽면. B) 발과 발목의 가쪽면.

몸통의 위쪽면은 목말뼈의 돔이다. 돔은 정강뼈 아래쪽의 안장 모양과 일치하는 형태이고, 돔은 앞뒤쪽으로 볼록하고, 안가쪽으로 오목하다. 돔은 뒤쪽 보다 앞쪽이 약간 더 넓다(그림 11.2).

아래쪽으로는, 목말뼈가 발꿈치뼈와 3개의 파셋으로 관절을 이룬다: 앞쪽 파셋, 안쪽 파셋, 뒤쪽 파셋. 목말뼈의 가쪽면은 가쪽복사뼈와 관절을 이루고, 안쪽면은 안쪽복사뼈와 관절을 이룬다. 목말뼈머리의 앞쪽면은 발배뼈와 관절을 이룬다. 목말뼈의 안뒤쪽에는 고랑이 있는데, 이것은 안쪽목말뼈결절과 가쪽목말뼈결절에 의해 형성된다. 그리고 이 고랑 안으로 긴엄지굽힘근의 힘줄이 지나간다.

돔의 앞쪽면은 수동으로 발목을 발바닥굽힘했을 때 촉진될 수 있다. 돔은 정강뼈와 목말뼈 사이 관절의 바로 먼쪽에서 촉진된다. 이 지점에서 약간 먼쪽과 가쪽으로 이동하면 **목말굴**(sinus tarsi)이라는 함몰된 부위가 있는데, 이것은 목말발꿈치관절 사이에 있는 굴이다. 만약 발이 안쪽번짐되면, 목말뼈목이 튀어나오게 된다. 목말뼈는 촉진 손가락을 발배뼈거친면과 안쪽복사뼈 먼쪽끝단 사이에 배치함으로써 촉진될 수 있다. 안쪽목말뼈는 발이 수동으로 가쪽번짐될 때 더 많이 튀어나오고, 발이 수동으로 안쪽번짐될 때 사라진다. 안쪽복사뼈 먼쪽끝단의 바로 뒤쪽에는 목말뼈 안쪽결절이라는 작은 돌기가 가끔 촉진될 수 있다.

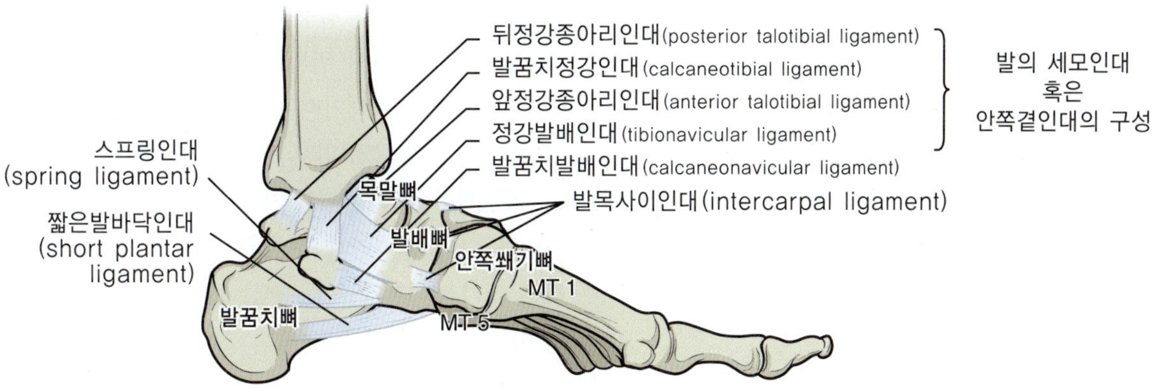

C

안쪽면(Medial View)

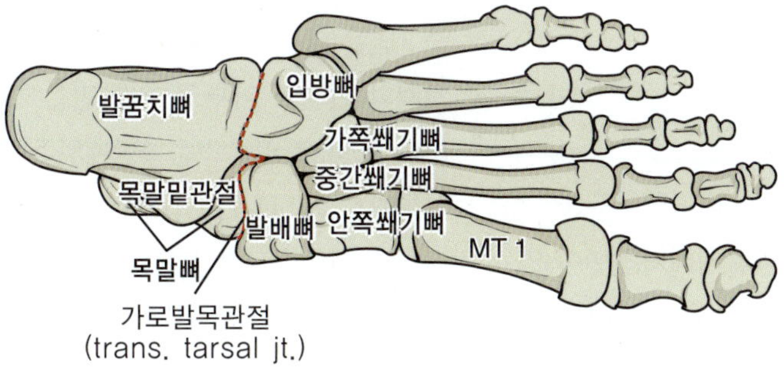

D

발바닥면(Plantar View)

그림 11.11—계속. C) 발목과 발의 안쪽 인대. D) 발바닥.

발꿈치뼈 / Calcaneus

발뒤쪽의 또 다른 뼈는 발꿈치뼈이고, 발목뼈 중에서 가장 크고 강한 뼈이다. 발꿈치뼈는 목말뼈 밑에 위치하고, 3개의 파셋을 통해 목말뼈와 관절을 이룬다. 발꿈치뼈는 보행 때 발생하는 지면반응력을 가장 먼저 만나는 뼈이다. 발꿈치뼈는 대부분의 체중을 목말뼈에서 지면으로 전달한다. 발꿈치뼈는 뼈와 피부 사이에 있는 두꺼운 지방패드에 의해 보호된다. 불행하게도, 사람이 나이를 먹음에 따라, 지방패드의 두께가 줄어들어, 노인들은 장시간 동안 서 있을 수 없을 것이다. 발꿈치뼈 바닥면 뒤쪽 부분은 체중부하시 지면과 만나는 부위이다. 또 이 부위는 긴 모멘트팔을 가진 아킬레스힘줄이 부착하는 부위이고, 이를 통해 종아리 근육군이 달리기나 점핑할 때 강력한 힘을 낼 수 있다.

발꿈치뼈의 중간 부분은 목말뼈와 관절을 이루고, 이 부위는 **목말받침돌기**(sustentaculum tali)(L, *sustenataculum*, 지지)로 불리는 안쪽연장부를 가지고 있다. 목말받침돌기는 선반 형태로서 지지 작용을 한다. 이것은 목말뼈의 아래안쪽면을 지지하고, 목말뼈와 발꿈치뼈가 관절을 이루는 3개의 파셋 중에서 중간 파셋을 지지한다. 안쪽복사뼈의 끝 바로 먼쪽에서, 목말받침돌기의 가장자리가 약간 튀어나온 융기형태(손가락의 폭 길이만큼)로 느껴질 수 있다.

앞쪽에서는 발꿈치뼈가 입방뼈와 관절을 이룬다(그림 11.1). 발꿈치뼈 발바닥면 뒤쪽에는 2개의 결절이 있다: 안쪽결절과 가쪽결절. 이들 결절은 발바닥근막과 몇 개의 발 내재근의 부착점으로 작용한다. 안쪽결절은 체중부하 동안 지면과 만나는 결절이다.[5]

발배뼈 / Navicular

이름이 의미하듯이, 발배뼈(L, *navicula,* diminutive of navis, ship)는 보트 모양의 뼈이다(그림 11.1). 발배뼈는 목말뼈머리와 3개의 쐐기뼈 사이에 위치한다. 발배뼈는 뒤쪽으로 목말뼈와 관절을 이루고, 앞쪽으로 3개의 쐐기

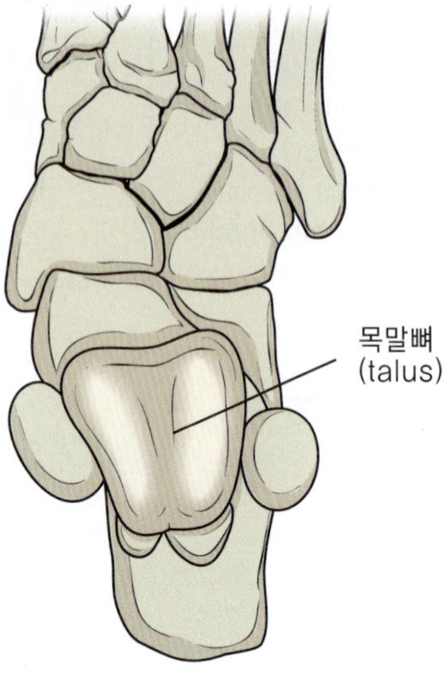

그림 11.2. 목말뼈는 뒤쪽보다 앞쪽이 더 넓다.

뼈와 관절을 이룬다. 발배뼈 안쪽에는 발배뼈거친면이 있다. 발배뼈거친면은 목말받침돌기 앞쪽으로 손가락의 폭만큼 튀어나와 있기 때문에, 촉진이 가능하다. 발배뼈는 안쪽복사뼈의 앞쪽과 아래쪽으로 각각 1 인치 정도 떨어진 곳에 위치한다.

3개의 쐐기뼈 / Three Cuneiforms

3개의 쐐기뼈(L, *cuneus*, wedge)는 발배뼈 앞에 위치한다(그림 11.1). 이들 뼈는 모양이 쐐기모양이기 때문에, 쐐기뼈로 이름이 지어졌다. 안쪽에서 가쪽 방향으로, 안쪽쐐기뼈, 중간쐐기뼈, 가쪽쐐기뼈가 위치한다. 쐐기뼈는 가로활로 알려진 발등의 발활을 형성하기 위해 발등(instep)을 가로질러 위치한다. 가로활의 높이는 사람에 따라 다르다. 안쪽쐐기뼈는 가장 큰 쐐기뼈이고, 발배뼈거친면과 1번째 발허리뼈바닥 사이의 안쪽 지점에서 확인될 수 있다. 중간쐐기뼈와 가쪽쐐기뼈는 각각 2번째 발허리뼈와 3번째 발허리뼈 앞에 위치한다. 중간쐐기뼈는 가장 작은 쐐기뼈이다. 가쪽쐐기뼈는 입방뼈의 안쪽면과 관절을 이룬다.

입방뼈 / Cuboid

이름이 의미하듯이, 입방뼈는 육면체 모양이다. 이들 중 3면은 다른 뼈와 관절을 이룬다. 뒤쪽면과 옆면은 발꿈치뼈와 관절을 이루고, 안쪽면은 가쪽쐐기뼈와 관절을 이룬다. 그리고 앞쪽면은 4번째와 5번째 발허리뼈와 관절을 이룬다(그림 11.1). 입방뼈의 가쪽면과 바닥면에는 고랑이 있는데, 이 고랑을 통해 긴종아리근 힘줄이 발바닥으로 들어간다.

발허리뼈 / Metatarsal Bones

발목뼈가 발뒤쪽과 발중간을 형성하는 반면, 발허리뼈와 마디뼈는 **발앞쪽**(forefoot)을 형성한다. 손허리뼈와 비슷하게, 발허리뼈도 5개이다. 각 발허리뼈가 서로 비슷할지라도, 그것들 사이에 몇 가지 구분되는 점이 있다. 발허리뼈의 순서는 안쪽에서 가쪽으로 1번에서 5번까지 매겨져 있다. 5개 발허리뼈 중에서 1번 발허리뼈가 가장 짧

실습 포인트

PRACTICE POINT

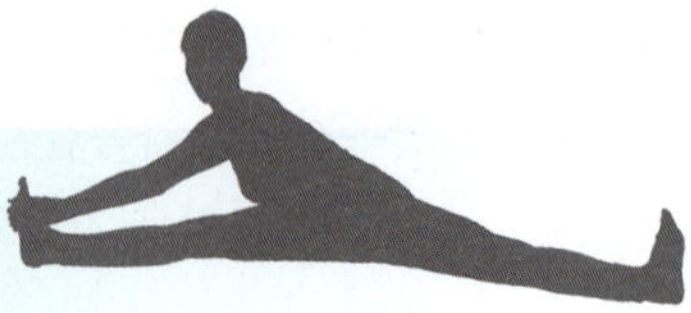

노인들은 장시간 서 있거나 걸을 때 종종 발꿈치 통증을 호소한다. 앞에서 언급했듯이, 노화에 따라 발꿈치뼈의 지방패드가 얇아진 것이다. 수십 년에 걸쳐, 서 있거나, 걷거나 달리기로부터 받은 반복적인 스트레스로 인해, 지방패드가 얇아졌다. 임상가는 노인환자에게 발꿈치의 압박을 어느 정도 줄여 줄 수 있는 방법을 제안할 수 있다. 약간 높은 굽의 신발을 신는 방법이 발꿈치뼈에 가해지는 스트레스를 줄여 줄 수 있다. 발꿈치를 위한 깊은 쿠션(deep seat)을 가진 신발도 발꿈치뼈를 잘 받혀 주어, 지방패드가 발꿈치뼈 밑에 모이도록 한다. 그리고 필요하다면, 신발 안에 패드를 넣어 줄 수도 있다. 발꿈치뼈에 대부분의 체중이 실리는 사람들에게 체중이 발앞쪽과 발뒤쪽 사이에 균등하게 분산시키는 방법을 알려준다.

지만 두꺼운 뼈이고, 2번 발허리뼈가 가장 얇고 긴 뼈이다. 2번 발허리뼈는 쐐기뼈와 발허리뼈에 의해 견고하게 끼워져 있어, 다른 발허리뼈의 중심으로 작용한다. 4번 발허리뼈는 3번 발허리뼈에 비해 약간 뒤쪽에 위치하고, 5번 발허리뼈는 5개 발허리뼈 중에서 가장 뒤쪽에 위치한다(그림 11.1). 5번 발허리뼈는 가쪽면에 거친면을 가지고 있고, 여기에 짧은종아리근의 힘줄이 부착한다. 5번 발허리뼈바닥에 있는 거친면은 크게 돌출된 부위이고, 입방뼈 바로 먼쪽 발바닥 근처에서 가쪽으로 튀어나와 있어, 쉽게 촉진될 수 있다.

각 발허리뼈는 바닥, 몸통 및 볼록한 머리를 가지고 있고, 발허리뼈바닥이 발허리뼈머리보다 더 크다. 이들 발허리뼈는 비록 크기는 다르지만, 구조는 비슷하다. 각각의 발허리뼈는 몸쪽에서 먼쪽열의 발목뼈와 관절을 이루고, 먼쪽에서는 몸쪽마디뼈바닥과 관절을 이룬다. 발허리뼈몸통은 바닥면쪽에서 오목한데, 이것은 체중부하 동안 발허리뼈에 의한 충격흡수를 증가시킨다. 1번 발허리뼈머리의 바닥면 바로 뒤쪽에는 2개의 작은 고랑이 있고, 여기에 2개의 종자뼈가 위치한다. 긴엄지굽힘근 힘줄의 말이집이 종자뼈에 부착된다.[6] 긴엄지굽힘근의 힘줄이 그것들 사이를 통과한다 하더라도, 엄지벌림근과 엄지모음근의 힘줄이 종자뼈에 부착한다.[6] 종자뼈는 긴엄지굽힘근의 힘줄을 보호하고 안내하고, 또 충격흡수를 통해 1번 발허리뼈를 보호한다. 그것들은 짧은엄지굽힘근의 모멘트팔(moment arm)을 증가시키고, 체중부하의 힘을 흡수하고, 또 마찰을 줄여준다.[7]

발가락을 수동으로 굽힘과 폄함으로써, 발허리뼈머리를 발바닥에서 쉽게 촉진할 수 있다. 발허리뼈머리의 발바닥면은 발가락 서기를 했을 때 체중이 전달되는 발가락 두덩을 형성한다. 1번 발허리뼈머리의 바로 몸쪽 부위에서, 종자뼈(특히, 안쪽 종자뼈)가 종종 촉진되고, 좌우로 약간씩 움직인다. 발허리뼈머리는 발의 등쪽과 바닥쪽에서 촉진될 수 있다. 발허리뼈몸통은 발등에서 가장 쉽게 촉진된다.

마디뼈 / Phalanges

손에서처럼, 14개의 마디뼈가 존재하고, 엄지발가락에는 2개의 마디뼈가 있고, 나머지 발가락에는 3개의 마디뼈가 있다. 발가락 마디뼈는 발허리뼈와 함께 발앞쪽을 형성한다. 각 마디뼈는 몸쪽의 오목한 마디뼈바닥과 먼쪽의 볼록한 마디뼈머리를 가지고 있고, 또 작은 마디뼈몸통을 가지고 있다. 엄지는 몸쪽마디뼈와 먼쪽마디뼈를 가지고 있는 반면, 나머지 발가락은 몸쪽마디뼈와 중간마디뼈 및 먼쪽마디뼈를 가지고 있다. 몸쪽마디뼈머리는 도르래 모양이고, 이웃한 마디뼈의 바닥과 관절을 이룬다. 중간마디뼈는 몸쪽마디뼈보다 넓지만 짧고, 반면 먼쪽마디뼈는 납작하고 작다. 이들 뼈는 발가락에서 쉽게 촉진된다.

관절

Joints

발과 발목의 26개가 34개의 관절을 형성한다. 발과 발목의 뼈와 관절은 손과 손목의 뼈와 관절과 비교될 수 있다. 그러나 발의 관절들은 주로 체중부하 기능을 하고, 또 운동형상학적 사슬에 있어서 보다 몸쪽의 병리를 일으키거나 이에 대한 보상작용을 할 수 있다. 발의 관절들을 공부할 때, 우리는 움직임을 일으키는 발의 관절에 초점을 맞출 것이다. 이웃 뼈들 사이에서 거론되지 않는 관절들도 있음을 알아야 한다. 예를 들어, 우리는 나중에 발목발허리관절(먼쪽 발목열과 발허리뼈 사이의 관절)을 설명하겠지만, 쐐기뼈사이의 관절과 가쪽쐐기뼈와 입방뼈사이의 관절들도 존재한다. 또 발배뼈와 입방뼈 사이의 관절도 존재한다. 발이 기능적 움직임을 할 때도 이들 관절은 거의 움직임을 일으키지 않는다. 그래서 우리는 이들 관절을 설명하지 않지만, 관절이 존재한다는 것을 알고 있어야 한다. 운동학적 관점에서 볼 때, 이들 관절이 병리상태를 갖지 않는 한, 기능적 움직임에 영향을 주지 않는다. 드문 경우이지만, 이들 관절을 연결하는 인대들이 손상되었다면, 임상가는 그들의 해부학을 이해해야 한다.

발과 발목의 많은 관절들이 기본 운동면에 있지 않고 비스듬하게 있기 때문에, 실제로 이들 관절의 운동은 다면적으로 일어난다. 발과 발목 복합체의 운동은 독특한 이름을 가지고 있다. 여러 관절을 공부하기 전에, 이들 운동을 확인하고 정의하는 것이 중요하다.

운동 용어 / Motion Terminology

나중에 알게 되겠지만, 발과 발목의 운동축은 기본 운동면으로부터 벗어나 있다. 즉, 운동축은 기본의 전통적 운동면과 비스듬하게 위치한다. 결과적으로, 이들 운동축을 중심으로 일어나는 운동들은 순수한 굽힘-폄, 벌림-모음 혹은 안쪽돌림-가쪽돌림이 아니다. 이들 운동축이 전통적인 운동축과 다르기 때문에, 이들 운동의 이름도 다르다. 이들 운동은 1장에서 설명되었고, 여기에서는 이들 운동을 간단하게 복습할 것이다. 안가축을 중심으로 시상면 근처에서 일어나는 발과 발목의 운동은 발등굽힘과 발바닥굽힘이다. **발등굽힘**은 이웃한 두 분절이 서로 가까워지는 운동이다. 순수 시상면에서의 이런 운동은 굽힘으로 알려진다. 이웃한 두 분절이 서로 멀어질 때, **발바닥굽힘**이 일어나는데, 이것을 "폄"이라 부른다. 발과 발목은 앞뒤축을 중심으로한 이마면의 움직임도 일으킨다. 이들 움직임으로는, **안쪽번짐**(inversion)과 **가쪽번짐**(eversion)이 있다. 안쪽번짐은 돌림운동으로써 발바닥이 반대쪽 발로 향하는 운동이다. 가쪽번짐은 안쪽번짐과 반대되는 운동으로서, 발바닥이 반대쪽 발에서 멀어지는 운동이다. 마지막 운동은 수직축을 중심으로 가로면에서 일어나는 운동이며, 벌림과 모음이 있다. 발과 발목의 벌림과 모음은 전통적 움직임의 이름과 같지만, 다른 관절의 벌림과 모음과는 달리, 다른 축을 중심으로 다른 운동면에서 일어나는 운동이다. 즉, 다른 관절의 벌림과 모음은 이마면에서 일어나지만, 발과 발목의 벌림과 모음은 앞에서 설명했듯이, 가로면에서 일어난다. 발에서 **벌림**은 발이 정중선으로부터 멀어지는 운동이고, **모음**은 발이 정중선 쪽으로 움직이는 운동이다. 이들 운동은 그림 11.3에 설명되어 있다.

임상적으로 이들 개별 운동이 측정되지만, 그들은 기능적 운동이 아니다. 대개 기능적 운동은 3개의 운동이 동시에 일어난다. 단일 관절축이 기본면과 수직을 이루지 않지만, 3면을 교차하는 축을 **3면축**(triplanar axis)이라 부른다.[8] 3면축을 중심으로 일어나는 운동은 3면 모두에서 일어난다. 발과 발목에서는 이들 3축 운동을 **엎침**(pronation)과 **뒤침**(supination)이라고 부른다. 엎침과 뒤침은 발바닥굽힘 혹은 발등굽힘, 안쪽번짐 혹은 가쪽번짐, 혹은 벌림 혹은 모음이 동시에 일어나는 3축 운동이다(그림 11.4). 발목다리관절과 목말밑관절(훨씬 분명하게 일어남)이 3면 운동을 하는데, 그 이유는 그들의 운동축이 기본 운동축과 경사져 있기 때문이다. 엎침과 뒤침 동안에 일어나는 복합 운동은 발이 열린사슬 상태인지 혹은 닫힌사슬 상태인지에 따라 달라진다. 이제 우리는 열린사슬 상태에서 엎침과 뒤침을 구성하는 복합운동을 설명할 것이다. 열린사슬 상태에서, 가쪽번짐, 벌림 및 발등굽힘의 복합운동은 엎침을 일으키고, 뒤침은 안쪽번짐, 모음 및 발바닥굽힘으로 일어난다. 엎침과 뒤침에 대해서는 본 장의 나중 단락에서 자세히 설명할 것이다.

정강종아리관절 / Tibiofibular Joints

정강뼈와 종아리뼈를 서로 견고하게 고정하는 관절은 두 개이다: 몸쪽 정강종아리관절과 먼쪽 정강종아리관절. 치밀 결합조직의 얇은 판 형태인, 뼈사이막이 정강뼈와 종아리뼈 사이에 존재하여 두 뼈 사이의 정렬을 유지시킨다. 뼈사이막은 몇몇 종아리근육의 부착지점으로 작용한다. 비록 몸쪽 혹은 위쪽 정강종아리관절이 윤활관절이지만, 먼쪽 혹은 아래쪽 정강종아리관절은 인대결합(syndesmosis) (Gr, *syndemos*, band 또는 인대)관절이다. 먼쪽 정강종아리관절이 섬유성 관절이기 때문에, 이 관절을 유지하는 주요 구조물이 뼈사이인대이고, 이 인대는 먼쪽뼈사이막의 연장 부위이다. 앞뒤 정강종아리인대도 먼쪽 정강종아리관절을 지지한다.

운동형상학 / Kinematics

몸쪽 정강종아리관절이 무릎관절 바로 밑에 있지만, 이 관절은 무릎관절에 영향을 주지 않고 오히려 발목관절에 영향을 준다. 종아리뼈가 정강뼈에 대해 움직일 때, 이 관절 운동은 발등굽힘과 발바닥굽힘과 함께 일어난다. 이들 두 관절의 움직임이 매우 작지만, 발목의 발등굽힘과 발바닥굽힘에 중요한 역할을 한다.

위쪽 정강종아리관절의 운동은 정강종아리인대와 근막 이외에, 넙다리두갈래근의 먼쪽 부착점, 가쪽곁인대, 오금근 힘줄에 의해 제한된다. 발목을 발등굽힘할 때 이 관절에서 약간의 활주 움직임을 느낄 수 있다. 무릎 손상이나 수술 이후 고정을 적용하면, 위쪽 정강종아리관절의 운동이 제한될 수 있고, 또 이로 인해 발목의 발등굽힘이 제

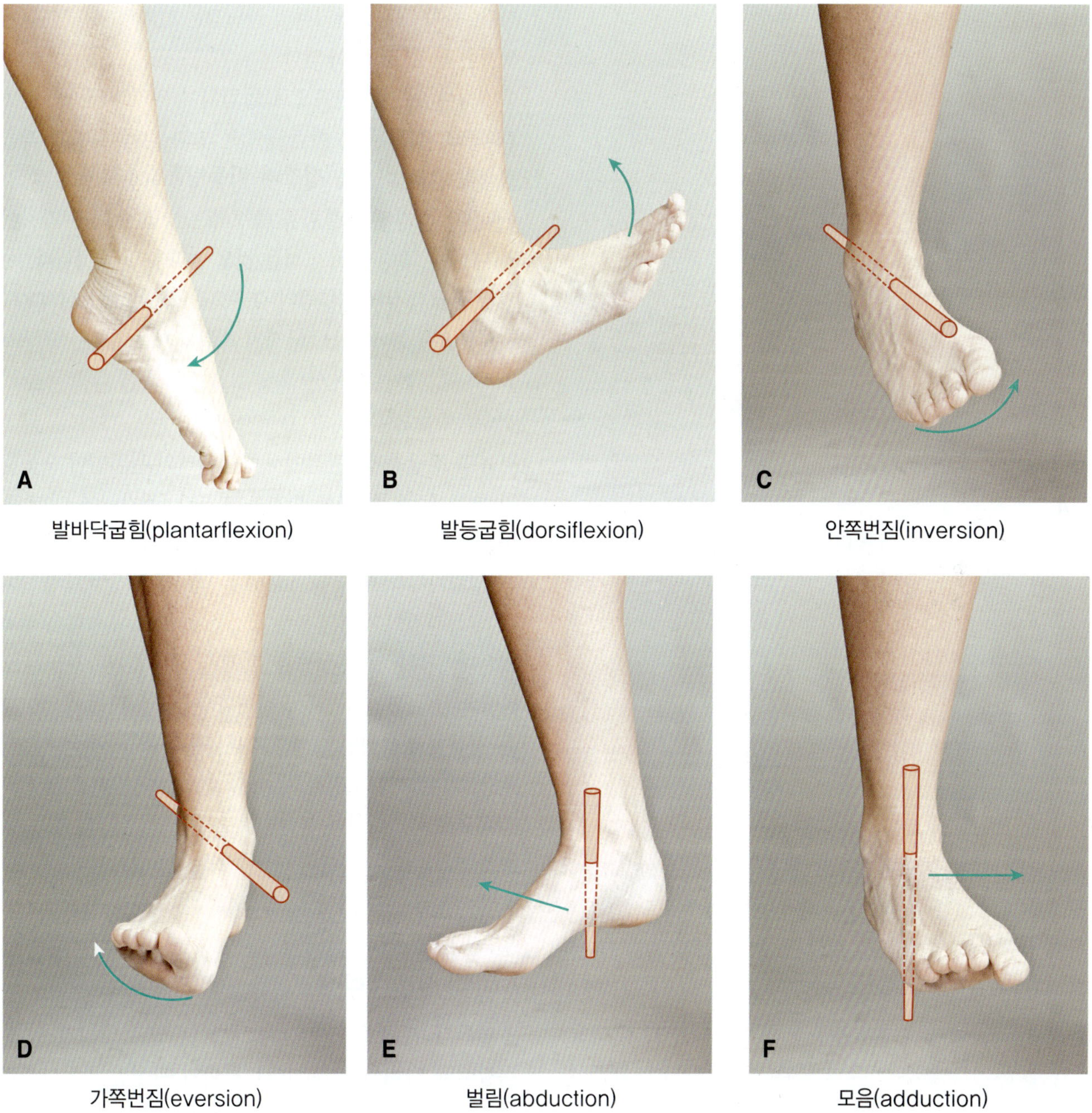

그림 11.3. 발목다리관절과 목말밑관절의 운동: A)와 B) 발바닥굽힘–발등굽힘; C) 와 D) 안쪽번짐–가쪽번지; E) 와 F) 벌림–모음.

한될 수 있다. Helfet[9]에 의해 위쪽 정강종아리관절의 중요성이 밝혀졌고, 또 Radakovich와 Malone[10]이 "잊혀진 관절"로서 위쪽 정강종아리관절의 임상적 타당성을 제시했다.

목말뼈의 돔 부위가 뒤쪽보다 앞쪽이 더 넓지만, 복사뼈들은 발바닥굽힘과 발등굽힘의 완전 가동범위 내에서 목말뼈와의 일치성을 유지한다.[11] 목말뼈의 앞쪽과 뒤쪽 사이에 이런 불균등이 존재하지만, 복사뼈들이 목말뼈와 일치성을 유지할 수 있는데, 그 이유는 먼쪽 정강종아리관절에서 움직임이 일어나기 때문이다. 발목이 발등굽힘과 발바닥굽힘을 할 때, 종아리뼈의 벌림과 돌림이 일어난다: 종아리뼈가 하나의 뼈이기 때문에, 이런 운동이 몸쪽 정강종아리관절로 전달된다. 발등굽힘은 종아리뼈를 정강뼈로부터 멀리 벌림시키는데, 이것은 종아리뼈가 위쪽

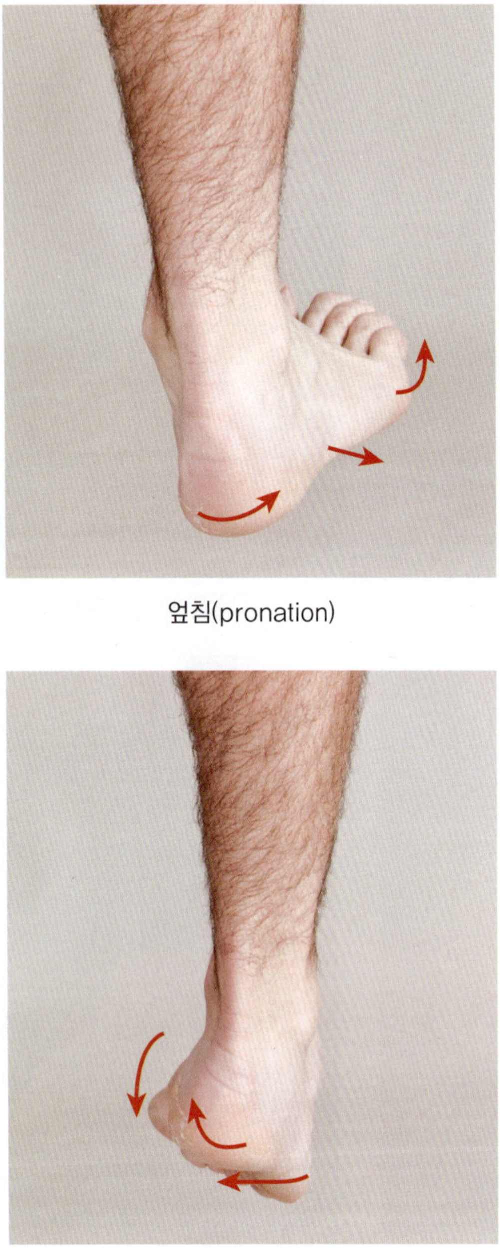

A

엎침(pronation)

B

뒤침(supination)

그림 11.4. 뒤침과 엎침은 발과 발목의 3축 운동이다. 이 그림은 열린사슬 상태에서의 엎침과 뒤침을 보여 주고 있다. A) 엎침은 가쪽번짐, 벌림, 발등굽힘을 포함하고 있다. B) 뒤침은 안쪽번짐, 모음 및 발바닥굽힘을 포함하고 있다.

으로 움직이는 만큼, 종아리뼈의 먼쪽 끝단에서 안쪽돌림하기 때문이다.[12] 발바닥굽힘 시에는 반대 동작이 일어난다: 종아리뼈가 가쪽돌림하고 종아리뼈머리가 아래쪽으로 움직일 때, 종아리뼈의 먼쪽이 정강뼈 쪽으로 모음한다. 이런 종아리뼈 운동이 제한되면, 완전한 발목 운동이 불가능하다. 몸쪽 정강종아리뼈의 끝느낌은 인대의 제한 때문에 뻣뻣한 느낌(firm)이 난다.

정강뼈 몸통이 가쪽으로 돌림되어 있기 때문에, 발도 가쪽으로 돌림된다. 이런 돌림은 발과 발목 사이에 각을 형성하는데, 이것을 **정강뼈 비틀림**(tibial torsion)이라 한다.[13-17] 정강뼈 비틀림을 측정하는 방법은 여러 가지이기 때문에, 측정 범위가 넓은 것도 놀라운 일이 아니다. 성인의 평균 정강뼈 비틀림의 값은 20°~23°이고, 문헌적으로 제시된 범위는 −4°~+56°까지 범위가 매우 넓다.[1,11,14,16,17]

관절운동형상학 / Arthrokinematics

몸쪽 정강종아리관절에서 종아리뼈의 관절면이 오목하기 때문에, 오목–볼록 법칙을 따른다. 정강뼈에 대한 종아리뼈의 구름과 활주가 같은 방향으로 일어난다. 이 관절의 열림자세(resting position)는 약 10°의 발바닥굽힘이다. 무릎관절의 자세는 몸쪽 정강종아리관절에 영향을 주지 않는다. 몸쪽 정강종아리관절의 닫힘자세(close–packed position)는 완전한 발등굽힘이다. 이 관절 내에서 일어나는 정강뼈의 움직임은 매우 작다. 안쪽복사뼈와 가쪽복사뼈를 한 손으로 고정하고, 다른 손으로 목말뼈를 앞쪽과 뒤쪽으로 움직이거나, 수 ㎜ 정도 견인할 수 있다. 일반적으로 2–3 ㎜의 움직임이 이 관절에서 일어난다.[18]

발목다리관절 / Talocrural Joint

발목다리관절은 일반적으로 발목관절로 알려져 있다. 목말뼈와 **다리**(crus)(L, leg) 사이의 관절인 발목다리관절은 자유도 1인 경첩관절이다. 앞에서 언급했듯이, 목말뼈 돔의 도르래는 정강뼈 먼쪽과 관절을 이루는 위쪽 체중부하 관절면이고, 목말뼈의 안쪽면은 정강뼈의 안쪽복사뼈와 관절을 이루고, 목말뼈의 가쪽면은 종아리뼈의 가쪽복사뼈와 관절을 이룬다. 정강종아리인대들이 정강뼈와 종아리뼈를 제자리에 있도록 유지하기 때문에, 복사뼈들은 목말뼈 도르래를 위한 강한 장붓구멍(mortise)을 형성한다(그림 11.5).

이 관절은 얇은 관절주머니에 의해 덮여 있다. 관절의 시상면 움직임이 일어날 수 있도록 앞주름과 뒤주름이 존재한다. 관절주머니는 인대에 의해 안쪽과 가쪽이 보강된다. 안쪽곁인대는 세모인대로(deltoid ligament)도 알려져 있다. 세모인대는 깊은섬유와 얕은섬유로 구성된 큰 인대이다. 세모인대의 목적은 가쪽번짐의 끝범위이나 발목의 밖굽이를 제한하는 것이다.[18] 세모인대를 그리기 어렵지만, 세모인대는 3 부분으로 나누어진다. 표 11.1은 발목다리관절의 인대를 설명하고 있다.

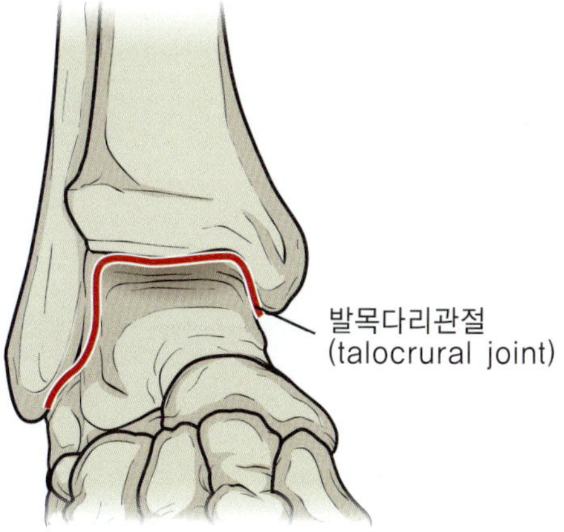

그림 11.5. 발목다리관절. 이 관절은 목말뼈, 정강뼈, 종아리뼈로 구성된다. 이 관절은 그들의 형태 때문에 장부관절(mortise joint)로 종종 간주된다.

발목다리관절의 가쪽곁인대는 안쪽곁인대보다 강한 편이 아니다. 가쪽곁인대에는 앞뒤목말종아리인대와 발꿈치종아리인대가 있다. 앞목말종아리인대는 납작하고 약한 편이지만, 발꿈치종아리인대와 뒤목말종아리인대는 강하고 두껍다. 앞목말종아리인대는 발목관절의 앞가쪽에 있는 목말굴 위를 지나가고, 가장 많이 손상되는 인대이다: 발목이 발바닥굽힘될 때와 안굽이 혹은 모음 스트레스가 발목에 가해질 때, 이 인대가 손상을 받는다.

운동형상학 / *Kinematics*

양쪽 복사뼈의 끝을 연결하는 선이 발목관절의 축이 된다. 무릎의 안가축이 시상면에서 몸의 정중선과 수직될 때, 안쪽복사뼈의 끝은 대개 가쪽복사뼈의 앞쪽과 위쪽에 위치한다. 그러므로 발목관절의 축은 시상면과 이마면 모두에서 비스듬하게 정렬된다(그림 11.6). 발목의 수직축은 수평면과도 비스듬하게 정렬된다.[11]

Lundbeg 등[19]은 중립위로부터 30°의 발바닥굽힘을 측정했다: 시상면에서 28°(발바닥굽힘), 가로면에서 1°(안쪽돌림), 이마면에서 4°(엎침)가 측정되었다. 30°의 발등굽힘에서는, 시상면에서 23°, 가로면에서 9°(가쪽돌림), 이마면에서 2°(뒤침)가 측정되었다. 본질적으로, 이 연구

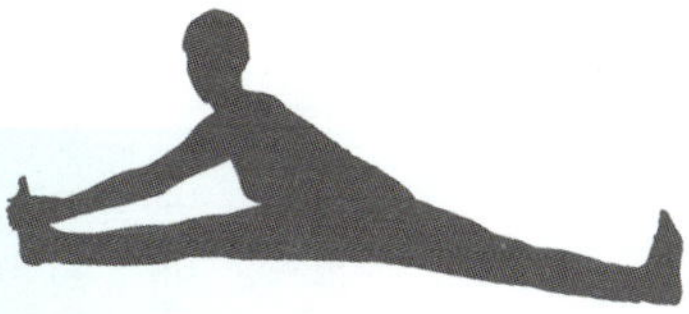

실습 포인트
PRACTICE POINT

앞정강종아리인대의 손상은 불행하게도 자주 발생하는 손상이고, 매우 중요한 손상이다. 발목의 다른 인대와는 달리, 앞정강종아리인대는 발을 내디딜 때마다 스트레스를 받는다. 체중을 한 발에 가하면, 목말뼈에 대한 체중부하의 힘이 정강뼈와 종아리뼈를 분리시키는데, 이때 이 인대가 스트레스를 받는다. 이 인대가 손상되면, 발을 내디딜 때마다 스트레스가 이 인대에 가해진다. 만약 손상을 인지하지 못하고 계속 걸으면(특히 손상 후 며칠 동안), 사람은 오랫동안 통증과 불편으로 고생하게 된다. 이 인대의 손상을 적절하게 치료하지 못하면, 반복적인 스트레스가 이 인대에 가해진다.

발목의 가쪽곁인대가 손상되면, 경우에 따라 테니스공이나 골프공 크기의 "거위알 부종"이 발목의 앞가쪽에서 발생한다. 가쪽복사뼈의 혈관과 가쪽발목혈관이 목말굴 안에 위치한다. 만약 손상 후 거위알 부종이 빠르게 발생하면, 이들 혈관이 파열된 경우일 것이다. 그리고 몇 시간 이내에 거위알 부종이 사라지고, 발목 주위에 일반적인 부종과 반상출혈이 발생할 것이다.

527쪽 본문 계속

표 11-1 발목과 발 복합체의 인대

그림	관절	인대	몸쪽 부착점	먼쪽 부착점	기능
	발목다리관절과 목말밑관절	세모인대 (안쪽곁인대)	정강뼈의 안쪽복사뼈	부채꼴 부착점은 4개의 인대를 형성한다: 1) 목발뼈의 앞안쪽(앞정강목발인대); 2) 발꿈치뼈의 목말받침돌기(정강발꿈치인대); 3) 발배뼈(정강발배인대); 4) 목말뼈의 뒤안쪽(뒤정강목말인대)	발목다리관절, 목말밑관절, 목말발배관절에 가해지는 밖굽이 스트레스에 대항해 가쪽번짐 동안 발목을 고정한다.
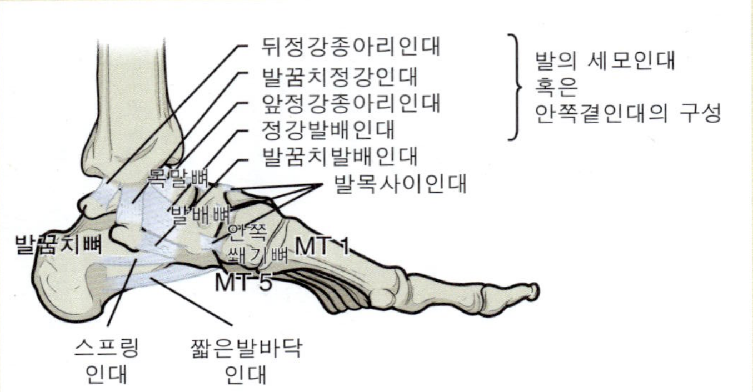 안쪽면	발목다리관절과 목말밑관절	앞정강종아리인대	가쪽복사뼈	목말뼈목	가쪽곁인대의 일부. 발바닥굽힘, 안쪽번짐 및 모음의 복합 운동을 제한한다.

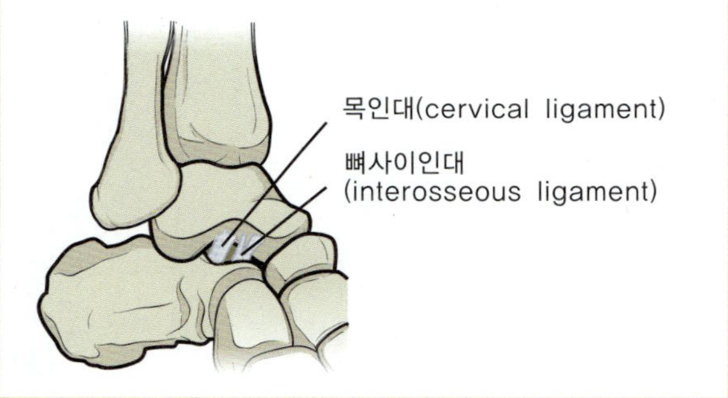

발목다리관절과 목말밑관절	발꿈치종아리인대	가쪽복사뼈 끝	발꿈치뼈의 가쪽면	가쪽곁인대의 일부. 발목다리관절과 목말밑관절의 안쪽번짐이나 안굽이를 제한한다.
발목다리관절과 목말밑관절	뒤정강종아리인대	가쪽복사뼈의 뒤안쪽에 있는 가쪽복사뼈오목	목말뼈의 가쪽결절	가쪽곁인대의 일부. 목말뼈의 안정성을 제공하고, 발등굽힘 동안 벌림을 제한한다.
목말밑관절	가쪽, 뒤쪽, 안쪽 목말발꿈치인대	목말뼈의 가쪽, 뒤쪽 및 안쪽의 아래쪽면	발꿈치뼈 몸쪽의 가쪽, 뒤쪽, 안쪽 면. 각 인대는 해당 곁인대와 혼합되어 있다.	비록 주요 안정근이 아니지만, 목말밑관절에 약간의 지지를 제공한다.
목말밑관절	뼈사이인대(목말발꿈치)	목말굴 내의 발목고랑에 붙어 있는 두 개의 띠(앞쪽과 뒤쪽)	목말굴 내의 발꿈치뼈고랑	가쪽번짐의 끝범위를 제한한다.

계속

표 11-1 발목과 발 복합체의 인대 - *계속*

그림	관절	인대	몸쪽 부착점	먼쪽 부착점	기능
	목말밑관절	목인대	아래가쪽면에 대한 목말뼈목	발꿈치뼈목에 있는 뼈사이인대의 가쪽 지점	안쪽번짐의 끝범위를 제한한다.
	가로발목관절: 목말발배관절	목말발배인대	목말뼈목의 등쪽	발배뼈의 등쪽면	발배뼈에 대한 목말뼈의 운동을 제한한다.
		바닥쪽 발꿈치발배인대(스프링 인대)와 가쪽 발꿈치발배인대	목말받침돌기	발배뼈	안쪽 세로활을 유지한다. 특히, 체중부하 활동 동안.
	가로발목관절: 발꿈치입방 관절	두갈래인대	위쪽 발꿈치뼈의 앞부분	두 부착점을 가진 Y형 인대의 등쪽 부착점. 발꿈치입방 부위(안쪽): 입방뼈의 등안쪽면 발꿈치발배 부위(가쪽): 발배뼈의 등가쪽면	가로발목관절을 지지한다. 돌림(발의 안쪽번짐/가쪽번짐)을 허용한다.

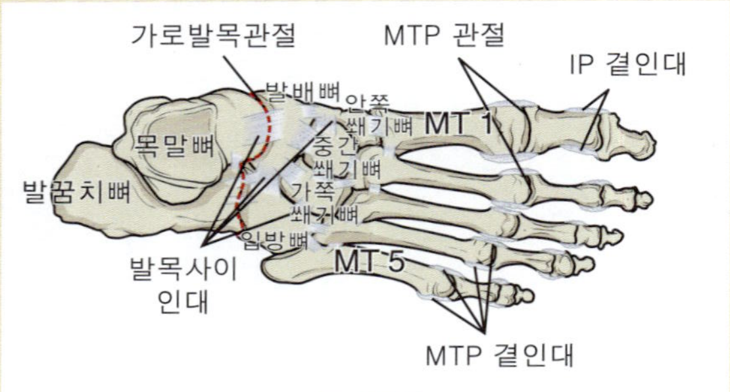

등쪽면

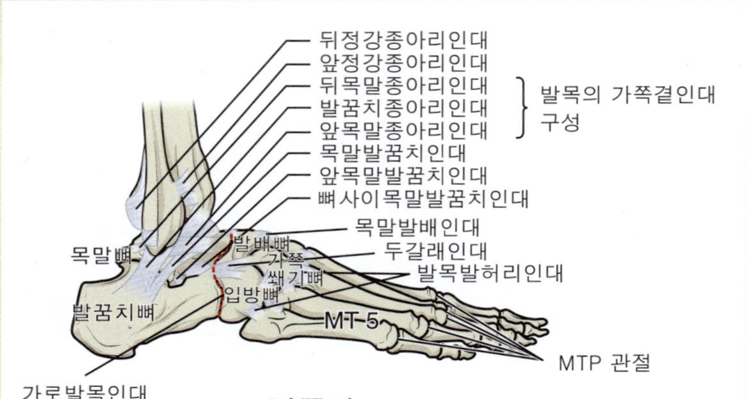

가쪽면

그림 없음		긴발바닥인대	큰결절 앞에 있는 발꿈치뼈의 바닥쪽면	입방뼈의 바닥쪽면	가쪽 세로활의 내림을 제한한다.
		짧은발바닥인대 (바닥쪽 발꿈치입방 인대)	발꿈치뼈 바닥쪽면에서 긴발바닥인대의 깊은 곳	입방뼈의 바닥쪽면	가쪽 세로활을 유지한다.
		등쪽인대	1번 발허리뼈: 안쪽쐐기뼈의 긴띠 2번와 3번 발허리뼈: 안쪽쐐기뼈의 빗띠 4번과 5번 발허리뼈: 입방뼈의 몇몇 섬유	각 발허리뼈바닥의 등쪽면	발목발허리관절을 보호하고 지지한다. 발목뼈와 발허리뼈사이의 활주를 허용한다.
	발목발허리 관절	바닥쪽인대	1번 발허리뼈: 안쪽쐐기뼈의 등쪽면 2번 발허리뼈: 각 쐐기뼈의 등쪽면 3번과 4번: 가쪽쐐기뼈의 등쪽면 5번: 입방뼈의 등쪽면	각 발허리뼈바닥의 바닥쪽면	발목발허리관절을 보호하고 지지한다. 발목뼈와 발허리뼈사이의 활주를 허용한다.
	발목발허리 관절	뼈사이 쐐기발허리 인대	1: 안쪽쐐기뼈 2: 중간쐐기뼈 3: 가쪽쐐기뼈	1과 2: 2번 발허리뼈 3: 4번 발허리뼈	발목발허리 관절을 보호하고 지지한다. 발목뼈와 발허리뼈사이의 활주를 허용한다.

계속

표 11-1 발목과 발 복합체의 인대- 계속

그림	관절	인대	몸쪽 부착점	먼쪽 부착점	기능
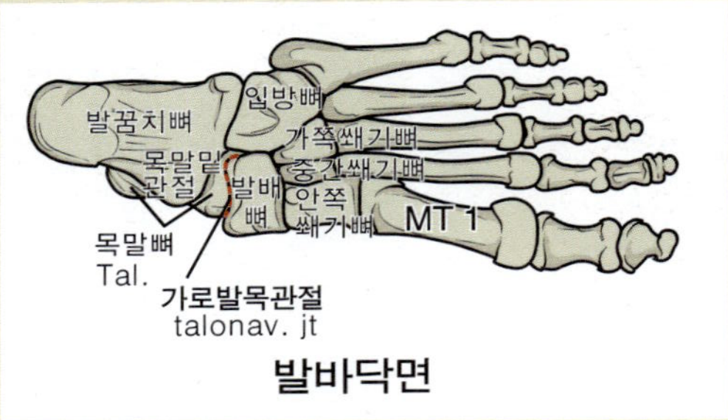	발허리사이 관절	등쪽인대, 바닥쪽인대 및 뼈사이인대	각 발허리뼈(1번 발허리뼈는 제외)는 이웃한 발허리뼈와 연결됨	각 발허리뼈(1번 발허리뼈는 제외)는 이웃한 발허리뼈와 연결된다.	마디뼈사이관절을 보호하고 지지한다. 발허리뼈사이에서 약간의 활주를 허용한다.
	발허리발가락 관절	곁인대	발허리뼈머리의 안쪽결절과 가쪽결절	몸쪽마디뼈의 안쪽과 가쪽	관절주머니를 지지하고, 관절의 가쪽운동을 제한한다. 굽힘과 폄을 허용한다.
		바닥쪽인대	발허리뼈머리의 바닥쪽	마디뼈바닥의 바닥쪽면	그들이 결합되어 있는 곁인대를 보조한다.
		깊은가로 발허리인대	이웃한 발허리발가락 관절의 바닥쪽인대	이웃한 발허리발가락 관절의 바닥쪽인대	관절주머니와 발허리발가락 관절을 지지한다.
	마디뼈사이 관절	곁인대	몸쪽마디뼈머리의 안쪽과 가쪽	이웃한 먼쪽마디뼈 바닥의 안쪽과 가쪽	관절주머니를 보호하고 지지한다.
		바닥쪽인대	몸쪽마디뼈 머리의 바닥쪽면	이웃한 먼쪽마디뼈 바닥의 바닥쪽면	그것들이 결합되어 있는 곁인대를 보조한다.

와 다른 연구들[20,21]은 발등굽힘과 발바닥굽힘이 실제로 쌍운동임을 실증했다. 임상적 관점에서 볼 때, 발등굽힘과 발바닥굽힘은 발목다리관절의 빗 방향 때문에, 순수 운동면에서 일어나지 않고, 시상면 이외에 다른 운동면의 운동을 필요로 한다.

해부학적 위치에서 발등굽힘의 정상 가동범위는 0°–30°이다. 한 연구에 따르면,[12,22,23] 18 개월에서 54세[24] 사이의 건강한 남성의 평균 발등굽힘의 가동범위가 13°(SD = 4)로 측정되었다: 그러나 이 측정은 무릎을 쭉 펴고 누운 자세에서 이루어졌다. 이런 자세를 취하면, 무릎관절과 발목관절을 통과하는 장딴지근이 길어져서, 발목의 발등굽힘을 제한한다(수동 불충분). 비록 이런 검사가 보행과 관련된 기능적 측정(입각기에서 무릎이 펴하고 발목관절이 발등굽힘하는)이지만, 기능적 측정은 관절 구조물에 의해 허용되는 가동범위를 결정하는 것과 동등하게 중요하다. 발목관절만 측정할 때는, 무릎관절을 굽힘한 채 발목관절을 측정하는 것이 가장 좋다. 무릎관절에서 장딴지근이 느슨해지면, 발등굽힘의 가동범위가 커지고, 장딴지근의 유연성에 영향을 받지 않는다.

발바닥굽힘의 가동범위는 30°~58°이다.[19,22,24,25] 발바닥굽힘의 가동범위는 무릎관절의 자세에 영향을 받지 않는데, 그 이유는 발등굽힘근이 무릎관절을 통과하지 않기 때문이다. 발등굽힘과 발바닥굽힘에 대한 이들 측정이 연구자, 사용된 기법, 그리고 조사 집단에 따라 약간씩 다르겠지만, 능동가동범위보다 수동가동범위가 더 크고, 또 노화로 인해 발목관절의 가동성이 감소된다는 것은 일반적인 사실이다.[26]

발목관절의 발등굽힘에 대한 정상 끝느낌은 뻣뻣한 느낌이다. 무릎이 굽힘되면, 인대성 구조물에 의해 제한이 일어나지만, 무릎이 폄될 때는 장딴지근의 길이나 저항 때문에 제한이 일어난다. 발바닥굽힘근의 끝느낌(end feel)은 관절주머니, 인대와 발등굽힘근의 저항 때문에 뻣뻣한 느낌을 갖는다.

관절운동형상학 / *Arthrokinematics*

이제 우리는 대부분의 관절가동기법(joint mobilization)에서 열린사슬과 관련된 발목다리관절의 관절운동형상학에 대해 설명할 것이다. 목말뼈는 발등굽힘과 발바닥굽힘 동안, 정강뼈와 종아리뼈에 의해 형성된 장부관절 내에서 구름(roll)과 활주(glide)할 것이다. 관절이 발등굽힘할 때, 목말뼈는 볼록–오목 법칙(convex-concave principle)에 의해 앞쪽으로 구름하고, 뒤쪽으로 활주할 것이다(그림 11.7). 발바닥굽힘을 할 때는 반대 운동이 일어난다: 즉, 목말뼈가 앞쪽으로 활주할 때, 목말뼈의 구름은 뒤쪽으로 일어날 것이다. 발목다리관절의 열림자세는 약 10°의 발바닥굽힘이고, 닫힘자세는 완전한 발등굽힘이다. 관절주머니가 가동성을 잃어버렸을 때 관찰되는 관절주머니패턴의 운동은 발등굽힘보다 발바닥굽힘이 더 크게 소실되는 것이다.

목말밑관절 / Subtalar Joint

발과 발목의 열린사슬 운동과 닫힌사슬 운동 중, 작지만 중요한 움직임이 모든 발목관절과 발허리관절에서 일어난다. 목말밑관절은 발활이 유연성을 유지할 수 있도록 순간적으로 변할 수 있어야 한다. 즉, 걷기나 달리기의 체중 흡수기 동안 힘을 흡수할 수 있어야 하고, 추진기 동안 발의 강직을 제공할 수 있어야 한다(그림 11.8). 손상, 융합술, 혹은 인공관절 대치술 때문에 목말밑관절이 가동성을 잃는다면, 이런 작은 움직임의 기능 소실이 일어날 것이다. 기능이 소실된 관절에 의해 흡수되는 힘은 운동사슬을 따라 전달되어야 하고, 결국에는 무릎관절과 발의 다른 관절에서 보상적인 과가동성을 생산해야 한다.[27]

앞에서 언급했듯이, 발꿈치뼈의 위쪽 관절면은 목말뼈의 아래쪽 관절면과 관절을 이루는 3개의 파셋을 가지고 있다: 뒤쪽, 중간 및 앞쪽 파셋. 발꿈치뼈의 뒤쪽 파셋은 볼록하고(그림 11.9), 중간 파셋과 앞쪽 파셋은 오목하다. 이런 해부학적 형태는 발꿈치뼈에 대한 목말뼈의 앞쪽 변위나 뒤쪽 변위를 제한한다. 목말밑관절은 2개의 관절주머니를 가지고 있다. 첫 번째 관절주머니는 목말뼈와 발꿈치뼈의 뒤쪽 파셋을 감싸고 있고, 두 번째 관절주머니는 목발발배관절 뿐만 아니라, 목말밑관절의 중간 파셋과 앞쪽 파셋을 감싸고 있다. 그러나 목말발배관절은 목말밑관절의 일부로 고려되지만, 가로발목관절의 일부이다. 표 11.1은 목말밑관절을 지지하는 인대를 설명하고 있다.

원뿔꼴 고랑은 목말굴을 형성하기 위해 목말뼈의 뒤쪽 관절면과 중간 관절면 사이를 지나간다. 이 고랑 혹은 발

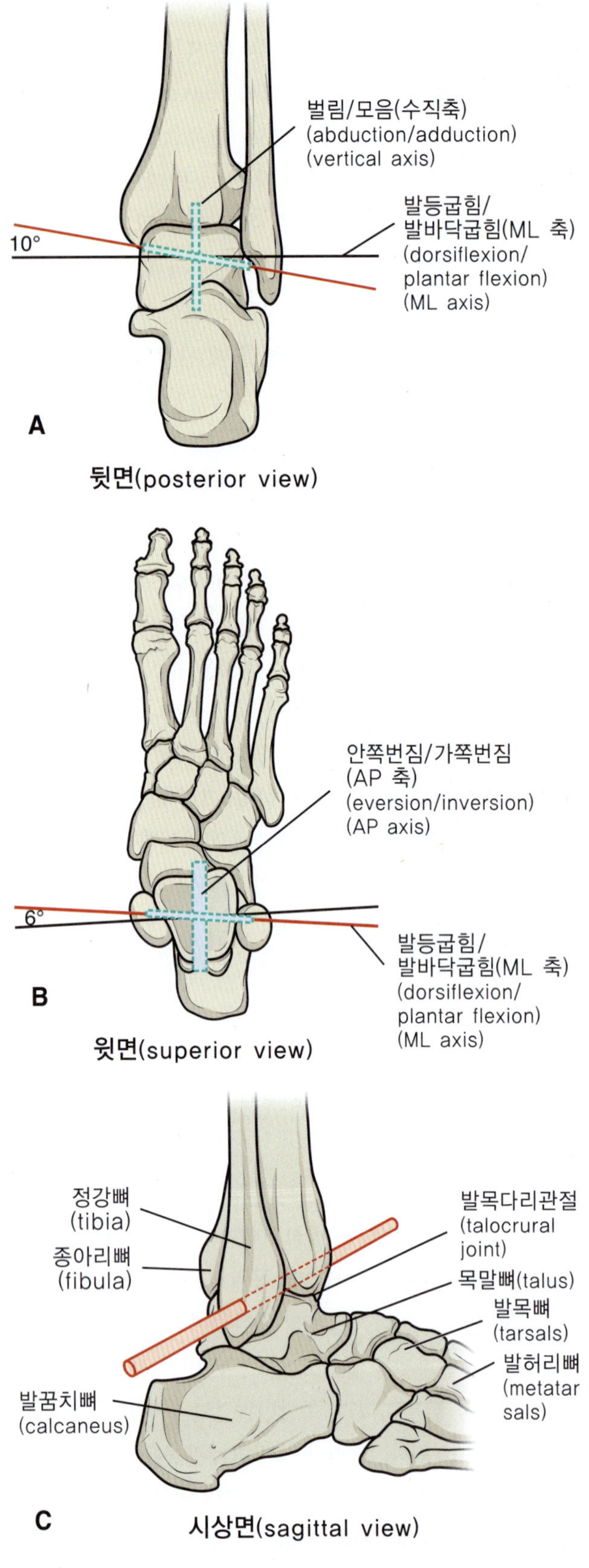

그림 11.6. 발바닥굽힘-발등굽힘의 축. 발목다리관절의 A) 이마면, B) 윗면, C) 시상면. A와 B의 적색선은 관절의 실제축을 의미하고, 흑색선은 운동의 기본축을 의미한다.

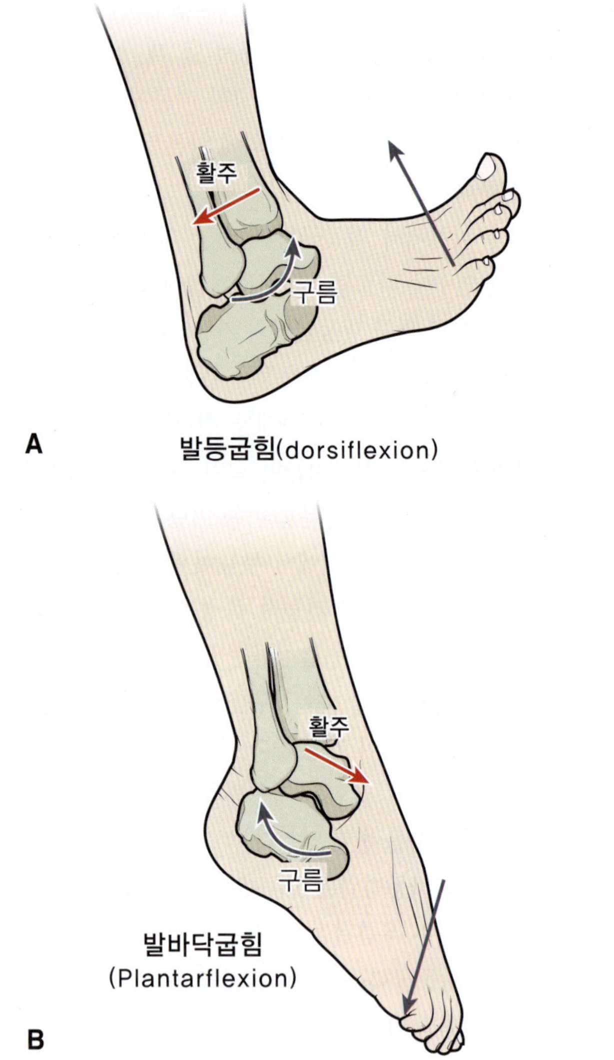

그림 11.7. 발목다리관절의 관절운동형상학. 열린사슬에서, 목말뼈의 구름(roll)과 활주(slide)는 A) 발등굽힘과 B) 발바닥굽힘 동안 반대 방향으로 일어난다.

목 터널은 발목의 가쪽에 있는 목말굴에서 시작해 안쪽복사뼈와 목말받침돌기 사이의 발목 안쪽면까지 이어지고, 또 목말밑관절의 뒤쪽 관절주머니와 앞쪽 관절주머니를 분리시킨다. 목말굴(sinus tarsi)은 고랑의 가장 넓은 부위이고, 가쪽복사뼈 바로 앞에 위치한다(그림 11.10). 짧고 두껍고 강한 뼈사이목말발꿈치인대와 목인대는 목말굴의 길이를 지나가고, 목말뼈와 발꿈치뼈를 견고하게 연결하는 강한 힘을 제공한다(그림 11.11). 목말굴 안에 있는 이들 인대와 지방조직은 소뇌까지 전달되는 많은 신경수용기와 신경섬유를 가지고 있다.[28] Valenti[28]는 이런 신경 분포와 부가적인 임상 증거 및 EMG 증거들을 근거로, 뼈사

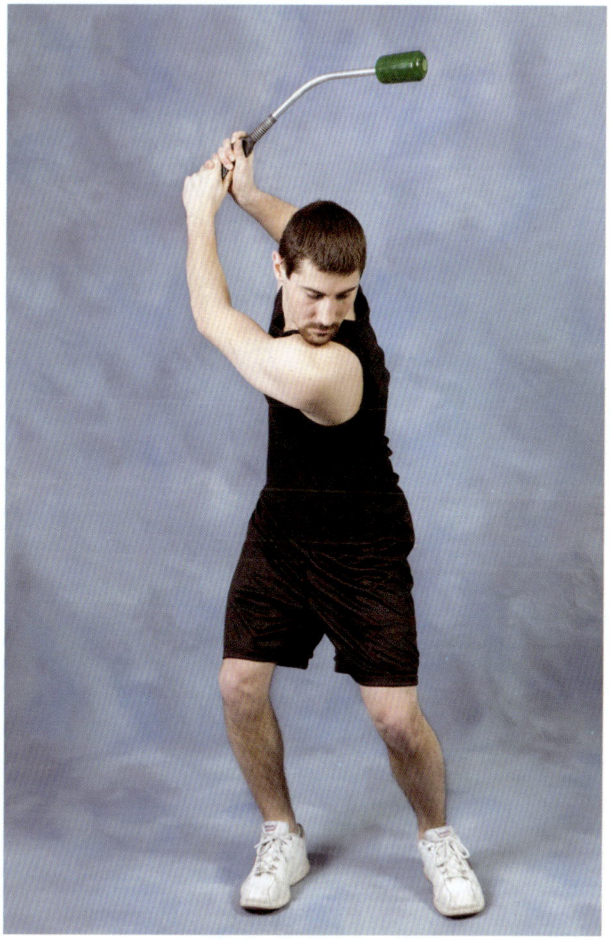

그림 11.8. 발과 발목은 여러 가지 닫힌사슬 운동 동안 다양한 스트레스를 받고, 순간적으로 그 스트레스에 순응해야 한다.

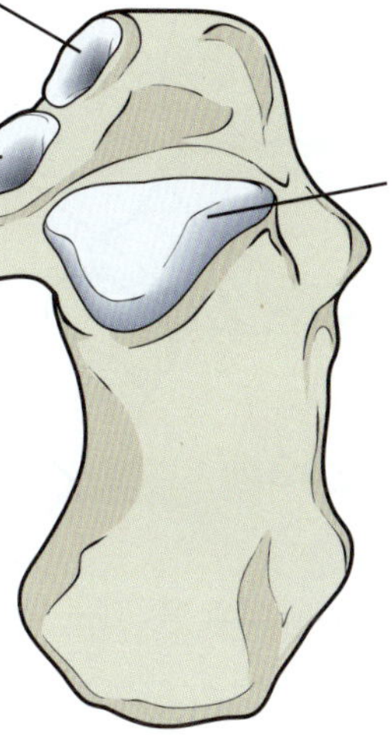

그림 11.9. 발꿈치뼈의 등쪽 관절면은 목말뼈의 아래쪽 면과 관절을 이루는 여러 파셋들을 보여주고 있다. 발꿈치뼈의 뒤쪽 파셋은 볼록하고, 발꿈치뼈의 중간 파셋과 앞쪽 파셋은 오목하다.

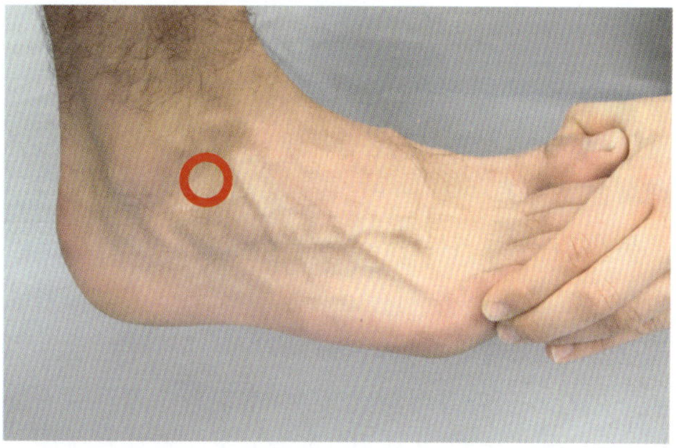

그림 11.10. 발목의 가쪽면에 있는 목말굴은 원뿔꼴 발목 고랑의 가장 넓은 입구이다. 이 고랑은 발목의 안쪽면과 비스듬하게 다리고, 안쪽복사뼈와 목말받침돌기 사이에 있는 작은 입구에서 끝난다.

이인대가 닫힌사슬 운동에서 빠른 반사 반응을 담당하는 목말밑 고유수용성 중추라는 가설을 냈다.

운동형상학 / *Kinematics*

발목다리관절에서처럼, 목말밑관절도 기본 운동면에서 움직이지 않고, 다면운동(multiplanar motion)을 일으키

실습 포인트

PRACTICE POINT

일반적으로 가쪽 발목 삠은 발목관절의 고유수용성 감각을 손상시킨다. 임상가는 발목 삠의 병력을 가진 사람에게서 균형 결핍의 문제를 찾고 있다. 발목 삠 이후 완전한 재활 프로그램의 일부로서, 균형과 민첩성을 회복시키기 위해 고유수용성 운동을 포함시키고 있다.[29–32]

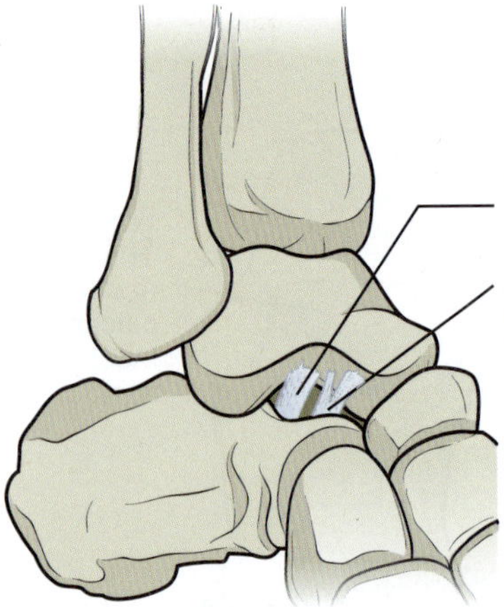

그림 11.11. 뼈사이인대와 목인대는 목말뼈와 발꿈치뼈를 함께 고정하는 인대이다.

는 축을 중심으로 움직인다.[33] 비록 목말밑관절이 다면운동을 하지만, 기본 축과 비스듬하게 정렬된 단일 축을 가지고 있다. 목말밑관절의 3면축은 발꿈치뼈의 가뒤쪽에서 시작하여 앞위안쪽 방향으로 목말밑관절과 그림 11.12에서 볼 수 있는 목말뼈목의 위안쪽면을 통과한다.[34-37] 여러 학자들이 목말밑관절축의 정확한 각도를 측정했다. 다양한 방법들이 이용되었지만, 그들의 결과는 비슷했다. 목말밑관절축의 위치는 시상면에서 약 45°(± 5°), 가로면에서 25°(± 9°)였다.[11,36,38,39]

목말밑관절의 가동범위는 사체와 정상인의 3면축을 중심으로 한 돌림 혹은 나사 운동을 통해 연구되었다. 목말밑관절의 가동범위는 연구자에 따라 5° − 65° 라는 넓은 범위를 가지고 있다.[38] 이렇게 상이하게 나타난 결과는 사용된 방법, 연구 조건, 조사 집단과 분석의 정확성 등에서 큰 차이를 보였기 때문이다. 정밀하게 적용된 한 연구에 따르면, 안쪽번짐과 가쪽번짐이 각각 30°와 18° 였다.[40] 이 연구와 다른 연구들에 의해 증명되었듯이, 몇몇 임상자와 연구자들은 안쪽번짐과 가쪽번짐의 전체 가동범위에서 그들의 비율이 약 2:1 혹은 3:2의 비율이었다고 한다.[11,35,41-45] 목말밑관절의 가동범위가 이렇게 폭넓게 나타나는 이유 중 하나는 목말밑관절이 발목다리관절과 분리되어 독립적으로 일어나지 않기 때문이다. 기능적 움직임에서 발목다리관절 운동과 목말밑관절의 운동을 분리시키는 것은 매우 어렵다. 이들 관절사이의 관계는 본 장의 뒤 단락에서 설명할 것이다.

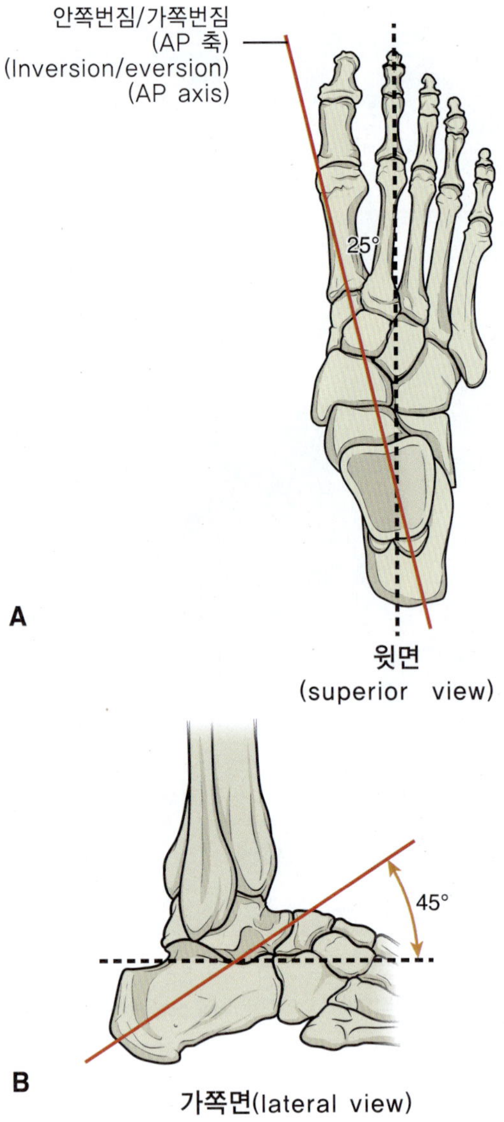

그림 11.12. 목말밑관절의 운동축. 운동축은 비스듬하게 달리는 축이고, 발꿈치뼈의 뒤가쪽에서 목말굴을 통과해 앞위쪽과 안쪽 방향으로 달린다. 검은 점선은 운동의 실제 축이고, 빨간선은 안쪽번짐–가쪽번짐의 기본 축이다.

관절운동형상학 / Arthrokinematics

가장 큰 목말발꿈치관절의 파셋은 열린사슬일 때, 오목한 목말뼈 위에서 움직이는 볼록한 발꿈치 관절면을 가지고 있다. 그러므로 이 관절의 관절운동형상학은 볼록–오목 법칙을 따른다. 다른 말로 표현하면, 발꿈치뼈가 안쪽번짐할 때, 발꿈치뼈는 가쪽으로 활주하고, 가쪽번짐할 때 안쪽으로 활주한다(그림 11.13). 목말뼈를 고정하고, 수동으로 발꿈치뼈를 앞쪽과 뒤쪽으로 활주하고, 면쪽으로 견인할 수 있다.

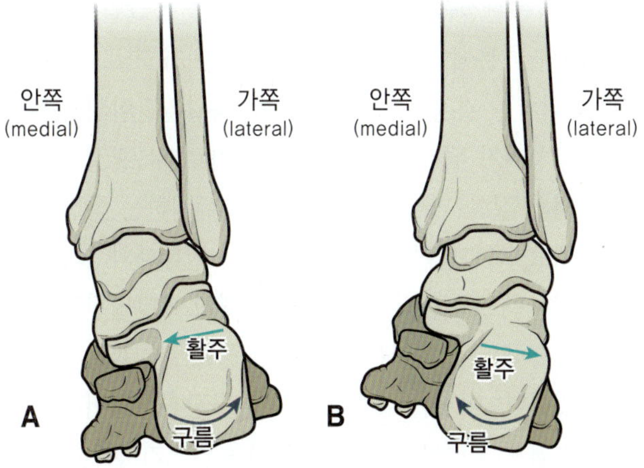

그림 11.13. 목말밑관절의 관절운동형상학. 구르기와 활주는 서로 반대 방향으로 움직인다. 열린운동사슬에서 A) 목말밑관절의 가쪽번짐과 B) 목말밑관절의 안쪽번짐.

가로발목관절 / Transverse Tarsal Joint

가로발목관절은 중간발목관절 혹은 **Chopart 관절**로 불린다. 위에서 바라볼 때, 이 관절면의 선은 S 자 모양이고, 두 관절면(목말발배관절과 발꿈치입방관절)에 의해 형성된다(그림 11.14). 그러나 이들 관절의 독자적인 운동은 일어나지 않는다. 그러므로 이 관절이 두 관절로 구성되어 있지만, 하나의 관절처럼 움직인다. 가로발목관절을 공부하기 전에, 이 관절을 구성하는 각 관절들을 먼저 간단하게 언급하고자 한다.

목말발배관절 / Talonavicular Joint

목말발배관절은 둥근 목말뼈머리가 오목한 발배뼈와 관절을 이루는 구관절이다(그림 11.14B). 목말발배관절의 관절주머니는 2개의 앞목말발꿈치관절을 둘러싸고 있는 관절주머니와 동일하다. 이들 관절의 인대를 자세히 알고 싶으면, 표 11.1을 참고하기 바란다. 이 관절주머니의 아래쪽 면은 스프링인대에 의해 보호 및 지지되고 있다. 스프링인대는 바닥쪽 발꿈치발배인대라고 불리고, 목말뼈에 인접한 관절면에 섬유연골성 라이닝을 가진 두껍고 비탄성을 가진 삼각형 인대이다.[46] 이 인대는 목말뼈머리를 지지해 주는 판 모양 혹은 해먹 모양의 인대이다. 선 자세일 때, 발에 걸리는 체중이 목말뼈머리를 바닥쪽으로 밀어내는데, 이때 스프링인대가 목말뼈머리의 위치를 유지시키고, 또 세로활의 정렬을 지지해 준다.[5]

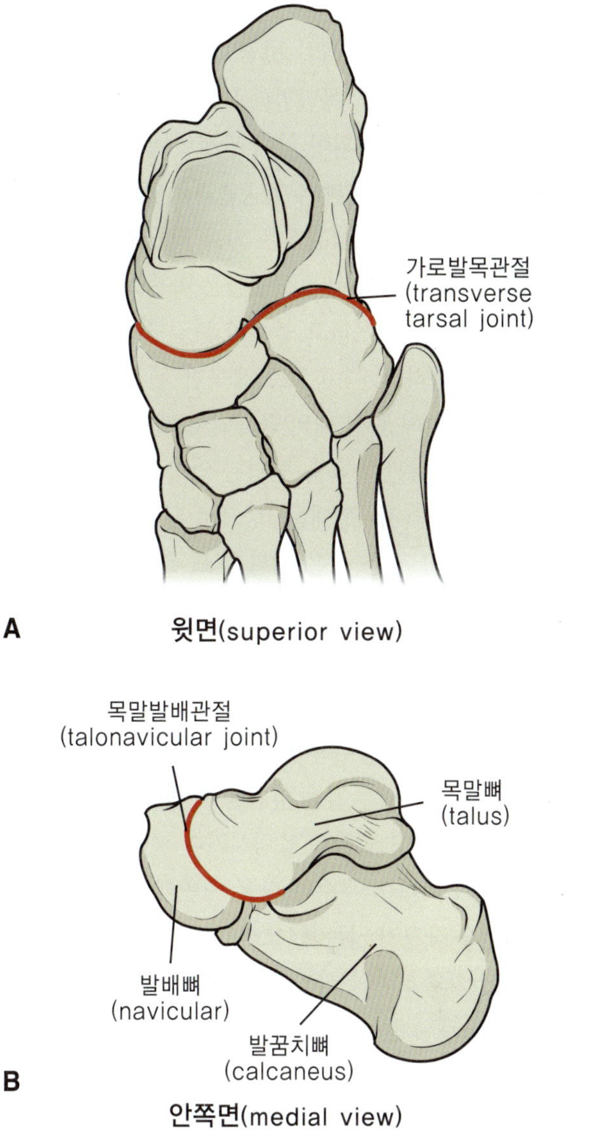

그림 11.14. 가로발목관절. 가로발목관절의 2 관절로는 안쪽의 목말발배관절과 가쪽의 발꿈치입방관절이 있다. A) 가로발목관절은 S자 모양이다. 발꿈치입방관절은 관절의 디자인 때문에 움직임이 거의 일어나지 않는다. B) 목말발배관절은 구관절이기 때문에, 발꿈치입방관절 보다 움직임이 많다.

스프링인대는 목말받침돌기의 앞쪽이나 발배뼈결절의 뒤쪽에서 촉진될 수 있다. 목말받침돌기와 발배뼈결절 사이의 발활 밑에 약간의 압력을 적용하면, 스프링인대의 위치를 확인할 수 있다. 이 관절의 가동성을 확인하는 방법은 목말뼈를 고정하고, 발뒤쪽을 중심으로 발배뼈나 발중간을 돌림시킴으로써 알 수 있다: 발배뼈는 목말뼈에 대해 쉽게 돌림되는데, 그 이유는 이 관절의 모양 때문이다.

발꿈치입방관절 / *Calcaneocuboid Joint*

목말발배관절과는 달리, 발꿈치입방관절은 자신만의 관절주머니를 가진다. 목말발배관절과는 달리, 발꿈치입방관절은 쐐기구조로 되어 있어 관절의 움직임이 거의 일어나지 않는다. 발꿈치뼈의 앞쪽면과 입방뼈의 뒤쪽면으로 이루어진 발꿈치입방관절은 서로 맞물려 있는 가로발목관절의 가쪽을 형성한다. 그것들은 마주 보는 서로의 관절면에 상응하는 오목하고 볼록한 관절면을 가지고 있어 수직으로 볼록하고, 수평으로 오목한 관절을 형성한다. 그리고 이로 인해 관절 내의 움직임이 제한된다.[47] 발꿈치입방관절은 안장관절 혹은 변형된 안장관절이다. 발꿈치입방관절의 주요 지지인대는 2층으로 된 발바닥인대이다: 얕은 층은 길고 깊은 층은 짧다.[47] 표 11.1은 발꿈치입방관절의 인대에 대해 자세히 설명하고 있다.

운동형상학 / *Kinematics*

가로발목관절은 발뒤쪽에 대한 발앞쪽의 운동에 참여한다. 가로발목관절은 발을 엎침할 때 발의 세로활을 내림시키고, 뒤침할 때 발활을 올림시킨다. 한편, 중간발목관절은 발이 접촉하는 무수히 많은 지면에 맞게 조정할 수 있도록 발을 잠그지 않는다. 그리고 서기, 걷기, 달리기 및 점핑 동안 체중부하의 힘을 흡수한다. 역으로, 몸을 앞쪽이나 위쪽으로 추진할 때는 중간발목관절이 꽉 잠기게 되어 힘을 전달하는 강한 지레대 역할을 한다.

가로발목관절이 2 관절로 구성되어 있기 때문에, 그들의 운동은 복잡하고, 2개의 축을 중심으로 돌림을 한다. 한 축은 목말밑관절 가까이에 있는 세로축으로써, 세로면에서 안쪽으로 약 10°, 가로면에서 위쪽으로 약 15°에 위치한다(그림 11.15A).[36] 세로축(수직축)을 중심으로 움직이는 중간발목관절의 운동은 안쪽번짐과 가쪽번짐이다. 발목다리관절에서처럼, 다른 축은 빗축으로서 가로면에서 위쪽으로 50°(52°), 세로면에서 안쪽으로 57°에 위치한다(그림 11.15B). 빗축을 중심으로 일어나는 운동은 발앞쪽의 벌림과 발등굽힘, 그리고 모음과 발바닥굽힘이 있다.[11] 가로발목관절의 2 축은 엎침되어 있을 때 서로 평행하게 달리고, 뒤침되어 있을 때 서로 교차된다; 이들 축의 상대적 위치는 중간발목관절의 열림(축이 평행하게 달린다)과 잠김(축이 교차된다)을 제공한다(그림 11.16).

가로발목관절을 이루는 뼈의 절반이 목말밑관절에도 참여하기 때문에, 목말밑관절의 뼈 위치가 가로발목관절의 뼈 위치를 결정한다. 예를 들어, 목말밑관절의 목말뼈와 발꿈치뼈가 뒤침으로 움직일 때, 가로발목관절을 구성하는 뼈의 절반(발배뼈와 입방뼈)도 뒤침하는 쪽으로 당기게 되고, 목말밑관절이 엎침할 때는 발배뼈와 입방뼈가 엎침하는 쪽으로 움직이게 된다. 그래서 목말밑관절이 뒤침과 엎침하는 것 보다는, 다른 관절들이 뒤침과 엎침하게 되는 것이다: 이것은 실제로 목말밑관절에서 일어나는 뒤침과 엎침보다 훨씬 큰 뒤침과 엎침을 일으키기 위해 이들 모든 관절의 움직임을 전부 일으킨다. 이런 정렬은 발이 어떤 지면에 닿든 간에 발의 순응을 허용한다.

가로발목관절의 운동 경우에는 축의 빗각 때문에 실제로 3개의 운동면에서 운동이 일어난다. 이들 운동을 단독으로 분리시키기도 어렵고 측정하기도 어렵다. 임상적인 관점에서 볼 때, 발이 엎침과 뒤침하는 동안, 각 관절의 개별 운동을 일일이 측정할 필요는 없다. 발목다리관절의 먼쪽에 있는 모든 관절은 목말발배관절과 함께 엎침과 뒤침에 참여하여 가장 큰 돌림을 일으킨다. 목말밑관절에서처럼, 뒤침과 엎침의 비율은 약 2:1 혹은 3:2이다.

관절운동형상학 / *Arthrokinematics*

여러분이 생각하듯이, 중간발목관절이 2개의 관절로 되어 있기 때문에, 관절운동형상학은 복잡하다. 그래서 우리는 이들 관절을 분리하여 접근하는 것이 더 쉬울 것이다. 목말발배관절이 볼록한 몸쪽관절면 위에서 움직이는 오목한 먼쪽관절면을 가지고 있기 때문에, 관절의 활주와 구름의 방향은 같은 방향으로 일어난다. 그러므로 발배뼈가 목말뼈 위에서 구름하거나 움직일 때, 발배뼈는 같은 방향으로 활주한다. 발꿈치입방관절이 안장관절이기 때문에, 입방뼈와 발꿈치뼈의 서로에 대한 구름이나 활주는 입방뼈가 발꿈치뼈 위에서 움직이는 운동 방법에 따라 달라진다. 다행스럽게도, 굽힘과 폄을 할 때는 입방뼈가 발배뼈처럼 오목하고, 발꿈치뼈가 목말뼈처럼 볼록하다. 그러므로 발꿈치입방관절의 구름과 활주도 발등굽힘과 발바닥굽힘하는 목말발배관절처럼 같은 방향으로 일어난다(그림 11.17). 이런 점은 임상가가 제한된 중간발목관절을 가동시킬 때 중요하게 고려되는 상황이다: 임상가는 2

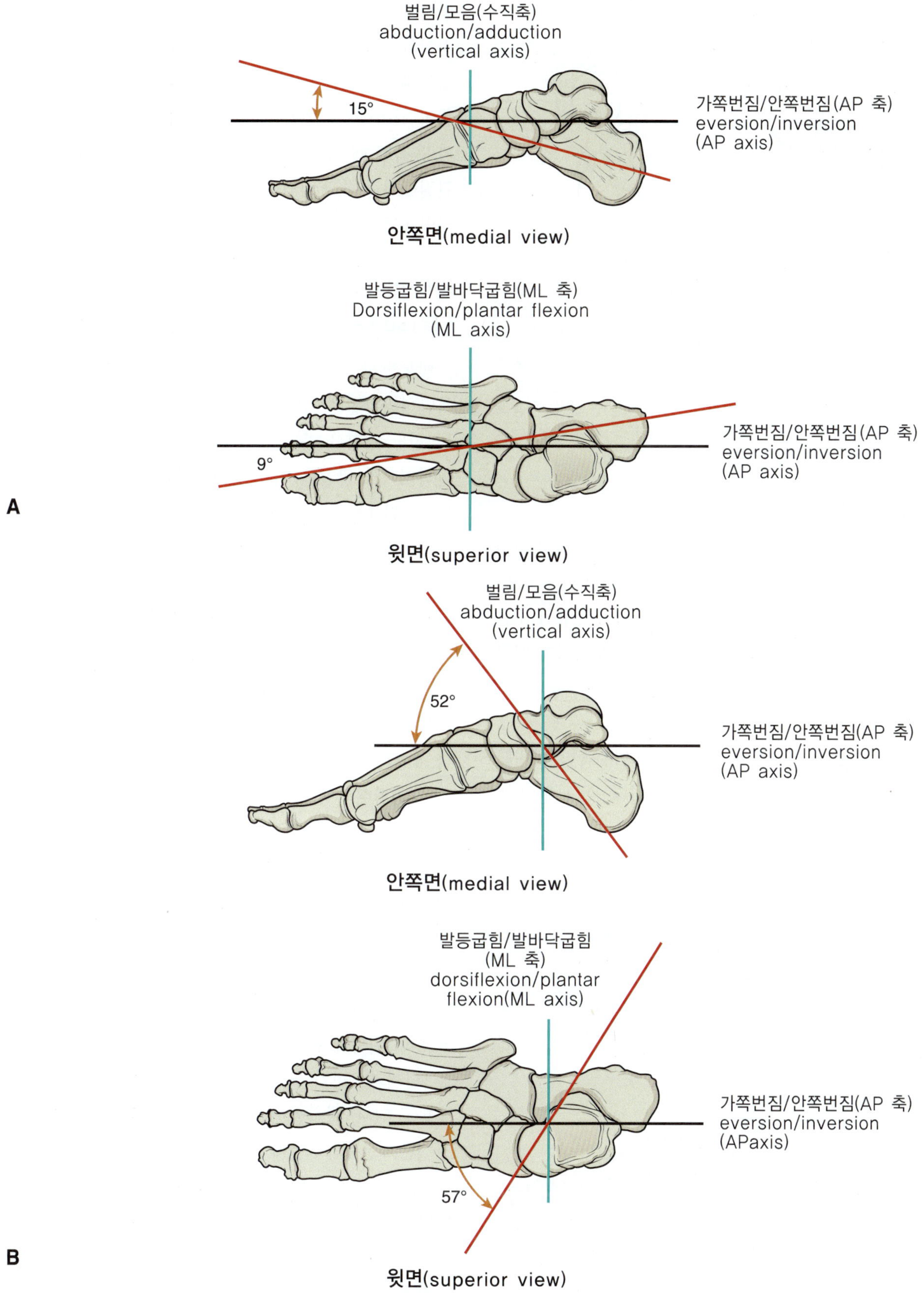

그림 11.15. 가로발목관절의 축. 가로발목관절에는 2개의 운동축이 존재한다: A) 가로축, B) 빗축. 각 그림에서, 빨간선은 관절의 실제 축을 의미하고, 푸른선과 검은선은 기본 축을 의미한다.

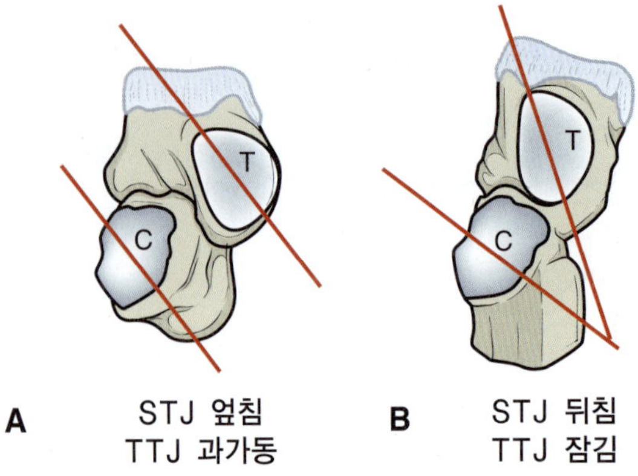

그림 11.16. 가로발목관절의 2 관절 운동축의 상대적 위치는 관절 가동성에 영향을 준다. A) 가로발목관절이 엎침될 때, 목말발배관절의 축과 발꿈치입방관절의 축이 평행하게 달려, 관절의 움직임이 자유롭게 일어난다. B) 가로발목관절이 뒤침될 때, 2 운동축은 수렴되고, 관절이 잠기고 운동이 제한된다. T = 목말뼈, C = 발꿈치뼈, STJ = 목말밑관절, TTJ = 가로발목관절.

개의 관절을 가동시키고자 할 때, 이들 관절을 분리해서 가동시키기 보다는 하나의 관절로 고려해서 가동시키면, 좋은 결과를 얻을 수 있다. 발꿈치입방관절이 벌림과 모음을 할 때는, 입방뼈가 볼록하고 발꿈치뼈가 오목하기 때문에, 발꿈치입방관절이 한 방향으로 구름이나 운동할 때, 활주는 반대방향으로 일어난다.

가로발목관절의 관절주머니 패턴으로, 발등굽힘, 발바닥굽힘, 모음 및 안쪽돌림의 제한이 일어난다. 이 관절의 열

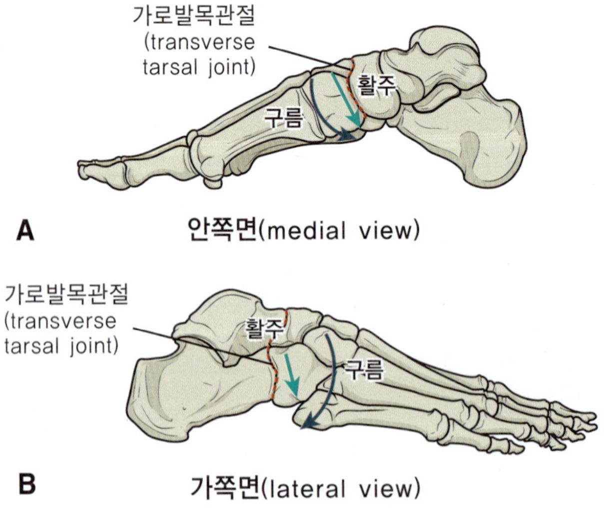

그림 11.17. 가로발목관절의 관절운동형상학. 중간발목관절의 2개 관절에서 발바닥굽힘-발등굽힘의 구름이나 운동은 활주와 같은 방향으로 일어난다.

림자세는 각 운동의 중간 범위이고, 닫힘자세는 완전한 뒤침이다.[49] 엎침 자세일 때, 발목뼈들이 더 유연해진다. 고정된 뼈 위에서 인접한 다른 뼈가 움직일 때 작은 활주운동이 일어날 수 있다. 한 뼈가 고정되고, 그 위에 다른 뼈가 움직일 때 목말발배관절, 발꿈치입방관절 및 발배쐐기관절에서 등쪽과 바닥쪽의 활주가 일어날 수 있다. 쐐기뼈 사이에는 움직임이 거의 일어나지 않는다.

발목발허리관절 / Tarsometatarsal Joints

발목발허리관절은 발뒤쪽과 발앞쪽을 연결시킨다. 발목발허리관절은 가로발허리활을 형성하고,세로활에도 어느 정도 영향을 준다.[50] 입방뼈와 3개의 쐐기뼈가 5개의 발허리뼈와 관절을 이루어, **발목발허리관절**을 형성한다(그림 11.1). 발목발허리관절은 Lisfranc **관절**이라고도 하며, 이것은 나폴레옹 군대의 군인이 끈에 발이 묶인 채로 말에서 떨어졌을 때, 발목발허리관절에서 손상이 발생함을 발견한 프랑스 외과의사의 이름에서 **유래된** 것이다. 이들 관절의 개별 관절은 윤활관절인 평면관절이다. 1번, 2번, 3번 발허리뼈는 각각 안쪽쐐기뼈, 중간쐐기뼈, 가쪽쐐기뼈와 관절을 이루어 자신의 발목발허리관절을 이룬다. 4번과 5번 발허리뼈는 해당 발목발허리관절을 이루기 위해 입방뼈의 먼쪽면과 관절을 이룬다. 1번 발목발허리관절은 발목발허리관절 중에서 가장 큰 관절이고, 자신만의 관절주머니를 가지고 있다. 안쪽쐐기뼈와 가쪽쐐기뼈 사이와 2번 발허리뼈와 중간쐐기뼈 사이에 의해 형성된 장부관절은 2번 발허리뼈바닥을 위해 안정되고 강한 관절을 형성한다: 이런 형태는 두 번째 발허리뼈의 움직임을 조금만 허용한다. 이 관절은 다른 발허리관절보다 발목 쪽으로 더 뒤쪽에 위치한다.

2번째와 3번째 발허리관절은 하나의 관절주머니를 공유하고 있다. 발목발허리관절 중에서 가장 가동성이 좋은 관절은 4번째와 5번째 발목발허리관절이다. 이들 2 관절은 하나의 관절주머니를 공유하고, 약 10° 의 발등굽힘-발바닥굽힘과 뒤침-엎침[51]을 가지고 있다. 이들 관절을 지지하는 인대는 표 11-1에 목록되어 있다.

레이(ray)는 발앞쪽의 기능적 단위이다. 3개의 안쪽 레이는 쐐기뼈들과 그들에 해당하는 발허리뼈로 구성된다.

그러므로 1번 레이는 안쪽쐐기뼈와 1번 발허리뼈에 의해 형성되고, 2번 레이는 중간쐐기뼈와 2번 발허리뼈에 의해 형성되고, 3번 레이는 가쪽쐐기뼈와 3번 발허리뼈에 의해 형성된다. 4번 레이는 4번 발허리뼈, 5번 레이는 5번 발허리뼈에 의해 형성된다.

2번 발허리뼈는 발허리뼈 중에서 가장 움직임이 적고, 발앞쪽의 기준으로 이용된다. 2번 레이도 보행 동안 발끝을 밀 때 안정한 판으로 작용한다. 발 앞쪽의 안쪽은 가쪽보다 제한된 가동성을 가진다. 1번 레이는 움직임이 적고, 주로 굽힘과 폄을 허용한다: 1번 레이의 가동성은 2번 레이를 중심으로 이루어지는 안쪽 발앞쪽의 돌림을 허용하여, 다양한 지면에 발이 적응하도록 만든다. 1번 레이의 발등굽힘은 발의 안쪽번짐과 함께 일어나고, 반면 발바닥굽힘은 가쪽번짐과 함께 일어난다. 가쪽 발앞쪽은 가장 큰 가동성을 가지고 있는데, 그 이유는 발허리뼈바닥이 안쪽 발앞쪽 만큼 타이트하게 끼워져 있지 않기 때문이다.

발목발허리관절은 거의 평면관절이다. 그러나 그것들의 가동성은 이웃한 발허리뼈들이 가깝게 위치하기 때문에 제한된다. 발목발허리관절의 운동이 제한되지만, 1번 발목발허리관절은 가장 뚜렷한 운동을 가지고 있고, 발의 기능에 중요한 역할을 한다. 1번 발목발허리관절의 운동으로는, 시상면의 발바닥굽힘(굽힘)과 발등굽힘(폄)과, 이마면의 작은 안쪽번짐과 가쪽번짐, 가로면의 매우 작은 벌림과 모음 등이 있다. 1번 발허리뼈가 발바닥굽힘할 때, 대개 가쪽번짐이 일어나고, 반대로 발등굽힘할 때 안쪽번짐이 일어난다.[52]

발허리사이관절 / Intermetatarsal Joints

발목발허리관절에서 설명되었듯이, 발허리사이관절은 각 발허리뼈바닥이 인접한 발허리뼈바닥과 관절을 이루는 것이다. 사실 2번 발허리뼈바닥과 3번 발허리뼈바닥 사이, 그리고 3번 발허리뼈바닥과 4번 발허리뼈바닥 사이에는 윤활관절이 있다. 비록 1번 발허리뼈바닥과 2번 발허리뼈바닥 사이에는 윤활관절이 없지만, 인대들이 두 구조물을 연결하고 있다. 표 11-1은 이들 인대에 대한 정보를 제공하고 있다. 이웃한 발허리뼈바닥 사이의 이런 관계는 이웃한 발허리뼈 사이와 관련된 운동을 제공하고 있고, 이들 구조물을 연결하는 인대들은 그 구조물을 지지한다.

1번, 3번, 4번 및 5번 발허리뼈는 가장 안정된 2번 발허리뼈를 중심으로 돌림을 한다. 손가락과 손허리뼈의 움직임이 3번 손허리뼈를 기준으로 일어나듯이, 이들 뼈의 안쪽번짐과 가쪽번짐도 몸의 정중선이 아니라 2번 발허리뼈를 중심으로 일어난다. 발목뼈사이관절처럼, 이들 발허리사이관절도 고정된 뼈 위에서 이웃한 뼈가 운동을 할 때 등쪽 활주와 바닥쪽 활주가 일어난다. 발허리뼈머리는 한 분절이 되면 서로를 중심으로 짧은 원호로 움직일 수 있고, 또 견고한 2번 발허리뼈를 중심으로 여러 발허리뼈가 함께 원호를 그리면서 움직일 수도 있다. 이와 같은 운동은 발목발허리관절에서 일어나고, 가로발허리인대와 그것들의 구조물에 의해 가동성이 제한될 수 있다. 표 11-1에서 알 수 있듯이, 이들 인대는 발허리뼈머리 사이에 붙어서, 발허리뼈머리의 "벌림(splaying)"을 제한한다.

발허리발가락관절과 마디뼈사이관절 / Metatarsophalangeal and Interphalangeal Joints

이들 관절은 손가락의 관절과 비슷하다. 발허리뼈머리의 볼록한 관절면은 발허리발가락관절(MTP)을 형성하기 위해 오목한 몸쪽마디뼈바닥과 관절을 이룬다. 이들 관절은 양축성이고, 시상면과 가로면에서 운동이 일어난다. 손허리손가락관절(MCP)의 굽힘은 90° 이고 젖힘은 0° - 30° 이다. 그러나 발허리발가락관절에서는 이들 관계가 역전된다: 젖힘은 90° 이고, 굽힘은 30° - 45° 이다. 발꿈치가 지면에서 떨어지는 보행의 입각기 말기 때나 발가락 서기 할 때, 젖힘의 큰 범위가 요구된다. 근육이 이런 작용을 하더라도, 발가락의 벌림과 모음은 손의 것보다 가동범위가 적고 근육의 조절이 적은 편이다.

발가락의 마디뼈사이관절(IP)는 손가락의 마디뼈사이관절과 비슷하다. 이들 관절은 자유도가 1인 경첩관절이다. 1번 발가락, 엄지 발가락은 몸쪽마디뼈와 먼쪽마디뼈를 가지고 있고, 나머지 발가락은 몸쪽마디뼈사이관절과 먼쪽마디뼈사이관절을 가지고 있다. 손가락과 비슷하게, 이들 마디뼈사이관절은 관절주머니를 보강해 주는 곁인대를 가지고 있다. 표 11-1은 마디뼈사이관절의 인대들을 수록하고 있다.

발가락과 손가락은 관절운동형상학적 관점에서 볼 때 다른 유사점과 차이점을 가지고 있다. 엄지발가락의 발허리발가락관절의 닫힘자세는 젖힘이고(보행의 발끝 밀기 동안 입각기 끝에서), 나머지 발가락의 닫힘자세는 최대 굽힘이다. 모든 손가락의 손허리손가락관절은 동일한 닫힘자세를 가지고 있다: 엄지손가락의 닫힘자세는 최대 폄이고, 다른 손가락의 손허리손가락(MCP)관절의 닫힘자세는 최대 굽힘으로서, 물체를 견고하게 잡는데 필요하다.[49] 엄지발가락의 발허리발가락관절과 엄지 손가락의 손허리손가락관절은 비슷하다(비록 그 관절들이 반대 자세를 취하고 있지만). 그 이유는 힘생산이 요구될 때 가장 안정된 자세를 취하기 때문이다. 비록 모든 손허리손가락관절의 열림자세가 약간의 폄(10°)이지만, 발허리발가락관절의 열림자세는 약간의 굽힘이다. 그러나 발허리발가락관절과 손허리손가락관절은 똑같은 관절주머니 패턴(굽힘 소실)을 가지고 있다. 관절주머니 패턴의 제외는 엄지발가락에서 일어나고, 엄지발가락은 굽힘 보다 폄의 가동범위 소실이 더 크다.

손가락과 발가락의 마디뼈사이관절은 유사점과 차이점을 가지고 있다. 손과 발의 마디뼈사이관절의 닫힘자세는 완전한 폄이다. 그리고 손과 발의 열림자세는 똑같고, 약간 굽힘된 자세이다. 비록 손가락과 발가락의 관절주머니 패턴이 모든 방향에서의 운동 제한을 갖지만, 발가락은 폄의 가동성이 더 많이 제한되는 반면, 손가락은 굽힘의 가동성이 더 많이 제한된다.

발목과 발의 근육

Muscles of the Ankle and Foot

발목관절을 지나가는 근육들은 정강뼈와 종아리뼈에 붙는 부착점을 가지고 있다. 그러나 장딴지근과 넙다리빗근의 몸쪽 부착점은 넙다리뼈에 있다. 목말뼈에는 근육의 부착점이 없기 때문에, 다리에서 발까지 가는 근육은 발목관절과 목말밑관절에서 동시에 작용한다. 손에서처럼, 발가락이 발목관절 위에서 시작하는 외재근과 발 안에서 시작하는 내재근에 의해 조절되고 움직인다.

발목관절이나 발목과 발가락에 작용하는 외재근은 3 그룹으로 나누어진다: 뒤쪽 근육, 가쪽 근육, 앞쪽 근육.

뒤쪽 근육군 / Posterior Group of Muscles

뒤쪽 근육은 다시 얕은 층과 깊은 층으로 나누어지고, 얕은 층의 근육은 장딴지근, 가자미근 및 넙다리빗근이 있다. 깊은 층 근육으로는 긴발가락굽힘근과 뒤정강근이 있다. 표 11-2는 이들 근육에 대한 정보를 제공하고 있다. 즉, 몸쪽 부착점, 먼쪽 부착점, 신경지배 및 기능 등이 수록되어 있다. 표의 정보들은 각 근육을 어떻게 촉진하는지를 알려주고 있다. 이들 정보는 운동학적 정보가 아니라 해부학적 정보이기 때문에, 이 표는 여러분에게 복습의 기회를 제공한다. 다른 근육이나 관절과 관련된 이들 근육의 정보는 다음 단락에서 설명되고 있다.

장딴지근 / *Gastrocnemius*

장딴지근(G, *gaster*, 힘살, *kneme:* 무릎)은 장딴지 근육 중에서 가장 큰 근육이다. 근육의 몸쪽부착점은 무릎관절의 관절주머니에 부분적으로 붙어 있다. 장딴지근의 안쪽갈래가 가쪽갈래보다 크고, 안쪽갈래의 힘살이 가쪽보다 더 내려가 있다(그림 11.18).

가자미근 / *Soleus*

장딴지근과 같이, 가자미근(L, *soles,* 샌들 바닥을 의미한다)은 다리의 얕은 층에 속한다. 장딴지근과 가자미근은 머리가 3개라는 의미인 **종아리세갈래근**이라고 불린다. 가자미근은 장딴지근과 넙다리빗근의 밑에 위치하고, 장딴지근의 안쪽갈래와 가쪽갈래의 힘살 바로 먼쪽에서 관찰된다(그림 11.18과 그림 11.19).

가자미근과 장딴지근의 힘줄이 합쳐져 아킬레스힘줄을 형성하기 때문에, 섬유들은 약 90°로 비틀어져서, 안쪽 섬유가 발꿈치뼈에 도달할 때쯤이면 뒤쪽에 위치하게 된다:[53] 이런 디자인은 힘줄을 길게 만들고 부가적인 탄성을 제공하는 것으로 생각되며, 다리의 추진활동에 이용된다.[53] 아킬레스힘줄의 길이는 다리의 중간 지점인 시작점에서 발꿈치뼈의 먼쪽 부착점까지 약 15 ㎝이다.[53]

넙다리빗근 / *Plantaris*

넙다리빗근은 장딴지근 옆을 지나며, 무릎관절의 몸쪽 부위에 부착하는 유일한 발목/발 근육이다. 넙다리빗근은

540쪽 본문 계속

표 11-2 뒤쪽 근육

그림	근육군	근육	몸쪽 부착점	먼쪽 부착점	신경지배	작용	촉진
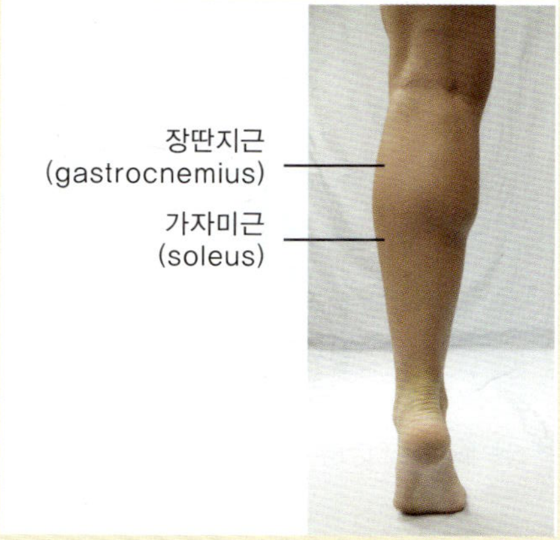	얕은 근육군	장딴지근	가쪽갈래: 넙다리뼈 가쪽관절융기 안쪽갈래: 넙다리뼈 안쪽관절융기의 몸쪽인 뒤쪽면 (오금 부위)	발꿈치뼈 뒤쪽(아킬레스힘줄을 통해)	궁둥신경의 정강부분의 가지 (S_1–S_2)	발목의 발바닥굽힘과 무릎의 굽힘	장딴지근은 종아리의 형태를 결정하는데 가장 큰 역할을 한다. 장딴지근은 대상자가 발가락 서기를 할 때 수축을 쉽게 볼 수 있다.
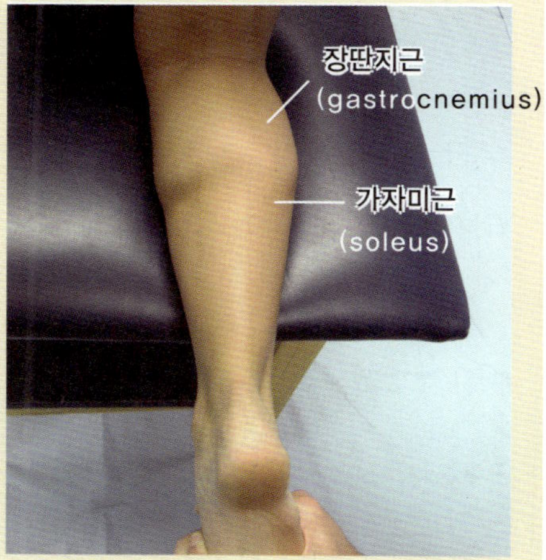	얕은 근육군	가자미근	정강뼈의 오금선과 종아리뼈 뒤쪽면의 위쪽 1/3 지점	근육의 뒷면을 덮고 있는 힘줄성 널힘줄을 통해, 장딴지근 힘줄과 혼합되어 아킬레스 힘줄을 형성한다.	궁둥신경의 정강부분 (S_1–S_2)	발목의 발바닥굽힘	가자미근은 거의 대부분 장딴지근에 의해 덮여 있지만, 종아리 아래 부위에서는 장딴지근 옆에 위치하여 촉진이 가능하다. 대상자가 발가락 서기를 할 때, 장딴지근과 가자미근이 강하게 수축한다. 가자미근의 단독 수축은 대상자가 엎드린 자세에서 무릎을 굽힘하고 약간의 저항에 대항해 발목을 발바닥굽힘할 때 일어난다. 임상가는 촉진 손가락을 장딴지근갈래의 바로 먼쪽에 배치한다. 대상자의 발바닥에 약간의 저항을 제공한다.
그림은 없음	얕은 근육군	넙다리빗근	넙다리뼈 가쪽관절융기위선	장딴지근과 가자미근의 힘줄과 혼합되어 아킬레스 힘줄을 형성한다.	궁둥신경의 정강부분 (S_1–S_2)	발바닥굽힘의 보조	이 근육이 장딴지근 밑에 있기 때문에, 촉진될 수 없다.

계속

표 11-2 뒤쪽 근육 - 계속

그림	근육군	근육	몸쪽 부착점	먼쪽 부착점	신경지배	작용	촉진
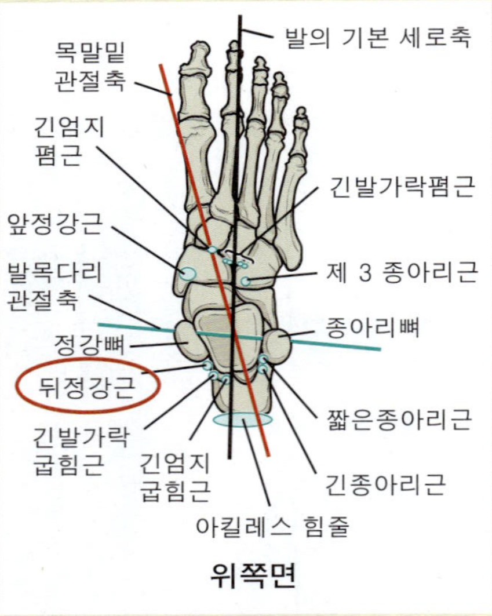	깊은 근육군	뒤정강근	뼈사이막 뒤쪽면과 인접함 정강뼈와 종아리뼈의 부위	발배뼈거친면; 이웃한 발허리뼈바닥과 발목뼈(섬유팽창부를 통해)	정강신경 (L_5–S_1)	발목관절의 안쪽번짐과 발바닥굽힘의 보조	뒤정강근의 힘줄은 안쪽복사뼈의 위쪽과 아래쪽에서 촉진될 수 있다. 그리고 발배뼈거친면의 바로 몸쪽에서 가장 잘 촉진될 수 있는데, 그 이유는 이 부위가 얕은 층이기 때문이다. 안쪽복사뼈 위에서는, 뒤정강근의 힘줄이 긴발가락굽힘근의 힘줄과 가까이 달리고 있어, 이들을 구분하기 어렵다. 이 힘줄을 촉진하기 위해서는, 대상자를 의자 위에 앉히고, 검사할 쪽 다리를 반대편 다리 위에 올린 후, 발을 이완하고 발바닥굽힘하도록 한다. 뒤정강근의 힘줄은 다른 힘줄보다 안쪽복사뼈에 더 가까이 있다.
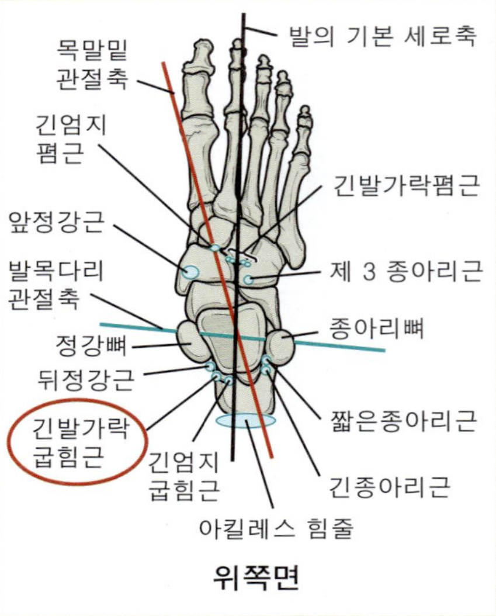	깊은 근육군	긴발가락 굽힘근	오금근의 먼쪽부착점 밑의 정강뼈; 오금근과 뒤정강근 사이의 근육사이막	힘줄은 목말받침 돌기 근처인 발바닥으로 들어가고, 긴엄지굽힘근을 가로지르고 4 부분으로 나누어져 2번–5번 발가락의 먼쪽마디뼈 바닥에 붙는다.	정강신경 (L_5–S_1)	MTP 관절과 IP 관절의 굽힘, 발목관절의 발바닥굽힘	비록 함께 동반되는 다른 힘줄과 구분하기 어렵지만, 긴발가락굽힘근의 힘줄은 발가락을 굽힘할 때, 안쪽복사뼈 안쪽에서 촉진될 수 있다. 긴발가락굽힘근의 단독 수축은 몸쪽마디뼈를 고정하고 먼쪽 IP 관절을 굽힘할 때 가장 잘 관찰된다.

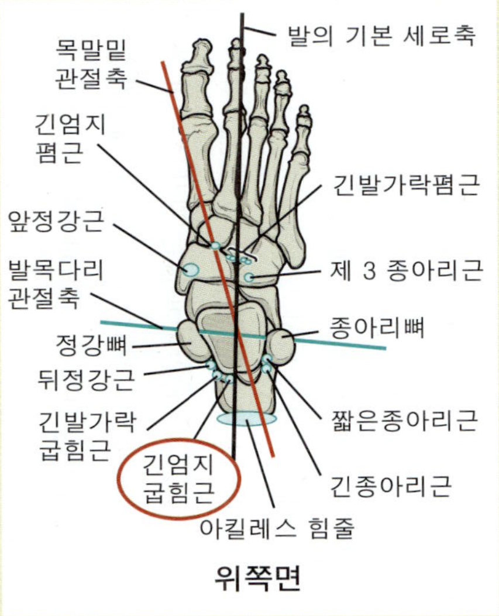

깊은 근육군	긴엄지 굽힘근	종아리뼈의 뒷면과 근육사이막. 힘줄은 안쪽복사뼈의 뒤쪽을 지나, 목말뼈고랑을 통과해 목말받침돌기 밑에 붙는다.	엄지의 먼쪽마디뼈 바닥	정강신경 (L_5–S_1)	1번의 MTP 관절과 IP 관절의 굽힘, 발목관절의 발바닥굽힘	비록 다른 2개로부터 이 힘줄을 확인하기 힘들지만, 긴엄지굽힘근의 힘줄은 발가락을 굽힘했을 때, 안쪽복사뼈 뒤쪽에서 촉진될 수 있다. 긴엄지굽힘근의 단독 수축은 몸쪽마디뼈를 고정하고 먼쪽마디뼈를 굽힘할 때 가장 잘 관찰된다.

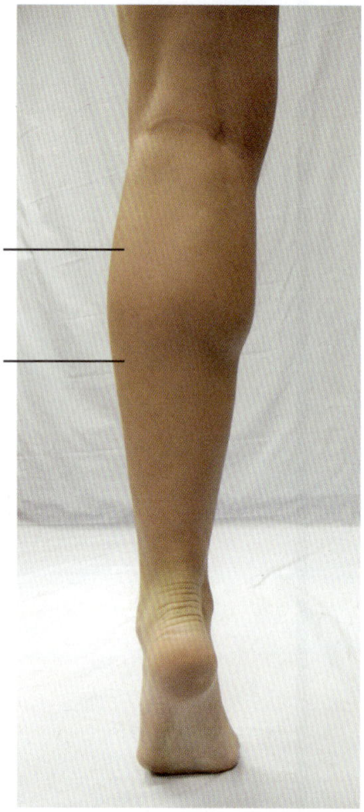

그림 11.18. 장딴지근. 장딴지근과 가자미근은 발가락 서기할 때 모두 수축한다. 장딴지근의 안쪽갈래가 가쪽갈래보다 더 먼쪽까지 뻗어 있다. 발꿈치의 안쪽번짐이 일어난다.

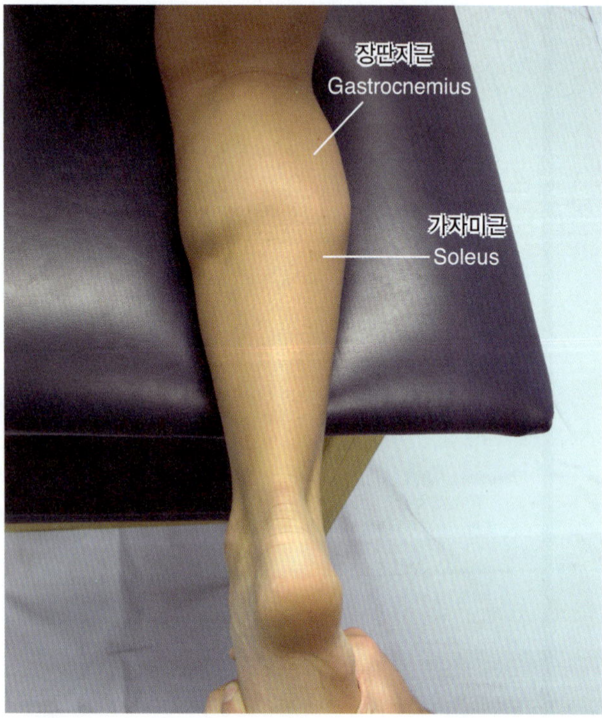

그림 11.19. 가자미근. 가자미근은 대상자가 무릎을 굽힘하고 무릎 꿇기할 때, 쉽게 확인된다. 대상자가 발가락을 뻗을 때, 장딴지근의 바로 먼쪽에서 가자미근이 확인된다.

얕은 층 근육군의 작은 근육이다. 넙다리빗근은 장딴지근과 가자미근 사이에 위치하지만, 모든 사람에게 모두 존재하는 것은 아니다. 비록 넙다리빗근의 존재 빈도가 기록되어 있지 않지만, 사람의 6%~60%에서 넙다리빗근이 존재하지 않는 것으로 밝혀졌다.[54,55] 넙다리빗근은 방추형 근육으로 길이가 7~10 ㎝ 정도이고, 매우 얇지만 긴 힘줄을 가지고 있다. 이 근육의 작용은 알려지지 않았지만, 장딴지근과 가자미근의 발바닥굽힘을 보조하는 것으로 추정된다.[53]

종아리세갈래근의 기능
/ Function of the Triceps Surae

발목의 발바닥굽힘은 주로 종아리세갈래근에 의해 수행된다: 이 근육군은 전체 발바닥굽힘 토오크의 80%를 제공한다.[56] 이들 근육은 43 ㎠의 큰 단면적(다른 근육의 33㎠에 비해)과 좋은 발바닥굽힘 지레대를 가지고 있다. 아킬레스 힘줄에서 발목운동축까지의 수직거리는 약 5㎝(2 인치)이다. 비록 종아리세갈래근에 의해 생산되는 최대의 힘이나 토오크를 단독으로 분리하기 어렵지만, 최대 등척성 발바닥굽힘을 일으키는 힘은 결정되어 왔다.

최대 등척성 발바닥굽힘 동안, 발허리발가락관절에서 측정된 남성의 힘은 225 lb – 400 lb(1000 N – 1780 N)였다.[57-60] 앉은 자세에서 발바닥굽힘의 힘을 측정한 한 연구는 5세 ~ 70세의 3,000명을 대상으로 이루어졌다.[58] 그들 데이터에 따르면, 종아리세갈래근에 의해 발생하는 평균의 힘은 체중의 2.4배 였다고 한다. 30세 이후에는 종아리세갈래근의 힘이 점차 감소되어, 70세쯤에는 체중의 1.7배 힘을 발휘했다. 이들을 힘으로 변환했을 때, 이 연구의 성인 남성의 평균 근력은 약 390 lb였고, 성인 여성의 평균 근력은 280 lb 였다. 기억해야 할 것은 무릎관절을 폄했을 때 더 큰 힘이 기대되는데, 그 이유는 길이-장력의 관계가 최상으로 좋아지기 때문이다. 무릎을 굽힘한 상태와 무릎을 폄한 상태에서 토오크 생산을 비교한 두 연구에는 모두 젊은 여성을 대상으로 이루어졌다. 대상자가 무릎을 90° 굽힘하고 앉은 자세를 취할 때, 생산된 토오크는 평균적으로 98 ft-lb이었다. 대상자가 다리를 쭉 펴고 길게 앉은 자세를 취할 때, 평균적으로 생산되는 토오크는 122 ft-lb였다.[62]

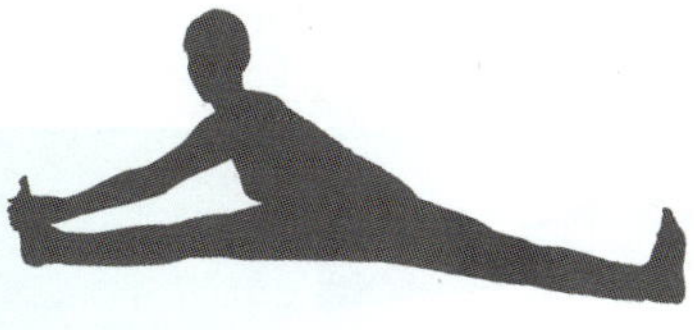

실습 포인트
PRACTICE POINT

임상가가 환자를 치료할 때, 환자들이 하는 많은 질문은 "재활 프로그램이 얼마나 깁니까? 환자의 질문에 대답하기 전에, 임상가는 근력 등을 포함한 환자의 현재 상태를 고려해야 한다. 위에 언급된 이들 결과를 통해, 임상가는 젊은 사람의 경우는 자신의 체중보다 2.5배 큰 힘을 장딴지근-가자미근이 정상적으로 발휘할 수 있고, 노인의 경우는 체중의 2배 미만으로 힘을 발휘할 수 있음을 대략적으로 견적낼 수 있다. 이런 정보는 임상가에게 환자의 질문에 대답하는데 도움을 줄 수 있는 하나의 도구가 될 것이다.

가자미근은 장딴지근 보다 느린 수축 섬유가 많고, 장딴지근은 빠른 수축 섬유가 우세하다.[63,64] 이런 결과로 볼 때, 가자미근은 장딴지근 보다 발목을 안정화시키는 근육이고, 자세 흔들림(postural sway)을 조절하는 근육이다. 가자미근이 피로에 강한 운동단위인 느린 수축 섬유로 구성되어 있기 때문에, 가자미근은 경제적으로 작용한다. 한편, 장딴지근은 빠른 수축 섬유를 많이 가지고 있어 피로에 약하고, 반면 가자미근은 피로에 강하고 지속적인 활동을 유지할 수 있다.

그러므로 가자미근은 자세근으로 간주되는데, 이것은 사실 EMG 연구에서도 확인되었다. 대상자에게 "열중 쉬어 자세(standing at ease)"를 유지하도록 주문한 후, EMG을 가자미근과 장딴지근에 적용했다.[65] 이런 활동 동안, 가자미근의 지속적인 전기적 활동은 모든 대상자에서 일어나고, 장딴지근의 전기적 활동은 대상자의 절반 정도에서만 일어났다. 장딴지근과 가자미근은 발목의 강력한 발바닥굽힘을 필요로 하는 활동에 참여한다. 발가락 서기할 때, 이들 두 근육은 동시에 수축한다. 장딴지근에는 장력을 빠르게 발생시키는 빠른 수축 섬유가 우세하기 때문에, 달리기, 한 발 뛰기, 두 발 뛰기를 할 때 필수적으로 작용한다. 종아리세갈래근의 기능은 12장의 보행에서 다시 설명될 것이다.

다른 외재근은 발목다리관절의 운동축 뒤쪽을 지나가는 힘줄을 가지고 있지만, 긴 모멘트팔을 가지고 있지 않아서, 발바닥굽힘근으로써 효율적이지 못하다. 이들 근육이 발꿈치뼈에 작용하지 않고, 발의 먼쪽 부위에 부착되어 다른 관절에 특정한 움직임을 일으킨다. 예를 들어, 뒤정강근과 종아리근의 힘줄은 운동축의 뒤쪽을 지나갈 수 있도록 복사뼈 가까이에 위치한다. 긴발가락굽힘근의 힘줄은 약간 더 뒤쪽을 지나간다. 긴엄지굽힘근은 좋은 지레대를 가지고 있지만, 발목의 발바닥굽힘근의 작용이 종아리세갈래근에 비해 뚜렷하지 않다(그림 11.20).

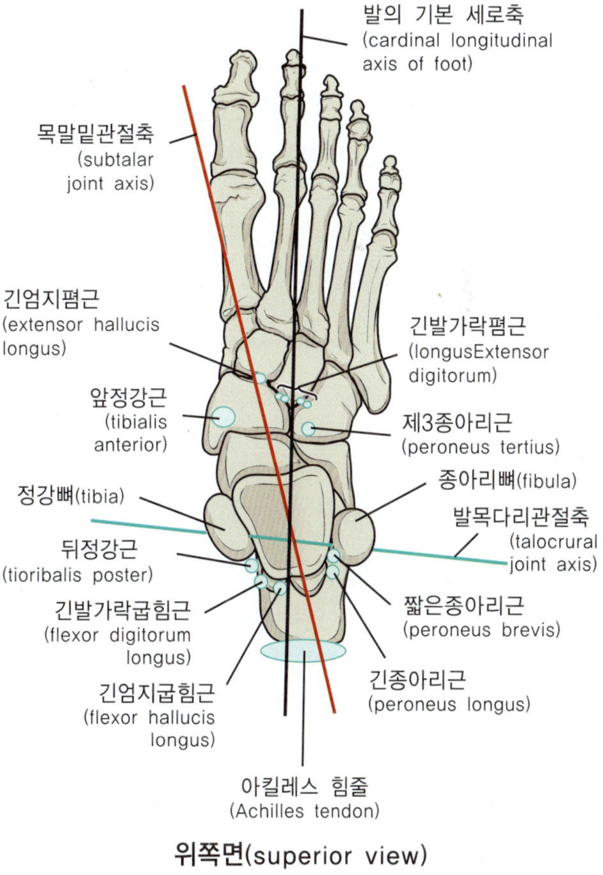

그림 11.20. 발목관절과 목말밑관절의 축과 그것들을 가로지르는 근육들. 운동축으로부터 멀리 떨어진 근육은 운동축을 중심으로 일어나는 움직임에 큰 영향을 준다. 운동축 근처에 있는 근육들은 모멘트팔이 짧아서 운동축을 중심으로 일어나는 운동에 큰 영향을 주지 못한다.

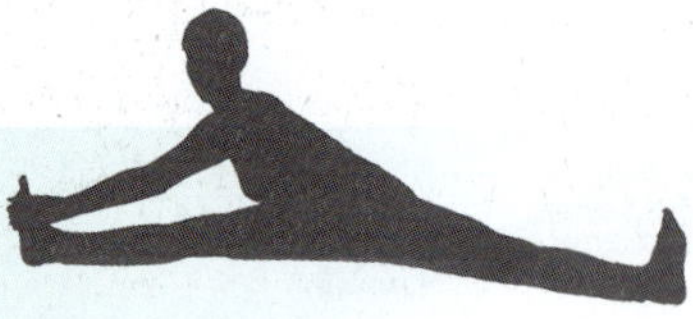

실습 포인트
PRACTICE POINT

장딴지근-가자미근 근육군이 마비되면, 환자는 발가락 서기를 할 수 없고, 심각한 보행 장애가 초래된다(12장 참고). 계단 오르기가 어려워지고, 달리기와 점핑과 같은 활동이 불가능해진다. 종아리세갈래근이 기능을 하지 못하면, 깊은 장딴지근과 종아리근들이 보상작용을 하게 된다.

양쪽 다리의 종아리세갈래근이 마비되면 서기 균형 장애가 초래되는데, 그 이유는 정강뼈가 발등굽힘되는 것을 막지 못하고 또 발이 접어지는 것을 막지 못하기 때문이다. 이런 약증을 가진 사람은 선 자세를 유지할 수 없고, 또 발을 기저면 안에서 움직일 수 없기 때문에 매우 예민해 질 수 있다. 그 환자는 물체를 잡고 서거나 벽에 기대고만 설 수 있을 것이다. 양다리 절단 환자도 의뻐으로 설 때 같은 문제를 가진다. 그 이유는 발과 발목의 닫힌자세를 조절하는 근육이 없기 때문이다.

뒤정강근 / Tibialis Posterior

뒤정강근(TP)는 장딴지 근육 중에서 가장 깊은 곳에 위치하는 근육이다. 이 근육은 정강뼈와 종아리뼈 사이의 뼈사이막 근처에 위치하고, 가자미근과 장딴지근에 의해 덮여 있다. 뒤정강근은 위쪽 장딴지 부위에서, 긴발가락굽힘근(안쪽)과 긴엄지굽힘근(가쪽) 사이의 중앙 부위에 위치한다. 그러나 아래 장딴지 부위에서 뒤정강근이 더 안쪽으로 달린다. 힘줄은 안쪽복사뼈의 고랑 안에 위치하고, 굽힘근띠에 의해 고정된다(그림 11.21). 그런 다음, 이 힘줄은 발바닥으로 계속 뻗어 간다. 먼쪽 부착점으로 퍼져 나가는 형태는 발바닥의 힘줄근육 지지를 제공하고, 이것은 안쪽세로활의 역학적 지지를 유지하는데 도움을 준다.[66]

긴발가락굽힘근과 긴엄지굽힘근 / Flexor Digitorum Longus and Flexor Hallucis Longus

긴발가락굽힘근(FDL)은 장딴지 안쪽에 위치하는 깊은 근육이며, 가자미근과 안쪽 장딴지근에 의해 덮여 있다. FDL은 종아리 부위에서 뒤정강근을 가로지른 후, 복사뼈에서 뒤정강근 힘줄의 뒤쪽에 위치한다. 먼쪽 부착점으로 가는 하나의 방법으로써, 각 힘줄은 서로 해당하는 짧은 발가락 굽힘근의 힘줄을 통과한다. 여러분은 이들의 정렬이 손의 정렬과 비슷하다는 것을 기억해야 한다.

긴엄지굽힘근(FHL)은 장딴지근의 가쪽에서 가자미근 밑에 위치한다. FHL은 긴발가락굽힘근의 횡단면적보다 거의 2배나 큰 횡단면적을 가진 강한 근육이다. FHL 힘줄이 발바닥 밑으로 들어간 후, FDL 힘줄의 안쪽을 가로지른다. 1번 MTP 관절에서, 힘줄이 2개 종자뼈 사이를 지나간다.

깊은 장딴지 근육군의 기능 / Functions of the Deep Muscles of the Calf

굽힘근 지지띠는 손목의 가로손목인대처럼 작용한다: 이것은 움직이는 동안 관절을 지나가는 힘줄들의 위치를 유지하고, 힘줄들이 지나가는 터널을 형성한다. 뒤정강근, 긴발가락굽힘근, 긴엄지굽힘근 등이 이런 발목굴(tarsal tunnel)을 통과하고, 정강신경과 정강동맥이 함께 지나간다. 앞위쪽에서 뒤아래쪽 순으로, 이들 힘줄의 위치가 있다: TP, FDL FHL. 이들 위치를 기억하는 방법은 “Tom, Dick, Hanrry”이다. 여기서 Tom은 **T**P이고, Dick은 F**D**L이고, Harry은 F**H**L이다.

목말밑관절의 안쪽번짐근처럼, 뒤정강근이 발등굽힘이나 발바닥굽힘 시 안쪽번짐을 일으킨다. 다른 근육들이 발등굽힘이나 발바닥굽힘을 할 때 안쪽번짐을 돕고 있지만, 가동범위가 제한되고, 열린사슬 활동 동안에 이루어진다. 이들 근육이 목말밑관절의 운동축보다 안쪽에 위치하기 때문에, 이 세 근육들은 발꿈치뼈의 안쪽번짐을 일으킨다. 발꿈치뼈의 안쪽번짐은 그림 11.18에서 알 수 있다. 앞정강근, 긴발가락굽힘근(FDL), 긴엄지굽힘근(FHL)은 가쪽번짐 위치에서 중립위로 약간 안쪽번짐시킬 수 있다.

뒤정강근은 발의 동적 기능과 조절에 중요한 역할을 하는 근육이다. 목말받침돌기, 발배뼈거친면, 쐐기뼈, 입방뼈 및 발허리뼈바닥에 있는 뒤정강근의 광범위한 먼쪽 부착점은 발활의 동적 지지에서 중요한 기능을 제공한다.[66] 보

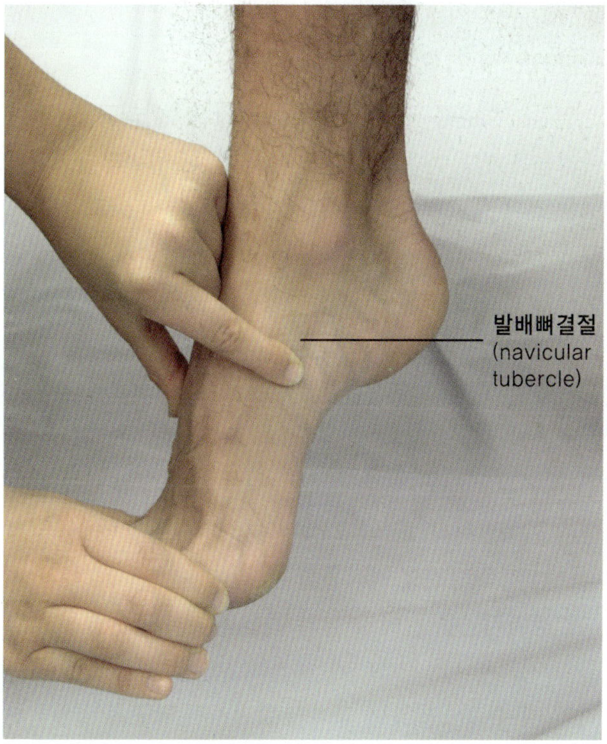

그림 11.21. 뒤정강근. 비록 근육이 너무 깊은 곳에 위치하여 촉진하기 어렵지만, 힘줄은 안쪽복사뼈의 주위나 먼쪽에서 지나가기 때문에 쉽게 확인될 수 있다. 발배뼈거친면 바로 뒤쪽에서 힘줄을 쉽게 촉진할 수 있다.

행, 한발서기, 달리기, 점핑 활동 동안, 발활을 고정하는 근수축이 요구되고 발에 가해지는 부하가 증가될 때, 뒤정강근의 동원이 일어난다. 발뒤쪽, 발중간, 발앞쪽 관절의 안정성을 제공하는 것 이외에, 뒤정강근의 수축은 발배뼈를 약간 아래쪽과 안쪽으로 움직인다. 이런 발배뼈의 운동은 목말뼈에 대해 발배뼈를 고정시킨다. 이런 발배뼈의 운동은 종아리세갈래근에 의해 생산되는 큰 토오크로 인해 목말발꿈치관절과 발목관절의 움직임이 일어나지 않도록 막아주는 역할을 한다. 뒤정강근은 보행의 입각기 내내 가장 활발하게 작용하는 안쪽번짐근이다. 발이 지면에 놓일 때, 뒤정강근은 원심성으로 수축하여 안쪽 세로활이 내려가는 속도를 조절하고 지면에 닿는 충격을 흡수한다. 입각기 말기에서는 뒤정강근이 안쪽세로활을 위쪽으로 들어올리기 위해 구심성으로 수축하고, 이것은 발을 잠금하는 위치로 뼈를 움직이는 것을 돕고, 발끝 밀기(push-off)에서 추진 작용의 지레대로 이용될 수 있다. 뒤정강근의 만성 약증이나 뒤정강근 마비를 가진 환자의 경우, 발에 적용되는 반복적인 아래 방향의 힘이 안쪽 발인대와 바닥쪽 발인대를 신장시키고, 결국에는 발배뼈를 지면 위에서 구르게 만들어, 발배뼈를 체중부하의 뼈로 만든다.

긴발가락굽힘근(FDL)과 긴엄지굽힘근(FHL)의 기능은 보행, 달리기, 발가락 서기와 같은 닫힌사슬에서 중요하게 작용한다. 이들 활동에서, 그들은 2가지 중요한 기능을 한다: 1) 그것들은 세로활을 지지하기 위해 수축한다; 2) 그것들은 안정성을 제공하기 위해 힘을 적용하고, 서기와 보행 동안 조절 기능을 한다. 대상자가 앞으로 몸을 숙일 때, 긴발가락굽힘근이 기저면 내에서 신체의 중력중심을 유지하고, 앞으로 넘어지는 것을 막기 위해 발허리발가락관절의 폄에 저항한다. 보행 동안, 긴발가락굽힘근이 입각기 말기에서 작용하고, 발허리발가락관절에서 원심성으로 수축하여 MTP 관절의 폄을 조절한다. 그리고 기저면 내에서 중력중심을 유지시킨다. 서 있는 사람의 발가락 밑에 손가락끝을 배치하여 이 근육들이 발생하는 힘을 느낄 수 있다. 사람이 발목관절에서 앞으로 흔들릴 때, 강력한 쥐기 힘이 느껴지게 될 것이다.

가쪽 근육군 / Lateral Group of Muscles

이 근육군은 종아리의 가쪽면 즉, 뒤쪽 근육군의 앞쪽에 위치하며, 비교적 크기가 작은 근육들이다. 근육사이막을 통해 앞쪽 근육군과 뒤쪽 근육군을 분리시킨다. 이 근육군에는 2개의 근육이 존재한다: 긴종아리근과 짧은종아리근(그림 11.22). 이들 근육의 부착점, 신경지배, 작용 및 촉진에 대한 내용은 표 11-3에 수록되어 있다.

긴종아리근과 짧은종아리근 / Peroneus (fibularis) Longus and Brevis

근육의 위치에서 볼 때, 긴종아리근(Gr, *perone*)은 넙다리두갈래근의 연장 근육처럼 보인다. 긴종아리근은 짧은종아리근 보다 2배 크기의 횡단면적과 긴 지렛팔을 가지고 있다. 그래서 상당히 큰 토오크를 발생시킨다.[67-70] 긴종아리근의 섬유는 가쪽복사뼈 뒤쪽에 있는 고랑 안으로 들어간 후, 입방뼈의 바닥면으로 가는 힘줄을 형성하기 위해 수렴한다. 발바닥에서, 긴종아리근 힘줄은 입방뼈 고랑을 통과한다. 입방뼈 고랑은 앞쪽과 안쪽으로 달린다.

짧은종아리근은 이름이 의미하듯이, 긴종아리근보다

짧다. 짧은종아리근의 힘줄은 가쪽복사뼈 뒤쪽을 지나가고, 발꿈치뼈와 입방뼈를 가로지른다. 긴종아리근과 짧은종아리근은 종아리의 아래 절반에서 발목까지 거의 비슷하게 달린다. 짧은종아리근은 긴종아리근에 의해 거의 대부분 덮여 있지만, 종아리의 아래 부분에서는 긴종아리근과 분리되어 짧은종아리근을 촉진할 수 있다.

긴종아리근과 짧은종아리근은 가쪽번짐이 저항을 받을 때 수축한다(그림 11.22). 짧은종아리근의 힘줄은 긴종아리근의 힘줄보다 더 많이 튀어나와 있고, 5번 발허리뼈에 붙는다. 복사뼈 부위에서, 그들 힘줄이 미끄러지듯이 튀어나오지만, 종아리근 지지띠에 의해 견고하게 고정된다. 긴종아리근의 힘줄은 복사뼈 몸쪽 부위에서 짧은종아리근의 힘줄 보다 약간 뒤쪽에 위치하고, 몇몇 사람에게서는 이들 위치가 촉진될 수 있다. 복사뼈 먼쪽에서 긴종아리근의 힘줄이 뼈에 고정되어 있다. 긴종아리근의 힘줄은 짧은종아리근 힘줄의 바닥쪽에 위치하지만, 이들 힘줄이 입방뼈에서 분리되기 전까지는 그 힘줄들을 구분하기가 매우 어렵다. 긴종아리근의 힘줄은 짧은종아리근 힘줄과 분리된 직후, 발바닥을 가로지른다. 그리고 짧은종아리근은 5번 발허리뼈 붓돌기에서 부착한다.

종아리근의 기능
/ Functions of the Peroneal Muscles

열린사슬 운동에서, 긴종아리근, 짧은종아리근, 제 3 종아리근은 발목이 발등굽힘되어 있거나, 발바닥굽힘되어 있든 간에 목말밑관절의 주요 가쪽번짐근이다. 그러나 그 주요 기능은 한발 서기, 걷기, 점핑 혹은 달리기와 같은 닫힌사슬 운동에서 일어난다. 이런 활동을 할 때, 종아리근은 발활을 지지하고, 지면에 대해 발을 조정하고, 지면에 붙어 있는 다리를 조절한다. 긴종아리근은 가쪽 세로활과 가로발허리활을 지지하는 중요한 근육인데, 그 이유는 1번 레이의 바닥면에 부착하기 때문이다. 긴종아리근은 1번째 발목발허리관절의 고정에 중요한 역할을 하고, 앞정강근의 가쪽 당김에 반작용을 한다.[71]

긴종아리근은 발에 엎침의 힘을 제공하기에 좋은 정렬을 가지고 있다. 긴종아리근이 목말밑관절을 가쪽번짐하기 위해 수축하면, 1번 레이가 당겨져서 발앞쪽이 엎침하게 된다. 여러분은 비체중부하 상태에서 여러분의 발로 이것을 경험해 볼 수 있다. 종아리근을 활성화하기 위해 목말밑관절을 가쪽번짐해 보고, 1번 발허리뼈가 엎침하는지를 확인한다.

실습 포인트
PRACTICE POINT

뒤정강근이 보행의 입각기 내내 작용하기 때문에, 휴식을 취할 시간이 거의 없다. 이것은 임상가들이 과도한 엎침 환자를 치료할 때 고려해야 할 중요한 사항이다. 발이 엎침된 경우, 보행주기의 많은 시간 동안 안쪽 세로활이 내려간다. 이것은 뒤정강근이 정상의 발 보다 더 긴 시간 동안 작용한다는 것을 의미한다. 발이 엎침된 환자는 종종 뒤정강근의 힘줄병리를 호소하는 경우가 종종 있다. 이런 환자를 치료하는 임상가는 진단뿐만 아니라, 뒤정강근의 과도 작용의 이유를 알아내야 한다.

표 11.3에서 알 수 있듯이, 양쪽 종아리근은 온종아리신경에서 나온 얕은가지에 의해 신경지배를 받는다. 온종아리신경은 종아리뼈목 주위를 감고 있기 때문에 얕은 층의 신경이다. 바로 부위가 신경압박을 자주 당하는 지점이고 감각소실과 근육의 약증이 초래된다. 사람이 반대쪽 무릎 위에 한쪽 다리를 올려놓고 장시간 앉아 있을 때, 이런 현상이 자주 발생한다. 사람이 걷기 위해 일어설 때, 발을 조절할 수 없고 체중부하 시 발목이 꺾일 수 있다. 대개 사람이 신경압박을 풀기 위해 움직이면, 감각과 기능이 빠르게 회복한다. 석고고정을 종아리뼈머리에서 너무 타이트하게 적용할 때와 같이 이런 신경압박이 지속되면, 영구적인 장애가 초래될 수 있다. 신경압박의 이완이 빨리 이루어지지 않으면, 종아리근과 발등굽힘근의 영구적인 마비와 감각소실이 일어날 수 있다.

표 11-3 가쪽 근육

그림	근육	몸쪽 부착점	먼쪽 부착점	신경지배	작용	촉진
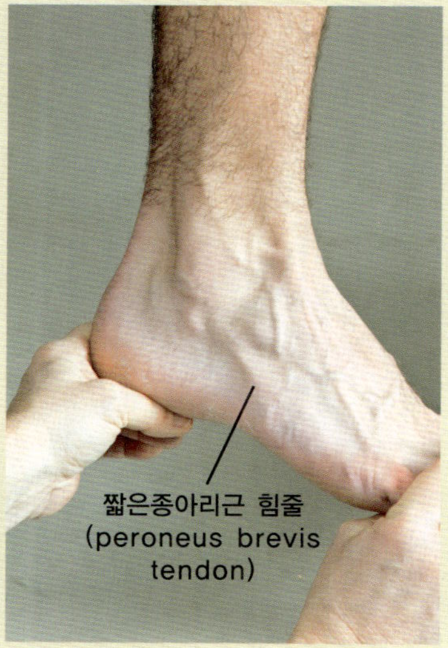	긴종아리근	주요 부착점은 넙다리두갈래근의 먼쪽부착점 근처인 종아리뼈머리이다. 이 근육은 정강뼈의 이웃 부위, 종아리뼈몸통, 근육사이막과 같은 부가적인 몸쪽부착점을 가진다.	안쪽쐐기뼈의 바닥면과 1번 발허리뼈바닥	온종아리신경의 얕은가지 (L_5, S_1–S_2)	발목의 가쪽번짐과 발바닥굽힘; 1번 발허리뼈머리의 내림	긴종아리근은 종아리뼈머리 바로 밑에서 확인되고, 다리의 가쪽면을 따라 내려가면서도 확인된다. 이 근육의 힘줄은 발을 발바닥굽힘과 가쪽번짐했을 때, 입방뼈의 바닥면 위에서 촉진된다.
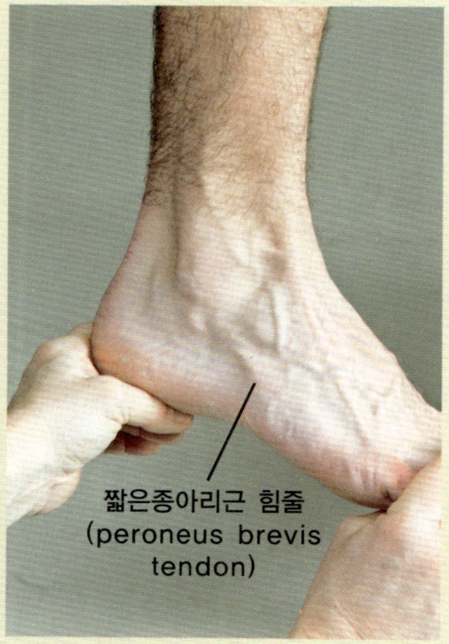	짧은종아리근	긴종아리근보다 아래쪽의 종아리뼈와 근육사이막	5번 발허리뼈의 붓돌기 등쪽면	온종아리신경의 얕은가지 (L_5, S_1–S_2)	발목의 가쪽번짐과 발바닥굽힘	힘줄은 발을 발바닥굽힘과 가쪽번짐했을 때, 5번 발허리뼈 붓돌기 위에서 촉진될 수 있다.

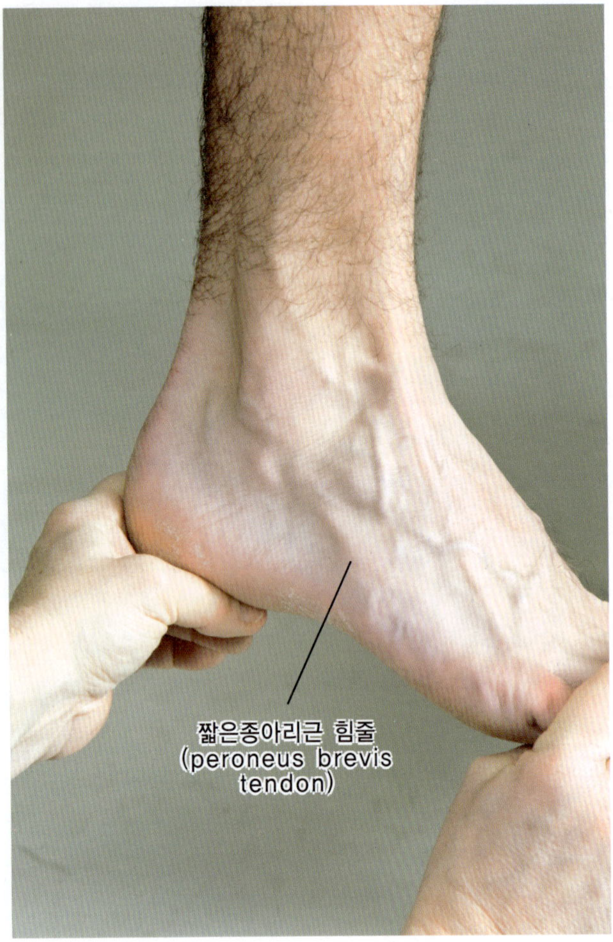

그림 11.22. 종아리근. 긴종아리근과 짧은종아리근은 모두 가쪽 복사뼈 뒤쪽을 지나간다. 짧은종아리근은 5번 발허리쪽 바닥에 부착한다.

종아리근 근육군은 보행의 입각기 동안 중요한 기능을 하고, 입각기 후반부 동안 가장 많이 참여한다.[72] 중력중심이 발뒤쪽에서 발앞쪽으로 이동할 때, 긴종아리근은 1번 레이를 고정시키기 위해 지면 쪽으로 1번 레이를 등척성으로 민다.[67,73,74] 긴종아리근은 발끝 밀기 시 세로활에 안정성을 제공하기 위해 1번 레이에서 앞정강근과 협응작용을 한다(그림 11.23).[66,75]

비록 종아리근이 발바닥굽힘근으로 분류되지만, 종아리근의 지레대는 발바닥굽힘에 뚜렷한 기여를 하지 못할 만큼 좋지 못하다. 발바닥굽힘근으로서 종아리근의 비효율성은 그림 11.20에서 볼 수 있다. 그럼에도 불구하고, 발바닥굽힘의 정상 토오크는 종아리세갈래근의 힘이 발을 통해 지면에 작용할 수 있도록 하기 위해, 발목뼈와 발허리뼈를 안정시키는 종아리 근육군과 깊은 장딴지 근육군의 강한 수축을 필요로 한다.

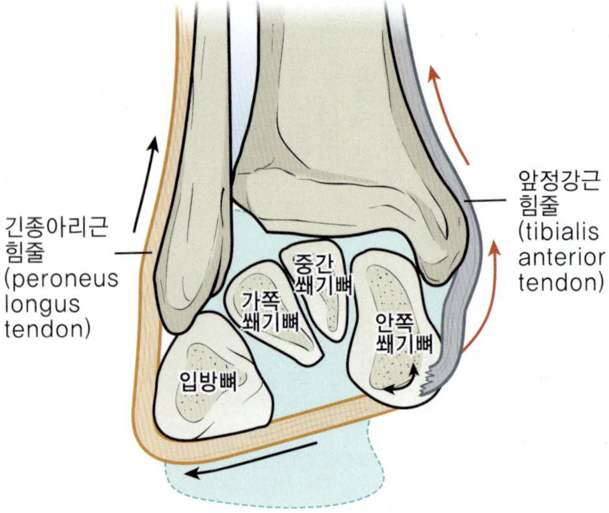

그림 11.23. 종아리근의 힘줄과 앞정강근의 힘줄은 1번 레이에 안정성을 제공하고 발활을 유지하기 위해 함께 작용한다. 앞정강근은 보행 동안 발꿈치 닿기 직후, 원심성 수축을 통해 발활의 내림을 조절한다.

앞쪽 근육군 / Anterior Group of Muscles

종아리의 앞쪽 근육군은 날카로운 정강뼈능선이 있는 정강뼈 앞쪽의 가쪽면에 위치한다. 정강뼈 앞쪽면은 정강뼈거친면에서 아래쪽인 발목까지 이어진다.

앞쪽 근육군은 근육사이막에 의해 가쪽 근육군과 구분되지만, 촉진해 보면 서로 연결된 것처럼 보인다. 앞쪽 근육군으로서 앞정강근, 긴엄지폄근, 긴발가락폄근, 제 3 종아리근이 있다. 이들 근육은 표 11.4에 수록되어 있다.

앞정강근 / *Tibialis Anterior*

앞정강근은 종아리 앞쪽면이 거칠어지는 이유를 담당한다. 앞정강근이 마비되면, 이 부위가 평편해지거나 약간 오목하게 되어, 정강뼈의 앞쪽면이 정상 보다 더 많이 튀어나오게 된다. 앞정강근은 발목 위쪽에서 힘줄로 바뀌고, 이 힘줄은 발목의 등쪽을 지나간다. 앞정강근 힘줄은 발목 앞쪽을 지나갈 때 가로인대와 십자인대에 의해 고정된다.

앞정강근이 얕은 층에 있기 때문에, 몸쪽 부착점에서 먼쪽 부착점까지 쉽게 관찰되고 촉진될 수 있다(그림 11.24). 사진에서 보듯이, 대상자가 발가락을 굽힌 채로 발목 복합체를 발등굽힘과 안쪽번짐하면, 앞정강근의 힘줄 바로

표 11-4 앞쪽 근육

그림	근육	몸쪽 부착점	먼쪽 부착점	신경지배	작용	촉진
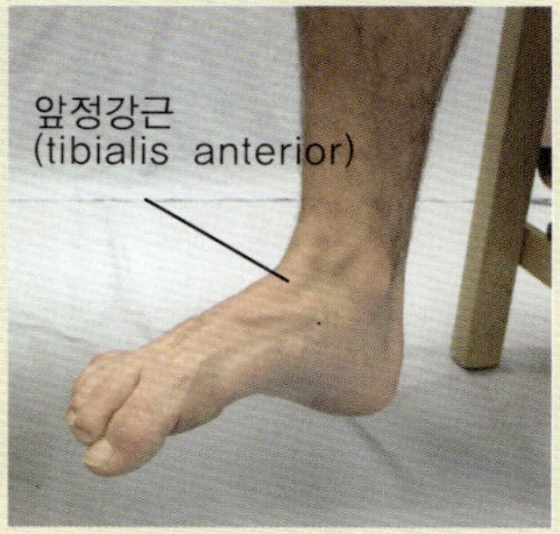	앞정강근	가쪽관절융기와 정강뼈몸통의 몸쪽 1/2; 뼈사이막; 다리의 근막	안쪽쐐기뼈의 안쪽면과 아래면; 1번 발허리뼈바닥	온종아리신경의 가지와 깊은종아리신경의 가지 (L_4–S_1)	발목의 발등굽힘	근육 부위는 발목을 발등굽힘할 때, 정강뼈 앞쪽의 가쪽면에 있는 몸쪽에서 촉진된다. 힘줄은 발을 발등굽힘할 때 발목 위에서 관찰되고 촉진된다.
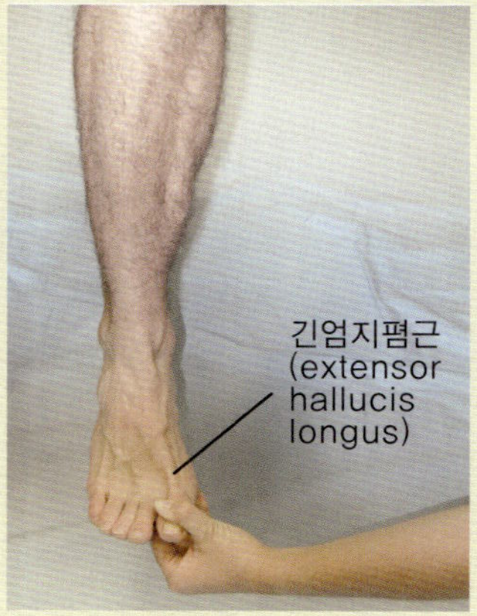	긴엄지폄근	종아리뼈몸통의 중간 지점과 뼈사이막	엄지의 먼쪽마디뼈바닥	깊은종아리신경의 가지 (L_4–S_1)	1번 MTP 관절과 IP 관절의 폄. 발목의 발등굽힘	엄지의 발등굽힘에 저항을 줌으로써, 발등쪽에 있는 긴엄지폄근의 힘줄이 관찰된다.
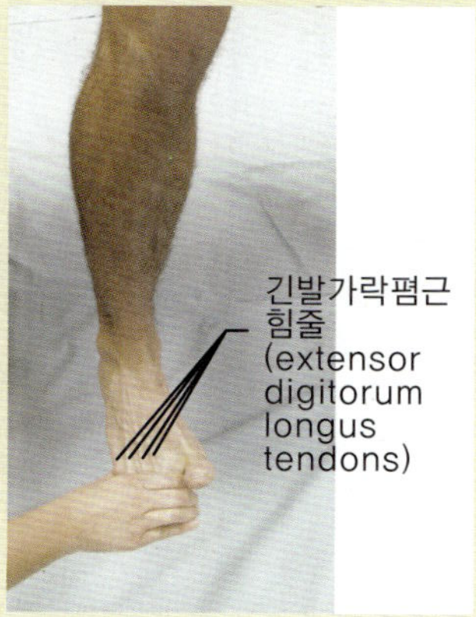	긴발가락폄근과 제3종아리근	EDL은 정강뼈와 종아리뼈의 위쪽 부분, 뼈사이막, 근육사이막과 근막에 부착한다. 제3종아리근은 종아리뼈의 먼쪽과 뼈사이막에 부착한다.	EDL의 4개 힘줄은 4개 발가락의 중간마디뼈바닥과 먼쪽마디뼈박에 붙는다. 제3종아리근의 힘줄은 5번 발허리뼈의 등쪽면에 붙는다.	깊은종아리신경의 가지 (L_4–S_1)	4개 발가락의 MTP 관절과 IP 관절의 폄. 발목의 발등굽힘과 가쪽번짐	앞정강근의 수축없이, 긴발가락폄근의 힘줄을 잘 촉진하고 관찰하기 위해서는, 대상자를 의자에 앉힌 후, 발꿈치는 지면에 닿게 하고 발가락만 지면에서 떨어져 위로 올리도록 주문한다. 만약 4개의 발가락에 약간의 저항을 주면, 개별 힘줄이 더욱 뚜렷해진다. 제3종아리근의 힘줄은 5번 발가락으로 향하는 긴발가락폄근의 힘줄 옆에 위치한다.

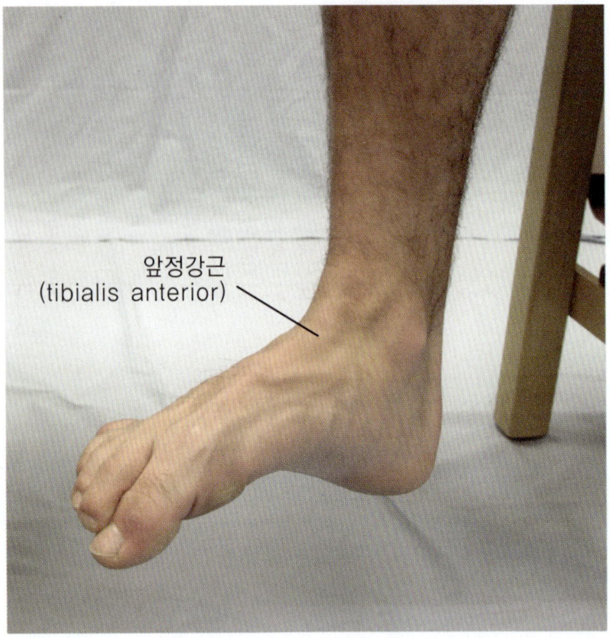

그림 11.24. 앞정강근. 이 근육과 힘줄은 얕은 층에 위치하고, 몸쪽 부착점에서 먼쪽 부착점까지 눈으로 확인되고 촉진될 수 있다.

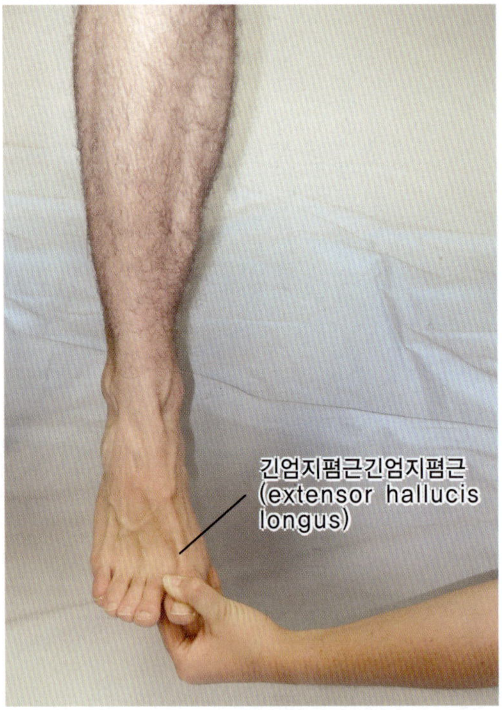

그림 11.25. 긴엄지폄근. 힘줄은 엄지발가락이 저항을 이겨내고 발등굽힘했을 때 관찰된다. 긴엄지폄근의 힘줄은 발목 부위에서 앞정강근 힘줄의 가쪽에 위치한다.

가쪽을 지나가는 긴엄지폄근이 수축을 하지 않고 앞정강근만 수축하기 때문에, 앞정강근의 힘줄이 긴엄지폄근의 힘줄보다 더 많이 튀어 나온다.

긴엄지폄근 / Extensor Hallucis Longus

긴엄지폄근(EHL)의 위쪽 부분은 앞정강근과 긴발가락폄근(EDL)에 의해 덮여 있다. EHL의 힘줄은 발목의 등쪽을 지나간 직후, 앞정강근의 힘줄 가쪽을 달린다(그림 11.25). 앞정강근과 비슷하게, 이 힘줄도 가로인대와 십자인대에 의해 고정된다. 긴엄지폄근의 근육 부위는 종아리의 먼쪽 절반에서 촉진될 수 있지만, 앞정강근과 긴발가락폄근이 덮고 있기 때문에, 이들 근육과 긴엄지폄근이 잘 구분되지 않는다.

긴발가락폄근과 제 3 종아리근 / Extensor Digitorum Longus and Peroneus Tertius

긴발가락폄근(EDL)과 제 3 종아리근은 함께 설명되는데, 그 이유는 그것들의 위쪽 부위에서 그들을 잘 구분하기 어렵기 때문이다. 제 3 종아리근은 EDL 보다 가쪽에 위치하지만, 종종 분리된 근육으로 간주된다. EDL이 얕은 층 근육이고, 가쪽 가장자리에 있는 종아리근과 안쪽 가장자리에 있는 긴엄지폄근과 앞정강근 사이에 위치한다. 긴발가락폄근과 제 3 종아리근은 발목 등쪽을 지나가는 하나의 힘줄을 형성하고, 이 부위를 지나가는 다른 근육의 힘줄들과 같이, 가로인대와 십자인대에 의해 고정된다. 발목의 먼쪽에서 이들 힘줄은 5개로 나누어지고, 가장 가쪽의 힘줄이 제 3 종아리근의 힘줄이다(그림 11.26). 제 3 종아리근은 모든 사람에게 모두 있는 것은 아니다: 사체 연구에 따르면, 5%[76]에서 10.5%[77]의 사람에게는 제 3 종아리가 존재하지 않았다.

정강뼈 앞쪽 근육군의 기능 / Function of the Pretibial Group

앞정강근은 주된 발등굽힘근이다. 이 근육은 좋은 지레대를 가지고 있고, 당김선의 방향이 일자이고, 발목에서만 작용한다. 그리고 다른 발가락폄근 근육군을 합한 단면적보다 2배 정도 큰 단면적을 가지고 있다.[67,69] 긴엄지폄근과 긴발가락폄근은 먼저 발가락을 펴하는데, 길이-장력

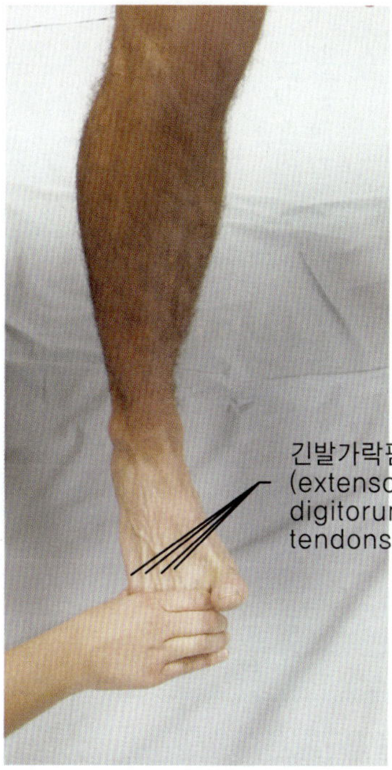

그림 11.26. 긴발가락폄근과 제 3 종아리근. 4개 발가락 폄에 저항을 주면, 발등에서 4개의 힘줄이 나타난다.

의 관계에서 볼 때, 이 근육들은 발목을 발등굽힘하는데 효율성이 떨어진다. 앞정강근이 매우 약하거나 기능을 하지 못하면, 발가락폄근들이 작용을 하더라도 발등굽힘의 가동범위가 제한된다. 긴엄지폄근이 단독으로 작용하면, 발목에서 가쪽번짐이 일어나는데, 그 이유는 이 근육이 목말밑관절의 축 보다 가쪽에 위치하기 때문이다.

앞정강근이 발의 안쪽번짐근이기 때문에, 보행의 입각기 동안 중요한 역할을 한다. 발이 지면에 닿아 있을 때, 세로활이 충격을 흡수하기 위해 주저앉는다. 앞정강근은 발활의 하강 속도를 조절한다(그림 11.23). 발꿈치가 지면에 닿은 후, 발이 지면에 부드럽게 안착할 수 있도록 앞정강근은 발가락폄근들과 함께 발의 하강을 조절한다. 이들 근육이 발의 하강을 제대로 조절하지 못하면, 발바닥이 지면으로 털썩 떨어지는 풋슬랩(foot slap) 현상이 발생한다.

정강뼈 앞쪽 근육군은 중요한 열린사슬 운동에서 발과 발가락을 움직인다. 보행의 유각기 동안, 이들 근육은 발과 발가락을 발등굽힘시켜, 발이 지면에 닿지 않도록 한다. 이들 근육을 자동차의 가속페달에서 제동 페달로 발을 옮기게 하고, 발로 박자를 맞추게 하고, 신발이 불편할 때 발가락을 움직이게 한다. 발의 열린사슬 운동은 발의 무게가 2 lb 밖에 안 되고, 지레대의 효과가 좋기 때문에 많은 근육의 힘을 필요로 하지 않는다. 대상자가 한 발 서기를 했을 때, 이들 근육의 강한 수축을 볼 수 있다. 작은 기저면 안에 중력중심을 유지하려면, 모든 발 근육들이 지속적인 상호작용을 해야 한다.

발 내재근 / Intrinsic Muscles of the Foot

발은 손과 비슷한 내재근을 가지고 있지만, 발에는 맞섬근이 없다. 선천성 팔 절단 환자(특히, 팔 전체가 없는 사람)는 이런 장애에도 불구하고, 숙련된 감각운동 과제를 수행할 수 있다. 이런 환자는 숙련된 기능을 위해 발을 사용하고, 발로 모든 것을 수행할 수 있다.

그러나 대부분의 사람들은 이러한 능력을 가지고 있지 않다. 발의 내재근이 손의 내재근과 비슷한 이름을 가지고 있지만, 발의 내재근들은 손의 내재근보다 일반으로 더 다양한 기능을 한다. 발의 내재근은 발바닥에서 4층으로 구성되어 있다. 이들 근육은 표 11.5에 설명되어 있다. 엄지벌림근(그림 11.27)과 몇몇 얕은 층 근육(그림 11.28)을 제외하고, 발의 내재근은 촉진되기 매우 어렵다. 그 이유

실습 포인트
PRACTICE POINT

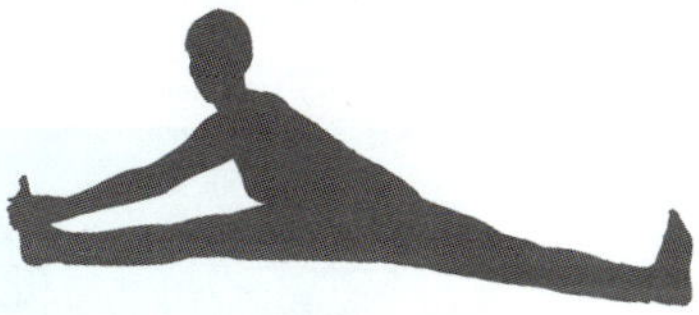

정강뼈 앞쪽 근육군이 마비되면, 보행의 유각기 동안 발이 떨어진다. 깊은종아리신경 손상 환자가 이런 현상을 보인다. 발등굽힘근 소실의 보상작용으로써, 유각기 동안 엉덩관절과 무릎관절을 과도하게 굽힘하는데, 그 이유는 발가락이 지면에 닿지 않게 하기 위함이다. 비체중부하 동안 발등굽힘을 제공하도록 고안된 발목-발 보조기를 사용하는데, 그 이유는 부적절한 발등굽힘의 능동적 보상작용을 없애기 위함이다.

554쪽 본문 계속

표 11-5 내재근

그림	근육군	근육	몸쪽 부착점	먼쪽 부착점	신경지배	작용
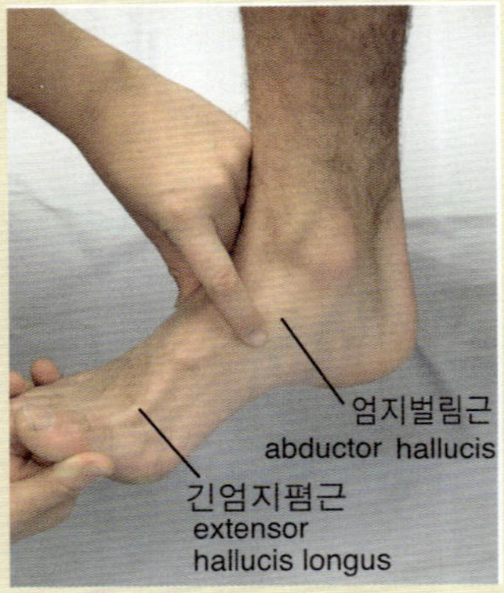	발바닥, 1층	엄지벌림근	바닥쪽 발꿈치뼈의 안쪽결절, 굽힘근지지띠, 발바닥널힘줄	1번 몸쪽마디뼈바닥 의 안쪽면	안쪽 발바닥신경 (S_2–S_3)	엄지의 벌림과 굽힘
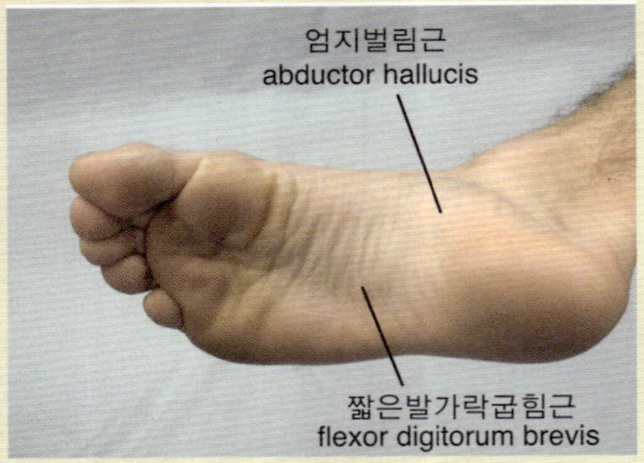	발바닥, 1층	짧은 발가락굽힘근	바닥쪽 발꿈치뼈의 안쪽결절, 발바닥널힘줄	2–5번 중간마디뼈의 안쪽면과 가쪽면	안쪽 발바닥신경 (S_2–S_3)	2–5번 발가락의 굽힘
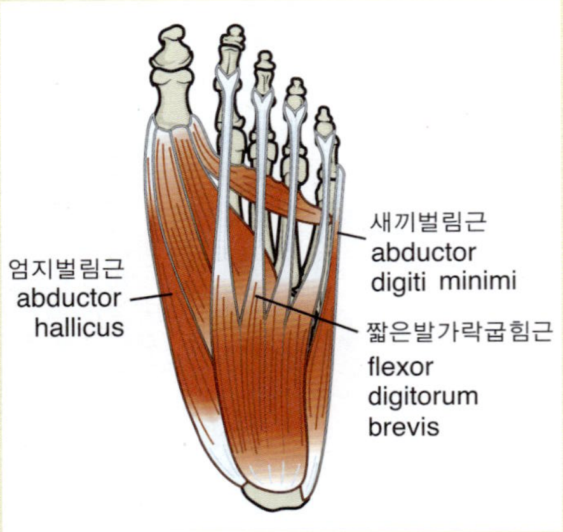	발바닥, 1층	새끼벌림근	발꿈치뼈거친면, 발바닥널힘줄, 근육사이막	5번 몸쪽마디뼈바닥 의 가쪽면	가쪽 발바닥신경 (S_2–S_3)	5번 발가락의 벌림과 굽힘

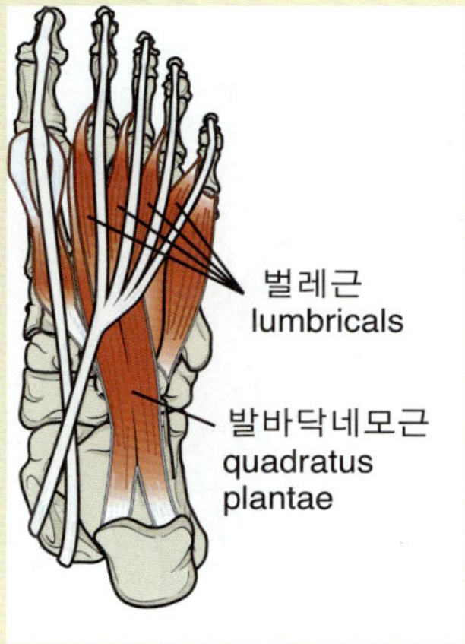

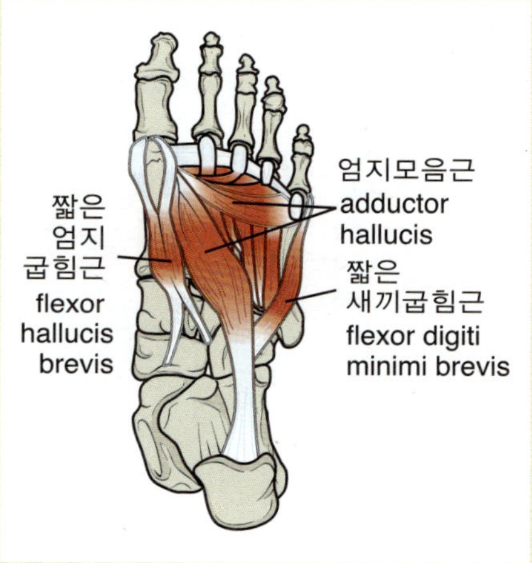

발바닥, 2층	발바닥네모근	발꿈치뼈의 오목면	긴발가락굽힘근의 힘줄	가쪽 발바닥신경 (S_2–S_3)	2–5번 발가락의 굽힘에서 FDL 보조
발바닥, 2층	벌레근	긴발가락굽힘근의 힘줄	2–5번 MTP 관절의 폄근덮개의 안쪽면	2번 발가락: 안쪽 발바닥신경 (S_2–S_3) 3–5번 발가락: 가쪽 발바닥신경 (S_2–S_3)	2–5번 발가락 몸쪽마디뼈의 굽힘과 2–5번 발가락 중간마디뼈와 먼쪽마디뼈의 폄
발바닥, 3층	짧은엄지굽힘근	가쪽쐐기뼈와 입방뼈의바닥면	엄지의 몸쪽마디뼈바닥	안쪽 발바닥신경 (S_2–S_3)	엄지 몸쪽마디뼈의 굽힘

계속

표 11-5 내재근 - 계속

그림	근육군	근육	몸쪽 부착점	먼쪽 부착점	신경지배	작용
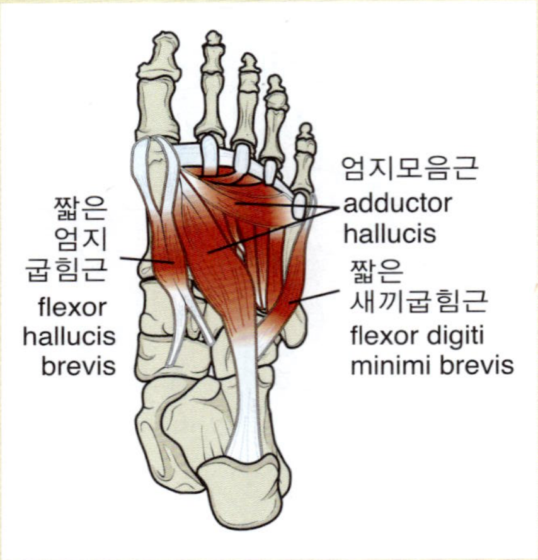	발바닥, 3층	엄지모음근	빗갈래: 2-4번 발허리뼈바닥 가로갈래: MTP 관절의 바닥쪽인대	엄지 몸쪽마디뼈바닥의 가쪽	가쪽 발바닥신경의 깊은가지 (S_2-S_3)	엄지의 모음. 가로발목활의 유지보조
	발바닥, 3층	짧은새끼굽힘근	5번 발허리뼈바닥	5번 몸쪽마디뼈바닥	가쪽 발바닥신경의 얕은가지 (S_2-S_3)	5번 발가락의 굽힘
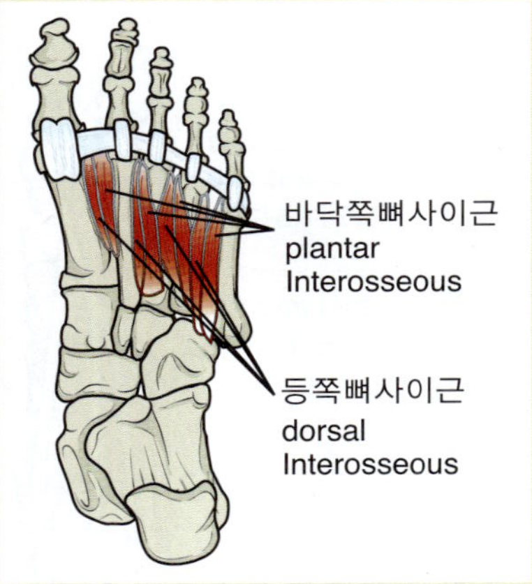	발바닥, 4층	등쪽뼈사이근	모든 발허리뼈의 이웃한 측면	2-4번 MTP 관절의 폄근덮개	가쪽 발바닥신경 (S_2-S_3)	2-4번 발가락의 벌림과 MTP 관절의 굽힘

	발바닥 4층	바닥쪽 뼈사이근	3–5번 발허리뼈바닥과 안쪽면	3–5번 MTP 관절의 폄근덮개	가쪽 발바닥신경 (S_2–S_3)	2–4번 발가락의 모음과 MTP 관절의 굽힘
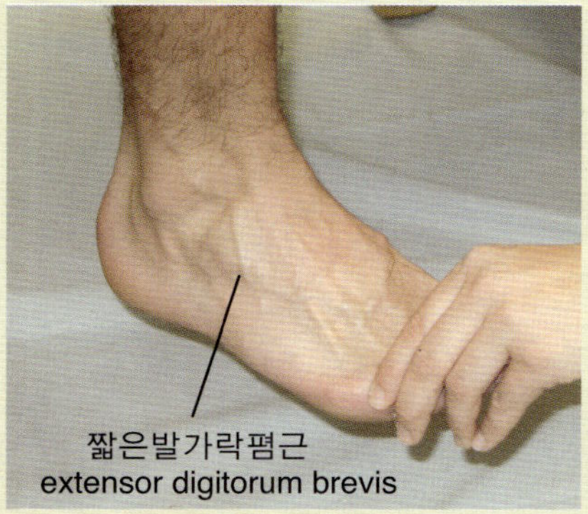 	발등	짧은발가락폄근과 짧은엄지폄근	목말굴 먼쪽에 있는 발의 등가쪽면	1–4번 몸쪽마디뼈바닥	깊은종아리신경의 가쪽말단가지 (S_1–S_2)	1–4번 발가락의 폄 보조

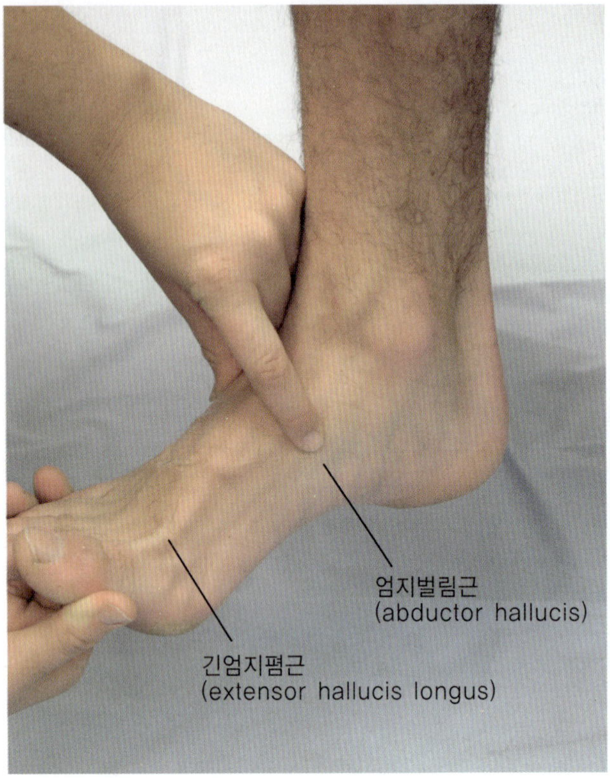

그림 11.27. 엄지벌림근. 이 근육은 발배뼈결절의 아래쪽과 약간 앞쪽에서 촉진된다. 검사자는 수동으로 엄지를 밖굽이시키고, 대상자는 능동으로 엄지를 벌림한다. 근육은 촉진 손가락 밑에서 수축이 느껴진다.

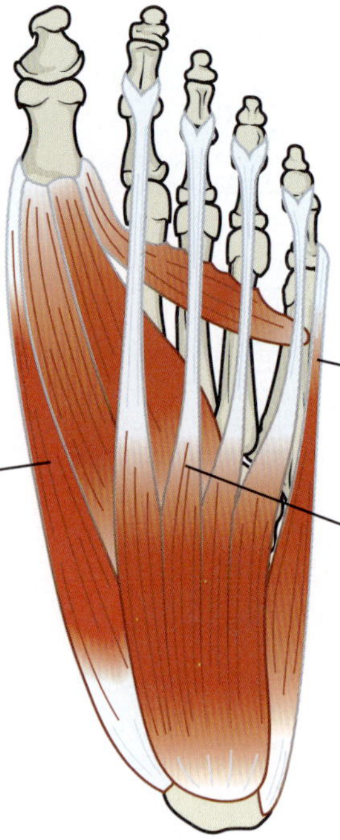

그림 11.29. 발바닥면의 1층 내재근. 1층에는 엄지벌림근, 짧은발가락굽힘근, 새끼벌림근 등이 있다.

는 이들 근육이 매우 두꺼운 발바닥널힘줄로 덮여 있기 때문이고, 또 이들 근육이 작고 발바닥에서 4층으로 구성되어 있기 때문이다. 촉진할 수 있는 근육과 촉진할 수 없는

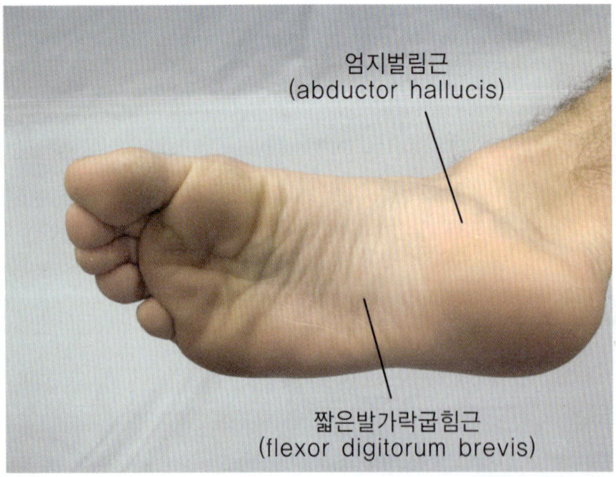

그림 11.28. 짧은발가락굽힘근. 대상자가 발가락을 약간 굽힘했을 때, 내재근 1층 근육군에 속하는 이 근육의 힘살이 세로활 중간 지점에서 촉진된다.

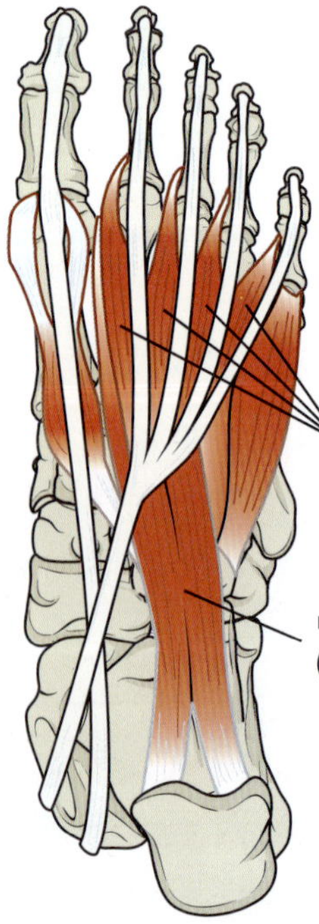

그림 11.30. 발바닥면의 2층 내재근. 2층에는 발바닥네모근과 벌레근이 있다.

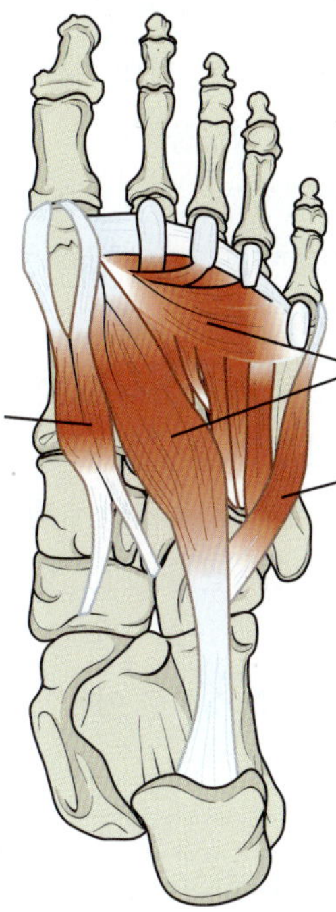

그림 11.31. 발바닥면의 3층 내재근. 3층에는 짧은엄지굽힘근, 엄지모음근 및 짧은새끼굽힘근이 있다.

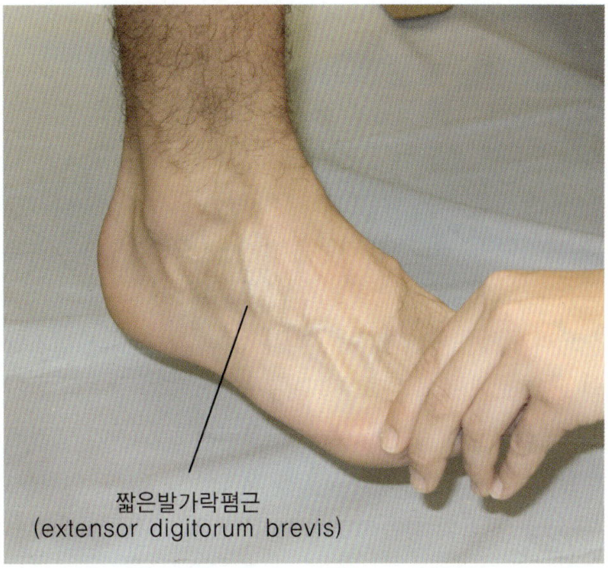

그림 11.33. 짧은발가락폄근과 짧은엄지폄근. 이들 근육은 하나의 근육으로 합해진다. 힘살은 발등에서 작고 둥근 혹 모양처럼 생겼다. 근육의 힘살은 푸른 빛을 띠고 1달러 동전 크기만 하다. 힘줄은 발가락 폄에 저항을 줄 때, 뚜렷해진다. 경우에 따라, 긴엄지폄근 힘줄의 바로 가쪽에서 하나의 힘줄을 볼 수 있는데, 이 힘줄은 짧은엄지폄근의 힘줄이다.

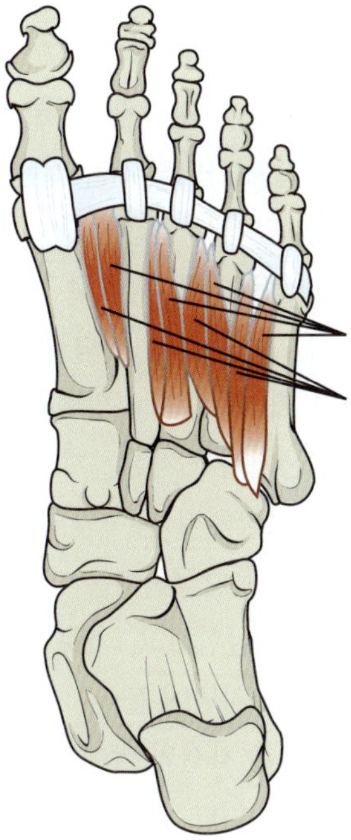

그림 11.32. 발바닥면의 4층 내재근. 4층에는 바닥쪽뼈사이근과 등쪽뼈사이근이 있다.

근육이 그림으로 설명되고 있다(그림 11.29에서 그림 11.32까지). 뼈 부착점 이외에, 이들 근육은 발바닥널힘줄, 인대, 힘줄과 광범위하게 연결되어 있다. 이들 조직은 발의 강한 정적 및 동적 구조물을 형성한다.

내재근이 발가락의 벌림, 모음 및 굽힘을 수행할 수 있지만, 그것들의 주요 기능은 이들 운동을 포함하지 않고 있다. 발의 내재근들은 손의 내재근처럼 개별적으로 움직이기 보다는 하나의 근육군으로서 작용한다.[78] 내재근은 안정이나 균형을 위해 주로 이용되고, 발의 활동을 보조한다. 내재근은 가로발목활의 안정성을 위해 중요한 역할을 한다.[78] 엄지벌림근은 안쪽 세로활을 지지하는 중요한 역할을 한다.[79] 발이 추진을 위한 견고한 지레대로 변하기 위해, 엄지벌림근이 입각기 말기에서 크게 작용한다. 견고한 지레대가 되려면, 발 관절을 타이트하게 만들기 위해 세로활이 올림되어야 한다: 엄지벌림근이 이 자세에서 보조적인 역할을 한다. 짧은 내재근, 특히 엄지벌림근, 짧은발가락굽힘근, 짧은엄지굽힘근, 새끼굽힘근 등은 보행이나 달리기 동안 발활을 지지해 주고 또 긴발가락 근육을 보조해 준다. 그러나 뼈사이근이나 벌레근은 MTP 관절을 고정하고 발끝 밀기에서 굽힘근의 강력한 당김을 위해 발가

락 폄을 유지시킨다.[78]

짧은발가락폄근과 짧은엄지폄근은 유일하게 발의 등쪽에 위치하는 근육이다(그림 11.33). 이들 근육의 힘살은 작고 둥글며, 1 달러 동전의 크기만 하다. 이들 근육은 약간 푸른 빛을 띠는 색깔이고, 발가락을 폄할 때 잘 나타난다. 발가락폄근의 주된 기능은 발가락 폄을 일으키는 외재근을 보조하는 기능이다.

병리가 있을 때, 가장 눈에 띠는 변화는 보행이다. 발가락의 폄은 보행 동안 중요한 기능을 한다. 발가락 폄이 유지되지 않으면, 발가락폄근들이 구부러지고, 입각기 말기의 발끝 밀기 때, 정상적인 보조를 제공할 수 없다. 이런 경우, 발끝 밀기의 힘은 비효율적이고, 온걸음(stride) 길이 뚜렷하게 짧아지게 될 것이다. 이들 근육의 약증이나 발활의 구조적 문제 때문에 정상 보행 보다 발이 엎침되는 시간이 길면, 보행 중 발의 내재근이 더 강하게, 그리고 더 긴 시간 동안 작용하게 될 것이다.[78] 이렇게 되면, 발 내재근의 작용으로 인해 땀이 과도하게 분비되고, 신체의 다른 근육처럼, 땀 냄새를 유발해, "발 냄새"가 심해질 것이다.

종아리와 발 근육의 기능

Function of Leg and Foot Muscles and Joints

다리는 높은 에너지 활동이 요구되는 닫힌사슬운동에서 중요한 기능을 한다. 예를 들어, 한쪽 다리로 체중을 제대로 지지하지 못하고 설 수 없다면, 다른쪽 다리로 공을 차거나 발을 앞으로 내디딜 수 없을 것이다. 종아리와 발의 근육은 정적 및 동적 조절, 동적 추진, 그리고 힘 흡수를 담당한다. 그것들이 기능을 제대로 수행할 수 없으면, 서기 균형에서부터 점핑과 달리기와 같은 활동을 할 때 뚜렷한 장애가 발생할 것이다. 발과 발목의 관절과 기능은 복잡하고, 서로 의존적일 것이다. 발과 발목관절의 기능은 다른 구조물의 기능뿐만 아니라, 그것들을 지나가는 근육에도 큰 영향을 받을 것이다. 많은 근육들이 여러 관절을 지나가기 때문에, 근육이 기능을 제대로 하지 못하면, 한 관절 이상에서 문제가 발생할 것이다. 한 관절 혹은 한 개의 근육이 기능을 하지 못하는 발의 기능장애 원인은 수십 가지이다. 발이 에너지 흡수와 전체 몸으로 힘을 전달하는 중요한 역할을 하기 때문에, 발의 기능장애는 닫힌사슬을 구성하는 다른 분절에 영향을 준다.

발과 발목관절의 1 관절에서는 상대적으로 큰 가동범위의 움직임이 일어나지 않는다. 그러나 발과 발목관절의 구조는 많은 관절을 포함하고 있다. 이들 관절은 함께 작용하여 큰 가동성을 일으킨다. 발과 발목관절의 정렬은 다양한 지면이나 물체에 대한 발의 조정능력을 높인다. 닫힌사슬 활동을 할 때는 모든 발가락이 지면에 접촉된다. 발과 발목관절의 다관절 시스템은 관절들이 그렇게 하도록 허용한다. 본 단락은 발과 발목 내의 상호관계를 이해하기 위해, 본 장의 앞 단락에 있는 정보를 이용한다.

엎침과 뒤침 / Pronation and Supination

뒤침과 엎침은 정적과 동적 활동, 열린사슬과 닫힌사슬 활동 동안 발과 발목이 제공하는 중요한 운동이다. 이런 운동은 발이 다양한 지면에 잘 적응하도록 만들고, 또 좋은 서기 균형을 유지한다. 그러나 이들 운동은 많은 관절들이 참여한다.

목말밑관절의 엎침과 뒤침 / At the Subtalar Joint

비록 발목다리관절과 목말밑관절이 기능적으로 매우 연관되어 있지만, 엎침과 뒤침은 목말밑관절에서 일어나고, 이 운동이 발꿈치뼈과 목말뼈 사이의 관계에 관련된다는 것을 아는 것이 중요하다. 앞에서 언급한 용어 정의에서, 열린사슬 상태에서의 뒤침은 안쪽번짐, 모음 및 발등굽힘이고, 엎침은 가쪽번짐, 벌림 및 발바닥굽힘이라고 정의했다. 열린사슬 상태일 때, 몸쪽의 목말뼈는 목말밑관절에서 고정되고, 먼쪽 발꿈치뼈가 자유롭게 움직인다. 목말밑관절의 빗축 때문에, 발꿈치뼈 움직임은 3면에서 일어난다. 예를 들어, 엎침할 때 발꿈치뼈는 이마면에서 가쪽번짐하고, 시상면에서 발등굽힘하고, 가로면에서 벌림한다.[39] 여러분은 자신의 발을 지면에 붙이지 않고 최대로 뒤침하거나 엎침할 때 여러분 자신의 발에서 일어나는 3면 운동인 뒤침과 엎침을 볼 수 있다.

발이 체중부하되어도, 발꿈치뼈가 여전히 이마면에서 자유롭게 움직일 수 있지만, 시상면과 가로면에서는 더 이상 발꿈치뼈가 자유롭게 움직이지 못한다. 발의 윗부분에 체중이 가해지므로, 발이 지면에 고정된다. 그러므로 목말밑관절에서 엎침과 뒤침이 여전히 일어나지만, 움직이는 뼈는 발꿈치뼈가 아니라 목말뼈이다(표 11.6). 그러므로, 닫힌사슬에서 엎침을 할 때, 발꿈치뼈는 여전히 이마면에서 움직임이 일어나고, 목말뼈는 발꿈치뼈에 대해 발바닥굽힘과 모음을 한다.[8] 닫힌사슬 상황에서, 발꿈치뼈는 이마면에서 안쪽번짐하고, 목말뼈는 시상면에서 발꿈치뼈에 대해 발등굽힘하고, 가로면에서 발꿈치뼈에 대한 벌림을 한다.[8]

엎침할 때 중력중심의 선이 발꿈치뼈 운동축의 안쪽으로 떨어지고, 뒤침할 때 중력중심의 선이 가쪽으로 떨어지기 때문에, 발꿈치뼈가 엎침할 때 안쪽번짐하고, 뒤침할 때 가쪽번짐된다. 체중부하 상태에서 엎침과 뒤침을 하는 동안 목말뼈에 대해 발꿈치뼈의 안쪽번짐과 가쪽번짐이 함께 일어나는 쌍운동을 한다. 특히, 시상면과 가로면에서 발꿈치뼈가 고정된 채로 체중부하를 하면, 체중부하의 엎침시 목말뼈는 가로면에서 안쪽 가장자리 쪽으로 모음하고, 목말뼈머리는 시상면에서 발바닥굽힘을 한다. 체중부하의 뒤침 시에는 반대작용이 일어난다: 발꿈치뼈가 가쪽번짐하고, 목말뼈가 가쪽으로 구름하고, 목말뼈머리가 발꿈치뼈에 대해 목말뼈를 벌림하고 발등굽힘시키기 위해 올림한다. 체중이 부하할 때는 열린사슬에서처럼 목말뼈에 대해 발꿈치뼈가 움직이는 것이 아니라, 목말뼈가 발꿈치뼈에 대해 움직인다. 그래서 일어나는 움직임이 다르지만, 목말밑관절의 끝 자세는 열린사슬이나 닫힌사슬에서 모두 똑같다. 예를 들어, 발꿈치뼈가 목말뼈에 대해 움직이면, 볼록한 발꿈치뼈 관절면이 오목한 목말뼈 관절면 위에서 활주하여 벌림하지만, 오목한 목말뼈 관절면이 볼록한 발꿈치뼈 관절면 위에서 움직이면, 목말뼈는 모음한다. 발이 열린사슬 활동이나 닫힌사슬 활동을 하든간에, 이들 두 뼈의 상대적 움직임은 동일하다. 그림 11.34와 그림 11.35는 열린사슬 상태와 닫힌사슬 상태에서 이들 움

표 11-6 발목다리관절과 목말밑관절에서 일어나는 엎침과 뒤침의 열린사슬 운동과 닫힌사슬 운동

운동	열린사슬	닫힌사슬
뒤침	**발바닥굽힘:** 목말뼈에 대한 발꿈치뼈 운동 **모음:** 목말뼈에 대한 발꿈치뼈 운동 **안쪽번짐:** 이마면에서의 발꿈치뼈 운동	**발등굽힘:** 발꿈치뼈에 대한 목말뼈 운동 **벌림:** 발꿈치뼈에 대한 목말뼈 운동 **안쪽번짐:** 이마면에서의 발꿈치뼈 운동 가로발목관절의 뒤침 정강종아리관절의 가쪽돌림 넙다리뼈의 가쪽돌림
엎침	**발등굽힘:** 목말뼈에 대한 발꿈치뼈 운동 **벌림:** 목말뼈에 대한 발꿈치뼈 운동 **가쪽번짐:** 이마면에서의 발꿈치뼈 운동	**발바닥굽힘:** 발꿈치뼈에 대한 목말뼈 운동 **모음:** 발꿈치뼈에 대한 목말뼈 운동 **가쪽번짐:** 이마면에서의 발꿈치뼈 운동 발앞쪽에 따라 가로발목관절의 뒤침 혹은 엎침 정강종아리관절의 안쪽돌림 넙다리뼈의 안쪽돌림

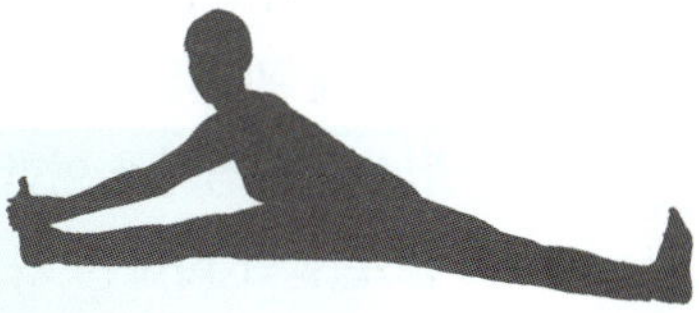

실습 포인트

PRACTICE POINT

임상가는 엎침과 뒤침 동안 발바닥굽힘과 발등굽힘이 목말밑관절축을 중심으로 일어나는 것과, 발목다리관절에서 일어나지 않는 것을 알아야 한다. 그러므로 관절염이나 외상 때문에 발목관절이 융합된 환자들도 여전히 목말밑관절에서 발등굽힘과 발바닥굽힘을 할 수 있을 것이다. 비슷하게 환자가 목말밑관절의 관절융합술이나 심지어 3중 융합술(목말밑관절, 발꿈치입방관절 및 목말발꿈치관절의 융합)을 받았다 하더라도, 발목다리관절이 3면 관절이기 때문에, 이들 환자도 여전히 어느 정도의 안쪽번짐–가쪽번짐, 발등굽힘–발바닥굽힘 및 벌림–모음을 가질 것이다.

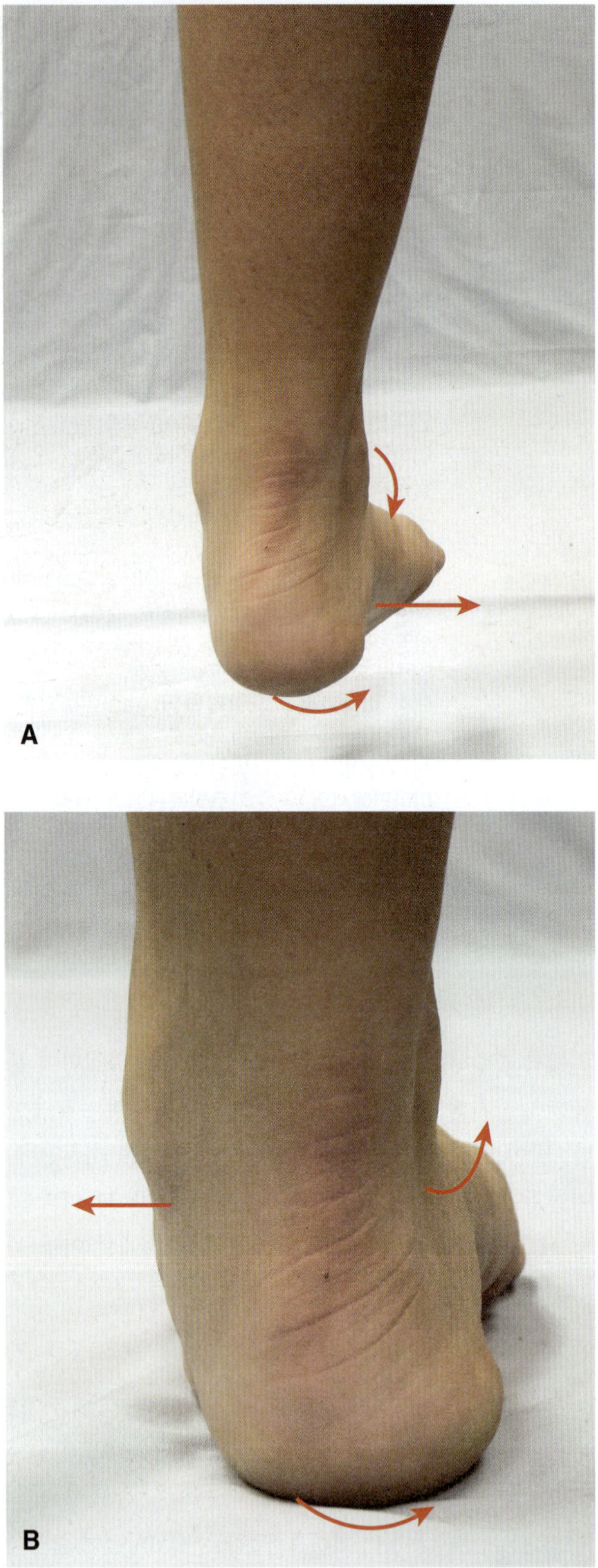

그림 11.34. 뒤침. A) 열린사슬; B) 닫힌사슬.

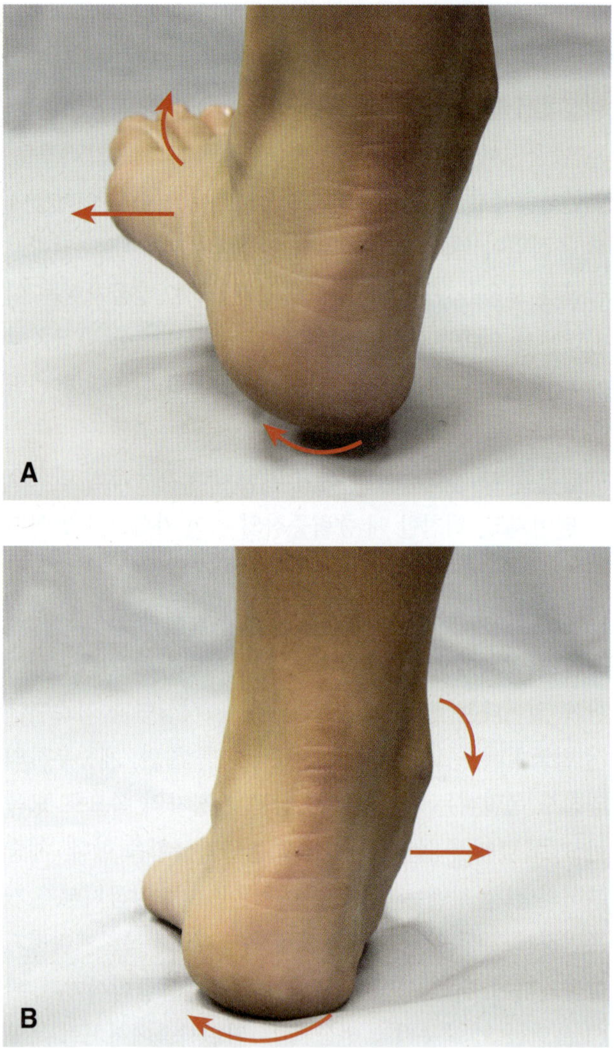

그림 11.35. 뒤침. A) 열린사슬; B) 닫힌사슬.

직임이 어떻게 변화되는지를 보여 준다.

기타 관절의 엎침과 뒤침 / Other Joints

발목다리관절과 목말밑관절이 닫힌사슬에서의 뒤침과 엎침에 관련된 유일한 관절은 아니다. 발의 모든 관절은 뒤침과 엎침에 참여한다. 발의 다른 관절 중에서 가장 중요한 관절의 하나는 가로발목관절이다. 가로발목관절 중의 하나인 목말발배관절은 뒤침과 엎침에서 가장 중요한 움직임을 일으킨다. 가로발목관절의 운동은 발이 지면(특히, 평탄하지 않는 지면)에 접촉하는 것을 유지시킨다. 가로발목관절은 엎침이나 뒤침의 움직임을 일으킨다. 발뒤쪽이 뒤침할 때, 관절의 몸쪽 뼈(목말뼈와 발꿈치뼈)에 의해 가로발목관절도 뒤침한다. 뒤침 자세에서, 발뒤쪽의 관절처럼 가로발목관절이 잠기게 된다(그림 11.16).

그러나 발뒤쪽이 엎침할 때, 가로발목관절이 뒤침이나 엎침할 수 있다. 가로발목관절이 발앞쪽과 발뒤쪽을 연결하고 있기 때문에, 가로발목관절의 자세는 발앞쪽의 움직임에 영향을 줄 수 있다. 발가락이 지면에 유지되어야 하기 때문에, 발뒤쪽이 엎침되면, 가쪽 발가락이 지면으로부터 떨어지려는 경향이 생기고, 발의 나머지 부분도 발뒤쪽처럼 엎침된다. 그러나 이 예에서, 가로발목관절은 가쪽 발가락이 지면으로 내려가기 위해, 뒤침으로 움직여야 한다(그림 11.8).

가로발목관절에서 보상작용을 할 수 없을 때, 발목발허리관절에서 부가적인 보상작용이 일어난다. 본 장의 앞부분에서 설명했던 것을 기억해 보자: 가장 유연성이 좋은 레이는 안쪽의 1번 레이와 가쪽의 4번과 5번 레이이다. 이것은 발뒤쪽이 뒤침할 때 중요하다. 발뒤쪽이 뒤침할 때, 가로발목관절도 뒤침해야 한다. 이들 관절이 뒤침하면, 안쪽 발가락이 지면에 닿기 어려워져, 1번, 4번 및 5번 레이의 가동성이 나빠진다. 발뒤쪽과 발중간이 뒤침하면, 1번 레이는 발가락이 지면에 닿을 때까지 발바닥굽힘한다. 1번 레이의 발바닥굽힘은 가쪽 발가락이 지면에 유지되도록 4번과 5번 레이의 발등굽힘과 균형을 이룬다.

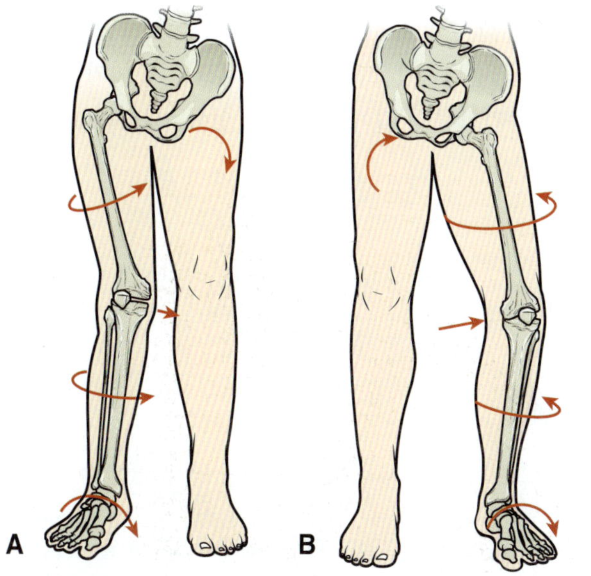

그림 11.36. A) 엎침은 정강뼈와 넙다리뼈의 안쪽돌림을 일으킨다. B) 뒤침은 정강뼈와 넙다리뼈의 가쪽돌림을 일으킨다.

엎침과 뒤침 동안 목말밑관절과 발목다리관절의 먼쪽 관절들이 체중부하의 힘에 반응하고, 또 운동사슬을 구성하는 몸쪽 관절도 이들 운동에 반응한다. 우리가 언급했듯이, 체중부하시의 발과 발목관절의 뒤침은 목말뼈의 벌림을 초래한다. 관절축이 사선이기 때문에, 목말뼈의 가쪽돌림도 벌림과 함께 일어난다. 이것은 인접 구조물인 정강뼈와 종아리뼈의 가쪽돌림을 일으킨다. 유사하게, 닫힌사슬의 엎침 동안 목말뼈가 모음할 때, 목말뼈도 돌림을 하지만, 그것은 안쪽돌림이고, 정강뼈와 종아리뼈의 안쪽돌림을 유발시킨다. 닫힌사슬 운동 동안 인접한 관절들이 영향을 받기 때문에, 정강뼈의 돌림에 의해 넙다리뼈 돌림이 동반된다: 뒤침과 정강뼈의 가쪽돌림은 넙다리뼈의 가쪽돌림을 동반하고, 엎침 동안에는 정강뼈의 안쪽돌림에 의해 넙다리뼈의 안쪽돌림이 동반된다(그림 11.36A,B).

발활 / Arches of the Foot

발활은 다음과 같은 중요한 기능을 제공한다: 발이 다양한 지면에 적응할 수 있도록 하고, 닫힌사슬 활동 동안 발에 가해지는 힘을 흡수하고, 신체에 대한 체중부하의 표면과 기저면을 제공하고, 신체 추진을 위한 견고한 지레대로 발을 변화시킨다. 한 걸음 동안 유연한 구조물에서 견고한 구조물로 변화하는 발의 능력은 3종류의 발활, 정적인 인대-널힘줄 지지, 동적인 근수축 등에 좌우된다. 서기와 같은 닫힌사슬 활동에서, 부가된 체중은 뒤쪽인 목말뼈와 발꿈치뼈거친면을 통해, 그리고 앞쪽인 발허리뼈머리와 발가락을 통해 분산된다. 체중은 3개의 발활을 통해 이들 지점으로 분산된다.[80] 안쪽 세로활이 가장 길고 높다. 안쪽 세로활을 구성하는 구조물로는, 발꿈치뼈, 목말뼈, 발배뼈, 안쪽쐐기뼈 및 1번 발허리뼈이다. 가쪽 세로활은 낮은 편이고, 발꿈치뼈, 입방뼈 및 5번 발허리뼈에 의해 구성된다. 가로활은 중간발목관절과 발목발허리관절에서 안쪽에서 가쪽으로 형성된 비체중부하 영역이고 오목하다. 가로활의 바로 먼쪽에는 발허리뼈머리가 위치하고 지면의 형태에 맞게 유연하게 조정된다.

구조적으로, 인대들은 발활을 이루는 뼈들을 연결하기 위해, 발목뼈와 발허리뼈의 등쪽면과 바닥면에 위치하여, 역학적으로 견고한 빔을 형성한다. 발허리뼈는 바닥면이

오목하여, 휘어진 빔을 형성하는데 도움을 준다. 하중이 발에 가해지면, 발의 휘어진 빔이 굽힘되어, 압박의 힘이 볼록한 위쪽에서 발생하고, 장력의 힘이 오목한 바닥면에서 발생한다.[81] 구조적 디자인이 일자형 빔이기 보단 휘어진 디자인이 큰 힘의 수용을 허용한다. 양쪽 끝이 서로 멀어지는 것을 막기 위한 트러스(truss)로서 작용하기 위해 타이-로드(tie-rod)를 빔 바닥에 가로질러 배치하면, 빔이 큰 힘을 지탱할 수 있다(그림 11.37A,B).[82] 발에서 트러스는 발바닥널힘줄이며, 이것은 내재근과 외재근에 의해 능동적으로 보강된다(그림 11.37C).[81]

발바닥널힘줄은 발바닥근막으로 불리는 강한 근막띠로써 발꿈치뼈거친면에서 발가락까지 이르며, 발바닥과 발의 양쪽면을 지지한다. 발바닥널힘줄은 발의 모든 발활에 중요한 역할을 한다.[84] 발바닥널힘줄은 짧은발가락굽힘근과 같은 내재근의 부착점이고, 엄지벌림근과 같은 다른 근육을 덮고 있는 근막이다. 힘줄과 신경혈관 다발이 발바닥널힘줄을 통과하여 발가락까지 이른다. 복잡한 수직 사이막과 가쪽 구조물이 발바닥널힘줄의 세로띠를 깊은 구조물과 피부에 연결한다. 발바닥널힘줄의 먼쪽 부착점은 굽힘근 힘줄 말이집, 바닥판(plantar plate) 및 발가락의 깊은 구조물과 연관된다. 이들 먼쪽 부착점은 MTP 관절의 먼쪽에 위치하기 때문에, MTP 관절이 젖힘될 때, 장력이 발바닥널힘줄에 가해진다. 이런 장력은 발허리뼈머리로부터 발꿈치뼈의 변위와 발활의 붕괴를 막는다.[81] 부가적으로, 이런 장력은 견고한 구조물을 만들기 위해 발목뼈와 발허리뼈를 압박한다. 이런 견고성은 발가락 서기와 보행의 입각기 말기 때 필요하다.

역학적으로, MTP 널힘줄 기전은 **윈들라스기전**(windlass mechanism)과 비슷하다. 윈들라스는 수평의 원통 구조물로서, 원통 주위를 둘러싸고 있는 사슬이나 로프를 당기기 위해 기중기를 돌림시킨다: 대개 윈들라스는 배의 닻과 같은 무거운 물체를 움직이는데 이용된다. 널힘줄이 발허리발가락관절을 둘러싸고 있기 때문에, MTP 관절이 젖힘될 때, 널힘줄이 타이트해진다. 이런 결과로, 발허리뼈와 발목뼈가 함께 당겨져서, 견고한 구조물로 변하게 되어, 세로활을 올림시킨다.[84] 발바닥근막의 수동적 힘에 능동적인 힘을 부가하기 위해 내재근과 외재근이 구심성으로 수축하고, 이로 인해 발활이 높아진다. 1번 MTP 관절이 수동으로 젖힘될 때, 이런 윈들라스 기전을 관찰할 수 있다(그림 11.38): 발활이 견고해지고, 발바닥널힘줄이 타이트해져서, 쉽게 촉진될 수 있다. 발가락 서기를 할 때, 세로활의 높이 증가도 관찰될 수 있다.

발바닥의 내재근과 종아리 뒤쪽의 외재근 모두는 체중부하 활동 동안 발활의 능동적인 지지에 중요한 역할을 한다.[74,85] 발바닥으로 가는 모든 외재근과 대부분의 내재근이 발활을 통과한다. 닫힌사슬운동에서 이들 근육이 수축할 때, 그것들이 생산하는 힘들에 의해 발활이 타이트해진다. 광범위한 발바닥 부착점을 가진 뒤정강근과 긴종아리근은 가로활에 중요한 영향을 주고, 2개의 세로활을 타이트하게 만든다.[74] 긴엄지굽힘근과 엄지벌림근은 안쪽 세로활에 걸쳐 있고, 새끼벌림근은 가쪽 세로활의 길이를 따라 달린다. 그래서 이들 근육은 활동 동안 세로활에 영향을 준다.[79] 짧은발가락굽힘근, 발바닥네모근, 긴발가락굽힘근들은 중간발바닥 길이를 달리고 있어, 세로활을 타이트

실습 포인트

PRACTICE POINT

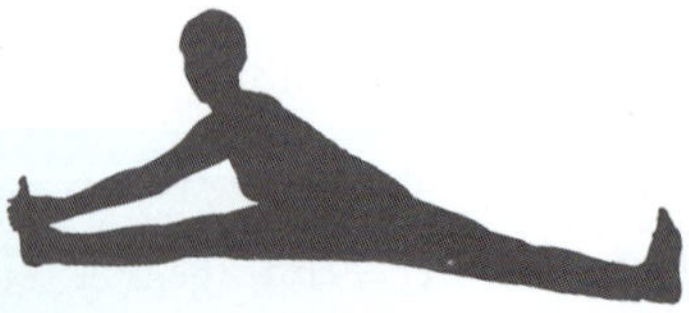

안쪽 세로활이 적절한 높이인지를 알아보기 위해, 여러 가지 방법으로 안쪽 세로활의 높이를 측정하고 있다. 빠른 측정방법 중의 한 방법은 안쪽복사뼈와 1번 발허리발가락관절을 잇는 선과 발배뼈결절의 위치를 비교하는 것이다. 안쪽복사뼈의 꼭대기에서 1번 MTP 관절의 바닥면을 잇는 선을 그린다. 안쪽 세로활이 정상 높이라면, 발배뼈결절이 위의 선에 놓이거나 그 선 가까이에 위치할 것이다. 발활이 낮으면, 발배뼈결절이 이 선 아래쪽에 위치할 것이다. 발활이 높으면, 발배뼈결절이 이 선 위에 위치한다. 이 선을 **"Feiss 선"**이라고 한다.

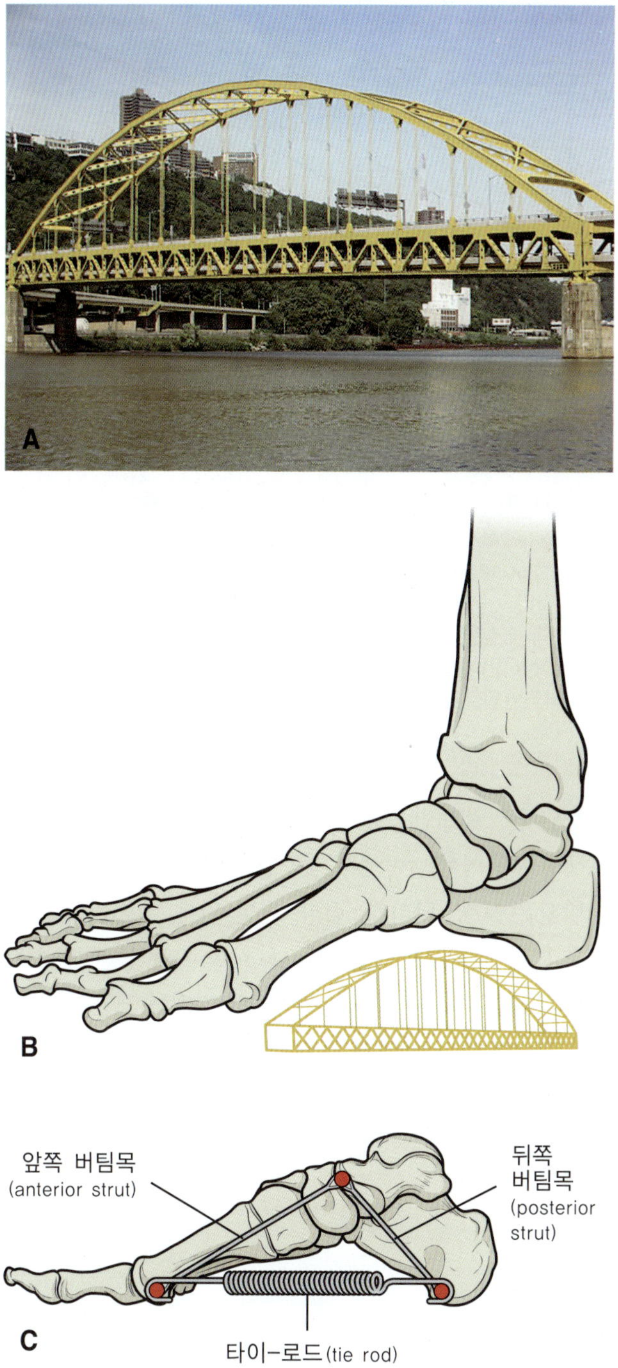

그림 11.37. A) 와 B) 발뼈의 만곡은 큰 힘을 흡수할 수 있는 구조물을 제공한다. 교각처럼, 발활도 자신의 디자인으로부터 반복적인 큰 힘을 흡수할 수 있는 강도와 지지를 얻는다. C) 부가적으로, 발바닥널힘줄이 내재근과 외재근의 능동적 지지와 함께 타이-로드 처럼 작용하여 구조적 탄성을 제공한다.

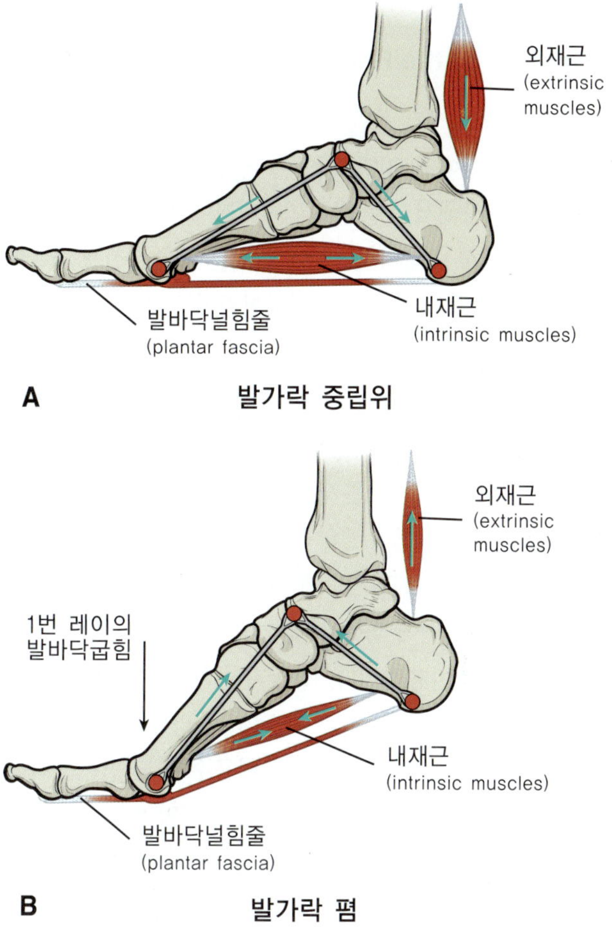

그림 11.38. 윈들라스 기전. A) 발바닥널힘줄은 내재근과 함께 세로활을 보강한다. B) 사람이 발가락 서기를 했을 때, 발바닥널힘줄의 장력이 증가하고 내재근이 수축한다. 이것은 움직임을 일으키는 외재근에 대한 견고한 지레대를 제공하기 위해 발활의 뼈를 잠근다.

하게 만든다. 엄지모음근은 가로활에 영향을 준다.

발가락의 근육들은 열린사슬 운동 때 손가락의 근육 만큼, 뚜렷한 기능이나 목적을 가지지 않는다. 그러나 발가락 근육들은 보행, 달리기 및 점핑과 같은 닫힌사슬운동 때 중요한 기능을 한다. 편안한 서기 동안에는 발활이나 발가락 근육들의 EMG 활성이 일어나지 않는다.[85,86] 발활에 대한 하중이 증가할 때, 발활의 지지가 스트레스를 받게 되고, 이에 따라 2차적 안정성을 위해 근육이 작용하게 된다. 정상 발에 과도한 하중이 가해질 때, 발활을 지지하는 근육들의 EMG 활성이 일어난다.[86] 평발을 가진 사람은 서기 동안에도 앞정강근과 뒤정강근의 EMG 활성을 가진다.[87] 사람이 정상 보다 낮은 발활을 가질 때, 비활성 조직인 인대가 정상적인 구조적 안정성을 제공하지 못할 것이다. 그래서 인대의 문제를 보상하는 근육 활동이 증가할 것이다.

발의 하중 / Loading of the Foot

보편적으로, 서기 동안의 체중 분산은 발꿈치뼈와 발허리뼈머리 사이에서 50%–50%이다. 발허리뼈머리의 정상적인 체중분산에서, 1번 발허리뼈머리에 걸리는 체중분산은 나머지 4개 발허리뼈머리에 걸리는 체중분산보다 2배 정도이다. 그래서 각각 발허리뼈머리에 걸리는 체중분산의 비율은 2:1:1:1:1이 된다.[81] 그러나 사람에 따라 발 구조물에 가해지는 압력의 분산과 그것의 비율이 크게 달라질 수 있다. 몇몇 연구자들은 체중의 절반 이상이 발꿈치에 가해진다고 했고, 다른 연구자들은 젊은 사람에게 있어서 체중의 절반 이상이 발앞쪽에 가해진다고 했다.[90] 보행 동안, 발꿈치와 엄지발가락에 가장 큰 힘이 가해지고, 이들 힘은 발이 지면에 접촉할 때나 지면으로부터 떨어질 때 발생하는 지면반응력이다. 발꿈치나 발앞쪽에 적용되는 상대적인 힘의 크기는 보행 속도에 큰 영향을 받는다.[91,92] 보행이나 달리는 속도가 빠르면 빠를수록, 지면반응력도 커진다. 보행속도가 빨라지는 동안, 엄지발가락과 발꿈치에 걸리는 지면반응력은 선형적으로 증가한다. 보행 속도가 2m/sec 까지는, 엄지발가락에 걸리는 지면반응력이 발꿈치에 걸리는 지면반응력보다 더 크다(그림 11.39).[92] 다행스럽게도, 발꿈치 부분은 발꿈치뼈를 보호하고 힘을 분산시키는 두꺼운 지방조직을 가지고 있다.[93] 하중의 힘이 가해지는 발의 앞쪽은 발바닥널힘줄과 연부조직에 의해

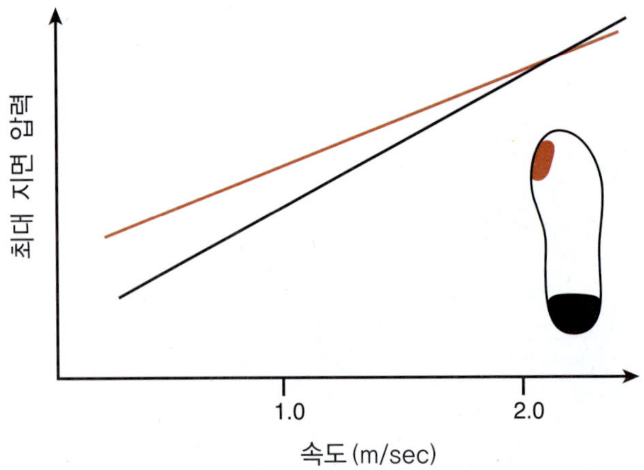

(출처: Segal 등, 2004)

그림 11.39. 보행속도가 점진적으로 증가하는 동안, 엄지발가락과 발꿈치에서 발생하는 지면반응력도 선형적으로 증가한다. 보행속도가 2m/sec까지는 엄지발가락에서 더 큰 지면반응력이 발생한다. 발바닥근막염의 일반적인 특징은 아침에 일어나서 첫 걸음을 뗄 때 극심한 통증을 호소한다. 발바닥널힘줄의 몸쪽 부착점을 깊게 촉진하면 통증이 발생하고, 또 MTP 관절을 수동으로 젖힘하여 발바닥널힘줄을 스트레칭해도 통증이 발생한다.

보호된다.[94] 지면반응력에 대한 부가적인 정보가 12장의 보행의 운동역학 단락에서 제공될 것이다.

발활은 보행, 달리기, 점핑, 한발 뛰기, 발꿈치 들기와 같은 활동 동안에 하중을 받는다. 이들 활동 동안, 근수축과 윈들라스 기전이 발활의 부가적인 지지를 제공한다. 발활을 지지하는 외재근과 내재근의 EMG 활성은 보행 또는 달리기할 때 발이 지면에 닿은 직후부터 시작하여, 발

실습 포인트 PRACTICE POINT

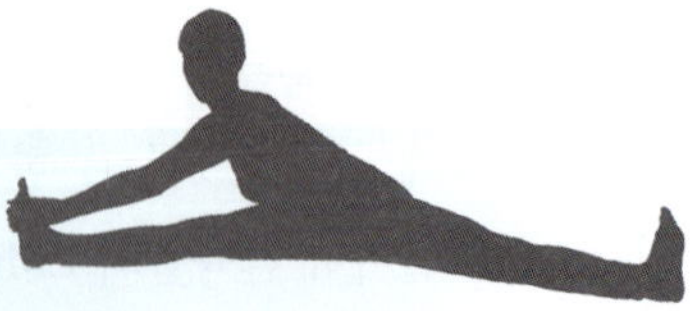

발활과 관련된 스포츠 손상의 가장 흔한 예는 발바닥근막염이다. 발바닥널힘줄염(*-itis, 염증*)은 달리기 선수나 에어로빅 댄서에게서 자주 발생한다. 발바닥근막염을 가진 사람은 걸을 때 발꿈치 부근에서 통증이 일어남을 호소하고, 달리기나 점핑 활동으로 통증이 더 악화되고, 잠깐 동안 앉은 후에도 통증의 증가를 호소한다. 발바닥근막염은 신체의 문제나 환경의 문제를 포함한 여러 원인에 의해 발생한다. 신체 외적인 문제로는 활동의 증가, 지면의 변화, 신발의 변화 등이 있고, 신체 내적인 문제로는 내재근의 약증, 발의 잘못된 정렬, 장딴지 근육의 유연성 감소, 과도한 발의 엎침 등이 있다. 예를 들어, 안쪽번짐된 발꿈치뼈는 발꿈치발배관절의 엎침 보상을 필요로 하는데, 그 이유는 발허리뼈머리가 지면과 평행을 이루어야 하기 때문이다.[88] 그러나 이런 부정 정렬은 달리기나 점핑과 같은 과도한 하중이 발활에 가해질 때 비로소 문제시 되고, 또 보상작용과 근육수축이 발활을 지지를 하지 못할 때 문제시 된다. 대개 통증이 발생하기 전에, 임상가의 철저한 병력 체크를 통해 활동의 증가나 달리기 지면이나 신발의 변화를 확인할 수 있다.

바닥널힘줄을 타이트하게 만드는 발꿈치 들기와 MTP 관절의 젖힘때까지 계속된다.[37] 근 활동과 널힘줄의 장력은 발가락이 지면으로부터 떨어질 때까지 계속된다. 이런 기전은 서기와 발가락 서기 때 관찰되고 촉진된다. 발가락 서기할 때, 세로활의 뒤침과 발꿈치뼈의 안쪽번짐이 뚜렷해진다(그림 11.18).

발의 변형 / Deformities of the Foot

발 변형은 다음과 같은 여러 원인에 의해 발생될 수 있다: 선천성 뼈 기형, 근육마비, 근육 경직, 만성 스트레스 및 스트레인, 맞지 않는 신발, 그리고 이들 요소들의 복합 등. 한편 발의 변형은 선천적 변형과 후천적 변형으로 나누어질 수 있다. 보행 동안 발을 통해 힘들이 다른 신체 부위로 전달되기 때문에, 시간의 경과에 따라 이들 변형에 적응하는 변화가 일어나기 때문에, 이들 변형 중의 몇몇은 다른 관절이나 다른 신체 분절에 영향을 줄 수 있다.

평발(편평족) / Pes Planus (Flat Foot)

평발은 다소 영구적인 발의 엎침이다. 체중이 안쪽 세로활과 가로활을 내림시키는 역할을 한다. 평발은 후천적 평발과 선천적 평발로 나누어진다. 발이 엎침되기 위해서는, 발꿈치뼈가 가쪽번짐해야 한다. 체중부하시 발꿈치뼈가 자연스럽게 가쪽번짐되는 경향이 있는데, 그 이유는 중력선이 발꿈치뼈의 중심보다 안쪽으로 떨어지기 때문이다. 그러나 평발을 가진 사람에게는 다른 요소가 이런 문제를 초래할 수 있다. 만약 평발이 선천적 평발이 아니라면, 평발은 발의 인대 이완, 근육 약증, 외재근의 타이트함에 의해 생길 수 있다. 비체중부하 상태에서는 정상적인 세로활을 가지고 있는 것처럼 보이지만, 그 사람이 선 자세를 취하면, 발꿈치뼈가 가쪽번짐되고 발배뼈가 지면바닥 쪽으로 내려간다. 발배뼈가 매우 심하게 내려간 상태를 평발 혹은 편평족이라고 한다(그림 11.40A). 평발에는 강직성 평발과 유연성 평발이 있다. 강직성 평발이라면, 체중부하상태나 비체중부하상태에 관계없이, 발활이 없을 것이고, 이런 평발은 대부분 선천성으로 발생한다. 유연성 평발은 비체중부하 때는 발활이 존재하지만, 선 자세를 취할 때는 발활이 사라진다.

정도의 차이는 있겠지만, 선 자세를 취할 때 발꿈치뼈의 가쪽번짐이 흔하게 발생하지만, 과도한 평발은 흔하지 않다. 유연성 평발을 가진 사람은 그 발이 보행의 입각기 후반 동안 견고한 지레대로 변하지 않을 것이다. 유연성 평발은 발끝 밀기 동안에 생성된 힘을 발가쪽으로 전달한다(발이 벌림되었을 때).[35] 이런 자세는 엄지발가락에 과도한 힘을 생산하고, 시간이 경과하면, 엄지건막류(bunion) 혹은 엄지밖굽이증(hallux valgus)이 생길 수 있다.

발중간이 지면에서 돌림하면, 평발이 발안쪽에 붙어 있는 힘줄에 스트레스를 가하게 된다. 스트레스를 받을 것으로 의심되는 근육은 긴종아리근과 뒤정강근이다. 발이 영구적으로 엎침되면, 체중부하 동안 그들의 과제를 성공적으로 수행하지 못할 때 이들 근육과 힘줄이 지속적인 스트레스를 받게 된다. 이들 구조물에 발생하는 반복적인 스트레스는 종종 힘줄병리를 일으킬 수 있다. 특히 약간의 발활을 가진 발에서 더욱 그러하다.

체중부하를 하고 발이 엎침되어 있을 때, 닫힌사슬을 형성하는 다른 관절들이 이 자세에 반응을 한다. 앞에서 언급했듯이, 발이 엎침되면 정강뼈가 안쪽돌림을 하게 된다. 정강뼈가 안쪽돌림을 한다면, 무릎관절이 굽힘되고 밖굽이무릎이 발생할 것이다. 이런 무릎 자세는 허벅지를 안쪽돌림과 모음시킬 것이고, 또 엉덩관절을 굽힘시킬 것이다(그림 11.36A). 여러분이 선 자세를 취할 때 발이 중립 엎침을 하지 않더라도, 여러분의 발을 엎침 자세로 만들면, 닫힌사슬과 동일한 현상이 일어난다.

휜발(만곡족) / Pes Cavus (Club Foot)

휜발은 안쪽 세로활이 높은 발이고, 발꿈치뼈의 안쪽번짐으로 일어난다. 이것은 대개 선천적으로 발생하는 강직성 발 구조물이다. 발꿈치뼈의 자세는 발을 뒤침-안쪽번짐 자세로 만들어, 체중이 발 바깥쪽에 떨어지도록 만든다. 매우 심한 휜발의 경우는 발의 안쪽 가장자리가 지면으로부터 떨어지게 된다. 매우 심한 휜발을 만곡족(club foot)이라 부른다.

안굽이발(pes varus)을 가진 사람은 발의 뼈사이 움직임이 매우 적어서, 발이 보행주기 내내 견고한 지레대 역할을 한다. 그러므로 발이 보행과 달리기 동안 충격의 힘을 흡수할 수 없게 된다. 결과적으로, 이런 환자들은 스트레스 골절로 고생할 수 있고, 흡수되지 않은 힘들은 발을 통

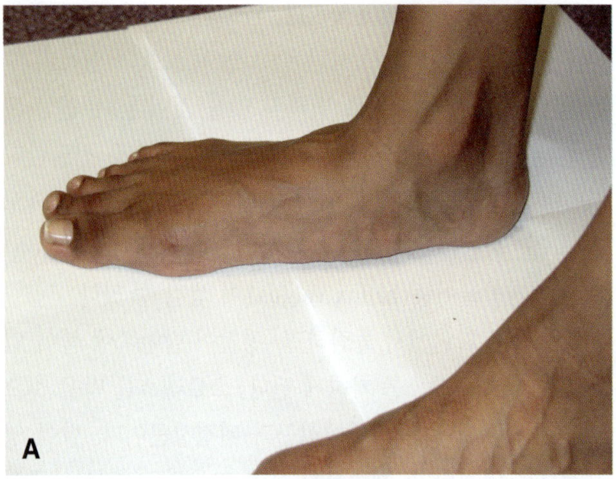

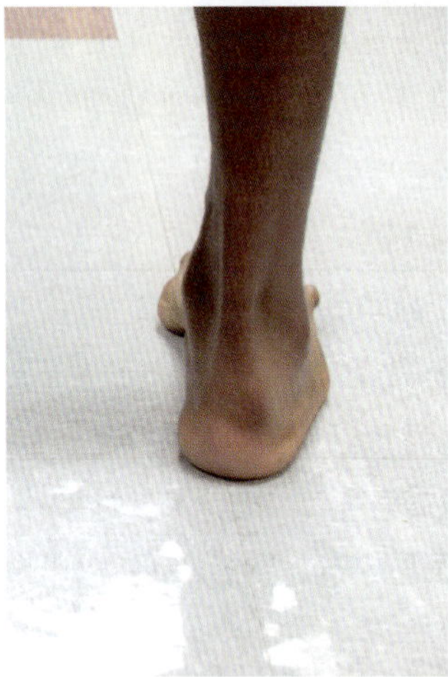

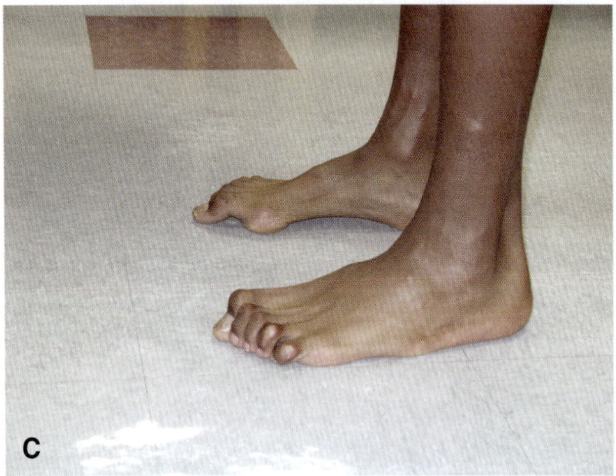

그림 11.40. 발의 구조적 변형. A) 평발, B)와 C) 휜발,

해 몸쪽 신체 분절로 올라간다. 높은 안쪽 세로활(high medial arch)은 먼쪽 관절의 정렬을 변형시킨다; 결과적으로 발목발허리관절은 젖힘되고, 몸쪽마디뼈사이관절은 과도하게 굽힘되고, 먼쪽마디뼈사이관절은 젖힘되거나

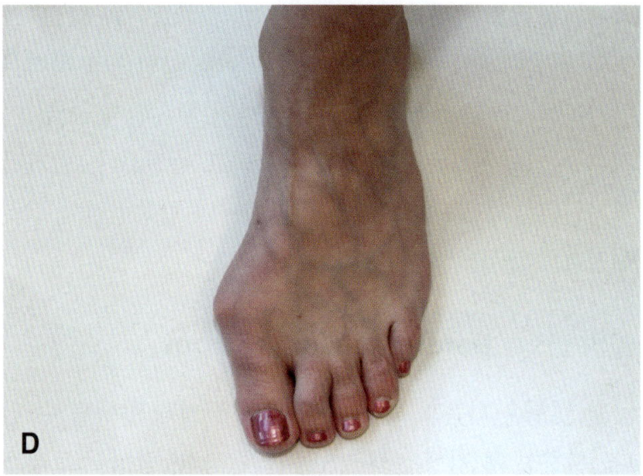

그림 11.40-계속 D) 엄지 밖굽이증.

중립위로 유지된다. 그래서 발가락이 지면에 닿을 수 있다(그림 11.40C).

엎침된 발처럼, 만약 발이 뒤침되면(휜발처럼), 선 자세를 취할 때 닫힌사슬을 형성하는 다른 관절이 발의 뒤침에 맞게 다시 정렬될 것이다. 뒤침된 발을 가진 사람은 가쪽돌림된 정강뼈와 폄된 무릎과 안굽이무릎을 가질 것이다. 그리고 이 사람의 허벅지는 벌림과 가쪽돌림될 것이고, 엉덩관절은 폄될 것이다(그림 11.36B). 선 자세를 취할 때 여러분의 발이 뒤침되면, 여러분의 다리는 위와 같은 정렬을 가질 것이다.

엄지밖굽이증 / Hallux Valgus

엄지밖굽이증은 엄지의 MTP 관절에서 가쪽편위가 일어나는 것이다. 이 질환은 엄지발가락관절의 안쪽 면에 있는 점액주머니의 염증으로 동반된다. 점액주머니가 자극을 받으면, 통증이 매우 심하고, 신발과 발가락 사이의 마찰 때문에 신발을 제대로 신을 수 없다.

앞에서 언급했듯이, 엄지밖굽이증의 흔한 원인은 평발이나 과도하게 엎침된 발이다. 먼쪽 발가락보다 발의 안쪽 부분으로 발끝 밀기를 하기 때문에, 발이 정상보다 더 벌림된다. 엄지가 지면에 닿아 있기 때문에, 엄지는 MTP 관절의 안쪽면에 적용되는 반복적인 힘을 받는다. 나중에 이 관절은 이런 스트레스로 인한 고통을 당하게 된다. 시간이 경과하면, 엄지발가락이 가쪽 발가락 쪽으로 향하여 각을 형성한다(그림 11.40D).

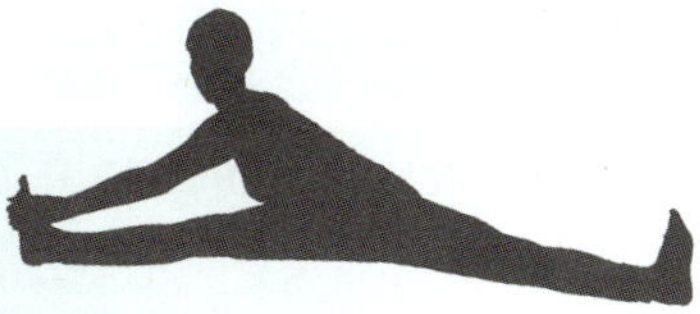

실습 포인트

PRACTICE POINT

달리기 활동으로 인한 누적된 외상 문제는 정강뼈 뒤쪽에서 발생하는 정강뼈 통증(shin splint)이고, 근육이 수축하고, 근육을 스트레칭할 때 통증이 발생한다. 임상가는 근육의 몸쪽 부착점을 촉진함으로써 통증을 일으킬 수 있다. 이때 통증은 정강뼈 길이를 따라 정강뼈 뒤쪽에서 발생한다. 대개 이 문제는 과도한 엎침과 관련되고, 세로활을 지지하는 뒤정강근이 과도하게 활동할 때 발생한다. DeLacerda[95]는 대상자가 달리기 프로그램을 시작하기 전에, 발배뼈거친면의 내림 정도를 측정했다. 그는 나중에 정강뼈 통증이 발생한 사람들에게 있어서, 앉은 자세와 선 자세 간에 발배뼈거친면의 평균 내림이 9 ㎜임을 발견했고, 반면 정강뼈 통증이 발생하지 않는 사람에게는 평균적으로 6 ㎜의 발배뼈거친면 내림이 있었음을 발견했다. 정강뼈 통증 환자를 치료하는 임상가들은 환자가 과도한 엎침을 가졌는지, 그리고 뒤쪽 종아리의 타이트함이 있는지를 확인해야 한다.

요약

Summary

발과 발목은 복잡한 구조물이다. 발목관절은 정강뼈 먼쪽과 종아리뼈 먼쪽이 목말뼈와 관절을 이룬다. 발뒤쪽에는 목말뼈와 발꿈치뼈가 있고, 발중간은 나머지 발목뼈로 구성되고, 발앞쪽은 발허리뼈와 마디뼈로 구성된다. 발뒤쪽은 특히 체중부하 시 발의 나머지 관절에 큰 영향을 준다. 발과 발목의 뼈들은 체중부하 활동 동안 발과 발목의 기능이 변하면 이에 따라 그들의 뼈 정렬도 변한다. 발은 체중 수용기와 체중부하 동안 가동장치에서 작용하다가, 보행과 달리기의 입각기 말기에서 몸을 앞으로 추진하는 견고한 지레대로 변한다. 발활은 관절, 인대, 근막 및 근육에 의해 유지되고, 발활은 충격의 힘을 흡수하는데 도움을 준다. 발가락이 지면에 접촉되길 원하면, 발이 발가락을 조정하기 위해 움직일 것이다. 몇몇 관절이 정상적인 가동성을 갖지 못한다면, 발가락이 지면에 닿을 수 있도록 다른 관절들이 보상작용을 할 것이다. 이런 예에서, 이들 관절은 부가적인 책임 때문에, 부가적인 스트레스를 받게 될 것이다. 발목과 발의 근육들은 외재근과 내재근으로 나눠어진다. 외재근이 발과 발목의 기능을 위해 파워와 움직임을 제공하는 반면, 내재근은 발의 안정성과 적응성을 제공한다. 내재근과 발의 인대들은 지면의 불규칙에 관계없이 대부분의 지면에 발이 잘 적응하도록 만든다. 장딴지 근육들은 가장 크고 강한 힘을 가진 발의 외재근이다; 이들 근육은 발끝 밀기나, 발목, 발, 발가락의 굽힘에 강력한 힘을 제공한다. 발활은 내재근과 외재근, 발바닥널힘줄과 함께 발꿈치를 지면으로 들어 올리는 활동을 할 때 발의 강한 바닥이 형성되도록 윈들라스 기전을 제공한다.

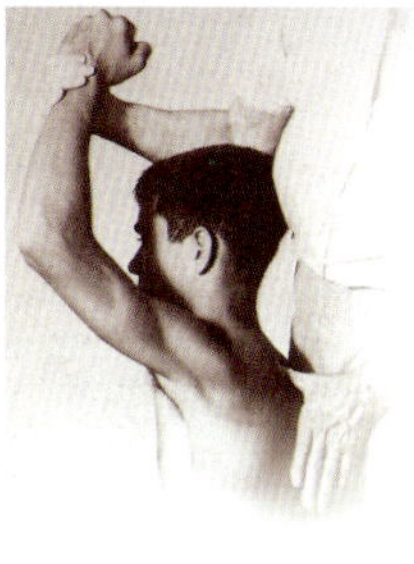

임상 시나리오 해결(CLINICAL SCENARIO SOLUTION)

Chaz Michaels는 새로운 환자의 검사에 포함될 항목을 준비할 때, 환자의 발뒤쪽과 발앞쪽의 관계를 검사해야 함을 알고 있다. 그는 환자의 내재근 근력과 외재근 유연성, 가능성 있는 보행 편위를 검사해야 할 것이다. Chaz는 과도한 엎침이 발바닥근막염 환자에게서 흔히 발생하는 문제임을 알고 있다. 그래서 그는 그 환자가 과도한 엎침을 가지고 있는지를 확인하고 싶어한다. 그가 환자의 통증을 유발시키기 위해 발꿈치뼈결절 위에 깊은 압박을 가할 때, 그는 이미 환자가 양성 반응을 보일 것으로 생각했다. 그는 환자의 병력에 대해 물어 볼 몇 가지 질문을 준비하고 있다. 그는 발바닥근막염이 여러 원인에 의해 발생함을 알고 있기 때문에, 최근에 환자가 활동을 많이 했거나, 신발을 바꾸었거나, 혹은 그녀가 운동하는 지면에 변화가 있는지를 의심하고 있다. 그리고 그는 환자를 만났을 때 이와 같은 내용을 물어볼 것이다. 그는 평가에 포함될 항목을 완성하고, 환자를 만날 준비를 한다. 그는 자신의 임상 기술이 이 환자에게 좋은 결과를 가져다 줄 것으로 확신한다.

논의 문제 / Discussion Questions

1. 발목, 발 및 발가락 등의 뼈들에 의해 형성된 관절을 기술한다. 발이 어떻게 나누어지고, 이들 3 분절에 속하는 뼈들을 확인한다.
2. 종아리의 앞쪽 근육군, 가쪽 근육군, 얕은 뒤쪽 근육군, 깊은 뒤쪽 근육군들을 확인한다. 비슷한 먼쪽 부착점을 가진 근육들을 확인한다.
3. 체중부하 동안, 발뒤쪽이 나머지 발의 위치를 어떻게 결정하고 조절하는지를 설명한다.
4. 선 자세를 취할 때, 발꿈치뼈가 가쪽번짐되어 있으면, 발의 나머지 부분은 어떤 자세를 취할 것인가?
5. 한 발을 앞으로 내디딜 때처럼, 발꿈치가 지면에 닿을 때, 그리고 여러분의 몸이 입각기 다리 위쪽으로 움직일 때, 무슨 일이 발에서 발생하는지를 설명한다. 이런 과정이 필요한 이유는 무엇인가?
6. 만약 보행 동안 발이 지면에 부딪힐 때까지 발활이 뒤침되고, 그 다음 발이 엎침으로 변하면, 보행주기의 이 부분 동안 긴종아리근이 어떻게 활동하는지를 설명한다.
7. 5번에서 설명된 활동 동안 뒤정강근의 작용을 설명한다.
8. 당신은 큰 암석 위에 올라가려는 결심을 했다. 암석은 설 수 있고 걸을 수 있을 정도로 크지만, 바닥면이 편평하지 못하다. 여러분이 암석 위에 섰을 때, 오른 발은 엎침되어 있고 왼발은 뒤침되어 있다. 이때 여러분의 발목다리관절, 목말밑관절, 가로발목관절의 자세를 설명해 본다.
9. 발의 윈들라스 기전이 어떻게 작동하는지를 설명한다. 윈들라스 기전을 이용해 3가지 활동을 확인한다.
10. 발레리나가 그녀의 발목과 종아리를 같은 선상에 있게 할 수 있는데, 이것이 어떻게 가능한지를 설명해 본다. 발목관절이 60° 까지 발바닥굽힘할 수 있다 하더라도, 이것은 90° 도 훨씬 미치지 못한다.

실습활동 / Lab Activities

1. 뼈대를 통해, 아래의 뼈와 뼈 표식점들을 확인하고, 그 다음 여러분 자신의 몸이나 다른 대상자의 몸을 이용해 이들의 위치를 확인하고 촉진해 본다.

정강뼈	입방뼈
종아리뼈	3개의 쐐기뼈
안쪽과 가쪽 복사뼈	발허리뼈(머리, 바닥, 몸통)
발배뼈거친면	마디뼈
목말뼈	5번 발허리뼈거친면
발꿈치뼈	목말받침돌기

2. 정강뼈, 종아리뼈, 발의 분리된 뼈들을 통해, 관절면을 관찰하고, 다음과 같은 관절의 운동을 시뮬레이션 해 본다.

a. 발목다리관절
b. 목말발꿈치관절(목말밑관절)
c. 목말발배관절과 발꿈치입방관절
d. 발목발허리관절
e. 발허리발가락(MTP)관절
f. 마디뼈사이(IP)관절

3. 파트너의 발을 대상으로 수동가동범위운동을 수행한 후, 가동범위, 끝느낌 및 제한된 구조물을 기술한다. 검사를 하는 동안 파트너의 종아리와 발은 이완되어야 한다.

4. 무릎관절을 90° 굽힘했을 때, 일어나는 능동 발등굽힘의 가동범위를 측정하고, 또 무릎을 폄했을 때 일어나는 능동 발등굽힘의 가동범위를 측정하고, 이들을 비교해 본다. 무릎을 폄했을 때 발등굽힘을 제한하는 구조물은 무엇인가?

5. 파트너의 이완된 발바닥의 발꿈치뼈와 발허리뼈머리 사이를 촉진한다. 그런 다음, MTP 관절을 수동으로 젖힘하고, 발바닥널힘줄(윈들라스 기전)의 타이트함을 느끼기 위해 촉진해 본다. MTP 관절을 젖힘할 때, 언제 타이트함이 일어나기 시작하는가? 여러분은 발가락을 얼마나 더 젖힘할 수 있는가? 스트레칭을 시작하기 전과 스트레칭을 끝낼 쯤 발바닥에서 느껴지는 촉진 느낌을 기술해 본다.

6. 환자가 능동으로 발등굽힘할 때 종아리뼈의 움직임을 느끼기 위해 종아리뼈머리 주위를 촉진해 본다. 손가락을 양쪽 복사뼈에 배치하고 발등굽힘 시 일어나는 약간의 벌어짐을 느껴본다. 이번에는 양쪽 복사뼈를 잡고 파트너에게 발목을 능동으로 발등굽힘하도록 주문한다. 어떤 일이 일어나는가?

7. 발꿈치뼈를 잡고 발꿈치뼈를 가쪽번짐(목말밑관절의 운동)으로 유지한 후, 가로발목관절을 움직인다. 그리고 나서 이번에는 발꿈치뼈를 안쪽번짐으로 유지하고 가로발목관절을 움직인다. 발꿈치뼈의 두 가지 위치에서 발꿈치뼈의 움직임이 어떤 차이를 보이는가? 가로발목관절의 2 가지 상태의 중요성은 무엇인가?

8. 여러분의 파트너가 발을 바닥에 대고 앉아 있을 때와 선 자세를 취할 때 발배뼈거친면의 높이를 측정한다. 발배뼈거친면을 표시하고 지면바닥과의 거리를 측정한다. 파트너를 서게 한 후, 지면바닥과 발배뼈거친면 사이의 거리를 측정한다. 다른 사람과 결과를 비교한다. 어떤 변화가 있겠는가? 이에 대한 여러분의 설명은 무엇인가?

9. 정강뼈의 비틀림 크기를 측정하고 다른 대상자의 각도와 비교한다:

   a. 여러분의 파트너를 의자에 앉힌 후, 무릎뼈가 전방을 향하도록 한다. 발 밑에 종이를 배치한다. 수동으로 이완된 다리와 발을 들어 올린 후, 다시 종이 위에 내려놓는다. 넙다리뼈 안쪽관절융기와 가쪽관절융기를 통과하는 무릎관절의 축을 확인하고, 그것을 종이 위에 투사한다(종이 위에 무릎관절의 축을 그린다).
   b. 종이 위에 발 모양대로 선을 그리고, 안쪽복사뼈와 가쪽복사뼈를 표시한다. 종이를 치우고, 발목다리관절의 축을 표시하기 위해, 양쪽 복사뼈를 통과하는 선을 그린다.
   c. 각도기로, 두 축에 의해 형성되는 각(정강뼈의 비틀림 각도)을 측정한다. 다른 사람과 측정값을 비교해 본다. 여러분이 측정한 각도의 범위는 얼마인가? 이들 각도가 정상 비틀림 각도 범위 내에 있는가?

10. 여러분의 파트너를 대상으로 아래 근육들의 몸쪽 부착점에서 먼쪽 부착점 까지 근육과 힘줄을 촉진해 본다.

장딴지근–긴종아리근	짧은발가락폄근
가자미근–긴종아리근	앞정강근
뒤정강근	긴엄지폄근
긴발가락굽힘근	긴발가락폄근
긴엄지굽힘근	

11. 먼저 관찰을 통해 분석하고, 체중부하 시, 협력근 작용을 촉진한다(대상자는 똑바른 서기 자세를 취하고 정면을 바라본다):

   a. 편안한 서기 자세
   b. 발목에서 약간 앞으로 동요(흔들림, sway): 먼저 관찰한 후, 세로활을 촉진한다. 그리고 발가락 밑에 손을 배치한다.

c. 발목에서 약간 뒤쪽으로 동요(흔들림): 뒤쪽보다 왜 앞쪽으로 더 많이 동요하는가?

d. 발가락 서기. 뒤쪽에서 관찰하고, 발바닥굽힘과 함께 일어나는 발꿈치뼈의 뒤침을 확인한다.

e. 발꿈치 서기. 발가락 서기에 비해 왜 균형 잡기가 어려운가?

f. 한발 서기. 한발 서기를 얼마 동안 할 수 있는가?

1) 한발 서기는 한쪽 다리가 절단된 환자에게 어떤 의미인가?

2) 만약 여러분이 오른쪽 발목에서 여러 번 발목 삠을 당한 환자를 만났다면, 여러분이 그 환자에게 왼발 서기와 오른발 서기를 주문한 후, 어떤 결과를 기대할 것인가? 기대하는 이유를 설명해 본다.

g. 발꿈치를 지면바닥에 붙이고 완전한 쭈그려 앉기를 한다. 그리고 발꿈치를 지면바닥으로부터 들어 올린다.

12. 점프를 분석한다. 점프하기 전에 다리의 어떤 근육을 먼저 스트레칭해야 하는가? 어떤 근육이 점프의 주동근으로 작용하는가? 어떤 수축이 일어나는가? 착지를 분석한다. 착지를 하는데 어떤 근육이 작용하고, 어떤 수축을 하는가?

13. 파트너에게 선 자세에서 무릎을 펴고 열린사슬 운동을 시도하도록 주문한다. 관절을 촉진하여 어떤 운동이 일어나는지를 결정한다. 그런 다음, 파트너에게 무릎을 편 채로 닫힌사슬운동을 하도록 주문하고, 어떤 운동이 일어나는지를 분석한다.

참고문헌 / References

1. Stauffer RN, Chao EYS, Brewster RC. Force and motion analysis of the normal, diseased, and prosthetic ankle joint. *Clinical Orthopaedics and Related Research* 127:189–196, 1977.
2. Seber S, Hazer B, Köse N, Göktürk E, Günal I, Turgut A. Rotational profile of the lower extremity and foot progression angle: Computerized tomographic examination of 50 adult male adults. *Archives of Orthopaedic and Traumatic Surgery* 120(5–6):255–258, 2000.
3. Kristiansen LP, Gunderson RB, Steen H, O. R. The normal development of tibial torsion. *Skeletal Radiology* 30(9):519–522, 2001.
4. Clementz BG. Tibial torsion measured in normal adults. *Acta Orthopaedica Scandinavica* 59(4):441–442, 1988.
5. Moore K. *Clinically Oriented Anatomy*. Baltimore: Williams & Wilkins, 2004.
6. Bronner S, Noivella T, Becica L. Management of delayed-union sesamoid fracture in a dancer. *Journal of Orthopaedic and Sports Physical Therapy* 37(9):529–540, 2007.
7. Cohen BE. Hallux sesamoid disorders. *Foot and Ankle Clinics* 14(1):91–104, 2009.
8. McPoil TJ, Brocato RS. The foot and ankle: Biomechanical evaluation and treatment. In Gould JA, Davies GJ (eds): *Orthopedic and Sports Physical Therapy*, St. Louis: CV Mosby, 1985.
9. Helfet AJ. *Disorders of the Knee*. Philadelphia: JB Lippincott, 1974.
10. Radakovich M, Malone TR. The superior tibiofibular joint: The forgotten joint. *Journal of Orthopaedic and Sports Physical Therapy* 3(3):129–132, 1982.
11. Inman VT. *The Joints of the Ankle*. Baltimore: Williams & Wilkins, 1976.
12. Kapandji IA. *The Physiology of the Joints, Vol 2, Lower Limb*, ed 5. Edinburgh: Churchill Livingstone, 1987.
13. Milner CE, Soarnes RW. A comparison of four in vivo methods of measuring tibial torsion. *Journal of Anatomy* 193:139–144, 1998.
14. Güven M, Akman B, Unay K, Ozturan EK, Cakici H, Eren A. A new radiographic measurement method of evaluation of tibial torsion: A pilot study in adults. *Clinical Orthopaedics and Related Research* 467(7):1807–1812, 2009.
15. Davids JR, Davis RB. Tibial torsion: Significance and measurement. *Gait & Posture* 26(2):169–171, 2007.
16. Lang LM, Volpe RG. Measurement of tibial torsion. *Journal of the American Podiatric Medical Association* 88(4): 160–165, 1998.
17. Stuberg W, Temme J, Kaplan P, Clarke A, Fuchs R. Measurement of tibial torsion and thigh-foot angle using goniometry and computed tomography. *Clinical Orthopaedics and Related Research* 272:208–212, 1991.
18. Harper MC. Deltoid ligament: An anatomical evaluation of function. *Foot & Ankle* 8(1):19–22, 1987.
19. Lundberg A, Goldie I, Kalin B, Selvik G. Kinematics of the ankle/foot complex: Plantarflexion and dorsiflexion. *Foot & Ankle* 9(4):194–200, 1989.
20. Wong Y, Kim W, Ying N. Passive motion characteristics of the talocrural and the subtalar joint by dual Euler angles. *Journal of Biomechanics* 38(12):2480–2485, 2005.
21. Ying N, Kim W, Wong Y, Kam BH. Analysis of passive motion characteristics of the ankle joint complex using dual Euler angle parameters. *Clinical Biomechanics* 19(2):153–160, 2004.
22. Greene WB, Heckman JD, eds. *The Clinical Measurement of Joint Motion*. Rosemont, IL: American Academy of Orthopaedic Surgeons, 1994.
23. Hoppenfeld S. *Physical examination of the spine and extremities*. East Norwalk, CT: Appleton-Century-Crofts, 1976.
24. Boone DC, Azen SP. Normal range of motion of joints in male subjects. *Journal of Bone and Joint Surgery Am* 61(5):756–759, 1979.
25. Roaas A, Andersson GB. Normal range of motion of the hip, knee, and ankle joints in male subjects, 30–40 years of age. *Acta Orthopaedica Scandinavica* 53(2):205–208, 1982.
26. Grimston SK, Nigg BM, Hanley DA, Engsberg JR. Differences in ankle joint complex range of motion as a function of age. *Foot & Ankle* 14(4):215–222, 1993.
27. Engsberg JR, Allinger TL. A function of the talocalcaneal joint during running support. *Foot & Ankle* 11(2):93–96, 1990.
28. Valenti V. Proprioception. In Helal B, Wilson D (eds): *The Foot, Vol I*, New York: Churchill Livingstone, 1988.
29. van der Wees PJ, Lenssen AF, Hendriks EJ, Stomp DJ, Dekker J, de Bie RA. Effectiveness of exercise therapy and manual mobilisation in ankle sprain and functional instability: A systematic review. *Australian Journal of Physiotherapy* 52(1):27–37, 2006.
30. Willems T, Witvrouw E, Verstuyft J, Vaes P, De Clercq D. Proprioception and muscle strength in subjects with a history of ankle sprains and chronic instability. *Journal of Athletic Training* 37(4):487–493, 2002.

31. Konradsen L. Factors contributing to chronic ankle instability: Kinesthesia and joint position sense. *Journal of Athletic Training* 37(4):381–385, 2002.

32. Lephart SM, Pincivero DM, Rozzi SL. Proprioception of the ankle and knee. *Sports Medicine* 25(3):149–155, 1998.

33. Goto A, Moritomo H, Itohara T, Watanabe T, Sugamoto K. Three-dimensional in vivo kinematics of the subtalar joint during dorsi-plantarflexion and inversion-eversion. *Foot & Ankle International* 30(5):432–438, 2009.

34. Elftman H. The transverse tarsal joint and its control. *Clinical Orthopaedics* 16:41–61, 1960.

35. Hicks JH. The mechanics of the foot. I. The joints. *Journal of Anatomy* 87(4):345–357, 1953.

36. Manter JT. Movements of the subtalar and transverse tarsal joints. *Anatomical Record* 80:397, 1941.

37. Sarrafian SK. *Anatomy of the Foot and Ankle*. Philadelphia: JB Lippincott, 1983.

38. Stagni R, Leardini A, O'Connor JJ, Giannini S. Role of passive structures in the mobility and stability of the human subtalar joint: A literature review. *Foot & Ankle International* 24(5):402–409, 2003.

39. Leardini A, Stagni R, O'Connor JJ. Mobility of the subtalar joint in the intact ankle complex. *Journal of Biomechanics* 34(6):805–809, 2001.

40. Ball P, Johnson GR. Technique for the measurement of hindfoot inversion and eversion and its use to study a normal population. *Clinical Biomechanics* 11(3):165–169, 1996.

41. Donatelli RA. Normal biomechanics of the foot and ankle. *Journal of Orthopaedic and Sports Physical Therapy* 7(3):91–95, 1985.

42. McPoil TG, Cornwall MW. The relationship between static lower extremity measurements and rearfoot motion during walking. *Journal of Orthopaedic and Sports Physical Therapy* 24(5):309–314, 1996.

43. Rochar PA, Jr. The subtalar joint: Anatomy and joint motion. *Journal of Orthopaedic and Sports Physical Therapy* 21(6):361–372, 1995.

44. Close JR, Inman VT, Poor PM, Todd FN. The function of the subtalar joint. *Clinical Orthopaedics and Related Research* 50:159–179, 1967.

45. Root ML, Orien WP, Weed JH. *Clinical Biomechanics. Volume II. Normal and Abnormal Function of the Foot.* Los Angeles: Clinical Biomechanics, 1977.

46. Davis WH, Sobel M, DiCarlo EF, et al. Gross, histological, and microvascular anatomy and biomechanical testing of the spring ligament complex. *Foot & Ankle International* 17(2):95–102, 1996.

47. Sammarco VJ. The talonavicular and calcaneocuboid joints: Anatomy, biomechanics, and clinical management of the transverse tarsal joint. *Foot and Ankle Clinics* 9(1):127–145, 2004.

48. Lundberg A, Svensson OK, Bylund C, Goldie I, Selvik G. Kinematics of the ankle/foot complex: Part 2. Pronation and supination. *Foot & Ankle* 9(5):248–253, 1989.

49. Kaltenborn FM. *Manual Mobilization of the Joints. The Kaltenborn Method of Joint Examination and Treatment*, ed 6. Oslo, Norway: Olaf N Orlis Bokhandel, 2002.

50. Lakin RC, DeGnore LT, Pienkowski D. Contact mechanics of normal tarsometatarsal joints. *Journal of Bone and Joint Surgery Am* 83(4):520–528, 2001.

51. Ouzounian T, Shereff M. In vitro determination of midfoot motion. *Foot & Ankle* 10(3):140–146, 1989.

52. Glasoe WM, Yack HJ, Saltzman CL. Anatomy and biomechanics of the first ray. *Physical Therapy* 79(9):854–859, 1999.

53. Williams PL, Warwick R, Dyson M, Bannister LH, eds. *Gray's Anatomy,* ed 38. New York: Churchill Livingstone, 1999.

54. Incavo SJ, Alvarez RG, Trevino SG. Occurrence of the plantaris tendon in patients sustaining subcutaneous rupture of the Achilles tendon. *Foot & Ankle* 8(2):110–111, 1987.

55. Vanderhooft E. The frequency of and relationship between the palmaris longus and plantaris tendons. *American Journal of Orthopedics* 25(1):38–41, 1996.

56. Murray MP, Guten GN, Baldwin JM, Gardner GM. A comparison of plantar flexion torque with and without the triceps surae. *Acta Orthopaedica Scandinavica* 47(1):122–124, 1976.

57. Backlund L, Nordgren L. A new method of testing isometric muscle strength under standardized conditions. *Scandinavian Journal of Clinical and Laboratory Investigation* 21:33–41, 1968.

58. Beasley WC. *Ontogenetics and Biomechanics of Ankle Plantar Flexion Force*. Philadelphia: American Congress of Physical Medicine and Rehabilitation, 1958.

59. Beasley WC. Quantitative muscle testing: Principles and applications to research and clinical services. *Archives of Physical Medicine and Rehabilitation* 42:398–425, 1961.

60. Haxton HA. Absolute muscle force in the ankle flexors of man. *Journal of Physiology* 103(3):267–273, 1944.

61. Bernard BA. *Maximum Isometric Torque of the Plantar Flexors in the Sitting Position.* Denton, TX: Texas Woman's University, 1979.

62. Belnap B. *Maximum Isometric Torque of the Plantar Flexors.* Denton, TX: Texas Woman's University, 1978.

63. Moss CL. Comparison of the histochemical and contractile properties of human gastrocnemius muscle. *Journal of Orthopaedic and Sports Physical Therapy* 13(6):322–328, 1991.

64. Rice CL, Cunningham DA, Taylor AW, Paterson DH. Comparison of the histochemical and contractile properties of human triceps surae. *European Journal of Applied Physiology and Occupational Physiology* 58(1–2):165–170, 1988.

65. Joseph J. *Man's Posture: Electromyographic Studies*. Springfield, IL: Charles C Thomas, 1960.

66. Kaye RA, Jahss MH. Tibialis posterior: A review of anatomy and biomechanics in relation to support of the medial longitudinal arch. *Foot & Ankle* 11(4):244–247, 1991.

67. Wickiewicz TL, Roy RR, Powell PL, Edgerton VR. Muscle architecture of the human lower limb. *Clinical Orthopaedics and Related Research* 179:275–283, 1983.

68. Gans C, Gaunt AS. Muscle architecture in relation to function. *Journal of Biomechanics* 24(Suppl 1):53–65, 1991.

69. Brand RA, Pedersen DR, Friederich JA. The sensitivity of muscle force predictions to changes in physiologic cross-sectional area. *Journal of Biomechanics* 19(8):589–596, 1986.

70. Klein P, Mattys S, Rooze M. Moment arm length variations of selected muscles acting on talocrural and subtalar joints during movement: an in vitro study. *Journal of Biomechanics* 29(1):21–30, 1996.

71. Johnson CH, Christensen JC. Biomechanics of the first ray: Part I. The effects of peroneus longus function: a three-dimensional kinematic study on a cadaver model. *Journal of Foot and Ankle Surgery* 38(5):313–321, 1999.

72. Sutherland DH. The role of the ankle plantar flexors in normal walking. *Journal of Bone and Joint Surgery Am* 62:354–363, 1980.

73. Fujita M. Role of the metatarsophalangeal (MTP) joints of the foot in level walking. *Nippon Seikeigeka Gakkai Zasshi* 59(11):985–997, 1985.

74. Rattanaprasert U, Smith R, Sullivan M, Gilleard W. Three-dimensional kinematics of the forefoot, rearfoot, and leg without the function of tibialis posterior in comparison with normals during stance phase of walking. *Clinical Biomechanics* 14(1):14–23, 1999.

75. Cornwall MW, McPoil TG, Fishco WD, O'Donnell D, Hunt L, Lane C. The influence of first ray mobility on forefoot plantar pressure and hindfoot kinematics during walking. *Foot & Ankle International* 27(7):539–547, 2006.

76. Stevens K, Platt A, Ellis H. A cadaveric study of the peroneus tertius muscle. *Clinical Anatomy* 6(2):106–110, 1993.

77. Joshi SD, Joshi SS, Athavale SA. Morphology of peroneus tertius muscle. *Clinical Anatomy* 19(7):611–614, 2006.

78. Mann R, Inman VT. Phasic activity of intrinsic muscles of the foot. *Journal of Bone and Joint Surgery Am* 46:469, 1964.

79. Wong YS. Influence of the abductor hallucis muscle on the medial arch of the foot: A kinematic and anatomical cadaver study. *Foot & Ankle International* 28(5):617–620, 2007.

80. Caravaggi P, Pataky T, Goulermas JY, Savage R, Crompton R. A dynamic model of the windlass mechanism of the foot: Evidence for early stance phase preloading of the plantar aponeurosis. *Journal of Experimental Biology* 212:2491–2499, 2009.

81. Sarrafian SK. Functional characteristics of the foot and plantar aponeurosis under tibiotalar loading. *Foot & Ankle* 8(1):4–18, 1987.

82. Lapidus PW. Kinesiology and mechanical anatomy of the tarsal joints. *Clinical Orthopaedics and Related Research* 30:20–36, 1963.

83. Magee DJ. *Orthopedic Physical Assessment*, ed 5. St. Louis: Saunders Elsevier; 2008.

84. Wearing S, Smeathers J, Sullivan P, Yates B, Urry S, Dubois P. Plantar fasciitis: Are pain and fascial thickness associated with arch shape and loading? *Physical Therapy* 87(8):1002–1008, 2007.

85. Fiolkowski P, Brunt D, Bishop M, Woo R, Horodyski M. Intrinsic pedal musculature support of the medial longitudinal arch: An electromyography study. *Journal of Foot and Ankle Surgery* 42(6):327–333, 2003.

86. Basmajian JV. *Muscles Alive: Their Function Revealed by Electromyography*, ed 4. Baltimore: Williams & Wilkins, 1978.

87. Gray ER. The role of leg muscles in variations of the arches in normal and flat feet. *Physical Therapy* 49(10):1084–1088, 1969.

88. Tiberio D. Pathomechanics of structural foot deformities. *Physical Therapy* 68(12):1840–1849, 1988.

89. Cavanagh PR, Rodgers MM, Iiboshi A. Pressure distribution under symptom-free feet during barefoot standing. *Foot & Ankle* 7(5):262–276, 1987.

90. Martínez-Nova A, Pascual Huerta J, Sánchez-Rodríguez R. Cadence, age, and weight as determinants of forefoot plantar pressures using the Biofoot in-shoe system. *Journal of the American Podiatric Medical Association* 98(4):302–310, 2008.

91. Queen RM, Gross MT, Liu H-Y. Repeatability of lower extremity kinetics and kinematics for standardized and self-selected running speeds. *Gait & Posture* 23:282–287, 2006.

92. Segal A, Rohr E, Orendurff M, Shofer J, O'Brien M, Sangeorzan B. The effect of walking speed on peak plantar pressure. *Foot & Ankle International* 25(12):926–933, 2004.

93. Chi KJ, Schmitt D. Mechanical energy and effective foot mass during impact loading of walking and running. *Journal of Biomechanics* 38(7):1387–1395, 2005.

94. Weijers RE, Walenkamp GH, van Mameren H, Kessels AG. The relationship of the position of the metatarsal heads and peak plantar pressure. *Foot & Ankle International* 24(4):349–353, 2003.

95. DeLacerda FG. The relationship of foot pronation, foot position, and electromyography of the anterior tibialis muscle in three subjects with different histories of shin splints. *Journal of Orthopaedic and Sports Physical Therapy* 2(2):60–64, 1980.

INTRODUCTION TO

단원 4 : 기능 활동

Functional Activities

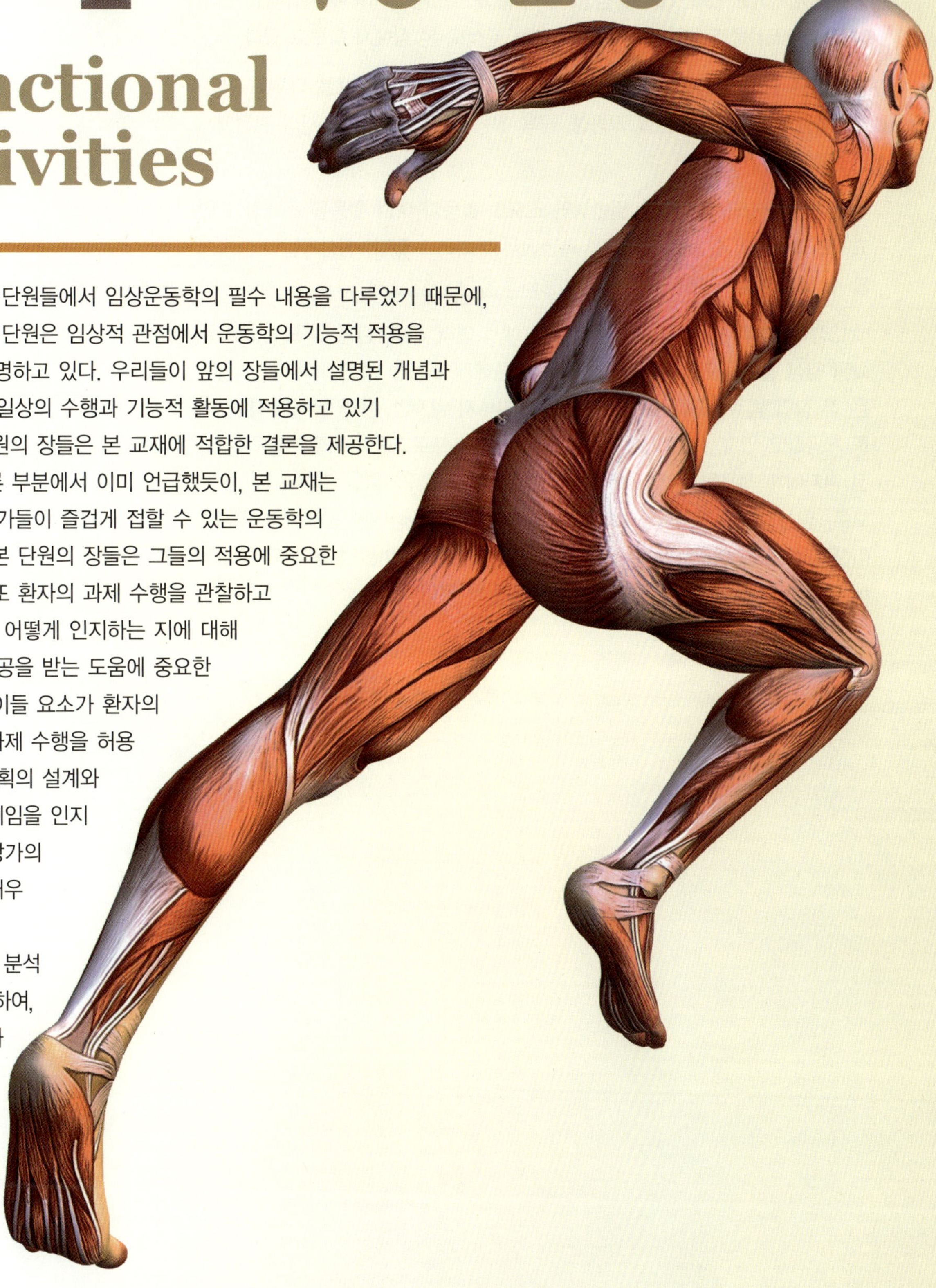

앞의 단원들에서 임상운동학의 필수 내용을 다루었기 때문에, 본 단원은 임상적 관점에서 운동학의 기능적 적용을 설명하고 있다. 우리들이 앞의 장들에서 설명된 개념과 기능해부학을 일상의 수행과 기능적 활동에 적용하고 있기 때문에, 본 단원의 장들은 본 교재에 적합한 결론을 제공한다. 본 교재의 서론 부분에서 이미 언급했듯이, 본 교재는 대부분의 임상가들이 즐겁게 접할 수 있는 운동학의 한 부분이다. 본 단원의 장들은 그들의 적용에 중요한 역할을 하고, 또 환자의 과제 수행을 관찰하고 환자의 결손을 어떻게 인지하는 지에 대해 초심자들이 제공을 받는 도움에 중요한 역할을 한다. 이들 요소가 환자의 향상된 기능 과제 수행을 허용 시키는 임상계획의 설계와 제공의 첫 단계임을 인지 하는 것이 임상가의 교육에 있어 매우 중요하다.

12장은 자세 분석으로부터 시작하여, 자세조절요소와 자세 동요를 다루고 있다.

12장은 주로 보행 연구를 다루고 있다.

보행 용어의 차이점을 보행 결정인자, 보행의 운동형상학과 운동역학, 보행 효율성의 난제 및 보조장비를 이용한 보행과 함께 제시하고 있다. 부가적으로, 연령에 따른 보행의 변화와 함께 흔한 병적 보행을 다루고 있다. 달리기 속도에 따라 요구되는 관절가동범위에 대한 내용도 다루고 있다.

13장은 집안 활동이나 작업 활동의 일반 과제와 관련된 인간공학의 임상적 정보를 제시하고 있다. 그리고 임상가들이 알아야 하는 인간공학을 다루고 있다. 이동(transfer)을 포함한 병적 상태의 기능 분석도 본 장에서 다루고 있다.

14장은 팔의 기능을 강조한 일상 활동의 분석에 대한 정보를 다루고 있다. 일반적인 일상 활동은 관절 가동성, 근육 활동 및 근육 활동 순서의 관점에서 연구되었다.

15장은 마지막 장으로서, 일반적인 스포츠 활동과 여가 활동을 소개하고 있고, 또 그것들의 활동을 운동학적 측면에서 분석하고 있다. 임상가들이 흔하게 볼 수 있는 활동이 15장의 예로서 이용되고 있다.

13장에서부터 15장까지는 다양한 시설에서 여러 시설, 환경 및 모집단에 특화된 일상 활동을 분석하기 시작하는 독자들에게 도움을 줄 것이다. 이들 장들은 각 장의 범주 내에 있는 모든 활동을 다루지 않지만, 동작 분석에 대한 예를 제공하고 있다. 모든 임상가들은 적절한 재활 프로그램이 적절한 능력을 가진 환자에게 적용될 수 있도록 환자 활동에 대한 요구사항을 알아야 한다. 끝으로, 임상가들은 환자에게 제공되는 재활 프로그램에 대한 운동학의 요건을 이해해야 한다. 여러분이 본 단원의 장들을 공부하면, 이들 활동과 다른 활동에 어떻게 접근하는지에 대한 지식을 가지게 될 것이다.

CHAPTER

제 12 장

서기와 보행

Stance and Gait

"인간의 궁극적인 가치는 안락과 편안함에 있는 것이 아니라, 도전과 토론 속에 있는 것이다."

Martin Luther King, Jr., 1929-1968.

— 목사, 행동주의자, 아프리카계 미국인 시민운동가 —

개요 (Chapter Outline)

학습목표 (Learning Outcomes)

본 장은 똑바른 서기 조절과 보행의 기술적 분석을 제공한다. 본 장을 끝낼 즘, 당신은 다음을 할 수 있어야 한다:

- ❒ 똑바른 서기 자세에서 나타나는 전형적인 정렬을 확인하고, 똑바른 자세 조절을 유지하는 기전을 요약한다.
- ❒ 보행(gait)을 기술하거나 분석할 때 보행 용어를 유용하게 사용한다.
- ❒ 운동형상학의 시간적 용어와 공간적 용어를 사용하여 보행을 설명한다.
- ❒ 보행과 관련된 주요 기능적 과제를 요약한다.
- ❒ 보행주기의 단계들을 확인하고, 각 단계와 관련된 주요 기능적 과제를 확인한다.
- ❒ 보행 동안에 일어나는 골반, 엉덩관절, 무릎관절 및 발목관절에서의 기본적인 각 변위를 요약하고, 이들 각 변위를 보행에 필요한 최소 기능적 가동범위로 전환한다.
- ❒ 보행주기 동안 일어나는 몸통, 골반, 다리에서의 근육활성 패턴을 설명한다.
- ❒ 아동, 성인 및 노인의 보행 특성에서 볼 수 있는 연령과 관련된 차이점을 요약한다.
- ❒ 일반적인 보행분석 방법을 설명한다.
- ❒ 보행 효율성에 영향을 주는 요소들과 보행의 효율성을 설명한다.
- ❒ 병리적 상태에서 흔히 접하게 되는 로코모션(locomotion)의 기능적 결과를 기술한다.
- ❒ 보행과 달리기를 대조하고 비교한다.

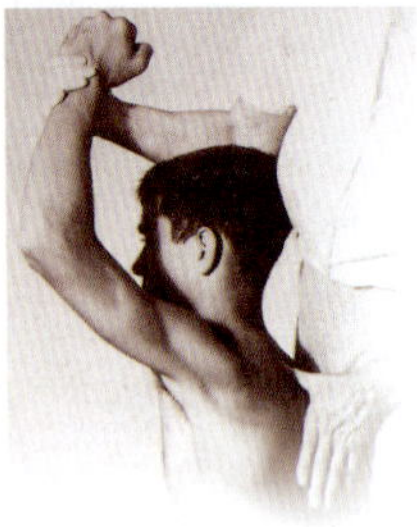

임상 시나리오(CLINICAL SCENARIO)

Morgan은 휴가 때 활강 스키를 타다가 오른쪽 무릎을 손상 당한 장거리 달리기선수인 Cody를 치료하고 있다. Cody의 무릎에 브레이스를 적용했고, 3주 동안 체중부하를 제한시켰다. 이제는 그의 내성 범위 내에서 점차 완전 체중부하상태로 진행하고 있다. Morgan의 역할은 걷기에서 달리기로 그의 능력을 향상시키는 것이다. Cody가 오른쪽 다리로 체중부하를 하던 첫날, 그는 정상적인 걷기를 할 수 없었다. Morgan은 이것을 예상했고, 그래서 적절한 기법으로 Cody를 훈련시키는 준비를 하고 있다.

서론

Introduction

단원 4의 첫 장인 본 장은 우리가 일상생활에서 접하는 2 가지 기능적 과제를 설명하고 요약한다: 자세와 걷기. 이들 2개의 일상 과제가 어떻게 부드럽게 수행되는지, 그리고 의식적인 노력 없이 우리의 몸이 그 과제를 효율적으로 조정하고 있는 것은 놀라운 일이다. 예를 들어, 책을 사거나, 게임이나 쇼의 입장권을 사기 위해 줄을 설 때처럼, 실제로 어떤 근육들이 작용하고 있는지를 생각해 본 시기는 언제인가? 여러분이 걸을 때, 1000개 이상의 근육이 100개 관절에서 200개 이상의 뼈를 동시에 움직이는지를 알고 있는가?[1] 여러분이 앞의 장들에서 공부했던 운동학은 다음 단계의 임상운동학(움직임 분석)을 열심히 공부할 수 있는 밑천이 될 것이다. 임상운동학은 자세와 같은 정적 활동부터 시작하는 것이 쉽고 가장 논리적이다. 우리가 일상에서 가장 많이 수행하는 활동이 보행이라는 말하기는 어렵지만, 본 단락에서는 보행에 대해 설명할 것이다.

본 장은 3 부분으로 나눠어진다: 1 단락은 적절한 똑바른 서기 자세이고, 2 단락은 보행 분석 단락이고, 마지막 단락은 달리기를 연구한다. 본 내용에서 우리가 했듯이, 가장 중요한 첫 단계는 우리가 모든 것을 의사소통할 수 있도록 이들 활동의 용어를 정의하고 기술하는 것이다.

우리의 친구인 동물과는 달리, 사람은 **두 발**(bipedal)(L, *bi,* two, plus pes, foot)을 이용한다. 대부분의 경우, 사람들은 생후 1년 이내에 서기 자세와 걷기를 독자적으로 할 수 있다. 한 장소에서 다른 장소로 움직이는 것을 넓은 의미에서 **로코모션**(locomotion)(L, *locus,* place, plus *movere,* to move;이 경우, 한 지점에서 다른 지점으로 움직이는 것)이라 하고, 여기에는 구르기, 배밀이, 기기, 걷기, 달리기, 뛰기 등이 포함된다. 특별히 로코모션은 *똑바른 두 발* 서기에서 걷기와 달리기로 진행한다. 이들 활동은 출발, 멈춤, 방향 전환, 그리고 속도 변화 등의 기술을 필요로 한다.[2] **보행**(gait)은 걷기, 조깅, 달리기와 같이 발을 이용해 이동하는 로코모션이다. **걷기**(walking)는 보행의 한 종류로서, 사람이 가장 흔하게 이용하는 로코모터 패턴이다. **이동**(ambulation)(L, *ambulare*)은 넓은 의미에서 로코모션의 한 종류이고, 사람이 자유롭게 걷거나, 혹은 걷지 못하든 간에, 그리고 보조장비를 이용하든, 그렇지 않든 간에 사람이 장소를 이동할 때 사용되는 용어이다.

서기 자세

Stance Posture

자세(posture)는 일반적인 용어로서 신체분절의 정렬, 신체의 위치나 태도, 특별 활동에 대한 신체의 상대적인 정렬, 혹은 신체가 감당하는 특정 방법 등으로 정의된다. 자세와 움직임은 궁극적으로 관련된다: 움직임은 자세로부터 시작해서 같은 위치의 자세 또는 다른 위치의 같은 자세로 끝난다. 즉, 사람은 앉아 있다가 일어서거나, 서 있다가 걸어간다.

자세 조절은 정상적인 기능으로써 빠르고 자동적으로 일어난다. 이런 자세 조절은 고유수용성 감각, 시각, 안뜰감각계, 근육뼈대계 등 여러 신체기관의 상호작용을 필요로 한다(3장 참고). 자세를 완전하게 설명하려면, 서기 자세, 앉기 자세, 자세조절의 복잡성에 대한 설명을 포함해

실습 포인트
PRACTICE POINT

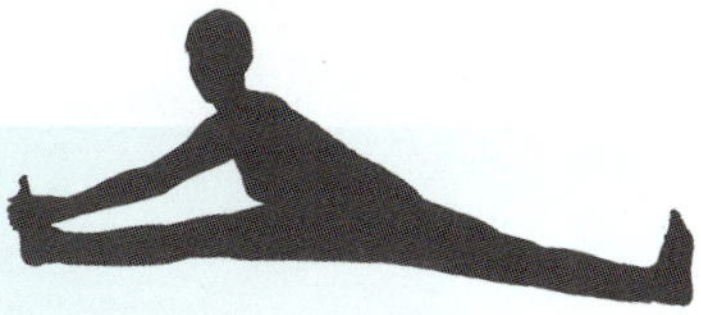

우리의 몸은 장시간 동안 편안할 수 있는 많은 자세를 취할 수 있고, 많은 자세들은 같은 목적을 달성한다. 예를 들어, 어떤 문화에서는 사람들이 의자에 앉지 않고, 마루바닥에서 양반다리, 옆으로 앉기, 깊은 쭈그려 앉기 등 다양한 형태로 앉은 자세를 취한다. 서기 자세도 기능적 과제와 상황에 따라 매우 다양하다. 예를 들어, 장시간 동안 서기 자세를 유지할 때는, 서기 패턴에 변화를 주는 것이다. 일반적인 변화는 교대로 한쪽 다리에 더 많은 체중을 부하하는 방법이다. 다른 서기 패턴은 양 발을 넓게 벌려 체중으로 고르게 분산하고, 무릎관절과 엉덩관절을 폄한다. 이때 팔의 자세는 양팔을 몸통 옆에 붙이거나, 등 뒤쪽에 놓거나, 주머니 안에 넣거나, 혹은 팔짱을 낀다. 관절압박, 인대 긴장, 지속적인 근수축, 혹은 순환제한 등으로 인해 불편함이 발생하면, 새로운 자세를 취해야 한다. 자세 변화의 필요성은 혈관 불충분에 의해 발생하며, 이것은 근육 피로보다는 관절연골 압박과 인대 긴장으로 인해 더 자주 발생한다. 예를 들어, 사람이 오랫동안 서 있거나 종아리 근육과 허벅지 근육의 등척성 수축을 수행하지 않으면, 다리에 정맥류의 정체를 경험할 수 있다. 이렇게 정맥혈의 환류가 잘 일어나지 않으면, 뇌로 혈액을 보내는 심장박출이 나빠져서, 사람이 갑자기 실신할 수 있다. 관절이 장시간 동안 한 자세로만 취해져 있었다면, 건강한 사람도 관절과 근육을 움직이고 스트레칭해야 한다. 감각결손을 가진 사람은 혈관 폐쇄의 느낌을 인지할 수 없을 지도 모른다. 주기적으로 자세를 바꾸어 이들 혈관 폐쇄 압박을 이완하지 않으면, 조직에 허혈이 발생하여, 조직 괴사가 일어날 수 있다; 이런 에피소드는 종종 *욕창(pressure sore)*을 일으킨다. 부가적으로, 관절이 수동이나 능동으로 그것들의 가동범위로 움직이지 않으면, 관절 주위의 근육이나 연부조직이 단축되고, 결국에는 구축과 운동 소실이 발생할 수 있다. 신경계 질환이나 정형외과적 질환을 가진 환자를 치료할 때, 조직의 적절한 길이와 관절 가동성을 유지하는 것이 중요하다.

야 한다. 본 장이 주로 보행을 다루고 있기 때문에, 우리는 보행의 준비단계로서 효과적이고 효율적인 똑바른 서기 자세와 이에 관련된 운동학적 개념에 한정하여 설명할 것이다. 그렇기 때문에 여러분이 자세 조절에 대한 부가적인 정보와 심도 깊은 정보를 알고 싶으면, 다른 교재를 참고하기 바란다.

똑바른 서기 자세의 생체역학적 원리를 이해하는 것은 여러분이 임상에서 만나는 환자들의 비정상 자세를 이해하고 교정하는 기본이 된다. 정상적인 서기 자세는 사람에 따라 즉, 신체 크기, 연령, 성별 및 체형에 따라 어느 정도 달라질 수 있다. 이런 변수들에도 불구하고, 정적 서기 자세는 몇 가지 공통된 특성을 가진다. 임상적으로 자세 변화를 이해하는 것이 중요하지만, 우리는 사람들의 자세 평가를 수행하는데 있어 이런 공통 특성을 가이드라인으로 이용할 수 있다.

정상 자세 정렬의 평가는 양발을 어깨너비로 벌리고, 양 팔을 몸통 옆에 붙이고, 전방을 응시하면서 사람이 편안하게 서 있을 때 하는 것이 가장 좋다. 머리, 어깨, 몸통, 엉덩관절, 무릎 및 발목의 정렬은 앞쪽, 뒤쪽, 옆쪽에서 평가된다(그림 12-1A, B, C). 신체의 중력선에 대한 기준으로써 **연추선**(plumb line)을 사용하면 많은 도움이 된다. 해부학적 자세로 서 있을 때, 똑바른 자세를 지지하는 근육을 항중력근이라고 한다. **항중력근**(antigravity muscle)으로는, 목과 몸통의 폄근, 엉덩관절과 무릎관절의 폄근, 그리고 약하게 작용하지만, 목과 몸통의 굽힘근 및 엉덩관절의 벌림근과 모음근 등이 있다(그림 12-1C의 음영 부분 참고).

서기를 유지하는데 필요한 힘 / Forces Required to Maintain Stance

그림 12-1C의 시상면에서 알 수 있듯이, 중력선은 봉우리돌기, 등뼈 뒷굽음의 앞쪽, 엉덩관절 뒤쪽에 있는 큰 뼈돌기, 무릎관절의 앞쪽과 무릎뼈의 뒤쪽, 발목관절의 앞쪽을 지나간다. 2장을 다시 하면 기억해 볼 때, 중력선이 관절축을 통과하면, 분절을 돌림하는 토오크가 발생하지 않거나 매우 적게 발생할 것이다. 반대로, 중력선이 관절의 앞쪽이나 뒤쪽을 지나가면, 중력이 모멘트팔을 생성하여 분절을 돌림시킬 수 있다. 예를 들어, 중력선이 발목

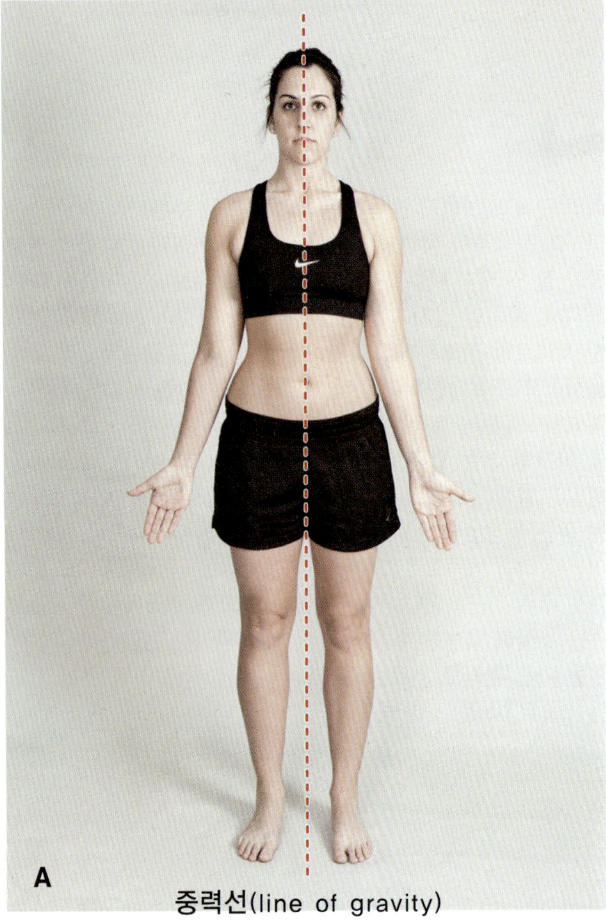

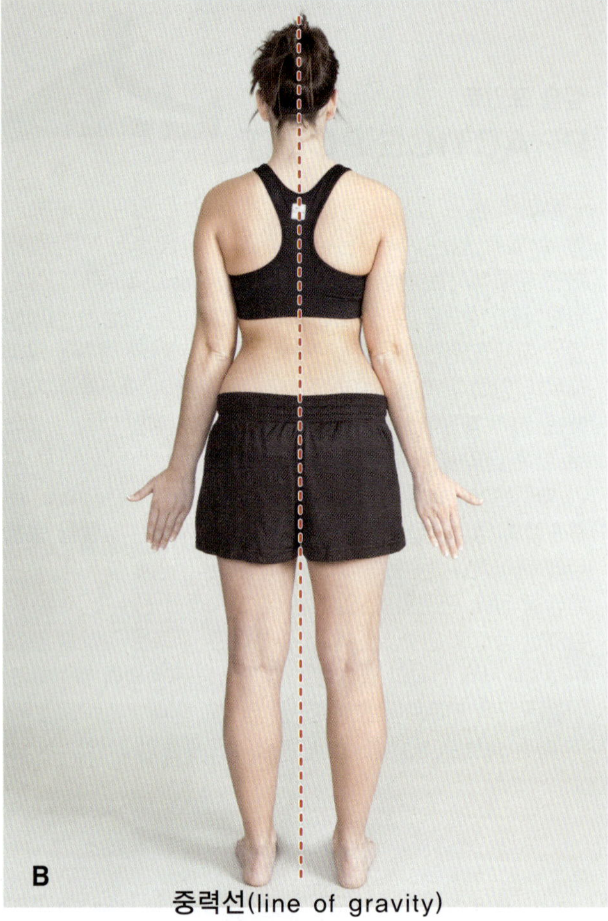

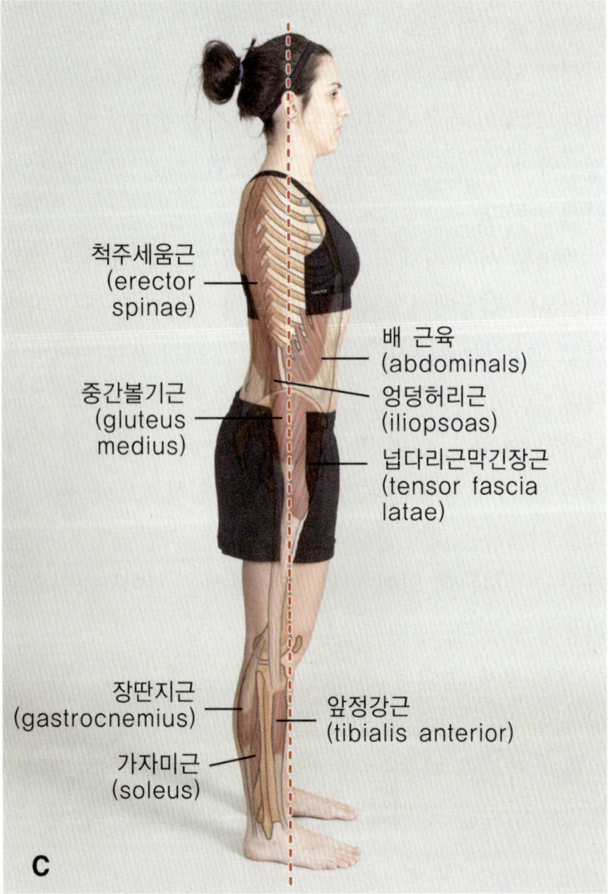

그림 12-1. A) 앞면, B) 뒷면, C) 시상면에서 떨어지는 중력선. 편안하게 선 자세에서, 무게중심을 통과하는 중력선은 엉덩관절 뒤쪽, 무릎관절 앞쪽, 발목관절 앞쪽을 지나간다. C)에서, *항중력근*으로 간주되는 근육의 위치는 음영으로 표시되어 있다. 다리 근육들이 균형을 유지하기 위해 수축하지만, 주된 균형 근육은 장딴지근–가자미근이고, 앞정강근도 약간 작용을 한다.

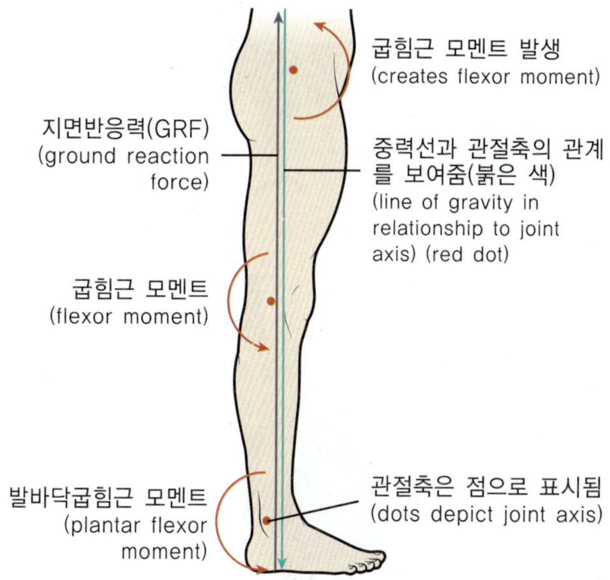

그림 12-2. 중력선에 의해 발생된 토오크에 반대작용을 하는 내적 반응력이 어떻게 일어나는지를 보여주고 있다.

관절의 앞쪽을 통과하면, 중력이 토오크를 발생하여 정강뼈를 발목에 대해 앞쪽으로 당기게 된다(그림 12-2). 이런 중력 당김은 외적 모멘트를 제공하여 다리를 앞쪽으로 당긴다. 이때 균형을 유지하기 위해 종아리 근육들이 수축하여 똑바른 자세로 다리를 유지시킨다. 중력선이 무릎관절의 앞쪽을 지나가기 때문에, 발목과 비슷한 상황이 무릎관절에서도 일어난다. 척추를 지나가는 중력선을 보면, 목뼈, 등뼈 및 허리뼈의 각 만곡의 오목한 쪽을 지나가기 때문에, 볼록한 쪽에서 반대힘이 작용한다. 몸통 부위에서는, 척주세움근이 등뼈에 대한 앞쪽 중력 당김에 반대작용을 한다. 반대로, 머리와 목의 경우는 목의 앞쪽에 있는 굽힘근이 반대 작용을 하고, 허리뼈의 경우는 배근육이 반대 작용을 한다. 중력선이 관절 중심을 통과하는 부위에서는 외적 모멘트가 발생하지 않기 때문에, 관절 위치를 유지하는데 있어 근육에 의한 반대 작용의 힘이 필요하지 않다.

자세동요 / Postural Sway

서기 자세를 유지하려면, S_2 높이에 위치한 높은 무게중심(COM)은 상대적으로 좁은 기저면 안에 위치되어야 한다. 서기 동안, 신체는 완벽한 고정 자세를 유지할 수 없다. 호흡과 심박출과 같은 신체 기관들의 지속적인 작용과 신경 조절들이 작은 움직임을 일으켜서, 신체는 자동적이고 지속적으로 균형을 재설정한다. 이것을 **자세동요**(posture sway)라 부른다(그림 12-3). 자세동요는 똑바른 신체의 운동으로서 지속적이면서 미세한 변위가 발생하고 기저면(BOS) 위에 무게중심을 유지시킨다. 신체는 앞뒤 방향뿐만 아니라, 좌우 방향으로도 동요를 한다.[3] 신체 동요는 항중력 발목 근육(앞정강근과 가자미근)의 낮은 레벨의 교대 수축에 의해 주로 발목관절에서 일어난다.

서기 자세는 20~60세의 성인에서 가장 안정된 자세이지만, 더 어린 사람이나 나이가 더 많은 사람의 경우는 사용된 균형판 크기의 측면에서 기저면 내에서의 압력중심(COP)의 평균값과 가변성이 증가했고, 또 무게중심의 이동 거리, 이동속도 및 자세동요의 최대 진폭이 증가했다.[4] 또한 어린 사람과 고령자는 성인에 비해 자세 방해에 대한 근육 활동의 반응속도가 느려진다.[5] 12-15세 아동의 자세 안정성의 수치는 성인의 수치에 가까웠지만, 가변성은 높게 나타났다.[6] 노인에서의 자세동요의 증가는 낙상의 빈도와 높은 상관관계를 갖는다.[7]

대칭성 서기 때 힘의 균형: 기능적 적용 / Balance of Forces Occurring in Symmetric Stance: Functional Applications

정상 자세에서, 중력의 스트레스는 최소인데, 그 이유는 신체 분절의 정렬이 적절하기 때문이다. 본 단락은 중력에 대해 신체가 어떻게 반응하는지를 설명할 것이다. 자세 이상이 나타날 때, 부가적인 스트레스가 다른 신체 분절에 가해진다. 자세 이상에 따라 스트레스 증가를 받아들이는 신체 분절이 달라진다. 본 단락의 실습 요점은 이들 자세 이상과 신체의 자세조절 기전을 확인하는 것이다.

발목관절에서의 기능적 서기 조절 / Functional Stance Control at the Ankle Joint

앞에서 우리가 확인했듯이, 중력선은 발목관절 앞쪽을 지나가서, 목말뼈에 대해 정강뼈를 발등굽힘하기 위해 돌림력을 제공한다. 다행스럽게, 종아리 근육들이 발등굽힘에 반대작용을 하여, 선 자세를 유지시킨다. 비록 장딴지근도 작용하지만, 주로 가자미근이 이런 평형을 담당한다.[10] 자세동요 동안, 체중이 발목관절 뒤쪽을 지나가지 않

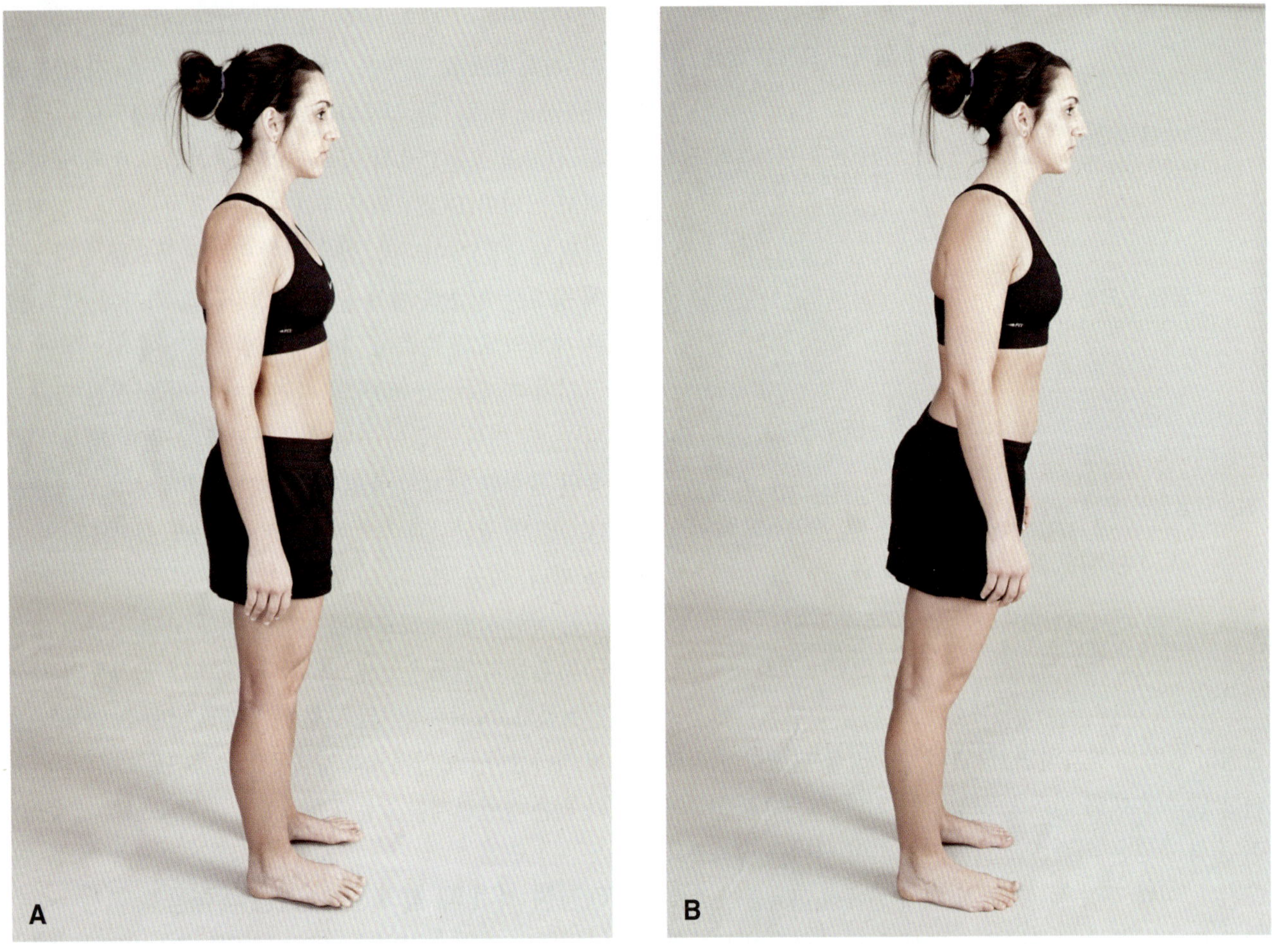

그림 12-3. 자세동요는 주로 발목관절에서 일어나는 자동적인 조절이며, 똑바른 균형을 유지한다: A) 뒤쪽, B) 앞쪽. 균형판을 통해 측정된 값으로, 자세동요의 평균 진폭은 0.13 × 0.15 인치; 이동 거리는 32.2 인치; 속도는 0.54 inch/sec, 균형이 깨어졌을 때, 균형을 재설정하기 위해 발목전략이 이용된다: A) 뒤쪽 동요는 앞정강근을 활성화시키고, B) 앞쪽 동요는 가자미근을 활성화시킨다.

기 때문에, 결과적으로 서기 자세 동요시 어느 정도 차이는 있겠지만, 종아리 근육들이 계속 활성화되는 것이다.[11] 서기 자세에서는 다른 부가적인 근육 활동이 참여하지 않는 것으로 확인되었다.

실습 포인트
PRACTICE POINT

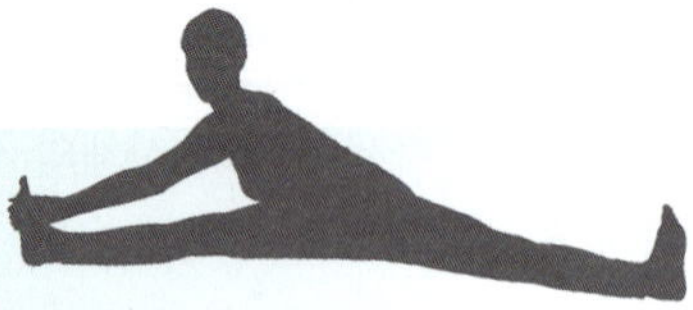

자세동요는 시각, 안뜰감각 및 고유수용성 감각과 같은 여러 종류의 감각조절을 필요로 한다. 2세까지의 아동은 자세 안정성에 있어 시각 작용이 적은 편이고, 안뜰감각과 고유수용성 감각이 자세 안정에 중요한 역할을 한다. 시각의 역할은 아동의 나이가 증가함에 따라 점차 중요해진다. 예를 들어, 성인의 경우, 눈을 감았을 때 자세의 안정성이 30%까지 감소한다. 60세 이상의 노인은 자세 안정성의 50%까지 시각이 담당하고 있어, 노인의 균형이 시각이 중요한 요소가 된다.[8] 평균 연령 82세 노인의 시각 장애가 푹신한 지면에서의 자세동요의 증가와 낙상 빈도의 증가와 상관있는 것으로 나타났다.[9] 어린 사람과 노인의 자세동요를 측정할 때, 임상가는 이들 자세 기전의 변수를 고려해야 한다.

임상적으로, 낙상의 위험을 줄이기 위해, 환경 조절에 대한 교육이 환자(특히, 노인이나 균형장애환자)와 그 가족구성원에게 제공되어야 한다. 깔판(scatter rug)의 제거, 평탄하지 못한 지면의 보수, 너무 밝은 조명의 개조 등은 낙상을 줄이는데 도움을 줄 것이다.

무릎관절에서의 기능적 서기 조절
/ Functional Stance Control at the Knee Joint

무릎관절 위쪽 부위의 체질량은 머리 · 팔 · 몸통(HAT)과 허벅지로 구성된다. 중력선이 무릎관절 앞쪽을 지나간다(그림 12-1C). 중력이 무릎관절에서 폄근 모멘트를 발생시키는 돌림력을 만든다. 중력에 대항하는 반대 균형력은 무릎관절 뒤쪽에서 일어나고, 무릎관절 뒤쪽 관절바깥조직(주로 관절주머니)의 수동 저항과 뒤넙다리근의 능동 저항의 결합에 의해 생성된다.[11] 자세동요 동안 경우에 따라(비록 드물지만) 중력선이 무릎관절 뒤쪽을 지나갈 수도 있다. 자세동요 동안 이런 현상이 일어나면, 신체를 재정렬하기 위해 넙다리네갈래근이 갑자기 활동할 것이다.[12,13] 그러나 대다수의 대상자에서, 근전도 활성이 넙다리네갈래근에서는 감지되지 않았다.[14]

엉덩관절에서의 기능적 서기 조절
/ Functional Stance Control at the Hip Joint

편안한 서기 자세를 취할 때, 엉덩관절이 완전하게 펴지지 않고, 2°-15° 굽힘된다.[12] 비록 문헌에 따라 엉덩관절 부근을 지나갈 때 중력선의 방향이 다르게 나타나지만, 보편적으로 수용되는 것은 중력선이 엉덩관절의 뒤쪽을 지나간다는 것이다. 그래서 엉덩근의 활성이 몸을 뒤쪽으로 움직이는 중력 모멘트에 대항할 필요가 있다.[14]

머리와 몸통에서의 기능적 서기 조절
/ Functional Stance Control at the Head and Trunk

서기 자세에서, 중력선은 각 척추 분절 만곡의 오목한 측면을 지나간다. 중력선이 등뼈 뒷굽음의 앞쪽을 지나가기 때문에, 몸통을 굽힘하는 경향이 생긴다. 그러나 중력

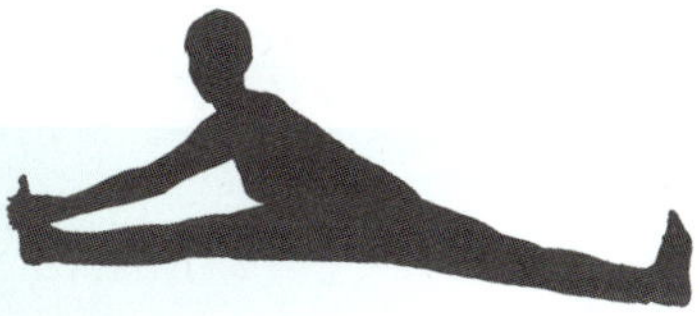

실습 포인트
PRACTICE POINT

종아리 근육이 약한 사람은 목말발목관절 위에 중력선이 유지되도록 불충분한 근력에 대한 보상작용을 할 것이다. 이런 자세는 종아리 근육의 활성을 필요하지 않다. 중력선이 목말정강관절의 뒤쪽으로 지나갈 때, 발목의 발등굽힘근이 중력의 뒤쪽 모멘트에 반대작용을 한다. 그러나 뒤쪽 동요의 안정범위는 극히 제한적이다. 발등굽힘근에 대해 믿음을 갖기 어렵기 때문에, 종아리 근육의 약증에 대한 보상작용은 다음과 같다: (1) 넓은 기저면을 이용한다; (2) 안정성을 위해 물체를 가까이에서 잡는다; (3) 한 발에서 다른 발로 움직임이 지속적으로 일어난다.

임상적으로 손상을 입었거나 장애를 입은 사람을 재활하려면, 안정성과 가동성을 조심스럽게 평가해야 한다. 예를 들어, 위무릎 의지(above knee prosthesis)의 발 위치는 무릎관절의 안정성을 향상시킨다. 발등굽힘이 중립위를 넘어서면 무릎이 불안정하게 되는데, 그 이유는 무릎에서 굽힘 토오크가 가해지지 때문이다. 그러나 과도한 아킬레스힘줄 타이트니스를 가진 젊고 활동적인 사람은 엉덩관절을 굽힘하는데, 이것은 중력선을 발목 앞쪽에 떨어지게 만든다.

다리를 능동적으로 조절할 수 없는 환자는 머리-팔-몸통(HAT)의 COM을 엉덩관절 뒤쪽으로 이동시킴으로써 보상작용한다. 예를 들어, 하지마비 환자는 무릎을 잠그고 엉덩관절 뒤쪽에 몸통을 위치시키기 위해 보조기를 이용하여 서기 자세를 취한다: 이런 자세는 중력선을 엉덩관절 뒤쪽에 위치시켜, 엉덩관절의 앞쪽 인대로 하여금 중력에 반대작용하는 힘을 제공하도록 만든다. 이로써 그 환자는 똑바른 서기 자세를 유지할 수 있다(그림 9-13 참고). 양쪽 다리에 무릎-발목-발 보조기(KAFO)를 착용한 하지마비 환자의 똑바른 서기 자세는 엉덩넙다리(Y)인대에 의해 지지된다. 만약이 인대가 너무 타이트하거나 엉덩관절 굽힘근의 경직이 있으면, 환자는 엉덩관절을 펼 수 없을 것이다: 이런 환자는 똑바른 자세를 유지하기 위해 허리뼈 앞굽음을 증가시킬 것이다.

에 대한 반대 작용으로 등뼈 폄근(척주세움근)의 수축이 필요하다. 배속빗근의 활성이 경우에 따라 감지되지만 배곧은근의 활성은 필요하지 않다.[14] 머리의 무게중심이 고리뒤통수관절의 가로축 위쪽으로 1인치(2.5 cm) 지점에서 위치하기 때문에, 머리는 불안정 평형을 유지한다. 고리뒤통수관절은 시소(seesaw)처럼 1형 지레대이다. 정상 자세일 때, 머리의 중력선은 굽힘과 폄의 가로축의 앞쪽을 지나간다(그림 12-4A). 그러므로 평상 시 선 자세와 앉은 자세에서는, 머리가 앞쪽으로 떨어지는 것을 막기 위해, 목 뒤쪽 근육이 중등도로 활성화한다. 책을 읽거나 글씨를 쓸 때 처럼 목이 앞으로 굽힘되면, 목 뒤쪽 근육의 활성이 더 많이 요구된다(그림 12-4B). 그러나 머리가 앞쪽으로 움직일 때, 목덜미인대가 타이트해져서, 근육의 활성이 오랫동안 필요하지 않는다. 머리가 뒤쪽으로 기울어지면, 중력선이 가로축의 뒤쪽으로 떨어지고(그림 12-4C), 머리의 움직임을 조절하거나 멈추기 위해 목의 굽힘근이 즉각적으로 작용할 것이다.

회복 전략 / Recovery Strategies

몸이 자세를 조절할 때, 여러 가지 전략을 이용할 수 있다. 비록 각각의 전략이 다르지만, 그것은 공통적으로 주어진 도전의 방향과 정도를 가지고 있고,[15] 자세의 동요가 크면 클수록, 자세를 유지하기 위해 신체는 더 많은 노력을 해야 한다.[16] 안전하고 효율적인 수의적 운동이 일어날 수 있도록 이런 자세조절이 기저면 내에서 중력중심을 유지한다.[16] 이들 회복 전략은 발목관절 전략, 엉덩관절 전략 및 내디딤 혹은 뻗기 전략으로 나누어진다.

발목관절 전략 / Ankle strategy

발목과 발에서 시작되는 자세 조절을 **발목관절 전략**이라고 한다. 이것은 가장 일반적인 앞뒤 동요[17]의 자동조절이다(그림 12-3 A와 B). 발목관절 전략을 이용하면, 무릎관절과 엉덩관절은 거의 움직이지 않고, 머리와 몸통이 발 위쪽으로 움직인다.[18] 동요가 적고 느리고 정중선 근처

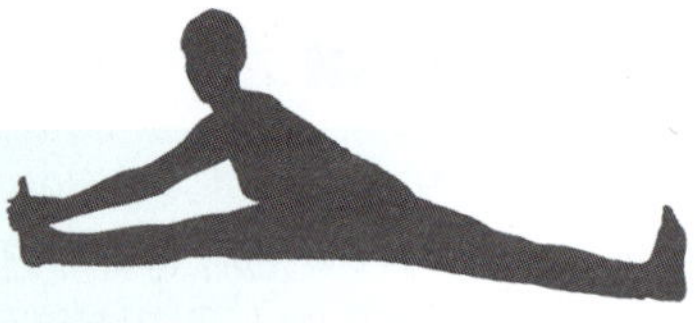

실습 포인트
PRACTICE POINT

임상적으로 사람이 앉아 있거나 서 있을 때 목 근육, 특히 목 뒤쪽 근육이 지속적으로 작용하고 있음을 기억하는 것이 중요하다: 사람이 머리를 받치고 뒤로 기댄 자세를 취할 때만 목 근육이 휴식을 취할 것이다. 목 염좌를 가진 환자를 치료할 때, 목 통증이 심해지거나 특히 치료의 초기 단계일 때 환자에게 등을 기대고 앉도록 교육한다. 손상된 근육은 머리를 적절한 자세로 유지할 수 없는데, 그 이유는 손상으로 인해 근육의 힘이 약해졌기 때문이다.

머리가 앞쪽으로 쏠린 사람은 목의 앞쪽 근육과 뒤쪽 근육의 에너지 소비를 증가시킨다. 중력의 모멘트팔이 증가되어, 근육의 활동뿐만 아니라, 척추사이원반과 척추뼈의 스트레스를 증가시킨다.

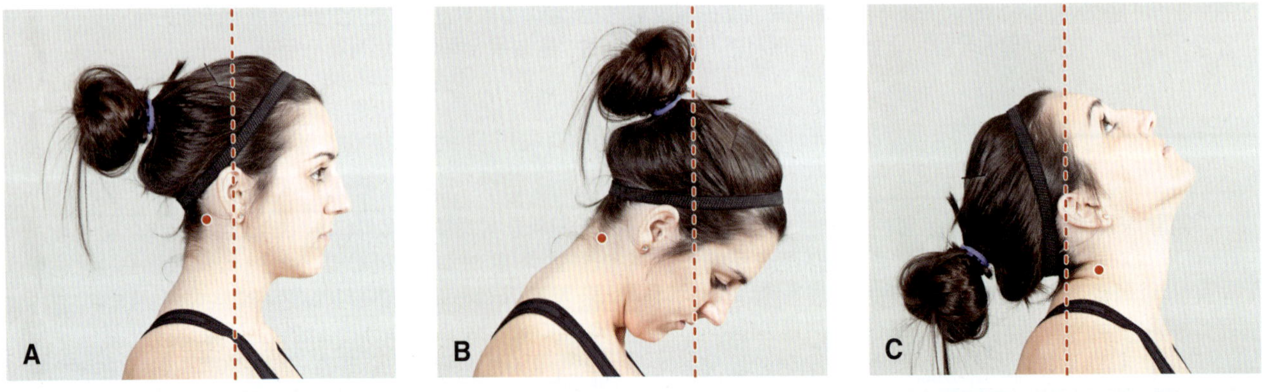

그림 12-4. 여러 자세에서 머리의 중력중심과 고리-뒤통수관절 축과의 관계. A) 머리가 똑바로 되어 있을 때, 중력중심은 축의 앞쪽을 지나간다. 그래서 목 뒤쪽 근육이 중등도로 활성화한다. B) 머리가 앞쪽으로 숙여지면, 목 뒤쪽 근육의 활성이 증가된다. C) 머리가 뒤쪽으로 기울어지면, 중력중심이 고리-뒤통수관절축의 뒤쪽을 지나가기 때문에 목의 앞쪽 근육이 수축을 한다.

에서 움직일 때, 발목관절 전략을 선호한다.[15] 원래, 발목관절 전략은 먼쪽-몸쪽 균형 교정을 일으키는 다리 근육의 반응을 생성하기 위해 발목이 먼저 움직이는 것으로 생각되었다. 그러나 연구자들은 발목관절의 움직임과 동시에 몸통과 목이 함께 움직이는 것으로 밝혀졌다. 이것은 다른 다양한 고유수용성 입력이 자세 반응에 영향을 준다는 의미이다.[19]

엉덩관절 전략 / Hip Strategy

엉덩관절, 골반 및 몸통에서 시작되는 자세 조절을 **엉덩관절 전략**이라고 부른다. 중력선의 큰 이동으로 인해 몸이 흔들릴 때는 발목관절 전략만으로는 자세를 조절할 수 없다. 엉덩관절 전략은 움직임이 빠르고 크게 일어나거나 혹은 지지면이 발목관절 전략으로 조절하기가 너무 좁을 때 선호되는 전략이다. 똑바른 자세와 그의 역할에 대한 몸통과 엉덩관절의 역할 중요성이 현실화되고 있다.[19] 그러나 엉덩관절 전략의 역할은 아직 완전하게 밝혀지지 않았다.

내디딤 전략 혹은 뻗기 전략 / Stepping or Reaching Strategies

내디딤 전략 혹은 **뻗기 전략**은 움직임의 변화가 매우 빠르거나 클 때 이용되며, 무게중심이 이동하는 방향으로 발을 내딛거나, 뛰거나 뻗음으로써 새로운 기저면에 무게중심을 재정렬하는 것이다.[17] 이들 전략은 예상치 못한 상황으로 자세 변화가 필요하거나, 과도한 힘을 조절하거나, 물체와 함께 넘어질 때와 같이 갑작스런 변화가 있을 때 선호된다.

보행

Walking Gait

보행(gait)은 한 지점에서 다른 지점으로 육지 포유동물이 움직이는 것을 말한다. 보행은 일반적인 용어인 *로코모션(locomotion)*으로 간주될 수 있지만, 로코모션은 한 지점에서 다른 지점으로 움직이는 방법을 포함한다. 보행과 동의어로 사용되는 용어는 *앰뷸레이션(ambulation)*이다. 사람들은 저마다 독특한 스타일의 보행을 가지고 있지만, 이들 보행에는 정상적인 변수가 있어, 효율적인 이동수단을 제공한다. 흥미로운 것은 보행 양상을 통해 걸어가고 있는 사람이 누구인지 쉽게 알 수 있다. 그러나 정상 보행은 놀랍게도 사람마다 매우 비슷하다. 해부학적 및 병리적 기능 이상이 있으면, 보행의 패턴이 바뀌게 된다. 본 단락은 정상 보행과 이상 보행에 대한 정보를 제공한다. 그리고 일생 동안 움직일 때, 보행이 어떻게 변하는지를 다루고 있다. 보행에는 걷기(walking)와 달리기(running)가 포함된다. 본 단락은 먼저 걷기를 조사하고, 그 다음에 달리기를 조사할 것이다.

실습 포인트

PRACTICE POINT

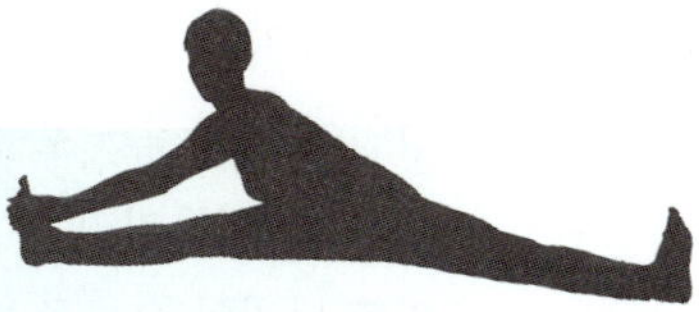

회복 전략은 일상 상황에서 일어난다. 한 줄로 서서 점심 식판을 받기 위해 기다리고 있는 상황을 생각해 보자. 그런데 갑자기 어떤 사람이 끼어들어 줄을 서면, 뒤쪽 사람은 접촉을 피하기 위해 자동반응으로써 체중을 발 앞쪽에서 발꿈치 쪽으로 이동시킨다. 이때 약간의 등 기울임이 일어나는데, 이것은 균형을 유지하고 낙상을 피하기 위한 발목관절 전략이다.

엉덩관절 전략과 내디딤 전략은 사람이 움직이거나 정적 자세를 유지할 때 일어난다. 사람이 움직일 때 일어나는 이들 전략의 예를 들어본다. 어떤 사람이 농구 경기를 보기 위해 관람석으로 이동할 때, 옆에 앉아서 경기를 관람하던 사람은 음료수를 쏟지 않기 위해 엉덩관절을 이용해 체중을 이동할 것이다. 좌석 사이의 공간이 좁기 때문에, 서 있던 사람은 안정된 손잡이를 잡기 위해 윗몸을 앞뒤로 움직인다. 경기장내에서 지속적으로 일어나는 활동을 상상해 보자. 왜 관중들이 갑자기 흥분하고 있는지를 보기 위해 몸을 돌릴 때나 혹은 균형을 잃을 때, 그 사람은 계단 아래로 넘어지는 것을 방지하기 위해 엉덩관절 전략을 이용할 것이다.

끝으로, 내디딤 혹은 뻗기 전략은 사람이 넘어지는 것을 보호한다. 즉, 그 관람객이 자세 조절과 균형을 다시 얻기 위해 팔과 다리를 움직이다가 발을 앞쪽이나 뒤쪽으로 내디뎌 균형을 잡는 전략이다.[18]

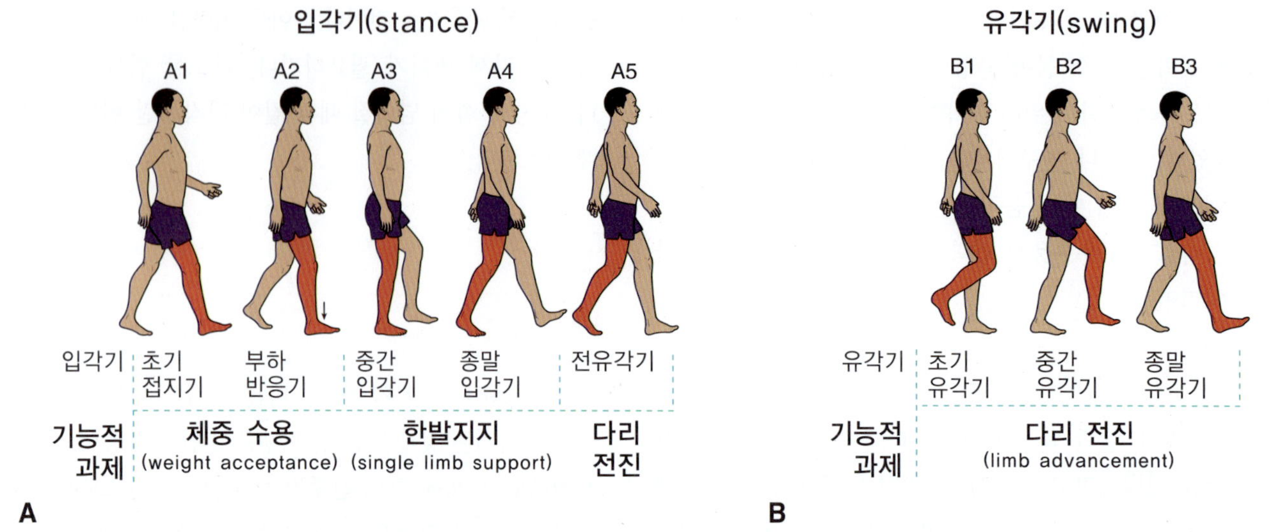

그림 12-5. 보행주기의 단계와 타이밍. A) 입각기: 1. 초기접지기; 2. 부하반응기; 3. 중간입각기; 4. 종말입각기; 5. 전유각기. B) 유각기: 1. 초기유각기; 2. 중간유각기; 3. 종말유각기.

보행 용어 / Gait Terminology

보행은 걷기의 방법이나 형태로 정의된다. 보행은 가장 기본적인 단위인 **보행주기**(gait cycle)로 설명되고 연구된다. 보행주기는 한 발의 발꿈치가 지면에 닿는 시점 이후부터 그 발의 뒤꿈치가 다시 지면에 닿는 시점까지이다. 보행주기의 다른 말은 **온걸음**(stride)이다. 보행주기는 두 단계로 나누어진다: 입각기(stance, 그림 12-5A)와 유각기(swing, 그림 12-5B). 입각기와 유각기는 다시 여러 세부 단계로 나누어진다. 다른 학자의 책을 읽을 때나 다른 용어 체계를 만날 때, 여러분은 약간 어려움을 느낄 것이다. 첫 번째 용어체계는 전통적인 용어체계로서, 보행주기의 성분은 다음과 같이 각 단계 내에서 일어나는 주요 활동이나 이벤트의 이름으로 명명된다: 발꿈치닿기(heel strike), 발바닥닿기(foot flat), 발꿈치들기(heel off), 발가락떼기(toe off). 두 번째 체계는 Rancho Los Amigos(RLA) 체계로서, 캘리포니아에 있는 보행분석센터에서 연구자로 근무했던 Jacquelin Perry에 의해 개발되었고, 그녀는 각 단계와 관련된 기능적 과제를 강조하고 있다.[20] 전세계의 여러 전문가들은 그들만의 선호도에 따라 전통적 용어체계나 RLA 용어체계를 이용할 것이다. 많은 임상가들이 양쪽 용어체계를 모두 사용하고 있기 때문에, 보행을 공부하는 학습자들도 양쪽 용어체계에 익숙해질 필요가 있다.

본 교재에서 우리는 RLA 용어 체계를 사용할 것이다(표 12-1). RLA 체계는 입각기를 5 단계로 나누고, 유각기를 3 단계로 나눈다. 다양한 속도로 보행을 하기 때문에, 하나의 완벽한 보행주기는 100%로 표현되고, 단계와 세부 단계는 보행주기의 %로 표현된다. 발이 지면에 닿는 순간부터 보행주기가 시작되며, 이때의 %은 0%이다. 그리고 보행이 진행함에 따라 보행주기의 %도 증가하여, 같은 발이 다시 지면에 닿을 때 하나의 보행주기가 끝나고, 이를 100%로 표현한다. 평상 시 보행 속도로 걸을 때, 입각기는 보행주기의 약 60%(62%)이고 유각기는 약 40%(38%)이다. 그래서 유각기가 끝날 때는 100%가 된다. 성인이 정상 속도로 걸을 때, 하나의 보행주기는 1초가 지속되고, 이동거리는 1.4 m 정도가 된다.[20,21] 그림 12-5는 왼쪽 다리와 오른쪽 다리의 보행주기를 보여주고 있다. 그림 12-5에서는 오른 다리에 음영처리가 되어 있고, 우리는 오른 다리를 기준다리로 선택하고 있다. 보행주기 동안 양발이 지면에 닿아 있는 시기(20%)는 2 번인데, 첫 번째는 입각기의 시작 부위(10%)이고, 두 번째는 입각기의 끝부위(10%)이다. 양발이 지면에 닿아 있는 시기를 **양발지지기**(double support)라고 한다. 입각기의 중간 40% 동안에는 **한발지지기**(single limb support) 일어난다. 양발지지기의 기간은 보행속도에 반비례한다. 느린 속도로 걸을 때, 양발지지기는 유각기에 비해 상대적으로

표 12-1 보행주기의 단계와 세분 단계: 정의와 타이밍

단계	정의와 설명	반대쪽 다리
입각기: 보행주기의 60%		
초기접지기: 0-2%	대개 발꿈치가 지면에 닿는다. 이것은 양발지지기의 첫 시기이다.	종말입각기가 끝난다.
부하반응기: 2-10%	체중이 다리와 발에서 지면 쪽으로 이동한다. **양발지지기*가 계속된다.	전유각기
중간입각기: 10-30%	반대발이 지면으로부터 떨어지면서, **한발지지기*가 시작한다. 이때 HAT가 한쪽 다리 위에 정렬된다.	중간유각기
종말입각기: 30-50%	"발꿈치들기", 다리가 발앞쪽으로 움직여, 몸통이 지지하는 다리 쪽으로 움직이고, 다리가 폄된다.	종말유각기
전유각기: 50-60%	발허리뼈머리가 지면에 닿아 있고, 반대쪽 발은 지면에 붙어 있다. 발가락떼기로서 이 단계가 끝난다. **두 번째 양발지지가 시작한다.*	초기접지기-부하반응기
유각기: 보행주기의 40%		
초기유각기: 60-73%	발이 지면으로부터 떨어지고, 무릎관절이 굽힘하여, 가속의 요구를 충족시킨다.	중간입각기의 초기
중간유각기: 73-87%	다리가 HAT 아래에 위치한 후, HAT 앞쪽으로 움직인다. 무릎관절은 최대 굽힘된다.	중간입각기의 말기
종말유각기: 87-100%	정강뼈가 지면과 수직을 이룬 이후, 다리가 앞쪽으로 전진한다. 이때 다리는 초기접지기를 위해 감속한다.	종말입각기

길어진다. 그러나 속도가 증가할수록, 양발지지기의 기간은 감소한다.

앞에서 언급되었듯이, 보행주기의 각 단계는 세부 단계로 나누어진다. 입각기의 세부 단계로는 초기접지기(initial contact), 부하반응기(loading response), 중간입각기(midstance), 종말입각기(terminal stance), 전유각기(preswing) 등이 있다. 입각기는 발이 지면에 닿는 순간부터 시작한다. 대부분의 경우, 발꿈치가 먼저 지면에 닿지만, 병적 상태로 인해 발꿈치가 아닌 발의 다른 부위가 지면에 먼저 닿을 수도 있다. **초기접지기** 이후, 발이 움직여 발바닥전체가 지면에 닿는데, 이를 부하반응기라고 한다. 이 단계 동안, 지면과 충돌하는 힘을 흡수한다. 입각기가 계속 진행되어, 신체의 COM은 발 위로 이동하는데, 이것을 **중간입각기**라고 한다. 신체가 계속 앞쪽으로 움직여 발꿈치를 들어올리는 순간까지를 **종말입각기**라고 한다. 그 후, 발가락이 지면으로 떨어지는 지점까지를 **전유각기**라고 한다. 유각기는 초기유각기(initial swing), 중간유각기(midswing) 및 종말유각기(terminal swing)로 세분화된다. 유각기는 발이 지면에서 떨어질 때 시작하는데, 이것을 **초기유각기**라고 한다. 정강뼈가 바닥과 수직을 이루고, 유각기의 중간 부분을 **중간유각기**라고 한다. **종말유각기**는 유각기의 세 번째 단계로서 유각기의 마지막 부분이다. 이때 다리는 초기접지기를 위해 준비하고 있다. 발이 지면과 접하는 순간, 유각기가 끝나고 입각기가 다시 시작한다. 그림 12-5가 오른 다리와 왼 다리를 보여주고 있기 때문에, 입각기 상태의 발과 유각기 상태의 발에서 일어나는 타이밍을 비교해 볼 수 있다(표 12-1 참고). 병적 상태가 있으면, 이들 세부단계의 몇몇은 일어나지 않을 수도 있으며 타이밍에 변화가 생길 수도 있다. 이들 세부단계는 다음 단락에서 자세히 설명될 것이다.

보행의 기능적 과제 / Functional Tasks of Gait

기능적 측면에서 볼 때, 사람의 보행과 관련된 기본적인 과제는 3가지이다: 체중 수용, 한발지지, 다리 전진.[22] 입각기는 이들 기본적 과제에 중요한 역할을 하고, 세부단계는 다양하게 영향을 미친다.[23] 초기접지기와 부하반응기는 체중을 수용하는 세부단계이다. 한발지지는 중간입각기에서 일어나고, 이 시기는 보행 동안 가장 균형이 불안정한 시기이다. 이 시기에서는 무게중심이 가쪽으로 이동하고, 한발로 서 있는 다리 쪽으로 이동된다. 다리 전진은 앞쪽을 몸을 움직이고, 종말입각기와 전유각기에서 일어난다. 이들 세부단계는 다리를 앞쪽으로 움직이기 위해 추진력을 제공한다. 입각기의 세부단계는 이들 과제를 이루기 위해 효과적인 힘 흡수와 효율적인 에너지 소비를 이용한다.[24]

유각기는 위의 3 과제 중 한 과제인 다리 전진에만 관련된다. 유각기 동안 다리 전진은 충분한 풋 클리어런스(foot clearance)를 필요로 한다. 유각기 전반부 동안에는 다리가 가속으로 움직이고, 후반부에는 초기접지기를 준비한다. 유각기의 초기유각기와 중간유각기 동안에는, 다리 길이를 짧게 만들기 위해, 엉덩관절, 무릎관절 및 발목관절이 굽힘하여 발이 지면으로부터 떨어지게 만든다. 그런 다음, 다리를 길게 만들기 위해 종말유각기에서 무릎관절이 빠르게 폄을 시작한다. 이런 동작은 걸음길이(step length)를 증가시키고, 초기접지기의 안정성을 준비시키기 위해 다리를 튼튼하게 만든다.[24] 표 12-2는 보행 요건, 각 세부단계의 목적 및 가동범위와 근육의 요건을 요약하고 있다.

표 12-2 보행주기 세부단계의 기능적 요건

세부단계	기능적 과제	관절각도 요건	주요 근육의 힘
초기접지기	지면 접촉. 체중수용	발목관절: 0° 무릎관절: 3°-5° 굽힘 엉덩관절: 25°-30° 굽힘	앞정강근 넙다리네갈래근 큰볼기근과 중간볼기근
부하반응기	체중 수용. 충격흡수	발목관절: 15° 발바닥굽힘 무릎관절: 15° 엉덩관절: 25°-30°	앞정강근 넙다리네갈래근 큰볼기근
중간입각기	한발지지	발목관절: 15° 발바닥굽힘에서 15° 발등굽힘 무릎관절: 5° 엉덩관절: 완전 폄	장딴지근과 가자미근 큰볼기근 중간볼기근과 작은볼기근, TFL
종말입각기	한발지지. 추진	발목관절: 15° 발등굽힘에서 20° 발바닥굽힘 무릎관절: 완전 폄으로 운동 엉덩관절: 10° 폄	장딴지근
전유각기	추진	발목관절: 20° 발바닥굽힘 무릎관절: 40° 굽힘 엉덩관절: 10° 폄	장딴지근 엉덩관절 모음근 넙다리곧은근
초기유각기	풋 클리어런스를 위해 다리를 짧게 만듬	발목관절: 중립위 무릎관절: 40°-60° 굽힘 엉덩관절: 폄에서 25°-30° 굽힘	앞정강근 뒤넙다리근 엉덩허리근
중간유각기	풋 클리어런스를 위해 다리를 짧게 만듬	발목관절: 중립위 무릎관절: 60° 굽힘 엉덩관절: 25°-30° 굽힘	앞정강근 엉덩허리근
종말유각기	모멘텀 발생 다리 전진. 초기접지기 준비. 감속	발목관절: 중립위 무릎관절: 폄까지 엉덩관절: 25°-30° 굽힘	앞정강근 큰볼기근과 뒤넙다리근

출처: Bertoti DB. *Functional Neurorehabilitation through the Life Span*. Philadelphia; FA Davis Company, 2004.

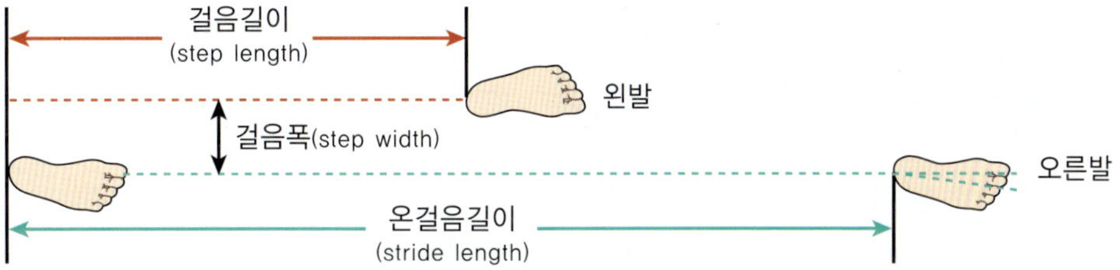

그림 12-6. 보행의 공간적 특성: 걸음길이, 온걸음길이, 걸음폭, 진행각도

보행의 운동형상학 / Kinematics of Gait

보행의 운동형상학은 보행의 공간시간적 특성뿐만 아니라, 신체 분절이나 신체 전체가 공간에서 어떻게 움직이는지를 연구한다. 다음 단락은 운동형상학적 측면에서 정상 보행을 설명한다.

보행의 공간시간적 특성 / Spatial and Temporal Characteristics of Gait

공간적 특성은 바닷가를 걸을 때 나타나는 발자국이나, 지면에 대한 보행패턴을 관찰함으로써 쉽게 연구될 수 있다. 공간적 특성으로는, 걸음길이, 온걸음길이, 걸음폭, 진행각도 등이 있다(그림 12-6). **걸음길이**(step length)는 한 발의 초기접지기와 반대발의 초기접지기 사이의 거리이다. 한편, 여러분이 오른발을 앞쪽으로 내디뎠을 때, 오른발의 걸음길이는 지면에 닿아 있는 왼발(대개 발꿈치)에서 지면에 닿아 있는 오른발까지의 거리이다(그림 12-6). **온걸음길이**(stide length)는 한 발의 초기접지기에서 같은 발이 다시 내딛는 초기접지기까지의 거리이다. 온걸음길이는 오른발 걸음길이와 왼발 걸음길이의 합이다. 일반적으로 여러분의 양쪽 발 **걸음길이**(step length)는 대부분 동일한데, 빠른 속도로 걸었을 때만 약간 차이가 날 수 있다. 그 이유는 우성 다리의 근력이 약간 더 강해 큰 추진력을 내기 때문이다.[25] 병적 상태일 때, 양쪽 발의 걸음길이는 뚜렷하게 차이가 날 수 있다.[26,27] **걸음폭**(step width)은 두 발 사이의 가로길이로서, 한쪽 발꿈치의 중간지점에서 다른 발꿈치의 중간지점간의 거리이다. 성인의 걸음폭은 대개 2-4인치(5-10㎝) 정도이다. 병적 상태가 있을 때는 걸음폭의 길이가 정상 범위를 유지 못할 수도 있다. **진행각도**(angle of progression)는 진행방향의 직선과 발의 이등분선이 이루는 각도이다. 발의 이등분선은 발꿈치 중간지점과 2번째와 3번째 발가락 사이를 잇는 선이다. 성인의 경우, 발가락이 바깥은 돌아가는 각도(out-toeing)는 약 7° 이다.[28]

시간적 특성은 **속도**(velocity), **걸음기간**(step duration) 및 **분속수**(cadence)처럼 시간과 관련된 변수이다. **속도**는 단위 시간당 이동하는 거리로서, m/분 혹은 마일/시간로 표기된다. **분속수**는 1분당 걷는 걸음의 횟수이다.[29] 정상 보행 속도는 넓은 속력의 범위를 가지고 있다. 보행 속력이 큰 가변성을 가지고 있기 때문에, 보행패턴을 설명할 때 속도와 분속수를 이용한다. 성인의 분속수는 50에서 120-130까지 크게 나타난다. 평균 성인 보행속도는 약 80 m/분이다.[30] 흥미로운 것은 이런 정도의 속도가 평균 키를 가진 사람이 가장 효율적으로 걷는 속도이다. 이 속도보다 느리거나 빠르면, 근육의 작용과 에너지 생산이 더 필요할 것이다.

보행속력은 보행분석을 완벽하게 연구하는데 중요하다. 그 이유는 보행 속력이 시간 및 거리의 측정, 에너지 소비 및 근육 활동과 같은 다른 요소들에 영향을 주기 때문이다. 정상인은 자신의 보행 속도를 다양하게 변화시킬 수 있다. 그러나 보행분석을 할 때, 피검자는 적절한 에너지 소비를 위해 평지에서 자유보행이나 편안한 보행을 해야 한다. 피검자 사이의 가변성은 온걸음길이에 의해 좌우되고, 온걸음길이는 사람의 다리길이에 좌우된다. 대개 자유보행 속도가 보행 연구에 이용되는데, 그 이유는 자유보행이 각 피검사에 대한 적절한 효율성을 보이고, 보행 지면과 신발이 동일하면 건강한 사람의 경우 동일한 수치를 나타내기 때문이다.[30] Perry의 연구에서,[20] 온걸음길이는 평균적으로 1.4m이고, 평균 분속수는 113 걸음이었다. 성인의 자유 보행 시 평균 속도는 82 m/분 혹은 3 마일/시

표 12-3 20-80세 정상 성인의 평상 시 평지 걸음에 대한 평균 온걸음 수치[20]

	남성	여성	전체
대상자 수	135	158	293
속도(분당 미터)	86	77	82*
온걸음길이(m)	1.46	1.28	1.41*
분속수 (분당 걸음수)	111	117	113*

*평균값
출처: Perry. J *Gait Analysis: Normal and Pathologic Function.* Thoroughfare. NJ:Slack. 1992.

간이었다.[20] 남성은 여성 보다 긴 온걸음길이와 빠른 속도로 걸었고, 분속수는 작았다(표 12-3). 남성의 분속수는 100-120 걸음/분이었고, 여성은 105-125 걸음/분이었다.[20] 이들 속도보다 느리거나 빠른 속도로 걸으면, 각각 느린 보행과 빠른 보행으로 분류된다.

보행 속도의 변화는 온걸음길이나 분속수의 변화에 의해 이루어진다. 정상인은 이들 변수를 변화시킬 수 있다. 속도의 증가는 보행주기의 단계(입각기, 유각기, 양발지지기) 기간을 감소시킨다. 속도가 매우 빠르면 양발지지기의 기간이 "0"으로 감소되고, 유각기가 크게 감소된다.[20]

관절 각도의 변위 / *Angular Joint Displacements*

보행의 운동형상학(kinematics)(또는 "geometry")은 3개의 운동면에서 일어나는 각 신체분절의 각운동을 기록되고 연구하는 것이다. 사진기술과 컴퓨터의 발전으로, 3차원 분석 연구가 보다 정확하게 이루어지고 있다. 시상면 운동이 가장 크고 쉽게 확인될 수 있기 때문에, 가장 많이 연구되고 있다. 시상면상의 수치에 대한 전반적인 합의가 이루어지고 있다. 한편, 이마면과 가로면의 운동은 크지 않고 측정하기도 어렵다. 그러므로 연구 결과도 정확하지 않고, 신뢰성이 떨어지는 편이다. 문헌상 정확한 수치의 변화에도 불구하고, 보행 동안 관절운동의 패턴과 결과는 높은 일치성을 보였다. 다음 단락은 정상 보행 동안 3면에서 일어나는 각 신체분절의 관절운동을 요약하고 있다 (그림 12-7A,B,C).

걸을 때, 무게중심은 시상면과 이마면에서 진동한다. 시상면에서는 무게중심이 위쪽과 아래쪽으로 2번씩 움직이고, 이마면에서는 무게중심이 좌우로 한 번씩만 움직인다. 보행 시 무게중심의 이런 움직임과 각 관절의 움직임을 3면의 관점에서 설명할 것이다.

실습 포인트
PRACTICE POINT

비록 지역기반 일상활동에 대한 최소 기준이 제안되지 않았지만, 국제기능장애건강분류(ICF)를 통해 세계보건기구(WHO)와 재활전문가들은 환자들의 정상 환경으로의 복귀를 위해 기능적인 지역사회요구를 확인하고 있다.[31] 2개의 주요 관심사는 보행에 대한 안전과 기능적 거리이다. 보행의 안전은 지역사회를 걸을 때의 안전성과 관련되어 있고, 또 교차로를 건널 때 빠르게 걸을 수 있는가와 관련되어 있다. 이런 안전속도는 30 m/분을 필요로 한다.[32] 속도 이외에, 식품가게, 백화점 쇼핑, 은행 방문, 병원 치료 및 기타 활동과 같은 지역사회 내에서 사람이 기본적이고 정상적인 기능을 수행할 수 있을 만큼 보행거리도 충분해야 한다. 지역사회 내에서 기능적으로 보행할 수 있는 거리는 342 m이다.[32] 이 거리는 사람이 주차장에 차를 주차한 후 수퍼마켓에서 장을 보고 다시 주차장으로 오는 거리이다. 불행하게도, 재활 프로그램 동안 많은 임상가들은 환자를 이 거리만큼 보행훈련시키지 않는다. 재활 훈련 동안 이루어지는 보행 훈련거리는 약 200 피트 정도이고, 이 거리는 환자가 지역사회에서 기능적으로 수행하는 하나의 작은 활동일 뿐이다.[32] 임상가들은 환자가 퇴원하기 전에 지역사회 활동거리를 충분히 훈련시키기 위해 더 많은 보행 거리 훈련을 제공할 수 있다.

보행거리의 설정 이외에, 다른 중요 사항은 지역사회에서 환자가 수행하게 될 보행 속도를 확인하는 것이다. 환자가 적어도 15m 거리를 보행하는 것으로 가정하여, 환자의 평균 보행속도, 온걸음길이, 분속수 등을 결정하고, 또 걸음의 횟수를 결정한다.[33]

시상면 운동 / Sagittal Plane Motion

시상면에서는 무게중심(COM)의 2번 수직 진동이 정현파를 그린다. 곡선 중에서 가장 높은 지점은 각 다리의 중간입각기에서 일어나고, 가장 낮은 지점은 양발지지기에서 일어난다. 무게중심의 실제 수직 변위는 2-5㎝이고, 온걸음길이와 보행속도에 좌우된다. 굽힘과 폄의 각운동은 엉덩관절, 무릎관절 및 발목관절에서 일어난다(그림 12-7A).

골반 / PELVIS

보행 동안 골반은 여러 기능을 해야 한다. 즉, 팔과 다리에 안정성과 가동성을 제공해야 한다. 골반은 다리와 HAT에 대해 안정된 기저면을 제공해야 하지만, 또한 등뼈와 허리뼈의 운동에 영향을 주어야 한다. 부가적으로, 한쪽 다리에서 다른 쪽 다리로 체중을 이동할 때나, 골반의 절구를 적절한 위치로 움직일 때, 골반은 충분한 안정성을 제공해야 한다. 보행 시 시상면상에서, 평균적인 골반의 앞쪽-뒤쪽 경사는 3°로 유지되어야 한다. 골반의 앞뒤 경사가 적게 일어나지만, 이들 운동은 엉덩관절과 다리의 운동과 동반되어 일어나는 중요한 운동이다. 한 걸음을 걸을 때 2번의 정현파 파형을 그린다; 초기접지기 직후, 골반이 먼저 뒤쪽경사되고, 그 다음 앞쪽경사한다. 보행주기의 50% 쯤에 두 번째 뒤쪽경사가 일어나고, 다리가 유각기로 넘어갈 때까지 뒤쪽경사가 유지된다. 그리고 중간유각기 쯤에 두 번째 앞쪽경사가 일어나고, 유각기가 끝날 때 쯤 앞쪽경사에서 뒤쪽경사로 넘어간다.[33] 보행주기의 세부단계를 자세히 살펴보면, 골반이 중립위를 유지하는 시기는 초기접지기이고, 약간 뒤쪽경사를 유지하는 시기는 중간입각기이다. 중간입각기가 끝날 때 쯤 즉, 엉덩관절이 펴하기 시작할 때 쯤, 골반은 약간 앞쪽경사를 취한다. 다리가 전유각기에 도달할 때 쯤, 골반은 다시 뒤쪽경사를 취한다. 유각기 동안, 골반은 먼저 뒤쪽경사를 취하고, 초기유각기에서 중간유각기로 진행할 때, 앞쪽경사를 취한다. 그리고 종말유각기는 뒤쪽경사를 취하기 위해 준비하는 단계이다. 골반경사운동이 엉덩관절의 굽힘과 폄을 보완할 때, 율동적 리듬이 일어난다. 보행 시 엉덩관절의 부가적인 운동을 제공하기 위해 골반 운동이 일어난다. 특별히, 엉덩관절이 중간입각기 직후부터 전유각기까지 젖힘될 때, 골반의 앞쪽경사가 엉덩관절의 폄과 동반되어 일어난다.

골반의 앞쪽경사와 뒤쪽경사는 연부조직의 가동성과 보행속도에 좌우된다. 엉덩관절 주머니의 가동성과 엉덩관절과 골반근육의 유연성은 보행 시 골반의 앞쪽경사와 뒤쪽경사에 영향을 준다. 연부조직이 정상적이면, 보행속도가 증가할 때 걸음길이가 길어지게 되는데, 이것은 다리의 기능적 길이를 증가시키는 골반의 경사가 증가하는 것이다.

엉덩관절 / HIP

엉덩관절은 한 번의 보행주기 동안, 약 40°로 시상면에서 움직인다. 초기접지기 시, 엉덩관절은 25°-30° 굽힘된다. 입각기가 계속될 때, 엉덩관절은 점진적으로 폄으로 움직여, 종말입각기 때 최대로 폄되는 10°의 젖힘에 도달하게 된다. 초기접지기에서 중간입각기 동안, 몸통은 앞쪽으로 움직여 중간입각기 직후에는 발의 앞쪽까지 움직이게 된다. 종말입각기 동안, 허리뼈의 폄과 골반의 앞쪽경사에 의해 엉덩관절의 젖힘이 일어난다. 종말입각기에서 엉덩관절의 폄이 최대로 일어나면, 엉덩관절은 전유각기 동안 다시 앞쪽으로 움직여 굽힘을 하기 시작한다. 이것은 다리를 지면으로 들어올리는 준비단계이다. 입각기가 끝날 때 쯤, 엉덩관절은 거의 중립위를 유지하고, 중간유각기까지 엉덩관절은 점진적으로 굽힘을 하여, 엉덩관절의 굽힘이 30°까지 이른다. 중간유각기 이후, 엉덩관절은 약간 굽힘이 감소되고, 종말유각기까지 이것이 지속된다. 종말유각기 이후에는 초기접지기를 준비하기 위해 엉덩관절의 폄이 일어난다. 정상적인 보행속도에서는 엉덩관절의 30° 굽힘에서 10°의 젖힘까지 움직임이 일어나지만, 보행속도가 빨라질수록, 엉덩관절의 가동범위는 증가된다.[34]

무릎관절 / KNEE

무릎관절은 보행주기 동안 2번 굽힘과 폄을 반복한다. 초기접지기에서, 무릎은 거의 폄한다(약 3°-5°의 굽힘). 초기접지기 직후인 부하반응기 동안에는 무릎관절이 굽힘한다. 이런 무릎 모멘트는 체중이 지면에 쏠릴 때 나타나는 압력을 흡수시키고, 또 한발지지하는 쪽으로 몸통이

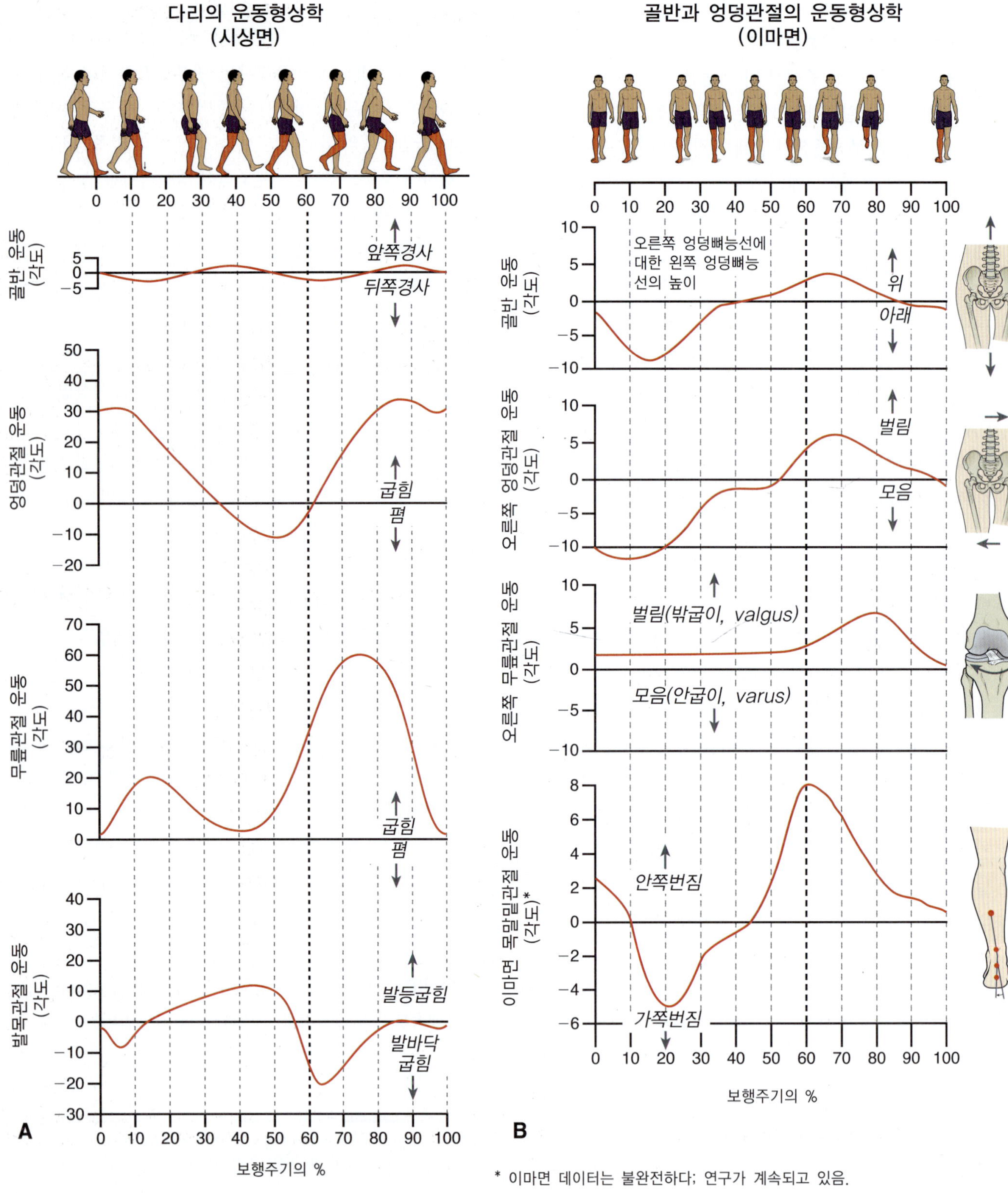

그림 12-7. 보행 시 관절각도의 변위: 엉덩관절, 무릎관절, 발목관절. A) 시상면과 B) 이마면. 출처: Neuman.[33] 여러 자료에서 수정됨.

계속

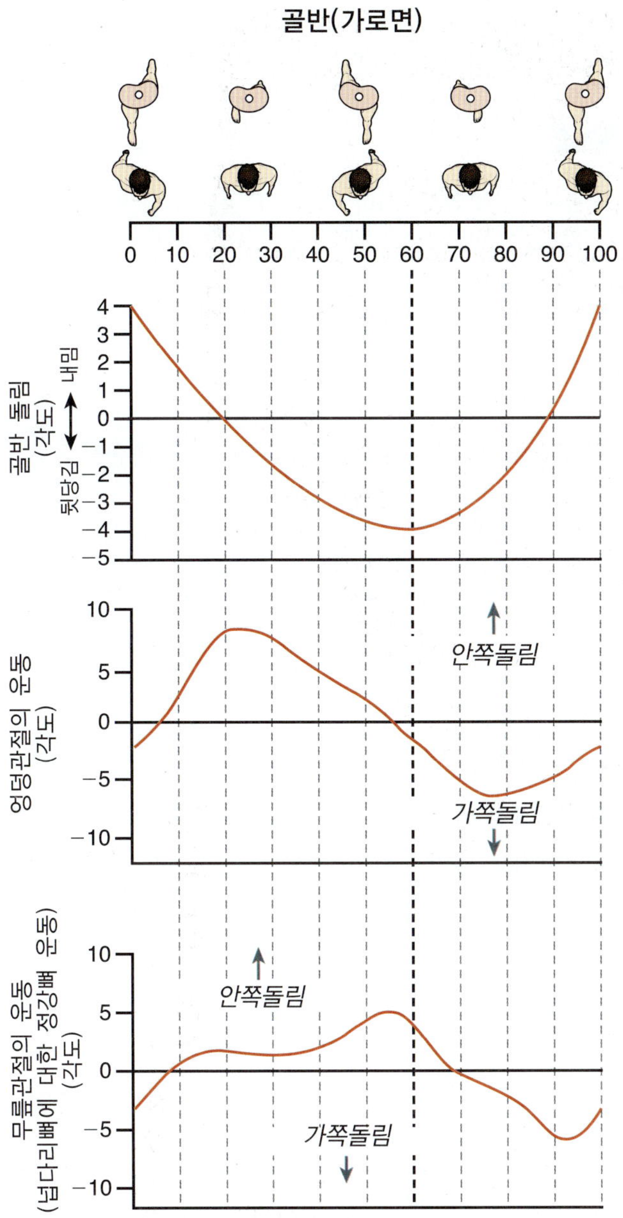

C

* 발의 운동은 그림 12-7B 참고. 발 부위의 가로면 데이터는 불완전하다: 연구가 계속되고 있음.

그림 12-7—*계속*. C) 가로면. 출처: Neuman.[33] 여러 자료에서 수정됨.

움직이기 시작할 때 체중이동을 돕는다. 부하반응기가 끝날 때 쯤, 무릎관절은 15-20° 굽힘된다. 그런 다음 무릎은 중간입각기 동안 폄으로 움직인다. 이런 움직임은 한발지지기 동안 요구되는 근육의 작용을 최소화시킨다. 무릎의 최대 폄은 종말입각기 동안에서 일어난다. 무릎이 완전히 폄된 직후, 무릎은 최대 굽힘을 일으키기 위해 다시 굽힘을 시작하여, 전유각기 쯤에 35-40° 로 굽힘된다. 초기유각기와 중간유각기 동안, 무릎은 다리를 굽힘하여 다리가 지면에 닿지 않도록 한다. 보행주기 동안 최대 굽힘은 전유각기 동안에 일어나고, 60°-65° 의 굽힘이 일어난다. 중간유각기 시, 정강뼈는 지면과 수직을 이룬다. 종말유각기 동안, 다리의 다른 관절이 적절한 걸음길이를 달성하고, 또 초기접지기를 준비하기 위해 무릎관절은 거의 완전하게 폄된다.[20,21,23]

발목관절과 발 / ANKLE AND FOOT

발목의 발바닥굽힘과 발등굽힘은 보행주기 동안 2번씩 일어난다. 초기접지기 때, 발목관절은 시상면상에서 중립위를 유지한다. 부하반응기 동안, 발목관절은 빠르게 발바닥굽힘을 하여, 발바닥전체가 지면에 접촉하도록 만든다. 부하반응기 이후, 정강뼈는 앞쪽으로 움직여 중간입각기로 진행한다. 그래서 중간입각기가 끝날 때 쯤, 발목은 약 10° 의 발등굽힘을 한다. 10° 의 발등굽힘은 발목의 닫힘위치이고, 발목관절의 일치성이 최대로 일어난다. 종말입각기 동안 발꿈치가 지면으로 들어올려질 때, 발바닥굽힘의 두 번째 파형이 일어나고, 전유각기 쯤에 약 20° 까지 발바닥굽힘을 하게 된다. 이런 발바닥굽힘은 유각기 동안에 다리를 추진시킨다. 발은 발등굽힘에서 중립위로 움직이거나 발가락이 지면에 닿지 않도록 하기 위해 약간 발등굽힘을 한다. 그리고 유각기 내내 이 자세를 유지한다.

보행주기 동안 시상면상에서는 발바닥굽힘이 발등굽힘보다 더 크게 일어난다. 발바닥굽힘의 범위는 0°-20° 이고, 발등굽힘의 범위는 0°-10° 이다. 입각기 동안, 가장 큰 발바닥굽힘과 발등굽힘이 일어난다.

필수적이지만 가끔 간과되는 시상면의 움직임이 발허리발가락관절(MTP)에서 일어난다. 부하반응기 동안 MTP은 중립위를 유지한다. 무게중심이 체중부하하는 다리쪽으로 움직이고, 발목이 발바닥굽힘을 시작할 때, MTP 관절이 젖힘된다. MTP의 폄은 종말입각기에서 가장 뚜렷하고, 전유각기 동안에 55°-60° 의 폄이 일어난다(그림 12-7). 유각기 동안, MTP의 젖힘은 30°-40°[35]로 유지되지만, 초기접지기를 할 때는 25° 까지 감소된다. 일단 다리가 부하반응기로 움직이면 MTP는 중립위를 유지하고, 종말입각기 직전까지 그대로 유지된다. MTP에 통증이나 가동성이 제한이 있으면, 보행 능력이 떨어진다.

실습 포인트
PRACTICE POINT

엉덩허리근이 허리뼈과 엉덩뼈에서 시작하기 때문에, 이 근육이 타이트해지면, 보행 동안 골반과 허리뼈에 영향을 준다. 입각기 동안, 엉덩관절 굽힘근이 타이트해지면, 과도한 골반의 앞쪽경사와 앞굽음증이 나타난다. 종말입각기에서 초기유각기 동안, 이러한 병리상태가 더욱 뚜렷하게 나타난다.

무릎관절의 폄 제한과 무릎넙다리 통증증후군과 같은, 정형외과적 병리는 병적 보행을 초래할 수 있다. 손상이나 수술로 인해 무릎관절의 폄이 제한된 사람은 종말유각기 동안이나 초기접지기에서 무릎을 충분히 폄할 수 없을 것이다. 이런 사람은 무릎을 완전히 폄할 수 없어서 온걸음길이가 짧아진다. 한편, 무릎넙다리 통증증후군 환자(PFPS)는 무릎넙다리관절의 압박 증가이나 넙다리네갈래근의 약증으로 인한 통증 때문에, 무릎관절을 굽힘하기 어렵다. 무릎넙다리 통증증후군의 전형적인 보행 특징은 입각기 전반 동안 무릎관절의 폄이 오랫동안 지속된다. 매우 심한 무릎넙다리 통증증후군 환자는 입각기 동안 무릎넙다리관절에 가해지는 압박을 감소시키기 위해 무게중심을 무릎관절 앞쪽으로 이동시키는 엉덩관절의 굽힘을 수행할 것이다.

이마면 운동 / Frontal Plane Motion

앞에서 언급했듯이, 무게중심은 한 번의 보행주기 동안 이마면상에서 정현파를 그리면서 움직인다. 이런 가쪽 움직임은 무게중심을 계속 기저면 위에 놓이도록 만든다. 보행 동안 기저면의 위치가 변할 때, 골반뿐만 아니라, HAT도 가쪽으로 움직인다(그림 12-7B). 최대 가쪽 변위는 한발서기를 할 때 일어나고, 좌측으로 2㎝, 그리고 우측으로 2㎝ 정도 움직인다. 보행 동안 시상면과 이마면을 모두를 관찰할 때, 한발서기의 중간입각기 때 무게중심은 가장 높고, 동시에 이마면에서 가장 가쪽에 위치한다. 정상 보행 동안, 양발지지기 즉, 오른발의 2차 양발지지기와 왼발의 1차 양발지지기 때, 무게중심이 가장 낮고 정중선상에 위치한다. 그리고 무게중심은 한발지지기를 할 때 높아지고 가쪽으로 움직인다.

골반 / PELVIS

골반은 이마면상에서 가쪽으로 경사진다; 좌우 각각 8°로 경사진다. 한발지지기 때, 유각기 쪽 골반은 약 8°로 아래쪽으로 기울어진다.[36] 이렇게 아래쪽으로 기울어지는 이유는 입각기 다리가 모음하기 때문이다. 이런 가쪽경사는 작지만 중요한 움직임이며, 2가지 목적을 갖는다: 입각기 쪽 엉덩관절 벌림근이 약간 신장되어, 길이-장력의 관계가 좋아지고, 유각기 다리의 무게중심이 올라가는 것을 막는다. 다리의 무게중심이 내려가는 것은 에너지소비를 감소시키는 효과가 있는 것 같다.[37] 그러나 Saunders 등[37]의 이런 이론은 증명되지 않았다. 움직임이 일어난다 하더라도, 에너지 비용의 측면에서 볼 때 중요성이 최근에 의문시되고 있다. 여기에 대해서는 "보행의 효율성" 단락에서 자세히 다룰 것이다.

엉덩관절 / HIP

위에서 보았듯이, 엉덩관절의 이마면 운동은 골반의 운동에 직접적으로 영향을 받는다. 엉덩관절의 이마면 운동은 보행 동안 안정성과 효율성의 관점에서 중요한 영향력을 제공한다. 초기접지기 때, 엉덩관절은 약 10°로 모음되고 부하반응기 동안에는 5° 더 모음되어, 입각기 다리의 엉덩관절 벌림근을 약간 신장시킨다. 골반 단락에서 언급했듯이, 이런 자세는 중간볼기근을 신장시켜, 한발서기 동안 반대쪽 골반을 안정화하고 유지시키는데 요구되는 힘을 발생한다. 중간입각기에서 종말입각기까지 허벅지는 중립위로 움직인다. 그리고 유각기 동안에는 엉덩관절이 약 5° 벌림되어 발이 지면에 닿지 않도록 돕는다. 종말유각

실습 포인트

PRACTICE POINT

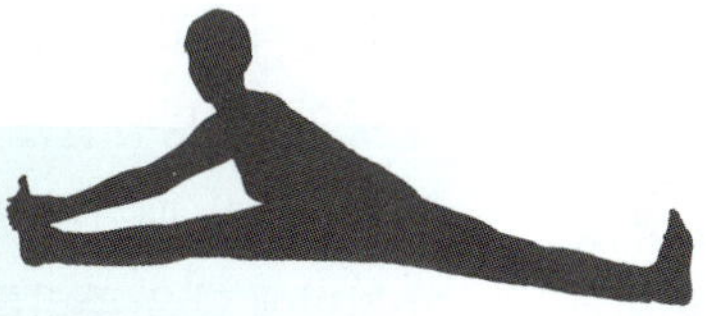

입각기 동안 발목이 매우 짧은 기간 동안에만 30°로 움직이기 때문에, 만약 발목의 가동성이 제한되면 매우 특징적인 비틀걸음(lurching gait)이 일어난다. 부드러운 보행을 하기 위해서는 발목의 빠른 운동 변화가 필요하다. 그렇기 때문에, 임상가들은 발목의 가동성이 부족할 때 이런 형태의 보행을 인지할 수 있다. 이런 운동소실을 보상하기 위해, 환자는 환측 다리를 매우 짧은 입각기로 하고, 또 건측 다리로 빠르게 체중을 부하하면서 보행할 것이다.

통풍이나 엄지발가락 염좌(turf toe, 1번 MTP 염좌)를 가진 환자는 종말입각기나 전유각기 동안 발가락을 발등굽힘할 수 없을 것이다. 무릎관절의 폄 제한과 무릎넙다리 통증증후군과 같은, 정형외과적 병리는 병적 보행을 초래할 수 있다. 임상가는 이런 환자의 병적 보행을 쉽게 알 수 있는데, 그 이유는 종말입각기와 전유각기 동안에 엄지의 과도한 젖힘이 일어나지 않도록 다리를 가쪽돌림하여 걷거나 혹은 엄지의 젖힘을 피하기 위해 중간입각기 직후에 발을 지면으로부터 들어 올리는 미성숙한 발꿈치 떼기 보행을 하기 때문이다.

기 끝지점으로 갈 때 다시 중립위로 되돌아온다.

무릎관절 / KNEE

무릎관절의 전체 벌림-모음이 최소로 일어나는데, 그 이유는 관절을 지지해 주는 곁인대 때문이다. 초기접지기 때 무릎관절은 약간 벌림되고, 부하반응기 동안에는 최대 3°까지 벌림된다. 유각기 동안, 시상면상에서 굽힘이 최대로 일어날 때, 무릎은 최대 8°까지 벌림된다.[20,33]

발목관절과 발 / Ankle and Foot

비록 발목관절이 시상면에서 일어나는 운동의 주된 관절이지만, 목말밑관절과 중간발목관절도 여러 운동면에서 일어나기 때문에, 여기에서 함께 설명할 것이다. 발과 발목의 모든 관절은 보행 시 발 역학에 중요한 역할을 한다.

목말밑관절 / Subtalar Joint

보행 동안 목말밑관절은 가쪽번짐과 안쪽번짐을 일으킨다. 초기접지기 때 목말밑관절에서 약간의 가쪽번짐이 일어나고, 발이 지면에 닿은 직후에는 더욱 가쪽번짐을 일으킨다. 부하반응기 이후와 중간입각기 초기에, 목말밑관절이 최대 5° 가쪽번짐을 일으킨다.[4] 중간입각기 때, 목말밑관절은 안쪽번짐을 하기 시작한다. 전유각기 때, 8°[40]–11°[39]의 최대 안쪽번짐이 일어난다. 유각기 동안, 목말밑관절은 다시 중립위로 되돌아오고, 종말유각기 때 다리가 약간 안쪽번짐된다.

중간발목관절 / Midtarsal Joint

중간발목관절도 보행의 모든 단계에서 목말밑관절과 같은 움직임을 일으킨다. 중간발목관절은 2개의 관절인 목말발배관절과 발꿈치입방관절로 구성되어 있다. 각 관절은 정상 보행할 때 이마면에서 11°–15°로 움직인다.[41] 초기접지기 직후, 중간발목관절은 충격을 흡수하고 지면에 발바닥 전체가 닿을 수 있도록 편평해진다. 중간입각기 때, 발활이 올라가서, 중간발목관절과 목말밑관절의 안쪽번짐 모멘트가 발생한다. 이것은 종말입각기와 전유각기를 준비하는 과정으로써 발앞쪽 관절들의 일치성이 좋아진다.

발가락 / TOES

발가락의 가장 중요한 관절은 발허리발가락관절(MTP)이다. 이 관절의 주요 운동은 이미 시상면 운동에서 설명되었다. 1번째 발허리발가락관절의 이마면 운동을 집중적으로 연구하지 않는데, 그 이유는 정상 보행 시 이 관절의 이마면 운동이 크지 않기 때문이다.

가로면 운동 / Transverse Plane Motion

세로축을 중심으로 가로면에서 일어나는 돌림은 골반, 엉덩관절, 무릎관절 및 발목과 발에서 발생한다. 보행 동안 이들 돌림은 몸통과 팔다리의 율동적인 상호 움직임과 함께 관찰된다. 가로면의 운동으로써, 오른팔과 반대쪽 다리가 앞쪽으로 움직일 때 일어나는 어깨와 골반의 상호 운동이 있다(그림 12-7C). 왼쪽 다리가 앞쪽으로 움직일 때, 위쪽 척추뼈와 어깨관절은 반시계방향으로 움직이고, 반대로 오른다리가 앞쪽으로 움직일 때, 위쪽 척추뼈와 어깨관절은 시계방향으로 움직인다. 이들 돌림은 보행속도가 증가할 때 증가하고, 가장 작게 일어나는 돌림 부위는 등뼈 7번이다.[34]

골반 / PELVIS

가로면의 골반 돌림은 내밈과 뒷당김이다. 어깨관절과 비슷하게, 골반의 내밈(앞쪽돌림)은 골반이 세로축을 중심으로 돌림할 때 골반을 앞쪽으로 움직인다. 뒷당김은 골반을 뒤쪽으로 움직인다. 만약 한쪽 골반이 내밈을 하면, 반대쪽 골반은 뒷당김을 한다. 엉덩관절의 굽힘과 골반의 가쪽돌림이 함께 작용하기 때문에, 골반은 앞쪽으로 돌림할 것이다. 유각기쪽 골반은 앞쪽으로 4° 돌림하고, 입각기쪽 골반은 뒤쪽으로 4° 돌림하여, 가로면에서 일어나는 골반의 전체 돌림범위는 8° 이다. 보행속도가 증가하면, 골반 돌림의 범위가 10° –20° 까지 증가된다.[30] 위에서 언급했듯이, 골반은 이마면에서 약 5° 가쪽경사를 한다. 보행 동안에 일어나는 모든 골반 운동은 무게중심의 이동을 최소하고, 또 부드러운 상호운동을 제공한다.

골반 앞쪽돌림의 최대 크기는 엉덩관절의 최대 굽힘(30°)과 함께 초기접지기 때 일어난다. 이들 운동은 온걸음의 길이를 증가시키기 위해 함께 작용한다.

엉덩관절 / HIP

각 보행주기 동안, 엉덩관절은 가로면에서 안쪽돌림과 가쪽돌림을 한다. 초기접지기 때, 골반의 내밈 자세 때문에 엉덩관절은 약간 가쪽돌림되어 있다. 그러나 부하반응기 직후에는 엉덩관절이 안쪽돌림되어, 엉덩관절이 폄할 때까지 부하반응기와 중간입각기 내내 안쪽돌림이 유지된다. 중간입각기에서 종말입각기까지, 엉덩관절은 중립위로 움직이고, 전유각기에서 가쪽돌림을 한다. 초기유각기 동안, 엉덩관절은 가쪽돌림을 하고, 다시 안쪽돌림으로 되돌아올 때까지 안쪽돌림과 가쪽돌림을 반복하여, 발이 지면에 닿을 준비를 한다. 엉덩관절의 최대 안쪽돌림은 부하반응기 끝지점에서 일어나고, 최대 가쪽돌림은 전유각기 끝지점에서 일어난다. 정상 성인의 경우, 엉덩관절의 전체 돌림 범위는 8-14° 이다.[20-30]

무릎관절 / KNEE

보행주기 내내, 무릎관절은 약 10° -20° 의 돌림을 한다.[20,30] 전체 돌림 중에서, 정강뼈에 대한 넙다리뼈의 안쪽돌림과 가쪽돌림이 각각 6° 이고-7° 이고, 정강뼈의 안쪽돌림과 가쪽돌림은 각각 8° 이고-9° 이다.[33,42] 초기접지기 때, 무릎관절이 약간 가쪽돌림(넙다리뼈에 대한 정강뼈의 돌림)되어 있지만, 다리가 체중을 흡수할 때 안쪽돌림이 일어난다. 부하반응기 동안 발이 엎침하기 때문에, 정강뼈도 약 8° 안쪽돌림을 하여, 무릎관절의 굽힘을 일으킨다. 중간입각기 이후, 넙다리뼈와 정강뼈는 가쪽돌림을 시작한다. 전유각기에서 체중이 다른 쪽 다리로 이동할 때, 발의 뒤침으로 인해 정강뼈는 가쪽돌림되고, 그 다리는 유각기 단계로 진행한다. 종말유각기 때까지 허벅지, 무릎 및 종아리는 앞쪽으로 움직이고, 안쪽돌림된다. 그 다음 초기접지기를 준비하기 위해 다리가 가쪽돌림된다.[42]

발목관절과 발 / *Ankle and Foot*

체중부하 상태에서의 정강뼈 돌림은 실제로 목말뼈와 발꿈치뼈 사이의 관절에 의해 시작된다. 이와 같이, 조금 더 먼쪽에 있는 발 관절들도 목말밑관절에 의해 영향을 받는다. 체중부하 시 목말뼈가 발꿈치뼈 위에서 가쪽번짐할 때, 안쪽돌림의 힘이 정강뼈에 가해진다. 목말밑관절의 가쪽번짐은 발을 엎침시킨다. 목말밑관절의 엎침은 목말발배관절의 축과 발꿈치입방관절의 축을 나란하게 배열시킨다. 이런 평행 배열은 가로목발관절의 유연성을 증가시키고, 발의 세로활을 내림시킨다. 입각기 초기에 발중간(midfoot)의 돌림은 충격을 흡수하는데 필수적이고, 또 발이 평탄하지 않는 지면에 잘 적응할 수 있도록 만든다. 중간입각기 때, 발목관절이 뒤침하여, 발을 딱딱한 지레대처럼 만든다. 그래서, 발이 지면을 박찰 때 몸이 앞쪽으로 움직이게 된다. 이런 발 형태의 변형은 목말밑관절이 안쪽번짐할 때 일어난다. 목말밑관절의 안쪽번짐은 목말발배관절의 축과 발꿈치입방관절의 축을 서로 벌어지게 만들어, 가로발목관절을 잠근다. 목말밑관절의 안쪽번짐과 함께, 정강뼈가 가쪽돌림 쪽으로 굴림한다.

발꿈치뼈가 지면으로부터 떨어지는 종말입각기 때, MTP 관절들이 수동적으로 젖힘된다. 이런 MTP의 젖힘은 "윈들러스(windlass)" 효과를 일으킨다. 발바닥널힘줄이 타이트해져서 뒤침이 증가하고 발의 딱딱해짐을 촉진시킨다(11장). 비록 발목뼈사이 관절(intertarsal joint)의 움직임이 작지만, 그들은 보행에 중요한 역할을 한다. 만약 이들 관절의 움직임이 과도해지거나, 감소되거나 혹은 보행주기의 단계들이 잘못되면, 발의 통증과 기능장애가 초래되고 또 위쪽 운동사슬에서도 증상이 발생할 수 있다. 예를 들어, 장기간 엎침되어 있으면, 초기접지기 이후에 종아리와 허벅지가 과도하게 안쪽돌림된다. 이런 병적 상태는 각 구조물에 과도한 스트레스를 초래하여, 결국에는 무릎 통증이나 무릎넙다리관절의 기능장애를 초래할 수 있다.

정상 보행의 가동범위 요건
/ Range of Motion Requirements of Normal Gait

기능적 움직임을 위해, 각 관절은 아래와 같은 최소 가동범위를 갖는다:

- **골반**: 이마면에서 5°−8°의 가쪽경사, 시상면에서 3°의 앞쪽경사와 뒤쪽경사, 그리고 가로면에서 8° 내밈과 뒷당김.
- **엉덩관절**: 시상면에서 25°−30°의 폄, 이마면에서 15°의 모음과 5°의 벌림, 가로면에서 8°−14°의 돌림.
- **무릎관절**: 시상면에서 완전 폄에서 60°의 굽힘, 이마면에서 3°−8°, 가로면에서 10°−20°의 돌림.
- **발목과 발**: 시상면에서 10°의 발등굽힘에서 20°의 발바닥굽힘, 5°−8°의 안쪽번짐과 가쪽번짐.[20]

이들 신체분절에 가동범위의 제한이 있으면, 보상적인 보행 패턴이 일어나서, 효율성이 전반적으로 떨어지고, 다른 신체분절에 스트레스가 증가된다.

보행의 운동역학
/ Kinetics of Gait

보행 연구의 한 분야인 운동역학에는, 보행을 일으키는 내적 힘 분석과 걸을 때마다 몸에 저항을 주는 외적 힘 분석이 있다. 우리가 만나는 외적 힘으로는 관성, 중력 및 마찰 등이 있고, 내적 힘으로는 인대, 힘줄 및 관절주머니와 같은 결합조직의 수동 장력과 근육의 힘이 있다.

지면반응력 / Ground Reaction Forces

뉴톤의 3 운동법칙은 물체에 가해지는 힘과 그 물체에서 나오는 힘을 다루고 있다. 모든 작용에는 방향은 반대이고 크기가 같은 반작용의 힘이 존재한다(2장). 한 걸음을 걸을 때, 지면에 체중이 가해지고, 그 지면은 동등한 크기의 반작용을 일으킨다. 우리는 이것을 **지면반응력**(GRF)이라고 한다. 다른 힘과 마찬가지로, 지면반응력은 합성의 힘이다. 그래서 지면반응력은 방향과 크기를 가지고 있다. 신체가 3차원으로 작용하기 때문에, 힘도 3차원

실습 포인트
PRACTICE POINT

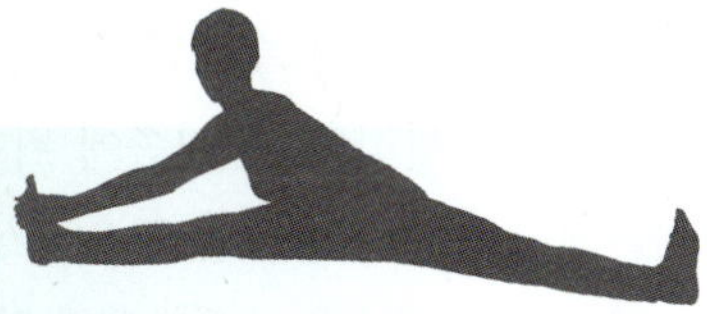

활동적인 환자가 임상가에게 물어보는 첫 번째 질문 중의 하나는 언제부터 달리기를 할 수 있나요?이다. 비록 달리기에 대해서는 본 장의 후반부에서 다루겠지만, 달리기는 환자의 상태를 평가하는데 있어 중요한 지표가 될 수 있다. 이것을 하기 위해, 임상가는 보행에 요구되는 정상적인 운동이 무엇인지를 알아야 하고, 또 달리기를 할 때는 더 큰 운동이 필요한지를 깨달아야 한다. 그러므로 환자의 무릎관절 굽힘이 60° 미만이라면, 달리기가 가능한지를 고려하기 전에 보행을 하는데 충분한 운동이 가능한지를 먼저 생각해야 한다.

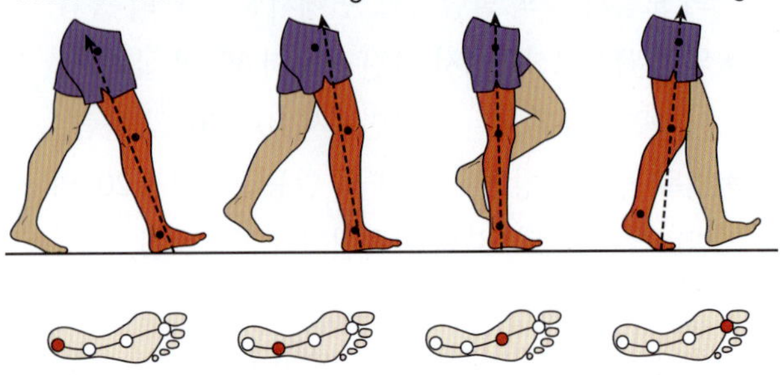

그림 12-8. 입각기 동안의 지면반응력(GRF)과 관절축과의 관계. 압력중심(CoP)의 경로는 초기접지기시의 발꿈치에서 입각기 말기에서의 엄지발가락으로 움직인다.

으로 가해진다. 이들 3차원의 방향은 세로 방향, 앞뒤 방향 및 안-가쪽 방향이다. 발이 지면과 만나는 부위이기 때문에, 그림 12.8에서처럼, 지면과 발사이의 지면반응력이 이 지점에서 발생한다. 지면반응력 중에서 가장 큰 힘성분은 지면과 수직을 이루는 세로의 힘(Y)이다. 세로의 힘은 신체의 앞쪽 움직임에 대한 가속의 힘이나 감속의 힘으로 표현된다. Y 힘은 2 지점의 입각기에서 가장 크게 나타난다: 첫 번째는 초기접지기로서 발이 지면에 닿는 시점이고, 두 번째는 종아리와 몸을 앞쪽으로 추진하기 위해 몸을 가속시키는 전유각기이다. 이때의 Y 힘성분은 체중을 초과한다. 그러나 중간입각기때는 체중보다 낮게 Y의 힘이 발생하는데, 그 이유는 무게중심이 올라가기 때문이다. 이 시기 동안에는 무게중심이 위로 올라가기 때문에, 아래쪽 힘이 감소한다. .

Z 벡터는 초기접지기에서 전유각기 사이에서 발생하는 앞뒤 방향의 힘을 나타낸다. 초기접지기에서 일어나는 발의 앞쪽 방향의 힘은 지면의 뒤쪽 방향의 힘에 의해 반작용된다. 이런 반작용의 힘은 발이 앞쪽으로 미끌어지는 것을 막아주기 위해 마찰력을 발생시킨다. 이들 두 힘의 방향은 전유각기에서 역전된다. 즉, 발의 힘은 뒤쪽방향으로 발생하고, 지면의 반작용은 앞쪽방향으로 일어난다. 이때 발생된 마찰력은 무게중심을 앞쪽으로 움직이는데 필요한 견인을 제공한다. 앞뒤방향의 힘이 발디딛는 곳을 안정화시키기 위해 마찰력을 발생시키는 것 이외에, 초기접지기 때 다리를 감속시켜, 비체중부하에서 체중부하로 천천히 다리를 전환시킨다. 입각기의 다른 끝지점(전유각기)에서 앞뒤방향의 힘은 다리를 가속시켜, 다리가 비체중부하를 할 때 마찰력을 추진력으로 전환시킨다. 한 다리가 감속할 때, 다른 다리는 가속하여, 보행 내내 부드러운 전환이 일어난다. 정상 보행 속도 동안, 이런 앞뒤 방향의 힘은 약 체중의 20%에 해당한다.[43] 걸음길이가 증가하면, 초기접지기와 전유각기 때의 힘 크기도 증가한다.

X 벡터는 발과 지면사이에서 발생하는 안가쪽의 전단력이다. 이 힘은 지면반응력 중 가장 작은 힘이다. 한쪽 다리에서 다른 쪽 다리로 움직일 때, X의 힘성분은 무게중심의 가쪽 움직임에 의해 좌우된다. 사람의 체구, 체중, 걸음폭 및 가쪽 엉덩관절의 근력 등에 따라 이런 가쪽 움직임의 양이 결정되기 때문에, 개인에 따라 이런 전단력의 크기가 크게 변화된다. 발이 지면에 닿을 때, 발꿈치에서 가쪽-안쪽 힘이 발생하는데, 그 이유는 발꿈치의 가쪽면이 먼저 지면에 닿기 때문이다. 이런 다리의 안쪽 운동은 지면반응력의 가쪽 힘에 의해 반작용된다. 다리가 한발서기로 움직일 때, 무게중심과 지면반응력은 안쪽으로 움직인다. 전유각기 때는 발이 뒤침되기 때문에, 지면반응력은 약간 가쪽 방향으로 발생한다.[33]

지면반응력의 적용과 영향을 이해하면, 보행을 할 때 일어나는 복잡한 근육의 활동을 이해할 수 있다. 초기접지기 때, 지면반응력은 발목관절의 뒤쪽에 위치한다. 이런 위치는 발바닥굽힘 토오크를 일으키고, 발등굽힘근의 원심성 수축에 의해 조절된다. 초기접지기 때 지면반응력이 무릎관절의 축을 통과하기 때문에, 무릎관절에서는 지면반응력에 의한 토오크는 존재하지 않는다. 그러나, 지면반응력의 작용선이 엉덩관절의 앞쪽을 지나가기 때문에, 엉덩관절에서는 굽힘 토오크가 발생하고, 이는 엉덩관절의 폄근에 의해 조절된다. 다리가 부하반응기로 움직일 때, 지면반응력은 무릎관절의 뒤쪽에 위치하고, 이것 때문에, 넙다리네갈래근이 무릎의 움직임을 통제하기 위해 원심성 수축을 한다. 중간입각기 때, 지면반응력은 발목관절의 축 앞쪽에 위치한다. 이 시기 때 지면반응력에 의해 발등굽힘 토오크가 발생되고, 발등굽힘 토오크는 장딴지근과 가자미근에 의해 조절된다.

지면반응력은 자세동요와 지면반응력을 기록하는 힘판을 이용한 실험을 통해 측정된다. 지면반응력이 적용되는 발의 지점을 압력중심(CoP)이라고 한다. 그림 12-8에서 설명되듯이, 압력중심은 입각기 동안 발꿈치에서 발가락으로 진행하는 경로로 움직인다. 초기접지기 때 압력중심은 발꿈치 중간지점의 바로 가쪽에 위치한다. 체중이 발 위로 움직일 때, 압력중심도 계속 앞쪽으로 움직여 중간입각기 때는 발중간(midfoot)의 중심에 위치하고, 그 다음 종말입각기와 전유각기 때의 압력중심의 위치는 첫 번째 발허리뼈머리와 두 번째 발허리뼈머리 사이에 위치한다.

보행의 근육 / Muscles of Gait

보행은 근육 활동 기간과 근육 휴식 기간을 반복으로 갖는 패턴을 가진다. 효율적인 관절 지레대와 근육 기능을 가지고 있기 때문에, 보행 동안 몸의 에너지소비는 상대적으로 작은 편이다. 이런 이유 때문에 사람들은 장거리를 보행할 수 있는 것이다.

근육 활성 패턴 / Muscular Activation Patterns

근전도(EMG)는 보행 동안 근육이 수축하는지 아니면 휴식하는지를 알아낸다. 근전도 연구로부터 알아낼 수 있는 가장 귀중한 데이터는 근수축 크기의 양적 정보 보다는 근수축의 *타이밍*과 *최대 수축하는 지점*과 관련된 정보이다. 근전도는 근섬유 수축의 전기적 활동만을 기록한다. 이런 기능적 제한에도 불구하고, 근전도는 보행 동안 근육의 기능을 이해할 수 있는 귀중한 도구이다. 근전도 연구는 최대 근활동이 입각기(특히, 초기접지기) 때 일어나고, 최소 근활동이 유각기 때 일어나는 것을 일관적으로 보여준다.[20,45,46]

근육은 보행 동안 많은 기능을 수행한다. 근육은 고정장치, 가속장치, 감속장치 등으로 작용할 수 있다. 근육이 고정 장치로 작용할 때, 그 근육들은 다른 관절이나 분절이 움직일 때, 자신의 관절이나 분절에서 등척성으로 작용한다. 근육이 가속장치로 작용하면, 그것들은 분절을 앞쪽으로 움직이는 구심성 수축을 한다. 그리고 근육이 감속장치로 작용하면, 그것들은 분절을 천천히 움직이거나 힘을 흡수하기 위해 원심성 수축을 한다. 보행 시 근육의 참여를 측정하기 위해, 우리는 다리가 가속으로 움직일 때의 다리 움직임이나 감속으로 움직일 때 어떤 일이 일어나는지를 살펴볼 필요가 있다.

보행주기에 따른 근육 활성 패턴의 요약 / Summary of Muscular Activation Patterns through the Gait Cycle

정상 보행주기 동안 근육은 일관적이고 예측가능한 패턴으로 동원된다. 보행 동안에 동원되는 근육 활성 패턴은 근육이 작용하는 기간과 작용하지 않는 기간으로 순차적으로 일어난다. 다른 근육들이 하나의 활성 패턴으로만 수행하는 반면, 보행 동안 짧은 기간 내에 근육이 원심성 수축에서 구심성 수축으로 변하는 경우가 많이 있다. 정상 보행 동안의 근육 기능은 놀랍도록 적게 일어난다. 근육의 활성은 보행주기 동안의 비교적 짧은 기간에 요구되고, 다리가 관성으로 인해 앞쪽으로 움직일 때는 근육의 활성이 일어나지 않는다.[47] 빠른 보행이나, 평탄하지 못한 자갈밭, 경사면 및 계단 등과 같은 지면을 걸을 때 부가적인 근육

실습 포인트

PRACTICE POINT

지면반응력이 좋을 수도 있고 나쁠 수도 있다. 겨울에 빙판을 걸을 때는 지면반응력 중 안가쪽의 힘과 앞뒤의 힘이 존재하지 않을 수 있다. 앞으로 발을 너무 크게 내디디면, 앞쪽 방향의 힘이 뒤쪽 방향의 마찰력을 생산하는 지면의 능력 보다 더 크기 때문에 견인력이 상실될 수 있다. 이와 같이, 걸음길이가 너무 길어 지면을 박찰 수 없다면, 빙판이 적절한 앞쪽 방향의 전단력을 생산할 수 없게 된다. 그래서 우리는 발의 견인력 상실을 알게 된다. 임상가는 지면반응력과 관련된 문제와 발 통증이 어떤 부위에서 혹은 어떤 입각기 단계에서 발생하는지를 확인할 수 있다. 예를 들어, 종말입각기에서 전유각기 동안 발의 두덩부위에서 통증이 발생한다면, 발허리뼈머리가 수직 지면반응력의 충격 스트레스를 견뎌낼 수 없을 것이다. 임상가는 환자에게 신발에 가해지는 힘이나 마모를 줄이기 위해 신발굽을 두껍게 하거나 걸음길이를 짧게 하도록 교육한다. 신발굽을 두껍게 하면, 신발에 의한 스트레스 흡수가 좋아진다.

의 힘들이 요구된다. 입각기 내내, 근육들은 체중 수용, 다리 안정화, 에너지 흡수 및 유각기로의 다리 전진을 제공하기 위해 작용한다. 본 단락에서, 우리는 보행의 각 단계 내에서 일어나는 근육의 활성을 살펴볼 것이다.

초기접지기 / Initial Contact

초기접지기 동안, 다리는 체중을 흡수하기 위한 자세를 취한다. 앞정강근과 장딴지근-가자미근은 발목의 안정된 중립위를 유지하기 위해 공동 수축한다. 유각기의 후반부 동안에 활성되었던 뒤넙다리근은 다리가 지면에 닿을 준비를 할 때, 무릎을 감속시키는 힘을 발휘한다. 넙다리네갈래근은 다리의 착지를 위해 뒤넙다리근과 공동수축을 한다. 엉덩관절이 초기접지기 때 굽힘을 하지만, 엉덩관절은 중간볼기근과 큰볼기근에 의해 고정된다.

부하반응기 / Loading Response

부하반응기는 비체중부하 상태를 체중부하 상태로 부드럽게 전환한다. 이 단계 동안 다리의 감속이 일어난다. 비체중부하가 체중부하로 빠르게 변하기 때문에, 고정근이 이런 전환을 안정화하기 위해 동원된다. 이 시기 때 근육의 주요 작용은 감속이기 때문에, 대부분의 근육들이 원심성 수축을 한다. 발이 지면에 닿는 속도를 감속시키기 위해, 앞정강근은 원심성 수축을 한다. 무릎이 약간 굽힘을 할 때, 넙다리네갈래근과 뒤넙다리근이 공동수축을 하여 무릎에서 충격 흡수와 체중 수용이 일어난다. 체중이 한쪽 다리로 이동할 때, 큰볼기근에 의한 엉덩관절의 안정화가 부하반응기 동안 증가된다. 큰볼기근의 활성은 몸통이 굽힘되는 것을 막아준다.

중간입각기 / Midstance

중간입각기가 한발서기의 상태이기 때문에, 이 시기는 가장 조심스런 입각기 단계이다. 그래서 장딴지 근육군과 엉덩관절 근육군의 작용이 뚜렷하게 요구된다. 이 단계의 주된 기능은 안정성이다. 장딴지근과 가자미근은 중간입각기 동안 발목을 안정된 위치로 유지한다. 비록 넙다리네갈래근이 중간입각기 때 거의 활성화하지 않지만, 무릎의 조절은 장딴지근에 의해 이루어진다. 한발서기하는 동안 엉덩관절의 벌림근(중간볼기근, 작은볼기근, TFL)은 이마면상에서 골반을 안정화시킨다. 엉덩관절의 모음근도 벌림근과 함께 엉덩관절의 안정화에 중요한 역할하며, 체중부하 하는 다리 위에 무게중심을 유지시킨다.

종말입각기와 전유각기 / Terminal Stance and Preswing

힘의 발생은 종말입각기 때 다리의 앞쪽 추진을 일으킨다. 이런 힘의 발생은 주로 구심성 활동에 의해 일어나고, 이들 힘의 대부분은 발꿈치가 지면으로 떨어질 때 발바닥굽힘을 하는 장딴지근에 의해 이루어진다. 추진력은 전유각기 동안 가자미근, 엉덩관절 모음근 및 엉덩허리근에 의해 계속 이루어진다.[48] 이들 단계에서의 무릎관절의 굽힘은 엉덩관절의 굽힘과 발목의 발바닥굽힘의 복합 운동에 의해 수동적으로 일어난다.

유각기 / Swing Phases

유각기 내내, 근육들은 모멘텀을 조절하고, 다리를 추진하고, 입각기를 준비한다. 입각기 때 보다는 유각기 때 근육의 작용이 적게 일어난다. 유각기의 초반 절반 동안에는, 근육의이 가속활동을 하고, 후반 절반 동안에는 근육이 감속활동을 한다. 초기유각기와 중간유각기 동안 엉덩관절을 굽힘하고 발목을 발등굽힘하기 위해 엉덩관절에서는 엉덩허리근과 넙다리곧은근이 구심성 수축을 하고, 발목관절에서는 앞정강근이 구심성 수축을 한다. 이렇게 되면 발가락이 지면으로 떨어지게 된다. 초기유각기 동안 다리의 앞쪽 가속 활동은 엉덩허리근과 넙다리곧은근의 작용에 의해 일어난다. 중간유각기 때 다리가 지면으로부터 떨어지기 위해서는 무릎이 최대로 굽힘되어야 하는데, 이것은 근육의 작용 보다는 주로 모멘텀에 의해 이루어진다. 중간유각기때는 엉덩허리근과 넙다리곧은근이 활성을 하지 않는데, 그 이유는 그것들의 초기 활성이 다리의 앞쪽 모멘텀을 계속 일으키기 때문이다. 중간유각기 이후, 앞쪽으로 움직이는 엉덩관절과 무릎관절을 감속하기 위해 큰볼기근과 뒤넙다리근이 원심성 활동을 한다. 종말유각기 때는 무릎이 체중 수용을 할 수 있도록 준비하고 또 걸음길이를 길게 하기 위해 넙다리네갈래근도 뒤넙다리근과 함께 작용한다. 앞정강근은 발이 지면에 닿기를 준비할 때 발목을 중립위로 유지한다. 표 12-2는 보행 단계에 따른 근육의 기능들을 요약하고 있다.[24]

기능	근육	보행 단계
충격흡수(원심성 활동)	넙다리네갈래근 발등굽힘근	초기접지기 부하반응기
고정근(등척성 활동)	큰볼기근, 중간볼기근, 작은볼기근 넙다리근막긴장근 척주세움근 발목가쪽번짐근 뒤정강근	입각기
추진(구심성 활동)	장딴지근 발가락굽힘근과 가자미근	종말입각기 전유각기
가속 활동(구심성 활동)	긴모음근과 큰모음근 넙다리빗근 엉덩허리근 넙다리곧은근	전유각기 초기유각기
발 조절(등척성 활동) 감속 활동(원심성 활동)	앞정강근 뒤넙다리근 발등굽힘근	유각기 종말유각기에서 초기접지기

신체 분절을 통한 근육 활성 패턴의 확인

/ Identification of Muscular Activation Patterns by Body Segment

본 단락은 앞에서 다룬 보행주기의 관점이 아니라 분절의 관점에서 근육 활성에 접근할 것이다. 여기의 정보는 앞 단락의 연장선이다. 효율적인 보행은 특정 보행주기 단계에서의 근육 활성을 필요로 한다. 보행의 놀라운 사실은 다리의 근육뿐만 아니라, 다른 신체 부위의 근육 작용도 필요하다는 것이다. 본 단락은 팔, 몸통 및 다리의 역할을 다룬다.

팔 근육 / Upper Extremity Muscles

보행에 대한 많은 분석과 연구들이 다리에 한정되어 왔고, 팔의 활동에 대한 정보는 많지 않다.[49,50] 수동의 탄도적 운동이 다리와 몸통의 움직임에 의해 일어나는 것으로 간주되고, 팔의 상호운동은 근육의 조절로 이루어지는 것으로 간주된다.[51] 팔의 움직임은 몸의 고정을 도와줌으로써 그리고 무게중심의 가쪽 이동을 줄여줌으로써 보행에 영향을 준다.[52] 근전도를 이용한 정상 성인의 팔 연구에 따르면, 뒤쪽 어깨세모근과 중간어깨세모근에서 중등도의 활성이 일어난다. 특히 팔이 뒤쪽 스윙을 하기 직전에 시작하여 뒤쪽 스윙이 완전하게 이루어질 때까지 이들 근육이 작용을 한다. 어깨관절과 팔꿉관절이 굽힘을 할 때, 어깨관절 굽힘근의 작용이 일어나지 않는다.[51,53] 비록 넓은등근과 큰원근이 어깨관절 폄근으로써 작용할지라도, 느린 보행 속도에서의 앞쪽 팔 스윙은 어깨관절을 폄할 때 신장되는 수동 관절 구조물과 중력에 의해 일어난다. 보행 속도를 증가시키면, 위팔세갈래근이 중등도의 활성을 하게 된다. 뒤쪽 근육은 뒤쪽 스윙을 가속시키고, 앞쪽 스윙을 감속시킨다.

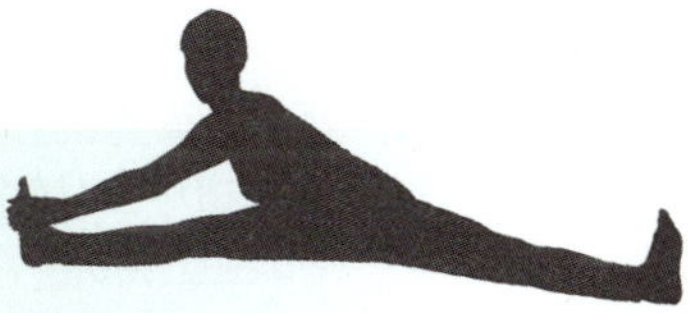

실습 포인트

PRACTICE POINT

보행 과제에 대한 다른 근육군의 기능적 기여에 대한 평가는 이들 근육이나 기능적 과제의 문제를 가진 환자가 만날 수 있는 임상적 딜레마로 즉각적으로 전이된다.

몸통 근육 / Trunk Muscles

보행 특히, 초기접지기 동안에 가로가시근, 척주세움근 및 허리네모근이 작용한다.[20,36,51,53] 발이 지면에 닿을 때, 이들 근육은 보행의 감속기 동안에 일어나는 몸통 굽힘 토오크에 반작용한다.[54] 배곧은근, 배바깥빗근, 배속빗근에 기록된 근전도 활성은 보행 속도에 크게 영향을 받는다. 보행 속도가 증가하면, 보행 동안 동원되는 배근육의 활성도 증가된다.[20,55,56] 보통 보행 속도와 빠른 보행 속도에서 바깥빗근과 속빗근은 종말유각기에서 지속적이고 낮은 활성을 보인다.[20]

몸통 근육의 기능 중 하나는 보행의 가속기에서 감속기로 바뀔 때, 머리의 움직임을 최소화하는 것이다. 머리 움직임의 최소화는 눈의 움직임을 안정시켜, 충분한 시야를 확보시킨다. 보행할 때 골반도 위아래, 좌우, 앞뒤로 움직이면서 이들 기능을 도와준다. 비록 HAT가 체중의 60%를 차지하더라도 시상면에서의 평균 몸통 각도는 보행주기 동안 2–5° 밖에 변하지 않는다는 사실을 통해, 골반이 이들 목표를 얼마나 잘 달성하는지를 알 수 있다.[57,58]

다리 근육 / Lower Extremity Muscles

팔과 몸통의 근육들은 효율적인 보행에 중요한 역할을 제공한다. 그러나 다리 근육은 한 위치에서 다른 위치로 추진할 때, 다른 신체 분절에 비해 큰 역할을 제공한다. 각 신체 분절은 다른 분절과 함께 효율적인 보행을 만든다. 근육활성의 기간과 타이밍, 그리고 근육의 비활성은 피로하지 않고 장거리를 걸을 수 있도록 만든다. 이들 타이밍 순서에 문제가 발생하면, 보행하기가 어려워지고 에너지 소비가 많이 일어날 것이다.

엉덩관절 굽힘근 / HIP FLEXORS

주요 엉덩관절 굽힘근(엉덩허리근, 넙다리곧은근, 넙다리빗근, 넙다리근막긴장근)은 입각기 후반부에서부터 유각기의 초기까지 작용한다. 이들 근육은 종말입각기 때 일어나는 엉덩관절의 최대 폄에서 몸통이 앞쪽으로 움직이기 시작할 때의 굽힘으로 엉덩관절을 움직인다. 이들 근육은 지면으로부터 다리가 떨어지도록 다리를 들어 앞쪽으로 전진시킨다.[20,30,57–59]

엉덩관절 폄근 /HIP EXTENSORS

큰볼기근, 뒤넙다리근 및 큰모음근의 뒤쪽섬유는 다리를 감속시키기 위해 초기유각기에서 원심성 수축을 시작한다. 이 근육들은 초기접지기와 부하반응기 동안에도 계속 활성하지만, 체중부하 하는 다리 위에 몸통을 똑바로 유지하고 또 엉덩관절을 펴하는 구심성 수축으로 바뀐다. 부하반응기 동안 큰볼기근이 가장 크게 활성한다. 엉덩정강띠에 부착된 큰볼기근은 엉덩관절 모음을 감속시키고, 초기입각기 동안 다리를 안정화시킨다.[20]

엉덩관절 벌림근 / HIP ABDUCTORS

중간볼기근과 작은볼기근, 넙다리근막긴장근(TFL)은 한발서기 동안 이마면상에서 골반을 안정화시킨다. 한발서기를 할 때, 중간볼기근은 종말유각기 때 활성을 시작하고, 중간입각기 때 최고로 활성화된다. 중간볼기근은 이마면상에서 반대쪽 골반이 떨어지는 것을 최소화하기 위해 힘을 발생한다. 중간입각기 동안, 체중부하쪽 엉덩관절은 약 5° 모음하는데, 중간볼기근은 이런 모음으로부터 반대쪽 골반이 떨어지는 것을 막기 위해 수축을 한다. 발

실습 포인트

PRACTICE POINT

엉덩관절 폄근의 약증이 있으면, *뒤쪽 비틀보행*으로 알려진 병적 보행이 일어난다. 초기접지기 시, 사람은 몸통이 앞쪽으로 넘어지는 것을 방지하기 위해 무게중심을 엉덩관절의 뒤쪽으로 이동시켜 몸통이 뒤쪽으로 기울어지는 보행을 한다. 이런 보상작용은 다리가 체중을 수용할 때, 몸통을 똑바로 유지하고, 또 엉덩넙다리인대의 강한 수동장력을 통해 엉덩관절 폄근의 결핍을 줄여준다. 엉덩관절 폄근의 약증이 뚜렷하지 않을 때의 대체 보상작용은 초기접지기와 부하반응기 동안 몸통을 앞쪽으로 숙이는 것이다. 이들 경우, 엉덩관절 폄근이 작용을 하지만, 몸통을 똑바로 정렬할 수 있을 만큼 강하지 못하다.

꿈치가 지면으로부터 떨어지고, 양쪽 다리가 체중을 부하하는 종말입각기 때는 중간볼기근이 작용을 하지 않는다.

넙다리근막긴장근은 앞안쪽섬유와 뒤가쪽섬유로 구성되며, 이들 섬유는 독자적으로 작용하여 다른 기능을 갖는다.[59] 뒤가쪽섬유는 초기접지기 때 작용하고, 앞안쪽섬유는 이 시기 때 작용하지 않는다. 뒤가쪽섬유는 초기접지기 때의 큰볼기근 수축에 대항해 엉덩정강띠를 고정해 주는 역할을 한다.[30] 보행 속도가 빨라지면, 앞안쪽섬유가 초기유각기 때 작용을 하여, 엉덩관절의 굽힘과 안쪽돌림을 일으킨다.

엉덩관절 모음근 / HIP ADDUCTORS

모음근은 입각기 초기와 입각기 말기에서 일어나는 2개의 최대 활성을 갖는다. 이들 근육은 큰볼기근과 함께 공동수축하여 골반과 엉덩관절의 안정성을 이마면에서 유지시킨다. 초기 최대 활성은 다리의 감속과 체중 이동이 일어날 때 넙다리네갈래근, 뒤넙다리근, 벌림근 및 큰볼기근의 최대 활성으로 일어난다.

개별 모음근을 살펴보자. 즉, 우리는 이들 개별 모음근의 기능과 타이밍 순서를 살펴본다. 큰모음근은 초기 입각기 때 활성하고, 엉덩관절의 폄근으로써 작용한다. 긴모음근은 입각기 후반부 내내 크게 활성하고, 두덩정강근은 초기유각기 때 활성한다.[20,60] 보행 시 개별 모음근의 기능을 확인하다는 사실은 매우 어려운 일인데, 그 이유는 다리의 가동범위가 수시로 변하고 이들 근육이 여러 가지 기능을 수행하기 때문이다. 이들 근육군이 큰 힘을 발생하기 때문에, 달리기, 점핑, 클라이밍 및 스킹 등과 같은 강한 활동에 중요한 역할을 한다.

무릎관절 폄근 / KNEE EXTENSORS

넙다리네갈래근이 입각기의 주요 근육이지만, 유각기 후반부에서도 수축을 한다.

종말유각기 때, 넙다리네갈래근은 다리를 지면에 내려놓기 위해 활동을 시작한다. 초기접지기에서부터 무릎이 15° 굽힘되는 입각기의 15% 지점까지, 넙다리네갈래근의 원심성 활동이 최대로 일어난다.[20] 이런 원심성 활동은 발이 지면에 닿을 때 일어나는 충격의 힘을 감소시키기 위해 충격흡수를 제공한다. 그리고 초기 입각기 동안 굽힘의 속도를 조절하고, 무릎이 확 굽혀지지 않도록 약간만 굽힘을 일으킨다.[20] 이런 무릎의 굽힘 이후, 엉덩관절과 발목관절의 생체역학적 변화로 인해 무릎관절의 폄이 수동적으로 일어난다. 부가적으로 엉덩관절과 발목관절의 운동 이후, 무게중심이 무릎관절의 앞쪽에 위치하기 때문에, 중간입각기에서 중간유각기 동안에는 능동적인 무릎관절의 조절이 필요하지 않다.

전유각기 때 기록된 넙다리네갈래근의 활성은 엉덩관절이 굽힘을 돕기 위해 엉덩관절에서 작용하는 넙다리곧은근에 의해 주로 일어난다. 초기유각기와 중간유각기 동안에 일어나는 무릎 운동은 근육에 의한 활동이기 보다는 모멘텀에 의해 일어난다.

무릎관절 굽힘근 / KNEE FLEXORS

뒤넙다리근의 활성은 넙다리네갈래근이 활성하기 전인 중간유각기의 후반부에서 시작하여, 초기접지기 때 최대 활성을 한다. 뒤넙다리근의 활성은 유각기에서 무릎관절과 엉덩관절에서 원심성 수축을 한다. 유각기의 후반부 동안, 무릎관절은 70°까지 폄되고, 엉덩관절은 25°–35°까지 굽

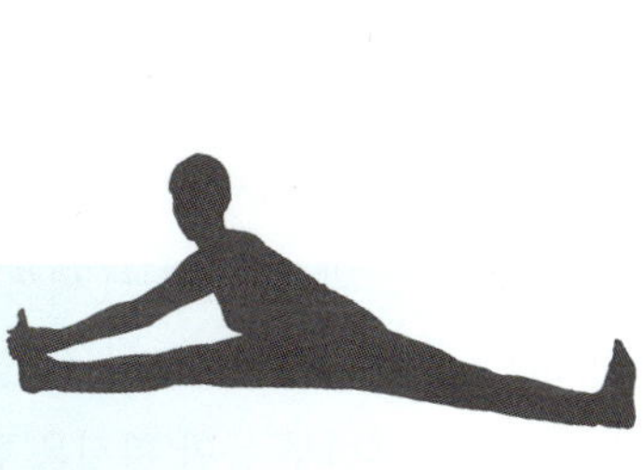

실습 포인트

PRACTICE POINT

앞정강근만 마비되면, 유각기 동안 2개의 긴발가락폄근이 강하게 수축하여 발가락을 지면으로부터 떨어지게 만든다. 앞정강근이 안쪽번짐을 할 수 없다면, 목말밑관절이 가쪽번짐될 것이다. 만약 종아리의 앞쪽에 있는 깊은종아리신경이 마비되면, 유각기 동안 발가락이 지면으로부터 떨어지는 클리어런스가 엉덩관절 굽힘근에 의해 과도하게 일어나고, 부하반응기 때 발바닥이 지면에 털썩 떨어지는 풋슬랩(foot slap)이 발생할 것이다.

풋슬랩이 일어나는 이유는 초기접지기 이후 발목과 발이 원심성 활동을 하지 못하기 때문이다.

힘된다.[20] 뒤넙다리근의 활성은 엉덩관절 굽힘과 빠른 다리 스윙을 감속시킨다. 초기접지기 때, 뒤넙다리근은 엉덩관절의 폄을 유지하는 큰볼기근을 도와준다.[30] 뒤넙다리근은 부하반응기 쯤에 활성이 중단되고, 나머니 입각기와 초기유각기와 중간유각기 때 작용을 하지 않는다.[61]

발목관절 발등굽힘근 / ANKLE DORSIFLEXORS

앞정강근은 유각기 내내 발목과 발가락을 중립위로 유지하기 위해 등척성으로 수축한다. 이때 긴엄지폄근과 긴발가락폄근이 앞정강근을 도와준다. 이들 근육의 최대 활성은 초기접지기 직후인 입각기 때 일어난다. 이들 근육은 부하반응기 동안 발이 지면으로 내려가는 속도를 조절하기 위해 원심성 수축을 한다. 이런 활동은 충격 흡수를 제공한다. 부가적으로 안쪽쐐기뼈와 1번 발허리뼈에 붙어 있는 앞정강근은 부하반응기 동안 발의 엎침을 감속시킨다.

발목관절 발바닥굽힘근 / ANKLE PLANTARFLEXORS

장딴지근과 가자미근의 활성은 부하반응기 때 시작하여, 입각기 후반 1/3지점까지 나머지 입각기 동안 점진적으로 활성이 증가한다. 무게중심이 발목관절 앞쪽으로 움직일 때까지(중간입각기), 장딴지 근육들은 주로 원심성 수축을 하여 정강뼈가 발 위로 움직이도록 조절한다. 초기접지기와 부하반응기 동안, 가자미근은 발목에 작용하고, 장딴지근은 무릎관절을 조절하기 위해 무릎관절에서 작용한다. 부하반응기에서 중간입각기 동안, 정강뼈는 무릎관절이 굽힘할 때, 빠르게 발등굽힘하여, 장딴지근과 가자미근의 상당한 힘을 필요로 한다. 장딴지근과 가자미근의 최대 활성은 발꿈치가 지면에 떨어지는 종말입각기 이후에 일어난다. 비록 논란이 있지만, 대부분의 학자들은 장딴지근과 가자미근의 기능이 발꿈치들기와 다리의 앞쪽 추진에 작용한다고 말한다.[62] 한편, 다른 학자들은 종말입각기 때 일어나는 발꿈치들기는 체중을 발의 두덩(ball)에 놓도록 만든다고 말한다. 발가락에 더 많은 힘이 요구될 때, 장딴지근의 활성이 더 크게 일어나야 한다고 말한다. 이들 학자들은 실제로 무게중심의 앞쪽 이동은 장딴지근과 가지미근의 활성 보다는 관성과 발의 굴림에 의해 일어난다고 했다.[20]

뒤정강근, 긴발가락굽힘근, 긴엄지굽힘근이 발바닥굽힘근으로 분류되지만, 이 근육들은 크기가 작고 좋지 못한 지레대를 가지고 있기 때문에, 가자미근의 발바닥굽힘 토오크의 10%만 발생시킨다.[20] 그러나 그것들은 발목관절과 발가락에 중요한 역할을 한다. 뒤정강근은 부하반응기의 입각기 초기와 발꿈치를 들어올리는 입각기 말기에 2개의 최대 활성을 가진다. 유각기 때는 뒤정강근이 작용하지 않는다.[20,63] 뒤정강근은 부하반응기 동안에 원심성 수축을 하여, 엎침을 감속하고 지면의 형태에 발의 모양을 맞춘다. 중간입각기에서 전유각기까지, 뒤정강근은 발을 뒤침하기 위해 구심성 수축을 하여 발목의 안정성을 증가시킨다. 긴발가락굽힘근과 긴엄지굽힘근은 부하반응기 이후에 활성하여, 종말입각기 때 최대 활성을 이루고, 유각기 때는 활성을 하지 않는다. 이들 긴 근육은 발가락이 지면에 고정될 수 있도록 발을 엎침하고 뒤침할 때 발의 세로활을 지지한다.

종아리근 / PERONEALS

짧은종아리근과 긴종아리근은 부하반응기 직후에 활성하기 시작하여, 장딴지근-가자미근과 비슷한 위상성 활동을 하고, 발허리뼈머리와 발가락에 체중이 가해지는 종말입각기 때 최대 활성을 한다. 앞정강근과 함께, 이들 근육은 발목뼈사이관절과 발활을 조절한다. 이런 조절은 지면의 형태에 맞게 발을 조절시키고, 발목의 안가쪽 안정성을 제공한다. 긴종아리근이 발바닥에 붙어 있기 때문에, 이 근육은 3개의 발활을 지지해 주는 근육이고, 또 1번째 발허리뼈머리를 지면 위에 고정시킨다. 그리고 발꿈치가 지면으로 떨어지면 입각기의 최종 모멘트 동안 딱딱한 지레대로 바뀐다.[60]

발의 내재근 / INTRINSIC MUSCLES OF THE FOOT

발의 내재근(새끼벌림근, 엄지벌림근, 짧은엄지폄근, 짧은발가락굽힘근, 짧은엄지굽힘근, 뼈사이근)은 입각기 후반부 동안 활성을 한다. 중간입각기 이전이나 유각기 동안에는 활성을 하지 않는다.[64] 유연한 발이 딱딱한 지레대로 바뀔 때 발의 내재근이 수축한다. 발바닥의 내재근과 발가락 굽힘 작용을 하는 바깥근육은 발바닥근막의 이런 기능을 보충해 준다.

보행분석 / Gait Analysis

보행은 두 가지 관점에서 분석된다: 연구와 임상적 목적. 임상가들이 "정상" 보행과 환자의 보행을 비교할 수 있기 전에, 비교의 기준으로써 보행의 측면이 연구자들에 의해 연구되었다. 임상가들이 정상 보행의 특징을 제대로 알면, 병적 보행을 확인할 수 있다. 본 단락에서, 우리는 보행분석의 과학과 발전에 대해 간단하게 설명할 것이다. 여러분이 이런 정보를 통해 보행분석의 깊이와 폭을 확장할 수 있기 때문에, 우리는 이런 정보의 중요성을 인지하고 있다. 본 단락의 끝부분에서, 임상적 적용과 체계적 보행분석을 여러분께 알려줄 것이다.

실험적 보행분석의 발전 / Advances in Laboratory Gait Analysis

보행분석은 오랜 시간에 걸쳐 과학적 지식과 기술의 향상과 발달로 발전해 왔다. 비록 이탈리아의 생리학자, 물리학자 및 수학자인 Giovanni Borelli(1608–1679)와 그리스 철학자인 Aristotle(384–322 BC)가 사람의 보행을 이론화했지만, 기술이 부족하여 보행을 기록할 수 있는 방법이 없었다. 그러나 그들의 그림과 수학적 방정식은 여전히 가치가 있다. Borelli 이후 약 200년 동안 즉, 1800년 후반까지는 사진 기술이 발전되지 않아 기록의 기술이 충분히 발전하지 못했다. 그러나 사진 촬영의 기술이 독일의 Weber 형제(Wilhelm Eduard Webe, 1804–1891와 Ernst Heinrich Weber, 1795–1978) 파리의 Étienne-Jules Marey(1830–1904), 미국의 Eadweard Muybridge에 의해 발전되었다. 유명한 프랑스 생리학자인 Marey는 영화산업과 필름산업의 발전으로 1890년대가 시작할 무렵 사진을 이용해 로코모션을 기록했다. Marey 방법은 사진판에 움직이는 물체의 연속 노출로 구성되었고, 0.1초 간의 노출이 이루어졌다. 여러 사진이 중첩되어 혼란을 주기 때문에, "기하학적 고속사진촬영기법"로 발전되었다. 이런 과정 때문에, 대상자는 검은 옷을 입어야 했다. 밝은 빛의 버턴과 밴드가 관절과 신체분절을 표시하기 위해 검은 옷 위에 부착되었다(그림 12–9A). 대상자는 백 스크린 앞에서 걸음을 걸었다. 신체가 검은 배경에 나타나지 않았기 때문에 점과 선만이 사진판에 나타났다(그림 12–9B).[65] 1887년, Muybridge는 사람의 보행, 달리기, 점핑, 클라이밍 및 리프팅의 사진을 촬영했고, 30종의 동물 보행과 새의 비행을 촬영했다(그림 12–10).

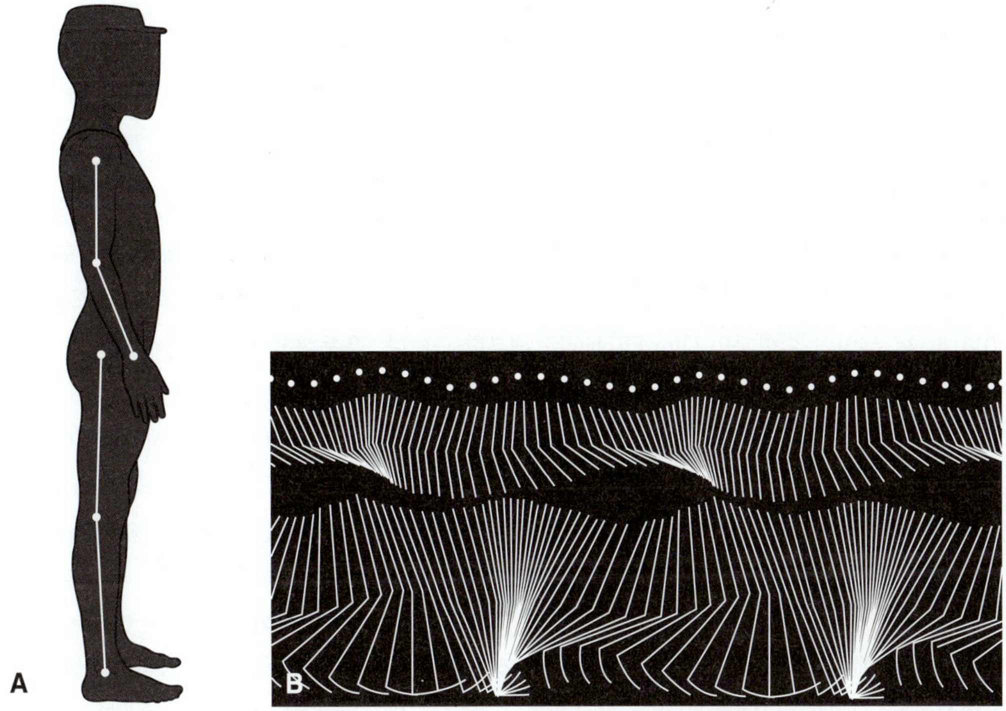

그림 12–9. A) 검은 옷을 입고 이루어진 초기의 고속연속촬영. 은색 버턴과 밴드는 움직임을 쉽게 확인시킬 수 있다. B) 대상자는 백 스크린 앞에서 움직인다. 노출시간을 0.1초 하고, 사진을 찍은 것이다.

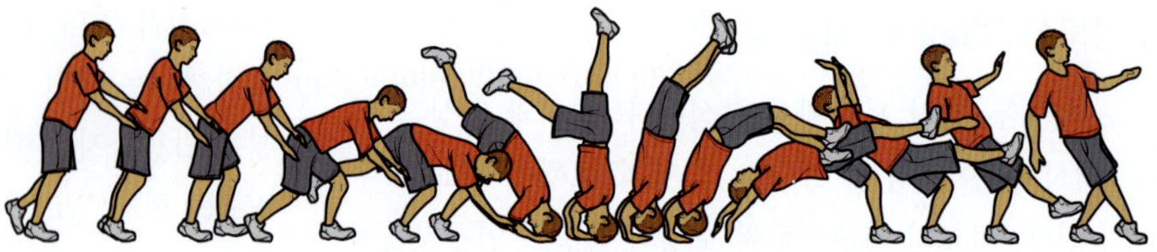

그림 12-10. 초기의 기하학적 고속연속촬영 기법으로 만들어낸 사진. 1883년 "장대높이뛰기선수"로 알려진 Marey에 의해 만들어진 영상과 비슷하다.

그는 움직이는 물체를 촬영하기 위해 48대의 전자카메라를 이용했고, 촬영속도를 1/6000초까지 높여 옆면, 앞뒤 및 사선 방향으로 동시에 촬영했다. 사람에 대한 사진은 4,000장이 넘었고, 동물과 새에 대한 사진도 4,000장이었다.[66,67]

그의 사진촬영 결과 때문에, Eadweard Muybridge는 보행분석의 아버지로 불리었다. 흥미로운 사실은 그의 사진 기술이 사람의 움직임을 연구함으로써 발전되었다는 것이다. Muybridge은 그의 친구인 Leland Stanford에 의해 고용되었는데, 그 이유는 논쟁을 확인하기 위함이었다. Stanford는 산업경영자이고 경주마의 마주이었고, Stanford University의 설립자였다. 그는 말이 걸을 때 네발이 동시에 지면으로부터 떨어지는 시점이 있다고 주장했다. 그러나 그의 친구들과 동료들은 강력하게 반대 주장을 했고, 커다란 논쟁이 발생했던 것이다. 그래서 Stanford는 자신의 주장을 증명하고 또 실제로 금전적 내기 보다는 국가적 논쟁으로 확대된 것을 가라앉히기 위해 Muybridge를 고용했던 것이다. Muybridge은 Stanford의 경주마의 동작을 기록하기 위해 여러 대의 카메라를 사용했다. 그는 Stanford의 주장이 옳음을 증명했고, 현대적 보행분석이 그의 사진 기술에 의해 탄생되었다. 그는 현대 보행분석뿐만 아니라, 영화 산업에 토대를 마련했다.[68-70]

1900년대 초, 독일의 수학자인 Otto Fischer는 해부학자인 Wilhelm Braune와 함께, 보행의 운동형상학 및 운동역학적 기초를 설정하기 위해 보행주기 때 발생하는 관절과 신체분절의 궤적, 속도, 가속도, 힘, 토오크를 계산했다. 계산된 그들의 소견에 따르면, 스윙하는 다리는 진자운동(그때까지는 진장운동에 의해 스윙이 일어난다고 여겨짐)뿐만 아니라, 근육의 힘에 의해 일어난다는 것이었다. 비록 이런 기념적인 논문이 1890년과 1907년 사이에서 출간되었지만, 여전히 지금도 인용되고 있다.[71-73]

3차원 동작분석을 이용한 보행분석은 2차 세계대전 이후에 대부분 발전했고, 선구자는 Barkley에 있는 California University의 정형외과 교수인 Ven Inman이었고, 나중에 그의 제자인 Jacquelin Perry와 David Sutherland가 보행분석을 발전시켰다. 세계적으로 유명한 이들 3명의 재활 전문가에 의해 많은 논문과 책들이 발표되고 출간되었다.

20세기 초 동작분석장비들은 신체분절과 관절에 부착된 반사마커의 위치를 기록하는 자동 전산화 비디오 디지털 시스템을 갖추고 있다.[74] 3차원과 정확한 기록을 하기 위해서는 2개 이상의 카메라가 필요하다. 랜드마크의 확인 어려움, 마커 사이의 짧은 거리로 인한 분해능의 어려움, 비만 및 피부 움직임 등 때문에 여러 가지 문제가 발생되었다. 나중에 관절가동범위를 지속적으로 측정할 수 있는 전자각도기와 3면의 운동을 측정할 수 있는 3축 각도기가 개발되었다.[20] 20세기 후반에는 카메라 장비에 근전도와 힘판이 결합된 *동작분석시스템(motion analysis system)*이 이용되었다(그림 12-11).

현대의 동작분석은 여러 개의 구성요소를 포함하고 있고, 매우 다양하며 가격이 비싼 편이다. 임상에서 적용되는 보행분석의 기본 요소는 5개가 있다: 비디오 테이프 검사, 시간공간적 변수의 측정, 운동형상학적 분석, 운동역학적 분석, kinesiological 근전도(KEMG) 등이다. 운동형상학적 분석은 관절중심에 적용되는 마커를 필요로 한다. 운동형상학은 각의 운동형상학을 측정하고 3차원 동작분석시스템에 의해 연구될 수 있다. 오늘날에는 Vicon system(VICON 512 시스템, Oxford, UK)이나 Peak Performance System(Peak Performance Technologies, Englewood, CO)과 같은 30 종류 이상의 동작분석시스템이 존재한다. 운동역학적 분석은 지면반응력을 알아내기 위해 힘판을 이용하고, 또 근육의 위상성 활동을 기록하는 근전도(특히, KEMG)를 이용한다. 이들 운동역학적 정보는 다리의 길이나 둘레와 같은 인체계측 데이터, 그리고 정밀한 분석을 하는 상호 소프트웨어와 결합된다. 동작분

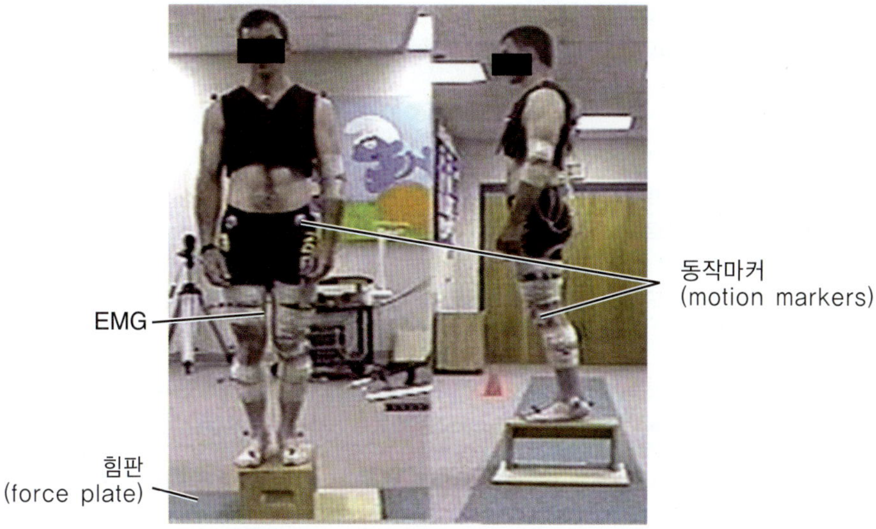

그림 12-11. 동작분석시스템.

석에 대해 자세히 알고 싶으면, 다른 교재를 참고하길 바란다.[68,75,76] 기술이 계속 발달함에 따라, 보행을 포함한 사람의 동작을 분석하는 방법들이 계속 진보하고 있다.[69,75,,77-82] 임상시설에서는 비디오 촬영을 이용한 운동형상학적 도구들이 더욱 유용하게 사용될 것으로 기대된다.[77,81] 크게 부각될 기술 중의 하나는 원격 재활 소프트웨어이며, 이것은 비디오컨퍼런싱 링크로부터 사람의 보행을 직접적으로 캡처하여, 멀리 떨어져 있는 사람의 보행을 온라인으로 평가를 할 수 있는 기술이다.[78] 가까운 미래에는 3차원 비디오 보행분석이 더욱 많이 사용될 것 같다.

임상시설에서의 관찰적 보행분석
/ Observational Gait Analysis in the Clinic Setting

연구실험실은 보행 분석에 필요한 복잡한 장비와 기술을 가지고 있지만, 임상시설은 이런 장비와 기술의 비용 때문에 장비를 이용하는 보행분석을 제대로 하기 어렵다. 일반적으로 보행분석은 임상가의 체계적인 관찰을 통해 임상시설에서 이루어지고 있다. 임상가들은 보행분석 수행의 기본으로서, 보행의 구성요소, 타이밍, 필요 조건 및 기능 등에 대한 지식을 알고 있어야 한다. 임상가들은 이런 지식을 통해 관찰, 분석 및 치료/중재들이 효율적이었는지, 정확했는지, 의미있었는지를 알 수 있다.

보행분석은 보행의 세부단계를 주의 깊게 평가함으로써 수행된다. 한 관절과 하나의 움직임에 대한 주의 깊은 관찰과 분석은 손상을 제대로 확인할 수 있을 뿐만 아니라, 임상 계획을 잘 설정할 수 있게 만든다.

보행분석은 전반적 연구와 국소적 연구를 필요로 한다. 전반적 보행 연구는 보행을 전체적으로 관찰하는 것이다. 임상가는 이런 관찰을 통해 보행에 대한 초기 인상을 갖게 되고, 온걸음길이, 온걸음폭, 분속수, 팔의 스윙, 머리와 몸통의 정렬, 근위축과 비대칭을 평가하게 된다. 보행분석의 국소적 연구는 2가지 방법 중 한 가지 방법으로 이루어질 수 있다: 관절 평가나 보행의 세부단계 평가. 한편, 임상가들은 보행주기 내내 한 관절에 초점을 맞춘 후, 다른 관절로 초점을 이동하거나, 혹은 초기접지기 때 각 관절을 관찰한 후, 그 다음 부하반응기, 그리고 점진적으로 보행주기의 모든 세부단계에서 각 관절을 관찰한다. 각 방법들은 동일한 결과를 이끌어낸다: 보행 편위의 확인. 이런 소견을 확인한 후, 보행 평가 동안에 관찰된 특별한 결손이 있는지를 확인한다. 표 12-4는 관찰적 보행분석 전략의 한 예제를 제공하고 있다.

보행분석의 이상적인 방법은 영상속도에 변화를 줄 수 있는 비디오 카메라를 이용하는 것이다. 느린 속도의 영상은 보행 동안 빠르게 일어나는 동작을 자세하게 관찰할 수 있는 기회를 제공한다. 1초에 한 번 보행주기를 하는 정상 보행 속도 동안, 다리는 20-30 mph로 스윙한다. 부가적으로, 약 0.6초 동안의 중립위에서 발바닥굽힘, 그리고 발등굽힘에서 발바닥굽힘의 빠른 변화는 관찰적 보행분석을 어렵게 만들 수 있다. 트레드밀 보행과 지면 보행이 비슷한 보행 패턴[83,84]을 가지기 때문에, 비디오 장비를 이용

표 12-4 관찰적 보행분석[24]

신체 분절	안내 질문
시상면 분석: 오른쪽과 왼쪽 모두 관찰	
머리, 몸통, 팔	머리가 중립위에서 똑바른 자세를 유지하고 있는가? 팔이 반대쪽 다리와 율동적으로 스윙하는가? 팔을 스윙할 때 몸통이 앞뒤로 돌림을 하는가? 몸통이 앞쪽이나 뒤쪽으로 과도하게 기울어져 있는가? 특히, 체중을 수용하는 입각기 초기에 이런 현상이 나타나는가?
골반과 엉덩관절	입각기쪽의 골반이 앞쪽으로 돌림되어 있고 유각기쪽의 골반이 뒤쪽으로 돌림되어 있는가? 입각기쪽 다리가 체중을 수용할 때, 입각기 쪽 엉덩관절이 계속 폄하고 있는가? 그리고 안정성을 준비하고 추진을 준비하고 있는가? 유각기 동안, 초기접지기를 준비하기 위해, 엉덩관절이 앞쪽으로 부드럽게 굽힘을 하는가?
무릎관절	무릎관절이 굽힘, 폄, 그리고 다시 굽힘할 때, 무릎관절의 움직임이 부드럽게 일어나는가? 아니면, 이상한 움직임을 보이는가? 체중을 수용하고 부하할 때, 무릎이 안정성을 보이는가? 유각기 동안, 발의 클리어런스를 위해 무릎이 적절하게 굽힘을 하는가?
발과 발목관절	어떻게 초기접지기를 하는가? 발꿈치 닿기가 일어나는가 아니면, 발바닥 닿기가 일어나는가? 유각기 동안, 풋 클리어런스를 하기 위해 발등굽힘이 적절하게 일어나는가?
이마면 분석: 앞뒤 모두 관찰	
머리, 몸통	머리가 이마면상의 정중선에 위치하는가? 몸통이 정중선 상에 위치하는가? 아니면, 비대칭을 이루는가? 팔이음뼈가 뒷당김, 내밈, 올림 혹은 내림되어 있는가? 팔꿉관절이 굽힘되어 있는가? 아니면 폄되어 있는가?
골반과 엉덩관절	유각기 쪽의 골반이 약간 아래쪽으로 경사져 있는가? 골반이나 엉덩관절의 수직 변위가 과도하게 나타나는가? 엉덩관절이 과도하게 벌림 혹은 모음되어 있는가? 체중수용 단계나 전진 단계 동안 엉덩관절 폄의 안정성이 적절하게 나타나는가? 유각기 동안 다리의 궤적이 어떻게 나타나는가? 과도한 안쪽돌림이나 가쪽돌림 혹은 휘돌림이 나타나는가?
무릎관절	무릎관절에 과도한 안굽이과 밖굽이의 현상이 나타나는가? 입각기 동안 무릎뼈가 정면을 향하고 있는가?
발과 발목관절	체중부하 동안 발과 발목의 복합체가 안정성을 보이는가? 발의 정상적인 정렬이 유지되고 있는가? 혹은 발이 과도하게 뒤침이나 엎침되어 있는가? 오른발과 왼발 사이의 양발의 폭이 어떠한가? 뒤쪽에서 볼 때, 양쪽 발에서 보여지는 발가락 개수가 같은가?

여러분의 소견 요약.

출처: Bertoti DB. *Functional Neurorehabilitation through the Life Span.* Phaladelphia; FA Davis Co. 2004.

할 수 없을 때는 트레드밀을 이용해 보행 분석을 할 수 있다. 트레드밀을 이용할 수 없다면, 임상가는 보행을 관찰하기 위해 10–15 피트의 런웨이에서 반복 보행하도록 한다. 보행분석에 이용되는 장비에 관계없이, 임상가는 먼저 전반적 보행 연구를 실시하고, 그 다음 국소적 보행 연구를 실시한다.

보행의 발달적 측면: 생애 변화

Developmental Aspects of Gait: Life Span Changes

사람들은 아무 생각 없이 보행을 하지만, 사실 보행의 기능은 매우 복잡하다. 1세 때의 불안정한 서기 자세에서 성숙한 보행을 하려면 7년 정도 걸릴 것이고, 또 노인이 낙상을 자주 당하는 원인 중의 하나는 보행이 쉬운 과제가 아님을 우리에게 알려준다. 다음은 나이에 따른 보행의 변화를 설명하고 있다.

미성숙 보행 / Immature Walking

아동의 보행 패턴(그림 12–12A)은 성인의 성숙 보행(그림 12–12B)과 완전히 다르다. 일반적으로 독립 보행을 하는 평균 연령은 11~15개월이다.[82] 아동은 넓은 기저면을 이용하고, 무릎관절을 이용하지 않고 엉덩관절을 먼저 이용해 다리를 내딛는다. 초기접지기는 발바닥 전체를 이용하고, 엉덩관절의 가쪽돌림이 뚜렷하다. 아동의 보행은 성인에 비해 양발지지기가 길고, 짧은 걸음을 띤다. 아동이 보행을 시작할 때, 팔을 이용해 균형을 잡는다. 몇몇 연구자들[85-88]에 따르면, 3세까지 미성숙한 보행이 일어나고, 다음과 같은 특성을 갖는다고 한다:

1. 일정하지 않는 걸음길이
2. 유각기는 과도한 엉덩관절과 무릎관절의 굽힘, 엉덩관절의 벌림, 그리고 가쪽돌림을 갖는다.
3. 초기접지기 시 발꿈치닿기보다는 발바닥닿기가 이루어지고, 입각기 동안 무릎관절 젖힘이 일어나고, 부하반응기와 중간입각기 때 발의 엎침이 일어난다.
4. 기저면이 몸통의 면적보다 넓다.
5. 팔로 높은 방어 자세, 중간 방어 자세, 낮은 방어 자세를 취한다(그림 12–12A). 높은 **방어 자세**에서 **팔을 상호 스윙**하는 시기의 전환은 보행을 시작한 후 4~5개월 이후에 일어난다.
6. 골반 경사나 골반 돌림과 같은 골반 가동성의 부족이 발생한다.
7. 온걸음길이가 감소되고 분속수가 증가된다.[21,24,46]

아동은 보행속도를 증가하기 위해, 분속수를 증가시킨다. 다리 길이의 짧음과 골반 가동성의 제한에 의해 온걸음길이가 짧아진다. 2세 쯤의 초기접지기는 발꿈치 닿기로 이루어지고, 입각기에서 첫 번째 무릎관절의 굽힘이 나타나고, 팔은 아래쪽으로 내려간다. 이 시기 때의 대부분 아동은 팔을 상호적으로 스윙할 수 있고, 엉덩관절의 가쪽돌림이 감소하고, 기저면이 좁아진다. 3세 때의 관절 운동은 성인의 패턴과 비슷하고, 7세 때 성숙한 보행 패턴이 일어난다. 표 12–5는 아동에서 나타나는 보행의 주요 기능적 변화를 보여준다.

성숙 보행 / Mature Walking

Gage[69]에 따르면, 정상적인 성숙 보행에는 5 가지의 주요 특성이 존재한다고 한다:

1. 입각기 시의 안정성
2. 유각기 시의 충분한 풋 클리어런스
3. 초기접지기를 위한 유각기 동안의 적절한 발 위치
4. 적절한 걸음길이
5. 충분한 에너지 소비

성숙한 보행 특성은 드라마틱하게 나타나지 않고, 몇 년에 걸쳐 발달한다. 즉, 1세 쯤에 보행이 시작되고, 2–3세 때 보행의 변화가 일어나고, 7세 쯤에 성인의 보행 패턴이 나타나게 된다. 이들 특성을 가진 성숙 보행의 발달은 정상 보행의 전제 요건(적절한 운동조절, CNS 성숙, 적절한 ROM, 근력, 적절한 뼈의 구조 및 성분, 완전한 감각)에 크게 영향을 받는다.[24] Gage의 특징 이외에, Burnet와 Johnson[85,86] 은 다음과 같은 주요 요소가 성숙 보행에 필요하다고 했다:

1. 골반 경사와 골반 돌림
2. 발꿈치닿기를 이용한 초기접지기
3. 중간입각기 때의 무릎관절 굽힘
4. 엉덩관절, 무릎관절 및 발목에서 일어나는 성숙한 상관관계
5. 적절한 기저면
6. 팔의 상호 스윙(그림 12–12B)

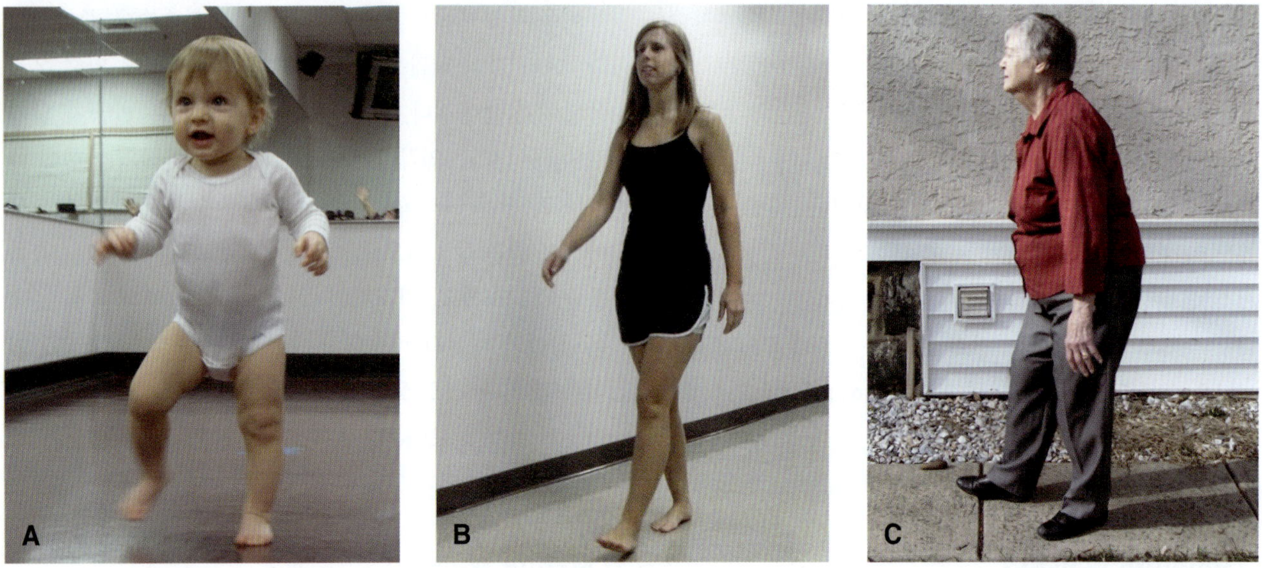

그림 12-12. 생애주기에 따라 변화하는 보행. A) 유아의 보행. B) 성인의 전형적인 보행. C) 노인의 보행.

표 12-5 생애주기에 따른 보행 변화들[28,70,85-87,89,91,151-161]

연령	보행 변화
18개월	발꿈치로 초기접지를 한다 상호적인 팔 스윙이 나타난다 대부분의 아동들은 기능적 과제를 위해 보행속도를 빨리 할 수 있다
2년	입각기 동안 무릎관절의 굽힘이 보다 일정하게 나타난다
3년	보행 패턴이 성숙된다: 분속수의 증가와 걸음길이의 감소를 제외하고, 모든 보행 요소들이 성인 보행과 비슷하게 나타난다 달리기를 할 수 있다
42개월	골반의 면적 이하로 기저면을 갖는다
4년	상호적인 팔 스윙이 완전하게 확립됨
6-7년	성인의 성숙 보행 패턴이 나타난다 다리길이의 증가로 인해 온걸음길이가 계속 증가됨
성인 보행	골반 경사와 골반 돌림 발꿈치로 초기접지 중간입각기 때 약간의 무릎관절 굽힘 엉덩관절, 무릎관절, 발목 사이의 상관관계가 매우 성숙됨 좁은 기저면을 가질 수 있음 상호적인 팔 스윙 정교한 근육 활성 패턴 적절한 에너지 효율성
노인(60-80세)	속도와 분속수의 감소 걸음길이와 온걸음길이의 감소 온걸음폭과 기저면의 증가 입각기와 양발지지기의 증가 팔 스윙의 감소 엉덩관절, 무릎관절 및 발목 등의 굽힘 감소 발바닥으로 초기접지하는 경우가 빈발해짐 입각기 동안 동적 안정성의 감소 근육 공동 수축 패턴이 다시 나타남

출처: Bertoti DB. *Functional Neurorehabilitation through the Life Span*. Phaladelphia; FA Davis Co. 2004.

청소년 때까지는 자유 보행속도가 점차 증가하다가 청소년기 이후부터 노년기까지는 자유 보행속도의 변화가 없다. 성숙함에 따라, 근육 활성의 패턴이 정교해지고, 에너지 효율성이 향상된다. 표 12-5는 성인의 성숙 보행 패턴의 특징을 보여주고 있다.

노인의 보행 변화 / Gait Changes in the Older Adult

균형능력, 다리 근력, 유연성과 가동범위 및 감각 정보 등의 변화가 노인 보행의 특징이다. 그리고 인지 요소도 보행 변화에 중요한 영향을 준다.[24] 건강한 노인은 젊은 사람보다 짧은 온걸음길이로 느리게 걷는다. 노인이 시각적 환경을 모니터하기 위해 많은 시간을 보내고 또 장애물을 피하기 위해 더 주의 깊게 걸을 때, 예상되는 이동 능력도 노화에 영향을 받는다.[89]

매우 어린 사람과 노인의 보행 특성은 몇 가지 비슷한 점이 있다. 이들의 보행은 한발지지기의 감소와 양발지지기의 증가를 보인다. 이들 연령군의 보행은 균형 장애의 바로미터로 간주된다.[88,90,91] 어린 아동의 보행은 균형을 유지하기 위해 넓은 기저면을 가지는데, 노인의 보행도 마찬가지다. 어린 아동과 노인의 근육활성 패턴은 보행 동안 주동근과 길항근의 협력작용을 보인다. 이런 근육의 협력 작용은 근육의 강성을 증가시키려는 적응성 기전이며, 이것은 균형조절에 도움을 준다.[92,93]

노인에게 나타나는 일반적인 보행 특성은 기저면이 넓고, 상호적인 팔 스윙이 감소되고, 느린 분속수를 갖는다(그림 12-12C). 온걸음길이가 감소되고, 양발지지기의 기간이 증가된다. 이런 보행 변화는 노화에 따른 근육뼈대계와 신경계의 변화로 나타난다. 노인의 보행 적응력은 운동신경세포 소실, 근섬유 소실, 유산소 능력 소실에 따른 근력 감소와 관련되어 있다.[94] 연구에 따르면, 노인의 보행에서 나타나는 가장 일반적인 변화는 걸음길이의 감소와 양발지지기의 증가이다.[95] 노인은 어린 아동에게서 나타나는 주동근-길항근 공동작용 패턴을 보이는데, 이런 공동작용 패턴은 자세 조절 감소와 균형 장애를 보상하려는 적응성 전략이다.[93]

60세 미만 사람의 보행과 노인의 보행을 비교한 내용이 표 12-5에 제시되어 있고, 다음과 같이 요약될 수 있다:

시간적 특성

1. 속도 감소
2. 입각기 증가
3. 양발지지기 증가
4. 유각기 감소

공간적 특성

1. 걸음길이 감소
2. 온걸음길이 감소
3. 온걸음폭 증가

운동형상학 변화

1. 무게중심의 수직 운동 감소
2. 팔 스윙의 감소
3. 엉덩관절, 무릎관절 및 발목 등의 굽힘 감소
4. 발바닥으로 초기접지하는 경우가 자주 발생
5. 입각기 동안 동적 안정성 감소

노인 보행에 대한 연구는 연령 변화에 따른 특징을 명확하게 보여 주지 못했다. 그 이유는 너무나 많은 변수들이 보행(즉, 속도, 다리 길이)에 영향을 주고, 또 다양한 연구 방법론과 보행에 영향을 주는 질병들을 통제하기 어렵기 때문이다. 60~65세 이후 보행에서 약간의 변화가 시작되지만, 개인에 따라 많은 가변성이 존재한다.

보행 효율성

Gait Efficiency

보행 효율성은 보행 역학뿐만 아니라, 보행 시 요구되는 에너지 소비와 관련된다. 신체는 한 지점에서 다른 지점으로 움직일 때 많은 조절 기전을 제공하고, 보행 효율성은 여러 요소에 의해 좌우된다. 이들 요소로는 관절 기능, 근력, 신경계 조절 및 에너지원 등이 있다. 본 교재가 임상운동학 교재이고 생리학 교재가 아니기 때문에 여기에서는 에너지 소비를 간단하게 언급하겠다. 본 단락은 보행의 역학적 효율성에 초점을 맞출 것이다.

보행의 결정인자 / Determinants of Gait

Saunder, Inman, Eberhart[37] 등이 보행의 "결정인자"라고 불리는 6개 주요 요소를 처음으로 언급했다. 이들 결정인자는 중력중심의 변위와 갑작스런 방향 전환을 감소시킴으로써 보행 동안 에너지 소비를 최소화한다. 비록 생체역학적 분석의 발달로 인해 이들 요소들이 에너지 소비를 최소화하는 인자로써 가치가 없는 것으로 밝혀졌지만,[96-98] 보행 동안에 신체의 생체역학적 기능이 어떻게 동기화되는지를 확인하는데 도움을 주고 있다.[96,99] 결정인자들은 보행 동안 몸통과 골반, 다리가 어떻게 서로 협력적으로 작용하는지를 알려준다.[100] 우리는 문헌을 토대로, 보행 동안에 일어나는 신체 분절의 협력작용을 보여주기 위해 Saunders 등의 결정인자를 제시하고 있다.

골반과 엉덩관절의 결정인자 / Pelvis and Hip Determinants

골반의 가쪽경사를 효율적으로 최소화하기 위해, 골반은 유각기 다리쪽의 척주세움근과 입각기 다리쪽의 중간볼기근의 짝힘 작용을 통해 이마면상에서 상대적인 안정성을 유지한다. 이들 근육의 작용은 유각기 다리쪽 골반의 떨어짐(약 5°)을 일으켜 무게중심의 상승을 최소화한다.

골반의 이마면 운동 이외에, 가로면상에서 약 8°의 움직임이 일어난다. 이런 돌림의 수직축은 보행 동안 골반과 다리의 중요한 움직임을 제공한다. 특히 가로면 돌림은 유각기 다리쪽의 골반을 앞쪽으로 움직여, 발꿈치가 지면에 닿을 때 무게중심이 떨어지는 것을 막아 준다. 이와 마찬가지로, 입각기 다리쪽의 골반의 뒤쪽 돌림은 다리를 기능적으로 "길게 만들어", 온걸음길이를 증가시킨다.

엉덩관절, 무릎관절 및 발의 결정인자 / Hip, Knee, Ankle, and Foot Determinants

엉덩관절, 무릎관절 및 발의 가로면 운동은 작은 편이고, 매끄럽지 못한 시상면의 원호 운동을 부드러운 정현파 운동을 변화시킨다. 부하반응기 동안 10°–20° 굽힘의 무릎관절의 가로면 운동은 충격의 힘을 흡수하는데 도움을 주고, 또 무게중심을 하강시킨다. 발이 지면에 닿을 때 무릎이 굽힘되지 않는다면, 어떤 충격의 느낌이 일어나는지를 상상해 보자.

이마면에서 모음된 넙다리뼈, 정강넙다리각, 125°의 넙다리 경사각들은 모두 무게중심의 가쪽 이동을 감소시킨다. 넙다리뼈의 목–몸통 각이 작으면(안굽이엉덩), 지지하는 다리 위에서 무게중심이 가쪽으로 크게 이동할 것이다. 목–몸통 각이 존재하지 않는다면, 보행 동안 무게중심의 가쪽 이동이 6 인치 정도 일어날 것이다.[37]

결정인자의 전반적 효과 / Overall Effect of Determinants

언급되었듯이, 결정인자는 보행 동안 무게중심 이동을 최소화하기 위해 골반과 엉덩관절, 무릎관절, 발의 협력작용을 보여준다. 결과적으로, 정상 보행은 무게중심의 세로 변위와 가로 변위를 적게 일으킨다. 무게중심의 총 변위는 세로 변위와 가로 변위 모두에서 약 2 인치(5㎝) 정도 일어난다.

보행 효율성의 난제 / Challenges to Gait Efficiency

정상적인 상태라면, 우리의 운동조절 시스템은 의식적인 노력 없이 걸을 때 자동적으로 발달하고 숙련된다. 신경계나 근육뼈대계의 손상이나 질병은 정상적인 보행 패턴을 깨뜨릴 수 있다. 보행 패턴에 결함이 있다면, 다양한 보상기전을 통해 기능적 보행이 유지될 수 있다. 이런 보상작용은 비정상적인 보행 패턴으로 나타나고, 비효율적인 보행이 발생할 것이다.

관절 삠에서 마비 혹은 절단에 이르기까지 다양한 비정상을 가진다면, 사람은 보상적인 보행을 수행할 것이다. 보상작용을 수행함에도 불구하고, 보행 시 발생하는 에너지 소비는 증가되고, 과도한 스트레스가 각 신체 분절에서 발생할 것이다. 비정상 보행과 동일하게 같은 거리나 같은 속도로 정상 보행하면, 보행의 효율성이 좋아진다.[101-104] 보상적인 보행을 할 때 에너지 소비의 증가가 발생하는데, 그 이유는 다음과 같다: (1) 비정상 보행은 과도한 무게중심 변위를 일으킨다; (2) 보행주기 동안 근육이 높은 강도와 장시간 동안 작용을 한다; (3) 보행에 도움을 주기 위해 부가적인 근육이 작용을 한다. 장기간의 비정상 정렬로 인해 인대의 과도한 신장이나 연골의 마모가 발생할 수 있고, 이것은 반복성 미세손상을 발생시켜 관절 기능장애와 통증을 유발시킬 수 있다.

흔한 신경학적 병리에서 나타나는 병적 보행
/ Impaired Gait in Common Pathological Neurologic Conditions

보행 시 발생하는 병태역학은 크게 2 가지 형태로 나타난다: 신경학적 병태역학과 정형외과적 병태역학. 본 단락은 이들에 대해 간략하게 설명할 것이다. 정형외과적 병적 보행은 신경학적 병적 보행 만큼 분석하기 어렵거나 복잡하지 않다. 그 이유는 문제시 되는 보행 요소가 많지 않기 때문이다. 이와 마찬가지로, 정형외과적 문제로 인한 보행 기능장애는 교정하기 쉬운 편이다. 그림 12-13과 그림 12-14는 신경학적 병리에서 나타나는 병적 보행을 보여주고 있다.

신경학적 병적 보행: 뇌성마비
/ Neurological Gait: Cerebral Palsy

뇌성마비(CP) 아동은 심한 병태운동학적 보행을 보인다. 특히 근육 활동의 크기, 타이밍 및 위상에서 뚜렷한 비정상 현상이 일어난다. 보행을 포함한 뇌성마비아동의 움직임들은 근육의 상호억제나 부드러운 근육 위상 보다는 상호흥분이나 공동수축을 보인다.[105,106] 뇌성마비 아동의 주된 보행 결함은 다음과 같다:

1. 운동형상학적 측면에서 볼 때, 보행 동안 관절운동 패턴(joint motion pattern)은 엉덩관절의 모음과 굽힘, 안쪽돌림이 우세하고, 입각기 동안 무릎관절의 굽힘이 과도하게 나타나고, 또 지면에 발이 닿을 때 발앞쪽(forefoot)이 먼저 닿는다. 종종 초기접지기 때 무릎관절이 굽힘되고, 입각기 내내 무릎관절이 폄되거나 굽힘된다.[107] 약한 장딴지근은 입각기 동안 정강뼈의 앞쪽 움직임을 효율적으로 제한하지 못한다. 발등굽힘의 부족은 종종 목말뼈에 대한 정강뼈의 부드러운 움직임을 일으키지 못하고, 몸통의 앞쪽 움직임을 중지시키는 역할을 한다. 이것은 무릎관절을 젖힘하거나 굽힘된 엉덩관절과 무릎관절을 통해 발가락을 움직인다.
2. 근육의 작용 측면에서 볼 때, 다리 근육의 전반에 약

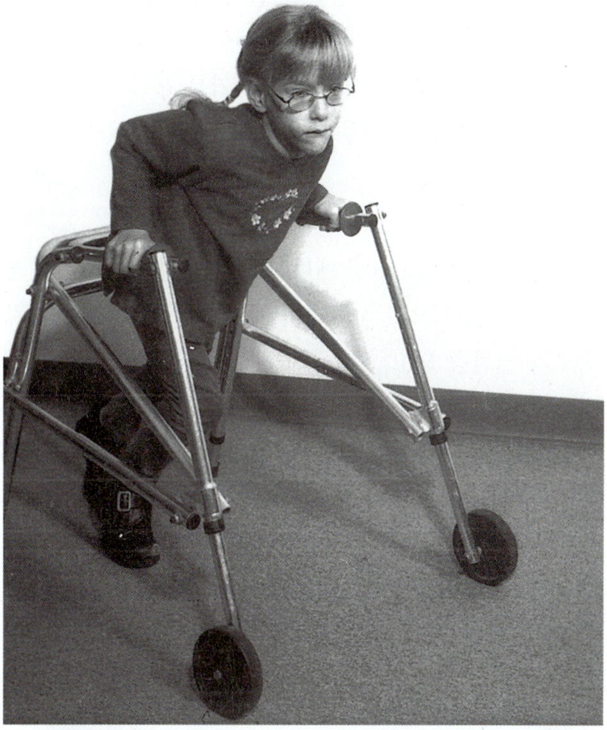

그림 12-13. 뇌성마비 아동에서 볼 수 있는 일반적인 보행패턴: 웅크린 보행(crouch gait).

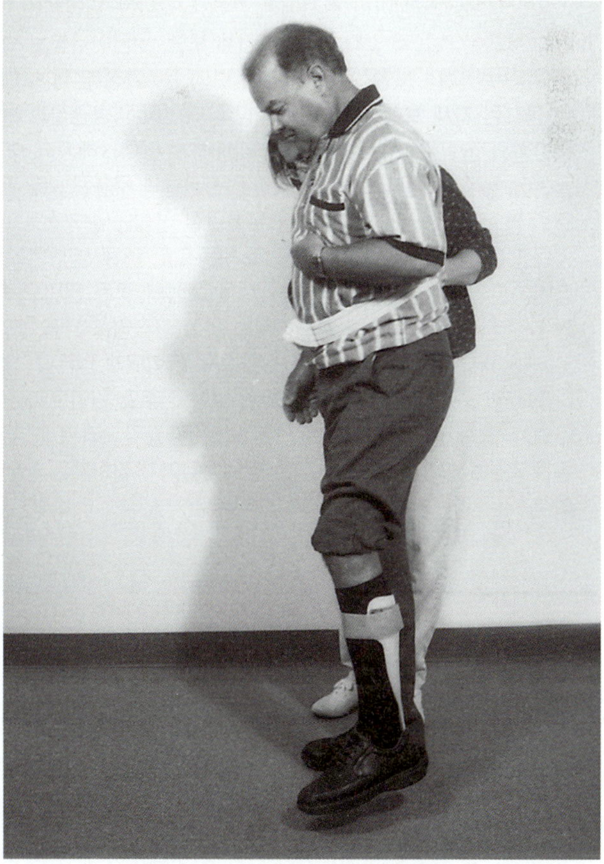

그림 12-14. 편마비 환자에게 볼 수 있는 일반적인 보행 패턴.

증이 발생한다. 약증은 큰볼기근, 중간볼기근, 넙다리네갈래근, 장딴지근 및 앞정강 근육에서 나타난다. 부적절한 힘 발생은 입각기를 불안정하게 만들고, 종말입각에서부터 유각기 동안 비효율적인 추진을 일으킨다.

뇌성마비 아동의 보행 에너지 비용은 정상인에 비해 높다.[107,109–111] 일반적으로, 뇌성마비 아동은 정상인에 비해 보행 속도가 절반쯤 되고, 3배 정도의 에너지를 소비한다.[112,113] 다음과 같은 요소 때문에 에너지 비용이 높다: 움직임을 일으키지 못하는 근육 활동 수준; 비정상적인 근육 활성과 흥분 패턴; 입각기 다리 쪽으로의 효율적인 체중 이동 부족.[107]

신경학적 병적 보행: 뇌혈관사고와 성인 편마비환자 / Neurological Gait: Cerebrovascular Accident and Adult Hemiplegia

편마비 환자의 보행 기능장애 원인은 운동조절의 이상, 수의적 근육조절의 부족과 근육 약증, 비정상적인 근육 긴장과 근육 강성(stiffness)에 의한 간섭, 자세조절기전의 파괴 등이다.[114] 편마비 환자의 보행은 환측과 건측이 비대칭적이고, 몇 가지 공통된 특징을 갖는다(그림 12-14). 유각기 동안, 비전형적인 근육 흥분, 부적절한 시작 패턴, 적절한 흥분의 지속 부족 등이 뚜렷해진다. 종종 앞쪽 모멘텀이 소실되어, 일관적이지 못한 비효율적인 보행이 일어난다. 만약 골반이 뒷당김되면, 골반이 올림되고 몸통이 단축된 채로 유각기를 시작하게 된다. 그래서 환측 다

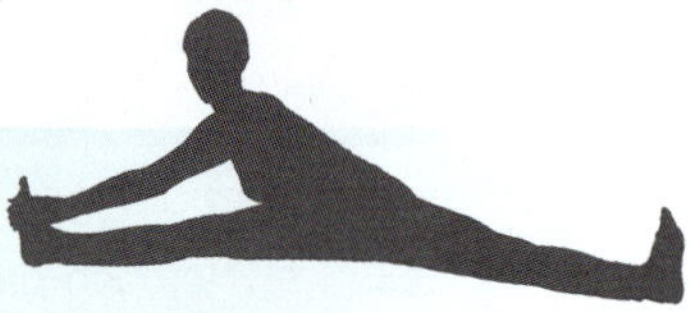

실습 포인트

PRACTICE POINT

임상적으로 뇌성마비 환자에게 흔히 나타나는 일반적인 4가지 특징은 다음과 같다: 웅크린 자세 보행, 뒤굽이무릎된 보행, 뻣뻣한 다리 보행, 혹은 편마비 보행 등. 가장 흔한 보행은 **웅크린 자세 보행**이며, 이것은 양쪽 다리의 엉덩관절과 무릎관절의 굽힘근과 발등굽힘근이 과도하게 타이트해지고, 또 골반이 앞쪽경사된다(그림 12-13). 엉덩관절과 무릎관절의 과도한 굽힘은 엉덩관절 굽힘근과 무릎관절 굽힘근의 과활동과 엉덩관절 폄근과 무릎관절 폄근의 약증으로 인해 발생한다. 장딴지근의 나쁜 조절도 웅크린 자세 보행의 주된 원인으로 간주된다. 약한 장딴지근은 정강뼈의 앞쪽 움직임을 효율적으로 제한하지 못해서, 입각기 동안 무릎을 굽힘되게 만든다. 넙다리네갈래근의 약증은 웅크린 자세 보행의 주요 원인으로 간주되지 않지만, 넙다리네갈래근이 약하면, 종말유각기 때 무릎을 충분히 폄하지 못하기 때문에 걸음길이가 짧아지는 원인이 될 수 있다.

뒤굽이무릎은 위의 현상과 반대되는 현상이다. 무릎은 입각기 동안 과도하게 젖힘되고, 발목은 과도하게 발바닥굽힘된다. 몸통이 보상작용으로써 앞쪽 움직임을 할 때, 엉덩관절은 계속 과도하게 굽힘된다.[20] **뻣뻣한 다리 보행**(stiff leg gait)은 몸통이 폄되고, 골반이 뒤쪽경사되고, 엉덩관절과 무릎관절이 과도하게 폄되고, 또 엉덩관절의 안쪽돌림과 모음이 동반되는 보행이다. 그리고 발목관절은 발바닥굽힘된다.[105] 편마비 보행은 비대칭성 보행이고, 체중부하와 걸음길이가 균등하지 못하다. 그리고 편마비 보행은 엉덩관절이 뒷당김되고, 무릎관절이 굽힘되고, 발목이 발바닥굽힘되며, 발꿈치닿기가 일어나지 않는다. 안전한 보행 달성을 위해 보조기나 보조장비가 처방될 수 있다. 중재로는 힘 발생과 기능적 근력을 향상시키는 활동, 비정상적인 근육 긴장 관리, 기능적 제한을 감소시키는 과제 훈련, 그리고 독립 가동성을 촉진시키는 방법 등이 있다.

임상적으로 편마비 환자의 보행 교정 중재는 몸통 폄의 조절과 함께 엉덩관절의 폄 향상에 초점을 맞추고 있어, 골반의 정렬을 향상시키고, 다리의 앞쪽 체중이동을 시작하고, 발목, 무릎 및 엉덩관절의 조절을 재설정한다. 편마비 환자는 한발지지기 동안 종종 불안정성의 위험을 경험하게 되는데, 그 이유는 중간입각기 때 무게중심이 가장 높기 때문이다. 보행 동안 조절을 향상시킬 수 있는 여러 가지 방법들이 존재한다: (1) 과도한 몸통 가쪽 움직임 없이, 엉덩관절을 앞쪽으로 움직인다; (2) 무릎관절에서의 중재는 무릎관절 주위 근육을 등척성 수축, 구심성 수축 및 원심성 수축을 통해 강화하고 유지하는데 초점을 맞춘다; (3) 발목관절에서의 중재는 보행 동안 발등굽힘근을 구심성 수축과 원심 수축으로 강화하는 것이다.

리의 걸음길이가 짧아진다. 입각기의 뚜렷한 특징은 양발지지기가 길어져, 환측 다리가 지면에 오랫동안 접촉되어 있다. 운동역학적 데이터는 보행주기 내내 근육의 정상적인 위상과 조절의 소실을 보여 준다. 개인에 따른 다양성이 크지만, 3가지의 특별한 패턴이 나타난다:

1. 유각기 동안에는 굽힘근들이 주로 활성화되고, 입각기 동안에는 폄근이 주로 활성화되고, 하나의 운동조절 패턴만 보이는 환자는 서기 자세를 취하는 동안 주로 폄근을 활성화한다.[20]
2. 입각기에 작용하는 근육은 미성숙한 상태로 지속적으로 작용한다.
3. 공동수축과 협력수축의 패턴이 발생한다.[115]

뇌졸중 이후에 보행속도가 감소된다.[116] 편마비 환자의 보행속도는 정상인의 절반 정도 밖에 안 된다. 비록 특정 보행 단계에서는 에너지 소비가 높지 않지만, 전반적으로 볼 때 에너지 소비가 높은 편인데, 그 이유는 같은 거리를 걷더라도, 오랫동안 걷기 때문이다.[20,117]

신경학적 병적 보행: 파킨슨 보행 / Neurological Gait: Parkinson's Disease

파킨슨 질병과 관련된 주요 운동 손상은 근육의 강직, 안정시 떨림, 운동느림증, 운동불능증(3장) 등이 있다. 운동불능증은 운동의 *시작에* 어려움이 있는 것으로써 환자가 보행을 시작하기 위해 체중의 이동에 어려움을 겪는다. 운동느림증은 운동이 느리게 일어나고, 일단 운동이 시작되면 그 운동을 *유지하기* 어렵다. 근육 강직과 수의적 근육의 약증은 다리 근육의 기능적 사용과 이동 기술에 문제를 야기한다. 파킨슨 질환자는 보행주기의 3가지 세부 과제에서 어려움을 겪는다: 체중수용, 한발지지 및 다리 전진. 이들 기능 제한은 손상의 종류와 파킨슨 환자가 겪는 증상(약증, 강직, 비정상적인 근육 활성과 활성 순서, 유연성 부족, 변형과 구축, 손상된 운동 협응)에 의해 일어난다. 다리에서 발생하는 구축은 주로 엉덩관절 굽힘근과 무릎관절 굽힘근, 엉덩관절 모음근 및 발바닥굽힘근에서 일어난다. 이들 변화는 적절한 하중이 다리에 가해지지 않는 부정적인 효과를 갖는다. 즉, 엉덩관절을 펌하고, 무릎관절을 조절하고, 발목을 발등굽힘하는 기능이 떨어진다. 앞으로 굽어진 몸통은 뒤굽음증 변형을 초래하고, 이것은 몸통의 가동성과 굽힘근과 폄근의 항중력근 근력을 악화시킨다.

운동불능증과 운동느림증과 함께 이들 변화 때문에, 파킨슨 환자의 보행 패턴은 임상적으로 매우 독특한 특성을 갖는다. 엉덩관절과 무릎관절의 폄과 발목관절의 발등굽힘이 일어나지 않는, 엉덩관절, 무릎관절 및 발목관절 등의 운동 감소가 파킨슨 환자에게서 나타난다. 몸통과 골반

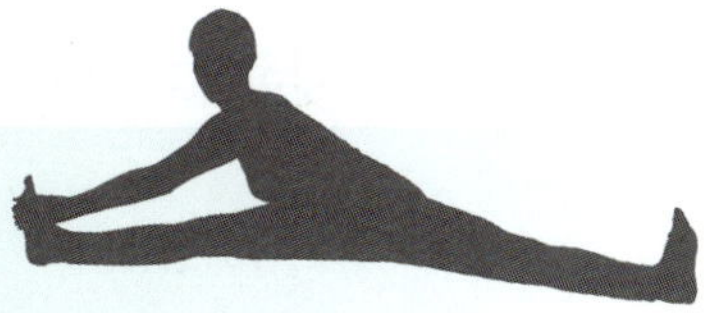

실습 포인트
PRACTICE POINT

임상가들은 파킨슨 환자의 보행 향상에 도움을 주기 위해 몇 가지 재활 활동을 제공하고 있다. 서기 자세 조절에 중요하게 작용하는 골반 고정근, 엉덩관절 폄근, 무릎관절 폄근, 앞정강근 및 장딴지근의 근력을 향상시키기 위해서, 기능적 근력강화 훈련이 효율적으로 이용될 수 있다. 전통적인 스트레칭 기법이 단축된 엉덩관절 굽힘근, 무릎관절 굽힘근, 발바닥굽힘근을 신장시키는 데 이용될 수 있다. 엉덩관절 굽힘근과 무릎관절 폄근의 활성 증가는 다리를 전진시키고 온걸음길이를 증가시킨다. 체중이동 활동은 기능적 근력과 자세 반응을 운동에 통합시키는 기회를 제공한다. 입각기 때 적용되는 치료적 기법으로는, 발꿈치닿기를 강화하는 활동, 안정하고 폄된 다리 위로 체중을 효율적으로 수용하는 활동, 한쪽 다리 위로 체중을 이동하는 활동 등이 있다. 입각기 말기에서 발생되는 모멘텀의 조절을 강화하는 활동들은 클라이언트에게 다리를 전진시키는 기회를 제공해 줄 것이다. 장애물을 뛰어 넘고, 평탄하지 않는 지면을 걷고, 속도를 변화시키는 등의 기능적 과제 훈련은 다양한 환경에서 이루어질 수 있다. 수의적 조절 향상을 통해 근육의 감속 활동(엉덩관절 폄근, 뒤넙다리근과 넙다리네갈래근, 발바닥굽힘근과 발등굽힘근 등 보행 시 자연스럽게 길어지는 근육의 작용)을 촉진할 수 있는 원심성 수축을 파킨슨 환자에게 집중시킬 필요가 있다. 그리고 자연스런 모멘텀의 이점을 얻기 위해서, 입각기와 유각기 동안에 일어나는 보행의 시작을 파킨슨 환자에게 집중시켜야 한다.[23,119]

의 운동도 감소되며, 이것은 상호적인 팔 스윙의 부족, 몸통 돌림의 제한, 비효율적인 골반 운동, 모멘텀 감소 및 다리 전진의 감소를 초래한다. 온걸음길이는 크게 감소되어, 환자는 작은 걸음길이와 발을 질질 끄는 걸음을 한다. 파킨슨 환자의 구부정한 자세는 **총총걸음**(festinating gait)에 영향을 주고, 온걸음길이가 짧아진 보행을 하게 된다.[118] 파킨슨 환자는 **추진성 걸음**(propulsive gait)인 가속성 보행을 하고, 물체나 벽을 만나면 보행을 멈춰 버린다. 파킨슨 환자는 보행 방향의 전환에 어려움을 겪고 있다. 전반적인 보행 속도는 감소하지만, 분속수는 증가되어 비효율적인 보행이 일어난다. 파킨슨 환자는 초기접지기 시 발꿈치닿기를 하지 못하고, 발바닥닿기나 발가락닿기를 먼저 한다. 몸통은 구부정해지고, 돌림의 제한을 갖는다. 앞에서 언급되었듯이, 파킨슨 환자는 일반적으로 상호적인 팔 스윙을 하지 못하고, 몸통의 유연성이 없고, 몸통 돌림이 일어나지 않는다.[24,89,118]

신경학적 병적 보행: 실조성 보행
/ Neurological Gait: Ataxia

실조증에는 겨냥이상, 운동소모증, 상반운동반복장애 및 다관절 운동의 비정상적인 타이밍 등의 특징이 나타난다(3장). 운동조절의 장애로서, 실조증은 다음과 같은 많은 신경학적 질환에서 나타날 수 있다: 다발성 경화증, 소뇌질환, 중뇌질환 및 척수 질환, Friedreich 실조증, 만성 알콜리즘, 몇몇 종류의 뇌성마비. 실조증은 다발성 경화증(MS)의 주된 증상이다.

실조성 보행은 걸음길이와 걸음폭이 일정하지 않고, 리듬이 발생하지 않고, 발을 너무 높고 들어올린다. 그리고, 입각기와 유각기 사이의 정상적인 관계가 변화되고, 팔의 스윙이 사라진다.[120] 일반적으로 실조성 보행은 어깨관절이나 골반 등의 몸쪽 분절이 불안정하고 넓은 기저면을 갖는다. 보행 동안의 움직임은 부적절한 힘 발생, 비정상적인 타이밍, 자세 조절 능력의 부족 등에 의해 방해를 받을 수 있다. 서기 기능은 다음과 같은 여러 가지 제한에 의해 장애를 받을 수 있다: 약증(특히, 엉덩관절과 무릎관절의 폄근), 구축, 감각 손상, 비정상적으로 낮은 근육 긴장이나 비협응적인 운동 등. 유각기 동안, 비전형적인 근육 흥분, 부적절한 시작 패턴, 적절한 근육 활성의 유지 불능 등이 나타난다. 다리의 앞쪽 전진은 종종 넓은 기저면과 다리의 벌림된 전진으로 나타나고, 입각기 동안 다리를 제대로 배치하지 못하는 겨냥이상(dysmetria)이 나타날 수 있다. 가끔 모멘텀이 발생하지 않아서, 갑작스럽고 비효율적인 스윙이 초래된다.

흔한 정형외과적 병리에서 나타나는 병적 보행
/ Impaired Gait in Common Pathological Orthopedic Conditions

여러분이 알고 있듯이, 신경학적 병리는 여러 신체 부위에 관여하여 보행에 나쁜 영향을 주지만, 정형외과적 병리는 특정 신체 부위에 관여하여 보행에 나쁜 영향을 준다. 그렇다고 해서 정형외과적 병리가 한 관절에만 영향을 주는 것이라고 말 할 수 없다. 다리가 보행의 대부분 동안

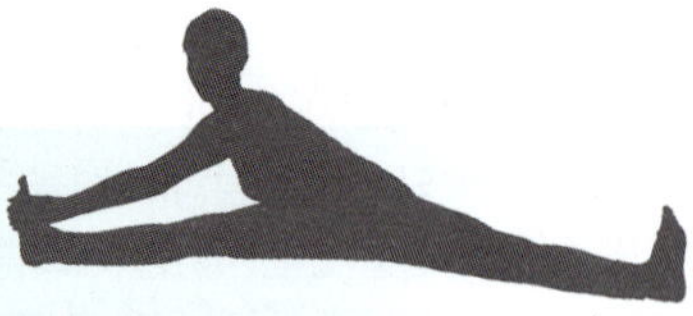

실습 포인트
PRACTICE POINT

실조성 보행 환자를 치료하는 임상가는 특정 보행 결함에 맞는 다양한 재활 전략을 이용할 수 있다. 서기와 보행에서 이루어지는 활동으로써, 몸통 돌림을 동반한 적절한 체중 이동과 상호 팔 스윙을 이용해야 한다. 중재는 몸쪽과 먼쪽 운동조절을 설정해야 한다. 몸쪽 운동조절의 목표는 적절한 자세 조절과 함께 골반 위에 몸통을 적절하게 유지할 수 있도록 엉덩관절의 폄과 몸통의 폄에 초점을 맞춘다. 임상가는 다리를 이용해 앞쪽 움직임을 시작할 수 있도록, 그리고 발목, 무릎 및 엉덩관절의 조절을 재설정할 수 있도록 몸통과 골반의 위치를 교정해 주어야 한다. 부가적으로, 환자가 근육 흥분과 타이밍의 문제가 있으면, 유각기의 요구를 재현하기 위해 입각기 다리를 재훈련시켜야 한다. 무게를 몸쪽 분절과 먼쪽 분절에 적용하면, 실조성 움직임을 감소시키는데 도움을 주고, 스윙의 정확성을 향상시킬 수 있다. 연습과 반복 훈련이 전유각기에서 유각기로 이루어지는 다리 전진 움직임을 부드럽게 만드는데 도움을 줄 것이다.

닫힌사슬 시스템으로 작용하기 때문에, 다른 관절도 영향을 받을 수 있지만, 정형외과적 손상의 영향은 신경학적 병리의 영향 만큼 신체 전반적으로 나타나지 않는다.

정형외과적 병적 보행: 넙다리네갈래근 약증 / Orthopedic Gait: Quadriceps Weakness

넙다리네갈래근 약증은 무릎의 급성 혹은 만성 손상, 수술, 통증, 부종 및 비체중부하 활동 이후에 나타나는 일반적인 문제이다.[121,122] 넙다리네갈래근의 약증은 보행에 영향[123]을 준다(그림 12-15). 넙다리네갈래근 약증 환자는 약증을 보상하는 보행 패턴 변화를 갖게 된다. 넙다리네갈래근은 유각기의 말기에서부터 입각기의 전반부 동안 작용을 하여, 무릎관절의 위치를 조절해 주고, 또 무릎을 원심성 수축하여 무릎에 가해지는 충격을 흡수해 준다. 이때 넙다리네갈래근 약증 환자는 무릎관절이 그대로 펴되어 있거나 젖힘될 수 있다. 종말유각기 동안, 무릎관절의 폄은 엉덩정강띠를 통해 큰볼기근의 위쪽섬유에 의해 조절된다.[20] 엉덩관절을 굽힘하는 빠른 스윙 이후에, 큰볼기근이 넙다리를 뒤쪽으로 움직이는 엉덩관절 폄이 일어나고, 모멘텀에 의해 정강뼈가 계속 앞쪽으로 움직인다.[20] 초기접지기와 부하반응기 동안, 넙다리네갈래근 약증 환자는 다음의 2 가지 방법 중 1 가지의 방법을 이용하여 무릎관절의 폄을 유지시킨다. 만약 엉덩관절 폄근이 폄된 엉덩관절을 유지하고 또 발바닥굽힘근이 발목을 발바닥굽힘할 때 사용된다면, 무릎관절이 폄되게 된다. 초기접지기 이후 몸통을 굽힘함으로써 무릎관절의 폄을 유지할 수 있는데, 이것은 무게중심을 무릎관절 앞쪽으로 이동시켜 무릎관절을 폄하는 모멘트를 발생시키는 것이다. 몸이 계속 앞쪽으로 움직일 때, 장딴지근이 정강뼈를 뒤쪽으로 당겨 무릎관절 폄의 유지에 도움을 준다. 긴 온걸음길이는 입각기 동안, 무릎관절의 수동적 젖힘을 일으킨다. 만약 무게중심을 체중부하 다리의 앞쪽으로 움직이면, 환측 다리의 입각기 전반부 동안에 몸통이 앞쪽 기울어져 그 다리 위에 놓이게 된다.

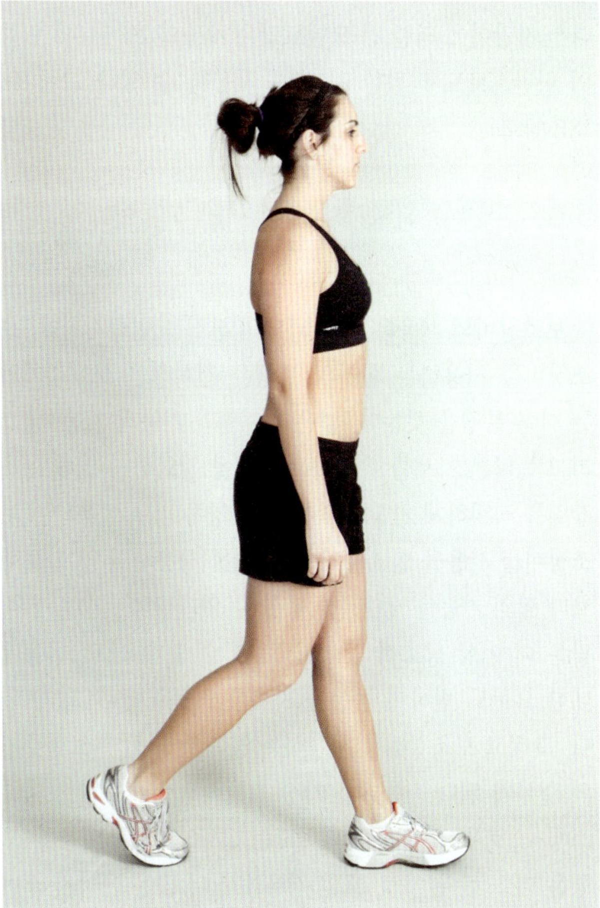

그림 12-15. 정형외과적 병리를 가진 사람의 보행: 예, 왼쪽 넙다리네갈래근 약증.

정형외과적 병적 보행: 무릎관절 가동성 제한 / Orthopedic Gait: Knee Motion Restriction

급성 삠과 염좌와 무릎 손상 이후나, 수술(관절경수술에서 전관절성형술까지) 이후에는 항상 관절 운동에 문제가 발생한다. 외상 이후 장시간 동안 무릎관절이 고정된 환자는 관절가동범위가 소실될 위험이 크다. 무릎관절이 타이트하거나 뒤넙다리근의 유연성 소실 때문에, 무릎을 완전하게 폄할 수 없다면, 발꿈치로 초기접지를 할 수 없고 발중간(midfoot)을 이용해 초기접지를 할 것이다. 종말유각기 때 무릎을 완전하게 폄할 수 없으면, 다리의 스윙폭이 작아져 온걸음길이가 짧아질 것이다. 그리고 건측 다리의 온걸음길이가 길어지고 분속수가 일정하지 않을 수 있다. 초기접지기, 중간입각기, 종말입각기 때 무릎이 정상적인 폄에 도달하지 못해, 입각기 내내 무릎관절이 굽힘되어 있을 것이다. 환측 다리의 입각기 동안 엉덩관절 굽힘의 증가와 발등굽힘의 증가와 함께, 무게중심이 내려가는 롤링 보행(rolling gait)이 나타날 것이다. 발이 지면에 닿을 때 무릎이 완전하게 폄하지 못하기 때문에, 골반이 종말유각기와 초기접지기 때 이마면과 가로면 상에서 아래로 떨어지는 현상이 나타날 것이다.

정형외과적 병적 보행: 발목관절 가동성 제한 / Orthopedic Gait: Ankle Motion Restriction

발목관절 삠 이후에는 발목관절의 운동 감소가 일반적으로 나타난다. 전형적인 병적 보행은 발등굽힘의 제한으로 일어난다. 발등굽힘이 제한될 때, 가장 큰 보행 편위는 중간입각기에서 일어난다. 정상적인 경우에는 부하반응기 동안에 발목이 발바닥굽힘을 하고, 중간입각기 때는 빠르게 발등굽힘을 한다. 그러나 발등굽힘이 제한되면, 환자는 갑자기 앞쪽으로 기울어져 발꿈치를 지면으로부터 들어올리고, 빠르게 종말입각기로 진행한다. 환자는 입각기 동안, 기울어짐이 일어나지 않는 중간입각기를 만들기 위해 엉덩관절을 가쪽돌림할 것이다. 이런 자세는 중간발목관절을 붕괴시켜, 감소된 발등굽힘을 보상해 준다. 발등굽힘이 얼마나 제한되는지에 따라서 달라지고, 발목이 중립위로 발등굽힘할 수 없다면, 발가락은 지면으로부터 떨어지지 않을 것이다. 이런 경우, 그 환자는 유각기 동안에 엉덩관절과 무릎관절을 더 많이 굽힘하거나 다리를 휘돌림하여 발을 지면으로부터 들어 올릴 것이다.

정형외과적 병적 보행: 중간볼기근 약증 / Orthopedic Gait: Gluteus Medius Weakness

중간볼기근 약증은 명백한 중간볼기근 손상이나 다리의 다른 손상으로부터 발생한다. 중간볼기근 약증으로 발생하는 전형적인 보행은 **Trendelenburg 보행**(그림 9-28C 참고)이다. 우리가 9장의 엉덩관절로부터 알 수 있듯이, 체중지지하는 다리의 중간볼기근에 약증이 있다면, 반대쪽 골반이 아래쪽으로 떨어진다. 중간입각기 동안에는 다리가 한발지지기 상태에 놓이게 되는데, 만약 중간볼기근이 골반을 수평으로 유지할 수 없다면, 반대쪽 엉덩관절과 골반이 아래쪽으로 떨어지게 된다. 예를 들어, 오른쪽 중간볼기근이 약한 환자가 오른쪽 다리로 중간입각기를 취하면, 왼쪽 엉덩관절과 골반이 아래쪽으로 떨어지게 되는데, 이것을 Trendelenburg 보행이라고 한다.

환자가 중간볼기근의 결손을 보상하는 다른 방법은 중간입각기 동안 몸통을 약증이 있는 쪽으로 기울이는 것이다. 다리 위로 HAT를 움직이면 HAT의 힘팔이 감소되어, 약한 중간볼기근이 더 많은 힘을 발휘할 필요가 없게 된다. 무게중심의 이런 움직임은 중간볼기근의 전체 토오크를 감소시킨다.

중간볼기근 약증으로 발생하는 보행의 종류에 관계없이, 보다 정상적인 보행을 할 수 있도록 대개 보조장비를 권장한다. 건측 손으로 보조도구를 사용하면, 골반을 수평으로 유지할 수 있는 힘판을 제공한다(그림 9.28D 참고). 보행 동안, 보조도구와 약화된 다리를 이용해 동시에 체중을 부하한다. 보조도구를 통해 지면에서 위쪽으로 전달되는 힘은 팔을 통과하고, 또 몸통을 통과하여 비체중부하 쪽 골반을 수평으로 유지하는데 도움을 준다. 지팡이나 목발에 의한 작은 위쪽 방향의 힘 조차도 중간볼기근의 힘을 크게 감소시킨다. 지팡이의 힘팔이 무게중심에 비해 운동축으로부터 긴 거리에서 적용되기 때문에, 이런 힘 감소가 가능한 것이다. 지팡이와 무게중심 사이의 힘팔은 무게중심과 엉덩관절 사이의 지레대팔 보다 4 혹은 5배 더 크다.[30] 지팡이에 의한 긴 모멘트팔은 체중의 2%~10% 만큼의 힘만으로도 적절한 지지[30]를 제공할 수 있다(그림 9-28E 참고).

기능적 과제와 보행 효율성에 대한 보조장비의 효과 / Effect of an Assistive Device on the Functional Tasks and Efficiency of Gait

보조장비의 사용은 보행 과제의 본질을 변형시킨다. 보조장비를 사용하는 환자의 보행은 전형적인 보행주기와는 다른 특징을 갖는다. 넓은 기저면과 기능적 가동성, 그리고 똑바른 자세를 유지하는 능력을 강화하기 위해 보조장비를 적절하게 처방한다. 환자가 양쪽 팔로 이용하는 보조장비를 사용을 할 때는 보조장비를 사용하지 않고 보행보다 팔의 기능을 제대로 이용할 수 없게 된다. 이런 경우, 팔은 더 이상 상호적 팔 스윙을 할 수 없게 되고, 몸통에 대한 요구도 변하여 몸통을 자유롭게 돌림할 수 없게 된다. 그리고 보조장비를 사용하는 양쪽 팔도 실제 보행주기의 일부가 된다.[24] 목발을 가장 효율적으로 사용하는 빠른 스윙-스로우 보행을 제외하고는, 보조장비를 이용한 보행은 더 느린 편이고, 모든 경우에서 더 많은 에너지 소비가 일어난다.[124,125] 예를 들어, 스윙-스로우 보행의 에너지 소비는 정상 보행 보다 3~9배 더 많이 든다.[102,126,127] 팔이

실습 포인트
PRACTICE POINT

앞에서 언급했듯이, 정형외과적 병적 보행의 교정은 신경학적 병적 보행을 교정할 때보다 덜 어려울 것이다. 보행 편위가 관찰되면, 임상가는 보행 편위의 원인을 찾아내야 한다. 원인을 알게 되면, 임상가는 정형외과적 병리를 교정하거나 신경학적 손상의 효과를 최소화하는 재활 프로그램을 설계할 수 있다. 임상가는 재활 프로그램을 통해 일반적으로 병리를 교정하거나 최소화시킬 뿐만 아니라, 손상이나 기능장애 이후의 새로운 보행 습관을 환자에게 알려 준다. 정형외과적 병리의 경우, 종종 1개의 문제가 1개 이상의 보행 편위를 초래할 수 있어, 그 문제를 치료하면 많은 보행 편위를 교정할 수 있다. 반면, 여러 가지의 정형외과적 문제가 하나의 보행 편위를 일으킬 수도 있다. 예를 들어, 만약 환자가 무릎관절에만 타이트니스를 가지고 있어도, 그 환자는 다음과 같은 몇 가지 병적 특성을 가질 수 있다: 엉덩관절의 굽힘 증가, 발등굽힘 증가, 초기접지기와 종말입각기 때의 무릎관절 굽힘, 짧아진 유각기, 비대칭성 분속수, 동측의 골반 떨어짐 증가, 초기접지기 때의 골반 앞쪽돌림의 증가 등. 임상가는 모든 보행 편위를 알고 있어야 하고, 또 환자를 치료하기 전에 이들 보행 편위의 원인을 알고 있어야 한다.

닫힌사슬 시스템으로 작용하면서 에너지가 소비된다. 보조장비의 사용은 더 많은 인지 요구를 필요로 한다. 환자는 보행 과제의 수행 자체에 대한 효과를 가질 수 있다.[128]

달리기

Running Gait

달리기는 신체가 빠르게 움직인다는 점에서 보행과는 다르다. 그러나 달리기 속도가 변함에 따라, 운동형상학과 운동역학이 변하게 된다. 달리기는 다양한 속도를 가진 이동수단이다. 달리기에는 확인되기 어려운 특정 변수들도 존재한다. 달리기에는 조깅, 느린 속도의 달리기, 빠른 속도의 달리기, 스프린팅(전력질주) 등이 포함된다. **달리기**는 유각기가 입각기 보다 더 긴 보행으로 정의되고, 발이 지면에 닿지 않는 기간이 존재한다.

보행과 달리기는 차이점과 유사점을 가진다. 보행과 달리기는 입각기와 유각기, 한발지지기를 모두 가지고 있다. 보행과 달리기는 신체를 선형 방향으로 추진한다. 그러나 보행은 무게중심을 정현파형으로 움직이는 역진자(inverted pendulum)처럼 작용하지만, 달리기는 무게중심을 바운싱 볼이나 포고 스틱(pogo stick)처럼 움직인다. 달리기는 근육의 강성(stiffness)을 이용하여 몸을 앞쪽으로 추진시킨다.[129] 신체가 보행에서 달리기로 바뀔 때, 보행의 공간시간적 변수에서 변화가 일어난다. 걸음 기간이 감소할 때, 걸음길이의 공간적 변수가 증가하고, 또 속도와 분속수의 시간적 변수가 증가한다. 지면반응력도 달리기를 할 때 증가한다. 보행에서는 입각기 때 앞쪽 모멘텀이 일어나지만, 달리기에서는 팔과 다리의 모멘텀이 유각기 때 일어난다. 보행은 긴 입각기와 짧은 유각기를 가지지만, 달리기는 반대로 짧은 입각기와 긴 유각기를 가진다. 보행에는 중첩되는 두 다리의 활동이 입각기에서 일어나지만, 달리기에서는 유각기 때 두 다리의 활동이 중첩된다. 끝으로, 달리기는 다음과 같은 점에서 보행과 다른 특징을 갖는다: 보행 보다 더 큰 가동범위와 더 많은 원심성 활동을 하고, 보행 보다 낮은 무게중심을 가지고, 양발지지기를 가지지 않고 양발이 모두 지면에 닿지 않는 기간을 가진다.

달리기는 속도에 의해 정의된다. 여러 달리기 범주를 정의하는 황당한 요소는 연구자들이 조깅, 달리기, 스프린팅에 대한 자신들의 정의를 이용한다는 사실이다. 비록 평균 보행 속도가 약 1.4 m/sec 혹은 1.5 yd/sec이지만, 달리기의 속도는 보행 속도의 2.2–5배 정도이다.[130] 검사된 달리기 속도는 다양하다. 예로, 조깅은 2.74 m/sec[131] 혹은 6 mph이고, 달리기는 12 mph,[35] 1.96 m/sec[132], 10–15 ㎞/hr[133]이다. 결과를 표준화하고 검사조건을 통제하기 위해, 연구자들은 데이터를 수집하기 위해 피검자를 트레드밀에서 달리기시켰다.[133] 달리기 속도는 1.5 m/sec(3.36

mph) - 6 m/sec(13.42 mph)이고, 평균속도는 4 m/sec (8.95 mph)이다.[134]

달리기와 반대로, **스프린팅**(sprinting)은 짧은 거리를 가능한 빠르게 달리는 것으로 간단하게 정의된다. 달리기 속도에 영향을 주는 주요 2가지 요소는 온걸음길이와 분속수이다. 심지어 스프린팅도 다양한 속도를 가지고 있지만, 사람이 얼마나 온걸음을 크게 내딛는지와 얼마나 빠르게 다리를 움직인지에 좌우된다. 우리는 달리기 단락에서, 보행, 달리기 및 스프린팅 사이의 차이점을 비교하고 대조할 것이다. 보행에서 달리기로, 그리고 달리기에서 스프린팅으로 바뀔 때 운동형상학과 운동역학의 가장 큰 차이점이 발생하기 때문에, 보행과 달리기, 스프린팅가 이용된다. 다양한 보행속도에서도 명목상의 차이점이 있듯이, 달리기 범주 내의 여러 속도에서는 뚜렷한 차이점이 없다. 그러므로 임상가는 속도간의 차이점에 관심을 가질 필요가 없다. 즉, 달리기와 스프린팅을 대조하듯이, 느린 달리기와 조깅의 차이점을 비교할 필요가 없다. 표 12-6에서 표 12-9는 보행, 달리기 및 스프린팅의 주된 운동형상학과 운동역학적 특징을 비교하고 있다. 표 12-6은 몸통과 골반, 표 12-7은 엉덩관절, 표 12-8은 무릎관절, 표 12-9는 발목관절의 특징들을 설명하고 있다.

단계 / Phases

앞에서 언급했듯이, 달리기와 스프린팅은 보행과 비슷한 입각기와 유각기를 가진다. 달리기와 스프린팅은 비슷한 단계로 나누어지기 때문에, 본 단락에서 우리는 달리기와 스프린팅을 하나의 범주로 설명하고자 한다. 달리기의 입각기는 2개의 세부단계인 흡수기와 추진기로 나누어지고, 이것은 중간입각기에서 분리된다. 그리고 유각기도 2개의 세부단계인 초기유각기와 종말유각기로 나누어지고, 이들은 중간유각기에서 나누어진다.[137] 보행에서의 중간입각기와 중간유각기는 활동과 운동이 일어나는 특별한 기간이지만, 달리기에서의 중간입각기와 중간유각기는 각각 입각기와 유각기의 세부단계를 구분하는 지점으로서 작용한다. 초기유각기의 시작과 종말유각기의 끝지점에서는 다리가 지면에 닿지 않는 기간이 존재하는데, 이것을 **양발부유기**(double float) 혹은 **부유기**(float phase)라고 한다(그림 12-16). 이런 양발부유기는 더 긴 유각기와 더 짧은 입각기를 만든다. 사람이 빠르게 달리면, 유각기의 기간이 증가하고, 입각기의 기간이 감소한다.

입각기: 흡수기 / Stance Phase: Absorption

입각기의 흡수기는 초기접지기에서 중간입각기까지의 기간이다. 발이 지면에 닿을 때, 발이 약간 뒤침된 채로 발꿈치의 가쪽이 지면에 먼저 닿는다.[138] 달리기를 하는 사람의 약 80%는 발꿈치닿기를 하지만, 나머지 20%는 발중간으로 닿는다.[139] 매우 빠르게 다리가 움직이지만 보행에서처럼, 초기 충격이 일어난 후, 발바닥닿기로 빠르게 움직인다. 이 단계의 이름이 의미하듯이, 이 단계의 목적은 지면에 가해지는 충격을 흡수하는 것이다. 몸을 앞으로 움직이거나 추진하려는 준비를 할 때 이 단계가 끝난다.

입각기: 추진기 / Stance Phase: Propulsion

무게중심이 체중부하하는 발 위에 놓이는 순간을 중간입각기라고 하고, 이때 반대쪽 다리는 앞쪽으로 스윙한다. 추진기의 초기 부분에서 입각기 다리의 발꿈치가 지면으로 떨어진다. 입각기 다리의 발꿈치가 지면으로 떨어져 앞쪽 추진을 시작할 때, 유각기 다리는 계속 앞쪽으로 전진한 후 입각기를 준비한다. 발이 지면으로부터 떨어지면, 입각기는 끝나고, 첫 번째 양발부유기가 발생한다.

유각기: 초기유각기 / Swing Phase: Initial Swing

초기유각기의 전반부는 양발이 지면에서 떨어지는 초기 양발부유기이다. 유각기 다리는 앞쪽으로 움직이고, 체중수용을 위해 지면으로 향하고, 신체 전반이 앞쪽으로 움직인다.

초기유각기의 후반부 동안, 반대쪽 다리는 지면에 접지한 후, 초기접지기와 체중부하를 시작한다. 유각기 다리는 지면을 박찬 후 다리를 앞쪽으로 움직이는 힘의 모멘텀을 통해 가속으로 움직인다.

초기유각기의 초기 단계에서, 다리는 골반 돌림에 반응하기 위해 벌림을 한다. 이런 골반 돌림은 곧 입각기 다리가 될 반대쪽 발을 가쪽돌림과 뒤침시킨다. 발목은 유각기 내내 발등굽힘을 유지한다. 무릎관절과 엉덩관절의 굽힘은 초기유각기를 증가시킨다.

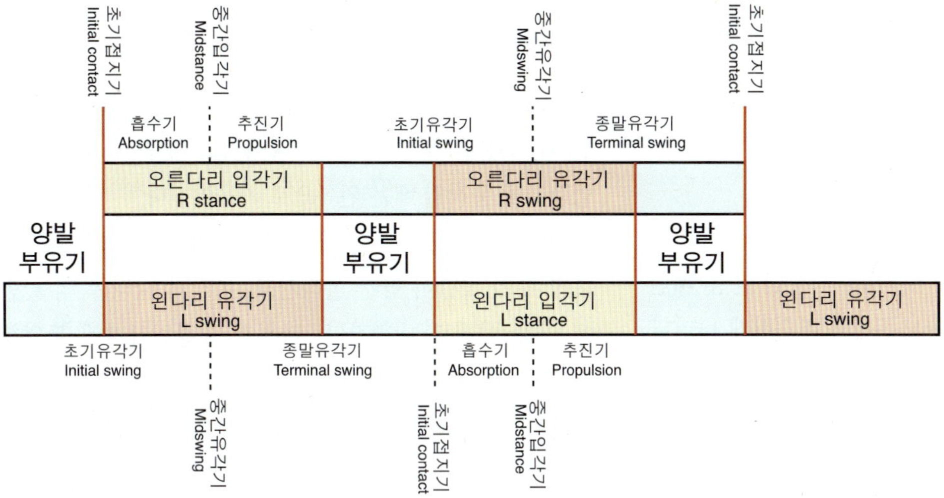

그림 12-16. 달리기의 단계. 입각기는 유각기 보다 짧다. 유각기에는 양발부유기가 존재한다.

유각기: 종말유각기 / Swing Phase: Terminal Swing

유각기의 후반부는 가속활동에서 감속활동으로 변하는 시기이고, 초기접지기를 준비하는 시기이다. 입각기 다리가 발가락떼기를 할 때, 종말유각기의 후반부가 시작한다. 이 기간 동안, 두 번째 양발부유기가 시작된다. 다리의 관절들은 초기접지기를 준비하기 위해 움직인다.

운동형상학 / Kinematics

우리가 기억할 수 있듯이, 운동형상학은 움직임을 일으키는 힘을 고려하지 않고, 움직임만을 다루는 학문이다. 우리는 달리기 단계 동안 일어나는 모멘텀을 확인하겠지만, 운동량을 제시하지 않는다. 그 이유는 운동의 정도가 매우 다양하고, 사람의 속도, 체구 및 훈련에 좌우되기 때문이다.[139]

시상면 운동 / Sagittal Plane Motion

달리기의 시상면 운동에 대한 연구는 이마면 운동이나 가로면 운동보다 더 많이 이루어지는데, 그 이유는 시상면에서 일어나는 운동이 다른 면에서 일어나는 운동보다 더 많이 일어나기 때문이다. 관절의 시상면 운동이 다른 면의 운동보다 더 중요한데, 그 이유는 보행, 달리기, 스프린팅을 하는 동안 몸이 앞쪽으로 움직이기 때문이다.

몸통과 골반 / Trunk and Pelvis

사람이 빠르게 움직이면 움직일수록, 무게중심이 더 낮아진다. 보행 동안에는 무게중심이 가장 높고, 스프린팅할 때는 무게중심이 더 낮아진다. 보행에서 달리기로 속도가 증가하면, 무게중심이 낮아지고, 몸통이 앞쪽으로 기울어지면서 골반이 앞쪽경사를 한다. 골반과 몸통의 앞쪽경사는 무게중심 앞쪽으로 지면반응력을 유지해서, 몸통의 앞쪽 가속을 일으킨다.[139] 입각기의 흡수기 동안, 몸통의 앞쪽경사를 최소화하기 위해 골반이 약간 뒤쪽으로 경사된다.[140] 골반이 뒤쪽경사된 후에는 방향이 역전되며, 발이 지면으로부터 떨어지기 직전에, 골반을 최대 앞쪽경사하도록 앞쪽으로 움직인다. 초기유각기 동안, 골반은 약간 뒤쪽으로 움직이고, 그 다음 종말유각기 때 앞쪽으로 움직인다. 뒤쪽경사 이후에 일어난 앞쪽경사는 반대 발에 의한 힘의 결과 때문이다.[140]

엉덩관절 / Hip

달리기 할 때의 엉덩관절의 시상면 운동은 보행 때와 비슷하지만, 다른 점은 발꿈치들기 때보다 발가락떼기 때 엉덩관절의 폄이 약간 더 많이 일어난다.[139] 종말유각기의 끝 부분에서는, 엉덩관절을 폄하기 때문에, 초기접지기 때 무게중심이 발로부터 너무 멀리 떨어지지 않는다. 접촉지점 뒤쪽에 위치하는 무게중심은 앞쪽 운동을 감속시킨다. 발이 지면에 닿을 때, 엉덩관절은 충격을 흡수하기 위해 약간 굽힘한다.[138] 이런 짧은 기간의 굽힘 이후, 입각기의 끝지점이나 발이 지면으로부터 떨어진 직후의 최대 폄이 일어날 때까지 입각기의 나머지 기간 동안 엉덩관절은 폄으로 움직인다.[140] 엉덩관절은 종말유각기의 시작 무렵 때 최대로 굽힘되고, 종말유각기의 후반부 동안 엉덩관절은 입각기를 준비하기 위해 폄으로 움직인다. 유각기 다리의 최대 엉덩관절 굽힘은 반대발의 발가락떼기와 같은 시기에 일어난다.[140]

무릎관절 / Knee

엉덩관절과 마찬가지로, 무릎관절의 시상면 운동 패턴은 보행과 여러 속도의 달리기 모두에서 비슷하게 나타나지만, 운동의 끝지점에서 다르게 나타난다.[139] 달리기의 입각기 동안, 무릎관절은 흡수기 동안의 약 45°에서 추진기 말기에서의 최대 폄 20°까지 움직인다.[139] 무릎이 최대로 폄되고 발이 지면으로부터 떨어진 후, 무릎은 점진적으로 굽힘되고, 중간유각기 때 최대 굽힘에 도달한다. 이 시기 때 무릎관절은 90°–130° 만큼 굽힘할 것이다.[139] 중간유각기 이후, 무릎은 폄으로 움직여 착지를 준비한다.

발목과 발 / Ankle and Foot

발은 발등굽힘 상태로 지면에 착지하고, 초기접지기 이후 정강뼈가 앞쪽으로 움직여, 힘 흡수를 돕기 위해 더욱 발등굽힘한다. 발목은 중간입각기 직전에 발등굽힘이 최대로 20° 된다. 추진기는 발바닥굽힘을 시작하여, 장딴지근과 가자미근이 다리를 앞쪽으로 추진하는 준비를 한다. 장딴지근과 가자미근의 능동수축은 입각기 말기 동안 다리를 가속시킨다. 발이 뒤침된 자세로 계속 전진하기 때문에, 발은 견고한 지레대를 제공하여 장딴지근과 가자미근이 다리를 앞쪽으로 추진시킨다. 발이 지면에서 떨어질 때, 엉덩관절과 무릎관절의 폄근들은 다리를 부유기로 움직이도록 부가적인 추진력을 제공한다. 장딴지근과 가자미근의 모멘텀 때문에, 발가락떼기 직후부터 발목은 계속 발바닥굽힘을 한다. 초기유각기의 중간지점 때, 발목이 발등굽힘하기 시작한다. 이런 발등굽힘은 발목의 발등굽힘이 감소할 때까지, 즉 종말유각기의 말기까지 계속 일어난다.

이마면 운동 / Frontal Plane Motion

보행과 달리기의 이마면 운동은 시상면의 운동만큼 크지 않다. 달리기의 이마면 운동에 대한 연구는 주로 몸통, 골반 및 엉덩관절로 한정된다. 달리기의 다른 이마면 운동에 대한 정보는 거의 없다.

몸통과 골반 / Trunk and Pelvis

달리기 동안 몸통의 이마면 운동은 체중부하 다리 쪽으로 기울어진다. 사람의 오른쪽 다리가 초기 입각기로 움직일 때, 몸통은 오른쪽으로 기울어지고, 왼쪽 다리가 초기 입각기로 움직일 때는 왼쪽으로 기울어진다.[139]

이마면의 골반 경사는 초기접지기 때 시작하고, 입각기 다리 쪽의 골반이 약간 올라가고, 유각기 다리 쪽의 골반이 약간 아래로 내려간다. 다리가 중간입각기에 도달하면, 입각기 다리 쪽의 골반이 내려가고, 유각기 다리 쪽의 골반이 올라가서, 골반이 수평을 이룬다. 중간입각기 이후에는, 유각기 다리 쪽의 골반은 계속 위쪽으로 올라가고, 입각기 다리 쪽의 골반은 아래로 내려간다. 그리고 발가락떼기 때 입각기 다리 쪽의 골반이 최대로 아래쪽돌림을 한다.[140] 다리가 초기유각기로 움직일 때, 동측 골반은 다리가 지면으로부터 떨어지도록 위쪽돌림하고, 반대쪽 골반은 초기접지기를 준비하기 위해 아래쪽으로 돌림한다. 중간유각기와 종말유각기 동안, 유각기 다리 쪽의 골반은 계속 위쪽돌림을 하고, 종말유각기의 후반부 동안에 최대 위쪽돌림을 한다.[140]

엉덩관절 / Hip

엉덩관절 운동은 골반 운동처럼 움직인다. 달리기의 초기접지기 때 무게중심이 기저면 안에 놓일 수 있도록 엉덩관절은 모음을 한다. 초기접지기 직후에 충격이 흡수되기 때문에, 엉덩관절은 약간 더 모음을 한다. 다리가 중간입각기에 도달하면, 엉덩관절은 추진기를 준비하고, 발가락떼기 때까지 계속 벌림을 한다. 이런 벌림은 초기유각기까지 계속되며, 최대 벌림은 중간유각기 때 일어난다. 종말유각기 때는 엉덩관절이 초기접지기를 준비하기 위해 다시 모음으로 움직인다. 반대쪽 다리가 지면으로부터 떨어지는 것을 도와주기 위해 엉덩관절의 벌림이 발가락떼기와 초기유각기에서 일어나는 것으로 생각된다. 이와 같이, 종말유각기의 후반부에 일어나는 엉덩관절 모음을 통해 다리는 보다 안정하게 착지한다.[141]

무릎관절 / Knee

발이 지면에 닿을 때, 무릎관절은 약간 벌림되고, 중간입각기 때 약 12° 모음된다.[142] 추진기 동안, 무릎관절은 벌

림으로 움직이지만, 달리기 내내 약간 모음되는 편이다.[142]

발목과 발 / Ankle and Foot

발목관절은 시상면에서만 움직이기 때문에, 이마면에서 움직이는 발목관절 복합체의 일부는 목말밑관절이다. 목말밑관절은 초기접지기 때 약 10° 안쪽번짐한 후, 바로 가쪽번짐을 한다.[143] 이런 가쪽번짐으로의 움직임은 엉덩관절과 무릎관절의 굽힘을 도와 충격을 흡수한다. 발뒤쪽과 발중간은 입각기 후반부 내내 엎침으로 움직이기 위해 계속 느린 속도로 움직인다. 다리가 추진기로 움직일 때, 목말밑관절은 안쪽번짐으로 돌림한다.

가로면 운동 / Transverse Plane Motion

이들 운동은 3차원 동작분석장비로도 확인하기 매우 어렵기 때문에, 달리기할 때 일어나는 가로면 운동에 대한 정보는 거의 없다. 많은 연구자들은 골반과 엉덩관절의 운동에 많은 관심을 가지고 있다. 이용가능한 정보를 아래에 제시할 것이다.

몸통과 골반 / Trunk and Pelvis

몸통의 가로면 운동은 윗몸통과 아랫몸통이 서로 반대로 일어난다. 아랫몸통은 뒤쪽 다리의 폄과 협응하여 뒤쪽으로 돌림한다. 동시에 윗몸통은 동측 팔의 움직임과 같은 방향인 앞쪽으로 돌림한다. 그래서 달릴 때 평형과 균형이 이루어진다.[140]

앞에서 언급되었듯이, 골반의 앞쪽돌림은 골반의 그쪽 절반이 앞쪽으로 움직일 때 일어나고, 뒤쪽돌림은 골반의 절반이 뒤쪽으로 움직일 때 일어난다. 즉, 골반의 한쪽 절반이 앞쪽으로 돌림할 때, 골반의 반대쪽 절반은 뒤쪽으로 돌림한다. 달리기 때의 골반 운동은 보행의 골반 운동과 다르다.[139] 사실, 달리기 때의 골반 운동은 보행 때와는 반대로 일어난다. 초기접지기 때 골반은 약간 뒤쪽돌림한 후, 중간입각기 때까지 계속 뒤쪽돌림한다.[140] 한쪽 다리가 입각기에 있을 때, 다른 쪽 다리는 앞쪽으로 스윙한다. 유각기 다리의 골반 돌림에 의해 입각기 다리의 가쪽돌림 토오크가 발생한다. 중간입각기 이후와 추진기 내내, 골반은 앞쪽돌림을 하고, 발가락떼기를 할 때 쯤 그쪽 골반은 중립위로 변한다. 그쪽 골반은 중간유각기 때까지 앞쪽돌림을 계속 하다가 중간유각기 때 최대 앞쪽돌림이 일어난다.[140] 종말유각기 때, 골반은 뒤쪽돌림으로 움직이기 시작하고, 초기접지기를 준비한다. 달리기 때의 이런 골반의 운동 패턴은 초기접지기 때 지면반응력의 뒤쪽 요소를 감소시킴으로써 에너지 효율을 제공하는 것 같다.[140]

엉덩관절 / Hip

엉덩관절은 흡수기 동안 안쪽돌림을 한다. 그러나 중간입각기 이후에는, 엉덩관절이 가쪽돌림을 시작하여, 발가락떼기 때 중립위로 변한다.[139] 유각기 때, 엉덩관절은 최소의 안쪽돌림을 유지한다.[141]

무릎관절 / Knee

초기접지기 때, 무릎관절이 약간 가쪽돌림한 직후, 흡수기 내내 안쪽돌림으로 움직인다.[142] 정강뼈의 안쪽돌림은 목말뼈의 벌림을 초래시켜, 엎침을 일으킨다.[142] 입각기의 추진기 동안, 무릎관절은 가쪽돌림하고, 발가락떼기까지 계속 가쪽돌림한다.[142] 이 시기에 이미 발은 초기접지기를 준비하기 시작하며, 정강뼈는 약간 가쪽돌림된 자세로 되돌아간다.

발목과 발 / Ankle and Foot

앞에서 언급했듯이, 체중부하된 발의 목말뼈는 모음되어, 정강뼈를 안쪽돌림시킨다. 결과적으로, 발이 흡수기에 있을 때 목말뼈는 엎침된다. 흡수기의 끝단계인 중간입각기 직전에, 가로발목뼈관절(transverse tarsal joint)의 축들이 평행을 이루어 발의 최대 엎침이 일어난다: 이런 자세는 발의 가동성을 최대로 일으켜, 발에 지면에 잘 순응하도록 만든다. 최대 엎침은 흡수기의 끝지점에서 일어난다.[138] 추진기 동안, 목말밑관절은 안쪽번짐을 하여, 목말밑관절과 가로발목뼈관절은 뒤침으로 움직인다. 반대쪽 다리가 앞쪽으로 스윙할 때, 체중부하를 받는 목말밑관절이 재정렬하여, 가로발목뼈관절의 축들을 닫히게 만드는데. 이것은 발을 견고하게 만들어, 가동성을 감소시킬 뿐만 아니라, 다리를 추진시킨다. 초기유각기 동안, 발은 엎침되어 이완되지만, 종말유각기[141] 동안은 뒤침되고, 유각기 내내 발은 뒤침된다.

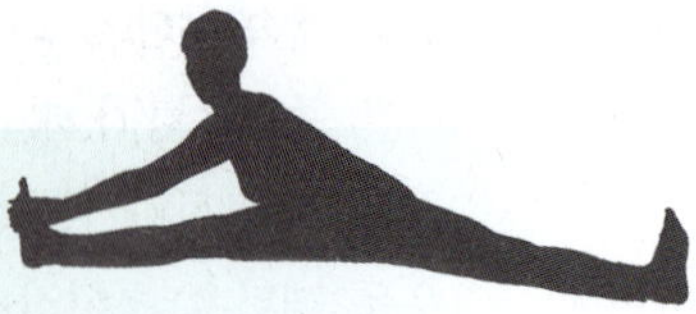

실습 포인트
PRACTICE POINT

손상을 당한 운동선수는 다시 달리기를 할 수 없을지도 모른다는 것에 불안감을 가진다. 치료 초기에 임상가들이 가장 많이 듣는 질문 중의 하나는 "내가 다시 달리기를 할 수 있나요?"이다. 환자들이 달리기를 다시 하기 전에, 손상의 해결은 물론, 다리의 가동범위를 충분히 회복해야 한다. 달리기의 속도는 각 관절의 가동범위에 좌우된다. 스프린터는 조깅하거나 달리는 사람보다 더 큰 가동범위를 가져야 한다. 일반적인 보행은 무릎관절의 굽힘을 60° 만을 요구하지만, 달리기를 할 때는 90°을 필요로 한다. 그러나 스프린팅은 90° 이상의 무릎관절 굽힘을 필요로 한다. 임상가들은 이런 요구사항을 알고, 환자의 치료 목표를 설정할 때 적용해야 한다.

속도에 따른 변화 / Changes at Different Speeds

보행에서 달리기와 스프린팅으로 보행 속도가 변할 때, 운동 요건, 활동 타이밍 및 기타 변수에서 몇 가지 차이점이 나타난다. 속도가 점진적으로 증가할 때 나타나는 일반적인 변화는 다음과 같다: 무게중심이 낮아지고, 온걸음길이가 길어지고, 분속수가 빨라지고, 입각기의 기간이 짧아지고, 유각기의 기간이 길어지고, 다리의 모든 관절에서 가동범위가 커진다. 앞에서 언급했듯이, 보행에는 양발지지기가 있고, 달리기에는 양발부유기가 있다. 표 12-6, 표 12-7, 표 12-8, 표 12-9는 다리의 각 관절에서 일어나는 주요 변화를 다루고 있다. 그림 12-17은 보행, 달

표 12-6 몸통과 골반의 비교

보행 단계	보행	달리기	스프린팅
입각기	몸통은 기립자세를 유지한다. 골반은 거의 중립위를 유지한다	몸통은 초기접지기 때 약간 앞쪽으로 기울어진다. 골반은 앞쪽경사한다.	몸통은 초기접지기 때 크게 앞쪽으로 기울어진다. 골반은 달리기 때보다 크게 앞쪽경사진다.
유각기	몸통은 기립자세를 유지한다.	몸통이 앞쪽으로 기울어진다.	몸통은 약간 앞쪽으로 기울어진다.

표 12-7 엉덩관절의 비교

보행 단계	보행	달리기	스프린팅
입각기	발꿈치들기 때 최대 폄에 이른다.	발가락떼기 이후 최대 폄이 일어난다.	엉덩관절은 결코 완전하게 폄되지 않는다. 보행이나 달리기 때보다 큰볼기근이 더 큰 출력을 낸다.
유각기	엉덩관절의 최대굽힘은 유각기 말기에서 초기접지기까지 일어나고, 각도는 30° 이다.	중간유각기 이후와 종말 유각기의 후반부 직전까지 최대 엉덩관절 굽힘이 일어난다. 보행 때보다 달리기 때 더 큰 엉덩관절 굽힘이 일어나고, 각도는 약 20° 이다.[162]	최대 엉덩관절 굽힘은 80° 이상 일어날 수 있다.[162] 보행이나 달리기 때 보다 엉덩관절 굽힘근이 더 큰 출력을 낸다.

표 12-8 무릎관절의 비교

보행 단계	보행	달리기	스프린팅
입각기	무릎관절은 초기접지기와 발꿈치들기 때 거의 완전하게 폄된다.	무릎관절의 폄은 거의 일어나지 않는다.	무릎관절의 폄은 거의 일어나지 않는다.
유각기	최대 굽힘은 60°이다.	최대 굽힘은 90°이다.	최대 굽힘은 130°이다.

표 12-9 발목과 발의 비교

보행 단계	보행	달리기	스프린팅
입각기	초기접지가 발꿈치로 일어난다. 빠른 발바닥굽힘은 초기접지기 이후에 일어난다. 장딴지 근육의 활성은 입각기 말기에서 크게 일어난다. 초기접지기 이후 다른 시기에서 넙다리네갈래근과 장딴지 근육이 충격을 흡수한다.	초기접지가 발의 뒤가쪽과 발중간로 일어난다. 빠른 발등굽힘은 초기접지기 이후에 일어난다. 초기접지기에서의 빠른 움직임은 안쪽번짐에서 가쪽번짐으로 움직이고, 보행 보다 5배 빠르게 움직인다.[42] 넙다리네갈래근과 장딴지 근육의 에너지 흡수와 생산은 초기접지기와 입각기 말기에서 일어난다.	초기접지는 발가락으로 일어난다. 초기접지기 이후 발등굽힘하고, 발꿈치가 지면에 닿지 않을 수도 있다.
유각기	발목의 발등굽힘이 지면으로부터 발을 떨어지게 만든다.	발목이 발등굽힘하지만, 무릎관절과 엉덩관절의 굽힘은 발을 지면으로부터 떨어지게 만든다.	발목이 발등굽힘하지만, 무릎관절과 엉덩관절의 굽힘은 발을 지면으로부터 떨어지게 만든다.

리기 및 스프린팅 동안에 일어나는 관절가동범위를 보여주고 있다.

달리기 시 엉덩관절과 무릎관절, 발목관절의 근육 활동 / Muscle Activity at the Hip, Knee, and Ankle in Running

우리는 초기접지기 때 여러 다리 분절에서 흡수되는 충격의 힘을 앞에서 이미 언급했고, 그래서 여러분은 이들 분절의 근육이 에너지를 흡수하기 위해 원심성으로 수축하고 있음을 짐작했을 것이다. 에너지를 흡수하는 시기가 지나면, 힘을 발생하는 시기가 오는데, 이 시기 때 각 분절들은 몸을 앞쪽으로 추진하는 준비를 한다. 이런 이유 때문에, 보행 활동과 마찬가지로, 달리기 활동도 초기접지기, 입각기의 후반부(추진기), 종말유각기의 마지막 부분에서 큰 근육의 활동을 일으킨다. 보행과 달리, 달리기에서 나타나는 큰 차이점은 근육 활동의 시작이 보행보다 약간 빠르고, 근육의 활동이 크다. 근육 활동의 시작은 스프린팅에서 가장 빠르고, 근육의 활동도 스프린팅에서 가장 크다(그림 12-18).

엉덩관절의 근육군 / Hip Muscle Groups

달리기의 속도에 관계없이, 큰볼기근의 출력과 타이밍의 기능은 보행과 달리기 모두에서 동일하다. 초기접지기 직전과 직후에, 엉덩관절 폄근이 활성한다.[145] 엉덩관절 폄근은 엉덩관절의 움직임을 반대로 만들고, 엉덩관절의 굽

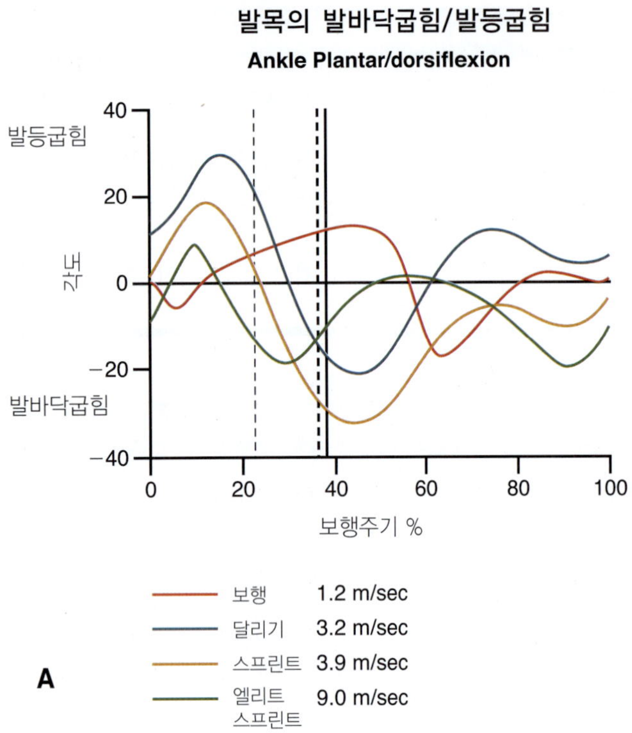

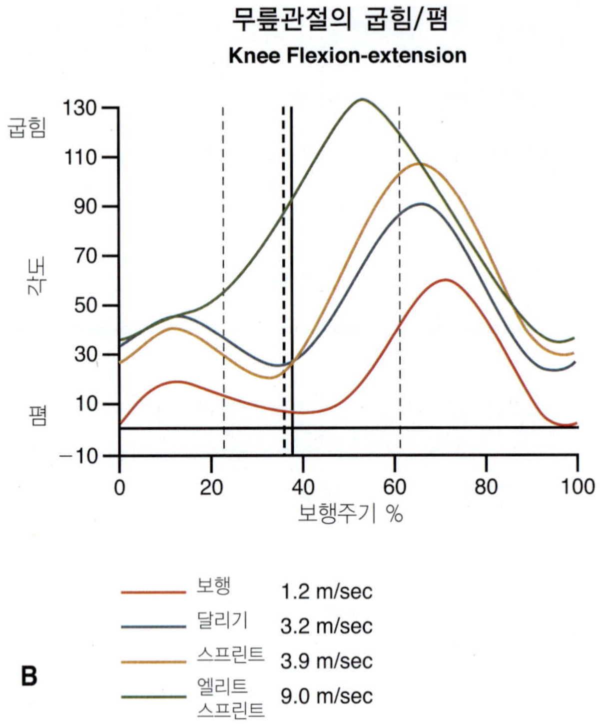

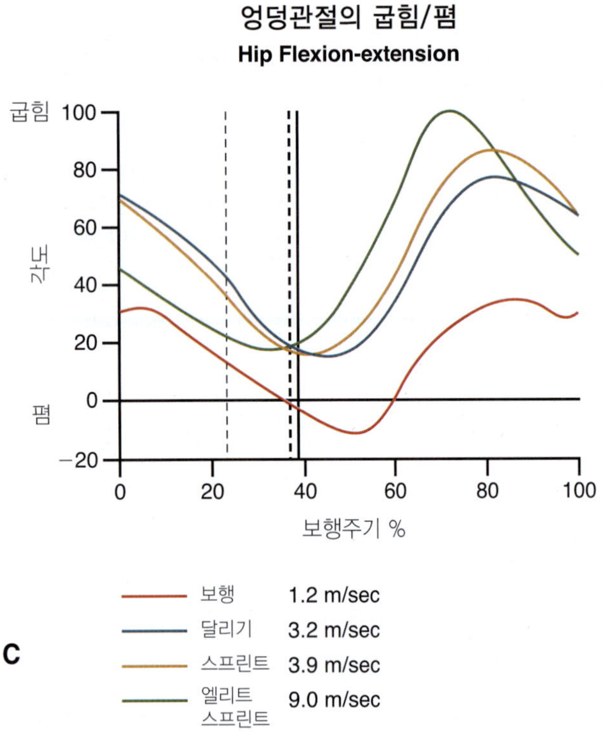

그림 12-17. 보행, 달리기 및 스프린팅 동안의 다리 관절의 가동범위. 그래프는 Mann과 Inman을 기반으로 하였다.[64]

힘을 감소시켜 초기접지를 준비시키고, 초기접지기 이후에는 엉덩관절의 운동을 조절하여 충격의 힘을 흡수한다. 한편, 중간볼기근의 활동 타이밍은 보행과 달리기 모두에서 동일하지만, 달리기의 속도가 증가함에 따라, 출력의 크기도 증가한다.[145]

다리가 지면으로부터 떨어질 때, 엉덩관절 굽힘근은 엉덩관절을 굽힘 추진하여, 초기유각기로 움직인다. 달리기와 스프린팅 모두의 최대 엉덩관절 굽힘은 유각기의 중간

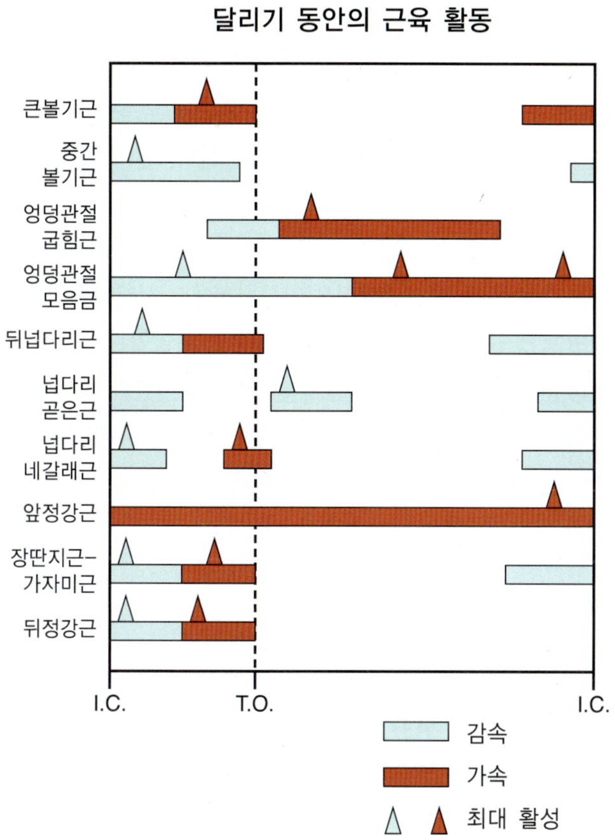

그림 12-18. 달리기 동안 근육 활성. 연구 기반은 다음과 같다: Kunz와 Kaufmann,[136] Thordarson,[137] Dugan과 Bhat,[138] Novachek,[139] McClay와 Manuel[142] 및 Gazendam과 Huf.[145]

부분에서 일어난다.[139] 입각기의 후반부 동안, 엉덩관절 굽힘근은 엉덩관절의 폄을 감속시켜, 다리가 유각기를 준비하도록 만든다.

보행과 달리기에서의 모음근 활동은 다르다. 앞에서 이미 언급했듯이, 보행 시 모음근은 초기접지기와 발가락떼기에서 활성하여, 넙다리를 안정시킨다. 한편, 달리기 때의 모음근은 입각기 동안 지속적으로 활성하여, 반대쪽 다리의 스윙으로 발생된 골반을 안정화시키고, 골반 운동에 저항한다.[138] 달리기 때의 최대 모음근 활성은 중간입각기와 종말유각기의 끝지점에서 일어난다.[145] 입각기 동안 다리가 모음되기 때문에, 반대쪽 다리가 스윙을 할 때 모음근은 원심성 수축을 통해 그 다리를 안정화시킨다. 다리를 착지할 때 무게중심이 기저면 안에 놓이도록, 그 다리는 중간유각기 때 부터 모음을 시작한다. 모음근은 유각기 때 활성하고, 넙다리를 정중선 쪽으로 움직이기 위해 구심성 수축을 한다. 즉, 모음근은 달리기 내내 작용을 한다.[138] 엉덩관절 벌림근은 초기접지기와 초기접지기 직후에 활성하여, 발이 지면에 닿을 때 엉덩관절을 안정화시킨다.[138]

달리기 동안 뒤넙다리근의 주된 기능은 엉덩관절에서 일어나는 것으로 생각된다.[138] 큰볼기근과 뒤넙다리근은 종말유각기 동안 엉덩관절을 펌하기 위해 구심성 수축을 하여, 다리를 추진할 수 있도록 만든다. 그리고 이들 근육은 초기접지기 직후인 흡수기 초반에서는 충격을 흡수하기 위해 원심성 수축을 한다.[139] 뒤넙다리근은 달리기의 입각기 내내 활성한다. 즉, 입각기 초반부(흡수기)에서는 원심성 수축을 하고, 입각기 후반부(추진기)에서는 구심성 수축을 한다.[138]

무릎관절의 근육군 / Knee Muscle Groups

넙다리네갈래근의 타이밍은 보행 때보다 달리기에서 더 길게 일어난다. 보행 시, 넙다리네갈래근은 유각기의 마지막 10% 지점에서 활성한 후, 부하반응기인 입각기의 15% 지점까지 지속된다. 반면 달리기 때의 넙다리네갈래근은 유각기의 마지막 20%에서 활성한 후, 흡수기의 끝지점까지 지속된다.[137] 넙다리네갈래근의 활성 기간은 스프린팅에서 가장 길며, 이것은 입각기의 80%과 종말유각기 동안에 지속된다.[137] 넙다리네갈래근의 출력은 달리기에서 2배로 증가한다. 첫 번째 활성은 흡수기 시작 지점에서 원심성 작용으로 일어나고, 두 번째 활성은 발가락떼기 이후인 추진기 끝지점에서 일어난 후, 초기유각기까지 지속된다.[48] 넙다리네갈래근은 양성 작용(추진 작용)[142] 보다는 음성 작용(흡수 작용)을 주로 한다는 것으로 여겨진다. 넙다리네갈래근이 입각기 초반부에서 작용하기 때문에, 이런 결론이 나온 것 같다.[138]

넙다리곧은근은 입각기의 초반부 때 이중 역할을 한다. 첫 번째 역할은 무게중심의 높이를 조절하기 위해 엉덩관절을 굽힘하는 것이고, 두 번째 역할은 무게중심이 무릎관절 뒤쪽에 있을 때 무릎관절의 굽힘으로 원심성 수축으로 조절하는 것이다.[138]

비록 뒤넙다리근이 추진기 동안 엉덩관절 폄근으로서 구심성 작용을 하지만, 무릎관절에서도 작용한다. 뒤넙다리근은 달리기의 흡수기 동안 무릎관절을 고정할 때 넙다리네갈래근과 함께 작용하고, 또 COM이 무릎관절 앞쪽으로 이동할 때 넙다리네갈래근과 함께 계속 작용한다.[138]

발목과 발의 근육군 / Ankle and Foot Muscle Groups

보행과 달리기와 관련된 모든 근육군들 중에서, 출력과 역할 분담에서 가장 큰 변화를 보이는 근육군은 발목관절의 근육군이다. 이들 근육들은 장딴지의 앞쪽 근육과 뒤쪽 근육으로 나누어진다. 보행에서 장딴지 근육군들은 입각기 후반부에서 작용하지만, 달리기에서는 발가락떼기 때인 입각기의 첫 80%와 유각기의 마지막 25%에서 작용을 한다.[137] 추진기 동안, 장딴지 근육은 체중의 250%에 해당하는 힘을 발휘한다.[137] 초기접지기 직후의 흡수기 동안, 장딴지 근육은 원심성으로 수축하여 발목의 안정성을 제공하고, 앞쪽 근육의 활성과 모멘텀으로 발생된 정강뼈의 앞쪽 움직임을 조절한다.[138] 다리가 추진기로 접어들면, 뒤쪽 근육군들이 구심성으로 수축하여 다리와 몸을 앞쪽으로 추진하는 힘을 발생시킨다. 러너(runner)가 발가락으로 스프린트하면, 발의 내재근이 이 단계 동안 발을 고정하기 위해 수축할 것이다.[146] 발이 지면으로부터 떨어지면, 뒤쪽 근육군이 작용을 멈추고, 앞쪽 근육군이 작용을 할 것이다. 넙다리네갈래근과는 달리, 장딴지근–가자미근은 음성 작용 보다는 양성 작용을 하게 될 것이다.[142] 추진기 동안 이들 근육이 체중의 250%에 해당하는 힘을 발생하기 때문에, 이런 결론이 내려지는 것 같다. 보행 동안, 뒤쪽 근육군은 몸을 수평으로 움직이는데 작용하지만, 달리기 동안에는 몸을 수직으로 추진하는 역할을 한다.

앞쪽 근육군들도 보행에서 달리기로 변할 때 근육의 타이밍과 역할을 변화시킨다. 보행 동안, 이들 근육은 전유각기와 유각기 내내 구심성으로 수축하다가, 초기접지기로 움직일 때는 원심성 수축을 통해 발을 천천히 지면으로 내림한다. 그러나 달리기 동안, 이들 근육은 발을 안정화시키고 또 속도를 증가하거나 유지하기 위해 고정된 발 위에서 정강뼈를 가속하도록 구심성으로 수축한다.[138] 다리가 스윙을 하면, 발목관절은 유각기 내내 앞쪽 근육군의 구심성 수축을 통해 발목을 발등굽힘한다. 앞쪽 근육군은 달리기 내내 활성을 한다.

초기접지기 때 다리가 무게중심에 비해 모음된 자세를 취하기 때문에, 목말밑관절은 안쪽번짐에서 시작하여, 발이 지면에 놓인 직후에는 가쪽번짐을 한다. 목말밑관절의 자세 변화는 수동으로 일어나는데, 그 이유는 지면과 접촉하는 지점과 무게중심 사이의 관계 때문이다. 그러나 이런 가쪽번짐은 뒤정강근[142]의 원심성 수축으로 조절되고, 장딴지근과 가자미근[138]의 도움을 받는다.

달리기의 운동역학 / Kinetics of Running

운동역학은 운동을 일으키는 힘에 대한 학문이다. 사람이 달리기를 할 때 발생되는 힘에는 내적 힘과 외적 힘이 있다. 내적 힘은 몸과 근육, 비활성 조직(인대와 힘줄)에 의해 생산되는 힘이다. 우리가 주로 관심을 갖는 외적 힘은 중력이다. 중력 때문에, 보행이나 달리기를 할 때 지면반응력이 생긴다. 내적 힘과 지면반응력을 여기에서 간단히 설명하고자 한다.

내적 힘 / Internal Forces

달리기의 목적은 한 지점에서 다른 지점으로 빠르게 움직이는 것이다. 우리가 보행과 관련된 요소로써 시간을 다루고 있기 때문에, 파워는 힘의 요소이다. Novacheck[139]을 근거로, 달리기의 앞쪽 추진을 일으키는 주요 파워 자원은 다음과 같다:

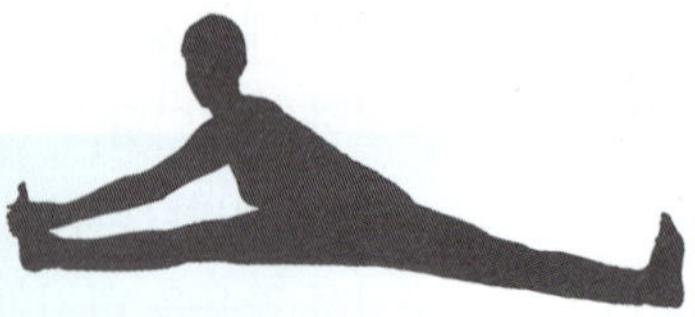

실습 포인트
PRACTICE POINT

비록 엉덩관절 모음근이 재활 프로그램에서 중요한 근육으로 인식되고 있지 않지만, 손상 이후 다시 달리기를 원하는 환자들에게 있어서 모음근은 매우 중요한 근육이다. 임상가는 달리기 할 때의 모음근 역할과 그들의 활동 요건을 제대로 인식해야 한다.

1. 유각기 말기와 입각기 초기에 작용하는 엉덩관절 폄근
2. 발가락떼기 이후에 작용한 엉덩관절 굽힘근
3. 입각기 내내 작용하는 넙다리네갈래근, 중간볼기근 및 발바닥굽힘근

한편, 달리기의 파워를 내는 가장 중요한 근육군은 엉덩관절의 굽힘근과 폄근, 무릎관절의 폄근 및 장딴지근-가자미근이다. 이들 각 근육은 달리기의 특정 시점에 따라 파워를 생성한다. 무게중심이 발 뒤쪽에 위치하는 입각기의 초기 동안, 큰볼기근과 뒤넙다리근은 몸을 앞쪽으로 추진하기 위해 엉덩관절을 폄해야 한다. 일단 무게중심이 발위에 위치한 후 발을 지나가면, 몸이 계속으로 앞쪽으로 추진할 수 있도록 넙다리네갈래근은 무릎관절을 폄하고 장딴지 근육은 발목을 발바닥굽힘한다. 엉덩관절 벌림근은 골반을 안정화시킴으로써 부가적인 효율성을 제공할 것이다. 이 근육군은 골반을 가쪽으로 올림한다.[139] 엉덩관절 굽힘근은 엉덩관절을 앞쪽으로 가속하여 유각기로 움직인다. 속도가 증가하면, 이들 근육군에 의한 파워도 증가한다.

스프링처럼 몸의 추진은 신장반사를 이용하고, 힘줄과 근육이 반등할 때 부가적인 에너지를 제공한다.[139] 원심성 활동처럼 근육이 신장할 때, 대부분의 에너지가 힘줄에 의해 흡수된다. 그리고 운동이 역전되어 근육힘줄단위가 짧아질 때, 힘줄은 작용을 수행한다. 원심성 단계와 에너지 방출 동안에는 잠재적인 에너지 흡수가 일어나며, 이것은 구심성 단계 동안의 파워로서 작용한다. 여러분은 근육힘줄단위를 스프링처럼 생각하면 된다. 근육힘줄단위가 신장되면(흡수기 동안의 아킬레스힘줄처럼), 에너지를 얻게 되어서, 추진기 동안 발목을 빠르게 발바닥굽힘하는 에너지를 방출할 수 있다. 압축된 스프링과 신장된 힘줄은 모두 에너지를 얻게 되고, 그것들은 강력한 효과를 내기 위해 흡수된 에너지를 이용한다.

달리기할 때 팔의 기여에 대해서는 본 단락에서 설명하지 않을 것이다. 달리기를 할 때의 팔 역할에 대한 정보는 거의 없다. 어떤 연구자들은 달리기 할 때 팔이 들어올림을 제공한다지만, 다른 연구자들은 다리의 반대균형돌림에 의해 수평 속도가 일정하게 유지된다고 했다.[139] 이것에 대한 의미 있는 정보를 제공할 수 있는 데이터가 없다.

지면반응력
/ Ground Reaction Forces

발이 지면에 닿을 때, 몸은 뉴턴의 운동 3법칙인 작용과 반작용의 법칙을 따른다: 모든 작용에는, 방향은 반대지만 힘이 동등한 반작용이 일어난다. 그러므로 발이 지면에 닿을 때, 발이 지면에 가해지는 힘과 동등한 크기의 힘을 뒤쪽으로 밀어낸다. 발이 지면에 닿을 때 가장 큰 힘 성분은 수직의 힘 성분이다. 본 장의 앞에서 설명했듯이, 보행의 초기접지기와 비슷하게, 안가쪽 힘 성분과 앞뒤쪽 힘 성분이 달리기할 때 발생한다. 보행할 때보다 달리기를 할 때 상당한 수직의 지면반응력 성분이 발생하는데, 그 이유는 몸이 지면으로 떨어질 때 초기접지기 때 지면과 접촉하는 바운싱 형태가 발생하기 때문이다.[147]

보행 단락의 앞부분에서 언급했듯이, 보행을 하는 동안 낙타 등처럼 생긴 비슷한 형태의 2개 수직 지면반응력(GRF)이 발생한다. 달리기할 때도 2개의 수직 지면반응

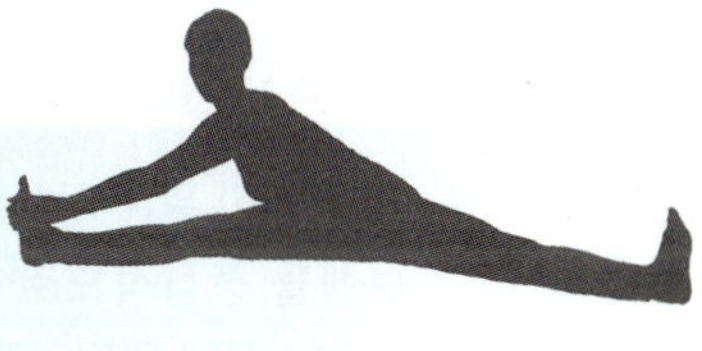

실습 포인트
PRACTICE POINT

러너의 지면반응력은 신발의 마모에 의해 변경될 수 있다. 러너의 발에 맞는 적절한 신발의 선택, 달리기 스타일 및 달리는 지면 등이 신발을 선택할 때 고려되어야 한다. 신발 마모도 몸에 가해지는 지면반응력을 변화시킨다. 마모된 신발은 더 이상 적절한 지지를 제공하지 못하거나 충격을 제대로 흡수하지 못해서, 러너의 손상 원인으로 작용할 것이다. 비록 신발의 선택 방법을 본 교재가 다루지 않지만, 몇 가지 다른 자원들이 이런 목적을 위해 이용될 수 있다.[148-150]

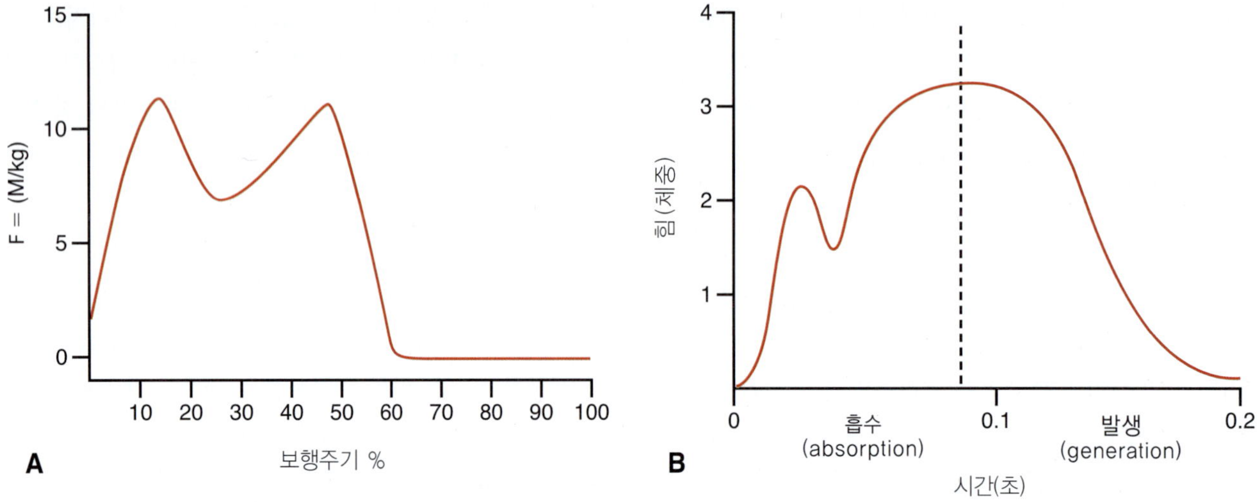

그림 12-19. A) 보행과 B) 달리기 때의 수직 지면반응력의 비교.

력이 있지만, 그 형태는 다르다. 입각기의 첫 20% 이내인 초기접지기와 관련된 작은 충격의 힘이 존재한다. 그 다음, 크고 긴 충격의 힘이 발생하는데, 이것은 추진기 동안에 일어난다.[138] 추진기(propulsive phase)는 첫 번째 수직 지면반응력보다 더 큰 수직힘을 가진다; 이런 큰 충격의 힘은 흡수기 때 보다 추진기 때 발생된 큰 힘에 의해 생성된다. 힘의 크기는 달리기와 보행 사이에 큰 차이가 있다. 보행의 충격 힘은 체중의 1.3–1.5배이지만, 달리기 때의 힘은 2~3배이다.[141] 그림 12-19는 보행과 달리기 때의 수직 힘을 비교하고 있다.

안가쪽 지면반응력과 앞뒤쪽 지면반응력도 달리기할 때 일어난다. 보행에서처럼, 이들 힘의 크기는 수직 성분보다 작은 편이다. 이들 지면반응력의 성분은 보행 동안에 발생하는 힘의 크기와 비교될 수 있다.[141]

요약

Summary

본 장은 가장 흔한 기능적 움직임을 다루고 있다: 안정된 서기 자세 유지, 보행, 달리기. 첫 번째인 서기 자세에서, 신체분절이 중력에 대항해 어떻게 균형을 맞추는지에 대해 설명을 했다. 서기 자세를 유지할 때 일어나는 자동적인 자세조정에 대해서도 간략하게 설명했다. 그런 다음, 길이의 관점에서 보행의 용어를 복습했다. 본 교재의 기본적인 틀을 유지하기 위해, 기능적 움직임으로써 보행을 운동형상학적 관점과 운동역학적 관점에서 다루었다. 그리고 연령에 따른 보행의 변화를 설명했다. 보행 효율성의 난제와 병적 보행의 기능적 결과를 설명했다. 달리기와 스프린팅의 운동형상학을 설명하고, 이를 보행과 비교했다.

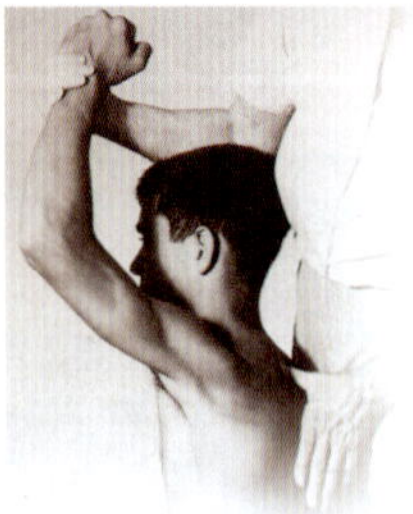

임상 시나리오 해결(CLINICAL SCENARIO SOLUTION)

Morgan은 Cody가 정상 보행을 재개하는 것을 돕기 위해 자신의 경험을 이야기했고, 또 그녀가 반드시 해야 할 사항을 그에게 설명했다. 그녀는 보행을 정상적으로 수행하는데 필요한 다리 관절의 최대 가동범위를 알고 있어서, 정상 보행을 훈련시키기 전에 엉덩관절, 무릎관절 및 발목관절의 가동범위를 측정해야 한다. Cody가 달리기를 재개하는데 두려움을 갖고 있기 때문에, Morgan은 Cody가 정상 보행을 하는데 꼭 필요한 사항을 설명해 주어야 하고, 그가 달리기로 진행하기 전에 어떤 부가적인 운동이 필요한지를 설명해 주어야 한다.

논의 문제 / Discussion Questions

1. 각 신체분절 주위의 힘 균형이 서기 자세를 조정하는데 어떤 영향을 주는가?
2. 보행 용어의 이용이 임상 보행 분석과 환자의 중재에 어떤 영향을 주는가?
3. 전통적 보행 용어 시스템과 RLA 용어 시스템을 비교해 보자. 각 용어 시스템의 장점은 무엇인가?
4. 보행 단계와 관련된 주요 기능적 과제는 무엇인가?
5. 연령에 따른 보행 변화는 무엇인가?
6. 보행의 기능적 효율성에 영향을 주는 일반적인 손상은 무엇인가?
7. 달리기 동안 몸이 어떻게 추진하는지를 설명해 본다. 파워를 생산하는 주요 요소가 달리기의 바람직한 결과에 어떤 효과를 제공하는가?
8. 보행 내내 어떤 근육들이 활성하는가? 그들의 기능을 확인해 본다.
9. 보행, 달리기, 스프린팅 동안 어떤 근육군이 비슷하게 수행하는가? 이들 간에 어떤 차이점이 있는가?
10. 달리기 동안 근육은 언제 어떤 작용을 하는가? 달리기 단계 동안 일반적으로 발생하는 근육의 활성 패턴은 무엇인가? 그리고 그 이유는?
11. "임상 시나리오" 상자와 "임상 시나리오 해결" 상자를 토대로, 정상 보행 시 요구되는 발목관절, 무릎관절 및 엉덩관절의 가동범위를 확인해 본다. Cody가 달리기 선수라면, 달리기를 재개하는데 필요한 다리 관절의 가동범위를 확인해 본다. Cody가 충분한 근력과 가동범위를 가지고 있지만, 목발 없이 걸을 때 오른쪽 다리로 체중부하하는 것을 두려워한다면, 그는 어떤 보행 패턴을 보일 것인가? 무릎관절의 가동범위가 10–45° 이라면, 어떤 보행 패턴이 나타날 것인가?

실습활동 / Lab Activities

1. 그림 12-1을 이용하여, 자세분석을 수행해 본다. 여러분의 파트너를 앞쪽, 뒤쪽, 시상면 쪽에서 관찰하고, 중력선을 알아보기 위해 연추선을 이용해 본다.
2. 느리게 걸으면서, 보행주기의 8개 세부단계에 이름을 붙여본다. 과제를 수행하기 위해, 세부단계와 가동범위, 그리고 근육 요건과 관련된 기능적 과제에 집중한다.
3. 관찰적 보행분석: 표 12-4를 이용하여, 여러분이 관찰적 보행분석 전략을 실습하고 숙련시킬 기회를 가질 수 있도록 아래의 방법을 여러분께 제공할 것이다. 우선, 움직임에 대한 관찰적 분석은 장애물이 없는 평편한 지면 위에서 이루어지는 보행을 대상으로 한다. 이때 맨발이나 편안한 신발을 신고 보행을 수행한다.

   다음과 같은 지침이 주어진다:

   a. 장애물 없는 곳에 걷는 대상자를 관찰한다. 이때 대상자는 맨발로 걷거나, 편안한 신발을 신고 걷는다. 그리고 보조장비를 이용하여 걷기도 한다.
   b. 관찰자는 대상자의 보행 패턴에 집중하기 위해 걷는 거리의 중간지점에 서서 대상자의 여러 번의 온걸음과 몇 m의 거리를 관찰한다. 이때 대상자의 가속과 감속 부분에는 집중하지 않는다.
   c. 시상면, 이마면, 오른쪽 및 왼쪽의 측면, 앞쪽과 뒤쪽에서 관찰한다.
   d. 표 12-4에서처럼, 머리와 목부터 시작하여 몸통, 팔다리, 골반, 엉덩관절, 무릎관절, 발목/발을 관찰한다. 이때 관찰적 보행분석을 수행하는 가이드로써 여러 질문을 이용한다.

4. 정상 보행과 병적 보행의 분석은 모든 팔다리와 몸통을 다루기 위해 한 번에 하나의 관절이나 분절에 집중하는 기술의 발달이 필요하며, 이런 집중은 빠르게 선택적으로 이루어져야 한다. 이런 기술은 트레드밀에서 보행을 하는 대상자를 관찰함으로써 연습될 수 있다. 그룹을 3–5로 나누어, 각 그룹의 보행을 분석해 본다. 분석을 위해, 관찰자는 측면, 시상면, 뒤쪽에서 대상자를 관찰해야 한다. 만약 승강기를 이용할 수 있다면, 대상자를 위쪽에서 관찰할 수 있다. 여러분이 관찰한 모든 보행 편위를 기록한다. 몸의 다음 부분에 집중하여 관찰한다:

   a. 수직과 가쪽 진동을 관찰할 수 있는 머리
   b. 시상면에서, 엉덩관절, 무릎관절, 발목 및 발가락의 움직임을 관찰한다.
   c. 트레드밀의 반대쪽으로 가서, 다른 다리의 움직임을 관찰한다.
   d. 대상자의 뒤쪽에서 관찰한다. 한발지지때 엉덩관절이 정상적으로 떨어지는 것을 관찰한 후, 발의 엎침과 뒤침을 관찰한다.
   e. 엉덩관절과 무릎관절의 돌림은 앞쪽에서 관찰하는 것이 가장 좋지만, 트레드밀 보행에서는 앞쪽 관찰이 방해를 받는다.
   f. 대상자는 신발을 벗고, 트레드밀에서 걷는다.

5. 4번과 같은 그룹을 관찰한다. 각 대상자는 신발 착용의 유무에 관계없이 트레드밀을 걷는다. 4번과 비슷하게 관찰을 한다. 달리기 패턴의 편위를 확인하고, 보행 때 발견된 것과 비교해 본다. 보행된 발견된 편위가 달리기할 때 감소되었는지 아니면 악화되었는지를 확인한다.

6. 실습 활동이 끝날 때쯤, 각 그룹의 구성원들은 하나의 사례를 제시하고, 보행과 달리기 때 편위가 일어나는지를 확인한다. 각 그룹에서 1명 이상의 대상자가 확인될 수 있는 편위를 가지고 있다.

참고문헌 (References)

1. Clark JE. Dynamical systems perspective on gait. In Craik RB, Oatis CA (eds): *Gait Analysis: Theory and Application*. St. Louis: Mosby, 1995, pp 79–86.
2. DeLisa JA. Gait Analysis in the Science of Rehabilitation. Washington, DC: Veterans Health Administration/Diane Publishing, 1998.
3. Danis CG, Krebs DE, Gill-Body KM, Sahrmann SA. Relationship between standing posture and stability. *Physical Therapy* 78(5):502–517, 1998.
4. Hytönen M, Pyykkö I, Aalto H, Starck J. Postural control and age. *Acta Oto-Laryngologica* 113(1–2):119–122, 1993.
5. Woollacott MH. Posture and gait from newborn to elderly. In Amblard B, Berthoz G, Clarac F (eds): *Posture and Gait*. Amsterdam: Excerpta Medica, 1988, pp 3–13.
6. Taguchi K, Tada C. Change of body sway with growth in children. In Amblard B, Berthoz G, Clarac F (eds): *Posture and Gait*. Amsterdam: Excerpta Medica, 1988, pp 177–186.
7. Crilly RG, Delaquerrière Richardson L, Roth JH, Vandervoort AA, Hayes KC, Mackenzie RA. Postural stability and Colles' fracture. *Age and Aging* 16(3):133–138, 1987.
8. Pyykkö I, Jäntti P, Aalto H. Postural control in elderly subjects. *Age and Aging* 19(3):215–221. 1990.
9. Lord SF, Clark RD, Webster OW. Visual acuity and contrast sensitivity in relation to falls in an elderly population. *Age and Aging* 20:175, 1991.
10. Joseph J. *Man's Posture: Electromyographic Studies*. Springfield, IL: Charles C Thomas, 1960.
11. Smith JW. The forces operating at the human ankle joint during standing. *Journal of Anatomy* 91(4):545–564, 1957.
12. Åkerblom B. *Standing and Sitting Posture*. Stockholm: Nordiska Bokhandeln, 1948.
13. Joseph J, Nightingale A. Electromyography of muscles of posture: Thigh muscles in males. *Journal of Physiology* 126(1):81–85, 1954.
14. Basmajian JV. *Muscles Alive: Their Function Revealed by Electromyography*, ed 4. Baltimore: Williams & Wilkins, 1978.
15. Umphred D. *Neurological Rehabilitation*, ed 4. St. Louis: Mosby, 2001.
16. Frank J, Earl M. Coordination of posture and movement. *Physical Therapy* 70(12):855–863, 1990.
17. Horak F. Clinical measurement of postural control in adults. *Physical Therapy* 67(12):1881–1885, 1987.
18. Emery C. Management disorders of postural control and balance. In Bertoti DB (eds): *Functional Neurorehabilitation Through the Life Span*. Philadelphia: F A Davis, 2004, pp 267–294.
19. Allum JH, Bloem B, Carpenter MG, Hullinger M, Hadders-Algra M. Proprioceptive control of posture: A review of new concepts. *Gait & Posture* 8(3):214–242, 1998.
20. Perry J. *Gait Analysis: Normal and Pathological Function*. Thorofare, NJ: Slack, Inc, 1992.
21. Winter DA. *Biomechanics and Motor Control of Human Gait*, ed 2. Waterloo, ON, Canada: University of Waterloo Press, 1991.
22. Craik RB, Oatis CA (eds). *Gait Analysis: Theory and Application*. St. Louis: Mosby, 1995.
23. Carr R, Shepherd J. *Neurological Rehabilitation: Optimizing Motor Performance*. Oxford: Butterworth Heinemann, 1998.
24. Bertoti DB. *Functional Neurorehabilitation through the Life Span*. Philadelphia: FA Davis, 2004.
25. Seeley MK, Umberger BR, Shapiro R. A test of the functional asymmetry hypothesis in walking. *Gait & Posture* 28(1):24–28, 2008.
26. Archer KR, Castillo RC, Mackenzie EJ, Bosse MJ. Gait symmetry and walking speed analysis following lower-extremity trauma. *Physical Therapy* 86(12):1630–1640, 2006.
27. Lin C, Gross MT, Weinhold P. Ankle syndesmosis injuries: Anatomy, biomechanics, mechanism of injury, and clinical guidelines for diagnosis and intervention. *Journal of Orthopaedic and Sports Physical Therapy* 36:372–384, 2006.
28. Murray MP. Gait as a total pattern of movement. *American Journal of Physical Medicine* 46(1):290–333, 1967.
29. Larsson LE, Odenrick P, Sandlund B, Weitz P, Oberg PA. The phases of the stride and their interaction in human gait. *Scandinavian Journal of Rehabilitation Medicine* 12(3):107–112, 1980.
30. Inman VT, Ralston HJ, Todd F. *Human Walking*. Baltimore: Williams & Wilkins, 1981.
31. Ustün TB, Chatterji S, Bickenbach J, Kostanjsek N, Schneider M. The International Classification of Functioning, Disability and Health: A new tool for understanding disability and health. *Disability and Rehabilitation* 25:565–571, 2003.
32. Robinett CS, Vondran MA. Functional ambulation velocity and distance requirements in rural and urban communities: A clinical report. *Physical Therapy* 68(9):1371–1373, 1988.
33. Neumann DA. *Kinesiology of the Musculoskeletal System: Foundations for Physical Rehabilitation*. St. Louis: Mosby, 2002.

34. Smidt GL. Hip motion and related factors in walking. *Physical Therapy* 51(1):9–22, 1971.

35. Mann RA, Hagy JL. The function of the toes in walking, jogging, and running. *Clinical Orthopaedics and Related Research* 142:24–29, 1979.

36. Eberhart HD, Inman VT, Bresler B. The principle elements in human locomotion. In Klopsteg PE, Wilson PD (eds): *Human Limbs and Their Substitutes*. New York: McGraw-Hill, 1954, pp 437–471.

37. Saunders JB, Inman VT, Eberhart HD. The major determinants in normal and pathological gait. *Journal of Bone and Joint Surgery Am* 35(3):543–558, 1953.

38. Kuo AD. The six determinants of gait and the inverted pendulum analogy: A dynamic walking perspective. *Human Movement Science* 26(4):617–656, 2007.

39. deAsla RJ, Wan L, Rubash HE, Li G. Six DOF in vivo kinematics of the ankle joint complex: Application of a combined dual-orthogonal fluoroscopic and magnetic resonance imaging technique. *Journal of Orthopaedic Research* 24(5):1019–1027, 2006.

40. Arndt A, Westblad P, Winson I, Hashimoto T, Lundberg A. Ankle and subtalar kinematics measured with intracortical pins during the stance phase of walking. *Foot & Ankle International* 25(5):357–364, 2004.

41. Lundgren P, Nester C, Liu A, et al. Invasive in vivo measurement of rear-, mid- and forefoot motions during walking. *Gait & Posture* 28(1):93–100, 2008.

42. Chan CW, Rudins A. Foot biomechanics during walking and running. *Mayo Clinic Proceedings* 69(5):448–461, 1994.

43. Elftman H. Measurement of external force in walking. *Science* 88(2276):152–153, 1938.

44. Basmajian JV, DeLuca CJ. *Muscles Alive: Their Functions Revealed by Electromyography,* ed 5. Baltimore: Williams & Wilkins, 1985.

45. Chang WN, Lipton JS, Tsirikos AI, Miller F. Kinesiological surface electromyography in normal children: Range of normal activity and pattern. *Journal of Electromyography and Kinesiology* 17(4):437–445, 2007.

46. Sutherland DH. The evolution of clinical gait analysis. Part I: Kinesiological EMG. *Gait & Posture* 14(1):61–70, 2001.

47. Winter DA. Concerning the scientific basis for the diagnosis of pathological gait and for rehabilitation protocols. *Physiotherapy Canada* 37:245–252, 1985.

48. Ounpuu S. The biomechanics of walking and running. *Clinics in Sports Medicine* 13(4):843–863, 1994.

49. Cimolin V, Galli M, Romkes J, et al. Quantification of upper limb movements during gait in healthy subjects and in patients with cerebral palsy. *Gait & Posture* 24S:S242–S244, 2006.

50. Lee D. *The Pelvic Girdle*. Edinburgh: Churchill Livingstone, 1989.

51. Hinrichs RN. Whole body movement: Coordination of arms and legs in walking and running. In Winters JM, Woo SL (eds): *Multiple Muscle Systems*. New York: Springer-Verlag, 1990, pp 694–705.

52. Ortega JD, Fehlman LA, Farley CT. Effects of aging and arm swing on the metabolic cost of stability in human walking. *Journal of Biomechanics* 41(16):3303–3308, 2008.

53. Hogue RE. Upper extremity muscular activity at different cadences and inclines during normal gait. *Physical Therapy* 49(9):963–972, 1969.

54. Anderson GBJ, Winters JM. Role of muscle in postural tasks: Spinal loading response and postural stability. In Winters JM, Woo SL (eds): *Multiple Muscle Systems*. New York: Springer-Verlag, 1990, pp 377–395.

55. Sheffield FJ. Electromyographic study of the abdominal muscles in walking and other movements. *American Journal of Sports Medicine* 41:142–147, 1962.

56. Waters RL, Morris JM. Electrical activity of muscles of the trunk during walking. *Journal of Anatomy* 111:191–199, 1962.

57. Winter D, Ruder GK, MacKinnon DC. Control of balance of upper body during gait. In Winters JM, Woo SL (eds): *Multiple Muscle Systems*. New York: Springer-Verlag, 1990, pp 534–541.

58. Krebs DE, Wong D, Jevsevar D, Riley PO, Hodge WA. Trunk kinematics during locomotor activities. *Physical Therapy* 72:505–514, 1992.

59. Paré EB, Stern JT, Jr., Swartz JM. Functional differentiation within the tensor fasciae latae. *Journal of Bone and Joint Surgery Am* 63(9):1457–1471, 1981.

60. Kapandji IA. *The Physiology of the Joints, Vol 2, Lower Limb*, ed 5. Edinburgh: Churchill Livingstone, 1987.

61. Knutson LM, Soderberg GL. EMG: Use and interpretation in gait. In Craik RL, Oatis CA (eds): *Gait Analysis: Theory and Application*. St. Louis: Mosby, 1995.

62. Gottschall JS, Kram R. Energy cost and muscular activity required for propulsion during walking. *Journal of Applied Physiology* 94(5):1766–1772, 2003.

63. Kaye RA, Jahss MH. Tibialis posterior: A review of anatomy and biomechanics in relation to support of the medial longitudinal arch. *Foot & Ankle* 11(4):244–247, 1991.

64. Mann R, Inman VT. Phasic activity of intrinsic muscles of the foot. *Journal of Bone and Joint Surgery Am* 46:469, 1964.

65. Marey EJ. *Animal Mechanism: A Treatise on Terrestrial and Aerial Locomotion*. New York: D Appleton and Co, 1890.

66. Muybridge E. *The Human Figure in Motion*. New York: Dover Publications, 1955.

67. Muybridge E. *Animals in Motion*. New York: Dover Publications, 1957.

68. Baker R. The history of gait analysis before the advent of modern computers. *Gait & Posture* 26(3):331–342, 2007.

69. Gage JR. *Gait Analysis in Cerebral Palsy*. London: MacKeith Press, 1991.

70. Gage JR. The clinical use of kinetics for evaluation of pathologic gait in cerebral palsy. *Instructional Course Lectures* 44:507–515, 1995.

71. Barrack RL, Lund PJ, Skinner HB. Knee joint proprioception revisited. *Journal of Sport Rehabilitation* 3:18–42, 1994.

72. Braune W, Fischer O. *On the Centre of Gravity of the Human Body*. Berlin: Springer-Verlag, 1984.

73. Braune W, Fischer O. *The Human Gait*. Berlin: Springer-Verlag, 1987.

74. Kadaba MP, Ramakrishnan HK, Wootten ME. Measurement of lower extremity kinematics during level walking. *Journal of Orthopaedic Research* 8(3):383–392, 1990.

75. Sutherland DH. The evolution of clinical gait analysis. Part III: Kinetics and energy assessment. *Gait & Posture* 21:447–461, 2005.

76. Vaughan CL, Davis BL, O'Connor JC. *Dynamics of Human Gait*, ed 2. Cape Town, South Africa: Kiboho Publishers, 1999.

77. Churchill AJ, Halligan PW, Wade DT. RIVCAM: A simple video-based kinematic analysis for clinical disorders of gait. *Computer Methods and Programs in Biomedicine* 69(3):197–209, 2002.

78. Russell TG, Jull GA, Wootton R. The diagnostic reliability of internet-based observational kinematic gait analysis. *Journal of Telemedicine and Telecare* 9(Suppl 2):S48–S51, 2003.

79. Sutherland DH. The role of the ankle plantar flexors in normal walking. *Journal of Bone and Joint Surgery Am* 62:354–363, 1980.

80. Sutherland DH. The evolution of clinical gait analysis. Part III—Kinetics and energy assessment. *Gait & Posture,* 21(4):447–461, 2005.

81. Watelain E, Froger J, Rousseaux M, et al. Variability of video-based clinical gait analysis in hemiplegia as performed by practitioners in diverse specialties. *Journal of Rehabilitation Medicine* 37(5):317–324, 2005.

82. Wyatt MP. Gait in children. In Smidt G (ed): *Gait in Rehabilitation*. New York: Churchill Livingstone, 1990.

83. Nymark JR, Balmer SJ, Melis EH, Lemaire ED, S. M. Electromyographic and kinematic nondisabled gait differences at extremely slow overground and treadmill walking speeds. *Journal of Rehabilitation Research and Development* 42(4):523–534, 2005.

84. Riley PO, Dicharry J, Franz J, Croce UD, Wilder RP, Kerrigan DC. A kinematics and kinetic comparison of overground and treadmill running. *Medicine & Science in Sport & Exercise* 40(6):1093–1100, 2008.

85. Burnett CN, Johnson EW. Development of gait in childhood. II. *Developmental Medicine and Child Neurology* 13(2):207–215, 1971.

86. Burnett CN, Johnson EW. Development of gait in childhood. I. Method. *Developmental Medicine and Child Neurology* 13(2):196–206, 1971.

87. Sutherland DH, Olshen R, Cooper L, Woo SL. The development of mature gait. *Journal of Bone and Joint Surgery* 62:336–353, 1980.

88. Sutherland DH, Olshen RA, Biden EN, Wyatt MP. *The Development of Mature Walking*. Philadelphia: JB Lippincott, 1988.

89. Shumway-Cook A, Woollancott MH. *Motor Control: Translating Research into Clinical Practice*, ed 3. Philadelphia: Lippincott, Williams & Wilkins, 2007.

90. Bril B, Breniere Y. Posture and independent locomotion in childhood: Learning to walk or learning dynamic posture control? In Savelsbergh GJP (ed): *The Development of Coordination in Infancy*. Amsterdam: North Holland, 1993, pp 337–358.

91. Gabell A, Nayak US. The effect of age on variability in gait. *Journal of Gerontology* 39(6):662–666, 1984.

92. Winter DA, Patla AE, Rietdyk S, Ishac MG. Ankle muscle stiffness in the control of balance during quiet standing. *Journal of Neurophysiology* 85(6):2630–2633, 2001.

93. Woollancott M. Gait and postural control in the aging adult. In Savelsbergh GJP (ed): *The Development of Coordination in Infancy*. Amsterdam: North Holland, 1993 pp 327–336.

94. Bendall MJ, Bassey EJ, Pearson MB. Factors affecting walking speed of elderly people. *Age and Aging* 18(5):327–332, 1989.

95. Hausdorff JM, Nelson ME, Kaliton D, et al. Etiology and modification of gait instability in older adults: A randomized controlled trial of exercise. *Journal of Applied Physiology* 90(6):2117–2129, 2001.

96. Gard SA, Childress DS. What determines the vertical displacement of the body during normal walking? *Journal of Prosthetics and Orthotics* 13(3):64–69, 2001.

97. Kerrigan DC, Croce UD, Marciello M, Riley PO. A refined view of the determinants of gait: Significance of heel rise. *Archives of Physical Medicine and Rehabilitation* 81(8):1077–1080, 2000.

98. Whittle MW. *Gait Analysis*, ed 4. Philadelphia: Elsevier, 2007.

99. Gard SA, Childress DS. The influence of stance-phase knee flexion on the vertical displacement of the trunk during normal walking. *Archives of Physical Medicine and Rehabilitation* 80(1):26–32, 1999.

100. Crosbie J, Vachalathiti R. Synchrony of pelvic and hip joint motion during walking. *Gait & Posture* 6(3):237–248, 1997.

101. Waters R, Campbell J, Thomas L, Hugos L, Davis P. Energy costs of walking in lower-extremity plaster casts. *Journal of Bone and Joint Surgery* 64A(6):896–899, 1982.

102. Waters RL, Lunsford BR. Energy cost of paraplegic locomotion. *Journal of Bone and Joint Surgery Am* 67(8):1245–1250, 1985.

103. Waters RL, Mulroy S. The energy expenditure of normal and pathologic gait. *Gait & Posture* 9:207–231, 1999.

104. Waters RL, Perry J, Antonelli D, Hislop H. The energy cost of walking of amputees: The influence of level of amputation. *Journal of Bone and Joint Surgery Am* 58(1):42–46, 1976.

105. Cowan MM, Stilling DS, Naumann S, Colborne GR. Quantification of antagonist muscle coactivation in children with spastic diplegia. *Clinical Anatomy* 11(5):314–319, 1998.

106. Mykelbust BM. A review of myotatic reflexes and the development of motor control and gait in infants and children: A special communication. *Physical Therapy* 70(3):188–203, 1990.

107. Olney SJ. *Topics in pediatrics: Lesson 1.* Alexandria, VA: American Physical Therapy Association, 1989.

108. O'Byrne JM, Jenkinson A, O'Brien TM. Quantitative analysis and classification of gait patterns in cerebral palsy using a three-dimensional motion analyzer. *Journal of Child Neurology* 13(3):101–108, 1998.

109. Olney SJ, Costigan PA, Hedden DM. Mechanical energy patterns in gait of cerebral palsied children with hemiplegia. *Physical Therapy* 67(9):1348–1354, 1987.

110. Olney SJ, MacPhail HE, Hedden DM, Boyce WF. Work and power in hemiplegic cerebral palsy gait. *Physical Therapy* 70(7):431–438, 1990.

111. Rose SJ, Gamble JG, Medeiros J, Burgos A, Haskell WL. Energy cost of walking in normal children and in those with cerebral palsy: Comparison of heart rate and oxygen uptake. *Journal of Pediatric Orthopedics* 9(3):276–279, 1989.

112. Campbell J, Ball J. Energetics of walking in cerebral palsy. *Orthopaedic Clinics of North America* 9(2):374–377, 1978.

113. Mossberg KA, Linton KA, Friske K. Ankle-foot orthoses: Effect on energy expenditure of gait in spastic diplegic children. *Archives of Physical Medicine and Rehabilitation* 71(7):490–494, 1990.

114. Mauritz KH. Gait training in hemiplegia. *European Journal of Neurology* 9(Suppl 1):23–29, 2002.

115. Montgomery J. Assessment and treatment of locomotor deficits in stroke. In Duncan P, Badke MB (eds): *Stroke Rehabilitation: The Recovery of Motor Control*. Chicago: Year Book, 1987, pp 223–266.

116. Waters RL, Hislop HJ, Perry J, Antonelli D. Energetics: Application to the study and management of locomotor disabilities. Energy cost of normal and pathological gait. *Orthopaedic Clinics of North America* 9(2):351–356, 1978.

117. Gersten JW, Orr W. External work of walking in hemiparetic patients. *Scandinavian Journal of Rehabilitation Medicine* 3(1):85–88, 1971.

118. O'Sullivan SB, Schmitz TJ (eds). *Physical Rehabilitation,* ed 5. Philadelphia: F.A. Davis, 2007.

119. Halliday SE, Winter DA, Frank JS, Patla AE, Prince F. The initiation of gait in young, elderly, and Parkinson's disease subjects. *Gait & Posture* 8(1):8–14, 1998.

120. Melnick ME, Oremland B. Movement dysfunction associated with cerebellar problems. In Umphred DA (ed): *Neurological Rehabilitation*, ed 4. St. Louis: Mosby, 2001, pp 717–740.

121. Mohr KJ, Kvitne RS, Pink MM, Fideler B, Perry J. Electromyography of the quadriceps in patellofemoral pain with patellar subluxation. *Clinical Orthopaedics and Related Research* 415:261–271, 2003.

122. Young A, Stokes M, Iles JF. Effects of joint pathology on muscle. *Clinical Orthopaedics* 219:21–27, 1987.

123. Powers CM, Perry J, Hsu A, Hislop HJ. Are patellofemoral pain and quadriceps femoris muscle torque associated with locomotor function? *Physical Therapy* 77:1063–1078, 1997.

124. Foley MP, Prax B, Crowell R, Boone T. Effects of assistive devices on cardiorespiratory demands in older adults. *Physical Therapy* 76(12):1313–1319, 1996.

125. Franks CA, Palisano RJ, Darbee JC. The effect of walking with an assistive device and using a wheelchair on school performance in students with myelomeningocele. *Physical Therapy* 71(8):570–577, 1991.

126. Clinkingbeard JR, Gersten JW, Hoehn D. Energy cost of ambulation in the traumatic paraplegic. *American Journal of Physical Medicine* 43:157–165, 1964.

127. Gordon EE, Vanderwalde H. Energy requirements in paraplegic ambulation. *Archives of Physical Medicine and Rehabilitation* 37(5):276–285, 1956.

128. Wright DL, Kemp TL. The dual-task methodology and assessing the attentional demands of ambulation with walking. *Physical Therapy* 72(4):306–312, 1992.

129. Diedrich FJ, Warren WH, Jr. Why change gaits? Dynamics of the walk-run transition. *Journal of Experimental Psychology: Human Perception and Performance* 21(1):183–202, 1995.

130. Perry J. Gait analysis in sports medicine. *Instructional Course Lectures* 39:319–324, 1990.

131. Ishikawa M, Pakaslahti J, Komi PV. Medial gastrocnemius muscle behavior during human walking and running. *Gait & Posture* 25:380–384, 2007.

132. Sasaki K, Neptune RR. Differences in muscle function during walking and running at the same speed. *Journal of Biomechanics* 39(11):2005–2013, 2006.

133. Paróczai R, Kocsis L. Analysis of human walking and running parameters as a function of speed. *Technology and Health Care* 14(4–5):251–260, 2006.

134. Queen RM, Gross MT, Liu H-Y. Repeatability of lower extremity kinetics and kinematics for standardized and self-selected running speeds. *Gait & Posture* 23:282–287, 2006.

135. *Webster's II New College Dictionary,* ed 3. Boston: Houghton Mifflin, 2001.

136. Kunz H, Kaufmann DA. Biomechanical analysis of sprinting: Decathletes versus champions. *British Journal of Sports Medicine* 15(3):177–181, 1981.

137. Thordarson DB. Running biomechanics. *Clinics in Sports Medicine* 16(2):239–247, 1997.

138. Dugan SA, Bhat KP. Biomechanics and analysis of running gait. *Physical Medicine and Rehabilitation Clinics of North America* 16(3):603–621, 2005.

139. Novacheck TF. The biomechanics of running. *Gait & Posture* 7(1):77–95, 1998.

140. Schache AG, Bennell KL, Blanch PD, Wrigley TV. The coordinated movement of the lumbo-pelvic-hip complex during running: A literature review. *Gait & Posture* 10(1):30–47, 1999.

141. Ounpuu S. The biomechanics of running: A kinematic and kinetic analysis. *Instructional Course Lectures* 39:305–318, 1990.

142. McClay I, Manal K. A comparison of three-dimensional lower extremity kinematics during running between excessive pronators and normals. *Clinical Biomechanics* 13(3):195–203, 1998.

143. Cavanagh PR. The biomechanics of lower extremity action in distance running. *Foot & Ankle* 7(4):197–217, 1987.

144. Rodgers MM. Dynamic biomechanics of the normal foot and ankle during walking and running. *Physical Therapy* 68:1822–1830, 1988.

145. Gazendam MGJ, Hof AL. Averaged EMG profiles in jogging and running at different speeds. *Gait & Posture* 25:604–614, 2007.

146. Mann RV. A kinetic analysis of sprinting. *Medicine & Science in Sport & Exercise* 13(5):325–328, 1981.

147. Farley CT, Ferris DP. Biomechanics of walking and running: Center of mass movements to muscle action. *Exercise and Sport Sciences Reviews* 26:253–285, 1998.

148. Enke RC, Laskowski ER, Thomsen KM. Running shoe selection criteria among adolescent cross-country runners. *PM & R: The Journal of Injury, Function, and Rehabilitation* 1(9):816–819, 2009.

149. Heckman B. Selection of a running shoe: If the shoe fits—run. *Journal of Orthopaedic and Sports Physical Therapy* 2(2):65–68, 1980.

150. Yamashita MH. Evaluation and selection of shoe wear and orthoses for the runner. *Physical Medicine and Rehabilitation Clinics of North America* 16(3):801–829, 2005.

151. Blanke DJ, Hageman PA. Comparison of gait of young men and elderly men. *Physical Therapy* 69:144–148, 1988.

152. Hageman PA, Blanke DJ. Comparison of gait of young women and elderly women. *Physical Therapy* 66(9):1382–1387, 1986.

153. Leiper CI, Craik RL. Relationships between physical activity and temporal-distance characteristics of walking in elderly women. *Physical Therapy* 71(11):791–803, 1991.

154. Murray MP, Clarkson BH. The vertical pathways of the foot during level walking. II. Clinical examples of distorted pathways. *Physical Therapy* 46(6):590–599, 1966.

155. Murray MP, Drought AB, Kory RC. Walking patterns of normal men. *Journal of Bone and Joint Surgery Am* 46:335–360, 1964.

156. Murray MP, Kory RC, Clarkson BH. Walking patterns in healthy old men. *Journal of Gerontology.* 1969;24(2):169-178.

157. Murray MP, Kory RC, Sepic SB. Walking patterns of normal women. *Archives of Physical Medicine and Rehabilitation* 51(11):637–650, 1970.

158. Prince F, Corriveau H, Hébert R, Winter DA. Gait in the elderly. *Gait & Posture* 5(2):128–135, 1997.

159. Smidt GL. Aging in gait. In Smidt GL (ed). *Gait in Rehabilitation*. New York: Churchill Livingstone, 1990.

160. Wilder PA. *Developmental changes in the gait patterns of women: A search for control parameters*. Madison, WI: University of Wisconsin, 1992.

161. Winter DA, Patala AE, Frank JS, Walt SE. Biomechanical walking pattern changes in the fit and healthy elderly. *Physical Therapy* 70:340, 1990.

162. Mann RA, Hagy J. Biomechanics of walking, running, and sprinting. *American Journal of Sports Medicine* 8(3): 345–350, 1980.

CHAPTER

제 13 장

일상의 기능적 활동에서의 운동학의 적용

Kinesiology Applications in Daily Functional Activities

"할 수 있는 것, 할 수 없는 것, 가능 또는 불가능 하다고 여기는 것은 우리의 진정한 능력의 기능이 아니다. 우리가 누구인지에 대한 신념의 기능이다."

Anthony Robbins, 미국 저자 및 발표자

개요 (Chapter Outline)

학습목표 (Learning Outcomes)

본 장을 마치면, 당신은 다음을 할 수 있어야 한다:

- ❒ 일반적인 기능적 활동에 대한 운동학적 분석을 수행한다;
- ❒ 구르기나 선 자세로의 이동 같은 바닥 위에서의 운동을 운동학적으로 설명한다;
- ❒ 앉은 자세에서 일어서기를 운동학적으로 설명한다
- ❒ 들어올리기와 같은 일반적인 작업활동을 운동학적으로 설명한다;
- ❒ 진공청소기를 돌리는 것과 같은 집안일을 운동학적으로 설명한다;
- ❒ 컴퓨터로 작업을 하거나 조립라인에서 일을 하는 것 같은 일반적인 작업활동을 운동학적으로 설명한다.
- ❒ 환자 보호적 조치를 위한 이동 보조 시 보조와 관련된 운동학을 설명한다;
- ❒ 도수저항과 같은 일상의 임상적 활동의 수행과 관련된 내용을 운동학적으로 설명한다.

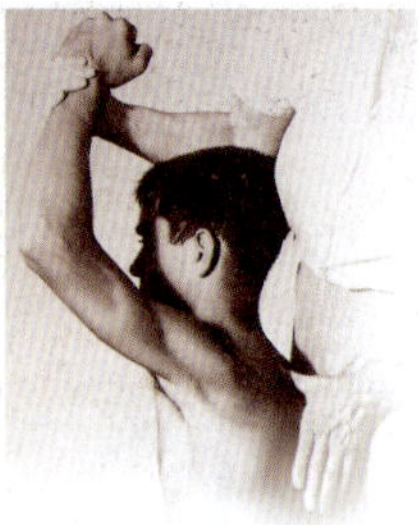

임상 시나리오(CLINICAL SCENARIO)

Juan은 학비를 벌기 위해 대학 도서관에서 파트타임으로 일을 하고 있는 대학생이다. 전자 도서관에서 컴퓨터에 정보를 입력하는 일을 일주일에 20시간 일을 하고 있다. 지난 2주 동안 그는 이번 학기의 두 강의에서 맡은 3개의 중요한 보고서를 완성하기 위해 많은 시간을 자신의 컴퓨터에서 보냈다. 그는 최근에 컴퓨터에서 약 30분 정도 일을 하면 손목에서 통증이 시작되는 것을 알게 되었다. 목 또한 일과가 끝날 무렵 아프다. 그는 일을 줄이거나 보고서를 그만 둘 수 없다. 그는 직장이나 집에서 뭔가 잘못된 것이 있다고 생각하지만 확실하지는 않다. 그는 더 나빠지기 전에 문제를 해결해야 한다는 것을 알고 있다.

서론

Introduction

본 장에서는 일상에서의 기능적 활동을 운동학적으로 설명할 것이다. 그것은 일반적인 움직임을 분석하기 위해 운동학적 분석을 통해 생각하고 새롭게 획득한 운동학적 지식을 적용하고 사용할 수 있도록 할 것이다. 이 장에서는 우리 모두와 관련이 있는 다양한 일상 활동의 모두가 아니라, 운동학적 분석 과정을 설명하기 위해 일반적인 활동 몇 가지 예제를 설명할 것이다. 예제에 대한 설명을 읽고 검토함으로써 안전하고 성공으로 움직이기 위해 필요한 관절운동과 근육활동에 대한 통찰력을 얻게 될 것이다. 이러한 능력이 발전되면, 일상에서 부딪치는 모든 활동과 임상분야에서 관리해야 할 모든 활동을 일반화할 수 있을 것이다.

이러한 기술의 분석은 3가지 요소의 활동으로 나눌 수 있다. 첫 번째 요소는 활동의 시작에서부터 끝까지 수행되는 동작순서를 확인하는 것이다. 두 번째 요소는 활동을 통한 관절 운동을 서술하는 것이다. 세 번째 요소는 활동을 성공적으로 수행하기 위한 관절운동을 위해 근육이 어떤 기능을 하는지 구별하는 것이다.

이동성

Mobility

이동성은 한 위치에서 다른 위치로 이동하거나, 원하는 기능을 수행할 수 있는 곳으로 몸을 이동하기 위하여 대단히 중요하다. 이동성은 기능을 위하여 기초적인 것이다. 신체와 각 분절의 가동성 소실은 기능을 극도로 제한한다. 이 단락에서 우리는 이동성의 기본적인 유형과 신체 자세 변화를 설명하고자 한다.

바닥 위에서의 이동성: 구르기와 바닥에서 일어나기 / Floor Mobility: Rolling and Floor-to-Stand

유아기 때 배우는 최초의 이동성 활동은 구르기이다. 구르기가 획득된 후에는 기기를 배우고 이러한 활동은 서기 전 몇 달에 불과하고, 그 이후로는 걷게 된다. 인간의 이동성이 발달되는 과정은 다른 포유동물과 비교했을 때 상대적으로 느리다; 그러나 운동 단계 진행 동안 획득된 활동은 태어나서 죽을 때까지 종종 사용된다. 이러한 활동 중, 구르기와 선 자세로의 이동은 가장 빈번하게 사용되는 동작이다: 그것들을 이 단락에서 설명할 것이다.

구르기 / Rolling

구르기는 이동(locomotion)의 발달에서 바닥에서의 이동에 사용되는 가장 초기의 형태이고, 일생 동안 유용한 이동기술로 남게 된다. 구르기는 바로 누운 자세에서 엎드린 자세로 또는 엎드린 자세에서 바로 눕기로 이동하는 것으로 정의되며 일반적으로 약간의 몸통 돌림이 동반된다. **구르기**는 머리가 돌아갈 때 신체의 나머지 부분도 머리와 함께 조정되기 때문에 정위 반응의 개선이다. 구르기는 평생을 통해서 사용되는 하나의 중요한 초기 이동패턴이다. 그 이유는 침상이동이나 바닥에서 일어나기와 같은 일상적인 활동들과 분명히 관련되어 있기 때문이다. 그러므로 구르기는 일생동안 의미 있는 기능적 이동 기술이다.

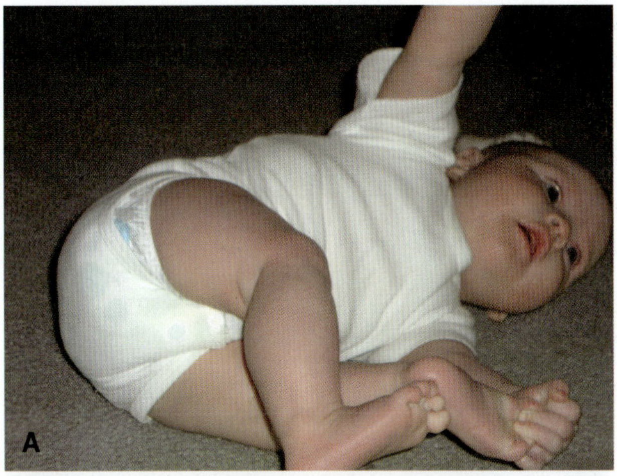
A

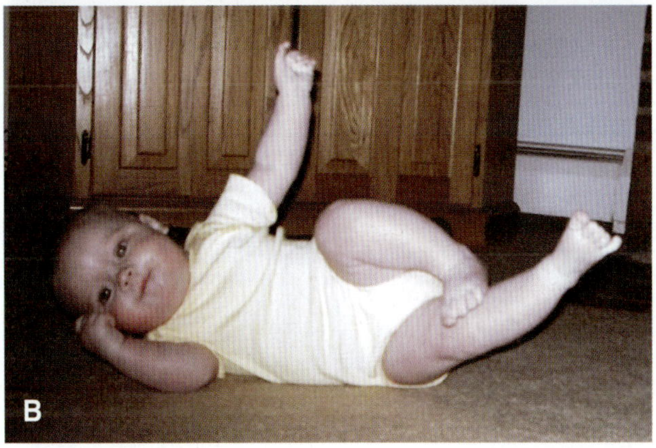
B

그림 13.1 유아의 구르기. A) 비분절성. B) 분절성.

유아기 동안, 성숙된 구르기 패턴의 발달은 기능적 움직임의 구성요소의 출현과 발달과 밀접하게 연계된다. 구르기 패턴은 유아의 폄근과 굽힘근의 근력이 항중력으로 숙달됨에 따라 발달, 변화하고 개선된다. 구르기는 유아가 이러한 기초적인 운동 기술을 습득함에 따라 자발적인 운동에서부터 수의적 운동으로 진행된다. 구르기를 처음 시작할 때, 움직임은 우선 머리와 목에서 시작되고, 몸 전체를 하나로 사용하여 비분절적으로 일어난다(그림 13.1A). 그러나 연습을 통해 엉덩이와 어깨사이의 움직임이 분리되는 유동적 분절 움직임 패턴으로 변하게 된다[1] (그림 13.1B).

성인기의 구르기 패턴은 유아기와 아동기와는 약간의 차이가 있다. 성인과 아동에서 구르기 패턴의 가장 유의한 차이는 성인기에서는 신체 분절 사이의 돌림과 분리가 계속해서 일어나는 것이다. 그러나 성인에서 사용되는 특정 패턴은 팔과 다리의 근력, 복부와 몸통의 근력, 그리고 개인적인 유연성의 제한 있는지에 따라 차이가 있다. 구르기의 패턴은 성인기 과정을 거쳐 변화한다.[2] 예를 들어, 나이와 관련된 변화는 관절의 퇴행성 질환으로 이차적인 통증과 강직이 초래된다면 일어나는 것 같고 이러한 경우, 유아기와 같이 비분절적이거나 전신의 구르기 패턴을 사용하여 구르는 것이 더 쉽다는 것을 알게 될 것이다.

구르기 패턴의 시작에서의 변화는 전화를 받기 위해 움직이거나 침대 옆 탁자에서 물 컵을 가져가는 것과 같은 기능적이고 의미 있는 활동을 가능하게 한다. 구르는 능력은 바로 누운 자세에서 침대 모서리로 앉기 위해 자세를 바꾸거나 이동하는 것을 가능하게 한다.

바로 누운 자세에서 엎드리는 전형적인 성인의 구르기는 다음 단락에서 설명한다. 구르기는 어느 방향으로든지 할 수 있지만, 쉽게 이해하고 일관성을 유지하기 위하여 여기에서는 한 방향으로의 구르기만 설명한다. 이러한 분석을 학습하면, 엎드린 자세에서 누운 자세로의 구르기를 스스로 분석하기를 원할 것이다.

바로 누운 자세에서 엎드린 자세로 구르기 / Supine to Prone

바로 누운 자세에서 엎드린 자세로 구르기는 엎드린 자세에서 바로 누운자세로 구르기보다 어렵다. 이런 움직임은 다양한 방법으로 일어나지만, 우리는 하나의 방법만 살필 것이다. 이 단락을 마치면 바로 누운 자세에서 엎드린 자세로 구르는 다른 가능한 방법들도 조사할 수 있을 것이다.

움직임의 순서 / SEQUENCE OF MOVEMENT

구르기, 특히 그 동작의 시작에서는 개별적으로 다양하다. 이 예에서는 팔의 움직임에 의해 시작되는 구르기의 패턴을 설명할 것이다(그림 13.2A,B). 시작 패턴은 머리와 목에서부터 또는 엉덩이부터 움직임이 먼저 시작되는 경우도 있다. 오른쪽으로 구르기 순서는 왼쪽 위팔과 어깨뼈에 의해 시작된 움직임으로 왼쪽 팔을 몸을 뻗치고, 뒤이어 팔꿉관절, 손목, 손의 움직임이 즉각적으로 일어난다. 팔의 움직임은 움직이는 방향을 보기 위해 오른쪽으로 돌리는 머리의 움직임으로 이어진다. 머리의 움직임은 오른쪽으로 몸통이 돌아가는 것으로 이어진다. 몸통의 돌림으로 왼쪽 엉덩관절의 움직임이 시작된다. 체중이 오른쪽 팔을 지나가기 바로 전에 팔을 몸 옆으로 밀어 넣어 구르기가 방해받지 않고 계속되도록 한다. 일단 엎드린 자세로 완전히 돌아가면 몸통 아래에 놓인 오른팔을 편안한 자세로 놓기 위하여 체중은 왼쪽팔로 옮겨준다.

관절운동 / JOINT MOTION

왼쪽 팔은 어깨뼈의 내밈, 어깨의 굽힘과 수평모음으로 몸통의 앞쪽을 가로질러 움직이게 된다. 왼쪽 어깨 복합체에서 활동이 시작된 직후에 왼쪽 팔꿉관절은 펴을 향해서 움직이고 아래팔은 손목 중간 위치로 엎침을 하며, 엄지와 손가락은 펴고 벌리면서 몸을 가로질러 팔을 뻗어닿는 것을 도와준다. 오른쪽 팔은 몸을 구르는데 방해가 되지 않게 몸통 옆에 약간 떨어지게 놓는다; 즉, 어깨뼈를 뒤로 당기고, 아래팔 중간 위치로 팔꿉관절을 편다, 손목과 손가락을 펴고, 머리를 오른쪽으로 돌리고 목은 오른쪽으로 돌리면서 가쪽으로 굽히며 몸통도 오른쪽으로 돌리고 약간 굽힌다. 운동이 계속됨에 따라 목과 몸통은 굽힘, 돌림, 가쪽 굽힘이 더욱 진행된다. 왼쪽 골반은 앞쪽으로 돌고, 왼쪽 엉덩관절은 굽힘과 모음을 하며, 무릎관절은 굽힘을 하고, 발목과 발은 중립으로 유지하거나, 중립이나 약간 발바닥굽힘을 하여 바닥으로 밀어 구르기를 보조한다(그림 13.2A). 오른쪽 다리는 움직임 내내 펴져 있다. 일단 체중이 오른쪽 팔을 지나가면, 오른쪽 어깨는 어깨뼈는 위쪽돌림, 팔꿉관절의 굽힘, 아래팔은 엎침을 동반하여 굽힘으로 움직이다; 손목과 손은 필요하다면 펴진 위치에서 바닥을 밀면서 구르는 속도 조절을 돕는다. 옆으로 누운 자세에서는 오른팔을 자유로이 하여 체중을 양팔로 옮기기 시작하기 위해 목과 상부몸통이 동시에 펴질 때 오른쪽 어깨관절은 계속해서 굽혀진다. 그 다음 다리가 따라가고 목과 몸통은 원심성 조절로 굽혀지면서 쾌적한 엎드린 자세를 취한다(그림 13.2B). 목과 등은 이완된 엎드린 자세로 눕기 전에 체중을 이동시키기 위해 편다.

근육활동 / MUSCLE ACTIVITY

왼쪽 어깨뼈는 앞톱니근, 위등세모근, 아래등세모근에 의해 내밈이 되고, 어깨관절은 앞어깨세모근, 큰가슴근의 빗장부위, 부리위팔근에 의해 굽힘이 된다. 모든 팔의 움직임에서 돌림근띠는 관절오목에 위팔뼈의 머리를 안정시키기 위해 작용한다. 위팔은 또한 동시에 팔이 중앙선을 지날 때까지 앞어깨세모근과 큰가슴근의 구심성 수축으로 오른쪽으로 수평으로 모아진다. 그 이후에는 뒤 어깨세모근이 중력에 대항하여 원심성 수축으로 수평 모음을 조절한다. 팔꿉관절은 위팔세갈래근에 의해 펴지고 아래팔은 네모엎침근과 원엎침근이 함께 작용하여 엎침이 된다. 손목은 긴노쪽손목폄근, 짧은노쪽손목폄근, 자쪽손목폄근에 의해 약간 펴진다. 손가락은 손가락폄근에 의해 펴지고 등쪽뼈사이근에 의해 벌어진다. 엄지는 엄지폄근의 작용으로 펴진다.

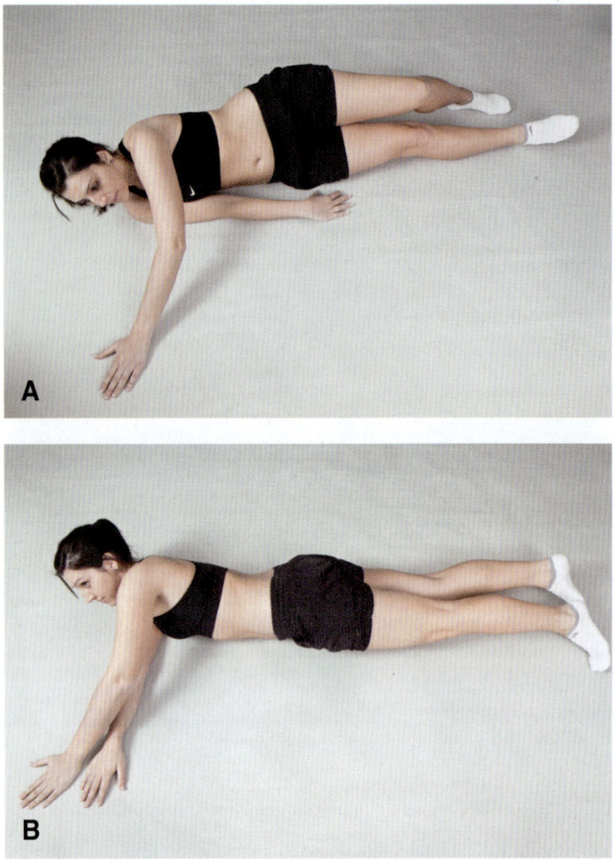

그림 13.2 성인의 바로 누운자세에서 엎드린 자세로 구르기.

머리는 왼쪽 목빗근(왼쪽 돌림, 오른쪽 가쪽 굽힘)과 오른쪽 목갈비근의 작용으로 목의 돌림과 옆굽힘을 동반하여 오른쪽으로 돌아간다. 몸통은 배곧은근에 의해 중력에 대항하여 굽힘이 일어나고, 오른쪽 배속빗근과 왼쪽 배바깥빗근에 의해 오른쪽으로 돌림이 일어난다. 체중이 옆으로 누운 자세를 넘어서면 체중을 받아들일 준비를 하기 위해 왼쪽 어깨는 앞어깨세모근, 큰가슴근의 빗장 부위, 부리위팔근에 의해 강하에 굽혀지고 어깨뼈는 앞톱니근,

위등세모근과 아래등세모근에 의해 내밈이 된다. 팔꿉관절과 아래팔은 앞서 말한 근육에 의해 펴지고 엎침이 된다. 손목, 손가락, 엄지는 자쪽손목폄근, 긴노쪽손목폄근, 짧은노쪽손목폄근, 손가락폄근, 엄지 폄근에 의해 펴지면서 체중을 받아들이기 위한 엎드린 버팀목 자세를 취하게 된다. 손가락은 등쪽뼈사이근에 의해 벌림이 된다. 움직임을 완료하기 위해 목과 위 몸통은 먼저 머리널판근, 목널판근, 위 척주세움근의 구심성 수축에 의해 펴지게 된다. 팔이 제자리를 잡으면, 이들 근육들이 원심성으로 수축하면서 엎드린 자세에서 목과 등이 조절된 안정상태를 유지하도록 보조한다.

바닥에서 일어서기 / *Floor-to-Stand*

바닥에서부터 일어서기까지의 능력은 몸 전체의 관절운동과 근육 작용을 필요로 한다. 이러한 기술은 구르기와 마찬가지로 일생을 통해서 여러 변화를 거친다.[3-6] 예로, 유아기 때는 팔을 사용하여 가구를 잡고 팔로 자기 몸을 당겨올리고 완전한 서기로 움직이기 전에 먼저 무릎자세가 되고, 그 다음 한쪽무릎자세가 됨으로써, 처음으로 과제를 수행한다. 발달이 계속됨에 따라 손을 사용하지 않고 바닥에서 일어서기를 할 수 있다. 나이가 들면 지지의 필요성이 증가되는 것으로 되돌아간다. 여기서는 예로, 건강한 대학생들과 같이 많은 사람들이 바닥에 앉은 자세에서부터 일어서기 위해 사용하는 전형적인 순서를 설명한다. 여러분은 우리가 이 동작을 설명할 때 여러 방법 중에서 이 활동을 수행하는 방법을 선택할 수 있다. 시작 자세는 바닥에서 책상 다리로 앉고 선 자세로의 움직임은 오른쪽을 향해 일어서는 것으로 가정하자.

움직임 순서 / Sequence of Movement

바닥에 앉은 자세에서 다리가 움직임의 시작을 준비할 때 머리와 몸통은 바로 세우고, 팔은 관여하지 않는다. 다리를 길게 뻗고 앉은 자세를 취할 때 무릎은 앞쪽으로 펴고 엉덩관절은 굽힌 자세를 유지한다(그림 13.3A). 체중이 오른쪽 엉덩이로 이동할 때 오른쪽 팔은 바닥에 손을 짚어 몸통의 무게의 일부를 지지해주고, 옆으로 다리를 편안하게 뻗어 앉은 자세에서 오른쪽 다리 위로 왼쪽 다리의 무릎과 엉덩관절을 굽힌다. 이러한 자세는 몸통과 골반이 돌아가게 한다(그림 13.3B). 이 자세에서부터 몸통과 골반을 더 많이 돌려 양쪽 팔에 체중 부하가 이루어지도록 하고, 무릎은 네발기기 자세에서 체중이 부하되도록, 몸 아래로 이동한다(그림 13.3C). 여기에서 엉덩관절을 펴서 무릎 서기 자세로 움직인다(그림 13.3D,E). 무릎 서기 자세에서 체중을 오른쪽 무릎으로 이동시키고 왼쪽 발을 바닥에 놓는다(그림 13.3F,G). 몸통을 왼쪽 넙다리 위로 굽히고 왼쪽 다리를 펴서 몸을 바로 선 자세로 들어올린다

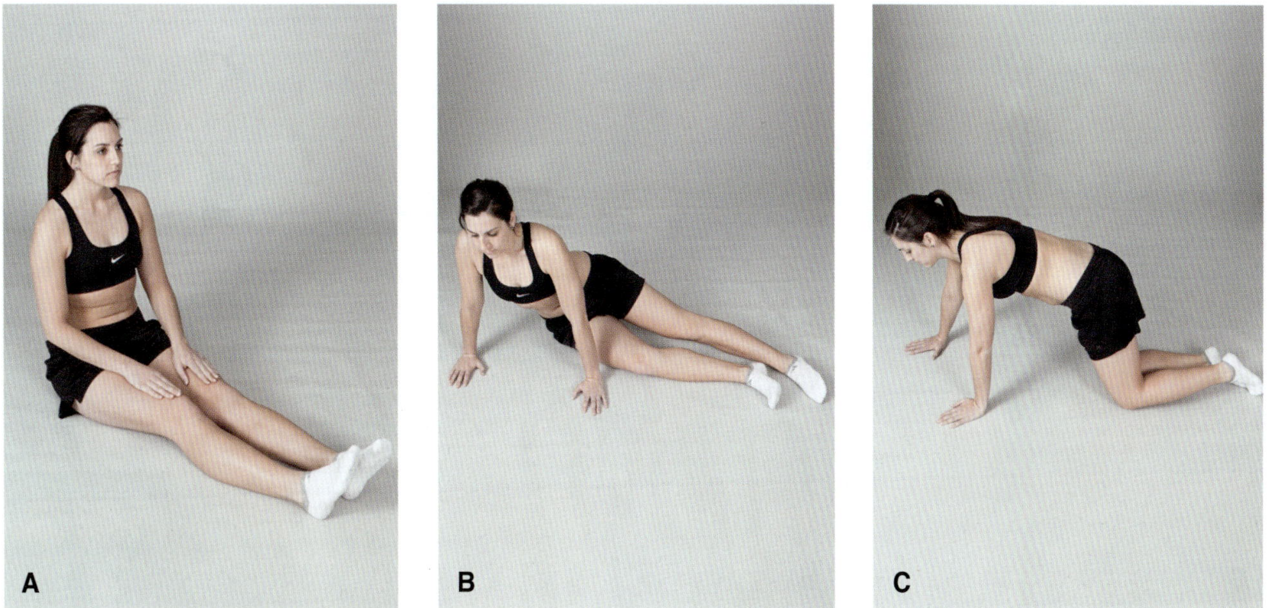

그림 13.3 바닥에서 일어서기로의 움직임 순서.

계속

(그림 13.3H,I).

관절운동 / Joint Motion

운동하는 동안 머리와 몸통은 서로 정렬된다. 바닥에 앉은 자세에서부터 머리와 몸통을 중립으로 바로 세워 유지하고, 다리는 엉덩관절을 90° 굽히고, 무릎관절은 펴서 다리를 길게 뻗고 앉은 자세를 취한다(그림 13.3A). 움직임순서를 시작할 때 먼저 오른쪽 팔폄, 안쪽돌림, 그리고 오른쪽에서 약간 벌림이 됨에 따라 체중을 오른쪽 볼기 위로 이동한다. 오른쪽 팔꿉관절과 손목, 손가락, 엄지는 체중을 부하하기 위해 모두 펴진다. 목과 몸통은 오른쪽으로 돌림과 옆굽힘을 한다. 엉덩관절은 조금 굽히고 무릎관절도 옆으로 다리를 뻗고 앉은 자세를 취하기 위해 굽힌다. 이 자세에서 오른쪽 엉덩관절은 약간 벌어지고 가쪽으로 돌아가는 반면, 왼쪽 엉덩관절은 모아지고 안쪽으로 돌아가 왼쪽 다리가 오른쪽 다리 위에 놓이게 된다(그림 13.3B).

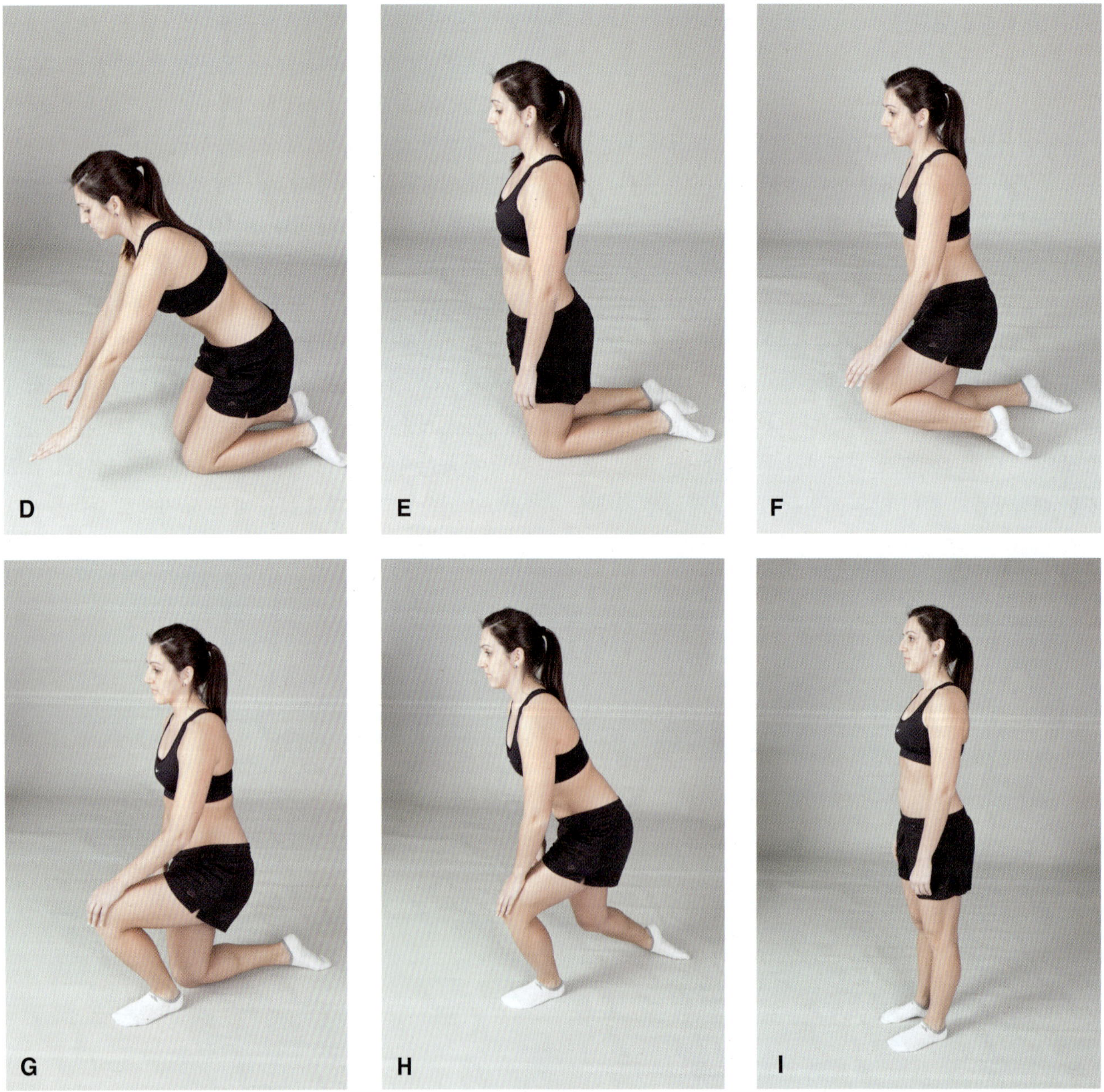

그림 13.3–계속 바닥에서 일어서기로의 움직임 순서.

옆으로 다리를 뻗고 앉은 자세에서 몸통을 다리 위에서 돌리고 엉덩관절, 어깨관절, 무릎관절을 90°로 굽히고, 어깨뼈와 골반을 고정하고 팔꿉관절과 손목, 손가락, 엄지는 모두 펴서 네발기기 자세로 옮겨간다(그림 13.3C). 네발기기 자세에서 직립한 무릎서기자세로 몸통을 움직이기 위해 등을 바로 유지한 상태로 엉덩관절을 편다(그림 13.3D,E). 무릎 서기에서 체중을 오른쪽 무릎으로 이동하지만, 오른쪽 엉덩관절은 편 상태를 유지한다. 목과 몸통은 정중에서 직립자세를 유지한다. 왼쪽 엉덩관절은 벌림을 하고 그 다음에, 굽힘과 가쪽돌림하고 왼쪽 무릎관절은 굽힘, 발목관절은 등쪽굽힘한다. 발을 앞쪽 바닥에 놓기 위해 엉덩관절과 무릎관절은 각각 90° 또는 그 이상 굽힌다(그림 13.3 F,G). 이 자세에서 왼쪽 무릎 위로 몸통을 움직이기 위해 엉덩관절을 굽힌다. 질량중심이 왼쪽 다리를 지나 앞쪽으로 이동하면, 왼쪽 엉덩관절과 무릎관절을 펴서 몸을 위로 들어 올리고, 오른쪽 엉덩관절과 무릎관절도 펴서 서기 자세를 취한다(그림 13.3H,I).

근육활동 / Muscle Activity

목의 굽힘근과 폄근(목빗근[SCM], 목갈비근, 머리널판근, 목근)과 함께 몸통의 척주세움근과 배근육은 앉아서 움직이기 시작할 때 머리와 몸통의 안정성을 유지하기 위해 동시수축을 한다. 다리를 옆으로 뻗고 앉은 자세로 움직이기 시작하면 오른쪽 어깨뼈는 마름근과 중간과 아래등세모근의 구심성 수축으로 뒤로 당겨지고, 내려간다. 위팔뼈는 넓은등근, 큰원근, 뒤어깨세모근, 중간어깨세모근, 가시위근, 어깨밑근, 큰가슴근, 작은원근, 가시아래근의 작용으로 펴지고 벌어지고 안쪽으로 돌아간다. 돌림근띠는 관절오목에 위팔뼈의 머리를 안정시키기 위해 작용한다. 팔꿉관절은 위팔세갈래근을 통해서 팔을 지지하기 위해 펴지고, 손목과 손가락, 엄지는 자쪽손목폄근, 긴노쪽손목폄근, 짧은노쪽손목폄근, 손가락 폄근, 엄지 폄근에 의해 펴진다. 목은 목빗근과 목갈비근에 의해 오른쪽으로 약간 가쪽굽힘이 되고, 몸통과 골반은 배근육과 왼쪽 허리네모근과 왼쪽 중간볼기근의 원심성 수축에 의해 오른쪽으로 가쪽으로 굽혀지면서 돌아간다. 주된 엉덩관절 굽힘근인 엉덩허리근, 넙다리곧은근, 두덩근은 엉덩관절을 조금 더 굽히고, 뒤넙다리근은 무릎관절을 굽힌다. 왼쪽 엉덩볼기근은 중력에 대하여 넙다리를 안쪽으로 내리기 위해서 원심성으로 작용한다.

옆으로 다리를 뻗고 앉은 자세에서 네발기기 자세로 전환할 때 왼쪽 팔이 몸통을 지나 오른쪽 팔 옆에서 지지할 때까지 왼쪽 배바깥빗근 오른쪽 배속빗근의 강한 작용으로 몸통을 오른쪽으로 돌린다. 왼쪽 팔의 운동은 왼쪽 앞톱니근, 작은가슴근에 의해 어깨뼈가 내밈이 되고, 오목위팔관절에서 돌림근띠에 의한 관절 안정과 함께 큰가슴근과 앞어깨세모근의 작용으로 앞쪽으로 뻗음과 모음이 일어난다. 왼쪽 팔꿉관절은 펴지고, 아래팔은 네모엎침근과 원엎침근이 함께 수축하여 엎침을 조절한다. 손목과 손가락, 엄지는 자쪽손목폄근, 긴노쪽손목폄근, 짧은노쪽손목폄근, 손가락폄근, 엄지폄근에 의해 펴진다. 오른쪽 팔은 이미 언급한 근육들의 등척성 수축에 의해 팔꿉관절 손목, 엄지, 손가락의 위치가 유지된다.

네발기기 자세에서 무릎서기 자세로의 전환이 정확하게 진행될 때 운동은 등에서 보다 엉덩관절에서 일어난다. 많은 사람들이 잘못 시행하고 있는 것처럼 등을 사용하여 펴는 것이 아니라 엉덩관절에서부터 시작되어야 하고, 처음에는 굽힘 약 90°에서부터 무릎관절의 뒤넙다리근의 구심성 수축과 볼기근군의 구심성 수축에 의해서 펴져간다(그림 13.3D). 척주세움근과 배근육은 엉덩관절과 무릎관절의 움직임 동안 척주를 똑바로 유지하기 위해서 등척성으로 수축한다.

직립 무릎서기에서 한쪽 무릎서기(그림 13.3G) 이동할 때 오른쪽 큰볼기근은 오른쪽 엉덩관절의 편 상태를 유지한다; 즉, 왼쪽과 오른쪽의 골반 안정근육(중간볼기근과 작은볼기근), 배근육, 척주세움근은 오른쪽 무릎으로 체중이동을 하는 것을 지지하기 위해 모두 활성화된다. 오른쪽 다리 위로 체중심을 이동하기 위해서 왼쪽 허벅지를 벌리고, 몸통을 옆굽힘을 한다. 왼쪽 무릎에서 체중지지가 없어지면 중간볼기근, 작은볼기근, 넙다리근막장근(TFL)의 작용으로 왼쪽 엉덩관절이 벌어진다. 엉덩관절 굽힘과 가쪽돌림과 함께 그 이상의 벌림 운동은 넙다리빗근의 작용으로 일어난다(그림 13.3F). 엉덩허리근은 엉덩관절을 굽히고, 깊은 가쪽돌림근은 넙다리빗근과 함께 바닥에서 다리를 들어 올릴 수 있는 충분한 범위만큼 엉덩관절을 가쪽돌림을 하기 위해 작용한다. 그 다음 왼쪽 발과 엉덩관절을 정렬하기 위해 넙다리를 안으로 돌린다. 먼저 몸통과 바닥사이에 여유 공간을 확보하기 위해 뒤넙다리근을 강하게 수축 무릎을 90° 이상으로 굽힌다. 공간이 확보되면 넙다리네갈래근으로 무릎관절이 90°가 될 때까지 약간 편다. 발목은 발이 바닥에서 끌리지 않도록 바닥으로부터의 여유공간을 확보하기 위해 앞정강근의 구심성 수축으로 중립을 유지한다. 한쪽무릎 서기로 왼쪽 발이 앞쪽 바닥에 놓이면 발목관절은 앞정강근과 장딴지근-가자미근의 동시 수축으로 안정된다(그림 13.3G).

선 자세로 움직일 때 척주세움근은 질량중심을 왼쪽 엉덩관절과 무릎관절 위를 앞쪽으로 이동시키기 위해 몸통을 앞쪽으로 움직이는 동안 척추를 똑바로 세우기 위해 원심성으로 조절한다. 왼쪽 큰볼기근과 뒤넙다리근은 오른쪽 다리에 체중을 부하하지 않으면서 엉덩관절을 약 70° 굽힘까지 앞쪽으로 이동시키는 속도와 크기를 조절하기 위해 원심성으로 참여한다. 왼쪽 발목은 발 위로 정강이가 앞쪽으로 나아갈 수 있고, 질량중심(COM)의 발목관절 앞쪽으로 움직이도록 장딴지근의 원심성 조절로 안정상태가 유지된다. 왼쪽 다리가 앞쪽에서 안정되면 오른쪽 엉덩관절은 큰볼기근과 뒤넙다리근을, 무릎관절은 넙다리네갈래근을 사용하여 펴고 발은 장딴지근의 작용으로 발을 발바닥 쪽으로 굽힌 상태로 바닥에서 떨어지게 한다.

발이 바닥에서 떨어지면, 동시에 왼쪽 무릎관절은 넙다리네갈래근의 구심성 수축으로, 엉덩관절은 큰볼기근을 사용하여 펴고 발은 장딴지근과 다른 뒤장딴지근육들에 의해 바닥에 안정된다.

앉은 자세에서 서기로의 이동 / Sit-to-Stand Transfer

이동(transfer)은 한 장소나 위치에서 다른 장소나 위치로 움직이는 것을 말하며, 독립적이거나 도움을 받아서 수행될 수 있다. 이동에서 움직임의 목적은 앉은 자세에서 서거나, 다른 곳으로 옮겨 앉는 것처럼 중력중심을 변화시키는 것이다. 이동하는 방법에는 많은 다른 유형이 있다. 이동의 방법은 보조가 필요할 때 보조장비를 사용하는 것과 같이 개인의 능력과 기능에 따라 선택한다. 여기서는 이동 과제로 가장 일반적으로 수행하는 앉은 자세에서 서기의 이동을 설명할 것이다. 이동 과제의 다양한 유형에 대한 실질 내용은 재활 과정에서 일반적으로 논의되는데, 여기서 배울 기본 운동분석 전략은 이들 이동의 다른 유형에도 적용할 수 있다. 앉은 자세에서 서기 동작을 분석해보자.

앉은 자세에서 일어서기 위해서는 몸통과 다리를 조절할 수 있어야 하고 동적인 균형을 유지할 수 있어야 한다. 앉은 자세에서 서기로 움직이는 것은 질량중심이 상대적으로 큰 지지면(엉덩이, 허벅지, 발)에서 작은 지지면(발)으로 변화하게 된다. 이것은 균형과 근력이 적절하게 유지되지 않으면 어려운 활동이다.

실제의 앉은 자세에서 서기는 다리와 몸통의 많은 근육들의 힘이 요구된다. 이와 관련된 문헌을 고찰해보면, 다음과 같은 일반적인 요소들을 포함하고 있다:

1. 앞정강근—발을 뒤로 옮기고 정강뼈를 안정화하기 위한 준비로 활성화된다.
2. 엉덩관절 폄근(큰볼기근과 넙다리두갈래근)과 무릎관절 폄근(넙다리곧은근, 가쪽넓은근, 안쪽넓은근)은 동시에 활동한다. 이 폄근들은 넙다리가 좌석에서 떨어질 때 최대로 활동하고, 각도 변화에 따라, 장딴지근과 가자미근은 자세를 조절하는 역할을 한다.[7-9]
3. 앉은 자세의 서기와 서기에서 앉기로 돌아가는 것은 근본적으로는 동일한 과제를 역으로 나타내는 것이지만, 근육의 요구는 달라진다. 엉덩관절, 무릎관절과 발목관절에서 운동크기는 유사하지만, 앉은 자세로 돌아갈 때 다리 근육은 원심성으로 작용한다. 앉은 자세에서 서기는 동일한 근육이 활동하지만 구심성으로 활동한다. 이동과제의 이러한 측면에서 몸통의 중요성은 작은데 비해, 최대 요구가 무릎관절에서 일어난다는 몇 가지 증거들이 있다.[9,10]
4. 나이가 많은 사람이 이 과제를 어떻게 수행하는가는 근육뼈대계에서 보이는 정상적인 노화 변화를 반영한다. 체중부하 관절과 척주에 관절염이 있거나 다리와 척추 폄근의 약화가 있는 노인은 앉기와 서기로의 이동을 할 때 적합한 전략을 개발하여 수행한다.

의자의 팔걸이를 사용하여 앉은 자세에서 일어서기 / Sit-to-Stand from a Seated Position using the Arm of a Chair

모든 연령의 사람들은 의자에서 일어설 때 보조하기 위해 팔을 사용한다(그림 13.4A). 다리의 손상이나 균형의 문제가 있는 사람, 또는 나이가 많은 사람들은 앉은 자세에서 일어설 때 팔걸이의 보조가 필요할 것이다.[7,8,11]

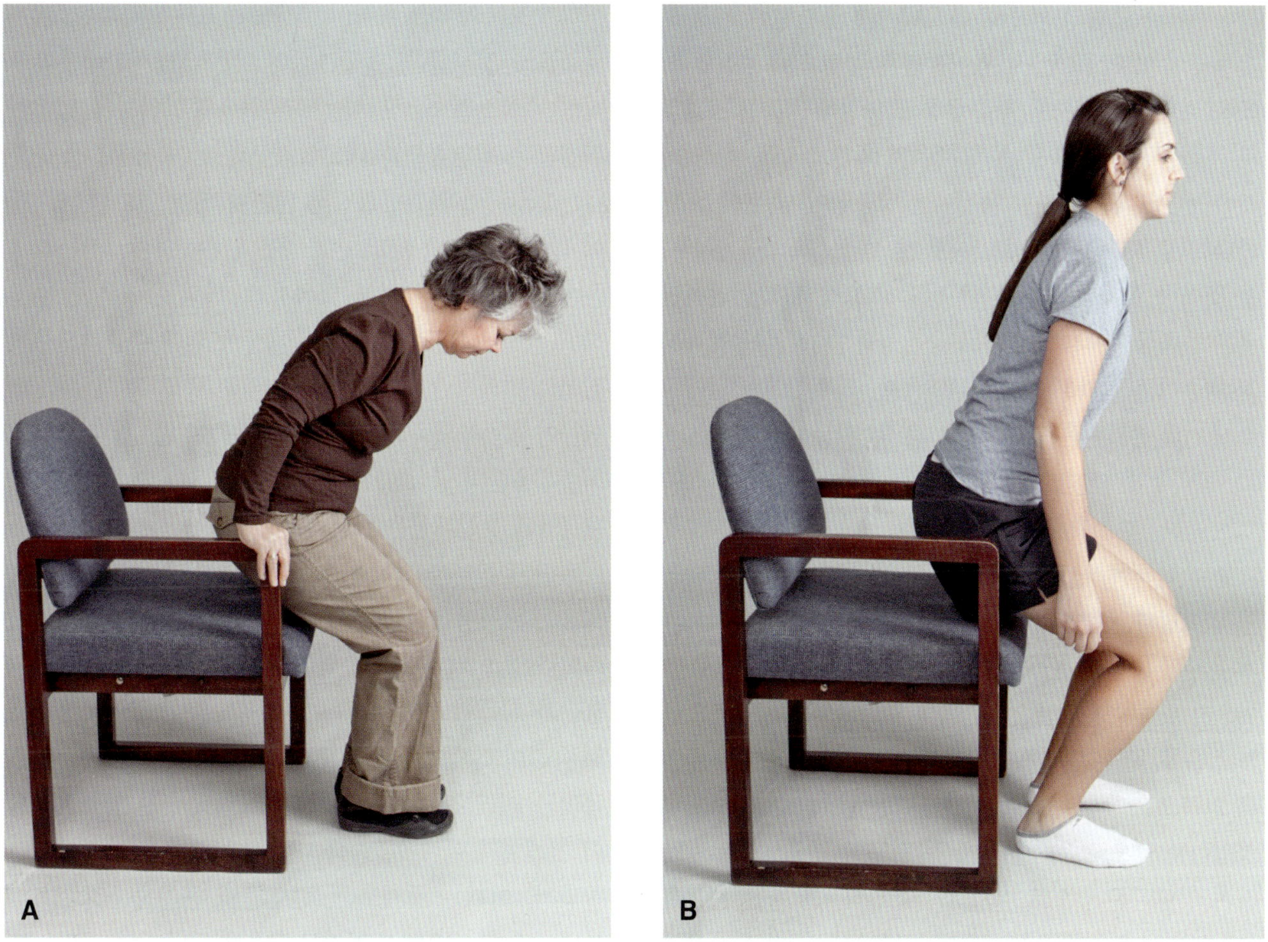

그림 13.4 앉은 자세에서 일어서기. A) 팔걸이 사용. B) 팔걸이 사용하지 않음.

움직임 순서 / Sequence of Movement

일어서기 전에 다리가 체중을 받아들이기 위한 준비가 되도록 몸을 위치시킨다. 엉덩이를 좌석의 모서리로 끌어당기고 다리 위에 몸통의 질량중심이 놓이도록 몸을 앞으로 기울인다. 양손은 팔걸이에 놓는다. 힘이 양손에 가해졌을 때 동시에 다리가 펴지고, 질량중심은 발 위로 앞쪽으로 이동한다. 다리가 완전히 펴지면 발 위에 신체의 질량중심이 놓이도록 몸통을 바로 세우고, 손은 가쪽 넙다리 옆에 편안하게 놓는다.

관절운동 / Joint Motion

의자에서 일어서기 위한 준비로 "엉덩이를 앞쪽으로 끌고오거나" 의자 등받이에 등을 밀어 엉덩이가 의자에서 앞쪽으로 이동하게 한다. 엉덩이를 앞쪽으로 끌고오기에서는 비하중쪽의 골반이 앞쪽으로 양 볼기부분이 좌석 면의 끝에 위치할 때까지 돌림을 할 때, 체중을 한쪽 골반에서부터 반대쪽으로 이동한다. 의자 등받이를 밀어 앞쪽으로 이동한다면, 등을 펴서 엉덩이가 앞쪽으로 미끄러지도록 하고 몸통은 엉덩이가 의자 모서리에 올 때 직립자세로 된다. 또한 준비로서 양손은 팔꿉관절은 약 90° 굽혀서 의자 팔걸이에 놓고 (팔걸이의 높이와 개인의 몸통과 팔 길이에 따라 다르다), 어깨는 팔꿉관절이 몸통 뒤에 놓인 상태에서 젖혀지고, 엉덩관절은 몸통이 넙다리 앞쪽에 위치하도록 굽힌다. 무릎관절은 발이 엉덩관절 아래로 움직이므로 90° 이상 굽혀지고 발목관절은 등쪽굽힘이 된다. 등을 똑바로 유지하도록 앞을 보아야 한다. 아래팔 위치는 팔걸이를 어떻게 잡느냐에 따라 다르다; 엎침이나 중립의 중간 위치에 있을 것이다.[8-10] 손목은 펴지고 손가락과 엄지는 팔걸이를 잡기 위해 굽히게 된다.

서기 동작을 시작하면 어깨는 과다폄(젖힘)에서 약간의

과다폄이나 중립의 폄으로 움직이며 팔꿉관절은 펴지고, 손목은 손이 팔걸이에서 떨어지면서 중립으로 움직인다. 목은 과다폄에서 중립으로 몸통과 나란해지고 엉덩관절과 무릎관절은 펴진다. 몸을 세우기 위해 엉덩 관절을 펴기 전에 머리를 발 위로 움직여 질량중심이 발 위에 오게 한다(그림 13.4A). 이렇게 하지 않으면 보조 없이 일어서는 것이 어렵다. 발은 바닥에 단단히 고정되지만, 발목관절은 등쪽굽힘에서 중립으로 움직인다. 움직임이 계속되고 체중이 완전히 다리에 걸리면 손은 팔걸이에서 떨어지고 엄지와 손가락은 안정자세로 움직인다.

근육활동 / Muscle Activity

준비 단계에서, 몸통과 다리 근육은 낮은 수준의 활동이 일어난다. 팔 근육 또한 준비단계 동안 팔을 위치시키기 위해 최소한의 활동을 수행한다. 엉덩이를 앞쪽으로 끌어오기 위하여 올라간 엉덩이쪽의 허리네모근, 중간볼기근과 작은볼기근은 반대쪽 체중부하 쪽이 신장됨에 따라 골반을 앞쪽으로 들어 올리고, 돌린다. 등받이를 등으로 밀어 엉덩이를 앞으로 움직인다면, 등 폄근이 구심성으로 수축하여 엉덩이를 앞으로 미끄러지게 한다. 그 다음 배근육(배곧은근, 배속빗근, 배바깥빗근)은 몸통을 바로 세우기 위해 움직인다. 뒤넙다리근은 발이 의자 밑으로 미끄러지도록 수축하여 무릎관절 굽힘을 증가시킨다. 장딴지근은 무릎관절 굽힘을 보조하고 앞정강근에 의해 발목이 등쪽굽힘될 때 발을 바닥에 고정하기 위해 수축한다. 뒤어깨세모근, 넓은등근과 큰원근은 어깨를 펴고, 어깨뼈는 아래돌림근(마름근과 어깨올림근)에 의해 아래로 돌아간다. 팔꿉관절과 손목은 팔걸이에 손의 위치와 어깨의 움직임에 따라 수동적으로 조절된다.

몸통 근육 특히, 척주세움근은 활동 내내 몸통의 안정성을 위해 등척성으로 수축한다. 어깨뼈 근육 또한 어깨뼈의 안정성을 위해 등척성으로 수축한다; 이러한 근육에는 아래쪽돌림근(마름근, 작은가슴근과 어깨올림근)과 어깨뼈 내림근(아래등세모근, 작은가슴근과 넓은등근)들이 포함된다. 중간 정도의 활동에서 아래등세모근, 큰원근과 큰가슴근의 복장뼈 부위는 오목위팔관절을 폄과 모음을 시키고, 그 이후로는 팔꿉관절이 펴질 때 팔을 안정시키기 위해 작용한다.[12] 돌림근띠는 아래로 미는 힘에 의해 위팔머리가 오목와 위로 움직이는 것을 방지하기 위해 오목위팔관절을 안정시킨다. 팔꿉관절의 폄은 위팔세갈래근의 구심성 수축으로 일어난다. 아래팔이 중립위치에 있다면, 뒤침근은 원엎침근과 네모엎침근과 함께 동시수축을 한다; 그러나 아래팔이 완전히 엎침이 되어 있다면, 엎침근이 단독으로 작용한다. 손가락은 얕은손가락굽힘근과 깊은손가락굽힘근에 의해 굽혀지고, 바닥쪽뼈사이근에 의해 모아진다. 손목은 손 위의 체중에 의해 수동적으로 폄이 유지되지만, 손목을 안정시키기 위해 손목 굽힘근과 폄근이 협력적으로 작용하는 동시수축이 일어난다. 몸통은 척주세움근의 원심성 수축으로 엉덩관절 위에 유지된다. 배근육과 뭇갈래근은 허리와 골반을 안정시킨다.

일단 움직임을 시작하면 목과 몸통은 목널판근과 척주세움근을 사용하여 척추를 유지하기 위해 등척성으로 수축한다. 일어서기가 계속되면, 목은 목 폄근(목뼈 척주세움근과 위등세모근)의 원심성 수축으로 젖힘에서 중립으로 움직이고, 몸통이 바로 서게 되면 목 굽힘근(목갈비근, 목빗근)이 약간 동시수축을 한다. 위에서 설명한 것과 같이 어깨뼈가 아래쪽돌림과 내림상태로 계속 안정을 유지하면서, 어깨는 등세모근, 큰원근과 큰가슴근의 복장뼈 부위에 의해 계속해서 펴지고 모음이 된다. 돌림근띠는 항상 오목위팔관절을 지지한다. 팔꿉관절은 위팔세갈래근에 의해 더욱 펴지게 된다; 아래팔은 계속해서 중립이나 엎침으로 안정된다. 손목, 손가락, 엄지는 위와 같이 계속 활동한다. 일단 의자로부터 볼기가 들어 올려지면 엉덩관절은 큰볼기근과 뒤넙다리근의 구심성 수축에 의해 펴진다. 무릎관절은 넙다리네갈래근의 원심성 수축으로 펴지고 장딴지근은 무릎관절 폄과 발목관절 중립을 조절하기 위해 원심성으로 보조한다. 손이 팔걸이에서 떨어지면, 손은 등쪽뼈사이근과 엄지 폄근(긴엄지폄근과 짧은엄지폄근)과 벌림근(엄지벌림근)에 의해 약간 벌어지고 펴진다. 모든 다른 팔 근육과 함께 이들 근육은 이완되고 팔은 몸통 옆에 놓이게 된다.

팔걸이를 사용하지 않고 의자에 앉은 자세에서 일어서기 / Sit-to-Stand from a Seated Position without using the Arm of a Chair

의자에 앉은 자세에서 팔로 밀지 않고 일어서는 경우도

많이 있다(그림 13.4B). 이 경우에도 움직임 순서, 관절 운동, 근육활동은 모두 위에서 기술한 것과 같다. 유일한 차이는 일어설 때 팔을 몸통 옆에 그대로 두거나 물건을 잡게 하는 것이다. 팔의 보조가 없다면 다리는 움직이기 위해 더 많은 힘을 내야 한다. 그러므로 이러한 순서와 활동은 앞의 설명과 유사하지만, 이 출력들이 더 클 것이다.

직업적 활동과 일상활동

Occupational and Daily Activities

우리가 하루 동안 하는 수백 개의 과제들은 요구에 대한 사고 없이도 우리 몸은 그것들을 수행한다. 그 과제들 중 어떤 것은 단순하고 어떤 것은 더 복잡하지만, 각 과제를 성공적으로 마치기 위해서는 정교한 움직임과 힘에 의해 이루어지는 특별한 순서가 요구된다. 여기서 설명할 두 가지의 예는 대부분의 사람들이 집이나 직장에서 수행하는 것들이다.

들어 올리기 과제 / Lifting Tasks

들어 올리는 것은 직장과 가정 양쪽 어디에서나 하는 일반적인 활동이다. 이것은 또한 종종 잘못된 방법으로 수행되는 활동이기도 하다. 자주 들어 올리는 일을 해야 하는 사람이 들어 올리기를 잘못된 방법으로 반복적으로 수행한다면 누적 손상의 원인이 된다. 안전하게 들어 올리기 위한 주된 요소 중 하나는 적절한 신체 역학의 중요성이다. 적절한 신체 역학은 허리를 잘 보호하고 신체 각 분절에서 요구되는 움직임이 효과적일 뿐만 아니라, 효율적일 것이다. 들어 올리는 동안 안전은 최대화하고 에너지 소비는 최소화해야 한다. 이러한 개념의 설명으로서 바닥에서 큰 상자를 들어 올리는 것을 분석해 보자(그림 13.5).

움직임 순서 / Sequence of Movement

움직임은 머리와 몸통, 골반에 의해서 "자리잡은" 능동적 자세로 시작한다. 머리와 몸통은 중간선에 유지하고, 골반을 중립위치로 움직임으로써 허리뼈를 안정시킨다. 활동 동안 척주를 결코 굽혀서는 안 된다; 척추는 적절한 정렬을 유지하고 몸통을 움직이기 위해 등보다는 엉덩관절을 사용한다. 들어 올리기 전에 그 물건의 무게를 짐작하기 위해 들어본다(테스트를 해본다). 그 다음 지지기저면을 넓게 하고 물건에 가깝게 서서 들어 올릴 준비를 한다. 쪼그려 앉기 위해서 엉덩관절은 약 45°로 가쪽돌림을 하고, 약 90°로 굽힌다. 발목관절은 정강이뼈를 발 위를 앞쪽으로 움직일 때 발등굽힘을 하고, 무릎관절은 손으로 상자를 잡을 수 있도록 몸을 낮추기 위해 굽힌다. 엉덩관절은 준비단계 동안 벌림과 가쪽돌림을 유지한다. 쪼그려 앉아 손이 상자에 더 가까워짐에 따라 엉덩관절을 굽혀 상자 위로 몸통을 움직이고, 허리는 중립자세를 똑바로 유지한다. 상자 가까이에 조금 더 쪼그려 앉음에 따라, 팔을 어깨가 앞쪽으로 굽히고 팔꿉관절을 펴서 손이 물건에 뻗어 닿고, 단단하게 물건을 잡는다(그림 13.5A).

상자를 들어 올리기 시작할 때 무게를 받아들이기 위해 팔이음뼈, 팔꿉관절, 손목 근육을 "세트"로 활용하고 손가락을 굽혀 상자를 확실하게 잡는다. 그 다음 상자를 몸에 더 가깝게 끌어당긴다; 몸통은 바로 펴고 일어서기를 한다(그림 13.5B). 상자를 단단히 잡고 있다면 서는 동작은 다리의 힘으로 수행한다. 서는 동작은 엉덩관절과 무릎관절에 의해 시작된다. 서고 나면 상자는 몸 가까이에 그대로 있고, 몸통은 중립위치를 유지하며 발은 넓은 지지기저면을 유지한다(그림 13.5C)

관절운동 / Joint Motion

움직임은 머리와 몸통과 골반의 위치를 결정하는 것으로, 시작한다. 들어 올리는 동안 이러한 분절은 안정된 위치를 유지하기 위해서 앞, 뒤 근육의 동시수축에 의해 "자리잡는다". 몸통과 다리가 안정되어 있는 동안 팔은 들어 올리기를 수행하기 위해 움직인다.

상자를 들어 올리기 시작하기 위해, 어깨뼈 돌림근(상방과 하방)은 어깨관절이 안쪽·가쪽돌림 중간위치에서 약 60° 굽히고 몸통 가까이 모음을 할 때 어깨뼈 안정을 위해 동시수축을 한다. 상자에 뻗어닿아 그것을 잡기 위해 팔꿉관절과 아래팔은 각각 펑 위치와 중간위치이다. 손목을 기능적인 위치로 펴고 엄지와 손가락을 우선 상자에 닿기 위해 완전히 펴고 벌리며 그 이후에는 상자를 잡기위해 굽히고 모은다. 어깨 관절은 몸통을 향해 모으고 어깨뼈는 가슴 가까이에 안정시킨다. 상자를 단단하게 잡고, 몸통

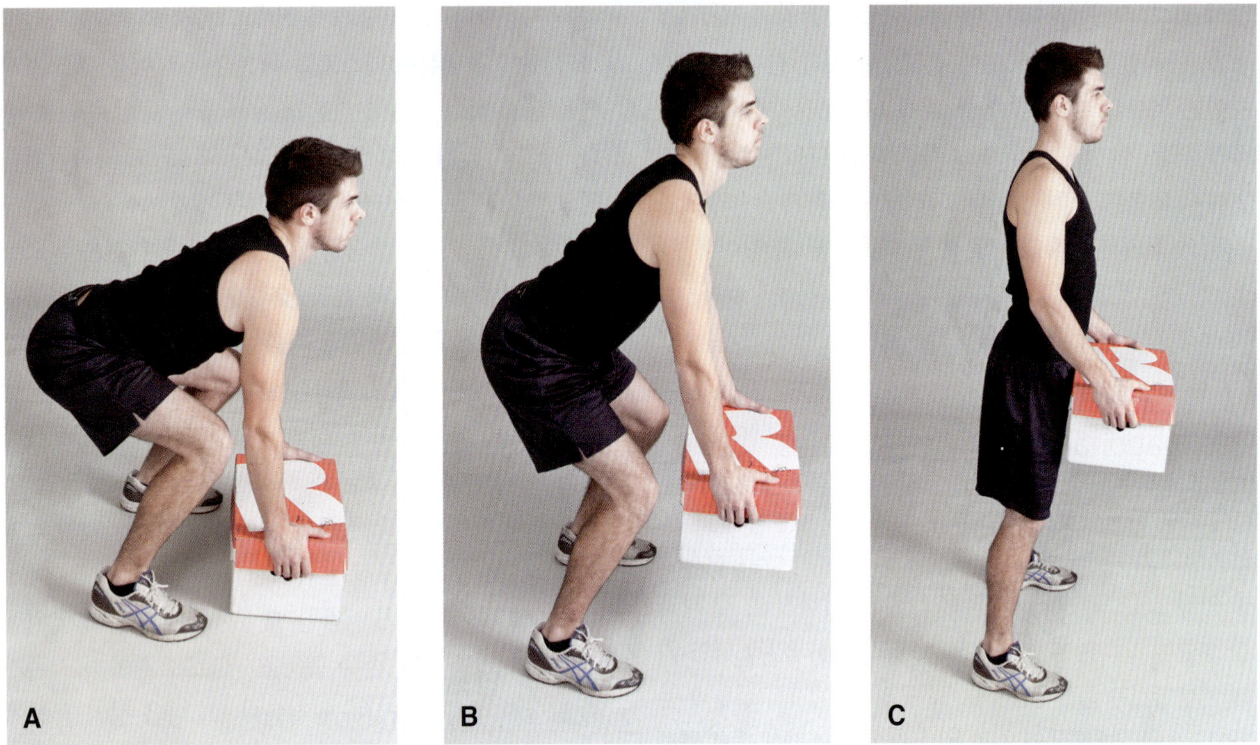

그림 13.5 상자 들기. A) 상자를 들기 시작하기 위해 상자 가까이 쪼그려 앉는다. B) 상자를 들어 올려 가슴까지 가져간다. C) 상자를 들고 선 자세를 유지한다.

으로 더 가까이 움직이면, 엉덩관절과 무릎관절은 펴고, 엉덩관절을 약간 벌림과 가쪽돌림을 하여 지지기저면을 넓게 유지한다.

근육활동 / Muscle Activity

이러한 동작에서 몸을 안정화시키는 자세 "세트"는 모든 자세 조절근육의 활동을 필요로 한다: 즉, 목 굽힘근(목빗근과 목갈비근)과 목 폄근(목널판근). 척주세움근과 배근육은 몸통을 안정시키기 위해 수축한다. 골반과 허리뼈는 배가로근과 뭇갈래근의 동시수축으로 중립 자세를 유지한다. 엉덩관절 벌림에서의 넓은 지지기저면은 중간볼기근, 작은볼기근, 넙다리근막긴장근, 넙다리빗근의 수축에 의해 이루어진다. 엉덩관절은 넙다리빗근의 작용과 함께 큰볼기근과 깊은 가쪽돌림근에 의해 가쪽돌림된다. 쪼그려 앉기로 움직일 때, 척주세움근 적절한 척추의 위치를 유지하기 위해 등척성으로 수축하고 배근육은 허리의 안정을 제공한다. 엉덩관절과 무릎관절은 엉덩관절의 큰볼기근, 뒤넙다리근과 무릎관절의 넙다리네갈래근의 원심성 수축으로 굽혀진다. 쪼그려 앉기가 깊어짐에 따라, 깊은 가쪽돌림근, 큰볼기근, 넙다리빗근이 엉덩관절을 가쪽돌림으로 계속 유지한다. 장딴지근은 바닥에서 닫힌사슬 위치로 발목을 안정시킨다. 게다가, 장딴지근은 정강이뼈가 발 위로 앞쪽으로 움직이는 것을 조절하기 위해 원심성으로 작용한다. 쪼그려 앉아 몸을 상자 가까이 가져갈 때 엉덩관절 폄근은 몸통이 상자를 향해 뻗어닿기 위해 앞으로 움직이는데 필요한 정도를 원심성으로 조절한다; 이 부분의 준비단계 동안 척주세움근은 등척성 수축으로 "자리잡은" 척추 자세를 유지한다. 몸과 하지가 안정된 자세를 유지하고 있을 때 팔이 들어 올리는 것을 수행할 수 있을 것이다.

상자가 들어 올려짐에 따라 어깨관절은 큰가슴근의 빗장부분, 앞어깨세모근, 부리위팔근에 의해 굽혀지고, 큰가슴근, 넓은등근, 큰원근에 의해 몸통 옆에 나란히 모아지고 어깨밑근, 앞어깨세모근, 가시아래근 작은원근에 의해 안쪽과 가쪽돌림의 중간을 유지한다. 어깨는 이러한 움직임 동안 많이 올라가지 않기 때문에 어깨뼈는 위팔뼈머리에 안정된 기저면을 제공하기 위해 위쪽과 아래쪽 돌림근이 동시수축하여 그 위치를 유지한다. 팔꿉관절은 위팔세갈래근과 팔꿉관절 굽힘근(위팔두갈래근, 위팔근, 위팔노근)의 동시수축에 의해 편 상태를 유지한다. 손목은 손목 폄근(긴노쪽손목폄근, 짧은노쪽손목폄근, 자쪽손목폄근)과 손가락굽힘근(깊은손가락굽힘근, 얕은손가락굽힘근)의 동시수축으로 기능적 위치에서 안정된다; 손가락은 또한 손바닥뼈사이근에 의해 모아진다. 엄지는 상자 옆을 잡기 위해 엄지굽힘근과 엄지모음근에 의해 모아지고 구부려진다. 일단 상자를 단단하게 잡으면 이 근육들은 상자를 제자리에 잡고 유지하기 위해 모두 등척성 수축을 유지한다. 상자를 들어 올릴 준비가 되면 엉덩관절의 큰볼기근과 뒤넙다리근과 무릎관절의 넙다리네갈래근에 의해 무릎관절과 엉덩관절은 펴진다. 엉덩관절을 벌려 지지기저면을 넓힌다; 가쪽돌림은 상자를 들고 일어서기 위해 중간볼기근, 작은볼기근, 넙다리빗근, 큰볼기근, 깊은 가쪽돌림근에 의해 제공된다

가사활동 / Household Tasks

동작을 분석할 수 있는 가사활동은 많이 있다. 우리는 예로 진공청소기로 청소하는 일을 선택하였다. 이 장에서 모델로 하는 동작 분석을 이용하면 빗자루로 쓸기, 눈을 치우는 일, 빨래와 같은 다른 일들도 분석할 수 있다.

진공청소 / *Vacuuming*

진공청소기를 사용하는 것은 다리의 힘이 전달되어 팔이 밀고-당기는 활동을 수행하는 좋은 예이다. 그림 13.6은 여기서 설명하는 동작을 묘사하고 있다. 오른쪽 엉덩관절은 오른쪽 발이 앞쪽에 위치하도록 왼쪽 엉덩관절 보다 앞쪽에서 굽힌 발을 앞뒤로 일직선으로 놓은 선 자세이고, 오른 팔은 오른쪽 손으로 청소기 핸들을 잡는 위치에 있다는 것에 주목한다. 왼쪽 손은 옆에 편안하게 둔다.

움직임순서 / Sequence of Movement

동작은 한쪽 다리를 다른 쪽 다리 앞에 일자로 위치하여 서서 시작한다; 머리와 몸통은 몸통이 엉덩관절과 일직선으로 중립위치를 유지한다. 오른쪽 엉덩관절은 무릎관절 폄과 발목관절 발바닥굽힘을 동반하여 굽힌다. 왼쪽 엉덩관절과 무릎관절은 펴고 발목관절은 뒤쪽 다리에 체중이 실릴 때, 중립을 유지한다. 양쪽 엉덩관절은 약간 벌리고 가쪽으로 돌린다. 오른쪽 어깨뼈는 어깨의 굽힘에 의해 약간 내밀어진다; 아래팔은 중간위치이고 손은 손잡이를 강하게 잡는다(그림 13.6A). 팔꿉관절은 청소기를 양탄자 위를 앞쪽으로 밀 때 어깨의 약간의 굽힘을 동반하여 번갈아 펴지고, 뒤로 당길 때 어깨의 젖힘을 동반하여 굽혀진다.

청소기를 움직이는 것이 어깨와 팔꿉관절에서 어느 정도 일어날 지라도, 미는 힘은 체중이 두 다리의 앞과 뒤쪽 사이에 앞뒤로 옮겨지기 때문에 양다리로부터 전달된다. 어깨가 팔꿉관절 폄에 동반하여 굽힘으로 옮겨짐에 따라 뒤쪽 다리에서 밀어주는 힘에 의해 체중이 앞쪽다리로 이동되고(그림 13.6B), 어깨를 팔꿉관절 굽힘을 동반해서 펼 때, 체중은 앞쪽 다리에서 뒤쪽다리로 밀려진다. 앞쪽 다리가 체중을 받으면, 앞쪽 무릎은 뒤쪽 무릎보다 조금 더 굽혀지고, 그 다음 체중을 다시 뒤쪽 다리로 이동시키면서 펴지게 된다. 왼쪽 팔은 몸쪽에 안정위치에 있다. 그것은 동작이 수행될 때 균형을 제공할 것이다. 바닥을 가로질러 진공청소가 진행됨에 따라 오른쪽 다리를 유도하면서 앞으로 나가고, 그 다음에 청소할 새로운 장소에 도달하기 위해 왼쪽 다리를 전진시킨다.

관절운동 / Joint Motion

머리-목-몸통, 그리고 골반은 활동 동안 적절한 정렬로 중립위치를 유지한다. 이 예의 앞쪽에 있는 오른쪽 다리는 왼쪽다리 앞에 놓고(펜싱선수처럼), 엉덩관절을 가쪽돌림과 벌림을 하여 약 20° 굽힘을 한다. 오른쪽 무릎은 펴고 발목관절은 약 10° 발바닥굽힘을 한다. 왼쪽 엉덩관절은 체중이 주로 왼쪽에 있을 때 약간 벌림과 가쪽돌림을 한다. 왼쪽 무릎은 펴고, 발목은 바닥에 발이 평편해지도록 중립을 유지한다.

오른쪽 어깨뼈는 어깨 굽힘에 의해 내밈과 약간의 위쪽 돌림이 일어난다. 청소기를 앞으로 밀 때, 아래팔은 중간 자세이고 팔꿉관절은 약간 굽힘에서 완전히 펴진다. 손은 엄지를 맞섬하고, 손가락을 모으고 굽혀서 청소기 손잡이를 강하게 잡는다. 손목은 편 상태를 유지한다. 청소기를 몸쪽으로 뒤로 당길 때, 아래팔과 손목과 손은 그 자세를 그대로 유지하지만 팔꿉관절은 굽혀지고 어깨는 펴지게 된다. 위팔의 펴짐과 그 후 젖힘은 어깨뼈의 기울임, 아래

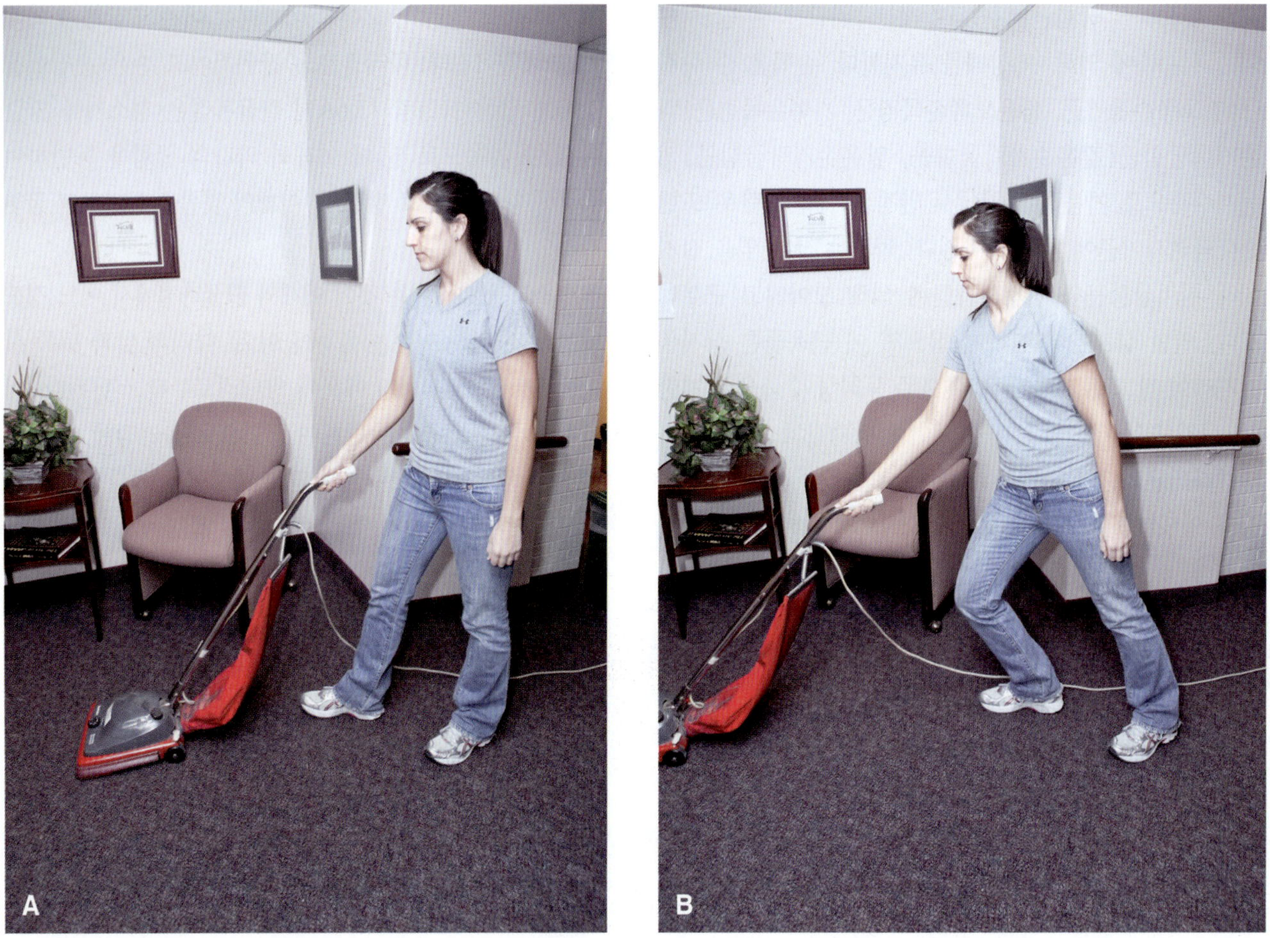

그림 13.6 진공청소 움직임 순서.

쪽돌림과 뒤당김에 의해 동반된다. 동작 중 어깨는 가쪽과 안쪽 돌림의 중간을 유지한다. 청소기를 움직이는 힘은 체중을 앞, 뒤 다리로 옮기면서 제공된다. 청소기를 앞쪽으로 밀기 위해서는 체중을 뒤쪽 다리에서 앞쪽 다리로 밀고, 이 때 오른쪽 엉덩관절과 무릎관절은 굽히고, 발목관절은 발등굽힘으로 정강뼈(경골)가 고정된 발 위로 앞쪽으로 움직이게 된다. 반면 왼쪽 엉덩관절은 폄과 벌림이 일어나고 왼쪽발목은 가쪽번짐된다. 체중을 뒤쪽 다리로 옮기면서 청소기를 뒤로 당긴다. 이렇게 체중을 옮기는 동안 오른쪽 엉덩관절은 다시 펴지고 이러한 움직임은 이 순서로 반복될 것이다.

근육활동 / Muscle Activity

자세조절 근육은 똑 바른 자세에서 머리, 목과 몸통을 안정시킨다. 척주세움근과 배근육은 몸통 폄과 바로 선 자세에서의 허리의 안정화를 조절한다. 몸통은 왼쪽 배바깥빗근과 오른쪽 배속빗근에 의해 오른쪽으로 약간 돌아간다. 양쪽 중간볼기근은 골반의 높이를 조절하고 한 발에서 다른 발로 체중을 이동하기 위해 능동적으로 작용한다. 오른쪽 엉덩관절 모음근은 체중을 앞뒤로 움직일 때 원심성과 구심성으로 각각 작용한다. 왼쪽 엉덩관절 벌림근은 체중을 앞쪽으로 움직일 때 다리를 벌리기 위해 구심성으로 작용하고 체중을 왼쪽 다리 뒤로 이동할 때 중력에 대항하여 엉덩관절을 모으기 위해 원심성으로 작용한다. 진공청소기를 앞쪽으로 밀 때 오른쪽 엉덩관절은 큰볼기근의 원심성 작용으로 굽어지고, 발목관절은 장딴지근의 원심성 조절에 의해 발등굽힘으로 이동한다. 양쪽 무릎의 굽힘과 폄은 넙다리네갈래근의 작용으로 이루어지고 발목관절은 장딴지근-가자미근에 의해 발바닥굽힘이 된다. 긴종아리근과 짧은종아리근은 왼쪽 발을 가쪽번짐을 시킨다.

위팔뼈머리는 항상 위팔뼈를 안정시키기 위해 관절오목 내로 내려간다. 오른쪽 어깨뼈는 앞톱니근의 활동으로 내밈이 되고, 위/아래의 등세모근과 앞톱니근의 짝힘에 의해 위쪽돌림이 된다. 어깨는 앞세모근, 큰가슴근의 빗장뼈 부위, 부리위팔근에 의해 굽힘이 된다. 아래팔은 손뒤침근과 네모엎침근과 원엎침근의 결합작용으로 중간위치를 유지한다. 앞쪽으로 밀 때 팔꿉관절은 위팔세갈래근에 의해 펴진다. 엄지는 엄지맞섬근에 의해 맞섬이 되고 손가락은 손잡이를 잡기 위해 얕은손가락굽힘근, 깊은손가락굽힘근, 바닥쪽뼈사이근에 의해 굽힘과 모음이 된다. 이러한 잡기는 자쪽손목폄근과 긴노쪽손목폄근과 짧은노쪽손목폄근에 의해 협력적으로 이루어진다. 어깨는 가쪽과 안쪽 회전 사이의 중간 위치에서 어깨밑근과 가시아래근과 작은원근에 의해 안정화 된다.

청소기를 뒤로 당길 때, 위팔근, 위팔노근, 위팔두갈래근은 아래팔을 중간위치에서 팔꿉관절을 굽힌다. 오른쪽 어깨뼈는 중간 등세모근, 마름근, 어깨올림근 작은가슴근의 구심성 수축으로 뒤당김과 아래쪽돌림되고, 위팔은 넓은등근, 큰원근, 뒤어깨세모근의 구심성 활동으로 뒤로 당겨진다. 어깨뼈는 작은가슴근 의해 위팔뼈의 젖힘과 함께 기울어진다.

직업상의 일 / Occupational Tasks

임상가들은 특히 산재근로자를 치료할 때 자주 작업과제의 평가를 요구받는다. 또 어떤 때에는 작업환경을 최적화하고 손상 예방을 위해 작업장을 평가하고, 의견을 제공할 필요가 있다. 작업장에서 손상을 야기하는 일반적인 요인 중 하나는 반복적인 작업 활동이다. 임상가에 의해 치료되는 많은 산업재해는 반복되는 활동과 관련이 있고, 우리는 두 가지의 일반적인 반복되는 작업과제를 선택하였다. 우리는 앉아서 컴퓨터 작업을 하는 것과 서서 공장의 생산라인에서의 작업하는 반복적인 과제를 운동학적으로 분석하고 설명할 것이다.

컴퓨터 작업환경 / Computer Station

많은 사람들은 매일 업무를 수행하기 위해서 컴퓨터에서 시간을 보낸다. 가장 분명한 과제는 아마도 컴퓨터에서 보내는 시간 중 대부분은 키보드를 사용하는 것일 것이다

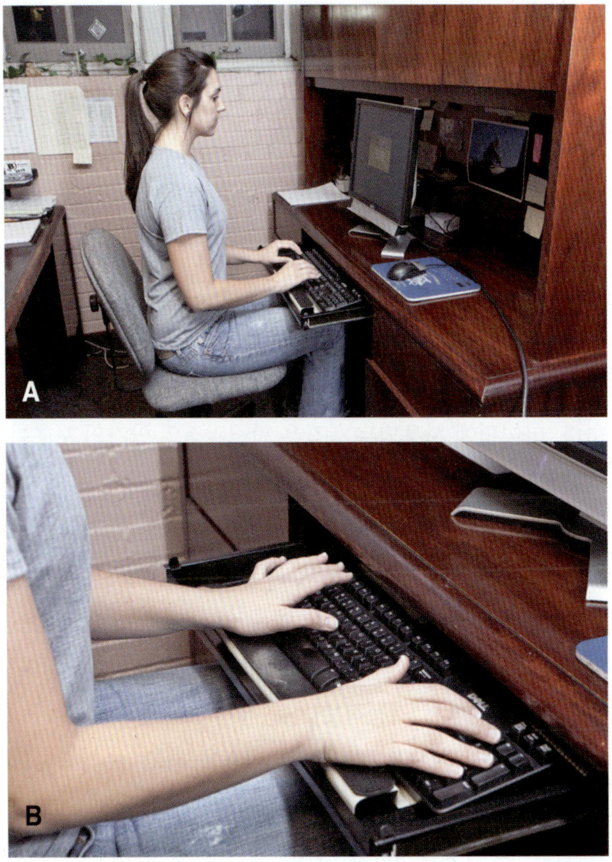

그림 13.7 컴퓨터에서의 작업.

(그림 13.7).

그 과제를 분석하기 전에 컴퓨터 작업을 할 때 취하는 적절한 자세를 확인하는 것이 필요하다. 첫 번째 요소는 적당한 의자를 선택하는 것이다. 의자는 개인에게 맞아야 한다. 의자는 의자 등받이 쪽에 엉덩이를 놓고 앉았을 때 의자 끝과 무릎 뒤 사이가 약 2인치 정도 공간이 있는 것이 적절한 크기이다. 좌석의 올바른 높이는 엉덩관절과 무릎이 각각 90°에서 바닥에 발이 평편하게 놓이게 하는 것이다. 어깨는 이완하고 아래팔은 옆쪽(어깨가 벌어지지 않도록) 팔걸이에 편안하게 놓는다. 이상적으로는 허리뼈를 지지하기 위해 등받이에 허리쿠션을 두는 것이다. 바르게 앉은 자세에서는 머리와 어깨가 궁둥뼈결절 바로 위에 있고, 머리와 척추가 중립의 정렬을 유지하는 것이다. 의자 등받이의 높이는 어깨뼈의 아래각보다 높아야 한다. 몇몇 등받이는 어깨 높이까지 오고 일부는 머리를 지지할 수 있을 만큼 충분히 높은 것도 있다; 이런 의자들은 대부분 뒤로 기댈 수 있게 되어 있다. 의자에 바르게 앉은 자세에

서 팔꿉관절을 90° 또는 약간 더 많이 굽히고 손목은 중립과 손가락은 약간 굽힌 상태에서 키보드의 키에 손가락이 닿아야 한다. 컴퓨터 화면은 눈높이에 있어야 한다(그림 13.7A).

움직임 순서과 관절운동 / Sequence of Movement and Joint Motion

컴퓨터 타이핑을 하는 동안 움직임은 작기 때문에 움직임의 순서와 관절의 움직임을 함께 이 단락에서 함께 설명한다. 타이핑에 사용되는 동작은 팔꿉관절의 약간의 보조를 필요로 하고 주로 손목과 손가락으로 조작한다.

작업은 의자에 바로 앉은 자세에서 시작한다: 머리, 목과 몸통은 중립자세를 유지한다. 어깨는 키보드에 손가락이 닿도록 0°의 폄 유지 혹은 아주 약간 굽혀서 안정시킨다. 팔꿉관절은 90° 정도 굽히고 아래팔을 엎침을 한다. 손목은 약간 펴서 기능적 위치를 유지하고, 엄지와 손가락에서 손허리관절은 0° 폄과 약간 벌림을 하고, 손가락마디뼈사이(IP)관절은 키에 도달할 때까지 약간 굽힌다(그림 13.7A). 타이핑을 하는 동안 어깨 복합체에 요구되는 몇몇 움직임이 있지만, 이 키보드 과제는 대부분이 아래팔이 엎침이 된 상태에서 팔꿉관절, 손목, 손가락과 엄지에서 일어난다. 키를 찾는 것은 전형적으로 필요로 하는 손가락 굽힘, 폄, 벌림, 모음과 함께 손목의 노쪽치우침과 자쪽치우침에 의해서 이루어진다(그림 13.7B).

근육활동 / Muscle Activity

목(목 굽힘근–목빗근, 목갈비근; 폄근–널판근)과 몸통(척주세움근과 배근육)의 자세조절근육은 바르게 앉은 자세를 유지하기 위해 아주 작지만, 지속적인 수축을 한다. 앞쪽으로 기울이면 큰볼기근과 뒤넙다리근의 원심성 수축으로 엉덩관절에서 움직임이 일어나는데 이때, 바른 척추 정렬을 위해 척주세움근이 수축한다. 다리는 앉은 자세에서 이완하고 바닥과 의자 사이에서 고정된다.

어깨는 옆에 두거나 약간 굽힌다. 또한 키보드의 크기나 개인의 몸집에 따라 다양하지만, 어깨밑근에 의해 약간 안쪽돌림이 된다. 위팔뼈는 돌림근띠에 의해 안정되고 어깨뼈는 돌림근에 의해 안정을 유지한다. 팔꿉관절은 위팔근과 원엎침근에 의해 굽힘을 유지하고, 이때 아래팔은 두엎침근에 의해 엎침이 동반된다. 의자에 팔걸이가 있는 경우의 적절한 정렬은 팔꿉관절을 지지하기 위해 팔걸이를 사용하여 위등세모근의 과도한 스트레스를 줄일 수 있다. 손목은 다섯 개의 손목근을 동시수축하여 중립이나 약간 편 기능적 자세를 유지한다. 엄지와 손가락은 손가락폄근, 엄지 폄근, 등쪽뼈사이근 작용으로 MCP관절에서 폄과 벌림이 된다. 비록 키보드에 뻗어닿기 위해 몸쪽 팔 근육에서는 아주 작은 움직임이 요구되지만, 키보드 과제 자체는 몸쪽 관절 근육에 의해 제공되는 안정화와 함께 손목과 손가락의 활동으로 주로 이루어진다. 키를 가로질러 움직이는 것은 전형적으로 어깨의 안쪽과 가쪽 돌림근과 돌림근띠(안쪽돌림은 어깨밑근, 가쪽돌림은 작은원근과 가시아래근)에 의해 이루어진다. 손목의 노쪽 치우침은 노쪽손목굽힘근과 긴노쪽손목폄근에 의해 제공되고 자쪽 치우침은 자쪽손목굽힘근과 자쪽손목폄근에 의해 일어난다. 손목과 손가락 그리고 엄지에서 요구되는 활동은 긴손가락굽힘근과 폄근에 의해 필요한 만큼 굽힘이나 폄이 일어날 것이다.

조립 라인 근로자 / Assembly Line Workers

조립 라인에서 드릴 프레스를 작동하는 움직임을 분석하고자 한다. 이 사례는 작업자가 컨베이어 장치 앞에 서서 오른쪽에 있는 금속 조각을 잡고 드릴 프레스 아래에 그것을 놓는 작업이다. 그 다음으로 구멍을 뚫기 위해서 드릴 프레스 손잡이를 아래로 누르고, 컨베이어 왼쪽으로 뚫은 봉을 다시 옮긴다. 사진과 움직임 순서는 경험이 많은 작업장 근로자가 큰 관절의 움직임 없이도 안정된 선 자세에서 한 발짝을 떼지 않고, 봉을 회수하고 구멍을 뚫고 다시 컨베이어 쪽으로 옮기는 것과 같이 몸통 움직임을 효율적으로 사용하는 것을 보여주고 있다. 허리 긴장을 최소화하기 위해 중립으로 골반을 유지하고, 봉을 꺼내어 다시 컨베이어 쪽으로 옮길 때 몸통의 돌림이나 발을 옮기는 것 보다 단순하게 체중을 이동시킴으로써 좋은 신체 역학(mechanics)을 사용한다.

움직임 순서 / Sequence of Movement

컨베이어를 마주 보면서 다리를 좌우로 벌려서 선다. 머리, 목, 몸통은 직립으로 중립자세를 취한다. 일은 컨베이어 위에서 다가오는 금속 봉을 오른팔로 뻗어닿는 것부터 시작한다. 오른쪽 팔로 금속 봉을 잡을 때 왼쪽 팔은 봉을 들어 올리는 것을 보조하기 위해 굽힌다(그림 13.8A). 그 다음 움직이는 벨트 위에서 봉을 양손으로 단단히 잡아 옮긴다. 잡는 것은 손목의 폄에 의해서 협력적으로 지지된다. 양쪽 아래팔은 뒤침이 되고 팔꿉관절은 벨트에서 봉을 들어 올리기 위해 굽힌다. 봉을 옮기는 동안 팔은 몸통에 안정시킨다.

금속 봉을 드릴 프레스 아래에 놓는다. 작업자는 왼손을 뻗어서 왼손으로 드릴 손잡이를 잡을 때 그 다음 구멍을 뚫기 위해 누른다. 드릴 프레스는 작업자가 금속 봉을 2-3 인치 정도 들어 올릴 정도의 높이이고 드릴 프레스의 작업을 쉽게 하기 위해 어깨 높이 아래에 봉을 유지한다(그림 13.8B).

구멍을 뚫고 나면 금속 봉을 자기의 왼쪽에 다시 놓기 위해 컨베이어 위로 유도하면서 오른손으로 프레스판의 방향으로 미끄러뜨린다(그림 13.8C).

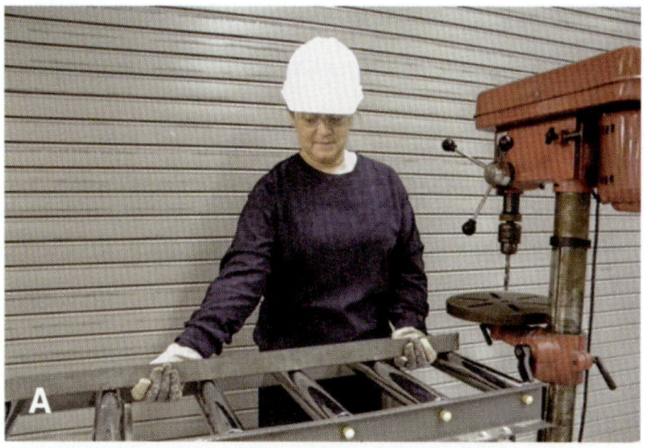

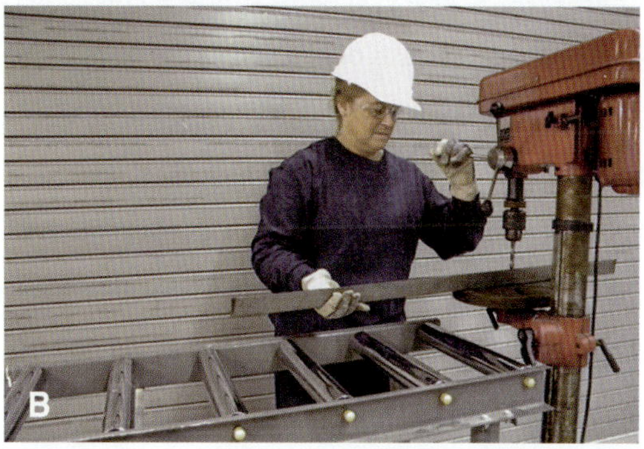

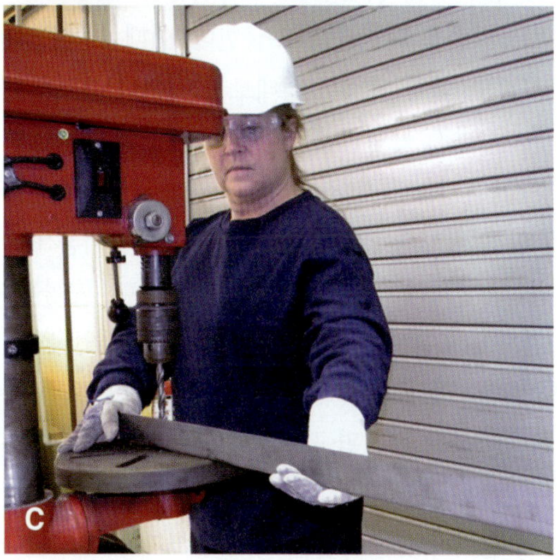

그림 13.8 조립라인에서의 작업 움직임 순서.

관절운동 / Joint Motion

컨베이어 벨트를 마주보고 선다. 몸통은 활동 내내 중립 위치를 유지한다. 오른쪽 팔을 벌리고 가쪽으로 돌려 오른쪽으로 팔을 뻗어닿을 때 과제가 시작된다. 이러한 움직임을 보조하기 위해 어깨뼈는 돌림근에 의해 안정된다. 오른쪽 팔꿉관절은 아래팔을 뒤침을 하여 펴진다; 손목은 손가락과 엄지가 봉을 잡기 위해 굽히고 벌림을 할 때 중간위치나 약간 편다. 오른쪽 손이 봉에 접촉되면 왼쪽 팔은 손목의 폄, 손가락과 엄지의 굽힘과 모음을 동반하여 뒤침으로 팔꿉관절을 굽힘으로써 봉을 꺼내는 것을 보조한다. 왼쪽 어깨는 몸통에 대해서 모음위치로 유지된다.

일단 봉을 드릴 프레스 아래에 놓으면, 오른쪽 손을 사용하여 편안한 자세로 봉을 수평으로 고정하기 위해 오른쪽 팔의 팔꿉관절은 뒤침을 하여 90° 로 굽히고, 어깨는 몸통에 대해 가쪽돌림, 모음, 폄이 된다. 왼손으로 드릴을 작동하기 위해 어깨는 굽히고(약간 벌린 상태에서), 팔꿉관절은 중간 위치에서 굽혀 프레스 손잡이를 잡고 금속 봉에 구멍을 뚫기 위해 아래로 민다.

구멍을 뚫고 나면 어깨를 수평모음을 하고 팔꿉관절은 펴서 오른손으로 프레스 판을 가로질러 구멍을 뚫은 봉을 민다. 왼쪽으로 발을 옮기기 보다는 단순히 왼쪽으로 체중을 이동시켜 왼쪽팔로 봉을 유도한다. 왼쪽 어깨는 가쪽돌림 위치에 벌리고, 팔꿉관절은 뒤침 상태에서 펴서 뚫은 봉을 왼쪽 컨베이어에 내려놓는다.

근육활동 / Muscle Activity

목(목 굽힘근-목빗근, 목갈비근; 폄근-널판근)과 몸통(척주세움근과 배근육)의 자세조절근육은 작업동안 바른 자세를 유지시킨다. 골반과 다리의 바른 정렬을 유지하기 위한 근육에는 배근육, 큰볼기근, 중간볼기근, 작은볼기근, 장딴지근–가자미근들이 포함된다.[17] 오른쪽 팔을 오른쪽으로 뻗어닿기 위해 중간어깨세모근, 가시위근, 가시아래근, 작은원근의 공동수축으로 어깨관절을 벌리고 가쪽돌림을 한다. 이러한 어깨의 움직임은 어깨뼈 안정근육; 앞톱니근과 위, 아래등세모근(위쪽돌림근)과 중간등세모근과 마름근(뒤당김근)의 능동적 안정화에 의해 보조된다: 오른쪽 팔꿉관절은 팔꿉관절 굽힘근(위팔두갈래근, 위팔근, 위팔노근)의 원심성 수축으로 팔꿉관절을 펴서 금속 봉을 향해 팔을 뻗어닿는다. 뒤침근은 아래팔을 뒤침을 한다. 손목은 자쪽손목폄근과 긴노쪽손목폄근과 짧은노쪽손목폄근의 협력작용으로 편다. 반면, 손가락과 엄지는 봉을 잡기 위해 얕은손가락굽힘근과 깊은손가락굽힘근, 바닥쪽뼈사이근, 긴엄지굽힘근, 엄지모음근을 사용하여 손가락을 굽히고 모은다. 그 직후, 왼쪽 팔은 봉을 가져오는 것을 보조하기 위해 위팔두갈래근, 위팔근, 뒤침근을 사용하여 팔꿉관절을 뒤침을 하고 굽힌다. 이때 위팔을 몸통에 대해 모으고 펴서 안정된 상태로 고정한다(큰가슴근, 넓은등근, 큰원근, 돌림근띠). 이 근육들은 아래쪽돌림근과 뒤당김근(어깨올림근, 작은가슴근, 마름근, 중간 등세모근)과 함께 어깨뼈를 안정시킨다. 왼쪽 팔 뻗어닿기는 팔꿉관절 굽힘근에 의해 적절하게 거리가 조절된다. 손목과 손가락과 엄지에서 잡는데 필요한 근육들은 이미 언급하였다.

금속 봉을 드릴 프레스 아래에 올려놓으면, 오른쪽 손은 손목폄근(긴노쪽손목폄근과 짧은 손목폄근, 노쪽손목폄근)과 손가락굽힘근(얕은손가락굽힘근과 깊은손가락굽힘근)의 협력작용으로 잡은 자세를 그대로 유지한다. 봉을 고정하기 위해 더 많은 힘이 필요할 때는 위팔두갈래근, 위팔근, 뒤침근을 사용하여 팔꿉관절을 뒤침에서 90° 굽힘을 유지하는 것이다. 어깨는 큰가슴근, 넓은등근, 큰원근, 가시아래근, 작은원근의 작용으로 몸통에 대해 모음, 폄, 가쪽돌림되고, 어깨뼈는 아래쪽돌림과 뒤당김 자세로 안정된다(어깨올림근, 작은가슴근, 마름근, 중간등세모근). 각 어깨의 돌림근띠는 관절오목에 위팔뼈의 머리를 안정시키기 위해 작용한다. 드릴을 작동하기 위해 작업자는 왼쪽 어깨를 큰가슴근의 빗장부, 앞어깨세모근, 부리위팔근을 사용하여 굽히고(약간 벌림), 안정를 위해 어깨뼈의 아래쪽돌림을 동반한다(어깨올림근, 큰가슴근, 마름근). 왼쪽 손으로 프레스 손잡이를 잡을 때 팔꿉관절은 엎침근과 뒤침근의 동시수축으로 아래팔을 중간위치로 하고, 위팔노근, 위팔근으로 팔꿉관절을 굽힌다. 잡는 것은 이미 설명한 것과 같이 시행된다.

봉을 뚫은 후에 작업자는 어깨뼈를 앞톱니근에 의해 내밀면서 오른쪽 어깨를 수평으로 모으고(큰가슴근과 앞어깨세모근), 뚫은 봉을 프레스 판을 가로질러 밀기 위해 위팔세갈래근을 사용하여 오른쪽 팔꿉관절을 편다. 왼쪽으로 발을 옮기지 말고 체중을 이동시키고, 봉 무게만큼 최소의 근력을 사용하여 왼쪽 팔로 컨베이어 쪽으로 유도한다. 왼쪽어깨는 중간어깨세모근, 가시위근, 가시아래근, 작은원근에 의해 가쪽돌림을 한 상태에서 벌리는 반면에, 어깨뼈는 위, 아래등세모근, 앞톱니근, 중간등세모근, 마름근에 의해 자리를 잡고 안정된다. 팔꿉관절은 아래팔의 뒤침(뒤침근)과 함께 위팔두갈래근의 원심성 조절로 펴서 뚫은 봉을 왼쪽 컨베이어 쪽으로 내려놓는다.

임상가 활동

Clinician Activities

다음 단락에서는 임상에서 흔히 수행하는 활동을 운동학적 관점에서 논의하고자 한다. 임상적인 일은 매일 접하게 되는 일을 효과적이고 효율적으로 행하기 위해 바른 신체 역학의 활용을 필요로 한다. 적절한 기술을 사용하지 않으면 임상가에게 손상의 위험을 지니게 될 뿐만 아니라, 이러한 기술의 비효율성으로 인한 피로 때문에 신체적인 무리를 줄 수 있다. 우리는 임상적 과제에 대한 운동학적 적용의 두 가지 예를 분석하기 전에 신체를 더 효율적으로 활용하는 몇 가지 물리적 개념을 검토하였다.

제2장을 상기하면 알 수 있지만, 신체 움직임과 자세와 관련된 기초적인 신체 개념에는 아래의 것이 포함된다:

- 안정성을 위해서는 질량중심이 지지기저면 내에 들어가야 한다. 임상가는 환자가 운동을 안전하게 수행하도록 보조 또는 저항을 줄 때 안정되어 있어야 하기 때문에 적절한 안정성을 제공하기 위해 충분한 지지기저면을 확보해야 한다. 임상가가 큰 힘을 받

거나 큰 힘을 내야 한다면 지지기저면 크기를 확대해야 할 것이다.

- 동적 활동 중 안정성은 발을 힘이 가해지는 방향으로 놓는 것을 필요로 한다. 임상가가 환자를 왼쪽에서 오른쪽으로 이동시킨다면 임상가의 발은 좌우로 위치에 두어야 한다. 한편, 임상가가 앞뒤의 움직임에 저항을 가하고 있다면 발은 앞뒤 위치에 두어야 한다.
- 질량중심을 낮춘다면 안정성이 보다 증가할 것이다. 따라서 임상가가 힘을 가하거나 힘에 저항할 때, 부분적으로 웅크려서 질량중심을 낮추면 그 일을 보다 잘 할 수 있고, 안정성도 개선될 것이다.
- "똑바른" 척추는 허리에 최대의 안정성과 다리로부터 팔로 가장 효율적으로 힘을 전달할 것이다. 즉, 임상가는 모든 활동에서 척추를 중립으로 유지해야 한다. 도수저항을 가할 때, 척추를 중립으로 유지하는 것은 다리로부터 힘을 팔로 전달하여 활용할 수 있기 때문에 아주 좋은 방법이다.
- 같은 맥락에서, 효과를 극대화하고 보다 작은 관절을 보호하기 위해 강한 다리 근육을 사용하는 것은 작고 약한 팔 분절에 반복되는 큰 스트레스를 최소화하면서도 지레작용과 힘을 제공하는 이점이 있다.

환자 보호적 조치: 이동 동안 치료사의 위치 / Patient Protective Measure: Spotting during Ambulation

보조기구를 사용하거나 사용하지 않는 이동을 지도하는 것은 일반적인 임상 활동이다. 보조가 필요한 환자는 임상가에게 추가적인 것을 요구한다. 이동을 훈련하거나 독립적 이동으로 진행하는 동안 특별한 기술이 환자뿐만 아니라, 임상가를 보호하기 위해 사용된다. 환자가 평행봉 내의 보행에서부터 목발보행으로 훈련이 진행되어 있고, 임상가는 환자가 미리 준비할 수 있도록 교육과 시범이 선행되었다고 상정하자. 이 환자는 왼쪽 다리로 부분적인 체중부하로 보행을 한다. 그 기법의 개요를 여기서 설명하고자 한다.

움직임순서 / Sequence of Movement

환자의 안전을 위해서 보행벨트를 착용하고 선 자세로 목발을 짚고 걷기를 준비한다(그림 13.9A). 임상가는 환자의 뒤쪽에서 약간 옆에 서서 환자 가까이에 있는 손으로 보행벨트를 잡는다. 다른 손은 환자의 동측 어깨 앞을 잡는다. 임상가는 손상측 또는 비손상측 어느 쪽에도 설 수 있다.[18] 몇몇 임상가들은 환자가 넘어지면 손상측으로 넘어질 것으로 가정하여 손상측에 서는 것을 더 선호한다; 다른 임상가들은 환자에게 갑작스런 보조가 요구될 때 주로 그 역할을 할 것으로 예상되는 비손상측에 서는 것을 선호한다. 보행벨트는 안전을 위해 꼭 필요하다; 환자를 붙잡아야 할 때 환자의 옷을 잡는 것은 옷이 찢어질 수 있기 때문에 결코 좋은 방법이 아니다.

이 교재의 예에서, 임상가는 환자의 비손상측 오른쪽 뒤에 서 있는다. 임상가는 오른쪽 발을 환자 뒤에 놓아 환자의 오른쪽 목발과 일렬이 되게 하고, 왼쪽 발은 환자의 두 발 사이 뒤에 놓는다(그림 13.9A). 임상가의 오른쪽 다리는 움직임의 방향에 맞추어 뒤에 놓인 다리의 앞에 놓아 앞뒤로 벌린 자세를 취한다. 환자가 목발을 앞으로 움직임에 따라, 임상가는 오른쪽 발을 앞쪽으로 움직이고(그림 13.9B), 환자가 한발 내딛으면 임상가는 왼쪽 발을 앞으로 움직인다. 환자가 갑자기 넘어지는 것을 방지하거나 안전하게 넘어지도록 하기 위한 갑작스런 조치가 필요할 때 환자의 움직임을 조절할 수 있게 임상가가 앞뒤로 다리를 벌리고 서는 것은 대단히 중요하다.

환자가 균형을 잃고 몸통을 앞으로 굽히기 시작하면 임상가는 몸통을 펴기 위해 어깨를 뒤로 당기고, 골반을 앞으로 보내기 위해 벨트를 이용하여 엉덩이를 밀어 지지기저면 위에 체중심이 놓이도록 한다(그림 13.9C). 그러나 환자가 넘어지는 것이 확실하면 환자가 안전하게 바닥에 넘어지도록 임상가 자신 쪽으로 환자를 끌어당긴다.

관절운동 / JOINT MOTION

임상가는 다리를 앞-뒤로 벌리고 서기 때문에 오른쪽 엉덩관절은 무릎관절의 부분적 굽힘과 발목관절의 약간의 바닥쪽 굽힘을 동반한 약간의 굽힘위치에 있다. 임상가는 왼쪽 다리에 자기체중의 대부분을 두고 시작한다; 엉덩관절, 무릎, 발목은 시상면에서 중립에 가깝다. 왼쪽 엉덩관절은 약간 가쪽으로 돌아간다. 머리, 목, 몸통은 골반 위에 일렬로 정렬된다.

임상가의 왼쪽 팔은 어깨관절을 약간 굽힘, 팔꿉관절은 약 90° 굽힘(실제 굽힘의 정도는 임상가와 환자의 키에

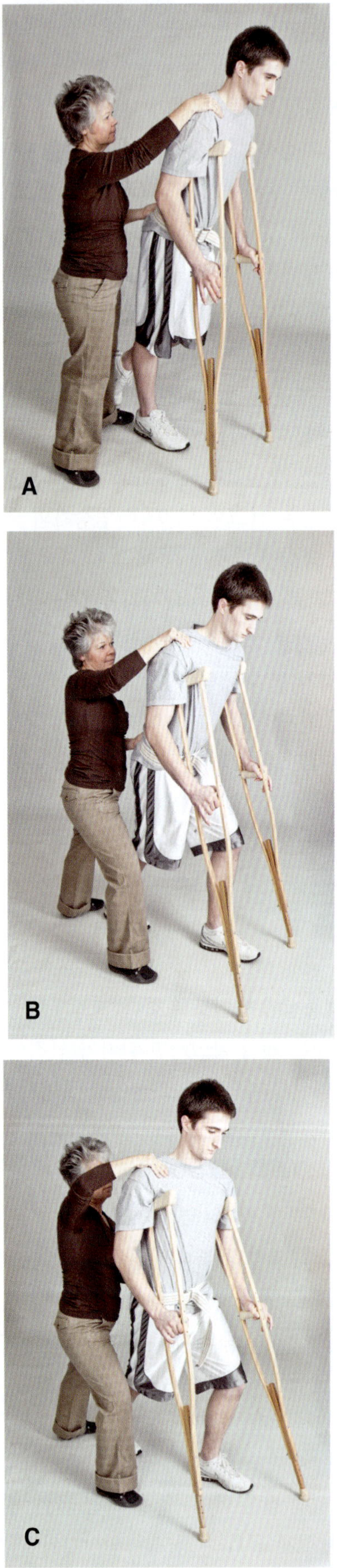

그림 13.9 보행 보조 동안의 치료사의 위치.

따라 다르다), 아래팔은 뒤침, 손목은 약간 펴서 강한 힘을 낼 수 있는 자세를 유지하고, 손은 환자의 벨트 뒤를 강하게 잡는다. 임상가의 오른쪽 팔은 어깨뼈의 위쪽돌림과 함께 어깨 굽힘(어깨의 굽힘과 어깨뼈의 돌림의 정도는 환자의 키에 의존한다); 팔꿉관절은 약간 굽힘; 아래팔은 엎침; 손목은 약간 굽힘; 손가락은 환자의 어깨 앞쪽을 잡기 위해 약간 굽힌다.

환자가 목발을 앞쪽으로 옮길 때, 임상가는 오른쪽 다리를 몸보다 앞쪽으로 움직여서 엉덩관절과 무릎을 약간 굽히고 발목관절을 바닥쪽굽힘을 한다. 양쪽 어깨는 환자를 잡고 있는 손의 위치를 그대로 유지하기 위해 팔꿉관절이 펴짐에 따라 약간 더 굽혀진다. 환자가 몸을 앞쪽으로 이동할 때, 임상가는 엉덩관절과 무릎을 펴고 발목관절을 발등굽힘을 하여 모든 체중을 오른쪽 다리로 이동시킨다. 왼쪽 다리의 엉덩관절과 무릎관절은 바닥으로부터 다리를 들기 위해 발목관절 발등굽힘을 함에 따라 굽힘이 되고, 앞쪽으로 작게 한 걸음 내딛는다. 동시에 어깨와 팔꿉관절은 환자에게 더 가까이 다가가게 되므로 시작자세로 되돌아 온다.

환자의 몸이 앞으로 굽혀지면서 균형을 잃기 시작한다면, 이것은 아마도 몸을 앞으로 움직이면서 생기는 모멘트을 조절하는 능력의 결여 때문일 것이다. 임상가는 안정성을 증가시키기 위해 엉덩관절을 벌리고 무릎관절은 약간 구부려 지지기저면을 더 넓히고 중력중심을 낮추며, 동시에 오른손으로는 어깨를 뒤로 당기면서, 왼손으로는 골반을 앞쪽으로 밀기위하여 어깨관절을 굽힌다. 오른쪽 팔꿉관절을 굽혀서 앞쪽으로 넘어지려는 환자의 몸을 잡아 안정시키고, 왼쪽 어깨가 굽힘이 되면서 팔꿉관절은 환자의 엉덩이를 앞으로 밀기 위해 펴진다(그림 13.9C).

근육활동 / MUSCLE ACTIVITY

임상가가 몸을 이동하기 위해서는 먼저 다리부터 자리를 잡아야 한다. 오른쪽 다리는 엉덩관절을 약간 굽히기 위해 엉덩허리근과 넙다리곧은근을 사용하여 위치를 결정한다. 이때 볼기근에 의해서 가쪽돌림을 하고 엉덩관절을 안정시킨다. 무릎관절의 자세는 넙다리네갈래근에 의해 만들어지고, 장딴지근-가자미근과 앞정강근의 동시수축으로 시상면상에서 발목을 유지시키기 때문에 뒤다리에 있는 신체의 중심은 오른쪽 발목을 약간 발바닥굽힘으로 이동한다. 왼쪽 다리는 주로 엉덩관절은 큰볼기근, 무릎관절은 넙다리네갈래근, 발목은 장딴지근-가자미근의 원심성 수축으로 시상면에서 거의 중립위치를 유지한다. 엉덩관절은 6개의 작은 돌림근의 작용에 의해서 가쪽돌림을 하고 있는데 볼기근이 이를 보조한다. 몸통의 위치는 안정근(배근육, 뭇갈래근)의 작용으로 유지된다. 척주세움근은 몸을 앞쪽으로 움직일 때 몸통을 원심성으로 조절하고 배근육은 팔의 움직임 동안 구심성 수축을 한다.

양팔은 오른쪽 어깨 복합체의 어깨뼈 위쪽돌림근(위와 아래등세모근과 앞톱니근)에 의해서 활동 준비자세로 움직이고, 양쪽 어깨의 위팔뼈는 큰가슴근과 앞어깨세모근의 작용으로 올라간다. 왼쪽 어깨는 아주 약간 올라가기 때문에 어깨뼈는 돌림근의 동시수축으로 안정된다. 양쪽 팔꿉관절은 팔꿉관절 굽힘근(위팔두갈래근, 위팔근, 위팔노근)의 원심성 수축으로 위치가 결정된다. 왼쪽 아래팔은 뒤침근과 위팔두갈래근의 작용으로 뒤침이 되고, 오른쪽 아래팔은 뒤침근의 원심성 수축과 두 엎침근의 동시수축으로 엎침이 된다. 오른쪽 손목은 손목폄근(긴노쪽손목폄근과 짧은손목폄근과 자쪽손목폄근)의 원심성 수축으로 굽혀진다. 손가락은 긴손가락폄근의 원심성 수축을 통하여 환자의 오른쪽 어깨 앞 위쪽에 놓이도록 약간 굽힘위치를 취한다. 왼쪽 손목은 노쪽손목폄근과 자쪽손목폄근의 활동으로 약간 편상태를 유지하고, 손가락은 얕은손가락굽힘근과 깊은손가락굽힘근의 구심성 수축으로 벨트를 잡는다. 엄지는 엄지맞섬근과 엄지굽힘근을 사용하여 강한 잡기(power grip)로 다른 손가락과 맞섬자세를 취한다.

환자가 목발을 앞쪽으로 이동할 때, 임상가는 환자를 잡고 있는 그 상태에서 손가락 굽힘근을 능동적으로 사용하여 환자의 어깨와 보행벨트를 잡는다. 임상가는 오른쪽 다리를 앞쪽으로 이동하기 위해 엉덩허리근과 넙다리곧은근을 수축시켜 엉덩관절을 굽힌다(그림 13.9B). 무릎은 넙다리네갈래근에 의해 조절되고, 발목은 중력선보다 앞쪽에 위치하므로 수동적으로 발바닥굽힘이 된다. 오른쪽 다리가 앞으로 움직이게 됨에 따라 왼쪽 엉덩이의 큰볼기근과 중간볼기근은 모든 체중을 수용하게 되고, 6개의 가쪽 돌림근은 볼기근의 도움을 받아 엉덩관절의 가쪽돌림을 유지한다. 넙다리네갈래근과 장딴지근-가자미근은 다리에 체중이 가해질 때 무릎관절과 발목을 시상면에 유지시켜 준다. 어깨의 굽힘은 앞어깨세모근과 큰가슴근에 의해 조절되고 어깨뼈는 돌림근(등세모근, 앞톱니근, 마름근, 작은가슴근, 어깨올림근)에 의해 안정된다. 팔꿉관절 위치 결정은 임상가의 어깨와 환자 사이의 접속을 유지하기 위해서 2차적으로 일어난다. 그래서 팔꿈치의 위치는 수동적으로 움직이지만, 그 이후로는 팔꿉관절 굽힘근(위팔두갈래근, 위팔근, 위팔노근)과 위팔세갈래근의 약간의 동시수축으로 유지된다.

환자가 목발 쪽으로 몸을 가져가기 위해 앞으로 움직임에 따라 임상가는 자신의 체중을 오른쪽 다리로 이동시킨다. 그렇게 함으로써 무릎이 넙다리네갈래근의 수축으로 펴짐에 따라 오른쪽 엉덩관절은 큰볼기근과 중간볼기근의 능동적 수축을 통해 펴지게 된다. 발목은 다리 위로 체중심이 이동함으로써 수동적으로 발등굽힘으로 움직이지만, 장딴지근-가자미근의 원심성 수축에 의해 조절된다. 왼쪽 엉덩관절은 엉덩허리근과 넙다리곧은근의 수축을 통해 구부려 지면서 바닥으로부터 다리를 들어 올린다. 다리를 들어 올릴 때 넙다리네갈래근은 무릎 굽힘을 조절하고 발목은 앞정강근의 구심성 수축에 의해 발등굽힘이 된다. 다리 위치가 바뀜에 따라, 팔(상지)—어깨와 팔꿉관절—은 움직임이기 전, 시작 자세로 되돌아간다.

환자가 균형을 잃어 바로 서기 위해 임상가의 도움이 필요하다면 임상가는 다음 순서로 빠르게 움직인다. 안정된 지지기저면을 확보하기 위해 중간볼기근과 작은 볼기근을 사용하여 양쪽 엉덩관절을 벌리고, 무릎관절은 넙다리네갈래근의 원심성 수축을 사용하여 굽힌다. 반면 오른 손으로는 팔꿉관절 굽힘근(이전의 목록)과 어깨뼈의 아래쪽 안정근(아래쪽 돌림근)과 함께 어깨의 폄근(넓은등근, 뒤어깨세모근, 큰원근)을 구심성 수축하고, 깊은손가락굽힘근과 얕은손가락굽힘근의 구심성 수축을 사용하여 환자의 어깨를 뒤로 당긴다. 동시에 왼팔은 위팔세갈래근은 팔꿉관절을 강하게 펴고 어깨의 앞어깨세모근과 큰가슴근은 어깨를 약간 굽히며, 손목을 안정하기 위해 손목굽힘근과 폄근의 등척성 수축과 함께 긴손가락굽힘근과 모음근(바닥쪽뼈사이근과 벌레근)을 강하게 수축하여 보행 벨트를 단단히 잡는다. 이런 동작 동안 어깨는 사실상 올라가지 않는다. 어깨뼈 돌림근이 관절오목에 위팔뼈를 안정하기 위해 작용하기 때문이다. 임상가의 이러한 움직임은 환자를 안정시키고 넘어지는 것을 예방하기 위해 환자의 발 위에 질량중심을 놓기 위함이다.

임상가의 인간공학: 도수저항 / Clinician Ergonomics: Manual Resistance

이전에 언급한 것과 같이, 임상가가 바른 신체 역학을 알고 신체를 안전하고 효율적으로 사용하는 것은 손상에 대한 보호와 에너지를 절약하기 위해 필수적이다. 바른 신체 역학에 대한 일반적인 개념은 이 단락의 시작에서 언급하였지만, 여기서는 팔과 다리의 도수저항 운동 예에서 그들이 어떻게 사용되는지 구체적인 방법을 알아보고자 한다. 이 동작을 어렵게 하기 위해 우리는 각각의 예에서 환자의 근력이 4/5 정도로 가정할 것이다. 또한 환자는 남자이고 임상가는 여자로 가정할 것이다. 환자는 이 운동에 익숙하여 임상가가 이 운동 수행 전에 설명과 시범을 보일 필요는 없다. 환자는 각 운동에서 임상가에 대하여 밀 때, 임상가는 전체 가동범위를 통해 원활한 움직임이 가능할 정도의 저항을 가한다.

팔에 대한 저항 / Upper Extremity Resistance

환자는 바로 누운 자세에서 임상가가 어깨 벌림에 대해 도수저항을 가할 때, 임상가는 환자 옆에 서서 한 손은 손목 바깥쪽의 몸쪽 부위에 두고, 다른 한 손은 팔꿉관절 바깥쪽의 몸쪽 부위에 둔다. 임상가의 아래팔은 손목 펴짐(손목굽힘근의 원심성 활동)과 함께 뒤침(뒤침근)이 된다. 팔꿉관절은 약간 굽혀지고 팔꿉관절 굽힘근(위팔두갈래근과 위팔근)과 위팔세갈래근의 동시수축에 의해 조절된다. 엄지는 환자의 팔 앞쪽 면에 놓고 반면에 나머지 손가락들은 뒤쪽 면에 위치시킨다; 엄지는 엄지맞섬근의 작용으로 다른 손가락과 마주보게 한다. 손가락과 엄지는 팔을 잡을 필요가 없기 때문에 부분적으로 굽힌 상태로 이완한다. 양쪽 어깨는 어깨뼈 돌림근(등세모근, 앞톱니근, 마름근)에 의해 제공된 어깨뼈의 안정화에 동반하여 앞어깨세모근과 큰가슴근 수축을 통해 약간 굽힘이 된다. 환자가 어깨를 벌림에 따라 임상가는 방금 언급한 이러한 근육들의 등척성 수축에 동반하여 그 움직임에 저항한다(그림 13.10). 팔은 완전 벌어질 때까지 벌리고, 임상가는 어깨 벌림의 속도를 조절하기 위해 다리의 힘을 사용한다. 팔이 완전 벌림으로 움직임에 따라 임상가가 테이블의 머리쪽으로 움직일 때 볼기근과 뒤넙다리근은 엉덩관절이 펴지는 것을 조절하고, 넙다리네갈래근은 무릎관절의 움직임을 조절하며 장딴지근과 가자미근은 발목 위의 정강뼈 움직임을 조절한다. 각 발이 바닥에서 떨어질 때 앞정강근은 바닥에서 발이 끌리지 않도록 (여유공간을 갖도록) 발목관절의 발등굽힘을 제공한다. 임상가의 몸통은 활동 내내 중립을 유지해야 하는데 그것은 다리로부터의 힘을 팔로 전달하고 그 힘을 사용하기 위해서 이다. 임상가의 팔은 환자의 가동범위 내내 변화 없이 유지한다. 하나의 반복동작이 끝나면, 임상가는 환자의 팔에 대한 조절을 유지하면서 환자의 옆으로 다시 돌아와 또 다른 반복을 준비한다.

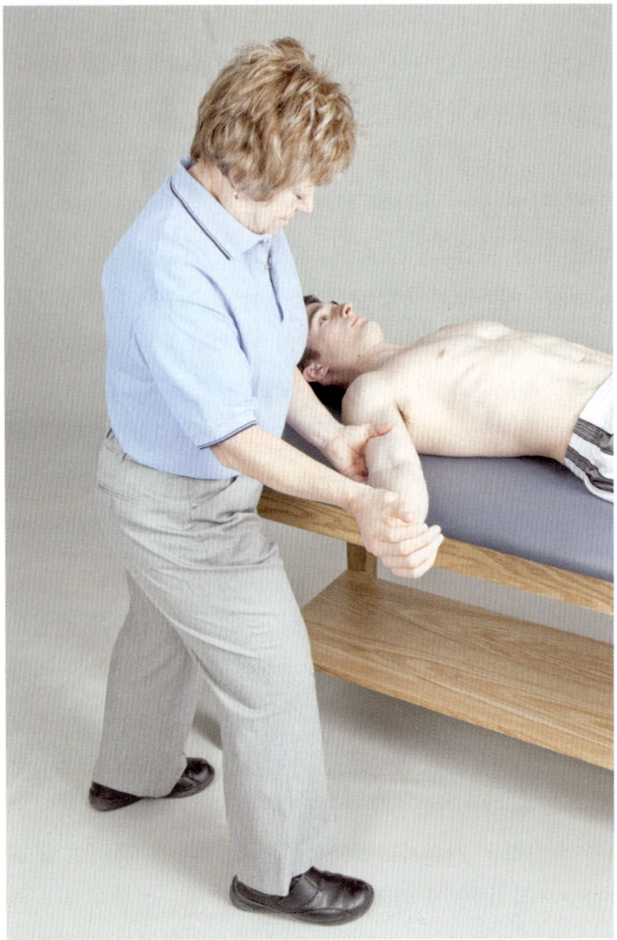

그림 13.10 임상가가 팔에 도수저항을 가함.

다리에 대한 저항 / Lower Extremity Resistance

이 예에서 환자에게 무릎펴기에 대한 도수저항 운동을 실시하고 있다. 환자는 무릎을 모서리에서 약간 떨어지게 하고 다리를 늘어 뜨려 치료대 옆에 걸터 앉아 있다. 수건을 말아서 넙다리 먼쪽 아래에 받쳐 치료대와 넙다리를

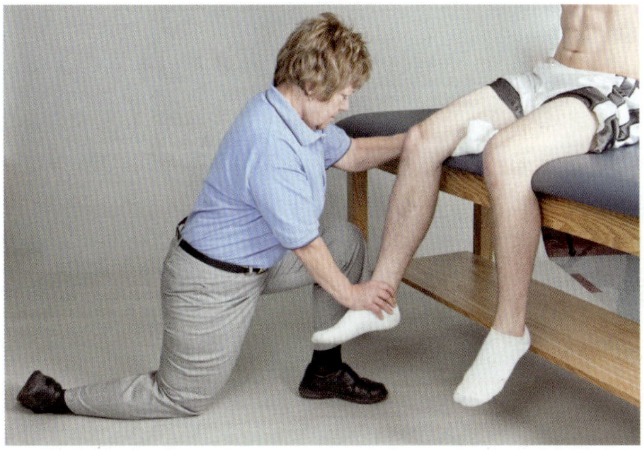

그림 13.11 임상가가 다리에 도수저항을 가하고 있다.

평평하게 한다. 운동을 시행할 무릎은 환자의 오른쪽 무릎이다.

임상가는 환자의 오른쪽 무릎의 약간 오른쪽 앞에서 환자와 마주본다. 임상가는 오른쪽 무릎으로 꿇어앉고 바른 척추 정렬을 유지한다. 왼쪽 다리는 엉덩관절과 무릎관절을 굽히고 발을 오른쪽 무릎 앞에 바닥에 평편하게 놓는다. 임상가의 오른쪽 손은 발목 앞에 둔다. 이 자세에서 임상가는 왼쪽 엉덩관절을 굽히면서(엉덩허리근과 뒤넙다리근) 오른쪽 엉덩관절을 편다(볼기근과 뒤넙다리근)(그림 13.11). 양쪽 무릎은 약 90°로 굽힌다(뒤넙다리근). 임상가가 엉덩관절로부터 앞으로 기울일 때, 오른쪽 큰볼기근과 뒤넙다리근이 움직이는 정도를 원심성으로 조절한다. 오른쪽 손은 엄지와 다른 손가락을 마주 보게 하고(엄지맞섬근) 모든 손가락은 약간 굽힌다(긴, 짧은 손가락굽힘근 및 긴, 짧은 엄지굽힘근). 손목은 펴고 노쪽치우침(긴, 짧은 노쪽손목폄근과 노쪽손목굽힘근)을 한다. 팔꿉관절은 초기에 팔꿉관절 굽힘근에 의해 약간 굽혀지지만, 움직이기 시작하면 위팔세갈래근과 이들 근육이 동시수축하여 이 자세를 그대로 유지한다. 어깨는 앞어깨세모근, 부리위팔근, 큰가슴근의 작용에 의해 약간 굽혀진다. 어깨의 움직임은 60° 이하이고, 어깨뼈는 이미 언급한 어깨 돌림근에 의해 안정된 자세로 유지된다. 환자의 근력이 강하다면, 임상가는 왼쪽 손을 치료대 위에 올려놓고 몸을 고정할 수도 있다. 이렇게 하면, 왼쪽 어깨가 앞쪽으로 올라간다; 어깨를 올리기 위해 사용되는 근육은 어깨뼈의 위쪽 돌림근(앞톱니근과 위와 아래등세모근)에 의해 돌아가는 것을 제외하고는 오른쪽 어깨와 같다. 팔꿉관절은 거의 펴고 아래팔은 손바닥이 치료대에 놓이도록 엎친다. 이 자세를 위해, 위팔세갈래근은 팔꿉관절을 펴지고, 네모엎침근과 원엎침근은 아래팔을 엎친다. 손가락은 펴고 벌려서(손가락폄근과 긴엄지폄근과 등쪽뼈사이근) 손바닥이 치료대에 놓이게 한다.

환자의 넙다리네갈래근이 무릎을 펴기 위해 수축할 때 임상가는 무릎관절의 전체 가동범위에 걸쳐 지속적으로 운동이 가능하도록 저항을 가한다. 임상가는 팔 앞에 위치한 몸을 사용하여 초기에는 체중을 앞쪽 발에서부터 뒤쪽 다리로 옮기고, 환자의 다리가 계속 펴짐에 따라 오른쪽 팔이 환자의 다리에 대해 위치가 변하지 않도록 하면서 선 자세로 일어난다. 임상가는 저항을 가하는 동안, 팔에 대한 저항의 예에서와 유사하게, 어깨뼈와 어깨, 그리고 팔꿉관절, 손목의 근육을 등척성으로 수축한다. 등은 중립자세에서 안정된 자세를 유지하는 반면, 엉덩이와 넙다리의 근력은 환자에게 가해지는 저항을 조절하기 위해 사용된다.

요약

Summary

이 장에서는 일반적인 기능적 움직임 동안 일어나는 움직임순서, 관절운동과 근육활동을 운동학적으로 설명하고 분석하는 방법을 서술하였다. 사용된 전략은 움직임을 주의 깊게 연구하여 움직임을 분석하고 기술하였으며 다음의 단계에서 활동을 하는데 요구되는 움직임순서, 관절운동, 마지막으로 근육활동을 서술하였다. 일상활동, 직장에서의 일, 임상에서의 활동의 일반적인 예를 들어, 어떻게 운동학적으로 분석하고 그것이 왜 필요한지를 이해하는데 도움을 주고자 기술하였다. 여러분이 과제를 수행하는데 필요한 동작을 확인하고 나면, 개인에게 더 의미있고 적절한 재활프로그램을 만들 수 있다. 이제 여러분이 어떻게 활동을 운동학적으로 분석하는지를 습득했다면 우리는 보다 더 구체적으로 적용 가능할 것이다. 다음 두 장에서는 일상생활동작에서 팔과 관련된 것(14장)과 스포츠와 레져 활동에서 전체 몸과 관련된 것(15장)을 고찰하고 분석하는 것으로 확대한다.

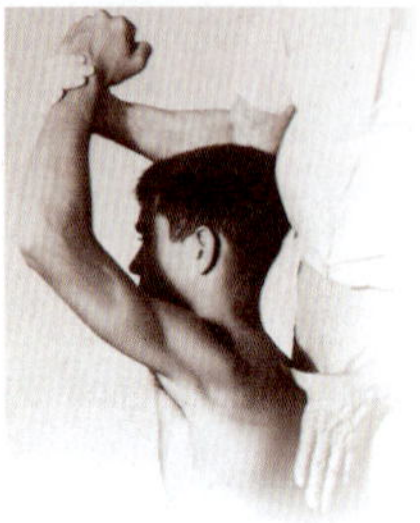

임상 시나리오 해결(CLINICAL SCENARIO SOLUTION)

Juan은 집이나 도서관 어느 곳에도 컴퓨터 배치가 그에게 적절하지 않다는 것을 알았다. 도서관에서 그는 몸을 앞쪽으로 기울이고 등을 구부정하게 하고 팔꿉관절을 손아래에 두고 손목은 뒤로 젖힌 상태로 컴퓨터 앞에 앉는다. 집에서는 의자가 너무 높다. 그래서 발을 바닥에 닿기 위해 등을 둥글게 구부리고 앉는다. 집에 있는 컴퓨터 화면은 그가 화면을 볼 때마다 머리를 들어야만 한다. 그의 목표는 오늘이 끝나기 전까지 두 작업 스테이션을 적절하게 정돈하는 것이다. 그는 컴퓨터 작업환경을 개선으로 더 이상 목과 손목에 문제들이 지속되지 않기를 바란다.

논의 문제 (Discussion Questions)

1. 이 장에서 설명된 각각의 운동학적 분석을 검토하고 그것을 바탕으로 다음 질문에 대해 답변한다.
   a. 관련된 관절분절 중 어느 관절의 요구가 가장 높은가? 가장 요구가 낮은 관절은?
   b. 과제를 수행하는 것과 관련된 관절 중 어느 분절이나 관절이 반복된 동작이나 충돌로 인해 시간이 지남에 따른 손상의 위험 부담이 높아지는가?
2. Juan의 작업 스테이션과 집에 설치된 컴퓨터에서 문제점을 확인한다. 그것들을 해결하기 위해 수정해야 할 목록을 작성한다.
3. 어깨 벌림과 무릎 폄에 대한 도수저항을 적용하는 방법에 대한 운동학적 내용을 바탕으로 환자에게 바로 누운 자세에서 엉덩관절 굽힘에 저항을 가할 때 치료사의 자세와 움직임에 대하여 설명한다.
4. 지금 진공청소기를 사용하는 것과 관련된 움직임과 활동을 이해했다면 빗자루을 가지고 바닥을 쓸 때 차이를 비교해 보자.
5. 상자를 허리에서 머리 높이로 들어 올리기 위해 필요한 동작을 설명한다. 이 과제의 안전성과 관련하여 무엇이 중요한가?
6. 좋은 신체 역학을 사용하여 진흙에 빠진 차를 미는 것을 도와주는 방법을 설명한다. 당신은 어떻게 당신의 엉덩관절과 다리에서부터 팔로 힘을 전달시킬 것인가?
7. 무거운 물건을 당기는 것이 쉬운지 미는 것이 쉬운지? 답을 하고 설명하시오. 어떻게 하는 것이 운동학적으로 정확하게 하는 것인지 설명한다.
8. 움직이는 버스에 서 있다면, 다리를 어떻게 두어야 할까요? 답을 하고 설명한다.

실습활동 (Lab Activities)

1. 파트너와 혹은 소그룹으로 이 장에서 설명된 운동학적 분석들을 검토하고 임상 환경에서 볼 수 있는 몇몇 제약이 가해질 때 그 활동에 어떤 변화가 일어나는지 알아보자.
2. 이 장에서 제공된 운동분석 모델—움직임순서, 관절 운동, 근육 활동—등을 사용하여 다음의 일반적인 기능적 활동을 분석하는 것을 연습한다.
   a. 설거지와 건조;
   b. 세탁기 뚜껑을 열어 세탁물 넣기;
   c. 세탁물 개기;

d. 건조기에서 세탁물 꺼집어내기;
e. 드라이기와 헤어브러시 사용하기;
f. 샤워하기;
g. 겨울 코트 입기;
h. 풀오버 스웨트 입기;
I. 지퍼 올리기;
j. 신발끈 매기;
k. 눈 치우기;
l. 인터넷을 조회하고 스크롤하기 위해 마우스 사용하기;
m. 에어로빅 강습에서 거수 도약운동(점프하기);
n. 춤추기(여러분이 선택한 춤을!).

더 많은 예제를 활용하여 자신과 학급 친구들과 함께 도전하시기 바랍니다. 즐기세요!

참고문헌 (References)

1. McGraw MB. *The Neuromuscular Maturation of the Human Infant*. New York: Haffner Press, 1945.
2. Richter RR, VanSant AF, Newton RA. Description of adult rolling movements and hypothesis of developmental sequences. *Physical Therapy* 69:63–71, 1989.
3. Bertoti DB. *Functional Neurorehabilitation through the Life Span*. Philadelphia: F A Davis Company, 2004.
4. Cech DJ, Martin S. *Functional Movement Development across the Life Span*. Philadelphia: WB Saunders, 2002.
5. Shumway-Cook A, Woollacott MH. *Motor Control: Translating Research into Clinical Practice*, ed 3. Philadelphia: Lippincott, Williams & Wilkins, 2007.
6. Van Sant A. Rising from a supine position to erect stance. *Physical Therapy* 68:185, 1988.
7. Kelley DL, Dainis A, Wood GK. Mechanics and muscular dynamics of rising from a seated position. In Komi PV (ed): *Biomechanics*, Baltimore: University Park Press, 1976, pp 127–134.
8. Millington PJ, Myklebust BM, Shambes GM. Biomechanical analysis of the sit-to-stand motion in elderly persons. *Archives of Physical Medicine and Rehabilitation* 73:609–617, 1992.
9. Richards CL. EMG activity level comparisons in quadriceps and hamstrings in five dynamic activities. In Winter DA, Norman RP, Wells RP (eds): *International series on biomechanics IX-A*, Champaign, IL: Human Kinetics Publishers, 1985, pp 313-317.
10. Carr R, Shepherd J. *Neurological Rehabilitation: Optimizing Motor Performance*. Oxford: Butterworth Heinemann, 1998.
11. Janssen W, Bussmann H, Stam H. Determinants of the sit-to-stand movement: A review. *Physical Therapy* 82:866–879, 2002.
12. Magermans DJ, Chadwick EKJ, Veeger, HEJ, van der Helm FCT. Requirements for upper extremity motions during activities of daily living. *Clinical Biomechanics* 20(6):591–599, 2005.
13. Cools A, Witvrouw E, Declercq G, Danneels L, Cambier D. Scapular muscle recruitment patterns: Trapezius muscle latency with and without impingement symptoms. *American Journal of Sports Medicine* 31(4):542–549, 2003.
14. Tyler AE, Karst GM. Timing of muscle activity during reaching while standing: Systematic changes with target distance. *Gait & Posture* 20(2):126–133, 2004.
15. Haugstvedt JR, Berger RJ, Berglund LJ. A mechanical study of the moment-forces of the supinators and pronators of the forearm. *Acta Orthopaedica Scandinavica* 72(6):629–634, 2001.
16. Nachemson A. Lumbar intradiscal pressure. *Acta Orthopaedica Scandinavica* 43:1–104, 1960.
17. Archambault P, Pigeon P, Feldman AG, Levin MF. Recruitment and sequencing of different degrees of freedom during pointing movements involving the trunk in healthy and hemiparetic individuals. *Experimental Brain Research* 126(1):55–67, 1999.
18. Pierson FM, Fairchild SL. *Principles & Techniques of Patient Care*, ed 3. Philadelphia: Saunders, 2002.

CHAPTER

제 14 장

일상생활동작 시 팔의 운동학적 적용

Kinesiology Applications of Upper Extremity Activities of Daily Living

"종종 창작물은 다른 방법으로 문제를 바라보기 위해 다른 사람을 돕는 일상의 일이다."

— Joseph L. Badaracco, John Shad Professor of Business Ethics at Harvard Business School

개요 (Chapter Outline)

학습목표 (Learning Outcomes)

본 장을 끝낼 쯤, 당신은 다음을 할 수 있어야 한다:

- ❒ 일상생활동작(ADL)에 작용하는 주요 근육들을 기술한다.
- ❒ 특정 기능적 활동시 팔을 움직이고, 자세를 취하는 근육군들을 기술한다.
- ❒ 일상생활동작 동안 사용되는 손의 잡기 패턴을 확인한다.
- ❒ 활동 분석을 위한 체계적인 모델을 제시한다.
- ❒ 여러분 자신의 ADL을 분석해 본다.

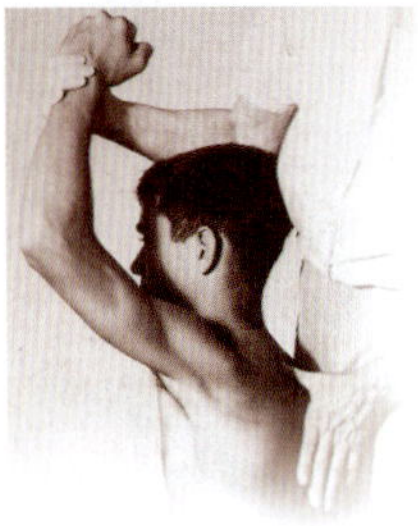

임상 시나리오(CLINICAL SCENARIO)

Sam은 지난 달 동안 인테리어와 건축에 종사할 때 손상당했던 Nathaniel의 팔꿉관절을 재활치료했다. 이제 Nathaniel은 원래 직장으로 복귀할 준비를 하고 있다. Sam은 Nathaniel의 직업과 작업 수행 요구 상황을 평가하기 위해, 오늘 오후 그의 직장에서 그를 만나기로 되어 있다. Sam은 Nathaniel를 제대로 준비시켜서, 그가 직장으로 복귀했을 때, 안전하고 효과적으로 작업을 수행할 수 있길 바란다.

서론
Introduction

사람들은 매일 자신을 돌보는 활동들을 포함한 일상생활과 관련된 간단하거나 복잡한 움직임을 수행하고, 직장과 관련된 과제를 수행하고, 또 여가 활동을 즐긴다. 모든 사람들은 이런 활동을 자신 만의 독특한 방법으로 수행한다: 그러므로 사람들이 비슷한 활동을 하지만, 실제로 동원되는 근육들은 사람마다 달라질 수 있다. 예를 들어, 여러분은 아침에 침대에서 일어날 때, 여러분의 형제자매들과는 다른 패턴으로 일어날 것이고, 또 옷을 입는 방법도 다를 것이고, 학교에 가는 준비도 친구들과 다를 것이다. 임상가는 운동장애를 극복하기 위한 환자 활동의 적응을 돕기 전에, 정상 움직임을 먼저 알아야 한다. 이런 이유 때문에, 본 장에 제시된 예제들은 정상 움직임을 다루고 있다. 본 장의 움직임에 대한 설명은 과제 활동에 참여하는 모든 근육들을 다루는 것이 아니라, 주요 근육만을 다룬다. 본 장이 설명하는 활동들의 순서는 몸쪽 분절에서 먼쪽 분절의 활동으로 구성되어 있다. 어깨복합체의 활동을 가장 먼저 소개하고, 그 다음이 팔꿉관절이고, 맨 마지막은 손과 손가락의 활동을 소개한다.

기능적 적용
Functional Applications

본 장의 기능적 적용은 팔의 활동과 팔의 근육만을 다룬다. 만약 사람이 선 자세에서 팔의 활동을 수행하고 있다면, 다리의 근육과 몸통의 근육들도 팔의 활동에 참여하고 있는 것이다. 그러나 본 장이 다루어야 할 부분이 너무 커지는 것을 막기 위해, 우리는 팔의 기능에만 초점을 맞출 것이다. 물론, 본 장과 같이 하나의 단원만으로 일상생활동작과 일상 기능에 참여하는 모든 팔의 활동을 다룬다는 것은 불가능한 일이다. 그래서 본 장의 목적 중 하나는 여러분이 기능적 움직임 분석의 개념을 이해할 수 있도록 몇 가지 가장 흔한 팔의 활동들을 여러분께 소개하는 것이다. 일단 여러분이 일반적인 움직임 분석 방법을 알게 되면, 여러분은 나중에 만나게 될 환자들의 다른 기능적 활동도 분석할 수 있을 것이다. 여러분의 전공 교과과정에 움직임 분석과 같은 이런 내용이 첨가되면, 운동학적 관점에서 기능적 적용에 대한 지식들이 더 많이 쌓일 것이다.

설명되는 각각의 활동들이 보다 쉽게 이해되고 비교될 수 있도록 순서에 맞춰 정보들을 하나하나씩 제시할 것이다. 먼저, 움직임이나 근육 활동이 일어나는 순서를 제시할 것이다. 그 다음, 활동에 참여하는 팔의 관절과 관절 움직임을 확인할 것이다. 끝으로, 완전한 활동의 특징을 제공하기 위해, 각 관절의 근육과 그들의 기능을 제시할 것이다.

어깨복합체의 움직임이 요구되는 활동 / Activities Requiring Primarily Shoulder Complex Movement

앞의 장들을 생각해 보자. 어깨의 역할은 손이 기능적으로 사용될 수 있도록 손의 위치를 결정짓는 것이다. 어깨복합체가 일상 활동 동안 팔의 움직임을 종종 시작시키기 때문에, 본 장은 어깨복합체에 대한 설명을 가장 먼저 실시할 것이다. 본 단락에서 제시된 어깨복합체의 활동은 4가지이다.

머리 위로 올려 앞으로 팔 뻗기 / Reaching Overhead and Forward

높은 책장에 책을 꽂거나, 옷장의 옷걸이에 재킷을 거는 것과 같은 일상활동을 수행할 때, 어깨는 다양하지만 적절한 가동범위를 필요로 한다(그림 14-1A, B). 임상가는 환자의 기능적 활동을 확인할 수 있기 전에, 이런 기능적 활동을 적절하게 수행하는데 어떤 요구사항이 필요한지를 먼저 깨달아야 한다.

움직임 순서 / Sequence of Movement

어깨가 움직이기 전에, 몸통근육이 먼저 이런 활동을 준비해야 한다.[5] 그 다음 위등세모근과 앞톱니근이 어깨뼈를 고정하고, 위팔뼈가 올림을 한다.[5] 위팔뼈 올림을 시작할 때, 돌림근띠가 위팔뼈머리를 관절오목 안에 고정시킨다. 팔을 높이 뻗을 때, 어깨뼈 근육은 어깨뼈의 위쪽돌림과 내밈을 일으키고, 돌림근띠는 여전히 위팔뼈머리를 관절오목 안에 고정시키고 있다. 팔을 더 높이 올릴 때, 손이 물체를 잡을 수 있도록 팔꿉관절의 폄이 점진적으로 일어날 것이다. 손이 표적물(책이나 옷걸이)에 접근할 때, 물체의 크기에 맞게 손가락은 폄되고 그들의 위치를 미세하게 조정한다(손가락폄근에 의해). 물체가 손 안에 있으면, 손가락이 책이나 옷걸이를 잡을 수 있도록 굽힘하고, 손목 폄근이 손목을 약간 폄된 자세로 고정하기 위해 협력작용한다. 물체를 잡을 때, 어깨뼈와 오목위팔관절을 고정하는 근육, 팔꿉관절의 굽힘근과 폄근, 손목의 굽힘근과 폄근 등이 등척성 수축을 하여 물체를 집어들 수 있도록 만든다. 그 다음, 선반이나 옷장으로부터 물체를 들어올릴 수 있도록 오목위팔관절의 근육들이 위팔뼈를 올림한다.

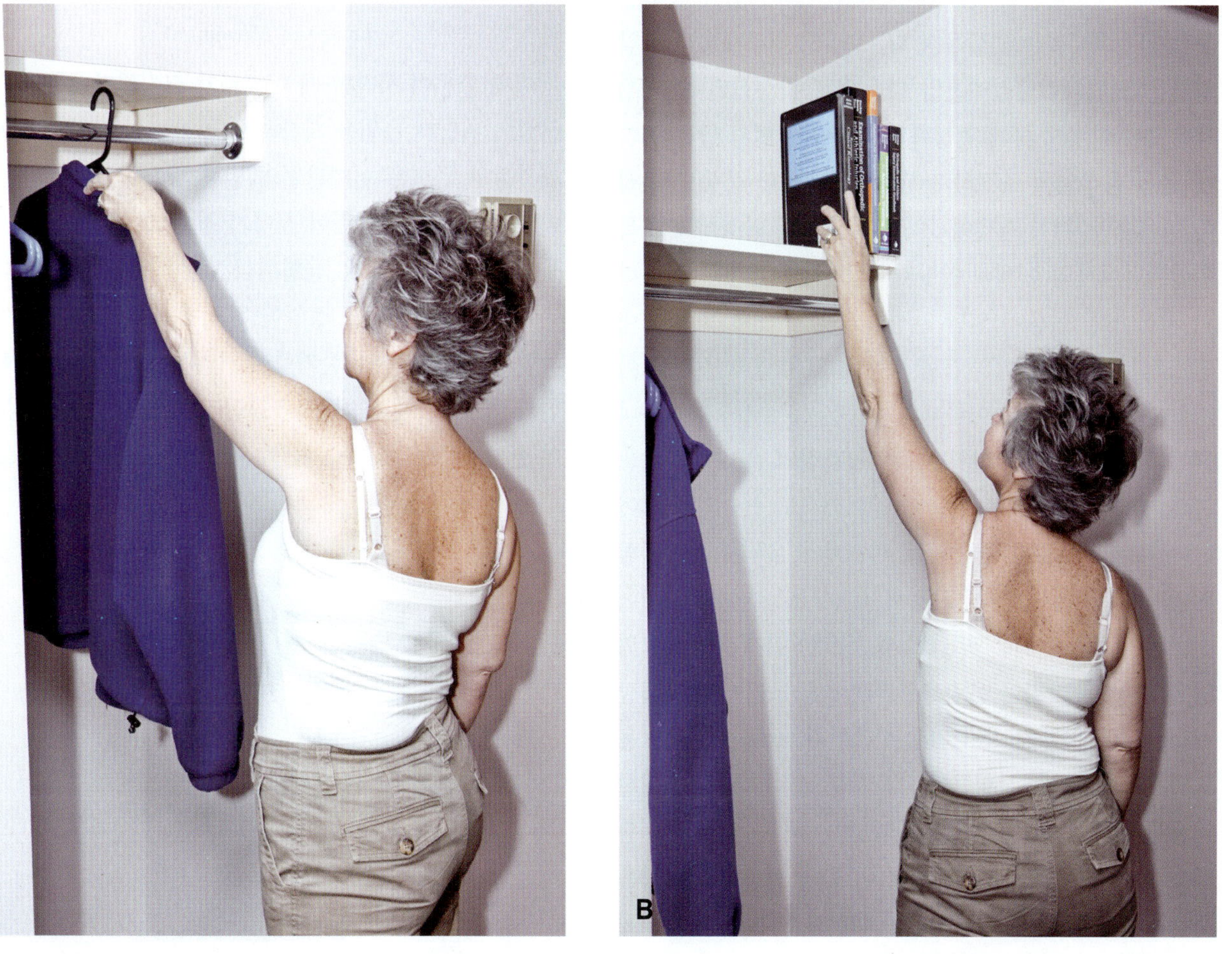

그림 14-1. A) 옷장에 옷걸이 걸기. B) 높은 선반에 팔 뻗기는 어깨, 팔꿉관절, 손목 및 손 등의 움직임을 필요로 한다.

관절 운동 / Joint Motion

가장 큰 가동범위의 오목위팔관절 올림을 요구하는 일상활동은 머리 위로 팔 뻗기와 머리카락 빗기 등이다. 머리 위로 팔 뻗기 활동과 관련된 관절과 운동은 어깨뼈의 위쪽돌림과 내밈, 오목위팔관절의 굽힘, 그리고 팔꿉관절의 폄 등이다. 사람이 선반이나 옷장을 바라보면서 어깨관절의 굽힘을 수행할 때, 어깨와 팔꿉관절의 운동은 이마축을 중심으로 시상면에서 일어난다. 아래팔의 운동은 손의 배치에 따라 좌우되고, 엎침이나 뒤침이 일어날 것이다. 손목은 약간 폄되고, 손가락은 물체를 잡거나 혹은 잡기를 유지하기 위해 어느 정도 굽힘될 것이다.

근육 활동 / Muscle Activity

대부분의 활동에서처럼, 활동 지점으로부터 멀리 떨어져 있는 근육들이 활동을 수행하는 근육보다 먼저 활성화된다. 팔 뻗기 동작시 가장 먼저 흥분하는 근육들은 앞정강근이고, 그 다음이 넙다리네갈래근이다.[2] 이들 근육은 몸을 안정화시키는 역할을 한다. 그리고 척주세움근이 앞정강근과 넙다리네갈래근의 다음으로 활성화된다: 척주세움근이 이렇게 늦게 활성화되는 이유는 뻗기 활동 동안에 몸통 움직임을 조절하기 때문이다.[2] 일단 몸통 안정성이 일어나면, 서기 자세에서의 자세성 몸통 안정화와 오목위팔관절에서의 어깨뼈 안정과 함께 어깨 운동이 일어나기 시작한다. 몸통이 일단 안정화되면, 어깨뼈 돌림과 내밈, 그리고 위팔 굽힘의 복합 작용에 의해 팔이 중력을 이기고 올림될 것이다.[3] 어깨뼈의 운동은 등세모근과 앞톱니근에 의해 수행되고, 반면 오목위팔관절의 운동은 큰가슴근의 빗장 부분, 부리위팔근과 앞어깨세모근에 의해 일어난다. 부가적으로 돌림근띠는 위팔뼈가 올림될 때, 위팔뼈머리를 관절오목 안에 고정시킨다. 사람의 신장에 대한 선반의 정확한 높이는 팔 뻗기 때 필요한 어깨관절 굽힘의 양을 결정한다. 팔이 올림을 시작할 때, 초기에 위팔세갈래근이 팔꿉관절을 펴기 위해 수축한다. 팔을 더 높이 움직일 때, 팔꿉관절 굽힘근이 팔꿈치를 조절하기 위해 대신 작용한다. 팔이 머리 위로 올라가 있을 때, 팔꿉관절이 폄되어 있더라도, 항중력 팔꿉관절의 힘이 원심성으로 작용하는 위팔두갈래근과 위팔근에 의해 제공되고, 손이 물체를 잡을 수 있도록 팔꿉관절이 위치한다. 또 손의 위치는 손이 물체를 정확하게 조작하는데 필요한 손목의 굽힘이나 폄의 정도와 아래팔의 엎침이나 뒤침에 의해서도 결정된다. 손목이 필요한 자세를 취한 후, 손목의 굽힘근과 폄근(자쪽손목굽힘근, 긴노쪽손목폄근과 짧은노쪽손목폄근, 그리고 자쪽손목폄근)이 수축하여 손목을 고정시킨다. 손이 책장으로부터 책을 집어 들기 위해 구형 잡기를 취한다. 옷걸이가 옷장의 걸이에 놓여 있다면, 손은 옷걸이를 잡기 위해 갈고리 잡기를 취할 것이다.

머리 위로 올려 뒤로 팔 뻗기 / Reaching Overhead and Backward

양쪽 어깨뼈 사이의 부위를 긁기 위해 팔을 머리 위로 올린 후 등 뒤쪽으로 움직이는 활동은 어깨관절의 최대 가동범위를 필요로 한다(그림 14-2). 이런 손의 배치는 한면 이상의 운동면에서 일어나는 어깨관절의 올림을 필요로 한다.

움직임 순서 / Sequence of Movement

어깨 활동이 시작할 때 어깨뼈가 고정된다. 어깨관절의 굽힘이 위팔뼈 올림을 시작하지만, 올림이 끝나기 전에 어깨관절의 굽힘은 어깨관절의 벌림으로 변한다. 어깨관절이 올림을 할 때, 올림이 끝나기 전에 그 어깨관절은 가쪽돌림하고 팔꿉관절은 굽힘한다. 손이 윗등 뒤에 있다면, 뒤어깨세모근이 손을 정확한 위치에 배치시킨다. 손이 정확한 위치에 있다면, 손가락이 가려움을 해소하기 위해 굽힘과 폄을 할 때 어깨관절, 팔꿉관절 및 손목은 고정되어야 한다.

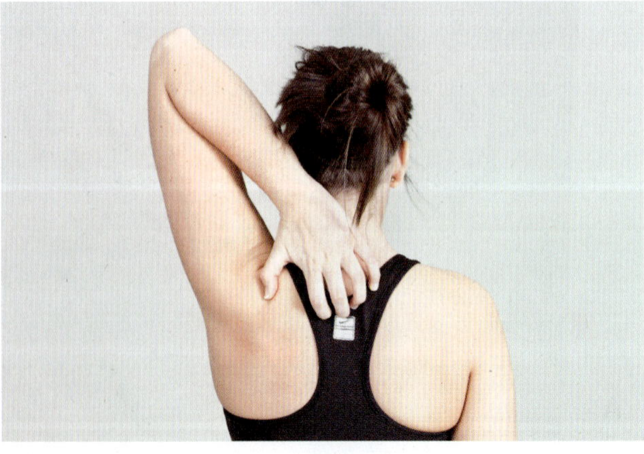

그림 14-2. 가려움 부위를 긁기 위해 팔을 등 뒤쪽으로 뻗는다.

관절 운동 / Joint Motion

이런 3면 운동 동안, 어깨관절의 굽힘, 가쪽돌림 및 벌림은 오목위팔관절에서 일어난다. 어깨뼈의 위쪽돌림과 뒷당김도 어깨관절 복합체에서 일어난다. 손목이 중립위에서 고정되어 있을 때, 팔꿉관절의 굽힘, 아래팔의 뒤침, 손가락의 굽힘과 폄이 일어난다.

근육 활동 / Muscle Activity

어깨뼈의 위쪽돌림은 윗등세모근과 아래등세모근, 앞톱니근에 의해 수행된다. 어깨뼈는 마름근과 중간등세모근의 작용을 통해 뒷당김된다. 어깨관절의 굽힘은 큰가슴근의 빗장섬유와 앞어깨세모근에 의해 수행된다. 어깨관절의 벌림은 가시위근과 중간어깨세모근의 작용을 통해 이루어지고, 다른 돌림근띠는 위팔뼈머리를 관절오목아래오목(inferior glenoid fossa) 안에 고정시킨다. 뒤어깨세모근은 위팔뼈를 움직여 윗등 뒤에 손을 배치하는 역할을 한다. 위팔뼈의 가쪽돌림은 가시아래근과 작은원근의 작용으로 일어난다. 초기에 팔꿉관절은 위팔두갈래근의 구심성 수축으로 굽힘하고, 아래팔은 뒤침근의 구심성 수축으로 완전히 뒤침하여 등을 긁을 수 있도록 양쪽 어깨뼈 사이에 손을 정확하게 위치시킨다. 손이 머리 위에 있다면, 위팔세갈래근이 원심성으로 수축하여 손이 등쪽으로 내려가는 것을 조절한다. 손가락의 굽힘근과 폄근이 손가락을 움직여 가려운 등 부위를 긁을 수 있도록 손목의 굽힘근과 폄근이 공동수축하여 손목을 중립위로 고정한다.

취미 활동이나 작업 활동: 사포로 나무 닦기
/ Hobby or Work Activity: Sanding Wood

흔하게 직장이나 집에서 수행되는 팔의 작업활동은 사포로 나무 닦기이다(그림 14-3). 많은 사람들은 작업에 대한 책임이나 취미를 가지고 있고, 혹은 이런 종류의 활동을 요구하는 가정 프로젝트를 수행한다. 이런 이유 때문에, 이런 활동이 여기에서 분석을 위한 작업 활동으로 선택된다. 특히, 우리는 가구 표면을 끝손질하는 사포로 나무 닦기를 수행할 것이다.

움직임 순서 / Sequence of Movement

어깨 활동과 전체적인 활동이 일어나기 전에 몸통 근육이 몸통 안정성을 유지하기 위해 수축한다. 전체적인 활동이 수행되는 동안 어깨뼈 돌림근은 어깨뼈를 고정한다. 어깨뼈 뒷당김(scapular retraction)은 오목위팔관절의 가로벌림과 동반되어 일어나고, 어깨뼈 내밈은 오목위팔관절의 가로모음과 동반되어 일어난다. 손목은 활동 전반에 걸쳐 손목 근육의 등척성 수축을 통해 정적 자세로 유지된다. 손가락 굽힘근도 사포를 쥐기 위해 정적 활동을 한다. 만약 사포 시트를 사용할 때는, 그 사람은 옆면 쥐기(lateral pinch grip)를 이용할 수 있다. 사진에서 처럼, 사포 블록을 사용할 때는, 갈고리 잡기나 원통형 잡기를 이용할 수 있다.

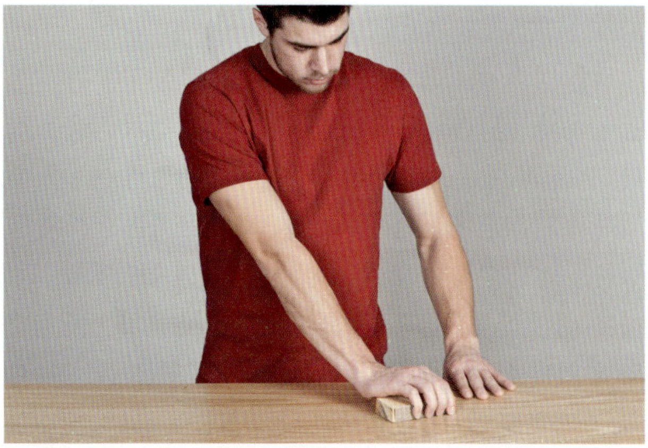

그림 14-3. 사포로 나무 닦기와 같은 작업활동은 특히 어깨관절 복합체의 팔 근육의 고정과 수축을 모두 필요로 한다.

어깨복합체의 움직임 순서가 활동의 속도에 따라 다르게 나타나는지를 확인해야 한다. 연구자들은 대상자들이 운동을 예상하지 못할 때, 느린 속도와 빠른 속도에 따라 어깨세모근과 어깨뼈 근육[6] 사이의 수축 순서가 달라지는 것을 발견했다.[5] 대상자들이 움직임을 예상할 수 있을 때, 위등세모근과 앞톱니근이 오목위팔관절의 근육들 보다 먼저 수축한다.[4] 그러나, 움직임이 빠르거나 예상하지 못한 활동이 일어날 때는, 어깨세모근이 먼저 오목위팔관절의 움직이고, 그 다음 어깨뼈 근육이 수축을 한다.[6]

관절 운동 / Joint Motion

이런 활동은 어깨관절의 가로벌림과 가로모음, 그리고 약간의 어깨관절 올림을 필요로 한다. 이들 어깨관절의 운동은 어깨뼈의 내밈과 뒷당김, 팔꿉관절의 폄과 굽힘, 손목의 폄, 그리고 손가락의 굽힘과 동반되어 일어난다.

근육 활동 / Muscle Activity

팔을 움직이는 동안, 몸통과 다리를 고정하기 위해 몸통 근육과 엉덩관절 근육이 활동의 전반에 걸쳐 작용을 한다. 본 장의 다른 예와 마찬가지로, 어깨관절의 운동을 분석하고자 한다. 사람들은 고정근으로 작용하는 어깨뼈 돌림근을 먼저 수축하고, 팔을 적절한 시상면 높이에서 고정하기 위해 오목위팔관절의 굽힘근(큰가슴근의 빗장갈래와 앞어깨세모근)과 폄근(넓은등근과 큰원근)을 수축한다. 어깨뼈의 뒷당김은 마름근과 중간등세모근의 구심성 수축으로 일어나고, 어깨뼈의 내밈은 앞톱니근과 작은가슴근의 구심성 수축으로 일어난다. 가로벌림은 팔이 가구 표면을 가로질러 몸의 가쪽 밖으로 움직일 때, 뒤어깨세모근의 구심성 수축으로 일어난다. 원래 자세로 되돌아오는 것(그림 14-3)은 큰가슴근, 부리위팔근, 앞어깨세모근 등의 구심성 수축에 의한 가로모음으로 일어난다. 손목폄근(긴노쪽손목폄근과 짧은노쪽손목폄근, 자쪽손목폄근)과 손목굽힘근(노쪽손목굽힘근과 자쪽손목굽힘근)의 공동 수축으로 손목은 약간 폄된 자세를 취한다. 손가락은 깊은손가락굽힘근과 얕은손가락굽힘근과 뼈사이근의 굽힘과 모음을 이용해 사포 블록을 원통형 잡기로 잡는다. 엄지는 긴엄지굽힘근과 짧은엄지굽힘근, 엄지모음근의 수축을 통해 잡기를 유지한다.

위생 활동: 구강 관리 / Hygiene Activity: Oral Care

일상활동(ADL)에는 위생이 포함된다. 아침과 저녁의 위생 활동으로 양치질이 있다(그림 14-4). 양치질은 모든 사람들이 수행하는 활동이기 때문에, 우리는 전형적인 위생활동으로써 양치질을 분석하고자 한다.

움직임 순서 / Sequence of Movement

일단 몸통과 어깨뼈가 고정되면, 오목위팔관절이 어깨뼈면으로 약 80° 올림된다. 그 다음, 칫솔을 안으로 가져오기 위해 팔꿉관절이 위팔두갈래근에 의해 굽힘되고, 칫솔을 치아에 대기 위해 아래팔이 엎침된다. 일단 칫솔이 치아에 적절히 배치되면, 전체 팔 관절의 작은 움직임이 양치질 활동을 일으킨다: 팔꿉관절 근육, 손목 근육, 손의 잡기 근육들이 어깨관절의 근육과 함께 작용하여 입 안의 여러 부위로 칫솔을 움직이고, 칫솔이 치아를 깨끗이 할 수 있도록 치아 위에서 진동을 한다.

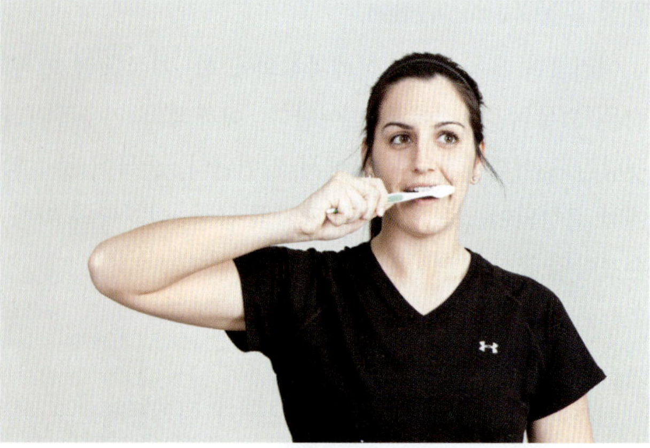

그림 14-4. 양치질은 모든 사람들이 수행하는 일상활동이다. 양치질은 생각보다 복잡한 활동이고, 팔의 모든 관절이 협응적으로 참여해야 한다.

관절 운동 / Joint Motion

양치질 활동은 오목위팔관절의 운동을 많이 이용한다: 굽힘, 벌림, 가로벌림, 가로모음 등. 어깨뼈의 돌림과 뒷당김 및 내밈은 이런 오목위팔관절의 운동과 함께 일어난다. 팔꿉관절도 약간의 폄과 굽힘을 한다. 양치질 활동을 하는 동안, 아래팔은 엎침을 유지하지만, 손목은 작은 범위의 노쪽치우침과 자쪽치우짐을 교대로 수행하고, 또 굽힘과 폄을 수행한다.

근육 활동 / Muscle Activity

이런 "단순한" 활동은 좋은 결과를 얻기 위해 많은 근육들의 협력작용을 필요로 한다. 즉, 위팔이 과제를 수행할 때, 몸통 근육은 몸통을 고정한다. 어깨뼈 근육은 1개 이상의 기능을 한다: 쪽돌림근(위등세모근, 아래등세모근 및 앞톱니근)은 어깨뼈를 위쪽돌림시킨 후, 양치질을 하는 동안 어깨뼈를 고정시킨다. 어깨뼈의 내밈근(앞톱니근과 작은가슴근)과 뒷당김근(마름근과 중간등세모근)은 각각 어깨관절의 모음근(큰가슴근, 앞어깨세모근, 부리위팔근)과 벌림근(뒤어깨세모근)과 함께 구심성으로 수축한다. 활동 전반에 걸쳐, 팔을 올림 자세로 유지하는 것은 오목위팔관절의 벌림과 올림을 유지하기 위해 오목위팔관절에서 짝힘(force couple)으로 작용하는 어깨세모근과

실습 포인트

PRACTICE POINT

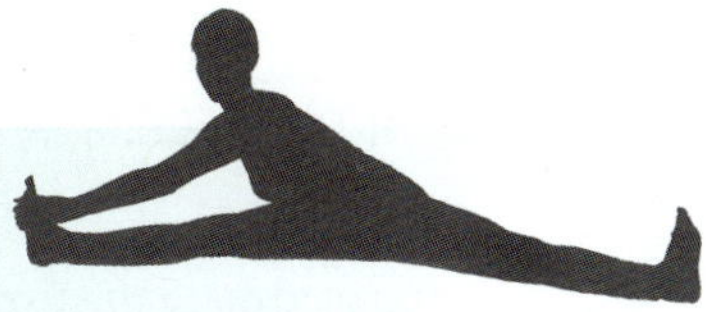

어깨의 목적은 손의 기능을 위해 자세를 취하는 것이다. 여러분은 여기에서 사용된 예제를 통해 어깨의 목적을 알 수 있을 것이다. 만약 어깨복합체 근육의 운동, 근력 및 지구력이 부족하면, 손의 기능이 감소될 것이다. 이와 같이, 어깨가 기능을 소실하면, 손의 기능도 소실될 것이다. 임상가는 오목위팔관절과 어깨등관절의 결손을 확인하고 또 이들 결손을 회복시키는데 중요한 역할을 한다. 만약 완전한 회복이 불가능하다면, 임상가는 일상활동과 직업 활동을 위해 다른 방법을 고안해야 한다.

돌림근띠의 지속적인 수축을 필요로 한다. 아래팔과 팔이 지면과 평행하게 유지된 상태에서 팔꿉관절이 움직이기 때문에, 팔꿉관절의 작은 굽힘은 위팔근과 위팔두갈래근의 구심성 수축에 의해 조절되고, 팔꿉관절의 폄은 위팔세갈래근의 구심성 수축에 의해 조절된다. 손은 수정된 갈고리 잡기와 옆면 쥐기로 칫솔을 잡는다. 오목위팔관절의 가로벌림/가로모음과 어깨뼈의 뒷당김/내밈을 조절하는 주동근과 길항근을 수축시켜 칫솔을 치아 위에서 앞뒤로 움직인다. 이런 활동 동안, 팔꿉관절은 짧은 진폭으로 움직이고, 이들 운동은 팔꿉관절의 굽힘근과 폄근에 의해 조절된다. 비록 움직임이 작지만, 노쪽치우침근과 자쪽치우침근과 함께 손목의 굽힘근과 폄근이 칫솔의 위치와 치아와 칫솔사이의 각을 형성하는데 중요한 역할을 한다.

팔꿉관절의 움직임이 요구되는 활동 / Activities Requiring Primarily Elbow Movement

앞에서 언급했듯이, 활동들은 어깨복합체를 중심으로 설명되었다. 일상활동의 몇몇은 어깨복합체의 기능을 덜 필요로 하고, 오히려 팔꿉관절을 조절하는 근육의 기능을 더 많이 요구한다. 팔꿉관절의 주요 역할은 몸에 대한 손의 위치를 만드는 것이다. 즉, 손을 몸에 가까이에 붙이거나 멀어지게 하는 역할을 한다. 여기에서는 2가지 기능적 활동을 설명하고자 한다.

식사하기 / *Feeding*

식사하기는 몇몇 팔의 관절들이 한꺼번에 움직인다: 어깨관절의 굽힘, 팔꿉관절의 굽힘, 아래팔의 뒤침 등.[7] 식사할 때 사용되는 수저나 포크 등은 어깨관절, 손목 및 손의 고정 활동을 필요로 하는 반면, 팔꿉관절의 움직임을 필요로 한다(그림 14-5A, B). 이들 근육은 과제를 성공적으로 수행하는데 요구되는 힘의 양과 움직임의 양과 방향을 조절한다.

움직임 순서 / Sequence of Movement

다른 기능적 활동에서처럼, 움직임이 일어나기 시작할 때, 고정근이 즉각적으로 수축한다. 그러므로 손가락굽힘근이 숟가락이나 포크를 잡을 때, 어깨뼈와 오목위팔관절의 고정근이 수축한다. 아래팔은 음식물을 집어들기 위해 엎침하고(그림 14-5A), 그 다음 음식물을 입으로 가져가기 위해, 아래팔을 뒤침하면서 팔꿉관절을 굽힘한다(그림 14-5B). 만약 어깨의 올림이 요구되면, 이것은 입으로 수저를 가져가기 위한 보조 역할을 하는 것이다. 사람이 음식물을 더 먹기 위해 수저나 포크를 다시 그릇 쪽으로 가져가는 동작은 음식물을 입으로 가져가는 동작과 역순으로 일어난다.

관절 운동 / Joint Motion

식사 활동 자체는 팔꿉관절의 상당한 움직임을 요구하는 활동이다. 입으로 손을 가져가는 동작은 식사도구의 적절한 잡기를 필요로 한다. 일반적으로 잡기에 사용되는 패턴은 엄지, 집게손가락 및 가운데손가락을 사용하는 3 손가락 잡기 패턴이다(그림 14-5A). 음식물을 섭취하기 위해 팔꿉관절을 굽힘하여 입으로 손을 가져간다. 접시에 있는 음식물을 다시 집기 위해 수저나 포크를 움직일 때, 사람은 팔꿉관절을 폄하지만, 약 30° 까지 팔꿉관절을 굽힘

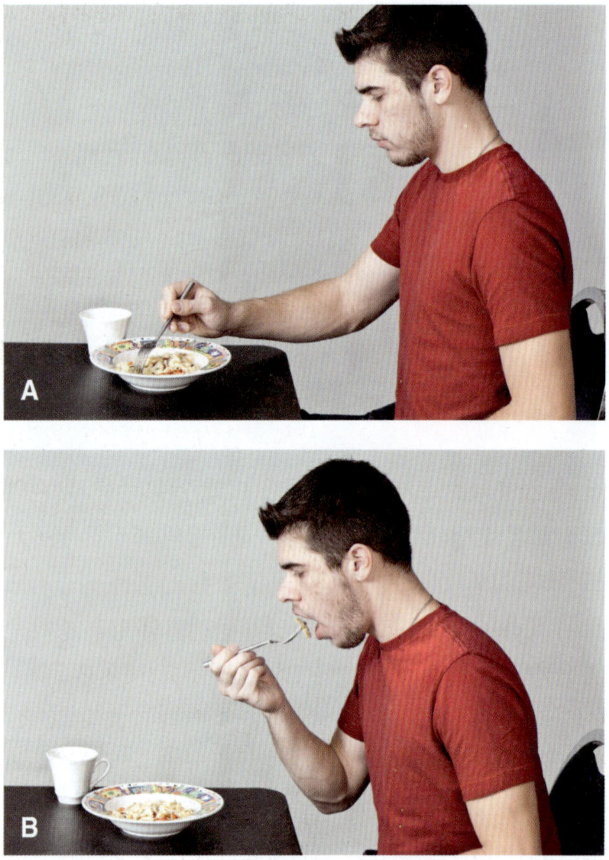

그림 14-5. A) 식사할 때 가장 많이 사용하는 잡기 패턴은 3 손가락 잡기 패턴이다. B) 팔꿉관절이 굽힘할 때, 아래팔은 입으로 음식물을 가져가기 위해 뒤침한다.

한다. 이런 팔꿉관절의 운동 동안, 입으로 스프를 운반할 때 숟가락을 수평으로 유지하거나 음식물에 도달하기 위해서는 미세한 손과 식사도구의 위치 조절이 요구된다. 이런 활동은 음식물을 집기 위해 일반적으로 아래팔의 엎침을 필요로 하고, 그 음식물을 입으로 가져가기 위해서는 아래팔의 뒤침을 필요로 한다. 이런 식사 활동 동안, 어깨관절은 몸으로부터 약간 떨어진 위치에서 어깨뼈면 상에 유지되어야 한다.

근육 활동 / Muscle Activity

어깨뼈와 오목위팔관절의 고정근은 팔꿉관절이 움직이는 동안 팔에 대한 몸쪽 안정성을 제공하기 위해 등척성 수축을 해야 한다. 어깨뼈 고정근으로는 위쪽 돌림근(등세모근과 앞톱니근)과 아래쪽 돌림근(마름근, 어깨올림근과 작은가슴근)이 있고, 오목위팔관절의 고정근으로는 위팔뼈머리를 관절오목에 고정시키는 돌림근띠와 어깨세모근이 있다. 포크나 숟가락을 입으로 가져갈 때, 팔을 올림할 수 있도록 큰 근육의 작은 작용이 필요할 수 있다. 오목위팔관절의 올림이 요구되면, 앞어깨세모근과 큰가슴근이 구심성으로 수축하고, 음식을 더 먹기 위해 팔을 내릴 때는 이들 근육이 원심성 수축을 한다. 수저를 입으로 가져갈 때, 위팔두갈래근과 위팔근이 팔꿉관절 굽힘을 구심성 수축으로 조절한다. 수저를 접시나 그릇으로 다시 가져갈 때, 똑같은 팔꿉관절 굽힘근이 원심성으로 수축하여, 팔꿉관절 폄의 속도와 방향을 조절한다. 입으로 수저를 가져가는 것은 아래팔을 앞으로 뒤침하는 뒤침근과 위팔두갈래근의 구심성 수축을 필요로 하는데, 이것은 음식물이 떨어지지 않도록 수저를 올바르게 유지시키는 역할을 한다. 스프와 같은 음식을 더 먹기 위해 수저를 접시나 그릇으로 가져갈 때, 아래팔이 엎침되는데, 아래팔의 엎침은 위 근육들의 원심성 수축에 의해 일어난다. 손목 굽힘근(노쪽손목굽힘근과 자쪽손목굽힘근)과 손목 폄근(긴노쪽손목폄근과 짧은노쪽손목폄근, 자쪽손목폄근)의 등척성 수축은 식사 활동 동안 손목의 안정성을 유지하기 위해 공동으로 수축한다. 수저를 입으로 가져갈 때, 노쪽손목굽힘근과 긴노쪽손목폄근의 구심성 활동으로 인해 약간의 노쪽치우침이 일어난다. 엄지와 손가락의 굽힘근(얕은손가락굽힘근과 깊은손가락굽힘근, 긴엄지굽힘근)은 수저 잡기를 유지하기 위해 엄지, 집게 및 가운데손가락의 등척성 수축을 일으킨다.

양말 신기나 바지 입기 / Donning Socks or Pants

비록 팔의 관절 운동과 근육작용의 측면에서 볼 때, 양말 신기와 바지 입기는 아주 비슷하지 않지만, 이들 동작은 서로 비슷하다(그림 14-6과 그림 14-7). 이들 기능은 팔꿉관절 근육의 능동적 사용과 다른 위팔 관절 근육의 몇몇 활동을 필요로 한다.

움직임 순서 / Sequence of Movement

양말을 발쪽으로 가져가기 위해 사람은 몸통을 굽힘한다(그림 14-6A). 몸통 굽힘이 척주세움근의 원심성 수축으로 조절될 때, 어깨관절들은 발에 양말을 신기 위해 올림한다. 손가락으로 양말을 잡고, 양말을 발가락쪽으로 가져간다. 그 다음, 발꿈치와 발목, 종아리까지 양말을 발 위쪽으로 당긴다. 양말을 위쪽을 당길 때, 팔꿉관절이 굽힘한다(그림 14-6B). 만약 바지를 허벅지 위쪽 까지 당겨 올리려면(그림 14-7A), 그 사람은 선 자세를 취해야 한다(그림 14-7B). 손이 바지를 잡을 수 있도록 손목이 고정되면, 팔꿉관절을 계속 굽힘한다. 이와 동시에 어깨관절이 젖힘되고 어깨뼈가 아래쪽 돌림된다.

관절 운동 / Joint Motion

사람은 앉은 자세에서 이런 활동을 시작한다. 활동을 시작할 때, 어깨관절은 굽힘되고, 팔꿉관절은 완전히 폄된다. 손목은 약간 폄된 기능적 자세에서 시작하고, 손은 옆면쥐기 자세를 취한다. 일단 움직임이 시작되면, 손목은 굽힘한다. 양말을 종아리까지 당겨 신을 때까지, 팔꿉관절은 완전한 폄 자세에서 굽힘 자세로 바뀐다. 만약 사람이 바지를 입는다면, 양쪽 종아리까지 바지를 입은 후, 완전히 바지를 입기 위해 선 자세를 취한 후, 그 바지를 엉덩관절 까지 올려 입는다: 이런 활동은 팔꿉관절의 굽힘이 계속 요구된다. 이런 과정 동안, 오목위팔관절은 초기의 약간 굽힘 자세에서 젖힘 자세로 변하고, 어깨뼈는 아래쪽으로 돌림된다. 만약 사람이 균형을 잘 못 잡는 경우에는, 앉은 자세에서 무릎까지 바지를 올려 입고, 그 다음 누운 자세에서 교각자세를 만든 후, 바지를 엉덩관절까지 올려 입는다.

근육 활동 / Muscle Activity

양말을 신기 위해 몸을 앞으로 숙일 때 몸통 균형과 조절이 요구된다. 척주세움근의 원심성 수축이 몸통의 굽힘을 조절하여 손이 발에 닿도록 한다. 앞의 활동에서처럼, 어깨뼈 고정근은 어깨뼈를 가슴우리에 고정시키고, 오목

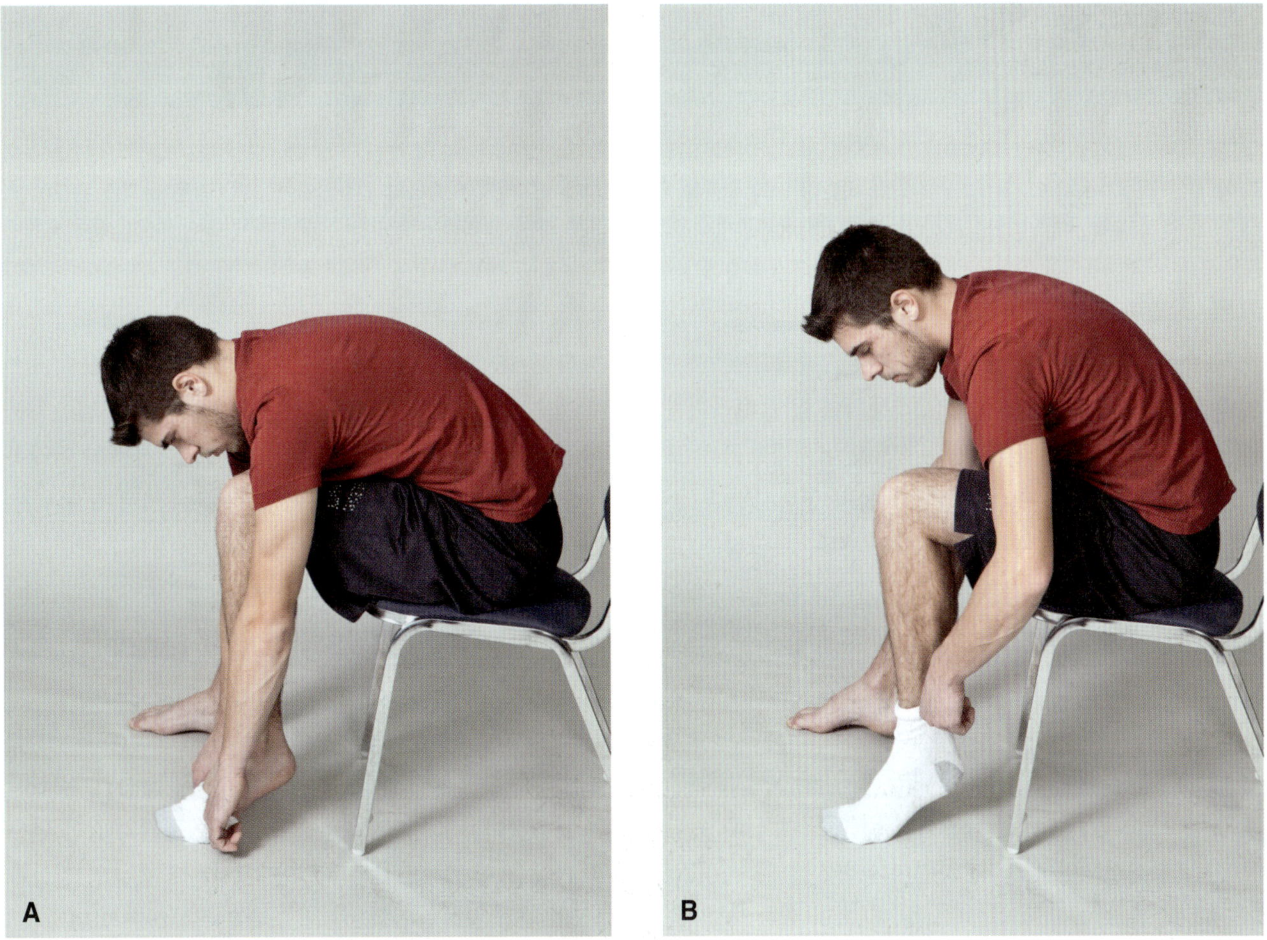

그림 14-6. 양말을 신을 때, 양말을 완전히 신을 때까지 팔꿉관절의 굽힘이 증가한다.

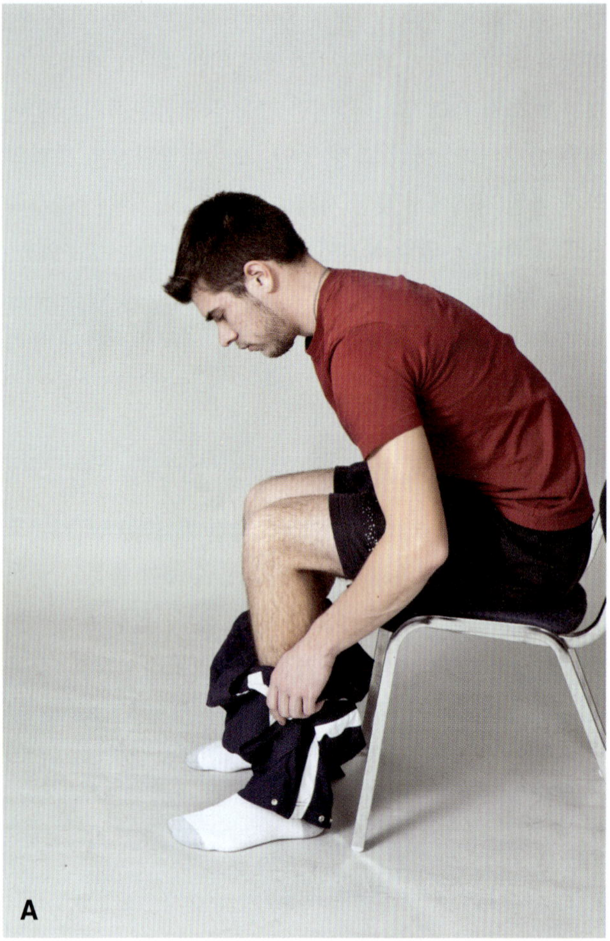

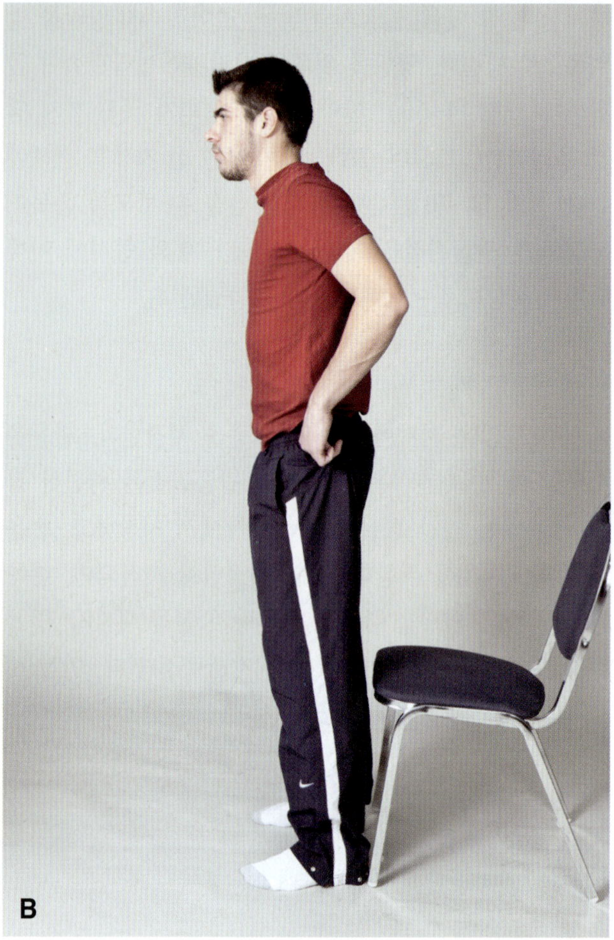

그림 14-7. A) 바지 입기는 양말 신기와 비슷한 팔의 활동을 필요로 한다. B) 바지를 종아리까지 입으면, 그 사람은 바지를 완전히 입기 위해 선 자세를 취한다. 바지 입기를 완벽하게 수행하려면, 양말 신기와 달리, 팔꿉관절의 굽힘이 많이 일어나고, 어깨관절의 젖힘이 일어나야 한다.

위팔관절 고정근은 능동적으로 작용하여 위팔뼈머리를 관절오목에 고정시킨다. 큰가슴근과 앞어깨세모근을 포함한 어깨관절 굽힘근은 어깨를 90° 까지 굽힘시킨다. 손목은 손목 굽힘근(노쪽손목굽힘근과 자쪽손목굽힘근)과 손목 폄근(긴노쪽손목폄근과 짧은노쪽손목폄근, 자쪽손목폄근)의 공동 수축에 의한 기능적 자세에서 시작하지만, 양말을 발에 신기기 위해, 노쪽손목굽힘근과 자쪽손목굽힘근이 더 강하게 작용하여 손목이 굽힘된다. 양말이나 바지를 위쪽 까지 올려 입으려면, 손이 바지나 양말을 계속 잡고 있어야 하고, 팔꿉관절이 위팔두갈래근과 위팔근에 의해 조절되어야 한다. 양말이나 바지를 다 올려 입었으면, 손을 놓아야 한다. 바지를 더 올려 입는 경우는, 위팔두갈래근과 위팔근의 구심성 수축에 의해 팔꿉관절이 계속 굽힘되어야 한다. 오목위팔관절의 폄은 넓은등근과 큰원근의 구심성 수축으로 일어나고, 어깨뼈의 아래쪽 돌림은 마름근, 작은가슴근과 어깨올림근에 의해 조절된다.

아래팔의 움직임이 요구되는 활동 / Activities Requiring Primarily Forearm Movement

매일 많은 활동들이 아래팔의 움직임을 필요로 한다. 엎침과 뒤침이 중요한 움직임처럼 보이지 않지만, 엎침과 뒤침이 일어나지 않으면, 자동차의 시동 걸기와 같은 단순한 활동을 할 수 없게 된다. 여기에서는 3 종류의 활동을 소개하고자 한다. 여러분이 본 단락을 공부하고 나면, 다른 활동들도 분석할 수 있게 될 것이다.

운전하기 / Driving

자동차 운전은 많은 신체분절이 동시에 작용하는 복잡한 활동이고, 동시에 여러 수준의 뇌활동이 요구된다. 여기에서 우리의 목적은 자동차를 운전할 때 아래팔의 기능에 초점을 맞추고 있다(그림 14-8A, B). 본 예서, 우리는 자동차 핸들을 오른쪽으로 돌리는 팔의 작용에 초점을 맞출 것이다.

움직임 순서 / Sequence of Movement

가까운 쪽 아래팔(회전 방향의 아래팔)의 뒤침과 먼쪽 아래팔(회전 방향의 반대쪽 아래팔)의 엎침은 가까운 쪽 어깨관절의 가쪽돌림과 먼쪽 어깨관절의 안쪽돌림과 동시에 일어난다. 어깨관절 근육과 아래팔 근육이 핸들을 돌릴 때, 손목 근육, 손가락 근육 및 어깨뼈 근육의 공동수축이 일어난다.

관절 운동 / Joint Motion

자동차 운전은 핸들을 돌리는 아래팔의 능동 운동을 필요로 한다. 핸들을 잡는 손은 갈고리 잡기 패턴을 취한다. 양손을 10시 방향과 2시 방향에 위치시키는 것을 권장하며, 아래팔이 약간 엎침된다(그림 14-8A). 핸들을 돌리는 동작은 아래팔의 엎침과 뒤침을 필요로 한다(그림 14-8B). 팔굽관절을 60°-90°로 굽힘한 후(각도는 핸들에 대한 앉은 자세에 따라), 팔꿉관절과 어깨관절을 고정한다. 어깨관절을 약간 굽힘하는데, 이것도 핸들 위치에 따라 달라질 수 있다.

핸들을 돌릴 때, 움직이는 주요 분절은 아래팔과 어깨관절이다. 운전수가 hand-over-hand 기법으로 핸들을 돌린다면, 자동차가 움직이는 방향의 가까운 쪽 팔에는 아래팔의 뒤침과 함께 어깨관절의 가쪽돌림이 일어나고, 먼쪽 팔에는 어깨관절의 안쪽돌림과 아래팔의 엎침이 일어난다(그림 14-8B).

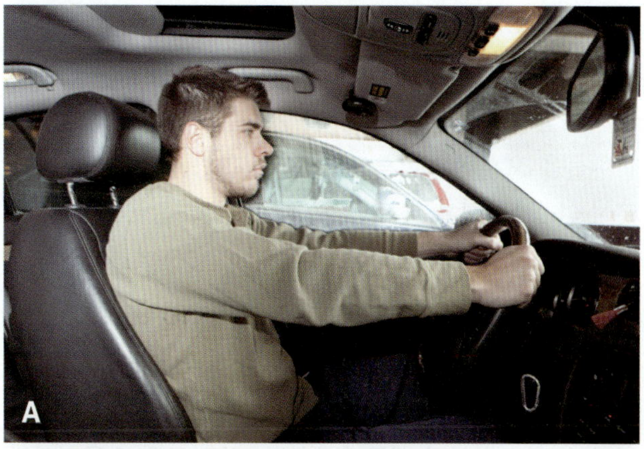

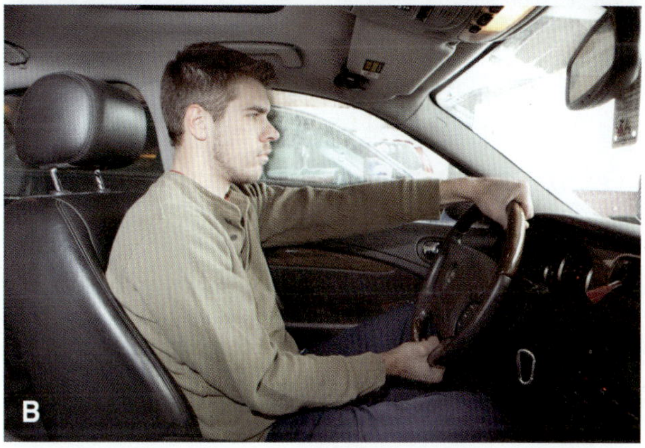

그림 14-8. A) 핸들을 잡는 양손의 시작 자세는 각각 10시 방향과 2시 방향이다. B) 자동차 핸들을 돌릴 때, 아래팔과 어깨관절의 운동이 필요하다.

근육 활동 / Muscle Activity

일단 양손을 가볍게 핸들 위에 올려놓으면, 팔이음뼈 근육과 팔꿉관절 근육이 활동을 덜 하게 된다. 핸들을 강

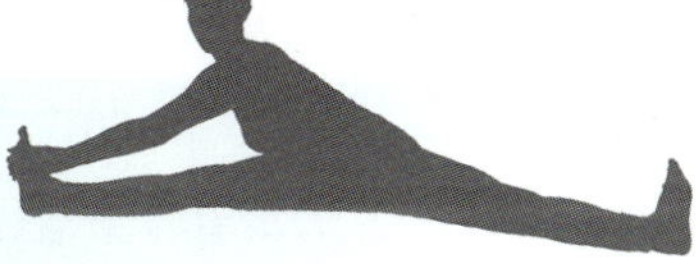

실습 포인트
PRACTICE POINT

어깨관절과 마찬가지로, 팔꿉관절의 주요 기능도 필요한 과제를 수행할 수 있도록 손의 위치를 잡는 것이다. 팔꿉관절은 손이 정확한 기능을 할 수 있도록 손의 위치와 거리를 조절한다. 손상이나 장애가 완전한 근력이나 완전 가동범위를 제한하면, 그 사람은 기능적 활동을 할 수 없게 될 것이다. 그래서 보상작용이 몸통이나 다른 팔 관절으로부터 유발될 수 있다.

하게 잡으면, 팔 전체의 근육이 공동으로 등척성 수축을 하게 되어, 먼쪽 관절의 기능을 허용하기 위해 그들 관절을 고정한다.

핸들을 오른쪽으로 돌리면, 다른 돌림근띠와 어깨세모근이 위팔뼈머리를 관절오목 안에 고정할 때, 오른쪽 오목위팔관절의 가쪽돌림근(가시아래근과 작은원근)이 구심성으로 수축한다. 왼쪽 손을 12시 방향으로 돌림할 때 왼쪽의 큰가슴근과 앞어깨세모근이 가로모음을 하고, 왼쪽 어깨밑근이 왼쪽 어깨관절을 안쪽돌림시킨다. 어깨의 올림이 일어나지 않기 때문에, 어깨뼈 돌림근은 오목위팔관절의 움직임이 일어날 수 있도록 어깨뼈를 고정한다. 양쪽 팔의 팔꿉관절의 굽힘근과 폄근이 공동수축하여 팔꿉관절을 고정하지만, 오른쪽 아래팔의 뒤침근과 위팔두갈래근은 그 팔을 뒤침시킨다. 양쪽 팔의 손목은 폄근과 굽힘근의 공동 수축을 통해 기능적 자세를 유지하고 있고, 긴손가락굽힘근은 핸들을 잡고 있다. 핸들의 돌림이 끝까지 일어나지 않으면, 왼손이 잡고 있는 핸들 부위를 잡기 위해 핸들로부터 오른손을 뗀 후, 왼손 쪽으로 가져간 후, 다시 핸들을 오른쪽으로 돌림한다. 이런 손의 재위치가 일어나기 위해서는, 잡기를 풀기 위해 손가락이 폄 되어야 하고, 손을 핸들로부터 들어 올리기 위해 어깨관절이 약간 올림 되어야 하고, 다시 손을 핸들 위에 올려놓기 위해 어깨관절을 내림해야 한다. 손을 재위치할 때, 오른쪽 어깨관절의 가로모음과 왼쪽 어깨관절의 가로벌림이 약간씩 일어난다.

붓기 동작 / Pouring

아래팔의 엎침이 요구되는 다른 일상활동은 컵에 커피 붓기이다(그림 14-9 A,B,C). 오렌지 쥬스, 차, 물 혹은 우유와 같은 다른 액체를 용기에 부을 수 있지만, 무엇을 붓던 간에, 활동의 요소는 똑같다. 그릇의 모양에 따라 붓기 동작의 패턴이 크게 달라질 수 있다: 그릇의 모양은 손의 잡기 패턴만 변화시키고, 붓기 동작의 나머지 요소들은 동일하다.

움직임 순서 / Sequence of Movement

커피 포트나 용기를 손으로 잡을 때, 손목 근육, 팔꿉관절 근육 및 팔이음뼈 근육들은 그들 관절을 고정하기 위해 수축한다. 커피나 다른 액체를 컵이나 유리잔에 부을 때처럼 이들 근육이 팔의 다른 관절을 조절할 때, 아래팔이 엎침한다.

관절 운동 / Joint Motion

아래팔을 중립위(뒤침과 엎침의 중간)로 하고 갈고리 잡기 패턴으로 커피 포트를 잡는다. 이때 사람은 일반적으로 팔꿉관절을 90° 굽힘하고 몸통 옆에 팔을 붙인다. 오목위팔관절을 어깨뼈면 상으로 움직이고, 아래팔을 엎침시켜 커피잔에 커피가 가득 찰 때까지 붓는다: 그런 다음 아래팔은 다시 중립위를 취한다. 몇몇 경우, 이런 움직임은 어깨관절의 벌림과 결합되어 일어나기도 한다(주: 병적 상황에서, 어깨관절 벌림은 아래팔 엎침의 일반적인 보상작용이다).

근육 활동 / Muscle Activity

아래팔이 엎침할 수 있도록 어깨뼈 근육, 오목위팔 근육 및 팔꿉관절 근육들이 어깨관절과 팔꿉관절을 고정하기 위해 공동으로 수축한다. 만약 어깨 올림이 아래팔 엎침에 이용되면, 큰가슴근과 앞어깨세모근이 아래팔의 엎침을 수행한다. 손목 근육은 손을 고정하고, 긴손가락굽힘근은 용기를 잡는다(그림 14-9A). 아래팔 엎침이 뒤침근과 위팔두갈래근의 원심성 수축을 통해 일어난다(그림 14-9B). 용기를 원래 위치로 다시 갖다 놓을 때, 아래팔은 뒤침근과 위팔두갈래근의 구심성 수축을 통해 중립위로 뒤침한다(그림 14-9C).

열쇠 돌리기 / Turning a Key

열쇠 돌리기는 아래팔 움직임을 요구하는 다른 예이다. 집이나 아파트, 락커, 자동차 등의 문을 열쇠로 열 때, 비슷한 운동이 일어난다.

움직임 순서 / Sequence of Movement

손으로 열쇠를 잡는다. 자물쇠를 열 때, 팔꿉관절이 열쇠구멍 높이만큼 굽힘되고. 위팔 근육과 어깨뼈 근육에 의해 이 자세가 유지된다(그림 14-10A). 자물쇠에 열쇠를 꽂을 때 어깨관절의 앞쪽굽힘이 약간 요구된다(그림 14-10B). 일단 열쇠가 자물쇠 안으로 들어가면, 뒤침근(위팔

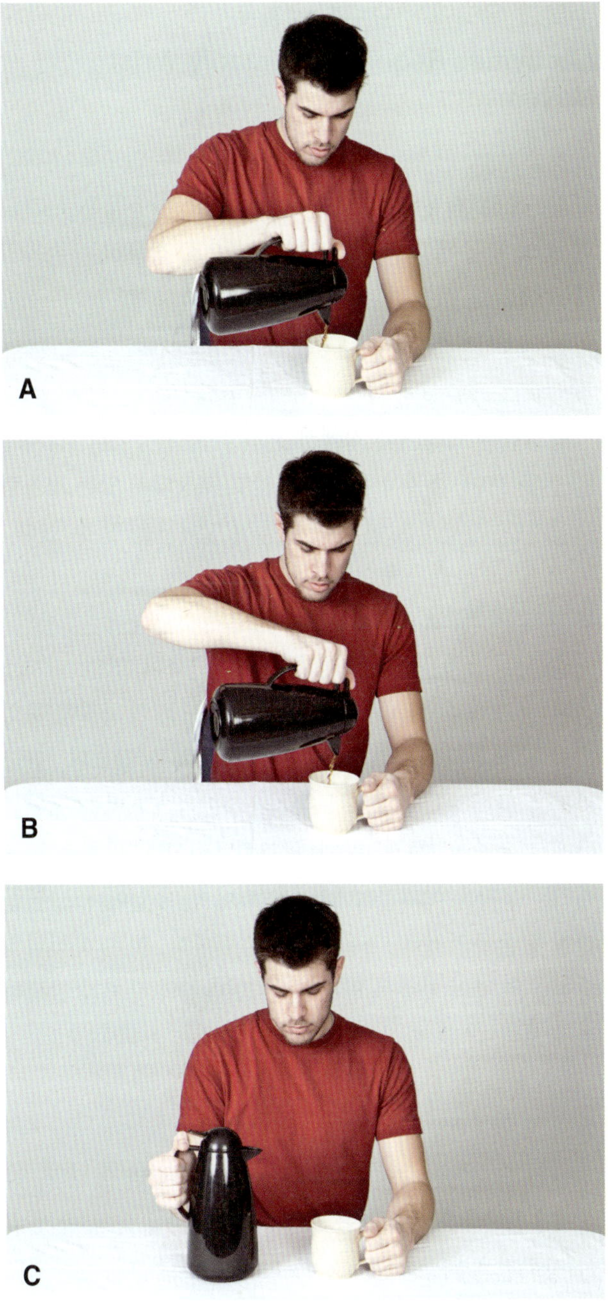

그림 14-9. 머그잔에 커피 붓기는 아래팔과 어깨관절의 움직임을 필요로 한다. 이때 다른 근육들은 등척성 수축을 한다. 엎침의 A와 B, 그리고 중간위치 C까지 아래팔의 위치 변화를 체크한다.

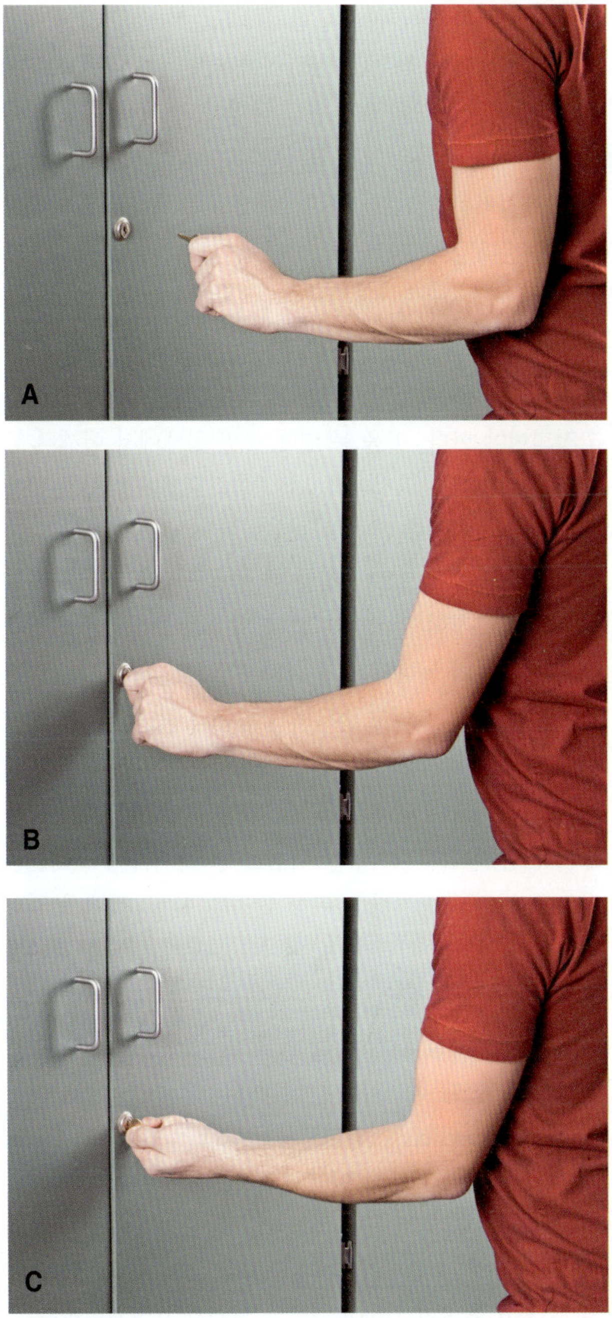

그림 14-10. 옷장을 열기 위한 열쇠 돌리기는 아래팔의 뒤침으로 일어나고, 이때 다른 근육들은 등척성 수축을 한다.

두갈래근이 보조한다)이 자물쇠를 열기 위해 열쇠를 돌림시킨다(그림 14-10C).

관절 운동 / Joint Motion

자물쇠를 열기 위해 대개 열쇠를 시계방향이나 반시계방향으로 돌림한다. 그림 14-10에서, 왼손으로 열쇠를 잡고 열쇠를 열쇠구멍 안으로 넣는다. 그리고 아래팔을 뒤침하여 천장쪽으로 돌림한다. 대부분의 자물쇠는 뒤침으로 열리도록 설계되어 있는데, 그 이유는 엎침보다 뒤침이 더 강하기 때문이다.[8]

열쇠를 돌리는 동안, 다른 관절에서는 적은 움직임이 일어난다. 열쇠를 자물쇠 안에 넣을 때 어깨관절의 굽힘이 약간 필요하다. 팔꿉관절 굽힘의 정도는 사람의 키에 대한 자물쇠의 높이에 좌우된다. 열쇠를 옆면쥐기 패턴으로 잡는다. 팔꿉관절을 약 90° 정도 굽힘하고, 팔을 몸통 옆에 붙인다. 이때 손목은 약간 폄되고 손가락은 약간 굽힘된다. 그리고 엄지는 옆면쥐기를 할 수 있도록 모음되고 아래팔은 뒤침된다.

근육 활동 / Muscle Activity

자물쇠를 열 때는 아래팔을 제외한 다른 모든 분절들은 고정되어야 한다. 팔을 몸 옆에 붙인 상태에서 어깨뼈 돌림근은 어깨뼈를 고정한다. 만약 열쇠구멍에 열쇠를 꽂을 때 오목위팔관절의 올림이 요구되면, 앞어깨세모근과 큰가슴근이 팔을 앞으로 움직일 때 돌림근띠에 의한 오목위팔관절의 고정이 일어나야 한다. 위팔두갈래근과 위팔근은 열쇠구멍의 높이와 손의 위치에 맞게 팔꿉관절을 적절하게 굽힘한다. 그리고 손목의 굽힘근과 폄근은 손목의 기능적 자세를 유지하기 위해 공동으로 수축한다. 열쇠의 돌림은 뒤침근과 위팔두갈래근에 의해 수행된다. 뒤침근은 느리게 동원되고 비저항성 뒤침을 하고, 위팔두갈래근은 빠르게 동원되고 저항성 뒤침 활동을 한다. 그래서 열쇠 돌리기가 얼마나 어렵고, 또 얼마나 빠르게 열쇠 돌리기를 하는지는 이들 근육의 특정 동원에 좌우된다.[9]

손으로 열쇠를 잡기 때문에, 손의 내재근이 이용된다. 열쇠를 잡을 때 작용하는 손의 내재근으로는 엄지맞섬근(opponens pollicis), 엄지모음근(adductor pollicis), 벌레근(lumbricals) 등이 있고, 이들 근육은 옆면쥐기를 유지하기 위해 등척성으로 수축한다. 긴손가락굽힘근(얕은손가락굽힘근과 깊은손가락굽힘근)은 등척성으로 수축하고, 이것은 손가락을 약간 굽힘된 자세로 유지시킨다.

손목의 움직임이 요구되는 활동 / Activities Requiring Primarily Wrist Movement

종종 손목 근육은 손이 제 기능을 할 수 있도록 손목의 고정근으로 작용한다. 그러나 많은 일상활동들은 손가락과 손의 활동에 대한 안정된 고정판으로 작용하는 손목의 기능 이외에, 특별한 손목 운동도 요구한다.

망치질 하기 / Using a Hammer

망치질은 직장이나 집에서 흔히 하는 활동이다. 망치질을 언뜻 보면, 손목이 움직이지 않고 고정되어 있는 것처럼 보이지만, 자세히 보면 손목 운동이 일어남을 알 수 있다.

움직임 순서 / Sequence of Movement

손으로 망치를 잡고, 어깨복합체 근육이 팔의 위치를 잡는다(그림 4-11A). 어깨 올림의 정도는 망치질할 못의 위치에 좌우된다. 일단 어깨관절이 위치를 잡으면, 팔꿉관절을 굽힘하고 손목을 노쪽치우침한다. 그 다음 망치를 아래로 움직여 "못질"을 한다(그림 4-11B). 망치로 못을 때리는 동작은 어깨관절에서 움직임이 먼저 일어나고, 팔꿉관절과 손목의 순서로 움직임이 일어난다. 이런 움직임의 타이밍은 힘의 가중을 일으켜, 손과 망치의 무게가 발생하는 힘보다 더 큰 힘이 못에 가해진다.

관절 운동 / Joint Motion

손의 도구들은 종종 손목의 굽힘과 폄뿐만 아니라, 자쪽치우침과 노쪽치우침을 요구한다. 나무에 못을 박기 위한 망치질은 나무나 못 위치보다 팔 위치가 더 높을 필요가 있다. 오목위팔관절의 굽힘은 팔을 높이 올리는데 필요

실습 포인트

PRACTICE POINT

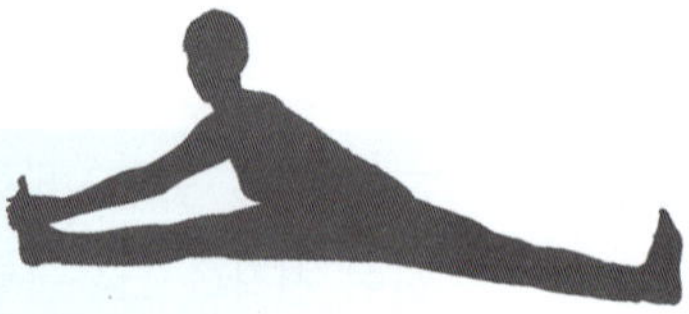

아래팔의 엎침과 뒤침은 손의 기능에 있어 매우 중요한 역할을 한다. 아래팔 운동의 소실은 손의 기능을 직접적으로 제한한다. 예를 들어, Colles 골절로 손목이 고정된 사람은 양치질, 빗질, 식사활동 등의 기본적인 과제 조차 수행할 수 없다. 손목의 고정으로 아래팔의 운동이 제한되면, 어깨관절과 팔꿉관절의 사용을 포함한 보상작용이 종종 요구된다. 임상가는 이들 보상작용을 알아야 하고, 올바른 활동을 촉진하고 재교육하는 운동을 만들어야 한다.

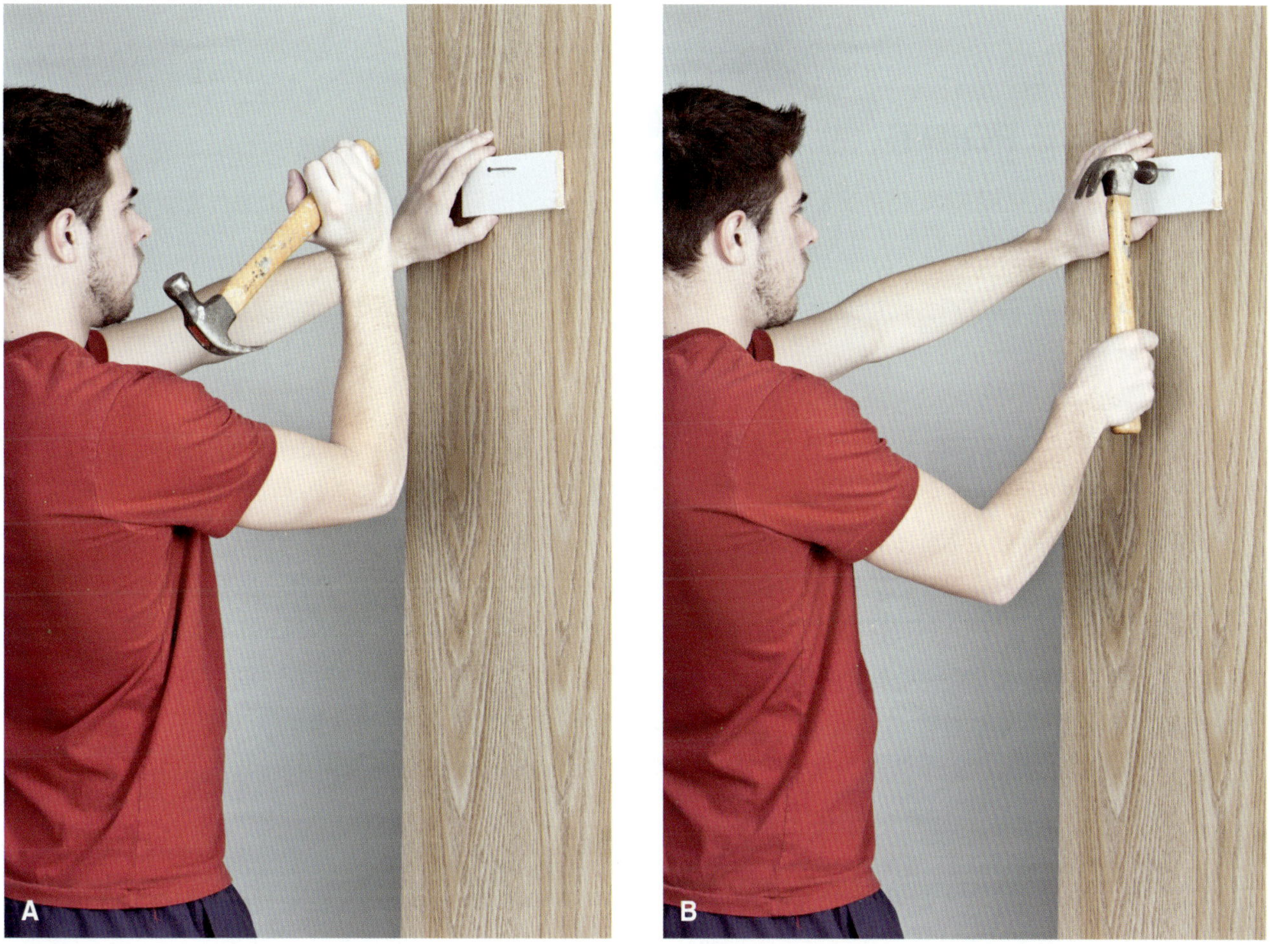

그림 14-11. 망치로 못을 박는 활동은 팔에 의한 힘의 타이밍을 필요로 한다. A) 노쪽치우침과 B) 자쪽치우침에서의 손목의 위치 변화를 체크한다.

하다: 얼마만큼의 굽힘이 필요한지는 못이 박힐 높이와 사람의 키에 좌우된다. 예로, 벽에 그림을 걸기 위해 못을 박는다면, 어깨관절은 90° 이상 굽힘이 요구될 것이고, 바닥면에 못을 박을 때는 어깨관절 굽힘이 덜 일어날 것이다. 망치를 위쪽으로 스윙하기 위해 어깨관절을 굽힌 후, 못을 박기 위해 어깨관절을 편한다. 팔꿉관절도 굽힘된 자세에서 폄된다. 그러나 못을 박을 때, 팔에서 일어나는 가동범위는 어깨관절보다 팔꿉관절에서 더 크게 일어나지만, 완전히 폄되는 관절은 없다. 비록 손목이 기능적 자세(약간 폄)로 시상면에서 유지된다 하더라도, 손목은 노쪽치우침에서 자쪽치우침으로 움직인다. 손가락은 망치질하는 동안 망치를 원통형 잡기 패턴으로 견고하게 잡는다.

근육 활동 / Muscle Activity

어깨뼈 위쪽돌림의 정도가 위팔뼈 올림의 정도에 좌우되기 때문에, 어깨관절이 30° 이상 올림되지 않으면, 이들 근육은 어깨뼈를 움직이기 보다는 고정시키는 역할을 한다. 만약 어깨관절이 60° 이상 올림되면, 위쪽돌림근(등세모근과 앞톱니근)이 어깨뼈를 위쪽돌림시킨다(적절한 위치로 어깨뼈를 돌림시키는데 필요한): 앞어깨세모근과 큰가슴근의 빗장갈래는 위팔뼈를 올림한다. 이들 각 근육들은 구심성 수축을 이용한다. 아래쪽에 있는 못을 박을 때는 이들 근육이 망치를 아래쪽으로 내리기 위해 원심성 수축을 한다. 그러나 머리 위쪽에 있는 못을 망치로 박을 때는 아래쪽 돌림근(마름근, 어깨올림근, 작은가슴근)이 힘을 발생하기 위해 구심성 수축을 할 것이다. 이와 같이, 앞어깨세모근과 큰가슴근의 빗장갈래는 내려가는 망치의 속도를 조절하기 위해 원심성 수축을 할 것이다. 그러나 망치가 못을 때릴 때 넓은등근, 큰원근, 뒤어깨세모근이 수축한다. 이때 위팔뼈머리를 관절오목 안에 고정시키기

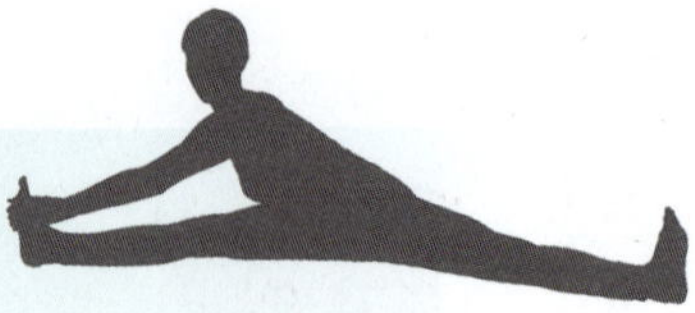

실습 포인트
PRACTICE POINT

손이나 손가락의 손상은 대개 손목 운동의 소실이나 근육 약증을 초래하고, 손목의 사용을 크게 억제한다. 손이 기능을 할 때 손목이 종종 고정되지만, 손과 손가락의 손상이 일어나면 손목 근육의 약증도 일어나는데, 그 이유는 손목의 기능이 감소되기 때문이다. 손목의 장애는 손과 손가락이 활동하는 동안 손목의 불안정을 초래한다. 그러므로 임상가는 손과 손가락의 손상을 재활할 때 언제나 손목의 근력강화운동과 가동범위운동을 포함시켜야 한다.

위해 짝힘으로써 어깨세모근과 돌림근띠가 동시에 작용함을 잊어서는 안 된다.

팔의 위치가 팔꿉관절을 굽힘하는 근육을 결정한다. 팔이 머리 아래쪽에 위치한다면 위팔두갈래근과 위팔근이 구심성 수축을 이용해 팔꿉관절을 굽힘하지만, 팔이 머리 보다 위쪽에 있으면 위팔세갈래근이 팔꿉관절의 굽힘을 조절하기 위해 원심성 수축을 한다. 망치가 못 쪽으로 향할 때, 팔꿉관절에 위치하는 근육이 운동을 먼저 수행하는 근육이고, 그 근육이 구심성 수축을 먼저 한다면, 나중에 원심성 수축할 것이고, 반대로 그 근육이 원심성 수축을 먼저 했다면 나중에 구심성 수축이 일어날 것이다. 망치가 못에 닿으면, 위팔세갈래근이 힘을 내기 위해 구심성으로 수축한다.

손목의 굽힘근과 폄근은 손목의 기능적 자세를 유지하기 위해 공동으로 수축한다. 망치가 사람의 머리보다 낮은 곳에 위치한다면, 긴노쪽손목폄근과 짧은노쪽손목폄근, 자쪽손목폄근의 구심성 수축이 노뼈를 노쪽치우침하게 만들 것이다. 망치가 못 보다 낮은 곳에 위치한다면 이들 근육이 원심성 수축을 하게 될 것이다: 망치로 못을 때릴 때, 자쪽손목굽힘근과 자쪽손목폄근이 수축하여 못을 박을 힘을 생산한다.

운동의 전반에 걸쳐, 손은 원통형 잡기로 망치의 손잡이를 잡는다. 얕은손가락굽힘근과 깊은손가락굽힘근, 긴엄지굽힘근과 짧은엄지굽힘근, 엄지맞섬근이 손의 잡기를 유지시킨다. 망치가 무거울수록, 그리고 망치를 사용하는데 더 많은 힘이 필요할수록, 이들 근육 뿐 만아니라 팔의 다른 근육들도 더 많이 동원이 될 것이다.

요약
Summary

일상활동은 몇몇 팔 근육에 의해 수행되고 또 시각 정보와 감각 정보에 의해 일어나는 복잡한 운동이다. 우리는 본 장에서 작업치료사들이 일상활동을 분석하듯이, 팔의 운동을 분석했다. 임상가들이 환자에게 운동 조절과 정상 가동범위를 연습하는 활동에 열중하고 있는지를 물어 볼 때처럼, 이들 움직임에 대한 이해는 치료적 중재를 돕는 가이드로서 작용한다.

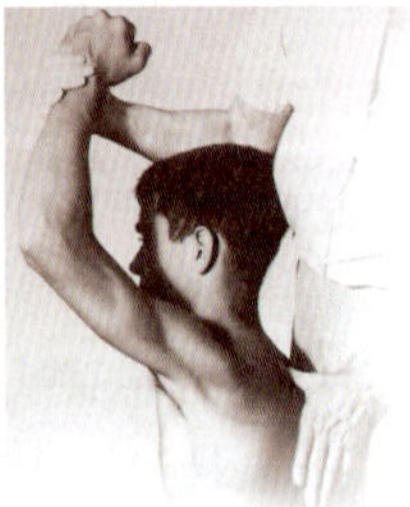

임상 시나리오 해결(CLINICAL SCENARIO SOLUTION)

Nathaniel은 건축업에 종사한다. 그의 역할은 새로운 집에 벽을 세우는 것이다. 그는 4 피트 X 8 피트되는 무거운 벽을 들어올리고 운반하는 일과, 못을 박고 진흙을 바르고, 모래를 섞는 일을 한다. 이들 과제는 다른 근육 동원과 가동범위를 요하기 때문에, Sam은 활동 분석의 가장 좋은 방법은 과제의 필수요건을 살펴보는 것이라고 생각한다. Nathaniel가 각각의 과제 활동을 설명할 때, Sam은 그 활동의 관절운동, 근육 작용, 운동순서를 확인한다. Sam은 각 활동을 나누어 볼 때 활동을 분석하는 그의 능력이 Nathaniel보다 떨어짐을 깨닫는다. Sam은 Nathaniel의 작업요건을 성공적으로 확인한다. Nathaniel에 대한 신체검진과 Nathaniel의 과제 분석을 토대로, Sam의 평가는 Nathaniel가 직장으로 복귀할 수 있다는 것이다. 여러분은 Sam이 했던 것처럼 Nathaniel 과제의 관절운동과 근육작용을 확인할 수 있는가?

논의 문제 / Discussion Questions

본 장의 전반에 걸쳐 각 관절의 자유도와 관련된 제시된 개념을 생각해 보고, 또 그것들이 전체 분절의 기능적 움직임에 어떤 영향을 주는지를 생각해 본다. 손상이 관절(오목위팔관절, 팔꿉관절, 노자관절, 손목관절, 손가락 및 엄지)의 자유도에 어떤 변화를 주는지를 설명하고, 또 본 장이 제시하는 간단한 운동에 어떤 변화를 주는지 설명해 본다:

- 머리 위로 올려 앞으로 팔 뻗기
- 머리 위로 올려 뒤로 팔 뻗기
- 앉은 자세에서 일어서기 위해 밀기
- 취미 활동이나 작업 활동: 사포로 나무 닦기
- 위생 활동: 구강 관리
- 식사하기
- 양말 신기와 바지 입기
- 운전하기
- 붓기 동작
- 열쇠 돌리기
- 망치질 하기

1. 임상가로서, 여러분은 어떤 상황에 직면했을 때의 임상 의사결정 과정을 생각해 보고, 또 손상을 치료하거나 적절한 보상작용이나 움직임 적응을 가르쳐 줌으로써 클라이언트를 돕는 것과 관련된 이슈를 생각해 본다.
2. 본 장의 임상 시나리오를 참고한다. Sam이 Nathaniel의 작업장을 평가할 수 있기 전에 가져야 할 정보는 무엇인가? Nathaniel가 팔꿉관절 손상으로 고생했다면, 직장으로 복귀하기 위한 Nathaniel의 준비사항을 결정하기 위해, Sam은 Nathaniel의 작업 요건에 관해 어떤 흥미를 가지고 있는가?

실습활동 / Lab Activities

1. 아래의 10개 활동을 파트너와 함께 수행해 보고, 이들 활동을 정상적으로 수행할 때 이용되는 팔(어깨관절, 팔꿉관절, 손)의 움직임을 목록해 본다. 팔의 자세를 취하는데 참여하는 주요 근육들을 목록해 보고, 과제를 수행하는 참여하는 근육들을 목록해 본다.

   a. 머리 위로 공을 던지고 받기
   b. 여러분의 뒤쪽에 있는 가방을 끌기
   c. 코트 입기
   d. 셔츠 단추 채우기
   e. 문손잡이 돌리기
   f. 재킷 벗기
   g. 아래등에 선탠 로션 바르기
   h. 포트병 손잡이 잡기
   i. 머리카락 빗기
   j. 자동차 시동걸기

2. 몸쪽에서부터 먼쪽으로, 팔의 관절들을 생각해 본다. 어깨복합체부터 시작하여, 손가락까지 순차적으로 움직여 본다. 그리고 적어도 5개 이상의 기능적 활동을 목록해 본다:

   a. 어깨관절의 굽힘
   b. 어깨관절의 폄
   c. 어깨관절의 가로벌림과 가로모음
   d. 어깨관절의 안쪽돌림과 가쪽돌림
   e. 팔꿉관절의 굽힘
   f. 팔꿉관절의 폄
   g. 아래팔의 뒤침
   h. 아래팔의 엎침
   i. 손목의 굽힘
   j. 손목의 폄
   k. 손가락의 굽힘(주먹쥐기)
   l. 옆면쥐기
   m. 3손가락 잡기 패턴
   n. 손가락끝 쥐기

3. 여러분이 매일 하는 일상활동(ADL)을 알아보고, 관절운동과 근육 활동을 위해 그 활동들을 분석해 본다. 이들 활동을 정상적으로 수행하는데 이용되는 팔(어깨관절, 팔꿉관절, 손)의 움직임을 목록해 본다. 팔의 자세를 취하는데 참여하는 주요 근육들을 목록해 보고, 또 과제를 수행하는 참여하는 근육들을 목록해 본다.

4. 손상 관절의 근육 약증 보다 손상을 받지 않는 관절의 근육 약증 부위를 확인하는 것이 왜 중요한지를 설명해 본다. 예를 들어, 만약 여러분이 배관 작업을 하는 사람의 손목 삠을 치료하고 있다면, 여러분은 왜 팔이음뼈, 팔꿉관절 및 손도 검사해야 하는가?

참고문헌 (References)

1. Magermans DJ, Chadwick EK, Veeger HE, van der Helm FC. Requirements for upper extremity motions during activities of daily living. *Clinical Biomechanics* 20(6):591–599, 2005.
2. Tyler AE, Karst GM. Timing of muscle activity during reaching while standing: Systematic changes with target distance. *Gait & Posture* 20(2):126–133, 2004.
3. Cools A, Witvrouw E, Declercq G, Danneels L, Cambier D. Scapular muscle recruitment patterns: Trapezius muscle latency with and without impingement symptoms. *American Journal of Sports Medicine* 31(4):542–549, 2003.
4. Gabriel DA. Shoulder and elbow muscle activity in goal-directed arm movements. *Experimental Brain Research* 116(2):359–366, 1997.
5. Archambault P, Pigeon P, Feldman AG, Levin MF. Recruitment and sequencing of different degrees of freedom during pointing movements involving the trunk in healthy and hemiparetic individuals. *Experimental Brain Research* 126(1):55–67, 1999.
6. Cools AM, Witvrouw EE, De Clercq GA, et al. Scapular muscle recruitment pattern: Electromyographic response of the trapezius muscle to sudden shoulder movement before and after a fatiguing exercise. *Journal of Orthopaedic and Sports Physical Therapy* 32(5):221–229, 2004.
7. Engen TJ, Spencer WA. Method of kinematic study of normal upper extremity movements. *Archives of Physical Medicine and Rehabilitation* 49(1):9–12, 1968.
8. Askew LJ, An KN, Morrey BF, Chao EY. Isometric elbow strength in normal individuals. *Clinical Orthopaedics and Related Research* 222:261–266, 1987.
9. Haugstvedt JR, Berger RA, Berglund LJ. A mechanical study of the moment-forces of the supinators and pronators of the forearm. *Acta Orthopaedica Scandinavica* 72(6):629–634, 2001.

CHAPTER
제 15 장

스포츠와 여가활동

Sports and Recreation

행복한 사람은 어떤 환경에 놓인 사람이 아니라, 어떤 태도를 가진 사람이다.

— Hugh Downs

— 미국 방송 캐스터, 텔레비전 호스트, 프로듀서 및 작가

개요 (Chapter Outline)

학습목표 (Learning Outcomes)

본 장을 끝낼 쯤, 당신은 다음을 할 수 있어야 한다:

- ❒ 일반적인 스포츠 활동의 운동학적 분석을 수행한다.
- ❒ 야구공 던지기의 관절운동과 근육활동을 설명한다.
- ❒ 축구 인스텝 차기의 관절운동과 근육활동을 설명한다.
- ❒ 소프트볼 빠르게 던지기의 관절운동과 근육활동을 설명한다.
- ❒ 자유형 수영의 관절운동과 근육활동을 설명한다.
- ❒ 완전 골프 스윙의 관절운동과 근육활동을 설명한다.
- ❒ 테니스 서브의 관절운동과 근육활동을 설명한다.
- ❒ 사이클링 시 다리의 관절운동과 근육활동을 설명한다.

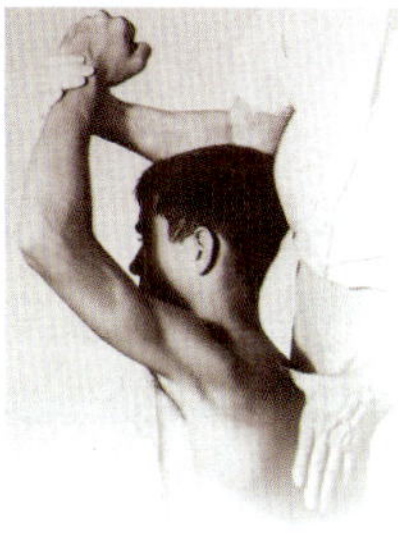

임상 시나리오(CLINICAL SCENARIO)

Cody는 작년에 Bessemer 고등학교의 높이뛰기선수였다. 약 5 주 전, 그는 앞십자인대 손상을 당했고, 약 2주 전에 인대 대치술을 받았다. Morgan은 Cody의 재활 프로그램을 담당하는 물리치료사로서, Cody가 재활 프로그램을 마친 후 다시 높이뛰기를 하고 싶다는 것을 잘 알고 있다. Morgan은 높이뛰기의 생체역학과 필요사항을 알고 싶어 Cody의 코치와 접촉했고, 그와 의논하여 높이뛰기의 복귀에 필요한 운동의 진전을 포함하려고 한다. Morgan은 Cody가 필요로 하는 근력강화운동을 재활 프로그램에 첨가시키면, 높이뛰기 선수로 완전히 복귀할 수 있음을 확신한다.

서론
Introduction

예방의학과 현대의학이 사람을 보다 건강하게 만들고 있기 때문에, 사람의 기대수명은 증가한다. 2030년대에 미국에서는 65세 이상의 노인이 7 천만 명에 이를 것으로 전망된다.[1] 현재의 노인들이 과거 세대보다 훨씬 건강하기 때문에, 그들은 더 활발한 활동을 하고 있다.[1] 부가적으로, 여가 시간이 많아진다는 것은 더 많은 사람들이 스포츠 활동이나 여가활동에 참여할 수 있음을 의미한다.[2] 아동이나 청소년들도 과거 10년 전 보다 스포츠 활동에 더 많이 참여하고 있다. 클럽 스포츠나 학교대항 스포츠가 수백만 명의 10대 이전 아동과 10대 청소년에게 스포츠 활동의 참여 기회를 제공한다. 의사들은 아동에서부터 노인까지 모든 연령대 사람에게 운동을 권장하고 있다. 많은 사람들이 스포츠 활동이나 여가활동에 참여한다는 것은 임상가들이 이들 활동으로 인한 손상을 많이 치료하고 있다는 것을 의미한다. 미국에서는 스포츠 활동이나 여가활동으로 손상을 당한 노인들을 정확하게 계산하지 않았지만, 젊은 사람들의 경우에는 해마다 약 3 백만 명이 이들 활동으로 손상을 당하고 있다.[3] 스포츠 활동이나 여가활동의 손상은 거의 대부분 젊은 사람과 노인에게서 발생하지만, 그들은 이들 활동을 다시 하길 원한다.

이들 활동으로 인한 손상을 치료하고 재활하는 프로그램의 일부로써, 정형외과적 손상을 다루는 전통적인 방식이 포함될 것이다. 스포츠 활동이나 여가활동을 다시 하길 원하는 환자들을 위해, 임상가는 다른 부가적인 치료 방법을 가지고 있어야 한다. 임상가는 스포츠 활동이나 여가활동의 적절한 기능을 환자에게 제공하는 재활 프로그램 활동을 치료 프로그램에 포함할 수 있어야 한다. 임상가가 이런 능력을 가지기 위해서는 스포츠 활동이나 여가활동을 이해해야 하고, 또 이런 활동을 수행하는 활동 기술과 활동에 필요한 신체의 요구사항을 알고 있어야 한다. 임상운동학은 활동 기술에 대한 지식을 이용하고, 임상가의 관찰과 움직임 분석을 통해 이들 활동으로 복귀하고자 하는 사람들에게 도움을 준다.

임상가들은 환자들의 활동 기술 재습득을 도와주기 전에, 그 기술이 가지고 있는 의미가 무엇인지, 그것이 무엇처럼 보이는지, 그리고 환자의 기술 수준이 어느 정도 되는지를 알아야 하고, 또 활동 기술을 여러 단계로 쪼갤 수 있어야 한다. 우리는 활동의 필수조건을 이해하기 위해, 그 활동을 **질적으로 분석**해 볼 필요가 있다. 우리가 생체역학자처럼 상세한 분석을 수행하는데 필요한 공식과 양적 측정을 사용하지 못하지만, 우리는 임상가로서 생체역학자들의 연구를 이용할 수 있다. 즉, 우리는 근육과 관절 운동의 견지에서 무엇이 정상인지를 알아내고, 또 관찰을 통해 환자가 수행하는 활동과 우리의 예상 활동을 비교할 수 있다. 우리가 이렇게 함으로써, 활동 수행을 향상시킬 수 있는 실마리와 교정을 환자에게 제공할 수 있다. 그러므로 본 장의 정보들은 선택된 각 활동의 근육과 관절 운동을 입증해 왔던 연구자들의 연구 결과이다. 일단 여러분이 "정상"이 무엇이라는 정보를 알면, 활동의 어떤 측면이 교정될 필요가 있는지를 쉽게 확인할 수 있다. 비록 수행되는 활동이 부드럽고 연속적인 운동이라 할지라도, 각 활동을 여러 단계로 분리하여, 그 활동에 대한 정보를 쉽게 토의하고 수행을 제대로 예상할 수 있어야 한다. 만약 임상가가 특정 활동이나 스포츠를 제대로 알지 못한다면, 환자를 도울 수 있도록 많은 자원을 통해 필요한 정보를 수집해야 한다. 몇 가지 자원들로는 지역 코치, 책, 비디오 및 온라인 자료 등이 있다.

여러 활동이 어떤 과정을 통해 일어나는지를 여러분이 이해할 수 있도록, 본 장은 두 단락으로 나누어 그 활동들을 설명하고자 한다. 첫 번째 단락은 고등학교, 대학교, 클럽, 프로 선수 및 여가활동으로 할 수 있는 경기 스포츠를 다루고 있고, 두 번째 단락은 많은 사람들의 여가활동이나 게임 활동을 다루고 있다. 선택된 특정 활동은 그들의 활동 기술과 운동의 필수요건을 위해 분석된다. 앞에서 언급했듯이, 이들 분석은 여러분이 다른 활동을 할 수 있도록 돕고, 또 여러분이 접할지도 모르는 다른 움직임의 분석을 제공하는 예제일 뿐이다.

움직임 분석에 대한 본 장의 정보는 다른 단원들의 것과 약간 다르게 제시된다. 앞의 단원들은 운동의 필수 구성요소를 이해하기 위해, 근육 작용 순서의 타이밍, 운동 필수요건 및 근육활동을 살펴보았다. 그러나 본 장은 이들 구성 요소를 쪼개어 분리하기 보다는, 이들 요소를 통합하고, 전신적인 관점에서 활동을 살펴보고자 한다. 학습과

정의 일부는 활동을 여러 단계로 분리하지만, 이들 분리가 완성되면 그들을 다시 하나로 통합하여 분석하는 것이다. 우리는 각 활동의 단계들을 다룰 것이고, 각 단계의 시작과 끝을 다룰 것이고, 각 단계에서 일어나는 운동을 살펴볼 것이고, 이들 운동을 일으키는 근육을 확인할 것이다. 전체 활동과 부분 활동을 이해하는 임상가의 능력은 활동 수행을 올바르게 교육하고, 활동의 요구와 기법을 선택하는데 큰 도움을 줄 것이다.

스포츠 활동

Sports Activities

운동 분석의 예제로서 선택된 스포츠 활동으로는, 학교리그, 대학리그, 클럽리그 및 여가리그에서 흔히 볼 수 있는 4개의 스포츠 활동이다. 많은 사람들이 이들 스포츠 활동으로부터 손상을 많이 당하기 때문에, 운동 분석의 예제로 선택되었다. 본 장은 선택된 스포츠 활동의 모든 움직임을 분석하는 것이 아니라, 하나의 움직임을 선택하여 분석하고자 한다.

야구 피칭 / Baseball Pitching

생체역학적으로 분석되어 왔던 스포츠 활동 중에서 야구 피칭이 가장 많이 분석되는 활동 중 하나이다. 피칭에 대한 이해를 향상시키기 위해, 보행분석처럼 피칭 동작을 여러 단계로 나누었다: 어떤 연구자들은 피칭 동작을 4 단계에서 6단계까지 나누었다. 대부분의 연구자들은 빠른 피칭 동작을 5 단계로 나눈다: 1) 와인드업, 2) 초기 콕킹, 3) 말기 콕킹, 4) 가속단계, 5) 팔로우-스로우(그림 15-1). 종종 초기 콕킹은 "스트라이드" 단계로 불리고, 팔로우-스로우는 "감속단계"와 "말기 팔로우-스로우"로 분리된다.[6] 대부분의 투수들이 오른손 투수이기 때문에, 본 장은 오른손 투수를 중심으로 설명하고자 한다. 대부분의 투수들이 남성이기 때문에, 본 장도 투수를 남성으로 한다.

와인드업 단계 / Windup Phase

선 자세에서 양 손을 몸통 앞에 모으고, 타자가 공을 볼 수 없도록 공을 글로브 안에 숨긴다. 공을 던질 때, 투수는

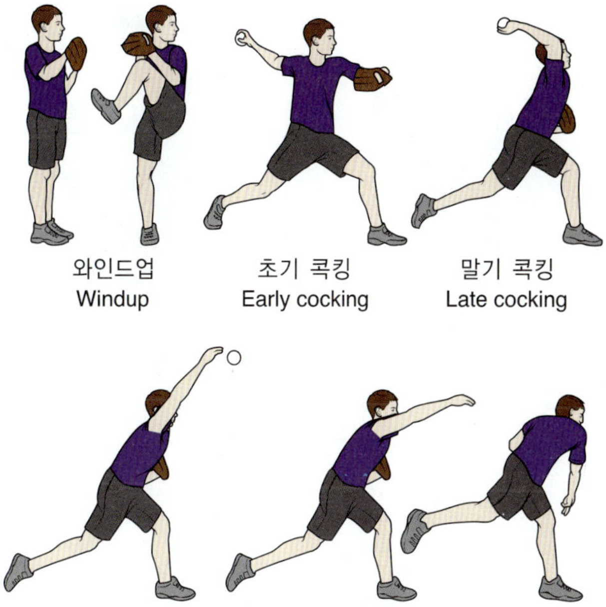

그림 15-1. 야구 피칭의 단계.

와인드업을 시작한다. 공이 글로브 안에서 나올 때 와인드업이 끝난다. 투수는 공을 손바닥으로 쥐는 것이 아니라, 공을 놓기 전까지 가능하면 장시간 동안 공이 손 안에 있도록 공을 손가락으로 잡는다.

여러분이 예상하듯이, 이 단계는 피칭 단계 중에서 가장 정적인 단계이다. 이 단계 동안, 투수는 피칭을 준비하고, 몸의 움직임이 가장 적게 일어나는 단계이다. 대개 투수는 2 가지 자세 중 하나의 자세를 취한다.[8] 한 자세는 포수나 타자를 정면으로 바라보는 자세로써 양 발이 투수판에 접촉되어 있어야 한다: 이 자세를 와인드 스탠스(windup stance)라고 한다(그림 15-2A). 다른 자세는 글로브를 쥔 손이 타자 쪽으로 향하는 자세이다: 이 자세를 스트레치 스탠스(stretch stance)라고 한다(그림 15-2B). 투수의 뒤쪽 발은 앞쪽 발과 평행하게 놓이고, 공이 글로브로부터 떨어지기 전까지 투수의 발이 투수판에 접촉되어 있어야 한다. 앞 발 혹은 글로브가 있는 쪽 발[4]은 앞으로 내민 다리(stride leg)이고, 축이 되는 다리는 던지는 팔 쪽의 다리이다. 오른손 투수의 경우는 오른쪽 다리가 축이 되는 다리(pivot leg)이다.[9] 투수는 축이 되는 다리에 체중을 싣고 그 발을 투수판에 고정한다. 투수와 코치는 스트라이드 스탠스가 공을 빨리 놓을 수 있다고 믿는다. 그래

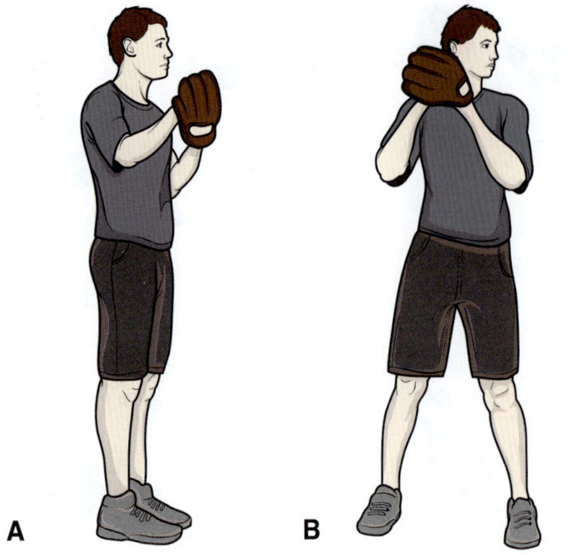

그림 15-2. 와인드업을 위한 서기 자세. A) 와인드업을 위한 전면 자세. B) 글로브를 어깨 높이까지 올린 측면 자세로서 스트레치 스탠스이다.

서 주자가 있을 때 투수는 스트라이드 스탠스를 이용한다. 그러나 투수의 스탠스를 연구한 한 연구에 따르면, 공을 놓는데 걸리는 시간이 이들 두 스탠스에서 뚜렷한 차이가 없음을 발견했다.[8] 양손을 떼어 놓을 때, 양팔을 머리 위로 올리기 위해 양쪽 어깨관절의 굽힘이 먼저 일어난다. 그 다음에 일어나는 와인드업은 투수에 따라 다양하기 때문에, 투수의 포즈도 다양하게 나타난다.

와인드업 동안의 동작은 체중이 앞쪽 발에서 뒤쪽 발로 이동한 후, 앞쪽 다리를 높이 들어올린다. 앞쪽 다리의 엉덩관절과 무릎관절을 90°까지 굽힌다.[10] 팔을 들어올리고 공을 글로브로부터 분리할 때, 몸 전체가 와인드업 되도록 앞쪽 다리의 엉덩관절과 무릎관절을 굽힘하고, 등을 굽힘한다.

근수축의 견지에서 볼 때, 와인드업 단계 동안에 근육의 활동이 가장 적게 일어난다.[4] 체중이 앞쪽 발에서 뒤쪽 발로 이동할 때, 앞쪽 다리는 축이 되는 뒤쪽 다리로 체중을 뒤쪽으로 밀어낸다. 체중을 흡수하는 뒤쪽 다리의 근육으로는, 엉덩관절의 벌림근, 모음근, 폄근이 있다. 약간 굽힘되는 몸통 움직임은 엉덩관절 폄근의 보조와 함께 등 폄근의 원심성 수축으로 일어난다. 체중부하가 앞쪽 발에서 떨어질 때, 앞쪽 다리의 엉덩관절 굽힘근이 구심성 수축을 하여 엉덩관절을 굽힘하고, 무릎관절 폄근이 원심성 수축하여 엉덩관절을 굽힘할 때 일어나는 무릎관절의 굽힘을 조절한다. 양팔이 굽힘하고 떨어질 때, 어깨뼈 위쪽 돌림을 일으키기 위해 위등세모근, 앞톱니근 및 아래등세모근이 수축하고, 오목위팔관절에서 앞어깨세모근과 큰가슴근이 구심성 수축한다. 등 폄근이 엉덩관절 굽힘과 함께 일어나는 몸통의 굽힘을 조절하는 한편, 배근육들이 몸통을 돌림하고 안정화시킨다. 표 15-1은 피칭할 때 작용하는 근육들의 최대, 높음, 중간, 낮음 등의 활동을 보여준다. 여기에서, 낮은 활동은 최대 등척성 수축(MVIC)의 30% 미만이고, 중간 활동은 최대 등척성 수축의 35~65%이고, 높은 활동은 65% 이상이다.

초기 콕킹(스트라이드) 단계 / Early Cocking (Stride) Phase

초기 콕킹 단계는 와인드업 단계 끝에서부터 앞쪽 다리가 지면에 닿을 때까지이다.[6] 이 시기 동안, 투수의 몸은 포수 쪽인 앞쪽으로 움직여, 앞쪽 다리 쪽으로 체중이 이동한다.

이 단계 동안, 투수는 손과 공을 포수로부터 가능한 멀리 움직인다.[4] 어깨뼈는 뒷당김되고, 팔꿉관절은 굽힘되고, 위팔은 벌림, 가쪽돌림 및 가로벌림된다. 팔은 몸의 뒤쪽에 위치하고 몸만 앞쪽으로 움직이기 시작한다. 이 자세는 가속단계에서 중요한 역할을 하는데, 그 이유는 몸이 팔을 앞쪽으로 움직여 팔의 속도를 증가시키기 때문이다.

엉덩관절의 벌림근과 폄근, 무릎관절의 굽힘근, 뒤쪽 다리의 발바닥굽힘이 체중을 앞쪽 다리로 옮길 때, 뒤쪽 다리에서 앞쪽 다리로 몸이 움직인다.[11] 이때 앞쪽 다리의 근육들이 체중의 일부만 흡수한다. 엉덩관절의 폄근과 모음근, 무릎관절의 폄근, 종아리 근육들이 원심성으로 수축하여, 엉덩관절과 무릎관절의 굽힘과 발등굽힘의 속도를 조절하고, 몸의 무게중심을 아래쪽으로 내린다.[10] 배근육은 어깨관절과 다리를 위한 안정된 기반을 제공하고, 등 폄근은 몸통을 똑바르게 유지한다. 팔꿉관절을 어깨높이까지 올림하고 어깨관절을 가로벌림 하기 위해 어깨세모근이 위팔뼈를 움직일 때, 어깨뼈 뒷당김근은 어깨뼈를 고정한다. 어깨세모근 이외에, 팔을 올림할 때 가시위근, 가시아래근, 작은원근이 어깨세모근과 함께 작용하고, 작은원근과 가시아래근이 위팔뼈를 가쪽돌림시킨다. 오목위

표 15-1A 야구 피칭 동안 작용하는 어깨관절과 팔꿉관절의 근육

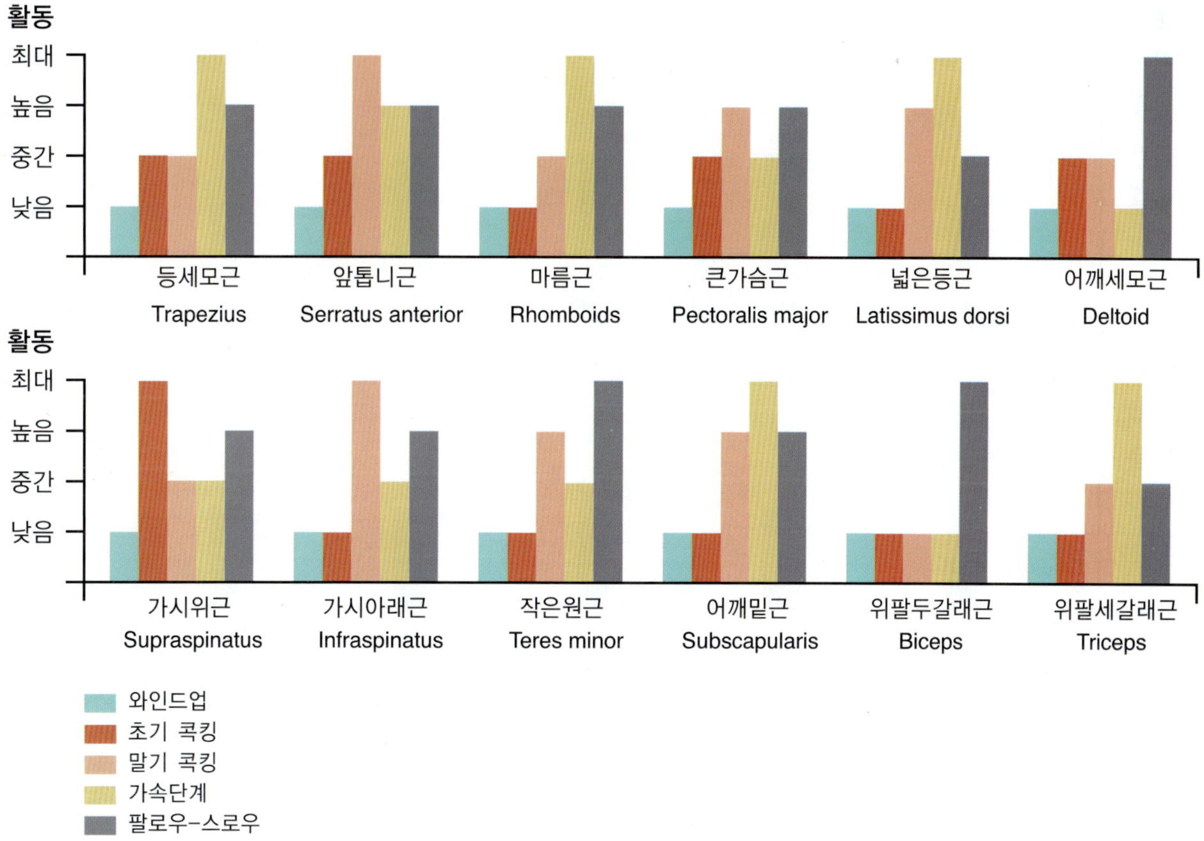

* 출처: Moynes 등,[4] Jobe 등,[19] Jobe 등.[20]

팔관절 안쪽돌림근의 원심성 수축이 가쪽돌림 끝까지 위팔뼈를 조절한다. 위팔두갈래근이 초기 콕킹 때 어느 정도 작용한다.[4]

말기 콕킹 단계 / Late Cocking Phase

말기 콕킹 단계는 앞쪽 발이 지면에 닿은 후부터 피칭하는 어깨가 최대 가쪽돌림되는 지점까지이다.[6] 발이 지면에 닿으면, 앞으로 내디딘 발이 포수 쪽을 향하고, 뒤쪽 다리의 무릎관절이 약간 굽힘된다.[9] 오른손 투수의 앞쪽 발은 투수판과 홈 플랫을 잇는 가상선의 왼쪽에 위치한다. 이렇게 앞으로 내디딘 발의 위치는 골반과 몸통을 최대로 돌림시킬 수 있는 위치이고, 최대 돌림은 손이 공을 놓는 순간에 일어난다.[9,10] 말기 콕킹 때, 투수의 몸통은 포수와 수직을 이루고, 3루수를 바라보고 된다(오른손 투수). 이 단계 동안, 팔은 공을 앞쪽으로 보내는 최적의 자세를 취한다. 앞으로 내디딘 발이 포수와 가장 가까워질 때, 손은 포수와 가장 멀어진다: 이 자세는 몸을 최대로 신장시켜 힘을 최대로 발생할 수 있다.[12] 이 단계의 끝 지점에서, 팔의 자세는 다음 단계를 준비한다.

피칭하는 팔꿉관절이 어깨뼈면상에서 어깨높이까지 올라갈 때, 초기 콕킹에서 말기 콕킹으로 넘어간다. 이 자세에서, 어깨뼈는 뒷당김되고, 어깨관절은 약 90° 벌림과 가로벌림, 가쪽돌림되고, 팔꿉관절은 90° 굽힘된다. 그리고 손목은 중립위를 유지한다.[9] 이 단계가 끝날 무렵, 위팔뼈는 약 175°로 최대 가쪽돌림된다.[13] 이런 가쪽돌림은 순수한 오목위팔관절의 돌림이 아니고, 몸통의 폄과 오목위팔관절과 어깨가슴관절이 함께 하는 돌림으로 일어난다.[9] 오목위팔관절의 순수 가쪽돌림은 약 120°이다.[14] 이 단계의 끝 지점에서는 손목이 최대로 폄된다.[15]

이 단계 동안, 엉덩관절, 골반 및 몸통의 에너지가 팔을

표 15-1B 야구 피칭 동안 작용하는 아래팔과 몸통의 근육

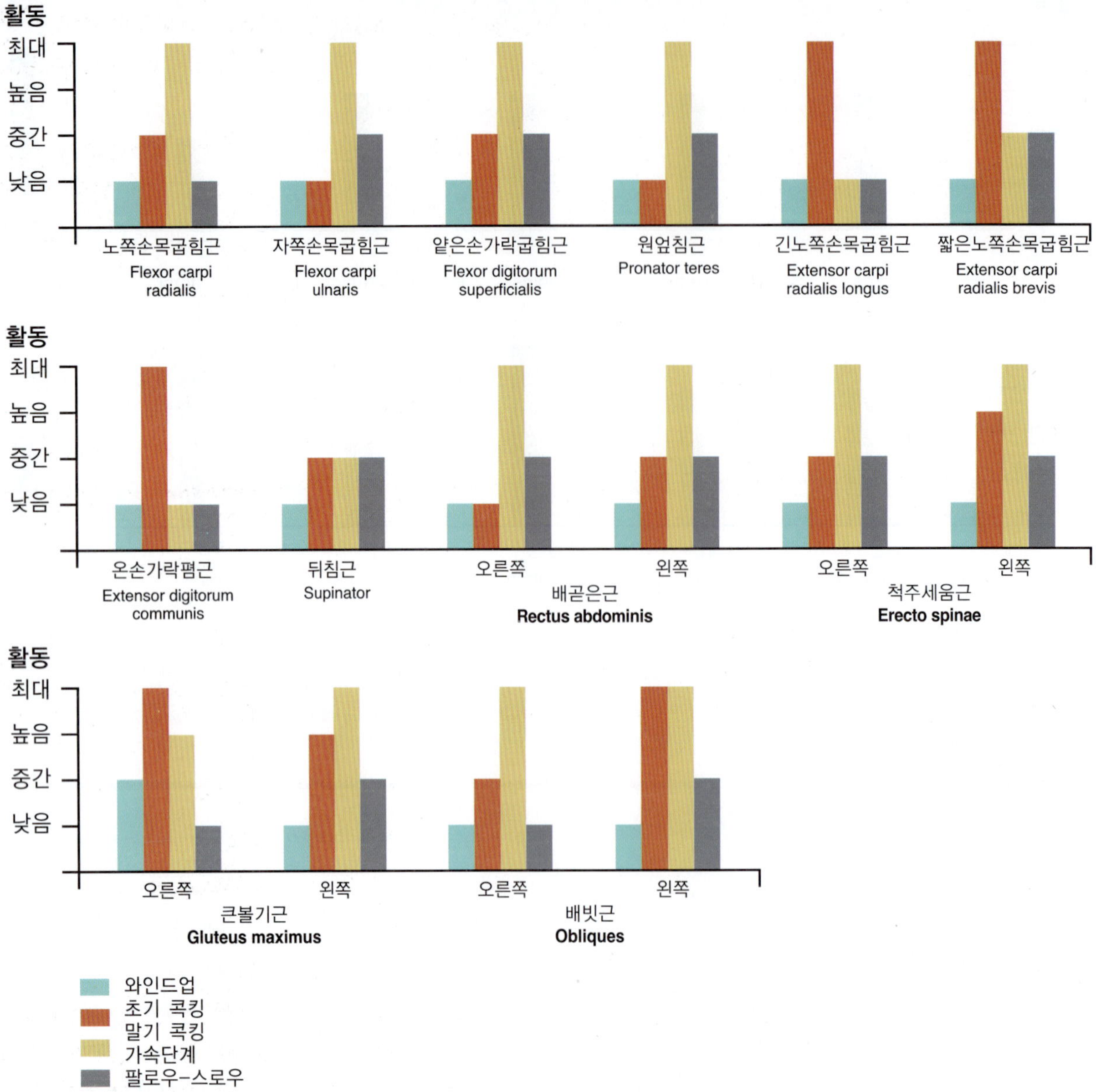

* 출처: Watkins 등[18]과 Hamilton 등.[16]

움직이는 근육 쪽으로 전달된다. 이것은 팔만 움직일 때보다 더 많은 힘을 생산한다. 이들 큰 근육은 피칭할 때 힘의 50% 이상을 생산한다. 그래서 그들은 피칭 동작에 중요한 역할을 한다. 앞으로 내디딘 발이 지면에 잘 고정되면, 600°/sec의 속도로 골반이 홈플랫 쪽으로 돌림한다.[17]

이 단계 동안 활성하는 근육들로는, 뒤쪽 다리의 종아리 근육, 엉덩관절 폄근, 무릎관절 굽힘근이 있고, 이들 근육은 구심성 수축을 하여 힘을 더 많이 전달한다. 배근육은 몸통 안정성과 돌림을 조절하고, 등의 폄근은 허리뼈의 폄과 똑바른 자세를 유지시킨다.[18] 어깨복합체에서는, 어깨뼈가 마름근과 중간어깨세모근에 의해 뒷당김되어 유지되고, 한편 뒤어깨세모근, 중간어깨세모근, 가시위근 등이 위팔뼈를 가로벌림과 올림하기 위해 구심성으로 수축한다.[4] 앞에서 언급했듯이, 팔이 돌림 중립위를 지나가면 어깨밑근이 원심성으로 수축하여 가쪽돌림을 조절한다: 어깨밑근이 작용하기 전까지는 가쪽돌림근이 팔을 가

표 15-1C 야구 피칭 동안 작용하는 다리의 근육

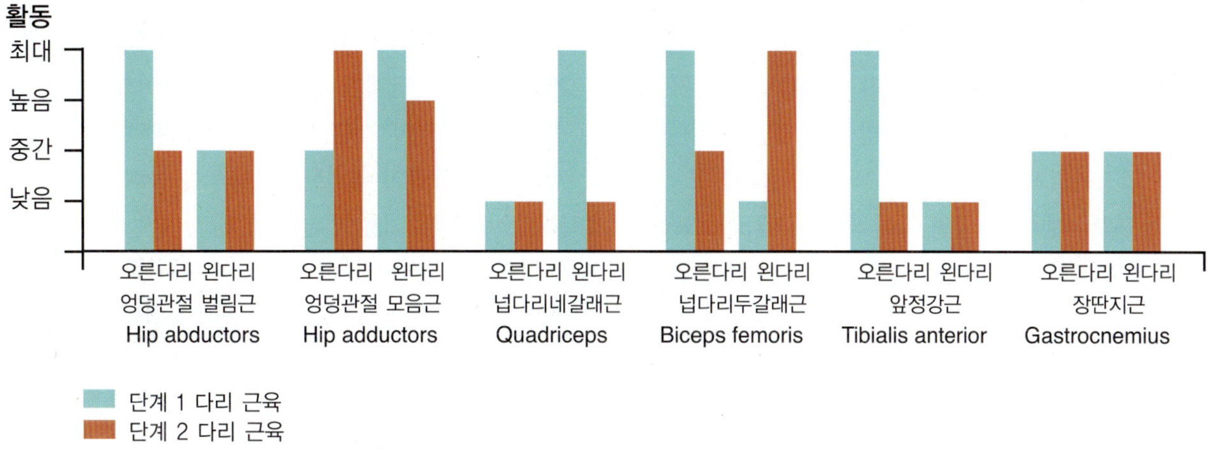

단계 1은 피칭 시작에서부터 왼쪽 다리(stride leg)를 지면에 내려 놓기 직전까지
단계 2는 왼쪽 다리가 지면에 닿은 직후부터 피칭이 끝나는 시점까지

* 출처: Yamanouchi.[11]

쪽돌림하기 위해 구심성 수축을 한다. 말기 콕킹 단계 동안 반대 팔도 90° 벌림된다: 이 운동은 어깨세모근과 돌림근띠의 구심성 수축을 통해 일어난다. 양쪽 팔은 왼쪽에서 오른쪽으로 일직선 정렬된다. 피칭하지 않는 팔은 안쪽돌림된다. 말기 콕킹 단계의 끝 부위에서 손목이 최대로 펴질 때, 손목 폄근들(긴노쪽손목폄근과 짧은노쪽손목폄근, 자쪽손목폄근)이 작용한다.[15]

말기 콕킹 단계의 근육 활동을 요약하면, 다음 단계로 공을 배달하는 손의 자세를 만들기 위해 근육들이 작용한다. 이들 근육은 말기 콕킹 단계 동안 높은 활동 수준으로 이런 역할을 수행한다. 높게 활동하는 근육으로는 어깨뼈를 움직이는 등세모근, 그리고 오목위팔관절을 움직이는 어깨세모근, 가시위근, 가시아래근, 작은원근, 그리고 팔꿉관절에 작용하는 위팔두갈래근 등이 있다. 이들 근육은 다음 단계인 가속 단계에서는 거의 작용을 하지 않는다.[4]

가속 단계 / Acceleration Phase

가속 단계는 어깨관절이 최대로 가쪽돌림된 직후와 팔이 포수 쪽으로 움직이기 시작할 때부터, 손이 공을 놓는 순간에 끝난다.[6] 몸이 언와인드(unwind)하여 홈플랫 쪽으로 체중이 쏠릴 때 모멘텀이 생산된다.[9] 이 시기는 피칭을 가장 크게 일으키는 시점이고, 약 1/20초 지속한다.[9] 이 단계 동안 엉덩관절, 골반 및 몸통의 언와인드에 의해 생성된 에너지가 어깨관절에서 발생하는 돌림의 힘에 더해진다. 가속 단계가 시작할 때, 몸통이 타자 쪽으로 돌림되는 최대 속도에 도달한다. 골반 돌림이 일어난 다음, 몸통이 골반의 돌림 속도보다 빠른 1000°/sec의 속도로 돌림하지만, 어깨관절의 돌림 속도 보다는 빠르지 않다.[17] 어깨관절이 몸통 뒤쪽에 위치하기 때문에, 골반과 몸통의 돌림이 팔을 앞쪽으로 움직이는 추진력을 제공한다.[9] 한편, 부가적인 더해진 골반과 몸통의 토오크는 채찍질처럼 작용하여, 팔의 최대 속도를 9200°/sec 까지 올리고, 평균적으로 이 단계 동안 6000°/sec까지 속도를 낸다.[9] 몸통의 돌림이 끝날 때쯤, 팔이 언와인딩되기 시작한다. 가속 단계 동안의 어깨관절 돌림의 운동진폭은 가속 단계의 시작 지점에서 122° 가쪽돌림되고, 공을 놓는 지점에서는 48° 가쪽돌림된다.[9] 위팔뼈가 돌림하고 폄할 때, 어깨뼈는 내밈한다.

팔꿉관절 운동은 펴하는 쪽으로 움직여, 팔꿉관절이 120° 굽힘 자세에서 90° 굽힘 자세로 변한다. 공을 놓을 때, 팔꿉관절은 약 25° 굽힘 자세를 취한다.[9] 팔꿉관절이 펼 때, 아래팔은 엎침한다. 이 단계 동안 손목은 폄 자세에서 시작하여, 공을 놓을 때는 중립위 자세로 끝난다.[9] 공을 놓을 때, 아래팔은 완전 엎침된다.

가속 단계가 끝날 때 쯤, 몸통은 타자 쪽으로 향하게 되고, 또 굽힘된다.[14] 몸통의 가쪽 자세는 사람에 따라 다르다: 어떤 사람은 몸통의 옆굽힘이 뚜렷하고, 사이드-암 피칭을 하고, 또 다른 사람은 몸통의 옆굽힘이 적기 때문에 탑 피칭(top pitching)을 한다. 앞을 내디딘 다리(stride leg)는 엉덩관절과 무릎관절을 거의 90° 굽힘되고, 대부분의 체중을 지탱한다. 한편 축이 되는 다리(pivot leg)는 엉덩관절을 펴하고, 무릎관절을 굽힘하고, 발목을 발바닥 굽힘한다.

이 단계 동안 근육들은 주로 구심성 수축을 한다. 큰가슴근의 복장갈래와 함께 어깨밑근은 오목위팔관절의 안쪽돌림을 일으킨다.[14] 가속 단계 동안 앞톱니근이 활발하게 작용하여, 어깨뼈를 내밈한다. 큰가슴근, 넓은등근, 위팔세갈래근은 가속 단계 동안 활발하게 작용하여 어깨관절과 팔꿉관절을 폄시키고, 몸통을 가로지르게 한다.[4,19] 손목을 굽힘할 때, 노쪽손목굽힘근과 자쪽손목굽힘근을 포함한 손목과 아래팔의 근육들이 이 단계 동안 가장 활발하게 작용한다. 얕은손가락굽힘근도 이 단계 동안 활발하게 작용하여, 가속 단계의 끝지점인 공을 놓을 때까지 공을 잡는 것을 유지한다.[15]

팔로우-스로우 단계(감속 단계) / Follow-through (Deceleration) Phase

팔로우-스로우 단계는 공을 놓는 시점에서 시작하여 모든 동작이 끝나는 시점까지이다.[9] 팔로우-스로우의 초반은 어깨관절이 완전 안쪽돌림으로 움직이는 단계이고, 팔의 감속 단계가 여기에 포함된다. 팔로우-스로우의 후반은 팔이 몸통을 가로질러 모음될 때 끝난다.[6] 팔로우-스로우의 감속 단계 동안, 어깨관절과 팔꿉관절에 엄청난 힘이 가해지는데, 그 이유는 이들 관절이 초당 수천 각속도로 움직이다가 갑자기 멈추기 때문이다. 이들 근육은 "제동작용"을 하여, $-500,000°/sec^2$로 감속작용한다.[9]

어깨관절이 완전하게 안쪽돌림될 때 팔로우-스로우의 감속 단계가 끝나고, 감속 단계는 0.1초 이내에 이루어진다.[4] 몸통 돌림과 어깨뼈 운동이 적게 일어나지만, 어깨관절은 계속해서 몸을 가로지른다.

감속 작용이 일어나기 때문에, 근육들은 주로 원심성 수축을 한다. 앞톱니근, 마름근, 등세모근 등이 어깨뼈의 내밈을 감속시키고, 어깨밑근, 큰가슴근, 넓은등근, 위팔두갈래근인 어깨관절을 감속시키고,[19,20] 위팔세갈래근과 위팔두갈래근이 함께 작용하여 팔꿉관절의 움직임을 통제한다.[4] 감속 단계가 진행됨에 따라, 어깨관절의 가로모음과 안쪽돌림이 계속 일어나고, 팔꿉관절이 45° 까지 굽힘되고, 아래팔이 엎침된다.[9] 몸통은 등뼈 폄근의 원심성 수축으로 인해 굽힘이 끝나게 되고, 팔로우-스로우의 후반기 동안, 등뼈 폄근의 구심성 수축이 몸통을 똑바로 세운다.[14] 나머지 팔로우-스로우 단계 동안에는 투수의 몸이 팔의 움직임을 따라 움직인다. 타자의 스윙 동작에 투수가 반응을 할 수 있도록 축이 되는 다리(pivot leg)가 앞쪽으로 움직인다. 축이 되는 다리의 엉덩관절 굽힘근이 그 다리를 앞쪽으로 움직이게 만든다.

소프트볼 던지기 / Fast Pitch Softball Pitching

비록 야구의 피칭처럼 광범위하게 연구되지 않았지만, 몇몇 연구자들이 소프트볼 패스트 피칭의 역학과 운동역학을 연구했다. 미국 전역에 소프트볼 리그가 몇몇 뿐이지만, 대학간리그와 학교간리그는 많이 있다. 패스트 소프트볼 피칭 방법에는 여러 종류가 있다. 이들 방법 중 가장 많이 사용하는 피칭은 윈드밀(풍차) 피칭(windmill pitch)이다. 그래서 본 단락에서는도 윈드밀 피칭에 대해서 설명하고자 한다. 야구 피칭과 마찬가지로, 우리는 소프트볼 피칭을 여러 단계로 나누어 설명할 것이다. 윈드밀 피칭의 단계는 6 단계로 나누어진다: 1) 와인드업, 2) 6 시, 3) 3 시, 4) 12 시, 5) 9 시, 6) 팔로우-스로우.[21] 이들 시계 단계는 그들 단계의 끝지점을 기반으로 이름이 붙여졌지만, 어떤 단계이던 간에 각 단계의 운동은 직전 단계의 끝지점과 자기 단계의 끝지점 사이에서 일어난다. 실제 피칭 동작은 연속적으로 일어나지만, 피칭 동작을 보다 쉽게 설명하기 위해 여러 단계로 나누었다. 패스트 소프트볼 투수들이 거의 대부분 여성이기 때문에, 본 단락도 여성의 피칭에 맞추어 설명하고자 한다.

윈드밀 피칭은 어깨관절의 원운동에서 이름이 붙여졌다. 피칭 팔의 시작 자세는 팔을 몸통 옆에 붙인 자세이다. 투수가 피칭을 시작할 때, 완전한 오버헤드 자세가 될 때까지 팔을 앞쪽으로 굽힘한다(그림 15-3). 그런 다음, 손

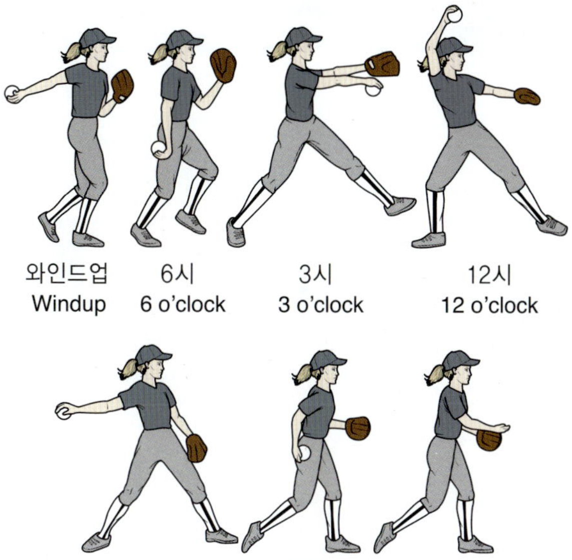

그림 15-3. 패스트 소프트볼 피칭의 단계.

을 몸통 옆으로 가져가서 공을 놓을 때까지 어깨관절을 몸 뒤쪽으로 움직여 원운동을 한다. 소프트볼을 던질 때 어깨관절의 전체 원운동은 약 450-500° 이다.[22]

와인드업 단계 / *Windup Phase*

이 단계는 피칭 동작이 시작할 때 시작하여, 피칭 팔이 6시 자세로 움직일 때 끝난다.[23] 와인드업 단계는 많은 다양성을 가진다. 투수의 몸은 포수 쪽으로 향함으로써 시작한다. 그러나 시상면에 대한 몸통이 기울어지는 정도와 팔꿉관절 굽힘 및 어깨관절 젖힘의 정도는 개인에 따라 다르다.[21] 대개 투수는 축이 되는 다리(pivot leg)를 투수판에 놓고 내딛는 다리(stride leg)를 축이 되는 다리 뒤쪽에 놓는 식으로 두 발을 벌리고 선 자세를 취한다. 체중은 뒤쪽 다리에 두고 시작한다. 투수가 팔을 움직이기 시작할 때, 축이 되는 다리로 투수판을 강하게 밀어내고, 몸을 타자 쪽으로 움직인다.[22] 피칭하는 동안 손목을 폄된 채로 고정하고, 손가락으로 공을 강하게 잡는다.

야구 피칭과 마찬가지로, 와인드업 단계 동안 근육의 활동이 상대적으로 적게 일어난다. 비록 근육 활동이 작지만, 이 단계 동안 많은 근육들이 작용을 한다. 체중이 타자 쪽으로 향할 때, 투수판을 밟고 있는 다리 쪽으로 체중을 옮기기 위해 뒤쪽 다리는 엉덩관절 폄근과 무릎관절 폄근, 발바닥굽힘근을 이용한다. 축이 되는 다리는 엉덩관절 폄근과 무릎관절 폄근의 원심성 수축을 통해 체중을 흡수한다. 어깨관절 굽힘근(큰가슴근과 앞톱니근)은 어깨관절을 6시 자세로 움직인다. 이런 활동 동안 양쪽 팔과 다리가 움직이기 때문에, 핵심근(몸통 근육)이 몸통의 안정성을 유지하기 위해 작용한다. 표 15-2는 패스트 소프트볼 윈드밀 피칭 동안 연구된 근육의 활동 수준을 보여준다.

6시 단계 / *6 o'lock Phase*

이 단계 동안 피칭 팔은 6시에서 3시로 움직인다. 피칭 팔과 같은 쪽의 다리에 체중을 싣지만, 앞쪽으로 움직인다. 피칭 팔은 안쪽돌림하고 90°까지 올림하여, 어깨뼈면의 앞쪽에 위치한다.[23]

이 단계 동안, 팔은 오버헤드 위치로 움직이기 시작한다. 위팔뼈 올림과 함께, 어깨뼈는 위쪽으로 돌림하기 시작한다. 팔을 오버헤드 할 때까지 움직이는 동안 팔꿉관절은 폄을 유지한다. 이 단계 동안 어깨관절 굽힘의 속도는 매우 빠르다. 이 단계에서 가장 빠르게 움직이는 어깨관절의 속도는 약 5000°/sec이다.[22] 몸통은 돌림하기 시작한다(얼굴은 3루를 쳐다본다).

가시아래근과 가시위근은 이 단계 동안 가장 큰 힘을 발생하여, 어깨관절을 가속시켜 팔을 머리 위로 올림한다. 앞어깨세모근과 큰가슴근은 중간 정도의 힘을 발생하여 어깨관절을 위쪽으로 움직인다. 등세모근과 앞톱니근의 구심성 수축으로 어깨뼈가 위쪽돌림한다. 위팔세갈래근은 팔꿉관절의 폄을 유지하고, 손목의 굽힘근과 폄근은 손목을 기능적 자세로 유지한다. 그리고 손가락 굽힘근은 공을 잡다. 체중이 축이 되는 다리 쪽으로 이동하기 때문에, 축이 되는 다리 쪽의 엉덩관절의 폄근과 무릎관절의 폄근이 체중을 흡수하고 이들 관절의 굽힘을 조절하여, 이들 관절을 거의 폄된 자세로 만든다. 뒤쪽 다리의 엉덩관절의 폄근과 무릎관절의 폄근 및 발바닥굽힘근은 체중을 앞쪽 다리 쪽으로 밀어내기 시작한다.

3시 단계 / *3 o'lock Phase*

이 단계 동안, 팔이 3시 자세에서부터 움직이기 때문에, 팔의 오버헤드 자세가 이루어지고 가속 운동이 지속된다. 이 단계가 끝날 무렵, 어깨관절이 180° 벌림과 굽힘되고,

표 15-2 소프트볼 피칭 동안 작용하는 어깨관절과 팔꿉관절의 근육

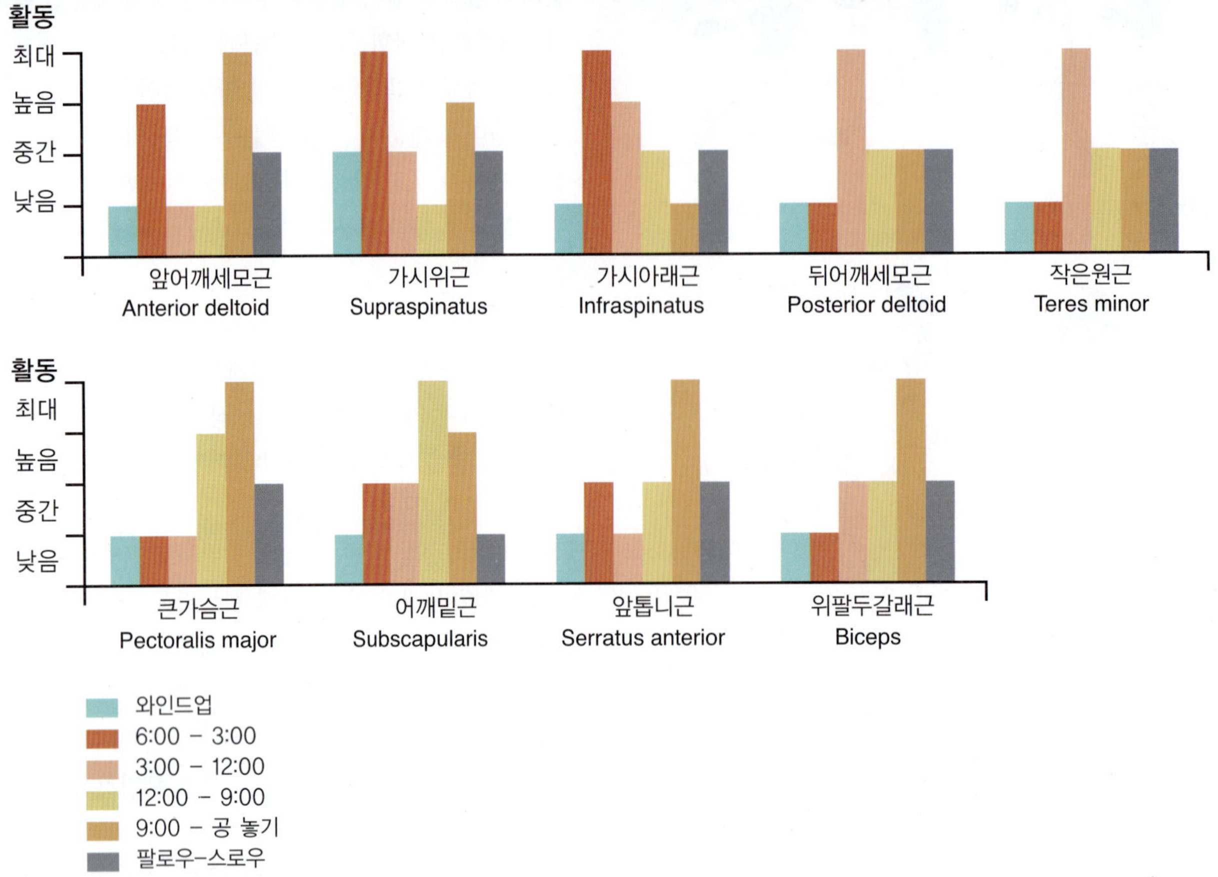

* 출처: Maffet 등, Barrentine 등.

가쪽돌림된다.[21] 이때 체중이 앞쪽으로 이동하여, 몸통이 피칭하는 팔 쪽으로 돌림한다.[21] 골반이 앞쪽으로 움직일 수 있도록 내딛는 다리가 앞쪽으로 움직인다. 발은 목표 쪽으로 위치된다.[25]

몸통과 어깨뼈의 안정화는 이 단계 동안 매우 중요한 역할을 한다. 골반과 몸통의 안정화는 다리와 골반에서 팔 쪽으로 힘의 이동을 제공하고, 어깨뼈 안정화는 팔을 머리 위로 올림했을 때 오목위팔관절의 안정된 기반을 제공한다.[24] 그러므로 몸통 근육과 엉덩관절 근육은 어깨뼈 근육처럼 활동한다.[23] 돌림근띠의 가시아래근과 작은원근은 오목위팔관절의 가쪽돌림을 하기 위해 최대 활성에 도달하고, 어깨관절의 견인력에 대항해 오목위팔관절을 안정화시킨다.[24] 뒤쪽돌림할 때 최대 활성을 한다.[24] 가시위근이 아래 위치에서 팔을 올림하는데 더 많이 이용되기 때문에, 이 단계 동안에는 가시위근이 초기 수준의 절반만큼만 활성화한다. 어깨세모근이 팔을 올림할 때, 가시위근은 관절오목에 위팔뼈머리를 압박하는 작용을 한다.[21] 위팔두갈래근은 팔이 윈드밀 동작을 할 때 팔꿉관절의 위치를 조절하기 위해 계속 활성을 한다. 위팔세갈래근의 활성은 초기 피칭 동안 지속적으로 작용한다.

12시 단계 / 12 o'lock Phase

팔을 머리 위로 올림하고 몸통을 피칭하는 팔 쪽으로 돌림할 때, 체중은 반대쪽 발 쪽으로 이동하기 시작한다. 피칭하는 팔은 모음된다.[23]

이 단계는 공을 운반하는 준비단계로서 어깨관절의 안쪽돌림을 가속하는 단계이다. 어깨관절을 가쪽돌림에서 안쪽돌림으로 움직이는 것은 공을 놓을 때 공의 속도를 증가시키는 역할을 한다.[24] 몸이 언와인드하기 시작하는데, 골반이 먼저 언와인드 하고, 그 다음 몸통이 언와인드 한다.

이런 돌림 토오크는 공의 속도를 증가시키는 힘의 가중을 제공한다. 내딛는 다리는 체중을 앞쪽으로 이동시킨다.

안쪽돌림 때문에, 이 단계 동안 어깨밑근과 큰가슴근이 활발하게 활성한다.[21] 어깨밑근은 위팔뼈머리를 관절오목 안에 고정하는 근육으로 작용한다. 앞톱니근은 위팔뼈가 빠르게 안쪽돌림할 때 어깨뼈를 고정하는 역할을 한다.[25] 위팔뼈가 머리 위에서 내려 올 때, 앞톱니근과 함께, 등세모근이 원심성으로 수축하여 어깨뼈의 아래쪽돌림을 조절한다. 이 단계에서 팔이 움직이기 시작할 때, 위팔세갈래근에서 위팔두갈래근으로 근육의 활성이 전이된다. 이 단계 동안 위팔두갈래근은 팔꿉관절의 위치를 조절하고 팔꿉관절을 약간 굽힘하기 위해 수축한다. 체중이 내딛는 다리 쪽으로 이동할 때, 그 다리의 근육들이 그들의 기능을 완수한다. 축이 되는 다리의 엉덩관절과 무릎관절의 폄근이 몸통을 앞쪽으로 밀 때, 엉덩관절 굽힘근은 내딛는 다리를 조절한다. 반대쪽 배 근육의 원심성 수축 때문에, 몸이 피칭하는 팔 쪽으로 옆굽힘이 일어난다.

9시 단계 / 9 o'lock Phase

몸이 언와인드할 때, 돌림력이 팔 쪽으로 전달되고, 공을 놓을 때 팔을 통해 공으로 전달되는 힘이 최대로 일어난다.[23] 이 단계 동안, 팔은 가쪽돌림되고 몸이 이마면 상에 유지된다. 팔꿉관절은 약간 굽힘되지만, 공을 놓기 직전까지 폄된다.[26] 손목은 공을 놓기 직전에 젖힘된다. 골반이 앞쪽을 향하도록 움직이고, 공을 놓을 때 몸통이 앞쪽을 향한다.

소프트볼 피칭의 이 단계 동안 대부분의 근육들이 가장 활성한다. 위팔두갈래근은 이 단계 동안 가장 크게 활성한다.[23] 위팔두갈래근은 야구 피칭 보다는 윈드밀 피칭의 전반에 걸쳐 활성한다.[23] 앞톱니근은 이 단계 동안 가장 큰 힘을 발생하고, 위팔뼈가 빠르게 돌림할 수 있도록 어깨뼈를 안정화시킨다.[21] 등세모근은 앞톱니근과 함께 작용하여 어깨뼈 운동을 조절한다. 공을 놓기 직전에, 큰가슴근이 몸통을 이마면 쪽으로 움직이기 위해 어깨관절을 모음한다. 어깨밑근과 큰가슴근이 공을 놓은 직후, 견인력으로부터 오목위팔관절을 보호하는 원심성 수축을 하기 위해 가장 큰 힘을 발생한다.[27] 위팔두갈래근은 팔꿉관절의 약간 굽힘을 계속 유지하고, 손목 굽힘근은 공을 놓을 때 손목을 굽힘한다. 골반과 몸통의 돌림은 엉덩관절 돌림근과 배빗근을 통해 일어난다. 엉덩관절과 무릎관절의 폄근과 발바닥굽힘근에 의한 축이 되는 다리의 최종 밀기 단계는 전체 체중을 내딛는 다리 쪽으로 이동시킨다.

팔로우-스로우 단계 / Follow-through Phase

공이 손에 떨어지면, 팔로우-스로운 단계가 시작된다. 공을 놓은 직후, 팔은 엉덩관절과 허벅지 가쪽에 닿고, 팔의 앞쪽 움직임이 멈춘다.[23] 엉덩관절과 허벅지에 부딪힌 팔은 다리가 감속력을 흡수하도록 허용한다.[21] 피칭하는 팔은 계속 움직여, 팔꿉관절과 손목의 굽힘과 함께 어깨관절을 더욱 굽힘한다.[28] 체중의 중심이 내딛는 다리 위에 놓일 때까지 투수의 몸은 계속 앞쪽으로 움직인다. 축이 되는 다리도 내딛는 다리 까지나 혹은 내딛는 다리를 지나서까지 계속 앞쪽으로 움직인다.

팔의 근육 활성은 야구의 피칭 때보다 상대적으로 낮다. 야구의 팔로우-스로우 단계 동안에는 팔을 감속하기 위해 많은 근육이 크게 활성한다. 그러나 소프트볼의 팔로우-스로우 단계 동안에는 상대적으로 근육의 억압된 활성이 일어난다. 팔꿉관절 굽힘근은 팔꿉관절을 계속 굽힘하고, 어깨관절의 굽힘근과 모음근은 팔을 가슴 앞쪽에서 교차시킨다. 이때 손목은 팔로우-스로우 단계 동안 계속 굽힘한다.[28] 내딛는 다리는 체중을 유지하고, 엉덩관절과 무릎관절의 폄근들은 몸을 다리 위에 유지하기 위해 엉덩관절의 벌림근과 모음근이 함께 작용한다. 등 근육과 배근육은 똑바른 몸통 자세를 유지한다. 축이 되는 다리의 엉덩관절 굽힘근은 다리를 들어 위쪽과 앞쪽으로 움직인다.

축구 인스텝 차기 / Soccer Instep Kick

축구는 전 세계에서 가장 인기가 좋은 스포츠이다.[29] 문헌적으로 볼 때 모든 연령대의 수백만명 사람이 축구를 즐기고 있다. 비록 축구가 다른 나라에 비해 미국에서는 인기 있는 스포츠가 아니지만, 그래도 아동 축구 리그에서부터 중장년층의 축구 동호회까지 다양하게 축구 게임이 열리고 있다. 축구 기술 중에서도, 킥킹(kicking)은 매우 중요한 기술이다. 축구에는 다양한 킥킹의 종류들이 있는데, 그 중에서도 인스텝 차기가 가장 많이 사용되는 기술

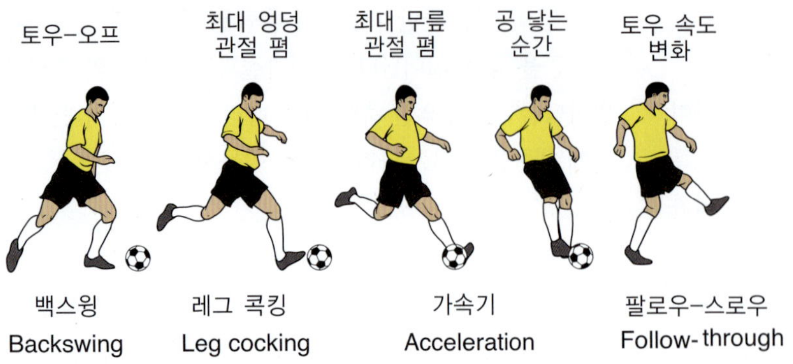

그림 15.4 인스텝 차기의 단계.

중의 하나이다. 그래서 본 장은 인스텝 차기를 분석하고자 한다.[30] 다른 스포츠 활동과 마찬가지로, 인스텝 차기도 여러 단계로 나누어진다: (1) 백스윙, (2) 레그 콕킹, (3) 가속기, (4) 팔로우-스로우(그림 15.4).[31]

대부분의 다른 스포츠나 스포츠 기술에서처럼, 숙련된 사람과 미숙련된 사람 사이에 따라 큰 차이가 난다. 미숙련된 사람은 일반적으로 킥킹을 할 때 좋지 못한 협응 운동과 함께 운동 수행에 따른 동작이 복잡한 편이다.[32] 숙련된 사람은 인스텝 차기를 할 때 몇 가지 공통된 수행을 한다. Shan과 Westerhoff[29]에 따르면, 다음과 같다:

- 킥킹을 시작할 때의 "긴장 원호(tension arc)"는 엉덩관절의 과도한 폄-벌림과 킥을 하지 않는 다리 쪽으로의 몸통 돌림이 복합으로 작용하여 일어난다.
- 킥을 하는 쪽 다리의 채찍질 동작에 의해 긴장 원호의 풀림이 일어나고, 동시에 킥을 하는 다리 쪽으로 몸통 돌림이 일어난다.
- 킥을 하는 쪽의 엉덩관절과 반대쪽 어깨관절 사이의 거리가 최대로 일어난다.

이들 연구자는 위와 같은 운동형상적 특성이 킥 이후에 적절하게 공 속도를 낼 수 있다고 믿는다.[29] 다른 스포츠 동작에서 알 수 있듯이, 몸의 와인드-업과 언와인드가 몸을 통한 힘의 전달을 허용한다. "놀이 게임(crack the whip)"과 비슷하게(1장), 먼쪽 분절의 가장 큰 동작은 돌림이 있는 채찍질(whip) 동작으로 일어나고, 각 분절의 힘은 사슬의 끝지점에서 사람으로 전달된다. 축구의 킥에서, 다리와 몸통을 이용해 공을 가장 빠르게 차는데, 이것은 공에 가장 큰 힘이 가해진다.

킥킹을 하는 동안, 팔은 균형을 제공할 뿐만 아니라, 무게 중심을 지지하는 다리 쪽에 있도록 만든다. 어깨관절이 이런 기능에 주된 역할을 한다. 어깨관절의 근육들은 팔을 어느 정도 벌림하고, 킥을 하는 다리의 위치를 보상하기 위해 가로모음이나 가로벌림을 하게 되고, 또 지지하는 다리 위에 중력선이 떨어지도록 만든다.

축구선수가 공을 찰 때, 공과 다리의 이상적인 각도는 30°-45°이다.[33] 인스텝 차기를 할 때, 발등으로 공을 차야 한다. 축구선수는 킥킹을 하는 동안 축구공에서 눈을 떼서는 안 된다. 우리는 편리를 위해 남성의 킥킹을 설명할 것이다.

백스윙 단계 / Backswing Phase

킥킹의 시작은 킥킹하는 다리를 뒤쪽으로 움직임으로서 시작된다. 즉, 발이 지면으로부터 떨어지고, 엉덩관절이 최대로 폄된다. 양팔은 벌림되고, 킥킹하는 다리를 중력선 뒤쪽으로 움직일 때, 반대쪽 팔은 약간 가로벌림된다. 오른쪽 팔이 벌림되기 때문에, 어깨세모근과 돌림근띠의 작용을 통해 위팔뼈가 벌림될 때 어깨뼈 돌림근은 위팔뼈의 안정된 기반을 제공한다. 그러나 왼쪽 팔은 약 90° 벌림과 가로벌림된다. 그러므로 왼쪽 어깨뼈는 중간등세모근과 마름근에 의해 뒷당김되고, 위팔뼈는 중간어깨세모근과 돌림근띠의 구심성 수축을 통해 올림된다. 뒤어깨세모근은 위팔뼈를 몸통 뒤쪽으로 가로벌림한다. 몸통은 몸통의 앞쪽 근육(배 근육)과 뒤쪽 근육(척추 근육)을 통해 똑바른 자세로 유지되지만, 윗몸통은 킥킹 다리의 반대쪽으로 돌림되고 이때 반대쪽 팔은 가로벌림된다.

축구선수가 공 있는 쪽으로 뛰어갈 때, 지지쪽 다리를

표 15-3A 인스텝 차기 동안 킥킹하는 다리의 근육 활동

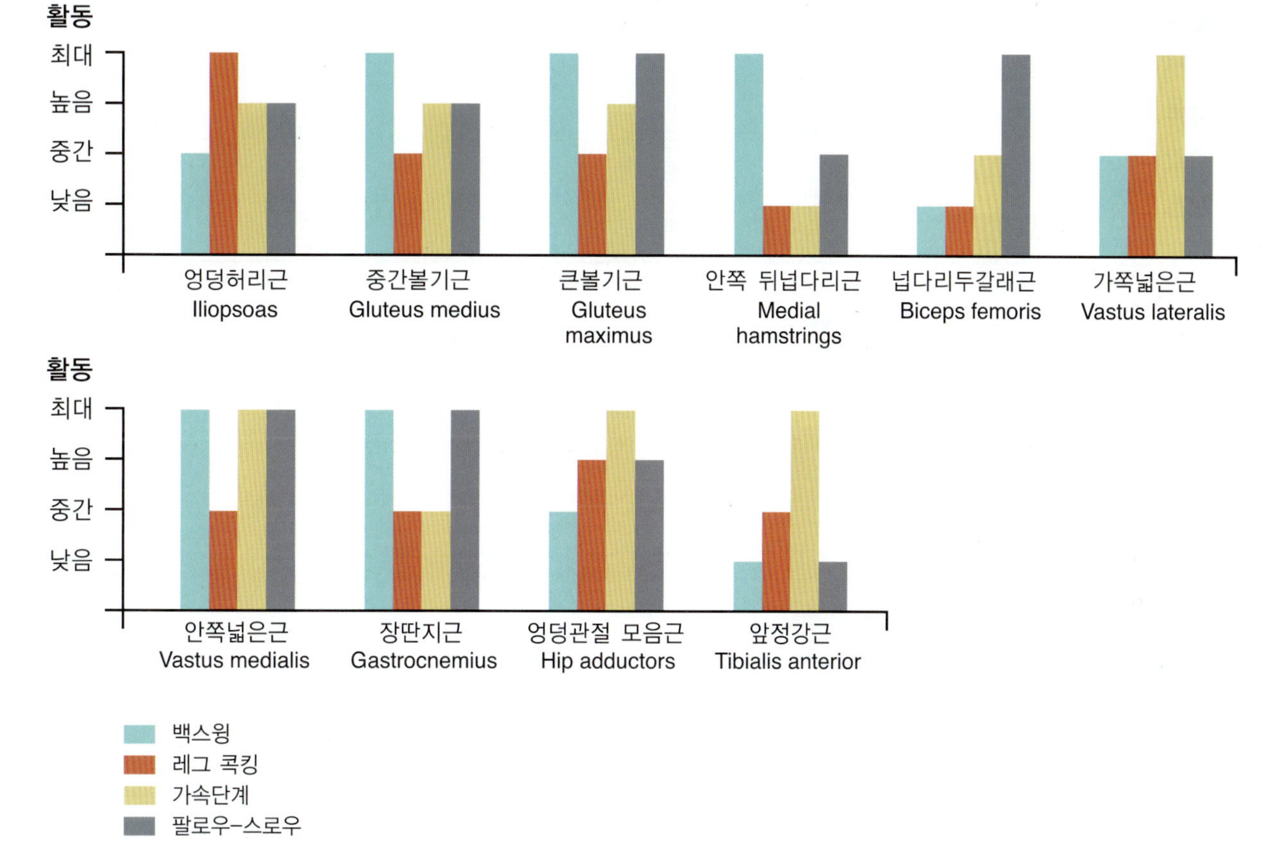

* 출처: Brophy 등[34], Fields 등[31], Kellis 등[35].

앞쪽에 배치하고, 킥킹하는 다리를 뒤쪽으로 움직인다. 지지쪽 다리를 공 바로 앞에 착지하기 직전에, 킥킹하는 다리를 뒤쪽으로 백스윙한다. 이 시기 동안, 오른쪽 엉덩관절은 폄, 안쪽돌림 및 벌림되고, 골반은 앞쪽으로 경사진다. 발목이 시상면에서 중립위로 안정되어 있을 때, 무릎관절은 굽힘된다. 발을 지면에 놓도록 다리가 준비를 할 때, 왼쪽 엉덩관절은 약간 굽힘된다. 왼쪽 무릎관절이 폄으로 움직이고, 발목은 발등굽힘되어 지면으로부터 떨어진다. 양쪽 어깨관절은 약간 벌림되고, 왼쪽 어깨관절(킥킹하는 다리의 반대쪽)은 약 90° 벌림과 가로벌림된다.

킥킹 다리의 엉덩관절 폄근과 뒤넙다리근은 함께 주동근으로 작용하여 엉덩관절을 폄한다.[31] 중간볼기근과 작은볼기근은 엉덩관절을 벌림한다. 중간볼기근과 작은볼기근, 두덩정강근, 넙다리근막긴장근은 허벅지를 안쪽돌림한다. 뒤넙다리근은 무릎을 굽힘하기 시작하고, 넙다리두갈래근은 정강뼈를 가쪽돌림시킨다. 앞정강근은 발등굽힘하고, 긴종아리근과 짧은종아리근은 발목을 가쪽번짐시킨다. 지지쪽 다리의 엉덩관절은 엉덩허리근과 넙다리곧은근의 작용으로 굽힘되고, 넙다리네갈래근은 무릎관절을 폄하고, 앞정강근은 발목의 발등굽힘을 그대로 유지시킨다. 표 15-3은 인스텝 차기 동안 작용하는 근육의 활동을 보여주고 있다.

레그 콕킹 단계 / Leg-Cocking Phase

다리를 가속시키기 위해 무릎을 굽힘할 때 레그 콕킹이 시작하고, 무릎이 최대로 굽힘할 때까지 레그 콕킹은 계속된다. 동측 팔은 약간 올림되고, 반대쪽 팔은 가로벌림된다. 윗몸통은 왼쪽 팔 쪽으로 돌림되고, 골반은 킥킹하는 다리 쪽으로 돌림된다. 몸통의 돌림을 위해 왼팔과 오른쪽 다리가 서로 멀어진다. 왼쪽 어깨관절과 오른쪽 엉덩관절

표 15-3B 인스텝 차기 동안 지지하는 다리의 근육 활동

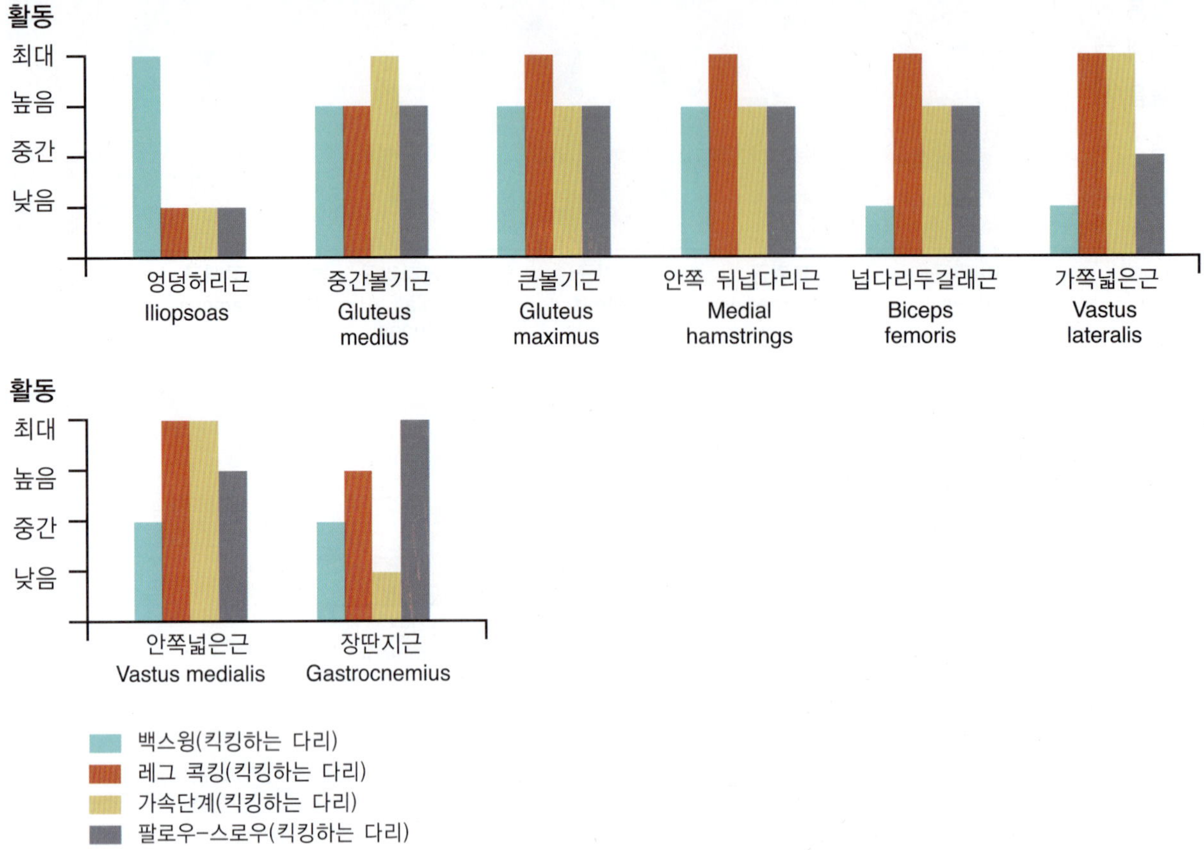

* 출처: Brophy 등[34], Fields 등[31], Kellis 등[35].

의 당김이 이런 몸통 돌림을 담당하지만, 이것은 배속빗근과 배바깥빗근의 원심성으로 조절된다. 배곧은근의 원심성 수축은 몸통의 폄을 약간 제공한다.

볼기근이 오른쪽 엉덩관절을 계속 펴하고, 뒤넙다리근이 무릎관절을 굽힘시킨다. 엉덩관절은 안쪽돌림과 벌림의 자세로 유지된다. 넙다리두갈래근은 무릎을 굽힘하면서 가쪽돌림시킨다. 발은 장딴지근과 가자미근의 수축에 의해 발바닥굽힘된다.

이 시점에서, 무게중심은 왼쪽 발과 오른쪽 발 사이에 위치하지만, 앞쪽의 왼발 쪽으로 움직인다. 이런 무게중심의 이동은 볼기근(큰볼기근, 중간볼기근 및 작은볼기근)의 작용을 통해 왼쪽 엉덩관절이 펴되기 시작함을 의미하고, 또 왼쪽 무릎도 넙다리네갈래근의 구심성 수축을 통해 펴되는 것을 의미한다. 무게중심이 발 뒤쪽에 위치하기 때문에, 발은 발바닥굽힘되고, 장딴지근과 가자미근에 의해 조절된다. 이 단계의 끝 무렵, 발은 완전하게 지면에 닿게 되어, 발 위에 몸이 움직이도록 이들 근육이 다양하게 작용한다.

가속 단계 / Acceleration Phase

무릎이 최대로 굽힘된 이후, 다리는 공을 향해 가속 단계에 접어든다. 다리가 앞쪽으로 움직이기 시작할 때, 가속 단계가 시작되어, 발이 공에 닿을 때 가속 단계는 끝난다.[31] 킥킹하는 무릎관절이 공 위에 있고, 무게중심이 지지쪽 발 뒤쪽에 위치한다. 몸통은 언와인드되어 열린사슬에서 닫힌사슬로 바뀌고 적절한 힘을 발생한다. 킥킹하는 힘은 이 단계 동안 발생하고, 발이 공에 닿을 때까지 계속된다.[31] 이 단계 동안 양쪽 어깨관절은 더 많이 올림된다. 킥킹하는 다리가 앞쪽으로 움직일 때, 반대쪽 팔은 더 많이 올림되고 몸통을 가로질러 모음된다. 그리고 동측 팔은 펌된다. 어깨뼈 돌림근이 위팔뼈의 안정된 기반을 제공하는 동안, 왼쪽 큰가슴근과 앞어깨세모근이 위팔뼈를 몸통 앞쪽으로 움직인다. 오른쪽 어깨뼈의 아래쪽돌림근(마름근, 작은가슴근 및 어깨올림근)이 어깨뼈를 고정할 때, 오른쪽 어깨관절의 뒤어깨세모근, 넓은등근 및 큰원근은 어깨관절을 폄한다. 양쪽 위팔세갈래근은 팔꿉관절을 폄시킨다. 이때 손목의 움직임은 다양하게 일어난다. 킥킹하는 다리가 앞쪽으로 움직일 때, 윗몸통은 오른쪽으로 돌림하고 골반은 왼쪽으로 돌림한다. 몸통의 돌림은 왼쪽 바깥빗근과 오른쪽 속빗근의 구심성 수축으로 일어난다. 그리고 척주세움근의 원심성 수축으로 몸통이 굽힘된다.

이 단계 동안 작용하는 킥킹 다리의 근육으로는 엉덩관절 굽힘근과 넙다리네갈래근이 있고, 이들 근육은 엉덩관절을 굽힘하는 동시에 무릎관절을 폄시킨다. 엉덩관절 모음근도 킥킹할 때 작용하여 다리를 모음시켜 몸통을 가로지른다. 뒤넙다리근은 발이 공에 닿기 직전에 원심성 수축을 하여, 무릎관절이 과도한 젖힘을 막아준다.[31] 발이 공을 찰 수 있도록 유지할 때, 앞정강근이 최대 활동을 한다.

이 단계 동안 작용하는 지지쪽 다리의 근육은 중간볼기근과 넙다리네갈래근이 있다. 중간볼기근은 한발 서기를 유지하기 위해 작용하고, 무게중심이 왼발 뒤쪽에 위치할 때 골반을 안정화시킨다. 그러나 이 시기 동안 다리는 빠르게 앞쪽으로 움직인다. 넙다리네갈래근은 이 시기 동안 매우 강하게 활동하여 무릎을 약간 굽힘시킨다.

팔로우-스로우 단계 / *Follow-through Phase*

팔로우-스로우는 공이 발에 닿은 후부터 계속으로 일어나는 동작이다. 다른 활동과 마찬가지로, 팔로우-스로우는 힘의 분해로 손상의 위험을 줄일 수 있는 중요한 단계이다. 발과 공이 닿아 있는 시간이 길면 길수록, 공에 가해지는 운동량이 더 커진다.[32] 이 단계 동안, 반대쪽 어깨관절과 킥킹하는 다리는 서로 가까워지고, 몸통은 계속 돌림한다. 한편, 왼쪽 어깨관절은 앞어깨세모근과 큰가슴근의 수축으로 인해 약간 가로모음되고, 위팔두갈래근, 위팔근, 위팔노근에 의해 팔꿉관절은 굽힘된다. 오른쪽 어깨관절은 아래쪽 돌림근(마름근, 작은가슴근, 어깨올림근)에 의해 지지되고, 뒤어깨세모근, 넓은등근, 큰원근의 수축에 의해 벌림과 가로벌림된다. 양쪽 손목은 다양하게 움직일 수 있다. 몸통은 킥킹하는 다리의 운동량에 의해 계속 굽힘되고, 몸통 굽힘은 척주세움근에 의해 조절하게 감속된다. 킥킹하는 다리는 몸통을 가로지르고, 엉덩관절을 굽히고 무릎관절을 편다. 뒤넙다리근은 무릎의 폄에 대한 "제동장치"로 작용한다. 큰볼기근은 엉덩관절 굽힘을 감속시킬 때 크게 작용한다. 장딴지근은 발목의 발등굽힘을 감속시킨다.

지지쪽 다리의 중간볼기근은 한발서기 때 골반을 수평되게 만들고, 큰볼기근은 엉덩관절의 폄을 유지한다. 무게중심이 지지한 다리 쪽으로 움직일 때, 넙다리네갈래근은 무릎 폄을 유지하고, 장딴지근은 발목을 발바닥굽힘시킨다.

자유형 수영 / Freestyle Swimming

축구과 마찬가지로, 자유형 수영도 폭넓은 연령대의 많은 사람들에게 인기가 좋다. 그러나 축구와는 달리, 자유형 수영은 경기나 여가 활동으로 팀의 한 구성원 혹은 개인으로서 수행된다. 혼영 경기의 한 주자로 참여했을 때 많은 손상들이 일어나기 때문에, 우리는 다른 경기 스포츠와 함께 그것을 여기에서 다룰 것이다. 자유형 스트로크가 많은 사람들에게 친숙하고 많이 이용하고 있기 때문에, 우리는 동작분석을 위해 자유형 스트로크를 선택했다. 자유형으로 수영할 때, 가장 많이 발생하는 손상 부위는 어깨이다. 자유형 스트로크는 크게 풀-스로우 단계와 회복 단계로 나누어진다.[36] 풀-스로우 단계인 추진 단계는 다음과 같이 나누어진다: 1) 핸드 엔트리, 2) 초기 풀-스로우, 3) 중간 풀-스로우, 4) 말기 풀-스로우. 비록 회복 단계가 초기 회복 단계와 말기 회복 단계로 나누어지기도 하지만, 여기에서 우리는 하나의 회복 단계로 설명할 것이다(그림 15-5).

수영을 연구하는 대부분의 연구자들은 팔이나 생리적 조건을 살펴본다. 수영 스트로크의 중요한 다른 2 요소인 다리와 몸통에 대해서는 연구들이 많이 이루어지지 않았다. 자유형 스트로크를 분석하기 전에, 우리는 다리의 킥킹과 몸통의 롤링을 포함한 전신의 조건을 먼저 이해할 필요가 있다.

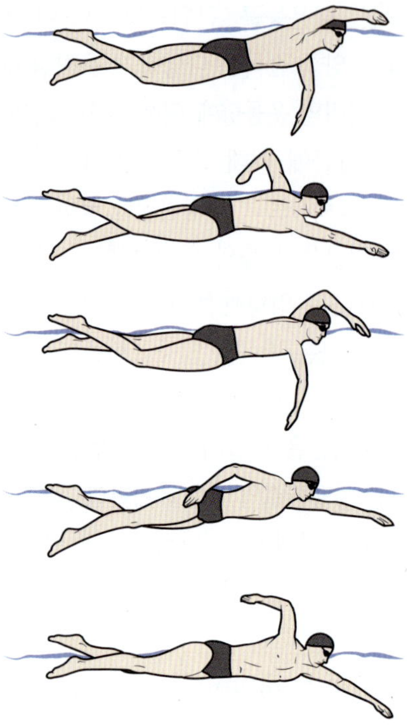

그림 15-5. 자유형 스트로크의 단계.

킥킹 단계 / Kicking

비록 수영할 때 다리의 역할에 대한 연구들이 많이 않지만, 다리는 수영 스트로크에서 중요한 역할을 한다.[37,38] 다리는 수영 속도의 약 10%를 담당한다.[39] 다리는 부드러운 스트로크를 제공한다.[40] 다리는 몸을 수평으로 유지시켜 물속에서 몸 운동의 효율성을 향상시킨다. 팔을 한 번 스트로크할 때, 다리는 세 번 정도 킥킹을 한다.[37] 다리는 2가지 스트로크 사이클을 가진다: 다운비트(downbeat)와 업비트(upbeat). 다운비트는 물속에서 다리를 아래쪽으로 찰 때 일어나고, 업비트는 물속에서 다리가 위쪽으로 움직일 때 일어난다. 다운비트는 파워 단계이고, 업비트는 회복 단계이다. 이 개념을 쉽게 깨닫기 위해, 양팔과 양다리가 어떻게 협응하는지를 한번 살펴보자. 오른 다리가 다운비트 하는 동시에 오른 팔이 물속으로 들어간다: 오른 팔이 풀-스로우할 때, 왼 다리가 물속에서 다운비트한다: 끝으로 오른 팔이 말기 풀-스로우하고 물속에서 위쪽으로 움직이기 시작할 때, 오른 다리의 다른 다운비트가 일어난다.[37] 결과적으로, 양팔을 한번 스트로크할 때, 양쪽 다리는 3번의 킥킹을 한다. 종종 이것을 "six-beat flutter kick"이라고 한다.

대부분 다리 동작은 엉덩관절에서 일어난다. 무릎을 편 채로 채찍질하는 동작을 하고 수영 내내 엉덩관절로 많은 힘을 낸다. 이때 발목은 발바닥굽힘한다. 다운비트할 때, 엉덩관절을 약간 굽힘한다. 다운비트할 때도 무릎을 펴고 발목관절을 발바닥굽힘하여 아래쪽으로 힘을 가한다.

다리의 작용 근육은 주로 엉덩관절 근육이다. 볼기근과 뒤넙다리근이 엉덩관절의 폄을 일으키는 반면, 엉덩허리근과 넙다리곧은근이 엉덩관절의 굽힘을 일으킨다. 무릎관절은 엉덩관절에서 오는 힘을 전달할 뿐이고, 넙다리네갈래근이 무릎에서 작용을 한다. 장딴지근과 가자미근이 발목을 발바닥굽힘시키고, 킥킹을 할 때 어느 정도 힘을 제공한다.

롤링 단계 / Rolling

자유형 수영 동안 몸통의 롤링은 개인에 따라 다양하게 일어난다. 어떤 학자들은 수영 스트로크를 할 때 한쪽으로 몸을 35°[41] 정도 롤링한다고 했고, 다른 학자들은 60°[40]–80°[42]까지 몸을 롤링한다고 했다. 자유형에서 몸의 롤링은 몇 가지 이유 때문에 중요하다. 롤링하는 가장 뚜렷한 이유는 호흡을 위해 입을 물 밖으로 내민다. 다른 이유로는 어깨에 과도한 스트레스가 가해지지 않도록 팔을 물 밖으로 나오게 하는 것이다. 몸을 롤링하면서 팔을 물 밖으로 움직이면, 어깨관절의 가로벌림과 가쪽돌림이 덜 일어나게 되어, 어깨를 올림할 때 연부조직간의 충돌증후군을 줄일 수 있다. 만약 몸이 적절하게 롤링하지 못하면, 과도한 스트레스가 어깨에 가해질 뿐 만 아니라, 물속으로 들어가는 손의 위치도 적절하지 못하게 되어, 팔 전체에 스트레스가 가해질 것이다.[40]

몸은 3개 단위(머리, 윗몸통, 골반)로 롤링한다. 수영선수가 호흡을 하든 혹은 스트로크를 하던 간에, 처음에는 단위별로 롤링을 한다. 호흡을 할 때, 먼저 머리를 롤링하고, 그 다음 윗몸을 롤링하고, 마지막으로 골반을 롤링한다. 그러나 만약 수영선수가 스트로크를 할 때 호흡을 하지 않으면, 골반 롤링이 먼저 일어나고, 그 다음 윗몸통과 머리가 롤링을 한다.[41] 그러나 한 연구자가 골반과 윗몸 사이의 운동 시작에서 시간차이를 발견했지만, 크게 뚜렷하지[41] 않았다. 그래서 윗몸과 골반이 동시에 롤링되는 것으로 간주된다.

풀-스로우 단계 / Pull-through Phase

자유형 스트로크의 이 단계는 손이 먼저 물속으로 들어갈 때 시작하여, 손이 물속에서 나올 때 이 단계가 끝난다. 이 단계는 스트로크의 추진 단계이다. 주로 팔을 이용해 몸을 앞으로 추진하지만, 앞에서 언급했듯이, 몸통과 다리도 이 단계에서 중요한 역할을 한다. 다리는 풀-스로우 단계 동안 파워를 제공하기 위해 몸통 롤링과 함께 협응하고, 또 수영 주기 동안 팔을 보조한다.[42] 풀-스로우 단계는 전체 스트로크의 65%까지 차지한다.[40] 한 번의 수영 스트로크 동안 양팔이 동시에 물속에 위치한다.[40] 각 팔은 물속에서 "S" 자 형태로 움직인다. 손이 물속으로 들어갈 때 어깨관절이 약간 벌림되고 팔꿉관절이 굽힘하여, 몸통 밑에서 손이 움직인다. 손이 물 밖으로 나오기 직전에 어깨관절이 벌림하여 몸으로부터 손이 멀어진다. 즉, 손은 큰 "S" 자를 그린다(그림 15-6).

자유형 스트로크 할 때 오목위팔관절이 큰 범위로 움직이기 때문에, 어깨뼈의 안정화가 매우 중요하다. 오목위팔관절의 근육은 몸이 물속에서 움직일 수 있도록 강력한 힘을 발휘한다. 활동하는 어깨뼈 근육으로는, 어깨올림근, 마름근, 등세모근, 앞톱니근 등이 있다. 물론, 돌림근띠도 오목위팔관절의 중요한 고정근으로 작용한다. 흥미로운 것은 자쪽손목굽힘근이 자유형 스트로크 내내 최대 등척성 수축의 50%-80% 까지 수축한다.[43] 이것은 이 근육의 필수조건이며, 풀-스로우 단계와 회복 단계 내내 작용한다. 손목이나 팔꿉관절 혹은 양쪽 모두에서 높은 활성의 근육작용이 필요하다. 자유형 스트로크 동안 일어나는 근육의 활성은 표 15-4에 나타나 있다.

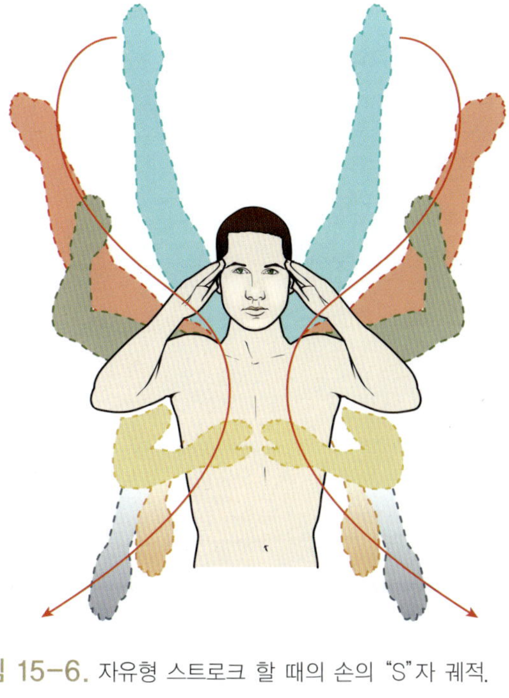

그림 15-6. 자유형 스트로크 할 때의 손의 "S"자 궤적.

핸드-엔트리 단계 / Hand-entry Phase

물속으로 들어가는 첫 번째 부위는 손가락끝이다. 손가락은 몸의 정중선과 어깨 끝 사이의 머리 앞에서 물속으로 들어간다.[42] 손가락을 모으고 엄지를 아래쪽으로 향하게 하여, 물을 끌어올 때 저항을 감소시킨다.[42] 손이 물속으로 들어가는 "구멍"을 만들어, 그 구멍 속으로 손목과 팔꿉관절이 들어간다. 부적절한 손 배치가 손상을 초래할 수 있기 때문에, 물속으로 들어가는 손 배치는 매우 중요하다.[40] 손목과 팔꿉관절이 물속으로 들어갈 때, 손을 앞쪽으로 뻗어 팔이 몸 앞쪽에서 뻗도록 만든다.[42]

여러분이 기대하듯이, 관절 운동으로는 어깨뼈의 위쪽돌림과 어깨관절의 벌림과 올림이 있다. 어깨관절은 안쪽돌림한다. 굽힘된 팔꿉관절은 폄되고, 손목은 이미 폄되고 손가락은 모음된다. 몸통 롤링이 이 단계에서 시작한다. 동측 다리의 첫 번째 다운비트도 이 시기에 일어난다.

손이 물에 닿은 직후에 위팔세갈래근이 팔꿉관절을 폄하기 시작한다. 앞에서 언급했듯이, 어깨뼈 고정근과 돌림근띠가 작용한다. 중간어깨세모근과 가시위근은 어깨관절을 벌림하고, 손이 물에 닿은 후 어깨밑근이 수축을 시작하여 어깨관절을 안쪽돌림하기 시작한다. 앞톱니근과 어깨밑근은 스트로크 내내 다양한 수준으로 활동을 한다.[44] 핸드 엔트리 동안 앞톱니근이 크게 활성하기 때문에, 어깨뼈의 위쪽돌림이 가장 크게 일어난다.[44]

초기 풀-스로우 단계 / Early Pull-through Phase

팔이 가장 폄된 핸드-엔트리의 끝지점 직후, 초기 풀-스로우 단계가 시작해서, 팔이 물속으로 가장 깊게 들어갈 때까지 계속된다.

이 단계의 시작 지점에서, 어깨관절과 아래팔이 손바닥쪽으로 돌림할 때 손목은 약 40° 굽힘한다.[42] 어깨관절이 벌림과 폄하고 중립위로 돌림할 때, 손은 어깨관절로부터

표 15-4 자유형 스트로크 동안 작용한 어깨관절과 팔꿉관절의 근육 활동

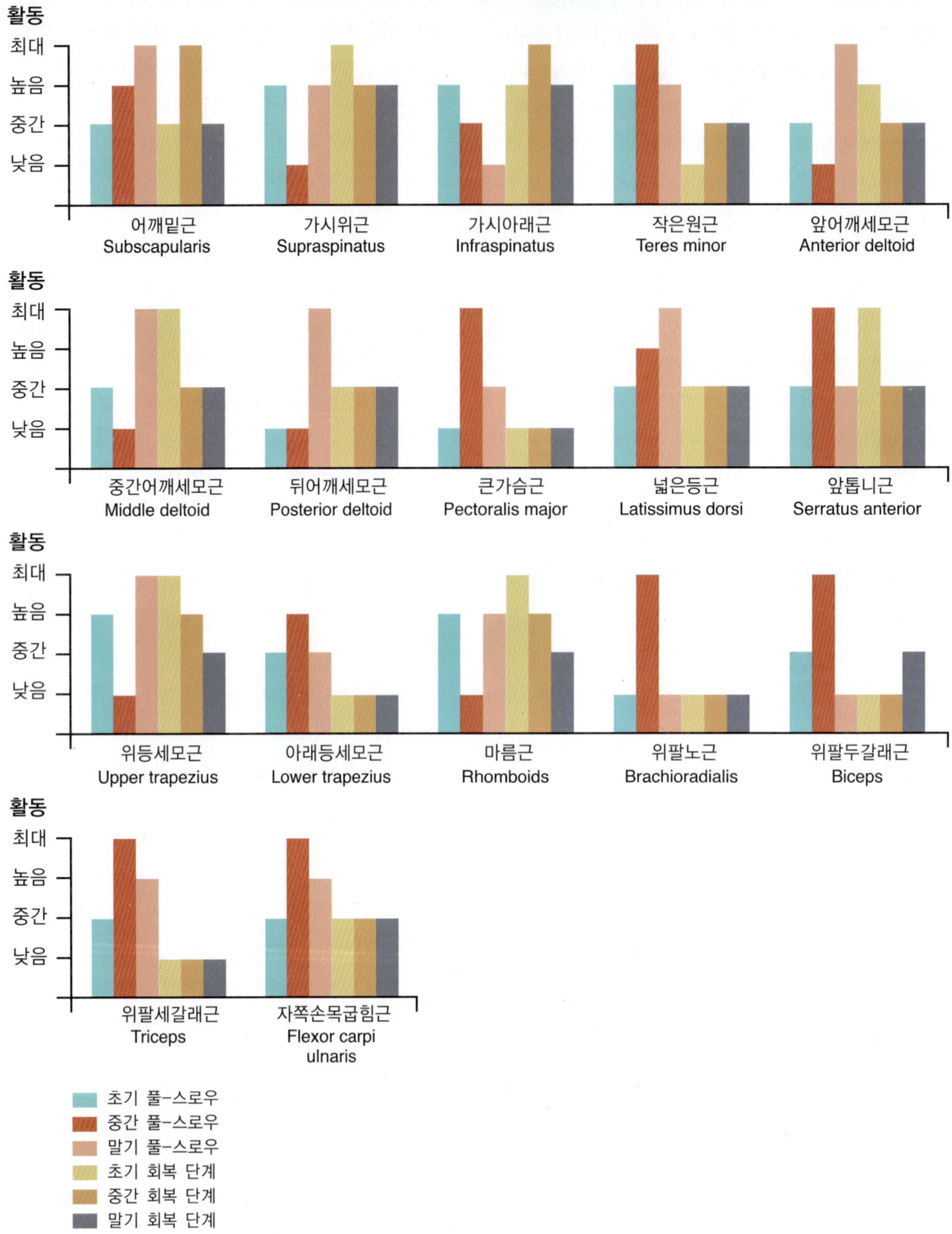

* 출처: Moynes 등[4], Nuber 등[45], Scovazzo 등[45], Clarys와 Rouard[43], Pink 등[44].

멀어지고 물속 아래쪽으로 움직인다. 팔꿉관절은 약간 굽힘한다. 몸통은 물속에서 팔 쪽으로 약 60° 롤링한다.[40] 이 단계의 끝지점에서, 손은 가장 깊게 내려간다. 즉, 여성은 약 1.5 피트, 남성은 2 피트까지 내려간다.[42] 반대쪽 다리는 이 단계가 끝나기 직전에 다운비트한 후, 다음 단계의 초기까지 계속된다.

어깨관절을 움직일 때 벌림과 폄에 관여하는 위팔의 근육으로는 중간어깨세모근, 뒤어깨세모근, 큰원근 및 넓은등근과 함께 어깨뼈 아래쪽돌림근(마름근, 어깨올림근 및 작은가슴근)이 있다.[45] 활동하는 팔꿉관절 근육으로는 위팔두갈래근과 위팔근이 있고, 위팔세갈래근이 팔꿉관절을 고정하고 있다.[46] 앞에서 언급되었듯이 손목과 손의 안정화는 굽힘근과 폄근의 수축을 통해 이루어진다. 다리 근육이 다리 운동을 일으키듯이, 앞에서 설명된 근육들은 몸통 롤링을 일으킨다.

중간 풀-스로우 단계 / Middle Pull-through Phase

중간 풀-스로우 단계는 초기 풀-스로우 직후부터 시작하여, 팔이 몸통과 수직을 이룰 때 끝이 난다. 이 단계의 시작 지점에서, 손이 가슴 쪽으로 스윕할 때 손바닥이 안쪽으로 돌림한다.[42] 이 단계 동안 다른 관절 운동으로써 어깨뼈의 아래쪽 돌림이 있는데, 이것은 위팔뼈의 모음과 폄의 복합작용으로 일어난다. 그리고 위팔뼈는 안쪽돌림한다. 이 단계 동안 팔꿉관절은 90°까지 굽힘하고, 아래팔은 뒤침한다. 손가락이 폄과 모음으로 유지될 때, 손목은 약간 굽힘된 채로 유지된다. 이 단계가 끝날 무렵, 동측 다리는 두 번째 다운비트를 한다. 다른 손이 물속으로 들어가는 준비를 위해, 이 단계가 끝날 때쯤 몸통은 중립위 쪽으로 돌림하기 시작한다.[36]

팔 위로 몸을 움직이기 위해 물을 끌어당길 때 넓은등근과 큰가슴근이 가장 활발하게 작용한다. 어깨관절은 구심성 수축을 통해 모음과 폄을 한다. 이들 근육은 어깨밑근과 함께 작용하여 위팔뼈를 안쪽돌림한다.[44] 어깨뼈의 아래쪽 돌림근(작은가슴근, 마름근, 어깨올림근)은 어깨뼈를 움직인다. 위팔두갈래근과 부리위팔근은 강력한 팔꿉관절 굽힘을 일으킨다.[42] 위팔노근은 이 단계에서 가장 강하게 작용한다.[43] 자쪽손목폄근과 자쪽손목굽힘근은 손목의 자세를 유지하기 위해 공동으로 수축한다.[47] 긴 손가락굽힘근(깊은손가락굽힘근과 얕은손가락굽힘근), 긴손가락폄근(손가락폄근)과 벌레근은 손의 물갈퀴를 형성하기 위해 손가락을 폄과 모음한다.

말기 풀-스로우 단계 / Late Pull-through Phase

이 단계는 팔이 몸과 수직된 이후부터 시작하여 손이 물 밖으로 나올 때 끝이 난다.[42] 이 시기 동안, 손은 수면 쪽으로 뒤쪽과 위쪽으로 스윕을 계속한다. 부가적인 관절 운동으로는, 가슴에 대한 어깨뼈의 아래쪽 돌림과 어깨관절의 안쪽돌림, 모음 및 폄이 있다. 그래서 새끼손가락이 가장 먼저 물 밖으로 나온다. 이 단계 내내 팔꿉관절의 폄이 일어난다. 동측 다리는 이 단계의 초기에서 또다른 다운비트를 수행한다.

이 단계 동안 손이 물 밖으로 나올 때, 뒤어깨세모근이 먼저 활성하고, 그 다음 중간어깨세모근과 앞어깨세모근이 활성한다.[44,45] 어깨관절이 계속 폄할 때, 넓은등근과 큰원근이 활성한다. 몸이 롤링할 때 어깨뼈 근육이 어깨관절을 먼저 폄한 후 벌림한다. 팔꿉관절의 굽힘이 위팔세갈래근의 원심성 수축에 의해 유지되고, 그 다음 구심성 수축을 통해 팔꿉관절을 폄한다.

회복 단계 / Recovery Phase

회복 단계는 자유형 스트로크의 나머지 35%를 담당한다.[48] 이 단계는 손이 물 밖으로 나올 때 부터 시작하여, 손이 다시 물속으로 들어갈 때까지 계속된다. 이 단계 동안, 팔꿉관절은 굽힘하고, 물 위에서 가장 높게 위치한다. 이 단계 동안, 팔을 몸 뒤쪽으로 움직이기 위해 근육이 작용하고, 이것은 다시 물속으로 들어가는 준비 동작이다. 중요한 것은 이들 근육이 최대 추진을 위해 팔을 물속에서 적절한 위치로 만드는 것이다.

윗몸통 돌림은 팔을 물 밖으로 내미는데 도움을 준다. 어깨를 물 밖으로 내밀기 위해 몸통은 충분하게 돌림한다.[42] 회복 단계 동안 어깨관절의 운동은 안쪽돌림, 폄 및 모음된 오목위팔관절로부터 시작한다. 이 시기에, 손은 다시 물속으로 들어갈 준비를 하고, 어깨관절은 굽힘과 약간의 벌림 및 안쪽돌림되어 집게손가락이 가장 먼저 물속으로 들어간다. 초기 회복 단계의 아래쪽 돌림에서 말기 회복 단계의 위쪽 돌림으로 어깨뼈가 움직인다. 이 단계 내내 팔꿉관절은 폄될 때까지 계속 굽힘되어 있다. 손이 물 밖으로 나올 때 몸은 반대쪽으로 롤링하고, 손이 다시 물속으로 들어갈 때쯤, 몸은 중립위로 롤링한다.

큰 척주세움근과 배빗근은 윗몸통을 물 밖으로 롤링하게 만들고, 손이 물속으로 다시 들어갈 때까지 중립위로 되돌아간다.[42] 엉덩관절의 굽힘근과 폄근은 발바닥굽힘근과 함께 강력한 킥킹 활동을 제공함으로써 몸의 롤링을 돕는다. 회복 단계에서 작용하는 어깨복합체의 근육들로는 어깨뼈의 위쪽 돌림근(앞톱니근과 등세모근), 뒷당김근(중간등세모근과 마름근)과 돌림근띠, 그리고 오목위팔관절을 모음하고 안쪽돌림하는 어깨세모근 등이 있다. 다시 물속으로 들어가기 위해, 가시아래근은 원심성 수축을 통해 어깨관절을 안쪽돌림한다.[44]

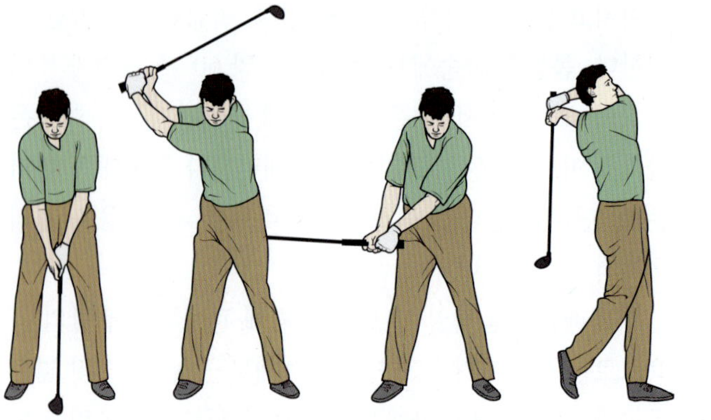

그림 15-7. 골프 풀 스윙의 단계.

여가 활동

Leisure Activities

여가 활동을 분석하기 위해 3 종류의 활동을 선택했다. 이들 활동은 많은 사람들이 좋아하는 가장 일반적인 여가 활동이다. 달리기는 12장에서 다루었기 때문에, 여기에 포함시키지 않았지만, 달리기도 많은 사람들의 여가 활동이다. 본 단락에 포함된 3 종류의 여가 활동은 골프, 사이클 및 테니스이다. 스포츠 활동과 마찬가지로, 이들 여가 활동도 하나의 동작만을 확인하고 분석할 것이다.

골프 스윙 / Golf Swing

골프 라운딩할 때, 골퍼들은 여러 종류의 골프 클럽을 사용하고, 다양한 스윙 동작이 있다. 그러므로 우리는 골프의 풀-스윙을 분석할 것이다. 골프 스윙은 4 단계로 나누어진다: 1) 와인드업, 2) 포워드 스윙, 3) 가속 단계. 4) 팔로우-스로우[49](그림 15-7).

골프 스윙을 분석할 때, 왼쪽 팔과 오른쪽 팔로 설명하는 것이 더 쉽기 때문에, 우리는 골퍼가 오른손잡이라고 간주할 것이다. 그러므로 왼팔이 선도 팔(lead extremity)이 된다. 그래서 왼팔과 왼다리가 목표물을 향한다. 오른팔은 추종 팔(trail extremity)이 되고, 목표물로부터 멀리 떨어져 있다.

다리에서 팔로 힘의 전달이 필요한 다른 활동과 마찬가지로, 동작 전반에 걸쳐 등(back)은 시상면 상에서 일자로 유지한다. 뭇갈래근과 배가로근이 골퍼의 척추 정렬을 유지하는데 중요한 역할을 한다.[50] 비록 이들 근육이 스윙 동작에서 언급되지 않겠지만, 대부분의 활동 동안 이들 근육의 기능을 명심해야 한다. 배빗근과 척주세움근은 척추를 안정화하는데 도움을 주고, 또 골프 스윙 동안 몸통을 돌림시킨다.[50,51] 큰 몸통 근육은 등허리근막을 통해 다리, 척추 및 골반에서 팔로 힘을 전달함으로써, 척추사이관절에 가해지는 스트레스를 감소시킬 수 있다.[50]

여러분은 스윙을 할 때 어깨세모근의 활동이 비교적 적게 일어남을 알게 될 것이다. 어깨세모근이 팔의 기능에 중요한 역할을 하기 때문에, 이 현상은 일반적인 것이 아니다.[4] 어깨세모근의 활동이 이런 활동 동안에 비교적 적게 일어나는데, 그 이유는 스윙할 때 어깨관절이 올림되지 않는다.[52]

공을 때릴 때까지, 공을 쳐다보도록 골퍼는 머리를 아래쪽으로 유지한다. 이것은 와인드업 동안 머리를 왼쪽으로 돌림해야 한다는 의미이다. 공을 때린 후에는 골퍼는 공이 날아가는 방향을 쳐다보아야 한다. 그래서 목은 중립위로 폄되고, 머리는 오른쪽으로 돌림된다. 이런 움직임을 담당하는 근육으로는, 머리를 아래쪽으로 유지하는 척주세움근과 머리를 돌림하는 반대쪽 SCM과 동측의 위등세모근이 있다. 골프 스윙 동안 연구되어왔던 근육과 활동 수준은 표 15-5에 제시되어 있다.

표 15-5A 골프 스윙 동안 선도 팔의 근육 활동(오른손잡이 골퍼를 위한 왼쪽 팔)

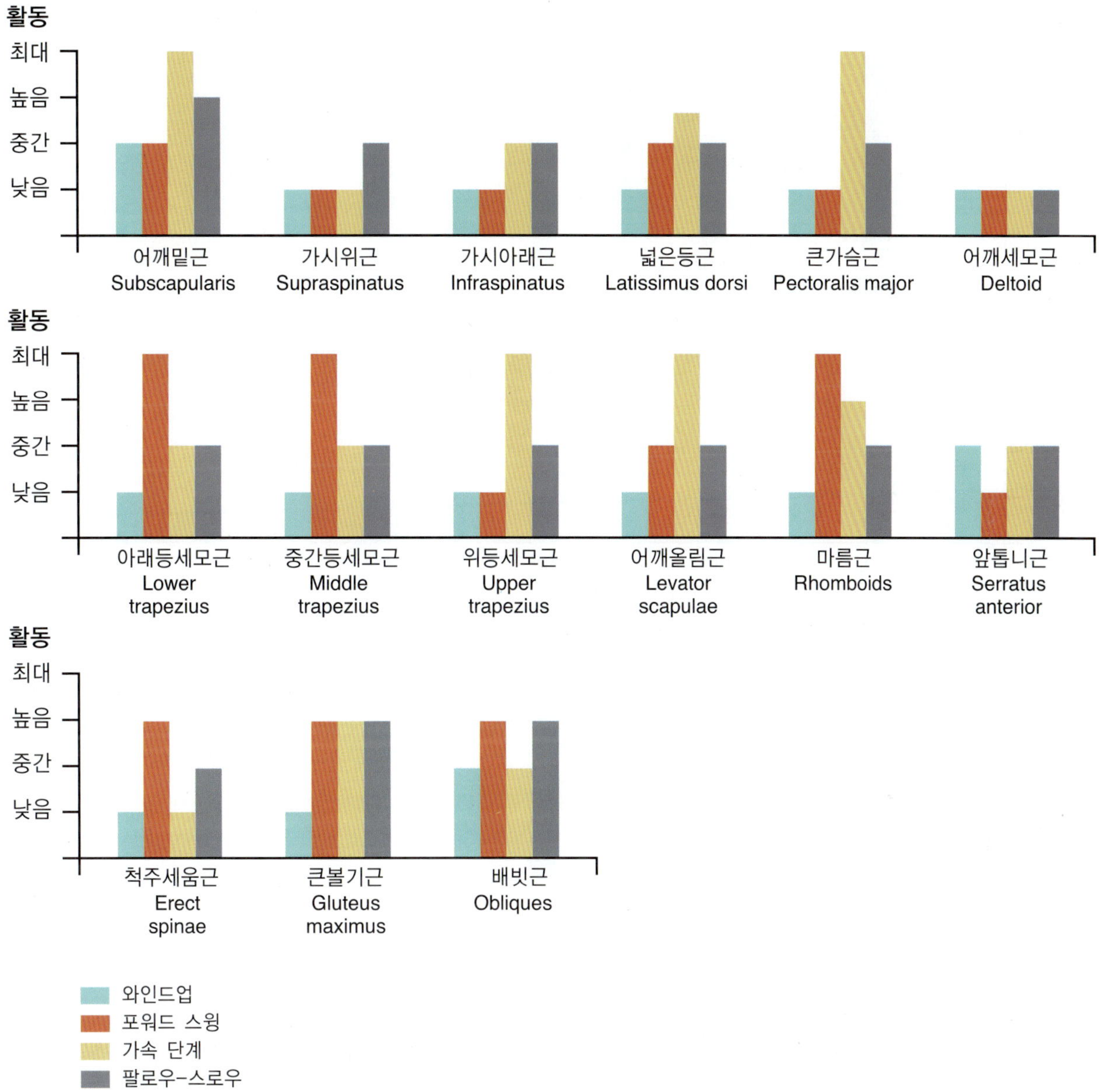

* 출처: Jobe 등[58], Kao 등[59], Bulbulian 등[51], Watkins 등[54], Pink 등[43].

와인드업 단계 / Windup Phase

와인드업은 클럽이 공으로부터 멀어지는 순간에서 시작하여, 백스윙이 최고 높이에 도달할 때 끝난다. 와인드업 단계는 종종 백스윙(backswing) 혹은 "take-away" 단계로 불린다. 앞에서 제시된 다른 활동을 설명할 때, 와인드업 단계라는 용어를 사용했다.

클럽을 스윙하기 전에, 골퍼는 자세를 잡는다. 엉덩관절을 약 45° 굽힘하고, 무릎관절을 20°-25° 굽힘한다. 그리고 체중의 절반 미만을 뒤쪽 다리에 분배하고, 척주가 오른쪽으로 옆굽힘되도록 오른쪽 어깨관절을 약간 가쪽으로 경사지게 한다.[53] 오른손이 왼손보다 더 낮은 클럽 하단을 잡기 때문에, 오른쪽 어깨뼈가 약간 내려가고 아래쪽

표 15-5B 골프 스윙 동안 선도 팔의 근육 활동(오른손잡이 골퍼를 위한 오른팔)

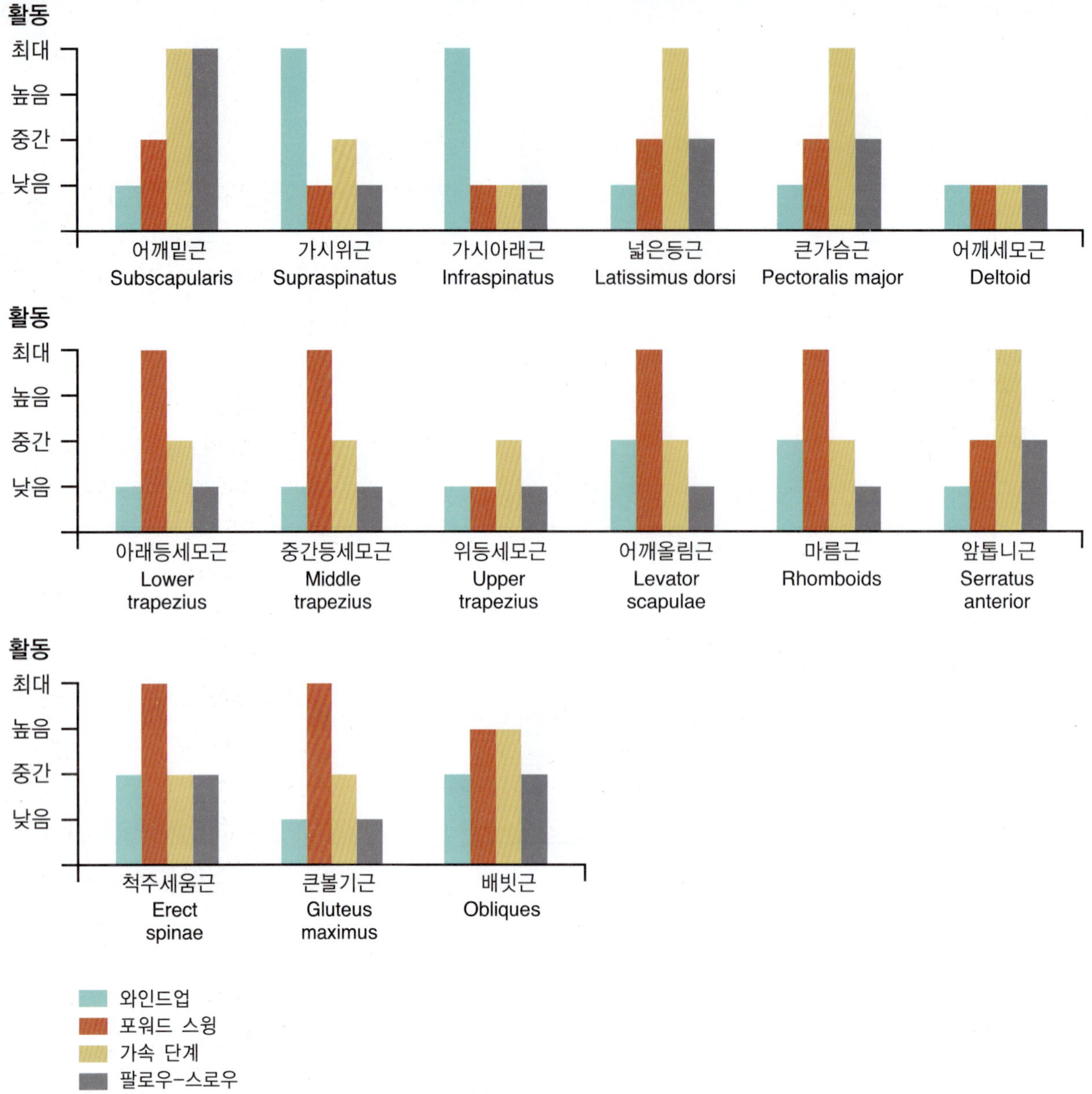

* 출처: Jobe 등[55], Kao 등[56], Bulbulian 등[48], Watkins 등[54], Pink 등[49].

돌림된다. 클럽을 잡은 손은 파워 잡기를 취한다.[53] 이때 왼손의 집게손가락은 오른손 새끼손가락을 감싼다. 그리고 오른손을 왼손보다 더 먼쪽에 배치시킨다. 양손이 시계방향으로 그립을 잡기 때문에, 골퍼가 그립을 쳐다볼 때 왼손의 손등이 보인다. 양손의 손목은 약간의 굽힘과 자쪽치우침된다.[54] 신체의 선은 공과 목표물을 잇는 가상의 선과 평행을 이룬다.

움직임을 시작할 때, 체중의 60%가 추종 발의 안쪽면과 앞쪽으로 이동하고,[53,55] 비록 골반의 움직임이 어깨관절의 돌림보다 먼저 일어나지만, 몸통과 어깨관절은 골반보다 약간 빠르게 돌림한다.[56] 이것은 선도 무릎관절을 더 많이 굽힘시키고, 골반 정렬보다 왼쪽 엉덩관절을 가쪽돌림시킨다. 언뜻 봤을 때, 골반 움직임을 고려하지 않으면, 허벅지가 안쪽돌림되는 것처럼 보인다. 무릎관절이 굽힘된

추종 발 쪽으로의 체중 이동은 지면에 고정된 발을 가쪽번짐시킨다. 손을 위쪽으로 들어 골퍼 뒤쪽으로 움직일 때, 오른 팔이 벌림되어, 75°-90° 올림과 약 90°의 가쪽돌림에 도달한다.[53] 다른 손은 모음되어 몸통을 가로지르고 팔꿉관절이 폄된 채로 안쪽돌림된다.[53] 백스윙의 최고 지점에 이르면, 왼쪽 어깨뼈는 내밈과 약간 위쪽돌림된다. 비록 사람의 근력과 유연성에 따라 달라겠지만, 손목은 폄과 노쪽치우침된 기능적 자세로 유지된다.[54,55]

팔을 머리 위와 몸의 추종 쪽으로 움직일 때 뚜렷한 활동이 있다하더라도, 근육의 활동은 상대적으로 적은 편이다. 오른쪽 척주세움근과 양쪽 배빗근이 가장 크게 활동한다.[57] 백스윙할 때 어깨 올림이 뚜렷하지 않기 때문에, 양쪽 어깨관절의 돌림근띠와 어깨세모근은 상대적으로 큰 활동을 하지 않는다.[4] 비록 가시위근과 가시아래근이 최대 출력의 약 25%으로 활동하지만, 골프 스윙 중 이 때가 가장 큰 출력을 보이는 시기이다.[25] 오른쪽 어깨 뒤쪽으로 팔을 올림하는 동안, 선도 팔의 어깨밑근이 돌림근띠 중 가장 크게 활동한다.[58] 왼쪽 어깨뼈가 내밈하고 위쪽 돌림할 때, 앞톱니근도 중등도로 활동한다.[59] 추종 팔의 어깨올림근과 마름근은 중등도로 작용하여 어깨뼈의 뒷당김을 일으킨다. 위팔두갈래근과 위팔세갈래근은 공동으로 수축하여 스윙의 최고점에서 골프 클럽을 유지한다. 긴손가락굽힘근이 클럽 손잡이를 잡고 있는 동안, 손목의 굽힘근과 폄근도 공동수축하여 손목의 자세를 유지한다. 백스윙할 때, 볼기근, 뒤넙다리근, 넙다리네갈래근이 원심성 수축하여 엉덩관절과 무릎관절을 어느 정도 굽힘시킨다. 깊은 가쪽돌림근에 의한 골반 돌림과 함께 다리의 체중부하는 다리의 수동적인 자세를 제공한다. 종아리 근육은 발목의 가쪽번짐을 조절한다.

포워드 스윙 단계 / *Forward Swing Phase*

이 단계는 백스윙의 최고점에서 시작하여 클럽이 지면과 수평을 이룰 때 끝난다.[58] 이 단계 동안, 클럽이 가속으로 움직이기 때문에 근육들은 더 많은 활동을 시작한다. 일반적으로 이 단계나 가속 단계에서, 근육들이 크게 작용을 한다.

윗몸통이 와인드업 동작을 끝나기 전에, 골반이 언와인드 동작을 일으킨다. 그러나 윗몸통은 와인드업 단계에서 했던 것처럼, 언와인드할 때도 가장 빠른 속도로 가속한다. 몸통이 시상면에서 유지하지만 왼쪽 돌림을 시작할 때, 왼쪽 발목은 뒤침하고 왼쪽 엉덩관절은 가쪽돌림한다.[53] 체중이 추종 다리에서 선도 다리 쪽으로 이동하기 시작한다. 포워드 스윙 동안, 왼쪽 어깨관절은 정중선 쪽으로 움직이면서 가쪽돌림한다. 팔꿉관절이 폄할 때, 오른쪽 어깨관절은 안쪽돌림과 모음한다.[53] 이 단계 동안 손목은 콕킹 자세를 유지하지만, 몸이 가속 단계에 접어들 때, 손목이 언콕킹(uncork)을 시작하고 자쪽치우침한다.

이 단계가 시작될 때 오른쪽 엉덩관절의 폄근(큰볼기근)과 벌림근(중간볼기근과 작은볼기근, TFL)과 왼쪽 엉덩관절의 모음근(특히, 큰모음근)은 골반의 운동을 일으킨다. 파워 드라이브에서 가속 단계로 움직일 때, 오른쪽 큰볼기근이 가장 크게 작용하는 시점이다.[57] 체중이 오른쪽 다리에서 왼쪽 다리로 이동하는 동안, 왼쪽 큰볼기근이 몸통을 안정화시키기 위해 포워드스윙 단계와 가속 단계에서 크게 작용한다.[50] 척주세움근은 원심성 수축으로 몸통의 정렬을 유지시킨다.[57] 이 단계 동안, 왼쪽 배바깥빗근과 오른쪽 배속빗근이 크게 작용한다. 어깨뼈가 아래쪽돌림할 때 양쪽 어깨뼈의 마름근이 가장 크게 활동하고, 넓은등근과 큰가슴근이 작용하여 팔을 폄시킨다.[58,59] 오른쪽 위팔세갈래근이 팔꿉관절을 폄하는 쪽으로 움직일 때, 왼쪽 위팔세갈래근은 팔꿉관절의 폄 자세를 유지한다.

가속 단계 / *Acceleration Phase*

가속단계는 클럽이 지면과 수평으로 이룬 후부터 시작하여, 공을 때릴 때 끝난다.[58] 이 단계 동안, 엉덩관절, 골반 및 몸통의 언와인드로 인한 힘이 팔로 전달되어 클럽의 속도가 증가한다. 클럽이 공을 때릴 때, 클럽의 면은 목표지점을 향해야 한다.

공을 때린 직후에도 골반과 몸통은 계속 언와인드한다. 골반과 몸통이 빠르게 움직여, 공을 때릴 때 쯤에는 가로면상으로 거의 중립위에 도달해야 한다.[56] 골반이 왼쪽으로 돌림할 때, 오른쪽 엉덩관절은 모음하고, 오른쪽 무릎관절은 굽힘하고, 발의 안쪽면으로 체중을 밀기 위해 발은 가쪽번짐한다. 왼팔이 벌림할 때 오른 팔은 모음하면서 양쪽 어깨관절은 폄으로 움직인다. 왼쪽 어깨가 가쪽돌림할 때, 오른쪽 어깨는 안쪽돌림한다. 오른쪽 어깨가 안쪽돌림할 때, 아래팔은 엎침하여 손등이 목표지점을 향하도록 공을 때린다. 왼쪽 어깨는 약간 가쪽돌림하고, 왼쪽 아래팔은 뒤침한다.

이 단계는 몸의 근육들이 가장 크게 활동하는 시기이다. 가속 단계 동안 몸이 계속 돌림할 때 척추 근육의 작용은 원심성 수축으로 자세를 조절하는 오른쪽 척주세움근과 배빗근에서 왼쪽으로 몸을 움직이는 왼쪽 척주세움근과 배빗근의 작용으로 이어진다.[53] 골반 돌림은 왼쪽 엉덩관절의 가쪽돌림근(깊은 돌림근)과 오른쪽 엉덩관절 모음근에서 일어난다. 오른쪽 무릎관절의 굽힘은 넙다리네갈래근의 원심성 수축으로 조절된다. 오른쪽 발목의 가쪽번짐근(종아리근)과 장딴지근-가자미근은 발 떼기를 일으켜, 왼쪽으로 체중이 이동하는 것을 돕는다. 왼쪽 큰가슴근과 넓은등근은 이 단계 동안 가장 큰 작용을 한다. 오른쪽 어깨관절이 안쪽돌림할 때, 가장 큰 스윙 활동을 위해 어깨밑근의 작용이 증가한다. 팔꿉관절을 폄하여 공을 때릴 때 왼쪽 위팔세갈래근이 작용한다. 이 단계에서, 오른쪽 아래팔 엎침근(네모엎침근과 원엎침근)과 왼쪽 뒤침근(뒤침근과 위팔두갈래근)은 아래팔의 움직임과 자세를 제공한다. 공을 때리기 직전에 손목은 노쪽치우침에서 자쪽치우침 쪽으로 언콕킹한다. 이때 자쪽손목굽힘근과 자쪽손목폄근이 함께 작용한다. 긴손가락 굽힘근이 클럽을 잡고 있을 때, 손목 고정근의 공동 수축으로 손목의 기능적 자세가 유지된다.

팔로우-스로우 단계 / *Follow-through Phase*

팔로우-스로우는 공을 때린 순간부터 시작하여, 스윙 동작이 마무리되는 시점에서 끝난다.[58] 다른 활동의 팔로우-스로우와 마찬가지로, 이 단계에 작용하는 근육들도 주로 팔의 감속을 위해 원심성 수축을 수행한다. 이 단계에서 일어나는 대부분의 동작은 공을 때릴 때 아래쪽 위치에서 스트로크가 끝나는 위쪽 위치로의 팔 움직임의 모멘텀 결과이다. 체중이 오른쪽 다리에서 왼쪽 다리로 이동할 때처럼, 오른쪽 다리가 그 궤적을 따라간다.

팔로우-스로우 단계가 끝날 때, 몸통과 골반은 목표지점으로 향하고, 약간 옆굽힘한다. 체중은 주로 왼 다리에 가해진다. 오른 다리의 엉덩관절은 약간 안쪽돌림과 시상면에서 폄되는 거의 중립위로 위치하는 반면, 무릎은 굽힘되고 발목관절은 발바닥굽힘된다. 선도 다리의 엉덩관절은 안쪽돌림하고, 끝지점에서 약간 폄으로 움직인다. 왼발은 지면에 고정된 채로 안쪽번짐한다. 스윙이 끝날 때쯤, 왼쪽 어깨관절이 가쪽돌림과 벌림하고, 어깨뼈는 뒷당김된다. 그리고 왼쪽 팔꿉관절은 굽힘된다. 한편, 오른쪽 어깨관절은 가로모음되고, 약 90° 정도 올림되고, 안쪽돌림된다. 오른쪽 팔꿉관절은 약간 굽힘된다. 양쪽 손목은 노쪽치우침한다.

이 단계에서 가장 활발하게 작용하는 근육으로는, 왼쪽 큰볼기근, 오른쪽 어깨밑근, 그리고 왼쪽 배빗근 등이다. 왼쪽 큰볼기근은 몸을 똑바로 유지시키고, 체중이 왼 다리에 가해지는 것을 조절한다. 오른 팔이 클럽을 잡고 있을 때, 어깨밑근이 클럽의 궤적을 따른다. 몸이 움직임을 멈출 때 왼쪽 배빗근에 의해 팔이 천천히 아래쪽으로 움직이게 된다. 엉덩관절의 안쪽돌림은 TFL, 중간볼기근, 작은볼기근 및 두덩정강근에 의해 일어난다. 무릎 동작은 넙다리네갈래근의 원심성 수축으로 조절된다. 왼쪽 발목의 안쪽번짐은 뒤정강근에 의해 조절된다. 오른 발목의 발바닥굽힘은 장딴지근-가자미근에 의해 일어난다. 팔의 경우에는 대부분의 근육이 크게 활동하지 않는다. 왼쪽 어깨뼈 근육(등세모근, 마름근, 앞톱니근 및 어깨올림근)은 가슴에 대해 어깨뼈를 뒷당김하여 어깨뼈의 위치를 잡는다. 그리고 큰가슴근의 빗장갈래는 위팔뼈의 위쪽 움직임을 일으킨다. 어깨뼈가 뒷당김할 때, 오른쪽 어깨뼈 근육 중 가장 활발하게 작용하는 앞톱니근도 중등도의 활동만 한다. 그리고 큰가슴근의 복장갈래는 팔을 몸통 앞으로 가로지르게 만든다. 오른 위팔뼈의 안쪽돌림은 넓은등근과 어깨밑근에 의해 일어난다. 팔꿉관절의 굽힘은 오른쪽 팔꿉관절의 굽힘근과 폄근의 공동수축과 왼쪽 팔꿉관절의 굽힘근에 의해 일어난다. 노쪽손목굽힘근과 노쪽손목폄근의 작용으로 노쪽치우침이 시작하지만, 일단 손목이 머리 위로 올라가면, 자쪽손목굽힘근과 자쪽손목폄근의 원심성 수축에 의해 움직임이 계속 이루어진다.

테니스 서브 / Tennis Serve

테니스 서브는 대중적인 경기 스포츠 혹은 여가 활동이다. 테니스 스트로크에는 여러 종류가 있고, 그들중 몇몇은 공에 스핀을 주는 요소와 공의 속도에 따라 복잡해진

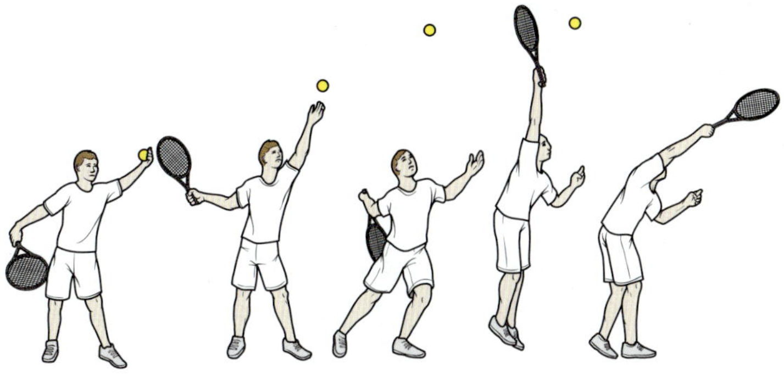

그림 15-8. 테니스 서브의 단계.

다. 우리는 스트로크 중에서 편평한 서브(flat serve)를 분석할 것이다. 서브는 포어핸드 스트로크나 백핸드 스트로크 보다 복잡하다.[60] 그러므로 우리는 하나의 서브 만을 연구하여, 다른 스트로크와 관련된 요소를 쉽게 확인할 것이다. 본 장에서 설명된 다른 활동과 마찬가지로, 테니스공을 서브하는 동작은 다양하지만, 우리는 표준 서브 동작을 설명할 것이다. 테니스 서브는 4 단계로 나누어진다: 1) 와인드업, 2) 콕킹 단계, 3) 가속 단계, 4) 팔로우-스로우 (그림 15-8).[4]

다른 스포츠 활동과 마찬가지로, 테니스 서브도 "와인드업"이 필요하며, 이것은 다리와 몸통에서 팔로 힘을 최대로 전달시킨다. 테니스 서브를 할 때 팔은 전체 에너지의 13%만 발휘하고, 다른 신체 분절이 나머지 힘을 발휘한다.[12] 운동사슬은 다리와 몸에서 발생된 힘을 손과 라켓으로 전달시킨다. 어깨관절과 팔꿉관절은 다리와 몸통에 의한 힘과 동작으로 발생한 힘을 전달하는 통로로서 작용한다. 그리고 활동의 타이밍(순서)이 힘을 증가시키고 또 필요한 곳(손)으로 힘을 전달하는데 중요한 역할을 한다.

쉽게 설명하기 위해, 우리는 오른손잡이 테니스 선수를 선택할 것이다. 왼손잡이 테니스 선수의 경우는 본 단락에서 설명되는 것과 정반대이다.

와인드업 단계 / Windup Phase

와인드업 단계는 테니스 선수가 움직일 때부터 시작하여, 공을 공중으로 토스할 때까지이다. 즉, 이 단계의 끝은 공이 손으로부터 떨어지는 순간이다.[4] 이 단계 동안, 테니스 선수는 몸 앞쪽에서 공중으로 공을 토스함으로써 운동을 시작한다. 라켓을 쥐지 않은 왼손은 거의 활동을 하지 않는다. 왼손의 움직임은 거의 어깨관절에서 일어나고, 공을 위쪽으로 토스할 때 굽힘한다. 왼팔의 팔꿉관절은 약간 굽힘되고, 아래팔은 뒤침된다. 손가락이 공을 가볍게 잡는 동안, 손목은 약간 굽힘된다. 오른쪽 어깨관절은 몸으로부터 약간 벌림된다.

앞쪽 다리인 왼 다리는 표적과 사이드라인 사이의 어느 지점을 가르키고, 오른 허벅지는 가쪽돌림되어, 오른발이 사이드라인과 선수 뒤쪽 사이의 어느 지점을 향한다. 처음에는 체중이 오른쪽 다리에 가해졌다가, 콕킹이 끝날 무렵에는 왼쪽 다리로 이동한다. 엉덩관절과 무릎관절은 어느 정도 굽힘된다. 몸통은 엉덩관절이 굽힘되도록 앞쪽으로 기울어지면서 중립위를 유지한다. 이 단계가 끝날 무렵에는 몸통이 오른쪽으로 옆굽힘된다.

다른 활동과 마찬가지로, 핵심근(뭇갈래근과 배가로근)이 척추를 안정화시키기 위해 수축한다. 몸통이 왼쪽 다리에서 오른쪽 다리로 기울어질 때, 왼쪽 척주세움근은 몸통 자세를 조절하기 위해 중등도로 원심성 수축을 한다.[61,62] 양쪽 엉덩관절의 가쪽돌림근(깊은 돌림근)은 엉덩관절을 가쪽돌림하는 반면, 볼기근(중간볼기근과 작은볼기근)은 엉덩관절의 굽힘을 원심성으로 조절하고, 골반을 안정화한다. 장딴지근-가자미근이 발목의 발등굽힘을 유지할 때, 넙다리네갈래근은 무릎관절의 굽힘을 유지한다. 어깨세모근과 가시위근이 어깨관절을 약간 벌림한 자세로 유지하는 동안, 오른쪽 어깨관절 복합체의 어깨뼈 고정근은 어깨뼈를 가슴 쪽에 고정시킨다. 오른쪽 위팔세갈래근은 팔꿉관절의 폄을 유지하는 반면, 손목과 손가락은 손목 굽힘근(자쪽손목굽힘근과 노쪽손목굽힘근)과 손가락 굽힘근(깊은손가락굽힘근과 얕은손가락굽힘근)을 통해 굽힘된다. 엄지의 굽힘근과 맞섬근이 작용을 함으로써, 강한 잡기가 가능하다. 왼쪽 어깨관절이 앞어깨세모근, 가시위근 및 큰가슴근에 의해 올림될 때, 나머지 돌림근띠(가시아래근, 작은원근 및 어깨밑근)는 위팔뼈를 관절오목 안에 유지시킨다. 이때 어깨뼈의 위쪽돌림근(앞톱니근, 위등세모근과 아래등세모근)은 어깨뼈를 위쪽으로 돌림한 후 고정시킨다. 어깨뼈의 위쪽돌림이 증가될 때, 마름근과 중간등세모근의 수축으로 어깨뼈가 뒷당김된다. 왼쪽 팔꿉관절은 굽힘근(위팔두갈래근, 위팔근 및 위팔노근)의 원심성 수축으로 폄된다. 손가락 굽힘근의 원심성 수축을 통해 공을 놓을 때, 손가락이 폄된다. 비록 이들 근육이 모든 활성되지만, 그들의 출력은 상대적으로 약한 편인데, 그 이유는 중력 이외에 다른 저항이 없기 때문이다.[4]

콕킹 단계 / Cocking Phase

공이 손에서 떨어질 때, 이 단계가 시작한다. 라켓쪽 어깨관절이 최대 가쪽돌림될 때 콕킹 단계가 끝난다.[4] 이 단계 동안, 몸은 가속 단계를 준비하기 위해 와인드업한다. 이 단계에서 발생하는 위치에너지의 힘은 가속 단계 동안 운동에너지로 바뀌어 소실된다.[60] 에너지의 이동은 콕킹 단계 동안 근육이 프리스트레칭(prestretching)될 때 일어나고, 가속 단계 동안 구심성 활동으로 전환된다.[63]

몸통이 돌림과 폄하고, 또 왼쪽으로 기울어질 때 체중이 오른쪽 다리에서 왼쪽 다리로 이동한다. 엉덩관절과 무릎관절이 폄으로 움직이기 시작하는 콕킹 단계의 끝지점에 이르기 까지, 엉덩관절과 무릎관절은 부분적으로 굽힘된다. 이 단계가 끝나려고 할 때 발목이 발바닥굽힘하기 시작한다. 왼쪽 어깨관절은 올림이 감소하여, 이 단계가 끝날 무렵에는 어깨관절의 벌림이 90° 밖에 안 될 것이다. 이 단계에서 오른쪽 어깨관절의 자세가 가속 단계를 결정하는 주요 열쇠가 된다. 오른쪽 어깨관절은 벌림과 가쪽돌림으로 움직여, 이 단계가 끝날 무렵 최대 가쪽돌림된다. 어깨관절이 최대로 올림된 이후, 팔꿉관절이 최대로 굽힘된다.[60] 팔꿉관절은 115° 이상 굽힘되고 아래팔은 약간 뒤침한다.[26]

이 단계 동안 많은 근육들이 최대 활동에 이른다(표 15-6 A,B). 어깨뼈 근육은 오목위팔근육 보다 먼저 활동한다.[64] 위쪽 돌림근은 어깨뼈를 60°까지 위쪽돌림시키고, 돌림근띠가 활성화될 수 있는 안정된 기반을 제공한다.[64] 콕킹 단계가 끝날 때쯤, 어깨뼈가 뒷당김되기 때문에, 중간등세모근과 마름근이 어깨뼈의 안정성을 유지하는데 도움을 준다. 어깨관절이 가쪽돌림과 벌림될 때, 돌림근띠(특히, 가시위근과 가시아래근)가 활성화한다. 이들 근육은 팔의 올림을 돕고 또 위팔뼈머리를 관절오목 안에 고정시키는 작용을 한다. 이 단계의 후반부 쪽으로 갈수록, 팔이 가속 단계를 준비할 때, 어깨밑근이 더욱 활성화되어 가쪽돌림을 감속시킨다.[4] 위팔두갈래근의 활성화는 팔꿉관절이 굽힘할 때 가장 높게 나타난다. 손목의 노쪽치우침과 폄은 긴노쪽손목폄근과 짧은노쪽손목폄근의 강한 수축으로 일어난다. 손가락폄근은 중등도로 수축하는데, 그 이유는 손가락근육의 힘줄작용(tenodesis) 때문에 발생하는 것 같다.

이 단계의 후반부 쪽으로 갈수록, 엉덩관절과 무릎관절이 폄을 시작하여, 다리와 몸통에서 팔 쪽으로 가속력을 제공한다. 볼기근, 넙다리네갈래근 및 장딴지근-가자미근은 이 단계의 끝 무렵에서 구심성 활동을 시작한다. 몸통이 폄과 오른쪽으로 기울어질 때, 척주세움근과 배빗근의 공동수축으로 몸통이 안정화된다.[65] 몸통이 오른쪽으로 돌림할 때, 왼쪽 배곧은근과 배바깥빗근이 특별하게 활성화된다.[65]

가속 단계 / Acceleration Phase

라켓쪽 어깨관절이 안쪽돌림을 시작할 때 가속 단계가 시작되고, 라켓으로 공을 때릴 때까지 가속 단계는 계속된다.[4] 비록 이 단계가 테니스 서브 중 가장 짧은 단계지만, 대부분의 근육들이 이 단계에서 최대 출력을 하여, 가속력을 제공하고 공을 세게 때린다.

어깨관절이 최대 가쪽돌림된 직후, 몸은 공을 때리기 위해 움직인다. 오른쪽 팔의 운동 순서는 다음과 같다: 먼저 어깨관절이 굽힘과 모음하고, 그 다음 순으로 팔꿉관절이 폄하고, 손목이 자쪽치우침하고, 아래팔의 엎침과 함께 어깨관절이 안쪽돌림하고, 손목이 굽힘을 한다.[60] 이들 운동 중에서, 어깨관절의 안쪽돌림과 손목의 굽힘은 공의 속도를 증가시키는 중요한 역할을 하는데, 그 이유는 이들

표 15-6A 테니스 서브 동안 어깨관절과 팔꿉관절의 근육 활동*

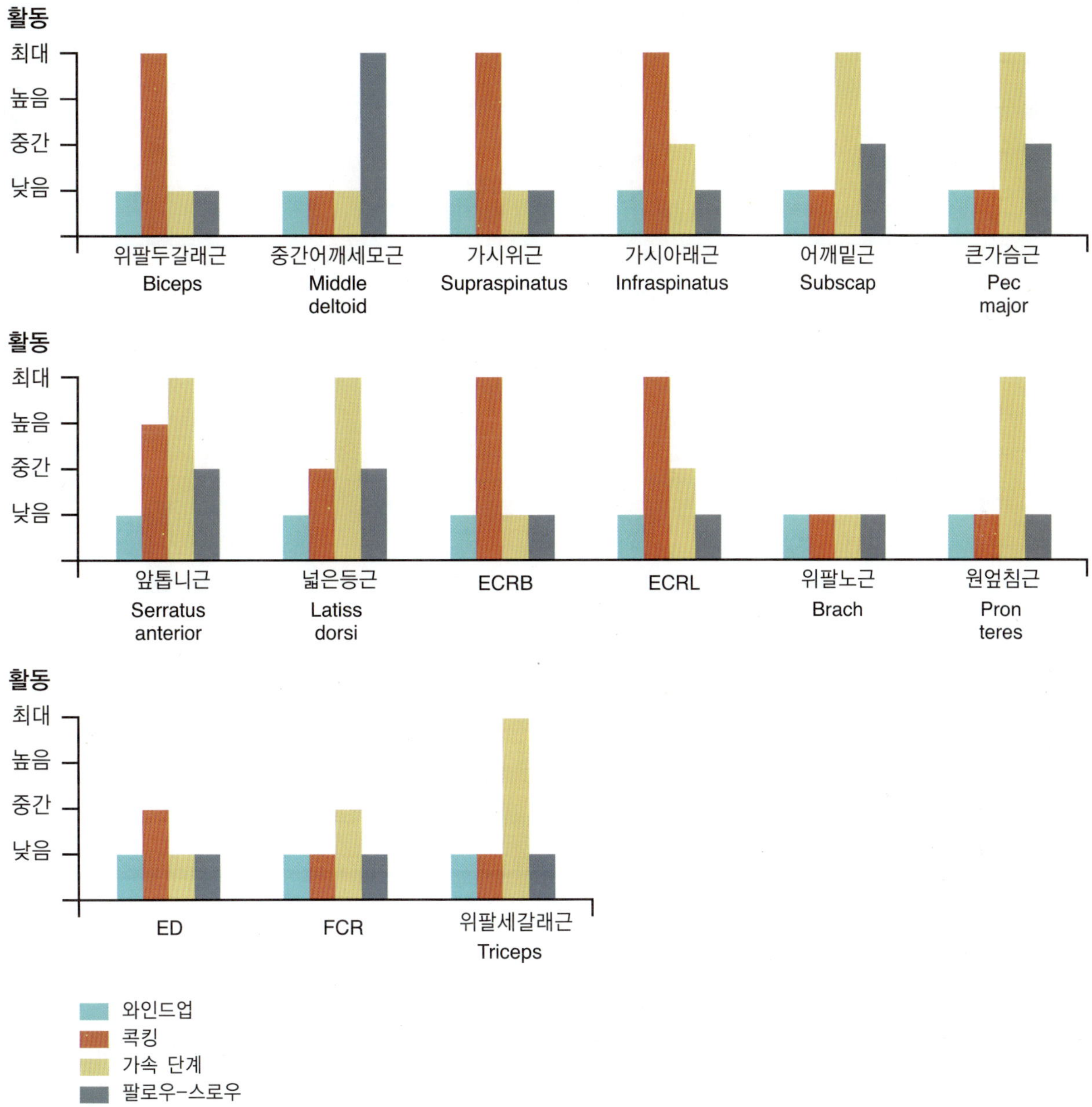

Subscap = subscapularis; pec major = pectoralis major; latiss dorsi = latissimus dorsi; ECRB = extensor carpi radialis brevis; ECRB: 짧은노쪽손목폄근, ECRL: 긴노쪽손목폄근, ED: 손가락폄근, FCR: 노쪽손목굽힘근.

* 출처: Ryu 등[61]과 Morris 등[20].

관절의 운동이 원심성 활동에서 구심성 활동으로 빠르게 전환되기 때문이다.[63] 위팔세갈래근과 원엎침근도 공 속도를 빠르게 만드는데 중요한 역할을 한다.[26] 실제로 다리에서 오는 강력한 힘이 라켓으로 공을 때리기 전에 지면으로부터 몸을 띄운다.[63] 몸통이 굽힘과 왼쪽 옆굽힘을 할 때, 몸통은 오른쪽에서 왼쪽으로 돌림을 한다. 왼쪽 팔은 다양하게 움직일 수 있지만, 몸통이 오른쪽에서 왼쪽으로 움직일 때 펴되는 방향으로 어깨관절이 움직인다.

이 단계 동안 다리의 근육이 최대 활동을 한다. 넙다리네갈래근이 무릎관절을 폄할 때, 볼기근이 엉덩관절을 폄

표 15-6B 테니스 서브 동안 몸통과 다리의 근육 활동(오른손잡이 선수 경우)*

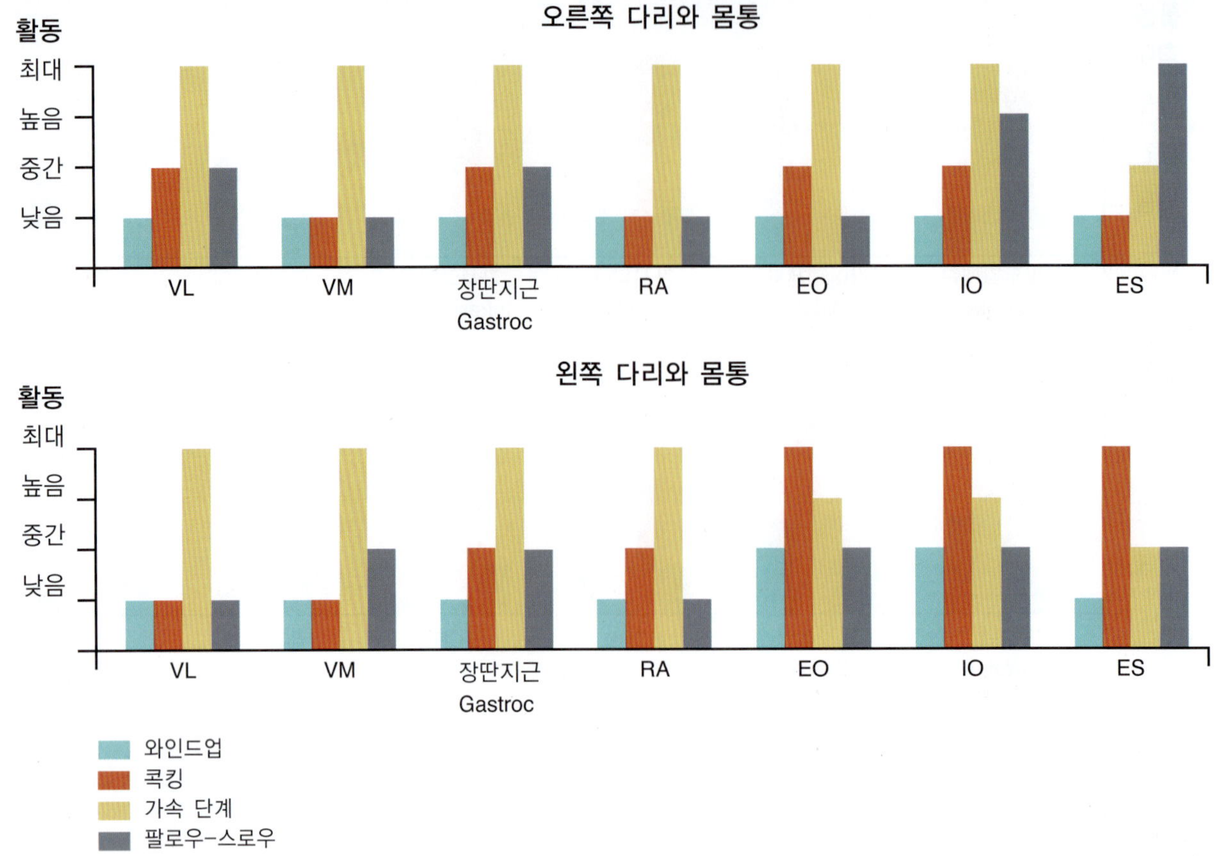

Gastroc = gastrocnemius; VL:가쪽넓은근, VM: 안쪽넓은근, RA: 배곧은근, EO: 배바깥빗근, IO: 배속빗근, ES: 척주세움근.

* 출처: Ryu 등[62]과 Chow 등[61,65].

한다. 그리고 장딴지근-가자미근이 발목을 발바닥굽힘한다. 모든 몸통 근육들이 몸통을 조절하고 안정화시키기 위해 작용을 한다. 오른쪽 척주세움근과 배빗근은 특히 몸을 뒤로 젖히고 왼쪽으로 돌림할 때 원심성으로 수축한다. 그리고 척주세움근은 테니스 선수가 높은 공을 때릴 때 도움을 준다. 오른쪽 척주세움근은 콕킹 단계에서 활성이 증가하고, 몸통이 왼쪽 돌림과 굽힘을 할 때 척주의 돌림과 조절을 제공하기 위해 팔로우-스로우 단계에서도 활성을 유지한다.[65]

이 단계 동안, 오른 팔의 근육들은 대부분 활성화된다. 다리와 몸통의 근육이 그들의 출력 수행을 최대로 달성한 직후에, 어깨 복합체가 폭발적인 활동을 생산한다. 앞톱니근은 어깨뼈가 가슴우리에 유지될 때 최대의 작용을 일으킨다. 위팔세갈근이 팔꿉관절을 펴하고 원엎침근이 아래팔을 엎침할 때, 어깨밑근, 넓은등근 및 큰가슴근은 어깨관절의 안쪽돌림을 일으킨다. 테니스 선수가 라켓으로 공을 때리기 직전에, 위팔두갈래근은 팔꿉관절의 젖힘을 방지하기 위해 수축한다. 노쪽손목굽힘근의 작용과 함께, 손목 근육의 수축은 공을 때리는 순간에 손목의 안정성을 제공한다.

팔로우-스로우 단계 / *Follow-through Phase*

공을 때린 후부터 팔로우-스로우가 시작되고, 서브 동작이 끝남으로써 팔로우-스로우 단계가 끝난다. 다른 활동과 마찬가지로, 테니스 서브의 팔로우-스로우도 감속 단계에 해당한다. 많은 근육이 중등도 활동에서 높은 원심성 활동을 함으로서, 관절과 분절의 움직임을 느리게 만든다.

공을 때린 후 몸이 계속 앞쪽으로 갈 때, 몸통이 오른쪽에서 왼쪽으로 언와인드되어, 앞굽힘과 왼쪽 옆굽힘된다. 되돌아오는 공을 받아치기 위해, 왼쪽 다리가 먼저 지면에 닿고, 그 다음 오른쪽 다리가 닿는다. 체중을 흡수하기 위해, 팔로우-스로우 동안 엉덩관절, 무릎관절, 발목관절을 굽힘한다. 몸통의 회전에 반응하기 위해 왼팔의 어깨관절은 벌림을 한다.

오른쪽 척주세움근과 배빗근이 몸통의 왼쪽 돌림을 계속 감속시킬 때 척주세움근과 배빗근이 공동수축하여 척추를 고정한다. 다리가 지면에 닿을 때, 볼기근과 뒤넙다리근은 몸통의 앞쪽 움직임과 엉덩관절의 굽힘을 조절하기 위해 원심성으로 수축한다. 무릎관절은 넙다리네갈래근의 원심성 수축에 의해, 그리고 발목관절은 장딴지근-가자미근의 원심성 수축에 의해 조절된다. 왼쪽 어깨뼈의 운동은 어깨뼈의 고정과 위팔뼈의 벌림에 의해 일어난다. 어깨뼈의 안정성은 돌림근의 수축에 의해 일어나고, 오목위팔관절의 벌림은 가시위근과 어깨세모근의 작용에 의해 일어난다. 이때 위팔뼈의 안정성은 나머지 돌림근띠의 작용에 의해 일어난다.

오른팔의 활동이 주로 원심성으로 일어나기 때문에, 앞쪽 움직임이 느리게 일어난다. 오른팔의 근육들은 팔로우-스로우의 초반 절반 동안 가장 활발하게 작용한다.[4] 팔이 이완할 때, 넓은등근과 큰가슴근은 그들의 활동 수준을 빠르게 감소시킨다. 앞톱니근이 어깨뼈의 위치를 유지할 때, 뒤와 중간어깨세모근과 큰원근이 어깨 움직임을 느리게 만든다. 어깨밑근은 안쪽돌림을 조절하기 위해 중등도로 수축한다. 공을 잡은 직후, 팔꿈치와 손목의 근육이 이완되어, 팔꿉관절은 약간 굽힘되고, 손목은 약간 폄된다.

사이클링 / Cycling

대부분의 스포츠 활동과 마찬가지로, 자저건 타기의 수준도 여가 활동에서부터 경기 스포츠에 이르기 까지 다양하다. 그러나 대부분의 스포츠와는 달리, 사이클링은 기계와 함께 하는 스포츠이기 때문에, 사람과 장비가 활동의 결과에 중요한 영향을 미친다.

사이클링은 많은 스타일을 가지고 있고, 전문가용이나 경기용, 그리고 사이클을 타는 지면에 관계없이 이들 스타일 내에는 보편적인 측면이 존재한다. 사이클링은 페달과 기어의 원운동을 통해 사람과 장비의 선운동을 제공한다. 사이클링 동작은 2 단계로 나누어진다: 파워 단계와 회복 단계. 파워 단계는 페달이 아래로 내려가는 단계이고, 회복 단계는 페달이 위로 올라오는 단계이다(그림 15-9).

사이클링에는 많은 변수들이 존재한다. 근육과 근력에 영향을 주는 변수로는, 사이클의 사이클을 타는 사람의 위치, 그리고 사이클의 속도 등이 있다.[66-68] 사람에 따라 많은 다양성이 있지만,[69-70] 여기에서는 일반적인 일치성을 다룰 것이다. 물론, 사이클링에서 가장 중요한 근육은 다리 근육이다. 몸통과 팔의 근육도 다양하게 사용되고, 위의 많은 요소에 좌우된다. 사이클을 타는 대부분 동안에

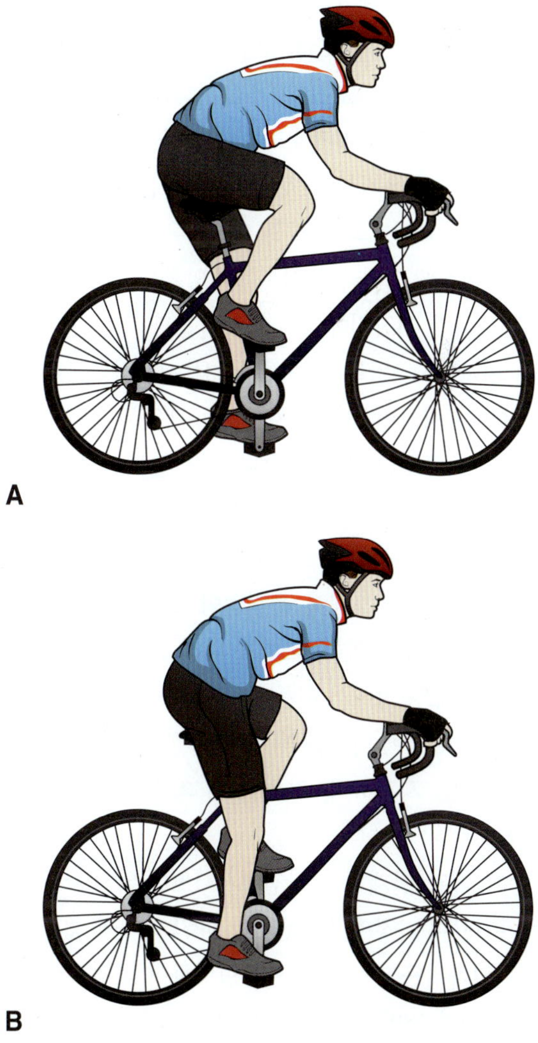

그림 15-9. 사이클 동안의 다리 단계. A) 파워 단계. B) 회복 단계.

는, 골반이 앞쪽경사되고, 몸통은 중립위를 유지한다. 이런 자세는 다리로 파워를 제공할 때, 안정성을 팔로 제공할 수 있다. 사이클링하는 동안 넓은등근, 위팔두갈래근, 위팔세갈래근이 중요하게 작용하지만, 우리는 다리 근육에 초점을 맞추어 설명할 것이다.

사이클링에 대한 우리의 가정은 다음과 같다: 사이클링 동작 내내 사람은 안장에 앉아 있고, 평지를 달리고, 또 슈 클리트(shoe cleats)를 사용한다는 것이다. 또 다른 우리의 가정은 사람의 체구에 맞는 사이클을 사용하고, 사이클을 타는 사람은 전문 선수이다. 그리고 사이클링의 속도는 분당 80 회전이다.

파워 단계 / Power Phase

사이클의 페달 크랭크를 살펴보면, 파워 단계는 페달이 12시 위치에서 6시 위치로 움직인다. 그러나 사이클리스트와 연구자들은 대개 12시를 0°, 6시를 180°이라고 한다. 파워 단계는 다시 2개 분절로 나누어진다. 첫 분절은 페달이 0°에서 90°로 움직이고, 두 번째 분절은 90°에서 180°로 움직인다. 크랭크의 아래쪽 움직임은 사이클리스트가 힘을 제공했을 때 일어나며, 사이클이 앞쪽으로 움직인다.

파워 단계의 시작점에서는 엉덩관절과 무릎관절 모두 굽힘된 자세이고, 발목은 중립위에서 시작한다. 이 동작 내내, 다리는 시상면 상에 위치한다.

큰볼기근, 안쪽넓은근, 가쪽넓은근, 앞정강근, 가자미근 등과 같은 1 관절 근육들은 파워 단계 동안 주된 힘 발생 근육이다.[59] 한편, 2 관절 근육은 관절 사이에 에너지를 운송하는 것 같다. 그래서 움직임이 부드럽고 강력해진다.[69] 발목 근육을 제외한, 나머지 다리 근육들은 파워 단계의 시작과 끝지점에서 활동을 하지 않는다. 다리가 각 단계의 시작 지점에 다다를 때, 엉덩관절과 무릎관절의 근육들이 수축을 시작하여, 필요할 때 최대 출력을 발휘할 수 있다.[71]

페달이 파워 단계의 시작점에서 130° 위치로 움직일 때, 큰볼기근이 가장 활성화한다.[70] 파워 단계의 중간 부분 동안, 뒤넙다리근이 큰볼기근과 협력하여 엉덩관절을 폄한다.[72] 다리가 180° 위치인 파워 단계의 끝지점에 도달할 때, 여전히 뒤넙다리근이 엉덩관절을 펴하고 있지만, 큰볼기근은 이완된다. 또한 뒤넙다리근은 회복 단계에서 무릎을 굽힘하기 시작한다.[73] 뒤넙다리근이 파워 단계에서 활동을 시작할 때 넙다리네갈래근은 이완하고, 회복 단계의 중간에서 뒤넙다리근이 이완할 때, 넙다리네갈래근은 수축한다(표 15-7).

파워 스트로크를 시작하기 전에 무릎관절의 넙다리곧은근이 넓은근 보다 먼저 활동을 시작하지만, 90° 위치 쯤에서 이들 근육은 모두 활성을 멈춘다.[70] 비록 뒤넙다리근이 파워 단계의 첫 분절에서 엉덩관절 폄근으로 작용할지라도, 이들 근육은 파워 단계의 두 번째 분절 동안 회복 단계로 진행할 때 무릎관절을 굽힘한다. 파워 단계의 두 번째 분절 동안, 다리는 마치 건물 안으로 들어간 후 발판에 신발 바닥에 묻은 진흙을 털어내는 동작과 비슷한 스윕 동작을 시작한다.[74] 다관절 근육(반힘줄모양근과 넙다리두갈래근)이 엉덩관절에서 무릎관절로 파워를 전달하기 때문에, 뒤넙다리근이 스윕 동작을 하는 것 같다.[75]

파워 단계 동안 발목은 다운스트로크(downstroke)의 파워를 제공하기 위해 중립위에서 발바닥굽힘으로 움직인다. 회복 단계의 끝지점으로 움직일 때, 가자미근이 장딴지근 보다 먼저 수축하고, 파워 단계가 끝나기 전에 가자미근이 장딴지근 보다 먼저 이완한다.[73] 사실, 장딴지근은 사이클링 내내 작용하지만, 특히 파워 단계의 두 번째 분절에서 가장 크게 활성화한다.[67] 가자미근의 최대 활성은 파워 단계의 첫 분절에서 일어난다.[67] 장딴지근과 가자미근처럼, 뒤정강근과 종아리근도 같은 시기에 활성화한다. 파워 단계 동안 시상면 활동을 통해 이들 근육은 다리를 이마면 상에 고정시킨다.

회복 단계 / Recovery Phase

회복 단계에서의 페달 크랭크가 180°에서 시작점인 0°로 다시 움직인다. 그러나 종종 회복 단계의 끝지점을 의미할 때는 0° 대신에 360°를 쓰기도 한다. 파워 단계와 마찬가지로, 이 단계도 2개 분절로 나누어진다. 첫 분절은 180°-270°이고, 두 번째 분절은 270°-360°이다. 이 단계 동안 작용하는 근육은 페달과 다리를 파워 위치인 원래 위치로 움직인다.

무릎이 최대 폄에서 굽힘으로 움직일 때, 발목은 발바닥굽힘에서 발등굽힘된다. 회복 단계의 첫 분절은 대부분의 근육이 이완되어 있는 가장 큰 회복 단계이다. 이 시기

표 15-7 사이클을 타는 동안 다리의 근육 활동*

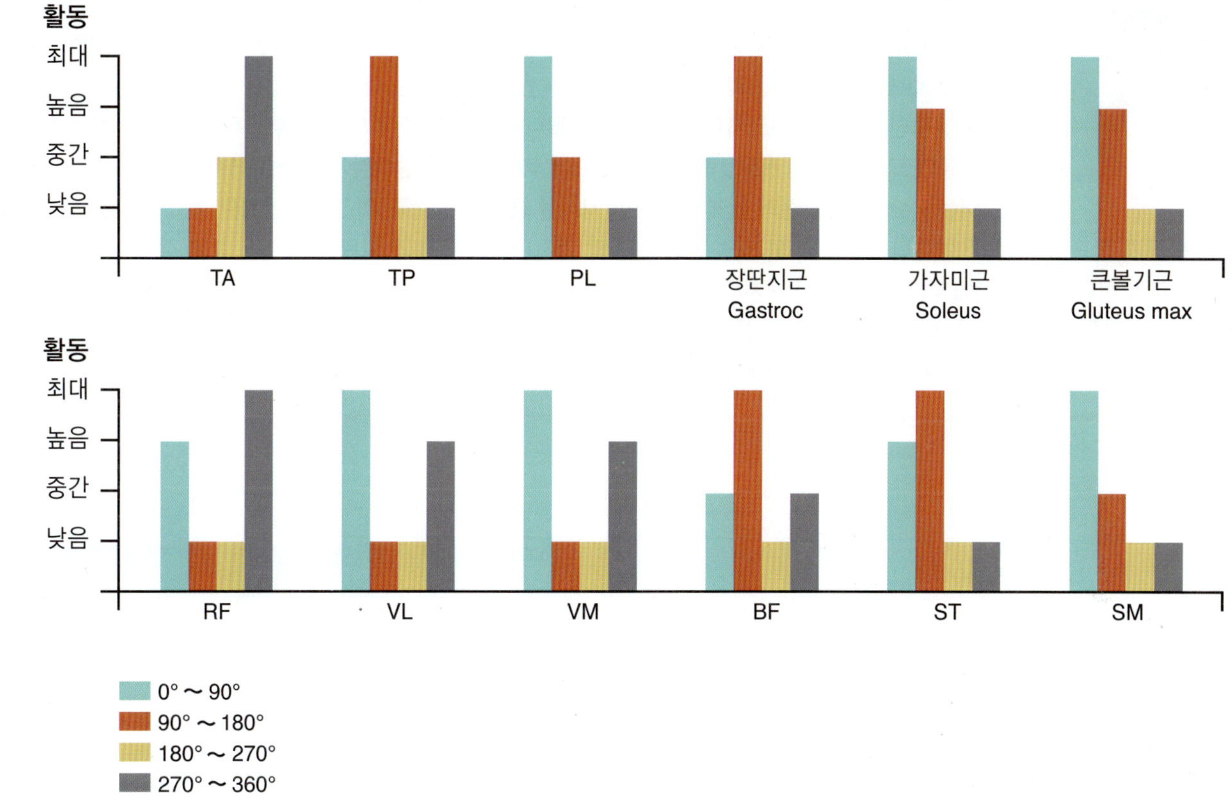

Gastroc = gastrocnemius, max = maximus, TA: 앞정강근, TP: 뒤정강근, PL: 긴종아리근,
RF: 넙다리곧은근, VL: 가쪽넓은근, VM: 안쪽넓은근, BF: 넙다리두갈래근, ST: 반힘줄모양근, SM: 반막모양근

* 출처: Baum와 Li[71], Chapman 등[67], Mohr 등[72], Hug 등[70], Gregor 등[69].

에 작용하는 근육은 앞정강근과 장딴지근이다. 이들 근육은 발등굽힘으로 움직이기 전에 공동수축하여 발목을 고정한다. 또한 장딴지근은 페달을 당기는 무릎의 굽힘을 돕기도 한다.[75]

회복 단계의 두 번째 분절에는 근육의 활동이 증가한다. 앞정강근이 가장 크게 활성화하여, 발목을 발등굽힘하고 페달을 0°(top) 위치로 당긴다.[70] 이 시기에 작용하는 다른 근육은 다리를 파워 단계로 준비시킨다. 넙다리곧은근은 가장 크게 활성화하여 엉덩관절을 굽힌다. 그리고 다른 넙다리네갈래근도 활성화하지만, 넙다리곧은근 만큼 크게 활성화하지 않는다. 이들 근육은 페달이 0° 위치에 도달한 후에 강력한 무릎관절의 폄을 일으킬 수 있다.

요약

Summary

본 장은 경기 스포츠에서부터 여가 활동에 이르기까지 다양한 스포츠 활동을 분석할 때, 전체 정보를 이용해 유용한 결론을 내렸다. 우리는 야구 피칭과 소프트볼 피칭, 축구의 인스텝 킥킹, 자유형 스트로크와 같은 경기 스포츠와 관련된 관절과 근육의 활동을 분석했다. 우리가 분석했던 레크레이션 활동이나 여가 활동으로는 골프 스윙, 테니스 서브, 사이클링의 다리 역학 등이 있다. 본 장은 관절 운동과 근육 활동의 순서를 묘사하는 것에서부터 비슷한 임상 환경에 맞추어 그들을 임상 적용하였다.

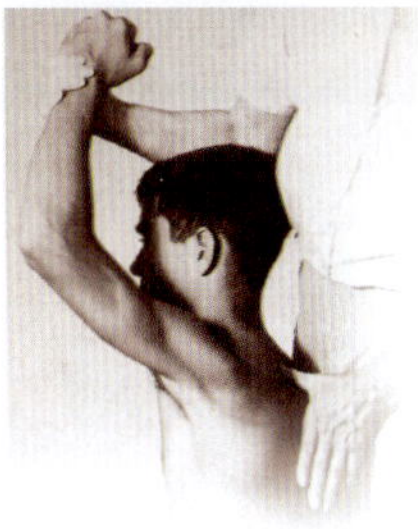

임상 시나리오 해결(CLINICAL SCENARIO SOLUTION)

Morgan이 높이뛰기에서 일어나는 유연성, 근력, 협응 및 타이밍을 알 수 있기 때문에, 이들 요구를 충당할 수 있는 재활 운동의 진전을 설계할 수 있었다. 그녀는 다양한 직업과 활동을 했던 많은 환자를 치료했지만, 감독이나 코치에게 도움을 얻거나 도서관과 온라인에서 부가적인 자료를 찾음으로써, 환자들의 요구에 맞는 프로그램을 설계해 왔다. 비록 그녀가 높이뛰기 선수를 경험하지 않았다 하더라도, 그녀는 Cody 프로그램의 설계에 필요한 지식을 습득하기 위해, 이전에 사용했던 똑같은 과정을 따랐다. 그녀는 그가 점프를 하려면, 넙다리네갈래근, 볼기근, 장딴지근 및 가지미근이 근력과 파워를 가져야 함을 잘 알고 있다. 또한 그녀는 그가 이들 활동을 재습득하기 위해 어프로치와 랜딩의 연습이 필요함을 알고 있다. 사실, 그녀는 그를 위해 계획된 활동의 전반적인 진전을 가지고 있다. Morgan은 프로그램을 진행함에 따라 그 활동들이 더욱 어려워짐을 알고 있지만, Cody가 목표를 달성하기 위해 열심히 노력했기 때문에, 계획된 활동들을 수행할 수 있음을 안다.

논의 문제 / Discussion Questions

1. 높이뛰기 활동 동안 Cody(임상 시나리오)가 사용하는 주요 근육군을 확인한다. 이들 요건을 기초로 하여, 여러분은 재활 프로그램에 포함시킬 각 주요 근육군에 대한 2가지 운동을 확인한다.
2. 여러분은 본 장의 정보를 토대로 하여, 근육 기능의 관점에서 하나의 활동이 여러 분절로 분리됨을 깨달아야 한다. 예를 들어, 와인드업 단계는 가속 단계로 이어지고, 마지막에는 팔로우-스로우 단계로 이어진다. 이런 모형을 이용하여, 여러분이 생각하는 단계들이 아래와 같은 활동의 어느 단계에 해당하는지를 확인하고, 또 각 단계에서 일어날 것으로 예상되는 근육 기능의 변화가 무엇인지를 목록한다.
   a. 풋볼의 펀트(punt)
   b. 테니스의 백핸드 발리
   c. 배구의 서브
   d. 농구의 점프 슛
   e. 아이스하키의 패스
   f. 육상의 멀리뛰기
3. 골프의 풀 스윙이 본 장에 제시되었다. 근육 활동의 도표를 살펴보자. 골퍼가 하프스윙을 수행했을 때, 이러한 근육이 어떻게 활동하는지를 확인해 본다.
4. 본 장을 공부한 후, 사이클링하는 동안 팔과 몸통의 어떤 근육들이 활동할 것인지를 확인해 본다.
5. 사이클링하는 사람의 자세를 생각해 본다. 엉덩관절, 무릎관절 및 발목의 최대 가동범위가 어떻게 되는지를 확인해 본다.
6. 표 15-1B를 참고하여, 야구 피칭의 가속 단계 동안 어떤 근육이 최대 활동을 하는지, 그리고 어떤 근육이 중등도에서 높은 수준의 활동을 하는지 설명해 본다.
7. 여러분의 환자가 소프트볼 투수였다면, 환자가 피칭을 재개하기 전에 팔 근육이 강한지를 확인해 본다.
8. 축구의 인스텝 킥킹을 할 때 작용하는 근육 활동의 표 15-3A와 B를 참고하여, 체중을 지지하는 다리가 킥킹하는 다리 보다 왜 더 많은 근육 활동을 하는지를 설명해 본다. 이런 정보를 토대로, 여러분은 공을 차는 우성 다리를 어떻게 확인할 수 있는가?

9. 표 15-4의 정보를 토대로, 여러분은 수영선수에게 가장 중요한 근육이 어떤 근육인지를 확인해 본다. 여러분의 생각을 설명해 본다.

10. 표 15-6A와 B의 정보를 토대로, 테니스 선수의 시즌 전 프로그램에 어떤 근육을 포함시켜야 하는지를 확인해 본다.

실습활동 / Lab Activities

1. 여러분이 참가하거나 참관할 수 있는 스포츠를 하나 선택한 후, 그 스포츠에서 수행되는 4개의 다른 활동을 확인하고, 각 활동에 작용하는 주요 근육들을 목록해 본다.

2. 계단을 위아래로 움직이는 파트너의 움직임을 분석해 본다. 계단을 올라갈 때 작용하는 근육과 계단을 내려갈 때 작용하는 근육을 확인해 본다.

3. 문을 여는데 작용되는 근육과 건물의 바깥에서 안쪽으로 움직일 때 작용하는 근육, 운동순서 및 운동요건을 분석해 본다. 여러분이 이 과제를 수행한 후, 여러분의 파트너가 그 활동을 수행할 수 있도록 만들고, 여러분의 답이 올바르다는 것을 증명해 본다.

4. 테이블을 여러분으로부터 멀어지도록 민 후, 다시 여러분 쪽으로 당겨 본다. 이런 활동을 하는데 이용되는 어깨관절 근육과 엉덩관절 근육을 확인해 본다. 테이블을 쉽게 밀거나 당길 수 있는가? 그 이유는 무엇인가?

5. 목발을 이용해 오른 다리를 비체중부하하여 걸어야 하는 환자가 있다면, 그 환자는 어떤 근육을 이용해야 하는가? 여러분이 목록했던 각 근육을 강화시키는데 이용할 수 있는 운동을 하나씩 목록해 본다.

참고문헌 (References)

1. Best TM, Hart L. A growing concern: The older athlete. *Clinical Journal of Sports Medicine* 18(6):477–478, 2008.
2. Kallinen M, Markku A. Aging, physical activity and sports injuries: An overview of common sports injuries in the elderly. *Sports Medicine* 20(1):41–52, 1995.
3. Koester MC. Adolescent and youth sports medicine: A "growing" concern. *Athletic Therapy Today* 7(6):6–12, 2002.
4. Moynes DR, Perry J, Antonelli DJ, Jobe JW. Electromyography and motion analysis of the upper extremity in sports. *Physical Therapy* 66:1905–1911, 1986.
5. Escamilla RF, Fleisig GS, Barrentine SW, Zheng N, Andrews JR. Kinematic comparisons of throwing different types of baseball pitches. *Journal of Applied Biomechanics* 14(1):1–23, 1998.
6. Park S, Loebenberg M, Rokito A, Zuckerman J. The shoulder in baseball pitching: Biomechanics and related injuries. Part 2. *Bulletin of the Hospital for Joint Diseases* 61(1/2):80–88, 2002.
7. Park SS, Loebenberg ML, Rokito AS, Zuckerman JD. The shoulder in baseball pitching: Biomechanics and related injuries. Part 1. *Bulletin of the Hospital for Joint Diseases* 61(1/2):68–79, 2002.
8. Dun S, Kingsley D, Fleisig GS, Loftice J, Andrews JR. Biomechanical comparison of the fastball from wind-up and the fastball from stretch in professional baseball pitchers. *American Journal of Sports Medicine* 36(1):137–141, 2008.
9. Pappas AM, Zawacki RM, Sullivan TJ. Biomechanics of baseball pitching: A preliminary report. *American Journal of Sports Medicine* 13:216–222, 1985.
10. Hay J. *The biomechanics of sports techniques*, ed 4. Englewood Cliffs, NJ: Prentice-Hall, 1993.
11. Yamanouchi T. EMG analysis of the lower extremities during pitching in high-school baseball. *Kurume Medical Journal* 45(1):21–25, 1998.
12. Lintner D, Noonan TJ, Kibler WB. Injury patterns and biomechanics of the athlete's shoulder. *Clinics in Sports Medicine* 27(4):527–551, 2008.
13. Escamilla R, Barrentine S, Fleisig G, et al. Pitching biomechanics as a pitcher approaches muscular fatigue during a simulated baseball game. *American Journal of Sports Medicine* 35(1):23–33, 2007.
14. Perry J. Anatomy and biomechanics of the shoulder in throwing, swimming, gymnastics, and tennis. *Clinics in Sports Medicine* 2:247–270, 1983.

15. Hamilton CD, Glousman RE, Jobe FW, Brault J, Pink M, Perry J. Dynamic stability of the elbow: Electromyographic analysis of the flexor pronator group and the extensor group in pitchers with valgus instability. *Journal of Shoulder and Elbow Surgery* 5(5):347–354, 1996.
16. Mullaney MJ, McHugh MP, Donofrio TM, Nicholas SJ. Upper and lower extremity muscle fatigue after a baseball pitching performance. *American Journal of Sports Medicine* 33(1):108–113, 2005.
17. Fleisig G, Barrentine S, Escamilla R, Andrews J. Biomechanics of overhand throwing with implications for injuries. *Sports Medicine* 21(6):421–437, 1996.
18. Watkins RG, Dennis S, Dillin WH, et al. Dynamic EMG analysis of torque transfer in professional baseball pitchers. *Spine* 14(4):404–408, 1989.
19. Jobe FW, Moynes DR, Tibone JE, Perry J. An EMG analysis of the shoulder in pitching: A second report. *American Journal of Sports Medicine* 12(3):218–220, 1984.
20. Jobe FW, Tibone JE, Perry J, Moynes D. An EMG analysis of the shoulder in throwing and pitching: A preliminary report. *American Journal of Sports Medicine* 11(1):3–5, 1983.
21. Maffet MW, Jobe FW, Pink MM, Brault J, Mathiyakom W. Shoulder muscle firing patterns during the windmill softball pitch. *American Journal of Sports Medicine* 25(3):369–374, 1997.
22. Barrentine SW, Fleisig GS, Whiteside JA, Escamilla RF, Andrews JR. Biomechanics of windmill softball pitching with implications about injury mechanisms at the shoulder and elbow. *Journal of Orthopaedic and Sports Physical Therapy* 28(6):405–414, 1998.
23. Rojas IL, Provencher MT, Bhatia S, et al. Biceps activity during windmill softball pitching: Injury implications and comparison with overhand throwing. *American Journal of Sports Medicine* 37(3):558–565, 2009.
24. Werner SL, Guido JA, McNeice RP, Richardson JL, Delude NA, Stewart GW. Biomechanics of youth windmill softball pitching. *American Journal of Sports Medicine* 33:552–560, 2005.
25. Escamilla RF, Andrews JR. Shoulder muscle recruitment patterns and related biomechanics during upper extremity sports. *Sports Medicine* 39(7):569–590, 2009.
26. Loftice J, Fleisig GS, Zheng N, Andrews JR. Biomechanics of the elbow in sports. *Clinics in Sports Medicine* 23(4):519–530, 2004.
27. Werner SL, Fleisig GS, Dillman CJ, Andrews JR. Biomechanics of the elbow during baseball pitching. *Journal of Orthopaedic and Sports Physical Therapy* 17(6):274–278, 1993.
28. Read D. Checking the windmill. *Training & Conditioning* 16:7, 2006.
29. Shan G, Westerhoff P. Full-body kinematic characteristics of the maximal instep soccer kick by male soccer players and parameters related to kick quality. *Sports Biomechanics* 4(1):59–72, 2005.
30. Markovic G, Dizdar D, Jaric S. Evaluation of tests of maximum kicking performance. *Journal of Sports Medicine & Physical Fitness* 46(2):215–220, 2006.
31. Fields KB, Bloom OJ, Priebe D, Foreman B. Basic biomechanics of the lower extremity. *Primary Care: Clinics in Office Practice* 32:245–251, 2005.
32. Barfield WR. Biomechanics of kicking in soccer. *Clinics in Sports Medicine* 17(4):711–728, 1998.
33. Lees A, Nolan L. The biomechanics of soccer: A review. *Journal of Sport Sciences* 16(3):211–234, 1998.
34. Brophy RH, Backus SI, Pansy BS, Lyman S, Williams RJ. Lower extremity muscle activation and alignment during the soccer instep and side-foot kicks. *Journal of Orthopaedic and Sports Physical Therapy* 37(5):260–268, 2007.
35. Kellis E, Katis A. The relationship between isokinetic knee extension and flexion strength with soccer kick kinematics: An electromyographic evaluation. *Journal of Sports Medicine & Physical Fitness* 47(4):385–394, 2007.
36. Richardson AB, Jobe FW, Collins HR. The shoulder in competitive swimming. *American Journal of Sports Medicine* 8:159–163, 1980.
37. Siefert L, Choliet D, Allard P. Arm coordination symmetry and breathing effect in front crawl. *Human Movement Science* 24(2):234–256, 2005.
38. Chollet D, Chalies S, Chatard JC. A new index of coordination for the crawl; Description and usefulness. *International Journal of Sports Medicine* 21(1):54–59, 2000.
39. Deschodt VJ, Arsac LM, Rouard AH. Relative contribution of arms and legs in humans to propulsion in 25-m sprint front-crawl swimming. *European Journal of Applied Physiology* 80(3):192–199, 1999.
40. Murphy TC. Shoulder injuries in swimming. In Wilk KE (ed): *The Athlete's Shoulder*. New York, 1994, Churchill Livingstone, pp 411–424.
41. Lee J, Mellifont R, Winstanley J, Burkett B. Body roll in simulated freestyle swimming. *International Journal of Sports Medicine* 29(7):569–593, 2008.
42. Troup JP. The physiology and biomechanics of competitive swimming. *Clinics in Sports Medicine* 18(2):267–285, 1999.
43. Clarys JP, Rouard AH. The front crawl downsweep: Shoulder protection and/or performance inhibition. *Journal of Sports Medicine & Physical Fitness* 36(2):121–126, 1996.
44. Pink M, Perry J, Browne A, Scovazzo ML, Kerrigan J. The normal shoulder during freestyle swimming. *American Journal of Sports Medicine* 19:569–576, 1991.

45. Scovazzo ML, Browne A, Pink M, Jobe FW, Kerrigan J. The painful shoulder during freestyle swimming: An electromyographic cinematographic analysis of twelve muscles. *American Journal of Sports Medicine* 19(6):577–582, 1991.

46. Rouard AH, Billat RP. Influences of sex and level of performance on freestyle stroke: An electromyographic and kinematic study. *International Journal of Sports Medicine* 11(2):150–155, 1990.

47. Caty V, Aujouannet Y, Hintzy F, Bonifazi M, Clarys JP, Rouard AH. Wrist stabilisation and forearm muscle coactivation during freestyle swimming. *Journal of Electromyography and Kinesiology* 17(3):285–291, 2007.

48. Nuber GW, Jobe FW, Perry J, Moynes DR, Antonelli D. Fine wire electromyography analysis of muscles of the shoulder during swimming. *American Journal of Sports Medicine* 14:7–11, 1986.

49. McHardy A, Pollard H. Muscle activity during the golf swing. *British Journal of Sports Medicine* 39(11):799–804, 2005.

50. Gluck GS, Bendo JA, Spivak JM. The lumbar spine and low back pain in golf: A literature review of swing biomechanics and injury prevention. *Spine Journal* 8(5):778–788, 2008.

51. Bulbulian R, Ball KA, Seaman DR. The short golf backswing: Effects on performance and spinal health implications. *Journal of Manipulative & Physiological Therapeutics* 24(9):569–575, 2001.

52. Pink M, Jobe FW, Perry J. Electromyographic analysis of the shoulder during the golf swing. *American Journal of Sports Medicine* 18(2):137–140, 1990.

53. Hume PA, Keogh J, Reid D. The role of biomechanics in maximising distance and accuracy of golf shots. *Sports Medicine* 35(5):429–449, 2005.

54. Cahalan TD, Cooney WP, III, Tamai K, Chao EY. Biomechanics of the golf swing in players with pathologic conditions of the forearm, wrist and hand. *American Journal of Sports Medicine* 19(3):288–293, 1991.

55. Adlington GS. Proper swing technique and biomechanics of golf. *Clinics in Sports Medicine* 15(1):9–26, 1996.

56. Burden AM, Grimshaw PN, Wallace ES. Hip and shoulder rotations during the golf swing of sub-10 handicap players. *Journal of Sport Sciences* 16(2):165–176, 1998.

57. Watkins RG, Uppal GS, Perry J, Pink M, Dinsay JM. Dynamic electromyographic analysis of trunk musculature in professional golfers. *American Journal of Sports Medicine* 24(4):535–538, 1996.

58. Jobe FW, Moynes DR, Antonelli DJ. Rotator cuff function during a golf swing. *American Journal of Sports Medicine* 14:388–392, 1985.

59. Kao JT, Pink M, Jobe FW, Perry J. Electromyographic analysis of the scapular muscles during a golf swing. *American Journal of Sports Medicine* 23(1):19–23, 1995.

60. Elliott B, Fleisig G, Nicholls R, Escamilla R. Technique effects on upper limb loading in the tennis serve. *Journal of Science and Medicine in Sport* 6(1):76–87, 2003.

61. Chow JW, Shim JH, Lim YT. Lower trunk muscle activity during the tennis serve. *Journal of Science and Medicine in Sport* 6(4):512–518, 2003.

62. Ryu RKN, McCormick J, Jobe FW, Moynes DR, Antonelli DJ. An electromyographic analysis of shoulder function in tennis players. *American Journal of Sports Medicine* 16:481–485, 1988.

63. Girard O, Micallef JP, Millet GP. Lower-limb activity during the power serve in tennis: Effects of performance level. *Medicine & Science in Sport & Exercise* 37(6):1021–1029, 2005.

64. Kibler WB. Biomechanical analysis of the shoulder during tennis activities. *Clinics in Sports Medicine* 14:79–85, 1995.

65. Chow JW, Park SA, Tillman MD. Lower trunk kinematics and muscle activity during different types of tennis serves. *Sports Medicine, Arthroscopy, Rehabilitation, Therapy, & Technology* 13(1):24, 2009.

66. Li L, Caldwell GE. Muscle coordination in cycling: Effect of surface incline and posture. *Journal of Applied Physiology* 85(3):927–934, 1998.

67. Chapman AR, Vicenzino B, Blanch P, Hodges PW. Leg muscle recruitment during cycling is less developed in triathletes than cyclists despite matched cycling training loads. *Experimental Brain Research* 181:503–518, 2007.

68. Suzuki S, Watanabe S, Homma S. EMG activity and kinematics of human cycling movements at different constant velocities. *Brain Research* 240(2):245–258, 1982.

69. Gregor RJ, Broker JP, Ryan MM. The biomechanics of cycling. *Exercise and Sport Sciences Reviews* 19:127–169, 1991.

70. Hug F, Laplaud D, Lucia A, Grelot L. EMG threshold determination in eight lower limb muscles during cycling exercise: A pilot study. *International Journal of Sports Medicine* 27(6):458–462, 2006.

71. Baum BS, Li L. Lower extremity muscle activities during cycling are influenced by load and frequency. *Journal of Electromyography and Kinesiology* 13:181–190, 2003.

72. Mohr KJ, Kvitne RS, Pink MM, Fideler B, Perry J. Electromyography of the quadriceps in patellofemoral pain with patellar subluxation. *Clinical Orthopaedics and Related Research* 415:261–271, 2003.

73. Timmer CAW. Cycling biomechanics: A literature review. *Journal of Orthopaedic and Sports Physical Therapy* 14(3):106–113, 1991.

74. Olsen B. Bicycle biomechanics. www.wheelwerksbikes.com. Accessed 12 December 2009.

75. Mohr T, Allison JD, Patterson R. Electromyographic analysis of the lower extremity during pedaling. *Journal of Orthopaedic and Sports Physical Therapy* 2(4):163–170, 1981.

용어해설

Glossary

A

Abduction – **벌림(1장, 11장)** 신체분절이 정중선에서부터 떨어진 위치 또는 정중선에서부터 떨어지는 이마면의 운동이다. 발에서는 벌림은 수직축 주위에서 가로면에서 일어난다.

Acceleration – **가속도(2장)** 속도의 증가율.

Accessory motion – **종속운동(1장)** 구성요소 운동이라 알려져 있다. 능동운동 범위에 동반되는 자연스럽고 원활한 운동으로 관절에서 일어나는 운동이다.

Accetabular fossa – **절구오목(9장)** 절구 중앙부위에 있고 원인대와 섬유성 탄성조직 지방체를 수용하고 있다. 유리연골은 결여되어 있다.

Accetabulum – **절구(9장)** 엉덩관절을 형성하도록 넙다리뼈머리를 끼워 넣고 있는 골반의 컵이며 구조적으로는 3개의 골반 뼈 모두의 부분으로 구성된다.

Actin – **액틴(3, 4장)** 가는 단백질 잔섬유는 트로포닌과 트로포미오신을 함유하고 있으며 근육이 수축할 때 일어나는 액틴과 미오신 사이를 결합하는 것을 조절한다.

Action potential – **활동전위(3장)** 흥분성 신경이나 근육세포를 충분히 탈분극을 시키고 재분극을 시킨다. 신경계 안을 전파하는 전기화학적 신호.

Active insufficiency – **능동 불충분(4장)** 하나의 관절 이상을 가로지르는 근육이 가장 짧은 위치에 있으나 관절은 아직 움직임에 여유가 있을 때, 근육의 액틴과 미오신이 서로 겹치는 영역은 없어져 있으나 관절은 움직임의 최후에 도달하여 있지 않다. 이것은 하나의 관절 이상을 가로지르는 근육에서 일어나고, 예를 들면, 뒤넙다리근이 엉덩관절을 완전히 펴지게 하고 있으나 동시에 무릎관절을 완전히 펼 수 없는 경우이다.

Active tension – **능동 장력(4장)** 근육조직의 액틴과 미오신 사이의 가교의 활성화를 통해서 근육 자체가 만들어내는 힘이다. 근력 전체에 기여하는 모든 요인 중에서 능동장력이 가장 큰 요인이다. 수동 장력 참조.

Adduction – **모음(1, 11장)** 신체분절이 정중선을 향하는 위치 또는 운동이다. 발에서는 모음은 수직축 주위에서 가로면에서 일어난다.

Adductor tubercle – **모음근결절(9장)** 넙다리뼈 먼쪽에 있는 안쪽위관절융기에 가까운 돌기이고 큰모음근이 그곳에 부착하여 있기 때문에 이와 같이 불린다.

Aerobic metabolism – **유산소 대사(3장)** 근육 내에서 에너지를 만들어내기 위한 지방, 탄수화물, 단백질의 산화성 대사이다.

Afferent nerve – **들신경(3장)** 중추신경계에 임펄스를 보내는 감각신경.

Agonist – **작용근(4장)** 주로 운동을 일으키는 역할을 수행하는 근육 또는 근육군.

Akinesia – **운동불능증(3, 12장)** 운동시작이 곤란하다. 파킨슨병에서 전형적으로 관찰되는 상태.

All-or-none law – **실무율(3장)** 신경이 활성화될 때 하나의 운동단위 내의 모든 근육섬유가 최대로 수축한다는 원리이다.

Alpha(α) motor neuron – **알파(α) 운동신경세포(3장)** 골격근을 신경지배하는 큰 신경세포.

Ambulation – **이동(12장)** 넓은 의미에서는 일종의 이동이라 정의되지만, 임상적인 의미에서는 어떤 사람이 움직여 돌아다닐 수 있는지 아닌지, 자유로이 걸을 수 있는지, 어떤 보조구가 있으면 걸을 수 있는지를 설명하는 데에 사용된다.

Amphiarthrosis – 반관절(1장) 섬유연골과 유리연골의 조합에 의한 연골성 구조와 일반적으로 뼈와 뼈 사이의 원반으로 특징지어지는 관절의 분류이며, 이것에 의해서 안정성 기능과 운동성 기능의 양쪽이 획득되고 척추의 돌기사이관절, 두덩뼈결합, 첫째 복장갈비관절 등에서 볼 수 있다.

Anatomical position – 해부학적 자세(1장) 머리, 손바닥, 발가락을 앞쪽으로 향하게 하고 손가락을 편 직립 선 자세라 정의되는 인체의 기준자세.

Anaerobic metabolism – 무산소 대사(3장) 에너지원으로서 산소의 소비를 필요로 하지 않는 반응.

Angle of inclination – 경사각(5, 8, 9장) 넙다리뼈머리 또는 위팔뼈머리와 각각의 뼈몸통과의 사이에서 형성되는 각도이다. 위팔뼈에서는 경사각은 위팔뼈의 뼈몸통과 위팔뼈머리를 뻗는 선으로 만들어진다. 위팔뼈의 정상적인 경사각은 130~150°이고 평균 성인에서 135°이다. 엉덩관절에도 경사각이 있다. 이 각도는 넙다리뼈의 뼈몸통과 넙다리뼈 목부분의 장축 사이에서 형성된다. 넙다리뼈의 경사각은 127°이다.

Angle of pelvic inclination – 골반경사각(9장) 골반의 앞경사 또는 뒤경사의 가동범위를 합계한 각도의 경사이고, PSIS와 두덩뼈결합의 끝부분을 지나는 경사면을 나타내는 선을 긋는 것에 의해서 시각화가 되고 이 면과 횡단면 또는 수평면과 이루는 각도가 된다.

Angle of progression – 진행(보행)각도(12장) 직선의 진행방향의 선과 발꿈치의 중간점에서 발을 2분하여 둘째 발가락과 셋째 발가락의 사이를 지나는 선에서 형성되는 보행의 각도이다. 성인에서는 약 7°의 toe out이 일반적이다.

Angle of torsion – 비틀림 각(5, 9장) 위팔뼈머리의 면과 양 위팔뼈관절융기의 면으로 형성되는 각도이다. 정상적인 비틀림 각은 뒤쪽 비틀림 30°이다. 엉덩관절에서는 횡단면에서 넙다리뼈머리와 뼈몸통으로 형성되는 각도이고 넙다리뼈 목부분과 뼈머리를 2분하는 선과 안쪽관절융기와 가쪽관절융기의 사이를 뻗는 선에 포개는 선을 긋는 것에 의해서 시각화된다. 이 각도는 넙다리뼈의 선천적인 비틀림을 반영한 것으로 앞쪽으로 13~15° 회전하고 있다.

Angular(rotary) motion – 각(회전)운동(1장) 축 또는 회전중심 주위에 일어나는 운동이다. 회전운동(rotary motion) 참조.

Ankle complex – 발목관절 복합체(11장) 발목관절과 발목밑관절은 자주 발목관절 복합체라 불린다. 협력하여 발과 발목관절의 가동성과 유연성을 주는 기능이 있으며 특히 폐쇄활동 때에는 그러하다.

Ankle strategy – 발목관절 전략(12장) 발목관절과 발에서부터 시작되는 자세조절.

Ankylosis – 관절굳음증(8장) 관절 내의 병태에 기인하는 관절운동의 제한.

Annular ligament – 고리인대(6장) 유리연골로 덮인 섬유성 인대이고, 몸쪽노자관절에서의 주요 지지체로서 노뼈머리의 주위에서 고리를 형성한다.

Antagonist – 대항근(4장) 주로 바람직한 또는 의도된 운동과 완전히 반대의 운동을 일으키는 역할이 있는 근육 또는 근육군.

Antecubital – 팔꿈치 앞쪽의(6장) 팔꿉관절의 앞면. 팔꿉관절 복합체가 접히거나 굽는 부분.

Anterior inferior iliac spine(ASIS) – 앞아래엉덩뼈가시(9장) 쉽게 촉진할 수 없으나, 골반의 엉덩뼈 앞면에 있는 ASIS의 아래쪽에 위치하는 기준점이다.

Anterior radioulnar ligament – 앞쪽노자인대(6장) 먼쪽 노자관절의 앞면을 안정시키는 인대.

Anterior superior iliac spine(ASIS) – 앞위엉덩뼈가시(9장) 골반의 엉덩뼈능선의 가장 앞 동시에 가장 위에 있다. 용이하게 촉진할 수 있는 융기이다.

Anterior tiling – 앞쪽경사(5장) 어깨뼈의 윗면이 앞쪽으로 회전한다. 안쪽-가쪽 축 주위의 회전. 어깨위팔관절이 젖혀졌을(과신전 하였을) 때 일어난다.

Anteversion – 앞방향경사(5장) 넙다리뼈의 비틀림 각도의 증가이고 임상적으로는 엄지발가락가쪽휨증 또는 "안짱다리"를 나타낸다.

Antigravity muscle – 항중력근(3, 4, 12장) 중력에 대항하여 신체를 직립자세로 유지하는 자세근육. 항중력근에는 Ⅱ형 섬유보다도 Ⅰ형 섬유가 많다. 주로 목이나 허리의 폄근, 엉덩관절 및 무릎관절 폄근을 포함하고 적지만 목이나 몸통의 굽힘근 및 엉덩관절의 모음근과 벌림근을 포함한다.

Apophyseal plate – 뼈돌기판(6장) 뼈 끝에 있는 뼈 형성 또는 성장의 중심.

Apraxia – 실행증(3장) 운동의 계획이 곤란하고 일반적으로 운동이 느리고 서툴러지며 몸쪽의 근력약화와 몸쪽

관절주위의 협응성의 상실을 동반한다.

Areflexia – **무반사증**(3장) 신장반사의 결여이다. 병적 상태의 징후.

Arthrokinematics – **관절운동형상학**(1장) 운동학의 하위 분류이고, 서로의 관절면의 운동의 설명에 중점을 두고 있다.

Arthrology – **관절학**(1장) 관절의 분류, 구조, 기능을 연구하는 학문.

Association neuron – **연합신경세포**(3장) 중추신경계의 연합영역에 있는 사이신경세포.

Ataxia – **실조**(3장) 수의적인 근육운동을 시도하였을 때에 나타나는 근육의 협동운동 장애이고, 자주 보폭이 넓은 운동으로서 관찰된다. 소뇌장애의 일반적 증상이다.

Athetosis – **느린 비틀림 운동**(3장) 느리고 불수의적으로 온몸이 비틀리는 것으로 특징지어지는 근긴장이상운동이며 보통 다리보다도 팔에 나타난다. 이것에 의해서 근긴장은 저긴장에서부터 고긴장까지 예측 불가능한 방법으로 변화하고 있는 것처럼 보인다. 대부분은 뇌성마비의 유형으로서 타나난다.

Atrophy – **위축**(4장) 외상, 불사용, 질병, 나이가 듦에 동반하여 파생된다. 근육세포의 크기, 전체적인 근육의 둘레길이, 근력의 감소가 있다.

Autogenic inhibition – **자가억제**(3장) 골지힘줄기관의 중재에 의한 비상반성 억제의 기전이며, 이것에 의해서 충분한 근육힘줄의 긴장에 의한 골지힘줄기관의 활성화가 작용근의 억제와 대항근의 흥분을 일으킨다.

Axial skeletal – **축성뼈대**(8장) 척주, 머리뼈, 갈비뼈로 구성되는 골격의 일부이다.

Axis – **축**(1, 2장) 회전이 일어나는 점.

Axis of rotation – **회전축**(1, 2장) 관절에서의 각운동의 회전중심이고, 관절면 안 또는 부근에 있다.

B

Ball and Socket Joint – **절구관절**(1장) 구형의 "볼"과 오목면의 컵이 조합된 3축성 관절이고, 엉덩관절이나 어깨위팔관절 등에서 볼 수 있다.

Base of support(BOS) – **지지기저면**((2장) 신체나 물체를 지지하는 표면적이다. 접촉하고 있는 점 사이와 그 내부의 범위를 포함한다. 지지기저면이 클수록 신체나 물체는 안정성이 증가한다.

Biaxial joint – **2축성 관절**(1장) 관절은 2개의 축 주위에서 2개의 면에서 움직이고 자유도는 2이다. 구조상 3개의 유형(융기관절, 타원관절, 안장관절)이 있다.

Bipedal – **두발보행의**(12장) 두 다리로 걷는 것.

Biomechanics – **생체역학**(1장) 역학의 원리와 분석을 생체에 적용하는 것.

Bipennate – **깃근육**(4장) 근육의 힘줄중심을 향해서 뻗고 있는 2개의 평행인 섬유의 그룹이 배열하여 있는 근섬유이고 깃털의 배열과 유사하다.

Bony(or hard) end feel – **뼈성 끝느낌**(1장) 뼈가 뼈에 접촉하여 운동이 멈출 때에 느껴지는 정상적인 끝느낌이고 팔굽관절의 폄의 경우, 자뼈의 팔꿈치머리돌기가 위팔뼈의 팔꿈치오목에 적확히 적합하였을 때이다.

Bradykinesia – **운동느림증**(3, 12장) 운동이 느린, 또는 일단 시작한 운동을 유지하는 것이 곤란한 것.

Bruxism – **이갈이**(8장) 이를 가는 것.

Bursa – **윤활주머니**(1장) 관절면의 마찰을 감소시키고 보호 또는 충격흡수 제공을 목적으로 하는 액체로 채워진 주머니: 타고난 것과 후천적인 것이 있다.

C

Cadence – **분속수**(12장) 1분당의 보수와 같이 단위시간에 종료하는 걸음으로서 정의되는 보행의 시간적인 특징.

Capritulotrochlear groove – **작은머리도르래고랑**(6장) 위팔뼈작은머리와 위팔뼈도르래 사이에 있는 먼쪽 위팔뼈의 고랑이고, 팔굽관절을 굽힐 때 뼈머리가 그 안에 미끄러져 들어간다.

Capitulum – **위팔뼈작은머리**(6장) 팔굽관절 내에서 뼈머리와 깊게 관절을 형성하는 위팔뼈의 먼쪽 뼈성 융기이다.

Capsular(firm or ligamentous) end feel – **관절주머니성(단단한 또는 인대성) 끝느낌**(1장) 손목관절을 굽힐 때처럼 인대나 관절주머니의 구조 또는 근육의 구조에 의한 제한의 탄력성이 있는 정상적인 끝느낌.

Cardinal plane – **기본면(1장)** 인체의 공간에서의 위치나 관절에서의 운동을 기술하고 기록하기 위한 기준틀로서 사용된다. 3차원 좌표계이다.

Carrying angle – **운반각(6장)** 해부학적으로 팔꿈치각으로서 알려져 있고 위팔뼈와 아래팔 사이에서 만들어진다. 팔꿉관절의 굽힘과 폄의 축이 위팔뼈의 뼈몸통에 대해서 완전히 수직이 아니기 때문에 운반각에 의해서 위팔뼈에 관해서 아래팔이 가쪽으로 편위를 한다. 이 각도는 개인차가 있으며 일반적으로 여성이 남성보다 현저하다.

Catalyst – **촉매제(3장)** 화학반응을 촉진하지만, 화학반응에 의해서 영구적으로 변화하지 않는 물질.

Center of gravity(COG) – **중력중심(1, 2장)** 그 주위에 질량이 모이는 중심. 중력이 물체나 신체의 질량중심에 영향을 미치는 점으로 한다.

Center of mass(COM) – **질량중심(2장)** 그 주위에 물체나 신체의 질량이 균등하게 분포하는 점. 인체의 중력중심은 사람의 둘째 엉치뼈의 직전에 있다. 중력중심 참조.

Center of pressure(COP) – **압력중심(12장)** 발 내의 합성된 바닥반발력의 작용점의 위치.

Central nervous system(CNS) – **중추신경계(3장)** 뇌와 척수로 이루어진다.

Central pattern generators – **중추패턴발생장치(3장)** 척수 수준에서의 신경결합을 통해서 의도적인 운동을 만들어내는 근육활동의 복합패턴.

Cerebral palsy – **뇌성마비(3장)** 일반적으로 발달중인 뇌에 대한 손상의 결과 일어나는 한 그룹의 운동장애를 설명하기 위해 사용되는 총칭이다.

Cerebral shock – **뇌 쇼크(3장)** 침해된 신체분절의 근육 모두가 포함되는 운동기능의 침체시간이고, 신경계가 급성 발병의 손상 후 쇼크 상태에 있을 때 뇌손상에 이어지는 사람 근육의 일시적인 이완상태를 설명하는 데에 사용된다.

Chopart's joint – **쇼파르 관절(11장)** 이 관절은 가로발목관절로서도 알려져 있다. 1700년대 파리에서 생활을 한 프랑스의 내과의사 Francois Chopart의 이름을 따서 쇼파르관절이라 불리고 있다.

Choreiform movement – **무도성동작(3장)** 빠른, 불수의성의 덜컹거리는, 급속한 또는 불규칙한 운동이고, 이때문에 근육긴장이 낮은 긴장에서부터 높은 긴장까지 예측할 수 없는 방법으로 변동하는 것처럼 보인다.

Circumduction – **휘돌림(1, 7장)** 움직이고 있는 신체분절이 원뿔의 표면을 따라가는 것과 같은 경로를 움직이는 동안에 일어나는 운동이고, 신체분절의 끝이 원형의 경로를 따라간다. 일반적으로 3축관절에서 관찰된다.

Clonus – **간헐성 경련(3장)** 대항근군의 사이의 근육수축의 경련성의 변화이며, 신장반사의 항진에 기인한다. 중추신경계 병리의 증상이다.

Closed chain motion – **닫힌사슬운동(1, 4장)** 신체분절의 먼쪽부분이 정지 또는 고정되어 있을 때, 신체분절의 어떤 부분의 운동은 신체분절의 다른 부분에 영향을 준다. 이들의 운동은 일반적으로 속도보다도 힘의 생성을 위해 사용된다. closed kinematic chain이라고도 불린다.

Closed packed position(CKC) – **잠김위치(1장)** 접촉면의 영역이 최대가 되도록 짝을 이루는 관절의 면이 서로 최대로 일치(정확히 합치)하여 적합하고 있는 관절의 위치이다. 인대의 부착부는 가장 떨어져서 긴장하여 있고 관절주머니의 조직은 긴장하고 관절은 기계적으로 압박되어 동요시키는(나누는) 것은 곤란하다.

Coactivation – **동시활성화(6장)** 작용근과 대항근의 양쪽의 발화에 의한 근육의 동원패턴이고, 자주 새로운 운동이나 익숙하지 않은 운동에서 관찰된다.

Cogwheel rigidity – **톱니바퀴 경축(3장)** 저항과 이완이 번갈아 나타나는 것으로 특징지어지는 경축의 유형이고, 일반적으로 파킨슨병에서 관찰된다.

Component vectors – **성분벡터(2장)** 합쳐진 크기와 방향의 힘이 합성 벡터를 만들어낸다.

Composition of force – **힘의 합성(2장)** 신체나 신체분절에 작용하는 모든 힘의 합계.

Concave-Convex principle – **오목-볼록 원리(1장)** 확고한 법칙은 아니지만, 역학적인 원리이며 볼록한 관절면의 뼈가 오목한 관절면의 뼈 위를 움직이는 경우는 볼록한 관절면은 뼈 부분과 반대의 방향으로 움직이고 오목한 관절면의 뼈가 볼록한 관절면의 뼈 위를 움직이는 경우는 오목한 관절면은 뼈 부분과 같은 방향으로 움직인다는 원리이다.

Concurrent force system – **동시 힘계, 공점력 체계(2장)** 신체분절 또는 몸에 작용하는 2개 이상의 힘. 이러한 힘의 결과가 합성힘을 만들어내고, 이 합성힘은 2개의 원래의 힘과 같은 장소에 있는 기점과 양쪽의 원래의 힘이 조합된 것이다.

Concentric motion – **구심성 운동(4장)** 근육이 관절을 움직일 때, 근육의 단축을 일으키는 근육활동이다.

Conduction velocity – **전도속도(3장)** 신경축삭을 따라서 진행하는 임펄스의 전도속도. 축삭의 직경과 미엘린의 유무와 관계가 있다.

Condyle – **관절융기(6장)** 넙다리뼈나 위팔뼈 등 긴뼈의 융기와 같이 확대한 부분.

Condyloid joint – **융기관절(1장)** 2축관절의 유형. 융기관절의 형태는 구형의 볼록한 면과 얕은 오목한 면이 조합된 것으로서 묘사되고, 손이나 발의 손허리손가락관절에서 관찰된다.

Constraints – **제약(3장)** 운동의 한계나 제한.

Contact pressure – **접촉압(10장)** 관절 반발력의 합계와 접촉면적의 비율. 접촉 면적이 클수록 구조에 가해지는 스트레스는 적다.

Coronal(frontal) plane – **관상면(이마면)** XY면이라고도 한다. 관상봉합을 따라서 이마뼈와 평행이기 때문에 이러한 이름이 붙여져 있고 신체를 앞부분과 뒷부분으로 나눈다. 벌림 및 모음 운동이 일어나는 면이다.

Coronary ligament – **관상인대(10장)** 각 반달의 가쪽 끝과 정강뼈를 연결하는 인대. 무릎관절의 운동 중에 반달의 어느 정도의 운동을 허용하는 느슨한 인대이다. meniscotibial ligaments 로서도 알려져 있다.

Coronoid fossa – **갈고리오목(6장)** 위팔뼈 먼쪽의 앞면의 오목. 팔꿉관절이 완전히 굽혔울 때에 자뼈의 갈고리돌기를 받는다.

Coronoid process – **갈고리돌기(6장)** 자뼈의 앞 안쪽 위쪽에 있는 특징적인 뼈성 돌기이다.

Counternutation – **뒤쪽 움직임(후굴)(8장)** 엉치뼈 먼쪽과 꼬리뼈가 앞쪽으로 움직일 때, 엉치뼈 곶이 위 뒤쪽으로 움직이는 엉치뼈의 운동이다. 뒤경사의 동안에 양 엉덩뼈능선은 떨어져서 움직여 궁둥뼈결절은 더 접근한다.

Coupling motions – **짝(결합)운동(8장)** 관절의 면의 방향성 때문에 다른 면에서 동시에 운동을 동반하여 어떤 면에서 일어나고 있는 운동이다. 예로서는 척주의 옆굽힘과 돌림이고, 척주의 옆굽힘 또는 척주의 돌림의 어느 쪽인가를 분리할 수는 없다.

Coxa valga – **밖굽이엉덩관절(9장)** 경사각이 130° 보다 커지는 경체각의 지속적 증가이고 몇 가지의 기능적인 결과를 일으킨다. 다리는 길게 보이고 하중 때에 모음위치로 놓이며 그 결과 다리길이는 기능적으로 증가한다.

Coxa vara – **안굽이엉덩관절(9장)** 넙다리뼈의 경체각이 전형적인 120° 보다 작은(90° 에 근접한다) 상태이고 몇 가지의 기능적인 결과가 일어난다. 다리길이의 기능적인 감소. 다리는 넓은 지지기저면에서 보다 벌림위치를 취하고 있는 것처럼 보인다.

Crawling – **배밀이(13장)** 복부가 지지면에 접촉한 엎드려 누운 자세에 의한 전진이고, 신체를 앞쪽 또는 뒤쪽으로 진행시키기 위해 팔다리를 상반적 양식으로 사용한다.

Creep – **크립(제4장)** 낮은 수준의 힘의 적용에 의해서 시간의 경과와 더불어 조직이 신장하는 것.

Creeping – **네발기기(13장)** 복부를 지지면에서부터 들어올린 팔다리에 의한 전진이고, 신체를 앞쪽 또는 뒤쪽으로 이동시키기 위해 팔다리를 상반적으로 움직인다.

Cross-bridge – **교차결합(3, 4장)** 미오신의 머리부분은 미오신에서부터 각도에서 팔로부터 뻗고 있고 그 기능은 근육수축을 일으키기 위해 미오신을 액틴에 연결시키는 것이다.

Cubital – **팔꿉(6장)** 팔꿉관절 또는 아래팔에 관한 것.

Cubital angle – **팔꿈치각(6장)** 운반각. 팔꿉관절 완전 폄위치에서 위팔뼈와 아래팔로 만들어지는 각도이다. 팔꿉관절의 굽힘/폄의 축이 위팔뼈 몸통에 대해서 완전히 수직이 아니기 때문에 팔꿈치각에 의해서 아래팔은 위팔뼈에 대해서 가쪽으로 편위한다. 이 각도는 어느 정도 개인차가 있으며 보통 남성보다 여성 쪽이 두드러진다.

Curvilinear – **곡선의(1장)** 공을 친구에게 던졌을 때에 볼 수 있는 것처럼 물체가 곡선을 이루는 경로를 이동하는 선운동의 부분집합이다.

Cubitus valgus – **밖굽이팔꿉(6장)** 위팔뼈에 대해서 아래팔이 가쪽으로 각을 형성하고 있는 상태. 15° 이하일 때는 운반각으로서 알려져 있다. 위팔뼈에 대한 아래팔의 과도한 가쪽으로의 각의 형성을 나타내는 데에도 사용된다.

Cubitus varus – **안굽이팔꿉(6장)** 위팔뼈에 대해서 아래팔이 안쪽으로 각을 형성하고 있는 상태.

D

Deceleration – **감속(2장)** 속도의 감소율.

Degree of freedom – **자유도(2, 3장)** 관절이 운동할 수 있는 면의 수이다. 온갖 자유도에 관해서 운동의 축이 있다. 운동학적 용어에서는 관절에서 가능한 독립된 면 운동의 수이고 기능적으로는 관절이나 신체분절에 몇 개의 운동의 선택지가 있는가, 라고 해석된다.

Delayed-onset muscle soreness(DOMS) – **지연성근육통(4장)** 운동, 특히 구심성 활동 후 및 24시간 후에 출현하는 통증.

Demifacet – **반관절면(8장)** 갈비뼈머리와 관절을 이루는 아래 뒤쪽의 등뼈 척추뼈몸통(T1-T9)에 있는 패임.

Depolarization – **탈분극(3장)** 신경 또는 근육세포막에 걸치는 양이온과 음이온의 급속한 교환이고 막은 보다 양전하가 된다.

Depression – **내림(5장)** 어깨뼈가 안정자세와 비교하여 가슴우리 위를 아래쪽으로 활주하는 어깨뼈의 움직임이다.

Diarthrosis – **가동관절(1장)** 주된 목적이 가동성을 제공하기로 되어있는 관절이다. 구조적으로는 유활막 관절주머니의 존재로 특징지어진다. 그리고 1축성, 2축성, 3축성으로 세분된다.

Dislocation – **탈구(1장)** 관절의 2개의 뼈의 파트너가 각각으로부터 완전히 제거되든가 떨어짐으로써 보통 무언가의 손상(관절주머니의 파열조차도)이 일어나 있는 것을 의미한다.

Displacement – **이동, 변위(2장)** 힘이 가해짐으로써 신체 또는 신체분절이 움직이는 경우.

Distal attachment – **먼쪽 부착부(4장)** 근육이 뼈에 닿는 곳. 먼쪽 부착부는 닿는곳이라 불린다(이는곳과 반대로). 이 위치의 근육의 부착부위의 다른 끝으로부터도 신체에서부터 먼쪽이다. 몸쪽 부착부(proximal attachment) 참조.

Disuse atrophy – **불사용위축(3장)** 부동 또는 마루 위 안정에 의한 2차성의 근육위축.

Dorsal(posterior) radiounlar ligament – **뒤쪽노자인대(6장)** 등쪽노자관절의 뒷면을 고정하는 인대이다.

Dorsiflexion – **발등굽힘(등쪽굽힘)(1, 11장)** 정강뼈 앞면으로 향하는 발등부분의 시상면에 가까운 굽힘운동.

Double float phase – **양발부유기(12장)** 발이 어느 쪽도 지면에 접촉하여 있지 않은 주행의 주기의 일부이다. 2개의 양발의 공중에 부유하여 있는 단계가 있고 유각초기의 최초와 유각종기의 마지막이다. 공중부유기라고도 한다.

Double-limb support – **양발지지기(12장)** 양발이 지면에 접촉하여 있는 보행 시의 보행주기의 일부이다. 각 발의 입각기의 최초와 최후의 10%에서 일어난다.

Dynamic action system – **동적 활동 시스템(3장)** 시간과 더불어 변화를 나타내는 온갖 시스템이다. 사람의 운동조절 시스템을 기술하는 데에 사용된다.

Dynamic action system model – **동적 활동 시스템 모델(3장)** 운동을 과제와 특이적인 상황환경에서의 많은 하위 시스템이 동적으로 협동함으로써 나타나는 것이라 보는 이론적 모델이다.

Dysmetria – **운동거리 조절이상(3장)** 손을 뻗거나 발을 내디딜 때에 거리를 판단할 수 없는 것. 소뇌장애의 일반적 임상증상이다.

Dystonia – **근육긴장이상(3장)** 지속하는 근육수축과 흐트러진 근육긴장이 우위인 증후군이다. 가끔 비정상자세, 비틀림, 몸부림치는 운동이 일어나고 많은 경우 바닥핵 장애와 연관성이 있다.

E

Eccentric motion – **원심성 운동, 늘임운동(4장)** 관절운동을 조절하기 위해 근육이 장력을 발생할 때 근육이 길어지는 근육활동이다. 관절운동은 외력에 의해서 만들어지고 근육의 힘이 운동변화의 비율을 조절한다.

Efferent nerve – **원심성신경, 날신경(3장)** 중추신경계로부터의 반응을 근육에 보내는 신경.

Elasticity – **탄성(4장)** 펴는 힘에 굴복하지만, 힘이 해제되면 정상적인 길이로 되돌아오는 조직의 능력.

Elevation – **올림(5장)** 어깨뼈가 가슴우리 위를 안정자세와 비교하여 위쪽으로 활주하는 것.

Ellipsoidal joint – 타원관절(1장) 어느 정도 평탄한 볼록한 면이 상당히 깊은 오목한 면과 관절을 형성한다. 형태가 방추와 같은 2축관절의 유형이다. 손목관절의 노뼈손목관절 등에서 관찰된다.

Electromyography(EMG) – 근전도검사법(8장) 의학의 진단도구로서 또는 연구의 조사도구로서 사용된다. 근육과 신경의 전기적 활성을 검출한다. EMG를 검출하는 데에 사용되는 전극에는 표면전극, 선 전극, 바늘전극의 세 유형이 있다. 바늘전극은 진단기술에서 사용되지만 표면전극과 선 전극은 근육활동을 확인하는 연구조사에서 자주 사용된다.

Empty end feel – 텅빈 끝느낌(1장) 운동 시의 비정상적인 저항의 결여. 때로는 통증의 결여를 나타내는 병적인 끝느낌이다.

End feel – 끝느낌(1장) 정상적인 관절을 수동적으로 그 가동범위의 끝까지 움직였을 때, 그것 이상의 움직임에 대해서 검사자가 느끼는 저항 : 생리학적 끝느낌이라고도 한다. 더욱이, 견고하다(관절주머니성 또는 인대성)라든가, 딱딱하다(골성)처럼 명확히 한다.

Endomysium – 근육속막, 근내막(4장) 개개의 근육섬유를 에워싸는 근막의 층.

Endoplasmic reticulum – 세포질그물, 세포질세망(3장) 근소포체와 가로소관으로 구성되는 흥분과 수축에서 중요한 역할을 수행한다. 근섬유의 내부 안의 복잡한 관의 시스템이다.

Endurance – 지구력(3장) 일정기간에 걸쳐서 반복하여 같은 행위를 수행하는 능력. 지구력의 저하는 심폐나 근육 또는 신경학적 문제의 징후일지도 모른다.

Epicondyle – 위관절융기(6, 10장) 관절의 위에 있는 돌기 또는 융기. 가장 유명한 것은 위팔뼈 먼쪽의 위관절융기이다. 이것은 근육이나 힘줄이 부착하는 장소로서 도움이 된다.

Epimysium – 근육바깥막, 근외막(4장) 근육 전체를 에워싸는 근막의 층.

Eponym – 이름의 시조(11장) 개인의 이름을 따서 이름이 붙여진 것이며 실재하는 것도 있는가 하면 가공적인 것도 있다.

Equilibrium – 평형(2장) 어떤 시스템에서 균형이 잡혀있을 때 시스템은 평형상태에 있다. 하나의 힘의 방향과 반대방향의 힘은 같다.

Eversion – 가쪽번짐(1, 11장) 발을 가쪽으로 향하는 목말뼈밑관절의 수평면에서의 운동.

Excitable – 흥분성의(3장) 충분한 자극이 가해지면 막이나 세포가 반응하는 것.

Extensibility – 신장성(4장) 신장 또는 확장하는 능력.

Extension – 폄(1장) 관절의 한쪽의 뼈가 다른 쪽의 뼈로부터 떨어져 움직여 관절각도가 커지고 관절이 직선이 되는 움직임이 시상면에서 일어난다.

Extensor lag – 폄근지연(10장) 관절이 능동적으로는 완전히 펼 수 없으나 수동으로는 완전히 펴는 경우, 근력약화나 통증에 의한 가능성이 있다.

Extensor mechanism – 폄근장치(7장) 손가락의 긴 폄근 힘줄과 손의 내재근의 부착의 독특한 배열이다. 폄근후드 기전(extensor hood mechanism), 폄근팽창(extensor expansion), 장치(apparatus), 널힘줄(aponeurosis), 지지띠(retinaculum), 후드(hood)로서도 알려져 있다.

External moment arm – 외적 모멘트 팔(2장) 관절의 축에서부터 외력까지의 수직거리.

External(lateral) rotation – 가쪽돌림(1장) 옆쪽 또는 가쪽으로 향하는 수평면에서의 운동이고, 때때로 lateral rotation 대신에 사용된다. lateral rotation은 더 적절하게 운동을 가리키기 때문에 external rotation보다도 선호되는 용어이다.

Extrafusal muscle fibers – 방추바깥섬유(3장) 골격근섬유.

Extrapyramidal tract or system – 추체외로 또는 시스템(3장) 뇌줄기로 내려가는 축삭을 포함하는 원심(상위운동신경세로)로이고, 숨뇌 피라미드의 가쪽에서 시냅스를 형성한다. 피라미드로 또는 겉질척수로와는 구별된다.

Extrinsic muscle – 외재근(7, 11장) 팔다리와 같은 몸쪽에 몸쪽 부착부가 있으며 손이나 발에 먼쪽 부착부가 있는 손이나 발의 근육이다. 이러한 근육은 일반적으로 파워 또는 힘의 생산을 추가하여 설계되어 있다. 내재근(intrinsic muscles) 참조.

F

Fascia – 근막(4장) 주로 콜라겐으로 구성되고 조직을 에워싸는 결합조직이다. 근육세로, 다발, 층을 나누는 섬유성의 시트이다.

Fasciculus – 다발(3장) 골격근섬유를 각각 다발이라 불리는 감싸는 구조를 설명하는 데에 사용되는 용어이다.

Fast–twitch fiber – 빠른 연축섬유(3장) Ⅱ형 또는 상동성근섬유라 한다. 해당계 대사과정을 사용하고 피로하기 쉽다.

Fatigue – 피로(3장) 필요한 또는 기대되는 근육수축을 유지할 수 없는 것으로서 몇 가지의 생리적 기전의 어느 것인가가 원인이다.

Fascicle – 섬유다발(4장) 근육섬유의 다발 또는 신경섬유의 다발이다. 근육다발의 경우는 근주막이 에워싸고 신경다발의 경우는 신경주막이 에워싼다.

Feiss' line – Feiss의 선(11장) 안쪽복사의 끝에서부터 첫 번째 MTP관절의 바닥면에 그은 선이다. 안쪽세로아치가 정상이라면, 발배뼈결절은 이 선상이나 그 가까이에 떨어진다.

Festinating gait – 총총걸음, 가속보행(12장) 파킨슨병 환자의 전형적인 보행이고, 보폭이 짧은 발을 질질 끄는 보행의 가속을 포함한다.

Firm(or capsular or ligamentous) end feel – 견고한(관절주머니성 또는 인대성) 끝느낌(1장) 예를 들면, 손목관절을 굽힐 때처럼 제한이 인대, 관절주머니 또는 근육구조에 의한 탄력성이 있는 정상적인 끝느낌.

First–order neuron – 1차 신경세포(3장) 연속된 축삭을 갖고 척수 뒤뿔로 들어가는 수용기에서부터 온 감각신경세포이다. 주된 신경섬유는 보통 척수를 상행하여 중추신경계에서 다른 신경세포와 시냅스를 형성한다.

Flaccid – 이완성(3장) 깊은 힘줄반사를 동반하는 근육긴장의 완전한 상실. 하위운동신경세포 장애나 상위운동신경세포의 급성기에 잇달아 일어나고 있을 가능성이 있다.

Flaccidity – 이완(3장) 근육긴장이 없는 병적 상태.

Float phase – 뜬 보행기, 부유기(12장) 주행 시, 유각초기와 유각종기의 마지막에서 어느 쪽의 다리도 접지하고 있지 않을 때, 이것에 의해서 유각의 시간이 길어지고 입각의 시기가 짧아진다. 양다리 부유기라고도 한다.

Fusimotor neurons – 방추운동신경세포(3장) 감마(γ)운동신경세포라고도 한다. 신경세포가 추내근의 방추섬유에 운동 임펄스를 내기 때문에 이와 같이 불린다.

Flexion – 굽힘(1장) 관절에서 한쪽의 뼈가 다른 뼈를 향해서 움직이는 굽힘운동이고 관절각도는 감소한다. 시상면에서 일어난다.

Foramen of Weitbrecht – Weitbrecht 구멍(5장) 어깨위팔인대의 중부와 위 앞부분의 사이의 영역이고, 이 영역은 관절주머니가 취약하기 때문에 어깨위팔관절의 앞쪽탈구가 자주 일어나는 장소이다.

Forefoot – 앞발(1장) 발허리뼈와 손가락뼈의 모두로 구성되는 발의 부분이다.

Force – 힘(2장) 전위를 일으키는 밀기 또는 당기기. 힘의 수식은 $F = m \times a$이며, F는 만들어지는 힘의 양이고 m은 물체의 질량, a는 물체의 가속도이다.

Force arm – 힘의 팔(2장) 지레의 팔이라고도 불린다. 가해진 힘으로부터 움직임을 만들어내는 운동축까지의 수직거리이다.

Force couple – 짝힘(5장) 서로 반대로 작용하는 2개 이상의 근육에 의한 축 주위의 돌림.

Force feedback reflex – 힘의 피드백반사(4장) 근육활동에 의한 억제반사이고, 골지힘줄기관(GTO)의 활성에 의해서 일어난다. 반사에 대해서는 거의 알려져 있지 않지만, 다관절 운동에서 다른 관절에 걸치는 항중력근을 결합하는 역할이 있다고 생각된다.

Force vector – 힘의 벡터(2장) 크기와 방향을 가진 신체에 가해지는 힘.

Fovea – 오목(6, 7장) 손목관절의 섬유연골의 관절원반이 부착한다. 자뼈 붓돌기의 기저부에 있는 함몰이다. 노뼈머리 위의 관절면으로서 도움이 되는 관절오목도 있다.

Free body diagram – 자유물체도(2장) 신체 또는 신체분절에 작용하는 힘의 벡터를 사용해서 신체를 단순화한 그림.

Friction – 마찰(2장) 서로 접하는 2개의 표면 또는 물체 사이의 운동에 대한 저항이고 보통은 수평방향에서 일어난다.

Frontal(coronal) plane(XY plane) – 이마(관상)면(XY면)(1장) 관상(머리뼈)봉합을 따라가는 이마뼈에 평행

인 면이기 때문에 이와 같이 불리고 신체를 앞뒤로 나눈다. 모음, 벌림의 운동이 일어나는 면이다.

Functional excursion(of a muscle) – **기능적 가동범위(근육의)(4장)** 관절을 통과하여 가능한 한 근육이 신장된 후에 단축할 수 있는 거리.

Fundamental position – **기본자세(13장)** 손바닥이 신체의 방향을 향하고 있는 것을 제외하면, 해부학적 자세와 유사하다. 아래팔은 중립의 중간위치이다.

Fusiform muscle – **방추형근육(4장)** 근육다발이 평행으로 배열하고 끝이 가늘어진 방추모양의 근육을 형성하고 있다. 힘보다는 오히려 운동속도를 추구하도록 되어 있다. 띠근육(strap muscle)이라고도 한다.

G

Gait – **보행(12장)** 걷는 방법 또는 걷기 유형.

Gait cycle – **보행주기(12장)** 사람의 보행의 기본적인 단위이고, 발이 접지하여 공중을 회전하고 재차 접지할 때에 관련된 사상을 연구하여 기술한 것. 한쪽의 발이 접지하였을 때부터 재차 접지하는 다음까지의 기간.

Gamma(γ)motor neuron – **감마운동신경세포(3장)** (근육방추 내의) 추내근섬유라는 수축요소를 신경지배하는 신경세포. 근육방추 감각수용기 안의 수축요소는 핵주머니섬유와 핵사슬섬유라는 두 종류로 구성된다.

Ganglia – **신경절(3장)** 중추신경계에 있는 기능적이고, 동시에 해부학적으로 관련되는 신경세포의 집합체. 핵이라고도 한다.

Genu valgus or genu valgum – **밖굽이무릎, 외반슬(10장)** 무릎관절이 과도한 Q각을 갖고 안쪽으로 구부러져 있을 때에 충돌무릎(knock knee)(X형 다리)이라고도 한다.

Genu varus of genu varum – **안굽이무릎, 내반슬(10장)** 활모양 다리(bow leg)(O형 다리)라고도 하고, Q각이 감소하거나 무릎관절이 가쪽으로 볼록하게 되어있다.

Gliding – **활주(1장)** sliding(활주)이라고도 하는 기본적인 관절운동의 동의어이다. 활주(sliding) 참조.

Gluteus medius gait – **중간볼기근 보행(9, 12장)** 트렌델렌버그 보행이라고도 한다. 엉덩관절 벌림근 근력이 현저하게 약화된 사람에서 관찰되고 입각다리를 넘어서 가는 보행의 입각기에 몸통의 옆굽힘을 나타낸다. 이 동작은 중력중심을 이동시켜서 HAT(머리-양팔-몸통)의 중량을 엉덩관절의 축의 가쪽에 떨어뜨리고 근력이 약화된 엉덩관절 벌림근에 요구되는 토크를 최소화한다.

Glycolysis – **해당작용(3장)** 에너지를 공급할 목적으로 근육과 간의 저장기지로부터의 글리코겐을 분해하는 것.

Golgi tendon organ – **골지힘줄기관(GTO)(3장)** 장력자극을 감수하는 근육힘줄 이행부에 있는 감각수용기.

Gomphosis joint – **못박이관절(1장)** 치조에 이빨이 적합하여 있는 상태. 일련의 부동관절이다.

Goniometer – **각도계(1장)** 2개의 가로대가 받침점에서 경첩 형태로 움직이는 분도기와 유사한 측정기구. 측정하는 2개의 신체분절에 평행으로 놓고 관절 각도를 측정하여 기록할 수 있도록 관절의 축과 각시계의 축(받침점)을 서로 포갠다.

Goniometry – **각도측정(1장)** 관절의 각 면에 있는 움직임의 정도를 측정하기 위해 관절에 좌표계를 응용하는 것.

Gunstock deformity – **총상변형(6장)** 안굽이팔꿈치(cubitus varus). 또는 운반각이 정상적인 밖굽이각 5~10° 보다 작은 경우.

Gray matter – **회색질(3장)** 신경세포체가 집중하여 있는 중추신경계의 영역. 색깔이 회색으로 보인다.

Greater sciatic notch – **큰궁둥패임(9장)** 궁둥신경과 궁둥구멍근이 지나는 골반의 개구부(opening).

Greater trochanter – **큰돌기(9장)** 쉽게 촉진할 수 있는 넙다리뼈 몸쪽의 위 가쪽의 융기이다. 중간볼기근, 가쪽돌림근의 부착부위이고, 다리길이를 측정할 때 사용되는 중요한 기준선이다.

Ground reaction force(GRF) – **지면반발력(12장)** 발에 작용하는 반발력(수직방향, 앞뒤방향, 안쪽가쪽방향의 3개의 상이한 방향으로 일어나는 반발력)으로 구성되는 합력이다.

H

Hallux valgus – **엄지발가락가쪽휨증(11장)** 엄지발가락이 다른 발가락 쪽으로 굽는 첫째발허리발가락관절의 가쪽 편위. 과도한 엎침(바깥굽이)의 결과 일어나는 일이 많다.

Hard(or bony) end feel – 딱딱한 끝느낌(1장) 팔꿉관절을 펼 때에 자뼈의 팔꿈치머리돌기가 위팔뼈의 팔꿈치오목에 꼭 적합하였을 때처럼 뼈가 뼈에 접촉하여 움직임이 멈출 때의 정상적인 끝느낌.

Head of the femur – 넙다리뼈머리(9장) 크고 둥근 넙다리뼈의 몸쪽의 면 : 엉덩관절에서 관절을 구성하는 파트너로서 볼기뼈절구 안에서 관절을 형성한다.

Head of the radius – 노뼈머리(6장) 노뼈의 상부의 융기.

Heterarchy – 수평계층(3장) 관여하는 시스템이 계층으로서 배치되어 있지 않은 경우, 오히려 관여하는 시스템 모두가 서로 평행하여 작용하고 있다.

Hierarchy – 수직계층(3장) 관여하는 시스템이 직선적으로 배치되어 있는 경우이며, 거기서는 어떤 시스템은 다른 시스템보다 중요하고 최하위의 수준에서는 최고위의 수준에 의해서 감독을 받는다.

Hinge joint – 경첩관절(1장) 1축성 관절의 종류. 예를 들면, 위팔자관절 등.

Hip strategy – 엉덩관절 전략(12장) 엉덩관절, 골반, 몸통에서 일어나는 적응운동에 의한 자세조절.

Horizontal(Transverse) plane – (XZ면) 수평(가로)면(1장) 지평선과 바닥에 수평이기 때문에 이와 같이 불리고 위에서 본 느낌으로 신체를 상부와 하부로 나눈다. 회전운동이 일어나는 면이다.

Hypermobile – 과가동성(1장) 예상 이상으로, 또는 전형적인 것 이상으로 큰 관절운동.

Hyperpolarization – 과분극(3장) 세포막의 음전위의 증가(안정전위보다도 마이너스).

Hyperreflexia – 반사항진(3장) 과다한 신장반사. 병적 상태의 징후.

Hypertonia – 과다근육긴장증(3장) 과흥분성에 의한 과도한 힘줄반사를 동반한다. 속도의존적인 신장반사의 증가로 특징지어지는 운동장애이다. 상위운동신경세포 장애에서 흔히 관찰된다.

Hypertrophy – 비대(4장) 근력의 증가를 동반하는 근육세포 크기와 근육둘레 전체의 증가이다.

Hypokinesis – 운동감소증(3장) 활동성의 저하이다. 고령자에서 자주 관찰된다.

Hypomobile – 저가동성(1장) 예상 이하로, 또는 전형적인 것 이하로 적은 관절운동.

Hyporeflexia – 반사저하(3장) 신장반사의 약화. 병적 상태의 징후.

Hypotonia – 근육긴장저하(3장) 낮은 근육긴장. 근력저하, 근육활동성의 지속능력 저하로 특징지어지는 근육의 경직의 감소.

I

Iliac crest – 엉덩뼈능선(9장) 매우 융기하여 촉진하기 쉬운 골반의 엉덩뼈 상부에 있는 뼈 모서리이고, 각각 좌우에 있다.

Iliac fossa – 엉덩뼈오목(9장) 엉덩뼈 내면에 있는 충분히 큰 오목 면이고, 큰 엉덩허리근의 일부가 부착한다.

Ilium – 엉덩뼈(9장) 3개의 골반의 뼈 중에서 더 앞 위쪽에 있다. “양손을 허리에 놓을” 때, 촉진되는 뼈이다.

Impairment – 장애, 손상(3장) 징후와 증상으로 나타낸다. 질병이나 병리학적 과정의 전형적 결과이다.

Inertia – 관성(2장) 현재 있는 상태를 바꾸는 것에 대한 신체의 저항이고, 정지하여 있거나 같은 운동 그대로이다. 뉴턴의 운동의 제1법칙이 이 개념을 논하고 있다.

Inferior pubic ramus – 두덩뼈 아래가지(9장) 두덩뼈 아래쪽의 뼈면. 엉덩관절을 모음을 시키는 대부분의 근육의 부착부.

Initial contact – 초기 접지기(12장) 보행주기의 입각기의 하위분류의 단계. 달릴 때는 많은 주자는 최초에 발꿈치로 접지하지 않기 때문에 초기 접지는 발꿈치 접지는 아니다. 초기 접지의 발이 지면에 접촉하였을 때이다. 발꿈치 접지라고도 한다.

Initial swing – 초기 유각기(12장) 보행주기의 유각기의 최초의 하위분류의 단계이고, 다리가 지면에서부터 떨어져 앞쪽으로 향하기 시작할 때이다. 이 단계에서는 다리는 앞쪽으로 가속한다. early swing이라고도 한다.

Innervation ratio – 신경지배 비율(3장) 특정 근육의 운동단위당의 평균 근육섬유 수.

Instant center of rotaton(ICR) – 순간회전중심(10장) 관절면이 구르기나 미끄러짐을 할 때에 변화하는 이론적인 관절의 회전축이다. 관절역학 때문에 회전중심 또는 관절의 축은 관절이 가동범위를 움직임에 따라 변화한다.

Intention tremor – 활동떨림(3장) 때로는 action tremor라고도 한다. 신체부위의 의도적인 운동으로 나타나는 떨림이고, 일반적으로 팔의 뻗어닿기 때나 다리의 내딛기 때에 관찰되며 보통 소뇌병변이 있는 환자에게 관찰되는 징후이다.

Intercondylar fossa – 융기사이오목(10장) 넙다리뼈 먼쪽의 안쪽관절융기와 가쪽관절융기 사이의 분리부분이고 가장 먼쪽이고 동시에 뒤쪽에서 명백하다. 이곳은 십자인대가 정강뼈와 넙다리뼈 사이를 가로지르는 관절융기이다.

Intercondylar groove – 융기사이고랑(10장) 넙다리뼈 먼쪽의 안쪽관절융기와 가쪽관절융기 사이의 도르래와 같은 고랑. 무릎넙다리관절의 넓적다리의 구성요소이다. 도르래고랑으로서도 알려져 있다.

Internal moment arm – 내적 모멘트 팔(2장) 관절의 축에서부터 근육으로의 수직거리.

Internal(medial) rotation – 안쪽돌림(1장) 정중선으로 향해서 안쪽으로 회전하는 수평면의 운동이고, 때때로 medial rotation의 대신으로 사용된다. medial rotation은 더 정확히 운동방향을 반영하기 때문에 더 적절한 용어는 medial rotation이다.

Interneurons – 사이신경세포(3장) 척수의 앞뿔과 중간영역 안의 신경세포이고 알파(α) 및 감마(γ)운동신경세포에의 작용을 통해서 기본적으로 운동의 전달이나 조절에 관여한다.

Interosseous membrane – 뼈사이막(6, 11장) 노뼈와 자뼈의 사이 및 정강뼈와 종아리뼈의 사이에 있다. 강하고 섬유성의 결합조직이다.

Intervertebral disc – 척추사이원반(8장) 가쪽부분의 섬유테와 젤라틴모양의 속질핵을 포함하는 섬유연골 구조이다. 첫째 및 둘째 목뼈, 엉치뼈를 제외하고는 척추사이원반은 척추의 각 척추뼈 사이에 있다. 척추사이원반은 척추뼈 사이의 운동과 중량물의 이동을 가능케 한다.

Intrafusal muscle fibers – 방추속근섬유(3장) 문자 그대로 "유합(fuse) 또는 방추 안에 있다"를 의미한다. 근방추 감각수용기 안의 수축요소(핵주머니섬유와 핵사슬섬유의 두 종류)이고, 감마(γ)운동신경세포에 의해서 신경지배가 된다.

Intrinsic muscles – 내재근(7, 11장) 손 또는 발에 각각 몸쪽과 먼쪽에 부착하는 손이나 발의 근육이다. 손이나 발의 섬세한 운동이나 안정성에 사용된다.

Inversion – 안쪽번짐(1, 11장) 발을 안쪽으로 향하게 하는 목말밑관절의 수평면의 운동.

In vivo – 생체 내에서의(4장) 생체 내에 대해서 언급하는 것. 예를 들면 보통의 환경을 무시하고 근섬유나 뼈, 기타의 조직을 연구실에서 분리하여 연구하는 등의 실험적인 환경의 생체 밖에서의 in vitro와 대비된다.

Irritable – 자극과민성(3장) 자극에 과민한 것.

Ischial ramus – 궁둥뼈가지(9장) 쉽게 촉진할 수 없는 뼈의 확장부이고 안쪽에 궁둥뼈몸통을 두덩뼈가지에 결합한다. 큰모음근과 몇 가지의 작은 엉덩관절 가쪽돌림근의 부착부이다.

Ischial tuberosity – 궁둥뼈결절(9장) 골반의 궁둥뼈의 가장 아랫면에 있다. 현저하게 크고 촉진이 가능한 형체이다. 앉았을 때 체중이 가해지는 융기부분이기 때문에 중요한 기준점이고, 보통 뒤넙다리근의 고통 부착부가 된다.

Isometric activation – 등척성 활성화(4장) 움직임을 동반하지 않고 근육이 수축하는 것, 또는 힘을 만들어내는 것.

Isotonic activation – 등장성 활성화(4장) 운동 중 내내 같은 장력을 만들어내는 힘을 근육이 만들어내는 것. 실험실에서는 일어나지만 인체에서는 일어나지 않는다.

J

Joint play – 조인트 플레이(1장) 검사자가 식별할 수 있는 부가적인 운동의 양이다. 외력에 의해서만 일어난다. 대부분의 관절에서 발생하는 이러한 약간의 수동적 전위는 전위의 방향을 명백히 함으로써 설명된다.
앞–뒤, 안쪽–가쪽, 위–아래 등.

Joint reaction force – 관절반응력(2장) 근력이나 중력과 같은 힘이 신체분절에 가해질 때 관절면을 압축하거나 떼어놓는 힘의 양이다. 관절력(joint force)이라고도 한다.

Joint receptor – 관절수용기(3장) 관절주머니나 인대 안에 있는 구심성 센서이다. 순간적인 관절의 각도형성이나 관절의 운동속도를 신경계에 전달함으로써 끊임없이 중추신경계에 피드백을 하고 있다.

K

Kilogram – 킬로그램(2장) 미터법에서의 질량의 측정치 : 1kg = 0.031 슬러그.

Kinematics – 운동형상학(1장) 운동을 일으키는 힘을 무시하고 운동의 종류, 방향, 운동의 양에 초점을 맞춰 인간의 운동을 기술하거나 측정한다. 그리고 뼈운동학과 관절운동학으로 세분된다.

Kinematic chain – 운동형상학적 사슬(1장) 연속하여 있는 신체분절을 결합하고 있는 몇 개의 관절의 조합이며 열린운동사슬이나 단힌운동사술로 나뉜다.

Kinesthesia – 운동감각(3장) 동적 관절운동의 인식.

Kinetics – 운동역학(1장) 전신 또는 개개의 신체분절의 운동을 일으키거나 멈추거나 변경하는 힘을 다루는 과학이다. 신체에 작용하는 힘의 연구이다.

Krebs cycle – 크렙스 회로(3장) 근육수축을 위한 화학에너지의 축적이 근섬유의 미토콘드리아 안의 지방, 당, 단백질의 산화적 대사에 의해서 회복하는 과정이다. 산소는 큰분자를 이산화탄소, 물, ATP라는 반응 최종 산물을 생산하고 있는 일련의 화학반응으로 산화가 가능한 더 작은 단위로 분할한다. 반응 최종산물은 에너지의 회복과 유지에 사용되거나 호흡으로 방출된다.

Kyphosis – 척주뒤굽음증(8장) 척추의 과도한 뒤쪽으로 볼록한 만곡.

Kyphotic curve – 척주뒤굽음 만곡(12장) 척추의 처음에 나타내는 만곡이기 때문에 기능적으로 척주의 1차 만곡이라 생각된다.

L

Lamina – 판(8장) 신경궁의 일부이고 척추뼈의 가로돌기와 가시돌기 사이에 있는 척추뼈몸통의 부분이다. 이 부분은 보통 추궁절제술로 절제된다.

Lateral epicondyle – 가쪽위관절융기(6, 10장) 가쪽관절융기의 상부에 있는 뼈의 융기부분이고 힘줄이나 인대의 부착부로서 역할을 한다. 예를 들면, 팔꿉관절이나 무릎관절에 가쪽위관절융기가 있다.

Lateral femoral condyle – 넙다리뼈 가쪽관절융기(10장) 넙다리뼈의 가쪽 먼쪽끝의 큰 혹과 같은 모양이며, 무릎관절에서 넙다리뼈의 연결부분을 형성한다.

Lateral flexion – 옆굽힘(1장) 목 또는 몸통을 옆으로 굽히는 이마면의 운동.

Lateral malleolus – 가쪽복사(11장) 복사뼈(malleolus) 참조.

Lateral(external) rotation – 가쪽돌림(1장) 옆쪽 또는 가쪽으로 회전하는 수평면에서의 운동. 이 lateral rotation이라는 용어는 "external rotation"이라는 용어보다 오히려 정확히 운동을 반영하고 있다.

Lateral supracondylar ridge – 가쪽관절융기 위 능선(6장) 위팔뼈의 가쪽위관절융기의 상부에 있는 뼈모서리. 위팔노근의 부착부이다.

Lateral tilting – 가쪽경사(5장) (또는 어깨뼈의 가쪽회전) 관절오목을 신체로부터 분리한 위치에 놓기 위한 수직축 주위의 어깨뼈의 회전이다. 이 운동은 봉우리빗장관절에서 일어난다.

Lead pipe rigidity – 납관모양 강직(3장) 전체 가동범위를 통해서 운동에 대한 일정한 저항으로 특징지어진다. 즉, 추체외로 병터로 인해 근육긴장이 증가한 유형이다. 관절을 수동적으로 폈을 때 병적 저항이 전체 운동범위를 통해 일정하게 나타난다. 납으로 만든 대롱을 구부릴 때와 같은 느낌을 준다.

Length feedback reflex – 길이의 피드백반사(4장) 플라이오메트릭스 활동에서 개선된 힘의 출력에 기여한다고 이론화된 반사기전이다. 이 반사는 근육이 신장될 때 약화되고, 동시에 근육의 신장반사가 일어날 때 발생한다. 근육을 자극하여 수축시키는 것에 더하여 대항근을 억제하는 한편 협동근도 자극한다. 이 동시자극과 억제가 근육의 수행을 개선한다고 생각되고 있다.

Lesser trochanter – 작은돌기(9장) 큰돌기의 안 뒤쪽에 위치하는 넙다리뼈 몸쪽의 융기이고, 엉덩허리근의 부착부로서 역할을 한다.

Lever – 지레(2장) 지주나 축 주위를 회전하는 단단한 봉으로 구성되는 단순한 기계.

Leverage factor – 지렛대 작용인자(2장) 근육의 작용선과 관절중심과의 수직거리(모멘트팔의 거리)가 길면 길수록 근육이 그 관절에서 회전구성 요소는 커진다는 근육의 힘 생산에 관한 개념이다.

Ligamentum flavum – 황색인대(8장) 척추의 전체를 통해서 어떤 척추고리판을 인접하는 수준의 척추고리판에 연결한다. 주로 탄성섬유로 구성되는 인대이다.

Ligamentum interspinale – 가시사이인대(8장) 이 인대는 서로 인접하는 척추의 가시돌기를 연결한다.

Ligamentum intertransversarium – 가로사이인대(8장) 이 인대는 서로 인접하는 척추의 가로돌기를 연결한다.

Ligamentum nuchae – 목덜미인대(8장) 가쪽뒤통수융기에서부터 가쪽으로 큰뒤통수구멍 뒤 모서리까지, 그리고 꼬리쪽으로 일곱 번째 목뼈 가시돌기까지 뻗는다. 뒤목부분에 있는 두꺼운 시상면의 인대의 띠이다.

Ligamentum supraspinale – 가시위인대(8장) 이 인대는 목 부위에 있으며, 이 영역의 척추의 가시골기 뒤 모서리에 부착한다. 황색인대와 결합한다.

Linear(translatory) motion – 선형운동(1장) 움직이고 있는 물체의 모든 점이 같은 방향으로 같은 속도로 동시에 같은 거리를 이동하는 운동. 그리고 운동이 직선이라면 직선운동으로써 공을 친구에게 던질 때에 볼 수 있는 것처럼 만곡이 된 경로로 이동한다면, 곡선으로서 명확해진다.

Linea aspera – 거친선(9장) 넙다리뼈 뒷면의 거의 전체 길이를 뻗는 두드러진 융기이다. 몇 개의 모음근의 부착부로서 역할을 한다.

Line of Gravity(LOG) – 중력선(2장) 중력이 견인하는 방향. 지구의 표면에 수직이다.

Lisfranc' s joint – 리스프랑관절(11장) 프랑스의 외과의사 Jacques Lisfranc의 이름을 따서 붙여진 발목발허리관절이다.

Lister' s tubercle – 리스터결절(7장) 긴엄지폄근의 견인력의 방향을 바꾸는 도르래로서 역할을 한다. 노뼈 먼쪽 등쪽 면의 결절.

Loading response – 부하반응기(12장) 보행의 입각기의 두 번째의 하위분류이다. 이 때, 신체가 충격력을 흡수하여 발이 지면으로 내려간다.

Locomotion – 이동(12장) 어떤 장소에서부터 다른 장소로 움직이는 것으로 달리다, 네발로 기다, 배밀이를 하다, 뛰어오르다, 깡충깡충 뛰다 등, 많은 이동형태를 포함한다.

Loose packed position(or open packed) – 이완자세(또는 열린 자세)(1장) 관절면이 완전히 적합하지 않고 불일치의 상태이며 인대나 관절주머니의 구조는 이완하여 있고 관절면은 수 mm 분리시킬 가능성이 있다.

Lordosis – 앞굽음증(8장) 시상면에서 보아 척주가 앞쪽으로 볼록한(또는 뒤쪽으로 오목한) 상태. 정상에서는 허리뼈나 목뼈 영역에서 볼 수 있는 Lordosis는 정상이거나 과도한 것의 어느 쪽이다.

Lordotic curve – 앞굽음 만곡(12장) 영아가 엎드려 누운 자세에서 머리의 조절을 발달시킬 때 목뼈에서 처음으로 일어나고, 이어서 앉은 자세를 취하고 직립 선 자세를 취할 때 허리부위에서 볼 수 있다. 일단 몸 구르기나 앉은 자세를 시작하면 이들의 만곡은 발달한다. 2차성 만곡이라 한다.

Lower motor neuron – 하위운동신경세포(3장) 세포체와 축삭이 척수의 앞뿔에서부터 시작하여 직접 골격근에 시냅스를 형성하는 운동(원심성)신경세포이다. 이것은 흔히 신경계와 근육계 사이의 최종 공통경로라 일컬어진다.

M

Malleolus – 복사뼈(11장) 발목관절의 안쪽 및 가쪽의 기준점이다. 안쪽복사는 정강뼈 먼쪽의 돌출로 형성되고 가쪽복사는 종아리뼈 먼쪽의 돌출로 형성된다.

Mass – 질량(2장) 물체에 포함되는 물질의 양. 킬로그램 또는 슬러그로 측정된다.

Medial epicondyle – 안쪽위관절융기(6, 10장) 안쪽관절융기의 위쪽에 있는 뼈의 융기이고 힘줄이나 인대의 부착부로서 역할을 한다. 예를 들면, 팔꿉관절이나 무릎관절에 안쪽위관절융기가 있다.

Medial femoral condyle – 넙다리뼈 안쪽관절융기(10장) 넙다리뼈의 안쪽 먼쪽 끝의 큰 혹 모양과 같은 것으로 무릎관절에서 넙다리뼈의 연결부분을 형성한다.

Medial malleolus – 안쪽복사(11장) 복사뼈(Malleolus) 참조.

Medial(internal) rotation – 안쪽돌림(1장) 정중선 쪽으로 안쪽으로 회전하는 수평면에서의 운동. 이 medial rotation이라는 용어는 "internal rotation"이라는 용어보다 오히려 더 정확히 운동을 반영하고 있다.

Medial tilting – 안쪽경사(5장) 관절오목을 신체의 중심선 쪽으로 돌리는 수직축 주위의 어깨뼈의 돌림. 어깨뼈의 안쪽돌림이라고도 한다. 이 운동은 봉우리빗장관절에서 일어난다.

Meniscotibial ligament – 반달정강인대(10장) 관상인대(coronary ligament) 참조.

Meniscus – 반달(10장) 정강뼈와 넙다리뼈 사이의 초승달 모양의 섬유연골성의 구조물이다. 무릎관절에는 안쪽발달과 가쪽반달이 있다.

Metabolic equivalent(MET) – 대사당량(3장) 활동에 필요한 에너지의 양. 인간의 안정 시의 산소소비량에 기초하여 1MET는 매분 체중 1kg당 산소 3.5mℓ와 같다.

Midfoot – 발허리부분(11장) 발허리부분은 발배뼈, 입방뼈 3개의 쐐기뼈로 구성된다.

Midstance – 중간입각기(12장) 보행의 입각기의 중간의 하위분류이다. 이때, 체중은 완전히 한쪽다리에 걸려 있다. COM(질량중심)은 가장 높은 위치에 있다.

Midswing – 중간유각기(12장) 보행의 유각기의 두 번째와 중간의 하위분류이다. 유각기의 중기에서 비하중의 다리가 몸통의 아래를 이동하고 있다.

Mobility muscle – 가동성 근육(4장) Ⅰ형보다도 빠른연축근육섬유(FT섬유) 또는 Ⅱ형이 많은 근육. 바로 피로하지만, 빠르게 힘과 파워를 만들 수 있다. 비자세근이라고도 한다.

Moment – 모멘트(2장) 힘의 모멘트를 단축한 말이다.

Moment arm – 모멘트팔(2장) 힘의 팔, 또는 지레의 팔이라고도 하고 회전하는 힘을 검토할 때의 용어이다. 힘의 벡터로부터 운동의 축까지의 수직거리. 토크 팔(Torque arm)참조.

Moment of force – 힘의 모멘트(2장) 축의 주위에 만들어내는 토크. 힘과 그 모멘트 팔의 산물이다. 수학용어에서는 모멘트(M)는 모멘트 팔의 거리(d)에 힘(F)을 곱한 것이다. $M = d \times F$.

Motion – 운동(2장) 어떤 장소에서부터 다른 장소의 신체나 물체의 이동.

Motion segment – 운동 분절(8장) 움직임을 만들어내는 척추의 가장 기본적인 분절이다. 하나의 분절은 인접하는 2개의 척추뼈, 3개의 돌기사이관절(척추뼈몸통과 2개의 돌기사이관절 사이의 관절), 척추사이관절의 연부조직, 세로인대와 분절사이인대. 돌기관절의 관절주머니로 구성된다.

Motor control – 운동조절(3장) 신경학적 과정, 신체적 과정, 행동의 과정의 복합적인 집합의 결과로서의 운동의 연구를 목적으로 하는 연구 분야이다. 운동조절은 개인, 과제, 환경 사이의 상호작용에 기초하는 자세와 운동을 유지하고 변화시키는 개인의 능력이다.

Motor learning – 운동학습(3장) 주로 어떻게 하여 운동기술이 획득되고 숙달하고 전이하고 유지되는지에 관한 연구영역이다.

Motor unit – 운동단위(3장) 축삭과 운동신경세포가 신경지배를 하는 모든 근섬유를 동반한 단일의 운동신경세포.

Movement system – 운동 시스템(3장) 운동의 행위에 관여하는 몇 개의 하위 시스템과 구조의 기능적인 상호작용. 관여하는 시스템에는 신경계, 체성감각계, 근골격계가 포함된다.

Multipennate muscle – 뭇깃근육(4장) 하나 이상의 중심이 되는 힘줄에 부착하는 2개 이상의 깃모양 근육군을 가진 근육.

Muscle fibers – 근육섬유(3장) 근원섬유군으로 구성되는 수축성 조직.

Muscle spindle – 근육방추(3장) 골격근의 섬유 안에 있고 감각성과 운동성의 양쪽의 성질이 있다. 독특한 유형의 고유수용기이다. 근육길이의 변화(신장)와 변화율을 감지하고 안정 시의 근육긴장을 조정하는 역할이 있다.

Muscle tone – 근육긴장(3장) 설정된 요구과제에 대한 근육계의 빈틈없는 각성된 일정하고 변함없는 상태이다. 근육을 조절하고 있는 운동신경세포의 모든 흥분성 수준. 근육의 경도, 온전한 중추신경계, 많이 다른 반사의 감수성의 수준으로 결정된다.

Myofibril – 근원섬유(4장) 골격근의 수축성 구조물. 액틴과 미오신의 근잔섬유를 포함한다.

Myofilament – 근잔섬유(4장) 근육수축을 제공하는 골격근의 단백질 구조이다. 미오신은 액틴을 연결하는 가교머리부분(미오신머리부분)을 가진다. 두꺼운 단백질 근잔섬유이다. 액틴은 트로포닌과 트로포미오신을 포함하는 가는 잔섬유이고 근육수축 동안 일어나는 액틴과 미오신의 결합을 조절한다.

Myoneural junction – 근육신경 이음부(3장) 운동종말판의 신경과 근육의 시냅스 결합부분.

Myosin – 미오신(3, 4장) 미오신은 액틴을 연결하는 가교머리부분(미오신머리부분)을 가진다. 두꺼운 단백질

잔섬유이다.

Myotactic reflex – **근육신장반사(3장)** 단일시냅스 반사활이며 척수 수준 사이에 있고, 충분한 양의 근육길이의 변화(신장)와 충분한 변화율이 신장을 받는 작용근의 반사성 수축을 유발하는 근육방추를 활성화시킨다.

N

Negative work – **음의 일(4장)** 원심성 운동(eccentric motion) 참조.

Neutral equilibrium – **중립의 평형(2장)** 중력중심이 이동할 때 같은 수준을 유지한다. 즉, 낙하도 하지 않고 이전의 위치로도 돌아가지 않는다.

Neck of the femur – **넙다리뼈목(9장)** 넙다리뼈머리의 바로 아래의 좁은 영역이고 넙다리뼈몸통에 연결한다.

Newton – **뉴턴(2장)** 미터법의 힘. 9.8N = 킬로그램포스(Kgf) : 1N = 0.225파운드.

Neural arch – **신경활(8장)** 때로는 뒤쪽 신경활이라고 불린다. 척수가 진행하는 척주관을 형성한다.

Neurotransmitter – **신경전달물질(3장)** 시냅스로 방출되는 화학물질.

Nonpostural muscles – **비자세근육(4장)** 가동성 근육(Mobility muscles) 참조.

Normal force vector – **정상적 힘의 벡터(2장)** 벡터의 합력 구성이며, 이 벡터는 운동의 축 주위의 돌림을 일으키는 요소이다. 최대로 지레에 90° 작용한다.

Nuclei – **핵(3장)** 기능적 및 해부학적으로 중추신경계의 신경세포에 관련되는 집합체. 신경절이라고도 한다.

Nutation – **뉴테이션, 앞굽힘(끄떡임 운동)(8장)** 엉치뼈와 꼬리뼈의 먼쪽이 뒤쪽으로 움직일 때 엉치뼈곶이 아래쪽 동시에 앞쪽으로 움직이는 엉치뼈의 운동이다. 이 때, 엉덩뼈능선은 서로 마주보도록 움직이고 궁둥뼈결절은 떨어지는 것처럼 움직인다.

O

Oblique cord – **빗끈(6장)** 노패임에서부터 노뼈거친면으로 뻗는 아래팔 배쪽의 평탄한 근막띠이다. 몸쪽노자관절을 보강하고 안정시킨다.

Obturator foramen – **폐쇄구멍(9장)** 몇 가닥의 혈관과 신경이 다리 쪽으로 통과하는 골반의 개구부(opening).

Olecranon fossa – **팔꿈치오목(6장)** 위팔뼈 먼쪽의 뒷면에 있는 깊은 뼈의 오목이고 상부 자뼈에 안정된 관절면을 제공하고 있다.

Olecranon process – **팔꿈치돌기(6장)** 뒷면에 있다. 상부 자뼈의 명료한 뼈의 융기.

On–guard position – **방어자세(12장)** 초기의 보행에서의 팔의 포즈이며 하이가드(high guard), 미들가드(middle guard), 로가드(low guard)의 팔의 포즈가 있다.

Open kinetic chain(OKC) – **열린 운동사슬(1, 4장)** 신체분절의 먼쪽부위가 움직임이 자유롭고 각 신체분절이 서로 독립적으로 움직일 수 있는 비하중 하에서 일어나는 운동. 이 운동은 힘의 생산보다도 속도를 추구하여 사용된다. open chain motion이라고도 한다.

Open–packed position(loose–packed position) – **느슨한 자세(1장)** 관절면이 완전히 적합하여 있지 않아 불일치의 상태이고, 인대나 관절주머니의 구조는 이완하여 있고 관절면은 수 ㎜ 분리될 가능성이 있다.

Opposition – **맞섬(7장)** 엄지손가락의 패드(손가락 끝의 바닥)를 다른 손가락의 패드와 맞서게 하는 큰마름뼈의 첫째손허리뼈의 돌림.

Optimal sufficiency – **최적의 충분(4장)** 다관절 근육 또는 근육군의 대항근이 어떤 관절에서 다관절 근육의 작용근의 기능을 향상시키기 위해 다관절근육 또는 근육군이 길어지도록 다른 관절의 위치를 결정하여 고정할 때 관찰되는 결과이다. 즉, 뒤넙다리근이 무릎관절 굽힘 때에 힘을 발휘할 수 있도록 엉덩관절 굽힘근을 엉덩관절 굽힘 위치로 한다(엉덩관절 폄을 방지하기 위하여).

Osteokinemtics – **뼈운동형상학(1장)** 운동학의 하위분류이고, 뼈몸통의 상호간의 운동을 설명하는 데에 중점을 두고 있다.

Osteophyte – **뼈곁돌기(8장)** 보통 관절의 주위에 일어나는 뼈의 증식.

Ovoid – **타원형, 난원형(1장)** 곡률이 다음에서부터 다음으로 변화하는 난원형의 관절이고, 2개의 뼈의 관절면이 볼록–오목의 짝의 관계를 형성하고, 이 볼록–오목의 관절의 관계는 손목관절이나 발목관절과 같이 "거의 평면"에서부터 어깨위팔관절이나 엉덩관절과 같이 "거의 구형"에 이르고 있다.

P

Palmar radioulnar ligament – 바닥쪽노자인대(6장) 먼쪽 노자관절의 앞면을 안정시키는 인대.

Parallel elastic component – 병렬 탄성성분(4장) 근육을 에워싸는 또는 근육에 평행으로 위치하는 결합조직.

Passive elastic component – 수동적인 탄성성분(4장) 근육을 에워싸는 근막 또는 결합조직이고, 완전한 근육에서부터 최소의 근육요소에까지 이른다. 근육이 신장되었을 때, 근육이 수축함에 따라 근막의 탄성요소가 추가적인 근력을 제공한다.

Passive insufficiency – 수동 불충분(4장) 근육이 2개의 관절 이상에서 동시에 신장되면, 대항근에 의해서 그것 이상의 운동을 할 수 없는 길이에 도달한다. 이것은 보통 복수의 관절에 걸친 근육에서 일어나고, 가능한 한 신장된 결과이며 걸쳐 있는 각각의 관절의 완전한 운동을 허용하기에는 불충분하다. 즉, 뒤넙다리근이 무릎관절 완전 폄 위치로 신장되면, 뒤넙다리근은 이것 이상 길어질 수 없기 때문에 엉덩관절은 완전히 굽힐 수 없다.

Passive tension – 수동 장력(4장) 근육이 신장되면 근육 긴장은 높아진다. 이 긴장은 근육을 에워싸는 결합조직(병렬탄성섬유)과 신장된 힘줄(직렬탄성조직)에 의한 것으로 신장하는 동안 근육에서부터 이완이 제거되기 때문이다. 능동 장력(Active tension) 참조.

Patellar groove 무릎뼈 고랑(10장) 2개의 넙다리뼈 관절융기 사이의 넙다리뼈 먼쪽 앞쪽에 있는 고랑이고, 무릎넙다리관절에서 무릎뼈 아랫면에 통로를 제공하고 있다.

Patelletomy – 무릎뼈 절제술(10장) 무릎뼈의 외과적 제거.

Pathologic end feels – 병적 끝느낌(1장) 예상 밖의 가동범위 또는 관절의 위치에서 일어나는 병적인 끝느낌 또는 관절에 독특하지 않은 비정상적인 끝느낌이다.

Pectineal line – 두덩근선(9장) 큰돌기와 넙다리뼈 몸쪽의 뒤 안쪽의 거친선의 사이에 있는 작은 선이고 두덩근이 여기에 부착하기 때문에 이와 같이 이름이 붙여져 있다.

Pedicle – 척추뼈고리뿌리(8장) 가로돌기를 척추뼈몸통에 연결하는 척추뼈의 부분.

Pelvic inclination – 골반경사(8장) ASIS와 두덩결합이 같은 수직선이 아닌 때의 골반의 정렬. ASIS가 두덩결합의 앞쪽에 있으면 경사각은 증가 또는 앞으로 기울고, ASIS가 두덩결합의 뒤쪽에 있으면 골반 경사각은 뒤로 기운다. 골반 앞경사에서는 엉덩관절 굽힘은 증가한다. 골반 뒤경사에서는 엉덩관절 굽힘은 감소한다.

Pelvis – 골반(9장) 2개의 볼기뼈(innominate bone 또는 oscoxa)로 구성되고, 엉덩뼈, 궁둥뼈, 두덩뼈의 융합에 의해서 형성되고 뒤쪽에서 엉치뼈와 연결한다.

Pennate muscle – 깃근(4장) 깃털과 같은 근육의 공통힘줄에 비스듬한 근육다발의 배열. 많은 깃근은 큰 힘과 방추모양 근육을 제공한다. 깃털모양의 배열은 반깃모양, 깃모양, 또는 뭇깃모양이다. 운동의 속도보다도 힘을 추구하여 설계되어 있다.

Perimysium – 근육다발막(4장) 근육섬유군 또는 섬유다발을 에워싸는 근막의 층.

Peripheral nervous system – 말초신경계(3장) 신체의 수용기와 효과기, 말초신경절, 말초신경계에 연결하는 신경돌기로 구성된다.

Perseveration – 고집증(3장) 언어나 운동을 반복하는 것. 병적 상태의 징후이다.

Pes anserinus – 거위발(9장) 넙다리빗근, 두덩정강근, 반힘줄모양근힘줄이 닿는다. 정강뼈 안쪽 몸쪽부분 앞부분. 이 영역은 부착부가 거위의 발과 유사하게 보이기 때문에 이와 같이 불리고 있다.

Pes cavus – 휜발(11장) 정상적인 안쪽 세로활보다 높은 발의 변형. 보통 선천적이다. 발목관절은 대체로 딱딱하고 하중활동 시에 발에 의한 힘의 흡수를 거의 하지 못한다. 극단적인 상태는 club foot로서 알려져 있다.

Pes planus – 평발(11장) 발의 관절이 유연하고 하중 시나 보행 시, 적절할 때에 딱딱한 지레로서의 위치로 이동하지 않는 발의 변형. 선천성의 경우와 후천성의 경우가 있다. 극단적인 상태는 flat foot로서 알려져 있다.

Phasic – 위상성, 단계(3장) 수용기 또는 근육이 만들어내는 활동의 유형을 가리키는 경우에 주어진 질적 기술이다. 이 경우, 명료한 단계나 위상을 의미한다.

Pivot joint – 중쇠관절(차축관절) (1장) 노자관절과 같은 단축관절의 일종이다.

Plafond – 천장(11장) 정강뼈 아랫면에 있는 안장형태의 구조.

Plane of the scapula 어깨뼈면(5장) 이마면의 앞쪽 30~45°의 면이고, 이것이 안정자세 때에 어깨뼈가 가슴우리 뒷부분에 위치하는 각도이기 때문에 이와 같이 불린다. 이 면이 어깨위팔관절을 올리는 데에 돌림근띠가 최상의 위치가 되는 면이다.

Plantar aponeurosis - 발바닥널힘줄(11장) 발바닥면의 두꺼운 근막의 피막. 발꿈치뼈융기의 몸쪽 약 2~3㎝에 시작하고 먼쪽은 발가락에 끝난다. 일련의 근막의 띠로 구성된다. 발가락에서 상승할 수 있도록 발의 발목뼈와 발허리뼈를 딱딱한 지레로 전환하는 윈드라스 기전을 발에 제공한다. 아치는 이 기전에 의해서 증가한다. 이 구조는 plantar fascia로서도 알려져 있다.

Plantar flexion - 발바닥굽힘(바닥쪽굽힘)(1, 11장) 발등이 다리의 앞부분에서부터 떨어지도록 움직이는 거의 시상면에서의 발목관절의 운동.

Plica - 주름(10장) 윤활막의 접힌 금 또는 주름.

Plumb line - 추선(12장) 자세를 평가하는 기준으로서 사용되는 수직선. 끈이 자유로이 매달렸을 때 팽팽해지도록 보통 가장 아랫부분에 추가 붙은 끈이다.

Plyometrics or Plyometric exercise - 플라이오메트릭스 또는 플라이오메트릭 운동(4장) 신장-단축 사이클(stretch-shortening cycle) 참조.

Popliteal fossa - 다리오금(슬와)(10장) 무릎관절 뒤쪽의 영역. 다리오금에는 오금동맥, 정맥, 신경이 포함된다.

Position sense - 위치감각(3장) 자기 관절의 정적 위치의 인식.

Positive work - 플러스의 일(4장) 구심성 운동(concentric motion) 참조.

Posterior inferior iliac spine(PIIS) - 아래뒤엉덩뼈가시(9장) 용이하게 촉진할 수 없다. 골반의 엉덩뼈 뒷면에서 위뒤엉덩뼈가시(PSIS)의 아래쪽에 있다.

Posterior radioulnar ligament - 뒤노자인대(6장) 등쪽노자인대라고도 한다. 먼쪽노자관절의 뒷면을 안정시키는 인대이다.

Posterior superior iliac spine(PSIS) - 뒤위엉덩뼈가시(9장) 골반의 엉덩뼈능선에서 가장 위뒤부분의 융기.

Posterior tilting - 뒤쪽경사(5장) 어깨뼈의 윗면이 뒤쪽으로 회전한다. 안쪽-가쪽 축의 주위의 어깨뼈의 회전. 이 운동은 어깨뼈가 앞쪽으로 경사진 위치에서부터 안정자세로 되돌아갈 때에 발생한다.

Postural muscles - 자세근(4장) 항중력근(Antigravity muscles) 참조.

Postural tone - 자세 긴장(4장) 특정의 자세를 유지하기 위해 골격의 다른 부분을 적절한 관계로 유지하는데 능동적으로 관여한다. 특정의 근육에서의 근육긴장의 발달.

Postural sway - 자세동요(12장) 호흡, 심박동, 대사기능에 이어서 신체운동이 일어나기 때문에 끊임없이 평형을 추구하여 재확립할 때에 필요한 약간의 자동적인 움직임.

Posture - 자세(12장) 신체분절의 정렬. 신체의 위치 또는 태세. 특수한 활동을 위한 신체 각 부분의 상대적인 배열 또는 자기의 신체를 지탱하는 특징이 있는 방법의 일반 용어이다.

Pound - 파운드(2장) 미국에서 사용하는 힘의 측정하는 단위. 1 pound = 4.448N.

Power - 파워(3장) 신체적인 일이 실행되는 비율.

Preswing - 전유각기(12장) 보행의 입각기의 마지막 하위분류. 발꿈치가 올라간 상태(입각종기)에서부터 발을 지면에서 들어 올릴 때까지 발이 움직이는 것은 이 단계이다. toe-off(발끝 떼기)라고도 한다.

Pretibial muscles - 앞정강부분의 근육(11장) 정강뼈와 관련된 위치 때문에 다리 앞쪽의 근육(앞정강근, 긴발가락폄근, 긴엄지폄근, 셋째종아리근)을 일괄하여 pretibial muscles라 부른다.

Prime mover - 주동근(4장) 작용근 참조.

Promontory - 곶(8장) 융기 또는 돌출. 엉치뼈에서 최하위의 허리뼈와 접촉하는 엉치뼈 본체의 가장 윗부분이다. 앞쪽으로 돌출하여 있고 산과학의 중요한 기준점으로서의 역할을 한다.

Pronation - 엎침(1, 11장) 닫힌 운동사슬보다도 열린 운동사슬에서 따로따로 일어난다. 발과 발목관절의 3개 평면에서의 운동이다. 열린 운동사슬에서는 복합운동에는 가쪽번짐, 벌림, 등쪽굽힘이 포함된다. 닫힌 운동사슬에서는 바닥쪽굽힘, 모음, 가쪽번짐이 포함된다.

Propriocetption - 고유수용감각(3장) 힘줄 안의 상대적 긴장과 마찬가지로 관절의 위치, 운동의 방향이나 진폭, 속도를 포함하는 관절운동을 식별하기 위한 근육방추,

힘줄, 관절의 수용기에서부터의 감각입력의 사용에 이용된다.

Proprioceptors – 고유수용기(3장) 관절의 위치, 관절운동, 근육의 길이와 긴장에 관한 감각입력을 시행하는 수용기의 종류. 골지힘줄기관(GTO) 그리고 몇 종류의 다른 관절수용기나 근육방추를 포함한다.

Propulsive gait – 추진성 걸음, 돌진보행(12장) 때때로 멈추기 위해 물체나 벽에 접촉하는 것을 필요로 하는 가속하는 특징을 나타내는 보행.

Protraction – 내밈(1, 5장) 빗장뼈의 가쪽 끝과 어깨뼈가 곡선양식으로 가슴우리의 주위를 앞쪽으로 이동함으로써 어깨뼈의 안쪽 모서리는 정중선에서부터 5~6인치 떨어진다. 이 운동은 어깨뼈의 벌림이라고도 한다.

Proximal attachment – 몸쪽 부착부(4장) 근육의 한 끝이 뼈에 부착하는 위치이다. 몸쪽 부착부는 신체의 중심에 가장 가까운 위치이다. 이전에는 근육의 이는곳으로서 알려지고 있었다. 먼쪽 부착부(Distal attachment) 참조.

Pubic tubercle – 두덩뼈결절(9장) 샅고랑인대가 부착하는 두덩뼈 위 가지의 가장 안쪽 윗면은 작은 융기이다

Pyramid tract – 피라미드길, 추체로(3장) 해부학적으로는 겉질척수로로서 알려져 있다. 겉질의 절개면을 염색하여 과학현미경으로 보면, 운동겉질에 있는 세포체의 대부분이 작은 피라미드의 외관을 하고 있기 때문에 이와 같이 불린다. 겉질척수로의 축삭은 숨뇌의 피라미드에서 뇌줄기의 반대쪽에서 교차한다.

Q

Quadrate ligament – 네모인대(6장) 자뼈의 노패임에서부터 노뼈목까지의 인대. 관절주머니를 보강하여 몸쪽 노자관절을 안정시킨다.

Qualitative analysis – 질적 분서(정성분석)(15장) 운동을 부분으로 분해하여 부분을 정량화하지 않고 근육이나 관절활동에 관해서 부분을 평가하는 운동 분석법이다.

Q angle – Q각(10장) 넙다리네갈래근의 각도. 위앞엉덩뼈가시(ASIS)에서부터 무릎뼈 중심까지의 선과 정강뼈 거친면에서부터 무릎뼈 중심까지의 선의 교차에 의해서 만들어지는 각도이다. 정상은 170°이다.

R

Radial abduction – 노쪽 벌림(1, 7장) 해부학적 자세에서 손이 신체의 신체 쪽에서부터 엄지손가락 쪽으로 멀어지는 앞뒤축을 지나는 이마면의 손목관절의 운동. 노쪽굽힘 또는 노쪽 편위로서 알려져 있다.

Radial collateral ligament – 노쪽 곁인대(5장) 팔꿉관절 부분의 가쪽에 있는 3개 부분으로 구성되는 안정화시키는 인대. 이마면에서의 안정에 약간 기여한다. 팔꿉관절의 가쪽 곁인대라고도 한다.

Radial deviation – 노쪽 편위(1, 7장) 노쪽 벌림(Radial abduction) 참조.

Radial fossa – 노오목(6장) 위팔뼈 작은머리의 위에 있는 위팔뼈 먼쪽 앞면의 오목.

Radial fovea – 노오목(6장) 노뼈머리의 정상에 있는 깊은 오목한 부위. 위팔뼈작은모리와 관절을 형성한다.

Radial head – 노뼈머리(6장) 노뼈의 윗면에 있고 머리 부분의 바로 밑에 있다.

Radial neck – 노뼈목(6장) 노뼈머리의 바로 아래에 있는 가늘어진 영역.

Radial notch – 노패임(6장) 자뼈 몸쪽 가쪽에 있는 오목한 뼈의 기준점이고 몸쪽노자관절에서 자뼈와 노뼈 사이의 관절 접합점이다.

Radial styloid precess – 노뼈 붓돌기(7장) 자뼈가 대응하는 돌기보다도 약간 먼쪽으로 뻗는 노뼈의 먼쪽 돌기. 노뼈 붓돌기는 노뼈손목곁인대와 위팔노근의 부착부로서 역할을 한다.

Radial tuverosity – 노뼈 거친면(6장) 노뼈머리와 노뼈목의 바로 먼쪽에 있는 노뼈 몸쪽 앞면의 뼈의 기준점이고, 위팔두갈래근의 부착부이다.

Range of movement or range of motion(ROM) – 관절가동범위(3장) 호를 그리는 운동에 의한 관절의 가동범위.

Ray – 레이(11장) 발허리부분의 앞쪽의 발가락의 단위이고, 안쪽의 2개의 레이의 경우는 쐐기뼈와 대응하는 발허리뼈가 포함되고, 가쪽의 2개의 레이의 경우는 발허리뼈 뿐이다.

Reaching strategy – **뻗기 전략(12장)** 내디딤 전략 또는 뻗기 전략(stepping of reaching strategies)을 참조.

Reafference – **재구심성(3장)** 운동이 일어나고 있을 대 운동에 관한 수용기로부터의 감각 피드백을 받는 능력을 주는 소뇌의 특성이다.

Rearfoot – **발의 뒤쪽부분(11장)** 발꿈치뼈와 목말뼈로 구성되는 발의 부분. 발의 뒤쪽 부분은 발의 나머지를 유도한다.

Reciprocal arm swing – **상호성 팔 흔들기(12장)** 보행할 때, 반대쪽 다리의 스윙을 동반하여 팔을 율동적으로 스윙하는 양식이다. 예를 들면, 초기접지에서 왼쪽다리를 앞쪽으로 내디뎠을 때, 오른팔은 어깨관절 굽힘 방향으로 앞쪽으로 스윙한다.

Reciprocal innervation – **상반신경지배(3장)** 작용근이 활동하면 대항근이 이완하는 척수의 기전이다. 사람의 운동에 유동성을 허용한다.

Recruitment – **동원(3장)** 동시에 활성화된 운동단위의 수의 증가에 의해서 근육수축력이 강해지는 과정.

Repolarization – **재분극(3장)** 흥분성 세포막의 활동과정이고 탈분극 직후에 일어나 안정막전위를 회복시킨다.

Rectilinear – **직선의(1장)** 운동이 직선인 선형운동의 일부분이다.

Reposition – **재배치, 위치복원(7장)** 엄지맞섬근의 반대 또는 엄지손가락이 맞선 위치에서부터 해부학적 자세로 되돌아가는 것.

Resistance arm – **저항 팔(2장)** 어떤 신체분절에 작용하는 저항력에서부터 운동의 축까지의 수직거리.

Resting length – **안정 길이(4장)** 액틴-미오신 가교가 가장 이용할 수 있는 장소에 있을 때 근육의 안정 길이.

Resting position – **안정자세(1장)** 가장 일치가 적고 관절주머니와 인대가 가장 이완하여 있는 관절의 위치. 그 위치는 자주 관절의 중간영역에 가깝다.

Resting potential – **안정 전위(3장)** 신경 또는 근막에 가해지는 전하가 평형상태에 있다. 0~90㎷의 범위이다.

Resting tremor – **안정 떨림(3장)** 수의적으로 활동하고 있지 않고 중력에 저항하여 지지되어 있는 부위에 일어나는 떨림. 파킨슨병의 증상이고 바닥핵의 기능이상으로 속발한다.

Resultant vector – **합성 벡터(2장)** 2개 이상의 힘이 물체나 신체분절에 가해지면, 이러한 힘의 조합으로서 합력이 만들어진다. 합력은 이러한 힘의 조합을 반영하여 방향과 크기를 갖는다. 이것이 합성 벡터이다.

Retinacular system – **지지띠 시스템(7장)** 손바닥과 손등의 양쪽에 기능을 주는 복잡한 근막과 인대의 배열이다. 이들의 기능에는 신경, 혈관, 피부와 마찬가지로 관절이나 힘줄의 에워쌈, 구획화, 억제가 포함된다.

Retraction – **뒤당김, 후퇴(1, 5장)** 빗장뼈의 가쪽 끝과 어깨뼈가 곡선의 모양으로 뒤쪽으로 이동하고, 어깨뼈의 안쪽 모서리가 정중선에 접근한다. 이 운동은 어깨뼈의 모음이라고도 한다. 복장빗장관절에서는 앞쪽돌출과 뒤당김(후퇴)의 총 범위는 약 25° 이다.

Retroversion – **뒤굽음(후굴)(5, 9장)** 뒤쪽 또는 뒤쪽으로 향한 돌림. 엉덩관절에서는 임상적으로는 선 자세나 보행에서 toe out(가쪽돌림)으로서 나타난다.

Rigidity – **강직(3장)** 수동운동에 대한 강한 저항이지만, 신장이나 운동의 속도에 영향을 받지 않는다. 바닥핵의 병변과 관련하여 정상적인 척동반사기전에 작용하는 과도한 척수 상위의 구동의 결과인 것 같다. 납관모양과 톱니바퀴모양의 두 종류가 있다. 범위 전체에 미치는 운동에 대한 일정한 저항이 납관모양 강직을 특징짓고 있고, 한편 톱니바퀴모양 강직은 저항과 이완이 번갈아 나타나는 것을 특징지어진다. 강직은 자주 바닥핵의 병변과 연관성이 있고 일반적으로 파킨슨병에서 관찰된다.

Rocking – **흔들림(1장)** 기본적 관절운동인 "구르기(rolling)"와 동의어이다. 구르기(rolling)를 참조.

Rolling – **구르기(1, 13장)** 관절에 대해서 논할 때는 바닥의 저쪽으로 공을 "굴릴" 때처럼 어느 관절면의 각각의 잇따르는 점이 다른 쪽의 관절면의 새로운 점과 접한다. 돌림 또는 각운동의 종류의 관절운동이다. 흔들림 참조. 신체운동에 대해서 논의할 때는 신체를 바로 누운 자세에서부터 엎드려 누운 자세로, 또는 엎드려 누운 자세에서부터 바로 누운 자세로 움직임으로써 보통 약간의 몸통의 돌림을 동반한다.

Rotary motion – **돌림운동(2장)** 원호 또는 원운동이 일어나는 축의 주위의 운동이다. 각전위 또는 각운동이라고도 한다. 관절운동은 돌림운동이다.

Rotation – **돌림(1장)** 축 주위의 뼈의 지레의 각운동.

Running – **달리기(12장)** 유각기가 입각기보다 긴 진행으로 어느 쪽 다리도 지면에 접촉하지 않을 때 한 주기에 2기가 있다.

S

Saddle joint – 안장관절(1장) 각각의 뼈의 파트너가 서로 수직인 방향에 있는 오목면과 볼록면을 가진 2축성 관절의 일종이다. 안장에 올라탄 사람과 유사하다. 엄지손가락의 손목손허리관절 등에 관찰된다.

Sagittal plane – 시상면(1장) (또는 YZ면) 머리뼈의 시상봉합에 평행하기 때문에 이와 같이 이름이 붙여졌고 신체를 좌우로 나누는 굽힘 및 폄 운동이 일어나는 면이다.

Sarcolemma – 근육속막(4장) 근육섬유를 에워싸는 세포막.

Sarcomere – 근육원섬유마디(3, 4장) 근육섬유의 수축성 단위. 액틴과 미오신의 근육잔섬유로 구성된다.

Sarcoplasmic reticulum – 근육세포질그물(근소포체)(3, 4장) 근육세포 내의 세포질그물의 구성요소이다. 수축과정에서 칼슘이온의 저장과 방출에 관여한다.

Scalar quantities – 스칼라 양(2장) 1차원만을 가진 항목. 크기는 갖지만 방향은 갖지 않는다. 다섯 마리의 말, 세 켤레의 신발, 1마일 등.

Scaption – 어깨뼈면, 스캡션(5장) 어깨뼈면에서의 어깨의 올림. 이 용어는 J. Perry박사가 처음으로 만들고 이 운동에 대해서 널리 인식되는 용어로 되어있다.

Scapulohumeral rhythm – 어깨위팔리듬(5장) 어깨위팔관절의 올림에서의 어깨뼈와 위팔뼈 사이의 동시에 일어나는 운동. 전체를 통해서 일정하지는 않지만 어깨뼈의 운동에 대한 어깨위팔관절의 운동의 비율은 대략 2 : 1이다.

Scoliosis – 척주옆굽음증(8장) 척주의 옆쪽으로의 만곡이 있는 것 같은 자세의 편위.

Screw home mechanism – 나사집 기전(10장) 비하중 시에 일어나는 넙다리뼈에 대한 정강뼈의 최종 가쪽회전이며, 이 넙다리뼈의 가쪽관절융기는 그 운동을 완료하였지만 안쪽관절융기는 완료하여 있지 않아, 따라서 안쪽관절융기가 운동을 완료할 때 가쪽관절융기가 회전하기 때문이다. 하중 시의 운동은 정강뼈에 대한 넙다리뼈의 안쪽돌림이다. 또한 무릎의 최종돌림(terminal rotation)이라고도 부른다.

Second order neurons – 이차신경세포(3장) 말초감각신경세포로부터의 (1차 신경세포로부터의) 시냅스의 신경세포를 받아 활동전위를 척수 또는 뇌줄기로부터의 중추신경계의 감각중추로 전도하는 감각신경세포.

Sellar joint – 안장관절(1장) 관절면이 안장에 올라탄 사람이 적합하여 있는 것과 유사하여 이러한 이름이 붙여져 있는 관절면의 종류이고, 양쪽의 면이 서로 수직인 볼록면과 오목면을 가지고 있다. 엄지손가락의 손목손허리관절이나 발목관절(목말발꿈치관절) 등에 관찰된다.

Semilunar notch – 반달패임(6장) 도르래 패임이라고도 한다. 반달과 같은 형태를 하고 있다. 팔꿉관절에서 위팔뼈도르래와 관절을 이루는 자뼈 몸쪽에 있는 오목면.

Series elastic component – 직렬탄성성분(4장) 힘줄–근육–힘줄의 배열을 위해 근육의 힘줄에 주어진 용어. 힘의 전달은 근육에서부터 힘줄로, 그리고 뼈로 직선적으로 제공된다.

Sesamoid bone – 종자뼈(10장) 힘줄 안에 있는 작은 뼈. 힘줄을 보호하고 힘줄의 견인각도를 바꾼다.

Shaft of the femur – 넙다리뼈몸통(9장) 넙다리뼈의 뼈몸통.

Shoulder complex – 어깨관절 복합체(5장) 팔이음뼈(shoulder girdle) 참조.

Shoulder girdle – 팔이음뼈(5장) 어깨뼈, 빗장뼈, 복장뼈 자루의 조합이고, 상부 가슴우리의 주위에서 거들을 형성하는 좌 · 우의 구성요소와 일체화한 것.

Shoulder joint – 어깨관절(5장) 관절오목과 위팔뼈머리와의 연결.

Sigma(Σ) – 시그마(2장) 합계 또는 추가합계를 의미하는 공식에 사용되는 그리스어의 기호.

Sigmoid notch – S자 패임(7장) 자패임(unlar notch) 참조.

Single-limb support – 한쪽다리 지지(12장) 보행의 입각기에서 한쪽다리로만 지지. 보행주기에서 입각중기가 40%를 차지한다.

Sinus tarsi – 발목굴(11장) 목말뼈와 발꿈치뼈의 관절사이를 뻗는 고랑이고 고유수용기를 수용하고 있다. 목말뼈 돔의 약간 먼쪽, 가쪽에서 촉진할 수 있다.

Sliding – 활주(1장) 기본적 관절운동의 직진적 또는 직선적인 종류이고, 이것에 의해서 어떤 기준점이 인접하는 면을 넘어서 새로운 점과 접하고 관절면의 운동은 인접하는 관절면의 평면에 평행하다. 예를 들면, 피겨 스케이터가 얼음판 위를 "미끄러질" 때와 같은 것이다. gliding이라고도 한다.

Sliding filament theory – **근잔섬유 활주설(3장)** 근육이 수축할 때, 액틴 잔섬유와 미오신 잔섬유가 서로 지나쳐가 미끄러진다는 이론적 개념.

Slow-twitch fiber – **느린 연축섬유(3장)** I 형 또는 지속성 근섬유. 느린 산화적 대사과정을 사용하고 피로의 내구성이 있다.

Slug – **슬러그(2장)** 미국식 질량에 관한 용어. 1 슬러그 = 1.459kg. 1파운드 = 0.031 슬러그.

Soft end feel – **부드러운 끝느낌(1장)** 연부조직, 일반적으로는 육질의 근육의 덩어리가 그것 이상 움직이지 않을 때에 관절가동범위의 마지막에 느껴지는 감각.

Somatosensory – **몸통감각의(3장)** 감각에 관한 것.

Space diagram – **공간도(2장)** 자유체도(free body diagram) 참조.

Spasticity – **경직(3장)** 불수의성의 신속한 수축과 이완. 그리고 관련되는 반사항진반응을 일으키는 근육긴장항진상태. 근육긴장항진(hypertonia) 참조.

Spatial characteristics – **공간특성(12장)** 길이, 폭, 깊이에 관해서 정의되는 변수. 이들은 공간을 포함하는 특성을 식별하는 보행에서는 보행간격, 보폭길이, 보행길이와 같은 항목이 포함된다.

Speed – **속도(4장)** 운동의 비율.

Spinal shock – **척수 쇼크(3장)** 침해된 신체분절의 모든 근육이 포함되는 운동기능의 심한 억제의 시간. 신경계가 병변 또는 급성 발병 후 쇼크 상태에 있는 척수손상자에서 일시적인 이완상태를 기술하는 데에 사용된다.

Spinous process – **가시돌기(8장)** 척추뼈의 신경활을 형성하는 척추뼈몸통의 뒷면에 있는 돌기. 가로돌기는 척추뼈고리판과 함께 신경활을 형성하는 나머지의 2개의 돌기이다.

Spinning – **축회전(1장)** 회전성 또는 각운동성의 기본적 관절운동이고 팽이를 돌릴 때와 같이 각 면의 한 점이 다른 쪽 면의 일정한 장소에 계속 접촉한다.

Spondylolisthesis – **척추전방전위증(8장)** 어떤 분절의 척추뼈몸통이 아래의 척추뼈몸통의 전방으로 미끄러지는 병적인 상태.

Sprinting – **전력질주(12장)** 단거리를 가능한 한 빨리 달리는 것.

Stable equilibrium – **안정 평형(2장)** 신체의 중력중심이 흐트러졌을 때, 신체가 중력중심을 이전의 위치로 되돌리는 경향이 있는 것.

Stance phase – **입각기(12장)** 발이 접지하여 있는 보행주기의 기간.

Step duration – **일보의 지속시간(12장)** 발이 접지하여 있는 시간의 합계로서 정의된다. 보행의 시간적 특성.

Step length – **보폭길이(12장)** 한쪽 발의 초기접지에서부터 반대쪽 발의 초기접지가지의 거리.

Stepping or reaching strategies – **내디딤 전략 또는 뻗기 전략(12장)** 지지기저면의 안에 질량중심을 유지하기 위해 step, hop, reach를 사용하는 것. 이 방법은 보통 중력중심선의 빠른 변화에서 사용되고 질량중심의 위치의 조정을 필요로 한다.

Step width – **보폭너비(12장)** 한쪽의 발꿈치의 중심점에서부터 다음의 발꿈치 접지의 중심점까지를 측정한 2개의 발 사이의 수평거리이고 일반적으로 성인에서는 2~4인치이다.

Stiff leg gait – **뻗정다리 보행 (12장)** 몸통의 폄, 골반의 뒤쪽경사, 엉덩관절과 무릎관절의 과도한 폄으로 특징지어지며 보통 엉덩관절의 안쪽돌림, 모음과 결부되어 있다.

Stiffness – **뻣뻣함(3장)** 과도한 긴장을 동반하는 근육의 점탄성의 물리적 성질의 변화이고 수동신장에 대한 저항증가에 기여한다.

Strain – **일그러짐(4장)** 가해지는 스트레스에 견디는 신체, 신체분절, 근육의 능력이다. 스트레스에 굴복하기 전에 견딜 수 있는 변형의 양.

Stratum fibrosum – **섬유층(1장)** 주로 치밀하고 불규칙한 섬유조직으로 구성되는 관절주머니의 두꺼운 바깥층이고, 관절수용기가 들어가 있다.

Stratum synovium – **윤활막층(1장)** 관절주머니의 안쪽에서 혈관이 많은 층. 윤활액을 만들서 분비한다.

Strength – **힘(4장)** 힘을 발생시키는 또는 만들어내는,

또는 활동장력을 만들어내는 근육의 능력.

Stress – **스트레스(4장)** 신체, 신체분절, 근육에 가해지는 부하 또는 힘.

Stress fracture – **피로골절(4장)** 그 뼈를 파손시키는 뼈에 대한 반복적인 힘의 적용. 응력-일그러짐의 원리의 뼈에 대한 응용.

Stress strain curve – **응력-일그러짐 곡선(4장)** 그것에 가해지는 힘을 흡수하는 구조물의 능력의 관계. 온갖 구조물에는 스트레스가 연속하여 가해지면 변화하는 독특한 일그러짐 특성이 있으며 이것 이상의 스트레스에는 견딜 수 없는 한계점이 있다. 응력-일그러짐 원리라고도 한다.

Stretch reflex – **신장반사(3장)** 단시냅스 단순 반사활이고 충분한 양의 근육길이의 변화(신장)와 충분한 속도에 의해서 척수수준에서 발생되며 신장되는 작용근의 반사성 수축을 유발하는 근육방추를 활성화시킨다.

Stretch-shortening cycle – **신장-단축 사이클(4장)** 근육의 신속한 원심성 수축을 이용하는 근육활동의 유형이며 급격하고 강력한 구심성 수축을 급속하게 동반한다. 더 일반적으로는 플라이로메트릭스 또는 플라이메트릭 운동이라 하고 많은 스포츠 활동에 이용되고 있다.

Stride length – **보행길이(12장)** 한쪽발의 초기접지와 같은 발의 재차의 초기접지의 거리. 보행주기와 같다.

Structure fatigue – **구조피로(4장)** 반복하여 스트레스가 가해짐으로써 발생하는 구조의 피로이고, 스트레스의 집적에 의해서 구조의 파손이 일어난다.

Subluxation – **불완전탈구(1장)** 조를 이루는 2개의 뼈의 분리가 있을 때에 일어나는 비정상적인 상태이며 관절의 상대방이 서로 부분적으로 분리되지만, 보통 연결하는 조직의 파열은 없다.

Superior pubic ramus – **두덩뼈 위가지(9장)** 두덩뼈 상부의 뼈면. 엉덩관절을 모음을 시키는 대부분의 근육의 부착부.

Supination – **뒤침(1, 11장)** 닫힌 운동사슬과는 달리 열린 운동사슬에서 일어나는 발과 발목관절의 3개 평면에서의 운동이다. 열린 운동사슬에 있어서 복합운동에는 안쪽번짐, 모음, 바닥쪽굽힘이 포함된다. 닫힌 운동사슬에서 복합운동에는 등쪽굽힘, 벌림, 안쪽번짐이 포함된다.

Suprapatellar pouch – **무릎위주머니(10장)** 주머니는 무릎관절의 윤활내막의 몸쪽에의 확장으로 만들어진다. 무릎위주머니는 무릎뼈의 몸쪽으로 뻗고 넙다리뼈와 넙다리네갈래근 사이에 위치한다. 무릎관절 굽힐 때에 무릎뼈가 움직이는 영역을 제공하고, 최종적으로는 무릎관절을 굽히게 하는 능력을 증가시킨다.

Supraspinatus outlet – **가시위근 출구(5장)** 부리봉우리활(아치) 아래의 영역.

Sustentaculum tali – **목말받침돌기(11장)** 목말뼈가 앉는 선방으로서 역할을 하도록 안쪽에 돌출하여 있는 발꿈치뼈의 중앙부분.

Swing phase – **유각기(12장)** 발이 접지하여 있지 않은 보행주기의 기간.

Symphysis – **섬유연골결합(8장)** 발생초기 또는 생명초기에서는 분리하여 있으나, 그 후 융합하는 2개의 뼈의 접촉점.

Symphysis pubis – **두덩결합(9장)** 2개의 두덩뼈 사이의 앞쪽에 있는 반관절결합.

Synarthrosis – **부동관절(1장)** 주된 목적이 안정성을 주는 관절이고, 따라서 구조상 대부분이 섬유성이고, 머리뼈의 봉합이나 정강종아리관절의 인대결합 등에서 관찰된다.

Syndesmosis – **인대결합(1장)** 부동관절의 특수형이고 노뼈와 자뼈 사이나 정강뼈와 종아리뼈사이에서 장축방향으로 볼 수 있다. 거기서는 이들 한 쌍의 뼈는 각각 거의 또는 완전히 허용하지 않는데 이어서 뼈의 치밀한 관계를 유지하기 위해 강인한 뼈사이막으로 연결되어 있다.

Synergist – **협동근(4장)** 작용근이 바람직한 운동을 일으키는 것을 보조하는 근육 또는 근육군.

Synergy – **협동작용(3장)** 운동행동을 만들어내기 위해 함께 작용하는 기능적 근육군, 병적 상태에서는 협동작용은 근육이 하나의 다발의 단위로서 수축하는 운동조절의 장애를 기술하는 데에도 사용된다.

Synovial fluid – **윤활액(1장)** 관절주머니에서 관절 틈새로 분비되는 창백한 점착성의 액체이고, 항상 관절면에 영양을 공급하여 원활하게 하고 있다.

Synovial joint – **윤활관절(1장)** 가동관절의 대신에 사용되는 용어.

T

Tangential force vector – **접선 힘 벡터(2장)** 합성 벡터의 구성이고, 이 벡터는 축 주위를 움직이고 있는 신체분절에 대해서 압박력이나 분리하는 힘을 만들어내는 요소이다. 힘 벡터가 지레 팔에 평행인 때 힘은 모든 관절을 압박하고 있거나 분리하고 있다.

Temporal characteristics – **시간적인 특징(12장)** 시간으로 정의되는 변수. 예를 들면, 속도, 가속, 파워, 분당 보폭수 등이 있다.

Tendinopathy – **힘줄병리(4장)** 응력–일그러짐 곡선의 힘줄에의 적용. 힘줄에 가해지는 반복된 스트레스는 힘줄의 힘을 복원하는 데에 충분히 회복되지 않고 힘줄을 파괴한다.

Tenodesis – **힘줄고정작용(4, 7장)** 근육이 2관절 이상에 걸쳐서 신장되기 때문에 힘줄의 수동적 긴장이 관절의 운동을 일으키는 경우이다. 예를 들면, 손목관절의 폄은 긴손가락굽힘근을 수동적 긴장에 두고, 능동에 의한 손가락 굽힘이 일어나고 있지 않은 경우에도 손가락으로 물건을 쥘 수 있다.

Terminal rotation of the knee – **무릎관절의 최종회전(10장)** 나사집 기전(Screw home mechanism)을 참조.

Terminal stance – **종말입각기(12장)** 보행의 입각기의 네 번째의 하위구분. 발꿈치가 지면에서부터 들려올라가는 것은 이때이다.

Terminal swing – **종말유각기(12장)** 보행의 유각기의 세 번째와 마지막의 하위구분. 다리는 지면에 충돌할 준비를 한다.

Thoracic outlet syndrome – **가슴문증후군(8장)** 통증이나 기능장애가 발생하는 병적인 상태. 이 때, 목신경의 신경뿌리나 혈관은 해부학적 비정상, 비대, 경직, 불량자세에 의해서 2차적으로 압박된다.

Tibial torsion – **정강뼈 비틀림(11장)** 무릎관절의 정렬과 발목관절의 정렬 사이에서 만들어지는 각도. 정강뼈의 세로방향의 가쪽회전에 의해서 일어난다. 정상적인 측정치는 성인에서 15~40° 이다.

Tonic – **긴장성(3장)** 수용기 또는 근육에 주어진 질적 기술이고, 발생시키는 활동의 종류와 연관성이 있다. 이 경우, 지속적 활동을 의미한다.

Tract – **경로(3장)** 공통의 몸쪽 부착부, 기능, 먼쪽 부착부를 가진 상위운동신경세포의 축삭다발.

Torque – **토오크(2장)** 돌림을 만들어내는 데에 작용하는 힘. 힘과 작용선에서부터 운동축까지의 거리를 곱한 것이다. 공식에서는 T로 나타낸다.

Torque arm – **토오크 팔(2장)** 회전력의 모멘트(지레 팔).

Transfer – **이동(13장)** 어떤 면 또는 위치에서부터 다른 곳으로의 신체의 이동. 독립적으로 또는 보조를 하여 또는 감시 하에 수행된다.

Translatory motion – **병진운동(2장)** 움직이고 있는 물체의 모든 점이 같은 속도 동시에 같은 방향으로 같은 거리를 이동하는 운동. 더욱이 운동이 직선일 때는 직선운동, 공을 친구에게 던질 때 볼 수 있는 것 같은 곡선경로를 이동할 때는 곡선운동이라 한다. 선형운동(linear motion)이라고도 한다.

Transverse plane – **가로면(1장)** 수평선과 바닥에 평행이기 때문에 이렇게 이름이 붙여진 운동면이고, 신체를 상부와 하부로 나누어 위에서 본 느낌이다. 돌림운동이 일어나는 면이다. XZ면 또는 수평면이라고도 한다.

Transverse process – **가로돌기(8장)** 각 척추뼈에 2개 있다. 가시돌기의 양쪽에 있고 가시돌기와 척추뼈고리판과 함께 척추뼈고리를 형성한다.

Transverse tubular system – **가로소관 시스템(3장)** "T" 관계. 근육세포의 세포질그물의 구성요소이고 근육섬유의 모든 부분에 근육의 활동전위를 전달하는 것을 가속한다.

Tremor – **떨림(3장)** 생체의 각 부위의 율동적, 불수의적, 진동성의 운동이고 중추신경계의 손상을 나타낸다.

Trendelenburg gait – **트렌델렌버그 보행(9, 12장)** 중간볼기근의 약화에 기인하는 병적인 보행이다. 입각기에서 중간볼기근이 골반의 수준을 유지할 수 없기 때문에 반대쪽의 볼기부분이 낙하한다.

Trendelenburg sign – **트렌델렌버그 징후(9장)** 한쪽의 입각 중에 비하중 쪽에서 볼기부분이 낙하하는 것으로 특징지어지는 임상징후이다. 입각다리가 중증으로 약화 또는 마비된 중간볼기근과 연관성이 있다.

Triangular fibrocartilage(TFCC) – **삼각섬유연골(7장)** 먼쪽 또는 하위노자관절에 있는 관절원반에 붙여진 이름이고, 그 형태에 따라 이와 같이 이름이 붙여져 있다.

Triaxial joint – 3축성 관절(1장) 3도의 자유도를 가진 축 주위에 3면에서 움직이는 관절이고, 엉덩관절이나 어깨위팔관절에서 볼 수 있다.

Triceps surae – 종아리세갈래근(11장) 안쪽 및 가쪽장딴지근의 표층 뒷면의 장딴지의 근육은 가자미근과 함께 종아리세갈래근이라 불린다.

Triplanar axis – 3면축(11장) 기본적인 면에 수직이 아닌 3면 모두와 교차한다.

Trochlea – 도르래(6장) 보통 고랑 또는 패임과 같은 오목 면과 관절을 형성하는 뼈의 융기이다. 위팔뼈 먼쪽은 도르래의 예이다.

Trochlear groove – 도르래고랑(11장) 위팔뼈 도르래의 부분을 나누는 고랑. 융기사이고랑(Intercondylar groove) 참조.

Trochlear notch – 도르래 패임(6장) 도르래와 연결하는 오목 면. 예로, 팔꿉관절에서 위팔뼈 도르래와 관절을 형성하는 자뼈 몸쪽의 반달패임이다.

Trochlear ridge – 도르래 능선(6장) 도르래 사이를 뻗는 능선. 위팔뼈가 먼쪽의 관절에서 복수의 뼈-노뼈와 자뼈-와 관절을 이루는 것 같은 경우에 볼 수 있다.

Type I fiber – I형 섬유(3장) 느린 연축섬유 또는 SO 섬유라고도 한다. 많은 수의 미토콘드리아와 고농도의 미오글로빈을 포함하고 있으며 산화효소와 유산소 대사를 이용하고 피로하기 어렵다.

Type II fiber – II형 섬유(3장) 빠른 연축섬유 또는 FG 섬유라고도 한다. 미토콘드리아와 미오글로빈은 거의 포함하고 있지 않으며 당분해효소와 무산소성 대사를 이용하고 피로하기 쉽다.

U

Ulnar abduction – 자쪽벌림(7장) 해부학적 자세에서 손이 신체 쪽 및 새끼손가락 쪽으로 향하는 앞뒤축을 지나는 이마면에서의 손목관절의 운동이다. 자쪽굽힘 또는 자쪽편위로서 알려져 있다.

Ulnar collateral ligament – 안쪽곁인대(6장) 팔꿉관절의 안쪽에 있는 3개 부분으로 구성되는 안정시키는 인대. 이마면에서 주요 안정성에 기여한다. medial collateral ligament라고도 한다.

Unlar deviation – 자쪽편위(1, 7장) 자쪽벌림(ulnar avduction) 참조.

Ulnar notch – 자패임(7장) 먼쪽노자관절의 관절면으로서 역할을 한다. 노뼈에 있는 먼쪽의 자패임. sigmoid notch라고도 한다.

Ulnar styloid process – 자뼈 붓돌기(7장) 아래팔 엎침위치일 때 손목관절의 자쪽에서 촉진할 수 있는 뼈돌기. 자뼈의 말단이다.

Ulnar tuberosity – 자뼈거친면(6장) 자뼈 몸쪽 앞면에 있는 뼈의 기준점이고 갈고리돌기의 아래쪽에 있다. 위팔근의 부착부위이다.

Uniaxial joint – 1축성 관절(1장) 자유도 1이고, 하나의 축 주위에 하나의 면에서 움직이는 관절. 경첩관절과 중쇠관절의 두 종류를 포함하고 있다.

Unipennate muscles – 반빗근(4장) 하나의 평행인 섬유배열을 가지는 섬유의 근육.

Unstable equilibrium – 불안정 평형(2장) 신체의 중력중심이 흐트러져 신체가 중력중심을 앞의 위치로 되돌리지 못하고 넘어진다.

Upper motor neurons – 상위운동신경세포(3장) 중추신경계 안에 있는 신경세포.

V

Valgus – 밖굽이(10장) 관절부분의 먼쪽 부분이 가쪽으로 또는 신체의 정중선에서부터 떨어져 위치하고 있는 상태. valgum이라고도 한다.

Varus – 안굽이(10장) 관절부분의 먼쪽부분이 안쪽으로 또는 신체의 정중선 쪽으로 위치하고 있는 상태. varum이라고도 한다.

Vector quantity – 벡터의 양(2장) 2차원(크기와 방향)을 가진 물리적인 양. 힘(force)은 방향의 양이다.

Velocity – 속도(2, 12장) 시간특성. 특정의 방향의 운동의 비율. 보행에서는 미터/초나 마일/시와 같이 시간의 단위로 다루어지는 거리.

Viscoelasticity – 점탄성(4장) 점성과 탄성의 양쪽의 특성을 가진 구조. 대부분의 조직이 점탄성이다. 점탄성조직에는 형태를 바꿀 수 있는 것을 저지하기 위해 힘이나 부하에 견디는 능력이 있으나, 힘이 충분한 경우 구조의 형태가 변화하여 원래의 형태로 되돌아가지 않는다.

Viscosity – 점성(4장) 구조의 영속적 변형을 일으키는 외력이나 부하에 대해서 구조가 갖고 있는 저항성.

W

Walking – 보행(12장) gait의 특수한 형태. 사람의 이동 패턴에서 가장 일반적이다.

Weakness – 약화, 근력저하(3장) 일반적 수준의 근력을 만들어내지 못하는 것이다.

Weight – 무게(2장) 질량에 작용하는 중력의 힘. 파운드(lb), 또는 뉴턴(N).

White matter – 백색질(3장) 주로 신경경로와 축삭을 포함하는 중추신경계의 영역을 언급하는 데에 사용되는 용어이며 말이집(myelin)에 덮여있다.

Z

Zygapophyseal joints – 관절돌기사이관절(8장) 돌기사이관절(facet joints 또는 apophy seal joints)이라고도 한다. 이러한 관절은 상위의 척추뼈의 아래관절돌기와 바로 인접하는 하위의 척추뼈의 위관절돌기로 구성된다. 서로 척추뼈의 양쪽 하위의 척추뼈와 상위 척추뼈로 2개의 관절돌기사이관절을 형성한다. 하나의 아래관절돌기와 하나의 위관절돌기가 있다. 관절돌기사이관절은 윤활관절이다.

찾아보기

Index

ㄴ

ㄷ

ㄹ

ㅁ

ㅂ

ㅅ

ㅇ